16판

Fox 인체생리학

HUMAN PHYSIOLOGY, SIXTEENTH EDITION

HUMAN PHYSIOLOGY, SIXTEENTH EDITION

16판
Fox 인체생리학

Stuart Ira Fox, Krista Rompolski 지음

전용필 감수   김근일 · 김상룡 · 서종배 · 이창중 · 이철상 · 이현태 · 이희두 · 임병우 · 전용필 옮김

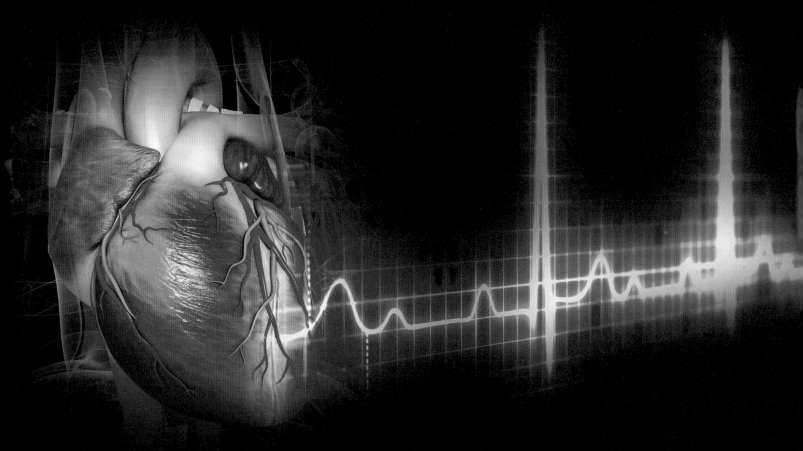

McGraw Hill

교문사

Human Physiology, 16th Edition

1 2 3 4 5 6 7 8 9 10 GMP   20 22

Original: Human Physiology, 16th Edition © 2022
           By S. Fox, K. Rompolski
           ISBN 978-1-260-72046-4

This authorized Korean translation edition is jointly published by McGraw-Hill Education Korea, Ltd. and GYOMOON Publisher. This edition is authorized for sale in the Republic of Korea.

This book is exclusively distributed by GYOMOON Publisher.

When ordering this title, please use ISBN 978-89-363-2388-2

Printed in Korea

16판

Fox 인체생리학

16판 발행 2022년 8월 20일

지은이 Stuart Ira Fox, Krista Rompolski
감 수 전용필
옮긴이 김근일·김상룡·서종배·이창중·이철상·이현태·이희두·임병우·전용필
펴낸이 류원식
펴낸곳 교문사

편집팀장 김경수 | **책임진행** 심승화 | **디자인** 신나리 | **본문편집** 다함

주소 10881, 경기도 파주시 문발로 116
대표전화 031-955-6111 | **팩스** 031-955-0955
홈페이지 www.gyomoon.com | **이메일** genie@gyomoon.com
등록번호 1968.10.28. 제406-2006-000035호

ISBN 978-89-363-2388-2 (93510)
정가 47,000원

역자 서문

인체생리학 교재로 널리 사용되어 왔으며, 최신 지견과 교수 내용을 잘 담고 있는 Stuart Ira Fox 교수가 주저자인 인체생리학을 번역하여 출간하는 것을 기쁘게 생각합니다.

이번 번역에는 현재 생리학을 강의하고 계신 분들과 생리학 분야에서 전문적으로 연구하고 있는 분들이 참여하였습니다. 원서에서 추구하는 목적에 다가가고자 하였고, 우리말 중심의 전문용어를 선택하였습니다.

번역 교수님들의 열정에 감사드리는 바입니다. 이 번역서가 인체생리학을 공부하는 독자들에게 도움이 되기를 기원합니다.

역자 소개

감수

전용필   성신여자대학교 자연과학대학 생명과학·화학부

옮긴이

김근일   숙명여자대학교 이과대학 생명시스템학부

김상룡   경북대학교 자연과학대학 생명과학부

서종배   목포대학교 자연과학대학 생명과학과

이창중   인하대학교 자연과학대학 생명과학과

이철상   군산대학교 자연과학대학 생명과학과

이현태   동의대학교 공과대학 바이오응용공학부

이희두   창원대학교 자연과학대학 생물학화학융합학부

임병우   건국대학교 의료생명대학 바이오의약학과

전용필   성신여자대학교 자연과학대학 생명과학·화학부

저자 소개

Stuart Ira Fox는 로스엔젤레스에 위치한 캘리포니아대학교에서 학위를 받은 후, 서던 캘리포니아대학교 의과대학 생리학과에서 인체생리학으로 박사학위를 받았다. 그는 교수로 삶의 대부분을 캘리포니아대학교의 로스엔젤레스(UCLA)와 산타바바라(UCSB) 캠퍼스에서 학생들을 가르치면서 보냈으며, Golden apples을 포함한 많은 교육상을 받았다. Stuart는 전 세계적으로 사용되고 있고 여러 언어로 번역된 7권의 교재와 2권의 소설을 저술한 바 있다. 가르치는 활동에 종사하지 않을 때는 하이킹, 낚시 그리고 네바다 산맥 동부에서 크로스컨트리 스키 타는 것을 좋아한다.

나의 아내 Ellen 그리고 Laura, Jacob, Kayleigh에게.
가장 중요한 이유를 위해!

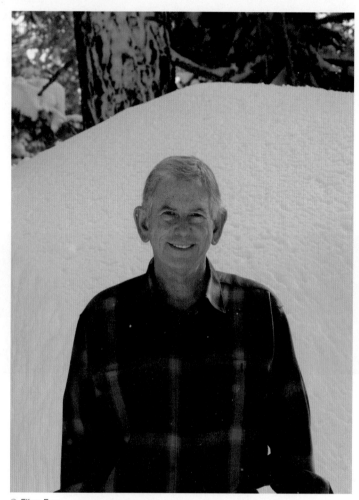

© Ellen Fox

Krista Lee Rompolski는 고향인 펜실베이니아주의 피츠버그대학교에서 학사와 석사 학위를 받은 후, 건강체육학과에서 운동생리학으로 박사학위를 받았다. Krista는 현재 미국 펜실베이니아주 베들레헴에 있는 모라비아대학교의 물리치료학과 부교수로 재직 중이며, 물리치료와 보건과학 전공 학생에게 해부학과 생리학을 가르치고 있다. 모라비아대학교에 재직하기 전, 드렉셀대학교에서 해부학, 생리학, 병리생리학, 임상연구 과정을 7년간 가르쳤다.

내가 아는 가장 용감한 사람인 내 남편 Dan에게,
항상 내게 최선의 것이 무엇인가를 되새기게 함에 감사!

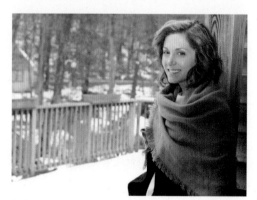

© Katherine Coccagna

16판에 대하여

Stuart Ira Fox, Ph.D.는 초판(1983년에 출판)에서 인체생리학 개념을 학생들이 이해할 수 있도록 하였고, 이러한 목표는 이후에 출판된 모든 판의 지침으로 삼아왔다. 초판에서 15판에 이르기까지 가독력, 최신 정보, 표현의 정확성 등에서 높이 평가받아왔다. 16판은 이러한 전통을 살려서 가장 최신의 내용, 높은 가독력, 학생 중심적인 것을 넣고자 하였다.

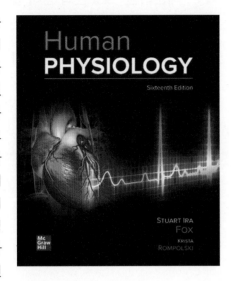

16판에서는 인간생리학에 주된 첨가가 이루어 졌는데 Krista Lee Rompolski Ph.D.가 8장과 18장 변경에 깊이 관여하였다. 매우 활동적인 생리학 교육자인 Krista는 새로운 시각과 그녀 자신의 경험을 바탕으로 그간에 있었던 것 중에서도 뛰어나게 이 장을 수정하였다. 이 책이 읽을 만하고, 이해하기 쉽고, 학생들에게 유용한 책의 전통으로 남을 수 있게 하였다.

기념비적인 16판을 만들기 위해 Stuart는 공동저자로 Krista와 맥그로힐사의 최고 팀의 지원을 받았다. 이 팀은 Matthew Garcia, Melisa Seegmiller, Sherry Kane, Brent Dela Cruz, Joan Weber, Angela FitzPatrick, Valerie Kramer, Jim Connely, Kristine Rellihan, Beth Blech 그리고 Lori Hancock로 구성되어 있다. 각 장을 편집하는데 도와준 많은 분과 고문 파트너들에게 매우 감사하다는 말씀을 드린다.

간단한 차례

차례

4 효소와 에너지

5 세포호흡과 물질대사

6 세포와 세포 외 환경 간의 상호작용

7 신경계: 신경세포와 시냅스

8 중추신경계

12 근육: 수축과 신경제어 기작

13 혈액, 심장과 순환

14 심박수, 혈류 및 혈압

15 면역계

16 호흡생리학

17 신장의 생리학

18 소화계

19 물질대사 조절

20 생식

* '상호작용'은 초기 판부터 이 교과서의 전통이었다. 이번 16판에서는 새로운 시스템 상호작용 아이콘이 처음으로 본문의 관련 주요 절에 추가되었다. 🜲는 신체 시스템이 전체 신체 기능에서 다른 시스템과 어떻게 상호작용하는지를 구체적으로 독자들에게 알려준다. 또한 장 마지막의 최종 검토(문제) 활동에서 학생들에게 논의된 신체 시스템의 특정 상호작용에 대한 해답에 도움을 줄 것이다.

1 신체 기능 연구

임상연구

미래의 건강 전문가로서 알아야 할 흥미로운 건강 문제에 새로운 지식을 어떻게 적용할 수 있는지 알아야 한다. 이는 공부에 열정을 더하고, 시험을 위해 단순히 사실을 암기하는 것이 아니라 생리학적 개념을 진정으로 이해하려는 동기를 높일 수 있다. 각 장은 의학적 미스터리로 시작하는데 이를 해당 장의 본문에 있는 정보를 사용하여 해결해야 한다.

예를 들어, 린다가 체온을 측정하는 건강검진을 받으러 갔고, 포도당 측정을 위해 공복 혈액 시료를 제공한다고 가정한다. 첫 번째 임상연구 과제는 생리학적 검사의 의학적 중요성을 결정하는 것이다.

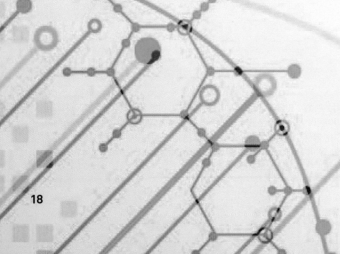

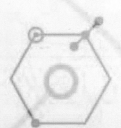

1.1 생리학 입문

인간 생리학이란 특정한 원인과 결과의 관계(인과관계)에 중점을 두어 인체가 어떻게 기능하는지 연구하는 학문이다. 이런 지식은 과학적 방법을 적용한 실험으로 얻어졌다.

생리학(physiology, 그리스어 physis＝자연, loges＝연구)은 생물학적 기능에 관한 연구, 즉 신체가 어떻게 작동하는지, 세포 안 분자의 작동 기작에서부터 조직, 기관, 기관계의 작용에 이르기까지, 그리고 개체가 어떻게 전체로서 삶에 필수적인 특정 작업을 수행하는지에 관한 연구이다. 생리학 연구에서는 어떻게라는 단어로 시작하는 질문과 인과관계를 포함하는 답변과 함께 기작에 강조점이 있다. 연속적 인과관계의 순서는 관련된 구조(해부학)에 대한 설명을 포함하고 화학 및 물리학과도 겹치는 훨씬 더 큰 이야기로 구성될 수 있다.

연속적 인과관계에서 개별 사실과 이들의 상호관계는 실험적 증거를 통해 실증으로 얻어진다. 논리적으로 보이는 설명이 반드시 사실인 것은 아니다. 그것을 기반으로 하는 자료만큼만 유효하며 새로운 기술이 개발되고 추가 실험이 수행됨에 따라 변경될 수 있다. 생리학 연구의 궁극적인 목적은 세포, 기관, 기관계의 정상적인 기능을 이해하는 것이다. 관련 과학인 **병리학**(pathophysiology)은 질병이나 부상에서 생리적 과정이 어떻게 변경되는지에 관한 것이다.

병리학과 정상 생리학 연구는 서로를 보완한다. 예를 들어, 어떤 기관의 기능을 조사하기 위해 실험동물에서 기관을 외과적으로 제거하거나 기능이 특정 방식으로 변경될 때 어떤 일이 발생하는지 관찰한다. 이런 연구는 종종 기관의 기능에 대한 특정 손상을 포함하는 '본질 실험(질병)'의 도움을 받는다. 따라서 질병에 관한 연구는 정상 기능에 대한 우리의 이해를 도왔고, 정상 생리학 연구는 현대 의학의 과학적 기초에 많은 부분을 제공하였다. 이런 관계는 '생리학 또는 의학' 부문에서 상을 수여하는 노벨상 위원회에서도 인정하고 있다.

무척추동물과 척추동물 집단의 생리를 연구하는 학문을 **비교 생리학**(comparative physiology)이라 한다. 비교 생리학에서 얻은 다양한 지식이 인간 생리학 연구에 도움이 되었다. 이는 인간을 포함한 동물이 서로 다르기보다는 더 비슷하기 때문이다. 인간을 다른 포유류와 비교할 때 특히 그렇다. 인간과 다른 포유류 사이의 생리적인 작은 차이는 의약품 개발에서는 결정적으로 중요할 수 있지만(뒷부분에서 논의됨), 생리학에 관한 전반적인 연구에서는 상대적으로 미미하다.

과학적 방법

이 책의 모든 정보는 **과학적 방법**(scientific method)을 적용하여 얻은 것이다. 사람들이 과학적 방법을 적용할 때 많은 다른 기술이 관련되지만 모두 세 가지 공통된 속성이 있다. (1) 우리 자신을 포함한 자연 세계가 궁극적으로 우리가 이해할 수 있는 용어로 설명될 수 있다는 확신, (2) 정직한 관찰에 기초하고 다른 관찰로 수정되거나 반박될 수 있는 자연 세계에 관한 기술 및 설명, (3) 겸손, 즉 우리가 틀릴 수 있다는 사실을 기꺼이 받아들이는 것이다. 추가 연구에서 아이디어의 전체 또는 일부를 반박하는 결론이 나오면 그에 따라 아이디어를 수정해야 한다. 과학 작업이 제 기능을 하려면 실무자들이 자료와 관찰을 정직하게 보고해야 하며, 새로운 과학 정보에 대한 응답으로 때로는 오랫동안 유지되어온 아이디어를 기꺼이 수정할 수 있어야 한다. 과학자가 항상 이런 속성을 나타내는 것은 아니지만 축적된 방대한 과학적 지식의 타당성(기술적 적용 및 과학적 가설의 예측 가치에서 알 수 있듯이)은 과학적 방법이 작동한다는 사실에 대한 충분한 증거이다.

과학적 방법에는 특정 단계가 포함된다. 자연에 대한 관찰이 이루어진 후 **가설**(hypothesis)이 설정된다. 과학적인 가설이 되기 위해서는 실험이나 자연계의 다른 관찰에 의해 반박될 수 있어야 한다. 예를 들어, 규칙적으로 운동하는 사람들은 다른 사람들보다 안정 시 맥박수가 낮다고 가정할 수 있다. 이에 대해 실험하거나 관찰을 하고 결과를 분석한다. 그런 다음 새로운 자료가 기존 가설을 반박하는가 또는 지지하는가에 대한 결론이 도출된다. 가설이 그런 검증에서 살아남는다면 더 일반적인 **학설**(theory)에 통합될 수 있다. 따라서 과학적 학설은 단순한 추측이 아니다. 그것들은 과학적 증거에 의해 뒷받침된 여러 가설을 포함하는 자연 세계에 대한 진술이다. 과학적 학설들은 논리적 뼈대 역할을 하여 이런 가설들이 상호연결될 수 있게 하고 아직 검증되지 않은 예측에 대한 기초를 제공한다.

앞의 예에서 가설은 **검증 가능**하기에 과학적이다. 예를 들어 운동선수 100명과 앉아있는 사람 100명의 맥박수를 측정하여 통계적으로 유의한 차이가 있는지 확인할 수 있다. 만약 차이가 있다면, 운동선수가 평균적으로 다른 사람들보다 안정 시 맥박수가 낮다는 진술은 이런 **자료를 기반**으로 정당화될 것이다. 이 결론이 틀릴 수 있다는 사실에 여전히 열려 있어야 한다. 발견이 일반적인 사실로 받아들여지기 전에 다른 과학자들이 결과를 일관되게 반복할 수 있어야 한다. 과학적 이론은 **재현 가능**한 자료를 기반으로 한다.

다른 사람들이 실험을 재현하려고 할 때 결과가 약간 다를 수 있다. 그렇다면 그들은 안정 시 맥박수의 차이가 수행되는 운동의 특성처럼 다른 요인에 의해 달라질 수 있다는 과학적 가설을 구성할 수 있다. 과학자들이 이런 가설을 검증하려고 할 때 새로운 설명적 가설이 필요한 새로운 문제에 직면할 가능성이 크며, 이는 추가 실험을 통해 검증되어야 한다.

이런 식으로 전문화된 많은 양의 정보가 점진적으로 축적되면, 일반화된 설명(과학적 학설)이 공식화될 수 있다. 이런 설명은 선입견과는 다를 것이다. 이에 따라 과학적 방법을 따르는 사람들은 자신의 개념을 적절하게 수정할 것이고, 추가 실험이 수행됨에 따라 자신의 새로운 아이디어가 미래에 다시 변경되어야 함을 깨닫는다.

측정, 대조군, 통계의 사용

규칙적인 운동 프로그램이 사람들의 안정 시 심박수를 낮춘다는 가설을 검증하려 한다고 가정하자. 먼저 운동 프로그램의 성격을 결정해야 한다. 그런 다음 심박수(또는 맥박수)를 측정하는 방법을 결정해야 한다. 대부분 생리학적 가설을 검증하려면 정량적 **측정**(measurement)이 필요하기 때문에 이는 생리학 연구에서 일반적인 과정이다.

검증 조건의 대상이 되는 집단(이 경우 운동)을 **실험군**(experimental group)이라 한다. 이 집단의 심박수 측정은 **대조군**(control group)이라 부르는 다른 집단의 심박수와 비교할 때만 의미가 있다. 대조군을 어떻게 선택해야 할까? 아마도 피험자 자체가 자신의 대조군 역할을 할 수 있을 것이다. 즉, 운동 요법 전후에 그 사람의 안정 시 심박수를 측정할 수 있다. 이것이 가능하지 않은 경우라면 운동 프로그램을 수행하지 않는 다른 사람들을 대조군으로 삼을 수도 있다. 대조군의 선택은 종종 생리학 연구에서 논란의 여지가 있다. 이 예에서 대조군의 사람들은 정말로 어떤 운동도 하지 않았을까? 연령, 성별, 민족, 체중, 건강상태 등의 측면에서 실험군의 사람들과 비교할 수 있을까? 잠재적 비판을 만족시킬 수 있는 대조군을 확보하는 것이 실제로 얼마나 어려운지 알 수 있다.

또 다른 가능한 비판은 과학자들이 측정을 수행하는 방식의 편향성이다. 이 편향은 완전히 의도하지 않은 것일 수 있다. 이런 편향을 방지하기 위해 측정을 수행하는 사람은 종종 피험자가 실험군에 속하는지 대조군에 속하는지 모르게 한다. 이를 **암맹 측정**(blind measurement)이라 한다.

이제 자료에서 실험군이 대조군보다 평균 안정 시 심박수가 더 낮은 것처럼 보인다고 가정하자. 그러나 겹치는 부분이 있다. 대조군의 일부 사람들은 실험군 일부보다 측정값이 더 낮다. 집단의 평균 측정값 차이는 실제 생리학적 차이 때문일까, 아니면 측정값의 우연한 변화 때문일까? 과학자들은 **통계**(statistics)라는 수학적 도구를 사용하여 **귀무가설**(null hypothesis: 차이가 우연에 기인한다는 가설)을 검

증하려고 시도한다. 만약 통계적 결과가 정당하다면, 귀무가설은 기각되고 실험적 가설은 이 연구로 지지된다.

선택한 통계적 검증은 실험의 설계에 따라 달라지며 결과의 타당성을 평가하는 데 있어 과학자들 사이에 논쟁의 원인이 될 수도 있다. 과학적 방법의 특성 때문에 과학의 '증명'은 항상 잠정적이다. 다른 방식(다른 측정 기술, 실험 절차, 대조군 선택, 통계적 검증 등)으로 과학적 방법을 사용하는 일부 다른 연구자들은 다른 결과를 얻을 수 있다. 따라서 과학적 방법은 현재 진행형이다.

과학 작업의 결과는 연구 논문으로 작성되며, 같은 분야에서 일하는 다른 과학자들의 검토를 거쳐 **동료평가 학술지**(peer-reviewed journal)에 게재된다. 종종 검토자들은 출판 승인을 하기 전에 논문에 특정 사항을 변경 또는 보완을 제안하기도 한다.

많은 과학 분야의 논문을 출판하는 동료평가 학술지의 예로는 사이언스(*Science*, www.sciencemag.org/), 네이처(*Nature*, www.nature.com/nature/), 국립과학원 회보(*Proceedings of the National Academy of Sciences*, www.pnas.org/) 등이 있다. 생리학에 대한 총설 논문은 *Annual Review of Physiology* (physiol.annualreviews.org/), *Physiological Reviews* (journals.physiology.org), *Physiology* (physiologyonline.physiology.org) 등에서 찾을 수 있다. *New England Journal of Medicine* (content.nejm.org/), *Nature Medicine* (www.nature.com/nm/) 등과 같은 의학 연구 학술지도 생리학 논문을 게재한다. 신경 생리학, 내분비학, 심혈관 생리학 등 생리학 분야의 전문 학술지도 많이 있다.

특정 주제와 관련된 동료평가 학술지에 게재된 과학 논문은 국립의학도서관(미국) 웹사이트인 *PubMed* (www.ncbi.nlm.nih.gov/entrez/query.fcgi)에서 검색할 수 있다.

의약품 개발

새로운 의약품의 개발은 과학적 방법이 생리학과 건강 응용 분야에서 어떻게 사용되는지 보여주는 예가 될 수 있다. 이 과정은 대개 세포와 분자 수준에서 기본적인 생리학적 연구로 시작된다. 아마도 새로운 계열의 약물이 체외에서 배양한 세포나 조직을 사용하여 개발될 것이다. 예를 들어, 막 수송을 연구하는 세포 생리학자는 특정 화합물 군이 칼슘 이온(Ca^{2+})의 막 통로를 차단한다는 것을 발견할 수 있다. 생리학에 대한 지식으로 다른 과학자들은 이런 성질의 약물이 고혈압(고혈압) 치료에 유용함을 예측할 수 있다. 그러면 이 약물에 대해 먼저 동물 실험을 시도할 수 있다.

약물이 시험관 내(체외에서 배양된 세포)에서 매우 낮은 농도로 효과적이면 생체 내에서도 독성이 없을 정도의 낮은 농도에서 작용

할 가능성이 있다. 이런 가능성은 실험동물(주로 쥐와 생쥐)을 사용하여 철저히 검증해야 한다. 일반적으로 실험동물에서 검증된 약물의 90% 이상이 추가 개발하기에 너무 독성이 강한 것으로 판명된다. 독성이 충분히 낮은 드문 경우에만 임상(인간)시험으로 개발이 진행될 수 있다.

생의학 연구는 종종 특정 질병의 **동물 모델**(animal model)에 의해 도움을 받는다. 이들은 인간의 질병과 유사한 특정 질병에 유전적으로 취약한 실험용 쥐와 생쥐의 변종이다. 실험동물을 활용한 연구는 일반적으로 몇 년이 걸리며, 유망한 약물에 대해 임상(인간)시험보다 항상 먼저 시행한다. 이 연구 기간에는 특정 의학적 응용에 과학적 토대를 제공한 '기본' 생리학적 연구 기간은 포함되지 않는다는 점에 유의해야 한다.

임상시험(clinical trial) **1단계**에서 건강한 인간 지원자를 대상으로 약물을 검증한다. 인간에 대한 독성을 검증하고 약물이 신체에서 어떻게 취급되는지, 즉 그 약물이 어떻게 대사되는지, 간과 신장에 의해 혈액에서 얼마나 빨리 제거되는지, 가장 효과적으로 투약할 방법은 무엇인지 등을 연구하기 위해 수행된다. 심각한 독성이 관찰되지 않으면 그 약물에 대한 검증은 다음 단계로 진행할 수 있다. **임상시험 2단계**에서는 환자군(예, 고혈압 환자)을 대상으로 약물을 검증한다. 독성이 최소인 경우에 약물이 효과를 보이면 검증이 다음 단계로 넘어간다. **임상시험 3단계**는 검증 참가자 수를 최대화하기 위해 전국의 많은 연구 센터에서 시행한다. 이 시점에서 검증 모집단에는 충분한 수의 남녀 피험자가 포함되어야 하며 여러 민족의 사람들도 포함되어야 한다. 또한, 그 약물이 도움이 되는 질환 외에 다른 건강 문제가 있는 사람들도 포함한다. 예를 들어, 고혈압 외에 당뇨병이 있는 사람들은 이 단계에 포함될 것이다. 약이 임상시험 3단계를 통과하면 FDA(식품의약국) 승인을 받는다. **임상시험 4단계**는 약물의 다른 잠재적 용도를 검증한다. 이런 '판매 후 연구'는 종종 이전에는 분명하지 않았던 약물의 문제를 드러내기도 한다.

검증 약물의 10% 미만이 임상시험을 거쳐 최종 승인되어 판매된다. 이 낮은 성공률은 예상치 못한 독성으로 인해 승인 후 실패한 약물을 포함하지 않았으며 임상시험이 시작되기 전에 연구 초기에 실패한 많은 약물을 고려하지 않았다. 이 과정에서 실험동물을 이용한 기초연구의 중요한 역할을 주목하자. 시장에 나와 있는 거의 모든 처방약은 그런 연구 덕분에 존재한다.

1.2 항상성과 되먹임 조절

신체의 조절 기작은 내부환경을 일정하게 유지하는 기능으로 이해할 수 있다. 내부환경이 상대적으로 일정한 상태를 항상성이라고 하며 음성되먹임회로에 의해 유지된다.

생리학의 역사

그리스 철학자 아리스토텔레스(Aristotle, B.C. 384~322)도 인체의 기능에 대해 추측했지만, 다른 고대 그리스인 이라시스트라투스(Erasistratus, B.C. 304~250)는 인간의 기능을 이해하기 위해 물리 법칙을 적용하려고 시도했기에 생리학을 최초로 연구한 것으로 여겨진다. 르네상스 시대까지 최고의 권위자로 여겨진 갈렌(Galen, A.D. 130~210)은 이 주제에 대해 광범위하게 저술했다. 생리학은 심장이 폐쇄 혈관계를 통해 혈액을 펌프질한다는 것을 입증한 영국 의사인 윌리엄 하비(William Harvey, 1578~1657)의 혁명적인 연구로 완전히 실험적인 과학이 되었다.

그러나 현대 생리학의 창시자는 프랑스 생리학자 클로드 베르나르(Claude Bernard, 1813~1878)로, 외부환경의 변화에도 불구하고 내부환경이 거의 일정하다는 점을 관찰했다. 미국 생리학자 월터 캐논(Walter Cannon, 1871~1945)은 1932년에 출판된 《몸의 지혜(The Wisdom of the Body)》라는 책에서 이런 내부 불변성을 설명하기 위해 **항상성**(homeostasis)이라는 용어를 만들었다. 캐논은 생리학적 조절에 관여하는 많은 기작이 내부 불변성 유지라는 단 하나의 목적을 가진다고 제안했다. 1950년대 초 제임스 하딘(James Hardin)은 항상성 기작이 각 생리적 변수를 원하는 값, 즉 **설정값**(set point)과 비교하여 정상 범위 내에서 유지한다고 제안함으로써 캐논의 개념을 확장했다.

인간 생리학에 대한 현재 지식의 대부분은 20세기에 얻어졌다. 그러나 21세기의 지식은 분자 유전학 및 관련 생명 공학의 혁명적 성장, 더 강력한 컴퓨터와 기타 장비의 가용성으로 인해 최근 수십 년 동안 더욱 빠른 속도로 추가되고 있다. 20세기와 21세기 생리학의 역사가 매우 간략하게 표 1.1에 나와 있다.

표 1.1에 소개된 이는 대부분이 노벨상 수상자이다. **노벨 생리의학상**은 항체(antibody)라는 용어를 만들고 디프테리아 치료에 혈청(항체 함유)을 사용하는 등 많은 발견을 한 면역학의 선구자인 에밀 아돌프 폰 베링(Emil Adolf von Behring)에게 1901년 처음 수여되었다. 노벨상을 받을 자격이 있는 많은 과학자가 상을 한 번도 받지 못하기도 한다. 노벨상은 특정 업적에 대해 수여되며(예를 들어, 아인

표 1.1 | 20세기와 21세기 생리학의 역사(10년에 2회 인용)

1900	카를 란트슈타이너(Karl Landsteiner)는 A, B, O 혈액형을 발견했다.
1904	이반 파블로프(Ivan Pavlov)는 소화 생리학 연구로 노벨상을 수상했다.
1910	헨리 데일 경(Sir Henry Dale)은 히스타민의 특성을 설명했다.
1918	어니스트 스탈링(Earnest Starling)은 심장 수축의 힘이 심장에 있는 혈액량과 어떻게 관련되는지 설명했다.
1921	존 랭글리(John Langley)는 자율신경계의 기능을 설명했다.
1923	프레데릭 밴팅 경(Sir Frederick Banting), 찰스 베스트(Charles Best), 존 맥클라우드(John Macleod)는 인슐린의 발견으로 노벨상을 수상했다.
1932	찰스 셰링턴 경(Sir Charles Sherrington)과 에드거 에이드리언 경(Lord Edgar Adrian)은 신경세포의 기능과 관련된 발견으로 노벨상을 수상했다.
1936	헨리 데일 경(Sir Henry Dale)과 오토 로위(Otto Loewi)는 시냅스 전달에서 아세틸콜린을 발견한 공로로 노벨상을 수상했다.
1939~47	얼베르트 센트죄르지(Albert von Szent-Györgyi)는 ATP의 역할을 설명하고 근수축에서 액틴과 마이오신 작용의 이해에 기여했다.
1949	한스 셀리에(Hans Selye)는 스트레스에 대한 공통적인 생리학적 반응을 발견했다.
1953	한스 크렙스 경(Sir Hans Krebs)은 구연산 회로를 발견한 공로로 노벨상을 수상했다.
1954	휴 헉슬리(Hugh Huxley), 장 핸슨(Jean Hanson), 나이더게르데(R. Niedergerde), 앤드루 헉슬리(Andrew Huxley)는 근수축 활주필라멘트설을 제안했다.
1962	프랜시스 크릭(Francis Crick), 제임스 왓슨(James Watson), 모리스 윌킨스(Maurice Wilkins)는 DNA 구조를 규명한 공로로 노벨상을 수상했다.
1963	존 에클스 경(Sir John Eccles), 앨런 호지킨 경(Sir Alan Hodgkin), 앤드루 헉슬리 경(Sir Andrew Huxley)은 신경자극과 관련된 발견으로 노벨상을 수상했다.
1971	얼 서덜랜드(Earl Sutherland)는 호르몬 작용 기작의 발견으로 노벨상을 수상했다.
1977	로제 기유맹(Roger Guillemin)과 앤드류 섈리(Andrew Schally)는 뇌에서 펩티드 호르몬 생성을 발견한 공로로 노벨상을 받았다.
1981	로저 스페리(Roger Sperry)는 우뇌와 좌뇌 반구의 전문화에 관한 발견으로 노벨상을 수상했다.
1986	스탠리 코헨(Stanley Cohen)과 리타 레비몬탈치니(Rita Levi-Montalcini) 신경계를 조절하는 성장인자를 발견한 공로로 노벨상을 받았다.
1994	알프레드 길먼(Alfred Gilman)과 마틴 로드벨(Martin Rodbell)은 세포 신호전달에서 G-단백질의 기능을 발견한 공로로 노벨상을 받았다.
1998	로버트 퍼치고트(Robert Furchgott), 루이스 이그내로(Louis Ignarro), 페리드 뮤라드(Ferid Murad)는 심혈관계에서 신호분자로서 산화질소의 역할을 발견한 공로로 노벨상을 받았다.
2004	린다 벅(Linda B. Buck)과 리처드 액설(Richard Axel)은 후각수용체의 발견과 후각체계의 조직화로 노벨상을 수상했다.
2012	존 거든 경(Sir John Gurdon)과 신야 야마나카(Shinya Yamanaka)는 성숙한 세포가 (배아세포처럼) 만능성이 되도록 재프로그래밍 될 수 있다는 발견으로 노벨상을 수상했다.
2019	윌리엄 케일린(William G. Kaelin), 그렉 세멘자(Gregg L. Semenza), 피터 랫클리프(Peter J. Ratcliffe)는 세포가 환경의 산소 수준을 감지하고 생리학적 반응을 시작하는 방법을 발견한 공로로 노벨상을 받았다.

슈타인은 상대성 이론으로 노벨 물리학상을 받지 못했다), 종종 발견이 이루어지고 몇년이 지난 후에 수여되기도 한다. 그럼에도 매년 노벨 생리의학상을 수상하는 것은 생물의학계에서 기념비적인 행사이며, 이 상은 시간이 지남에 따라 생리학적 연구의 과정을 추적하는 데 유용한 척도가 될 수 있다.

음성되먹임회로

항상성의 개념은 생리학 연구에서 엄청난 가치가 있다. 왜냐하면, 다양한 조절 기작이 "왜"와 "어떻게"라는 측면에서 이해될 수 있기 때문이다. 항상성의 개념은 의료 진단 절차에서도 주요 기초를 제공한다. 혈액 측정(표 1.2)과 같이 내부환경의 특정 측정값이 정상 범위에서 크게 벗어나는 경우 항상성이 유지되지 않고 있으며 환자가 아프다는 결론을 내릴 수 있다. 임상 관찰과 다양한 측정값을 결합하여 특정 기작의 결함을 식별할 수 있다.

내부 항상성을 유지하려면 신체의 변화가 **수용체(receptor)**를 자

표 1.2 | 일부 공복혈액 측정을 위한 대략적인 정상 범위

우성 형질	정상 범위
동맥 pH	7.35~7.45
중탄산염	24~28 mEq/L
소듐	135~145 mEq/L
칼슘	4.5~5.5 mEq/L
산소 함량	17.2~22.0 mL/100 mL
요소	12~35 mg/100 mL
아미노산	3.3~5.1 mg/100 mL
단백질	6.5~8.0 g/100 mL
총지질	400~800 mg/100 mL
포도당	70~99 mg/100 mL

극해야 하는데, 수용체는 **통합중추**(integrating center)에 정보를 보낼 수 있는 **감지기**(sensor)로 기능한다. 이를 통해 통합중추는 **설정점**(set point)으로부터의 변화를 감지할 수 있다. 설정점은 집의 온도 조절기에 설정된 온도와 유사하다. 유사한 방식으로 체온, 혈당 농도, 힘줄의 장력 등에 대한 설정점이 있다. 통합중추는 종종 뇌와 척수의 특정 영역이지만 내분비샘의 세포 집단일 수도 있다. 다양한 감지기가 특정 통합중추에 정보를 보낼 수 있으며, 이 중추는 정보를 통합하고 **효과기**(effector, 일반적으로 근육 또는 땀샘)의 반응을 일으킬 수 있다. 통합중추는 설정점에 대한 편차에 대응하고 항상성을 유지하기 위해 효과기의 작용을 증가 또는 감소시킬 수 있다.

집의 온도 조절기는 간단한 예가 될 수 있다. 온도 조절기를 21℃의 설정점으로 설정했다고 가정한다. 집 온도가 설정점보다 높아지면 온도 조절기 내의 통합중추에 연결된 감지기가 그 편차를 감지하고 냉방기(이 예에서 효과기)를 켠다. 실내 온도가 떨어지고 온도 조절기가 더 이상 설정 온도에서 편차를 감지하지 못하면 냉방기가 꺼진다. 그러나 이 간단한 예는 잘못된 인상을 준다. 신체의 효과기는 단순히 켜지거나 꺼지는 것이 아니라 일반적으로 활동이 증가하거나 감소한다. 이 때문에 신체의 음성되먹임 조절은 주택 온도 조절 장치보다 훨씬 더 효율적으로 작동한다.

체온이 37℃의 설정점을 초과하면 뇌에 있는 감지기가 이런 편차를 감지하고 통합중추(뇌에 있음)를 통해 온도를 낮추는 효과기(땀샘 포함)의 활동을 자극한다. 다른 예로 혈당 농도가 정상 이하로 떨어지면 효과기가 혈당을 높이는 작용을 한다. 효과기는 편차에 대해 설정점을 '방어'하는 것으로 생각할 수 있다. 효과기의 활동은 그들이 생성하는 효과에 의해 영향을 받는데, 이 조절이 음의 방향 또는 반대 방향이기에 이런 유형의 조절 체계를 **음성되먹임 회로**(negative feedback loop)라고 한다(그림 1.1). 그림 1.1과 이후의 모든 그림에서 음성되먹임은 점선과 음의 부호로 표시된다.

음성되먹임 회로의 특성은 온도 조절기와 냉방기의 비유를 다시 참조하여 이해할 수 있다. 냉방기를 일정 시간 켜두면 실내 온도가 온도 조절기 설정점 아래로 떨어질 수 있다. 이 경우 냉방기가 꺼진다. 효과기(냉방기)는 높은 온도에 의해 켜지고, 활성화되면 반대의 변화(온도 낮추기)를 생성하여 궁극적으로 효과기가 꺼지게 한다. 이런 방식으로 항상성이 유지된다.

이런 음성되먹임 회로는 지속적이고 계속 진행되는 과정이라는 것을 인식하는 것이 중요하다. 따라서 효과기 기작의 일부인 특정 신경섬유는 항상 어느 정도 활성을 나타낼 수 있으며, 다른 효과기 기전의 일부인 특정 호르몬은 항상 혈액에 존재할 수 있다. 신경 활동과 호르몬 농도는 한 방향으로의 내부환경 편차에 반응하여 감소할 수 있고(그림 1.1), 반대 방향 편차에 반응하여 증가할 수 있다(그림 1.2). 따라서 어느 방향으로든 정상 범위로부터의 변화는 효과기 활동에 의한 역변화에 의해 보상된다.

음성되먹임 회로는 설정점으로부터의 편차가 감지기를 자극한 후에 응답하기 때문에 내부환경은 절대 일정하지 않다. 항상성은 조건이 설정점 위와 아래에서 안정화되는 **동적 항상성**(dynamic constancy) 상태로 가장 잘 설명된다. 이런 조건은 예를 들어, 체온의 경우 섭씨온도로, 혈당의 경우 데시리터당 밀리그램(리터의 1/10)으로 정량적인 측정을 할 수 있다. 설정값은 정상 측정 범위 내에서 평균값으로 간주할 수 있다(그림 1.3).

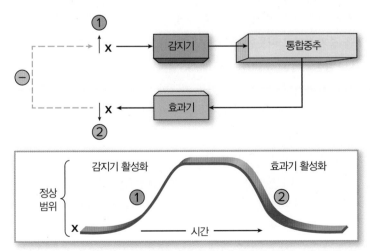

그림 1.1 일부 내부환경 요인의 상승(↑X)이 감지기에 의해 감지된다. 이 정보는 통합중추로 전달되어 효과기가 반대 방향(↓X)으로 변화를 생성(①)하도록 한다. 따라서 초기 편차가 반전(②)되어 음성되먹임 회로가 완성된다(점선 화살표와 음수 기호로 표시됨). 숫자는 변경 순서를 나타낸다.

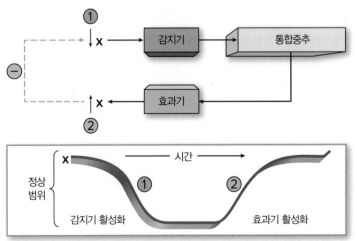

그림 1.2 일부 내부환경 요인의 저하(↓X)가 감지기에 의해 감지된다. 음성되먹임 회로를 그림 1.1에 표시된 회로와 비교하시오.

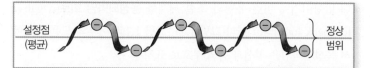

그림 1.3 음성되먹임회로는 내부환경 내에서 동적 항상성 상태를 유지한다. 음성되먹임회로의 완료는 음의 기호(—)로 표시된다.

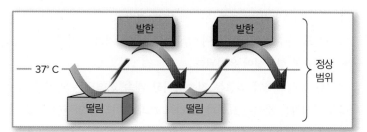

그림 1.4 체온이 정상 범위 내에서 유지되는 방법. 체온은 일반적으로 37℃의 설정점을 가지고 있다. 이것은 부분적으로 두 가지 길항 기작인 떨림과 발한에 의해 유지된다. 체온이 너무 낮아지면 떨림이 유발되고 체온이 올라가면 서서히 가라앉는다. 발한은 체온이 너무 높을 때 발생하고 체온이 떨어지면 감소한다. 내부환경의 대부분 측면은 여러 효과기 기작의 길항 작용에 의해 조절된다.

길항적 효과기

내부환경 요인의 대부분은 종종 길항 작용을 하는 여러 효과기에 의해 제어된다. 길항적 효과기에 의한 제어는 때때로 하나의 효과기의 활성 증가가 길항적 효과기의 활성 감소를 동반하는 "밀고-당기기 (push-pull)"로 설명된다. 이는 단순히 하나의 효과기를 켜고 끄는 것보다 훨씬 정밀한 제어를 제공한다.

예를 들어, 단순히 냉방기를 켜고 끄거나 난방기를 켜고 끄면 실내 온도를 유지할 수 있다. 그러나 냉방기와 난방기가 모두 자동온도조절장치로 제어된다면 훨씬 더 안정적인 온도를 얻을 수 있다. 냉방기가 꺼지면 난방기가 켜지고 그 반대의 경우도 마찬가지이다. 정상 체온은 발한, 떨림과 다른 기작의 길항 효과에 의해 약 37℃의 설정점으로 유지된다(그림 1.4).

포도당, 칼슘 등 여러 물질의 혈중 농도는 반대 효과를 촉진하는 호르몬과 음성되먹임회로에 의해 조절된다. 예를 들어, 인슐린은 혈당을 낮추고 다른 호르몬은 혈당 농도를 높인다. 마찬가지로 심박수는 반대 효과를 생성하는 신경섬유에 의해 제어된다. 신경섬유의 한 집단을 자극하면 심박수가 증가한다. 다른 집단을 자극하면 심박수를 낮춘다.

정량적 측정

생리학적 기작을 연구하기 위해 과학자들은 특정 값을 측정하고 정상 범위, 평균(설정점을 나타낼 수 있음), 평균과의 편차와 같은 통계

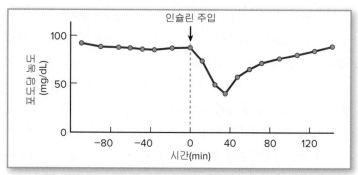

그림 1.5 혈당 농도의 항상성. 건강한 사람 5명의 평균 혈당 농도를 인슐린 정맥주사 전후에 그래프로 표시하였다. "0"은 주입 시간을 나타낸다. 혈당 농도는 먼저 인슐린 주사에 의해 낮아지지만 이후 정상 범위로 다시 올라간다(간을 자극하여 포도당을 혈액으로 분비하도록 하는 인슐린에 대한 길항 호르몬에 의해). 혈당의 항상성은 인슐린과 여러 다른 호르몬의 길항 작용에 의해 유지된다.

를 수학적으로 결정해야 한다. 이런 이유로 정량적 측정은 생리학의 기본이다. 이것과 항상성을 유지하는 길항 작용에 대한 예가 그림 1.5에 나와 있다. 건강한 5명을 대상으로 혈당 농도를 낮추는 역할을 하는 호르몬인 인슐린 주사 전후의 혈당 농도를 측정하였다. 자료의 그래프는 혈당 농도가 급격히 감소했지만 주사 후 80분 이내에 정상 수준으로 회복되었음을 보여준다. 이 실험에서 음성되먹임이 항상성을 회복하는 데 작용했음을 보여준다. 이런 기작은 인슐린과 반대되는 작용, 즉 간에서 포도당 분비를 촉진하는 호르몬의 작용을 수반한다(19장 참조).

양성되먹임

앞에서 설명한 것처럼, 내부환경의 항상성은 음성되먹임회로에 의해 효과기를 활성화하는 자극으로 작용한 변화를 보상하는 역할을 하는 효과기에 의해 유지된다. 예를 들어, 온도 조절기는 추울 때 열 생산을 증가시키고 따뜻할 때 열 생산을 감소시켜 일정한 온도를 유지한다. **양성되먹임**(positive feedback)에서는 반대 현상이 발생한다. 이 경우 효과기의 작용은 효과기를 자극한 변화를 **증폭**시킨다. 예를 들어 양성되먹임으로 작동하는 온도 조절기는 온도 상승에 따라 열 생산을 증가시킨다.

항상성은 궁극적으로 양성되먹임이 아니라 음성되먹임에 의해 유지된다는 것이 분명하다. 그러나 일부 음성되먹임회로의 효과는 음성되먹임 반응의 동작을 증폭하는 양성되먹임 기작에 의해 증가된다. 예를 들어, 혈액 응고는 응고인자의 순차적 활성화의 결과로 발생한다. 하나의 응고인자가 활성화되면 양성되먹임의 순차적 과정에서 많은 응고인자가 활성화된다. 이런 방식으로 단일 변화가 증폭되어 혈전이 생성된다. 그러나 혈전의 형성은 추가 혈액 손실을 방지할

수 있으므로 항상성을 회복하는 음성되먹임회로의 완료를 나타낸다.

신체의 양성되먹임의 다른 두 가지 예는 모두 여성의 생식기관과 관련이 있다. 이런 예 중 하나는 난소에서 분비되는 에스트로겐이 여성의 뇌하수체를 자극하여 LH(황체형성호르몬)를 분비할 때 일어난다. 이 양성되먹임의 자극 효과는 배란을 유발하는 "LH 급증"(혈액 LH 농도의 매우 빠른 상승)을 유발한다. 흥미롭게도 배란 후 에스트로겐 분비는 LH 분비에 대해 억제성, 음성되먹임 효과를 보인다(이는 20장에서 논의되는 피임약의 생리학적 기초이다). 양성되먹임의 또 다른 예는 출산(분만) 중 자궁수축이다. 자궁수축은 뇌하수체 호르몬인 옥시토신에 의해 자극되고, 분만 중 자궁수축으로 인한 감각 되먹임으로 옥시토신의 분비가 증가한다. 따라서 분만 중 자궁수축의 강도는 양성되먹임을 통해 증가한다. 출산과 관련된 기작은 20장에서 더 자세히 논의된다(그림 20.50 참조).

신경 및 내분비 조절

항상성은 조절 기작의 두 가지 일반적 범주에 의해 유지된다. (1) **내 재적**(intrinsic) 조절, 즉 조절되는 기관에 내장된 조절(예, 혈관 확장 또는 수축을 유발하는 혈관 벽에서 생성되는 분자)과 (2) 신경계와 내분비계에 의한 기관 조절과 같은 **외재적**(extrinsic) 조절이다. 내분비계는 신체 과정을 조절 및 통합하고 항상성을 유지하는 데 있어 신경계와 밀접하게 기능한다. 신경계는 많은 내분비샘의 분비를 조절하고 일부 호르몬은 신경계의 기능에 영향을 미친다. 신경계와 내분비계는 함께 다른 신체 체계의 활동을 조절한다.

내분비계에 의한 조절은 **호르몬**(hormone)이라 불리는 화학적 조절자가 혈액으로 분비되어 신체의 모든 기관으로 운반됨으로써 이루어진다. 그러나 특정 기관만이 특정 호르몬에 반응할 수 있다. 이들을 그 호르몬의 **표적기관**(target organ)이라 부른다.

신경섬유는 그들이 조절하는 기관에 **신경을 분포**시킨다. 자극을 받으면 섬유는 전기화학적 신경자극을 생성하며, 이 자극은 섬유의 기원에서 섬유에 의해 신경 지배되는 표적기관으로 전도된다. 이런 표적기관은 항상성 유지에서 효과기로 기능할 수 있는 근육 또는 땀 샘일 수 있다.

예를 들어, 부분적으로 심박수를 조정하여 동맥 혈압의 항상성을 유지하는 데 도움이 되는 음성되먹임회로가 있다. 다른 모든 조건이 같다면 혈압은 심박수 감소로 낮아지고 심박수 증가로 높아진다. 이것은 이후 장에서 논의될 자율신경계의 활동을 조절함으로써 달성된다. 따라서 일상생활에서 누운 자세에서 선 자세로 움직일 때 생성되는 혈압 하락은 더 빠른 심박수에 의해 보상된다(그림 1.6). 이 음성되먹임회로의 결과로 심장박동은 하루를 보내면서 속도가 빨라졌다 느려졌다 달라지므로 혈압의 항상성을 유지하고 한계 내로 유지할 수 있다.

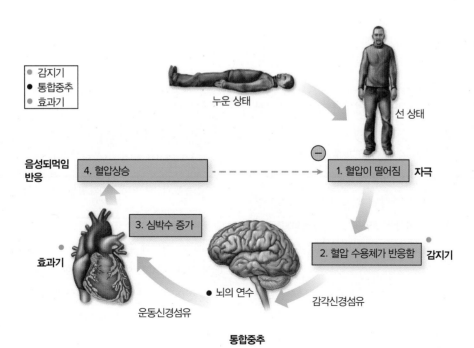

그림 1.6 혈압의 음성되먹임 조절. 혈압은 혈압 수용체(감지기)의 감각신경세포 활동에 영향을 미친다. 압력이 증가하면 신경자극의 발화 속도가 증가하고 압력이 떨어지면 발화 속도가 감소한다. 누운 자세에서 일어서면 순간적으로 혈압이 떨어진다. 결과적으로 감각신경세포에서 신경자극의 발화 속도가 감소하면 뇌의 수질(통합중추)에 영향을 미친다. 이로 인해 심장으로 가는 운동신경(효과기)이 심박수를 증가시켜 혈압을 높이는 데 도움이 된다.

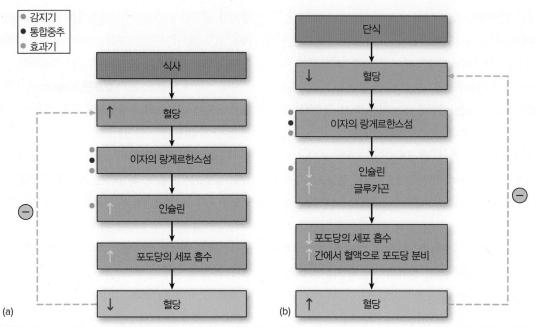

그림 1.7 음성되먹임 혈당 조절. (a) 탄수화물 섭취 후 발생하는 혈당 상승은 인슐린의 작용에 의해 교정되는데, 그때 인슐린은 분비되어 양이 증가한다. (b) 공복시 혈당이 떨어지면 인슐린 분비가 억제되고 길항 호르몬인 글루카곤의 분비가 증가한다. 이것은 간에서 포도당을 혈액으로 분비하도록 자극하여 혈당이 계속해서 떨어지는 것을 방지한다. 이런 방식으로 혈당 농도는 식사 후 및 금식 중에 항상성 범위 내에서 유지된다.

호르몬 분비의 되먹임 조절

내분비샘의 성질, 신경계와 내분비계의 상호작용, 호르몬의 작용에 대해서는 이후의 장에서 자세히 설명한다. 현재로서는 호르몬 분비 조절을 매우 광범위하게 설명하는 것으로 충분하다. 왜냐하면, 그것이 항상성과 음성되먹임 조절의 원리를 아주 훌륭하게 설명하기 때문이다.

특정 화학 자극에 대한 반응으로 호르몬이 분비된다. 예를 들어, 혈장 포도당 농도의 상승은 **랑게르한스섬**으로 알려진 이자 구조물에서 인슐린 분비를 자극한다. 호르몬은 또한 신경자극 및 다른 호르몬 자극에 대한 반응으로 분비된다.

호르몬 분비는 음성되먹임 방식으로 자체 효과에 의해 억제될 수 있다. 인슐린은 앞서 기술한 바와 같이 혈당을 낮추는 역할을 한다. 혈당 상승은 인슐린 분비를 자극하기 때문에 인슐린의 작용으로 혈당이 낮아지면 더 이상의 인슐린 분비가 억제된다. 이 폐쇄회로 제어 체계를 **음성되먹임 억제**(negative feedback inhibition)라 한다(그림 1.7a).

혈당의 항상성은 너무 중요하다. 뇌는 혈당을 주요 에너지원으로 사용한다. 단 하나의 호르몬인 인슐린의 조절에만 맡기기에는 너무 중요하다. 따라서 공복 중에 혈당이 떨어지면 여러 기작으로 혈당이 너무 많이 떨어지는 것을 방지한다(그림 1.7b). 첫째, 인슐린 분비가 감소하여 근육, 간, 지방세포가 혈액에서 너무 많은 포도당을 받아들

이는 것을 방지한다. 둘째, **글루카곤**(glucagon)이라는 인슐린에 대한 길항 호르몬의 분비가 증가한다. 글루카곤은 간에서 포도당을 혈액으로 분비하게 하는 과정(글리코겐이라고 하는 저장된 전분과 유사한 분자의 분해, 2장 2.2절)을 자극한다. 이들 및 다른 길항 작용을 하는 음성되먹임 기작을 통해 혈당은 항상성 범위 내에서 유지된다.

1.3 일차 조직

신체의 기관은 4개의 서로 다른 기본 조직으로 구성되며, 각각은 고유한 구조와 기능을 가진다. 이들 조직의 활동과 상호작용은 장기의 생리를 결정한다.

생리학이 기능에 관한 연구이지만, 특히 미시적 수준에서 해부학에 대한 약간의 지식 없이는 신체의 기능을 제대로 이해하기 어렵다. 조직의 현미경적 해부학은 **조직학**(histology)으로 알려진 연구 분야를 구성한다. 특정 기관의 해부학 및 조직학은 이후 장에서 기능과 함께 논의될 것이다. 이 절에서는 모든 장기의 공통 "구조"에 대해 설명한다.

세포는 신체의 구조와 기능의 기본 단위이다. 유사한 기능을 가진

세포는 **조직**(tissue)이라는 범주로 집단화된다. 몸 전체는 네 가지 주요 유형의 조직으로 구성된다. 이러한 **일차 조직**(primary tissue)은 (1) 근육, (2) 신경, (3) 상피, (4) 결합 조직이다. 이 네 가지 일차 조직을 해부학적 및 기능적 단위로 집단화하는 것을 **기관**(organ)이라 한다. 기관은 다음으로 공통 기능에 따라 **기관계**(system)로 함께 집단화될 수 있다. 신체의 기관계는 전체 유기체를 유지하기 위해 조화로운 방식으로 작용한다.

근육조직

근육조직(muscle tissue)은 수축에 특화되어 있다. 근육조직에는 **골격근**(skeletal muscle), **심근**(cardiac muscle), **평활근**(smooth muscle)의 세 가지 유형이 있다. 골격근은 수축이 의식적으로 제어되기 때문에 **수의근**(voluntary muscle)이라고도 한다. 골격 및 심장 근육조직은 모두 **횡무늬근조직**(striated muscle tissue)이다. 그들은 근육세포의 너비를 가로질러 확장되는 줄무늬가 있다(그림 1.8 및 1.9). 줄무늬는 수축성 단백질의 특징적 배열로 생성되며, 이런 이유로 골격근과 심근은 유사한 수축 기작을 가지고 있다. 평활근(그림 1.10)은 줄무늬가 없고 수축 기작이 다르다.

골격근

골격근은 일반적으로 힘줄을 통해 양쪽 끝에서 뼈에 부착된다. 따라서 수축은 골격의 움직임을 생성한다. 그러나 이 유형에는 예외가 있다. 혀, 식도 상부, 항문괄약근, 횡격막도 골격근으로 구성되어 있으나 골격의 움직임을 일으키지는 않는다.

배아 발달 약 4주째에 시작하여 **근모세포**(myoblast)라고 하는 별도의 세포가 함께 융합하여 **골격근섬유**(skeletal muscle fiber) 또는 **근섬유**(myofiber)를 형성한다. 근섬유는 종종 골격근세포라고 불리지만, 각각은 실제로 **합포체**(syncytium), 즉 여러 세포의 결합으로 형성된 다핵 덩어리이다. 고유한 기원과 구조에도 불구하고 각 근섬유는 미토콘드리아와 모든 세포에 공통적인 기타 세포소기관(3장에서 설명)을 포함한다.

골격근 내의 근섬유는 다발로 배열되고, 다발 내에서 근섬유는 다발의 한쪽 끝에서 다른 쪽 끝으로 평행하게 확장된다. 근섬유의 평행 배열(그림 1.8)은 각 섬유의 개별제어가 가능하게 한다. 따라서 근섬유를 더 적게 또는 더 많이 수축하게 할 수 있으며 이런 방식으로 전체 근육의 수축 강도를 변경할 수 있다. 골격근 수축의 강도를 변화시키거나 "등급화"하는 능력은 골격 운동을 정밀하게 제어하는 데 필요하다.

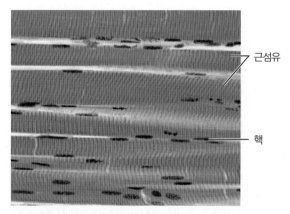

근섬유

핵

그림 1.8 특징적인 밝고 어두운 가로무늬를 보여주는 골격근섬유. 이 특징 때문에 골격근은 횡무늬근조직이라고도 한다. Al Telser/McGraw-Hill Education

심근

심근은 줄무늬가 있는 근육조직이지만, 외관상 골격근과 확연히 다르다. 심근은 오직 심장에서만 발견되며, **심근세포**(myocardial cell)는 짧고, 분지되어 있으며, 밀접하게 상호연결되어 연속적인 직물(천)을 형성한다. 인접한 세포 사이의 특정 접촉 영역은 어둡게 염색되어 심근의 개재판(사이원판, intercalated disc, 그림 1.9)을 보여준다.

개재판은 심근세포를 기계적으로 전기적으로 함께 연결한다. 그러므로 골격근과는 달리 심장은 수축하도록 자극할 세포 수를 변화시켜 만들어내는 점진적 수축을 일으킬 수 없다. 심장이 구성되는 방식 때문에 하나의 심근세포가 자극되면 덩어리에 있는 다른 모든 세포가 자극되고 "심장 전체가" 수축한다.

평활근

이름에서 알 수 있듯이 평활근세포(그림 1.10)에는 골격근과 심근의 특징인 줄무늬가 없다. 평활근은 소화관, 혈관, 세기관지(폐의 작은 공기 통로), 비뇨기와 생식기의 관에서 발견된다. 이 기관에 있는 평

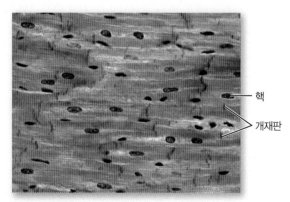

핵

개재판

그림 1.9 인간의 심장근. 가로무늬 모양과 어둡게 염색된 개재판을 주의하자. Al Telser/McGraw-Hill Education

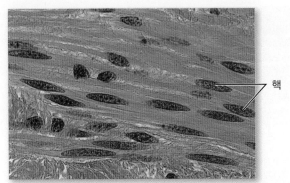

그림 1.10 평활근세포의 현미경 사진. 이 세포에는 중앙에 위치한 단일 핵이 포함되어 있으며 가로무늬가 없다. McGraw-Hill Education/Dennis Strete, photographer

활근의 원형 배열은 근육세포가 수축할 때 **내강**(lumen)의 수축을 일으킨다. 소화관은 또한 세로로 배열된 평활근 층을 포함한다. **연동운동**(peristalsis)은 원형 및 세로 평활근 층의 수축이 조화되어 일어나는 물결 모양의 수축으로 음식물을 입에서 소화관의 항문 끝까지 밀어낸다.

세 가지 유형의 근육조직에 대해서는 12장에서 자세히 설명한다.

신경조직

신경조직(nerve tissue)은 전기적 이벤트의 생성 및 전도에 특화된 **신경세포**(neuron)와 **신경교**(neuroglia)를 구성하는 **신경교세포**(neuroglial cell 또는 glial cell)로 구성된다. 신경교는 신경세포를 구조적으로 지원하고 신경계의 정상 생리에 필요한 다양한 기능을 수행한다.

각 신경세포는 (1) **세포체**(cell body), (2) **수상돌기**(dendrite), (3) **축삭**(axon)의 세 부분으로 구성된다(그림 1.11). 세포체는 핵을 포함하고 세포 대사의 중심 역할을 한다. 수상돌기(문자 그대로 "가지")는 세포체에서 고도로 분지된 세포질의 확장으로 다른 신경세포나 수용체 세포로부터 입력을 받는 부분이다. 축삭은 세포체의 단일 세포질 확장으로 최대 몇 피트 길이까지 상당히 길 수 있다. 신경 자극을 세포체에서 다른 신경세포나 효과기(근육 또는 분비샘) 세포로 전달하는 데 특화되어 있다.

신경교세포는 자극을 전달하지는 않고, 대신 신경세포를 함께 묶고 신경계의 세포 외 환경을 수정하며 신경세포의 영양 및 전기적 활동에 영향을 미친다. 최근 몇 년 동안 신경교세포는 화학적 신경전달에서 신경세포와 협력하고(7장) 뇌와 척수의 정상적인 생리작용(질병 진행뿐 아니라)에서 다른 많은 역할을 하는 것으로 나타났다. 신경교세포는 현재 신경세포만큼 많은 것으로 알려져 있으며 평생 유

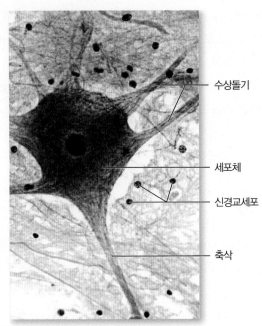

그림 1.11 신경조직의 현미경 사진. 하나의 신경세포와 수많은 더 작은 신경교세포를 볼 수 있다. ©Ed Reschke

사분열로 분열할 수 있지만, 성숙한 신경세포는 분열하지 않는다.

신경세포와 신경교세포는 7장에서 자세히 설명한다.

상피조직

상피조직(epithelial tissue)은 신체 표면을 덮거나 내벽을 만드는 **막**(membrane)을 형성하는 세포와 이 막에서 파생된 **분비샘**(gland)으로 구성된다. 분비샘에는 두 가지 범주가 있다. **외분비샘**(exocrine gland)은 막의 외부로 연결되는 관을 통해 화학물질을 분비하므로 신체 표면의 외부로 연결된다. **내분비샘**(endocrine gland)은 **호르몬**(hormone)이라는 화학물질을 혈액으로 분비한다. 내분비샘은 11장에서 논의된다.

상피막

일반적으로 **막**(membrane)은 장벽과 분리 역할을 하는 일종의 얇은 천과 같은 것을 말한다. 세포막에 대해 말할 때 우리는 현미경으로도 볼 수 없을 정도로 얇은 분자 구조를 이야기하고 있다. 반면에 상피막은 세포들이 서로 밀접하게 접촉하여 천과 같은 배열을 한 것으로, 현미경으로 볼 수 있다. 상피막은 그 층의 수와 제일 위층에 있는 세포의 모양에 따라 분류된다(표 1.3). 모양이 납작한 상피세포를 **편평**(squamous)하다고 표현하고, 높이와 너비가 비슷한 세포는 **입방**(cuboidal), 너비보다 높이가 큰 것은 **원주**(columnar)라 한다(그림

표 1.3 | 상피막의 요약

종류	구조와 기능	위치
단순상피	세포의 단일층, 기능은 유형에 따라 다름	내장기관을 덮는 것, 체강, 관 등의 내벽
단순편평상피	편평하고 단단히 결합된 세포의 단일층, 확산과 여과	모세혈관벽, 폐의 폐포, 내장기관을 덮는 것, 체강 내벽
단순입방상피	입방체 모양 세포의 단일층, 배설, 분비 또는 흡수	난소 표면, 신장 세뇨관, 타액관과 이자관의 내벽
단순원주상피	섬모가 없는 긴 원주 모양 세포의 단일층, 보호, 분비 및 흡수	대부분의 소화관 내벽
단순섬모원주상피	섬모가 있는 긴 원주 모양 세포의 단일층, 섬모운동을 통한 운반 역할	자궁내막
위중층섬모원주상피	섬모가 있는 불규칙한 모양의 세포로 이루어진 단일층, 많은 배상세포, 보호, 분비, 섬모운동	호흡기관 내벽
중층상피	두 개 이상의 세포층, 기능은 유형에 따라 다름	피부 표피, 신체 개구부, 관, 방광 내벽
중층편평상피(각질화)	케라틴이 있는 여러층, 외부층은 편평하고 죽은 세포, 보호	피부의 상피
중층편평상피(비각질화)	케라틴이 없는 여러층, 외부층은 수분이 있고 살아있음, 보호와 유연성	구강, 비강, 질 및 항문관의 내벽
중층입방상피	일반적으로 입방체 모양 세포의 두 층, 내강 벽 강화	땀샘, 침샘, 이자의 큰 관
이행상피	둥글고 각질화되지 않은 여러 층의 세포, 팽창	세뇨관의 벽, 요도의 일부, 방광

1.12a~c). 단 하나의 세포층 두께인 상피막을 **단순상피**(simple epithelia)라고 하고, 여러 층으로 구성된 상피를 **중층상피**(stratified epithelia, 다층상피)라 부른다.

상피막은 모든 신체 표면을 덮고 속이 빈 모든 기관의 내강(공동)을 둘러싸고 있다. 따라서 상피막은 신체의 외부환경과 내부환경 사이에 장벽을 제공한다. 중층상피는 보호 기능에 전문화되어 있다. 반

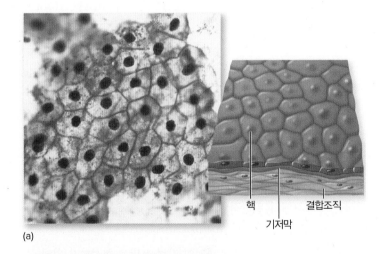

(a)

핵
기저막
결합조직

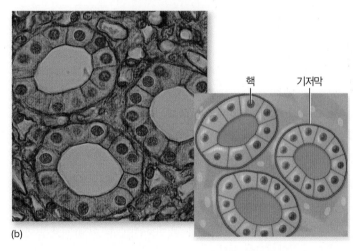

(b)

핵
기저막

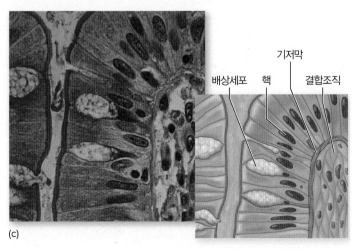

(c)

배상세포
핵
기저막
결합조직

그림 1.12 다양한 유형의 단순상피. (a) 단순편평상피, (b) 단순입방상피, (c) 단순원주상피이다. 단백질과 탄수화물로 구성된 기저막은 상피막을 기저 결합조직에 결합시킨다. (a) Ray Simons/Science Source, (b) Ray Simons/Science Source, (c) ©Ed Reschke

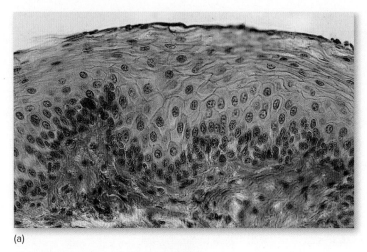

(a)

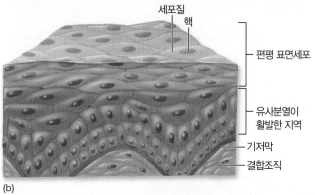

(b)

그림 1.13 중층편평비각화 상피막. 이것은 질의 상피내막의 현미경 사진(a) 및 그림(b)이다. (a) ©Victor P. Eroschenko

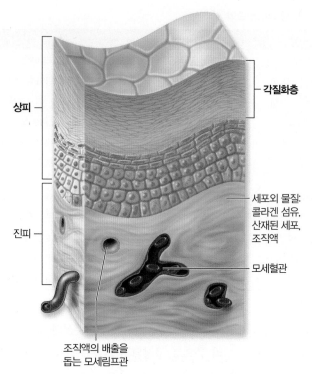

그림 1.14 표피는 다층의 편평한 각질화된 상피이다. 상부 세포층은 단백질 케라틴으로 가득 찬 죽은 세포층으로 각질화된 상피막을 생성하며, 이는 살아있는 세포층에 의해 지지된다. 표피는 진피의 느슨한 결합조직에 위치한 혈관에서 영양을 공급받는다.

대로 단순상피는 거의 보호 기능이 없다. 대신 내부와 외부환경 간의 물질 운송에 특화되어 있다. 물질이 체내에 들어오기 위해서는 상피막을 통과해야 하며, 단순상피는 이 기능에 특화되어 있다. 예를 들어, 폐의 단순편평상피는 공기(외부 환경)와 혈액(내부환경) 사이에서 산소와 이산화탄소가 빠르게 통과하도록 한다. 소장의 단순원주상피는 다른 예로서 소화 산물이 장 내강(외부 환경)에서 혈액(내부 환경)으로 전달되도록 한다.

원주상피세포 중에는 **배상세포**(goblet cell)라 불리는 점액을 분비하는, 분산되어 있는 특수 단세포 분비샘이 있다. 여성의 자궁관과 호흡기 통로에 있는 원주상피세포에는 조화롭게 움직여 기관의 기능을 도울 수 있는 수많은 **섬모**(cilia, 3장에 설명되어 있음)가 있다.

식도와 질의 상피 내벽은 기관을 보호하는 역할을 하는 다층편평상피로 구성된다(그림 1.13). 이것은 각질화되지 않은 **비각화**(nonkeratinized) 막이며 모든 층은 살아있는 세포로 구성된다. 반대로 피부의 **표피**(epidermis)는 **각질화**(keratinized 또는 cornified)되어 있다(그림 1.14). 표피는 건조하고 공기의 잠재적인 건조 효과에 노출되기 때문에, 표면은 **케라틴**(keratin)으로 알려진 방수 단백질로

채워진 죽은 세포로 덮여 있다. 이 보호층은 피부 표면에서 지속해서 벗겨지기 때문에 표피의 더 깊은 층에 있는 세포의 분열로 지속해서 교체되어야 한다.

세포의 지속적인 손실과 재생은 상피막의 특징이다. 전체 표피는 2주마다 완전히 교체된다. 위벽은 2~3일마다 갱신된다. 여성의 생식기관을 둘러싸고 있는 상피 외층에서 손실되거나 "박리된" 세포의 검사는 부인과에서 일반적인 절차이다[예, 자궁경부세포도말검사(Pap smear)].

신체 표면에서 장벽으로 효과적인 강력한 막을 형성하기 위해 상피세포는 매우 밀접하게 쌓여 있으며 집합적으로 **연접복합체**(junctional complex)라 하는 **세포간 연접**(intercellular junction)에 의해 함께 연결된다(6장 그림 6.22 참조). 인접한 상피세포 사이에는 혈관이 들어갈 공간이 없다. 따라서 상피조직은 아래쪽에 있는 혈관과 신경을 수용할 수 있도록 세포 사이에 큰 공간이 있는 조직에서 영양을 공급받아야 한다. 이 밑에 있는 조직을 **결합조직**(connective tissue)이라 한다. 상피막은 **기저막**(basement membrane)으로 알려진 단백질과 다당류 층에 의해 결합조직에 부착된다. 이 층은 특수 염색 기술을 사용하여 현미경으로만 관찰할 수 있다.

기저막은 상피막 세포에 극성을 유도하는 것으로 생각된다. 상피

세포의 상단(정단) 부분은 하단(기저) 부분과 다른 구조적 기능적 구성요소를 가지고 있다. 이는 많은 생리 과정에서 중요하다. 예를 들어, 물질은 단순상피를 통해 특정 방향으로 운반된다(6장에서 논의함, 그림 6.21 참조). 중층상피에서는 세포의 기저층(하부)만이 기저막 위에 존재하며, 유사분열을 거쳐 상부에서 소실된 상피세포를 대체하기 위해 새로운 상피세포를 형성하는 것은 이 세포들이다. 과학자들은 최근에 이런 기저층 세포가 분열할 때 딸세포 중 하나가 기저막에 부착되고(기저세포집단 재생) 다른 하나는 그렇지 않다는 것을 입증했다. 기저막에 "붙어 있지 않은" 딸세포는 분화되어 중층상피에서 위쪽으로 이동한다.

외분비샘

외분비샘(exocrine gland)은 상피막 세포에서 유래한다. 이 세포의 분비물은 관(duct)을 통해 상피막 외부(신체 표면)로 전달된다. 이는 관이 없이 체내 모세혈관으로 분비되는 내분비샘과는 대조적이다(그림 1.15). 내분비샘의 구조는 11장에서 설명한다.

  외분비샘의 분비 단위는 단순한 통 형태이거나, 분지된 관 주위에 여러 개의 통이 송이를 이루도록 변화될 수 있다(그림 1.16). 이 송이 형태를 **샘꽈리**(acini)라 부르는데 종종 수축하여 관을 통해 분비물을 짜내는 촉수와 같은 **근상피세포**(myoepithelial cell)가 확장된 구조물로 둘러싸여 있다. 분비 속도와 근상피세포의 작용은 신경과 내분비 조절의 대상이 된다.

  피부 외분비샘의 예로는 눈물샘, 피지샘(유성 피지를 모낭으로 분비), 땀샘이 있다. 땀샘에는 두 가지 유형이 있다. 더 많은 수의 **에크린 땀샘**(eccrine sweat gland)은 온도 조절(증발로 피부를 시킴)에 역할을 하는 묽은 염 용액을 분비한다. 겨드랑이와 음모 부위에 있는 **아포크린 땀샘**(apocrine sweat gland)은 단백질이 풍부한 체액을 분비하고 사춘기 동안 더 활동적이다. 이는 이런 유형의 땀에 특징적인 냄새를 생성하는 박테리아에 영양을 제공한다.

  소화관으로 분비되는 모든 분비샘도 외분비이다. 소화관의 내강은 외부 환경의 일부이고 이 분비샘의 분비물은 소화관을 둘러싸고 있는 막의 외부로 나가기 때문이다. 점액샘은 소화관 전체에 걸쳐 있다. 소화관의 다른 비교적 단순한 분비샘에는 침샘, 위샘, 장의 단순 통 형태의 분비샘이 있다.

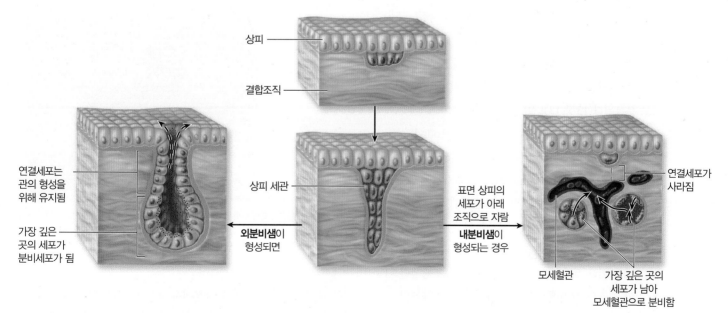

그림 1.15 상피막으로부터 외분비샘과 내분비샘의 형성. 외분비샘은 분비물을 상피막 표면으로 운반할 수 있는 관을 유지하는 반면 내분비샘은 관이 없다.

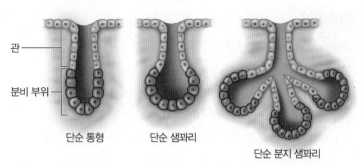

그림 1.16 외분비샘의 구조. 외분비샘은 상피막의 단순한 함입일 수도 있고 더 복잡한 파생물일 수도 있다.

관
분비 부위
단순 통형
단순 샘꽈리
단순 분지 샘꽈리

간(liver)과 **이자**(pancreas)은 발생학적으로 소화관에서 파생된 외분비샘(또한 내분비샘)이다. 이자의 외분비 분비액(이자액)에는 소화효소와 중탄산염이 포함되어 있으며 이자관을 통해 소장으로 분비된다. 간은 담낭과 담관을 통해 담즙(지방의 유화제)을 생성하고 소장으로 분비한다.

외분비샘은 생식기관에서도 두드러진다. 여성의 생식기관에는 수많은 점액 분비 외분비샘이 있다. 남성의 부속 성기관인 **전립샘**(prostate)과 **정낭**(seminal vesicle)은 정액 형성에 기여하는 외분비샘이다. 고환과 난소는 내분비샘인 동시에 외분비 기능도 한다. 성스테로이드호르몬을 혈액으로 분비하기 때문에 내분비샘이다. 또한, 생식기관으로 배우자(난자와 정자)를 방출하기 때문에 외분비이다.

결합조직

결합조직(connective tissue)은 여러 다른 유형의 결합조직세포 사이에 많은 양의 세포외 물질이 있는 것이 특징이다. **세포외 기질**(extracellular matrix)이라 하는 세포외 물질은 (1) 고유결합조직, (2) 연골, (3) 뼈, (4) 혈액 등 결합조직의 4가지 기본 유형에 따라 다르다. **혈액**(blood)은 체적의 약 절반이 세포외액인 혈장이기 때문에 일종의 결합조직으로 분류된다(13장 13.1절).

세포외 물질이 단백질섬유와 단백성의 젤 같은 **기질**(ground substance)로 구성된 **고유결합조직**(connective tissue proper)은 하위 유형으로 나뉜다. **성긴결합조직**(loose connective tissue)에서 **콜라겐**(collagen)으로 구성된 단백질섬유는 기질에 느슨하게 흩어져 있는데(그림 1.17), 이는 혈관, 신경섬유, 기타 구조물이 있을 공간을 제공하기 위함이다(그림 1.14에 표시된 진피 참조). **치밀규칙결합조직**(dense regular connective tissue)은 콜라겐섬유가 서로 평행한 다발로 배치되어 있고 세포외 기질에 조밀하게 채워져 있어 세포와 기질을 위한 공간이 거의 없다(그림 1.18). 치밀규칙결합조직의 예로는

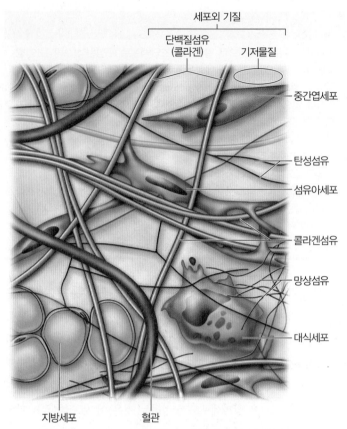

세포외 기질
단백질섬유 (콜라겐)
기저물질
중간엽세포
탄성섬유
섬유아세포
콜라겐섬유
망상섬유
대식세포
지방세포
혈관

그림 1.17 성긴결합조직. 이 그림은 결합조직의 고유한 세포와 단백질섬유를 보여준다. 기저물질은 여러 단백질섬유를 볼 수 있는 세포외 배경 물질이다. 대식세포는 단핵구(백혈구의 일종)에서 유래할 수 있는 식세포 작용을 하는 결합조직세포이다.

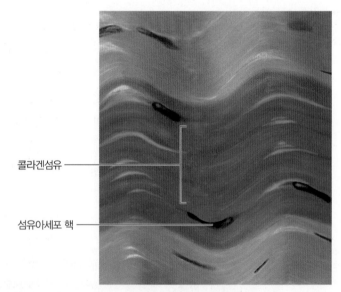

콜라겐섬유
섬유아세포 핵

그림 1.18 치밀규칙결합조직. 이 현미경 사진에서 힘줄의 콜라겐섬유는 평행한 다발로 조밀하게 배치되어 있다. 기저물질은 콜라겐섬유 사이의 작은 공간에 있다. McGraw-Hill Education/Al Telser, photographer

힘줄(뼈와 뼈 연결)과 인대(관절에서 뼈를 연결)가 있다. **치밀불규칙결합조직**(dense irregular connective tissue)은 장기 주위에 단단한

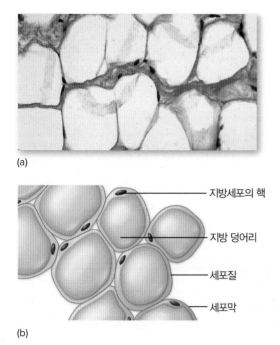

(a)

지방세포의 핵

지방 덩어리

세포질

세포막

(b)

그림 1.19 지방조직. 각 지방세포는 지방세포의 세포질로 둘러싸인 큰 중앙 지방 덩어리를 포함한다. (a) 지방조직의 현미경 사진. (b) 모식도이다. (a) Al Telser/Mc-Graw-Hill Education

막낭(캡슐)과 외피를 형성하며 다양한 방향에서 가해지는 힘에 저항하는 다양한 방향으로 배열된 조밀하게 포장된 콜라겐 다발을 포함한다.

지방조직(adipose tissue)은 특수한 유형의 성긴결합조직이다. 각 **지방세포**(adipocyte)에서 세포질은 중앙에 있는 지방 덩어리 주위로 늘어난다(그림 1.19). 지방의 합성과 분해는 지방세포의 세포질 내 효소에 의해 수행된다.

연골(cartilage)은 조직에 탄성을 부여하는 반고체 기질로 둘러싸인 **연골세포**(chondrocyte)라는 세포로 구성된다. 연골은 일종의 지지 및 보호 조직이다. 연골은 태아에서 발달해서 성인의 모든 움직일 수 있는 관절뼈의 표면에서 지속적으로 역할을 하는 많은 뼈의 전구체를 형성한다.

뼈(bone)는 혈관 주위에 놓인 석회화된 물질의 동심층으로 생성된다. 석회화된 산물로 둘러싸인 뼈형성세포 또는 **조골세포**(osteoblast)는 **골소강**(lacunae)이라고 하는 구멍에 갇히게 된다. **골세포**(osteocyte)라고 불리는 갇힌 세포는 세포에서 **골세관**(canaliculi)의 혈관으로 확장되는 세포질의 "생명선"에 의해 영양을 공급받기 때문에 살아있다. 혈관은 골세포가 갇힌 뼈의 동심원 고리로 둘러싸인 중심관 내에 있다. 이런 뼈 구조 단위를 **골원**(osteon)이라 한다(그림 1.20).

치아의 **상아질**(dentin, 그림 1.21)은 구성이 뼈와 유사하지만, 석

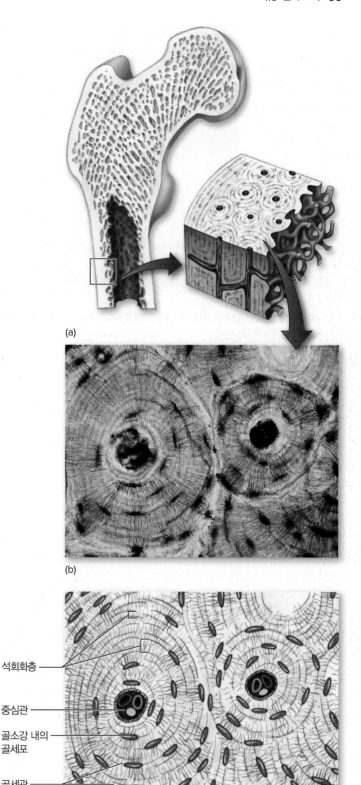

(a)

(b)

석회화층

중심관

골소강 내의 골세포

골세관

(c)

그림 1.20 뼈의 구조. (a) 장골의 모식도. (b) 골원을 보여주는 현미경 사진. (c) 골원의 모식도이다. 각각의 중심관 내에는 동맥(빨간색), 정맥(파란색), 신경(노란색)이 그려져 있다. (b) ©Ed Reschke

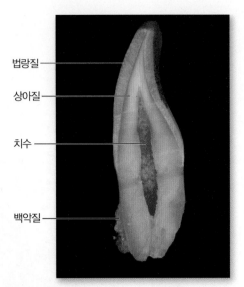

그림 1.21 치수, 상아질, 법랑질을 보여주는 치아의 단면. 치아의 뿌리는 뼈 소켓에 치아를 고정하는 데 도움이 되는 석회화된 결합조직인 백악질로 덮여 있다. ©Southern Illinois University/Science Source

회화된 조직을 형성하는 세포는 치수(성긴결합조직으로 구성됨)에 있다. 이 세포는 **상아질세관(dentinal tubule)**이라는 세포질에서 확장된 구조물을 상아질로 보낸다. 따라서 상아질은 뼈와 마찬가지로 스트레스에 반응하여 재형성될 수 있는 살아있는 조직이다. 이와는 대조적으로 치아의 바깥쪽 **법랑질(enamel)**을 형성하는 세포는 치아가 나면서 소실된다. 법랑질은 뼈나 상아질보다 단단하고 재생될 수 없는 고도로 석회화된 물질이다. 따라서 법랑질의 구멍을 메우기 위해 인공 "충전재"가 필요하다.

1.4 기관과 기관계

기관에서 다른 기능을 수행하는 두 개 이상의 일차 조직으로 기관이 구성된다. 피부는 피부를 구성하는 조직에 의해 제공되는 수많은 기능을 가진 기관이다.

기관(organ)은 적어도 두 개, 일반적으로 일차 조직 네 개 모두로 구성된다. 표면적 측면에서 신체에서 가장 큰 기관은 피부이다(그림 1.22). 이 절에서 피부의 수많은 기능은 일차 조직이 기관 생리학에 어떻게 협력하는지 설명하는 역할을 한다.

기관의 예: 피부

각질화된 **표피(epidermis)**는 수분 손실과 질병을 일으키는 유기체의 침입으로부터 피부를 보호한다. 이런 기능뿐만 아니라 발한 및 홍조를 통한 체온 조절 기능은 피부가 항상성 유지에 참여하는 방식이다. 아래쪽에 있는 결합조직인 **진피(dermis)**로의 상피 함입은 피부의 외분비샘을 생성한다. 여기에는 모낭(모발 생성), 땀샘, 피지샘이 포함

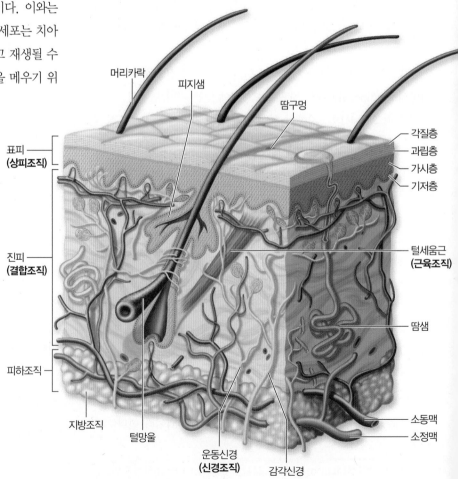

그림 1.22 피부 모식도. 피부는 4가지 유형의 일차 조직을 모두 포함하는 기관이다.

된다. 땀샘의 분비는 증발에 의해 몸을 식히고, 적어도 하등동물에서는 성적 유인물질로 작용하는 냄새를 생성한다. 피지샘은 기름진 피지를 모낭으로 분비하여 피지를 피부 표면으로 운반한다. 피지는 각질화된 피부 표면을 윤활하여 건조와 갈라짐을 방지한다.

피부는 진피 내의 혈관에 의해 영양을 공급받는다. 진피에는 혈관 외에도 질병을 유발하는 유기체의 침입으로부터 보호하는 떠돌아다니는 백혈구 및 기타 유형의 세포가 있다. 또한, 신경섬유와 지방세포를 포함한다. 그러나 대부분 지방세포는 집단화되어 **피하층**(hypodermis, 진피 아래의 층)을 형성한다. 지방세포는 결합조직의 일종이지만 몸 전체에 축적된 지방 덩어리를 **지방조직**(adipose tissue)이라 한다.

진피 내의 감각신경 종말은 촉각, 압력, 열, 냉기, 통증 등 피부 감각을 매개한다. 피부의 운동신경섬유는 효과기관을 자극하여, 예를 들어 외분비샘의 분비와 모낭과 주변 결합조직에 부착되는 털세움근 수축(소름 생성)을 유발한다. 피부 혈관의 수축 또는 확장 정도에 따라서 혈류 속도도 운동신경섬유에 의해 조절된다.

표피 자체는 환경 자극에 반응할 수 있는 역동적 구조이다. 세포분열 속도와 결과적으로 각질층의 두께는 지속적인 마모 자극으로 증가한다. 이것은 굳은살을 생성한다. 또한 피부는 자외선을 흡수하는 **멜라닌**(melanin) 색소의 생성을 증가시켜 자외선의 위험으로부터 스스로를 보호한다. 또한 피부는 내분비샘이다. 호르몬으로 작용하는 비타민 D(자외선의 영향으로 콜레스테롤에서 파생됨)를 합성하고 분비한다.

대부분 기관의 구조는 피부의 구조와 유사하다. 대부분은 결합조직 층 바로 위에 있는 상피로 덮여 있다. 결합조직에는 혈관, 신경종말, 흩어져 있으며 감염과 싸우기 위한 세포 그리고 아마도 샘조직도 포함된다. 소화관이나 혈관과 같이 속이 비어 있는 기관의 경우 내강은 결합조직층 위에 있는 상피조직층으로 덮여 있다. 근육조직과 신경조직의 존재 여부, 유형 및 분포는 기관마다 다르다.

줄기세포

기관 내의 여러 조직은 고도로 전문화되거나 **분화된**(differentiated) 세포로 구성된다. 분화 과정은 배아 발달과정에서 시작되는데, 수정된 난자 또는 **접합자**(zygote)가 분열하여 **외배엽, 중배엽, 내배엽**의 세 가지 배아조직층 또는 **배엽**(germ layer)을 생성한다(20장 그림 20.45a 참조). 배아와 태아 발달과정에서 세 개의 배엽은 네 개의 일차 조직과 그 하위 유형을 생성한다.

접합자는 **전능성**(totipotent)이어서 다양한 신체의 특화된 세포를 모두 생성할 수 있다. 여러 번의 세포분열 후 배아가 모체의 자궁에 착상되는 단계에 있을 때 배아의 세포는 **만능성** 또는 **다능성**(pluripotent)이다. 태반 형성에 기여하는 세포를 제외한 모든 체세포를 생산할 수 있으므로 **배아줄기세포**(embryonic stem cell)라고 불린다. 배아에서 연속적인 세포분열과 발달이 진행됨에 따라 세포는 점점 분화되고 관련이 없는 세포 유형을 형성하는 능력을 잃는다. 그러나 유전자는 분화 중에 손실되지 않는다. 이것은 1960년대에 영국 과학자에 의해 처음 시연되었는데, 그는 분화된 개구리 장 세포의 핵을 핵이 제거된 난자의 세포질에 이식함으로써 완전한 형태의 개구리를 생산할 수 있다는 것을 발견했다. 2006년 및 그 이후 일본 과학자들은 섬유아세포를 몇 가지 특정 조절분자로 처리하여 분화된 섬유아세포를 배아줄기세포와 유사한 다능성 상태로 변형시킬 수 있음을 발견했다. 이러한 발견으로 2012년 노벨 생리의학상이 수여되었다.

특수화된 세포는 수명이 제한되어 있어서 많은 기관은 덜 분화되고 더 잘 분열하여 기관 내에서 특수화된 세포 유형으로 변화될 수 있는 작은 세포 집단을 보유한다. 이런 덜 분화된 세포는 **성체줄기세포**(adult stem cell)로 알려져 있다. 예를 들어, 적혈구 골수에서 줄기세포 집단은 적혈구, 백혈구, 혈소판과 같은 모든 다른 혈액세포를 생성한다(13장). 마찬가지로 뇌(8장), 골격근(12장), 장(18장)에도 줄기세포가 있다.

과학자들은 최근 모낭의 돌출 부분에도 줄기세포가 있다는 사실을 발견했다(그림 1.23). 이 줄기세포에서 각질형성세포가 만들어져

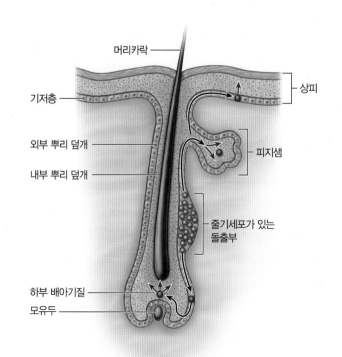

그림 1.23 줄기세포가 있는 모낭의 불룩한 부분. 이 영역의 줄기세포는 모낭, 피지샘, 표피의 분화된 세포를 형성하기 위해 이동한다.

모낭의 하부 배아기질로 이동하고 분열하여 모간과 뿌리집을 형성한다. 돌출부 바로 위의 모낭 영역에 있는 다른 줄기세포는 회전율이 높은 새로운 피지샘 세포를 형성한다. 피부의 상처는 모낭에서 모낭 사이의 피부로 줄기세포의 이동을 자극하여 상처 입은 피부의 치유를 촉진한다.

돌출 부위에는 모낭의 하부 배아기질로 이동하여 모발에 색상을 부여하는 멜라닌세포 줄기세포도 포함되어 있다. 과학자들은 나이가 들면서 머리카락이 희어지는 것은 모낭의 돌출부에 있는 멜라닌세포 줄기세포의 손실로 인해 발생한다는 것을 보여주었다. 멜라닌세포 줄기세포는 20~30세의 모낭에 대부분 존재하는 것으로 나타났고 70세 이상의 모낭에는 대부분 없는 것으로 나타났다.

모낭의 돌출부에 있는 줄기세포에서 알 수 있듯이 성체줄기세포는 다양한 관련 세포 유형을 형성할 수 있다. 따라서 성체줄기세포는 **복능성(multipotent)**으로 설명된다. 배아 및 성체줄기세포에 대한 주제는 배아 발달의 맥락에서 더 자세히 논의된다(20장 20.6절).

기관계

신체의 다른 영역에 위치하여 연관된 기능을 수행하는 기관들은 **기관계(system)**로 집단화된다. 여기에는 외피계, 신경계, 내분비계, 골격계, 근육계, 순환계, 면역계, 호흡계, 비뇨기계, 소화계, 생식계가 포함된다(표 1.4). 이런 기관계는 수많은 조절기작을 통해 전체 유기체의 생명과 건강을 유지하기 위해 함께 작동한다.

체액구획

조직, 기관, 기관계는 모두 두 개의 주요 부분 또는 구획으로 나눌 수 있다. **세포내 구획(intracellular compartment)**은 세포 내부의 부분이며, **세포외 구획(extracellular compartment)**은 세포 외부 부분이다. 두 구획 모두 주로 물로 구성되어 있으며, 이를 **수성적(aqueous)**이라고 한다. 우리 몸의 전체 수분의 약 65%는 세포내 구획에 있고 약 35%는 세포외 구획에 있다. 두 구획은 각 세포를 둘러싸고 있는 세포막에 의해 분리된다(3장 3.1절).

표 1.4 | 신체의 기관계

기관계	주요 장기	주요 기능
외피계	피부, 머리카락, 손톱	보호, 온도 조절
신경계	뇌, 척수, 신경	다른 신체 시스템의 조절
내분비계	뇌하수체, 갑상샘, 부신과 같은 호르몬 분비샘	호르몬이라 불리는 조절분자의 분비
골격계	뼈, 연골	이동 및 지원
근육계	골격근	골격의 움직임
순환계	심장, 혈관, 림프관	혈액과 림프의 이동
면역계	적골수, 림프기관	침입하는 병원체로부터 신체 방어
호흡계	폐, 기도	기체 교환
비뇨기계	신장, 수뇨관, 요도	혈액량 및 구성 조절
소화계	입, 위, 소장, 간, 담낭, 이자	음식이 체내로 들어가는 분자로 분해
생식계	생식소, 외부 생식기와 관련 분비샘과 관	인간 종의 지속

세포외 구획은 두 부분으로 세분된다. 하나는 혈액의 액체 부분인 **혈장(blood plasma)**이다. 다른 하나는 신체기관 내의 세포가 잠겨있는 액체이다. 이를 **간질액(interstitial fluid)**이라 한다. 신체 대부분에서 혈장과 간질액은 모세혈관을 통해 자유롭게 소통한다. 신장은 혈장의 부피와 구성을 조절하므로 간접적으로 전체 세포외 구획 체액의 부피와 구성을 조절한다. 이런 체액구획과 전체 체액조절 사이의 상호작용은 14장에 설명되어 있고 그림 14.8에 도식화되어 있다.

또한, 6장에서 설명한 것처럼 세포막을 통한 분자와 이온의 이동을 통해 세포내 구획과 세포외 구획 사이에 선택적 통신이 있다. 이것이 세포가 생명에 필요한 분자를 얻고 노폐물을 제거하는 방법이다.

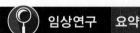

임상연구 요약

체온과 혈당의 항상성은 음성되먹임회로에서 작동하는 생리학적 기작에 의해 유지된다. 건강을 위해서는 신체가 항상성을 유지해야 하며, 특정 측정에 의해 임상적으로 평가될 수 있다. 린다의 공복 혈당이 정상 범위보다 높으면 당뇨병이라는 질병을 나타낼 수 있다. 이 질환에서 호르몬 인슐린은 혈당 상승에 반응하여 혈당 농도를 적절하게 낮추지 못한다.

요약

1.1 생리학 입문

A. 생리학은 세포, 조직, 기관이 어떻게 기능하는지에 관한 연구이다.

  1. 생리학에서는 인과관계를 강조한다.

  2. 생리학적 기작에 대한 지식은 실험적으로 얻은 자료에서 추론된다.

B. 생리학은 병리학과 비교 생리학 등 관련 학문과 지식을 공유한다.

  1. 병리학은 병에 걸리거나 손상된 신체의 기능과 관련되며 생리학의 초점인 정상 신체가 어떻게 기능하는지에 대한 지식을 기반으로 한다.

  2. 비교 생리학은 인간 이외의 동물생리에 관한 것으로 인간의 생리와 많은 정보를 공유한다.

C. 이 책의 모든 정보는 과학적 방법을 적용하여 얻은 것이다. 이 방법에는 세 가지 필수 특성이 있다.

  1. 연구 중인 주제는 궁극적으로 우리가 이해할 수 있는 용어로 설명될 수 있다고 가정한다.

  2. 서술과 설명은 자연계의 관찰을 바탕으로 정직하게 작성되며 새로운 관찰에 따라 변경될 수 있다.

  3. 겸손은 과학적 방법의 중요한 특성이다. 과학자는 증거의 무게에 의해 정당화될 때 자신의 이론을 기꺼이 변경해야 한다.

1.2 항상성과 되먹임 조절

A. 항상성은 내부환경의 동적 불변성을 말한다.

  1. 항상성은 음성되먹임회로를 통해 작용하는 기작에 의해 유지된다.

  a. 음성되먹임회로에는 (1) 내부환경의 변화를 감지할 수 있는 감지기와 (2) 감지기에 의해 활성화될 수 있는 효과기가 필요하다.

  b. 음성되먹임회로에서 효과기는 감지기가 감지한 초기 편차를 보상하는 내부환경의 변화를 일으키는 역할을 한다.

  2. 양성되먹임회로는 변화를 증폭시키는 역할을 하며 전반적으로 음성되먹임회로의 일부일 수 있다.

  3. 신경계와 내분비계는 여러 신체 체계의 외재적 조절을 제공하고 항상성을 유지하는 역할을 한다.

  4. 호르몬 분비는 특정 화학물질에 의해 자극되고 음성되먹임 기작에 의해 억제된다.

B. 효과기는 길항적으로 작동하여 모든 방향의 편차로부터 설정점을 방어한다.

1.3 일차 조직

A. 신체는 근육, 신경, 상피, 결합조직의 4가지 유형의 일차조직으로 구성된다.

  1. 근육조직에는 골격근, 심근, 평활근의 세 가지 유형이 있다.

  a. 골격근과 심근은 횡무늬근조직이다.

  b. 평활근은 내부 장기의 벽에서 발견된다.

  2. 신경조직은 신경세포와 신경교세포로 구성된다.

  a. 신경세포는 전기 충격의 생성과 전도에 특화되어 있다.

  b. 신경교세포는 신경세포에 해부학적, 기능적 지원을 제공한다.

  3. 상피조직은 막과 땀샘을 포함한다.

  a. 상피막은 신체 표면을 덮거나 선을 만들며, 세포는 세포 간 연접으로 단단히 연결되어 있다.

  b. 상피막은 단순(한층)하거나 중층일 수 있으며, 세포 모양은 편평형, 입방형, 원주형일 수 있다.

  c. 관으로 분비하는 외분비샘과 관이 없이 혈액으로 호르몬을 분비하는 내분비샘은 상피막에서 파생된다.

  4. 결합조직은 세포외 물질을 포함하는 세포 간의 공간이 큰 것이 특징이다.

  a. 고유결합조직은 성긴결합조직, 치밀섬유성결합조직, 지방조직 및 기타를 포함한 하위 유형으로 분류된다.

  b. 연골, 뼈, 혈액은 세포 사이에 세포외 물질이 풍부하게 널리 분포되어 있기 때문에 결합조직으로 분류된다.

1.4 기관과 기관계

A. 기관은 기본 유형의 조직 중 적어도 2개, 일반적으로 4개 모두로 구성된 구조 및 기능의 단위이다.

  1. 피부는 기관의 좋은 예이다.

  a. 표피는 하부 구조를 보호하고 비타민 D를 생성하는 중층편평각질화상피이다.

b. 진피는 성긴결합조직의 예이다.

c. 모낭, 땀샘, 피지샘은 진피 내에 위치한 외분비샘이다.

d. 감각과 운동신경섬유는 진피 내 공간으로 들어가 감각 기관과 평활근을 자극한다.

e. 모낭에 붙어 있는 털세움근은 평활근으로 구성되어 있다.

2. 신체의 여러 부위에 위치하고 연관된 기능을 수행하는 기관은 기관계로 집단화된다. 여기에는 순환계, 소화계, 내분비계가 포함된다.

3. 많은 기관에는 여러 연관된 세포 유형으로 분화할 수 있는 성체줄기세포가 포함되어 있다.

a. 제한된 유연성 때문에 성체줄기세포는 전능성 또는 만능성(다능성)이 아니라 복능성으로 설명된다.

b. 예를 들어, 모낭의 돌출 영역에는 각질세포, 상피세포, 멜라닌세포가 될 수 있는 줄기세포가 포함되어 있다. 멜라닌세포 줄기세포의 손실은 모발을 희게 한다.

B. 신체의 체액은 두 개의 주요 구획으로 나뉜다.

1. 세포내 구획은 세포 내부의 액체를 말한다.

2. 세포외 구획은 세포 외부의 액체를 나타낸다. 세포외액은 혈장(혈액의 액체 부분)과 간질액으로 세분된다.

문제

이해력 검증

1. 다양한 상피막의 구조를 설명하고 그 구조가 기능과 어떻게 관련되는지 설명하시오.

2. 뼈, 혈액, 피부의 진피를 유사점으로 비교하시오. 이 조직 사이의 주요 구조적 차이점은 무엇인가?

3. 항상성 유지에서 길항적 음성되먹임 과정의 역할을 설명하시오.

4. 인슐린을 예로 들어 호르몬 분비가 호르몬 작용의 영향으로 어떻게 조절되는지 설명하시오.

5. 의약품 개발 단계를 설명하고 이 과정에서 동물 연구의 역할을 평가하시오.

6. 클로드 베르나르가 현대 생리학의 아버지로 여겨지는 이유는 무엇인가? 그가 도입한 개념이 생리학과 의학에서 왜 그렇게 중요한가?

2 인체의 화학적 구성

임상연구

브라이언은 다발성 골수종이라는 진단을 받고 탈리도마이드라는 약을 복용했다. 그는 불안증과 체중감소를 경험하면서 탈리도마이드의 광학이성질체가 임산부에서 선천성 기형을 유발할 수 있으며, 광학이성질체들은 체내에서 빠르게 상호전환됨을 알게 되었다.

새로운 용어 및 개념에는 다음과 같은 것이 있다.
• 입체이성질체, 광학이성질체, 이성질체

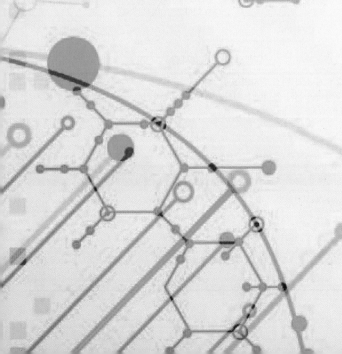
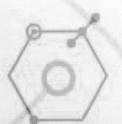

2.1 원자, 이온, 화학결합

생리학을 공부하기 위해서는 화학의 기초 개념과 용어에 어느 정도는 익숙해야 한다. 원자와 분자의 구조, 화학결합의 성질 그리고 pH와 관련된 개념은 인체 생리학의 기초가 된다.

인체의 구조와 생리현상은 원자, 이온, 분자들의 특성과 그들의 상호작용에 크게 의존한다. 물은 인체의 주요 성분으로써 성인 체중의 60~70%를 차지하는데, 그 중 2/3는 **세포 내 구획**(intracellular compartment)에, 나머지는 혈액이나 체액에 해당되는 **세포 외 구획**(extracellular compartment)에 존재한다. 물에는 탄수화물, 지질, 단백질, 핵산과 같은 탄소화합물인 **유기분자**들과 무기분자 그리고 전하를 띤 **이온**들이 녹아 있다. 인체의 성분인 유기분자들의 구조와 기능을 설명하기에 앞서 몇몇 화학적 개념, 용어, 기호들을 알아보자.

원자

원자(atoms)는 화학원소들의 가장 작은 단위로써, 강력한 해상도를 갖는 전자현미경으로도 관찰할 수 없을 만큼 작다. 하지만 여러 세대에 걸친 과학자들의 노력으로 현재는 원자 구조가 잘 알려져 있다. 원자의 중심에는 핵이 있으며, **핵**(nucleus)에는 두 종류의 입자, 즉 양전하를 띤 **양성자**(protons)와 전하를 띠지 않은 **중성자**(neutrons)가 있다. 양성자와 중성자의 질량은 같으며, 양성자와 중성자 숫자의 합은 그 원자의 **질량수**(mass number)가 된다. 예를 들어, 탄소 원자는 6개의 양성자와 6개의 중성자로 되어 있어 질량수는 12이다(표 2.1). 전자의 질량은 양성자와 중성자의 질량에 비해 무시될 정도로 작기 때문에 원자의 질량을 계산할 때는 고려하지 않는다.

원자의 양성자 수는 **원자번호**(atomic number)가 된다. 6개의 양성자를 가진 탄소는 원자번호가 6이다. 양전하를 띤 핵 주변에는 음전하를 띤 **전자**(electrons)가 있다. 전자 수는 양성자 수와 같기 때문에 원자의 전하량(net charge)은 0이 된다.

전자들이 태양 주위를 공전하는 행성들처럼 핵주위의 궤도를 돌고 있다고 생각하는 것이 편리할 수도 있으나 이제는 이런 단순한 원자 구조모형으로는 정확한 설명을 할 수 없게 되었다. 전자는 **오비탈**(orbital)이라는 어느 구역의 공간을 차지하고 있다. 오비탈은 "껍질(shell)" 혹은 에너지 준위를 형성하고 있으며, 일반적으로 전자는 이를 벗어날 수 없다.

핵 주변에는 이런 껍질이 여럿 존재할 수 있는데, 핵에서 가장 가까운 첫 번째 껍질은 최대 2개의 전자를 포함할 수 있다. 2개를 초과하는 전자는 핵에서 더 먼 두 번째 껍질에 포함된다. 두 번째 껍질은 최대 8개의 전자를 포함할 수 있는데, 껍질이 핵에서 멀수록 더 큰 에너지 준위의 전자를 더 많이 포함할 수 있다. 하지만 생물학적으로 중요한 원소들(수소 제외)은 가장 바깥 껍질을 완전히 채우는데 전자 8개이면 된다. 전자는 안쪽 껍질에서 바깥 껍질 쪽으로 채워진다. 전자가 6개인 탄소는 첫 번째 껍질에 2개를 채우고 두 번째 껍질에 4개를 채우게 된다(그림 2.1).

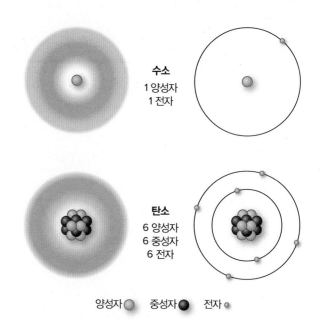

그림 2.1 수소와 탄소 원자의 모형. 왼쪽은 전자의 존재가능성이 있는 위치를 채색한 구형태의 전자 껍질로 표시하였으며, 오른쪽은 전자 껍질을 동심원으로 표시하였다.

표 2.1 | 유기분자에 흔히 존재하는 원자들

원자	기호	원자번호	원자량	첫 번째 껍질의 전자수	두 번째 껍질의 전자수	세 번째 껍질의 전자수	화학결합 수
수소	H	1	1	1	0	0	1
탄소	C	6	12	2	4	0	4
질소	N	7	14	2	5	0	3
산소	O	8	16	2	6	0	2
황	S	16	32	2	8	6	2

완전히 채워지지 않은 가장 바깥 껍질의 전자는 화학반응을 통해 화학결합 형성에 참여하는데, 이런 전자들을 **원자가전자**(valence electron)라고 한다.

동위원소

특정 원자의 양성자 수는 정해져 있으나 중성자 수는 변할 수 있다. 따라서 원자번호가 같은 원자라도 원자량이 다른 것들이 존재할 수 있는데, 이를 **동위원소**(isotopes)라고 한다. 특정 원자의 모든 동위원소는 같은 **원소**(chemical element)에 포함된다. 예를 들어, 수소 원소에는 세 종류의 동위원소가 있다. 가장 흔한 수소의 동위원소는 핵에 양성자만 하나 있는 것이고, 그 외 동위원소는 핵이 양성자 하나와 중성자 하나로 되어 있는 **중수소**(deuterium)와 양성자 하나와 중성자 둘로 되어 있는 **삼중수소**(tritium)이다. 삼중수소는 방사성 동위원소로써 생리학 및 다양한 임상연구에 널리 이용된다.

화학결합, 분자, 이온화합물

분자는 둘 이상의 원자 사이에서 원자가전자들의 상호작용을 통해 만들어지는데, 전자를 공유하는 상호작용을 통해 **화학결합**(chemical bonds)이 형성된다(그림 2.2). 하나의 원자가 만드는 결합의 수는 가장 바깥 껍질을 완성하는데 필요한 전자의 수로 결정된다. 예를 들어, 수소는 첫 번째 껍질을 완성하기 위해 전자 1개가 추가로 필요하기 때문에 단지 하나의 결합을 형성할 뿐이다. 한편, 탄소는 전자

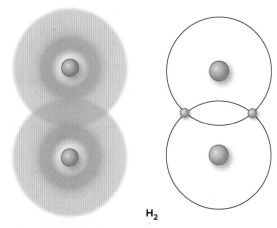

그림 2.2 수소 원자 사이의 공유결합을 보여주는 수소 분자. 전자를 균등하게 공유하는 결합이다.

8개로 완성되는 두 번째 껍질을 채우기 위해 추가로 전자 4개를 얻어 4개의 결합을 형성할 수 있다(그림 2.3 왼쪽).

공유결합

공유결합(covalent bonds)은 원자들이 원자가전자를 공유함으로써 형성된다. 산소(O_2) 또는 수소(H_2) 기체와 같이 동일한 두 원자 사이에 형성된 공유결합은 전자를 균등하게 공유하기 때문에 가장 강한 결합이 되고, 이런 분자를 **비극성**(nonpolar) 분자 그리고 그 결합은 비극성공유결합이라 한다. 이런 결합은 생물에서도 중요한데, 탄소 원자들 사이의 공유결합으로 형성된 유기분자의 독특한 특성은 생명

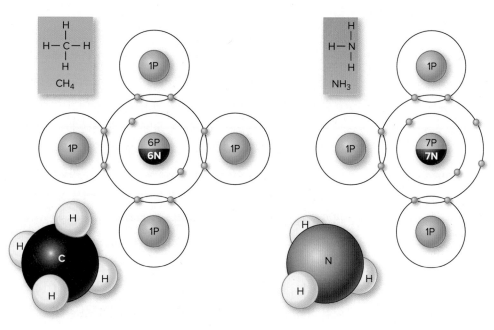

메탄(CH_4)

암모니아(NH_3)

그림 2.3 세 가지 방식으로 나타낸 메탄과 암모니아 분자. 두 원자 사이의 결합은 한 쌍의 바깥 껍질 공유전자로 이루어져 있다.

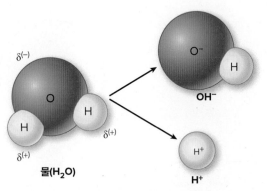

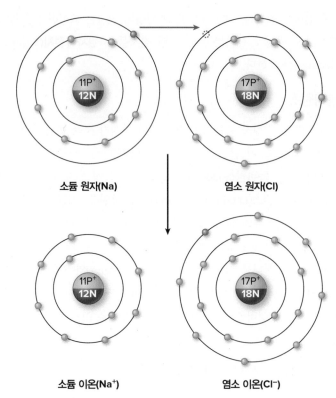

그림 2.4 물 분자의 극성을 나타낸 모형. 산소 쪽은 상대적으로 음성이고, 수소 쪽은 상대적으로 양성이다. 극성공유결합은 비극성공유결합보다 결합력이 약하여 물 분자 일부는 이온화하여 수산화 이온(OH^-)과 수소 이온(H^+)을 형성한다.

현상의 화학적 기초를 제공한다.

2개의 서로 다른 원자 사이에 공유결합이 형성되면 전자는 어느 한쪽의 원자에 더 끌려가게 되는데, 이때 전자를 끌어온 쪽은 반대편에 비해 전기적으로 음성을 띠게 되기 때문에 이런 분자를 **극성**(polar, 양극과 음극이 있는)분자라고 한다. 산소, 질소, 인 원자는 전자를 강하게 끌어당기는 경향이 있어서 다른 원자와 결합하면 극성분자를 형성한다.

물은 인체에서 가장 풍부한 분자이며, 극성을 띠고 있어서 체액에서 뛰어난 용매 역할을 한다. 물 분자에서 산소 원자는 두 수소 원자로부터 전자를 끌어당기기 때문에 수소 원자 쪽보다 더 음전하를 띤다(그림 2.4). 이 관계를 그리스 문자인 δ(델타)를 사용하여 수소 쪽은 δ^+, 산소 쪽은 δ^-로 표시한다. 물 분자는 극성을 띠고 있어서 전하를 띤 이온들과 극성분자를 용해할 수 있다.

이온결합

이온결합(ionic bonds)은 결합하고 있는 두 원자 사이에서 한 원자로부터 다른 원자로 하나 이상의 원자가전자가 완전히 옮겨질 때 형성된다. 따라서 전자는 결코 공유되지 않는다. 하나의 원자가전자를 잃어버림으로써 자신의 양성자 수보다 전자의 수가 적으면 양전하를 띠게 된다. 양전하 또는 음전하를 띤 원자나 분자를 **이온**(ionic)이라 하며, 양전하를 띤 이온은 전기장에서 음극쪽으로 이동하기 때문에 **양이온**(cation)이라 한다. 이와는 달리 양성자 수보다 전자가 더 많아서 음전하를 띠게 되는 원자는 전기장에서 양극쪽으로 이동하기 때문에 **음이온**(anion)이라 한다. 양이온과 음이온은 서로 끌어당겨서 **이온화합물**(ionic compound)을 형성한다.

소금인 염화소듐(NaCl)은 이온화합물의 한 예이다. 소듐(나트륨)(Na)은 모두 11개의 전자를 가지는데, 첫 번째 껍질에 2개, 두 번째

그림 2.5 Na와 Cl이 Na^+와 Cl^-로 되는 반응. Na^+와 Cl^-가 서로 끌어당겨 이온화합물인 NaCl을 만든다.

껍질에 8개 그리고 세 번째 껍질에는 1개만 들어간다. 이에 반해 염소(Cl)는 8개를 채워야 완성되는 바깥 껍질에 1개의 전자가 부족한 상태이다. 따라서 소듐의 바깥 껍질에 있는 외톨이 전자는 염소의 바깥 껍질로 끌려감에 따라 각각 소듐 이온(Na^+)과 염소 이온(Cl^-)이 된다(그림 2.5).

이온화합물은 상반된 전하에 의해 결합하고 있는 상태라서 물에서 쉽게 해리된다. 예를 들어, NaCl은 Na^+와 Cl^-로 해리되는데, Na^+는 극성분자인 물의 음전하 쪽에, Cl^-는 물 분자의 양전하 쪽에 끌리게 된다(그림 2.6). 그리고 Na^+와 Cl^-이온 주위의 물 분자들은 상호간 끌어당겨 각 이온 주위를 공 모양으로 둘러싼다.

이온이나 분자들이 물 분자에 의해 공 모양으로 둘러싸이면 물에서 쉽게 용해된다. 포도당, 아미노산 및 여러 유기분자들이 물에 녹는 것은 그 분자에 포함된 산소, 질소, 인 원자 주위를 물 분자가 둘러싸기 때문인데, 이런 분자를 **친수성 분자**(hydrophilic)라고 한다. 이와는 반대로, 지방의 탄화수소 사슬처럼 주로 비극성공유결합으로 이루어진 분자들은 거의 전하를 띠지 않아서 물 분자가 둘러쌀 수 없다. 따라서 물에 녹지 않고 물 분자들로부터 분리되는 데(그림 2.7), 이런 비극성분자들을 **소수성 분자**(hydrophobic)라고 한다.

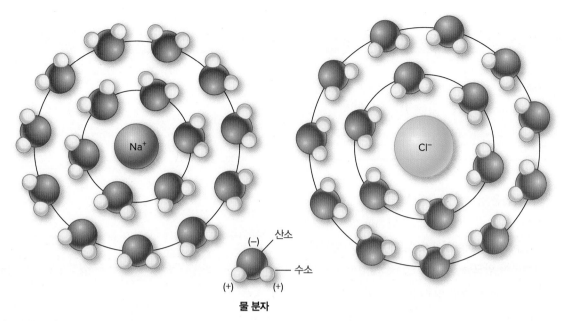

그림 2.6 NaCl이 물에 녹는 원리. 물 분자는 음전하를 띤 산소와 양전하를 띤 수소에 의해 각각 Na^+와 Cl^-에 이끌리고, 뒤이어 다른 물 분자들도 앞선 물층에 이끌려 Na^+와 Cl^-를 중심으로 각각 공 모양의 물층을 형성한다.

수소결합

수소 원자가 산소나 질소와 극성공유결합할 때 수소의 전자는 산소나 질소 원자 쪽으로 끌려가기 때문에 약한 양전하를 띠게 되는데, 이때 산소와 질소는 **전기적 음성**(electronegative) 상태가 된다. 수소는 약한 양전하를 띠기 때문에 주변의 산소와 질소 같은 전기적 음성 원자에 대해 약한 인력을 나타내는데, 이를 **수소결합**(hydrogen bond)이라 하고, 연속선으로 표시하는 공유결합과 구별하기 위해 단속선 또는 점선으로 표시하였다(그림 2.7).

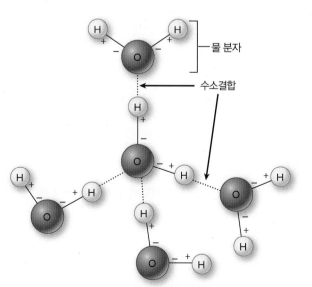

그림 2.7 물 분자 사이의 수소결합. 물 분자에서 음전하를 띤 산소 원자는 다른 물 분자의 양전하를 띤 수소를 끌어 와서 약한 수소결합을 한다.

수소결합 하나하나는 상대적으로 약하지만, 결합력의 총합은 단백질과 같은 긴 유기분자의 접힘 구조나 두 가닥 DNA 분자의 이중나선 구조형성(2.4절 참조)에 중요한 역할을 할 수 있다. 물 분자 사이의 수소결합은 물의 **표면장력**(surface tension)과 가느다란 관을 따라 이동하는 **모세관작용**(capillary action)과 같은 중요한 특성을 결정한다.

산, 염기, pH값

앞서 기술한 바와 같이 물 분자를 구성하는 수소와 산소 원자는 결합력이 강한 극성공유결합으로 연결되어 있으나, 이 결합의 일부는 수소 원자의 전자가 산소로 완전히 옮겨감으로써 결합이 깨어져서 물 분자가 수산화 이온(OH^-)과 수소 이온(H^+), 일명 양성자로 이온화된다(그림 2.4 참조). 이온화된 양성자는 독립적으로 존재하지 못하고 물 분자의 산소 전자에 이끌려 **하이드로늄 이온**(hydronium ion, H_3O^+)을 형성한다. 이후 논의에서는 혼동을 피하기 위해 하이드로늄 이온을 H^+로 표기할 것이다.

이온화는 극히 일부의 물 분자에서 일어나며 동량의 OH^-와 H^+를 생산하기 때문에, OH^-와 H^+ 농도는 동일하게 10^{-7}M에 불과하다. 몰(molar, M)은 6장에서 기술하듯이, 수소의 경우 1 M은 1 L 용액에 1 g 존재하는 농도이다. 수소 이온 농도가 10^{-7}M인 용액은 물의 이온화에 의해 같은 농도의 H^+와 OH^-를 포함하고 있기 때문에 **중성**(neutral)이라 한다.

표 2.2 | 흔한 산과 염기들

산	기호	염기	기호
염산	HCl	수산화소듐	NaOH
인산	H_3PO_4	수산화칼륨	KOH
질산	HNO_3	수산화칼슘	$Ca(OH)_2$
황산	H_2SO_4	수산화암모늄	NH_4OH
탄산	H_2CO_3		

표 2.3 | pH값

	H^+ 농도 (몰)*	pH	OH^- 농도(몰)*
산	1.0	0	10^{-14}
	0.1	1	10^{-13}
	0.01	2	10^{-12}
	0.001	3	10^{-11}
	0.0001	4	10^{-10}
	10^{-5}	5	10^{-9}
	10^{-6}	6	10^{-8}
중성	10^{-7}	7	10^{-7}
염기	10^{-8}	8	10^{-6}
	10^{-9}	9	10^{-5}
	10^{-10}	10	0.0001
	10^{-11}	11	0.001
	10^{-12}	12	0.01
	10^{-13}	13	0.1
	10^{-14}	14	1.0

* 몰(M)농도는 1 L 용액에 녹아 있는 용질의 몰수이다. 1몰은 용질의 그램(g) 원자량 또는 분자량이다. 수소는 원자량이 1이기에, 1몰 수소용액은 1 L에 1 g의 수소가 녹아 있다.

물보다 H^+ 농도가 더 높은 용액은 **산성**이라 하며, 더 낮은 용액은 **염기성**이라 한다. **산**(acid)은 용액에서 양성자(H^+)를 방출하는 분자, 즉 '양성자 공여자(proton donor)'이며, **염기**(base)는 암모니아(NH_3)처럼 H^+와 결합하여 암모늄 이온(NH_4^+)을 형성하는 분자이다. 일반적인 염기의 예는 NaOH처럼 이온화하여 음전하를 띤 OH^-를 생산하고 이것이 H^+와 결합하여 물을 형성할 수 있는 분자인 것이다. 따라서 염기는 용액에서 H^+를 제거하는 '양성자 수용자(proton acceptor)'로 용액의 H^+ 농도를 낮추게 된다. 표 2.2는 산과 염기의 흔한 예들을 보여준다.

pH

용액의 H^+ 농도는 보통 0~14 범위의 pH값으로 나타낸다. pH값은 H^+ 농도 역수의 대수값과 같다.

$$pH = \log \frac{1}{[H^+]}$$

여기서 $[H^+]$는 H^+의 몰농도(M)이며, $pH = -\log[H^+]$로도 나타낼 수 있다.

순수한 물은 25°C에서 H^+ 농도가 10^{-7} M이기 때문에 pH는 7로써 중성이다. 대수관계로 인해 H^+ 농도가 10배(10^{-6} M)인 용액의 pH는 6이 되고, H^+ 농도가 1/10 (10^{-8} M)인 용액의 pH는 8이 된다. pH값으로 표시하는 것은 H^+의 몰농도를 사용하는 것보다 편하지만, H^+ 농도의 **역으로 표시**되기 때문에 혼란스럽다. 높은 H^+ 농도의 용액은 낮은 pH값을 가지고 낮은 H^+ 농도의 용액은 높은 pH값을 가지기 때문이다. 예를 들어 10^{-2} M의 높은 H^+ 농도를 가진 강산 용액의 pH값은 2가 되는 반면, H^+ 농도가 10^{-10} M인 용액의 pH는 10이 되는 것이다. 따라서 **산성용액**(acidic solutions)의 pH값은 7보다 작고, **염기성용액**(basic solutions)의 pH값은 7과 14 사이이다(표 2.3).

완충제

완충제(buffer)는 용액의 H^+농도 변화를 억제하여 pH를 안정화시키는 분자나 이온 체계(system)로써 완충제의 종류에 따라 완충효과 정도가 다르다. 예를 들어, 혈장의 정상 pH 7.4는 중탄산 이온(HCO_3^-)과 탄산(H_2CO_3)의 가역반응에 의해 안정화된다.

$$HCO_3^- + H^+ \rightleftarrows H_2CO_3$$

여기서 이중 화살표는 반응이 좌우로 진행될 수 있음을 의미하며, 양쪽의 분자와 이온 농도에 의해 결정된다. 예를 들어, 젖산과 같은 산이 용액에 산을 방출하여 H^+농도를 증가시키면 반응의 평형은 아래에서와 같이 오른쪽으로 이동한다.

$$HCO_3^- + H^+ \rightarrow H_2CO_3$$

이 반응을 통해 젖산에서 방출된 H^+는 용액에서 제거되기 때문에 중탄산 완충제로 인해 H^+농도는 증가(pH값은 감소)하지 않는다.

혈액 pH

젖산을 포함한 유기산들은 인체세포에 의해 만들어져 혈액으로 분비된다. 유기산들이 H^+를 방출함에도 불구하고, 동맥혈의 pH는 감소하지 않고 일정하게 pH 7.40 ± 0.05를 유지한다. 이러한 안정성은 부분적으로는 앞서 기술한 중탄산의 완충작용에 의한 것으로 중탄산은 혈액에서 중요한 완충제 역할을 한다.

경우에 따라서는 pH가 반대쪽으로 바뀔 수도 있다. 예를 들어, 심한 구토로 인해 위산의 손실이 발생하면 혈중 H^+ 농도가 감소하여 pH는 증가하게 된다. 이 경우 앞서 기술한 반응은 역전된다.

$$H_2CO_3 \rightarrow H^+ + HCO_3^-$$

탄산의 해리는 H^+를 유리시켜 pH 증가를 억제한다. 따라서 중탄산 이온과 탄산은 pH 감소와 증가를 막는 **완충쌍**(buffer pair)으로 작용한다. 이러한 완충작용은 혈액 pH를 7.35~7.45 사이의 좁은 범위 내로 안정적으로 유지하게 한다.

동맥혈의 pH가 7.35 아래로 떨어지는 경우를 **산증**(acidosis)이라 한다. 예를 들어, 혈액 pH가 7.20에 이르면 심한 산증을 나타낸다. 혈액 산증 상태가 일반적 산성 상태인 pH 7.00 이하가 아님에 주의할 필요가 있다. 반대로 혈액 pH가 7.45로 올라가면 **알칼리증**(alkalosis)이라 한다. 산증과 알칼리증은 보통 중탄산/탄산 완충쌍과 폐, 신장 기능에 의해 방지될 수 있다. 혈액 pH 조절에 대해서는 16, 17장에서 자세히 다룬다.

유기분자

유기분자는 탄소와 수소 원자를 포함하는 분자이다. 탄소 원자는 바깥껍질에 4개의 전자를 가지고 있어서 8개를 채우기 위해서는 추가적으로 다른 원자들의 전자 4개와 공유결합을 형성하여야 한다. 이와 같은 탄소의 독특한 결합 특성은 탄소 원자들이 수소 또는 다른 원자들과 결합한 상태에서 또 다른 탄소 원자들과의 결합을 통해 사슬이나 고리를 형성하게 한다.

인체 대부분의 유기분자들은 탄화수소 사슬과 고리를 포함하고 있을 뿐만 아니라, 탄소에는 다른 원자들도 결합하고 있다. 사슬 또는 고리에 있는 인접한 탄소 원자들은 한 쌍 또는 두 쌍의 전자를 공유한다. 만약 인접한 2개의 탄소 원자가 한 쌍의 전자를 공유하면 **단일 공유결합**이라 하는데, 이때 각 탄소 원자는 최대 3개의 다른 원자들과 추가로 결합할 수 있다. 만약 인접한 2개의 탄소 원자가 두 쌍의 전자를 공유하면 **이중공유결합**이라 하고, 각 탄소 원자는 최대 2개의 원자들과 추가로 결합할 수 있게 된다(그림 2.8).

일부 탄화수소의 양끝은 서로 연결되어 고리를 형성한다. 이런 분자들의 간략한 구조식에서는 탄소 원자들을 표시하지 않지만 고리의 모서리에 탄소 원자가 있음을 알고 있어야 한다. 고리형태를 이루는 일부 분자는 인접한 2개의 탄소 원자 사이에 이중결합을 하고 있는 경우도 있다. 벤젠 및 그 관련된 분자들은 이중결합이 교대로 나타나는 6각 고리형태를 가지는데, 이들을 **방향족**(aromatic) 화합물이라 한다. 방향족 고리에 있는 모든 탄소 원자들은 동등한 상태이기 때문에 고리에 있는 인접한 어느 두 개의 탄소 원자 사이에도 이중결합을 표시할 수 있으며(그림 2.9), 또한 탄소의 육각구조 안쪽에 원을 그려 표시할 수도 있다.

많은 유기분자들의 탄화수소 사슬 또는 고리는 그 분자에서 상대적으로 불활성인 뼈대를 이루는데 여기에 활성이 강한 반응기가 결합하게 된다. 분자의 **작용기**(functional group)로 알려진 이들 반응

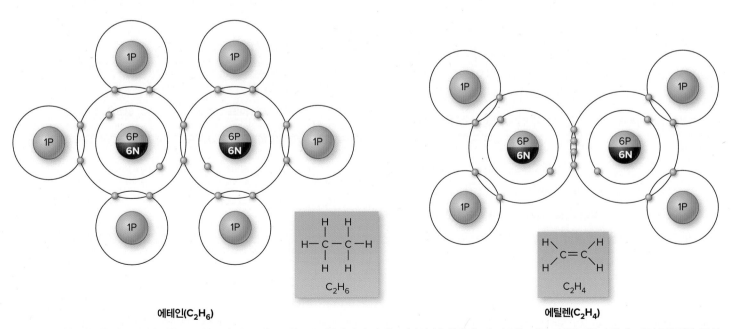

에테인(C_2H_6)   에틸렌(C_2H_4)

그림 2.8 단일공유결합과 이중공유결합. 단일(왼쪽) 및 이중(오른쪽) 공유결합에서 각 탄소는 바깥껍질을 완성하는데 필요한 8개의 전자를 채우기 위해 4개의 공유결합, 즉 공유전자쌍을 형성하고 있다.

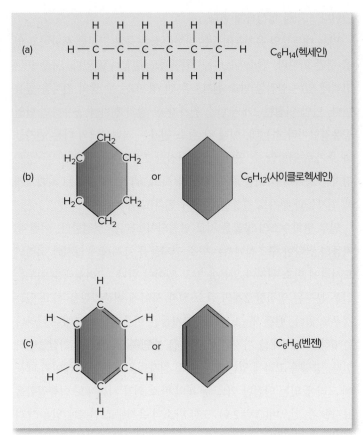

그림 2.9 여러 형태의 탄화수소 분자들. (a) 선형, (b) 고리형, (c) 방향족 고리를 가진 것이 있다.

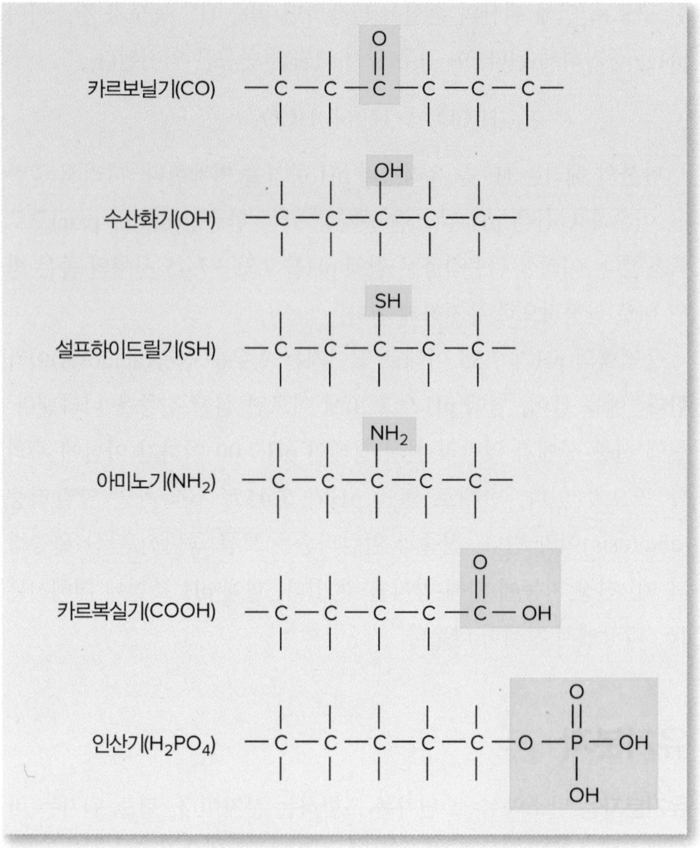

그림 2.10 유기 분자의 다양한 작용기. 작용기의 통상적인 기호는 R이다. 특정 작용기들을 노란색 직사각형으로 표시하였다.

기는 보통 산소, 질소, 인 또는 황 원자를 포함하는데, 이들 원자들에 의해 분자의 독특한 화학적 특성이 결정된다(그림 2.10).

유기분자들은 작용기에 따라 분류된다. 예를 들어, **케톤**(ketone)은 탄소 사슬에 **카르보닐기**(carbonyl group)를 갖고 있으며, 탄화수소 사슬에 **수산화기**(hydroxyl group)가 붙어 있으면 **알코올**(alcohol)이라 한다. 모든 **유기산**(organic acid), 즉 초산, 구연산, 젖산 등은 **카르복실기**(carboxyl group)를 갖고 있다(그림 2.11).

COOH로 표시되는 카르복실기를 가진 유기분자는 용액에서 양성자(H^+)를 방출하므로 산(acid)이라 한다. COOH의 OH가 이온화되면 COO^-와 H^+가 형성되는데(그림 2.12), 이렇게 이온화된 유기산의 이름 끝에는 염(-ate)을 붙인다. 예를 들어, 젖산(lactic acid)의 카르복실기가 이온화되면 **젖산염**(lactate)이 된다. 용액에서는 이온화형과 비이온화형이 함께 존재할 수 있는데 그 비율은 용액의 pH에 따라 달라진다. 혈액의 젖산은 젖산염 형태가 우세하다.

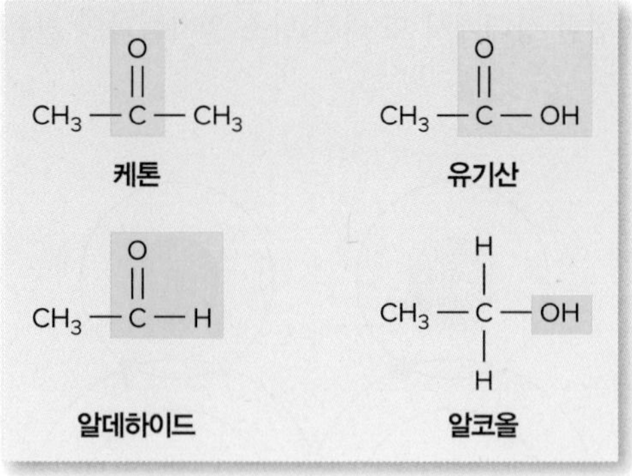

입체이성질체

입체이성질체(stereoisomer)란 동일한 원자들이 동일한 순서로 연결되어 있으나 3차원 공간적으로는 원자들이 서로 다르게 배열되어 있

그림 2.11 작용기에 따른 유기분자의 부류. 산, 알코올 및 또 다른 유형의 유기분자들은 특정 작용기를 갖고 있다.

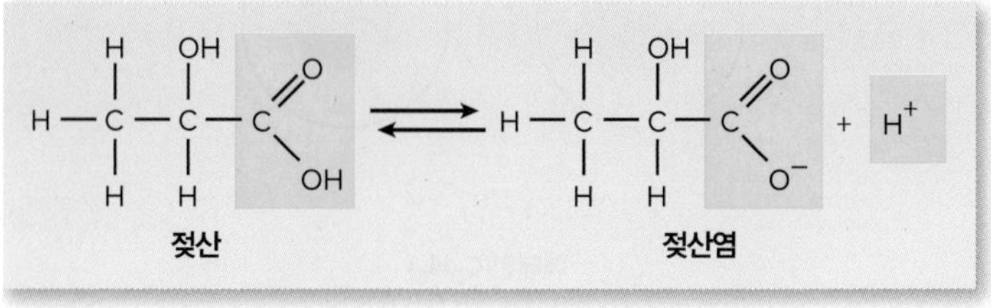

그림 2.12 유기산의 카르복실기. 젖산의 카르복실기가 이온화하여 양성자(H^+)를 방출하는 것을 보여주고 있다. 이중화살은 반응이 가역적임을 나타낸다.

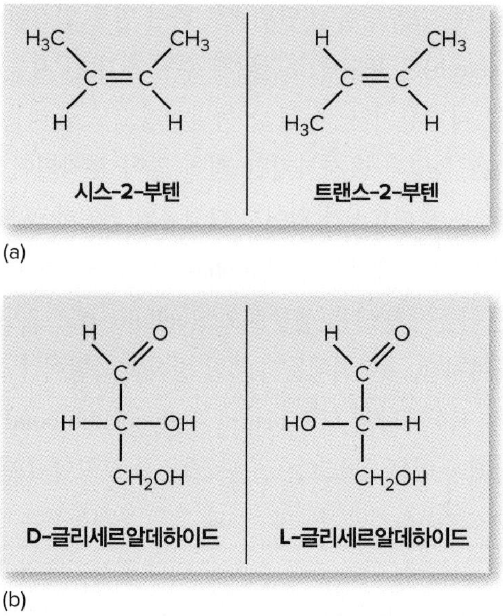

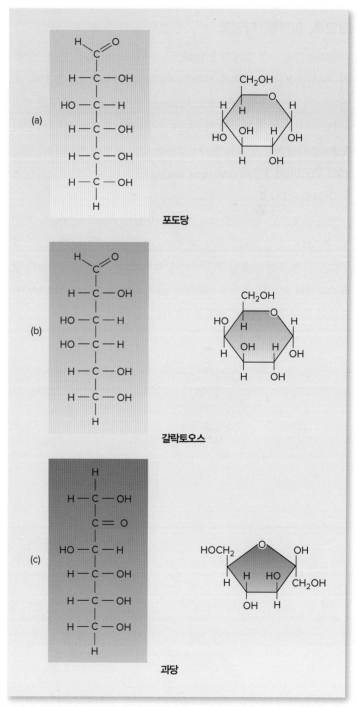

탄수화물과 지질은 여러 면에서 비슷하다. 이들은 주로 탄소, 수소 및 산소 원자로 구성되며, 인체에서 주요 에너지원으로써 음식의 열량 대부분을 차지한다. 하지만 화학구조와 물리적 성질에서는 중요한 차이점도 있는데, 이 차이는 인체에서의 기능에 중요한 영향을 끼친다.

그림 2.13 입체이성질체. (a) 부텐과 같은 입체이성질체는 메틸기(CH₃)를 분자의 같은 쪽(*cis*) 또는 서로 반대쪽(*trans*)에 가진다. (b) 다른 형태의 입체이성질인 글리세르알데하이드는 서로 거울상인 D 또는 L 이성질체로 구분된다.

는 분자들이다. 입체이성질체에는 (1) 2개의 작용기가 분자의 한 쪽에 위치하는 **시스**(*cis*, 한 쪽에)와 서로 가로질러 위치하는 **트랜스**(*trans*, 가로질러) (그림 2.13a), (2) 서로 거울상인 **거울상체**(enantiomer)가 있다(그림 2.13b). 거울상체는 왼쪽, 오른쪽 장갑처럼 같은 방향으로 향하게 하면 서로 포개지지 않게 된다. 통상적으로 하나의 거울상체는 **D**-이성질체(**D**-isomer, **dextro** 또는 오른손잡이), 또 다른 것은 **L**-이성질체(**L**-isomer, **levo** 또는 왼손잡이)로 표기한다.

이런 미세한 구조적 차이는 생물학적으로 매우 중요하다. 이는 화학반응에서 효소가 이성질체와 입체구조 특이적으로 상호작용할 때 입체적으로 '다른' 이성질체와는 결합하지 않도록 해준다. 그 결과 모든 세포의 효소는 대사과정에서 오직 L-아미노산과 D-단당류와 결합하게 되며, 그 반대의 이성질체(D-아미노산과 L-단당류)는 이용할 수 없게 된다.

2.2 탄수화물, 지질

탄수화물은 단당류, 이당류 그리고 다당류를 포함하는 일군의 유기분자로써 모두 탄소, 수소, 산소 원자의 특정한 비율로 구성되어 있다. 지질은 비극성이기 때문에 물에 녹지 않는다는 물리적 성질을 공통적으로 가지는 다양한 유기분자들의 집단이다.

그림 2.14 6탄당 3종류의 구조식. (a) 포도당, (b) 갈락토오스, (c) 과당이다. 모두 같은 $C_6H_{12}O_6$의 원자 비율을 가진다. 왼쪽은 각 분자를 구성하는 원자들을 명확히 보여주며, 오른쪽의 고리구조는 이 원자들의 배열 방식을 정확하게 보여준다.

탄수화물

탄수화물(carbohydrate)은 그 명칭－**탄**(탄소)과 **수**(물, H_2O)－에 표시된 비율 그대로 탄소, 수소, 산소 원자를 포함하는 유기분자이다. 탄수화물의 기본 단위인 단당류의 일반식은 $C_nH_{2n}O_n$이며, 아래 첨자 n에서 알 수 있듯이 수소 원자는 탄소나 산소 원자보다 2배 많이 포함되어 있다.

단당류, 이당류, 다당류

탄수화물은 단순한 형태의 **단당류**(monosaccharides)와 이들 단당류가 여럿 연결된 긴 형태의 분자를 포함한다. 접미사 -ose는 당을 의미하는데, 예를 들어 **헥소오스**(hexose)는 $C_6H_{12}O_6$ 분자식을 가진 6탄당이다. 이런 분자식이 때로는 유용할 수도 있으나 포도당, 갈락토오스, 과당처럼 동일한 원자구성비를 갖되 배열이 약간 다른 단당류의 **구조적 이성질체**(structural isomer)들을 서로 구분해주지는 못한다(그림 2.14).

단당류 2개는 공유결합으로 연결된 **이당류**(disaccharide)를 형성할 수 있다. 흔한 이당류로는 식탁용 설탕(자당, 포도당과 과당으로 구성), 젖에 포함된 **젖당**(포도당과 갈락토오스로 구성), 엿기름의 **말토스**(2개의 포도당 분자로 구성)이 있다. **다당류**(polysaccharide)는 수많은 단당류들이 서로 연결된 것이다.

주요 다당류는 포도당을 소단위체로 하여 반복 연결된 사슬 형태이다. **녹말**(starch)은 포도당 소단위체 수천 개가 긴 사슬 형태로 결합한 식물성 다당류이다. 동물성 녹말이라고도 불리는 **글리코겐**(glycogen)은 녹말과 유사하지만 훨씬 많이 분지되어 있다(그림 2.15). 동물에는 분해효소가 있어서 다당류의 인접한 포도당 소단위체 사이의 알파-1,4 배당체 결합(alpha-1,4 glycosidic bond)을 끊을 수 있다. 식물이 만드는 **셀룰로오스**(cellulose)도 포도당으로 연결된 다당류이지만, 소단위체들의 결합 방식이 녹말이나 글리코겐과는 달리 베타-1,4 배당체 결합(beta-1,4 glycosidic bond)으로 되어 있어서 사람에게 있는 효소로는 셀룰로오스를 포도당 소단위체로 가수분해할 수 없다. 하지만 소, 말, 양과 같은 초식동물은 셀룰로오스를 분해할 수 있는데, 이는 그들 소화관 내의 공생박테리아가 분해효소를 생산하기 때문이다. **키틴**(chitin, 폴리-N-아세틸글루코사민)도 셀룰로오스와 마찬가지로 베타-1,4 배당체 결합을 하고 있으나 포도당 소단위체에 아민기를 가진다. 키틴은 곤충류와 갑각류 같은 절지동물의 외골격을 형성한다.

5장에 서술된 바와 같이, 많은 종류의 세포들은 탄수화물을 에너지원으로 저장한다. 하지만 많은 탄수화물을 단당류 형태로 저장하게 되면, 높은 농도로 인해 과량의 물을 세포 내로 끌어들임으로써 세포 손상, 심지어 세포사멸을 유발하게 된다. 6장에서 다루겠지만,

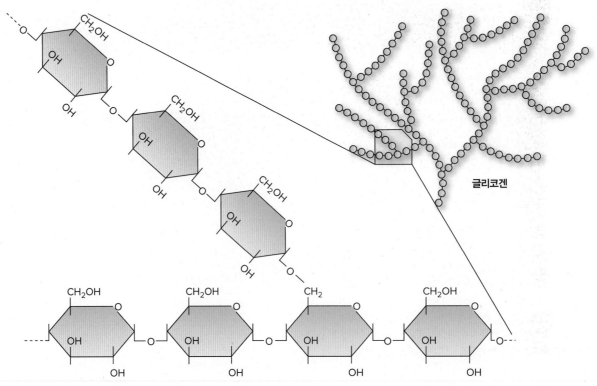

그림 2.15 글리코겐의 구조. 글리코겐은 포도당 소단위체로 연결된 크고 가지 많은 다당류 분자이다.

세포막을 통한 물의 이동을 삼투(osmosis)라 하는데, 탄수화물을 에너지원으로 저장하는 세포들이 포도당 대신에 녹말 또는 글리코겐과 같은 다당류 형태로 저장함으로써 삼투에 의한 손상을 줄일 수 있다. 세포 내 저장하는 다당류 분자의 크기가 커질수록 분자의 수는 더 적어지기 때문에 더 적은 양의 물이 삼투에 의해 세포 내로 들어오게 되기 때문이다(6장 참조).

탈수합성과 가수분해

이당류와 다당류는 소단위체인 단당류들이 **탈수합성**(dehydration synthesis) 또는 **축합**(condensation)을 통한 공유결합으로 연결되어 있다. 이 반응에는 특정 효소가 관여하며(4장), 하나의 단당류로부터는 수소 원자가, 또 다른 하나의 단당류로부터는 수산화기(OH)가 제거된다. 공유결합은 2개의 단당류 사이에 형성되며, 이때 물이 생긴다. 그림 2.16은 탈수합성 반응을 도식화하였다.

사람이 이당류나 다당류를 섭취할 때, 또는 간이나 근육세포가 저장 글리코겐을 이용하고자 할 때는 이당류 또는 다당류에 존재하는 단당류 소단위체 사이의 공유결합을 끊어야 하는데, 이런 소화과정은 **가수분해**(hydrolysis, 그리스어원 *hydro*=물, *lysis*=분해)반응

을 통해 이루어진다. 가수분해반응은 탈수합성의 역반응이다. 두 단당류를 연결하고 있는 공유결합이 끊어질 때 물 분자는 분리된 단당류의 구조를 완성하는데 필요한 원자를 제공한다. 즉, 물 분자에서 분리된 수소 원자와 수산화기는 각각 두 포도당 분자에 제공된다(그림 2.17).

우리가 감자를 섭취하면 감자의 녹말은 소장에서 포도당 분자로 가수분해되어 혈액으로 흡수된 다음 조직으로 운반된다. 어떤 조직은 포도당을 에너지원으로 이용하지만, 간이나 근육세포는 탈수합성 반응을 통해 여분의 포도당을 글리코겐 형태로 저장한다.

탈수합성반응은 단당류를 큰 탄수화물로 만드는 반응일 뿐만 아니라 지질 소단위체로부터 지질을 만들거나(지방산과 글리세롤로부터 지방을 만드는 과정 포함, 그림 2.20 참조), 아미노산 소단위체로부터 단백질을 만들 때(그림 2.27 참조), 또한 뉴클레오타이드 소단위체로부터 폴리뉴클레오타이드 사슬을 만들 때도 쓰이는 반응이다(그림 2.31 참조). 마찬가지로 가수분해반응은 탄수화물, 지질, 단백질, 폴리뉴클레오타이드 사슬을 각각의 소단위체로 분해하는 반응이다. 이 모든 반응에는 적절한 효소가 있어야만 한다.

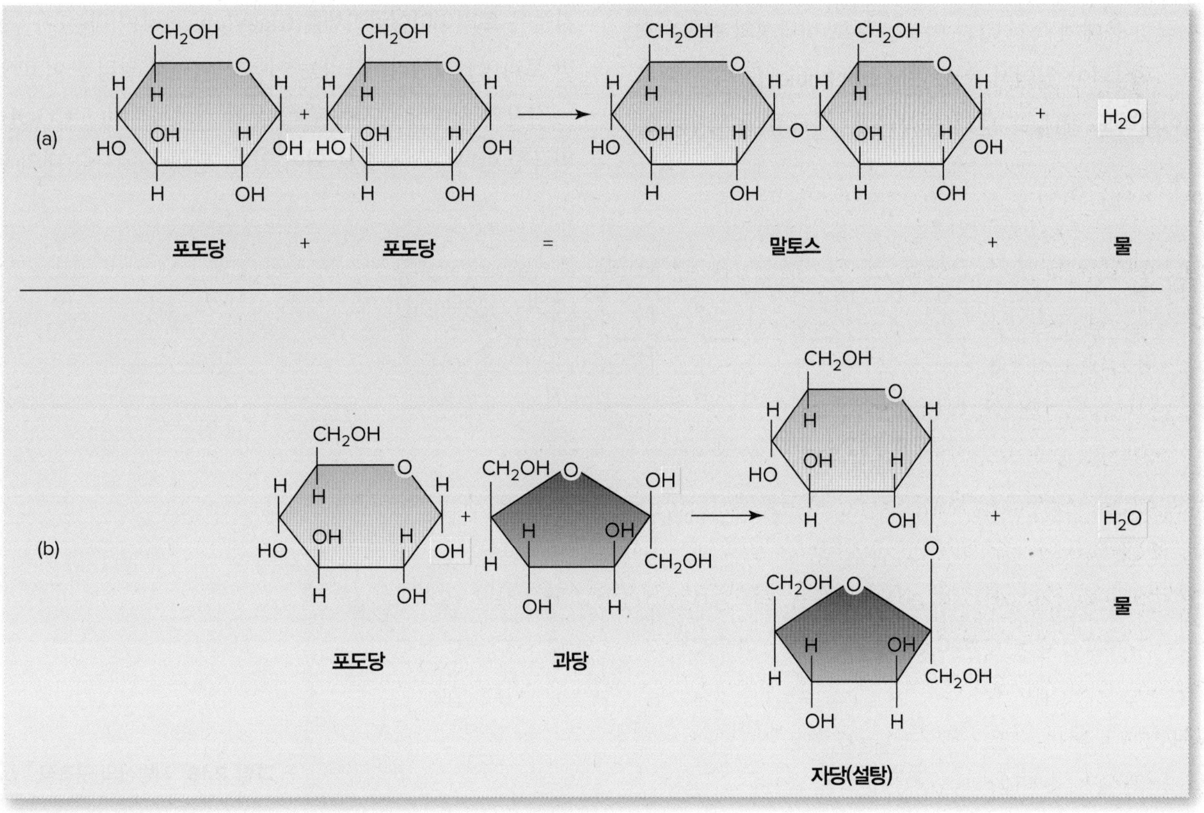

그림 2.16 이당류의 탈수합성. 이당류인 (a) 말토스와 (b) 자당(설탕)이 형성될 때 물이 생긴다.

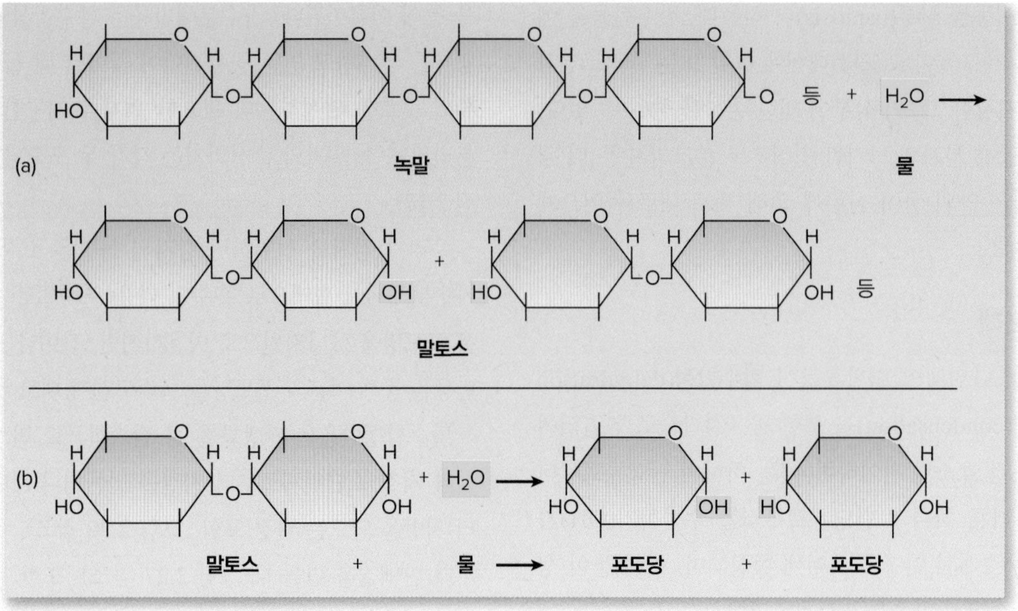

그림 2.17 녹말의 가수분해. 다당류는 먼저 (a) 이당류(말토스)로 가수분해된 후에, (b) 단당류(포도당)로 가수분해된다. 소단위체 사이의 공유결합이 끊어질 때 물 분자가 수소 원자와 수산화기로 나누어져서 끊어진 각 소단위체 끝에 첨가된다.

지질

지질(lipid)이라는 범주에는 화학구조가 크게 다른 몇 가지 형태의 분자들이 포함된다. 다양한 분자들이 지질의 범주에 속하게 된 것은 공통의 물리적 성질, 즉 물과 같은 **극성 용매에 녹지 않는 특성** 때문이다. 지질이 극성 용매에 녹지 않는 이유는 주로 비극성의 탄화수소 사슬과 고리로 구성되어 있어서 소수성(hydrophobic)을 띠기 때문인데, 소수성이더라도 에테르, 벤젠 등과 같은 비극성 용매에는 잘 녹는다.

트라이글리세라이드(트라이아실글리세롤)

트라이글리세라이드(triglyceride)는 지방과 기름(oil)을 포함하는 지질의 한 부류로써, 1분자의 **글리세롤**(glycerol)과 3분자의 **지방산**(fatty acid)의 축합에 의해 형성된다. 이런 구조적 특성 때문에 화학자들은 **트라이아실글리세롤**(triacylglycerol)이라는 이름을 선호하지만 **트라이글리세라이드**라는 이름도 여전히 널리 쓰이고 있다.

각각의 지방산 분자는 한쪽 끝에 카르복실기(—COOH)를 가지는 비극성 탄화수소 사슬로 되어 있다. 탄화수소 사슬 내의 탄소 원자들

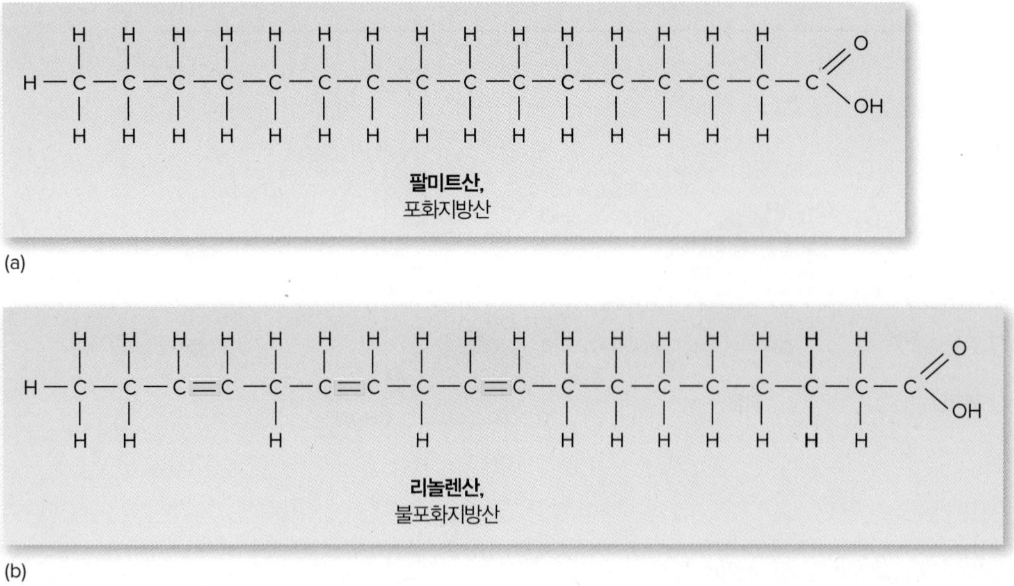

(a)

(b)

그림 2.18 지방산의 구조식. (a) 포화지방산과 (b) 불포화지방산이다. 불포화지점인 이중결합은 노란색으로 표시되어 있다.

이 단일공유결합으로 연결됨으로써 각 탄소 원자들이 수소 원자 2개를 결합할 수 있는 지방산은 **포화되어 있다**(saturated)라고 한다. 하지만 탄화수소 사슬 내에 이중결합이 있어서 각 탄소 원자가 단 1개의 수소 원자와 결합할 수밖에 없으면 **불포화되어 있다**(unsaturated)라고 하게 된다. 대개 트라이글리세라이드에는 포화지방산과 불포화지방산이 혼재하게 되는데, 주로 포화지방산으로 되어 있으면 **포화지방**(saturated fat), 주로 불포화지방산으로 구성되어 있으면 **불포화지방**(unsaturated fat)이라 한다(그림 2.18).

인체 지방세포에서 트라이글리세라이드는 지방산의 카르복실기와 글리세롤 분자의 수산화기가 탈수합성반응을 통해 형성되는데(그림 2.20 참조), 이때 지방산 카르복실기의 수소 원자는 물 분자 형성에 참여하기 때문에 글리세롤과 결합한 지방산은 더 이상 H^+를 방출할 수 없고, 따라서 산으로 작용할 수 없다. 그래서 트라이글리세라이드를 **중성지방**(neutral fat)이라고 한다.

케톤체

지방조직의 트라이글리세라이드가 가수분해되면 분리된 **유리지방산**은 혈액으로 방출된다. 유리지방산은 여러 기관에서 즉각적인 에너지원으로 사용되거나, 간에 의해 **케톤체**(ketone body)로 전환될 수도 있다(그림 2.21). 케톤체에는 4탄소 산성분자인 아세토아세트산(acetoacetic acid)과 베타-하이드록시부티르산(β-hydroxybutyric acid), 아세톤(acetone, 손톱매니큐어 제거 용매)이 포함된다. 엄격

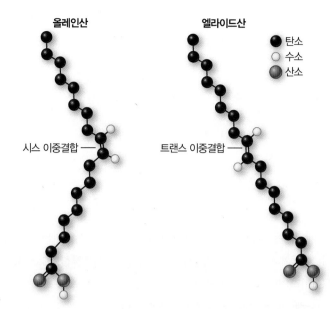

올레인산　　**엘라이드산**

● 탄소
○ 수소
● 산소

시스 이중결합 ——　　트랜스 이중결합 ——

그림 2.19 시스 및 트랜스 지방산 구조. 올레인산은 하나의 이중결합을 갖는 자연발생적 지방산이다. 이중결합을 공유하는 두 탄소 원자에 각각 연결된 2개의 수소 원자(노란색)는 지방산 분자의 같은 쪽에 위치하기 때문에 시스 배열이라 한다. 시스 배열로 인해 올레인산은 구부러진 형태를 취한다. 오른쪽에 있는 지방산은 크기도 같고 이중결합도 하나이지만 두 수소 원자를 분자의 양쪽에 어긋나게 갖는 트랜스 배열을 하고 있다. 이런 배열은 포화지방산처럼 직선 형태로 만든다. 그림에는 이에 관련된 수소 원자들과 카르복실기(아래쪽)의 수소 원자들만 나타나 있으며, 단일결합하고 있는 각각의 탄소 원자들에 연결된 2개의 수소 원자들은 나타나 있지 않다.

한 저탄수화물 식이조절 동안이나 당뇨병을 방치하였을 경우에 지방의 급격한 분해로 혈중 케톤체 수준이 높아질 수 있는데 이를 **케톤증**(ketosis)이라 한다. 혈중 포도당이 고갈된 상태에서 뇌는 케톤체로

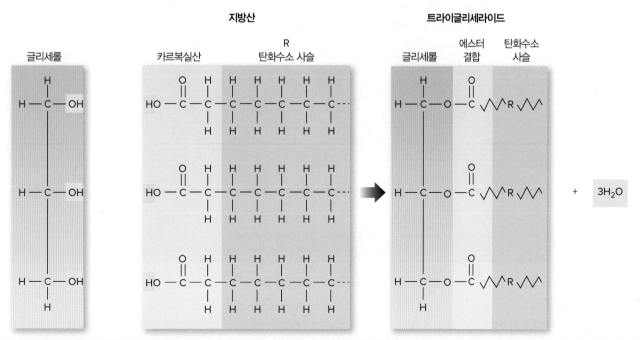

지방산　　**트라이글리세라이드**

글리세롤　　카르복실산　　R 탄화수소 사슬　　글리세롤　　에스터 결합　　탄화수소 사슬

$+$ $3H_2O$

그림 2.20 글리세롤과 3개의 지방산의 탈수합성에 의한 트라이글리세라이드(트라이아실글리세롤)의 생성. 각각의 지방산과 글리세롤 사이에 에스터 결합이 형성되면서 한 분자의 물이 생성된다. 톱니모양의 선은 탄화수소 사슬을 나타내는데 대개는 16~22개의 탄소로 구성되며 기호 R로 표시한다.

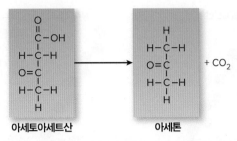

아세토아세트산 → **아세톤** $+ CO_2$

그림 2.21 케톤체. 산성 케톤체인 아세토아세트산은 자발적인 탈카르복실화 반응을 통해 이산화탄소를 잃어버리고 아세톤이 된다. 아세톤은 숨 쉴 때 나오는 휘발성 케톤체이기 때문에 혈중 케톤체 수준이 높은 케톤증 사람은 숨쉴 때 매니큐어 제거제에 가까운 과일냄새를 풍긴다.

부터 에너지를 얻을 수 있기 때문에 이 경우 케톤증은 오히려 도움이 된다. 케톤체가 많아서 혈액 pH를 떨어뜨릴 경우 **케톤산증**(ketoaci-dosis)이라 하며, 당뇨병 환자에서는 그 정도가 심한 경우가 발생할 수 있는데, 혼수상태나 사망에 이르기도 한다.

인지질

지질의 또 다른 부류인 **인지질**(phospholipid)은 모두 인산기를 포함하고 있다. 인지질 분자의 가장 흔한 형태는 3탄소 알콜 분자인 글리

세롤에 2개의 지방산이 결합하고, 3번째 탄소에는 인산기가 결합하는 형태인데, 이 인산기는 또 다른 분자를 붙이고 있다. 질소 원자가 포함된 콜린 분자를 인산기에 붙이고 있는 인지질은 **레시틴**(lecithin) 또는 **포스파티딜콜린**(phosphatidylcholine)이라고 한다. 그림 2.22는 인지질의 구조를 간략히 나타낸 것으로써, 이온화 결과 전하를 띠게 된 부분은 원으로, 분자의 비극성 부분은 톱니 모양 선으로 표시하였다. 인지질과 담즙산(콜레스테롤 유래)처럼 부분적으로 극성과 비극성을 함께 띠고 있는 분자는 **양친매성**(amphipathic) 분자라고 한다.

인지질은 세포막의 주요 성분이다. 양친매성으로 인해 세포막은 이중층을 형성하는데, 분자의 극성 부분은 막의 양측면에서 물과 마주하게 된다. 인지질을 물에 섞으면, 인지질은 뭉치면서 극성 부분이 주위의 물 분자쪽으로 향하게 되는데(그림 2.23), 이와 같은 분자집합체를 **미셀**(micelle)이라 한다. 인지질은 아니지만 콜레스테롤에서 유래한 양친매성 분자인 담즙산은 소장에서 미셀과 유사한 구조를 형성한다(18장 18.5절). 인지질은 양친매성으로 인해 물 분자들 사이의 상호작용을 변화시켜서 물의 표면장력을 감소시킨다. 이로 인

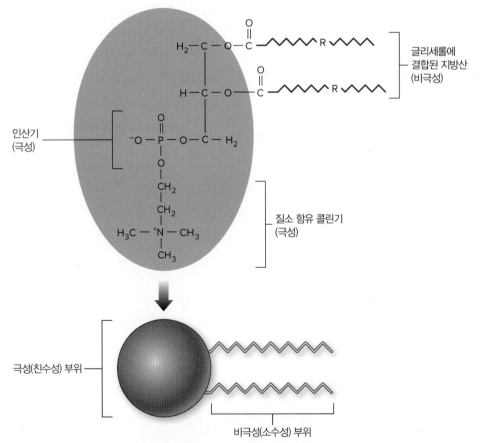

글리세롤에 결합된 지방산 (비극성)

인산기 (극성)

질소 함유 콜린기 (극성)

극성(친수성) 부위

비극성(소수성) 부위

그림 2.22 레시틴 구조. 레시틴은 포스파티딜콜린이라고도 불리는데, 콜린은 질소를 포함하고 있다(흥미롭게도 콜린은 중요한 신경전달물질인 아세틸콜린의 일부인데, 이에 대해서는 7장에 기술되어 있다). 인지질의 상세한 구조(위)는 대개는 간략한 형태(아래)로 표시되는데, 분자의 극성 부분은 원으로, 비극성 부분은 톱니 모양 선으로 표시한다.

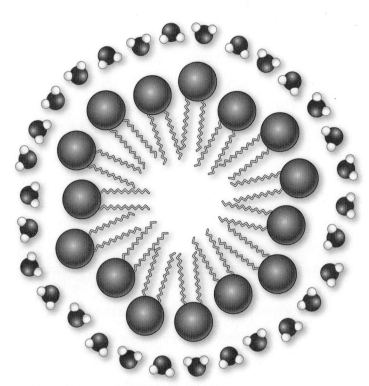

그림 2.23 레시틴과 같은 인지질에 의해 형성되는 미셀구조. 미셀의 바깥쪽 친수성층은 물과 접해 있다.

해 인지질은 **계면활성제**(surfactant)로 이용된다. 인지질의 계면활성 효과는 허파가 표면장력에 의해 부풀지 못하고 터지는 것을 방지한다(16장 16.2절).

스테로이드

스테로이드(steroid)가 구조적 측면에서 트라이글리세라이드나 인지질과는 현저히 다름에도 지질에 속하는 것은 비극성이며 물에서 녹지 않기 때문이다. 모든 스테로이드는 기본적으로 같은 구조로 되어 있는데 3개의 6탄소 고리가 하나의 5탄소 고리와 연결되어 있다(그림 2.24). 종류가 다른 스테로이드는 이 기본 구조에 서로 다른 작용기를 가지며, 고리의 탄소 원자 사이에 있는 이중결합의 수와 위치에서도 차이가 난다.

인체에서 **콜레스테롤**은 생식소와 부신피질에서 생성되는 스테로이드 호르몬의 전구체로 쓰이는 중요한 분자이다. 생식소인 정소와 난소는 **성스테로이드**(sex steroid)를 분비하는데, 에스트라디올(estradiol)과 프로게스테론(progesterone)은 난소로부터, 테스토스테론(testosterone)은 정소로부터 분비한다. 부신피질은 디하이드로에피안드로스테론(dehydroepiandrosterone 또는 DHEA)을 포함하는 약한 안드로겐(androgen)뿐만 아니라 하이드로코르티손(hydrocortisone)과 알도스테론(aldosterone) 같은 **코르티코스테로이드**(cort-

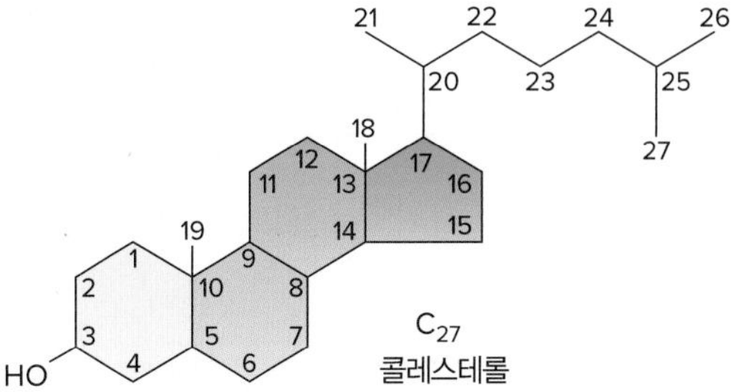

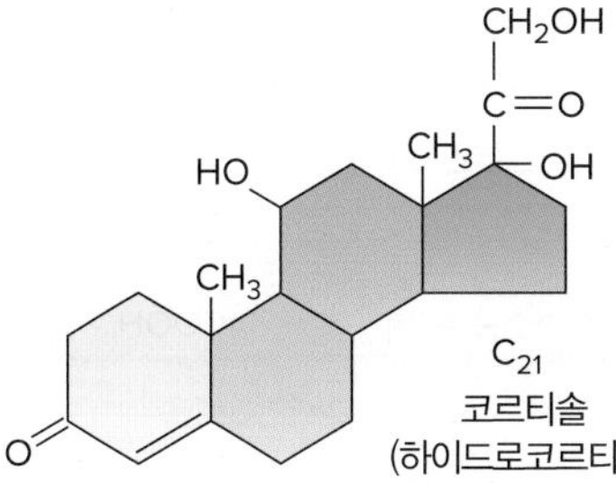

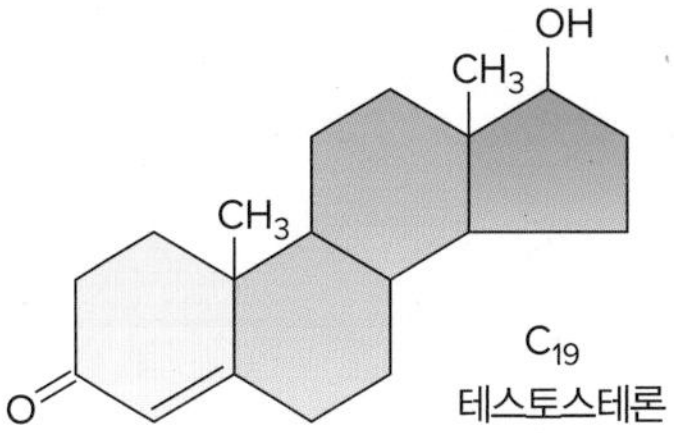

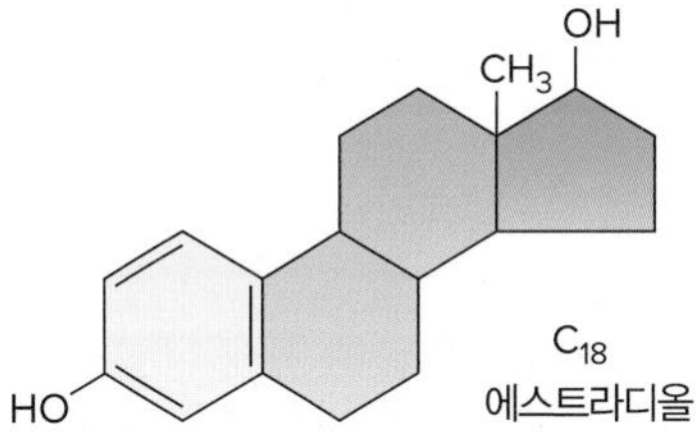

그림 2.24 **콜레스테롤과 콜레스테롤에서 유래한 몇몇 스테로이드호르몬.** 스테로이드호르몬은 생식소와 부신피질로부터 분비된다. 콜레스테롤의 탄소 원자는 숫자로 표시되어 있다.

icosteroid)를 분비한다. 콜레스테롤 역시 세포막에서 중요한 성분이며, 담즙산염과 비타민 D_3의 전구체로 쓰인다.

프로스타글란딘

프로스타글란딘(prostaglandin)은 고리형 탄화수소기를 가지는 지방산의 일종으로써, 정액의 전립샘(prostate) 분비물에서 최초로 발견되었기 때문에 얻은 명칭이다. 하지만 지금은 거의 모든 인체 기관에서 생성되고 다양한 조절 작용을 한다고 알려졌다. 프로스타글란딘은 혈관 굵기 조절, 배란, 분만시 자궁수축, 염증반응, 혈액응고 등을 포함한 여러 조절 작용에 관여하고 있다. 몇 종류 프로스타글란딘에 대한 구조식이 그림 2.25에 나타나 있다.

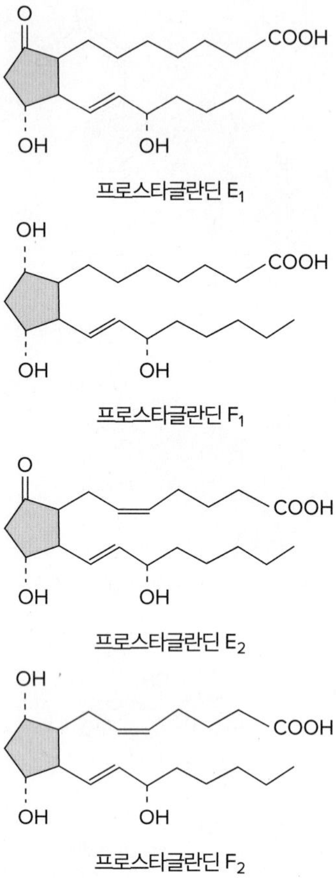

프로스타글란딘 E₁

프로스타글란딘 F₁

프로스타글란딘 E₂

프로스타글란딘 F₂

그림 2.25 여러 프로스타글란딘의 구조식. 프로스타글란딘은 막지질인 아라키돈산(arachidonic acid)에서 유래한 생리조절물질들의 집단이다.

2.3 단백질

단백질은 아미노산 소단위체로 구성된 거대 분자이다. 약 20종의 아미노산을 이용하여 단백질을 만들기 때문에 단백질 구조의 다양성은 방대하며, 이런 구조적 다양성으로 인해 단백질 종류별로 특정한 기능을 수행하게 된다.

단백질의 구조가 놀랍도록 다양한 것은 단백질을 만드는데 쓰이는 **아미노산**이 서로 다른 20종류로 되어 있기 때문이다. 간략히 설명하면, 아미노산들은 서로 연결하여 사슬을 형성하는데, 아미노산들 사이의 화학적 상호작용으로 인해 사슬은 특정한 방식으로 비틀어지고 접히게 된다. 따라서 단백질의 아미노산 서열과 그에 따른 특정 구조는 결국 유전정보에 의해 결정되는 것이다. 단백질 합성에 필요한 유전정보는 거대 분자인 DNA와 RNA를 포함하는 **핵산**(nucleic acid)이라는 유기분자에 들어 있다. 핵산의 구조는 다음 절에서, 그리고 유전정보가 단백질 합성으로 나타나는 기전에 대해서는 3장에서 다룬다.

단백질 구조

단백질(protein)은 **아미노산**(amino acid) 소단위체들이 긴 사슬형태로 연결된 것이다. 이름에서 알 수 있듯이 각 아미노산은 한쪽 끝에는 **아미노기**(NH₂), 반대쪽 끝에는 **카르복실기**(COOH)를 갖고 있다. 아미노산은 약 20종류가 있으며, 각각 독특한 구조와 화학적 특성을 갖고 단백질을 만드는데 쓰인다. 아미노산은 종류에 따라 서로 다른 **작용기**(functional group)를 갖고 있으며, 작용기는 아미노산의 일반적인 구조식에서 약자 R로 표시하는데(그림 2.26), R은 실제로는 잔기(residue)를 의미하지만 분자의 **나머지 부분**(rest)이라 생각해도 무방하다.

아미노산들이 탈수합성과정을 통해 연결될 때 한 아미노산의 아미노기 수소와 다른 아미노산 카르복실기의 수산화기 사이에서 물이 생성되며 공유결합이 형성되는데(그림 2.27), 이웃한 아미노산 사이의 이런 공유결합을 **펩타이드결합**(peptide bond)이라 하고 이때 만들어진 화합물을 **펩타이드**(peptide)라고 한다. 2개의 아미노산이 결합했을 때는 **디펩타이드**(dipeptide), 3개일 경우는 **트라이펩타이드**

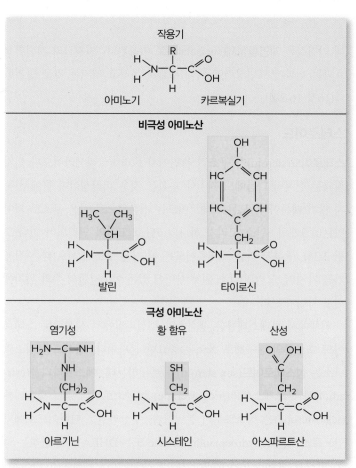

그림 2.26 대표적인 아미노산들. 그림은 다른 유형의 작용기들을 보여준다. 각 아미노산은 작용기에 있는 원자의 수와 배열에서 서로 다르다.

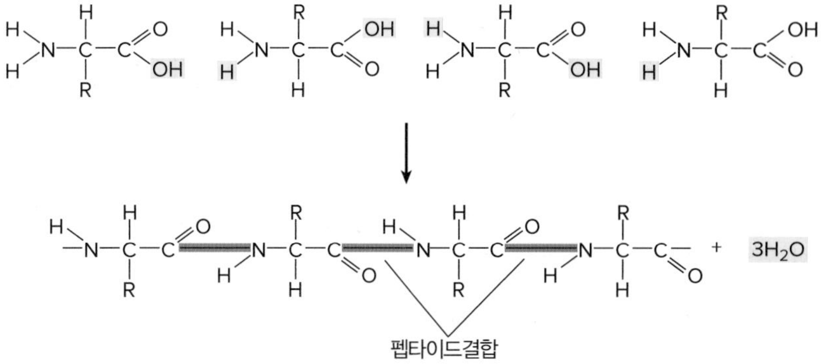

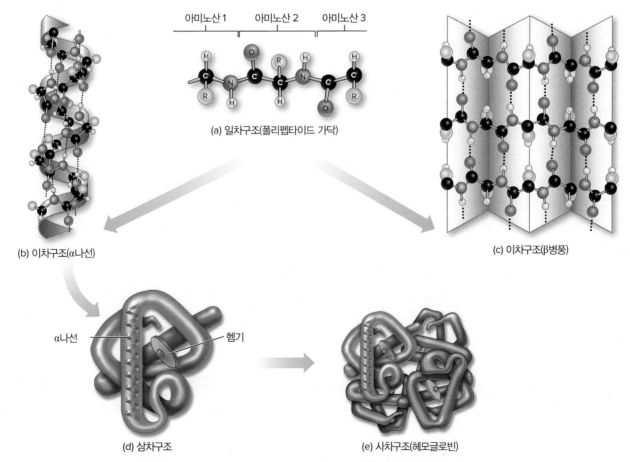

그림 2.27 탈수합성반응에 의한 펩타이드결합의 형성. 아미노산들 사이에서 펩타이드결합(붉은색으로 표시)이 형성될 때 물이 빠져 나온다.

(tripeptide)라 하며, 수많은 아미노산들이 이렇게 연결되어 아미노산 사슬을 형성하면 **폴리펩타이드**(polypeptide)라 한다.

폴리펩타이드 사슬의 길이는 매우 다양하다. 예를 들어 **갑상샘자극호르몬-방출호르몬**(thyrotropin-releasing hormone)은 단 3개의 아미노산으로 되어 있으나, 근육단백질인 미오신은 약 4,500개의 아미노산으로 되어 있다. 폴리펩타이드가 100개 이상의 아미노산으로 구성된 긴 사슬일 때 이 분자를 **단백질**이라고 한다.

단백질의 구조는 4단계로 구분하여 설명할 수 있다. 단백질 구조의 첫 단계는 특정 단백질의 아미노산 서열이라 할 수 있으며 이를 단백질의 **일차구조**(primary structure)라고 한다. 서로 다른 모든 종류의 단백질은 각각의 일차구조를 가진다. 하지만 한 사람이 한 종류의 단백질을 수백만 개 가지고 있다고 하더라도 그 단백질의 일차구조는 그 사람의 특정 유전자에 암호화되어 있기 때문에 그 단백질 모두는 같은 구조이다. 그림 2.28a는 단백질의 일차구조에 대한 모식

그림 2.28 단백질 구조. 일차구조(a)는 폴리펩타이드 사슬의 아미노산 서열이다. 이차구조는 아미노산들 사이의 수소결합에 의해 형성되는 사슬 구조인데, α나선(b)과 β병풍(c) 구조가 있다. 삼차구조(d)는 단백질의 3차원 구조이다. 둘 이상의 폴리펩타이드 사슬을 함께 결합된 단백질이 사차구조(e)이다. 산소를 운반하는 적혈구의 헤모글로빈을 사차구조의 한 예로 나타내었는데, 각각의 햄(heme)기는 중심의 철(Fe^{2+})을 납작한 유기분자 구조가 둘러싸고 있는 형태이다.

도이다.

한 아미노산의 수소 원자와 근처 다른 아미노산의 산소 원자 사이에 약한 수소결합이 형성될 수 있다. 이 약한 결합으로 인해 폴리펩타이드 사슬은 **알파나선**(α helix) 또는 **베타병풍**(β pleated sheet)이라 하는 특정한 형태의 단백질 **이차구조**(secondary structure)를 가질 수도 있다(그림 2.28b,c).

대부분의 폴리펩타이드 사슬은 스스로 구부러지고 접혀서 복잡한 3차원적인 **삼차구조**(tertiary structure)를 만든다(그림 2.28d). 단백질은 종류별로 폴리펩타이드 사슬의 다른 위치에 있는 특정 아미노산들 사이의 상호작용에 의해 접히고 구부러지기 때문에 자신만의 특징적인 삼차구조를 가진다.

대부분 단백질은 폴리펩타이드 사슬을 따라 어느 정도 떨어져 있는 아미노산의 작용기 사이의 약한 화학적 상호작용에 의해 삼차구조가 형성되고 안정화된다. 결합 세기의 측면에서 이온결합은 약한 상호작용 중에서 비교적 강하고, 수소결합은 비교적 약하며, 반데르발스힘은 가장 약하다(그림 2.29). 이온결합과 수소결합의 특성은 앞서 논의되었다. **반데르발스힘**(Van Der Waals force)은 전기적으로 중성인 분자들이 서로 근접했을 때 형성되는 약한 힘이다. 전기적으로 중성인 분자들에서 이런 힘이 발생하는 것은 전자들이 항상 균등하게 분포하지 않고 때로는 분자의 한 끝에 존재할 수 있기 때문이다.

대부분의 삼차구조가 약한 결합에 의해 안정화되기 때문에, 이 구조는 고온 또는 pH 변화에 의해 쉽게 파괴될 수 있다. 이러한 처리에 의한 단백질의 삼차구조 변화를 **변성**(denaturation)이라 한다. 하지만 일부 단백질의 삼차구조는 **이황화결합**(약어로 S−S)이라는 시스테인(cysteine) 아미노산의 작용기에 있는 황 원자들 사이의 강한 공유결합에 의해 더 안정화될 수 있다(그림 2.29).

단백질이 변성되어도 일차구조는 유지(펩타이드 결합이 끊어지지 않음)되나 화학적 특성은 변한다. 예를 들어, 고기를 삶으면 아미노산 스프가 되지는 않지만 고기의 질감은 변한다. 변성은 계란후라이를 할 때 아주 분명하게 드러난다. 계란의 알부민 단백질은 원래는

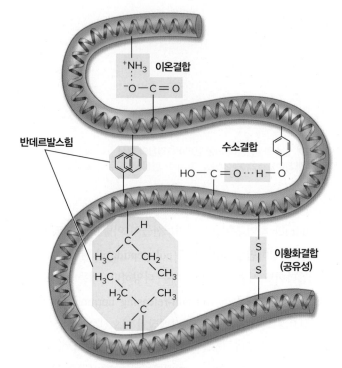

그림 2.29 단백질의 삼차구조 형성에 관여하는 결합들. 단백질의 삼차구조는 다양한 결합에 의해 유지되는데, 여기에는 강한 공유성 이황화결합 뿐만 아니라 비교적 약한 수소결합, 이온결합 그리고 반데르발스힘 등이 작용한다.

수용성이기 때문에 투명하게 보이지만 요리하여 변성시키면 단백질의 형태가 변하여 서로 교차결합함으로써 불용성의 불투명한 흰자가 된다.

헤모글로빈과 인슐린 분자는 몇 개의 폴리펩타이드 사슬이 공유 결합된 것인데 이런 분자 구조를 **사차구조**(quaternary structure)라고 한다. 예를 들어, 인슐린은 2개의 폴리펩타이드 사슬, 즉 21개의 아미노산으로 된 사슬과 30개의 아미노산으로 된 사슬로 구성되어 있다. 산소를 운반하는 적혈구단백질인 헤모글로빈은 4개의 폴리펩타이드 사슬로 구성된다(그림 2.28e). 표 2.4는 여러 인체단백질의 구성을 나타내고 있다.

여러 인체단백질은 대개 다른 유형의 분자들과 결합되어 있다.

표 2.4 | 인체단백질의 조성

단백질	폴리펩타이드 사슬의 수	비단백질성 성분	기능
헤모글로빈	4	헴(Heme) 색소	혈액에서 산소 운반
미오글로빈	1	헴(Heme) 색소	근육에 산소 저장
인슐린	2	없음	대사조절
혈액형 지정단백질	1	탄수화물	혈액형 표시
지질단백질	1	지질	혈액에서 지질 운반

당단백질(glycoprotein)은 탄수화물과 결합하고 있는 단백질로써, 호르몬과 세포막에 있는 일부 단백질들이 여기에 속한다. **지질단백질**(lipoprotein)은 단백질이 지질과 결합하고 있는 것으로써 세포막과 혈장(혈액의 액체성분)에서 발견된다. 단백질은 색소분자와도 결합할 수 있는데, 적혈구에서 산소를 운반하는 헤모글로빈, 세포가 산소를 이용하여 에너지를 생산하는데 필요한 사이토크롬(cytochrome)이 이에 속한다.

단백질 기능

단백질은 엄청난 구조적 다양성으로 인해 몸을 구성하는 어떤 유형의 분자들보다 광범위한 기능을 한다. 예를 들어, 많은 단백질들은 여러 조직의 구조 형성에 참여하여 수동적으로 그 조직의 기능에 중요한 역할을 한다. 이런 **구조단백질**(structural protein)의 예로는 콜라겐(그림 2.30)과 케라틴이 있다. 콜라겐은 힘줄(건)과 인대 같은 결합조직에서 장력을 제공하는 섬유상 단백질이다. 케라틴은 표피의 죽은 바깥층 세포에서 발견되며, 피부를 통한 수분 손실을 방지한다.

많은 단백질은 특이적인 구조와 기능이 요구되는 인체의 여러 부위에서 더 능동적인 역할을 한다. 예를 들어, **효소**와 **항체**도 단백질인데, 단백질이 아니고서는 그 어떤 분자로도 이들의 광범위한 기능 수행에 필요한 다양한 구조를 제공해 줄 수 없다. 또 다른 예로, 세포막의 단백질은 호르몬과 같은 특정한 조절 분자의 **수용체** 역할을 하거나, 막을 가로질러 특정 분자를 수송하는 **운반체**로서 역할을 한다. 단백질은 이러한 기능 수행에 요구되는 다양한 형태와 화학적 특성을 제공한다.

2.4 핵산

유전현상을 지배하는 핵심물질인 핵산에는 DNA와 RNA가 있으며, 뉴클레오타이드라고 하는 소단위체로 구성된다.

뉴클레오타이드(nucleotide)는 핵산의 소단위체로써, 탈수합성반응을 통해 긴 폴리뉴클레오타이드 사슬을 형성한다. 각 뉴클레오타이드는 3개의 더 작은 소단위체, 즉 5탄당(**펜토오스**), 당의 한쪽 끝에 붙은 인산기 그리고 당의 다른 쪽 끝에 붙은 질소성염기(nitrogenous base)로 구성되어 있다(그림 2.31). 질소성염기는 질소 원자를 포함하는 두 종류의 분자로써, 탄소와 질소로 구성된 하나의 고리로 된 **피리미딘**(pyrimidine)과 2개의 고리로 된 **퓨린**(purine)이 있다.

DNA

DNA(deoxyribonucleic acid) 구조는 유전암호의 기본이 된다. 따라서 DNA 구조가 지극히 복잡하리라 생각하는 것은 어쩌면 당연하

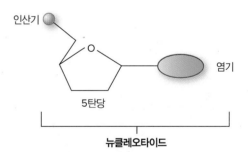

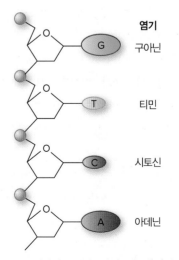

그림 2.31 핵산의 구조. 하나의 뉴클레오타이드 구성(위)과 폴리뉴클레오타이드의 구조(아래)를 보여준다. 폴리뉴클레오타이드는 뉴클레오타이드들을 당-인산결합으로 연결하는 탈수합성반응에 의해 형성된다.

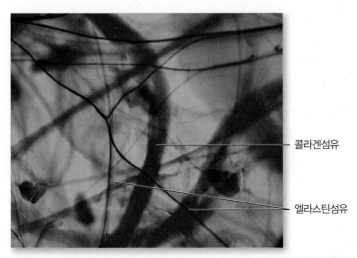

그림 2.30 결합조직 콜라겐섬유의 현미경 사진. 콜라겐단백질은 결합조직을 강화한다. ©Ed Reschke

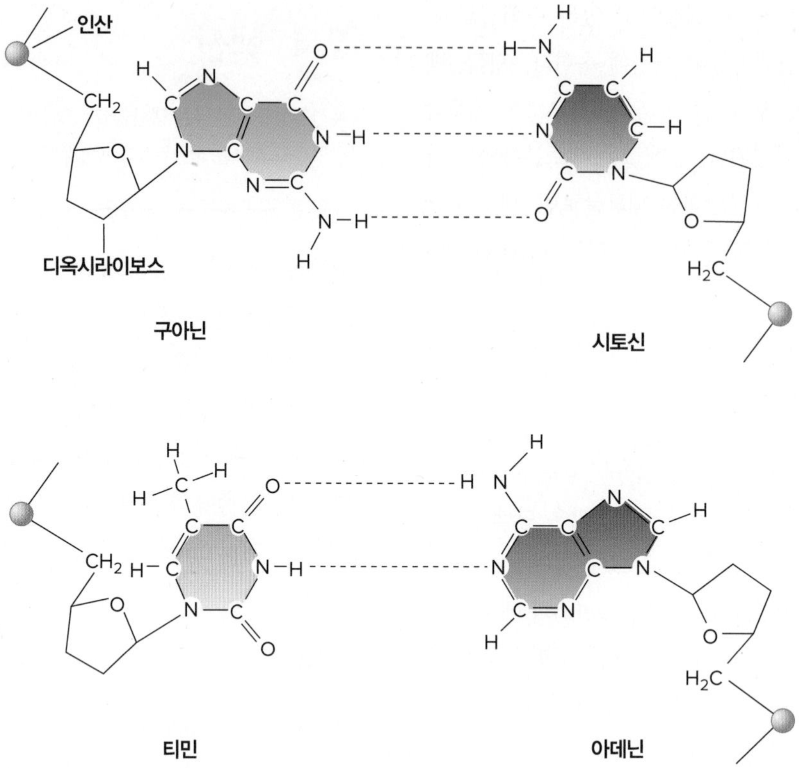

그림 2.32 DNA를 구성하는 4종류의 질소성염기. 수소결합이 구아닌과 시토신 그리고 티민과 아데닌 사이에서 형성된다.

다. 실제 DNA는 세포에서 가장 큰 분자인 것도 사실이다. 하지만 그 구조는 대다수 단백질보다도 간단하다. DNA의 구조적 단순성으로 인해 초기 연구 당시 일부 연구자들은 염색체의 단백질 성분이 유전암호의 기본 요소라고 생각했다.

DNA의 뉴클레오타이드를 구성하는 당 분자는 **디옥시라이보스**(deoxyribose)라 불리는 5탄당이다. 각각의 디옥시라이보스는 4종의 염기 중 하나와 공유결합한다. 염기에는 2종의 퓨린, 즉 **구아닌**(guanine)과 **아데닌**(adenine), 그리고 2종의 피리미딘, 즉 **시토신**(cytosine)과 **티민**(thymine)이 있다(그림 2.32). 그래서 4가지 서로 다른 유형의 뉴클레오타이드가 긴 DNA 사슬을 형성한다. 그런데 단백질을 만드는 데는 20종의 아미노산이 필요하다는 사실을 떠 올려보면 왜 많은 과학자들이 핵산이 아니라 단백질이 유전자를 구성할 것이라고 잘못 판단했는지를 이해할 수 있을 것이다.

뉴클레오타이드가 사슬을 형성할 때 한 뉴클레오타이드의 인산기와 다른 뉴클레오타이드의 디옥시라이보스 당이 탈수합성을 통해 물을 제거하고 당-인산 사슬로 연결된다. 질소성염기가 당 분자에 붙어 있기 때문에 당-인산 사슬은 '뼈대' 그리고 염기는 그 뼈대로부터 돌출된 모양이 된다. 이 염기들은 또 다른 뉴클레오타이드 사슬의 염기들과 수소결합을 할 수 있는데, 그렇게 되면 두 사슬은 이중가닥

DNA 분자가 되어, 염기쌍이 디딤대 역할하는 층계와 같은 구조가 된다(그림 2.33).

실제 구조에서는 이중가닥 DNA 분자의 두 사슬이 서로 꼬여 **이중나선**(double helix)을 형성함으로써 나선형 층계를 닮은 모양이 된다(그림 2.33). DNA의 퓨린 염기 수는 피리미딘 염기 수와 같은 것으로 알려져 있는데, 이는 이중가닥 DNA의 **상보성 염기쌍 법칙**(law of complementary base pairing)에 따라 형성되기 때문이다. 즉, 아데닌은 2개의 수소결합을 통해 티민과만 짝지을 수 있는 반면, 구아닌은 3개의 수소결합을 통해 시토신과만 짝지을 수 있다. 이 법칙을 이용하여 한 쪽 가닥의 염기서열을 알게 되면 상보적인 다른 가닥의 염기서열도 유추할 수 있다.

DNA에서 한 염기를 알고 있으면 그 반대쪽이 어떤 염기인지는 확실히 알 수 있으나 한 가닥의 폴리뉴클레오타이드 사슬에서 그 염기의 앞 또는 뒤에 오는 염기가 무엇인지는 유추할 수 없다. 비록 염기는 4종류 뿐이지만 대개의 경우 수천 개의 뉴클레오타이드 사슬로 된 유전자들에서 염기들의 배열방식은 거의 무한하다. 하나의 세포에 있는 모든 유전자들, 즉 인간 **유전체**(genome) DNA는 풀어 펼치게 되면 30억 개 이상의 염기쌍이 1 m 이상의 길이로 이어진다는 사실을 이해할 필요가 있다.

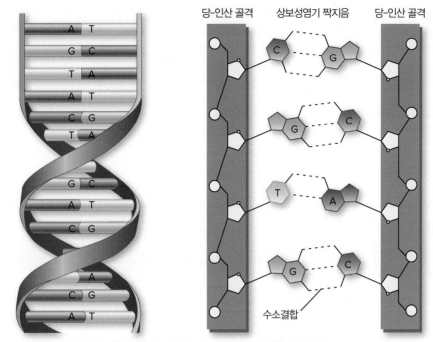

당-인산 골격　상보성염기 짝지음　당-인산 골격

수소결합

그림 2.33 DNA의 이중나선 구조. 두 가닥은 각 가닥의 상보성염기들 사이의 수소결합에 의해 붙들려 있게 된다.

이토록 다양한 염기 배열방식이 가능함에도 불구하고 한 사람의 몸에 있는 특정 유전자의 수십억 개 복사본은 거의 모두 동일하다. 세포가 분열할 때 어떻게 동일한 DNA 복사본이 만들어지고 그것들이 딸세포로 나뉘어지는지에 대해서는 3장에서 논의될 것이다.

RNA

DNA는 또 다른 유형의 핵산인 **RNA**(ribonucleic acid)를 통해서 세포의 생명활동을 지시한다. DNA와 마찬가지로 RNA도 당-인산 결합으로 연결된 긴 뉴클레오타이드 사슬로 이루어져 있다. 하지만 RNA 뉴클레오타이드는 세 부분에서 DNA 뉴클레오타이드와 다르다(그림 2.34). 첫째, **리보뉴클레오타이드**(ribonucleotide)는 디옥시라이보스 대신에 **라이보스**(ribose) 당을 포함한다. 둘째, 티민 대신에 **우라실**(uracil) 염기가 발견된다. 셋째, RNA는 DNA와 같은 이중가닥이 아닌 단일폴리뉴클레오타이드 가닥으로 되어 있다. RNA의 구조와 기능은 3장 3.3절에 서술되어 있다.

세포질에서 작용하는 RNA 분자는 **정보RNA**(mRNA), **운반RNA**(tRNA) 그리고 **리보좀RNA**(rRNA), 세 가지 유형이 주를 이룬다. 이들은 모두 자신들의 DNA 정보에 따라 세포핵 안에서 합성된다. RNA의 기능은 3장에서 다루게 된다.

퓨린 뉴클레오타이드는 RNA의 일부로써 유전자 발현조절에 참여할 뿐만 아니라 다른 용도로도 쓰인다. ATP와 GTP는 에너지 운

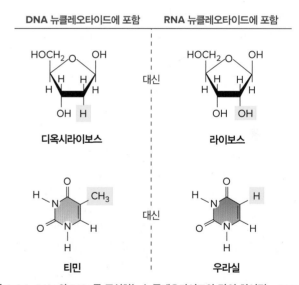

DNA 뉴클레오타이드에 포함　RNA 뉴클레오타이드에 포함

대신

디옥시라이보스　라이보스

대신

티민　우라실

그림 2.34 DNA와 RNA를 구성하는 뉴클레오타이드와 당의 차이점. DNA는 디옥시라이보스와 티민을 갖고 있고 RNA는 라이보스와 우라실을 갖고 있다. 그 밖에 세 염기는 서로 같다.

반체로, 고리형AMP(cyclic AMP)는 세포 내 조절분자로, NAD(nicotinamide adenine dinucleotide)와 FAD(flavine adenine dinucleotide)는 조효소로 쓰인다. 그에 대해서는 4, 5, 6장에서 다루게 될 것이다. 뿐만 아니라 퓨린 뉴클레오타이드인 ATP와 아데노신은 일부 신경세포(neuron)에서 신경전달물질로도 쓰인다(7장 7.6절).

임상연구 **요약**

브라이언은 항체를 분비하는 면역세포인 형질세포에 영향을 주는 다발성 골수종을 앓고 있다. 이 질병은 병증 정도에 따라 탈리도마이드 처방을 비롯한 다양한 치료 방식을 적용하고 있다. 브라이언은 임신과는 관계없기 때문에 탈리도마이드 이성질체에 의한 임신 중 기형유발 효과에 대해서는 염려할 필요가 없을 것이다. 다만 체중 감소는 케톤증과 관련이 있는데, 이는 지방세포의 저장 트리글리세리드가 분해되어 지방산으로 분비된 후 간에서 케톤체로 전환되기 때문이다.

요약

2.1 원자, 이온, 화학결합

A. 공유결합은 원자들 간에 전자를 공유하는 가장 강한 화학결합이다. 전자를 균등하게 공유하면 비극성공유결합이고, 산소, 질소, 인 원자와 같이 전자를 강하게 끌어당겨 불균등공유하면 극성공유결합이라 한다.

B. 이온결합은 이온화합물을 만드는 원자들 사이에서 전자를 주고받음으로써 전기적으로 양 또는 음전하를 띠게 되었을 때 형성되는 약한 결합이다. 이온화합물이 물에 녹을 때 이온결합은 쉽게 끊어지고 각각의 전하를 띤 원자는 이온이 된다.

C. 수소가 전기적 음성인 원자와 결합하여 약한 양전하를 띤 상태에서 또 다른 전기적 음성 원자를 만나면 수소결합이 형성된다.

D. pH값은 용액에서 수소 이온농도 대수값의 음의 값이다. H^+ 농도와 OH^- 농도가 같은 중성용액의 pH값은 7이다. 산은 H^+ 농도를 높여 pH를 7 아래로 떨어뜨리고 염기는 H^+ 농도를 낮추어 pH를 7 위로 높인다.

E. 유기분자는 주로 탄소와 수소 원자를 공유결합하고 있으며, 질소, 산소, 인, 황 원자를 작용기로써 가지기도 한다.

2.2 탄수화물, 지질

A. 탄수화물은 탄소, 수소, 산소 원자가 1 : 2 : 1로 존재하며, 단당류가 탈수합성반응으로 축합하여 이당류, 다당류가 되며, 이 결합은 가수분해로 분리된다.

B. 지질은 물과 같은 극성 용매에 녹지 않는 유기분자이다. 여기에는 지방과 기름의 트라이글리세리드, 뇌에서 에너지원이 되는 케톤체, 인을 함유하고 있는 인지질, 4개의 고리구조이며 부신피질 및 생식소호르몬인 스테로이드 그리고 고리형 지방산의 일종으로 여러 조절기능을 하는 프로스타글란딘 등이 포함된다.

2.3 단백질

A. 단백질은 아미노산들이 공유성 펩타이드결합으로 긴 사슬을 형성하고 있다.

1. 각 아미노산에는 아미노기, 카르복실기와 더불어 서로 다른 20종 이상의 작용기가 하나씩 붙어 있어서 서로 구별된다.

2. 단백질은 폴리펩타이드 사슬이 나선형태로 꼬인 이차구조, 휘고 접힌 삼차구조, 둘 이상의 폴리펩타이드 사슬로 이루어진 사차구조를 형성한다.

3. 단백질은 탄수화물, 지질 등 다른 분자들과도 결합하며, 구조적 다양성으로 인해 다양한 기능을 수행할 수 있다.

2.4 핵산

A. DNA는 데옥시리보오스 당을 함유한 4종류의 뉴클레오티드로 구성된다.

1. 퓨린 염기에는 아데닌과 구아닌, 피리미딘 염기에는 시토신과 티민이 있다.

2. 아데닌과 티민, 구아닌과 시토신 사이에 각각 3개, 2개의 수소결합이 형성됨으로써, DNA는 이중가닥 폴리뉴클레오타이드 사슬 형태를 이룬다.

3. 염기 사이의 상보적 결합 방식은 DNA 합성과 유전자 발현에 결정적 역할을 한다.

B. RNA는 리보오스 당을 함유한 4종류의 뉴클레오티드로 구성된다.

1. 염기에는 아데닌, 구아닌, 시토산, DNA의 티민에 해당하는 우라실이 있다.

2. RNA는 단일가닥 폴리뉴클레오타이드 사슬 형태이며, 서로 다른 유형들이 유전자 발현에서 다른 기능을 한다.

문제

이해력 검증

1. 극성공유결합, 비극성공유결합 그리고 이온결합을 비교 설명하시오.

2. 산과 염기를 정의하고 용액의 pH에 어떻게 영향을 끼치는지 설명하시오.

3. 섭취한 감자의 녹말, 간의 글리코겐, 혈당의 관계를 탈수합성과 가수분해로 설명하시오.

4. "모든 지방은 지질이지만, 모든 지질은 지방이 아니다."라는 문장이 옳은 이유를 설명하시오.

5. 지방과 기름의 유사점과 차이점은 무엇인가? 지방산 사슬 포화도의 생리적, 임상적 중요성을 설명하시오.

6. DNA 분자가 자신의 사본을 합성할 때 어떻게 주형으로 작용하는지와 DNA 합성을 반보전적이라고 하는 이유를 설명하시오.

3

세포 구조와
유전적 조절

임상연구

28세의 조지는 엉덩이와 무릎 통증을 호소하고 있으며, 배도 부어 있다. 건강검진 결과 간과 비장 비대증으로 판명되었다. 그는 자신의 비대해진 간이 술과 약물 남용 때문일 것이라고 생각한다.

새로운 용어 및 개념에는 다음과 같은 것이 있다.
• 리소좀 및 리소좀 축적질환
• 조면소포체와 활면소포체

3.1 원형질막 그리고 관련 구조들

세포는 인체의 구조와 기능의 기본 단위이다. 세포의 여러 기능은 세포소기관에 의해 이루어진다. 원형질막(세포막)은 세포 내외간 소통 및 세포의 이동을 가능하게 한다.

세포는 일반적인 광학현미경에서 너무도 작고 단순해보여 하나의 살아있는 실체라는 사실을 받아들이기 어려울 정도이다. 마찬가지로 우리 몸의 기관과 기관계가 나타내는 생리현상이 이들 세포로부터 유래한다는 것 역시 놀라운 사실이다. 기능적 복잡성은 구조의 복잡성, 심지어 세포 아래 수준의 구조적 복잡성과 관련이 있다.

세포는 우리 몸의 기본적인 기능적 단위로서, 고도로 조직화된 분자 공장이다. 세포의 형태와 크기는 매우 다양하며, 이런 다양성은 세포들이 인체에서 다양한 기능을 하고 있음을 의미한다. 하지만 세포들은 모두 공통된 특징도 갖고 있는데 예를 들면, 모두 원형질막으로 둘러싸여 있을 뿐만 아니라 대부분은 표 3.1에 열거된 세포 내 구조를 갖고 있다. 비록 어느 하나의 세포형태가 "전형적"이라고 말할 수는 없지만 세포의 일반적인 구조를 하나의 그림으로 나타낼 수는 있다(그림 3.1).

세포는 주요 세 부분으로 나누어 기술할 수 있다.

1. **원형질막(세포막).** 선택적 투과성을 갖는 원형질막은 세포를 둘러싸서 형태를 만들며, 세포 내 구조들을 세포 외 환경으로부터 분리시킨다. 또한 원형질막은 세포 사이의 소통에도 관여한다.

2. **세포질과 세포소기관.** 세포질은 원형질막의 안쪽, 핵의 바깥쪽에 있는 수용성 내용물이다. 세포질에는 세포소기관들이(핵 제외) 있어서 특정한 기능을 수행하고 있다. **세포기질**(cytosol)이라는 용어는 흔히 세포소기관을 제외한 유동성 액체 부분을 지칭하는 것으로써 원심분리되지 않는 부분에 해당한다.

3. **핵.** 핵은 구형으로 세포소기관 중에서 가장 크며, DNA 또는 유전물질을 갖고 있으면서 세포의 활동을 지시한다. 핵은 하나 이상의 **인**(nucleolus)을 가지는데, 인은 단백질합성 장소인 리보솜의 생산 중심지이다.

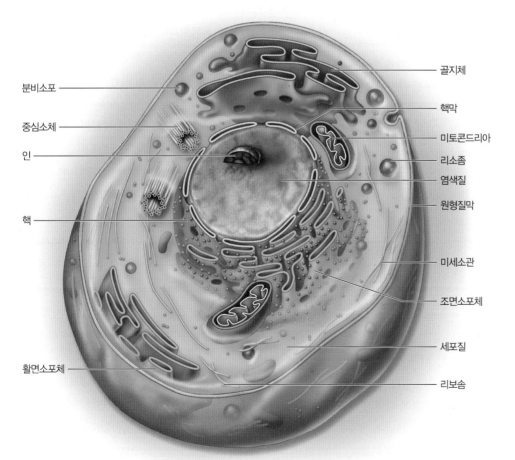

분비소포
중심소체
인
핵
활면소포체

골지체
핵막
미토콘드리아
리소좀
염색질
원형질막
미세소관
조면소포체
세포질
리보솜

그림 3.1 주요 세포소기관을 보여주는 사람 세포. 인체 대다수 세포들은 고도로 전문화되어 있기 때문에 여기에서 보여주는 것과 다른 구조를 하고 있다.

표 3.1 | 세포 구성요소: 구조와 기능

구성요소	구조	기능
원형질(세포)막	단백질이 끼어 있는 인지질 이중층	세포형태를 부여하고 안팎으로 물질의 이동을 통제
세포질	세포막과 핵 사이의 젤리같은 액체에 세포소기관이 떠 있음	화학반응이 일어나는 기질 역할
소포체	작은 관으로 서로 연결된 막성 체계	활면소포체는 비극성화합물을 대사하고 횡문근세포에서 Ca^{2+}를 저장하며, 조면소포체는 단백질합성을 지원함
리보솜	단백질과 RNA로 구성된 과립 입자	단백질합성
골지체	납작한 막주머니 집단	소포체에서 전달된 분자에 탄수화물을 붙여 포장하고, 지질과 당단백질을 세포 밖으로 분비함
미토콘드리아	주름진 내부공간이 있는 막주머니	음식분자로부터 얻은 에너지를 ATP로 전환
리소좀	막주머니	외래 물질과 손상된 세포소기관 분해
퍼옥시좀	구형의 막성 소포	독성분자를 해독하고 과산화수소를 분해하는 효소 보유
중심체	2개의 막대 모양 중심소체	유사분열 시 방추사를 만들고 염색체를 분배함
액포	막주머니	다양한 물질을 세포질에 저장하거나 세포로 방출
미세섬유와 미세소관	가늘고 속빈 관	세포질을 지원하고 세포질 내에서 물질 수송 담당
섬모와 편모	세포 표면에서 뻗어나온 작은 세포질 돌기	세포 표면의 입자들을 이송하거나 세포를 움직임
핵막	핵을 둘러싼 이중막	핵을 지원하고, 핵과 세포질 사이의 물질 이동을 통제함
인	단백질과 RNA가 밀집한 덩어리	리보솜에 필요한 rRNA 생산
염색질	단백질과 DNA로 구성된 섬유성 가닥	세포단백질(효소 포함) 생산에 필요한 유전암호 보유

원형질막의 구조

세포 내외가 모두 수성(aqueous) 환경이기 때문에, 수용성인 효소와 뉴클레오타이드 등 세포 내 분자들의 손실을 막기 위한 장벽이 존재해야 한다. 따라서 세포를 둘러싼 장벽 그 자체는 수용성 분자가 아닌 지질로 구성된다.

원형질막(plasma membrane) 또는 **세포막**(cell membrane)은 세포 내 모든 소기관의 막과 마찬가지로 주로 인지질과 단백질로 구성된다. 2장에서 서술된 인지질은 인산기를 포함하는 극성(친수성) 부분과 나머지 비극성(소수성) 부분으로 되어 있다. 막의 안팎이 모두 수성 환경이기 때문에 인지질의 비극성 부분은 막의 가운데로 모여들게 되고, 극성 부분은 막의 양쪽면에서 물과 접하게 된다. 그 결과 원형질막은 인지질 이중층이 된다.

막 가운데의 소수성 부분은 물, 수용성 분자 그리고 이온의 통행을 제한하지만 이들 극성물질들 중 어떤 것은 막을 통과한다. 막의 특정 기능과 선택적 수송 능력은 주로 막의 단백질 성분에 의한 것이다. 막단백질은 외재성 또는 내재성으로 나뉘는데, **외재성 단백질**(peripheral protein)은 막의 한쪽 면에 부분적으로 묻혀 있는 반면, **내재성 단백질**(integral protein)은 막을 통과하여 양쪽 면에 걸쳐 있다. 막의 인지질과 단백질은 옆으로 자유로이 이동할 수 있는 유동성이 있으며, 단백질은 그런 인지질 "바다(sea)"에 불규칙하게 분포

하는 상태라 할 수 있다. 그래서 막은 끊임없이 변하는 모자이크 양상을 나타내기 때문에 **유동모자이크모델**(fluid-mosaic model)로 그 구조를 설명한다(그림 3.2).

과학자들은 막이 그림 3.2와 같은 규칙적인 구조가 아니기 때문에 유동모자이크모델은 다소 오해를 불러올 수도 있다고 생각한다. 원형질막의 단백질은 기능에 따라 배치되기 때문에 그 분포가 규칙적이라기보다는 오히려 군데군데 불규칙적으로 뭉쳐있는 양상이다. 따라서 막의 어떤 부위에서는 단백질이 그림 3.2에 나타나 있는 것보다 훨씬 더 밀집되어 있다. 이런 배치는 막단백질의 기능 수행에 도움이 된다.

원형질막의 단백질들은 여러 기능을 한다. 세포골격(3.2절)과 세포바깥 단백질을 연결해주는 구조단백질도 있고, 특정 분자를 기질로 하는 반응을 촉매하는 효소단백질도 있으며(4장), 신경전달물질이나 호르몬(6장)과 같은 세포 외 조절물질에 대한 수용체단백질, 세포의 면역학적 유형을 지정해주는 "표지자" 역할하는 특이항원 단백질도 있다(15장).

원형질막의 바깥층은 당단백질, 당지질, 탄수화물로 이루어진 막 주위의 **글라이코칼릭스**(glycocalyx)와 붙어 있다. 예를 들어, 상피세포에서는 점액의 주요성분인 **뮤신**(mucin)이라는 커다란 당단백질이 막 표면 위로 뻗어나와 막을 보호하는 기능을 한다. 적혈구에서는 글

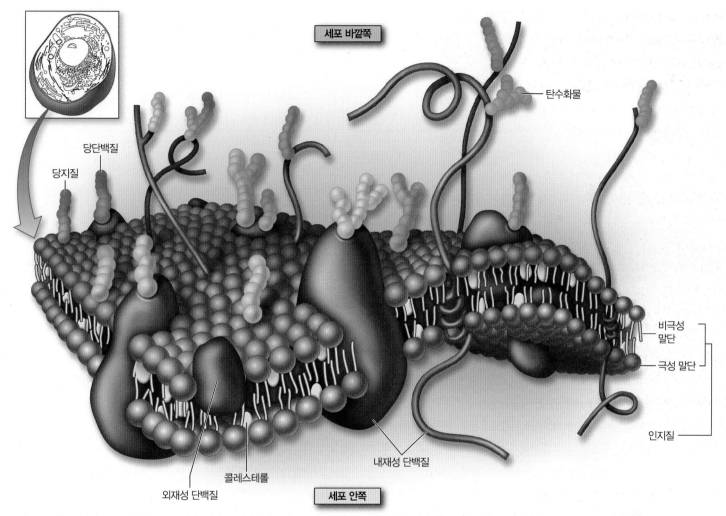

세포 바깥쪽

탄수화물

당단백질

당지질

비극성
말단

극성 말단

인지질

내재성 단백질

콜레스테롤

외재성 단백질

세포 안쪽

그림 3.2 원형질막의 유동모자이크모델. 원형질막은 인지질 이중층으로 구성되는데, 인지질의 극성 부위(공 모양)가 바깥쪽으로 향하고, 비극성 탄화수소(물결치는 꼬리)가 가운데 위치하고 있다. 단백질은 막의 전체 또는 부분적으로 걸쳐 있다. 탄수화물은 바깥 표면에 붙어 있다.

라이코칼릭스에 포함된 당지질이 혈액형을 결정하는 항원 역할을 한다. 글라이코칼릭스의 탄수화물 성분들은 음전하를 띠고 있어서 막과 조절분자의 상호작용에 영향을 준다. 글라이코칼릭스의 대다수 단백질 성분들은 원형질막을 관통하여 세포골격에 뻗어 있어서 세포 외부로부터 내부로의 신호전달에 관여할 수도 있다.

포식세포작용

세포 내외 구획 사이의 분자 및 이온의 이동은 주로 원형질막을 관통하는 방식으로 이루어진다(6장). 하지만 세포 바깥의 더 많은 부분들은 **대량수송**(bulk transport) 방식으로 이동하는데, 여기에는 **포식세포작용**(phagocytosis)과 **세포 내 섭취**(endocytosis)가 있다.

호중성백혈구(neutrophil)로 알려진 백혈구와 **대식세포**(macrophage)라는 결합조직세포는 **아메바운동**(amoeboid movement)을 할 수 있다. 이 운동은 세포질의 일부를 뻗어 위족(pseudopod)을 만들고, 이를 당겨 세포가 **세포 외 기질**(단백질과 탄수화물로 구성된 젤 형태)을 따라 이동하게 된다. 이 과정은 원형질막에 걸쳐 있는 **인테그린**(integrin) 단백질과 세포 외 기질 단백질의 결합을 통해 이루어진다.

아메바운동을 하는 세포뿐만이 아니라 이동성이 없는 일부 간세포도 위족을 사용하여 세균과 같은 유기물 입자를 감싸서 삼킨다. 이런 방식으로 세포가 "먹는 것"을 **포식세포작용**(phagocytosis)이라 하는데, 이는 미생물의 침입으로부터 인체를 보호하고 세포밖 부스러기들을 제거하는 역할을 한다.

포식세포는 먹이를 위족으로 에워싼 다음 위족들을 융합한다(그림 3.3). 위족의 내막은 삼킨 입자를 둘러싸는 연속적인 막을 형성하면서 원형질막으로부터 떨어져 나온다. 삼킨 입자는 이제 **식포**(food vacuole)라 불리는 세포소기관에 들어가 있게 된다. 뒤이어 식포는

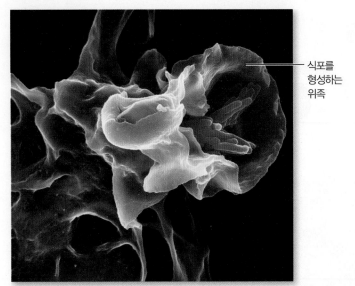

식포를 형성하는 위족

그림 3.3 포식세포작용을 보여주는 채색된 주사전자현미경 사진. 대식세포는 위족으로 결핵균(분홍색)을 삼키고 있다. 위족이 융합하면서 세균을 식포에 넣어 안으로 들어온다. ©SPL/Science Source

리소좀(lysosome)이라는 세포소기관과 융합하게 됨으로써 먹이입자는 리소좀 효소들에 의해 소화된다.

호중성 백혈구와 대식세포에 의한 포식세포작용은 몸을 방어하고 염증반응을 촉진하는 중요한 면역과정이다. 대식세포에 의한 포식세포작용은 노화세포와 **세포자멸사**(apoptosis)로 죽은 세포들을 제거하는 데도 필요하다. 포식세포가 먹을 대상을 인식하는 주요 신호는 죽어가는 세포의 원형질막 표면에 있는 포스파티딜세린(phosphatidylserine)이다. 세포자멸사는 몸에서 정상적으로 일어나는 현상이며, 염증반응을 동반하지 않는다.

세포 내 섭취

세포 내 섭취(endocytosis, 세포 내 유입)는 위족을 통해 원형질막을 바깥쪽으로 뻗는 것이 아니라 원형질막을 안쪽으로 고랑을 만드는 과정이다. 세포 내 섭취의 한 형태인 **음세포작용**(pinocytosis)은 여러 세포들에 의해 일어나는 비특이적 과정이다. 원형질막은 함입되어 깊고 좁은 고랑을 만들고 이 고랑의 꼭대기에 있는 막이 융합함으로써 세포외액체를 포함하는 소포가 원형질막에서 떨어져나와 세포로 들어가게 된다. 음세포작용은 단백질을 포함한 세포외액의 큰 분자들을 세포 내로 들여오는 수단이 된다.

세포 내 섭취의 또 다른 유형은 원형질막의 더 좁은 영역에서 일어나는데, 세포가 세포 외 환경의 특정 분자에 반응할 때만 나타난다. 이 과정은 세포 외 분자가 원형질막의 특정수용체단백질과 결합해야만 일어나기 때문에 **수용체매개 세포 내 섭취**(receptor-mediated endocytosis)라 한다.

수용체매개 세포 내 섭취에서 세포외액의 특정 분자와 특정 수용체 막단백질의 상호작용은 막의 함입, 융합 및 소포형태로의 분리를 유도한다(그림 3.4). 이 소포에는 다른 방법으로는 세포 내로 들어올 수 없는 세포외액과 분자들이 포함되어 있다. 예를 들어, 특정단백질에 결합된 콜레스테롤은 수용체매개 세포 내 섭취를 통해 동맥세포로 들어오는데, 이는 부분적으로 죽상경화증(atherosclerosis)의 원인이 된다(13장 13.7절). 간염바이러스, 폴리오(polio)바이러스, AIDS바이러스도 세포 내로 침투할 때 수용체매개 세포 내 섭취 과정을 이용한다.

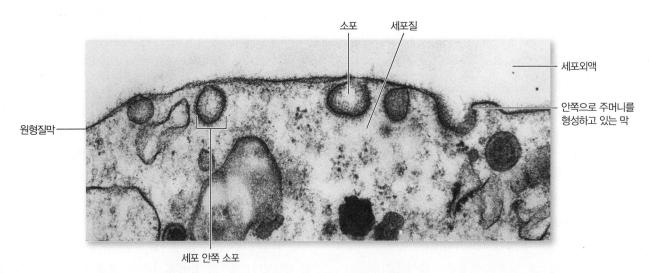

소포   세포질   세포외액   안쪽으로 주머니를 형성하고 있는 막   원형질막   세포 안쪽 소포

그림 3.4 세포 내 섭취를 보여주는 간세포 전자현미경 사진. 사진의 원형질막은 함입하여 세포 외 물질을 채운 소포를 만들어 막에서 떨어져 나온다. ©Don W. Fawcett/Science Source

세포 외 배출

세포 외 배출(exocytosis)은 세포의 생성물을 세포 밖으로 분비하는 과정이다. 배출 또는 분비될 단백질을 포함한 분자들은 골지체에서 소포로 포장된다. 세포 외 배출과정에서 분비소포는 원형질막과 융합함으로써 내용물을 세포 밖으로 배출한다(그림 3.12 참조). 예를 들어, 신경전달물질도 이 방식으로 분비된다(7장 7.3절).

세포 외 배출 중에 세포의 분비소포가 원형질막과 융합하면 원형질막의 총 표면적은 증가하며, 세포 내 섭취 중에 손실된 원형질막 부분을 대체하게 된다.

섬모와 편모

섬모(cilia)는 세포표면에서 세포외액쪽으로 돌출한 아주 작은 머리털같은 구조이다. **운동성 섬모**는 보트의 노를 젓는 것처럼 일제히 규칙적으로 움직인다. 이런 운동성 섬모는 인체의 특정 부위에서만 발견되는데, 속이 빈 기관의 내강을 따라 펼쳐져 있는 상피세포들의 정단면에서 섬모가 뻗어나 있다. 예를 들어, 호흡계와 여성 생식관에서 섬모성 상피세포가 발견된다. 기도에서는 섬모에 의해 인두(목구멍)로 운반된 점액이 삼켜지거나 가래로 뱉어지고, 여성 생식관에서는 상피층의 섬모운동에 의해 난자가 자궁쪽으로 이동하게 된다.

체액을 운반하는 관을 따라 펼쳐진 많은 상피세포들은 정단면쪽에 하나의 비운동성 **일차섬모**(primary cilium)를 가진다. 액체유동은 일차섬모를 구부러지게 하고, 그 결과 세포외액의 Ca^{2+}이 세포 내로 유입되어 세포질 내 Ca^{2+}이 증가한다. 이런 현상은 담즙관, 이자관, 신장의 세뇨관(17장) 등에서 일어나며, 세포로 하여금 액체유동을 감지하도록 해 주지만 아직 이런 감지기능의 중요성은 잘 알지 못하고 있다.

섬모는 단백질로 된 가느다란 원통구조인 **미세소관**(microtubule)으로 이루어져 있으며, 원형질막의 특화된 부분으로 둘러싸여 있다. 섬모의 둘레를 따라 9쌍의 미세소관이 배열되어 있는데, 운동성 섬모는 중앙에 한 쌍의 미세소관이 더 있어서 "9+2" 배열을 하는 반면(그림 3.5), 비운동성 일차섬모에는 한 쌍의 중앙 미세소관이 없어서 "9+0" 배열을 하게 된다. 최근 밝혀진 바에 따르면 섬모에서 미세소관이 쌍을 이루는 것은 세포조성물들을 미세소관을 따라 서로 반대방향으로 수송하기 위함이라 한다.

각 섬모의 기저에는 미세소관으로 된 한 쌍의 **중심소체**(centriole)가 서로 직각을 이루며 존재하는데(그림 3.28 참조), 이를 **중심체**(centrosome)라 한다. 끝이 섬모의 축방향인 중심소체는 **기저소체**(basal body)라고도 하는데, 섬모의 미세소관 형성에 필요하다. 중심체는 복제된 염색체를 당겨 서로 떼어놓는 역할도 한다(3.5절).

정자는 인체에서 **편모**(flagella)를 가지는 유일한 세포이다. 편모는 정자를 추진시키는 채찍과 같은 구조로써, 운동성 섬모처럼 미세소관이 "9+2" 배열을 하고 있다. 편모에 의해 나타나는 정자의 운동성에 대해서는 20장 생식계에서 다루게 될 것이다.

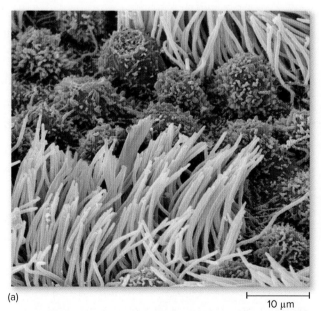

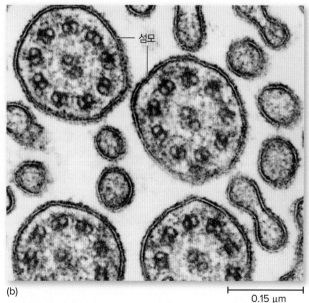

섬모

(a)   10 µm   (b)   0.15 µm

그림 3.5 섬모의 전자현미경 사진. (a) 기관(trachea) 내벽 상피에 나있는 섬모의 주사전자현미경 사진. (b) 미세소관의 "9+2" 배열을 보여주는 섬모 단면의 투과전자현미경 사진이다. (a) Steve Gschmeissner/Science Photo Library RF/Science Source (b) ©Don W. Fawcett/Science Source

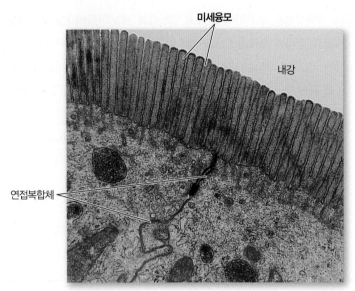

그림 3.6 소장의 미세융모. 미세융모를 보여주는 채색한 전자현미경 사진이다. 이웃한 두 세포가 연접복합체를 통해 연결되어 있다(그림 6.22 참조). ©Dennis Kunkel/Phototake

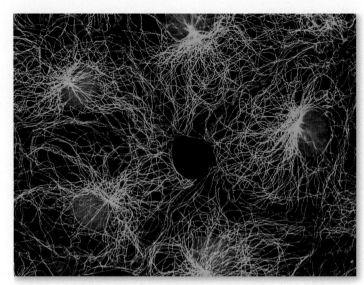

그림 3.7 미세소관을 보여주는 면역형광현미경 사진. 섬유아세포에서 미세소관은 녹색이고 핵은 파란색이다. Dr. Jan Schmoranzer/Science Source

미세융모

인체에서 빠른 확산이 요구되는 부위의 세포막은 **미세융모**(micr-ovilli)라는 수많은 주름을 통해 표면적을 증가시킨다. 예를 들어, 장에서 소화된 물질이 상피세포막을 가로질러 빠르게 이동하는 것은 장의 내강쪽 상피세포막이 손가락 모양의 작은 돌기를 무수히 만들어 그 표면적을 증가시키고 있기 때문이다(그림 3.6). 이와 유사한 미세융모가 여과된 혈액으로부터 다양한 분자들을 재흡수해야 하는 신장 세뇨관의 상피에서도 발견된다.

3.2 세포질과 세포소기관들

세포의 여러 기능들은 세포소기관에 의해 수행되는데, 여기에는 소화효소를 포함하고 있는 리소좀과 세포가 필요로 하는 대부분의 에너지를 생산하는 미토콘드리아가 있으며, 다른 소기관들은 세포 생성물들의 합성과 분비에 관여한다.

세포질과 세포골격

핵 내의 물질을 제외한 세포 내 물질을 **세포질**(cytoplasm)이라 한다. 세포질은 현미경 하에서 관찰되는 **세포소기관**(organelle)과 이들

을 둘러싸는 **세포기질**(cytosol)을 포함한다. 특별한 기법을 사용하지 않고 세포질을 현미경으로 관찰하면 세포질은 균일하고 비구조적인 것처럼 보인다. 그러나 세포기질은 균질한 용액이 아니며, **미세소관**과 **미세섬유**(microfilament) 형태의 단백질섬유가 복잡한 격자배열로 세포소기관들을 둘러싸고 있는 고도로 조직화된 구조이다. 이 구조들은 단백질 성분에 대한 항체를 활용하면 형광현미경으로 관찰할 수 있다(그림 3.7). 미세섬유와 미세소관들의 상호연결구조는 세포질의 효소들을 구조적으로 조직하고 여러 세포소기관들을 지원하는 역할을 하는 것으로 판단된다.

미세섬유와 미세소관의 격자배열은 **세포골격**(cytoskeleton)으로 작용한다(그림 3.8). 이 골격구조는 고정되어 있지 않고 아주 빠르게 이동하고 재조직화될 수 있다. 근수축을 일으키는 액틴(actin)과 미오신(myosin)을 포함한 수축성 단백질은 대다수 세포에서 미세섬유 및 미세소관과 연관되어 있다. 예를 들어, 세포골격구조는 아메바운동을 유도하기 때문에 세포의 근육계라고도 한다. 튜불린(tubulin) 단백질의 중합체인 **미세소관**은 운동단백질이 세포질에서 화물을 운반하는데 필요한 통행로를 제공한다. 뿐만 아니라 미세소관은 유사분열과 감수분열과정에서 염색체를 당겨 서로 떼어놓는 **방추사**를 형성한다. 미세소관은 또한 섬모와 편모의 중심부를 형성함으로써 그들의 형태와 운동에 관여한다.

세포골격은 세포에서 놀랍도록 복잡한 "철도"망을 형성함으로써 핵과 같은 거대 세포소기관, 소포와 같은 작은 막성 소기관, 단백질이나 mRNA와 같은 거대분자들을 서로 다른 특정 목적지로 이동할

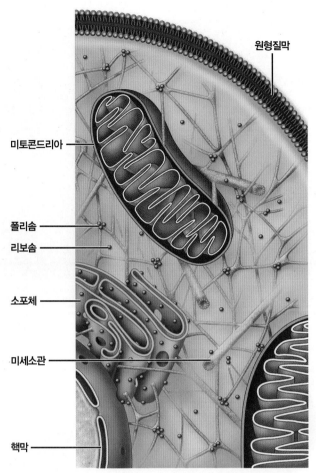

미토콘드리아

폴리솜

리보솜

소포체

미세소관

핵막

원형질막

그림 3.8 미세소관에 의한 세포골격 형성. 미세소관은 세포의 운동성과 세포 내 물질의 이동에 중요하다.

수 있게 한다. 세포골격이 만든 통행로를 따라 화물을 운반하는 분자동력장치(molecular motor)는 **미오신**(myosin, 액틴섬유를 따라 이동), **키네신과 다이네인**(kinesin과 dynein, 미세소관을 따라 이동) 단백질이다. 분자동력장치의 한쪽 끝은 화물에 부착하고 다른 쪽 끝은 미세섬유나 미세소관을 따라 이동한다. 예를 들어, 신경축삭에서 어떤 소포는 키네신에 의해 신경말단으로, 또 다른 소포는 다이네인에 의해 반대 방향으로 미세소관을 따라 이동하게 된다.

어떤 세포의 세포질은 저장 화학물질의 집합체인 **포함**(inclusion)을 가진다. 간, 횡문근 및 몇몇 다른 조직에 있는 **글리코겐과립**(glycogen granule), 피부 색소세포의 **멜라닌과립**, 지방세포의 **트라이글리세라이드** 등이 그 예이다.

리소좀

포식세포가 세균과 같은 먹이입자에 포함된 단백질, 다당류, 지질 등을 삼킨 후에도 이 분자들은 여전히 식포(food vacuole)에 둘러싸

인 채로 있어서 세포질로부터 분리되어 있다. 단백질, 다당류, 지질과 같은 거대분자들이 식포막을 빠져나와 세포질로 들어가기 위해서는 먼저 작은 소단위체인 아미노산, 단당류, 지방산으로 분해되어야 한다.

세포의 소화효소는 세포질로부터 분리되어 **리소좀**(lysosome)이라는 막성 세포소기관에 농축되어 있는데, 여기에는 60종 이상의 효소가 있다. **일차리소좀**(primary lysosome)의 내부 환경은 주변 세포질보다 더 산성이며, 분해효소만 포함하고 있다.

일차리소솜은 식포와 융합하여 **이차리소좀**(secondary lysosome)을 형성함으로써 삼킨 세포 외부물질을 포함하게 된다. 리소좀효소들에 의해 분해되는 세포 외부물질에는 세균과 같은 병원체도 포함된다. 세포 내 분자나 세포소기관도 액포(vacuole)에 둘러싸인다면 리소좀에 의해 분해될 수 있는데, 이를 **자가포식현상**(autophagy)이라 한다. 자가포식현상에서는 바이러스와 같은 세포 내 대상물을 독특한 이중막 액포로 감싸게 되는데, 이런 액포를 **자가포식소체**(autophagosome)라 한다. 바이러스를 감싼 자가포식소체는 리소좀과 융합하게 되고, 리소좀효소는 바이러스를 분해하게 된다. 따라서 자가포식현상은 면역에 기여하게 된다.

자가포식소체는 바이러스뿐만 아니라 다양한 세포소기관들과 글리코겐과립, 지질 방울과 같은 세포 내 포함(inclusion, 봉입)도 둘러쌀 수 있는데, 이같은 사실은 세포를 굶기는 실험을 통하여 세포가 스스로 필요한 영양분을 공급하기 위해 자가포식현상을 이용한다는 것이 알려지게 되었다.

하지만 세포의 자가포식현상은 영양분이 결핍되지 않았을 때도 일어나는데, 세포 독성이 있는 손상된 퍼옥시좀이나 미토콘드리아를 선택적으로 제거한다.

마찬가지로 독성을 나타낼 수 있는 세포질의 단백질 집합체도 자가포식소체에 포함되어 리소좀에 의해 분해될 수 있다. 또한 리소좀효소는 글리코겐과 일부 지질의 대사를 위해서도 필요하다. 특정 리소좀효소의 결핍은 이런 분자들이 세포 내에 과도하게 축적되도록 한다. 일본 과학자 오스미 요시노리(Yoshinori Ohsumi)는 자가포식현상에 대한 연구로 2016년 노벨 생리의학상을 수상했다.

리소좀막이 파손되면 방출된 소화효소들에 의해 세포가 파괴될 수 있기 때문에 리소좀을 자살봉지(suicide bag)라고도 한다. 이런 현상은 3.5절에서 기술하고 있는 **예정세포사**(programmed cell death) 또는 **세포자멸사**(apoptosis)에서 정상적으로 일어난다. 한 예로 배아발달과정에 배아가 성숙하면서 초기 구조가 재조직되거나 대체되어야 할 경우, 조직 소실은 반드시 수반되어야 한다.

퍼옥시좀

퍼옥시좀(peroxisome)은 산화반응을 촉진하는 몇몇 특정효소를 포함하는 막성 세포소기관으로, 대부분의 세포에 존재하지만 특히 간에 있는 것이 크고 활성도 높다.

퍼옥시좀은 특정 유기분자로부터 수소를 제거하는 효소들을 갖고 있다. 수소를 제거함으로써 분자를 산화시키는데 이런 반응을 촉진하는 효소를 **산화효소**(oxidase)라 한다(4장 4.3절). 수소는 산소 분자(O_2)에 전달되어 **과산화수소**(H_2O_2)가 형성된다. 퍼옥시좀은 아미노산과 지질의 대사 그리고 담즙산 생산에서 중요한 역할을 한다. 또한 퍼옥시좀은 포름알데하이드와 알코올 같은 독성 분자들을 산화한다. 예를 들어, 술에 포함된 알코올 대부분은 간 퍼옥시좀에 의해 아세트알데하이드로 산화된다.

퍼옥시좀의 **과산화수소분해효소**(카탈라아제)는 $2H_2O_2 \rightarrow 2H_2O + O_2$ 반응을 촉매함으로써 과도한 과산화수소(H_2O_2)의 축적을 방지한다. 과산화수소분해효소는 알려진 것 중에서 가장 빨리 작용하는 효소로써(4장 참조), 과산화수소를 상처 부위에 부었을 때 나타나는 빠른 현상이 이 효소에 의한 반응이다.

미토콘드리아

성숙한 적혈구를 제외한 모든 인체세포는 백에서 수천 개의 **미토콘드리아**(mitochondria)를 갖고 있다. 미토콘드리아는 세포가 필요로 하는 대부분의 에너지를 생산하는 장소이다(5장 5.2절). 예를 들어 미토콘드리아는 골격근세포의 원형질막 바로 아래에 위치하여 능동수송에 필요한 에너지를 공급하며(6장), 횡문근의 수축단위인 근절(sarcomere)에 인접한 근섬유 사이에 위치하여 근수축에 필요한 에너지를 공급한다(12장).

미토콘드리아는 크기와 모양이 다양하지만 모두 같은 기본 구조를 가진다(그림 3.9). 각각의 미토콘드리아는 내막과 외막으로 둘러싸여 있으며, 두 개의 막 사이에는 막간 공간이 있다. 외막은 매끈하고 내막은 **크리스테**(cristae)라는 많은 주름이 있는데, 크리스테는 선반처럼 미토콘드리아의 중심부 **기질**(matrix) 쪽으로 돌출되어 있다. 크리스테와 기질은 미토콘드리아 내부 공간을 구획화하여 에너지 생산에서 다른 역할을 한다. 미토콘드리아의 구조와 기능은 5장 세포대사에서 자세히 다룬다.

미토콘드리아는 **융합**(fusion) 과정을 통해 합쳐질 수 있고 **분열**(fission) 과정을 통해 스스로 증식할 수도 있다. 분열은 에너지 요구량이 증가할 때 촉진되는데, 운동연습 시 근섬유에서 그렇게 된다.

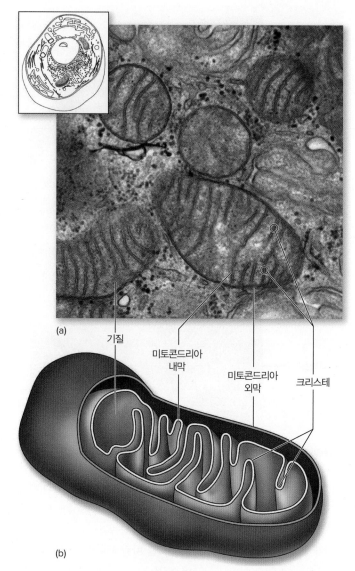

기질
미토콘드리아 내막
미토콘드리아 외막
크리스테

(a)
(b)

그림 3.9 미토콘드리아의 구조. (a) 몇몇 미토콘드리아를 보여주는 전자현미경 사진이다. 미토콘드리아 내막으로 만들어진 크리스테가 보인다. (b) 미토콘드리아의 모식도이다. (a) EM Research Services, Newcastle University

이것이 가능한 것은 미토콘드리아 자신이 DNA를 갖고 있기 때문이다. 일반적으로 모든 미토콘드리아는 모체로부터 전해진다. 물론 최근에는 어떤 가계의 경우 일부 미토콘드리아가 부계로부터 전해질 수 있다고 보고된 경우도 있다.

미토콘드리아 DNA는 작은 원형 이중가닥 분자구조로써 세포핵 DNA보다 원시적인 형태를 하고 있다. 여러가지 이유로 많은 과학자들은 미토콘드리아는 조상 동물세포에 침투하여 공생상태에 이르게 된 세균성 독립생명체에서 진화하였다고 주장한다.

이 공생관계는 숙주에게 항상 혜택을 주는 것만은 아닌 것 같다. 예를 들어, 미토콘드리아는 산화적 스트레스를 유발하는 초과산화 라티칼(superoxide radical)을 생산하고(5장, 19장), 미토콘드리아

DNA에 축적된 돌연변이는 노화의 요인이 될 수 있다고도 한다. 현재 인체의 여러 질병에 관련되어 있는 것으로 알려진 미토콘드리아 DNA 돌연변이는 150가지 이상이다. 청소년기에 갑작스런 시력상실을 유발하는 **레베르시신경병증**(Leber's hereditary neuropathy), 여러 기관계에 영향을 주는 질병인 **MELAS**[근육병증(myopathy), 뇌병증(encephalopathy), 젖산산증(lactic acidosis)과 뇌졸중유사발작(stroke-like episode)의 머릿 글자]가 그 예이다. 미토콘드리아 DNA는 13종의 단백질과 2종의 rRNA, 22종의 tRNA를 암호화하는 37개의 유전자를 갖고 있다. 단백질은 미토콘드리아에 의한 유산소호흡의 필수과정인 산화적 인산화(5장 5.2절)에 필요하다. 하지만 각 미토콘드리아에는 약 1,500종류의 단백질이 존재하는데, 이들 대부분은 세포핵 DNA에 의해 암호화된다. 이로 인해 미토콘드리아 질병은 미토콘드리아 DNA뿐만 아니라 핵 DNA의 돌연변이에 의해 유발될 수도 있다.

신경세포(뉴런)는 오로지 미토콘드리아의 유산소세포호흡으로부터 에너지를 획득한다(5장). 따라서 축삭 길이가 1m에 이르는 신경세포에서 미토콘드리아의 분열과 이송은 특히 중요하다. 미토콘드리아는 서로 융합함으로써 미토콘드리아에서 생성되는 활성산소종(reactive oxygen species)에 의한 손상에 대처할 수도 있다(5장, 19장).

미토콘드리아가 유산소세포호흡에 필요하고 따라서 세포 생존에 필수적이라 하더라도 미토콘드리아가 생성하는 활성산소종은 세포를 죽일 수도 있다. 또한 미토콘드리아가 손상을 입으면 미토콘드리아의 독성분자가 세포질로 누출되어 숙주세포에 해가 될 수도 있다. 세포는 손상된 미토콘드리아를 자가포식소체에 가두어 자신을 보호하고 앞서 언급한 바와 같이 자가포식현상을 통해 처리한다.

리보솜

리보솜(ribosome)은 세포의 "단백질 공장"으로도 불리는데, 이곳에서 mRNA의 유전정보에 따라 단백질이 생산되기 때문이다(3.4절에서 논의됨). 리보솜은 약 25nm의 아주 작은 크기이며, 세포질에서 독립된 형태로, 또는 소포체 표면에 부착된 형태로 발견된다.

하나의 리보솜은 원심분리기의 침강속도에 따라 각각 30S와 50S(Svedberg 단위)의 두 소단위체로 구성된다(그림 3.10). 각각의 소단위체는 리보솜RNA(rRNA)와 단백질로 구성된다. 대다수 과학자들의 처음 기대와는 달리 rRNA 분자는 리보솜에서 일어나는 여러 단백질합성반응에서 **리보자임**(ribozyme)이라는 효소로 작용한다. 단백질합성은 3.4절에서, 효소와 촉매작용은 4장에서 논의된다.

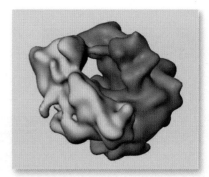

그림 3.10 두 소단위체로 구성된 리보솜. 작은 소단위체(밝은 색)와 큰 소단위체(어두운 색). 두 소단위체 사이의 공간에는 자라고 있는 폴리펩타이드 사슬에 아미노산을 운반하는 tRNA 분자가 자리한다.

소포체

모든 세포는 **소포체**(endoplasmic reticulum, ER)라고 하는 막성 체계를 갖고 있는데, 여기에는 **조면소포체**(rough ER, 그림 3.11)와 **활면소포체**(smooth ER), 두 종류가 있다. 조면소포체는 표면에 리보솜이 붙어 있는 반면 활면소포체에는 없다. 활면소포체는 여러 종류의 세포에서 다양한 기능을 한다. 예를 들어 스테로이드호르몬의 생성과 불활성화에 관련된 효소들의 반응장소가 되고, 횡문근세포에서 Ca^{2+} 저장소 역할을 한다. 조면소포체는 단백질합성과 분비가 활발한 외분비샘 또는 내분비샘 세포에 풍부하다. 조면소포체는 골지체로 이송될 단백질들이 합성되는 장소인데, 합성된 단백질들은 골지체에서 추가 공정을 거쳐 분비된다.

골지체

골지체(Golgi complex, Golgi apparatus)는 골지낭(Golgi sac)이라는 납작한 주머니를 여러 장 쌓아놓은 무더기로 되어 있다(그림 3.12). 골지낭 내부에는 **시스터네**(cisternae)라고 하는 공간이 있다. 이 무더기의 한쪽은 소포체를 향해 있는데, 세포의 생산물이 소포체로부터 골지체로 도입되는 지점이 된다. 무더기의 다른 쪽은 원형질막을 향해 있어서 세포 생산물은 그쪽으로 전달된다. 이런 배치를 하고 있는 것은 세포 생산물이 소포체쪽 골지낭에서 원형질막쪽 골지낭으로 소낭을 통해 전달되기 때문이거나, 아니면 소포체쪽 골지낭이 이동하여 원형질막쪽 골지낭이 되기 때문이다.

세포 생산물이 어떤 방식으로 골지체를 지나 이동하든 생산물은 화학적 변형을 거쳐 원형질막을 향한 골지낭으로 들어가고 여기서 소포로 포장되면서 떨어져 나온다. 골지체를 떠나는 소포는 내용물의 특성에 따라 리소좀이 되거나 세포 외 배출을 통해 세포 밖으로

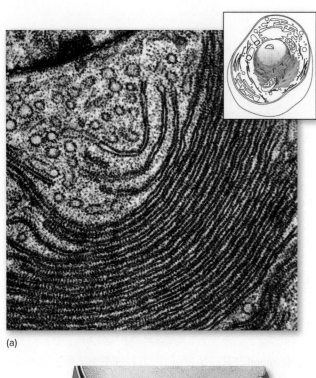

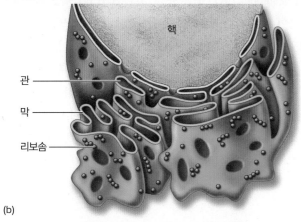

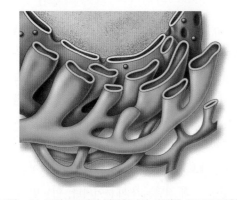

그림 3.11 소포체. (a) 조면소포체의 전자현미경 사진(약 100,000배율). 조면소포체(b)는 표면에 리보솜을 부착하고 있는 반면에, 활면소포체(c)는 리보솜이 없다. (a) Oxford Scientific/Getty Images

내용물을 방출하는 분비소포가 되거나 또 다른 기능을 하게 된다. 분비소포가 정확한 표적막에 어떻게 결합하는지를 발견한 과학자들은

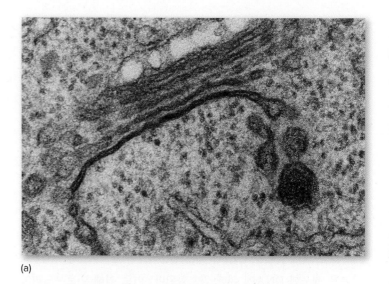

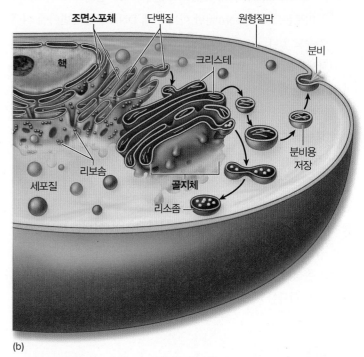

그림 3.12 골지체. (a) 골지체의 전자현미경 사진이다. 납작한 주머니 끝에서 소포가 형성되고 있다. (b) 조면소포체와 골지체에 의한 단백질가공과정을 나타낸 그림이다. (a) ©Science History Images/Alamy Stock Photo

2013년 노벨 생리의학상을 수상하였다.

　세포 외 배출의 역행과정은 앞서 기술한 세포 내 섭취이며, 이때 형성되는 막성 소포는 **엔도솜**(endosome)이다. 세포 외 배출에 의해 방출된 단백질의 일부는 그림 3.12에 묘사된 경로의 역행 경로를 통해 재활용된다. 이 역행 경로를 통해 세포외액의 단백질이 세포 내로 들어와 골지체와 소포체로 유입되기 때문에 **역행 수송**(retrograde transport)이라 한다. 마찬가지로 콜레라독소와 같은 일부 독소나 바이러스 단백질(HIV 성분 포함)도 역행 수송을 통해 세포를 감염한다.

3.3 세포핵과 유전자 발현

핵은 세포 DNA가 들어 있는 세포소기관이다. 유전자의 크기는 특정 폴리펩타이드 사슬을 암호화하고 있는 DNA의 길이에 해당한다. 유전자가 발현되기 위해서는 먼저 상보적인 RNA 분자가 합성되어야 하는데, 이 과정을 유전자 전사라고 한다.

대다수 인체세포는 단 하나의 **핵**(nucleus)을 가진다(그림 3.13). 예외적으로 골격근세포는 여러 개의 핵을 가지며, 성숙한 적혈구는 핵을 가지지 않는다. 핵은 2개의 막, 즉 내막과 외막으로 된 **핵막**(nuclear envelope)에 둘러싸여 있다. 외막은 세포질의 소포체에 이어져 있다. 외막과 내막은 여러 지점의 **핵공복합체**(nuclear pore complex)를 통해 융합하고 있다. 핵공복합체는 2개의 막을 함께 붙들어주는 기능을 하며, 그 가운데는 구멍나 있는 핵공(nuclear pore)이 있다. 핵공은 서로 연결된 단백질 고리와 기둥으로 둘러싸여 있다. 작은 분자들은 확산을 통해 복합체를 통과할 수 있으나 핵공을 통한 단백질과 RNA의 이동은 선택적인 과정으로써, 핵공복합체 단백질이 화물을 핵 안팎으로 수송하기 위해서는 에너지가 필요하다.

세포질의 특정 단백질이 핵공을 통해 핵으로 이동하는 것은 호르몬에 의한 유전자 발현 조절 등 다양한 세포 기능에 중요하다(11장

참조). 핵에서 합성된 RNA를 핵 밖으로 수송하는 것은 유전자 발현을 위해 필요하다. 핵 DNA상에 존재하는 유전자는 mRNA 생산에 필요한 유전암호를 가진다. mRNA 분자가 핵공을 통해 세포질로 수송되면 리보솜과 결합하게 된다. 이때 mRNA는 특정 단백질합성을 위한 유전암호를 제공한다.

단백질의 일차구조인 아미노산 서열은 mRNA 염기서열에 의해 결정된다. mRNA 염기서열은 mRNA를 암호화하는 유전자의 DNA 염기서열에 의해 결정된다. 따라서 **유전자 발현**(genetic expression)은 두 단계를 거치는데, 먼저 RNA를 합성하는 **유전자 전사**(genetic transcription) 단계이며, 그 다음은 단백질을 합성하는 **유전자 번역**(genetic translation) 단계이다.

각각의 핵에는 **인**(nucleoli)이라고 불리는 어두운 영역이 하나 이상 존재하는데(그림 3.13), 인은 막으로 둘러싸여 있지는 않다. 인의 DNA는 리보솜 RNA(rRNA)를 암호화하는 유전자를 포함하고 있다.

유전체와 단백질체

유전체(genome)라는 용어는 특정 개체 또는 특정 종의 모든 유전자들을 지칭한다. **유전자**(gene)는 전통적으로 폴리펩타이드 사슬을 암호화하는 DNA 부위이다.

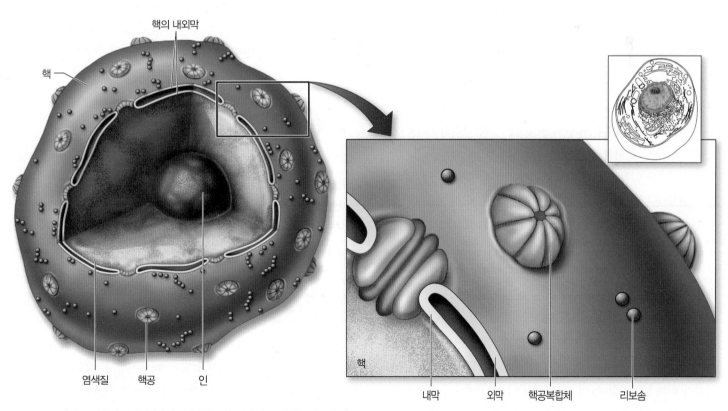

그림 3.13 핵막과 핵공. 핵의 내외막과 핵공복합체을 나타낸 그림이다. 핵속의 인도 보인다.

사람 유전체의 유전자를 규명한 **사람 유전체 프로젝트**(Human Genome Project, HGP)는 2001년 완성되었으며, 획기적인 성과를 거두었다. 그 당시부터 현재에 이르는 짧은 기간 동안 유전 정보를 얻는 기술은 향상되고 비용은 크게 낮아짐으로써 유전체 분석이 완료된 사람의 수가 2001년 한 명에서 오늘날에는 백만 명을 넘게 되었으며, 건강과 가계조사를 위한 부분적인 유전자형 분석은 수천만 명을 대상으로 이루어졌다. 이를 이용한 잠재적 의료혜택은 상당하지만 세포의 유전자 조절이 매우 복잡해서 대다수 의료혜택은 아직 현실화되지 못하고 있다.

사람 유전체 프로젝트를 통해 사람은 단백질을 암호화하는 유전자를 약 20,000개 가진 것으로 밝혀졌는데, 이는 예상보다 훨씬 적은 것이었다. 과학자들은 단백질을 암호화하는 영역이 유전체의 1%에 불과하다는 사실에 놀랐다. 그리고 나머지 영역은 당시에는 쓸모없는 DNA로 간주하였으나 이는 잘못된 생각이었는데, 그 이유는 후속 연구를 통해서 DNA의 단백질 비암호화 영역도 특정 형태의 RNA로 전사될 수 있으며, 이들 RNA는 다양한 조절기능을 할 수 있음이 밝혀졌기 때문이다. 유전자라는 용어에 대한 현대적이고 포괄적인 정의는 어떤 유형이든 RNA를 암호화하는 DNA 부위는 모두 포함하는 것이다.

유전체의 일부는 mRNA의 번역을 억제하는 microRNA와 같은 RNA 분자를 암호화하여 유전자 발현을 조절한다. 다른 일부는 프로모터 부위로 작용하여 인접한 유전자의 발현조절에 참여한다. 또 다른 일부는 멀리 떨어진 유전자의 발현을 조절하는 인핸서 부위로 작용하기도 한다. 사람 유전체의 과반은 위치를 옮겨다닐 수 있는 **전이인자**(transposable element), 일명 "점핑유전자"이다. 이들 중 다수는 **레트로트렌스포손**(retrotransposon)으로써 자신의 DNA를 상보적인 RNA로 복사한 다음 이를 이용하여 DNA 사본을 합성하여 유전체의 다른 위치에 삽입시킨다. 이와 같이 다양한 기능을 수행하는 유전체 부위의 대부분은 유전자의 전통적인 정의(단백질 암호화 영역)에서는 벗어나 있지만 언젠가는 RNA로 전사된다.

최근까지도 하나의 유전자는 하나의 폴리펩타이드 사슬(어떤 단백질은 둘 이상의 폴리펩타이드 사슬로 구성됨을 상기해보자. 예로써 그림 2.28e 참조)을 암호화하는 것으로 정의하였다. 하지만 각각의 세포는 100,000개가 넘는 서로 다른 단백질을 생산하기에 단백질의 수가 유전자의 수를 크게 초과하게 되는 것이다. **단백질체**(proteome)라는 용어는 유전체로부터 생산되는 모든 단백질들을 지칭하기 위해 도입되었다. 이 개념은 주어진 세포에서 유전체 일부가 불활성 상태이기 때문에 복잡하다. 신경세포에서 만들어지는 단백질은 간세포에서 만들어지지 않고 그 반대도 마찬가지이다. 더군다나 세포는 호르몬이나 다른 조절분자에 의해 시기에 따라 다른 단백질을 생산하게 된다.

그렇다면 하나의 유전자가 어떻게 한 종 이상의 단백질을 생산할까? 아직까지 완전하지는 않지만 부분적으로 알려진 해답은 다음과 같다. (1) 하나의 유전자에 의해 암호화된 하나의 RNA가 **선택적 이어맞추기**(alternative splicing)라는 공정을 통해 다른 방식으로 절단되고 연결된다. (2) 특정 폴리펩타이드 사슬이 다른 폴리펩타이드 사슬과 결합하여 다른 단백질을 만든다. (3) 많은 단백질들은 탄수화물 또는 지질과 결합함으로써 기능을 변화시킨다. 또한 폴리펩타이드 사슬을 만든 후에도 다양한 방식으로 **번역후 조정**(posttranslational modification)을 받는다. 최근까지 알려진 480가지의 서로 다른 번역후 조정 방식 중에는 인산화와 메틸화도 포함된다. 과학자들은 하나의 단백질이 평균 2, 3가지 방식의 번역후 조정을 받는다고 추정한다. 한 유전자의 폴리펩타이드 산물의 다양성으로 인해 사람 단백질체는 유전체보다 여러 배 더 크다.

단백질체 이해를 위한 하나의 과제는 모든 단백질을 규명하는 것인데, 이것은 많은 연구실과 생명공학회사가 관여해야 하는 거대한 과제이다. 단백질의 기능은 그 성분 조성뿐만 아니라 삼차원 또는 삼차구조(그림 2.28d 참조) 그리고 다른 단백질들과의 상호작용 방식에도 영향을 받는다. 과학자들은 유전체학(genomics), 단백질체학(proteomics) 그리고 관련 분야의 연구를 통해 예견할 수 있는 미래를 개척하게 될 것이고 머잖아 중요한 의학적 실용화를 달성할 것이다.

염색질

DNA는 질소성염기인 아데닌, 구아닌, 시토신, 티민을 포함하는 4개의 서로 다른 뉴클레오타이드 소단위체로 구성되어 있다. 뉴클레오타이드들은 두 가닥의 폴리뉴클레오타이드 사슬을 형성하고, 두 사슬은 상보성 염기쌍으로 연결되고 꼬여서 2장의 그림 2.32, 2.33에 나타나 있는 이중나선을 형성한다.

핵 DNA는 단백질과 결합하여 실모양의 물질인 **염색질**(chromatin)을 형성하고, 염색질은 염색체를 구성한다. 염색질의 단백질 함량은 대부분 **히스톤**(histone)이다. 히스톤 단백질은 양전하를 띠고 조직화하여 실감개(spool)를 형성하고, 그 주위를 음전하를 띤 DNA 가닥이 휘감는다. 하나의 실감개는 146염기쌍 길이의 DNA가 히스톤 단백질의 핵심부를 두 바퀴 감는다. 이렇게 하여 만들어진 알갱이를 **뉴클레오솜**(nucleosome)이라 한다(그림 3.14).

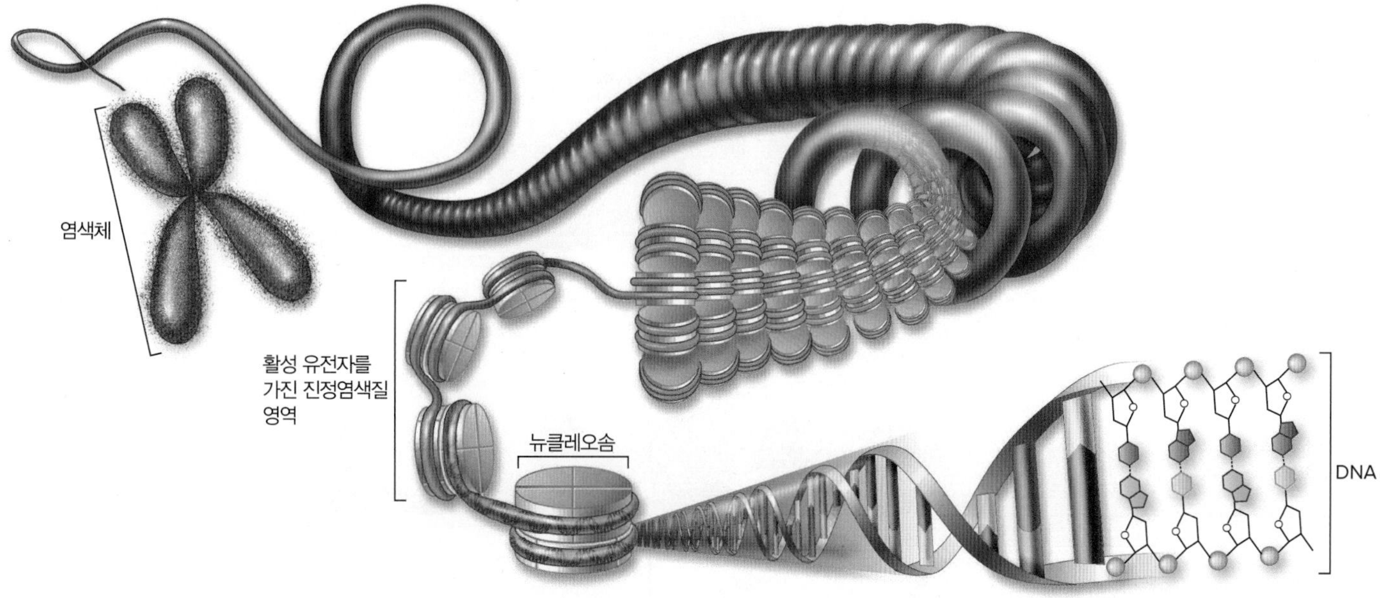

그림 3.14 염색질 구조. DNA 일부가 히스톤 단백질 복합체를 휘감아 뉴클레오솜 알갱이를 만든다.

유전자 전사(RNA 합성)가 활발한 염색질은 비교적 풀려 있는 형태로써 **진정염색질**(euchromatin)이라 한다. 이에 반해서 심하게 응축되어 있어 핵에서 얼룩처럼 보이는 영역은 **이질염색질**(hetero-chromatin)이라 한다. 응축상태인 염색질 부위의 유전자는 불활성 상태이다.

진정염색질의 유전자들은 서로 다른 시기에 활성화되거나 억제될 수 있는데, 이는 히스톤의 화학적 변화에서 기인하는 것으로 생각된다. 이러한 변화에는 유전자 전사를 유도하는 아세틸화(아세틸기 첨가 반응)와 유전자 전사를 중단시키는 탈아세틸화(아세틸기 제거 반응)가 있다. 히스톤 단백질의 아세틸화는 염색질의 특정 부위를 덜 응축된, 더 열린 형태로 만들어(그림 3.15) RNA 합성을 촉진하는 전사인자(transcription factor)가 DNA 정보를 읽을 수 있도록 해준다. DNA 메틸화와 함께 이런 히스톤 변형은 전사인자가 DNA에 접근하여 유전자 발현을 촉진하는 능력을 조절해준다.

RNA 합성

하나의 유전자는 수천 개의 뉴클레오타이드쌍으로 된 DNA 조각이다. 사람세포의 DNA는 30억 개 이상의 염기쌍으로 되어 있기 때문에 적어도 300만 종류의 단백질을 만들기에 충분하다. 하지만 사람세포가 이보다 적은 평균 30,000~150,000종류의 단백질을 갖고 있다는 사실은 각 세포가 가진 DNA의 일부만이 단백질합성에 이용된다는 것을 의미한다. DNA 일부는 불활성화 상태이거나 중복되어

있고 또 어떤 부분은 단백질 암호화 부위를 조절하는 기능을 하는 것 같다.

유전암호가 특정 단백질로 번역되려면, 먼저 DNA 암호는 RNA 가닥으로 복사되어야 한다. 이는 **DNA-유도 RNA합성**(DNA-directed RNA synthesis) 과정인 **유전자 전사**(genetic transcription)를 통해 이루어진다.

DNA에는 유전자 전사의 시작과 종결부위 그리고 전사를 위한 프로모터 부위가 있다. 호르몬과 같은 여러 조절 분자들은 프로모터 부위의 특정 배열에 결합하여 유전자 전사를 촉진하는 **전사인자**(transcription factor)로 작용한다. 전사(RNA 합성)에는 프로모터 부위에 끼어들어 유전자 전사를 유도하는 **RNA 중합효소**(RNA polymerase)가 필요하다. 이 효소는 가운데 큰 구멍이 있는 구형으로써 이 구멍 안에서 두 DNA 가닥 사이의 수소결합을 끊어 서로 분리되게 한다. 분리된 DNA는 핵질에 있는 상보성 RNA 뉴클레오타이드와 수소결합을 통해 염기쌍을 형성한다.

이런 염기쌍 형성은 DNA 복제(3.5절)에서도 나타나는데, 상보성 염기쌍 법칙에 따라 구아닌은 시토신과, 아데닌은 우라실(RNA의 우라실은 DNA의 티민에 상응함)과 결합한다. 그러나 DNA 복제와 달리 분리된 두 가닥 DNA 중 한 가닥만 RNA 합성의 안내자로 참여한다(그림 3.16). 일단 RNA 합성이 완료되면 DNA 가닥으로부터 떨어져 나오는데, 이 과정은 끝없이 반복될 수 있어서 DNA 가닥에 대한 RNA 사본을 수천개 생산할 수도 있다. 유전자가 더 이상 전사되지 않을 때는 분리된 DNA 가닥이 다시 원래의 상태로 되돌아가

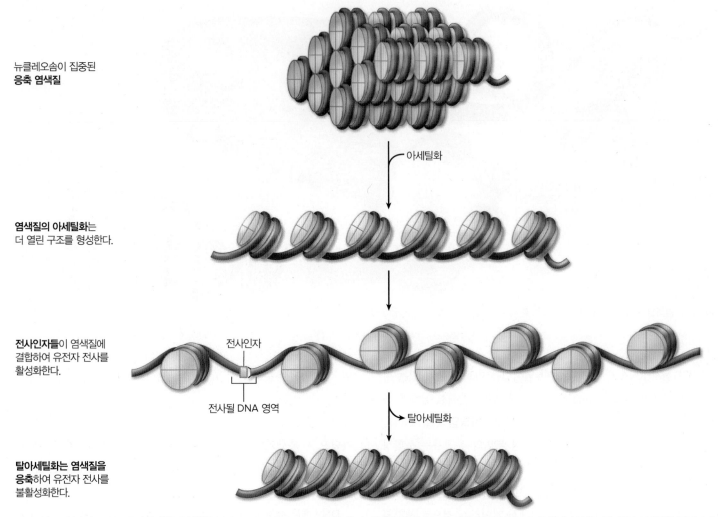

뉴클레오솜이 집중된
응축 염색질

아세틸화

염색질의 아세틸화는
더 열린 구조를 형성한다.

전사인자들이 염색질에
결합하여 유전자 전사를
활성화한다.

전사인자

전사될 DNA 영역

탈아세틸화

탈아세틸화는 염색질을
응축하여 유전자 전사를
불활성화한다.

그림 3.15 염색질 구조는 유전자 발현에 영향을 준다. DNA가 mRNA로 접사되는 능력은 염색질 구조에 의해 영향을 받는다. 염색질이 응축되면 유전자 발현은 일어나지 않는다. 아세틸화(아세틸기의 첨가)는 전사인자에 의해 활성화될 수 있는 더 열린 구조를 만들어 mRNA를 생산한다. 탈아세틸화(아세틸기의 제거)는 전사를 침묵시킨다.

결합한다.

RNA 종류

유전자 발현에 필요한 RNA에는 4종류가 있다. (1) **pre-mRNA**(precursor messenger RNA)로써, 핵에서 변형되어 mRNA가 된다. (2) **mRNA**(messenger RNA), 특정 단백질합성에 필요한 유전암호를 갖고 있다. (3) **tRNA**(transfer RNA), mRNA의 유전정보를 해독하는데 필요하다. (4) **rRNA**(ribosomal RNA), 리보솜의 구성성분이다. rRNA를 암호화하는 DNA는 핵의 인에 있으며, pre-mRNA와 tRNA를 암호화하는 DNA는 핵 어딘가에 위치한다.

유전자의 분자 생물학이 가장 잘 알려진 세균에서는 하나의 단백질을 암호화하는 유전자는 mRNA로 전사되자마자 바로 단백질합성을 시작한다. 이것은 사람을 포함한 고등생물에는 해당되지 않는다. 고등생물세포에서는 생산된 pre-mRNA가 핵 내에서 mRNA로 변형된 후에 세포질로 들어가 단백질합성이 이루어진다.

pre-mRNA는 mRNA보다 훨씬 더 크다. 놀랍게도 pre-mRNA의 큰 크기는 분자 양끝에 있는 여분의 염기에 의한 것이 아니라 pre-mRNA 내부에 있는 여분의 염기서열 때문이라는 사실이다. 다시 말해서 특정 단백질의 유전암호는 정보를 갖고 있지 않은 염기서열 단편에 의해 분리되어 있다. 유전자 내에서 비암호화 영역은 **인트론**(intron), 암호화 영역은 **엑손**(exon)이라 한다. 따라서 pre-mRNA는 mRNA가 되기 위해 절단되고 연결되어야 한다(그림 3.17).

사람 유전체 염기서열분석을 통해 약 20,000개의 유전자를 가지고 있고 100,000개 이상의 서로 다른 단백질들을 생산한다는 사실을 알게 되었을 때, 하나의 유전자는 하나 이상의 단백질을 암호화할 수 있다는 사실이 명확해졌다. 크게 봤을 때 이는 **선택적 이어맞추기**(alternative splicing)를 통해 이루어진다. 이는 하나의 mRNA 형성에서 엑손 암호화서열)으로 작용하는 DNA 단편이 다른 mRNA 형

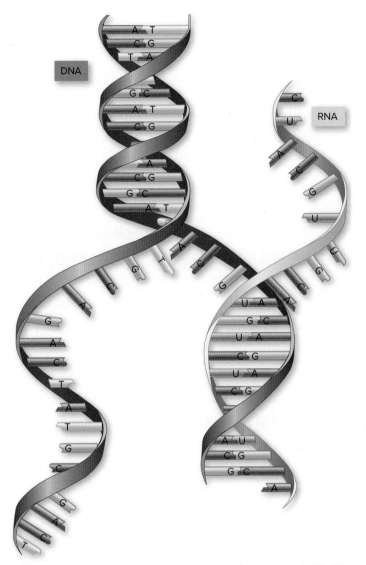

그림 3.16 RNA 합성(전사). 두 가닥 DNA 중 한 가닥만 RNA 합성에 이용된다.

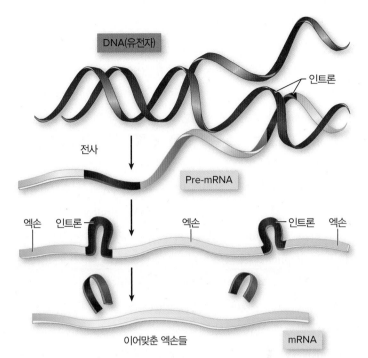

그림 3.17 **pre-mRNA가 mRNA로 가공되는 과정.** pre-mRNA의 비암호화 영역인 인트론은 제거되고 암호화 영역인 엑손은 이어맞추어진다. 엑손은 선택적 이어맞추기를 통해 서로 다른 mRNA와 단백질을 만들 수 있다.

된다. 이로써 완성된 기능적인 mRNA는 핵을 떠나 세포질로 들어간다. snRNP는 리보솜처럼 RNA와 단백질로 된 작은 혼합체로써 엑손을 서로 연결하는 **이어맞추기복합체**(spliceosome)를 형성한다.

RNA 간섭

2006년 노벨 생리의학상은 RNA 분자에 의한 조절현상, 즉 **RNA 간섭**(RNA interference, RNAi) 현상의 발견에 주어졌다. 단백질을 암호화하지 않는 RNA 분자가 특정 mRNA 분자의 번역을 억제하는 현상이 발견된 것이다. RNA 간섭은 매우 유사한 두 종류 RNA에 의해 중재된다. 그 중 하나는 **짧은 간섭RNA**(short interfering RNA, siRNA)인데, 이 RNA는 핵을 빠져나온 긴 이중가닥의 RNA 분자가 세포질에서 **다이서**(Dicer)라는 효소에 의해 가공된 21~25개 뉴클레오타이드 길이의 짧은 이중가닥 RNA 분자이다. 이중가닥 RNA는 상보적인 두 DNA 가닥으로부터 전사되거나 숙주세포 내 바이러스가 생산된 이중가닥 RNA로부터 만들어진다. 이 경우 RNA 간섭은 바이러스 감염에 대항하는 수단이 된다.

RNA 간섭에 관여하는 또 다른 유형의 짧은 RNA는 하나의 긴 RNA 가닥이 머리핀의 고리형태로 접혀 이중가닥 형태가 되는 RNA로부터 만들어진다. 이 머리핀 모양의 RNA는 핵에서 세포질로 보내

성에서는 인트론(비암호화서열)로 작용할 수 있다는 것이다. 이런 선택적 이어맞추기를 통해 하나의 유전자는 서로 다른 단백질들을 암호화하는 몇몇 다른 mRNA 분자들을 생산할 수 있다.

사람 유전자의 92~94%에서 엑손의 선택적 이어맞추기가 일어나는 것으로 추정되는데, 이런 변이의 대부분은 서로 다른 조직 사이에서 나타난다. "티틴(titin)" 단백질처럼 무려 234개의 엑손을 가진 유전자도 있지만 평균적으로 하나의 유전자는 8개의 엑손을 가진다. 엑손을 다른 방식으로 이어맞추기함으로써 여러 변이 단백질을 생산할 수 있다. 따라서 사람 단백질체는 유전체보다 훨씬 더 크기 때문에 그 기능에 있어서 엄청난 유연성을 보인다.

인트론은 pre-mRNA로부터 잘려 나가고 엑손의 끝은 **snRNP**(small nuclear ribonucleoprotein)라고 하는 거대 분자에 의해 연결

지고 그곳에서 **다이서** 효소에 의해 잘려 이중가닥이 된다. 두 가닥 중 하나는 22개 뉴클레오타이드 길이의 **miRNA**(microRNA)인데, 이 단일가닥 RNA는 **RNA-유도 침묵복합체**(RNA-induced silencing complex, RISC)라는 입자 속으로 들어가서 그곳에 있는 mRNA의 한 부분과 상보성 염기쌍을 형성함으로써 유전자 번역을 억제한다. 이런 miRNA에 의한 억제는 켜고 끄는 방식(on/off switch)이라기보다는 적당한 수준의 미세조정 작용을 하는 것으로 보인다.

최근에 발견된 또 다른 유형의 RNA는 사람세포에서 조절기능을 하는 것으로 알려진 **환형 RNA**(circular RNA, circRNA)이다. 환형 RNA는 같은 pre-mRNA로부터 머리-꼬리 공유결합을 통한 엑손 이어맞추기(splicing)에 의해 형성되는데 사람세포에 수천 개가 있는 것 같다. 최근 각 환형 RNA 분자에는 특정 miRNA 사본들이 여러 개 결합할 수 있는 수많은 결합부위가 있는 것으로 알려졌다. RNA-유도 침묵복합체(RISC)에서 이런 결합이 일어나면 miRNA에 의한 표적 mRNA 번역 억제 기능이 제한된다. 다시 말해서 환형 RNA는 miRNA의 억제기능을 억제하는 것이다. miRNA와 siRNA에 대해서 많은 연구가 이루어졌기 때문에 이제부터는 이 두 형태의 RNA를 집중적으로 살펴볼 것이다.

하나의 siRNA 또는 miRNA와 수많은 다른 mRNA 사이의 상보성 염기쌍 형성 정도에는 편차가 있다. siRNA는 특정 mRNA에 대해 완전히 상보적일 경우 siRNA-mRNA 이중가닥(duplex)을 형성한다. 이때 RISC는 mRNA를 파괴하고 번역을 방지한다. 따라서 단 하나의 siRNA는 특정 mRNA의 발현을 방지할 수 있다. 이에 반해, 대부분의 miRNA 분자는 그들이 억제하는 mRNA 분자들과 부분적으로만 상보적이다. 이런 경우 억제 기작은 복잡하여 mRNA 번역장애와 mRNA 분해증가가 복합적으로 작용하는 것 같다. 그 결과 특정 단백질의 합성이 감소되기는 하지만 완전히 없어지지는 않는다. 이 억제 방식은 세포의 여러 필수적인 반응을 적절히 조절하는데 기여한다.

사람 유전체에는 700~1,000개의 서로 다른 miRNA 분자가 존재하는 것으로 추정된다. 이중 많은 것들은 독립된 유전자에 암호화되어 있으나 어떤 것들은 단백질을 암호화하는 유전자의 인트론으로부터 유래한다. 그럴 경우 pre-mRNA는 잘려서 엑손들은 mRNA로 연결되고(그림 3.17), 이때 제거된 인트론은 mRNA를 조절하는 miRNA로 가공된다.

하나의 miRNA는 하나 이상의 mRNA 발현을 조절할 수 있다. 이는 하나의 miRNA가 서로 다른 여러 mRNA 분자와 불완전한 상보성 결합을 하기 때문이다. 이렇게 하여, 단 하나의 miRNA는 어림

잡아 200개의 서로 다른 mRNA 분자의 발현을 방지할 수 있다. 최근 연구에 따르면 사람 유전자의 최소 30%는 miRNA에 의해 조절되는 것으로 보인다.

과학자들은 수백 개의 서로 다른 사람 miRNA 분자들을 발견하여 그 목록을 작성하였다. 이것은 유전자 조절연구를 지원하고, 의학적으로 활용하게 될 것이다.

하지만 유전자를 침묵시키는 실험적 기법인 RNA 간섭은 놀라운 새 기법의 출현으로 관심이 줄어들고 있다. 새 기법인 **CRISPR-Cas9**는 세균이 바이러스의 공격을 방어하기 위해 바이러스 DNA를 자르는 면역기작으로부터 유래했다. **CRISPR**(clustered regularly interspersed short palindromic repeats의 약어)는 과학자들의 관심 대상인 어떤 표적유전자의 양쪽에 있는 세균의 독특한 DNA 서열이다. CRISPR/표적유전자는 DNA를 자르는 핵산가수분해효소(Cas9)의 기능과 Cas9을 표적염색체 상의 특정 유전자로 이끌어주는 RNA 분자의 도움을 필요로 한다.

과학자들은 CRISPR-Cas9를 사용하여 염색체에서 특정 유전자들을 제거할 수 있다. 또한 CRISPR-Cas9를 조작하여 염색체 상의 유전자를 제거하지 않고 불활성화시킬 수도 있다. 이 기술은 miRNA를 이용한 RNA 억제로 유전자를 불활성화하는 것보다 더 특이적이다. 또한 CRSPR-Cas9는 특정 유전자를 억제하는 대신에 활성화하는데도 이용할 수 있다. 나아가 지금은 CRISPR계를 이용하여 개인의 염기서열을 바꾸는 것도 가능하게 되었다. 유전체를 조작하는 이 강력한 기술은 생의학 연구의 전망을 밝게 하고 의학적 활용성을 높여주지만 남용에 따른 윤리적 문제를 야기할 가능성도 높다.

3.4 단백질합성과 분비

유전자가 발현되려면 먼저 유전자를 안내자 또는 주형으로 하여 상보적인 mRNA 가닥이 합성되어야 한다. 그런 다음에는 mRNA 자체가 안내자가 되어 특정한 단백질을 생산하게 되는데, 이때 단백질의 아미노산 서열은 mRNA의 3염기(코돈)서열에 의해 결정된다.

핵에서 세포질로 나온 mRNA는 전자현미경 상에서 수많은 작은 입자로 보이는 리보솜에 부착된다. 리보솜은 4분자의 rRNA와 82개의 단백질로 구성된 서로 다른 크기의 두 소단위체로 이루어져 있다.

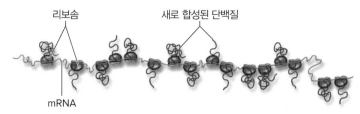

그림 3.18 폴리리보솜(폴리솜) 모식도. mRNA 가닥이 리보솜을 통해 뻗어 있다. 번역이 일어나면서 폴리펩타이드 사슬이 리보솜에서 만들어져 나온다.

mRNA는 여러 리보솜을 통과하여 그림 3.18에서처럼 진주목걸이 모양의 **폴리리보솜**(polyribosome) 또는 **폴리솜**(polysome)을 형성한다. mRNA의 염기서열 암호에 따라 단백질을 생산하는 **유전자 번역**(genetic translation)을 위해서 mRNA와 리보솜의 결합이 필요하다.

하나의 mRNA 분자는 전사과정에서 DNA와 상보적 염기쌍 형성에 의해 결정된 수백 혹은 그 이상의 뉴클레오타이드 서열로 되어 있다. **코돈**(codon)이라 하는 **3염기**(base triplet)로 된 암호는 특정 아미노산을 지정한다. 견본 코돈과 아미노산으로의 번역은 표 3.2와 그림 3.19에 나타나 있다. 번역을 위해서는 먼저 작은 리보솜 소단위체

표 3.2 | DNA 3염기와 mRNA 코돈*

DNA 3염기	RNA 코돈	아미노산
TAC	AUG	"개시" (메티오닌)
ATC	UAG	"종결"
AAA	UUU	페닐알라닌
AGG	UCC	세린
ACA	UGU	시스테인
GGG	CCC	프롤린
GAA	CUU	류신
GCT	CGA	아르기닌
TTT	AAA	라이신
TGC	ACG	트레오닌
CCG	GGC	글라이신
CTC	GAG	글루탐산

*이 표에서는 아미노산당 1개의 코돈만 나타나 있으나 실제 대다수 아미노산들은 종류별로 1개 이상의 코돈이 있다. 전체 코돈의 수는 3종류 "종결" 코돈을 포함하여 모두 64가지이다.

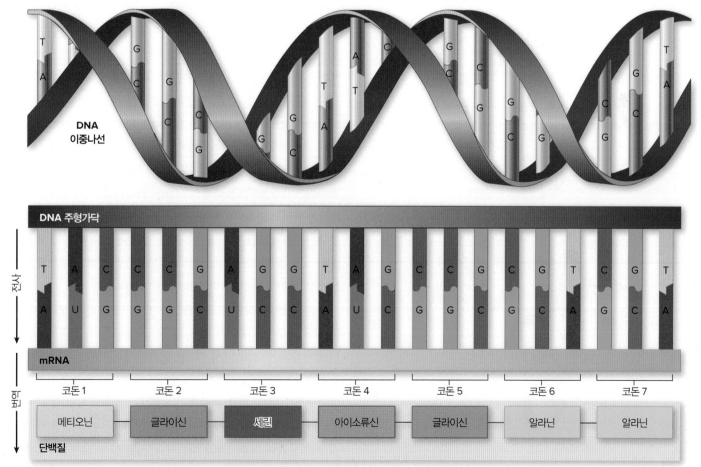

그림 3.19 전사와 번역. 유전암호는 먼저 mRNA의 3염기(코돈)로 전사된 다음 폴리펩타이드의 아미노산의 서열로 번역된다.

가 mRNA에 부착하여야 한다. 작은 리보솜 소단위체가 mRNA를 따라 이동하다가 개시코돈인 AUG에 다다르면 큰 리보솜 소단위체와 함께 번역을 위한 복합체가 형성된다. mRNA가 리보솜을 통과하면서 코돈들의 서열은 아미노산 서열로 번역되어 폴리펩타이드 사슬로 나타나게 된다.

tRNA

코돈의 번역은 tRNA와 특정 효소에 의해 수행된다. tRNA 분자는 mRNA와 rRNA와 마찬가지로 단일가닥이다. 하지만 tRNA는 접혀서 클로버잎(cloverleaf) 구조(그림 3.20a)가 되고, 다시 꼬여서 위아래 뒤집힌 "L" 모양(그림 3.20b)을 한다. "L"의 한쪽 끝은 mRNA의 코돈과 상보적인 3개의 뉴클레오타이드인 **안티코돈**(anticodon)을 가진다.

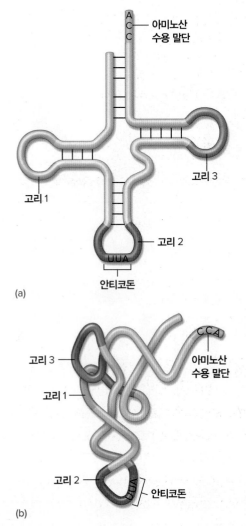

(a)

(b)

그림 3.20 tRNA 구조. (a) tRNA를 클로버잎 모양으로 단순화한 그림과 (b) 3차원 구조의 tRNA이다.

세포질에서 **아미노아실-tRNA 합성효소**(aminoacyl-tRNA synthetase enzymes)는 특정 아미노산을 tRNA 끝에 결합시킴으로써 지정된 안티코돈을 가진 tRNA는 특정 아미노산과 결합하게 된다. 20종의 아미노산에 대해 61개의 코돈이 존재하기 때문에 각각의 코돈과 아미노산에 특이적인 서로 다른 tRNA와 합성효소가 존재해야 한다. 각각의 합성효소는 해당 아미노산을 인식하여 특정 안티코돈을 가진 tRNA에 연결한다. 따라서 세포질에는 특정 아미노산과 결합한 tRNA 분자들이 있어서 tRNA 분자는 안티코돈 3염기를 통해 mRNA의 특정 코돈과 결합하게 되는 것이다.

폴리펩타이드합성

tRNA의 안티코돈은 mRNA가 리보솜을 통해 지나갈 때 mRNA의 코돈에 결합한다. 각각의 tRNA 분자는 하나의 특정 아미노산을 운반하므로 이들의 펩타이드결합에 의해 생성되는 폴리펩타이드의 아미노산 서열은 mRNA의 코돈 서열에 의해 결정된 것이다.

첫 번째, 두 번째의 mRNA 코돈에 특이적인 안티코돈을 포함한 2개의 tRNA 분자는 각각 특정 아미노산을 가진 채 리보솜으로 들어간다. tRNA와 mRNA의 안티코돈-코돈 결합 후, 첫 번째 아미노산은 tRNA로부터 떨어져 두 번째 아미노산과 디펩타이드(dipeptide)를 형성한다. 이때 mRNA는 리보솜에서 한 코돈 거리만큼 이동함으로써 아미노산을 넘겨준 첫 번째 tRNA가 mRNA로부터 분리되도록 한다. 디펩타이드를 가진 두 번째 tRNA는 리보솜에서 한 자리 아래로 이동하고, 세 번째 tRNA가 들어와 안티코돈을 통해 mRNA의 세 번째 코돈에 결합한다. 이전에 형성된 디펩타이드는 mRNA가 리보솜에서 한 코돈 거리를 다시 이동할 때 세 번째 tRNA의 아미노산과 펩타이드결합한다. 트리펩타이드(tripeptide)를 가지게 된 세 번째 tRNA가 리보솜에서 한 코돈 거리를 이동함에 따라 두 번째 tRNA는 방출된다(그림 3.21). 이 과정이 계속 반복되다가 리보솜이 mRNA의 종결코돈(stop codon)에 도달하면 번역은 종료되고 완성된 폴리펩타이드는 마지막 tRNA로부터 분리된다.

폴리펩타이드 사슬이 길어지면서 아미노산들 간의 상호작용에 의해 사슬은 꼬이고 접혀서 이차, 삼차구조를 만든다. 마지막 아미노산이 첨가되고서 tRNA에서 새로운 단백질이 떨어져 나온다. 이상적인 조건에서는 새로 형성된 폴리펩타이드 사슬은 정확히 접혀져 적절한 삼차구조가 될 수 있으나 실제 세포에서는 그렇게 되지 않는다. 예를 들어, 새로 형성된 폴리펩타이드 사슬은 합성되는 도중에 다른 영역과 비정상적인 상호작용을 하거나 근처의 유사 단백질과 응집하여 독성복합체를 형성할 수도 있다. 이런 부적절한 상호작용은 **샤페론**

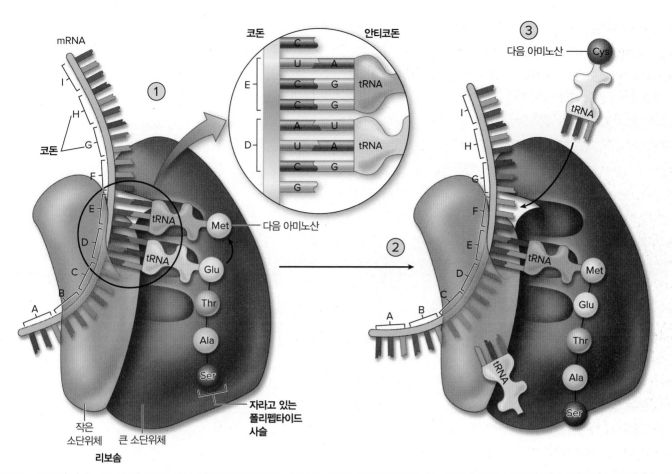

그림 3.21 mRNA의 번역. (1) 새로운 아미노아실-tRNA의 안티코돈이 mRNA의 코돈과 결합하면 자라고 있는 폴리펩타이드는 새로운 tRNA의 아미노산과 펩타이드결합한다. (2) 폴리펩타이드를 새로운 tRNA로 옮겨준 기존의 tRNA는 mRNA로부터 분리되고 리보솜은 한 코돈만큼 이동하여 또 다른 아미노아실-tRNA가 결합할 자리를 만든다. (3) 이 자리에 다른 아미노산을 운반하는 또 하나의 tRNA가 mRNA의 다음 코돈에 결합함으로써 이 아미노산은 새로 자라고 있는 폴리펩타이드의 말단에 위치하게 된다.

(chaperone) 단백질에 의해 방지된다. 샤페론은 폴리펩타이드 사슬이 리보솜에서 만들어져 나올 때, 정확한 삼차구조로 접히도록 돕는다. 또한 샤페론은 폴리펩타이드 사슬들이 적절한 방식으로 결합하여 특정 단백질의 사차구조를 형성하도록 돕는다(2장).

많은 단백질은 합성된 후 조면소포체와 골지체를 거치면서 추가적인 변형이 일어난다.

소포체와 골지체의 기능

분비되지 않고 세포 안에서 이용되는 단백질은 세포질에 자유로이 떠다니는 폴리리보솜에서 생성된다. 하지만 세포 밖으로 분비될 단백질은 조면소포체에 부착된 mRNA-리보솜복합체에서 만들어지고, 소포체 내강인 **시스터네**(cisternae)로 들어가 특이적인 방식으로 변형된다.

분비될 단백질의 처음 약 30개의 아미노산은 주로 소수성이며, **선**

도서열(leader sequence)을 형성한다. 선도서열은 단백질을 소포체 막의 지질 성분으로 이끌고, 단백질합성이 진행되면서 길어진 폴리펩타이드 사슬은 소포체의 시스터네로 주입된다. 어떤 의미에서 선도서열은 분비단백질을 소포체로 인도하는 "주소"인 셈이다. 일단 단백질이 소포체 시스터네로 들어오면 선도서열은 효소에 의해 제거되어 단백질이 세포질로 되돌아 갈 수 없게 된다(그림 3.22).

인슐린의 공정과정은 소포체에서 일어나는 단백질 변형을 살펴볼 수 있는 좋은 예이다. 인슐린이 처음 소포체 시스터네로 들어올 때는 109개의 아미노산으로 구성된 단일 폴리펩타이드 사슬인 **프리프로인슐린**(preproinsulin) 형태이다. 소포체 시스터네에서 23개 아미노산으로 구성된 선도서열이 제거되면서 프리프로인슐린은 **프로인슐린**(proinsulin)이 되고, 프로인슐린은 접힌 상태에서 중간 부분이 효소에 의해 잘려나감으로써 두 개의 사슬, 즉 21개의 아미노산 사슬과 30개의 아미노산 사슬로 나뉜다. 이어 두 사슬은 이황화결합으로 연결되어 최종적으로 인슐린이 되고 세포로부터 분비된다(그림 3.23).

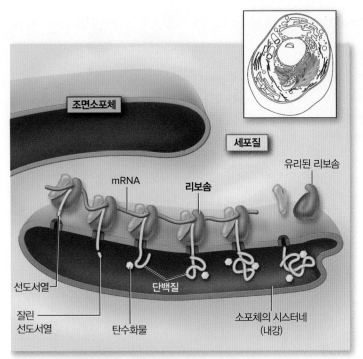

그림 3.22 분비단백질이 소포체 안으로 들어가는 과정. 분비단백질은 선도서열부터 만들어지는데 선도서열은 분비단백질이 소포체의 시스터네(내강)로 들어가도록 이끈다. 일단 분비단백질이 안으로 들어오면 선도서열은 제거되고 탄수화물이 단백질에 첨가된다.

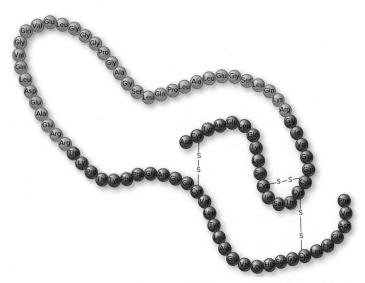

그림 3.23 프로인슐린은 인슐린으로 전환된다. 효소작용에 의해 일부 아미노산 사슬(녹색)이 제거되면 프로인슐린은 활성형인 인슐린으로 전환된다. 따라서 인슐린은 이황화결합하고 있는 2개의 폴리펩타이드 사슬(빨간색)로 구성된다.

분비단백질은 조면소포체 안에 갇혀 있지 않고 골지체로 운반된다. 골지체는 서로 관련된 3가지 기능을 수행한다.

1. 단백질에 탄수화물을 붙여서 당단백질을 만드는 등, 추가적인 변형이 일어난다.

2. 단백질들이 용도와 목적지에 따라 서로 다른 유형으로 구분된다.

3. 최종 산물은 소포로 포장되어 목적지로 수송된다(그림 3.12).

예를 들어, 골지체에서 분비단백질과 원형질막에 삽입될 단백질, 그리고 리소좀으로 수송될 단백질은 서로 분리되고, 각각 개별적으로 막성 소포에 포장된 후 각각 목적지로 수송되는 것이다.

단백질 분해

세포 내 단백질들은 수많은 조절 기능을 한다. 많은 단백질은 효소로서 특정 화학반응을 가속하여 유전자의 활성 조절을 포함한 다양한 효과를 나타내고, 또 다른 단백질들은 특정 효소의 활성을 변화시킴으로써 세포주기 조절(그림 3.25 참조)과 같은 세포 조절에 참여할 수도 있다.

단백질은 매우 많은 중요한 기능을 수행하기 때문에 전사와 번역 과정을 통한 단백질합성은 생리적으로 조절되어야 하며, 이때 호르몬을 포함한 신호물질들이 관여하게 된다. 그러나 매우 중요한 단백질에 대해서는 더욱 엄격한 통제가 요구된다. 오랫동안 작동하는 조절단백질을 단지 합성단계에서만 조절하는 것보다는 분해를 신속히 하는 것이 훨씬 엄격한 통제가 될 수 있다.

리소좀의 **단백질분해효소**(protease)는 여러 종류의 세포단백질들을 분해한다. 하지만 최근에는 매우 중요한 조절단백질들이 리소좀 밖에서도 분해됨이 밝혀졌다. 분해될 조절단백질에는 먼저 짧은 폴리펩타이드(76개 아미노산)인 **유비퀴틴**(ubiquitin)이 부착한다. 유비퀴틴은 표적단백질의 리신 아미노산에 결합하는데, 여러 효소가 관여하는 복잡한 과정으로 이루어진다. 유비퀴틴은 거대한 단백질분해효소 복합체인 **프로테오솜**(proteasome)에 의해 단백질이 분해될 때 인식표(tag)로 작용한다. 프로테오솜은 유비퀴틴이 부착된 단백질을 분해함으로써 결함있는 단백질(예로써 소포체에서 잘못 접힌 단백질)을 제거할 수 있을 뿐만 아니라 세포 조절도 촉진할 수 있다. 예를 들어, 특정 사이클린단백질을 순차적으로 분해함으로써 세포주기를 순차적으로 진행시킬 수 있다.

유비퀴틴-프로테오솜 체계는 세포질의 조절단백질들을 분해하는 주요 경로이다. 또한 유비퀴틴을 부착하는 것(유비퀴틴화)은 수용체와 같은 원형질막의 막단백질(6장 6.5절)의 선택적 제거에도 도움이 된다. 이때 원형질막은 선택된 수용체 단백질과 함께 함입되어 소포가 된 다음 리소좀에서 분해된다. 뿐만 아니라 유비퀴틴화(ubiquitination)는 미토콘드리아와 같은 세포소기관을 선택적으로 제거하는 자가포식과정에서 세포소기관을 표지하는 수단으로 알려져 있다(3.2절 참조).

3.5 DNA 합성과 세포분열

세포분열을 위해서 핵 DNA 가닥은 새로운 상보적 가닥의 합성을 위한 주형이 된다. 인체 기관들은 유사분열을 통해 성장하고 재생도 한다. 두 딸세포는 모두 부모세포와 동일한 유전자를 가진다. 배우자는 감수분열에 의해 부모세포 염색체 수의 반을 갖게 된다.

유전정보는 세포의 생존과 역할 수행에 필요하다. 각각의 세포는 DNA 복제와 세포분열을 통해 부모세포로부터 유전정보를 획득한다. DNA는 우리 몸에서 스스로 복제할 수 있는 유일한 분자이고, 분열하는 세포에는 복제한 DNA를 딸세포에 적절하게 배분할 수 있는 기작이 있다.

DNA 복제

세포분열 때 DNA 분자는 복제되어 두 딸세포에 배분된다. DNA 복제에는 많은 효소와 단백질로 이루어진 복합체의 작용이 필요하다. 이 복합체가 DNA 분자를 따라 이동할 때 **DNA헬리케이즈**(DNA helicase)는 상보성 염기쌍의 수소결합을 끊어 이중가닥 DNA를 분기점(fork)에서 분리한다. 그 결과 분리된 두 가닥의 염기들은 각각 주변에서 공급되는 상보적인 염기들과 결합하게 된다.

상보적 염기쌍 법칙에 따라 아데닌은 티민과, 구아닌은 시토신과 결합한다. **DNA 중합효소**(DNA polymerase)는 뉴클레오타이드들을 서로 연결하여 각각의 DNA 가닥에 상보적인 새로운 폴리뉴클레오타이드를 합성한다. 이렇게 하여 부모 DNA 분자와 동일한 염기서

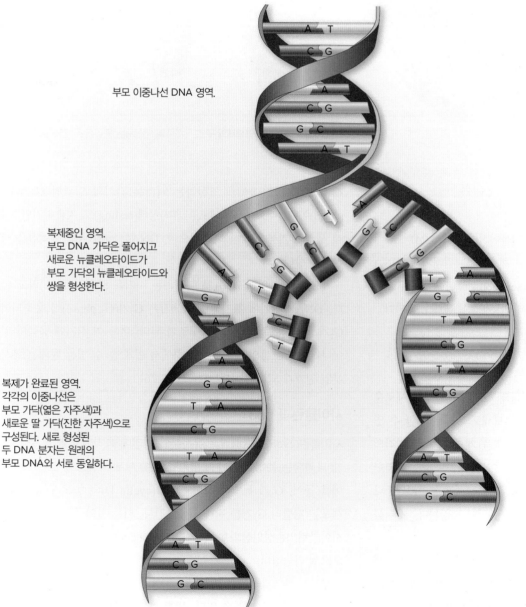

부모 이중나선 DNA 영역.

복제중인 영역.
부모 DNA 가닥은 풀어지고
새로운 뉴클레오타이드가
부모 가닥의 뉴클레오타이드와
쌍을 형성한다.

복제가 완료된 영역.
각각의 이중나선은
부모 가닥(옅은 자주색)과
새로운 딸 가닥(진한 자주색)으로
구성된다. 새로 형성된
두 DNA 분자는 원래의
부모 DNA와 서로 동일하다.

그림 3.24 DNA 복제. 복제된 이중나선은 새로운 한 가닥과 원래 있던 한 가닥으로 이루어진다.

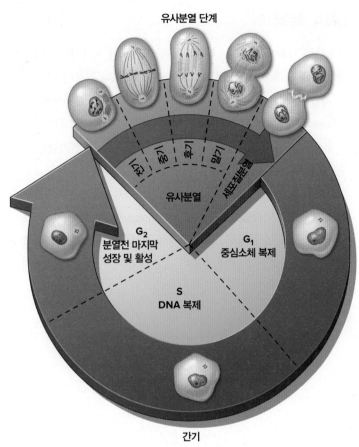

그림 3.25 세포주기. 유사분열의 여러 단계를 보여준다. 모든 세포들이 분열하는 것은 아님을 알아야 한다.

열을 가진 2개의 새로운 DNA 분자가 만들어진다(그림 3.24).

그 결과 복제된 DNA 분자는 새로운 한 가닥과 원래 있던 DNA의 한 가닥으로 구성되기에 **반보존적**(semiconservative) 복제라 하며, 이를 통해 유전암호인 DNA 염기서열은 세대를 통해 보존된다.

세포주기

세포의 생명은 주기성을 나타낸다. 하나의 세포가 분열하여 새로운 두 세포가 되기 때문에 각각의 세포는 부모세포의 일부라 할 수 있다. 따라서 어떤 의미에서 자손세포가 분열을 계속하는 한, 각각의 세포는 불멸의 존재라고 할 수 있다. 몸의 어떤 세포는 자주 분열한다. 예를 들어, 표피세포는 대략 2주마다, 위 내벽세포는 2∼3일마다 교체된다. 한편 성인의 횡문근세포는 전혀 분열하지 않는다. 물론 몸의 모든 세포는 사람이 살아있는 동안만 생존할 뿐이다.

세포가 분열하지 않을 때를 세포주기에서 간기(interphase)라 하고 G_1, S, G_2기로 다시 나눈다(그림 3.25). 이 시기의 염색체는 펼쳐진 형태이고 유전자는 활발하게 RNA를 합성한다. RNA 합성을 통

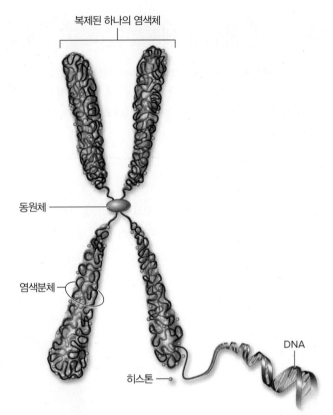

그림 3.26 복제 후 염색체의 구조. 하나의 염색체는 동일한 두 염색분체로 구성된다.

해 세포의 물질대사를 조절하는 시기는 간기의 일부인 G_1**기**(G_1 phase)이다. 때로 G_1기 세포를 휴지상태(resting)로 기술하지만, 실제 생리적 기능을 수행하고 있으며, DNA는 mRNA와 단백질을 생산하는 상태이다.

세포분열을 위해 DNA를 복제하는 시기를 **S기**(S phase)라고 한다. DNA가 S기에 복제되면 염색질은 G_2**기**(G_2 phase)에 응축되어 G_2기 마지막에는 짧고 굵은 구조가 된다. 비록 이 시기에 응축이 일어나더라도 보통의 광학현미경 하에서 쉽게 볼 수 있는 형태는 유사분열 전기가 되어야 나타난다(그림 3.26).

사이클린과 p53

사이클린(cyclin) 단백질은 유사분열 직전에 축적되고 분열 중 빠르게 파괴되는 특성에 따라 명명되었으며, 세포주기 조절에 관여한다. 예를 들어, G_1기 동안에 **사이클린 D**(cyclin D)의 농도가 증가하면 세포는 재빨리 G_1기를 지나 S기로 간다. 이는 사이클린 D 단백질이 **사이클린의존성인산화효소**(cyclin-dependent kinase)를 활성화시킴으로써 가능하다.

DNA 복제과정에서 발생하는 DNA 손상이나 오류는 **돌연변이**(mutation)를 유발할 수 있다. 또한 돌연변이는 바이러스나 앞서 언

급한 레트로트렌스포손 DNA가 염색체에 삽입되어 생길 수도 있다. 오랜시간에 걸친 체세포의 연속적인 돌연변이는 **암**을 유발하고 노화와도 관련이 있는 것으로 생각된다. 암은 돌연변이로 인해 세포가 정상적인 분열조절상태에서 벗어나 비정상적인 세포집단을 형성함으로써 발생한다.

예를 들어, 일부 암에서처럼 돌연변이에 의해 사이클린 D1 유전자가 과발현되면 통제불능의 세포분열이 일어날 수 있다. 암 발생과 관련된 유전자를 **종양유전자**(oncogene)라고 하는데, 종양유전자는 세포분열과 **세포자멸사**를 정상적으로 통제하는 단백질의 유전자, 즉 **원형암유전자**(proto-oncogene)가 변형된 것이다. 원형암유전자는 돌연변이나 염색체 재배열(특정염색체 조각의 전좌, 역위 포함)에 의해 발암유전자로의 전환된다.

종양유전자는 암발생을 촉진하는 반면, **종양억제유전자**(tumor suppressor gene)는 암발생을 억제하는데, 그 대표적인 것이 **p53**이다. p53은 수많은 유전자들을 활성화 또는 억제하는 **전사인자**로써, DNA가 손상되면 주로 G_1-S 점검지점에서 세포주기를 멈추게 한다. 따라서 p53은 악성 돌연변이세포의 세포주기를 멈추거나, 세포자멸사를 촉진함으로써 방사선, 독성물질, 기타 세포스트레스로 인한 암발생을 방지한다.

암발생을 억제하는 p53의 능력은 모든 암에서 50% 이상 감소된다. 그 원인의 절반은 p53 유전자의 점돌연변이(point mutation)에 의해 p53 단백질의 아미노산 하나가 치환되기 때문이다. 다른 절반은 정상적인 p53 단백질이 부적절하게 작동하기 때문인데, 이는 p53을 작용하는데 필요한 다른 단백질에 결함이 있을 경우이다. 최근 과학자들은 p53 활성을 회복하여 암을 치료하는 분자를 연구하고 있다.

p53 유전자가 선택적으로 제거된 실험용 생쥐에서는 모두 종양이 발생하였다. 2007년 노벨 생리의학상은 특정 표적유전자를 불활성화시킨 **녹아웃생쥐**(knockout mice)를 개발한 과학자들에게 수여되었다. 이 생쥐는 **체외**(in vitro)에서 배양되는 생쥐 배아줄기세포(20장 20.6절)를 이용하여 개발되었다. 실험실에서 결함있는 유전자를 제작하여 배아줄기세포에 넣고 이 배아줄기세포를 정상적인(야생형) 배아에 넣어 주면 이 배아로부터 발생한 생쥐는 정상조직과 유전자 변형 조직세포가 혼합된 **키메라**(chimera) 생쥐로 태어난다. 키메라 생쥐는 조직세포만이 아니라 배우자(정자와 난자)도 조작된 불활성 유전자들을 가질 수 있게 된다. 따라서 이 키메라 생쥐를 야생형 생쥐와 교배시키면 그 자손들의 일부는 표적유전자가 불활성화된 녹아웃생쥐가 되는 것이다. 이 기술은 현재 p53과 같은 유전자산물의 생리적 중요성을 규명하기 위해 널리 사용되고 있다.

세포사멸

세포사멸(cell death)은 병리적 또는 자연적으로 일어난다. 병리적으로 혈액공급을 못 받는 세포는 팽창하여 세포막이 찢기고 터지는데 이런 세포사멸을 **괴사**(necrosis)라고 한다. 그런데 어떤 경우에는 이와는 달리 세포가 팽창하지 않고 쪼그라들면서 세포막은 거품처럼 울퉁불퉁해지고 핵응축이 일어나며 사멸하는데, 이를 **세포자멸사**(apoptosis, 그리스어로 나무에서 낙엽이 떨어진다는 뜻)라고 하는데, 이를 발견한 사람들은 2002년 노벨 생리의학상을 수상하였다.

세포자멸사는 원형질막의 수용체인 **사멸수용체**(death receptor)에 결합하는 **사멸리간드**(death ligand)라는 세포 외 분자에 의해 촉발된다. 또한 DNA 손상과 같은 세포 내부 신호에 의해 촉발될 수도 있다. 어떤 경우이든 모든 세포자멸사는 불활성상태의 세포질효소인 **카스파아제**(caspase)를 활성화하는데, 카스파아제는 DNA 단편화(fragmentation)와 세포사멸 과정을 활성화하는 세포의 사형집행자로 불린다. 세포자멸사는 정상적인 생리현상이며, 손상된 DNA를 가진 암세포 제거에 도움을 줄 수도 있다.

세포자멸사는 앞서 3.2절 리소좀에서 논의한 바 있는 **세포예정사**(programmed cell death)의 일부이다, 세포예정사는 배발생동안의 조직재구성과 성인의 조직재생을 위한 생리적 과정이다. 앞서 언급했듯이 소화관의 상피세포층은 2~3일마다, 피부의 표피는 2주마다 세포예정사로 교체된다. 세포자멸사는 면역계에서도 중요한 역할을 한다. 예를 들어, 호중성백혈구(neutrophil)는 골수에서 생성된지 24시간만에 세포예정사로 죽는다. 또 다른 백혈구의 일종인 살해 T세포(killer T lymphocyte)는 표적세포의 세포자멸사를 유도한다.

세포는 자멸사할 때 원형질막 안쪽층의 포스파티딜세린(phosphatidylserine)을 방출하고 포식성 대식세포는 이를 인식하여 포식하여 (3.1절) 리소좀에서 분해함으로써 자멸사한 세포의 내용물이 세포 외부로 방출되어 면역반응을 활성화하는 것을 방지한다.

p53 유전자의 녹아웃생쥐를 이용한 연구를 통해 p53이 DNA 손상에 의한 세포자멸사에 필요하다는 사실이 알려졌다. DNA 손상은 햇빛의 자외선, 담배, 발암물질, 지나치게 구운 고기와 같은 음식에 의해서도 유발된다. 손상된 DNA가 수선되지 않으면 p53을 활성화함으로써 세포가 사멸된다. 하지만 p53 유전자에 돌연변이가 생겨 불능상태가 되면 세포자멸사에 의한 세포사멸은 일어나지 않게 되는데, 이것이 암을 유발하는 기작일 수 있다.

(a) 간기
- 염색체는 느슨한 형태를 하고 있으며 전자현미경으로 염색질을 볼 수 있다.
- 핵이 보인다.

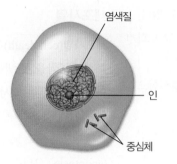

염색질

인

중심체

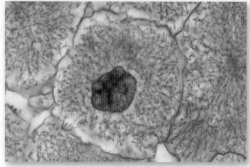

(b) 전기
- 염색체는 동원체에 의해 연결된 2개의 염색분체로 구성된다.
- 염색분체의 중심소체가 떨어져 서로 반대쪽 극으로 이동한다.
- 방추사가 각 중심체로부터 뻗어나온다.
- 핵막이 사라지기 시작한다.
- 인이 더 이상 보이지 않는다.

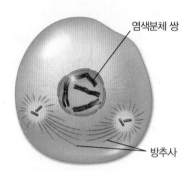

염색분체 쌍

방추사

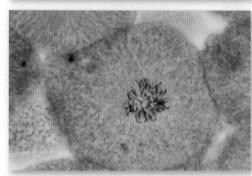

(c) 중기
- 방추사가 동원체에 결합한다.
- 염색체가 적도면에 일렬로 배열한다.
- 핵막이 사라진다.

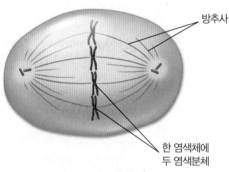

방추사

한 염색체에 두 염색분체

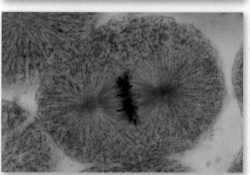

(d) 후기
- 동원체는 분리되고, 자매염색분체는 떨어져 각각 반대쪽 극으로 끌려간다.

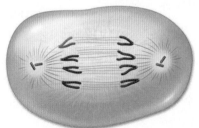

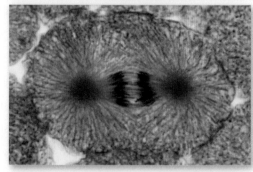

(e) 말기
- 염색체는 더 길어지고, 가늘어지고 희미해진다.
- 새로운 핵막이 형성된다.
- 인이 다시 나타난다.
- 두 개의 딸세포 형성(세포질분열)이 거의 완성된다.

고랑

인

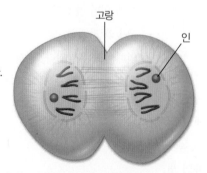

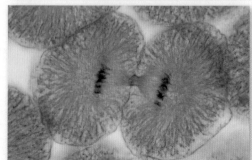

그림 3.27 유사분열 단계. 각 단계의 사건이 그림에 표시되어 있다. 딸세포의 말기는 다음 주기의 간기로 이어진다. ©Ed Reschke

유사분열

세포주기에서 일반적으로 G$_1$기에 비해 짧은 G$_2$기 말에 **중심절**(centromere, 보통 동원체라고도 함)로 연결된 두 가닥의 **염색분체**(chromatid)로 구성된다(그림 3.26). 한 염색체의 두 염색분체는 각각 반보전적 복제방식으로 만들어진 동일한 DNA 염기서열을 가진다. 따라서 각 염색분체는 완전한 이중나선 DNA 분자로 되어 있으며, 유사분열이 완료되면 독립된 염색체가 된다.

G$_2$기를 지나면서 간기가 끝나고, 세포는 여러 단계로 된 **유사분열**(mitosis)로 진행된다. 이 시기를 세포주기의 **M기**(M phase)라고 한다. 유사분열은 4단계, 즉 **전기**(prophase), **중기**(metaphase), **후기**(anaphase), **말기**(telophase)로 나뉜다(그림 3.27). 전기 염색체는 서로 구별 가능한 구조로 관찰되고, 중기 염색체는 적도판을 따라 일렬로 정렬된다. 이는 **방추사**(spindle fiber)의 작용에 의한 것이다. 방추사는 각 염색체의 중심절에 있는 **동원체**(kinetochore)라는 단백질 구조물에 부착되어 있다(그림 3.27).

후기가 시작되면서 중심절이 나눠지고 방추사가 짧아지면서 두 염색분체는 각각 염색체가 되어 양극으로 끌려간다. 따라서 양극은 각각 46개 염색체의 전체 사본을 갖게 된다. 말기에는 **세포질분열**(cytokinesis)의 결과, 유전적으로 부모세포와 서로 같은 두 개의 딸세포가 형성된다.

중심체의 역할

분열하지 않고 있는 모든 동물세포의 핵 근처에는 **중심체**(centrosome)가 있으며, 그 중앙에는 서로 직각으로 배열된 **중심소체**(centriole)가 있다. 각 중심소체는 각각 3개의 미세소관으로 구성된 9개의 미세소관다발이 일정한 간격으로 배열되어 있다(그림 3.28). 2개의 중심소체는 **중심립주변물질**(pericentriolar material)이라 하는 무정형의(amorphous) 물질로 둘러싸여 있다. 미세소관은 중심립주변물질로부터 자라나는데, 이 물질은 세포골격의 미세소관을 조직하는데 핵심적인 역할을 한다.

세포분열을 위해 중심체는 간기 동안에 스스로 복제하는데, 아직 그 기작은 잘 모른다. 복제된 2개의 동일한 중심체는 유사분열의 전기에 서로 멀어져 중기에 세포의 양극에 위치한다. 이때 중심체는 새로운 미세소관을 만든다. 새로 만들어진 미세소관은 마치 염색체를 염탐하듯(feeling out) 매우 역동적인 신축성을 보이다가 염색체의 적당한 위치에 부착하면 안정화된다.

후기에 방추사는 염색체를 세포의 양쪽 극으로 잡아당기고, 말기에 세포가 짤록해지면서 2개의 동일한 세포로 나뉘는데, 이 경우에

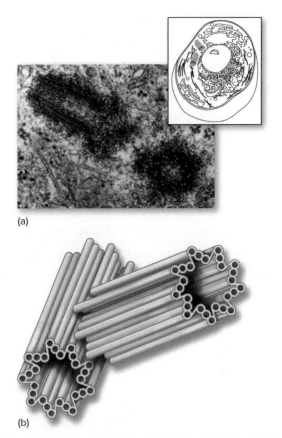

그림 3.28 중심소체. (a) 중심체에 있는 2개의 중심소체 현미경 사진이고, (b) 중심소체가 서로 직각으로 위치한 것을 보여주는 그림이다. (a) ©Don W. Fawcett/Science Source

도 중심체가 관여한다. 중심체는 양극 사이 중간위치에 고리 모양의 수축성 필라멘트를 조직한다. 필라멘트는 원형질막에 부착되고, 필라멘트의 수축으로 세포는 둘로 갈라진다. 필라멘트는 근육의 수축성 단백질과 동일한 액틴과 미오신으로 구성된다.

분열하지 않고 있는 세포에서 중심체는 세포질의 가장자리쪽으로 이동하고 비운동성 일차섬모의 생산에 관여한다(3.1절). 기관지벽과 같은 일부 상피조직의 각 세포는 정단면에 수백 개의 운동성 섬모를 가진다. 이 경우 수백 개의 중심체가 만들어져서 세포 표면쪽으로 이동하여 섬모의 기저소체가 된다.

말단소체와 세포분열

어떤 유형의 인체 세포는 **체외**(*in vitro*)에서 배양액을 이용하여 자라게 할 수 있다. 이런 인위적인 조건에서 서로 다른 세포주(cell line)들의 잠재적인 수명을 알아볼 수 있다. 섬유아세포(fibroblast)라는 정상 결합조직세포를 체외 배양하였을 때, 신생아의 세포는 80~90번 계대배양 후 분열이 멈추는 반면, 70세 사람의 세포는 20~30번 분열 후 멈추게 된다. 따라서 세포분열 능력의 저하는 노화(senescence)의

지표이다. 하지만 암세포가 되면 외관상 노화되지 않고 체외배양 시 분열이 무한 지속된다.

노화로 인한 세포의 복제 능력 저하는 **말단소체**(telomere)라는 염색체 말단부위의 소실과 관련이 있다. 말단소체는 DNA 말단에서 보호용 모자(cap)로 작용하는데, 어떤 효소가 정상적인 말단을 손상된 말단으로 잘못 인식하여 실수로 "수리"함으로써 도리어 손상 입히는 것을 방지한다.

말단소체는 DNA 중합효소에 의해 완전히 복제되지 않으며, 염색체가 복제될 때마다 매번 50~100개의 염기쌍을 잃어버린다. 따라서 말단소체 DNA의 소실이 너무 심하면 결국 세포분열은 멈추고 점진적으로 죽어간다. 말단소체의 손상은 인체 기관의 성능을 떨어뜨려 나이증가에 따른 발병위험성이 커진다.

하지만 무한 분열이 가능한 배아줄기세포(난자와 정자 생산)와 골수의 조혈줄기세포(적혈구 생산)에는 말단소체 DNA를 복제하는 **말단소체복원효소**(telomerase)가 생성된다. 대다수 암세포도 말단소체복원효소를 생산하기 때문에 무한 분열이 가능하다. 말단소체복원효소는 말단소체 DNA와 상보적인 염기를 갖는 RNA부분과 이 RNA를 주형으로 사용하여 말단소체 DNA를 합성하는 **역전사효소**(reverse transcriptase)로 구성된다. 생리적으로 암과 노화연구에서 말단소체와 말단소체복원효소의 중요성이 인정되어 그 발견에 참여한 3명의 과학자에게 2009년 노벨 생리의학상이 수여되었다.

비대와 과다증식

한 사람이 수정란에서 성인으로 성장하는 데는 세포 수와 세포 크기의 증가를 수반한다. 성장이 유사분열 속도증가에 따른 세포 수의 증가에 기인할 경우에는 **과다증식**(hyperplasia)이라 하고, 조직이나 기관의 성장이 세포 크기 증가에 의한 경우일 때는 **비대**(hypertrophy)라고 한다.

감수분열

유사분열이든 감수분열이든 세포가 분열할 때 DNA는 복제되어 짧고 굵은 염색분체를 형성한다. 이때 세포는 각각 2개의 염색분체로 된 46개의 염색체로 구성된다.

G_2기가 끝날 무렵 관찰되는 짧고 굵은 염색체는 구조적으로 동일한 다른 염색체와 짝으로 쌍을 이루는데 이들을 **상동염색체**(homologous chromosome)라고 한다. 상동염색체 쌍의 하나는 아버지로부터, 다른 하나는 어머니로부터 물려받은 것이다. 상동염색체 쌍은 동일한 DNA 염기서열을 갖지 않는다. 예를 들어, 쌍의 하나는 푸른

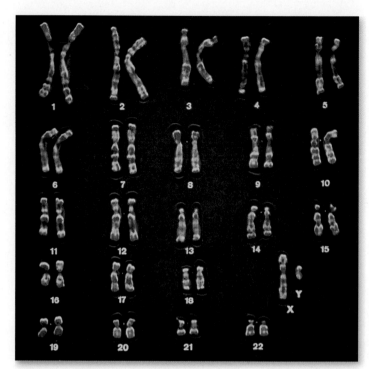

그림 3.29 상동염색체끼리 짝지어놓은 핵형. 남자의 염색체를 인위적으로 채색한 광학현미경 사진이다. 가장 큰 것부터 가장 작은 것 순서로 번호를 부여한다. ©SPL/Science Source

눈을, 다른 하나는 갈색 눈을 암호화하는 유전자를 가질 수도 있다. 사람은 22쌍의 상동성 **상염색체**(autosomal chromosome)와 X, Y로 표시하는 한 쌍의 **성염색체**(sex chromosome)를 가지며, 여자는 2개의 X 염색체를, 남자는 1개의 X와 1개의 Y 염색체를 가진다(그림 3.29).

감수분열(meiosis)은 두 번의 연속된 분열로 이루어지고, 생식소(정소와 난소)에서 배우자(정자와 난자)를 생산할 때만 일어난다(20장).

첫 번째 분열에서 상동염색체는 적도판에 개별적이 아닌 나란히 쌍으로 배열되고 방추사는 상동염색체 쌍 하나를 세포의 한쪽 극으로, 다른 하나는 다른 쪽 극으로 끌어당긴다. 따라서 두 딸세포 각각은 부모가 가진 23개 상동염색체 쌍의 한 쪽만을 가지게 됨으로써 46개가 아닌 23개의 염색체를 갖게 되는 것이다. 이런 이유로 감수분열이라 한다.

첫 번째 분열이 끝나면 각 딸세포는 염색체가 23개이지만 **각각의 염색체는 2개의 염색분체로 되어 있다**(두 염색분체는 동일하기 때문에 염색체 수가 46개가 아니고 서로 다른 염색체는 여전히 23개이다). 염색분체는 두 번째 분열에 의해 서로 분리된다. 첫 번째 분열로 생성된 딸세포가 각각 분열하여 복제된 두 염색분체를 2개의 새로운 딸세포에게 각각 나눠 보내게 된다. 따라서 감수분열에 의해 모두 4개의 딸세포가 하나의 부모세포로부터 만들어진다. 그래서 정소에

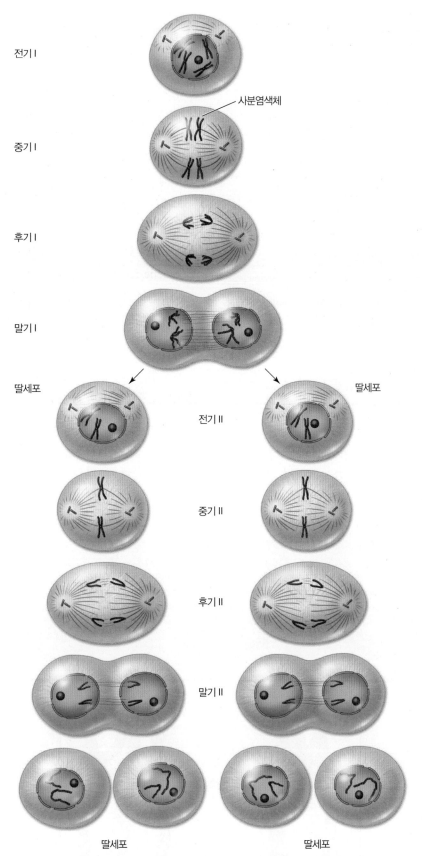

그림 3.30 감수분열. 전기I 세포의 DNA는 복제된 상태이며, 두 쌍의 상동염색체를 보여주는데 각 쌍은 붉은색과 자주색이 짝을 이룬다. 제1감수분열에서 이배체 부모세포의 상동염색체는 분리되어 각각 반수체 딸세포로 간다. 딸세포의 각 염색체는 복제된 두 개의 염색분체를 가진다. 제2감수분열에서 두 염색분체는 각각 2개의 새로운 반수체 딸세포로 나뉜다.

표 3.3 | 감수분열 단계들

단계	
제1감수분열	
전기 I	염색체가 두 가닥으로 보인다.
	두 가닥은 복제된 DNA로써 각각 염색분체를 형성하며, 두 염색분체는 동원체에 의해 연결되어 있다.
	상동염색체들은 나란히 쌍을 이룬다.
중기 I	상동염색체는 쌍을 이룬 채 적도면에 일렬로 배열한다.
	감수분열 방추사가 완성된다.
후기 I	상동염색체 쌍은 서로 분리되어 각각 반대쪽 극으로 이동한다.
말기 I	세포질이 나뉘어 2개의 반수체 세포가 된다.
제2감수분열	
전기 II	염색체들은 각각 2개의 염색분체를 갖고 있다.
중기 II	방추사가 형성되면 염색체들은 적도면을 따라 일렬로 배열한다.
후기 II	동원체는 나뉘어지고 염색분체는 각각 반대쪽 극으로 이동한다.
말기 II	말기 I에 생성된 반수체 세포의 세포질이 나뉘어서 2개의 반수체 세포가 된다.

서는 하나의 부모세포가 4개의 정자포를 만들고 난소에서도 4개의 딸세포를 만들지만 그중 3개는 죽고 하나만 성숙한 난자가 된다(20장에서 다룰 것임).

감수분열의 단계는 첫 번째와 두 번째 분열을 구분하기 위해 전기 I, 중기 I, 후기 I, 말기 I 그리고 전기 II, 중기 II, 후기 II, 말기 II로 표시한다(그림 3.30, 표 3.3).

염색체 수가 46에서 23으로 감소하는 것은 명백히 유성생식을 위한 것이다. 하지만 감수분열에는 염색체 수의 감소보다 중요한 것이 있다. 중기 I에서 상동염색체 쌍은 각각 세포의 양끝을 바로보고 정렬하는데, 이때 상동염색체 쌍의 모계쪽과 부계쪽이 무작위로 뒤섞이기 때문에 첫 번째 분열 후 각 딸세포가 가진 23개의 염색체도 모계와 부계 염색체가 무작위로 섞여 있게 된다.

모계, 부계 염색체 사이의 뒤섞임뿐만 아니라 전기 I에서는 상동염색체 쌍을 이루는 염색체 사이에서 **교차**(crossing-over)로 인해 염색체의 부분적인 교환도 이루어진다(그림 3.31). 그 결과 **유전자 재조합**(genetic recombination)이 이루어지고 이를 통해 배우자들은 독특한 유전적 특성을 갖게 되며, 이로 인해 유성생식하는 생물의 유전적 다양성이 증가하여 오랜 진화적 시간에 걸쳐 살아남을 가능성을 높인다.

후성유전

유전은 염색체의 DNA 염기서열에 의해 결정된다. 그러나 모든 유전자들이 각각의 세포에서 활성을 나타내는 것은 아니다. 어떤 유전

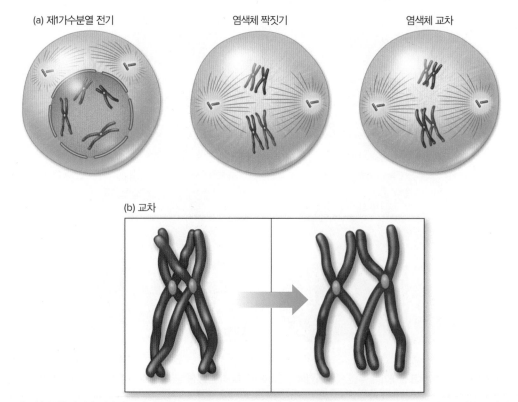

(a) 제1가수분열 전기   염색체 짝짓기   염색체 교차

(b) 교차

그림 3.31 교차. (a) 제1감수분열 전기에 나타나는 사분염색체(tetrad)의 교차로 유전적 변이가 생긴다. (b) 교차로 인한 염색체 재조합을 묘사하는 그림이다.

자들은 활성상태에서 불활성상태로, 또 다시 활성상태로 돌아가기도 한다. 유전자의 활성은 생리적 조절을 받는다. 또 어떤 유전자들은 조직의 모든 세포들에서, 심지어 인체의 모든 세포들에서 비활동 상태로 오랫동안 침묵할 수 있다. 이런 장기적 유전자 침묵(long-term gene silencing)은 배우자 또는 초기 배발생시기에 나타나며 세포분열을 통해 딸세포들에게 전달된다. 유전자 침묵만이 아니라 히스톤 단백질의 번역후 조정(post-translational modification)에 의한 유전자 발현의 변화 양상도 딸세포들에게 전달된다. 이처럼 유전자 발현 양상의 변이가 DNA 염기서열의 변화와 관계없이 일어나고 그 특성이 유전될 때 이를 **후성유전**(epigenetic inheritance)된다고 한다.

후성유전은 두 가지 주요 기작에 의해 일어난다. 한 가지 방법은 DNA에서 구아닌염기 앞에 있는 시토신염기, 즉 CpG 디뉴클레오타이드의 C(시토신염기)를 메틸화(methylation, 메틸기의 첨가)하는 것이다. 이것은 DNA의 상보적 염기쌍형성을 방해하지는 않으나 전사를 억제함으로써 유전자 침묵을 유도할 수 있다. 이 방법으로 한 쌍의 상동염색체에서 하나의 대립유전자만 발현되도록 하거나, 여성의 두 X 염색체 중 한 개만 활성화되도록 할 수 있다.

히스톤 단백질의 아세틸화(acetylation, 아세틸기 첨가)는 반대로 유전자의 활성을 높인다(유전자 전사, 그림 3.15 참조). 최근 과학자들은 앞서 언급한 CRISPR-Cas9를 이용하여 특정 유전자와 연관된 히스톤 단백질에 아세틸기를 첨가하여 예상대로 해당 유전자의 활성을 크게 증가시킬 수 있었다.

과학자들은 어떤 후성유전적 변화가 생식세포(정자와 난자)를 통해 다음 세대에까지 전달될 수 있다는 사실에 놀라고 있다. 생식세포가 발달할 때 정자와 난자의 줄기세포에 있는 후성유전적 변화를 제거하는 기작이 있다. 그 결과 수정란의 염색체는 새로운 출발을 할 수 있게 된다. 하지만 어떤 후성유전적 변화(예를 들어, 음식 결핍으로 야기되는 것)는 자손에게 전달되는 것으로 알려졌다. 후성유전의 생물학적 특성과 의학적 응용(예로써, 암의 발견과 치료)에 대해 활발한 연구가 이루어지고 있다.

임상연구 요약

조지의 친가와 외가 조부모 각 한분씩은 고셔병을 앓고 계시기에 비슷한 증상을 보이는 조지도 해당 검사를 받아야 한다. 이 질병은 상염색체 열성유전 특성을 보이기 때문에 환자는 결함유전자를 양부모로부터 각각 물려받은 것이다. 고셔병은 가장 흔한 리소좀 축적질환으로써 조지와 같이 간비대, 비장비대 그리고 뼈와 관절 통증을 수반한다. 결함이 있는 글루코세레브로시데이즈 효소는 대체요법을 통해 상업적으로 생산된 효소로 치료될 수 있다. 조지의 알코올과 약물남용은 간에서 알코올과 약물의 대사에 필요한 효소를 함유하고 있는 활면소포체의 비정상적인 확장을 초래하였다.

상호작용

      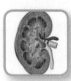

연결

신경계

- 신경세포의 재생은 몇몇 화학물질에 의해 조절된다.
- 대립유전자는 특정 신호전달물질에 대해 서로 다른 수용체를 발현한다.
- 뇌와 척수의 소교세포는 아메바운동으로 이동한다.
- 신경섬유를 둘러싼 절연체인 미엘린수초는 신경계를 구성하는 어떤 세포의 막에서 유래한다.
- 세포질유동은 신경전달물질을 포함한 신경세포 내 물질들의 이동에 중요한 역할을 한다.

내분비계

- 많은 호르몬들은 표적세포에 작용하여 유전자 발현을 조절한다.
- 어떤 호르몬들은 표적세포막의 바깥면에 있는 수용체 단백질과 결합한다.
- 일부 세포의 소포체는 Ca^{2+}를 저장하며, 호르몬의 작용으로 방출한다.
- 화학조절분자인 프로스타글란딘은 세포막을 구성하는 한 종류의 지질로부터 생성된다.
- 글리코겐과 트라이글리세라이드를 각각 저장하고 있는 간과 지방세포는 에너지 요구에 따른 호르몬의 작용을 통해 저장물질을 이용한다.
- 개인의 성별은 Y염색체의 특정 DNA 영역의 존재에 의해 결정된다.

근육계

- 근육세포에는 근수축에 필요한 세포질 단백질인 액틴과 미오신이 있다.
- 골격근섬유의 소포체는 근수축에 필요한 Ca^{2+}를 저장하고 있다.

순환계

- 혈액세포는 골수에서 생성된다.
- 성숙한 적혈구에는 핵과 미토콘드리아가 없다.
- 백혈구는 핵의 형태와 세포질 과립의 존재 여부를 통해 서로 다른 종류로 구분된다.

면역계

- 세균의 세포막 바깥쪽에 있는 탄수화물은 면역반응의 표적으로 작용한다.
- 일부 백혈구와 조직내 대식세포는 포식세포작용으로 세균을 파괴한다.
- B림프세포가 외부물질(항원)의 자극을 받으면 소포체가 발달하여 더 많은 양의 항체단백질을 생산한다.
- 감염을 극복한 후에 호중성백혈구는 세포자멸사를 통해 사라진다.

호흡계

- 허파의 공기주머니(폐포)는 매우 얇은 세포로 되어 있어서 공기와 혈액 사이의 간격을 최소화한다.

- 공기가 드나드는 기도의 벽을 따라 배열된 상피세포는 섬모를 이용하여 점액을 이동시킨다.

비뇨계

- 신장 세뇨관의 일부에는 미세융모가 있어서 재흡수가 촉진된다.
- 신장 세뇨관의 일부 영역에는 수분통로 단백질이 있는데, 이것은 골지체에서 만들어져서 소낭을 통해 원형질막으로 삽입된 것이다.

소화계

- 소화관의 점액층에는 단세포성 점액 분비샘인 술잔세포(배상세포)가 있다.
- 소장상피세포에 있는 미세융모는 흡수율을 향상시킨다.
- 간에는 포식세포가 포함되어 있다.

생식계

- 남자는 하나의 이배체 세포에 X와 Y염색체를 각각 하나씩 가지는 반면, 여자는 두 개의 X염색체를 가진다.
- 배우자는 감수분열을 통해 생산된다.
- 난포는 난소 내에서 세포자멸사를 통해 퇴화된다.
- 정자는 편모를 통해 운동성을 나타낸다.
- 배란된 난자는 자궁관을 따라 나있는 섬모에 의해 자궁으로 이동하게 된다.

요약

3.1 원형질막 그리고 관련 구조들

A. 원형질막의 구조는 유동모자이크모델로 설명된다.

   1. 막은 인지질 이중층으로 되어 있으며, 단백질이 막에 걸쳐 있다.

   2. 어떤 세포는 위족을 뻗어 이동하고, 일부 특화된 세포는 섬모나 편모가 돌출되어 있다.

B. 세포 내 섭취는 원형질막의 함입을 통해 외부물질을 들여오는 과정이다.

C. 포식세포작용에서는 위족을 융합하여 식포를 형성하고, 음세포작용에서는 좁은 고랑을 형성한 후 융합한다.

   1. 수용체 매개세포 내 섭취는 외부물질과 막 수용체 단백질의 상호작용이 필요하다.

   2. 세포 외 배출은 세포 내 섭취와 반대로 세포산물을 분비하는 과정이다.

   3. 세포 외 유출은 세포 내 섭취의 반대로 막의 융합을 통해 물질을 밖으로 분비하는 과정이다.

3.2 세포질과 세포소기관들

A. 미세섬유와 미세소관은 세포소기관의 이동을 위한 세포골격을 만든다.

B. 리소좀은 분해효소를 이용하여 세포 내 구조물이나 분자를 제거하고 식포 내용물을 분해한다. 미토콘드리아는 에너지 생산장소로서 매끈한 외막과 안주름(크리스테) 있는 내막이 있다.

C. 소포체는 세포 내 막성 관을 형성한다.

   1. 조면소포체에는 단백질합성하는 리보솜이 부착되어 있고, 활면소포체는 다양한 효소반응장소이며, Ca^{2+}도 저장한다.

D. 골지체는 일련의 막성 주머니이며, 소포체로부터 전달받은 물질을 변형하여 소포에 담아 내보낸다.

3.3 세포핵과 유전자 발현

A. 핵은 이중막으로 되어 있고, 두 막은 핵공에서 융합되며, 핵공을 통해 분자들이 이동한다.

B. 유전자 발현은 전사(RNA 합성)와 번역(단백질합성) 단계로 구성된다.

   1. 핵 DNA는 히스톤 단백질을 휘감아 뉴클레오솜 형태의 염색질을 구성한다.

   2. 염색질에는 RNA합성이 활발한 진정염색질과 응축되어 불활성인 이질염색질이 있다.

C. RNA는 단일가닥이며, 핵에서 rRNA, tRNA, pre-mRNA, mRNA 4종류가 합성된다.

D. 활성 진정염색질은 전사과정을 통해 RNA를 합성한다.

   1. RNA 중합효소는 두 가닥 DNA를 분리하고 그 중 한 가닥을 주형으로 RNA를 합성한다.

E. 사람 유전체는 약 25,000개의 유전자를 포함하지만 단백질체는 약 100,000개에 이른다.

   1. 유전자는 pre-mRNA로 전사되고 선택적 이어맞추기로 더 많은 mRNA와 단백질이 된다.

   2. 선택적 이어맞추기에서 mRNA로 되는 RNA 서열은 엑손, 제거되는 서열은 인트론이 된다.

   3. siRNA 분자는 mRNA와 상보적 결합을 통해 발현을 억제한다.

3.4 단백질합성과 분비

A. 핵을 떠난 mRNA는 리보솜과 결합한다.

B. 특정 안티코돈을 갖는 tRNA는 특정 아미노산을 운반한다.

   1. 리보솜에서 mRNA의 코돈과 tRNA의 안티코돈 사이에 상보성 염기결합을 한다.

   2. 코돈에 결합한 tRNA는 운반해온 아미노산을 합성중인 폴리펩타이드 끝에 붙인다.

C. 분비단백질은 조면소포체의 리보솜에서 합성된 후 소포체 내강에서 골지체로 이동한다.

   1. 골지체에서 변형, 분류된 단백질은 분비소포에 포장되고, 소포는 원형질막과 융합하여 세포 외 배출된다.

D. 조절단백질의 농도는 합성과 분해를 통해 조절된다.

   1. 분해될 조절단백질에는 유비퀴틴이 결합되고서 단백질분해효소를 포함하는 프로테오솜에서 파괴된다.

3.5 DNA 합성과 세포분열

A. DNA 복제는 반보전적으로 이루어진다.

   1. 원래의 두 가닥 DNA는 분리되고 각각 주형이 되어 상보적인 새로운 가닥을 합성함으로써 새 DNA는 이전 가닥과 새로 합성된 가닥으로 된 이중나선이 된다.

B. 세포주기의 G_1기에 DNA로부터 RNA와 단백질이 합성된다.

C. 세포주기의 S기에 DNA가 복제된다.

D. 짧은 G_2기를 지나 M기에 분열이 일어난다.

    1. M기는 전기, 중기, 후기, 말기로 구분되며, 중기에 상동염 색체들이 일렬로 배열되어 양극으로 끌려가기 때문에 각각의 딸세포는 부모세포와 동일하게 46개의 염색체를 갖는다.

E. 사이클린 단백질은 세포주기 조절에 관여한다.

F. 세포자멸사는 외부물질인 사멸리간드나 미토콘드리아가 분비하는 분자에 의해 촉발된다.

G. 감수분열은 생식소에서 배우자를 생산하는 특별한 분열방식이다.

    1. 상동염색체는 나란히 배열되어 양극으로 끌려감으로써 딸세포는 23개의 복제된 염색체만 가진다.

    2. 복제된 염색분체는 두 번째 분열에서 나뉘어 각각 새로운 딸세포로 전달된다.

H. 후성유전은 배우자나 초기배아의 유전자 침묵이 세포분열을 통해 몸의 모든 세포로 전달되는 것이다.

문제

이해력 검증

1. 세포막의 역동성을 잘 나타내는 예를 들어 보시오.

2. 뉴클레오솜의 구조를 기술하고 염색질의 구조와 기능에서 히스톤 단백질의 역할을 설명하시오.

3. 유전암호란 무엇이며, 어떻게 인체의 구조와 기능에 영향을 미치는지 설명하시오.

4. tRNA를 유전암호의 "해설자"라고 하는 이유를 설명하시오.

5. 세포 내에 머무를 단백질과 분비될 단백질의 공정과정을 비교하시오.

6. 유전체와 단백질체를 정의하고, 그 연관성을 설명하시오.

7. 소포체와 골지체의 상관관계를 설명하고, 골지체에서 떨어져 나온 소포의 운명은 어떻게 되는가?

8. 분열중에 있는 세포와 그렇지 않은 세포에서 중심소체의 기능을 설명하시오.

9. 세포주기의 각 단계를 서술하고 세포주기를 조절하는 기작을 설명하시오.

10. 종양유전자와 종양억제유전자를 구분하고, 그 기능을 예를 들어 설명하시오.

11. 세포자멸사를 정의하고 생리적 중요성을 설명하시오.

12. 후성유전이란 무엇이며, 그 중요성을 설명하시오.

4 효소와 에너지

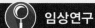

임상연구

활동적인 78세의 셰릴은 스키를 타다가 갑자기 매우 피로해지고 방향 감각을 잃었다. 그녀가 병원으로 옮겨졌을 때 혈액검사에서 LDH, AST, ALT 및 CK의 MB isoform 수치가 상승한 것으로 나타났다.

새로운 용어 및 개념에는 다음과 같은 것이 있다.
- 효소, 동종효소, 보조효소 및 보조인자
- LDH, AST, ALT 및 CK

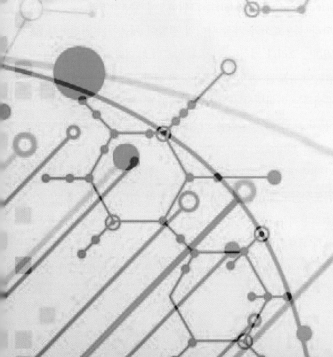

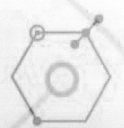

4.1 촉매로서의 효소

효소는 화학 반응의 속도를 증가시키는 생물학적 촉매다. 거의 모든 효소는 단백질이며, 촉매 작용은 효소의 복잡한 구조에 기인한다. 단백질의 다양한 구조는 각각의 효소가 매우 특이적인 반응을 촉매하는 것이 가능하도록 한다.

효모 세포가 포도당에서 알코올을 만드는 능력(**발효**)은 오래전부터 알려져 있었지만, 19세기 중반까지만 해도 살아있는 효모가 없는 상태에서는 어느 과학자도 이 과정을 재현할 수 없었다. 효모 또는 여러 살아있는 세포에서는 체온 정도의 온도에서 수많은 화학 반응이 일어나지만, 화학 실험실에서는 상당한 양의 열에너지를 추가하지 않으면 이런 화학 반응을 재현할 수 없었다. 이와 같은 관찰을 통해 19세기 중반의 많은 과학자들은 살아있는 세포 안의 화학 반응은 물리 세계의 법칙을 넘어 작용하는 '생명력'의 도움을 받았다고 믿게 되었다. 그러나 **생명론자적 개념**(vitalist concept)은 선구적인 생화학자인 에드워드 부흐너(Eduard Buchner)가 효모추출물이 포도당을 알코올로 발효시킬 수 있음을 보여주면서 효모 세포와 함께 분쇄되었다. 효모추출물은 당연히 살아있지 않으며, 분명히 세포 안의 화학 물질들이 발효를 담당하였다. 부흐너는 이런 화학 물질이 무엇인지 몰랐기 때문에 단순히 **효소**(enzyme, 그리스어로 '효모 안에 있는 것')라고 명명했다.

화학적으로 효소는 단백질의 하위 단위이다. 예외로 알려진 유일한 경우는 RNA가 효소 활성을 나타내는 몇 가지 특별한 예인데, 이때 RNA 효소를 **리보자임**(ribozyme)이라 부른다. 리보자임은 RNA 분자의 리모델링 반응과 리보솜에서의 폴리펩티드 합성과정에서 효소 역할을 한다.

기능적으로 효소(및 리보자임)는 생물학적 **촉매**(catalyst)다. 촉매는 (1) 반응 속도를 증가시키고, (2) 반응의 끝에 자신은 변화하지 않으며, (3) 반응의 성질이나 최종 결과를 변화시키지 않는 화학 물질이다. 촉매 없이도 같은 반응이 같은 정도로 일어나겠지만, 그 반응은 촉매가 있는 경우에 비해 훨씬 느린 속도로 진행될 것이다.

반응이 일어나려면 반응물은 충분한 에너지를 가지고 있어야 한다. 반응이 진행되는 데 필요한 에너지의 양을 **활성에너지**(activation energy)라 한다. 비유하자면, 성냥을 마찰시키거나 불 속에 넣어 먼저 '활성화'시키지 않는 한 성냥은 연소하여 열에너지를 방출하지 않는다.

많은 분자가 모여있는 큰 집단에서 반응에 충분한 에너지를 가지고 있는 분자는 극히 일부다. 열을 가하면 모든 반응물 분자의 에너지 수준이 높아져 활성에너지를 가진 분자집단의 비율이 증가한다. 열은 반응을 빠르게 하지만 세포에 바람직하지 않은 부작용도 일으킨다. 촉매는 활성에너지를 낮춤으로써 낮은 온도에서도 반응이 빠르게 진행되도록 하는데, 이는 반응물 분자집단 안의 분자 대부분이 반응 참여에 충분한 에너지를 갖도록 한다(그림 4.1).

반응물의 극히 일부는 촉매가 없어도 반응에 필요한 활성에너지를 가지기 때문에 이론적으로는 자발적인 반응이 느린 속도로 발생할 수 있다. 그러나 이 속도는 세포의 요구에 비해 너무 느리다. 따라서 화학자의 관점이 아니라 세포의 관점에서는 특정 효소의 유무가 반응을 일으키는 스위치 역할을 한다. 즉 효소가 있으면 반응이 일어나고 효소가 없으면 세포에 필요한 상당한 속도의 반응은 일어나지 않는다.

효소 작용 기작

반응의 활성에너지를 낮추는 효소의 능력은 구조와 관련이 있다. 효소는 아미노산 사이의 물리적, 화학적 상호작용으로 생성되는 복잡하면서도 고도로 정렬된 삼차원 모양을 가진 커다란 단백질이다. 각 효소의 유형은 특정 아미노산들이 모여 구성하는 능선, 홈, 포켓 등의 단위구조를 가진 특징적인 삼차원 모양 또는 **입체형체**(conformation)를 가지고 있다. 반응을 촉매하는 특정 포켓을 효소의 **활성부위**(active site)라 한다.

효소의 **기질**(substrate)이라 부르는 반응물 분자는 활성부위에 들어맞는 특정 모양을 가지고 있다. 따라서 효소는 특정 모양의 열쇠(기질)만 맞는 자물통으로 생각할 수 있다. 효소 활성에 대한 **자물통-열쇠모델**(lock-and-key model)을 그림 4.2에 설명하였다.

때에 따라서는 효소와 기질 사이의 결합이 처음에는 완전하지 않을 수도 있다. 그러나 기질이 점차 활성부위로 미끄러져 들어가면서 완벽한 결합이 유도될 수 있다. 이 유도된 결합으로 기질과 효소 활성부위를 구성하는 아미노산 사이에 일시적인 화학결합이 형성되고, 이는 기질 분자 내의 기존 결합을 약화해 결합이 쉽게 끊어지게 한다. 기질이 올바른 방향으로 접근하면 새로운 결합이 더 쉽게 형성된다. 효소가 기질에 더 잘 맞도록 약간의 구조 변화가 일어나는 효소 활성 모델을 **유도적응모델**(induced-fit model)이라 한다. 이것은 얇은 가죽 장갑을 착용하는 것에 비유할 수 있다. 손이 들어가면 장갑은 손의 윤곽에 맞게 유도된다. 반응 과정에서 일시적으로 형성된 **효소-기질 복합체**(enzyme-substrate complex)는 반응 후 **산물**(product)과 변형되지 않은 효소로 분리된다.

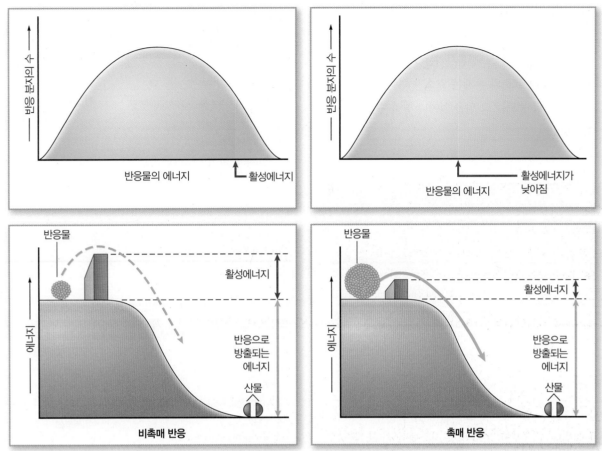

그림 4.1 비촉매 반응과 촉매 반응의 비교. 왼쪽 위와 아래 도표는 비촉매 반응을 나타내고 오른쪽 도표는 촉매 반응을 나타낸다. 위 그림의 녹색은 반응에 참여할 수 있는 반응물 분자의 비율을 나타낸다. 이것은 활성에너지가 효소에 의해 낮아지는 오른쪽에서 더 크다. 비촉매 반응(왼쪽 아래)에서 장벽으로 표시된 높은 활성에너지는 낮은 비율의 반응물 분자(작은 공)만 매번 반응에 참여할 수 있도록 한다. 이는 더 낮은 활성에너지 장벽으로 더 높은 비율의 반응물(큰 공)이 주어진 시간에 산물로 전환되도록 하는 오른쪽 아래의 촉매 반응보다 훨씬 느린 반응 속도를 나타낸다.

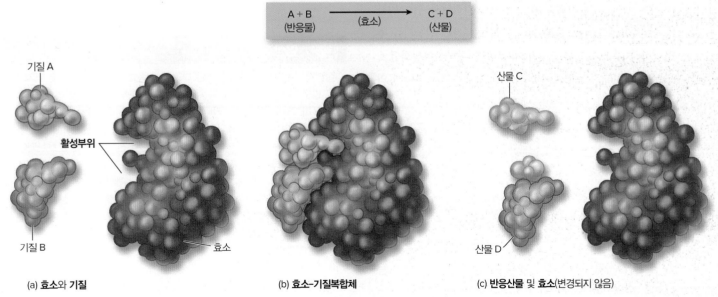

그림 4.2 효소 작용의 자물통-열쇠모델. (a) 기질 A와 B는 효소의 활성부위에 맞춰져, (b) 효소-기질복합체를 형성한다. 그런 다음 이 복합체는 (c) 해리되어 반응산물과 유리 효소를 방출한다.

효소는 기질과 활성에 대해 매우 특이적이기 때문에 액체 시료에서 특정 효소의 농도를 비교적 쉽게 측정할 수 있다. 일반적으로 특정 조건에서 효소가 기질을 산물로 변환시키는 속도를 측정하여 수행한다. 따라서 시료 중의 효소의 존재는 효소가 하는 역할에 따라 검출할 수 있으며, 효소의 농도는 그 일을 얼마나 빨리 수행하느냐에 따라 측정할 수 있다.

 임상적용

질병이 조직을 손상하면 일부 세포가 죽고 효소를 혈액으로 방출한다. 효소의 활성은 특정 기질을 추가하여 시험관에서 측정할 수 있는데 이 활성은 혈액 내 효소 농도를 반영한다. 혈액 내 특정 효소의 증가는 특정 장기의 손상을 나타낼 수 있으므로 이런 검사는 질병 진단에 도움이 된다. 예를 들어 남성의 혈중 산성 인산분해효소(acid phosphatase) 수치의 증가는 전립샘 질환으로 인해 발생할 수 있다(표 4.1).

효소의 명명

과거에는 효소에 다소 자의적인 이름을 붙일 수 있었다. 그러나 국제위원회에 의해 확립된 현대적인 효소 명명 시스템이 더 조직적이고 유용하다. 일부 오래된 효소 이름(예, **펩신, 트립신, 레닌** 등)을 제외하고 모든 효소 이름은 접미사 -ase로 끝나며(표 4.2), 효소의 범주는 활성 또는 '작업 범주'에 따라 이름이 지정된다. 예를 들어 **가수분해효소(hydrolase)**는 가수분해 반응을 촉진한다. 다른 효소 범주에는 인산기를 떼어내는 반응을 촉매하는 **탈인산화효소(phosphatase)**, 탈수합성 반응을 촉매하는 **합성효소(synthetase)**, 기질에서 수소 원자를 제거하는 **탈수소효소(dehydrogenase)**, 특정 분자에 인산기를 추가하는(인산화하는) **인산화효소(kinase)** 등이 있다. **이성화효소 (isomerase)**는 기질 분자의 원자를 재배열하여 포도당과 과당 등의 구조 이성질체를 형성한다(2장 그림 2.13 참조).

대부분 효소의 이름은 효소의 기질과 효소의 작업 범주를 모두 지정한다. 예를 들어, 젖산 탈수소효소(lactic acid dehydrogenase)는 젖산에서 수소를 제거한다. 효소는 이름이 효소의 활성을 설명하기 때문에 다른 기관(장기)에서 똑같은 기능을 하는(같은 반응을 촉매하는) 효소들은 같은 이름을 가지고 있다. 그러나 서로 다른 기관에서는 하나 또는 몇 개의 아미노산이 다른 효소의 약간 다른 '모델'을 만들 수 있다. 같은 기능을 하는 효소에 대한 이런 서로 다른 모델을 **동종효소(isoenzyme)**라 한다. 구조의 차이는 활성부위에는 영향을 주지 않지만(구조가 활성부위에 영향을 준다면 효소는 같은 반응을 촉

표 4.1 | 혈장에서 발견되는 일부 효소의 진단적 가치의 예

효소	혈장 내 비정상적인 효소 농도와 관련된 질병
알카리성 탈인산화효소 (alkaline phosphatase)	폐쇄성 황달, 파제트병(기형 골염), 골암
산성 탈인산화효소(acid phosphatase)	전립샘의 양성 비대, 전립샘암
아밀라아제(amylase)	이자염, 천공된 소화성 궤양
알돌라아제(aldolase)	근이영양증
크레아틴키나아제(creatine kinase, CK) 또는 크레아틴 포스포키나아제 (creatine phosphokinase, CPK)	근이영양증, 심근경색증
젖산 탈수소효소 (lactate dehydrogenase, LDH)	심근경색, 간질환, 신장질환, 악성빈혈
트랜스아미나아제 (transaminases, AST 및 ALT)	심근경색, 간염, 근이영양증

표 4.2 | 효소와 그들이 촉매하는 반응

효소	촉매 반응
카탈라아제(catalase)	$2 H_2O_2 \rightarrow 2 H_2O + O_2$
탄산 탈수효소 (carbonic anhydrase)	$H_2CO_3 \rightarrow H_2O + CO_2$
아밀라아제(amylase)	녹말 $+ H_2O \rightarrow$ 엿당
젖산 탈수소효소 (lactate dehydrogenase)	젖산 $\rightarrow$ 피루브산 $+ NADH + H^+$
리보뉴클레아제(ribonuclease)	RNA $+ H_2O \rightarrow$ 리보뉴클레오타이드

매하지 못한다), 다른 위치에서 효소의 구조를 변경하기에 표준 생화학적 방법에 따라 다양한 동종효소 형태가 분리될 수 있다. 이런 기술은 질병 진단에 유용하다.

 임상적용

질병에 걸린 여러 기관(장기)은 다양한 동종효소 형태의 효소를 혈액으로 방출하는데, 혈액 속의 동종효소 검출은 질병 진단에 도움이 된다. 예를 들어, **크레아틴 포스포키나아제(CPK 또는 CK)**는 일반적으로 세포질에 위치하며 포스포크레아틴으로부터 ATP(4.3절) 생산을 촉매한다. 동종효소 형태는 다른 염색체상의 서로 다른 유전자에 의해 암호화되며, 이런 동종효소를 구별하는데 항체를 사용한 임상시험이 가능하다. CK-BB 형태(또는 CK-1)는 주로 손상된 뇌와 폐에서 혈액으로 방출된다. CK-MB 형태(또는 CK-2)는 심근경색(심장마비)에서 손상된 심장근육에 의해 주로 방출된다. CK-MM 형태(또는 CK-3)는 주로 손상된 골격근에 의해 방출된다.

4.2 효소 활성의 조절

효소 촉매 반응의 속도는 효소의 농도와 용액의 pH 및 온도에 따라 달라진다. 예를 들어, 효소 농도의 유전적 조절은 특정 물질대사 경로의 진행 속도에 영향을 미치고, 따라서 세포 물질대사를 조절한다.

효소의 활성은 기질이 산물로 전환되는 속도로 측정되며 다음과 같은 요인의 영향을 받는다. (1) 용액 온도와 pH, (2) 효소의 촉매 활성을 위한 '조력자'로서 많은 효소가 필요하는 보조인자 및 보조효소의 농도, (3) 용액 내 효소와 기질 분자의 농도, (4) 어떤 산물을 만드는 데 도움을 준 효소 활성에 대한 일부 산물의 자극 및 억제 효과이다.

온도와 pH의 영향

온도가 상승하면 효소가 촉매하지 않아도 반응의 속도가 증가한다. 이와 유사한 온도와 반응 속도 사이의 관계는 효소 촉매 반응에서도 나타난다. 0℃에서 반응 속도는 무척 느리다. 온도가 0℃ 이상으로 올라가면 반응 속도가 증가하지만, 어느 정도까지만 증가한다. 체온(37℃)보다 몇도 높은 온도에서 반응 속도는 더 이상 증가하지 않는다. 온도가 더 상승하면 실제로는 반응 속도가 **감소**한다(그림 4.3). 이 감소는 고온에서 효소의 삼차구조가 변형되었기 때문이다.

효소 반응의 속도를 여러 pH 값에서 측정할 때도 비슷한 관계가 관찰된다. 각 효소는 효소에 **최적 pH**(optimum pH)인 아주 좁은 pH 범위에서 최대 활성을 나타낸다. 효소의 최적 범위 안에 들어가

지 않도록 pH를 변경하면 반응 속도가 감소한다(그림 4.4). 이 효소 활성의 감소는 효소의 구조 변화와 활성부위를 구성하는 아미노산 잔기의 전하 변화 때문이다.

효소의 최적 pH는 일반적으로 효소가 발견되는 체액의 pH를 반영한다. 예를 들어, 단백질분해효소인 **펩신**(pepsin)의 산성 최적 pH

♥ 임상적용

소화효소의 최적 pH는 침의 경우 중성, 위액의 경우 산성, 이자액의 경우 알칼리성과 같이 소화계의 여러 영역별 pH 차이를 반영한다. 이는 이자 기능부전(이자염 또는 낭포성 섬유증으로 인하여 발생함)에 대한 효소 대체 요법에서 고려사항이다. 내부 장기의 세포에서 발견되는 효소의 최적 pH 차이는 실험실에서 행지지는 혈액검사에서 유용하다. 예를 들어 최적 pH가 다른 산성 탈인산화효소 또는 알칼리 탈인산화효소의 혈중 농도 상승은 각각 전립샘 또는 뼈의 질병을 나타낼 수 있다(표 4.3).

표 4.3 | 선택된 효소의 최적 pH

효소	촉매 되는 반응	최적 pH
펩신(위)	단백질 소화	2.0
산성 탈인산화효소(전립샘)	인산기 제거	5.5
침 아밀라아제(침)	녹말의 소화	6.8
리파아제(이자액)	지방의 소화	7.0
알칼리성 탈인산화효소(뼈)	인산기 제거	9.0
트립신(이자액)	단백질 소화	9.5
모노아민 산화효소(신경 말단)	노르에피네프린에서 아민기 제거	9.8

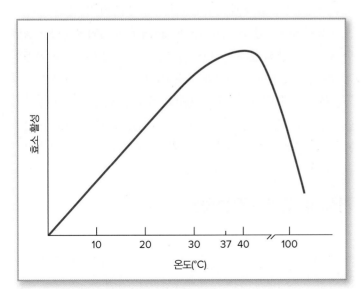

그림 4.3 온도가 효소 활성에 미치는 영향. 이 효과는 표준화된 조건에서 반응 온도를 변화시켰을 때 이에 따른 효소 촉매 반응의 속도에 의해 측정된다.

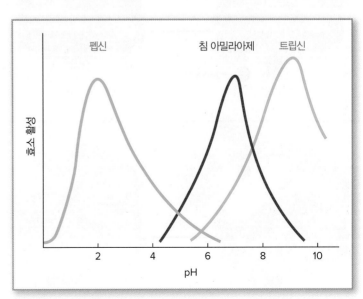

그림 4.4 세 소화효소의 활성에 대한 pH의 영향. 침 아밀라아제는 pH가 중성에 가까운 침에서 발견된다. 펩신은 산성의 위액에서 발견되며 트립신은 알칼리성 이자액에서 발견된다.

는 위액의 강한 염산에서 활성을 갖도록 한다(그림 4.4). 마찬가지로, **침 아밀라아제**(salivary amylase)의 중성 최적 pH와 이자액 **트립신**(trypsin)의 알칼리성 최적 pH는 이들 효소가 소화관의 다른 부분에서 각각 녹말과 단백질을 소화하는 것을 가능하게 한다.

보조인자와 보조효소

많은 효소가 순수한 상태로 정제되면 완전히 불활성화된다. 분명히, 정제 과정에서 제거되는 일부 이온과 작은 유기분자는 효소 활성에 중요한 역할을 한다. 특정 효소의 활성에 필요한 이온과 작은 유기분자를 **보조인자**와 **보조효소**라 한다.

보조인자(cofactor)는 Ca^{2+}, Mg^{2+}, Mn^{2+}, Cu^{2+}, Zn^{2+}, 셀레늄 등의 금속 이온이 포함된다. 보조인자가 필요한 효소 중 일부는 보조인자가 없으면 적절한 형태의 활성부위를 가지지 못한다. 어떤 효소에서는 보조인자의 부착이 단백질의 구조적 변화를 일으켜 기질과 결합할 수 있게 한다. 다른 효소의 보조인자는 효소-기질복합체가 형성될 때 효소와 기질 사이의 일시적 결합에 참여한다(그림 4.5).

보조효소(coenzyme)는 니아신과 리보플라빈 등의 수용성 비타민

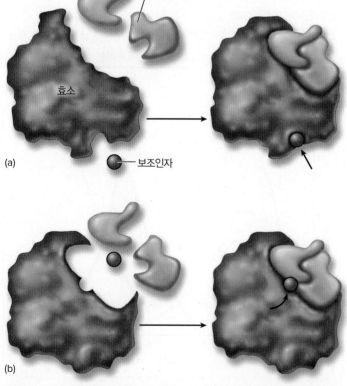

그림 4.5 효소 기능에서 보조인자의 역할. (a)에서 보조인자는 활성부위의 형태를 변화시켜 효소와 기질이 더 잘 결합하도록 한다. (b)에서 보조인자는 활성부위와 기질 사이의 일시적인 결합에 참여한다.

에서 유래한 유기분자이며, 특정 효소의 기능에 필요하다. 보조효소는 수소 원자와 작은 분자를 한 효소에서 다른 효소로 수송하여 효소촉매 반응에 참여한다. 특정 반응에서 보조인자와 보조효소 작용의 예는 세포 물질대사에서의 역할과 관련하여 4.3절에 기술되어 있다.

효소 활성화

많은 중요한 경우에 효소는 불활성 형태로 만들어진다. 예를 들어, 이자세포에서는 많은 소화효소가 불활성인 **지모겐**(zymogen) 형태로 만들어져 장으로 분비된 후 활성화된다. 장관 내부에서의 지모겐 활성화는 자가소화로부터 이자세포를 보호한다.

다른 예로서, 간세포에 저장된 글리코겐의 분해를 촉매하는 효소는 불활성 상태로 만들어지고 나중에 인산기의 첨가로 활성화되어야한다. **단백질 인산화효소**(protein kinase)라는 효소가 해당 효소에 인산기를 추가하는 것을 촉매한다. 이 효소의 활성화는 식사와 식사 사이에(공복 상태에서) 일어나서 글리코겐이 포도당으로 분해되어 간이 포도당을 혈액 속으로 분비하도록 한다. 탄수화물 식사 후 포도당이 소장에서 혈액으로 들어가면 간에서 글리코겐을 가수분해하는 효소는 또 다른 효소에 의해 인산기가 제거되어 불활성화된다. 이는 간에서 글리코겐 분해가 글리코겐 합성으로 대체되도록 한다.

이 예에서 효소 활성화/불활성화는 **인산화/탈인산화**(phosphorylation/dephosphorylation) 과정을 통해 이루어진다. 다른 많은 효소도 비슷한 방식으로 조절되지만, 일부는 조절작용을 하는 작은 유기분자의 결합으로 활성화된다. 예를 들어, 단백질 인산화효소는 **cAMP**에 결합하면 활성화되는데, cAMP는 7장과 11장에서 각각 신경과 내분비 조절과 관련하여 설명할 이차전달자 분자(6장)이다.

효소 활성은 또한 효소 단백질의 **회전율**(turnover)에 따라 조절된다. 이것은 효소의 분해와 재합성을 의미한다. 효소는 반응을 촉매한 후 무한정 재사용할 수 있지만, 3장에서 설명한 바와 같이 효소는 리소좀과 프로테오솜에 의해 분해된다. 따라서 효소들이 재합성되지 않는 한, 그 활동은 종료된다. 효소의 회전율은 상황의 변화에 따라 유전자가 세포의 효소 활성과 물질대사를 변화시킬 수 있도록 한다.

기질 농도와 가역반응

주어진 효소 농도에서 기질 농도가 증가함에 따라 산물의 형성 속도가 증가한다. 그러나 결국 기질 농도의 추가적인 증가에도 반응 속도의 증가가 일어나지 않는 지점에 도달한다. 기질 농도와 반응 속도 사이의 관계가 최대 속도의 안정기에 도달하면 효소는 **포화**(saturated)되었다고 한다. 효소를 원료 물질(예를 들어, 금속 광석)을 제품(예를 들어, 철)으로 전환하는 공장의 작업자라고 생각하면, 효소의 포화는 공장이 최대로 가동하여 작업자에게 쉬는 시간이 없는 것과 같다. 이 시점에서는 원료(기질)의 양을 늘려도 제품의 생산 속도를 올릴 수 없다. 이 개념을 그림 4.6에 나타내었다.

세포 내 일부 효소 반응은 가역적이며, 정방향 및 역방향 반응이 모두 같은 효소에 의해 촉매된다. 예를 들어, **탄산탈수효소**(carbonic anhydrase)라는 효소는 다음 반응을 촉매하기에 이 이름이 붙었다.

$$H_2CO_3 \rightarrow H_2O + CO_2$$

그러나 같은 효소가 역반응을 촉매할 수도 있다.

$$H_2O + CO_2 \rightarrow H_2CO_3$$

두 반응을 이중 화살표가 있는 하나의 반응식으로 합하여 더 편리하게 설명할 수 있다.

$$H_2O + CO_2 \leftrightarrow H_2CO_3$$

가역반응의 진행 방향은 화살표 좌우 분자의 상대 농도에 따라 달라진다. CO_2의 농도가 매우 높은 경우(조직에서처럼) 반응은 오른쪽으로 진행된다. CO_2의 농도가 낮고 H_2CO_3의 농도가 높은 경우(폐에서처럼) 반응은 왼쪽으로 진행된다. 반응식에서 농도가 높은 쪽에서 농도가 낮은 쪽을 향해 가역반응이 유도된다는 원리를 **질량작용법칙**(law of mass action)이라고 한다.

일부 효소 반응은 직접 가역적이지는 않지만, 반응의 순효과는 다른 효소의 작용에 의해 역전될 수 있다. 예를 들어, 포도당을 피루브산으로 전환하는 경로에 작용하는 효소의 일부는 경로를 역전시켜 피루브산에서 포도당을 생성하는 효소와는 다르다. 마찬가지로 글리코겐(포도당 중합체, 그림 2.15 참조)의 형성과 분해는 다른 효소들에 의해 촉매된다.

물질대사 경로

세포 내에서 진행되는 수천 가지 다른 유형의 효소 반응은 서로 독립적으로 일어나지 않는다. 대신 그 반응들은 모두 복잡한 상호관계의 그물에 의해 서로 연결되어 있으며, 반응들 전체가 세포 물질대사를 구성한다. **처음기질**(initial substrate)에서 시작해서 여러 **중간물**(intermediate)를 거쳐 **최종산물**(final product)로 끝나는 일련의 효소 반응을 **물질대사 경로**(metabolic pathway)라고 한다.

물질대사 경로의 효소는 조립 공정의 작업자와 유사한 방식으로 협력하며, 각각은 최종산물 제작에 작은 부분을 기여한다. 이 과정에서 라인에 있는 한 효소의 산물이 다음 효소의 기질이 되는 방식이며, 이 과정이 되풀이된다(그림 4.7).

완전히 직선적인 물질대사 경로는 거의 없다. 대부분은 분지되어 있어서 분기점에 있는 하나의 중간물이 두 가지 서로 다른 효소의 기질로 작용한다. 따라서 두 경로에서 각각 중간물 역할을 하는 두 가지 서로 다른 산물이 만들어질 수 있다(그림 4.8). 일반적으로 이런 경로의 특정 핵심효소는 조절의 대상이므로, 이런 효소의 활성화 또는 억제로 물질대사 경로가 취하는 방향이 시기에 따라 변경될 수 있다.

최종산물 억제

물질대사 경로의 분기점에서 효소의 활성은 **최종산물 억제**(end-product inhibition)라는 과정에 의해 조절되는데 이는 음성되먹임의 한 형태이다. 이 과정에서 분지 경로의 최종산물 중 하나가 이 억제

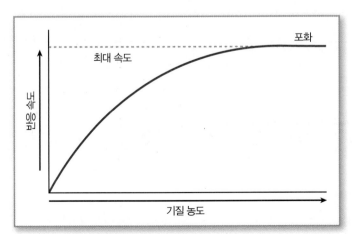

그림 4.6 효소 촉매 반응의 반응 속도에 대한 기질 농도의 영향. 반응 속도가 최대일 때 효소가 포화 상태라 한다.

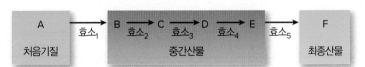

그림 4.7 물질대사 경로의 일반적 유형. 물질대사 경로에서 한 효소의 산물은 다음 효소의 기질이 된다.

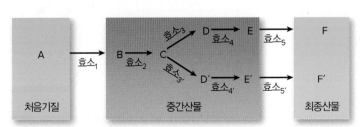

그림 4.8 분지물질대사 경로. 2개 이상의 서로 다른 효소가 경로의 분기점에서 동일한 기질에서 작용하여 2개 이상의 다른 반응을 촉매할 수 있다.

유전자 치료(Gene therapy)는 건강한 유전자를 제작하고 그것을 안전한 것으로 간주하는 특정 바이러스의 유전체에 통합하는 것을 포함한다. 이 바이러스는 환자의 세포에 유전체를 삽입하여 환자에게 없거나 결함이 있는 특정 단백질을 만들 수 있게 한다. 유전자 치료의 초기 성공 사례는 중증 복합형 면역결핍질병(severe combined immunodeficiency disease)을 유발하는 결함 있는 효소를 교정하는 것이었다. 최근 미국 식품의약처(FDA)가 유전자 돌연변이에 의한 망막이영양증(retinal dystrophy)의 치료 방법으로 승인했으며, 유전자 치료의 다른 응용프로그램도 개발 중이다. 특히 최근의 극적인 유전자 치료법 시험은 중추신경계에 들어갈 수 있는 유전자 운반바이러스를 사용하여 유아 사망의 가장 흔한 선천적 원인인 척수성 근위축증 1(spinal muscular atrophy 1)의 치료와 관련되어 있다. 단일 정맥 주사로 치료된 15명의 영아는 살았고, 대부분은 앉을 수 있고 2명은 걸을 수 있었다.

유전체 편집(genome editing)은 과학자들이 정확한 위치에서 DNA를 절단하여 유전자의 기능을 제거하거나 숙주세포의 유전체에 새로운 유전자를 삽입할 수 있는 새로운 기술을 포함한다. CRISPR(3장 3.3절 참조)로 알려진 박테리아 시스템에서 파생된 이 기술에는 정해진 위치에서 DNA를 절단하는 효소가 포함된다. 바이러스에 의존하여 숙주세포 DNA의 알려지지 않은 위치에 유전자를 전달하는 유전자 치료와는 달리, 유전체 편집은 유전자를 적절한 위치에 삽입할 수 있다. 예를 들어, 과학자들은 최근 이식하지 않을 예정인 인간 배아에 유전체 편집 기술을 사용하여 젊은 운동선수 돌연사의 가장 흔한 원인인 비대심근병(hypertrophic cardiomyopathy)을 유발하는 유전자 돌연변이를 교정할 수 있었다. 현재 유전체 편집은 실험적이며 논쟁의 여지가 있다. 특히 유전적 변화를 다음 세대로 전달할 수 있는 생식세포와 관련되었을 때 더욱 그렇다.

제를 생산하는 경로를 시작한 분기점 효소의 활성을 억제한다. 이 억제는 최종산물이 과도하게 축적되는 것을 방지하고 대체 경로의 최종산물로 전환하는 결과를 가져온다(그림 4.9).

최종산물이 그 경로의 초기 효소를 억제하는 기작은 **알로스테릭**

억제(allosteric inhibition)로 알려져 있다. 알로스테릭 억제제는 활성부위가 아닌 다른 위치에서 효소의 일부와 결합한다. 이 결합은 효소 단백질의 구조적 변화를 일으켜 활성부위의 모양을 변화시켜 더 이상 기질과 적절히 결합할 수 없게 한다.

선천성 물질대사이상

체내의 각기 다른 폴리펩타이드는 다른 유전자에 의해 암호화되어 있으므로(3장), 물질대사 경로에 참여하는 각 효소 단백질은 다른 유전자에 의해 암호화되어 있다. 이런 유전자 중 하나에 유전적 결함이 있으면 **선천성 물질대사이상**(inborn error of metabolism)으로 알려진 질병이 발생할 수 있다. 이 유형의 질병에서는 결함이 있는 효소 이전에 만들어지는 중간산물의 양이 **증가하고** 결함이 있는 효소 **이후에** 만들어지는 중간산물과 최종산물의 양이 **감소한다**. 질병은 정상적인 최종산물의 부족이나 결함이 있는 효소 이전에 형성된 중간산물의 과도한 축적으로 인해 발생할 수 있다. 결함이 있는 효소가 경로 분기점 이후의 한 경로에서 작용하는 경우 대체 경로의 중간산물과 최종산물이 증가한다(그림 4.10). 이런 산물들의 비정상적인 증가는 물질대사 질환의 원인이 될 수 있다.

페닐알라닌 변환 산물의 하나로 다이하이드록시페닐알라닌(dihydroxyphenylalanine) 분자가 있는데 약어로 DOPA라고 표시한다. DOPA는 **멜라닌**(melanin) 색소 분자의 전구체로 피부, 눈, 머리카락에 정상적인 색상을 부여한다. **백색증**(albinism) 상태는 DOPA에서 멜라닌 형성을 촉매하는 효소의 유전적 결함으로 인해 발생한다(그림 4.11). 백색증과 PKU(다음의 '임상적용' 상자에서 설명) 외에도 아미노산 물질대사 선천성 오류, 탄수화물 및 지질 물질대사의 오류가 많이 있다. 이들 중 일부를 표 4.4에 정리하였다.

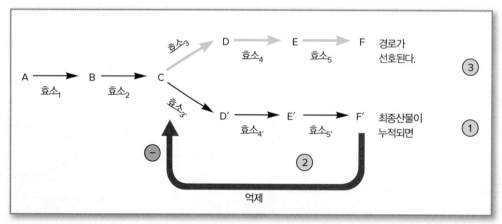

그림 4.9 분지물질대사 경로에서 최종산물에 의한 억제. 억제는 2번째 단계에서 분홍색 화살표로 표시되었다. 최종산물에 의한 억제로 인해 대체 경로(파란색 화살표로 표시)가 선호된다.

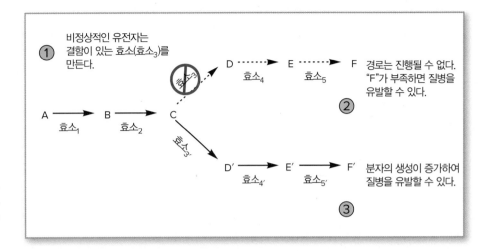

그림 4.10 선천성 물질대사이상이 분지물질대사 경로에 미치는 영향. 결함이 있는 유전자는 결함이 있는 효소를 생산하는데, 여기서는 기호에 선을 그어 표시하였다. 이 효소의 산물이 없으면 경로상의 다음 효소는 이 경로를 따라 후속 산물을 생산하기에 기질이 부족하다. 따라서 대체 경로가 선호된다.

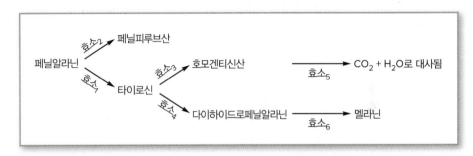

그림 4.11 아미노산 페닐알라닌의 분해 물질대사 경로. 결함이 있는 효소$_1$은 페닐케톤뇨증(PKU)을 일으키고, 결함이 있는 효소$_3$는 알캅톤뇨증(alcaptonuria, 임상적으로 심각한 상태는 아님)을 일으키고, 결함이 있는 효소$_6$은 백색증(albinism)을 일으킵니다.

 임상적용

우리 몸에서 만들 수는 없지만 단백질 합성에 필요한 필수 아미노산인 페닐알라닌은 일반적으로 페닐알라닌 수산화효소(phenylalanine hydroxylase, 그림 4.11에서 효소$_1$로 지정)에 의해 아미노산인 타이로신(tyrosine)으로 전환된다. 상염색체 열성 형질로 유전되는 질병인 **페닐케톤뇨증**(phenylketonuria, PKU)에서는 이 효소에 결함이 있다. 페닐알라닌은 축적되고, 대신 페닐피루브산(phenylpyruvic acid) 및 기타 산물로 전환된다. PKU를 치료하지 않으면 심각한 지적 장애와 기타 신경학적 문제가 발생할 수 있지만, 다행히도 모든 신생아에게서 검사를 시행하고 있다. PKU의 해로운 결과는 적은 양의 페닐알라닌이 포함된, 그러나 필요한 양만큼의 페닐알라닌과 타이로신이 보충된 평생 식단으로 피할 수 있다.

타이-삭스병(Tay-Sach's disease)과 **GM1 갱글리오사이드 축적증**(GM1 gangliosidosis)은 PKU와 마찬가지로 상염색체 열성 형질로 유전된다. 이는 특히 뇌의 신경세포 건강에 필요한 갱글리오사이드(ganglioside)라고 하는 복합 지질의 물질대사에 관여하는 효소 결함으로 인해 발생한다. 불행히도 현재 사용할 수 있는 치료법이 없다.

표 4.4 | 아미노산, 탄수화물, 지질 물질대사의 선천적 이상의 예

물질대사 결함	질병	이상	임상 결과
아미노산 물질대사	페닐케톤뇨증(PKU)	페닐피루브산의 증가	지적 장애, 간질
	백색증	멜라닌 부족	피부암 발생 가능성 증가
	메이플 시럽 소변병(영아의 단 오줌 때문에 붙은 이름)	류신, 이소류신, 발린의 증가	뇌의 퇴화, 조기 사망
	호모시스틴뇨증	호모시스테인의 축적	지적 장애, 눈 문제
탄수화물 물질대사	젖당 불내증(젖당분해효소 결핍증)	젖당을 사용하지 못함	설사, 헛배부름
	포도당 6-탈인산화효소 결핍(기르케 병)	간에 글리코겐 축적	간 비대, 저혈당
	글리코겐 인산화효소 결핍	근육에 글리코겐 축적	근육 피로와 통증
지질 물질대사	고셰병	지질 축적(글루코세레브로사이드)	간과 비장 비대, 뇌 퇴화
	타이-삭스병	지질 축적(갱글리오사이드 G_{M2})	뇌 퇴화, 5세 이전에 사망
	고콜레스테롤혈증	높은 혈중 콜레스테롤	관상동맥 및 대동맥의 동맥경화증

4.3 생물에너지학

생물은 복잡한 구조와 생체 내 여러 과정을 유지하기 위해 끊임없이 에너지를 소비한다. 생명 과정의 중심은 짝지어진 화학 반응으로, 한 반응에서 방출된 에너지가 다른 반응의 산물에 포함된다.

에너지는 일을 할 수 있는 능력으로 정의될 수 있다. **생물에너지학** (bioenergetics)은 생명 시스템의 에너지 흐름을 나타낸다. 생물은 궁극적으로 환경에서 얻은 에너지의 지속적인 소비를 통해 고도로 정돈된 구조와 생명 활동을 유지한다. 생명 시스템의 에너지 흐름은 **열역학**(thermodynamics)이라고 알려진 물리학 분야의 1법칙과 2법칙에 따른다.

열역학 1법칙(first law of thermodynamics)에 의하면 에너지는 전환(한 형태에서 다른 형태로 변경)될 수 있지만 생성되거나 소멸될 수 없다. 이것을 **에너지 보존 법칙**(law of conservation of energy)이라고 한다. 예를 들어, 폭포의 기계적 에너지는 수력 발전소에서 생산되는 전기에너지로 전환될 수 있다. 휘발유의 화학결합에너지는 회전하는 기어의 기계적 에너지로 전환될 수 있다. 다른 예로 하이브리드 자동차에서 기계적 에너지는 전기에너지로 전환될 수 있다. 그림 4.12는 조금 더 생물학적인 예를 보여준다. 실제로 이것은 모든 동식물의 생명이 의존하는 에너지 전환이다. 빛에너지를 포도당 분자의 화학결합에너지로 전환하는 것이다.

그러나 모든 에너지 전환에서 결코 투입한 것 모두를 얻을 수는 없다. 에너지 전환은 100% 효율을 보이지 않는다. 이런 이유로 영구 기관은 원칙적으로 불가능하다. 에너지 전환에서 총 에너지는 보존되지만(열역학 1법칙) 에너지 일부는 열로 손실된다. 따라서 "조직화된" 형태의 에너지의 양, 즉 일에 사용할 수 있는 에너지는 에너지 전환 때마다 감소한다. **엔트로피**(entropy)는 시스템 총 에너지의 혼란 정도이다. **열역학 2법칙**(second law of thermodynamics)에서는 모든 에너지 전환에서 엔트로피의 양은 증가한다고 말한다. **자유에너지**(free energy)라는 조직화된 상태의 에너지만이 일에 사용될 수 있기에, 이것은 시스템의 엔트로피가 증가함에 따라 자유에너지가 감소하는 것을 의미한다. 하이브리드 자동차는 휘발유의 화학결합에너지를 회전 기어의 기계적 에너지로 전환하고, 기계적 에너지를 다시 전기에너지로 전환하여 나중에 기어를 회전시키는 데 사용할 수 있다. 그러나 열역학 2법칙은 이 과정을 단순히 되돌려 무한정 계속할 수는 없다고 명시한다. 계속하려면 더 많은 휘발유를 태워야 하기 때문이다. 2법칙은 식물이 빛에너지를 지속해서 필요로 하는 이유와

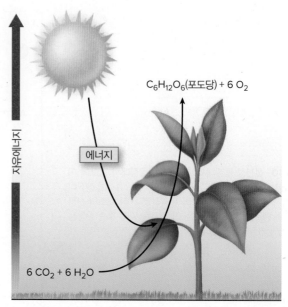

그림 4.12 광합성의 단순화된 도표. 태양 복사에너지의 일부는 식물에 포착되어 이산화탄소와 물에서 포도당을 생산하는 데 사용된다. 이 에너지 반응의 산물로서 포도당은 초기 반응물보다 더 많은 자유에너지를 가지고 있다.

우리에게 음식 분자의 화학결합에너지를 지속해서 투입해야 하는 이유도 설명하고 있다.

분자를 구성하는 원자의 화학결합은 열역학 법칙에 따른다. 독립된 6개의 이산화탄소 분자와 6개의 물 분자는 한 분자의 포도당 ($C_6H_{12}O_6$)보다 무질서한 상태이다. 더 무질서한 상태(높은 엔트로피)에서 더 많은 자유에너지를 가진 조직화된 상태(낮은 엔트로피)로 전환하려면 외부로부터 에너지를 추가해야 한다. 따라서 식물은 **광합성**(photosynthesis) 과정에서 이산화탄소와 물로부터 포도당을 생성하기 위해 태양으로부터의 빛에너지가 필요하다(그림 4.12). 빛에너지는 포도당의 화학결합을 형성하는 데 필요했기 때문에 그 에너지의 일부(2법칙에 따르면 100%가 될 수는 없다)는 포도당의 화학결합에 여전히 존재해야 한다(1법칙). 또한 포도당의 화학결합이 끊어져 이산화탄소와 물로 전환될 때 에너지가 방출되어야 한다. 이 에너지는 우리 몸에서 에너지가 필요한 모든 과정에 간접적으로 동력을 공급한다.

에너지흡수 반응과 에너지방출 반응

에너지의 투입이 필요한 화학 반응을 **에너지흡수 반응**(endergonic reaction)이라 한다. 이런 반응을 '진행'시키기 위해 에너지가 추가되므로 에너지흡수 반응의 산물은 반응물보다 더 많은 자유에너지를 포함해야 한다. 즉 추가된 에너지 일부는 산물 분자에 포함되어 있

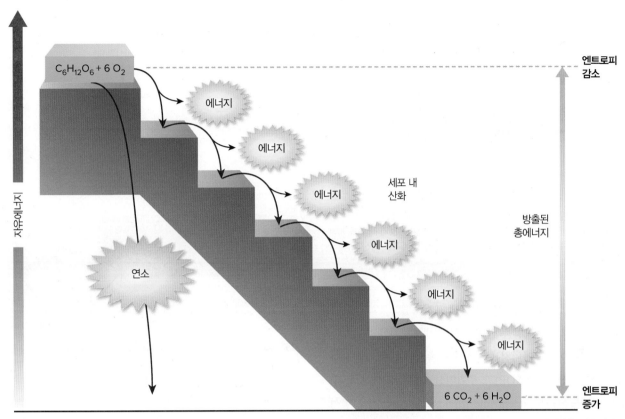

그림 4.13 연소와 세포 호흡의 비교. 포도당은 각각 6개 분자의 이산화탄소와 물보다 더 많은 에너지를 포함하고 있기에 포도당의 연소는 에너지방출 반응이다. 포도당이 세포 내에서 단계적으로 분해될 때 연소와 같은 양의 에너지가 방출된다. 각 단계는 포도당의 호기성 호흡에서 중간 화합물을 나타낸다.

다. 이것은 에너지를 생성하거나 소멸할 수 없다는 사실(열역학 1법칙)과 더 조직화된 상태의 물질은 덜 조직화된 상태보다 더 많은 자유에너지 또는 더 적은 엔트로피를 포함한다는 사실(열역학 2법칙)에서 비롯된다.

포도당을 CO_2와 H_2O로 연소시켜 포도당이 이산화탄소와 물보다 더 많은 자유에너지를 포함하고 있는지를 증명할 수 있다. 그렇게 하면 열 형태의 에너지가 방출된다. 더 많은 자유에너지를 가진 분자를 더 적은 자유에너지를 가진 분자로 변환하는 반응, 즉 진행되면서 에너지를 방출하는 반응을 **에너지방출 반응**(exergonic reaction)이라고 한다.

그림 4.13과 같이, 연소 반응에서 분자가 한꺼번에 방출하는 에너지의 총량은 세포 내에서는 효소로 제어된 에너지방출 반응에 의해 더 작은 부분으로 나누어져 방출될 수 있다. 이렇게 하면 다음 문단에서 설명하는 것처럼 세포는 에너지를 사용하여 다른 프로세스를 '구동'할 수 있다. 어떤 분자의 세포 내 산화 과정에서 몸이 얻는 에너지는 그 분자가 연소할 때 방출되는 양과 같으므로 식품 분자가 포함한 에너지는 분자가 연소할 때 방출되는 열에 의해 편리하게 측정할 수 있다.

열은 **칼로리**(calorie, cal)라는 단위로 측정한다. 1 cal은 1 cm³의 물 온도를 섭씨 1도 올리는데 필요한 열량으로 정의한다. 음식의 열량은 일반적으로 **킬로칼로리**(kilocalorie, 1 kcal = 1,000 cal)로 표시하며, 종종 큰 칼로리라고도 하여 대문자 C로 표시한다.

짝반응: ATP

세포가 살아가기 위해서는 환경의 자유에너지를 사용하여 고도로 조직화된, 낮은 엔트로피 상태를 유지해야 한다. 따라서 세포는 환경에서 얻은 기질을 사용하여 에너지방출 반응을 촉매하는 많은 효소를 가지고 있다. 에너지방출 반응에 의해 방출되는 에너지는 세포에서 에너지가 필요한 과정(에너지흡수 반응)을 구동하는 데 사용된다. 세포는 에너지가 필요한 과정을 구동하기 위해 열에너지를 사용할 수 없기에, 에너지방출 반응에서 방출되는 화학결합에너지는 에너지흡수 반응산물의 화학결합에너지로 직접 전달되어야 한다. 따라서 에너지방출 반응은 에너지흡수 반응과 **짝을 이루고**(coupled) 있다. 이 관계는 맞물린 두 기어의 관계와 비슷하다. 한쪽(에너지를 내보내는 에너지방출 기어)을 회전시키면 다른 쪽(에너지가 필요한 에너지흡

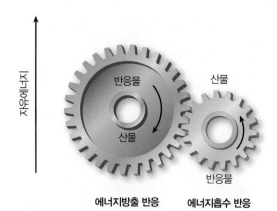

그림 4.14 **에너지방출 반응과 에너지흡수 반응의 짝이룸에 대한 모델.** 에너지방출 반응의 반응물(파란색 큰 톱니바퀴)은 결합이 100% 효율적이지 않기 때문에 에너지흡수 반응(초록색 작은 톱니바퀴)의 산물보다 더 많은 자유에너지를 가진다. 일부 에너지는 열로 손실된다.

수 기어)이 회전한다. 이 관계를 그림 4.14에 표시하였다.

세포에서 대부분의 에너지방출 반응에 의해 내보내지는 에너지는 직간접적으로 하나의 특정 에너지흡수 반응을 촉진하는 데 사용된다(그림 4.15). 아데노신2인산(ADP)과 무기인산기(줄여서 P_i로 표시)를 결합하여 **아데노신3인산**(adenosine triphosphate, ATP)을 형성하는 반응이다.

ATP의 형성에는 상당히 많은 양의 에너지가 필요하다. 에너지는 보존되어야 하므로(열역학 1법칙) P_i를 ADP에 연결하여 생성되는 결합에 에너지 일부가 포함되어 있어야 한다. 따라서 효소가 이 반응을 역전시켜 ATP를 ADP와 P_i로 전환할 때, 대량의 에너지가 방출

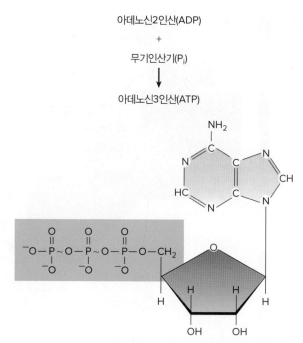

그림 4.15 **아데노신3인산(ATP)의 형성과 구조.** ATP는 세포의 보편적 에너지 운반체이다. 고에너지 결합은 물결선(∼)으로 표시된다. 마지막 인산기와의 결합이 끊어지면 에너지가 방출되고 ATP는 ADP와 P_i로 다시 전환된다.

된다. ATP 분해 시 방출되는 에너지는 모든 세포의 에너지요구 과정에 에너지를 공급하는 데 사용된다. ATP는 **보편적 에너지운반체**(universal energy carrier)로서 음식 분자의 분해에서 방출되는 에너지를 세포 내의 다양한 에너지흡수 과정에 필요한 에너지와 더 효율적으로 연결하는 역할을 한다(그림 4.16).

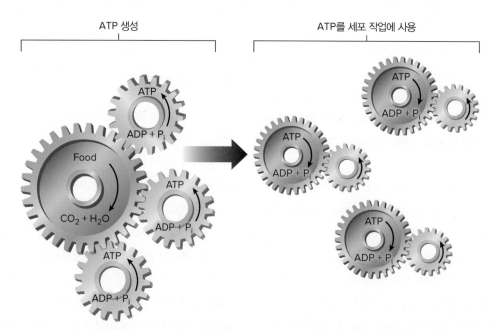

그림 4.16 **세포의 보편적 에너지운반체로서의 ATP 모델.** 에너지방출 반응은 화살표가 아래로 향하는 파란색 기어로 표시되는데 이런 반응은 자유에너지를 감소시키기 때문이다. 오른쪽에 있는 녹색 기어는 ATP에 의해 구동되는 세포의 에너지흡수 반응을 나타내며 위쪽 화살표는 자유에너지를 얻음을 나타낸다.

짝반응: 산화-환원

원자나 분자가 전자를 얻으면 **환원**(reduction)된다고 한다. 반대로 전자를 잃으면 **산화**(oxidation)된다고 한다.

환원과 산화는 항상 짝반응이다. 즉 어떤 원자 또는 분자(원자/분자로 표현)가 전자를 다른 원자/분자에 제공하지 않는 한, 산화되지 않기 때문에 원자/분자는 환원된다. 전자를 다른 원자/분자에 **제공하는** 원자/분자는 **환원제**(reducing agent)이며, 전자를 **받아들이는** 원자/분자는 **산화제**(oxidizing agent)이다. 특정 원자/분자가 두 가지 역할을 모두 할 수 있음을 이해하는 것이 중요하다. 즉, 한 원자/분자가 한 반응에서는 산화제로, 다른 반응에서는 환원제로서 기능할 수 있다. 원자/분자가 두 역할을 모두 수행할 때, 마치 물통 안에 전자가 들어있는 물통 릴레이처럼, 한 반응에서 전자를 얻어서 다른 반응에 전자를 전달하여 일련의 짝을 이루는 산화-환원 반응을 만들어낸다.

산화(oxidation)라는 용어가 산소가 반응에 관여하는 것을 의미하지는 않는다는 점에 주의하라. 이 용어는 산소가 전자를 받아들이는 경향이 크다는 사실에서 유래하였다. 즉, 산소는 강력한 산화제로 작

용한다는 것이다. 산소의 이런 특성은 세포에 의해 이용된다. 산소는 ATP 생산을 위한 에너지를 제공하는 일련의 산화-환원 반응에서 최종전자수납자로 기능한다(5장 5.2절).

세포의 산화-환원 반응은 종종 자유 전자보다 수소 원자의 이동을 포함한다. 수소 원자에는 1개의 전자(원자핵 내에는 1개의 양성자)가 포함되어 있어서 수소를 잃은 분자는 산화되고 수소를 얻은 분자는 환원된다. 많은 산화-환원 반응에서 전자쌍(자유 전자 또는 수소 원자쌍)이 환원제에서 산화제로 이동한다.

수소의 전달에 중요한 역할을 하는 두 분자는 비타민 니아신(비타민 B$_3$)에서 유래한 **NAD**(nicotinamide adenine dinucleotide)와 비타민 리보플라빈(비타민 B$_2$)에서 유래한 **FAD**(flavin adenine dinucleotide)이다. 이 분자들은(그림 4.17) 한 효소 반응에서 수소를 받아들여서(환원됨) 다른 효소 반응에 수소를 제공하므로(산화됨) **수소 운반체**(hydrogen carrier) 역할을 하는 보조효소이다(그림 4.18). 이들 분자의 산화된 형태는 단순히 NAD$^+$와 FAD로 표기한다.

각 FAD는 2개의 전자를 수용할 수 있고 2개의 양성자와 결합할 수 있다. 따라서 환원된 형태의 FAD는 2개의 수소 원자에 해당하는

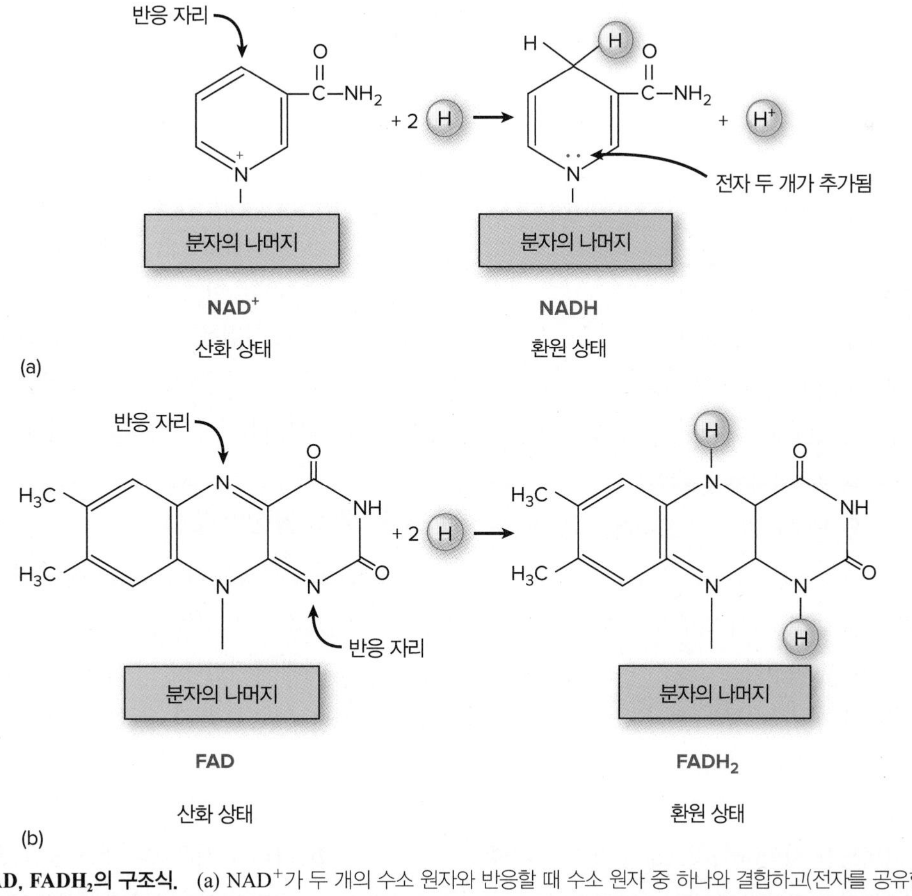

그림 4.17 NAD$^+$, NADH, FAD, FADH$_2$의 구조식. (a) NAD$^+$가 두 개의 수소 원자와 반응할 때 수소 원자 중 하나와 결합하고(전자를 공유함) 다른 수소 원자로부터는 전자를 받아들인다. 추가된 전자는 NADH의 질소(Ṅ) 위에 두 개의 점으로 표시된다. (b) FAD가 2개의 수소 원자와 반응하여 FADH$_2$를 형성할 때 각각의 질소 원자에 결합한다.

것과 결합하여 있으므로 FADH$_2$로 표기할 수 있다. 각 NAD는 2개의 전자를 수용할 수 있지만 하나의 양성자와만 결합할 수 있다(그림 4.17 참조). 따라서 NAD의 환원된 형태는 NADH + H$^+$로 표시한다(H$^+$는 자유 양성자를 나타냄). 두 보조효소의 환원된 형태가 산화-환원 반응에 관여할 때 2개의 수소 원자를 산화제에 전달한다(그림 4.18). 이런 방식으로 양성자와 전자를 전달하는 FAD와 NAD의 능력은 5장에 설명하는 것처럼 세포에 에너지(ATP)를 제공하는 물질대사 반응에서 특히 중요하다.

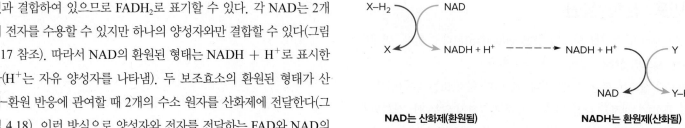

NAD는 산화제(환원됨)   **NADH는 환원제(산화됨)**

그림 4.18 NAD의 작용. NAD는 한 분자에서 다른 분자로 수소 원자 쌍을 전달하는 보조효소이다. 첫 번째 반응에서는 X가 산화됨에 따라 NAD가 환원된다(산화제로 작용). 두 번째 반응에서는 Y가 환원됨에 따라 NADH가 산화된다(환원제로 작용). 산화 반응은 분홍색 화살표, 환원 반응은 파란색 화살표로 표시된다.

⚖ 생활양식 적용

선진국의 희귀병인 **펠라그라**(pellagra)는 식이에서 주로 니코틴산으로 얻어지는 니아신(비타민 B$_3$) 결핍으로 발생한다. 니아신은 NAD$^+$와 NADP(nicotinamide adenine dinucleotide phosphate)의 전구체이기에 우리 몸에 필요하다. 이들은 세포가 에너지원을 분해하여 ATP 생산을 위한 에너지를 얻는 과정에서, 미토콘드리아 내 산화-환원 반응에서 전자 전달을 위한 보조효소로 기능한다. 이와 유사하게 작용하는 FAD를 만들기 위해 리보플라빈이 필요하다. 니아신과 리보플라빈은 세포에 직접 에너지를 제공하지 않기 때문에 이런 비타민을 필요 이상으로 섭취해도 신체에서 사용할 수 있는 음식 에너지가 증가하지는 않는다.

🔍 임상연구 요약

셰릴에게 갑작스럽게 발병한 극심한 피로와 방향 감각 상실은 우려스러운 상황이었고 즉각적인 의료 처치를 받아야 했다. 혈액 내 CK, LDH, AST, ALT의 양이 상승하였을 때 나타나는 장애와 관련하여 표 4.1을 검토하면, 이런 장애의 공통 원인으로 심근경색증(심장마비)을 의심할 수 있음을 알 수 있다. 실험실 테스트에서 CK-BB 또는 CK-MM 동종효소보다는 손상된 심장세포에서 방출되는 CK-MB 동종효소 수치가 그녀의 혈중에서 상승했기 때문에 이런 가능성이 커졌다. 심근경색일 가능성으로 스키를 타며 격렬한 운동을 하던 중 셰릴이 갑자기 증상을 보이기 시작한 것을 설명할 수 있다.

요약

4.1 촉매로서의 효소

A. 효소는 생물학적 촉매이다.

  1. 촉매는 화학 반응의 속도를 증가시킨다.

    a. 촉매는 반응 과정에서 변형되지 않는다.

    b. 촉매는 반응의 최종 결과를 바꾸지 않는다.

  2. 촉매는 화학 반응의 활성에너지를 낮춘다.

    a. 활성에너지는 반응 분자가 반응에 참여하는 데 필요한 에너지양이다.

    b. 촉매가 없으면 반응물 중 극히 일부만이 반응에 참여할 수 있는 활성에너지를 가진다.

    c. 효소는 활성에너지를 낮춤으로써 더 높은 비율의 반응물이 반응에 참여하도록 하여 반응 속도를 증가시킨다.

B. 대부분 효소는 단백질이다.

  1. 단백질 효소는 아미노산 서열(궁극적으로는 유전자 서열)에 의해 결정되는 특정한 삼차원 모양을 가지고 있다.

  2. 효소의 기질이라 불리는 효소 촉매 반응의 반응물은 활성부위라고 하는 효소의 특정 포켓에 들어간다.

  3. 효소-기질복합체를 형성함으로써 기질 분자가 올바른 방향으로 이동하며 기존의 결합은 약화된다. 이는 새로운 결합이 더 쉽게 형성되도록 한다.

4.2 효소 활성의 조절

A. 효소의 활성은 다양한 요인에 의해 영향을 받는다.

  1. 효소 촉매 반응의 속도는 온도가 증가함에 따라 최대 속도까지 증가한다.

    a. 이는 온도가 증가하면 반응물 분자집단 전체에서 에너지가 증가하여 활성에너지를 갖는 반응물의 비율이 증가하기 때문이다.

    b. 그러나 체온보다 몇도 높은 온도에서 대부분 효소는 변성되기 시작하여 촉매하는 반응 속도가 감소한다.

2. 각 효소는 해당 효소에 대한 최적 pH라고 하는 특정 pH에서 최적의 활성을 가지고 있다.

    a. 최적 pH에서 벗어나면 pH가 효소의 입체 모양과 활성 부위 내 전하에 영향을 미치기 때문에 반응 속도가 감소한다.

    b. 효소의 최적 pH는 효소에 따라 다양하다. 예를 들어 펩신의 최적 pH는 2인 반면 트립신은 pH 9에서 가장 활성이 높다.

3. 많은 효소에서 효소가 활성화되기 위해서 금속 이온이 필요하다. 이런 이온을 효소의 보조인자라고 한다.

4. 많은 효소는 활성을 위해 더 작은 유기분자를 필요로 한다. 이 작은 유기분자를 보조효소라 한다.

    a. 보조효소는 수용성 비타민에서 유래한다.

    b. 보조효소는 한 효소에서 다른 효소로 수소 원자와 작은 기질분자를 운반한다.

5. 일부 효소는 비활성 형태로 생성되어 나중에 세포 내에서 활성화된다.

    a. 활성화는 효소의 인산화에 의해 이루어질 수 있으며, 이 경우 효소는 나중에 탈인산화에 의해 비활성화될 수 있다.

    b. 효소의 인산화는 단백질 인산화효소라는 효소에 의해 촉매 된다.

    c. 단백질 인산화효소 자체는 비활성 상태일 수 있으며 활성화되기 위해서는 cAMP라고 하는 이차전달자의 결합이 필요하다.

6. 기질 농도 또는 효소 농도가 증가하면 효소 반응 속도가 증가한다.

    a. 효소 농도가 일정할 때 기질 농도가 증가함에 따라 반응 속도가 최대 속도까지 증가한다.

    b. 기질을 더 첨가해도 반응 속도가 증가하지 않으면 효소가 포화 상태라고 한다.

B. 물질대사 경로에는 수많은 효소 촉매 반응이 관여한다.

1. 다수의 효소는 일반적으로 여러 중간물을 통해 처음 기질을 최종산물로 전환하기 위해 협력한다.

2. 물질대사 경로는 한 효소의 산물이 다음 효소의 기질이 되는 다중효소 시스템으로 구성된다.

3. 비정상 유전자로 인해 효소에 결함이 있는 경우 결함이 있는 효소가 촉매하는 단계 이후에 생성되는 중간산물은 감소하고 결함이 있는 단계 이전에 생성된 중간산물은 축적

된다.

    a. 효소 결함으로 인해 발생하는 질병을 선천성 물질대사 이상이라 한다.

    b. 중간물의 축적은 종종 결함이 있는 효소가 발견되는 기관에 손상을 준다.

4. 많은 물질대사 경로에서 경로가 분지되어 하나의 중간산물이 두 가지 다른 효소의 기질 역할을 할 수 있다.

5. 특정 경로의 활성은 최종산물 억제로 조절될 수 있다.

    a. 최종산물 억제에서 경로의 산물 중 하나는 핵심 효소의 활성을 억제한다.

    b. 이것은 산물이 효소의 특정 부위와 결합하여 활성부위의 형태를 변화시키는 알로스테릭 억제의 예이다.

4.3 생물에너지학

A. 세포 내 에너지의 흐름을 생체에너지라 한다.

1. 열역학 1법칙에 따르면 에너지는 생성되거나 소멸될 수 없으며 단지 한 형태에서 다른 형태로 전환될 뿐이다.

2. 열역학 2법칙에 따르면 모든 에너지 전환 반응은 엔트로피(무질서)를 증가시킨다.

    a. 엔트로피가 증가하면 자유에너지(사용가능한 에너지)가 감소한다.

    b. 큰 유기분자 안에 조직화된 원자는 덜 조직화된 더 작은 분자에서보다 더 많은 자유에너지를 포함한다.

3. 이산화탄소와 물에서 포도당을 생성하려면 에너지가 추가되어야 한다.

    a. 식물은 광합성 과정에서 이런 전환을 위해 태양에너지를 사용한다.

    b. 반응물보다 더 많은 자유에너지를 가진 분자를 생성하기 위해 에너지 투입이 필요한 반응을 에너지흡수 반응이라고 한다.

4. 포도당이 이산화탄소와 물로 연소하면 열의 형태로 에너지가 방출된다.

    a. 에너지를 방출하여 반응물보다 적은 자유에너지를 포함하는 산물을 형성하는 반응을 에너지방출 반응이라고 한다.

    b. 포도당이 세포 내에서 이산화탄소와 물로 전환될 때 방출되는 총 에너지양은 연소 때와 같지만 이 과정은 여러 작은 단계로 나뉘어서 일어난다.

5. 세포에서 음식 분자를 이산화탄소와 물로 전환하는 에너지 방출반응은 아데노신3인산(ATP)을 형성하는 에너지흡수 반응과 연결되어 있다.

   a. 따라서 포도당의 화학결합에너지 중 일부는 ATP의 "고에너지" 결합으로 전달된다.

   b. ATP가 아데노신2인산(ADP)과 무기인산기로 분해되면 에너지가 방출된다.

   c. ATP의 분해로 방출된 에너지는 세포의 모든 에너지 요구 과정에 동력을 공급하는 데 사용된다. 따라서 ATP는 세포의 "보편적 에너지 운반체"이다.

B. 산화–환원 반응은 서로 짝지어져 있으며 일반적으로 수소 원자의 이동을 포함한다.

   1. 분자는 전자를 잃으면 산화된다고 한다. 반대로 전자를 얻을 때 환원된다고 한다.

2. 따라서 환원제는 전자공여자이고, 산화제는 전자수납자이다.

3. 산소는 세포에서 최종전자수납자로 작용하지만, 산화제로도 작용할 수 있다.

4. 어떤 한 분자가 이 반응에서는 전자수납자가 될 수 있고 다른 반응에서는 전자공여자가 될 수 있다.

   a. NAD와 FAD는 다른 분자에서 제거된 수소 원자의 전자를 받아 환원될 수 있다.

   b. $NADH + H^+$와 $FADH_2$는 받아들인 전자를 세포 안의 다른 위치에 있는 다른 분자에 제공한다.

   c. 산소는 ATP 생산을 위한 에너지를 제공하는 일련의 산화–환원 반응에서 최종전자수납자(산화제)이다.

문제

이해력 검증

1. 효소의 화학 구조와 효소의 기능 사이의 관계를 설명하고, 어떻게 다양한 방식으로 효소의 구조와 기능이 변할 수 있는지 설명하시오.

2. 효소 반응의 속도가 기질과 산물의 상대적 농도에 의해 어떻게 조절되는지 설명하시오.

3. 최종산물에 의한 억제가 어떻게 음성되먹임 조절의 한 형태를 보이는지 설명하시오.

4. 열역학 1법칙과 2법칙을 사용하여 어떻게 ATP가 형성되고, 어떻게 ATP가 보편적인 에너지운반체로 작용하는지 설명하시오.

5. 보조효소 NAD와 FAD는 수소를 한 반응에서 다른 반응으로 "이동" 시킬 수 있다. 이 과정은 어떻게 산화와 환원 반응을 연결하는 역할을 하는가?

6. 백색증과 페닐케톤뇨증을 예로 들어 선천적 물질대사 이상이 무엇을 의미하는지 설명하시오.

7. 니아신과 리보플라빈이 함유된 음식을 먹어야 하는 이유는 무엇인가? 이 비타민은 신체 물질대사에서 어떻게 기능하는가?

5 세포호흡과 물질대사

임상연구

안드리아는 주치의에게 체중을 줄이지 않으면 대사증후군에 걸릴 수 있다는 말을 들었다. 따라서 그녀는 식이요법을 시작하였고 지방분해가 일어나는지 확인하기 위해 소변에서 케톤체를 검사하였다. 그녀는 고단백질 식사를 하였고 탄수화물을 거의 먹지 않고도 정상적인 혈액 포도당 수치를 유지할 수 있다고 확신하였다. 트레이너는 운동에 의한 근육통과 피로는 정상적인 현상이라고 말했지만, 그녀는 가슴 통증으로 진료를 받아야 했다.

새로운 용어 및 개념에는 다음과 같은 것이 있다.
- 혐기성 경로 및 호기성 호흡, 심근허혈
- 글리코겐 합성, 글리코겐 분해, 지질 생성, 지질 분해, 케톤체 생성

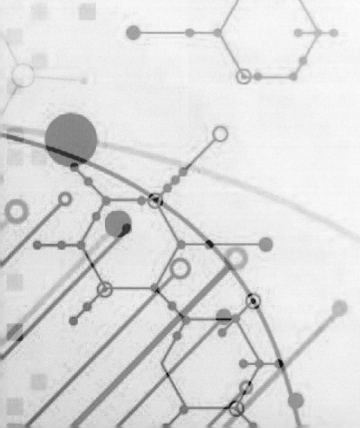

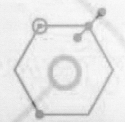

5.1 해당과정과 젖산 경로

세포호흡에서 에너지는 포도당과 다른 분자들의 단계적 분해로 인해 방출되고 일부 에너지는 ATP를 생성하는 데 사용된다. 포도당의 완전연소에는 산소가 필요하고 포도당 1분자당 약 30개 ATP를 생성한다. 그러나 산소가 없을 때에도 젖산을 생산하는 경로를 통해 약간의 에너지를 얻을 수 있다.

에너지 전환에 관여하는 체내의 모든 반응을 총체적으로 **물질대사**(metabolism, 대사)라 한다. 물질대사는 **동화 작용**(anabolism)과 **이화 작용**(catabolism)으로 나뉜다. 이화 반응은 일반적으로 더 큰 유기분자를 더 작은 분자로 분해하여 에너지를 방출한다. 동화 반응은 에너지 공급이 필요하며 글리코겐, 지방, 단백질과 같은 큰 에너지 저장 분자들을 합성하는 것이다.

포도당, 지방산, 아미노산을 분해하는 이화 반응은 포도당의 화학

결합에너지가 ATP의 화학결합에너지로 전달되어 ATP 합성의 주요 에너지원으로 사용된다. 에너지 전달은 100% 효율성이 없으므로(열역학 2법칙에 따르면, 4장 참고), 포도당에서 온 화학결합에너지 중 일부는 열로 잃게 된다.

에너지 전달에는 산화-환원 반응이 필요하다. 한 분자의 산화는 그 분자가 전자를 잃을 때 일어난다(4.3절 참고). 이는 전자를 받는 다른 원자 또는 분자의 환원 반응과 연결되어야 한다. 에너지를 위해 포도당과 다른 분자가 분해될 때, 이들 분자에 처음 존재하였던 전자의 일부는 먼저 중간 운반체에 전달된 다음에 **최종전자수납자**(final electron acceptor)로 이동한다. 동물세포 내에서 분자가 완전히 이산화탄소와 물로 분해될 때 최종전자수납자는 항상 산소 원자이다. 산소가 관여하기 때문에 포도당 또는 지방산이 이산화탄소와 물로 전환되는(일부 에너지를 ATP로 전달하는) 대사 경로를 **호기성 세포호흡**(aerobic cell respiration)이라고 한다. 이 과정에서 산소는 혈액

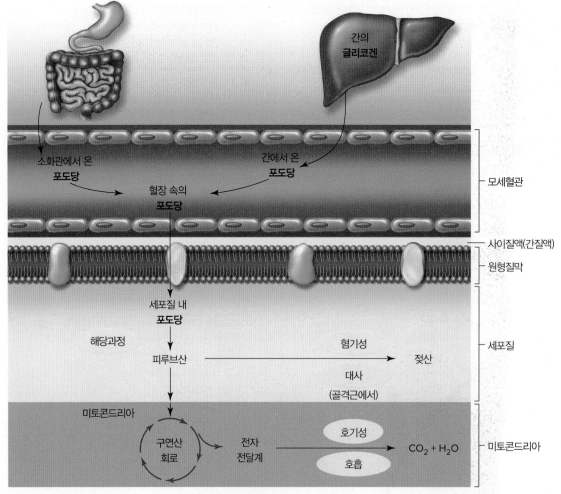

그림 5.1 혈액 포도당을 이용하는 에너지 대사 개요. 혈액 포도당은 소화관을 통해 음식으로부터 또는 간에 저장된 글리코겐으로부터 온다. 혈장 포도당은 세포의 세포질에 들어가며, 그곳에서 호기성 호흡 또는 혐기성 대사에 의해 에너지로 사용될 수 있다.

으로부터 얻는데, 이 혈액은 호흡 또는 환기 과정을 통해 허파 속의 공기로부터 산소를 얻는다(16장 참조). 또한 환기는 호기성 세포호흡에 의해 생산되는 이산화탄소를 제거하는 중요한 기능을 한다.

분자의 에너지를 열로 빠르게 방출하는 연소 과정(킬로칼로리로 측정할 수 있음, 4장 참조)과는 달리 세포 내 포도당이 이산화탄소와 물로 전환되는 과정은 작은 효소의 촉매 단계를 거친다. 산소는 마지막 단계에서만 사용된다. 포도당의 화학결합에너지의 소량은 대사 경로의 초기 단계에서 방출되기 때문에 일부 조직세포들은 일시적으로 산소가 없는 상태에서 ATP 생산을 위한 에너지를 얻을 수 있다.

그림 5.1은 포도당이 체세포에 흡수되어 에너지로 사용되는 과정의 개요를 나타낸다. 혈장 포도당은 음식물의 소화와 간에 저장된 글리코겐의 분해에서 유래된다. 포도당의 호기성 세포호흡은 연속적인 3단계로 일어난다. (1) **해당과정**(세포질에서 일어나는 대사 경로), (2) **구연산 회로**(미토콘드리아 기질에서 일어나는 대사 경로), (3) **전자 전달**(미토콘드리아 크리스테에서 일어나는 반응)이다. 산소 없이 포도당이 대사될 때 해당과정은 젖산으로 전환되는 피루브산을 생산한다. 비록 혐기성 대사는 특정 시기에 운동하는 골격근에 에너지를 제공하는 데 중요하지만, 대부분의 체세포에서는 호기성 세포호흡을 통해 에너지를 얻는다.

해당과정

해당과정(glycolysis, 해당작용)은 세포질에서 에너지 생산을 위해 포도당을 분해하는 대사 경로를 말한다. 이 용어는 그리스어(*glyks* = 단 것, *lysis* = 분해)로부터 유래하고 설탕(sugar)의 분열을 의미한다. 해당과정은 6개 탄소로 된 포도당(6탄당, 그림 2.14 참조)이 2분자의 피루브산(pyruvate)으로 전환되는 대사 경로이다. 비록 각 피루브산은 포도당 크기의 약 절반이지만 해당과정은 단순히 포도당을 절반으로 분해하는 것이 아니다. 해당과정은 많은 효소의 조절 단계를 거치는 대사 경로이다.

각 피루브산 분자는 3개의 탄소(C), 3개의 산소(O)와 4개의 수소(H)를 포함한다(그림 5.4). 따라서 1분자의 포도당($C_6H_{12}O_6$)이 가지는 탄소와 산소의 수로 2분자의 피루브산($C_3H_4O_3$)을 설명할 수 있다. 그러나 2분자의 피루브산이 8개의 수소만을 가지기 때문에 4개의 수소 원자가 해당과정 중 중간물질에서 제거되는 것이 분명하다. 이 수소 원자들의 각 쌍은 한 분자의 NAD^+를 환원하는 데 사용된다. 이 과정에서 수소 원자의 각 쌍은 2개의 전자를 NAD^+에 제공하여 NAD^+를 환원시킨다. 환원된 NAD^+($NADH$)는 수소 원자들로부터 1개의 양성자와 결합하며 1개의 양성자는 H^+로 결합하지 않는

상태로 남는다(그림 4.17 참조). 따라서 해당과정은 1개의 포도당 분자에서 출발해서 2개 분자의 $NADH$와 $2H^+$를 생산한다. 편의상 환원된 NAD^+를 $NADH$로 표기한다.

해당과정은 자유에너지의 감소 반응이고 이 회로에서 방출된 일부 에너지는 자유에너지의 증가 반응인 $ADP + P_i \rightarrow ATP$를 만드는 데 쓰인다. 해당과정의 방정식을 요약하면 다음과 같다.

$$포도당 + 2\ NAD^+ + 2\ ADP + 2\ P_i \rightarrow$$
$$2\ 피루브산 + 2\ NADH + 2\ ATP$$

비록 해당과정의 전체 방정식이 자유에너지의 감소 반응이지만 포도당은 에너지를 얻기 전 경로의 시작 부분에서 우선 활성화되어야 한다. 이 활성화에는 2분자의 ATP에서 유래된 2개의 인산기 첨가가 필요하다. 따라서 $ATP \rightarrow ADP + P_i$ 반응에서 오는 에너지는 해당과정이 시작될 때 소모된다. 이는 그림 5.2에서 '위층 계단'으로 나타내었다. 그림 5.2의 $ATP \rightarrow ADP + P_i$ 반응에서 P_i(무기인산)은 표시되지 않았다. 그 이유는 P_i가 방출되지 않고 대신 해당과정의 중간물질에 첨가되었기 때문이다. 인산기의 첨가를 **인산화**(phosphorylation)라고 한다. 포도당 6-인산으로의 포도당의 인산화는 해당과정에 필수적일 뿐만 아니라 포도당을 세포 내에 가두어 놓는 중요한 역할을 한다. 왜냐하면 인산화된 분자들은 원형질막을 통과할 수 없기 때문이다.

해당과정의 마무리 단계에서 에너지가 방출되면서 4분자의 ATP가 생성되고 2분자의 NAD는 환원된다(그림 5.2에서 '아래층 단계'). 따라서 처음에 사용되었던 2분자의 ATP는 에너지 투자이며, 경로가 끝날 때까지 생산된 2분자의 ATP와 2분자의 NADH는 순 이득으로 에너지 수익을 나타낸다. 해당과정의 전체 방정식은 9개의 반응단계로 구성되는 대사 경로이고 그림 5.3은 이 경로의 개별 반응단계를 보여준다.

그림 5.3에서 포도당은 ①단계에서 포도당 6-인산으로 인산화되고, ②단계에서 이성질체인 과당 6-인산으로 전환된다. ③단계에서 또 다른 ATP가 첨가되어 과당 1,6-이인산을 만든다. ④단계에서 6개의 탄소로 된 분자가 3개의 탄소로 된 분자 2개로 나뉜다. ⑤단계에서 두 쌍의 수소가 제거되어 2 NAD^+를 2 $NADH + H^+$로 환원시키는 데 사용된다. 이 환원된 조효소들은 해당과정의 중요한 생성물이다. ⑥단계에서 각 글리세르산 1,3-이인산에서 제거된 1개의 인산기가 2분자의 ATP와 2분자의 글리세르산 3-인산을 형성한다. ⑦과 ⑧단계는 이성질체화(isomerization)이다. ⑨단계에서 마지막 인산기는 각 중간물질로부터 제거되고, 이는 또 다른 2분자의 ATP와 2분자의 **피루브산**(pyruvate)을 형성한다.

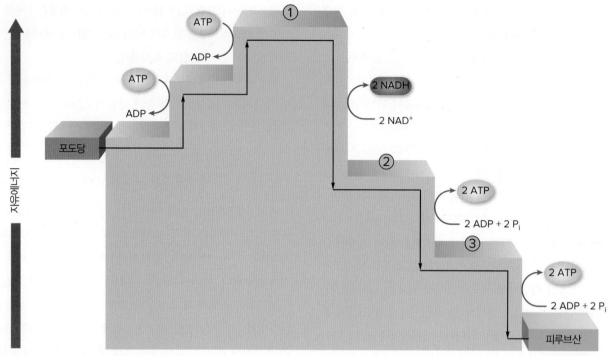

그림 5.2 해당과정에서 에너지 지출과 이득. 해당과정에 진입하는 포도당 한 분자에 대해 2 ATP와 2 NADH의 '순이득'이 발생한다. 번호에 해당하는 분자들은 각각 ① 과당 1,6-이인산, ② 글리세르산-1,3-이인산, ③ 글리세르산-3-인산이며, 이들은 해당과정의 대사 경로에서 중간물질들이다(그림 5.3 참조).

젖산 경로

지속적인 해당과정을 위해서는 반드시 수소 원자를 수용할 수 있는 적당량의 NAD^+가 있어야 한다. 그래서 해당과정 중에 생성된 NADH는 전자를 다른 분자에 전달함으로써 NAD^+로 산화되어야 한다.

산소가 충분하지 않으면 $NADH(+H^+)$는 피루브산으로 전자를 주어 세포질에서 산화된다. 이로 인해 NAD^+가 다시 형성되고 피루브산에 2개의 수소 원자를 첨가하여 **젖산**(lactate)으로 환원된다. 젖산은 젖산 음이온을 말한다(2장 그림 2.12 참조).

포도당이 젖산으로 전환되는 대사 경로를 혐기성 대사(anaerobic metabolism, 무산소 대사)라고 하는데, **혐기성**이란 대사 과정에서 산소가 사용되지 않음을 의미한다. 많은 생물학자들은 효모가 포도당을 에탄올로 발효하는 방법과 유사하기 때문에 **젖산 발효**(lactate fermentation)라는 용어를 더 선호한다. 젖산과 에탄올 생산에서 마지막 전자수납자는 유기분자인데, 이는 마지막 전자수납자가 산소 원자인 호기성 세포호흡과 대조된다. 생물학자들은 일부 미생물에서 마지막 전자수납자로 산소 원자 대신에 황 원자를 사용하는 경로에 대해 **혐기성 호흡**(anaerobic respiration)이라는 용어를 남겨둔다. 본문에서는 포도당이 젖산으로 전환되는 경로를 설명하기 위해 젖산 경로, 혐기성 대사 및 젖산 발효라는 용어를 서로 바꿔 사용할 것이다.

젖산 경로는 포도당 분자당 해당과정으로 생산되는 2개의 ATP 분자의 순이득을 산출한다. 세포는 이 방법으로 필요한 에너지를 충분히 생산할 수 있고 젖산 농도가 과도해지지 않는 한 산소가 없이도 생존할 수 있다. 일부 조직은 다른 조직들보다 혐기성 조건에서 더 잘 적응한다. 즉, 골격근은 심근보다 더 오래 생존하고 심근은 뇌보다 혐기성 조건에서 더 오래 생존한다.

적혈구는 미토콘드리아가 없어서 산소가 없는 상태에서만 대사할 수 있고 운반하는 산소를 이용할 수 없다. 이는 몸의 다른 세포에 산소를 전달하기 위해 적혈구 내 산소를 절약한다. 적혈구를 제외하고 혐기성 대사는 호기성 능력을 초과하는 에너지 요구량이 있는 조직에서 제한된 기간에만 일어난다. 혐기성 대사는 **산소 필요에 대한 산소 공급의 비율**(NADH 농도와 관련해서)이 위험한 수준 아래로 떨어질 때 골격근과 심장에서 일어난다. 혐기성 대사는 비상사태(산소 결핍)가 지나갈 때까지 ATP를 생산하는 비상사태 조치이다. 그러나 예외적으로, 적혈구는 미토콘드리아가 없기 때문에 오직 혐기성 대사를 하고 성상세포라고 불리는 신경아교세포(7장 7.1절 참조)는 적절한 산소 공급에도 불구하고 혐기성 대사를 한다. 이들이 생산하는 젖산은 관련된 신경세포들의 호기성 에너지 공급에 사용된다.

골격근의 젖산 발효는 근육이나 개인에게 해를 끼치지 않는 짧은 기간의 활동 중에서 일상적으로 발생하는 정상적인 현상이다. 운동

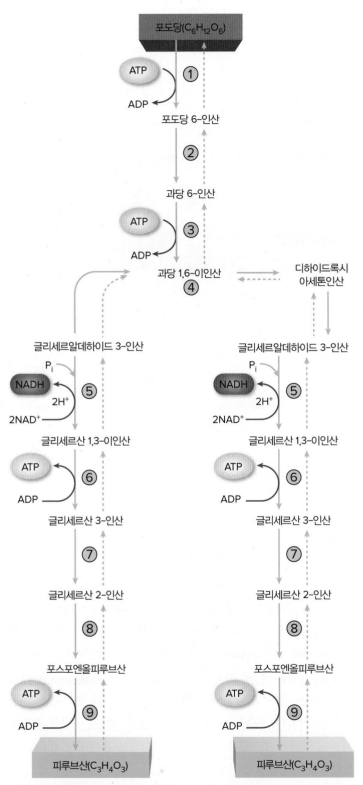

그림 5.3 해당과정. 해당과정에서 1분자의 포도당은 9단계를 거쳐 2분자의 피루브산과 2분자의 NADH와 4분자의 ATP가 생산된다. 그러나 해당과정 초기에 2분자의 ATP가 사용되었기 때문에 순 ATP 생산은 2분자의 ATP가 된다. 점선 화살표는 역반응을 나타낸다.

그림 5.4 젖산 형성. 환원된 NAD^+($NADH+H^+$)로부터 2개의 H 원자(파란색 상자)들을 피루브산에 첨가하면 젖산과 산화된 NAD^+가 형성된다. 이 반응은 젖산탈수소효소(LDH)에 의해 촉매되고 적절한 조건에서는 역반응도 일어난다.

하는 동안 젖산 생산 증가는 근육 피로와 연관되어 있다(현재는 유발되지 않는 것으로 여겨짐). 골격근과 대조적으로 심장은 보통 산소호흡만 하는데, 만약 혐기성 상태가 심장에 일어나면 잠재적으로 위험한 상황이 발생할 수 있다.

임상적용

심근허혈(myocardia ischemia)은 **허혈심장병**(ischemic heart disease) 상태로 심장 근육에 충분한 혈류가 운반되지 않는다. 또한, 이 병은 관상동맥에 혈류가 충분하지 않기 때문에 **관상동맥심장병**(coronary heart disease)이라고도 부른다. 이는 보통 동맥벽에 플라크(plaque)가 생겨 일어나는 것으로 이 과정을 **죽상동맥경화증**(atherosclerosis)이라고 한다. 따라서 이 상태를 **죽상경화심장병**(atherosclerotic heart disease)이라고도 부른다. 심근세포가 호기성 호흡을 위해 혈액으로부터 충분한 산소를 얻지 못할 때 덜 효율적인 젖산 경로를 통해 에너지를 얻는다. 장기적인 허혈은 심근세포의 죽음으로 **심근경색증**(myocardial infarction, 심장마비)을 일으킨다. 심근 내 젖산은 가슴 통증인 **협심증**(angina pectoris)을 일으킨다. 협심증은 보통 니트로글리세린(nitroglycerin)과 같은 혈관 확장제로 치료하는데, 이 약은 심장으로의 혈류를 개선시키고 말초 혈관을 확장시켜 심장의 부담을 줄여준다.

5.2 호기성 호흡

포도당의 호기성 호흡에서 피루브산은 해당과정에 의해 형성된 다음 아세틸CoA로 전환된다. 이는 구연산 회로(또는 크렙스 회로)로 부르는 순환성 대사 경로를 시작한다. 이 경로의 결과로 많은 양의 환원된 NAD^+(NADH)와 FAD($FADH_2$)가 생성된다. 이 환원된 조효소들은 ATP 형성을 유도하는 과정에 전자를 제공한다.

포도당($C_6H_{12}O_6$)의 호기성 호흡 반응식은 다음과 같다.

$$C_6H_{12}O_6 + 6\,O_2 \rightarrow 6\,CO_2 + 6\,H_2O$$

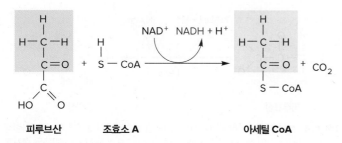

그림 5.5 호기성 호흡에서 아세틸 CoA의 형성. 호기성 호흡 과정에서 NAD^+는 NADH로 환원된다.

호기성 호흡은 최종생성물(CO_2와 H_2O)과 발생한 총에너지 양의 측면에서 연소(combustion)와 동일하다. 그러나 호기성 호흡에서 에너지는 효소에 의해 통제되는 산화 반응에서 작게 방출되고 방출된 에너지의 일부(38~40%)는 ATP의 고에너지 결합에 저장된다.

포도당의 호기성 호흡은 해당과정에서 시작한다. 혐기성 대사와 호기성 대사에서 해당과정은 포도당 1분자당 2분자의 피루브산, 2 ATP와 2 NADH + H^+를 생산한다. 그러나 호기성 호흡에서 NADH의 전자는 젖산 경로와 같이 피루브산에 전달되지 않고 젖산은 형성되지 않는다. 대신에 피루브산은 세포 내 다른 위치로 이동해 다른 반응을 하고, 해당과정에 의해 생산된 NADH는 결국 산화된다.

호기성 호흡에서 피루브산은 세포질을 떠나 미토콘드리아의 기질로 들어간다. 일단 미토콘드리아에 있는 탄소 3개 길이의 피루브산은 효소에 의해 CO_2가 제거되어 탄소 2개 길이의 유기산인 아세트산으로 된다. 이 반응을 촉매하는 효소는 아세트산과 **조효소 A**(coenzyme A)라고 부르는 조효소를 결합시킨다. 그 결과 형성된 화합물은 **아세틸 조효소 A**(acetyl coenzyme A)이고 약어는 **아세틸 CoA**(acetyl CoA)이다(그림 5.5).

해당과정은 1분자의 포도당을 2분자의 피루브산으로 전환한다. 각 피루브산 분자는 1분자의 아세틸 CoA와 1분자의 CO_2로 전환되기 때문에, 2분자의 아세틸 CoA와 2분자의 CO_2는 1분자의 포도당으로부터 유래한다. 이 아세틸 CoA는 호기성 경로에서 미토콘드리아 효소의 기질 역할을 하는 반면 CO_2는 혈액에 의해 폐로 운반되어 제거된다. CO_2의 산소는 산소 기체가 아닌 피루브산으로부터 유래한 것이다.

구연산 회로

일단 아세틸 CoA가 형성되면 아세트산 소단위(탄소 2개 길이)는 옥살로아세트산(oxaloacetic acid, 탄소 4개 길이)과 결합해 1분자의 구연산(citric acid, 탄소 6개 길이)을 형성한다. NAD^+에 의한 수소

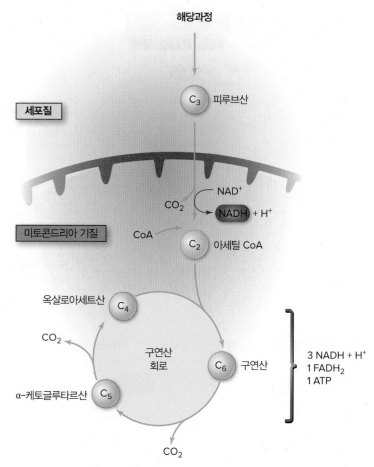

그림 5.6 구연산 회로의 단순화된 도형. 이 도형은 원래 4개의 탄소로 된 옥살로아세트산이 구연산 회로의 마지막에서 어떻게 재생되는지를 보여준다. 구연산 회로에서 중간물질의 탄소 원자 수만 표시하였고 수소와 산소 수는 표시하지 않았다.

운반과 유사하게 조효소 A는 아세트산을 한 효소로부터 다른 효소로 옮기는 운반체로만 작용한다. 구연산의 형성은 **구연산 회로**(citric acid cycle) 또는 **TCA 회로**(TCA cycle, tricarboxylic acid cycle)로 알려진 순환대사 경로를 시작하고 구연산은 3개의 카복실산기(carboxylic acid group)를 가진다. 또한 이 회로는 발견자 한스 크렙스경(Sir Hans Krebs)의 이름을 따서 **크렙스 회로**(Krebs cycle)라고 부르기도 한다. 그림 5.6은 구연산 회로를 요약한 것이다.

2분자의 CO_2 배출과 H 원자의 제거를 포함하는 일련의 과정을 거쳐 구연산이 옥살로아세트산으로 전환되는 순환대사 경로(그림 5.7)의 전 과정을 요약하면 다음과 같다.

1. 1분자 GTP(그림 5.7의 ⑤단계)는 ADP에 인산기를 주어 1분자 ATP를 만든다.
2. 3분자 NAD^+가 NADH로 환원된다(그림 5.7의 ④, ⑤와 ⑧ 단계).
3. 1분자 FAD가 $FADH_2$로 환원된다(그림 5.7의 ⑥단계).

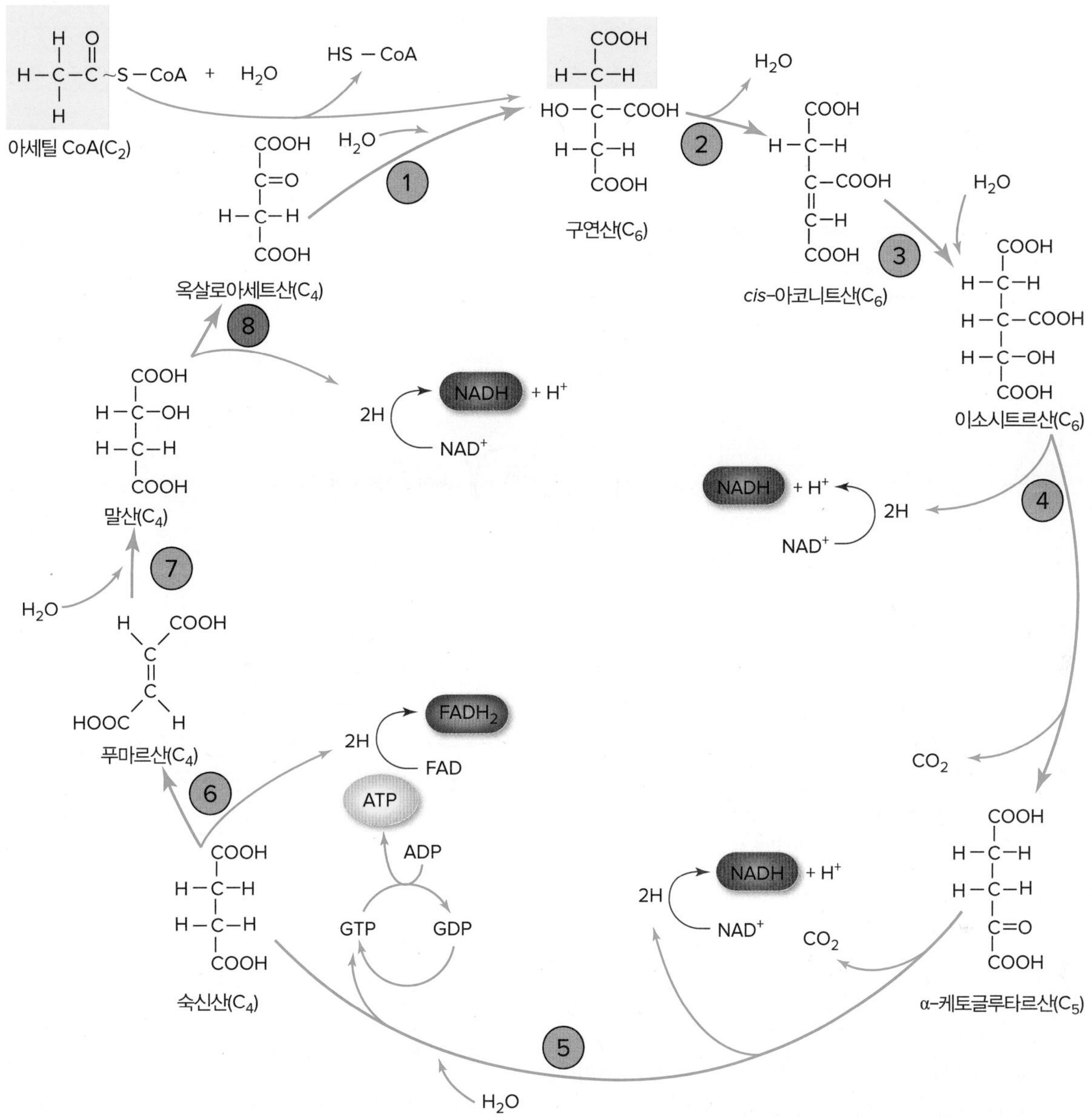

그림 5.7 완전한 구연산 회로. 구연산 회로가 한 번 돌 때마다 1 ATP, 3 NADH, 1 FADH$_2$가 생산된다.

구연산 회로를 거칠 때마다 만들어지는 NADH와 FADH$_2$ 생산은 에너지 생산 측면에서 구연산 회로에서 직접 생산되는 GTP(ATP로 전환됨)보다 훨씬 중요한데, 이는 NADH와 FADH$_2$가 전자전달계에 전자를 줌으로써 다량의 ATP를 만들기 때문이다.

전자수송과 산화적 인산화

미토콘드리아 내막의 크리스테(cristae)에 **전자전달계**(electron-transport system)로 작용하는 일련의 분자들은 호기성 호흡 동안에 전자수송 시스템 역할을 한다. 전자전달계는 **FMN**(flavin mononu-cleotide)과 **조효소 Q**(coenzyme Q) 그리고 **사이토크롬**(cytoc-hrome, 시토크롬)이라 하는 철 함유 색소 그룹을 포함하는 단백질로 구성된다. 이 사이토크롬의 마지막은 사이토크롬 a$_3$(cytochrome a$_3$) 이며, 이는 최종 산화-환원 반응에서 전자를 산소에 준다. 전자전달계의 분자들은 미토콘드리아 내막에 위치하고 NADH와 FADH$_2$에서 전자를 받아 일정한 순서와 방향으로 수송한다.

호기성 호흡에서 NADH와 FADH$_2$는 전자쌍을 크리스테의 전자전달계에 전달하여 산화된다. 이 과정에서 양성자(H$^+$)는 전자와 함께 운반되지 않는다. 산화된 형태인 NAD$^+$와 FAD는 재생되고 구연산 회로로부터 전자전달계에 전자를 계속 운반한다. 전자전달계의

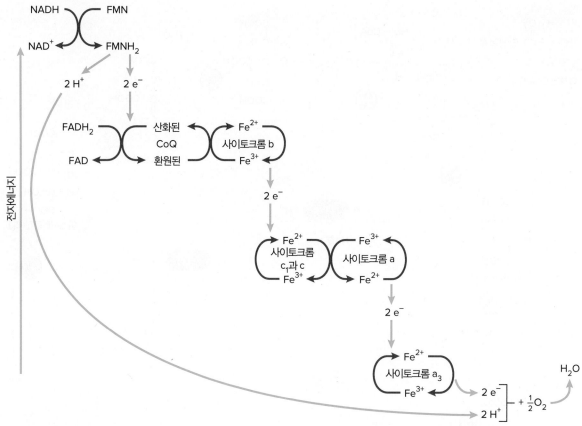

그림 5.8 전자전달계. 전자전달계의 각 구성 분자는 전자를 다음 구성 분자에 전달하면서 교대로 환원되고 산화된다. 이 과정은 양성자를 미토콘드리아의 막사이 공간으로 펌프하는데 필요한 에너지를 제공하고 양성자 기울기는 ATP를 생산하는 데 이용된다(그림 5.9 참조). 전자전달계의 끝에서 전자는 산소에 전달되고 산소는 2개의 수소 원자를 첨가하여 물로 환원된다.

첫 분자는 NADH로부터 전자쌍을 받을 때 환원된다. 사이토크롬이 한 쌍의 전자를 받을 때 2개의 Fe^{3+}가 2개의 Fe^{2+}로 환원된다.

따라서 전자전달계는 NAD^+와 FAD의 산화제로 작용한다. 그러나 사슬의 각 구성 분자는 환원제로 작용하는데 환원된 한 사이토크롬이 전자쌍을 다음 사이토크롬에 전이한다(그림 5.8). 이러한 방법으로 각 사이토크롬의 Fe 이온이 교대로 환원되고(Fe^{3+}에서 Fe^{2+}로) 산화된다(Fe^{2+}에서 Fe^{3+}로). 이 반응은 자유에너지 감소 반응이고 파생된 에너지는 ADP를 ATP로 인산화하는데 사용된다. ADP의 인산화와 전자전달계의 짝지음을 통한 ATP의 생성을 **산화적 인산화**(oxidative phosphorylation)라고 한다.

짝지음은 전자수송에 의해 방출된 에너지(산화적 인산화의 '산화' 부분)와 ATP의 화학결합에 통합된 에너지(산화적 인산화의 '인산화' 부분) 사이에서 100% 효율적이지 않다. 이 에너지 차이는 열로 몸에서 빠져나가고, 이러한 대사적 열 생산은 체온 유지에 필요하다.

전자수송과 ATP 생산의 짝지음

화학삼투설(chemiosmotic theory)에 따르면, 전자전달계는 양성자(H^+)를 미토콘드리아 기질로부터 미토콘드리아 내막과 외막 사이의 공간으로 펌프한다. 전자전달계는 약 90개의 단백질로 구성된 4개의 **호흡복합체**(respiratory complex)로 구성된다. 미토콘드리아 DNA는 이 단백질 중 13개를 암호화하고 핵 DNA는 나머지를 암호화한다. 이 호흡복합체에서 첫 3개는 **양성자 펌프**(proton pump)로 작용한다(그림 5.9).

첫 번째 펌프인 NADH-조효소 Q 환원효소 복합체(NADH-coenzyme Q reductase complex, **complex I**)는 전자전달계에 따라 이동하는 모든 전자쌍에 대해 4개의 H^+를 기질에서 막사이 공간(intermembrane space)으로 운반한다. 두 번째 펌프인 사이토크롬 c 환원효소 복합체(cytochrome c reductase complex, **complex III**)는 4개의 양성자를 막사이 공간으로 수송하고, 세 번째 펌프인 사이토크롬 c 산화효소 복합체(cytochrome c oxidase complex, **complex IV**)는 2개의 양성자를 막사이 공간으로 수송한다. complex II는 유비퀴논

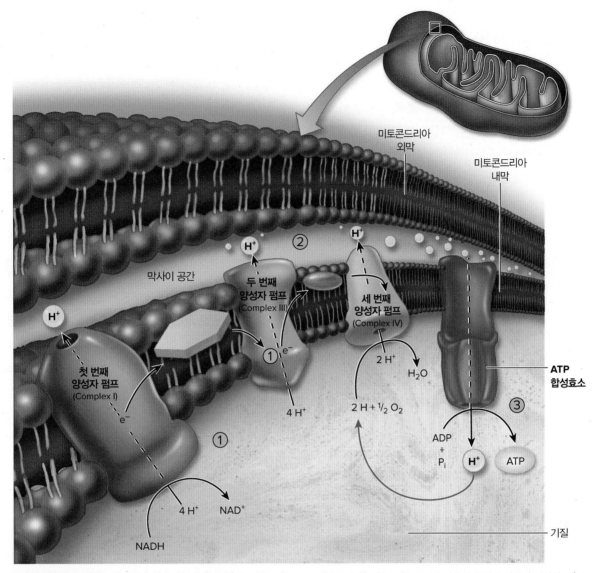

그림 5.9 산화적 인산화 반응의 단계. ① 전자전달계의 분자들이 H^+을 기질에서 막사이 공간으로 펌프한다. ② 그 결과 막사이 공간과 세포질 사이에 H^+ 농도기울기의 현저한 차이가 형성된다. ③ ATP 합성효소를 통한 H^+ 확산은 ATP를 생산한다.

🫀 임상적용

호흡 사슬의 분자들을 포함한 미토콘드리아 분자들은 미토콘드리아 DNA의 37개 유전자와 핵 유전자들에 의해 암호화된다. 미토콘드리아 DNA는 난모세포에서 유전되므로 어머니에게서 아이들에게 전달된다. 미토콘드리아 DNA의 돌연변이는 일부 미토콘드리아에서 일어날 수 있지만 다른 미토콘드리아에서는 일어나지 않을 수 있다. 이것은 뇌와 골격근에 일반적으로 영향을 주지만 **미토콘드리아 질병**(mitochondrial disease)에서 다양한 증상들이 나타난다. 이 미토콘드리아 질병은 ATP 생산이 결핍되고, 대부분의 경우 과도한 젖산 생성과 연관되어 있다. 이러한 미토콘드리아 질병중

하나는 **멜라스**(MELAS, mitochondrial encephalomyopathy, lactic acidosis and stroke-like episodes)이다.

초과산화물 라디칼(superoxide radical)은 전자전달계에서 전자가 누출되어 미토콘드리아 내에서 생성될 수 있는 짝을 이루지 않은 여분의 전자를 가진 산소 분자이다. 초과산화물 라디칼과 다른 **자유라디칼**(free radical)은 몸에 **산화 스트레스**(oxidative stress)를 줌으로써 많은 질병을 일으킨다. **항산화제**(antioxidant)는 자유라디칼을 제거하는 분자이다(19.1절 참조)

(ubiquinone)이라고 불리는 분자와 함께 전자들을 수송하지만 양성자 펌프는 아니다. 양성자 펌프(proton pumps, complexes I, III 및

IV)의 활성 결과로 기질(matrix)보다 막사이 공간에 더 높은 농도의 H^+가 존재하게 되고, 이로 인해 H^+는 기질로 다시 확산되는 것을 선

호한다. 그러나 미토콘드리아 내막은 마지막 호흡복합체를 통하는 것을 제외하고는 H^+의 확산을 허용하지 않는다.

이 마지막 호흡복합체는 **ATP 합성효소**(ATP synthase)로서 기능이 회전 터빈과 유사한 분자 기계이다. 이 효소는 막사이 공간에서 기질로 H^+의 통과를 허용하는 통로를 갖고 있고, H^+의 이동은 ADP를 ATP로 인산화하는 동력이 된다(그림 5.9). 이러한 방법으로 인산화($ADP + P_i \rightarrow ATP$)는 산화적 인산화의 과정에서 산화(전자의 제거 및 수송)와 짝지어져 있다.

산소의 기능

만약 마지막 사이토크롬이 환원 상태로 남아 있다면 더 많은 전자를 수용할 수 없을 것이다. 전자수송은 마지막 사이토크롬 이전까지만 진행하고 전자수송 사슬의 모든 요소들이 환원된 상태로 남을 때까지 지속될 것이다. 이 시점에서 전자전달계는 기능을 멈추고 미토콘드리아에서 ATP는 생산될 수 없다. 무능력해진 전자전달계로는 전자를 전자수송 사슬에 전달하여 NADH와 $FADH_2$를 산화할 수 없고 구연산 회로 효소의 억제를 통해 더 이상 NADH와 $FADH_2$는 미토콘드리아에서 생산될 수 없다. 구연산 회로는 멈추고 혐기성 대사만이 일어날 수 있다.

산소는 전자전달계의 **최종전자수납자**(final electron acceptor)로 작용하여 전자수송이 계속되게 한다. 그 결과 사이토크롬 a_3가 산화되고 산화적 인산화 반응이 지속적으로 일어난다. 따라서 호기성 호흡의 마지막 단계에서 산소는 NADH와 $FADH_2$에서 유래한 2개의 전자에 의해 환원된다. 이 환원된 산소는 2개의 양성자와 결합하여 1분자의 물을 만드는데, 반응은 다음과 같다.

$$O_2 + 4\,e^- + 4\,H^+ \rightarrow 2\,H_2O$$

임상적용

시안화물(cyanide)은 **사이토크롬 c 산화효소**(cytochrome c oxidase)에 결합해 네 번째 호흡복합체에서 전자가 산소에 전달되는 것을 억제하는 독극물이다. 이 독극물은 산화적 인산화를 멈추고 세포에서 적당한 양의 ATP를 빼앗는다. 소량의 시안화물은 구역질, 현기증과 두통을 일으키고, 다량의 시안화물은 경련, 혼수상태와 호흡 정지를 일으켜서 사망에 이르게 한다. 시안화물은 살구와 같은 일부 열매의 씨와 담배 연기에서 발견되고 일부 제조업과 독가스에 쓰인다.

ATP 대차대조표

개요

세포호흡을 통한 ATP 합성에는 두 가지 방법이 있다. 하나는 구연산 회로(주기당 1 ATP 생산)와 해당과정(2 ATP의 순이득 생산)에서 일어나는 **직접 인산화**(direct phosphorylation) 또는 **기질 수준 인산화**(substrate-level phosphorylation)로 생성된 ATP의 숫자는 확실하고 일정하다. 나머지는 **산화적 인산화**(oxidative phosphorylation)로서, 생산되는 ATP 분자 수가 세포 종류와 주어진 조건에 따라 다르다. 오랫동안 산화적 인산화에 의해 1 NADH가 3 ATP, 1 $FADH_2$가 2 ATP를 만드는 것으로 알려졌다. 이 기준으로 계산하면 1분자의 포도당이 호기성 호흡을 통해 36~38분자의 ATP를 만든다(표 5.1). 그러나 새로운 생화학 정보에 의하면, 이 수치는 과대평가된 것으로 밝혀졌다. 왜냐하면 미토콘드리아 내 36~38 분자의 ATP 중 30~32 분자의 ATP만이 실제 세포질로 들어갈 수 있기 때문이다.

대략 3개의 양성자가 호흡 조립체(respiratory assembly)를 통해 들어가 1 ATP를 만들려면 ATP 합성효소가 활성화되어야 한다. 그러나 새로 형성된 ATP는 미토콘드리아 기질 속에 있고 세포질로 이

표 5.1 | 호기성 호흡에서 포도당 분자당 ATP 생산량

호흡단계	직접 생산된 ATP	환원된 조효소	산화적 인산화 반응에 의해 생산된 ATP 이론적 수득률*	실제 수득률**
포도당에서 피루브산까지(세포질)	**2 ATP** (순이득)	2 NADH(보통 2 $FADH_2$로 미토콘드리아 안에 들어감)	**$FADH_2$로부터 올 경우:** 2 ATP (× 2) = 4 ATP 또는 NADH로 있을 경우: 3 ATP (× 2) = 6 ATP	**$FADH_2$로부터 올 경우:** 1.5 ATP (× 2) = 3 ATP 또는 NADH로 있을 경우: 2.5 ATP (× 2) = 5 ATP
피루브산에서 아세틸 CoA까지 (× 2)	없음	1 NADH (× 2) = 2 NADH	3 ATP (× 2) = 6 ATP	2.5 ATP (× 2) = 5 ATP
구연산 회로 (× 2)	1 ATP (× 2) = **2 ATP**	3 NADH (× 2) = 6 NADH 1 $FADH_2$ (× 2) = 2 $FADH_2$	3 ATP (× 6) = 18 ATP 2 ATP (× 2) = 4 ATP	2.5 ATP (× 6) = 15 ATP 1.5 ATP (× 2) = 3 ATP
총 ATP 수	**4 ATP**		**32 (또는 34) ATP**	**26 (또는 28) ATP**

* ATP의 이론적인 수득률은 미토콘드리아 내부의 산화적 인산화에 의해 생성되는 ATP 수이다(ATP 대차대조표의 세목회계 부분에서 설명).
**ATP의 실제 수득률은 ATP를 미토콘드리아에서 세포질로 수송하는 데 소모되는 에너지 비용을 고려한 것이다.

동해야 하는데, 이 수송은 양성자 기울기(proton gradient)를 사용하고 1개 이상의 양성자가 필요하다. ATP와 H^+는 미토콘드리아로 운반된 ADP로 P_i로 교환되어 세포질로 운반된다. 따라서 세포질로 들어가는 1 ATP를 생산하기 위해 4개의 양성자가 필요하다.

요약하면 **이론적 ATP 수득률**(theoretical ATP yield)은 1분자 포도당에서 36~38개의 ATP가 만들어진다. 세포질 수송에 소모되는 ATP를 고려한 **실제 ATP 수득률**(actual ATP yield)은 1분자 포도당에서 약 30~32개의 ATP가 만들어진다.

세목회계

미토콘드리아 내에서 형성된 각 NADH는 첫 번째 양성자 펌프의 전자전달계에 2개의 전자를 준다(그림 5.9). 그런 다음 2개의 전자가 최종적으로 산소에 전달될 때까지 전자들은 두 번째와 세 번째 양성자 펌프에 전달되어 차례로 활성화한다. 첫 번째와 두 번째 펌프는 각각 4개의 양성자를 운반하고 세 번째 펌프는 2개의 양성자를 운반하여 총 10개의 양성자가 된다. 1 ATP를 생산하는 데 4개의 양성자가 필요하므로 10개의 양성자는 평균 2.5 ATP를 만든다(절반의 ATP는 없으므로 2.5의 소수는 단순한 평균치를 의미한다).

각 구연산 회로에서 3분자의 NADH가 형성되고 피루브산이 아세틸 CoA로 전환될 때도 1 NADH가 생산된다(그림 5.5), 1분자의 포도당에서 시작하여 두 구연산 회로(6 NADH 생성)와 아세틸 CoA로 전환된 두 분자의 피루브산(2 NADH 생성)이 8 NADH를 만든다. 따라서 8 NADH는 20 ATP(= 8 NADH × 2.5 ATP)를 만든다.

$FADH_2$의 전자들은 두 번째와 세 번째 양성자 펌프만을 활성화시킨다. 첫 번째 양성자 펌프를 우회하기 때문에 $FADH_2$의 전자는 6개의 양성자(두 번째 펌프에서 4개와 세 번째 펌프에서 2개)만 펌프한다. 펌프된 4개의 양성자가 1 ATP를 만들기 때문에 $FADH_2$의 전자는 1.5 ATP(6 ÷ 4)를 만든다. 포도당 1분자로부터 2 $FADH_2$가 만들어지기 때문에 2 × 1.5 ATP = 3 ATP가 된다.

산화적 인산화로부터 얻은 총 23 ATP (= 20 ATP + 3 ATP)는 미토콘드리아에서 생산된 NADH와 $FADH_2$만을 포함한다. 세포질 내의 해당과정 결과 2 NADH를 얻게 되는데, 이 2 NADH는 미토콘드리아로 직접 들어갈 수 없지만 운반될 수 있다. 따라서 일반적으로 운반된 세포질의 NADH는 미토콘드리아의 $FADH_2$로 전환된다. 즉, 해당과정에서 생성된 2 NADH는 2 $FADH_2$로 되어 2 × 1.5 ATP = 3 ATP를 만드는 결과가 된다. 세포질의 NADH가 미토콘드리아의 NADH로 전환되는 대체 회로는 흔히 일어나지 않지만 (2 × 2.5 ATP = 5 ATP를 만듦) 대사활동이 왕성한 간과 심장 같은 기관에서 일어난다.

포도당 한 분자에서 산화적 인산화로 생성된 26 ATP(또는 드물게 28 ATP)가 만들어지는데, 여기에 해당과정의 직접(기질 수준) 인산화 반응에 의한 2 ATP와 두 구연산 회로 주기를 통해 만들어지는 2 ATP를 모두 합하면 총 30 ATP(또는 드물게 32 ATP)가 된다(표 5.1).

5.3 포도당, 젖산과 글리코겐의 상호전환

포도당은 글리코겐으로 저장될 수 있는데, 간에서 저장된 글리코겐은 유리포도당으로 가수분해되고 간은 이 포도당을 혈액으로 분비한다. 골격근의 운동으로 생산된 젖산은 간으로 이동하여 포도당으로 전환된다.

세포는 많은 포도당 분자를 축적할 수 없다. 왜냐하면 과다한 포도당 축적은 삼투압(6장 참조)을 일으켜 위태로운 수준의 물을 다량 세포 안으로 끌어들일 수 있기 때문이다. 대신에, 특히 간, 골격근과 심장 같은 많은 기관들은 탄수화물을 글리코겐의 형태로 저장한다.

글리코겐 합성과 글리코겐 분해

포도당으로부터 글리코겐을 형성하는 것을 **글리코겐 합성**(glycogenesis)이라고 한다(표 5.2). 이 과정에서 포도당은 ATP의 인산기에 의해 포도당 6-인산으로 전환되며, 이는 다시 이성질체(isomer)인 포도당 1-인산으로 전환된다. 마지막으로 **글리코겐 합성효소**(glycogen synthase)는 포도당을 중합하여 글리코겐을 합성하면서 인산기들을 제거한다.

표 5.2 | 체내 대사 과정에 사용되는 주요 용어

용어	과정
해당과정	1분자 포도당을 2분자 피루브산으로 전환
글리코겐 합성	주로 골격근과 간에서 글리코겐 합성
글리코겐 분해	글리코겐 분해로 인해 생성된 포도당 6-인산이 해당과정에 이용됨. 간에서만 혈액으로 분비되는 유리포도당을 생산
포도당 신생합성	주로 간에서 젖산과 아미노산들을 포함한 비탄수화물 분자들로부터 포도당 합성
지질 합성	주로 지방조직에서 트라이글리세라이드(지방)의 합성
지질 분해	주로 지방조직에서 트라이글리세라이드의 분해
케톤체 생성	간에서 지방산으로부터 4개의 탄소로 된 유기산인 케톤체 형성

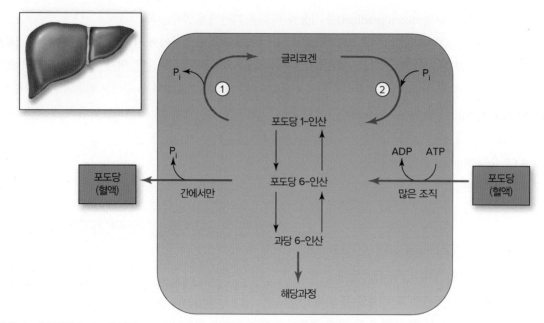

그림 5.10 간에서의 글리코겐 합성과 글리코겐 분해. 조직세포에 들어온 혈액 포도당은 포도당 6-인산으로 인산화된다. 이 중간산물은 ① 간과 근육에서 글리코겐 합성이라는 과정을 통해 글리코겐으로 전환된다. ② 글리코겐은 글리코겐 분해라는 과정을 통해 새로운 포도당 6-인산을 합성하는 원료로 쓰인다. 골격근과 달리 간에는 포도당 6-인산으로부터 인산기를 제거할 수 있는 효소가 있으므로 간 글리코겐은 혈액에 새로운 포도당의 공급원으로 작용한다.

역반응도 이와 유사하게 **글리코겐 가인산분해효소**(glycogen phosphorylase)가 글리코겐을 포도당 1-인산으로 분해되는 것을 촉매한다. 이때 인산기는 ATP가 아닌 무기 인산염에서 유래하므로 글리코겐 분해에서는 대사 에너지가 필요하지 않다. 이 포도당 1-인산은 다시 포도당 6-인산으로 전환된다. 글리코겐이 포도당 6-인산으로 전환되는 것을 **글리코겐 분해**(glycogenolysis)라고 한다. 대부분의 조직에서 포도당 6-인산은 에너지로 분해되거나 글리코겐을 재합성하는데 사용된다.

인산기를 갖는 유기분자들은 세포막을 통과할 수 없기 때문에 글리코겐에서 유래된 포도당은 포도당 1-인산 또는 포도당 6-인산의 형태이기 때문에 세포 밖으로 누출되지 않는다. 유사하게 혈액에서 세포로 들어가는 포도당은 포도당 6-인산으로 전환되어 세포 내에 가두어지게 된다. 다량의 글리코겐을 갖고 있는 골격근은 해당과정에서 필요한 포도당 6-인산을 만들 수 있지만, 인산기를 제거하는 능력이 없기 때문에 혈액으로 포도당을 분비할 수 없다.

골격근과는 달리 간에는 인산기를 제거하는 **포도당 6-인산 가수분해효소**(glucose 6-phosphatase)가 있어 유리포도당을 만들 수 있다(그림 5.10). 이 유리포도당은 세포막을 통해 수송될 수 있어, 간은 골격근과 달리 포도당을 혈액으로 분비할 수 있다. 따라서 간 글리코겐은 운동 중에 저장된 글리코겐의 대부분을 고갈시킬 수 있는 골격근 운동을 포함하여 다른 기관들이 사용할 수 있도록 혈액 포도당을 공급할 수 있다.

코리 회로

인간과 다른 포유류에서 혐기성 대사의 산물인 젖산은 호기성 호흡을 통해 CO_2와 H_2O로 대부분 제거된다. 그러나 골격근 운동으로 생성된 일부 젖산은 혈액을 통해 간으로 가고, 간에서 **젖산 탈수소효소**(lactate dehydrogenase, LDH)에 의해 피루브산으로 전환된다. 이는 그림 5.4에서 보는 젖산 형성의 경로와 반대이고, 이 반응에서 NAD^+는 NADH $+$ H^+로 환원된다. 다른 기관과 달리 간은 피루브산을 받아 포도당 6-인산으로 전환시키는 효소를 갖고 있는데, 이 과정은 해당과정의 반대이다.

간세포의 포도당 6-인산은 글리코겐 합성의 중간산물로 사용되거나 혈액으로 분비되는 유리포도당으로 전환될 수 있다. 이처럼 비탄수화물(젖산, 아미노산, 글리세롤 등)이 피루브산을 거쳐 포도당이 되는 과정을 **포도당 신생합성**(gluconeogenesis)이라고 하는데, 특히 단식 조건에서 이 중요한 과정은 나타난다.

운동 시 골격근에서 형성된 젖산 일부가 간에서 포도당 신생합성을 통해 포도당으로 변하는데, 이는 운동 시 에너지원이 될 뿐만 아니라 운동 후 고갈된 근육 글리코겐을 보충하는 데 사용된다. 이러한 골격근과 간 사이의 왕복통행(two-way traffic)을 **코리 회로**(Cori cycle)라고 하며(그림 5.11), 이 회로를 통해 간의 포도당 신생합성은 고갈된 골격근 글리코겐을 48시간 이내에 회복시킨다.

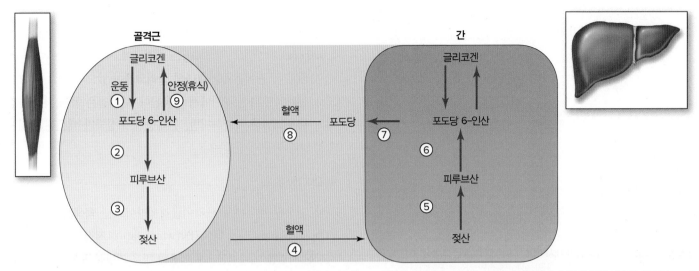

그림 5.11 코리 회로. 운동 시 근육 글리코겐은 젖산 경로에서 포도당 6-인산의 공급원으로 작용한다(단계 ① → ③). 이 젖산은 혈액(단계 ④)에 의해 간으로 운반되고 그곳에서 포도당 6-인산(단계 ⑤와 ⑥)으로 다시 전환된다. 포도당 6-인산은 유리포도당(단계 ⑦)으로 전환된 다음, 혈액(단계 ⑧)에 의해 골격근으로 다시 운반된다. 휴식 시 이 포도당은 근육 글리코겐을 복원하는데 쓰인다(단계 ⑨).

5.4 지질과 단백질 대사

트라이글리세라이드(트리글리세리드)는 글리세롤과 지방산으로 가수분해된다. 지방산은 다량의 아세틸 CoA로 전환된 다음, 구연산 회로로 들어가 많은 양의 ATP를 합성할 수 있어 매우 중요하다. 단백질에서 유래된 아미노산도 에너지원으로 사용되는데, 이는 아민 그룹을 제거하고 나머지 분자를 피루브산이나 크렙스 회로 분자 중 하나로 전환하는 것을 포함한다.

피루브산 대사처럼 지질과 단백질도 호기성 호흡을 통해 에너지를 생산할 수 있다. 일부 기관에 따라 분자의 에너지원이 다르며, 피루브산과 구연산 회로의 산은 포도당, 지질과 아미노산의 상호전환에서 공통적인 중간산물로 사용된다.

음식 에너지가 소비되는 것보다 더 빨리 체내로 흡수되면 세포 내의 ATP 농도가 상승한다. 그러나 에너지 소모보다 섭취가 과도할 경우 세포는 남는 양의 에너지를 여분의 ATP 형태로 저장하지 않고 대신 포도당을 글리코겐과 지방으로 전환하여 저장한다(그림 5.12).

지질 대사

포도당이 지방으로 전환될 때 해당과정이 일어나고 피루브산은 아세틸 CoA로 전환된다. 그러나 일부 해당과정 중간산물인 글리세르알데하이드 3-인산과 다이하이드록시아세톤인산은 피루브산으로의 전환을 완료하지 못하고, 아세틸 CoA도 구연산 회로로 들어가지 않는

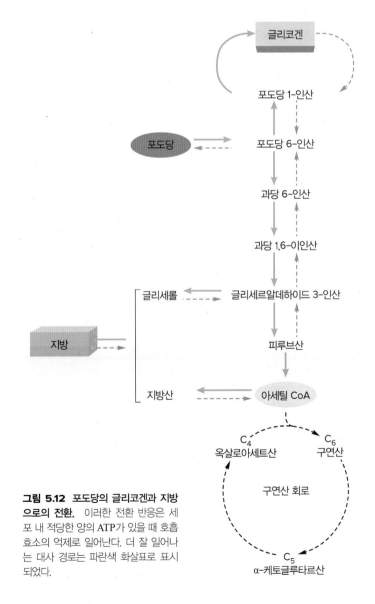

그림 5.12 포도당의 글리코겐과 지방으로의 전환. 이러한 전환 반응은 세포 내 적당한 양의 ATP가 있을 때 호흡효소의 억제로 일어난다. 더 잘 일어나는 대사 경로는 파란색 화살표로 표시되었다.

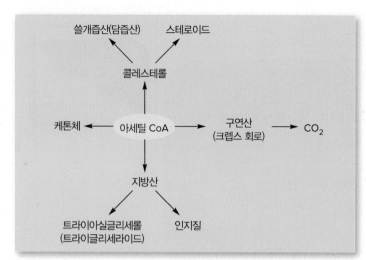

그림 5.13 아세틸 CoA의 다양한 대사 경로. 아세틸 CoA는 지방산, 케톤체, 콜레스테롤 및 구연산 등 여러 대사물질들의 합성에 공통적인 기질로 쓰인다.

다. 아세틸 CoA의 아세트산 소단위는 콜레스테롤(쓸개즙산과 스테로이드호르몬 합성에 사용), 케톤체 및 지방산을 포함하는 다양한 지질을 합성하는 데 사용된다(그림 5.13). 따라서 아세틸 CoA는 수많은 다른 대사 경로가 진행될 수 있는 분기점으로 고려될 수 있다.

지방산 합성에 있어 수많은 아세트산(탄소 2개 길이) 소단위는 서로 연결되어 지방산 사슬을 만든다. 예를 들어, 6개의 아세틸 CoA는 12개 탄소 길이의 지방산을 합성한다. 3분자의 지방산과 1분자의 글리세롤이 축합해 **트라이글리세라이드**를 만든다. 식사 후 혈액 포도당 농도가 증가할 때 **지질 합성**(lipogenesis)은 주로 지방조직과 간에서 일어난다.

백색 지방조직의 지방세포에 저장된 지방은 몸에서 주요 에너지 저장 형태로 쓰인다. 1 g의 탄수화물이나 단백질은 4 kcal의 에너지를 갖고 있는 것에 비해 1 g의 지방은 9 kcal의 에너지를 갖고 있다.

생활양식 적용

대사증후군(metabolic syndrome)은 중심부 비만(과도한 복부지방), 고혈압, 인슐린 저항(당뇨병 전단계), 제2형 당뇨병, 고농도의 혈장 트라이글라이세라이드(중성지방)와 LDL 콜레스테롤 등의 비정상적인 수치들을 조합한 것으로 관상동맥심장병, 뇌졸중과 당뇨병 등을 일으킬 위험이 매우 높다. 최근 비만이 증가함에 따라 대사증후군의 발병률이 놀라울 정도로 증가했다. 특히 고농도의 과당 옥수수 시럽을 포함한 설탕의 형태로 과도한 칼로리 섭취는 인슐린 분비를 촉진한다. 인슐린은 혈당이 지방세포로 흡수되도록 촉진하고 그곳에서 포도당은 지질 합성을 통해 저장된 트라이글리세라이드로 전환된다(그림 5.12, 5.13 참조). 반대로 급격한 혈장 포도당의 증가를 방지하는 식단으로 인슐린 분비를 낮추면 지방 분해와 체중 감소가 촉진된다.

70 kg 남성의 경우 몸 에너지의 약 80~85%가 지방으로 저장되며, 이는 약 140,000 kcal에 해당한다. 대조적으로 저장된 글리코겐은 2,000 kcal 미만이고 약 350 g은 골격근에 저장되며 근육에 의해서만 사용된다. 간에는 80~90 g의 글리코겐이 있으며 필요 시 포도당으로 전환되어 다른 기관에서 사용된다. 단백질은 몸에 저장된 칼로리의 15~20%를 차지하지만, 근육량이 소실되기 때문에 에너지원으로 널리 이용되지 않는다.

백색지방조직

몸에 저장된 대부분의 트라이글리세라이드는 **백색지방조직**(white adipose tissue) 또는 **백색지방**(white fat)에 저장된다. 지방조직에 저장된 지방을 에너지원으로 이용할 경우 **지방분해효소**(lipase, 리파아제)는 트라이글리세라이드를 글리세롤과 지방산으로 가수분해하는데, 이를 **지질 분해**(lipolysis)라고 한다. 유리지방산은 간과 골격근, 다른 기관에서 호기성 호흡에 사용될 수 있는 **혈액매개 에너지 수송체**(blood-borne energy carrier)이다.

지방세포가 트라이글리세라이드를 가수분해할 때 글리세롤은 원형질막의 어떤 단백질 통로를 통해 떠나 혈액으로 들어간다. 혈액으로 방출된 글리세롤은 대개는 간에서 흡수되어 포도당 신생합성(gluconeogenesis)을 통해 포도당으로 전환된다. 이 방법으로 운동 또는 단식 중 지방세포에서 방출된 글리세롤은 간 포도당의 중요한 공급원이 된다.

그러나 지질 분해에 의해 제공되는 가장 중요한 에너지 운반체는 유리지방산이다. 대부분의 지방산은 한쪽 끝에 $-COOH$를 갖는 긴 탄화수소 사슬로 구성되어 있다. **β-산화**(β-oxidation)는 지방산 사슬의 $-COOH$ 말단에서 아세트산을 제거하는 과정이다. β-산화 결과 아세틸 CoA가 형성되고 말단으로부터 세 번째 탄소는 산화되어 새로운 $-COOH$를 만들기 때문에, 지방산 사슬의 길이는 2개의 탄소만큼 감소한다. 전체 지방산 분자가 아세틸 CoA로 전환될 때까지 산화는 계속된다(그림 5.14).

예를 들어, 16개 탄소의 지방산은 β-산화에 의해 8개의 아세틸 CoA를 만든다. 각 1개의 아세틸 CoA는 구연산 회로에 들어가 회로를 한 번 돌 때마다 10개의 ATP를 만들기 때문에, 8개의 아세틸 CoA는 80개의 ATP(= 8 × 10 ATP)를 만든다. 또한, 아세틸 CoA가 생성되고 지방산 사슬의 말단 탄소가 산화될 때마다 1개의 $FADH_2$와 1개의 NADH가 생산된다. $FADH_2$와 NADH는 산화적 인산화를 통해 각각 1.5개의 ATP와 2.5개의 ATP를 만들어 총 4개의 ATP가 생산된다. 따라서 16개 탄소의 지방산이 완전 산화된 경우 4개의 ATP가 7번 생산된다(4 ATP × 7 = 28 ATP). β-산화의 첫 반

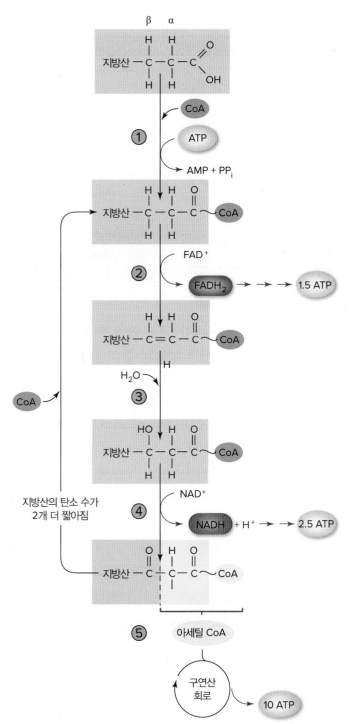

그림 5.14 지방산의 β-산화. 지방산의 −COOH에 조효소 A가 결합된 후(단계 ①), 지방산으로부터 제거된 한 쌍의 수소 원자는 FAD를 $FADH_2$로 환원하는데 이용된다(단계 ②). 이 전자 쌍이 사이토크롬 사슬에 전달될 때 1.5 ATP가 생성된다. 물 분자의 −OH기를 첨가하고(단계 ③), β-탄소의 산화와 NAD^+의 환원이 일어나면(단계 ④), 그 결과 NADH에 의해 전달된 전자쌍으로 2.5 ATP가 생성된다. 지방산의 α-와 β-탄소 사이의 결합이 끊어져(단계 ⑤) 아세틸 CoA와 원래보다 2탄소 짧은 지방산 사슬이 방출된다. 이 짧은 지방산에 새로운 조효소 A를 첨가하면서 β-산화 과정이 다시 시작된다(단계 ②). 아세틸 CoA는 구연산 회로에 진입하여 직접 1 ATP를, 회로에서 유래한 3 NADH와 1 $FADH_2$의 산화적 인산화 반응을 통해 9 ATP를 생산한다.

응(그림 5.14)에 사용되는 1개의 ATP를 제외하면 또는 포함하지 않으면, 이 지방산은 총 108 ATP(= 28 ATP + 80 ATP)를 만들 수 있다.

갈색지방조직

갈색지방조직(brown adipose tissue) 또는 **갈색지방**(brown fat)은 백색 지방조직과는 다른 주요한 기능을 갖는다. 갈색지방은 성인보다 열 손실률이 크고 근육량이 적은 신생아의 **열발생**(thermogenesis)에 중요한 역할을 하는 부위이다. 생쥐처럼 작은 포유류는 다량의 갈색지방을 성체가 되어도 유지하지만, 성인의 경우 갈색지방은 배 쪽에 위치한 목의 빗장뼈 부위(supraclavicular area)에만 제한적으로 분포한다. 갈색지방의 분포가 비록 제한적이지만, 성인에서 칼로리 소모와 열 생산에 기여하는 것으로 알려져 있다(19장 19.2절 참조).

교감신경(9장)에서 방출된 노르에피네프린은 갈색지방세포 내 지질 분해를 촉진한다. 이는 미토콘드리아 내막에 위치한 **UCP1**이라고 부르는 독특한 **짝풀림 단백질**(uncoupling protein)을 활성화하는 긴 사슬의 지방산을 방출한다. 이 수송 단백질은 산화적 인산화를 분리하여 H^+이 미토콘드리아의 막사이 공간에서 기질로 이동하게 하여, ATP 생산(ATP 합성효소에 의한)을 위해 필요한 H^+ 기울기를 없앤다(그림 5.9). 결과적으로 낮은 ATP 농도는 전자전달계를 덜 억제하고 이로 인해 지방산 산화가 증가하여 더 많은 열이 발생한다.

케톤체

사람의 체중이 감소하지 않을 때도 지방조직의 트라이글리세라이드는 계속 분해되고 재합성된다. 다른 트라이글리세라이드가 글리세롤과 지방산으로 가수분해되는 동안 새로운 트라이글리세라이드가 합성된다. 이 합성과 분해는 혈액이 골격근, 간과 다른 기관들에 의한 호기성 호흡을 위해 충분한 수준의 지방산을 정상적으로 갖도록 한다. 기아 상태, 식이요법 및 당뇨병에서와 같이 지질 분해율이 지방산 이용률을 초과하면 지방산의 혈액 농도는 증가한다.

만약 간세포가 충분한 양의 ATP를 갖고 있어 더 이상의 ATP 생산이 필요하지 않으면 지방산에서 유래한 아세틸 CoA 일부는 다른 회로로 진입한다. 이 회로는 두 분자의 아세틸 CoA를 **아세토아세트산**(acetoacetic acid)과 **β-하이드록시부티르산**(β-hydroxybutyric acid)으로 전환시킨다. 아세토아세트산 유도체인 **아세톤**(acetone)과 β-하이드록시부티르산을 **케톤체**(ketone body)라고 한다(그림 2.21 참조). 3개의 케톤체는 혈장에서 순환하는 수용성 분자이고, 백색 지방조직에서 지방분해가 증가할 때 간에서 지방산으로부터의 케톤체 생산이 증가한다.

케톤체는 간에서 생산되는 작은 수용성 분자이고 저장된 트라이글리세라이드가 분해되는 동안 지방산에서 유래한다. 따라서 케톤체 생산은 단식과 엄격한 식이요법 중에 증가하여 **케톤증**(ketosis, 혈액 속에 케톤체의 증가)을 일으킨다. 이는 호흡 시 아세톤의 과일 향과 **케톤뇨증**(ketonuria, 소변 속에 케톤체의 증가)으로 확인할 수 있다. 단식 중에 뇌는 필요한 일부 에너지를 위해 케톤체를 이용할 수 있다. 제1형 당뇨병은 과도한 양의 케톤체를 생산하여 **케톤산증**(ketoacidosis)을 일으킨다. 삼투압으로 인해 케톤뇨증은 과다한 양의 소변 상실과 탈수를 동반한다.

아미노산 대사

질소는 주로 단백질로 섭취되고 아미노산 형태로 몸에 들어오며 요소(urea)로 배설된다. 성장하는 어린이는 아미노산이 단백질로 구성되기 때문에 질소 섭취량이 배설량보다 더 많은데, 이를 **양성질소균형**(positive nitrogen balance)이라고 한다. 반대로 기아 상태이거나 장기간 소모성 질병으로 고통받는 사람들은 조직 단백질을 분해하기 때문에 질소 배설량이 섭취량보다 더 많은데, 이를 **음성질소균형**(negative nitrogen balance)이라고 한다.

건강한 성인은 질소 배설량과 섭취량이 동일한 질소균형 상태를 이룬다. 이는 질소 섭취가 필요없다는 뜻이 아니라 오히려 매일 전환(turnover)되는 단백질을 대체해야 한다는 의미이다. 아미노산 섭취량이 단백질을 대체하는 양보다 더 많을 때는 여분의 아미노산이 단백질로 저장되지 않는다. 이는 다량의 단백질 섭취가 근육을 발달시킬 수 없다는 뜻이다. 오히려 아민 그룹이 제거될 수 있고 남아 있는 유기산의 "탄소 골격"은 에너지로 사용되거나 탄수화물과 지방으로 전환될 수 있다.

아미노기 전이

성장을 위한 단백질을 만들고 전환된 단백질을 대체하기 위해 적절한 양의 20개 아미노산이 모두 필요하다. 그러나 이 중 8개(어린아이의 경우 9개)는 몸에서 합성되지 않기 때문에 음식을 통해 반드시 섭취해야 하는데, 이 아미노산들이 **필수아미노산**(essential amino acid)이고 나머지는 '비필수 아미노산'이다(표 5.3). 예를 들어, R그룹(2장 참조)에 탄소 가지가 있는 3개의 "가지 사슬(branched chain)" 아미노산(류신, 이소류신 및 발린)은 대부분의 단백질에 필요한 부분이지만 사람이나 어떤 동물도 생산할 수 없다. 그들은 식물, 곰팡이 및 박테리아에 의해 생산되며 음식섭취로 얻는다. 나머지 아미노산들은 신체가 생산할 수 있다는 의미에서만 '비필수'이다.

피루브산과 구연산 회로의 산은 케톤기(ketone group)를 가지고

표 5.3 | 필수 및 비필수아미노산

필수아미노산	비필수아미노산
라이신(Lysine)	아스파르트산(Aspartic acid)
트립토판(Tryptophan)	글루탐산(Glutamic acid)
페닐알라닌(Phenylalanine)	프롤린(Proline)
트레오닌(Threonine)	글라이신(Glycine)
발린(Valine)	세린(Serine)
메티오닌(Methionine)	알라닌(Alanine)
류신(Leucine)	시스테인(Cysteine)
아이소류신(Isoleucine)	아르기닌(Arginine)
히스티딘(Histidine, 어린이)	아스파라긴(Asparagine)
	글루타민(Glutamine)
	타이로신(Tyrosine)

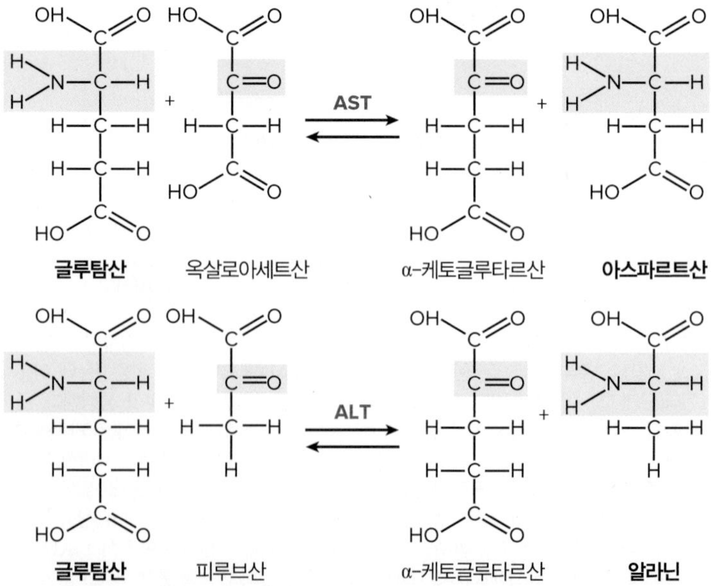

있기 때문에 **케토산**(keto acid)이라고 한다. 이 케토산을 아세틸 CoA로부터 유래한 케톤체와 혼동해서는 안 된다. 케토산은 아미노기(NH_2 group)를 첨가하여 아미노산으로 전환될 수 있다. 아미노기가 한 아미노산으로부터 다른 아미노산으로 이동하여 다른 아미노산을 만드는 반응을 **아미노기 전이**(transamination, 아미노기 교환 반응)이라고 한다(그림 5.15).

아미노기 전이는 조효소 비타민 B_6(pyridoxine, 피리독신)을 필요로 하는 아미노기 전달효소(transaminase 또는 aminotransferase, 아미노기 교환효소)에 의해 촉매된다. 예를 들어, 글루탐산의 아미노기

| 글루탐산 | 옥살로아세트산 | α-케토글루타르산 | 아스파르트산 |

| 글루탐산 | 피루브산 | α-케토글루타르산 | 알라닌 |

그림 5.15 *2개의 중요한 아미노기 전이.* 파란색 영역은 분자의 변화된 부분을 나타낸다(AST = 아스파르타이트 아미노기 전이효소, ALT = 알라닌 아미노기 전이효소). 아미노산은 굵은 활자로 표시했다.

를 피루브산에 전이시키는 효소는 **알라닌 아미노기 전이효소**(ala-nine transaminase, ALT)이고, 옥살로아세트산에 전이시키는 효소는 **아스파르타이트 아미노기 전이효소**(aspartate transaminase, AST)이다. 이 효소들의 이름으로 피루브산에 아민기를 추가하면 아미노산 알라닌이, 옥살로아세트산에 아민기를 추가하면 아미노산 아스파르트산이 생성됨을 알수 있다(그림 5.15).

임상적용

간 효소 검사(liver enzyme test)는 혈장의 아미노기 전이효소 AST와 ALT의 수치를 측정한다. 높은 수치의 혈장 AST와 ALT는 급성 바이러스 간염 A와 B, 아세트아미노펜(acetaminopen) 또는 타이레놀(Tylenol)의 과다복용 또는 간세포에 직접적으로 손상을 주는 다른 상황들로 인해 일어난다. 그러나 이러한 아미노기 전달효소가 높게 증가하지 않으면 간은 C형 간염으로 인해 광범위하게 손상된다. 또한 이 효소들은 많은 조직들에서 발견되고 간 질환 이외에 다른 원인으로도 이 효소들의 수치가 증가할 수 있다. 특히 혈장 AST는 심장 또는 골격근 질병에서 증가한다. AST와 ALT는 실제 간 기능을 측정하는게 아니며, 간 기능은 응고 측정, 혈장 알부민(albumin)과 빌리루빈(bilirubin) 농도 등으로 평가한다.

산화적 탈아미노 반응

글루탐산은 아미노산의 아미노기와 α-케토글루타르산의 결합인 아미노기 전이를 통해 형성된다(그림 5.16). 또한, 글루탐산은 간에서 장내 세균에 의해 생성되어 간문맥을 통해 간으로 운반되는 암모니아로부터 생성된다. 유리암모니아는 매우 유독하기 때문에 혈액에서 암모니아를 제거하고 글루탐산으로 첨가하는 것은 건강한 간의 중요한 기능이다.

만약 단백질합성에 필요한 양보다 더 많은 아미노산을 갖게 되면, 글루탐산의 아미노기는 제거되어 **요소**(urea)로 혈액으로 분비된다

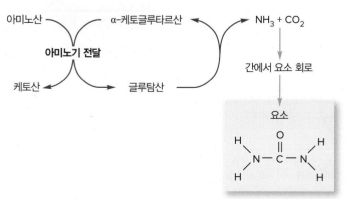

그림 5.16 산화적 탈아미노 반응. 글루탐산은 요소를 형성하는 대사 경로에 아미노기를 제공하면서 α-케토글루타르산으로 전환된다.

(그림 5.16). 간은 독성이 있는 암모니아 이온을 혈액으로 방출하는 대신 요소를 생성하지만, 신장은 글루탐산으로부터 암모니아를 생성하여 소변으로 방출하여 암모니아가 소변 온충제로 사용되게 한다(17장 17.5절). 아미노산으로부터 아미노기를 제거하여 케토산과 암모니아(NH_3, 간에서 요소로 전환)를 만드는 반응을 **산화적 탈아미노 반응**(oxidative deamination)이라고 한다.

많은 아미노산이 아미노기 전이에 의해 글루탐산으로 전환된다. 글루탐산은 탈아미노 반응을 통해 아미노기를 요소에 줄 수 있기 때문에 다른 아미노산들이 케토산(피루브산과 구연산 회로의 산) 합성을 위해 사용될 수 있는 통로로 작용한다. 이 케토산들은 구연산 회로에서 에너지원으로 쓰인다(그림 5.17).

어떤 아미노산이 탈아미노화(deamination)되었는지에 따라 만들어지는 케토산은 피루브산이거나 구연산 회로 분자 중 하나일 수 있다. 이들은 에너지를 위해 호흡하거나 지방 또는 포도당으로 전환할 수 있다. 마지막 경우에는 아미노산이 결국 포도당을 형성하는데 사용되는 피루브산으로 전환된다. 코리 회로에서 설명한 것처럼, 아미노산이나 비탄수화물(noncarbohydrate)로부터 포도당이 합성되는 과정을 **포도당신생합성**이라고 한다.

포도당신생합성의 주요한 기질은 알라닌(아미노산), 젖산, 글리세롤 등이 있다. 그림 5.18은 아미노산, 탄수화물과 지방 사이의 대사적 상호관계를 보여준다.

초기 단식에서도 간에서 분비되는 대부분의 포도당은 포도당신생합성을 통해 형성된다. 간 글리코겐의 가수분해(글리코겐 분해)는 초기 단식 시 분비되는 포도당의 36%만 기여한다. 42시간 단식 시에는 간에서 분비되는 모든 포도당은 포도당신생합성을 통해 생산된다.

다른 에너지원 사용

혈액은 체내의 모든 세포에 영양을 공급하는 공통의 수조 역할을 한다. 몸의 모든 세포가 포도당 같은 동일한 에너지원을 이용한다면, 이 에너지원은 빠르게 고갈되어 세포는 기아 상태가 될 것이다. 보통 혈액에는 포도당, 케톤체, 젖산 및 근육의 아미노산 등 다양한 에너지원을 포함한다. 어떤 기관은 다른 기관보다 우선적으로 하나의 에너지원을 더 많이 사용되기 때문에, 각각의 에너지원은 깐깐하게 에너지가 필요한 기관들을 위해 할애된다.

뇌는 혈액 포도당을 주요 에너지원으로 사용한다. 단식(fasting) 상태에서의 혈액 포도당은 간에서 글리코겐 분해와 포도당신생합성을 통해 공급된다. 또한 많은 기관들이 지방산과 케톤체 및 젖산을 에너지원으로 사용하여 포도당을 절약하기 때문에 포도당 농도가 유

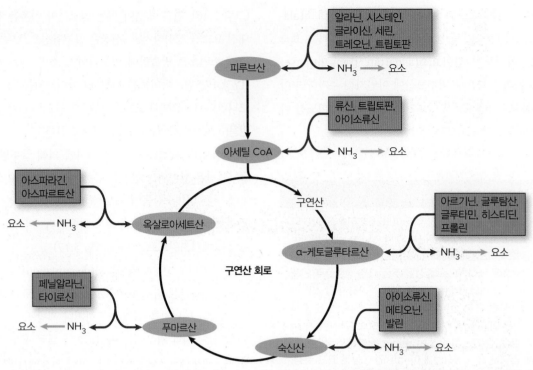

그림 5.17 에너지 형성에 사용되는 아미노산의 분해 경로. 어떤 아미노산의 경우, 직접 이 경로에 진입하지 않고 제일 먼저 다른 아미노산으로 전환된 다음 탈아미노 반응을 통해 케토산으로 전환된다.

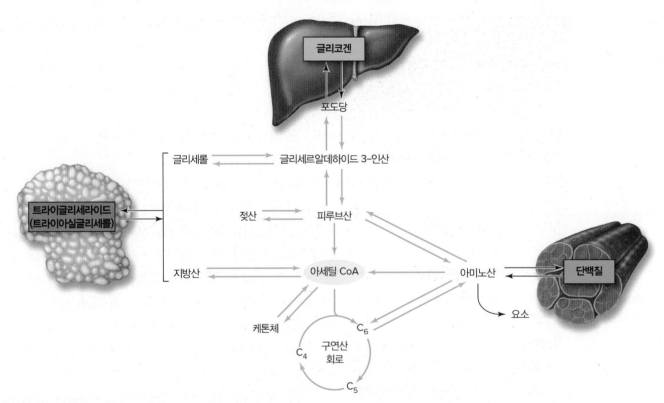

그림 5.18 글리코겐, 지방, 단백질의 상호전환. 이 단순화된 대사 경로는 글리코겐, 지방 및 단백질이 어떻게 상호전환될 수 있는지를 보여준다. 피루브산으로부터 아세틸 CoA로의 반응을 제외한 모든 반응은 가역적이다. 그 이유는 이 과정에서 CO_2가 제거되기 때문이다(식물만이 광합성의 암반응을 통해 CO_2를 사용하여 포도당을 합성할 수 있다).

표 5.4 | 다른 기관의 에너지 요구량에 대한 혈액 내 여러 분자의 상대적 중요성

기관	포도당	지방산	케톤체	젖산
뇌	+++	−	+	−
골격근(안정기)	+	+++	+	−
간	+	+++	++	+
심장	+	++	+	+

지된다(표 5.4). 심각한 기아 상태에서 뇌는 에너지원으로 케톤체를 사용한다.

앞서 언급한 바와 같이 운동 중 무산소 상태로 생성된 젖산은 운동 후 에너지로 사용할 수 있다. 유산소 조건에서 젖산은 피루브산으로 다시 전환되어 호기성 호흡 경로로 간다. 운동 후 **산소 부채**에는 젖산 대사에 필요한 여분의 산소도 포함된다(12장 12.4절).

아세틸 CoA는 구연산 회로, 케톤체 및 지방산 분자 형성에서 공통 중간체뿐만 아니라 후생학적 조절을 위한 히스톤 단백질의 아세

틸화를 위한 2-탄소 그룹의 공여자 역할을 한다(3장 3.5절). 이런 방식으로 대사 및 아세틸 CoA 가용성은 유전자 활성에 영향을 미친다.

임상연구 요약

안드리아는 과체중이었고 주치의는 그녀가 관상동맥심장병과 당뇨병에 걸릴 위험이 높은 대사증후군에 걸릴 위험성이 있다고 경고하였다. 비정상적인 혈액 측정 수치들과 함께 정상 범위보다 큰 그녀의 허리둘레는 대사증후군의 특징이다. 안드리아는 탄수화물과 총 칼로리가 낮은 고단백질 식사를 하였다. 그녀의 혈액 포도당은 간에서 글리코겐 분해와 아미노산을 이용한 포도당신생합성에 의해 유지될 수 있다. 만약 그녀가 지방조직에서 트라이글리세라이드를 잃으면 간에서 지방산으로부터 생산된 혈장 케톤체는 증가하게 된다. 그래서 안드리아는 케톤체 수치를 점검하기 위해 소변을 검사하였다. 그녀의 운동 근육은 피로해졌고 에너지를 위한 젖산 경로의 의존도는 점점 더 증가하였다. 젖산은 운동 시 근육에 타는 듯한 통증을 일으키는데, 이는 정상적인 현상이다. 그러나 안드리아의 가슴 통증은 허혈성 심근에 의해 생산된 젖산에 의한 통증으로 협심증(angina pectoris)일 수 있다. 이는 심근경색증(myocardial infarction, 심장마비)을 일으킬 수 있는 심각한 상태로 치료가 필요하다.

상호작용

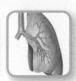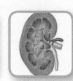

연결

피부계

- 피부는 콜레스테롤 유도체로부터 비타민 D를 합성한다.
- 피부의 대사율은 주변 온도에 따라 크게 달라진다.

신경계

- 포도당의 호기성 호흡은 뇌가 필요로 하는 대부분의 에너지를 공급한다.
- 뇌 활동의 증가로 대사율이 빠른 뇌 영역은 대사율이 느린 영역에 비해 풍부한 혈액 공급을 받는다.

내분비계

- 표적세포의 원형질막 수용체에 결합하는 호르몬은 표적세포의 세포질에 있는 효소를 활성화시킨다.
- 표적세포의 핵수용체에 결합하는 호르몬은 유전자 발현을 조절하여 표적세포의 대사를 변화시킨다.
- 지방세포에서 분비되는 호르몬은 배고픔과 물질대사를 조절한다.
- 동화작용과 이화작용은 여러 호르몬에 의해 조절된다.
- 인슐린은 글리코겐과 지방 합성을 촉진한다.
- 티록신은 산화적 인산화를 분리하는 단백질의 생성을 촉진하여 몸의 물질대사율을 높이도록 돕는다.
- 성장호르몬은 단백질 합성을 촉진한다.

근육계

- 유산소 운동의 강도는 개인의 최대산소섭취량과 젖산 역치에 따라 다르다.
- 몸은 운동을 중단한 후 일정시간 동안 여분의 산소를 소모하는데 이는 운동 중에 발생하는 산소 부채를 상환하는 데 사용된다.
- 간에서 글리코겐 분해와 포도당신생합성은 근육운동에 필요한 포도당 공급을 돕는다.
- 훈련된 운동선수는 일반인보다 지방산의 유산소호흡에서 더 많은 비율의 골격근 에너지를 얻는다.
- 근육피로는 혐기성 대사와 젖산 생성과 관련이 있다.
- 골격근 운동을 통해 탄수화물이나 지질에서 얻는 에너지의 비율은 운동강도에 따라 달라진다.

순환계

- 대사성 산증은 케톤체나 젖산이 과도하게 생성되어 발생할 수 있다.
- 골격근의 대사율은 혈관 확장의 정도를 결정하므로 장기로의 혈류량을 결정한다.
- 관상동맥의 동맥경화증은 심장의 한 부위가 혐기성 대사를 하여 젖산을 생성하도록 하며 이는 협심증과 관련이 있다.

호흡계

- 환기는 호기성 세포호흡을 위해 세포로 가는 혈액에 산소를 공급하고 세포에서 생성되는 이산화탄소를 제거한다.
- 호흡은 주로 호기성 세포호흡에 의해 생성되는 이산화탄소의 영향에 의해 조절된다.

비뇨기계

- 신장은 혈장에서 요소와 물질대사의 노폐물을 제거한다.

소화계

- 간에는 혈당과 지질 농도를 조절하는 많은 물질대사 반응에 필요한 효소가 있다.
- 이자는 소장에서 음식물을 소화시키는 데 필요한 많은 효소를 생산한다.
- 탄수화물, 지질 및 단백질의 소화와 흡수는 세포의 물질대사에 사용되는 기질을 몸에 제공한다.
- 비타민 A와 D는 DNA 부위에 결합하는 핵수용체의 활성화를 통해 물질대사를 조절한다.

생식계

- 정자는 수정된 난자에 미토콘드리아를 제공하지 않는다.
- 자궁내막에는 발달 중인 배아에 영양을 공급하는 글리코겐이 들어 있다.

요약

5.1 해당과정과 젖산 경로

A. 해당과정은 1분자의 포도당이 2분자의 피루브산으로 전환되는 것을 말한다.

  1. 이 과정에서 2분자의 ATP가 소모되고 4분자의 ATP가 생산되므로 순이득은 2 ATP이다.

  2. 해당과정에서 두 쌍의 수소가 방출되고 이 수소의 전자들은 2분자의 NAD$^+$를 환원시킨다.

B. 혐기성 대사일 때 환원된 NAD$^+$는 2개의 수소 원자를 받아들이는 피루브산에 의해 산화되어 젖산으로 환원된다.

  1. 골격근은 운동 중에 젖산을 생산한다.

  2. 심장 근육은 허혈 상태에서 짧은 시간 동안 젖산 발효를 한다.

5.2 호기성 호흡

A. 구연산 회로는 조효소 A가 아세트산을 옥살로아세트산에 첨가하여 구연산을 만드는 효소에 아세트산을 제공할 때 시작한다.

  1. 아세틸 CoA는 피루브산에서 이산화탄소와 2개의 수소를 제거하여 만들어진다.

  2. 구연산 생성은 궁극적으로 새로운 옥살로아세트산 분자를 형성하는 회로를 시작한다.

  3. 구연산 회로가 진행되면서 1분자의 ATP가 생성되고, 구연산 회로의 수소들에 의해 3분자의 NAD$^+$와 1분자의 FAD가 환원된다.

B. 환원된 NAD$^+$와 FAD는 미토콘드리아의 크리스테 속에 위치한 전자전달계에 전자를 준다.

  1. NAD$^+$와 FAD의 전자들은 전자전달계의 한 사이토크롬에서 다음 사이토크롬에 연쇄적으로 전달되는 산화-환원 반응이다.

  2. 각 사이토크롬 이온이 전자를 얻으면 환원되고, 다음 사이토크롬으로 전자를 전달하면 산화된다.

  3. 마지막 사이토크롬은 최종전자수납자로 작용하는 산소에 전자를 전달하고 산화된다.

  4. 1개의 산소 원자가 2개의 전자와 2개의 양성자를 받으면 환원되어 물이 된다.

  5. 전자 전달에 의해 형성된 에너지는 산화적 인산화로 알려진 과정에서 ADP와 P$_i$로부터 ATP를 만드는데 사용된다.

C. 포도당 1분자는 호기성 호흡으로 30~32분자의 ATP를 생산하며 이 중 2 ATP는 해당과정에 의해 세포질에서 생산되고 나머지는 미토콘드리아에서 만들어진다.

D. 포도당에서 글리코겐이 형성되는 것을 글리코겐 합성이라고 하며, 글리코겐이 분해되는 것을 글리코겐 분해라고 한다.

  1. 글리코겐 분해는 포도당 6-인산을 생산하며, 이는 해당과정으로 진입할 수 있다.

  2. 골격근과 달리 간에는 포도당 6-인산으로부터 유리포도당을 생성할 수 있는 효소가 존재하므로 간 글리코겐에서 유래된 포도당을 분비할 수 있다.

E. 탄수화물 대사는 산소의 가용성과 해당과정과 구연산 회로의 음성되먹임 효과에 의해 영향을 받는다.

5.3 포도당, 젖산과 글리코겐의 상호전환

A. 간에는 포도당 6-인산 가수분해효소가 있기 때문에 글리코겐은 간에서 유리포도당으로 전환될 수 있으므로 간은 포도당을 혈액으로 분비한다.

B. 혐기성 대사 동안 골격근에 의해 생성된 젖산은 혈액을 통해 간으로 이동할 수 있으며, 그곳에서 포도당으로 전환되어 코리 회로에서 글리코겐을 보충하기 위해 근육으로 다시 이동할 수 있다.

5.4 지질과 단백질 대사

A. 지질 분해에서 트라이글리세라이드는 글리세롤과 지방산을 생성한다.

  1. 글리세롤은 글리세르알데하이드인산으로 전환되어 에너지로 사용될 수 있다.

  2. 지방산의 β-산화 과정에서 많은 아세틸 CoA 분자들이 생성된다.

  3. 역방향으로 작동하는 과정은 포도당을 트라이글리세라이드로 전환할 수 있다.

B. 단백질의 가수분해에서 유래된 아미노산은 에너지원으로 사용될 수 있다.

  1. 아미노기 전이를 통해 특정 아미노산과 케토산(피루브산 또는 구연산 회로 분자 중 하나)이 기질로 작용하여 새로운 아미노산과 케토산을 형성할 수 있다.

  2. 산화적 탈아미노 반응에서 아미노산은 아미노기가 요소에 첨가되어 케토산으로 전환된다.

C. 각 기관은 선호하는 에너지원으로 특정 혈액 매개에너지 수송체를 사용한다.

1. 뇌는 에너지원으로 혈액 포도당을 거의 절대적으로 사용한다.
2. 운동 시 골격근에 필요한 혈액 포도당은 간에서 글리코겐 분해와 포도당신생합성에 의해 보충된다.

문제

이해력 검증

1. 젖산 경로의 장점과 단점을 서술하시오.

2. 혐기성 대사 시 젖산 형성의 목적과 호기성 호흡 시에는 어떻게 되는가?

3. 시안화물(cyanide)이 산화적 인산화와 구연산 회로에 미치는 영향과 왜 시안화물이 치명적인지를 서술하시오.

4. 포도당이 지방으로 전환되는 과정을 서술하시오.

5. 지방이 에너지원으로 사용될 수 있는 대사 경로를 서술하고 지방산 대사가 포도당 대사보다 더 많은 ATP를 생성할 수 있는 이유를 설명하시오.

6. 아미노산 대사로부터 에너지를 얻는 방법을 설명하시오.

7. 간이 포도당을 혈액으로 분비할 수 있는 유일한 기관인 이유를 설명하시오.

8. 젖산 생산을 '발효' 경로라고 하는 이유가 무엇인지 설명하시오.

9. 갈색지방조직의 기능을 설명하시오.

10. 포도당신생합성의 주요 기질로 쓰이는 세 가지 분자는 무엇인가? 또한 왜 지방산을 포도당신생합성의 기질로 사용할 수 없는지 설명하시오(힌트: 아세틸 CoA와 피루브산의 탄소 수를 계산하시오).

6

세포와 세포 외 환경 간의 상호작용

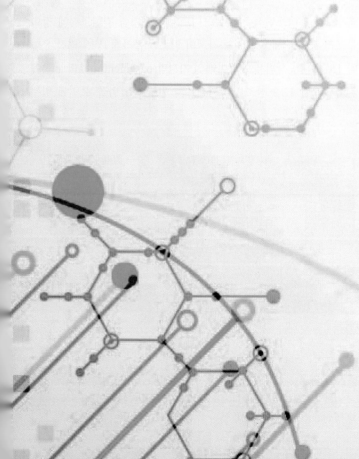

임상연구

고혈압으로 이뇨제를 복용 중인 생리학과 학생 제시카는 물을 계속 마시면서도 계속 목이 마르다고 한다. 소변 검사에서 포도당이 검출되어 놀란 그녀는 의사에게 가서 혈액 및 소변 검사와 심전도(electrocardiogram, ECG)를 받는다. 의사는 그녀의 상태를 고혈당증(hyperglycemia)이라고 진단한다.

새로운 용어 및 개념에는 다음과 같은 것이 있다.
- 고혈당증, 당뇨증, 저칼륨혈증
- 삼투몰랄농도, 삼투압

6.1 세포 외 환경

세포를 둘러싼 세포 외 환경은 분자들이 용해된 액체 구획과 조직에 형태를 제공하는 다당류와 단백질의 기질로 구성되어 있다. 세포 내 및 세포 외 환경 간의 상호작용은 원형질막을 가로질러 발생한다.

세포 외 환경은 세포 외부의 모든 구성요소를 포함한다. 우리 몸의 세포는 세포 외 환경으로부터 영양소를 공급받아야 하고, 그 노폐물들을 세포 외 환경으로 내보내야 한다. 또한, 조직의 다른 세포들, 기관 내 다른 조직의 세포들, 다른 기관의 세포들은 세포 외 환경으로 분비되는 화학조절물질들을 통해 상호작용한다.

체액

인체의 수분 함량은 두 구획, 즉 전체 체수분의 약 67%를 가지는 **세포 내 구획**(intracellular compartment)과 나머지 33%의 **세포 외 구획**(extracellular compartment)으로 나뉜다. 세포 외 구획 중 약 20%의 세포외액(extracellular fluid)은 심혈관계의 혈관 내에 위치하며, 혈액의 액체 부분, 즉 **혈장**(blood plasma)이 차지한다.

혈액은 산소를 폐에서 체세포로, 이산화탄소를 체세포에서 폐로 운반하며, 영양소, 젖산, 노폐물, 호르몬 등 다양한 물질들을 인체의 곳곳으로 운반한다.

세포외액의 나머지 80%는 혈관계 외부에 위치하며 조직 내에서 세포외액을 구성하는데, 이를 **간질액**(interstitial fluid)이라고 한다. 체액 분포는 심혈관계에 대한 논의와 함께 그림 14.8에 설명되어 있

다. 간질액은 혈장에서 지속적으로 형성되고 14장에서 설명한 메커니즘을 통해 계속해서 혈장으로 되돌아온다(그림 14.9 참조). 혈액을 통해 이동하는 산소, 영양소, 조절분자 등은 체세포에 도달하기 전에 먼저 간질액으로 통과해야 한다. 반대로, 세포 유래 노폐물과 호르몬 분비는 혈장 도달 전 먼저 간질액으로 통과해야 한다(그림 6.1).

세포 외 기질

우리 몸의 기관을 구성하는 세포는 결합조직의 세포 외 물질 안에 파묻혀 있다(그림 6.1). 이 물질을 **세포 외 기질**(extracellular matrix)이라고 하며, 단백질섬유인 **콜라겐**(collagen)과 **엘라스틴**(elastin)(그림 2.30 참조), 젤 모양의 **기저물질**(ground substance) 등으로 구성되어 있다. 앞서 언급한 간질액은 주로 기저물질의 수화된 젤에 존재한다.

기저물질은 현미경 상에서는 무정형(형태가 없음)으로 보이지만, 실제로는 원형질막의 외부 표면을 덮고 있는 탄수화물뿐만 아니라 콜라겐과 엘라스틴의 세포 외 단백질섬유에 화학적으로 연결된 분자들의 고도로 기능적이고 복잡한 구성체이다(그림 3.2 참조). 젤은 **당단백질**(glycoprotein)과 이전에는 **점액다당류**(mucopolysaccharide)라 불렸던 **프로테오글리칸**(proteoglycan)으로 구성되는데, 주로 다당류로 구성된 이 프로테오글리칸은 결합된 물 분자의 함량이 높다.

콜라겐과 엘라스틴섬유는 콘크리트의 철근처럼 결합조직에 강력한 구조적 강도를 제공한다. 콜라겐의 일종인 콜라겐 IV(알려진 유형은 약 15가지)가 상피세포막 아래의 **기저막**(basement membrane)에 작용한다(그림 1.12 참조). 상피세포의 원형질막 바깥 표면에 있는

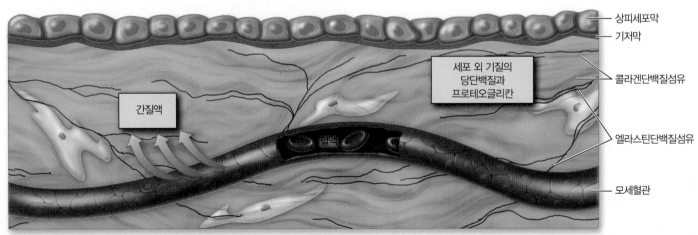

그림 6.1 세포 외 환경. 세포 외 환경은 기질의 당단백질과 프로테오글리칸(단백질과 탄수화물로 구성된 분자) 및 간질액을 포함한다. 간질액은 모세혈관 세포 사이의 구멍(표시되지 않음)을 통해 여과되어 나오는 혈장으로부터 유래되며, 영양소 및 조절분자를 조직세포로 전달한다. 세포 외 환경은 상피세포막 아래 기저막을 형성하는 콜라겐 및 엘라스틴단백질섬유에 의해 지지된다.

탄수화물과 결합조직 내 기질의 당단백질과 프로테오글리칸 사이에 화학결합을 형성함으로써, 기저막은 상피세포를 기저 결합조직에 단단히 결부시키는 데 도움을 준다(그림 6.1).

원형질막 표면에는 세포와 세포 외 환경 간의 상호작용에 영향을 미치는 당단백질이 존재한다. **인테그린**(integrin)은 세포 내의 세포골격으로부터 원형질막을 거쳐 세포 외 기질로 뻗은 당단백질의 한 종류이다. 기질 내의 구성물에 결합함으로써 세포와 세포 외 기질 사이의 "접착제" 역할을 한다. 게다가, 세포 내 구획을 세포 외 구획에 물리적으로 연결함으로써 두 구획 간의 신호전달을 가능하게 하고, 결과적으로 양쪽 구획을 통합할 수 있다.

이러한 상호작용을 통해, 인테그린은 세포에 극성을 부여하여 한 부분이 구조적 및 기능적으로 다른 부분과 구별되도록 한다. 그들은 조직의 세포 부착 및 특정 세포의 운동 능력, 조직에서 세포가 증식하는 능력 등에 영향을 미친다. 세포 외 기질단백질 및 프로테오글리칸은 또한 분비된 조절 화학물질, 특히 다양한 성장인자에 결합하여, 세포 표면의 인테그린 및 수용체단백질로 전달하는 것을 돕는다(6.5절 참조).

원형질막 수송의 범주

세포외액은 혈장이거나 혈장에서 유래하기 때문에, **원형질막**(plasma membrane)이라는 용어는 세포 외 구획으로부터 세포 내 구획을 분리하는, 세포를 둘러싼 막을 일컫는 데 사용된다. 세포 내부 및 외부에 존재하는 다양한 분자들 가운데 일부는 원형질막을 관통 또는 "투과(permeate)"할 수 있지만, 다른 일부는 그렇지 못하다. 이러한 원형질막의 특성을 **선택적 투과성**(selective permeability)이라고 한다.

원형질막은 일반적으로 세포의 구조 및 기능에 필요한 단백질, 핵산, 기타 분자들에 대해서는 투과적이지 않지만, 대사 유지에 필요한 영양소와 폐기물 등의 많은 분자에 대해서는 투과적이다. 원형질막은 또한 특정 이온을 선택적으로 투과시키는데, 이를 통해 신경 및 근세포에서 자극을 생성하는 **전기화학적 전류**(electrochemical current)가 발생할 수 있다.

원형질막을 통해 분자 및 이온을 수송하는 메커니즘은 다양한 방식으로 분류될 수 있는데, 그중 한 가지는 **운반체 단백질**(carrier protein)이 필요하거나 필요하지 않은 수송 과정으로 분류하는 것이다. 운반체 단백질(6.3절 참조)은 분자 또는 이온을 막을 가로질러 운반하기 위해 어떤 방식으로든 형태(3차원적 구조)를 변경하는 막단백질이며, 특정 이온 또는 물 분자의 막 수송을 위한 막단백질인 **통로단백질**(channel protein)과는 구별된다.

1. **운반체-매개 수송**(carrier-mediated transport)
   a. **촉진확산**(facilitated diffusion)
   b. **능동수송**(active transport)
2. **비운반체-매개 수송**(non-carrier-mediated transport)

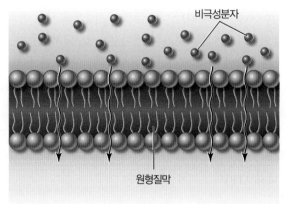

(a)

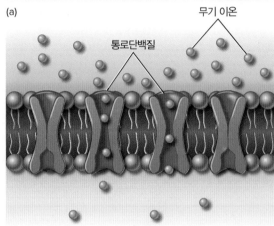

(b)

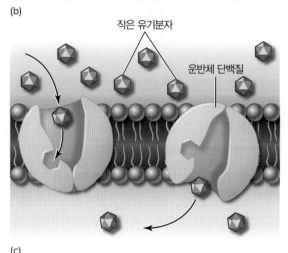

(c)

그림 6.2 수동수송의 유형. (a) 비극성분자는 원형질막의 인지질이중층을 통한 단순확산에 의해 이동할 수 있다. (b) 무기 이온은 원형질막의 단백질 통로를 통한 단순확산으로 이동할 수 있다. (c) 포도당 또는 다른 작은 유기분자는 특정 운반체 단백질을 통한 촉진확산에 의해 이동할 수 있다.

a. 원형질막의 인지질층을 통한 지용성 분자의 **단순확산**(simple diffusion)

b. 원형질막의 통로단백질을 통한 이온의 단순확산

c. 원형질막의 아쿠아포린(aquaporin) 통로를 통한 물 분자의 단순확산(삼투)

막 수송 과정은 또한 에너지 요구 여부에 따라 분류될 수 있다. **수동수송**(passive transport)은 고농도에서 저농도로 막을 가로지르는 분자 및 이온의 순 이동으로, 대사에너지가 요구되지 않는다. 수동수송은 모든 비운반체-매개 확산(지용성 분자, 이온, 물 등의 단순확산) 및 운반체-매개 촉진확산을 포함한다(그림 6.2). **능동수송**(active transport)은 저농도 영역에서 고농도 영역으로 막을 가로지르는 분자 및 이온의 순 이동이다. 능동수송은 농도 구배에 역행하기 때문에 종종 **펌프**(pump)라고 불리며, 이 운반체 단백질에 동력을 공급하는 대사에너지(ATP)의 소비가 필요하다.

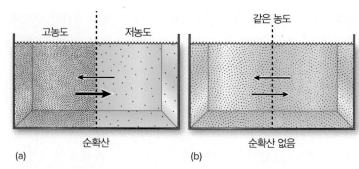

그림 6.3 용질의 확산. (a) 순확산은 용액의 두 영역 사이에 농도 차이(농도 구배)가 있을 때 발생한다. 단, 이 영역을 분리하는 막이 확산 물질을 투과할 수 있어야 한다. (b) 확산은 영역 간의 농도 차이를 없애려는 경향이 있다.

6.2 확산과 삼투

막을 통한 분자 또는 이온의 순확산은 항상 농도가 낮은 방향으로 발생한다. 비극성분자는 원형질막의 인지질 장벽을 통과할 수 있고, 작은 무기 이온들은 원형질막의 통로단백질을 통과할 수 있다. 막을 통한 물의 순확산을 삼투라고 한다.

수용액(aqueous solution)은 **용매**(solvent)인 물과 물에 녹아있는 **용질**(solute) 분자로 구성된다. 용액의 분자들(용매 및 용질)은 열에너지의 결과로 무작위 운동의 상태가 일정하게 유지된다. 만약 용액의 두 영역 사이에 **농도 차이**(concentration difference) 혹은 **농도 구배**(concentration gradient)가 있다면, 이 무작위 운동은 평형에 도달할 때까지 농도 차이를 없애기 위해 분자들을 분산시켜 퍼트리는데(그림 6.3), 이를 **확산**(diffusion)이라고 한다.

무작위 분자 운동의 결과로, 용액의 고농도 영역에 있는 분자가 저농도 영역으로 들어간다. 물론 분자가 반대 방향으로 움직이기도 하지만, 그 빈도는 낮다. 결과적으로 농도 구배가 없어질 때까지 고농도 영역에서 저농도 영역으로 순 이동이 발생하는데, 이를 **순확산**(net diffusion)이라고 한다. 순확산은 막 양쪽의 농도가 다르고 막이 확산 물질에 대해 투과적일 때 발생하는 물리적 과정이다.

평균 확산시간(mean diffusion time)은 확산 분자 또는 이온이 이

동해야 하는 거리의 제곱에 따라 매우 빠르게 증가한다. 예를 들어, (a) 원형질막(폭 10 nm) 통과에는 10^{-7}초, (b) 시냅스(폭 40 nm) 통과에는 1.6×10^{-6}초, (c) 폐의 혈액에서 공기를 분리하는 2개의 편평 상피세포(폭 1~2 μm) 통과에는 1~2 $\times$ 10^{-3}초의 평균 확산시간이 각각 소요된다. 확산은 이러한 짧은 거리에서는 빠르게 발생하지만, 100 μm 이상의 거리에서는 평균 확산시간이 너무 길어져 확산에 의한 분자 및 이온의 효과적인 교환이 어렵다. 따라서 인체 기관을 구성하는 세포 대부분은 모세혈관의 100 μm 이내에 위치하며, 1 m 길이의 축삭을 따라 분자를 이동시키는 신경세포는 별도의 수송 메커니즘을 가진다.

원형질막을 통한 확산

원형질막은 주로 인지질이중층으로 구성되기 때문에, 비극성인 지용성 분자는 막의 한쪽에서 다른 쪽으로 쉽게 통과할 수 있다(그림 6.4). 즉, 원형질막은 산소(O_2)나 스테로이드호르몬 같은 비극성분자의 확산에는 장벽이 되지 않는다. 극성 공유결합을 가지지만 전하를 띠지 않는 CO_2, 에탄올, 요소 등의 작은 분자 역시 인지질이중층을 통과할 수 있다. 따라서 이들 분자는, 농도 구배가 존재할 때 세포 내외 구획 사이에서 쉽게 순확산할 수 있다.

예를 들어, 산소는 혈액에 의해 폐에서 다른 조직으로 운반되기 때문에, 세포외액에서 산소 농도는 상대적으로 높다. 산소는 호기성 세포호흡에서 수소와 결합하여 물을 형성하기 때문에, 세포 내 산소 농도는 세포외액보다 낮다. 이산화탄소의 농도 구배는 세포가 CO_2를 생성하기 때문에, 산소와는 그 방향이 반대이다. 따라서 **기체교환**(gas exchange)은 세포와 세포 외 환경 사이의 확산에 의해 발생한다(그림 6.5). 확산에 의한 기체교환은 폐에서도 발생하는데(16장), 산소 농도 구배는 공기에서 혈액으로 순확산을 일으키고, 이산화탄소 농도 구배는 혈액에서 공기로 순확산을 일으킨다. 모든 경우,

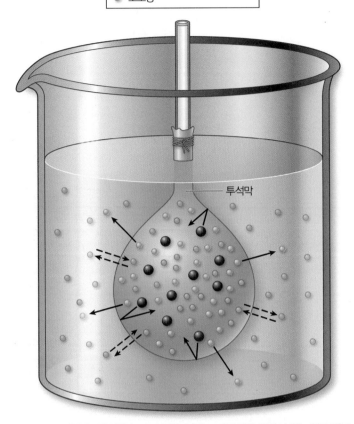

그림 6.4 투석막을 통한 확산. 투석막은 일정 크기의 작은 구멍이 있는 인공 반투막이다. 투석막 주머니 내부의 단백질은 너무 커서 구멍을 통과할 수 없지만(꺾인 화살표), 작고 확산 가능한 분자 및 이온은 구멍을 통해 고농도에서 저농도 방향으로 확산할 수 있다(직선 화살표). 포도당도 구멍을 통과할 수 있지만, 주머니 외부에도 같은 농도의 포도당이 존재하기 때문에, 순확산은 없다(이중 점선 화살표).

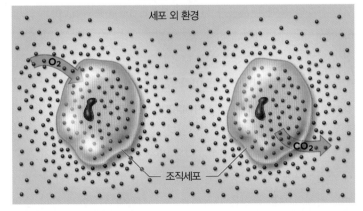

그림 6.5 확산에 의한 기체교환. 그림에서 산소 및 이산화탄소는 각각 세포 내외간 농도 차이를 보인다. 따라서 세포 내외 구획 사이의 기체교환은 확산에 의해 발생한다.

순확산은 고농도에서 저농도 방향이다.

　물은 지용성이 아니지만 크기가 작고 전하를 띠지 않기 때문에, 원형질막을 통해 어느 정도 확산 가능하다. 하지만 대부분의 막에서 물의 통과는 생리적 조절 작용으로 막에 삽입되는 특수한 물 통로인 **아쿠아포린**(aquaporin)에 의해 주로 이루어진다. 신장의 예를 보면, 아쿠아포린은 세뇨관으로부터 혈액으로 물의 순확산을 촉진하여 수분 보유를 돕는다(17장). 막을 가로지르는 물 분자(용매)의 순확산을 **삼투**(osmosis)라고 부르는데, 이는 용질이 아닌 용매의 단순확산을 일컫는 고유한 용어로 사용된다.

　포도당처럼 더 큰 극성분자는 인지질이중층을 통과할 수 없으므로, 원형질막에 특별한 **운반체 단백질**(carrier protein)이 필요하다. 이에 대해서는 6.3절에서 별도로 다룰 것이다. 인지질이중층은 Na^+ 및 K^+과 같은 하전된 무기 이온에 대해서도 비투과적이지만, 막을 관통하는 작은 **이온 통로**(ion channel)들을 통해 이러한 이온들이 통과될 수 있다(그림 6.6).

　일부 이온 통로는 항상 열려 있으므로, 원형질막을 통한 이온의 확산은 계속 진행 중이다. 그러나 많은 이온 통로는 통로를 열거나 닫을 수 있는 구조, 즉 **관문**(gate)을 가지고 있으며(그림 6.6), (특정 화학 조절물질이 통로에 결합하는 것과 같은) 특별한 생리학적 자극은 닫힌 통로를 열 수 있다. 신경 및 근육 자극의 생성과정에서, Na^+ 및 K^+에 대한 각각의 이온 통로는 막 전압의 변화에 따라 열리고 닫힌다(7.2절 참조).

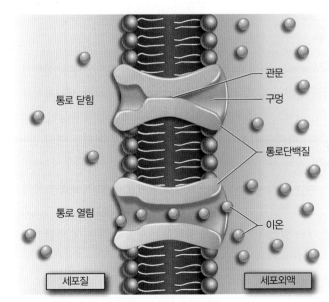

그림 6.6 이온의 막 통로 통과. 이 통로는 막 두께에 걸쳐 있는 내재성 단백질로 구성된다. 일부 통로는 항상 열려 있지만, 다른 많은 경우 통로를 열거나 닫을 수 있는 "관문" 구조를 가진다. 대부분의 이온 통로는 비교적 선택적이고, 특정 이온만 통과시킨다.

확산속도

단위시간당 막을 통과하는 확산 분자의 수로 측정되는 확산속도는, 다음에 따라 달라진다.

1. 막을 가로지르는 농도 차이의 크기(농도 구배의 "가파름")
2. 확산하는 물질에 대한 막의 투과성
3. 용액의 온도
4. 물질이 확산하는 막의 표면적

막을 가로지르는 농도 차이의 크기는 확산의 원동력으로 작용하지만, 막이 해당 물질을 투과시키지 못한다면 막을 통한 물질의 확산은 일어나지 않는다. 즉, 주어진 농도 차이로 물질이 확산하는 속도는 해당 물질에 대한 막의 투과성에 달려 있다. 예를 들어, 휴지기 신경세포에서 원형질막은 K^+에 대한 투과성이 Na^+보다 약 20배 높기 때문에, K^+은 Na^+보다 훨씬 더 빠르게 확산한다. 그러나 막 통로의 단백질 구조 변화는 막의 투과성을 변화시킬 수 있다. 예를 들어, 신경세포에서 특정 자극이 일시적으로 Na^+ 통로를 열어 K^+보다 Na^+의 확산속도가 더 빠를 때, 활동전위가 발생한다(7.2절).

빠른 확산에 특화된 인체 부위에서, 원형질막의 표면적은 엄청나게 증가할 수 있다. 예를 들어, 소장의 상피세포막을 가로지르는 소화산물의 빠른 통과는 **미세융모**(microvilli)의 도움을 받는다(3.1절). 이와 유사한 미세융모가 신장 세뇨관 상피에서도 발견되며, 혈액으로부터 여과되는 다양한 분자의 재흡수를 돕는다.

삼투

삼투(osmosis)는 막을 가로지르는 물(용매)의 순확산이다. 삼투가 일어나려면 막이 **선택적 투과성**(selective permeability)을 가져야 한다. 즉, 적어도 한 종류의 용질보다 물 분자에 대한 투과성이 더 높아야 한다. 따라서 삼투가 발생하려면 (1) 선택적 투과성 막의 양쪽에 용질의 농도 차이가 있어야 하고, (2) 막이 용질에 대해 상대적으로 비투과적이어야 한다. 막을 자유롭게 통과할 수 없는 용질은 물의 삼투 운동을 촉진할 수 있으며, 이런 경우 **삼투 활성**(osmotic activity)이 있다고 말한다. 막을 쉽게 통과하는 용질 분자는, 순확산이 농도 차이를 없애기 때문에 삼투를 촉진하지 않는다.

용질 분자의 확산과 마찬가지로, 물의 확산은 막을 기준으로 양쪽 물의 농도가 다를 때 발생한다(그림 6.7). 묽은 용액은 물 분자의 농도가 높고 용질의 농도가 낮다. 삼투가 일어나는 동안, 물 분자는 물 농도가 높은 쪽에서 물 농도가 낮은 쪽으로 순 이동한다.

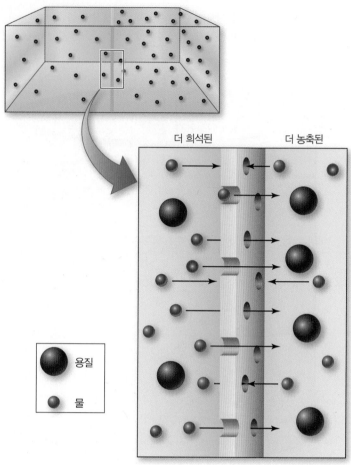

더 희석된　　더 농축된

용질

물

그림 6.7 삼투. 물은 저농도 용질(고농도 물)의 용액에서 고농도 용질(저농도 물)의 용액으로 순 이동한다.

360 g/L의 설탕 용액이 들어있는 반투막 주머니를 180 g/L의 설탕 용액이 들어있는 비커 속에 넣었다고 가정하자(그림 6.8). 막이 설탕은 투과시킬 수 없지만 물은 투과시킨다면, 물은 180 g/L 용액에서 360 g/L 용액으로 확산할 것이다(높은 농도 물에서 낮은 농도 물로). 전자의 용액은 후자가 더 묽어질수록 더 농축되며, 이는 그림 6.8에서처럼 주머니의 부피를 증가시킨다. 물의 순 이동은, 막 양쪽의 농도가 같아질 때까지, 허용되는 만큼 지속된다.

물이 투과되는 원형질막은 이와 유사한 방식으로 작동한다. 원형질막에 존재하는 **아쿠아포린**(aquaporin)이라는 단백질은 물 통로로 작용하며, 이를 통해 삼투가 일어난다. 일부 세포의 원형질막에는 항상 아쿠아포린 통로가 있으며, 다른 세포들에서는 아쿠아포린 통로가 조절분자에 대한 반응으로 원형질막에 삽입된다. 이러한 조절 기능은 인체의 수분 균형을 관장하는 주요 기관인 신장에서 특히 중요하다(17.3절). 원형질막의 아쿠아포린 통로에 대해 주목할만한 다른 기관으로는 폐, 눈, 침샘, 뇌 등이 있다.

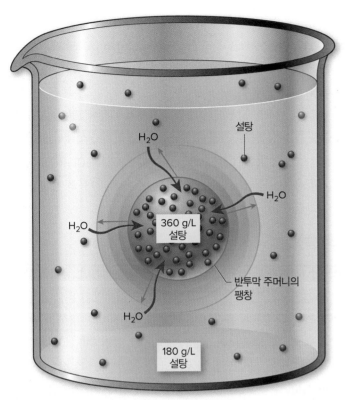

그림 6.8 삼투의 영향. 물은 투과하나 용질(설탕)은 투과하지 않는 반투막 주머니를 비커에 담근다. 주머니속 용액의 농도는 외부 용액의 2배이다. 설탕은 막을 통해 확산하지 못하므로, 물이 삼투에 의해 주머니 속으로 이동한다. 만약 주머니가 저항 없이 팽창할 수 있다면, 주머니 내외 용액의 농도가 같아질 때(두 구획의 초기 부피가 같았다면, 270 g/L)까지, 주머니는 계속 물을 흡수할 것이다.

삼투압

삼투는 반대의 힘으로 막을 수 있다. 각각 반투막 주머니가 들어 있는, 순수한 물이 담긴 2개의 비커를 떠올려보자. 한 비커의 주머니에는 180 g/L 포도당 용액이, 다른 비커의 주머니에는 360 g/L 포도당 용액이 들었으며, 주머니는 각각 단단한 상자로 둘러싸여 있다(그림 6.9a). 삼투에 의해 물이 각 주머니 안으로 들어가고, 주머니는 상자를 압박할 때까지 팽창한다. 각 주머니가 상자를 강하게 압박하면, 상자가 주머니에 압력을 가하여 물이 주머니로 더는 삼투되지 못하도록 막게 되는데(그림 6.9b), 이때 삼투를 막는 데 필요한 압력을 용액의 **삼투압**(osmotic pressure)이라고 한다.

삼투압은 삼투를 막는 데 필요한 힘의 척도이기 때문에, 바꿔 말하면 용액이 삼투에 의해 물을 "끌어당기는" 정도를 나타낸다. 따라서 용액의 용질이 고농도일수록 삼투압은 커진다. 순수한 물의 삼투압은 0이고, 360 g/L 포도당 용액의 삼투압은 180 g/L 포도당 용액의 2배이다(그림 6.9b).

🔍 **임상연구** | **단서**

제시카는 소변으로 수분 손실을 촉진하는 이뇨제를 복용했고, 소변에 포도당이 있었다.

- 이뇨제로 인한 수분 손실은 그녀의 혈장 농도 및 삼투압에 어떤 영향을 줄까?
- 소변에 여분의 용질인 포도당이 존재한다면, 소변의 삼투압 및 삼투로 물을 끌어오는 경향에 어떤 영향을 줄까?

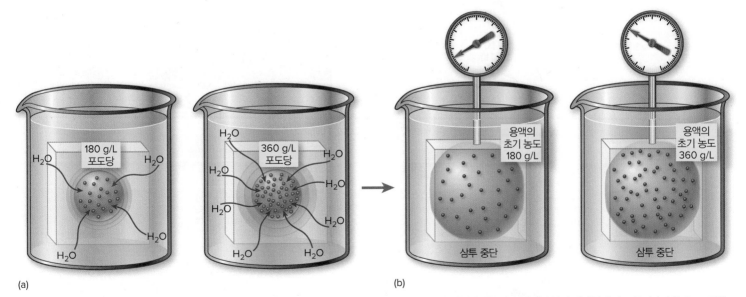

(a)   (b)

그림 6.9 삼투압. 물은 투과하나 용질(포도당)은 투과하지 않는 반투막 주머니를 순수한 물이 들어 있는 비커에 담근다. 주머니는 각각 단단한 상자로 둘러싸여 있다. (a) 물은 삼투에 의해 주머니 안으로 들어가며, 360 g/L 포도당 용액은 180 g/L 포도당 용액보다 더 빠르게 물을 끌어들인다. (b) 추가적인 삼투를 막을 정도의 충분한 힘으로 주머니를 둘러싼 상자를 압박할 때까지, 주머니는 각각 팽창한다. 이렇듯 삼투를 멈추는 힘, 즉 삼투압은 180 g/L 포도당 용액보다 360 g/L 포도당 용액에서 2배 더 크다.

몰농도와 몰랄농도

포도당은 분자량이 180(원자량의 합)인 단당류이다. 설탕(sucrose)은 분자량이 각각 180인 포도당과 과당(fructose)의 이당류이다. 탈수합성으로 포도당과 과당이 설탕으로 결합될 때, 한 분자의 물(분자량 18)이 분리되면서 설탕의 분자량은 342 (= 180 + 180 − 18)가 된다. 설탕과 포도당의 분자량은 342/180의 비율이므로, 342 g의 설탕은 180 g의 포도당과 같은 수의 분자를 포함해야 한다.

어느 물질이든 그램 분자량은 같은 수의 분자를 가져야 하는데, 이 무게의 단위를 **몰**(mole)이라고 한다. 1몰은 항상 6.02 × 10²³개, 즉 **아보가드로 수**(Avogadro's number)만큼의 분자를 가진다. 1몰이 물에 녹아 1 L의 용액이 되면, 이를 **1몰(1.0 M) 용액**(one-molar solution)이라 부른다. 이 단위는 화학에서 일반적으로 사용되지만, 물에 대한 용질의 정확한 비율은 명시되지 않기 때문에, 삼투를 설명하기에는 온전하지 않다. 예를 들어, 180 g의 포도당은 58.5 g의 소금보다 더 많은 부피를 차지하기 때문에, 1.0 M 포도당 용액을 만드는 데 필요한 물보다 1.0 M NaCl 용액을 만드는 데 더 많은 물이 필요하다.

용질/물 비율은 삼투에서 매우 중요하기 때문에, **몰랄농도**(molality)가 더 바람직하다. 1몰랄(1.0 m)은 1몰의 용질이 1 kg의 물(4°C에서는 1 L)에 용해된 농도이다. 따라서 1.0 m NaCl 용액과 1.0 m 포도당 용액은 정확히 같은 중량의 물에 용해된 1몰의 용질을 포함한다(그림 6.10).

삼투몰랄농도

포도당 180 g과 과당 180 g을 같은 kg의 물에 녹이면, 용액의 삼투압은 360 g/L 포도당 용액의 삼투압과 같다. 삼투압은 용질 분자의 화학적 성질이 아니라, 용질/용매 비율에 의존적이다. 용액의 총 몰랄농도는 **삼투몰랄농도**(osmolality, Osm)로 표현된다. 따라서 1.0 m 포도당과 1.0 m 과당을 합친 용액의 총 몰랄농도, 즉 **삼투몰랄농도**(osmolality)는 2.0 osmol/L(2.0 Osm)가 된다. 이 값은 2.0 m이자 2.0 Osm인 360 g/L 포도당 용액의 삼투몰랄농도와 같다(그림 6.11).

포도당, 과당, 설탕과는 달리, 전해질인 NaCl은 물에 녹을 때 이

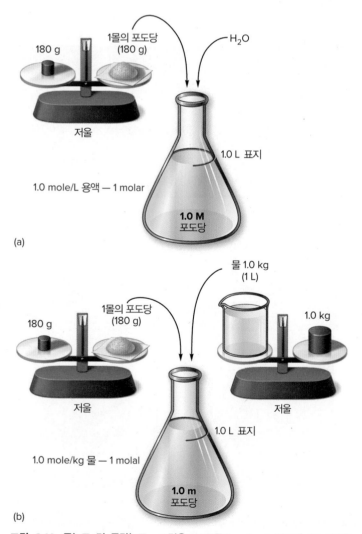

(a)

(b)

그림 6.10 몰농도 및 몰랄농도. 그림은 (a) 1몰(1 molar, 1.0 M)과 (b) 1몰랄(1 molal, 1.0 m) 포도당 용액의 차이를 보여준다.

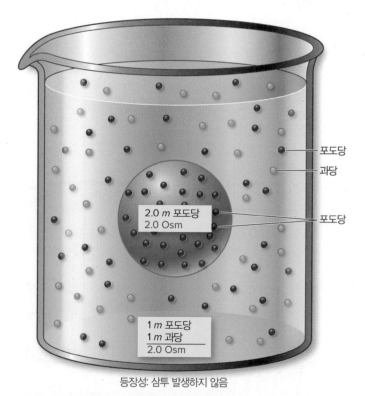

등장성: 삼투 발생하지 않음

그림 6.11 삼투몰랄농도. 삼투몰랄농도(Osm)는 용액 내 각 용질의 몰랄농도의 합과 같다. 선택적 투과성 막에서 양쪽 용액의 삼투몰랄농도가 같다면, 삼투는 발생하지 않는다.

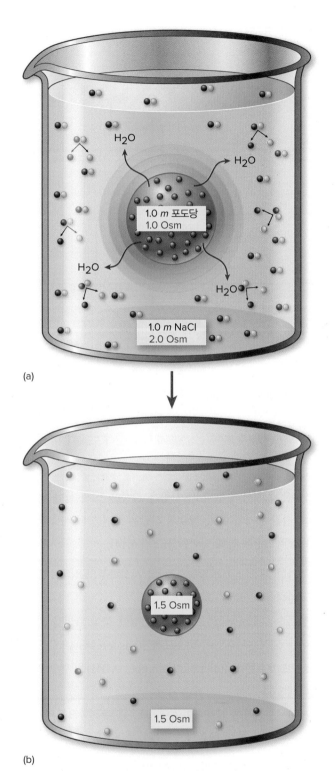

그림 6.12 삼투압에 대한 이온화의 영향. (a) 선택적 투과성 막(물은 투과 가능하나 포도당, Na^+, Cl^-는 투과하지 않음)이 1.0 m NaCl 용액과 1.0 m 포도당 용액을 분리할 경우, 물은 삼투에 의해 NaCl 용액으로 이동할 것이다. 왜냐하면, 1.0 m NaCl 용액은 NaCl이 이온화되어 1몰랄 Na^+과 1몰랄 Cl^-를 생성함으로써, 총 용질 농도가 2.0 Osm이 되기 때문이다. (b) 삼투 후 두 구획의 삼투몰랄농도는 같아진다.

온화된다. NaCl 1몰은 이온화하여 Na^+ 1몰과 Cl^- 1몰을 형성한다. 따라서 1.0 m NaCl 용액의 총 농도는 2.0 Osm이다(그림 6.12).

삼투몰랄농도의 측정

혈장 및 기타 생물학적 액체는 많은 유기물과 전해질을 포함한다. 다행히도, 이러한 복잡한 용액의 삼투몰랄농도를 측정하는 비교적 간단한 방법이 있다. 이는 용액의 어는점이 용액의 총 농도에 의해 영향을 받고 용질의 화학적 성질에 의해 영향을 받지는 않는다는 사실에 기반한다.

리터당 용질 1몰은 물의 어는점을 1.86℃ 낮춘다. 예를 들어, 1.0 m 포도당 용액은 −1.86℃에서 얼고, 1.0 m NaCl 용액은 이온화 때문에 2 × (−1.86) = −3.72℃에서 언다. 따라서 **어는점 내림**(freezing-point depression)은 삼투몰랄농도의 척도가 된다. 혈장은 약 −0.56℃에서 얼기 때문에, 삼투몰랄농도는 0.56 ÷ 1.86 = 0.3 Osm이며, 보통 300 mOsm로 표시된다.

장성

0.3 m 포도당 용액(0.3 Osm 또는 300 mOsm)은 삼투몰랄농도 및 삼투압이 혈장과 같다. 0.15 m NaCl 용액도 이온화되어 총 농도가 300 mOsm이 된다. 두 용액은 각각 **5% 덱스트로스**(5% dextrose, 100 mL당 5 g의 포도당은 0.3 m)와 **생리식염수**(normal saline, 100 mL당 0.9 g의 NaCl은 0.15 m)로 표시되어 임상에서 정맥 내 주입(intravenous infusion)으로 사용된다. 5% 덱스트로스와 생리식염수는 혈장과 삼투몰랄농도가 같으며, 이를 혈장에 대해 **등삼투성**(isosmotic)이라고 한다.

장성(tonicity)이라는 용어는 물의 삼투 이동에 미치는 용액의 효과를 설명하는 데 사용된다. 예를 들어, 등삼투성 포도당이나 식염수 용액이 물은 투과하지만, 포도당이나 NaCl은 투과하지 않는 막에 의해 혈장과 분리되면 삼투는 발생하지 않는다. 이 경우 용액은 혈장에 대해 **등장성**(isotonic)이라고 한다.

등장액에 넣은 적혈구는 물을 얻거나 잃지 않는다. 용액은 등삼투성이지만 등장성은 아닐 수 있는데, 이는 등삼투성 용액의 용질이 막을 자유롭게 투과할 수 있는 경우이다. 예를 들어, 0.3 m 요소 용액은 등삼투성이지만, 원형질막이 요소에 대해 투과성을 가지기 때문에 등장성은 아니다. 적혈구를 0.3 m 요소 용액에 넣으면, 요소는 원형질막 양쪽의 농도가 같아질 때까지 세포로 확산한다. 한편, 세포 밖으로 나갈 수 없는(삼투 활성이 있는) 용질은, 세포 내로 물의 삼투를 유발한다. 따라서 0.3 m 요소 용액에 넣은 적혈구는 결국 터지게 된다.

용질의 총 농도가 혈장보다 낮아 삼투압이 낮은 용액은 혈장에 대

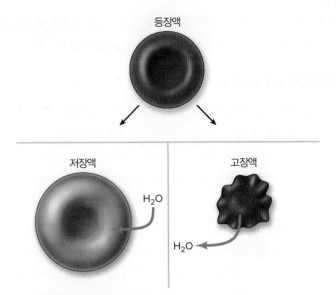

그림 6.13 등장액, 저장액, 고장액. 외부 용액은 세포내액과 같거나(등장액), 낮거나(저장액), 높은(고장액) 삼투압을 갖는다. 저장액에 놓인 적혈구는 삼투에 의해 물을 흡수하여 부풀어 오르고 결국 터지게 된다. 고장액에 놓인 적혈구는 세포 외부로 물이 삼투되어 오그라들면서 무딘 톱날 모양을 형성한다.

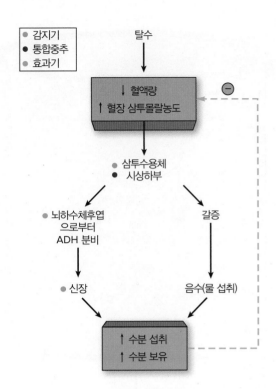

그림 6.14 혈장 농도의 항상성. 탈수로 인한 혈장 삼투몰랄농도의 증가(농도 및 삼투압 증가)는 갈증을 자극하고 ADH 분비를 증가시킨다. 이는 물을 더 많이 마시고 소변을 덜 보게 한다. 결과적으로 혈액량은 증가하는 반면, 혈장 삼투몰랄농도는 감소한다. 이러한 효과는 혈액량을 정상 범위로 되돌리는 데 도움을 주며, 이는 음성되먹임 고리의 완성을 의미한다(− 기호로 표시).

해 **저삼투성**(hypo-osmotic)이다. 이때 만약 용질이 삼투 활성을 가진다면, 용액은 혈장에 대해 **저장성**(hypotonic)이다. 저장성 용액(저장액)에 넣은 적혈구는 물을 흡수해 터지는데, 이를 **용혈**(hemolysis)이라고 한다. 혈장보다 삼투몰랄농도 및 삼투압이 높고 삼투 활성 용질을 포함하는 **고장성**(hypertonic) 용액(고장액, 예: 바닷물)에 적혈구를 넣으면, 세포 외부로 물이 삼투되어 적혈구는 오그라든다. 이때 세포 표면은 가리비 모양을 띠기 때문에, 이를 일컬어 **무딘 톱날 모양 형성**(crenation)이라고 한다(그림 6.13).

혈액 삼투몰랄농도의 조절

세포외액의 삼투몰랄농도는 비교적 일정하게 유지되어야 한다. 두개골 내 뇌의 팽창이나 수축으로 인해 신경세포가 손상될 수도 있고, 이 온농도 변화에 의해 신경 활동이 변경되기도 하기 때문이다(7장). 다양한 메커니즘에 의해 혈장 삼투몰랄농도의 항상성이 유지되는데, 보통 1~3% 이상은 변하지 않는다. 예를 들어, 격렬한 운동으로 인한 탈수는 혈장 삼투몰랄농도를 10 mOsm 증가시키는 정도이다. 소금 섭취 시 혈장 삼투몰랄농도는 증가하며, 물을 마시면 반대로 낮아진다.

탈수 시 인체에서는 혈액이 더 농축되고 총 혈액량은 감소한다. 혈장 삼투몰랄농도 및 삼투압의 상승은 시상하부의 **삼투수용체**(osmoreceptor)를 자극한다(8.3절). 탈수 시 물은 세포외액의 삼투몰랄농도 증가로 인해 삼투수용체 신경세포를 떠나며, 이로 인해 삼투수용체가 수축하여 신경자극 생성이 증가한다.

삼투수용체 자극의 결과로, 사람은 갈증을 느껴 물을 마시게 된다. 수분 섭취 증가와 함께, 탈수된 사람은 소변을 덜 배출한다. 이는 다음과 같은 과정을 통해 일어난다(그림 6.14).

1. 증가한 혈장 삼투몰랄농도는 뇌 시상하부의 삼투수용체를 자극한다.

2. 삼투수용체는 뇌하수체후엽과 연접한 축삭 다발을 자극한다. 이는 뇌하수체후엽이 **바소프레신**(vasopressin)으로도 알려진 **항이뇨호르몬**(antidiuretic hormone, **ADH**)을 혈액으로 방출하게 한다.

3. ADH는 신장에 작용하여 수분 보유를 촉진함으로써, 적은 양의 농축된 소변이 배출되게 한다.

결과적으로, 탈수된 사람은 물을 많이 마시고 소변을 적게 본다. 이는 음성되먹임을 통해 혈장 농도(삼투몰랄농도)의 항상성을 유지하고 그 과정에서 적절한 혈액량을 유지하는 데 도움이 된다(그림 6.14).

짠 음식을 먹는 정상적인 혈액량을 가진 사람도 갈증을 느끼고, 뇌하수체후엽이 더 많은 ADH를 방출한다. 물을 많이 마시고 소변을 덜 배출하면, 음식물의 염분이 희석되어 정상 혈액 농도를 회복하지만, 혈액량은 늘어난다. 염분 부족 시에는 정반대의 현상이 나타난다. 혈장 삼투몰랄농도가 낮을수록 삼투수용체는 덜 자극되고, 뇌하수체후엽은 ADH를 덜 방출한다. 결과적으로, 더 많은 물이 소변으로 배출되어 혈장 농도는 적절한 범위로 회복되지만, 혈액량은 줄어든다. 장기간의 염분 결핍으로 인한 낮은 혈액량과 압력은 치명적일 수 있다(14.2절).

🔍 **임상연구** **단서**

제시카의 혈장 삼투몰랄농도는 정상치보다 높았고, 그녀는 계속 갈증을 호소했다.

- 그녀의 높은 삼투몰랄농도는 어떻게 그녀에게 갈증을 유발할까?
- 그녀의 높은 삼투몰랄농도는 그녀의 이뇨제 복용 및 고혈당증과 어떤 관련이 있을까?

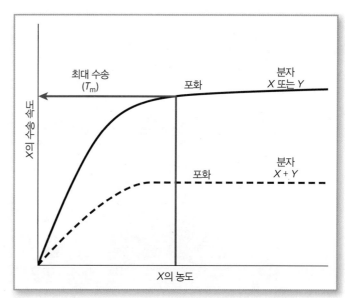

그림 6.15 운반체-매개 수송의 특성. 운반체-매개 수송은 포화(최대 수송으로 표시됨)와 경쟁의 특성을 보인다. 동일 운반체에 의해 수송되는 분자 X와 Y는 서로 경쟁하기 때문에, 둘 다 존재할 때 각각의 수송 속도는 각각 단독으로 존재할 때보다 낮다.

6.3 운반체-매개 수송

포도당과 같은 분자는 운반체 단백질에 의해 원형질막을 통해 수송된다. 순이동이 농도 구배를 따르는 수동적인 운반체-매개 수송을 촉진확산이라고 한다. 농도 구배에 역행하며 대사에너지를 요구하는 운반체-매개 수송을 능동수송이라고 한다.

대사 유지를 위해 세포는 세포 외 환경으로부터 포도당, 아미노산, 기타 유기물들을 섭취해야 한다. 그러나 이들 분자는 너무 크고 극성이어서, 단순확산으로 원형질막의 지질 장벽을 통과하지 못한다. 이러한 분자의 수송은 막 내의 **운반체 단백질**(carrier protein)에 의해 매개된다. 효소와 운반체 단백질의 공통적인 특징은 (1) **특이성**(specificity), (2) **경쟁**(competition), (3) **포화**(saturation)이다.

효소단백질과 마찬가지로, 운반체 단백질은 특정 분자와만 상호작용한다. 예를 들어, 포도당 운반체는 포도당 이외의 다른 유사 단당류와는 상호작용할 수 없다. 아미노산에 대한 특정 운반체는 일부 유형의 아미노산을 수송하지만, 다른 유형은 수송하지 않는다. 동일한 운반체에 의해 수송되는 2개의 아미노산은 서로 경쟁하기 때문에, 2개의 아미노산이 함께 있을 경우 각각의 아미노산 수송 속도는 각각 단독으로 존재할 때보다 낮다(그림 6.15).

수송된 분자의 농도가 증가함에 따라 수송 속도도 증가하지만, **최대 수송**(transport maximum, T_m)까지만 가능하다. 농도가 최대 수

송 값보다 크더라도 수송 속도는 증가하지 않으며, 이는 운반체 수송이 포화되었음을 의미한다(그림 6.15).

촉진확산

원형질막을 통한 혈액으로부터의 포도당 수송은 **촉진확산**(facilitated diffusion)에 의해 일어난다. 단순확산과 마찬가지로 촉진확산은 확산 분자의 열에너지에 의해 구동되며, 농도가 높은 쪽에서 낮은 쪽으로의 순수송을 포함한다. ATP 역시 필요하지 않다.

원형질막을 통한 포도당의 촉진확산은 **특이성, 경쟁, 포화**와 같은 운반체-매개 수송의 특성을 나타낸다. 그림 6.16은 포도당 수송의 모식도이다. (1) 포도당은 운반단백질의 특정 부위에 결합하고, (2) 이 결합은 포도당을 세포질 쪽으로 가져오는 이 운반체의 형태 변화를 일으키며, (3) 결과적으로 포도당은 농도 구배를 따라 고농도에서 저농도 방향, 즉 세포 내부로 들어온다.

포도당의 촉진확산을 위한 운반체는 **GLUT**라고 표기되며, 그 뒤에 동형체(isoform)에 대한 숫자가 붙는다. 예를 들어, GLUT3는 신경세포의 주요 포도당 수송체이지만, GLUT1은 중추신경계에도 존재하며 특정 조건에서 증가한다. 인슐린을 분비하는 이자 베타 세포 및 간세포는 GLUT2를 생성하는데, 이 수송체는 포도당을 외부로부터 이들 세포로 매우 높은 비율로 수송한다. GLUT4는 지방조직 및 골격근에 존재하며(12장), 이 운반체를 지방세포 및 골격근 섬유의

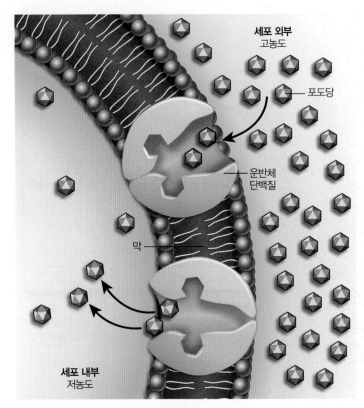

그림 6.16 포도당의 촉진확산. 운반체 단백질은 특정 수송 분자(이 경우 포도당)와 만 상호작용할 수 있는 부위를 가지기 때문에, 특이성이 있다. 이들 모든 부위가 포도당 분자에 의해 점유될 때, 운반체는 포화의 특성을 나타낸다. 이 운반체는 포도당을 농도가 높은 쪽(세포 외부)에서 농도가 낮은 쪽(세포 내부)으로 이동시키며, 이는 ATP가 요구되지 않는 촉진확산의 예이다.

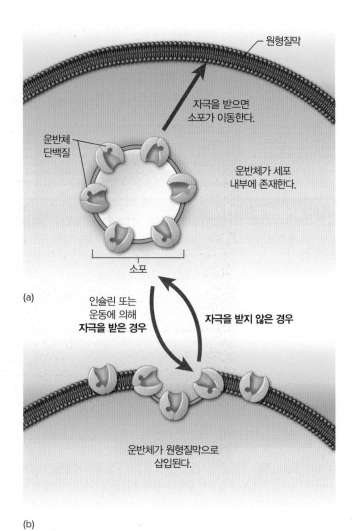

그림 6.17 운반단백질의 원형질막 내 삽입. (a) 자극을 받지 않은 경우. 운반체 단백질은 세포 내부 소포 막에 위치한다. (b) 자극에 대한 응답으로, 소포는 원형질막과 융합하고 이에 따라 운반체가 원형질막으로 삽입된다.

원형질막으로 삽입하는 것은 운동 및 인슐린에 의해 조절된다(19장).

자극을 받지 않은 근육에서, GLUT4는 세포질 소포막 내에 위치한다. 운동 및 인슐린에 의한 자극으로 이 소포는 원형질막과 융합하는데, 이 과정은 세포 산물이 분비되지 않는다는 점을 제외하면 세포외 배출(3장 또는 그림 6.23 참조)과 유사하며, GLUT4가 원형질막에 삽입된다(그림 6.17). 따라서 운동 및 인슐린 자극 중에 더 많은 포도당이 혈장에서 골격근 세포로 들어갈 수 있다.

GLUT에 의한 포도당 수송은, 포도당이 항상 농도 구배를 따라 운반되는 수동수송의 한 형태이다. 그러나 신장 세뇨관 및 소장 상피세포 같은 경우, 포도당은 Na^+의 동시 수송에 의존하는 다른 종류의 운반체에 의해 농도 구배를 거슬러 수송된다. 이것은 일종의 능동수송이며, 곧 설명할 것이다.

원형질막을 통한 지방산 수송은 지방산의 소수성으로 인해 단순확산에 의해 발생하는 것으로, 오랫동안 생각되어 왔다. 그러나 최근 연구 결과에 따르면, GLUT와 유사한 지방산 운반체가 있는 것으로 밝혀졌다. 이 운반체 단백질은 지방세포에서 혈액으로, 혈액에서 장기로, 지방산의 확산을 촉진한다. GLUT4에 의한 포도당 수송과 유사하게, 촉진확산 운반체에 의한 골격근 섬유로의 지방산 흡수는 운동 및 인슐린에 의해 증가한다.

능동수송

세포 수송을 단순확산이나 촉진확산으로 모두 설명할 수는 없다. 예를 들어, 소장 및 신장 세뇨관의 상피세포막에서, 포도당은 저농도에서 고농도 쪽으로, 즉 내강(lumen)에서 혈액으로 이동한다. 또한, 모든 세포는 Ca^{2+}을 세포 밖으로 내보냄으로써, 세포 내 Ca^{2+} 농도가 세포 외 농도보다 1,000~10,000배 더 낮게 유지된다(그림 6.18).

능동수송(active transport)은 분자 및 이온이 낮은 농도에서 높은 농도로 농도 구배에 역행하는 이동이다. 이 수송에는 ATP로부터 얻은 세포에너지의 소비가 필요하며, 세포에 시안화물(cyanide, 산화

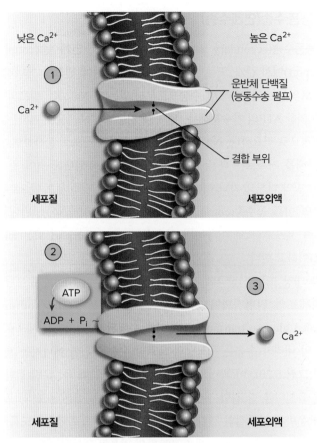

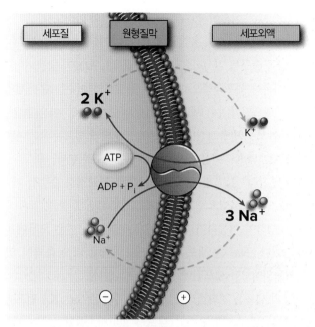

그림 6.19 Na^+/K^+ 펌프. 능동수송 운반체는 그 자체로, 에너지 얻기 위해 ATP를 분해하는 ATPase이다. 점선 화살표는 수동수송(확산)의 방향을, 실선 화살표는 능동수송의 방향을 각각 나타낸다. 매 2 K^+ 유입마다 3 Na^+이 유출되기 때문에, Na^+/K^+ 펌프의 작용은 막을 가로질러 전위차를 생성(−와 +로 표시)하는 데 도움을 준다.

그림 6.18 능동수송 Ca^{2+} 펌프. 이 운반체 단백질은 세포 내부의 낮은 농도에서 세포 외부의 높은 농도로 Ca^{2+}을 수송한다. ① 세포 내 Ca^{2+}은 운반체 단백질의 한 부위에 결합한다. ② ATP는 ADP와 무기인산(P_i)으로 가수분해되고, 운반체 단백질에 P_i가 더해져 인산화된다. 이로 인해 운반체는 경첩처럼 동작한다. ③ 운반체 단백질의 이런 움직임에 의해, Ca^{2+}은 세포외액으로 방출된다.

세포외액 또는 소포체의 시스터나(cisternae)로 펌프질하면서 Ca^{2+}을 제거한다. 이렇게 생성된 농도 구배 때문에, Ca^{2+}에 대한 이온 통로가 원형질막 또는 소포체에서 열리면 Ca^{2+}은 농도 구배를 따라 세포질로 빠르게 확산한다. 세포질 Ca^{2+}의 이러한 급격한 증가는, 축삭 말단으로부터 신경전달물질의 방출(7.3절) 및 근수축(12.2절) 등의 다양한 과정에 대한 신호로 작용한다.

그림 6.18은 Ca^{2+} 펌프의 모식도이다. 세포질에서 Ca^{2+}에 접근할 수 있는 결합 부위가 있으며, 펌프는 ATP에서 나온 무기인산(P_i)을 사용하여 인산화에 의해 활성화된다. 이 펌프에 대한 연구를 통해 다음의 과정이 밝혀졌다. (1) 펌프의 아미노산 부위에 세포질 Ca^{2+}이 결합하면, ATPase가 활성화되어 ATP를 ADP와 P_i로 가수분해하고, P_i는 펌프에 결합한다. (2) Ca^{2+}의 양쪽 출구가 일시적으로 막힌다. (3) ADP가 방출되고 단백질 구조의 변화를 일으켜 세포외액 또는 소포체의 시스터나로 나가는 Ca^{2+} 통로를 열어줌으로써, Ca^{2+}은 막의 다른 쪽으로 이동할 수 있다. (4) P_i가 펌프에서 떨어지면, 운반체가 초기 상태로 되돌아가 세포질 Ca^{2+}이 결합 부위에 다시 접근한다.

Na^+/K^+ 펌프

모든 체세포에서 발견되는 매우 중요한 1차능동수송 운반체는 **Na^+/K^+ 펌프**이다(그림 6.19). 앞서 설명한 Ca^{2+} 펌프와 마찬가지로, Na^+/K^+ 펌프도 ATPase이다. Na^+/K^+ 펌프 주기는 다음과 같다. (1) 세포질

적 인산화를 억제함, 그림 5.9 참조)을 처리하면 능동수송은 멈춘다. 대조적으로, 수동수송은 독성물질에 의한 ATP 형성 차단으로 세포가 죽더라도 계속될 수 있다. 능동수송은 이온 및 분자를 농도 구배에 역행하여 수송하고 대사에너지를 이용하기 때문에, 1차능동수송 운반체를 **펌프**(pump)라고 한다.

1차능동수송(primary active transport)은 ATP의 가수분해가 막 두께에 걸쳐 있는 단백질인 운반체의 기능을 직접 담당할 때 발생한다. Ca^{2+} 펌프(그림 6.18), H^+ 펌프(위액의 산성도에 관여), Na^+/K^+ 펌프(그림 6.19)를 포함하는 이러한 유형의 펌프들은 모두 ATPase이며, 그들의 펌프 작용은 ATP 유래 인산기의 추가 및 제거에 의해 제어된다.

Ca^{2+} 펌프

Ca^{2+} 펌프는 모든 세포의 원형질막 및 횡문근세포 등의 소포체막(3장)에 존재한다. 이 펌프에 의한 능동수송은 Ca^{2+}을 세포질로부터

에서 3개의 Na^+ 이온이 펌프로 이동하여 3개의 아미노산 부위에 결합한다. (2) 이는 ATPase를 활성화하여 ATP를 ADP와 P_i로 가수분해하고, 양쪽 출구를 일시적으로 봉쇄한다. (3) ADP가 방출되어, 3개의 Na^+ 이온이 세포외액으로 나가는 통로를 열어주는 운반체의 형태 변화를 일으킨다. (4) 세포외액에 있는 2개의 K^+ 이온이 운반체에 결합하여 P_i를 방출시킨다. (5) P_i가 방출되면 펌프는 초기 상태로 돌아가고, 2개의 K^+ 이온이 세포질로 이동하도록 한다.

요약하면, Na^+/K^+ 펌프는 2개의 K^+를 세포질로 수송할 때마다 3개의 Na^+를 세포 밖으로 수송한다(그림 6.19). 두 이온 모두 농도 구배에 역행하여 이동하기 때문에, 이 수송은 두 이온 모두에 대한 능동수송이다. Na^+는 세포질보다 세포외액에 더 농축되어 있고, K^+는 세포외액보다 세포질에 더 농축되어 있다.

대부분의 세포는 지속적으로 활동하는 수많은 Na^+/K^+ 펌프를 가진다. 예를 들어, 적혈구에는 세포당 200개, 백혈구에는 세포당 35,000개, 신장 내 일부 세뇨관에는 세포당 수백만 개의 Na^+/K^+ 펌프가 있다. 원형질막을 가로지르는 Na^+와 K^+의 급격한 농도 구배는 세 가지 기능을 한다.

1. 가파른 Na^+ 기울기는 다른 분자의 연계수송을 위한 에너지를 제공하는 데 사용된다.

2. 신경 및 근세포에서 원형질막을 가로지르는 Na^+ 및 K^+ 농도 구배는, 신경 및 근육의 기능에 필요한 전기화학적 자극을 생성하는 데 사용된다.

3. Na^+의 적극적인 밀어냄은 삼투 측면에서 중요하다. 만약 펌프가 멈춘다면, 세포 내 Na^+ 농도가 증가하여 물의 삼투 유입이 촉진됨으로써, 세포에 손상을 줄 수 있다.

2차능동수송(연계수송)

2차능동수송(secondary active transport) 또는 **연계수송**(coupled transport)에서 분자 또는 이온의 "오르막" 이동에 필요한 에너지는 세포로의 Na^+의 "내리막" 수송으로부터 얻는다. Na^+/K^+ 펌프의 작용에 의한 ATP의 가수분해는, 세포 내 저농도의 Na^+을 유지하는 데 간접적으로 필요하다. Na^+이 농도 구배를 따라 세포로 확산하면, 농도 구배를 거스르는 다른 이온 또는 분자의 움직임에 동력이 될 수 있다. 만약 다른 분자나 이온이 Na^+과 같은 방향, 즉 세포 안으로 이동하면 이를 **공수송**(cotransport 또는 symport)이라 하고, 반대 방향, 즉 세포 밖으로 이동하면 **역수송**(countertransport 또는 antiport)이라고 한다.

장 내강 또는 신장 세뇨관의 세포외액으로부터 Na^+과 포도당이 상피세포의 원형질막을 가로지르는 공수송은 *SGLT*(sodium-coupled glucose transporter)에 의해 수행된다. 여기에서 세포로의 Na^+의 내리막 수송은 포도당의 오르막 수송을 위한 에너지를 제공한다(그림 6.20). 이 과정의 첫 단계는, 세포 외 Na^+이 운반체 단백질의 음전하를 띤 결합 부위에 결합하는 것이다. 이는 세포 외 포도당이 운반체 단백질의 결합 부위에 높은 친화력으로 결합하도록 해준다. 소장에서는 2 Na^+ 대 1 포도당의 비율로 결합하는 *SGLT1* 동형체가 발견되었으며, 신장에서 발견된 *SGLT2*는 1 Na^+ 대 1 포도당의 비율이다. 이 결합이 일어날 때 운반체의 구조(모양)가 변하면서, Na^+와 포도당은 세포 내로 들어올 수 있게 된다(그림 6.20). Na^+과 포도당이 세포 밖에서 안으로 들어온 후, 운반체는 원래의 구조로 환원된다.

역수송의 예는, Na^+의 수동확산과 연결된 일종의 펌프에 의해, 세포로부터 Ca^{2+}이 오르막으로 밀려 나가는 경우이다. 이때 Ca^{2+}을

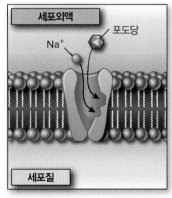
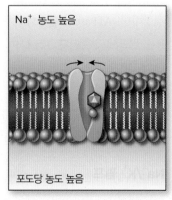
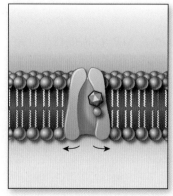
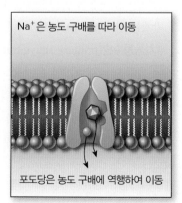

그림 6.20 Na^+과 포도당의 공수송. 이 운반체 단백질은 Na^+과 포도당을 동시에 수송하는데, 소장 및 신장 세뇨관의 경우 내강으로부터 내막 상피세포로 이동시킨다. 이 공수송은 Na^+/K^+ 펌프의 작용으로 더 낮아진 세포 내 Na^+ 농도를 필요로 한다. ATP는 Na^+/K^+ 펌프의 작동에 에너지를 공급하기 때문에, Na^+과 포도당의 공수송은 ATP에 간접적으로 의존하는 2차능동수송이다. 그림의 공수송 운반체는 *SGLT2*를 나타내며, 신장에서 가장 흔히 발생하는 1 Na^+ 대 1 포도당 비율의 수송을 담당한다. 한편, 소장에서의 공수송 운반체(*SGLT1*)는 2 Na^+ 대 1 포도당 비율로 수송한다(표시되지 않음).

세포 밖으로 내보내는 데 ATP로부터 얻은 세포에너지를 직접적으로 이용하지는 않지만, 가파른 Na^+ 기울기를 유지하려면 에너지가 지속적으로 필요하다.

2차능동수송이 왜 "능동"으로 분류되는지 이해하는 쉬운 방법은, 시안화물 중독으로 세포가 ATP를 생성하지 못하는 경우를 상상하는 것이다. 1차능동수송인 Na^+/K^+ 펌프가 작동하지 않으면 Na^+ 농도 구배는 점차 사라질 것이며, 그 결과 장 내강에서 상피세포로의 포도당 수송이나 다른 예로 든 이차능동수송 모두 감소하게 된다. 2차능동수송은, ATP에 의존하지 않는 포도당의 촉진확산과 같은 수동수송과는 다르다.

상피세포막을 통한 수송

상피세포막은 인체의 모든 표면은 물론 속이 빈 모든 기관의 강 (cavity) 표면을 덮고 있다(1.3절). 따라서 분자 또는 이온이 외부환경에서 혈액으로(그리고 그곳에서 기관으로) 이동하려면 먼저 상피세포막을 통과해야 한다. 포도당과 같은 소화산물이 장 상피세포를 통해 혈액으로 이동하는 것을 **흡수**(absorption)라고 한다. 혈액 유래요 여과액(urinary filtrate)에서 다시 혈액으로 분자가 이동하는 것을 **재흡수**(reabsorption)라고 한다.

앞에서 설명한 Na^+과 포도당의 공수송이 한 예가 될 수 있다. Na^+과 포도당의 공수송 운반체는 소장 또는 신장 세뇨관의 내강을 향하는 상피세포의 정단(apical) 원형질막에 위치하며, Na^+/K^+ 펌프 및 포도당 촉진확산 운반체는 모세혈관 쪽을 향하는 상피세포의 기저(basal) 원형질막에 있다. 이러한 능동 및 수동수송 과정의 결과로, 포도당은 내강에서 세포를 거쳐 혈액으로 이동한다(그림 6.21). 아미노산은 소장 및 신장 세뇨관의 상피 내층을 통해 유사하게 수송된다. 일부 아미노산은 포도당의 공수송과 유사한 Na^+ 전기화학적 구배를 사용하는 운반체에 의해, 다른 아미노산은 H^+ 전기화학적 구배를 사용하는 운반체에 의해 각각 공수송된다. 이 H^+ 구배는, Na^+의 내부 이동을 사용하여 H^+를 세포 밖으로 수송하는 Na^+/H^+ 펌프에 의해 생성된다.

이 절에서 설명하는 막 수송 메커니즘은 상피세포의 세포질을 통해 물질을 이동시키며, 이를 **세포관통수송**(transcellular transport)이라고 한다. 그러나 확산 및 삼투는 인접한 상피세포 사이의 매우 작은 공간에서도 제한된 정도로 발생할 수 있으며, 이를 **세포측수송** (paracellular transport)이라고 한다.

세포 간의 세포관통수송은 인접한 상피세포 사이의 세포 간 접합을 형성하는 **연접복합체**(junctional complex)에 의해 제한된다. 연접복합체는 3종의 구조로 구성된다. (1) **밀착연접**(tight junction) 또

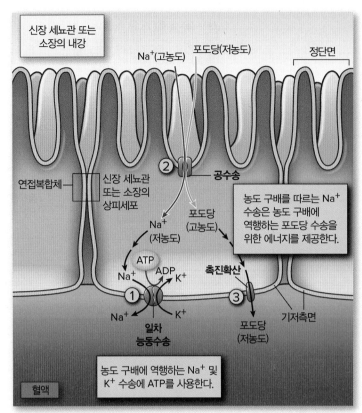

그림 6.21 상피세포막을 통한 포도당의 흡수. 포도당이 신장 세뇨관 또는 소장의 상피세포막을 통해 흡수될 때, 몇 가지 수송 과정이 관여한다. (1) 기저막의 Na^+/K^+ 펌프를 사용하는 1차능동수송은, ATP를 써서 세포 내 Na^+ 농도를 낮게 유지한다. (2) 정단 원형질막의 운반체를 사용하는 2차능동수송은, 세포 내로의 Na^+ "내리막" 흐름을 동력으로 포도당을 농도 구배에 역행하여 공수송한다. 마지막으로, (3) 기저막의 운반체를 사용하여 포도당의 확산을 촉진하면, 포도당은 세포를 떠나 혈액으로 들어간다.

는 **폐쇄띠**(zonula occludens)는 연속적인 원주형 고리 모양의 접합이며, 인접한 세포의 원형질막 사이 공간 일부가 완전히 "밀착"되어 막히고, 단백질 가닥이 원형질막을 관통하여 인접한 세포의 세포골격을 연결한다. (2) **접착연접**(belt desmosome) 또는 **접착대**(zonula adherens) 역시 원주형 고리 모양이지만, 인접한 세포의 원형질막끼리 완전히 밀착되지는 않으며, 인접한 세포의 세포골격을 연결하기 위해 막을 관통하는 단백질끼리 상호작용하여 "접착"된다. (3) **데스모솜**(desmosome) 또는 **부착반**(macula adherens)의 경우, 인접한 두 세포의 국소 원형질막이 데스모솜 단백질 간의 상호작용에 의해 "버튼" 형태로 연결된다(그림 6.22).

밀착연접으로 연결된 두 세포의 원형질막 사이 공간이 막힌 것처럼 보이지만, 생리학적 증거는 장벽이 선택적 투과성을 가짐을 시사한다. 일부 밀착연접은 확실히 밀착되어 있지만, 다른 일부 밀착연접은 누출이 조금 있어 이온과 분자의 선택적 투과가 가능하다. 밀착연접의 세포 사이에는 서로 연결된 단백질 가닥이 있으며, 누출이

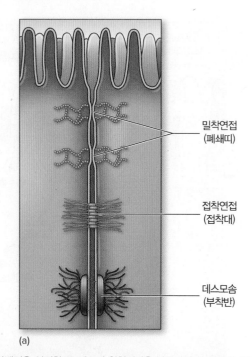

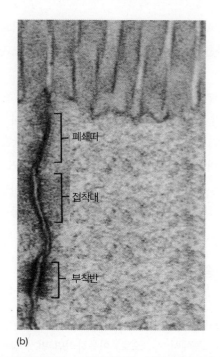

그림 6.22 연접복합체. 단백질은 인접한 두 세포의 원형질막을 관통하여 각 세포의 세포골격에 연결된다. (a) 연접복합체는 밀착연접(폐쇄띠), 접착연접(접착대), 데스모솜(부착반)의 세 가지 요소로 구성된다. (b) 연접복합체의 전자현미경 사진이다. (b) ©Don W. Fawcett/Science Source

더 많은 밀착연접은 이러한 가닥을 적게 가지고 있는 것으로 보인다. 밀착연접을 통한 세포측수송은 막에 따라 다르며, 누출은 조절될 수 있다.

또한, 상피세포막의 구멍을 통한 체액의 이동이 가능하다. 구멍의 존재와 그 크기는 연접복합체가 막의 각 상피세포를 둘러싸는 정도에 따라 달라진다. 예를 들어, 모세혈관벽을 구성하는 상피세포는 비교적 큰 구멍을 가질 수 있으므로, 측 세포(paracellular) 경로를 통해 모세혈관에서 물과 용해된 분자의 여과가 가능하다. 하지만, 뇌 모세혈관에서는 이러한 여과가 밀착연접에 의해 차단되기 때문에, 분자의 수송은 세포관통수송에 의해 이루어질 수밖에 없다. 앞서 설명한 세포 수송 메커니즘과 다음에 설명할 세포 내 도입 및 세포 외 배출 과정이 여기에 포함된다.

대량수송

폴리펩타이드와 단백질을 포함한 일부 분자들은 크기가 너무 커서, 앞서 설명한 운반체에 의해 막 수송되기는 어렵지만, 많은 세포에서 이러한 분자(예: 호르몬 또는 신경전달물질)들은 **세포 외 배출**(exocytosis)을 통해 분비된다. 3장에서 설명한 것처럼, 이는 세포 산물을 포함하는 막-결합 소포와 원형질막이 융합하는 것으로, 결국 하나의 연속적인 막이 된다(그림 6.23).

세포 내 섭취(endocytosis, 세포 내 유입)는 그 순서가 세포 외 배

출과 반대일 뿐, 양상은 유사하다. 수용체매개 세포 내 섭취(그림 3.4 참조)에서, 단백질-결합 콜레스테롤과 같은 특정 분자는 콜레스테롤 수송단백질과 원형질막의 단백질 수용체 사이의 상호작용으로 인해 세포로 들어갈 수 있다. 콜레스테롤은 이 메커니즘을 통해 혈액에서

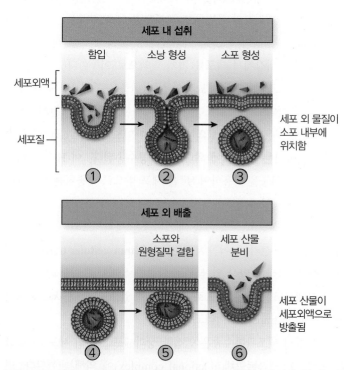

그림 6.23 세포 내 도입 및 세포 외 배출. 세포 내 섭취(①~③단계) 및 세포 외 배출(④~⑥단계)은 세포 안팎으로 분자의 대량수송을 담당한다.

제거된다.

세포 외 배출 및 세포 내 섭취에 의해 세포 안팎으로 **대량수송**(bulk transport)이 발생하며, 이를 통해 많은 분자들이 동시에 이동한다. 세포 내 섭취에 의해 세포로 흡수된 분자는 여전히 세포 내 섭취 소포의 막에 의해 세포질과 분리되어 있다는 점에 유의하자. 막 수용체와 같은 이러한 분자들 가운데, 일부는 다시 원형질막으로 이동하고 나머지는 리소좀(lysosome, 라이소좀)으로 이동한다.

그림 6.21을 보면, 상피세포에서 수송하는 명확한 방향 또는 **극성**(polarity)이 있음을 알 수 있다. 이 그림은 소장 또는 신장 세뇨관을 둘러싸는 상피세포를 가로지르는 흡수 및 재흡수와 관련된, 막 수송 과정의 분극(polarization)을 보여준다. 세포 외 배출(그림 3.12 참조) 및 세포 내 섭취와 관련한 세포소기관의 분극도 있다. 예를 들어, 골지체로부터 자라난 세포 외 배출 소포는 정단면에서 원형질막과 융합하는 반면, 핵 및 소포체는 세포의 바닥쪽, 즉 기저막에 더 가깝게 위치한다. 원형질막을 가로지르는 수송 과정의 극성 및 세포소기관의 극성 때문에, 종종 상피세포의 **정단면**(apical surface)과 **기저측면**(basolateral surface)이 구별되기도 한다(그림 6.21 참조).

6.4 막전위

원형질막의 특성, 비확산성 음전하 분자의 세포 내 존재, Na^+/K^+ 펌프의 작용으로 인해 막의 내외 전하가 불균등하게 분포된다. 그 결과, 세포 내부는 외부보다 음전하를 띤다. 이 전하의 차이 또는 전위차를 막전위라고 한다.

막전위가 어떻게 생성되고 이것이 특정 이온에 대한 원형질막의 투과성에 의해 어떻게 영향을 받는지 이해한다면, 이후 신경세포와 근육(심근 포함)에서 어떻게 자극이 생성되고 작용하는지에 대해 배울 준비가 된다. 따라서 이 절은, 앞으로 다룰 신경자극(7장), 근육(12장), 심장(13장) 기능에 대한 논의의 기초가 된다.

6.3절에서, Na^+/K^+ 펌프는 농도 구배에 역행하여 $3\ Na^+$과 $2\ K^+$을 이동시킨다는 점에 주목한 바 있다. 이 작용만으로도 원형질막을 가로질러 이온농도의 차이를 만들고 증폭시킬 수 있지만, 막 양쪽의 Na^+과 K^+의 농도가 같지 않은 또 다른 이유가 있다.

세포단백질과 ATP의 인산기, 기타 유기분자 등은 세포질의 pH에서 음전하를 띤다. 이러한 **음이온**(anion)들은 원형질막을 통과하지 못하고 세포 내에 '고정'된다. 결과적으로, 이러한 음이온들은 원형질

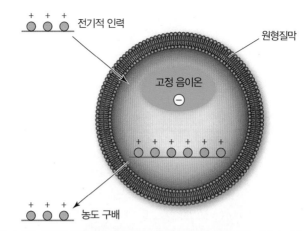

그림 6.24 양이온 분포에 미치는 고정 음이온의 영향. 세포를 떠날 수 없는 단백질, 유기인산, 기타 유기 음이온들은 막 내부에 고정된 음전하를 생성한다. 이 음전하는 양전하를 띤 무기 양이온을 끌어당겨, 세포외액에서보다 높은 농도로 양이온이 세포 내에 축적된다. 세포 내에 축적되는 이 양이온의 양은, 세포 밖으로 양이온을 다시 확산하게 하는 농도 구배가 형성됨으로써 제한된다.

막의 이온 통로를 통과할 수 있는 무기 **양이온**(cation)들을 세포외액으로부터 끌어당긴다. 이러한 방식으로, 세포 내의 고정 음이온(fixed anion)은 세포 외 구획과 세포 내 구획 사이의 무기 양이온(주로 K^+, Na^+, Ca^{2+}) 분포에 영향을 미친다.

원형질막은 다른 양이온보다 K^+에 대한 투과성이 높기 때문에, K^+은 고정 음이온에 대한 전기적 인력의 결과로 다른 양이온보다 세포 내에 더 많이 축적된다(그림 6.24). 세포 내 K^+ 농도는 150 mEq/L이고, 세포 외 농도는 5 mEq/L이다[mEq = 밀리당량(milliequivalent), 밀리몰 농도에 이온의 원자가를 곱한 것으로, 이 경우에는 1이다].

세포 내외 간 전하의 불균등분포 결과, 각 세포는 원형질막 외부에 양극이 있고 내부에 음극이 있는, 작은 배터리 역할을 한다. 이 전하의 차이를 **전위차**(potential difference)라고 하며, **전압**(voltage)으로 측정된다. 이 배터리의 전압은 매우 낮지만(1/10 V 미만), 근수축, 심장박동 조절, 신경자극 생성과 같은 생리학적 과정에서 매우 중요하다.

평형전위

세포내/외액에는 특정 농도로 유지되는 많은 무기 이온이 있다. 각 이온이 원형질막을 가로지르는 전위차, 즉 **막전위**(membrane potential)에 기여하는 정도는 (1) 농도 구배, (2) 막 투과성에 따라 다르다. 원형질막은 일반적으로 K^+에 대한 투과성이 가장 높기 때문에, 막전위는 주로 K^+ 농도 구배에 의해 결정된다.

따라서 우리는 가상의 질문을 던질 수 있다. 만약 막이 K^+에 대해서만 투과적이라면, 막전위는 얼마일까? 이러한 가정의 경우, K^+은

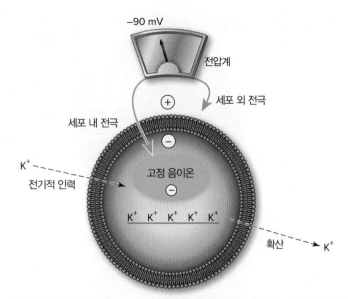

그림 6.25 K⁺ 평형전위. 만약 K⁺이 원형질막을 통해 확산할 수 있는 유일한 이온이라 가정하면, 평형에 도달할 때까지 세포 내 및 세포 외 구획을 자발적으로 오가며 분포할 것이다. 평형 상태에 도달하더라도, (고정 음이온에 대한 K⁺의 전기적 인력 때문에) 세포 내 K⁺ 농도는 세포 외부보다 높을 것이다. 세포 내외의 K⁺ 분포는 세포 외부에 비해 세포 내부가 −90 mV일 때 평형을 이루며, 이 막전위를 K⁺ 평형전위(E_K)라고 한다.

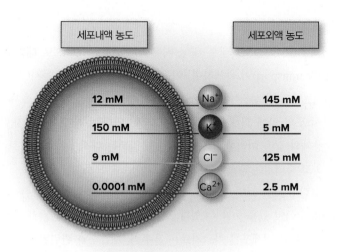

그림 6.26 세포내액 및 세포외액의 이온 농도. 이러한 이온 분포 및 이들 이온에 대한 원형질막 투과성 차이는, 막전위 및 기타 생리학적 과정에 영향을 미친다.

그림 6.25처럼 분포할 것이다. 고정 음이온은 세포 내 K⁺ 농도가 세포 외 농도보다 높아지도록 한다. 그러나 농도 구배가 특정 값에 도달하면, K⁺의 순이동은 중단된다. 만약 전기적 인력에 의해 더 많은 K⁺이 세포 내에 들어온다면, 동일한 양의 이온이 순확산으로 세포를 떠날 것이다. 결국, K⁺ 농도가 안정적으로 유지되는 **평형**(equilibrium) 상태에 도달할 것이다. 이때 K⁺ 농도를 안정화시키는 막전위를 **K⁺ 평형전위**(K⁺ equilibrium potential, E_K)라고 한다. 정상적인 K⁺ 농도 구배, 즉 세포 내 K⁺ 농도가 세포 외부보다 30배 높을 때(그림 6.26), E_K 값은 −90 mV이다. 전압 앞에 있는 기호(+ 또는 −)는 항상 세포 내부의 극성을 나타낸다(7장 참조).

다른 방식으로 표현하면, 세포 내 K⁺ 농도가 150 mM이고 세포 외 농도가 5 mM인 평형을 형성하려면, −90 mV의 막전위가 필요하다(그림 6.26). 즉 −90 mV에서 세포 내외 농도는 안정적으로 유지된다. 만약 이 수치가 더 음수이면 더 많은 K⁺을 세포 내로 끌어들이며, 덜 음수이면 K⁺은 세포 밖으로 확산한다.

이제 또 다른 가정하에 질문해보자. 막이 만약 Na⁺에 대해서만 투과적이라면, 막전위는 어떻게 될까? Na⁺이 유일한 막 투과성 이온일 경우, 세포 내외 각각 12 mM 및 145 mM에서 Na⁺ 농도(그림 6.26)를 안정화하는 막전위를 **Na⁺ 평형전위**(Na⁺ equilibrium potential, E_{Na})라고 한다. 아마도 세포 내부가 양극이어야 한다고 추측할 것이다. 그럴 경우, Na⁺을 밀어냄으로써 세포 내부의 Na⁺ 농

도가 더 낮아질 것이기 때문이다. 그러나 실제 전압은 다음에 나오는 네른스트 방정식에 설명된 대로 계산해야 한다. 이 계산에 따르면, 세포 내부가 양극인 상태에서 66 mV의 평형전위는 세포 내부 12 mM 및 외부 145 mM의 Na⁺ 농도를 유지한다. 따라서 E_{Na}는 +66 mV가 된다.

평형전위는 원형질막이 특정 이온에 대해 높은 투과성을 나타낼 때 막전위에 어떤 일이 발생하는지 알려준다. 예를 들어, 휴지 신경세포는 E_K와 비슷한 막전위를 갖는데, 이는 신경세포막이 K⁺에 대해 가장 투과적이기 때문이다. 그러나 신경세포가 자극을 생성할 때에는, 갑자기 Na⁺에 대해 투과성이 높아지며 막전위 값을 순간적으로 E_{Na}에 더 가깝게 만든다.

네른스트 방정식

확산 구배(diffusion gradient)는 이온농도의 차이에 의해 결정되며, 따라서 평형전위 값은 막 양쪽의 이온농도 비율에 의존한다. **네른스트 방정식**(Nernst equation)을 사용하면, 농도를 아는 특정 이온의 이론적 평형전위를 계산할 수 있다. 다음 방정식은 체온, 즉 37°C에서 유효하다.

$$E_x = \frac{61}{z} \log \frac{[X_0]}{[X_i]}$$

여기에서

E_x = 이온 x에 대한 평형전위(mV)

X_o = 세포 외부의 이온농도

X_i = 세포 내부의 이온농도

z = 이온의 원자가(Na⁺ 또는 K⁺의 경우 +1)

X_i가 X_o보다 클 때 양이온의 평형전위는 음의 값이라는 점에 유의하자. X 대신 K^+을 대입하면, 실제로 그렇다. 가상의 예로서, K^+의 세포 내부 농도가 외부보다 10배 높다면, 평형전위는 61 mV (log 1/ 10) = 61 × (−1) = −61 mV가 된다. 현실에서는, 세포 내부의 K^+ 농도가 외부보다 30배 높다(내부 150 mEq/L, 외부 5 mEq/L). 따라서

$$E_K = 61\,mV \log \frac{5\,mEq/L}{150\,mEq/L} = -90\,mV$$

이는 세포 외부로의 K^+ 확산 방지를 위해 세포 내부가 음극 상태인 90 mV의 막전위가 필요함을 의미한다. 이렇게, K^+ 평형전위(E_K)는 −90 mV로 계산된다.

만약 Na^+ 평형전위를 구하려면, 다른 값들을 사용해야 한다. 세포외액의 Na^+ 농도는 145 mEq/L이고 세포 내부의 Na^+ 농도는 14 mEq/L이다. 확산 구배는 Na^+의 세포 내 이동을 촉진하며, 확산을 방지하려면 막전위는 세포 내부가 양극이어야 한다. 따라서 세포 내부의 Na^+ 농도를 12 mEq/L로 하여 네른스트 방정식을 구한다.

$$E_{Na} = 61\,mV \log \frac{145\,mEq/L}{12\,mEq/L} = +66\,mV$$

이는 세포 내부로의 Na^+ 확산 방지를 위해 세포 내부가 양극 상태인 66 mV의 막전위가 필요함을 의미한다. 이렇게, Na^+ 평형전위(E_{Na})는 +66 mV로 계산된다.

휴지 막전위

세포가 자극을 생성하지 않았을 때의 막전위를 **휴지 막전위**(resting membrane potential)라고 한다. 만약 원형질막이 Na^+에 대해서만 투과적이라면 휴지 막전위는 +66 mV인 E_{Na}와 같게 될 것이며, K^+에 대해서만 투과적일 경우라면 E_K와 같은 −90 mV가 될 것이다. 실제 휴지세포는 Na^+보다 K^+에 대해 훨씬 투과적이지만, Na^+에 대해서도 완전히 비투과적이지는 않다. 그 결과 휴지 막전위는 E_K에 가깝지만, 세포 내부로의 소량 Na^+ 확산으로 인해 E_K보다는 덜 음수이며, 따라서 소량의 K^+이 세포 외부로 확산한다. 이러한 지속적인 누출은 Na^+/K^+ 펌프에 의해 계속 제어된다.

실제 휴지 막전위 값은 두 가지 요인에 의존적이다.

1. 원형질막 양쪽 각 이온의 **농도 비율**(ratio of the concentrations, X_o/X_i)
2. 각각의 이온에 대한 막의 **특정한 투과성**(specific permeability)

K^+, Na^+, Ca^{2+}, Cl^- 등의 다양한 이온들이 휴지 막전위 형성에 관여한다. 이들 각각의 기여도는 막을 가로지르는 농도의 차이(그림 6.27)와 막 투과성에 의해 결정된다.

여기에는 두 가지 중요한 의미가 있다.

1. 어떤 주어진 이온에 대한 세포외액 농도변화는 휴지 막전위를 변화시키지만, 그 정도는 막이 해당 이온을 투과시킬 수 있는 범위 이내이다. **휴지 막은 K^+에 대해 가장 투과적이기 때문에**, K^+의 세포 외 농도변화는 휴지 막전위에 가장 큰 영향을 미친다.
2. 어떤 주어진 이온에 대한 막 투과성의 변화는 막전위를 변화시킬 것이다. 이는 7장에서 설명할 신경 및 근육 자극 생성의 핵심이다. Na^+과 K^+ 통로의 개폐가 여기에 가장 크게 관여하지만, Ca^{2+}과 Cl^-에 대한 관문 통로(gated channel)도 생리학에서 매우 중요하다.

대부분의 체내세포 휴지 막전위 범위는 −65 mV에서 −85 mV이다(신경세포는 평균 −70 mV). 이는 E_K와 비슷한데, 휴지 원형질막이 다른 이온들보다 K^+에 대해 더 투과적이기 때문이다. 그러나 신경 및 근육 자극 동안에는 투과성이 바뀐다. Na^+에 대한 막 투과성이 증가하면서 순간적으로 막전위가 E_{Na}(+66 mV)에 근접한다.

Na^+/K^+ 펌프의 역할

휴지 막전위는 E_K보다 덜 음수이기 때문에, 약간의 K^+은 세포 외부로 누출된다(그림 6.27). 세포는 K^+과 Na^+ 농도에 대해 평형상태가 **아니지만**, K^+과 Na^+ 농도는 Na^+/K^+ 펌프의 능동수송에 의해 일정하게 유지된다. Na^+/K^+ 펌프는 이러한 누출에 대응하여 막전위

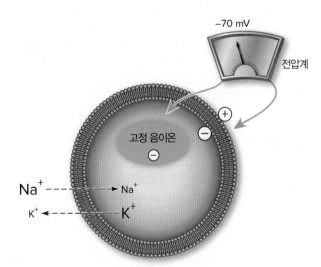

그림 6.27 휴지 막전위. 일부 Na^+이 세포 내로 확산하기 때문에, 실제 휴지 막전위는 K^+ 평형전위보다 덜 음의 값을 가진다. 그 결과, 점선으로 표시된 것처럼 일부 K^+이 세포 밖으로 확산한다.

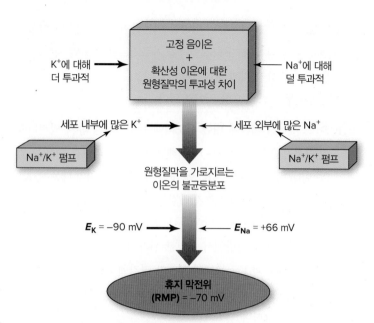

그림 6.28 휴지 막전위 형성에 기여하는 요소. Na^+/K^+ 펌프는 Na^+과 K^+에 대한 농도 구배를 생성하고, 고정 음이온의 존재 및 확산성 이온에 대한 원형질막의 투과성 차이는 원형질막 전반에 걸쳐 이들 확산성 이온의 불균등분포를 초래한다. K^+에 대해 훨씬 높은 막 투과성 때문에, 막전위는 Na^+ (E_{Na})보다 K^+ 평형전위(E_K)에 더 가깝다. 휴지 막전위는 세포마다 다른데, -70 mV는 포유류 신경세포에서의 전형적인 값이다.

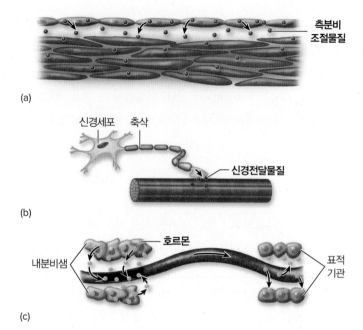

그림 6.29 세포 간 화학적 신호전달. (a) 측분비 신호전달에서, 조절분자는 한 기관의 세포에서 방출되고 동일 기관의 다른 세포를 표적으로 한다. (b) 시냅스 신호전달에서, 신경세포의 축삭은 화학적 신경전달물질을 방출하여 표적세포를 조절한다. (c) 내분비 신호전달에서, 내분비샘이 혈액으로 분비한 호르몬은 혈류에 의해 표적기관으로 운반된다.

를 유지하는 역할을 한다.

실제로, Na^+/K^+ 펌프는 단순한 이온 누출 대처 이상의 역할을 한다. Na^+/K^+ 펌프는 2 K^+이 세포 내부로 들어올 때마다 3 Na^+을 외부로 수송하기 때문에, 세포 내부의 음전하 환경에 기여한다(그림 6.19 참조). 펌프의 이러한 **전기발생 효과**(electrogenic effect)는 막전위에 약 3 mV를 추가한다. 이러한 Na^+/K^+ 펌프의 활동 결과, 세포는 (1) 상대적으로 일정한 세포 내 Na^+ 및 K^+ 농도, (2) 신경 및 근육의 일정한 휴지 막전위(-65 mV에서 -85 mV)를 유지할 수 있다. 휴지 막전위에 영향을 미치는 과정들은 그림 6.28에 요약되어 있다.

6.5 세포 신호전달

세포는 화학적 신호전달을 통해 서로 통신한다. 이러한 화학신호 물질은 신경세포와 내분비샘, 기관 내의 다른 세포에서 방출된 조절분자들이다.

이전 절에서 논의된 막전위 및 이온에 대한 원형질막 투과성은, 7장에서 다룰 신경자극에 대한 논의의 준비단계가 된다. 신경자극은 신경세포의 축삭을 따라 전도되는 신호의 한 유형이다. 그런데 이 신호가 축삭 말단에 도달하면, 어떻게든 다음 세포로 전송되어야 한다.

세포 신호전달(cell signaling)은 세포들끼리 서로 어떻게 통신하는가를 말하는 것이다. 어떤 특수한 경우, 신호는 **간극연접**(gap junction)을 통해 한 세포에서 다음 세포로 직접 이동할 수 있다(그림 7.21 참조). 이 경우, 이온 및 조절분자들이 인접한 세포의 세포질을 통해 확산하여 전달될 수 있다. 하지만 대부분의 경우 세포는 화학물질을 세포 외 환경으로 방출함으로써 다른 세포와 교신한다. 세포 신호전달은 (1) 측분비 신호전달, (2) 시냅스 신호전달, (3) 내분비 신호전달의 세 가지 범주로 나눌 수 있다.

측분비(국소분비) **신호전달**(paracrine signaling)에서, 기관 내의 세포는 세포 외 기질을 통해 인접한 **표적세포**(target cell)로 확산하는 조절물질을 분비한다(그림 6.29a). 측분비 조절은 특정 기관 내의 세포들 사이에서 이루어지기 때문에, 조절 범위가 **국소적**(local)인 것으로 간주된다. 기관 성장을 조절하고 기관 내의 다양한 세포 및 조직의 활동을 조정하는 수많은 측분비 조절물질들이 발견되었다. **자가분비 신호전달**(autocrine signaling)은 자가분비세포에서 방출되는 조절분자가 동일 세포에 작용할 때 발생한다.

시냅스 신호전달(synaptic signaling)은 신경세포가 그 표적세포를 조절하는 것을 의미한다. 신경세포의 축삭(그림 1.11 참조) 말단은 **시냅스**(synapse)를 통해 표적세포에 분포하며(innervate), **신경**

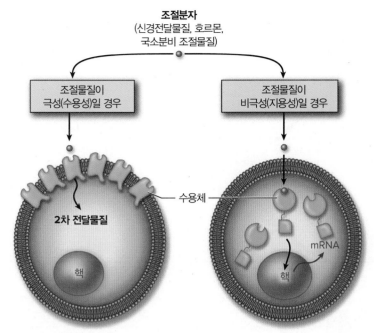

그림 6.30 조절분자의 극성과 표적세포. 극성 조절분자는 표적세포의 원형질막에 있는 수용체단백질에 결합하고, 활성화된 수용체는 호르몬 작용을 매개하는 2차 전달물질을 세포질로 보낸다. 비극성 조절분자는 원형질막을 통과하여 세포 내부에 있는 수용체에 결합하고, 활성화된 수용체는 핵에서 특정 mRNA 합성을 자극함으로써 유전자 발현에 영향을 미친다.

전달물질(neurotransmitter)이라 불리는 화학적 조절물질이 축삭 말단으로부터 두 세포 사이의 작은 시냅스 틈(synaptic cleft)으로 방출된다(그림 6.29b).

　내분비 신호전달(endocrine signaling)에서, 내분비샘의 세포는 **호르몬**(hormone)이라 불리는 화학적 조절물질을 세포외액으로 분비한다. 호르몬은 혈액을 따라 인체의 모든 세포로 운반되지만, 특정 호르몬에 대한 표적세포만이 그 호르몬에 반응할 수 있다(그림 6.29c).

　표적세포가 호르몬이나 신경전달물질, 측분비 조절물질 등에 반응하려면, 이러한 분자에 대한 특정 **수용체단백질**(receptor protein)을 가지고 있어야 한다. 세포는 보통 수백만 개의 수용체단백질을 가질 수 있으며, 그중 약 10,000~100,000개의 수용체가 특정 세포에 주어진 유형일 수 있다. 수용체 유전자 수, 이들 유전자로부터 생성될 수 있는 엑손의 선택적 이어맞추기(alternative splicing) 산물, 단백질의 번역 후 조정(posttranslational modification) 등(3장)을 고려하여, 과학자들은 인체에서 발견되는 200가지의 다른 세포 유형이 서로 다른 조절분자에 대해 30,000가지 서로 다른 유형의 수용체단백질을 가질 것으로 추산하였다. 이렇게 엄청난 다양성 덕분에, 인체의 많은 조절분자들이 조직 및 기관의 생리학적 작용을 정교하게 제어할 수 있다.

　이러한 수용체단백질은 표적세포의 원형질막 외부 표면이나 세포질 또는 핵 내에 위치할 수 있다. 수용체단백질의 위치는 조절분자의 표적세포 원형질막 투과 여부에 달려 있다(그림 6.30).

　조절분자가 비극성일 경우, 세포막을 통해 확산하여 표적세포로 들어갈 수 있다. 이러한 비극성 조절분자로는 스테로이드호르몬, 갑상샘호르몬, 산화질소(nitric oxide) 등이 있으며, 그 수용체단백질은 세포 내부에 위치한다. 에피네프린(아민 호르몬), 아세틸콜린(신경전달물질), 인슐린(폴리펩타이드 호르몬)과 같이, 크거나 극성인 조절분자들은 표적세포 내부로 들어갈 수 없다. 이 경우, 수용체단백질들은 원형질막의 외부 표면에 위치한다.

2차 전달물질

극성 조절분자가 원형질막의 수용체단백질과 결합할 경우, 세포 깊숙한 곳에서 벌어지는 일에 어떻게 영향을 미칠 수 있을까? 조절분자가 비록 세포 안으로 들어가지 않더라도, 세포질 내에 존재하는 특정 단백질의 활성을 변화시켜야 할 것이다. 이 과업은 원형질막 수용체단백질로부터 세포질로 보내지는 중개자, 즉 **2차 전달물질**(second messenger)에 의해 달성된다(그림 6.30).

　2차 전달물질은 세포외액에서 세포로 들어가는 이온(예: Ca^{2+})이거나, 극성 조절분자가 원형질막의 수용체에 결합하는 반응으로 세포질 내에서 생성되는 분자일 수 있다. 중요한 2차 전달물질 중 하나로 **고리형 AMP**(cyclic adenosine monophosphate, **cAMP**)을 들 수 있으며, 이와 관련한 조절의 세부 사항은 다음 몇 장에서 신경 및 내분비조절과 관련하여 설명될 것이다(그림 7.31 참조). 여기에서는, cAMP와 관련한 일반적인 작용 순서를 간략히 서술하였다.

1. 극성 조절분자가 원형질막의 수용체에 결합한다.
2. 이 결합은, 세포질에서 전구체인 ATP로부터 cAMP를 생성하는 원형질막의 효소를 간접적으로 활성화시킨다.
3. cAMP 농도가 증가함에 따라, 세포질의 비활성효소들이 활성화된다.
4. 이렇게 cAMP에 의해 활성화된 효소들은, 조절분자의 작용을 유발하기 위해 세포의 활성을 변화시킨다.

　극성 조절분자(신경전달물질, 호르몬, 측분비 조절물질)는 세포 안으로 들어가지 않으므로, 그 작용은 2차 전달물질에 의해 생성된다. 예를 들어, 호르몬인 에피네프린(아드레날린)은 cAMP를 심장 자극의 2차 전달물질로 사용하기 때문에, 실제 효과는 심장세포 내부의 cAMP에 의해 생성된다(11장 11.2절 참고).

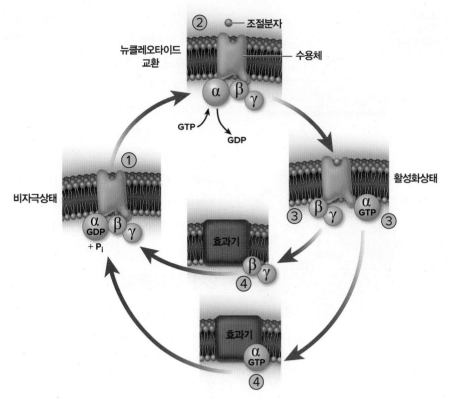

그림 6.31 G-단백질 주기. (1) 수용체에 조절분자가 결합하기 전까지는, 3개의 G-단백질 소단위체가 수용체와 함께 모두 모여 있으며, 이때 α 소단위체에는 GDP가 붙어 있다(이전 주기 4단계에서 이어짐). (2) 조절분자가 수용체에 결합하면, α 소단위체의 GDP는 새로운 GTP로 대체되며, 이는 α 소단위체와 βγ 소단위체의 분리를 유발한다. (3) α 소단위체 또는 βγ 소단위체가 막을 통해 이동하여 효과기단백질(효소 또는 이온 통로)에 결합한다. (4) α 소단위체가 GTP를 GDP와 P_i로 분해하면, α 및 βγ 소단위체는 다시 모여 비자극상태의 수용체에 재결합한다.

G-단백질

앞서 언급했듯이, 극성 조절분자가 수용체에 결합하면 원형질막의 효소단백질이 **간접적**(indirectly)으로 활성화된다. 이는 수용체단백질과 효소단백질이 원형질막 내에서 서로 다른 위치에 있기 때문이다. 따라서 수용체와 효소 사이의 원형질막을 이동하는 무언가가 있어야 효소 활성화가 가능하다. 1994년에는 **G-단백질**(G-protein)의 발견에 대해 노벨 생리의학상이 수여된 바 있다. G-단백질은 3개의 소단위 단백질인 α, β, γ로 구성되며, 이들은 막의 수용체와 다른 효과기단백질 사이를 왕복하면서 그 역할을 한다.

조절분자가 표적세포의 원형질막에 도달하여 수용체에 결합하면, α 소단위체는 βγ 소단위체(둘은 결합상태 유지)에서 분리된다. 이 분리는 α 소단위체가 GDP를 방출하고 GTP에 결합함으로써 발생한다. 이후 α 소단위체 또는 βγ 소단위체가 막을 통해 이동하여 (효소 또는 이온 통로와 같은) 효과기단백질에 결합함으로써, 일시적으로 효소를 활성화하거나 이온 통로를 개폐한다. α 소단위체는 GTP를

GDP와 P_i으로 가수분해하고, 이후 3개의 소단위체가 재결합하고 수용체단백질 쪽으로 돌아간다(그림 6.31).

신경전달물질, 호르몬, 측분비 조절물질에 대한 400~500종의 G-단백질 연계수용체(G-protein-coupled receptor)는 물론, 후각 및 미각을 생성하는 수백 종의 G-단백질 연계수용체가 존재하기 때문에, 그 효과는 매우 다양하다.

> 🔍 **임상연구** **요약**
>
> 제시카의 고혈당증은 그녀의 신장 운반체 단백질을 포화시킴으로써 당뇨증을 유발했다. 소변 내 포도당에 의한 삼투 효과로 과량의 물이 소변으로 배출됨으로써, 탈수가 일어났다. 그녀가 고혈압으로 복용하던 이뇨제가 탈수를 악화시켰을 수 있다. 탈수는 그녀의 혈장 삼투몰랄농도를 높여 시상하부의 갈증 중추를 자극했다. (고혈당증, 과한 갈증 및 배뇨는 당뇨병의 주요 징후이다.) 탈수는 혈장 용질 농도를 높이지만, 이뇨제에 의한 소변으로의 K^+ 손실로 인해 그녀의 혈장 K^+ 농도는 감소했다(17장 참조). 이 저칼륨혈증은 그녀의 심장 휴지 막전위에 영향을 미치며 심전도 이상을 유발했다.

상호작용

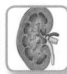

연결

골격계

- 조골세포는 Ca^{2+}과 PO_4^{3-}를 세포 외 기질로 분비하여, 뼈의 단단함에 관여하는 인산칼슘 결정을 형성한다.

신경계

- 포도당은 촉진확산에 의해 신경세포로 들어간다.
- 전압-관문 이온통로는 활동전위(신경자극)를 생성한다.
- 신경세포의 특정 영역에 있는 이온 통로는 신경전달물질로 알려진 화학적 리간드의 결합에 반응하여 열린다.
- 신경전달물질은 세포 외 배출 과정을 통해 축삭에서 방출된다.
- 감각 자극은 일반적으로 이온 통로의 개방과 수용체 세포의 탈분극을 유발한다.

내분비계

- 친유성 호르몬은 표적 세포의 원형질막을 통과하여 세포질이나 핵의 수용체에 결합한다.
- 능동수송 Ca^{2+} 펌프와 Ca^{2+}의 수동 확산은 일부 호르몬의 작용을 매개하는 데 중요하다.
- 인슐린은 골격근세포로의 포도당 촉진확산을 자극한다.

근육계

- 운동은 근섬유의 원형질막에서 포도당의 촉진확산을 위한 운반체의 수를 증가시킨다.
- 골격근섬유의 소포체에서 Ca^{2+} 수송 과정은 근수축 조절에 중요하다.
- 평활근 원형질막의 전압-관문 Ca^{2+} 통로는 탈분극에 대한 반응으로 열려 근수축을 일으킨다.

순환계

- 분자가 혈액-뇌 장벽을 통과하여 뇌로 들어가기 위해서는 뇌 모세혈관 내피세포를 통한 수송 과정이 필요하다.
- 심장의 전기적 활성은 심근세포의 원형질막을 통한 이온 확산에 기인한다.
- 혈중 콜레스테롤에 대한 LDL 운반체는 수용체-매개 세포 내 도입에 의해 동맥 평활근 세포 내로 도입된다.

면역계

- B 림프구는 체액성(항체 매개) 면역에서 기능하는 항체 단백질을 분비한다.
- T 림프구는 세포-매개 면역 반응을 촉진하는 사이토카인이라는 폴리펩타이드를 분비한다.
- 항원-표지 세포는 음세포 작용으로 외부 단백질을 삼키고 변형시켜 T 림프구에 제시한다.

호흡계

- 산소와 이산화탄소는 단순확산으로 폐포(기낭) 세포를 통과한다.
- 계면활성제는 세포 외 배출에 의해 폐포로 분비된다.

비뇨기계

- 소변은 혈장의 여과액으로 생성되지만, 대부분의 여과액은 삼투에 의해 혈액으로 다시 재흡수된다.
- 세뇨관 벽을 가로지르는 삼투는 아쿠아포린으로 알려진 막공에 의해 촉진된다.
- 요소의 수송은 세뇨관의 특정 영역을 수동적으로 가로질러 발생한다.
- 항이뇨호르몬은 물에 대한 세뇨관의 투과성을 자극한다.
- 알도스테론은 세뇨관의 한 영역에서 Na^+ 수송을 자극한다.
- 포도당과 아미노산은 2차 능동수송에 의해 재흡수된다.

소화계

- 위 세포에는 극 산성 위액을 생성하는 막 H^+/K^+ ATPase 능동수송 펌프가 있다.
- 물은 염화소듐 흡수에 따른 삼투에 의해 장에서 흡수된다.
- 장막 운반체 단백질은 장 내강에서 상피세포로 다이펩타이드와 트라이펩타이드를 수송한다.

요약

6.1 세포 외 환경

A. 체액은 세포 내 구획과 세포 외 구획으로 나뉜다.

B. 세포 외 기질은 단백질섬유인 콜라겐과 엘라스틴 그리고 무정형의 기저물질로 구성된다.

6.2 확산과 삼투

A. 확산은 농도가 높은 영역에서 낮은 영역으로 분자 또는 이온이 순 이동하는 것이다.

B. 확산속도를 결정하는 다양한 요인이 있다.

C. 단순확산은 작은 분자와 무기 이온이 원형질막을 통해 이동하는 수동수송의 한 유형이다.

D. 삼투는 용질보다 용매에 더 투과적인 막을 통한 용매(물)의 단순확산이다.

6.3 운반체-매개 수송

A. 세포막을 통한 포도당, 아미노산, 기타 극성분자의 통과는 세포막의 운반체 단백질에 의해 매개된다.

B. 막 운반체를 통해 포도당과 같은 분자가 농도가 높은 쪽에서 낮은 쪽으로 이동하는 것을 촉진확산이라고 한다.

C. 막을 가로지르는 분자 및 이온의 능동수송에는 세포에너지(ATP)의 소비가 필요하다.

6.4 막전위

A. 세포질에는 음전하를 띤 유기 이온(anion)으로서 세포를 떠날 수 없는 "고정 음이온"이 존재한다.

B. Na^+의 세포 내 진입속도가 느리면 K^+의 세포 외 누출속도 역시 느려진다.

6.5 세포 신호전달

A. 세포는 일반적으로 조절분자를 세포외액으로 분비함으로써 서로 교신한다.

B. 세포와 세포 사이에는 다양한 유형의 화학적 신호전달 방식이 존재한다.

C. 조절분자는 표적세포의 수용체단백질에 결합한다.

문제

이해력 검증

1. 삼투의 발생에 필요한 조건을 서술하고, 이러한 조건에서 삼투가 발생하는 이유를 설명하시오.

2. 단순확산이 촉진확산과 어떻게 구별되는지, 능동수송과 수동수송이 어떻게 구별되는지 설명하시오.

3. 신경세포의 휴지 막전위와 K^+ 및 Na^+의 평형전위를 비교하시오. 이 비교가 두 이온에 대한 휴지 원형질막의 상대적 투과성과 어떻게 관련되는지 설명하시오.

4. Na^+/K^+ 펌프가 휴지 막전위에 어떻게 기여하는지 설명하시오. 만약 (1) Na^+ 관문 통로가 열리거나, (2) K^+ 관문 통로가 열리면, 막전위가 어떤 영향을 받는지 서술하시오.

5. 운반체 단백질의 삽입 또는 제거에 의해 포도당과 물에 대한 막의 투과성이 어떻게 조절되는지, 사례를 들어 설명하시오.

6. 원형질막을 통한 확산속도에 영향을 미치는 요인은 무엇인가? 빠른 확산에 특화된 상피세포막에서 흔히 볼 수 있는 구조적 특징은 무엇인가?

7. 1차능동수송과 2차능동수송, 공수송과 역수송을 각각 구별하고, 각각의 예를 드시오.

8. 인체에서 발견되는 다양한 유형의 조절분자를 서술하시오. 각 유형의 조절분자에 대한 표적세포는 무엇인가?

9. 비극성 조절분자와 극성 조절분자는 표적세포에서 수용체단백질의 위치 및 작용 메커니즘이 어떻게 다른가?

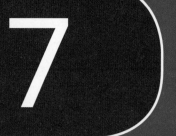

7

신경계
: 신경세포와 시냅스

 임상연구

우울증을 앓고 있는 데니스는 의사로부터 MAO 억제제를 처방받았다. 그녀는 코카인을 자주 사용했다는 사실과 불안을 줄이고 수면을 돕기 위해 다른 의사로부터 자낙스(Xanax)를 처방받았다는 사실을 의사에게 밝히지 않았다. 그녀 자신을 치료하고자, 데니스는 살충제를 처리하지 않은 유기농산물만을 제공하는 고급 레스토랑에 가기로 했다. 그녀는 치즈 요리를 피한 것을 스스로 축하하면서, 신선한 홍합 애피타이저를 주문했다. 하지만 저녁식사 도중 그녀는 발작을 일으켰다. 구급대원이 도착했고, 벤조디아제핀(benzodiazepine) 정맥 투여로 그녀의 발작을 조절할 수 있었다. 회복 후 데니스는 레스토랑 매니저가 그녀에게 오염된 홍합을 제공했다고 화내며 비난했지만, 매니저는 격렬히 부인했다.

새로운 용어 및 개념에는 다음과 같은 것이 있다.
- 색시톡신, 전압-관문 통로
- 아세틸콜린에스터레이즈(AChE), AChE 억제제
- 모노아민 산화효소(MAO), MAO 억제제, 가바(GABA), 벤조디아제핀

개요

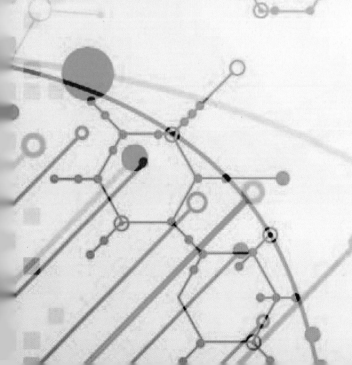

7.1 신경세포 및 지지세포

신경계는 전기화학적 자극을 생성하고 전도하는 신경세포 그리고 신경세포의 기능을 보조하는 지지세포로 구성된다. 신경세포는 기능적 및 형태적으로 분류되며, 다양한 유형의 지지세포는 각각 특화된 기능을 수행한다.

신경계는 뇌와 척수를 포함하는 **중추신경계**(central nervous system, **CNS**) 그리고 **뇌신경**(cranial nerve)과 **척수신경**(spinal nerve)을 포함하는 **말초신경계**(peripheral nervous system, **PNS**)로 구분된다.

신경계는 신경세포와 지지세포로 구성된다. **신경세포**(neuron, 뉴런)는 신경계의 기본적인 구조 및 기능의 단위로서, 물리적 및 화학적 자극(stimulus)에 반응하고 전기화학적 자극(impulse)을 전도하며 화학조절물질을 방출한다. 이러한 활동을 통해 신경세포는 감각 자극, 학습, 기억을 받아들일 수 있으며, 근육과 샘(gland)을 제어할 수 있다. 대부분의 신경세포는 유사분열에 의해 분열할 수 없지만, 특정 조건에서는 잘린 부분을 재생하거나 작은 새 가지를 돋아낼 수 있다.

지지세포(supporting cell)는 신경세포의 기능을 돕는데, 신경세포보다 약 5배 더 많이 존재하며, 일반적으로 지지세포를 총칭하여 **신경교세포**(neuroglia)라고 부른다. 유사분열을 하지 않는 신경세포와 달리(특정 신경줄기세포 제외, 8.1 참조), 신경교세포는 유사분열에 의한 분열이 가능하다. 이는 성인의 뇌종양이 왜 신경세포보다는 신경교세포로 구성되어 있는지를 설명해준다.

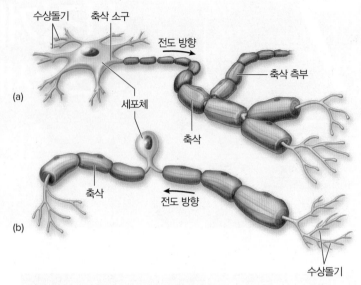

그림 7.1 두 종류 신경세포의 구조. (a) 운동신경세포, (b) 감각신경세포이다.

신경세포

신경세포는 그 크기와 모양이 매우 다르더라도 세 가지 주요 부위, 즉 (1) 세포체(cell body), (2) 수상돌기(dendrite), (3) 축삭(axon)을 가진다(그림 7.1, 7.2). 수상돌기와 축삭을 총칭하여 **돌기**(process)라고 부르기도 한다.

핵을 가지고 있는 **세포체**(cell body)는 신경세포의 큰 부분을 차지하며, 이곳에서 거대분자들이 만들어진다. 세포체 및 일부 큰 수상돌기는 **니슬소체**(Nissl body)를 포함하는데, 이는 막단백질의 합성에 필요한 조면소포체의 큰 더미로 구성된다. CNS에서 그룹으로 모여 있는 세포체들을 **핵**(nuclei)이라 부르며, PNS에서의 세포체 다발

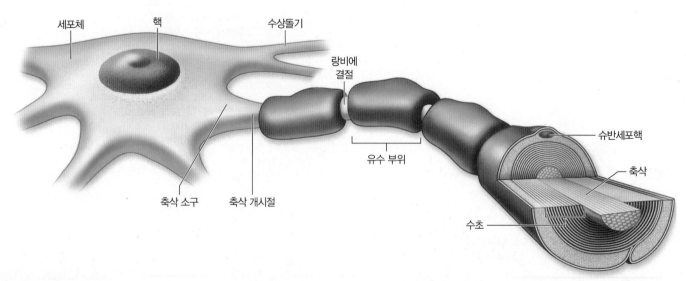

그림 7.2 신경세포의 부분구조. 이 신경세포의 축삭은 수초를 형성하는 슈반세포로 둘러싸여 있다. 수초는 신경자극 전도 속도를 증가시키는 절연층이다(7.2절 참조).

표 7.1 | 신경계 관련 용어

용어	정의
중추신경계(central nervous system, CNS)	뇌 및 척수
말초신경계(peripheral nervous system, PNS)	신경, 신경절, 신경총(CNS 외부)
연합신경세포(interneuron)	CNS 내부에 온전히 위치하는 다극 신경세포
감각신경세포(구심성 신경세포)	감각수용체에서 CNS로 자극을 전달하는 신경세포
운동신경세포(원심성 신경세포)	CNS에서 효과기(예: 근육)로 자극을 전달하는 신경세포
신경(nerve)	PNS에서 다수의 축삭이 케이블처럼 모인 다발, "혼합"일 수 있음(감각 및 운동섬유 모두 포함)
체성운동신경(somatic motor nerve)	골격근 수축을 자극하는 신경
자율운동신경(autonomic motor nerve)	평활근 및 심근 수축을 자극(또는 억제)하고 샘 분비를 자극하는 신경
신경절(ganglion)	CNS 외부의 신경세포 세포체 다발
핵(nucleus)	CNS 내부의 신경세포 세포체 다발
로(tract)	CNS의 영역을 상호연결하는 축삭 다발

은 **신경절**(ganglia)라고 부른다(표 7.1).

수상돌기(dendrite)는 세포체의 세포질로부터 분지되어 뻗어나온 가는 돌기이다. 수상돌기는 단계적인 전기화학적 자극들을 세포체로 전달하는 수용 부위를 제공한다. **축삭**(axon)은 **활동전위**(action potential)를 세포체로부터 멀리 전달하는 더 긴 돌기이다. 세포체 근처에 있는 축삭의 시발점(origin)은 **축삭 소구**(axon hillock, 축삭 둔덕)라 불린다.

축삭의 길이는 1 mm에서 1 m 이상까지 다양하다. 축삭은 끝부분 쪽에 **축삭 측부**(axon collateral)라 부르는 200개 이상의 가지들을 형성할 수 있고 이들 각각은 더 나누어져 많은 다른 신경세포와 시냅스를 형성할 수 있다. 이런 방식으로, CNS 축삭은 30,000~60,000개의 다른 신경세포들과 시냅스를 형성할 수 있다.

축삭은 매우 길 수도 있어서, 세포소기관과 단백질들을 세포체로부터 축삭 말단까지 수송하려면 특별한 메커니즘이 필요하다. 이 **축삭 수송**(axonal transport)은 에너지 의존적이며, **빠른 구성요소**(fast component)와 **느린 구성요소**(slow component)로 종종 구분된다. 빠른 구성요소(200~400 mm/일)는 시냅스 신호전달(7.3절 참조)을 위한 막 소낭을 주로 수송한다. 일부 느린 구성요소(0.2~1 mm/일)는 세포골격의 미세섬유와 미세소관을 운반하며, 다른 느린 구성요소(2~8 mm/일)는 시냅스 기능에 중요한 단백질을 포함하는 200개 이상의 단백질들을 수송한다. 느린 구성요소는 빠르지만 수송할 물질들을 자주 멈추면서 운반하기 때문에, 전체 수송 속도는 빠른 구성요소보다 훨씬 느리다.

축삭 수송은 세포체에서 축삭과 수상돌기 방향으로 일어날 수 있는데, 이를 **전방 수송**(anterograde transport)이라 한다. 여기에는 세포골격 중 미세소관을 따라 물질을 운반하는 **키네신**(kinesin) 단백질 같은 분자 모터(motor)가 관여한다(3.2절). 예를 들어, 키네신 모터는 시냅스 소포, 미토콘드리아, 이온 통로 등을 세포체로부터 축삭을 따라 수송한다. 유사한 전방 수송이 수상돌기에서도 일어나는데, 키네신은 신경전달물질과 이온 통로에 대한 시냅스후 수용체(postsynaptic receptor)를 수상돌기의 미세소관을 따라 수송한다.

축삭 수송은 반대 방향, 즉 축삭과 수상돌기를 따라 세포체로 향하는 방향으로 **역행 수송**(retrograde transport)도 하는데, 이 수송에는 **다이네인**(dynein) 및 그 활성제인 **다이낵틴**(dynactin)같은 모터 단백질이 관여한다. 이들 분자 모터는 **리소좀**(lysosome, 라이소좀) 등의 막성 소포들과 다양한 물질들을 미세소관을 따라 신경세포의 세포체로 운반한다. 또한, 역행 수송은 허피스 바이러스, 광견병 바이러스, 파상풍 독소 등을 축삭 말단에서 세포체로 수송하는 데에도 관여한다.

신경세포와 신경의 분류

신경세포는 그 기능 또는 형태에 따라 분류될 수 있다. 기능적 분류는 자극을 어느 방향으로 전달하는가에 따른다(그림 7.3). **감각신경세포**(sensory neuron)는 **구심성 신경세포**(afferent neuron)라고도 불리며, 자극을 감각수용체로부터 CNS로 전달한다. **운동신경세포**(motor neuron)는 **원심성 신경세포**(efferent neuron)라고도 불리며, 자극을 CNS로부터 효과기(effector) 기관(근육 및 샘)으로 전달한다. **연합신경세포**(interneuron)는 전적으로 CNS 내에 위치하며, 신경계의 연합 또는 통합기능을 담당한다.

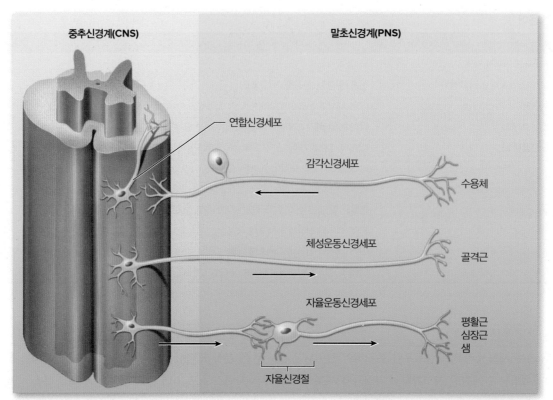

그림 7.3 중추신경계와 말초신경계의 상관관계. 말초신경계(PNS)의 감각 및 운동신경세포는 각각 중추신경계(CNS, 뇌 및 척수)와 정보를 주고(감각신경세포) 받는다(운동신경세포).

운동신경세포에는 **체성운동신경세포**(somatic motor neuron)와 **자율운동신경세포**(autonomic motor neuron)가 있다. 체성운동신경세포는 골격근의 반사(reflex) 및 수의 통제(voluntary control)를 담당하며, 자율운동신경세포는 평활근, 심장근, 샘과 같은 불수의(involuntary) 효과기와 연접한다. 불수의 효과기와 연접하는 자율운동신경세포의 세포체는 CNS 외부의 자율신경절(autonomic ganglia)에 위치한다(그림 7.3). 자율운동신경세포는 **교감**(sympathetic) 및 **부교감**(parasympathetic)으로 세분되며, CNS의 조절중추와 함께 **자율신경계**(autonomic nervous system)를 구성한다(9장).

신경세포의 형태적 분류는 세포체로부터 나온 돌기의 숫자를 기준으로 한다(그림 7.4). **가단극신경세포**(pseudounipolar neuron)은 하나의 짧은 돌기를 가지는데, 이는 T 모양으로 분지하여 한 쌍의 긴 돌기를 형성한다. 감각신경세포가 여기에 해당하는데, 분지된 돌기 중 하나는 감각자극을 받아 활동전위를 발생시키고, 다른 하나는 이 자극을 뇌 또는 척수의 시냅스에 전달한다. 해부학적으로는, 세포체로 자극을 전달하는 돌기 부분을 수상돌기로, 세포체로부터 자극을 멀리 전달하는 돌기 부분을 축삭으로 볼 수 있다. 그러나 기능적으로는, 분지된 돌기가 하나의 긴 축삭으로 활동전위를 연속적으로 전달한다. 자극을 받아들이는 말단의 작은 돌기들만이 전형적인 수상돌

기로 작용한다. **양극신경세포**(bipolar neuron)는 양쪽 끝에 2개의 돌기를 가지는데, 눈의 망막에서 이러한 유형이 발견된다. **다극신경세포**(multipolar neuron)는 가장 일반적인 유형이며, 세포체로부터 뻗어나온 하나의 축삭과 다수의 수상돌기를 가진다. 운동신경세포가 대표적 사례이다.

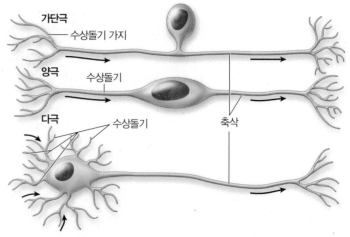

그림 7.4 신경세포의 돌기 유형. 감각신경세포는 가단극으로, 하나의 돌기(process)를 가진다. 망막 및 달팽이관에서 발견되는 양극신경세포는 2개의 돌기를 가진다. 운동신경세포 및 연합신경세포는 다극으로, 수많은 수상돌기와 하나의 축삭을 가진다.

신경(nerve)은 CNS 외부에 위치하는 축삭의 다발이며, 인체의 특정 영역과 연접(innervate)되어 있다. 대부분의 신경은 운동섬유와 감각섬유로 구성되는 혼합신경(mixed nerve)이지만, 시각, 청각, 미각, 후각의 특별한 감각을 담당하는 일부 뇌신경에는 감각섬유만 존재한다. 이에 반해, CNS 내의 축삭 다발은 로(tract)라고 부른다. 또한, PNS 및 CNS의 신경세포 세포체 다발은 각각 신경절(ganglion) 및 핵(nucleus)으로 명명된다.

신경교세포

신경계의 지지세포는 신경세포를 형성하는 동일한 배아조직층(외배엽)에서 유래한다. 신경교세포(neuroglia)라는 용어는 전통적으로 CNS의 지지세포를 일컫지만, 현재에는 PNS의 지지세포에도 통용된다.

말초신경계에는 두 가지 유형의 신경교세포가 있다.

1. 말초 축삭 주위에 수초를 형성하는 **슈반세포**(Schwann cell)
2. PNS의 신경절 내에서 신경세포 세포체를 지지하는 **위성세포** (satellite cell)

중추신경계에는 네 가지 유형의 신경교세포가 있다(그림 7.5).

1. CNS의 축삭 주위에 수초를 형성하는 **희돌기교세포**(oligoden-drocyte)
2. CNS에서 이동하며 이물질 및 퇴화물을 포식하는 **소교세포** (microglia)
3. CNS에서 신경세포의 외부 환경을 조절하는 데 도움이 되는 **성상세포**(astrocyte)
4. 뇌실(강) 및 척수의 중심관을 따라 늘어선 상피세포인 **상의세포**(ependymal cell)

CNS의 소교세포는 배아 난황낭에서 생성되어 발달 중인 신경관으로 이동한 세포에서 유래한다는 점에서 신경교세포 중에서 독특하며, 발생학적으로는 대식세포와 연관된다. 그러나 CNS의 소교세포가 죽으면 기존 소교세포의 분열로 대체되는 데에 반해, 대식세포는 혈액의 단핵구에서 유래한 새로운 대식세포로 보충된다.

감염이나 외상과 같은 환경 변화는, 세포가 아메바 모양이 되고 포식성 및 운동성 세포로 변형되는 소교세포 활성화(microglial activation)로 이어질 수 있다. 소교세포의 원형질막에는 손상된 세

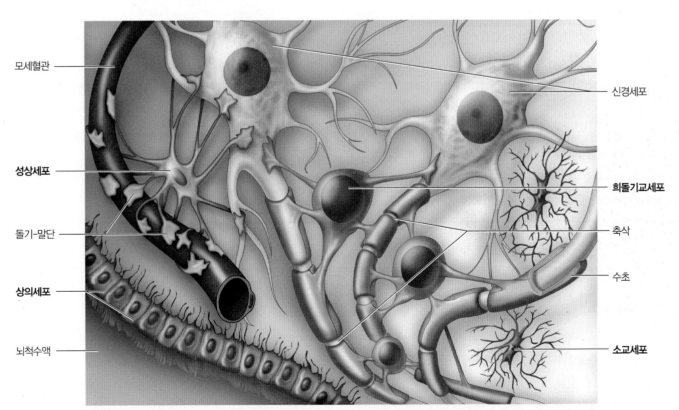

모세혈관

성상세포

돌기-말단

상의세포

뇌척수액

신경세포

희돌기교세포

축삭

수초

소교세포

그림 7.5 신경교세포의 유형. CNS에서 축삭을 감싸는 수초는 희돌기교세포에 의해 형성된다. 성상세포에서 뻗은 가지들은 모세혈관 및 신경세포를 둘러싼다. 소교세포는 포식세포이며, 상의세포는 뇌실 및 척수의 중심관을 따라 늘어서 있다.

표 7.2 | 신경교세포의 종류 및 기능

세포 종류	위치	기능
슈반세포(Schwann cell)	PNS	신경초세포(neurolemmocyte)라고도 하며, PNS 유수 축삭 주위에 수초(myelin sheath)를 생성. 모든 PNS 축삭(유수 및 무수)을 둘러싸 신경초(neurilemmal sheath) 형성
위성세포(satellite cell)	PNS	감각 및 자율신경절 내 신경세포의 기능 지원
희돌기교세포(oligodendrocyte)	CNS	중추 축삭 주위에 수초 형성하여 CNS의 "백질" 생성
소교세포(microglia)	CNS	CNS 내의 병원체 및 세포 잔해 포식
성상세포(astrocyte)	CNS	CNS 모세혈관을 덮고 혈액-뇌 장벽 유도. 신경세포와 대사적으로 상호작용하고 신경세포의 세포 외 환경 변화시킴
상의세포(ependymal cell)	CNS	뇌강(실) 및 척수 중심관의 상피 내막 형성. 맥락총(choroid plexus, 뇌척수액 생성함) 형성을 위해 모세혈관 다발 덮음

포에서 방출되는 ATP에 대한 수용체가 있으며, 이를 통해 소교세포가 감염 또는 손상 부위를 감지하고 이동하며, 분열하여 증식한다. 소교세포는 외인성 병원체를 죽일 수 있으며, CNS 내의 손상된 수상돌기, 수초, 기타 파편 등을 제거하고, 항염증 화학물질을 방출한다. 또한, 소교세포는 부적절한 시냅스 연결을 제거하기 위해 축삭을 "가지치기"하여 신경회로를 형성하는 데에 중요한 역할을 한다고 믿어진다. 다른 신경교세포의 기능은 표 7.2에 요약되어 있다.

신경초와 수초

PNS의 모든 축삭(수초화되어있건 아니 되어있건 간의 모든 축삭)은 **신경초**(neurilemma)로 알려진 슈반세포의 살아있는 연속적인 외피로 둘러싸여 있다. 반면, CNS의 축삭에는 신경초가 없는데(슈반세포는 PNS에서만 발견됨), 이는 손상된 축삭의 재생이라는 측면에서 중요하다.

PNS와 CNS의 일부 축삭은 **수초**(myelin sheath)로 둘러싸여 있다. PNS에서 이 절연 외피는 슈반세포의 원형질막을 연속적으로 감아 형성되며, CNS에서는 희돌기교세포에 의해 형성된다. 직경이 2 μm보다 작은 축삭은 일반적으로 **수초화되지 않은**(unmyelinated) 반면, 더 큰 축삭은 **수초화된**(myelinated) 축삭일 가능성이 크다. 수초화된 축삭(유수 축삭)은 수초화되지 않은 축삭(무수 축삭)보다 자극을 더 빠르게 전도한다.

말초신경계의 수초

PNS에서 수초가 형성되는 과정에서 슈반세포는 전선의 피복처럼 축삭을 감싸며, 얇은 축삭보다 두꺼운 축삭에서 감긴 수초의 층수가 크다. 슈반세포는 축삭을 같은 장소에서 둘둘 감는다, 즉 이미 감긴 층 위에 계속 감는 것이다(그림 7.6). 각 슈반세포는 약 1 mm의 축삭만 감싸고 인접한 슈반세포 사이에 노출된 축삭의 틈을 남기는데, 수초

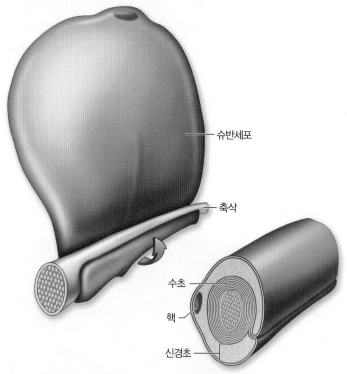

그림 7.6 PNS 축삭의 수초화. 수초는 슈반세포의 원형질막을 연속적으로 감아 형성되며, 슈반세포의 세포질 대부분은 수초 외부에 위치한다. 즉, 슈반초(슈반세포 세포질 및 핵)는 수초의 외부에 있다.

의 이러한 틈을 **랑비에 결절**(node of Ranvier)이라고 한다. 슈반세포의 원형질막이 연속적으로 감싸면 축삭 주위가 절연되고, 활동전위를 생성하는 부위인 랑비에 결절만 노출된다.

슈반세포는 세포질이 수초 외부로 밀려나면서 살아있는 상태이다. 그 결과, PNS의 유수 축삭은 슈반세포의 살아있는 외피, 즉 신경초로 둘러싸여 있다(그림 7.6, 7.7). 무수 축삭도 신경초로 둘러싸여 있지만, 슈반세포의 원형질막으로 축삭을 여러 번 감은 수초가 없다는 점에서 유수 축삭과 다르다.

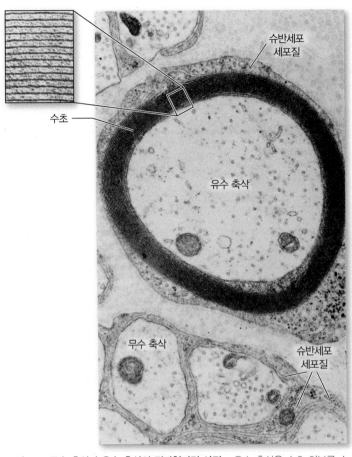

그림 7.7 무수 축삭과 유수 축삭의 전자현미경 사진. 유수 축삭은 수초 외부를 슈반세포 세포질이 둘러싸고 있는데, 무수 축삭도 이 슈반세포 세포질이 둘러싸고 있다. ©Don W. Fawcett/Science Source

중추신경계의 수초

앞서 언급했듯이, CNS의 수초는 희돌기교세포에 의해 형성된다. 이 과정은 대부분 출생 후부터 후기 청소년기까지 지속되는데, 일부 뇌 영역에서는 성인기에도 지속 가능하며, 특히 어린 시절에 배우는 (피아노 연주 같은) 특정 활동은 수초 형성을 증가시킬 수 있다.

하나의 축삭 주위에 수초를 형성하는 슈반세포와 달리, 각 희돌기교세포는 문어발처럼 여러 축삭 주위에 수초를 형성한다(그림 7.8). 신속한 자극 전도를 위해 CNS의 축삭에 수초를 제공(7.2절)하는 것 외에도, 희돌기교세포는 축삭의 에너지 요구에 따라 젖산을 생성한다. CNS에서 축삭은 둘러싼 수초에 의해 흰색을 띠기 때문에, 고농도의 축삭을 포함하는 CNS 영역은 **백질**(white matter)을 형성하며, CNS의 **회백질**(gray matter)은 수초 없이 고농도의 세포체와 수상돌기가 집중되어 구성된다.

절단된 축삭의 재생

PNS의 축삭이 절단되면, 절단 부위 기준으로 세포체 반대쪽 부분은

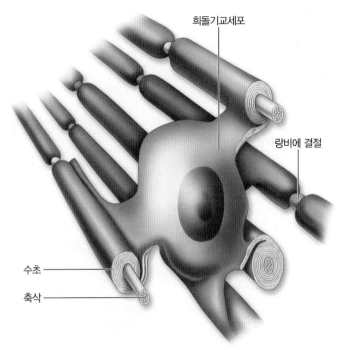

그림 7.8 CNS 축삭의 수초화. 하나의 희돌기교세포는 여러 축삭 주위에 수초를 형성한다.

슈반세포에 포식되면서 퇴화한다. 기저막으로 둘러싸인 슈반세포가 **재생관**(regeneration tube)을 형성(그림 7.9)하고, 세포체에 연결된 축삭 부분이 자라기 시작하면서 아메바 운동을 한다. 재생관의 슈반세포는 성장하는 축삭 끝을 끌어당기는 화학물질을 분비하고, 재생관은 재생 중인 축삭을 적절한 목적지로 재생하도록 도와준다. 심지어 주요 신경이 절단되더라도, 조직이 죽기 전에 수술을 받는다면, 외과적으로 다시 연결 가능하며 신경 기능도 상당히 회복될 수 있다.

척수 손상 후 일부 신경세포는 외상에 의해 곧바로 죽지만, 해당 부위의 다른 신경세포와 희돌기교세포는 세포자살(apoptosis)을 촉진하는 "사멸 수용체(death receptor)"를 생성하여 나중에 죽는다 (3.5절). CNS의 손상은 축삭 측부의 성장을 자극하지만, PNS의 축삭에 비해 재생 능력은 훨씬 제한적이다. CNS 축삭의 재생은 부분적으로 수초의 막에 있는 억제단백질에 의해 방지된다. 희돌기교세포에서 주로 생산되는 **노고**(Nogo)라는 단백질은 CNS에서 축삭 재생을 억제한다. 또한, CNS 축삭의 재생은 "신경교 흉터(glial scar)"에 의해 물리적으로 차단될 수 있지만, 그 반대의 연구 사례도 최근 보고된 바 있다.

놀랍게도, PNS의 슈반세포도 축삭 재생을 억제할 수 있는 수초단백질을 생성한다. 그러나 PNS에서 축삭 손상 후, 오래된 수초 조각은 슈반세포와 대식세포에 의해 빠르게 포식되어 제거되며, 슈반세포는 억제단백질 생성을 곧바로 중단한다. 손상 후 슈반세포 기능의

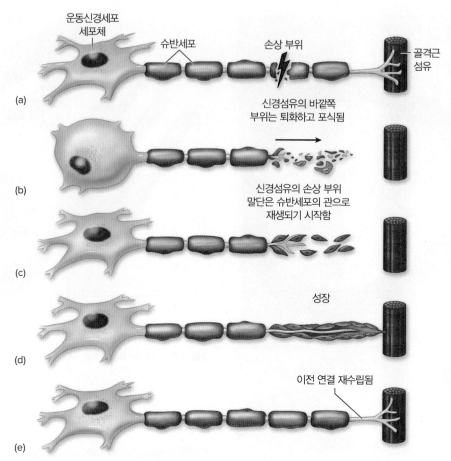

그림 7.9 말초신경세포 재생과정. (a) 신경세포의 유수 축삭 부위가 절단되면, 세포체쪽 부분은 생존할 수 있지만, (b) 반대쪽 부분은 식세포 작용을 거치며 퇴화한다. 수초는 축삭의 재생을 위해 (c) 및 (d) 과정을 제공하고, (e) 신경 연접은 회복된다.

급격한 변화(그림 7.9)는 PNS에서 축삭 재생에 도움이 되는 환경을 만든다.

뉴로트로핀

1986년 노벨 생리의학상은, 발달 중인 태아 뇌에서 교감 및 감각 신경세포의 생존과 성장을 촉진하는 신경세포에서 생성되는 조절분자인 **신경성장인자**(nerve growth factor, NGF)의 발견에 대해 수여되었다. NGF는 최초로 발견된 **뉴로트로핀**(neurotrophin)이며, **뇌-유래 신경영양인자**(brain-derived neurotrophic factor, BDNF), **뉴로트로핀 3** 및 **뉴로트로핀 4** 등의 다른 뉴로트로핀들도 이후 밝혀지게 되었다. 또한, 성상세포에 의해 방출되는 **신경교-유래 신경영양인자**(glial-derived neurotrophic factor, GDNF)도 발견되었다.

뉴로트로핀은 성인의 신경계에서 중요한 기능을 한다. NGF는 교감신경절의 유지에 필요하고, 뉴로트로핀은 감각신경세포의 손상 후 재생에 필요하다. GDNF는 도파민성 신경세포 및 척수 운동신경세포의 생존을 촉신하며, 뉴로트로핀은 학습 및 기억에 관여하는 뇌 부분에서 성체 신경줄기세포의 생존 및 분화를 조절한다(3.3절과 8.1절). 이는 뉴로트로핀 합성이 신경 활성에 의해 자극되고 학습 및 기억에서 활성 의존적 시냅스 변화에 어떤 역할을 한다는 보고와 관련된다. 이러한 역할에는 수상돌기 및 축삭의 성장, 시냅스 형성, 학습 중 시냅스 변화 등이 포함된다.

성상세포의 기능

성상세포(그리스어 *aster* = star에서 유래)는 수많은 세포질 돌기(cytoplasmic process)들이 바깥쪽으로 뻗어나가는 큰 별 모양의 세포이다(그림 7.10). 그들은 CNS에서 가장 풍부한 신경교세포로, 뇌의 일부 영역에서는 신경 조직의 최대 90%를 차지한다.

성상세포는 CNS의 모세혈관을 둘러싸고 있는 **돌기-말단**(end-feet)에 이르는 돌기를 가지며, 이 모세혈관의 전체 표면은 성상세포 돌기-말단으로 덮여 있다. 또한, 성상세포 돌기-말단은 신경세포 간 시냅스 인근에도 연접하여 분포한다. 따라서 성상세포는 신경세포

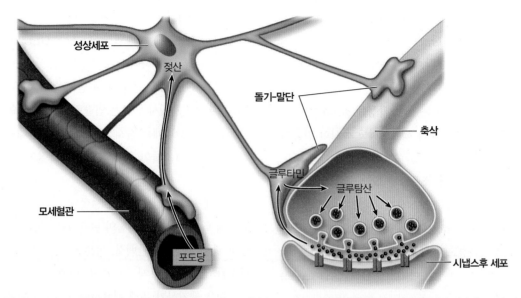

그림 7.10 **모세혈관 및 신경세포와 성상세포의 연접.** 성상세포 돌기-말단은 모세혈관으로부터 포도당을 흡수하고, 이를 사용하여 신경세포로의 에너지 기질 공급을 돕는다. 또한 성상세포는 시냅스로부터 신경전달물질인 글루탐산을 흡수하여 이를 글루타민으로 전환시킨다. 이 글루타민은 신경세포로 전달되어 활용된다.

사이 및 신경세포와 혈액 사이의 상호작용에 영향을 미칠 수 있는 곳에 자리 잡는다.

다음은 성상세포의 알려진 기능 중 일부이다.

1. **성상세포는 세포외액으로부터 K^+를 흡수한다.** K^+는 활동전위를 생성하는 동안 신경세포 밖으로 확산하기 때문에(7.2절 참조), 이 기능은 신경세포에 대한 적절한 이온 환경을 유지하는 데에 중요하다.

2. **성상세포는 CNS 축삭에서 방출된 글루탐산을 흡수하고 글루타민을 생성한다.** 글루탐산(glutamate)은 CNS의 주요 흥분성 신경전달물질이다. 성상세포는 시냅스로 방출된 글루탐산을 받아 (성상세포가 생성하는 글루탐산과 함께) 글루타민(glutamine)으로 전환한다(그림 7.10). 오직 성상세포만이 글루타민 합성 효소를 가지고 있기에, 그들만이 글루타민을 합성할 수 있다. 이후 성상세포로부터 방출된 글루타민은 흥분성 신경세포에서 글루탐산으로 전환될 수 있다. 억제성 신경세포는 성상세포에서 방출되는 글루타민을 뇌의 주요 억제성 신경전달물질인 GABA로 전환할 수 있다. 이렇듯, 글루타민 합성에 필수적인 성상세포는 흥분성(글루탐산) 및 억제성(GABA) 신경전달물질의 생산을 돕는다.

3. **모세혈관을 둘러싸고 있는 성상세포 돌기-말단은 혈액으로부터 포도당을 흡수한다.** 포도당은 젖산으로 대사되고 방출되어(그림 7.10) 신경세포의 에너지원으로 사용된다. 신경세포는 젖산의 호기성 대사를 통해 ATP를 생산하고, CO_2 및 H_2O가 부산물로 형성된다. 따라서 대사 활성으로 뇌의 위치를 시각화하는 PET 스캔과 MRI는, 신경세포뿐만 아니라 성상세포의 기능을 기반으로 한다(8.2절).

4. **성상세포는 신경세포 기능을 돕는 젖산을 방출한다.** 신경세포는 포도당과 젖산을 모두 취할 수 있지만, 활성 신경세포는 높은 비율의 호기성 세포호흡을 유지하기 위해 젖산에 의존하는 것으로 보인다. 대부분의 신경세포와는 달리, 성상세포는 글리코겐을 저장하고 이를 활용하여 젖산을 생성하고, 이 젖산은 방출되어 신경세포로 전송된다. 특정 뇌 영역의 신경세포가 활성화되면, 신경세포가 방출하는 글루탐산은 신경세포와 연계된 성상세포의 해당과정을 증가시키고, 이는 활성 신경세포에 더 많은 젖산을 제공한다. 성상세포에서 방출되는 젖산은 뇌의 해마에서 장기 기억을 강화하는 데에도 필요하다(8.2절).

5. **성상세포는 시냅스의 형성, 성숙, 유지에 필요하다.** 성상세포가 없을 때 형성되는 시냅스는 거의 없다. CNS의 정상적인 시냅스는 성상세포로 둘러싸여 있다(그림 7.10).

6. **성상세포는 성인 뇌의 신경 발생(neurogenesis)을 조절한다.** 성상세포는 해마(hippocampus) 및 뇌실하대(subventricular zone)의 줄기세포가 신경교세포 및 신경세포로 분화하는 데에 필요한 것으로 보인다.

7. **성상세포는 신경교-유래 신경영양인자(GDNF)를 분비한다.** 앞서 설명했듯이, GDNF는 뇌의 척수 운동신경세포 및 도파민성 신경세포의 생존을 위해 필요하다.

8. **성상세포는 혈액-뇌 장벽의 형성을 유도한다.** 혈액-뇌 장벽의 특성은 이 절 끝부분에 설명된다.

9. **신경세포는 성상세포와 통신한다.** 소뇌에서 신경세포에 의해 방출된 글루탐산은 성상세포막의 수용체에 결합하여 성상세포로 Ca^{2+}의 흐름을 유발한다. 이는 운동 활성을 조정하는 소뇌의 기능을 도울 수 있으며, 대뇌의 해마에서도 유사한 반응이 관찰되었다.

10. **성상세포는 신경세포의 기능을 조절하는 화학전달물질을 방출한다.** Ca^{2+}의 유입에 대한 반응으로 신경교세포에서 방출되는 **신경교전달물질**(gliotransmitter)은 주변 신경세포들을 자극하거나 억제할 수 있다. 신경교전달물질에는 글루탐산, ATP, 방출된 ATP 유래 아데노신, 비정형 아미노산 D-세린(D-serine) 등이 포함된다.

신경세포의 활성은 신경교세포로 Ca^{2+} 흐름을 유발하고, 이는 차례로 인근 신경세포에 영향을 미치는 신경교전달물질의 방출을 자극하는데, 이러한 상호작용을 **신경세포-신경교 교신**(neuron-glia cross-stalk)이라고 한다. 주변 신경세포의 활성 증가에 대한 반응으로 성상세포 내의 Ca^{2+} 농도가 증가하면, 주변 뇌혈관을 둘러싸고 있는 성상세포 돌기-말단에서 방출되는 프로스타글란딘 E_2의 생성이 촉진될 수 있으며, 그 결과 뇌혈관은 확장된다. 이러한 방식으로, 뇌 영역 내의 신경세포 활성 증가는 해당 영역으로의 혈류 증가를 동반한다.

혈관-뇌 장벽

뇌의 모세혈관은 대부분의 다른 기관들과 달리 인접한 내피세포(모세혈관의 벽을 구성하는 세포) 사이에 구멍이 없다. 대신, 뇌 모세혈관의 내피세포들은 밀착연접(tight junction)을 통해 모두 연결되어 있다. 따라서 다른 기관들과 달리 뇌는 비특이적 여과 과정을 통해 혈장으로부터 물질들을 얻을 수 없는 대신, 뇌 모세혈관 내의 물질들은 세포 내 섭취(endocytosis) 및 세포 외 배출(exocytosis)뿐만 아니라 확산 및 능동수송에 의해 내피세포를 통해 이동해야 한다. 뇌 모세혈관의 이러한 특징은 매우 선택적인 **혈액-뇌 장벽**(blood-brain barrier)으로 표현된다.

혈액-뇌 장벽의 구조적 구성요소(뇌 모세혈관 내피세포들끼리의 밀착연접)는 상피세포 사이에서 물질들의 세포 주위(paracellular) 이동을 제한하기 때문에(6장), 물질들은 상피세포를 통과하는 방식으로 이동해야 한다. 알코올, 바르비투르산(barbiturate)과 같은 일부 유기분자들과 비극성인 O_2, CO_2는 모세혈관 내피세포 원형질막의 인지질층을 통과할 수 있다. 이온 및 극성 분자들이 혈액과 뇌 사이를 이동하기 위해서는 원형질막에서 이온 통로 및 운반체 단백질이 필요하다. 예를 들어, 혈장 포도당은 GLUT1으로 알려진 특수 운반체 단백질을 사용하여 뇌로 전달될 수 있다. 대부분의 뇌 영역에서 발견되는 GLUT1 포도당 운반체는 항상 존재하며, 골격근의 GLUT4 운반체에서와 같은 인슐린 자극이 필요하지 않다(11장). 또한, 혈액-뇌 장벽에는 잠재적 독성물질들을 대사하고 불활성화할 수 있는 다양한 효소들이 관여하여, 독성물질이 뇌로 들어가는 것을 막을 수 있다.

성상세포의 조절분자는 모세혈관 내피세포를 자극하여, 혈액-뇌 장벽에 필수적인 밀착연접의 단백질을 생성하며 잠재적 독성물질들을 파괴하는 운반체 단백질, 이온 통로, 효소 등을 생성한다. 이는 영양소를 CNS로 빠르게 운반하고, 혈액-뇌 장벽을 통과할 수 있는 독성물질을 제거하기 위해 필요하다. CNS 모세혈관의 내피세포는 **혈관주위세포**(pericyte)에 둘러싸여 있는데(13.6절), 이 혈관주위세포는 혈액-뇌 장벽의 기능에 중요한 운반체를 생성한다. 성상세포와 CNS 모세혈관(혈관주위세포 포함) 사이의 이러한 양방향 통신은, 혈액-뇌 장벽의 "견고함" 및 선택성을 조절하는 것으로 여겨진다.

다른 장기에 들어갈 수 있는 약물이 뇌로는 들어갈 수 없는 경우가 많기 때문에, 혈액-뇌 장벽은 뇌 질환의 화학요법을 어렵게 한다. 예를 들어, **파킨슨병**(Parkinson's disease) 치료에서 L-도파(levodopa)는 혈액-뇌 장벽을 통과할 수 있지만 도파민(dopamine)은 통과하지 못하기 때문에, 뇌에 도파민이 필요한 환자에게 그 전구체인 L-도파를 투여하는 경우가 많다. 또한, 일부 항생제들은 혈액-뇌 장벽을 통과할 수 없으므로, 뇌수막염(meningitis)같은 감염치료 시 혈액-뇌 장벽을 통과할 수 있는 항생제만 사용된다.

7.2 축삭의 전기적 활성

축삭 막의 Na^+ 및 K^+ 투과성은 자극에 반응하여 열리는 관문 통로에 따라 달라진다. 이들 이온의 순 확산은 두 가지로 발생하는데, Na^+은 축삭 안으로, K^+은 축삭 밖으로 이동한다. 이러한 이온의 흐름과 그에 따른 막전위의 변화는 활동전위의 구성요소가 된다.

인체의 모든 세포는 세포막을 가로질러 (전압으로 표시되는) 전위차, 즉 **휴지 막전위**(resting membrane potential, rmp)를 유지하며, 세포 내부는 외부와 비교하여 음전하를 띤다(예: 신경세포에서는 -70 mV). 이 전위차는 주로 원형질막 투과성 특성에 의한 결과이다(6.4절).

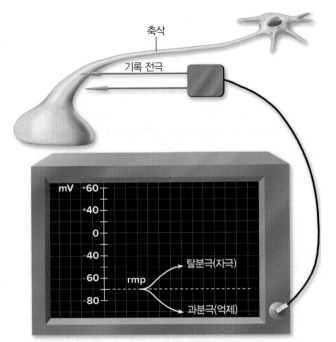

그림 7.11 탈분극과 과분극. 세포 내외 기록 전극 사이의 전위차(mV)는 컴퓨터나 오실로스코프 화면에 표시된다. 축삭의 휴지 막전위(rmp)는 감소하거나 증가할 수 있다. 탈분극은 rmp에서 위로 올라가는 선으로, 과분극은 rmp에서 아래로 내려가는 선으로 나타난다.

모든 세포가 막전위를 가지지만, 자극에 대한 반응으로 막전위를 변화시키는 세포 유형은 소수에 불과하다. 막전위 변화는 자극에 대한 반응으로, 특정 이온에 대한 막 투과성을 변화시킴으로써 달성된다. 막전위에서 이러한 변화를 생성하고 전달하는 능력은 신경세포 및 근세포의 중심적인 생리학적 특성이며, 이를 **흥분성**(excitability) 또는 **과민성**(irritability)이라고 한다.

특정 이온에 대한 막 투과성 증가는, 해당 이온이 **전기화학적 구배**(electrochemical gradient)를 따라 세포 내부 또는 외부로 확산하는 결과를 낳는다. 이러한 **이온 전류**(ion current)는, 막에서 특정 이온 통로가 위치한 제한된 부위에서만 발생한다. 이 지점에서 막을 가로지르는 전위차의 변화는, 2개의 미세전극(직경 1 μm 미만) 사이에서 발생하는 전압에 의해 측정될 수 있다. 이 두 기록 전극(recording electrode) 사이의 전위차(전압)는 컴퓨터나 오실로스코프(oscilloscope)에 연결하여 시각화할 수 있다(그림 7.11).

컴퓨터 또는 오실로스코프 화면에서, 시간 경과에 따른 두 전극 사이의 전압은 선으로 표시된다. 이 선은 두 전극 사이의 전위차 변화에 따라 위쪽 또는 아래쪽으로 움직인다. 선이 위로 올라가는 것은 막의 내부가 외부보다 덜 음성(또는 더 양성)이 됨을 나타낸다. 반대로, 선이 아래로 내려가는 것은 세포 내부가 더 음성이 됨을 나타낸다. 화면에서 선의 상하 진폭은 전압 변화의 크기를 나타낸다.

두 기록 전극이 모두 세포 외부에 놓이면, 두 전극 사이의 전위차는 0이 된다. 두 기록 전극 중 하나가 원형질막을 관통할 경우, 컴퓨터 화면은 세포 내 전극이 세포 외 전극에 대해 전기적으로 음성이라 표시한다. 이렇게 막전위가 기록되며, 이를 **휴지 막전위**(rmp)라 부른다. 모든 세포는 휴지 막전위를 가지지만, 그 크기는 세포 유형에 따라 다를 수 있다. 예를 들어, 신경세포는 평균 rmp를 −70 mV로 유지하는 반면, 심근세포의 rmp는 −85 mV 정도이다.

적절한 자극으로 인해 양전하가 세포로 흐르면, 오실로스코프의 선이 위로 올라간다. 이 변화를 (두 기록 전극 사이의 전위차가 감소하기 때문에) **탈분극**(depolarization)이라고 하며, 이로부터 휴지 막전위로 되돌아가는 변화는 **재분극**(repolarization)이라고 한다. 만약 자극으로 인해 세포 내부가 휴지 막전위보다 더 음성이 된다면, 선은 휴지 막전위보다 아래쪽으로 내려갈 것이다. 이 변화를 **과분극**(hyperpolarization)이라고 한다(그림 7.11). 과분극은 세포를 떠나는 양전하 또는 세포로 들어가는 음전하로 인해 발생할 수 있다.

신경 자극(nerve impulse), 즉 곧 설명할 활동전위(action potential) 생성에 미치는 영향 측면에서, 수상돌기 또는 세포체의 탈분극은 **흥분성**(excitatory)인 반면, 과분극은 **억제성**(inhibitory)이다.

축삭의 이온 관문

방금 설명한 막전위의 변화(탈분극, 재분극, 과분극)는 막의 이온 통로를 통한 순 이온 흐름의 변화로 인해 발생한다. 축삭에서 Na^+, K^+ 등의 이온은 원형질막의 **관문 통로**(gated channel)를 통과한다. "관문"은 통로를 구성하는 단백질 중 일부이며, 특정 자극에 대한 반응으로 이온 통로를 열거나 닫을 수 있다. 이온 통로가 닫히면 원형질막이 덜 투과적이게 되고, 통로가 열리면 막이 이온에 대해 더 투과적이게 된다(그림 7.12).

Na^+ 및 K^+의 이온 통로는 각 이온에 대해 특이적이다. K^+에 대해서는 2가지 유형의 통로가 있다. 한 유형은, 휴지 막전위에서는 관문이 닫혀 있다가 특정 자극에 대한 반응으로 관문이 열리는 K^+ 통로이다. 다른 유형의 경우, 관문은 자극과 무관하게 항상 열려 있으며, 이를 종종 **누출 통로**(leakage channel)라 부른다. Na^+에 대한 통로는, 휴지 막전위에서 관문이 닫혀 있다가 특정 자극에 대한 반응으로 관문이 열리는 유형이다. 하지만, 닫힌 Na^+ 통로의 관문이 때때로 매우 빠르게 열렸다 닫히곤 하는데, 이로 인해 약간의 Na^+이 휴지세포 안으로 유입된다. 이러한 이온 통로 특성에 기인하여, 휴지 막전위의 신경세포는 Na^+보다 K^+에 훨씬 더 투과적인 가운데 약간의 Na^+은 세포 내로 들어가며, 그 결과 휴지 막전위는 K^+의 평형전

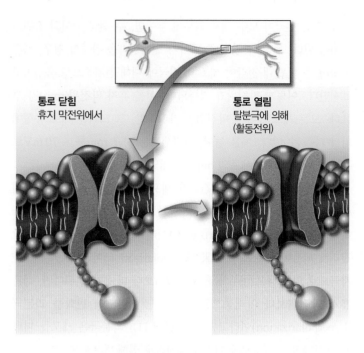

통로 닫힘
휴지 막전위에서

통로 열림
탈분극에 의해
(활동전위)

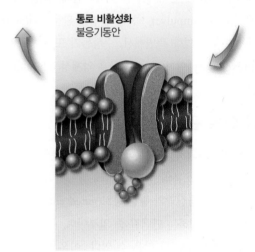

통로 비활성화
불응기동안

그림 7.12 전압–관문 이온 통로. 통로는 휴지 막전위에서 닫혀 있지만, 역치 수준의 탈분극에 대해 반응하여 열린다. 이는 활동전위에 필요한 이온의 확산을 허용한다. 짧은 시간 후, 이 통로는 사슬에 부착된 공 모양의 분자에 의해 비활성화된다.

위보다 조금 덜 음성이다.

마치 양전하를 축삭에 주입하는 것처럼 작용하는 자극 전극(stimulating electrode)을 활용하여, 축삭의 작은 영역에 탈분극을 실험적으로 유도할 수 있다. 하나의 전극을 축삭 내부에, 다른 하나는 인접한 외부에 배치하여 축삭에 자극을 주면, 이 탈분극으로 인해 컴퓨터 화면의 선은 위로 올라간다. 이때 탈분극이 일정 수준 미만이면, 올라가던 선은 매우 짧은 시간 내에 휴지 막전위 수준으로 복귀한다(그림 7.18 참조). 그러나 이 인공 자극이 일정 수준의 탈분극(예: $-70\,mV$ 에서 $-55\,mV$로)을 달성하면, 막전위는 갑자기 매우 빠르게 변한다.

이는 역치 수준에 다다른 탈분극으로 인해 **Na⁺** 통로가 열리기 (depolarization to a threshold level causes the Na⁺ channels to open) 때문이다.

원형질막은 잠시 Na⁺을 자유롭게 투과할 수 있다. 세포 내부는 외부보다 음전하를 띠고 있고 Na⁺의 세포 내부 농도는 세포 외부보다 낮기 때문에, Na⁺에 대한 가파른 **전기화학적 구배**(electrochemical gradient)는 Na⁺의 세포 내 돌진을 유발한다. 이로 인해 막전위는 Na⁺ 평형전위를 향해 빠르게 움직인다(6.4절). 전체 Na⁺ 이온의 수 대비 실제 세포 내 유입 이온 수는 상대적으로 매우 적기 때문에, 세포 외부 Na⁺ 농도의 변화는 미미하다. 그러나 축삭 막 작은 영역 내의 Na⁺ 증가는 (곧 설명하겠지만) 막전위에 크게 영향을 준다.

그림 7.12에서처럼, Na⁺ 통로는 열린 후 매우 짧은 시간 내에 비활성화 과정에 의해 닫힌다. 그 직전, **탈분극 자극으로 인해 K⁺ 관문 통로가 열린다**(the depolarization stimulus causes the gated K⁺ channels to open). 이는 휴지 시보다 막이 K⁺을 더 잘 투과하게 만들고, K⁺은 전기화학적 구배를 따라 세포 밖으로 확산한다. 이로 인해 막전위는 K⁺ 평형전위를 향해 움직인다(그림 7.14 참조). 이후 K⁺ 관문은 닫히고, 막 투과성은 원래의 휴지 상태로 돌아간다.

Na⁺ 및 K⁺ 관문 통로의 개방은 탈분극에 의해 자극되기 때문에, 축삭 막에 존재하는 이러한 이온 통로를 일컬어 **전압–조절 통로** (voltage-regulated channel) 또는 **전압–관문 통로**(voltage-gated channel)라 한다. 통로 관문은 $-70\,mV$의 휴지 막전위에서 닫힌 상태이며, 막이 역치값으로 탈분극되면 열린다.

활동전위

축삭 막의 작은 영역이 인공 자극으로 인해 이온 투과도의 변화에 반응할 때, 해당 지점에서는 무슨 일들이 발생할까? 이 지점 막전위의 결과적인 변화는, 축삭의 해당 영역에 배치된 기록 전극에 의해 감지될 것이다.

앞선 예에서처럼 자극 전극에 의해 축삭 막이 역치 수준으로 탈분극되면, Na⁺ 관문 통로 중 일부가 열리고 막은 Na⁺에 대해 더 투과적이 된다. Na⁺은 축삭 내로 확산하고, 이는 막을 더 탈분극시킨다. 축삭 막 Na⁺ 통로의 관문은 전압에 의해 조절되므로, 이러한 추가 탈분극은 더 많은 Na⁺ 통로를 열어 막을 더 투과적으로 만들고, 더 많은 Na⁺의 세포 내 유입은 더욱더 많은 전압–조절 Na⁺ 통로를 여는 탈분극으로 이어진다. 즉, **양성되먹임 회로**(positive feedback loop)가 생성되어 Na⁺ 유입 및 탈분극 속도가 폭발적으로 가속된다 (그림 7.13).

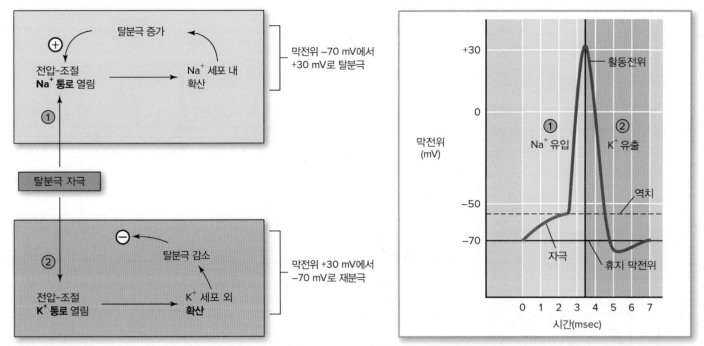

그림 7.13 축삭의 탈분극이 Na$^+$ 및 K$^+$ 확산에 미치는 영향. (1) Na$^+$ 관문이 열리고 Na$^+$이 세포 내부로 확산한다. (2) K$^+$ 관문이 열리고 K$^+$이 세포 외부로 확산한다. Na$^+$의 확산 유입은 추가 탈분극을 일으키고, 이는 양성되먹임(+)으로 더 많은 Na$^+$ 관문을 추가로 연다. K$^+$ 관문 개방에 따른 K$^+$의 확산 유출은 세포 내부를 더욱 음성으로 만드는데, 이는 초기 탈분극에 대한 음성되먹임(−) 효과가 된다.

Na$^+$ 투과성의 폭발적인 증가로 인해, 해당 영역의 막전위는 −70 mV에서 +30 mV로 빠르게 역전된다(그림 7.13). 이 시점에서 Na$^+$ 통로는 닫히고(그림 7.12의 "비활성화"), Na$^+$ 투과성은 급격히 감소한다. 이는 활동전위 상단 전압이 Na$^+$ 평형전위인 +66 mV에 완전히 도달하지 못하는 이유이다(6.4절). 같은 시점에서, 조금 지연되어 열린 전압-관문 K$^+$ 통로를 통해 K$^+$이 세포 외부로 빠르게 확산한다.

K$^+$는 양전하를 띠기 때문에, 세포 외부로 K$^+$이 확산하면 세포 내부가 덜 양성(또는 더 음성)이 되고, 결과적으로 원래의 휴지 막전위 −70 mV를 회복하게 된다. 이 과정을 **재분극**(repolarization)이라고 하며, 이를 통해 **음성되먹임 회로**(negative feedback loop)가 완성된다(그림 7.13). **신경자극**(nerve impulse)이라고도 불리는 **활동전위**(action potential)는 이러한 Na$^+$ 및 K$^+$ 확산 변화 그리고 그에 기인한 막전위 변화로 구성된다.

이온 이동과 막전위 변화 사이의 상관관계를 그림 7.14에서 보여준다. 그림 하단은 탈분극 자극에 대한 반응으로 축삭 막을 통한 Na$^+$ 및 K$^+$의 확산 양상을 보여준다. 그림 상단은 Na$^+$의 폭발적인 확산 증가로 인해 0 mV까지 빠른 탈분극 및 막전위의 **지나치기**(overshoot)가 유발되어, 막 내부가 외부보다 양전하를 띠게 됨(거의 +30 mV)을 보여준다. 즉, Na$^+$의 막 투과성이 크게 증가하면서, 막

전위는 Na$^+$ 평형전위에 근접한다(6.4절). 하지만 연이은 Na$^+$ 통로의 비활성화로 인해, 최대 활동전위 탈분극은 Na$^+$ 평형전위(+66 mV)보다 낮다.

Na$^+$ 통로가 비활성화되면서 K$^+$ 관문 통로가 열리고, 막전위는 K$^+$ 평형전위 쪽으로 이동한다. 외부로의 지속적인 K$^+$ 확산은 막을 재분극시키며, 막전위는 휴지 막전위를 약간 지나쳐 내려가는 **후과분극**(after-hyperpolarization)에 이른다(그림 7.14). 하지만 후과분극이 K$^+$ 평형전위(−90 mV)에 도달하기 전에 K$^+$ 관문 통로가 닫히게 되고, 후과분극은 소멸하면서 휴지 막전위가 복구된다.

Na$^+$/K$^+$ 펌프는 원형질막에서 상시 작동한다. 이 펌프는 활동전위 동안 축삭 내부로 들어간 Na$^+$을 퍼내고 외부로 나온 K$^+$을 집어넣는다. 활동전위 동안에는 상대적으로 적은 양의 Na$^+$ 및 K$^+$이 축삭 안팎으로 이동한다. 이러한 움직임은 활동전위 동안 막전위를 변화시키기에 충분하지만, 이들 이온의 농도에는 별다른 영향을 미치지 않는다. 그런데 활동전위 발생 후 휴지 상태 회복을 위해서는 Na$^+$/K$^+$ 펌프의 능동수송을 통해 Na$^+$을 내보내고 K$^+$를 축삭 안으로 다시 이동시켜야 한다.

Na$^+$/K$^+$ 펌프의 능동수송은 활동전위의 생성에 직접 관여하지는 않는다. 탈분극과 재분극은 모두 농도 구배를 따르는 이온의 확산에 의해 생성된다. 시안화물(cyanide)로 중독되어 ATP를 생성할 수 없

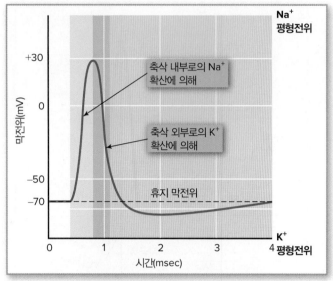

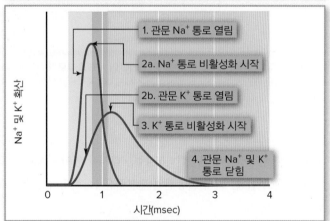

그림 7.14 활동전위 동안의 막전위 변화와 이온 이동. 상단 그래프는 활동전위(파란색 선)를. 하단 그래프(빨간색 선)는 활동전위 동안 Na^+ 및 K^+의 순확산을, 각각 나타낸다. 두 그래프 모두 x-축은 시간이므로, 상단 그래프의 탈분극, 재분극, 후과분극은 하단 그래프의 Na^+ 및 K^+ 통로의 작동 및 그에 따른 이온 이동과 연관될 수 있다. Na^+의 유입은 활동전위의 탈분극(상승) 단계에서 막전위를 Na^+ 평형전위 쪽으로 이동시키는 반면, K^+의 유출은 활동전위의 재분극(하강) 단계에서 막전위를 K^+ 평형전위 쪽으로 이동시킨다.

는 신경세포일지라도, 일정시간 동안은 활동전위를 생성할 수 있다. 하지만, 잠시 후 Na^+/K^+ 펌프 작동에 필요한 ATP가 부족해져 농도 구배가 감소하고, 이는 축삭의 활동전위 생성 능력 감소로 이어진다.

실무율

축삭 막 영역이 역치 값으로 탈분극되면, Na^+ 투과성과 탈분극 사이의 양성되먹임 효과로 인해 막전위가 약 $+30$ mV까지 빠르게 치솟는다. 이때, Na^+ 통로가 빠르게 닫히면서 K^+ 통로가 열리기 때문에, 막전위는 $+30$ mV를 넘어서지는 않는다. Na^+ 및 K^+ 통로가 열려 있는 시간의 길이는 탈분극 자극의 강도와는 무관하다.

활동전위의 진폭(크기)은 **실무율**(all-or-none, 전부 또는 전무)을

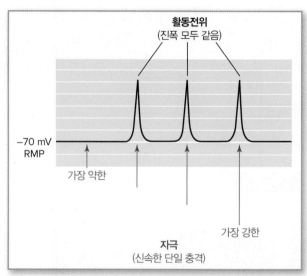

그림 7.15 활동전위의 실무율. 축삭에 전달된 신속한 단일 충격(빨간색 화살표)은 탈분극 자극으로 작용할 수 있다. 자극이 역치 미만이면 축삭에서 활동전위가 생성되지 않지만, 자극이 역치에 도달하면 완전한 활동전위가 생성된다. 더 큰 자극이 더 큰 활동전위를 생성하지 않는다. 즉, 활동전위는 단계적이지 않고, 실무율을 따른다.

따른다. 탈분극이 역치 아래이면 전압-조절 관문은 닫힌 상태로 유지되며, 역치에 도달하면 활동전위가 생성된다(그림 7.15). -70 mV에서 $+30$ mV로 올라갔다가 다시 -70 mV로 돌아오기까지 약 3 msec만 소요되므로, 컴퓨터 화면에서 축삭 활동전위의 모양은 극파(spike)처럼 보인다. 따라서 활동전위는 종종 **극파전위**(spike potential)라 불린다.

통로는 곧 **비활성화**(inactivated)되므로, 매우 짧은 시간 동안만 열려 있다. 단순히 관문을 닫는 것과는 다른 과정인 비활성화는, 자동으로 발생하여 막의 재분극 동안 지속된다. 이 자동 비활성화로 인해, 모든 활동전위의 지속 시간은 거의 동일하다. 또한, Na^+에 대한 농도 구배가 비교적 일정하기 때문에, 활동전위의 진폭은 모든 축삭에서 언제나 거의 동일하다(-70 mV에서 $+30$ mV까지, 약 100 mV의 전체 진폭).

자극 강도

활동전위는 실무율을 따르기 때문에, 더 강한 자극이 더 큰 진폭의 활동전위를 생성할 수는 없다. 신경계의 자극 강도 코드는 진폭 변조(amplitude modulated, AM)가 아니다. 더 큰 자극 강도가 신경세포에 가해지면 동일한 활동전위가 더 자주 생성된다(초당 더 많이 생성됨). 즉, 신경계의 자극 강도 코드는 빈도 변조(frequency modulated, FM)이다(그림 7.16).

(신경에 있는) 전체 축삭들이 자극될 때, 자극 강도에 따라 자극되는 축삭의 범위가 다르다. 약한 자극은 역치가 낮은 소수의 축삭만

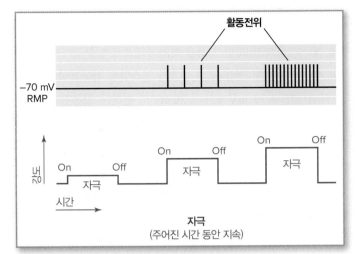

그림 7.16 자극 강도가 활동전위 빈도에 미치는 영향. 이번에는, 일정시간 동안 지속되는 자극(하단 그림)이 축삭에 주어진다. 첫 번째 경우, 자극이 역치에 도달하지 못할 정도로 약해서, 활동전위가 생성되지 않는다. 두 번째 경우, 더 강한 자극이 전달되어, 자극이 지속되는 동안 몇 개의 활동전위가 생성된다. 세 번째 경우. 두 번째보다 더 강한 자극으로 인해, 같은 시간 동안 더 많은 수의 활동전위가 생성된다. 즉, 자극의 강도는 활동전위의 생성빈도(진폭이 아니라)로 반영된다.

활성화하지만, 더 강한 자극은 역치가 높은 축삭까지 활성화할 수 있다. 즉, 자극의 강도가 증가함에 따라 더 많은 축삭이 활성화된다. **동원**(recruitment)이라 불리는 이 과정은, 신경계가 자극 강도를 반영할 수 있는 또 다른 메커니즘이다.

불응기

특정 강도의 자극이 축삭의 한 지점에서 유지되고 역치까지 탈분극되면, 해당 지점에서 자극에 상응하는 빈도로 활동전위가 생성된다. 자극 강도가 증가할 경우, 해당 지점에서 생성되는 활동전위의 빈도도 상응하여 증가할 것이다. 활동전위 생성빈도가 증가할수록 활동전위 생성시간 간격은 감소하지만, 최소시간 간격(minimum time interval)까지만이다. 연속적인 활동전위 사이의 간격은, 이전 활동전위가 끝나기 전에 새로운 활동전위가 생성될 정도로 짧아지지는 않는다.

축삭 막 한 부분에서 활동전위가 생성되는 동안에는, 추가 자극에 반응할 수 없다. 이 불응기 초기에 두 번째 자극을 가할 경우, 두 번째 자극은 막전위에 전혀 영향을 주지 못한다. 이 경우, 막은 **절대적 불응기**(absolute refractory period)에 있다고 표현된다.

절대적 불응기의 원인은 이제 분자 수준에서 이해된다. 통로를 여닫는 전압-조절 관문 외에도, 이온 통로에는 세포질 쪽에서 통로의 마개로 작용할 수 있는 폴리펩타이드가 존재한다(그림 7.12 참조). 전압-조절 통로는 탈분극에 의해 일정시간 열린 다음 **비활성 상태**(inactive state)에 접어든다. 비활성화된 통로는 탈분극에 의해 열리

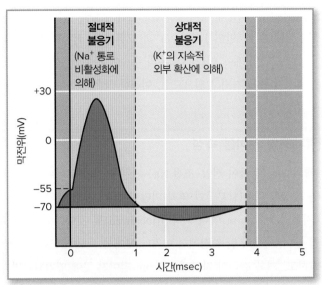

그림 7.17 절대적 및 상대적 불응기. 축삭의 한 부분이 활동전위를 생성하는 동안, 막은 추가 자극에 대해 절대적 또는 상대적으로 저항성(불응기)이다.

지 않는다. 비활성화 이유는 전압-관문 통로의 유형에 따라 다르다. 그림 7.12의 전압-관문 통로 유형에서, 통로는 사슬에 부착된 공 모양의 분자에 의해 차단된다. 다른 유형의 전압-관문 통로에서는, 분자 재배열을 통해 통로의 모양이 변경된다. 전자는 통로를 막고 있던 공이 통로 입구를 떠남으로써, 후자는 분자 재배열에 의해 통로가 휴지기 형태로 복원됨으로써, 두 경우 모두 일정시간 후 비활성화가 종료된다. 휴지기에는 비활성화 상태와 달리 통로가 닫혀 있지만, 충분한 강도의 탈분극 자극에 반응하여 통로가 열릴 수 있다.

모든 Na^+ 관문 통로가 비활성화 상태에서 닫힌 상태로 동시에 전환되지는 않는다. 충분한 Na^+ 통로가 비활성화 상태가 아닌 닫힌 상태일 때, 축삭은 충분히 강한 자극에 의해 다시 자극될 수 있다. 하지만 K^+ 통로가 여전히 열려 있고 막이 재분극 과정 중인 상황에서는, K^+ 유출의 영향을 극복해야 하는 만큼, 축삭을 역치까지 탈분극시키는 것은 훨씬 더 어렵다. 매우 강력한 탈분극 자극만이 이러한 장애물을 극복하고 두 번째 활동전위를 생성할 수 있다. Na^+ 통로는 비활성화 상태에서 회복 중이며 K^+ 통로는 여전히 열려 있는 시간 동안, 막은 **상대적 불응기**(relative refractory period)에 있다고 표현된다(그림 7.17).

세포막은 활동전위 생성 중 불응기에 있으므로, 활동전위는 각각 분리되어 실무율에 따른다. 이런 방식으로, 연속적으로 가해지는 자극의 강도가 점차 증가할 경우, 그 강도는 활동전위 생성빈도에 의해 코딩될 수 있다.

수많은 활동전위가 생성된 후 세포 내외 구획에서 Na^+ 및 K^+의 상대적 농도가 변경될 것으로 생각할 수 있지만, 그렇지 않다. 예를

들어, 전형적인 포유류 축삭에서 활동전위 생성을 위해 3,000개 중 1개의 세포 내 K⁺만이 1개의 Na⁺과 교환된다. 전형적인 신경세포 1개는 (초당 2억 개에 이르는 이온의 수송이 가능한) 약 100만 개의 Na^+/K^+ 펌프를 가지고 있으므로, 이러한 작은 변화는 신속하게 교정될 수 있다.

신경세포의 케이블 속성

한 쌍의 자극 전극이 전압-조절 Na⁺ 관문을 열기에 너무 약한 탈분극을 생성할 경우(탈분극이 역치 미만인 경우), 막전위의 변화는 자극 지점의 1~2 mm 이내에 **국한**(localized)될 것이다(그림 7.18). 예를 들어, 자극이 한 지점에서 −70 mV에서 −60 mV로 탈분극을 유발하고, 기록 전극이 자극에서 3 mm 떨어진 곳에 배치된다면, 기록된 막전위는 −70 mV(휴지 막전위)로 유지될 것이다. 따라서 축삭은 금속 전선과 비교하면 매우 열악한 전도체이다.

신경세포의 **케이블 속성**(cable property)은 세포질을 통해 전하를 전도하는 능력이다. 이러한 케이블 속성은 전하 확산에 대한 높은 내부 저항 및 축삭 막을 통한 다량의 전하 누출로 인해 매우 취약하다(그림 7.18). 만약 축삭이 케이블 속성을 통해서만 전도되어야 한다면, 축삭의 길이는 1 mm를 초과할 수 없을 것이다. 일부 축삭의 길이가 1 m 이상이라는 사실은, 신경자극의 전도가 축삭의 케이블 속성에만 의존하지는 않음을 의미한다.

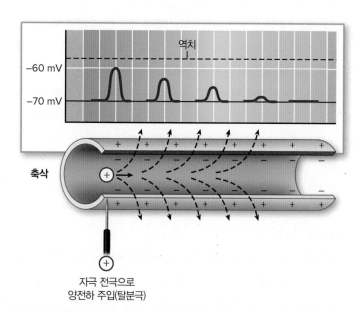

그림 7.18 축삭의 케이블 속성. 축삭의 케이블 속성은 거리에 따라 전위 변화를 전도할 수 있는 속성이다. 자극 전극으로 양전하를 주입하여 축삭의 한 지점에서 탈분극(파란색)을 생성할 경우, 활동전위로 이어지지 않는 한 탈분극은 빠르게 소멸할 것이다. 탈분극 진폭의 감소는, 축삭 막을 통한 전하 누출(점선 화살표) 때문이다. 거리에 따라 전위의 변화를 전도하는 축삭의 능력은, 이러한 누출로 인해 취약해진다.

신경자극의 전도

자극 전극이 축삭 막의 한 지점을 역치 수준으로 탈분극시키면, 축삭 막의 작은 영역에서 전압-조절 통로가 열리면서 활동전위가 생성된다. 막전위가 −70 mV에서 +30 mV로 변하는 활동전위의 처음 1 msec 동안, Na⁺ 전류는 개방된 Na⁺ 통로를 통한 확산에 의해 세포 내로 유입된다. 즉, 각 활동전위는 양전하(Na⁺)를 축삭 내에 "주입"한다(그림 7.19).

축삭의 케이블 속성에 의해, Na⁺은 여전히 −70 mV의 막전위를 갖는 인접 영역으로 전도된다. 축삭의 케이블 속성(1~2 mm)의 한

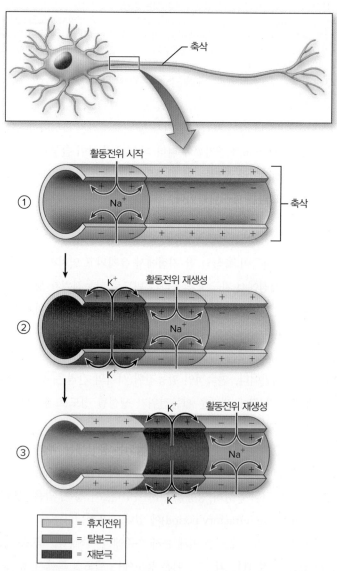

그림 7.19 무수 축삭에서 활동전위의 전도. 각 활동전위는 양전하를 "주입"하여 인접한 영역으로 전파한다. 방금 활동전위를 생성한 영역은 불응기가 된다. 바로 다음의 아직 자극되지 않은 영역은, 부분적으로 탈분극되어 전압-조절 Na⁺ 관문이 열리며, 이 과정은 반복된다. 축삭의 연속적인 부분들은 활동전위를 재생성 또는 "전도"한다.

계 이내에서, 이는 축삭 막의 인접 영역 탈분극에 도움이 된다. 막의 인접 영역이 탈분극의 역치 수준에 도달하면, 전압-조절 관문이 열리면서 활동전위가 생성된다.

축삭 막의 첫 번째 위치(축삭 개시절)에서 생성된 활동전위는 축삭 막의 다음 영역에 대한 탈분극 자극으로 작용하여, 그곳에서 활동전위를 생성한다. 두 번째 영역의 활동전위는 세 번째 영역의 활동전위 생성을 위한 탈분극 자극으로 작용하고, 이런 방식으로 활동전위의 생성은 축삭 막을 따라 계속된다. 이는 축삭 소구에서 개시절을 넘어 축삭의 모든 영역에서 활동전위가 어떻게 생성되는지 설명한다.

무수 축삭의 전도

무수 축삭은 Na^+ 및 K^+ 통로가 존재하는 모든 막 부위에서 활동전위 생성이 가능하다. 즉, 활동전위는 축삭의 전체 길이를 따라 생성된다. 하나의 활동전위 동안 Na^+ 유입으로 유도된 탈분극의 케이블 속성에 의한 확산은, 막의 인접 영역을 탈분극하는 데 도움이 된다. 이 과정은, 축삭 막의 외부 표면에 있는 이온들의 이동에 의해서도 도움을 받는다(그림 7.19). 이 과정은 탈분극된 영역의 양쪽 막을 탈분극시켜 각각 활동전위 생성을 유도하지만, 앞서 이미 활동전위를 생성했던 뒤쪽 막은 아직 불응기이기 때문에, 이 탈분극에 대해서는 새로운 활동전위를 생성할 수 없다.

활동전위가 실제로 "전도(conduct)"되지는 않는다는 것을 인식해야 한다. 각 활동전위는, 축삭 길이를 따라 반복 또는 **재생되는**(regenerated) 별도의 온전한 이벤트이다. 이는 경기장에서 관중들이 연출하는 "파도(wave)"와 유사하다. 사람들은 차례대로 일어서고(탈분극) 앉기(재분극)를 반복한다. 이동하는 것은 관중들이 아니라 "파동(wave)"(축삭 막을 따라 다른 위치에서 반복되는 활동전위)이다.

따라서 축삭 끝에서 생성된 활동전위는, 축삭 막의 이전 영역으로부터 전해진 탈분극에 대한 응답으로 생성된, 완전히 새로운 이벤트이다. 축삭의 마지막 영역에서 생성되는 활동전위는 첫 번째 영역에서 생성되는 활동전위와 동일한 진폭을 갖는다. 즉, 활동전위는 (진폭의) **감소 없이 전도**(conduct without decrement)된다.

축삭의 케이블 속성에 의한 탈분극의 확산은, 활동전위를 생성하는 데 걸리는 시간에 비해 빠르다. 따라서 축삭의 주어진 길이를 따라 더 많은 활동전위가 생성될수록, 전도는 더 느려진다. 무수 축삭은 μm 단위의 모든 부분에서 활동전위가 생성되어야 하므로, 전도 속도는 상대적으로 느리다. 무수 축삭이 더 두꺼울수록(전하의 흐름에 대한 저항이 적어지기 때문에 케이블 속성에 의한 전하의 전도가 빨라짐으로써), 전도 속도는 더 빨라진다. 축삭이 수초화될 경우 전도 속도는 훨씬 빨라지는데, 이는 주어진 길이를 따라 활동전위가 더 적게 생성되기 때문이다.

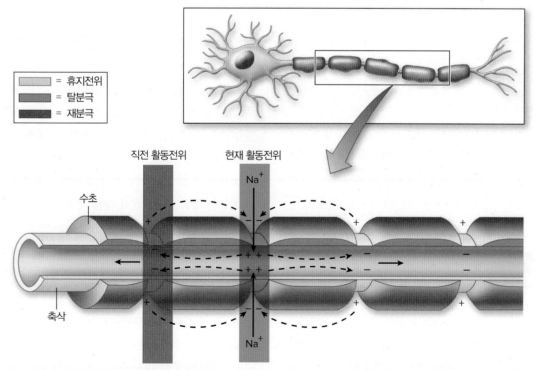

그림 7.20 유수 축삭에서 신경자극의 전도. 수초가 Na^+ 유입전류를 방지하기 때문에, 활동전위는 수초 사이의 틈, 즉 랑비에 결절에서만 생성될 수 있다. 결절에서 결절로의 활동전위 "도약"을 도약 전도(saltatory conduction)라 부른다.

유수 축삭의 전도

수초는 축삭에 절연체를 제공하여, 막을 통한 Na^+ 및 K^+의 이동을 막는다. 수초가 연속적으로 축삭을 덮고 있는 구간에서는 활동전위가 생성될 수 없다. 따라서 수초는 앞서 언급한 바 있는 **랑비에 결절**(node of Ranvier)이라는 방해물을 갖는다.

축삭의 케이블 속성은 매우 짧은 거리(1~2 mm)에서만 탈분극을 전도할 수 있으므로, 랑비에 결절은 이 거리 이상으로 분리될 수 없다. Na^+ 통로는 랑비에 결절에 집중적으로 분포되어 있으며(약 10,000개/μm^2), 결절 사이의 축삭 막 영역에는 거의 존재하지 않는다. 그러므로 활동전위는 랑비에 결절에서만 발생하며(그림 7.20), 결절에서 결절로 "도약"하는 것처럼 보이는데, 이를 **도약 전도**(saltatory conduction)라 일컫는다. 랑비에 결절의 활동전위는 바로 다음 결절의 막을 역치까지 탈분극시키고, 이로 인해 다음 결절에서 새로운 활동전위가 생성된다. 활동전위는 1 μm 길이의 각 랑비에 결절에서 새로이 반복된다.

유수 축삭은 무수 축삭보다 더 빠르게 활동전위를 전도한다. 이는 유수 축삭이 약 1 mm 간격으로 존재하는 랑비에 결절에서만 전압-관문 통로를 갖는 반면, 무수 축삭은 전체 길이를 따라 이러한 통로를 갖기 때문이다. 유수 축삭은 무수 축삭에 비해, 케이블 속성에 의한 탈분극의 확산(더 빠름)은 많고 활동전위가 생성되는(느림) 막 부위는 적기 때문에, 유수 축삭의 전도가 더 빠르다. 또한, 유수 축삭은 일반적으로 무수 축삭보다 두꺼우므로, 전하 확산에 대한 저항이 적고 케이블 속성에 의한 전도가 더 빠르다. 인체 신경계의 전도 속도는, 1.0 m/초(느린 내장 반응을 중개하는 가는 무수 섬유)에서 100 m/초(골격근의 빠른 신장 반사에 관여하는 두꺼운 유수 섬유) 이상까지, 다양하다(표 7.3).

요약하면, 활동전위 전도 속도는 (1) 축삭의 직경 증가 및 (2) 수초화에 따라 증가한다. 전자는 케이블 속성에 의한 전하 확산에 대한 저항을 감소시키며, 후자는 활동전위의 도약 전도를 초래한다. 이 두

표 7.3 | 직경이 다른 포유류 신경의 전도 속도 및 기능

직경(μm)	전송속도(m/sec)	기능 예시
12~22	70~120	감각: 근육 위치
5~13	30~90	체성운동섬유
3~8	15~40	감각: 촉각, 압력
1~5	12~30	감각: 통증, 온도
1~3	3~15	자율신경섬유부터 신경절까지
0.3~1.3	0.7~2.2	자율신경섬유부터 평활근 및 심근까지

가지 방법은 일반적으로 신경계에서 함께 활용되는데, 축삭이 가늘수록 수초화되지 않은 경우가 많고, 두꺼울수록 대체로 수초화되어 있다.

7.3 시냅스

축삭은 다른 세포 가까이에서 끝나거나, 어떤 경우에는 다른 세포와 접촉한다. 특수한 경우, 활동전위는 한 세포에서 다른 세포로 직접 전해질 수 있다. 하지만 대부분의 경우 활동전위는 종말단추에서 멈추며, 그 지점에서 화학적 신경전달물질의 방출을 자극함으로써 다음 세포에 영향을 미친다.

시냅스(synapse)는 신경세포와 두 번째 세포 사이의 기능적 연결이다. CNS에서는 나머지 세포 역시 신경세포이다. PNS에서 나머지 세포는 신경세포일 수도 있고, 근육 또는 샘 내의 **효과기 세포**(effector cell)일 수도 있다. 신경세포-신경세포 시냅스와 신경세포-근육 시냅스는 생리학적으로 유사하지만, 후자의 경우 종종 **신경근 시냅스**(neuromuscular synapse) 또는 **신경근 접합부**(neuromuscular junction)라 부른다.

신경세포-신경세포 시냅스는 보통 한 신경세포의 축삭과 두 번째 신경세포의 수상돌기, 세포체 또는 축삭 사이의 연결에 관여하며, 이를 각각 **축삭-수상돌기**(axodendritic), **축삭-세포체**(axosomatic), **축삭-축삭**(axoaxonic) **시냅스**라고 한다. 거의 모든 시냅스에서, 자극은 첫 번째 또는 **시냅스전**(presynaptic) 신경세포의 축삭으로부터 두 번째 또는 **시냅스후**(postsynaptic) 신경세포로의 한 방향으로만 전달된다. 시냅스는 가장 일반적으로, 시냅스전 신경세포의 축삭과 시냅스후 신경세포의 수상돌기 또는 세포체 사이에서 발생한다.

20세기 초까지는, 시냅스 신호전달이 **전기적**(electrical)이라고, 즉 활동전위가 한 세포에서 다음 세포로 직접 전도되는 것으로 여겨졌다. 신경 말단이 시냅스후 세포에 닿는 것처럼 보이며, 시냅스전도의 지연이 지극히 짧다는 점(약 0.5 msec)을 고려할 때, 이는 논리적인 추측이었다. 하지만 이후 개선된 조직학적 기술에 의해 시냅스의 작은 틈이 발견되었으며, 자율신경 작용이 특정 화학물질에 의해 재연될 수 있음이 증명되었다. 이는 시냅스 신호전달이 **화학적**(chemical)일 수 있다는 가설로 이어졌다. 시냅스전 말단에서 방출되는 **신경전달물질**(neurotransmitter)은 시냅스후 세포의 막전위에 영향을 주며, 역치 탈분극이 달성될 경우 활동전위가 생성된다.

1921년 생리학자 뢰비(Otto Loewi)는 시냅스 신호전달이 적어도 미주신경(그림 9.6 참조)과 심장 사이의 연접에서는 실제로 화학적이라는 실험 결과를 발표했다. 그는 개구리 심장을 적출하여 등장액으로 관류시키면서, 심장과 연접한 미주신경의 가지를 자극하였다. 미주신경자극은 심장박동을 늦추는 것으로 알려졌다. 미주신경자극 후, 뢰비는 등장액을 회수하여 다른 심장에 처리하였다. 다른 심장으로 가는 미주신경은 자극되지 않았음에도 불구하고, 이전 심장을 관류시킨 등장액으로 인해 다른 심장의 박동도 느려졌다.

뢰비는 미주신경 말단이 심박수를 억제하는 (그가 *Vagusstoff*라고 불렸던) 화학물질을 방출했음이 틀림없다고 결론지었다. 이 화학물질은 이후 **아세틸콜린**(acetylcholine, ACh)으로 확인되었다. 화학적 시냅스의 다른 많은 예들이 뢰비 이후 수십 년에 걸쳐 발견되었고, 전기적 시냅스 신호전달 이론의 명성은 떨어졌다. 하지만 더 최근의 연구를 통해, 전기적 시냅스가 평활근 내부와 심장세포 사이 그리고 예외적이지만 신경계에도 존재한다는 사실이 밝혀졌다.

전기적 시냅스: 간극연접

두 세포가 전기적으로 연계되기 위해서는, 크기가 거의 같아야 하고 전기 저항이 낮은 접촉 부위로 이어져야 한다. 이런 방식으로, 신경 자극은 방해 없이 한 세포에서 다음 세포로 재생성될 수 있다. 전기적으로 연계된 인접세포는 **간극연접**(gap junction)을 통해 연결된다. 간극연접에서, 두 세포의 막은 2 nm (1 nm = 10^{-9} m) 떨어져 있다. 인접한 세포의 개별 원형질막에서, 6개의 **커넥신**(connexin) 단백질

이 함께 모여 수성 막공을 가진 막 관통 구조를 형성한다. 이는 간극연접의 절반이며 **헤미채널**(hemichannel)이라 불린다. 두 원형질막의 헤미채널이 도킹하여 완성되는 간극연접을 통해, 이온 및 분자가 두 막을 가로질러 한 세포에서 다른 세포로 이동할 수 있다(그림 7.21).

심근에 존재하는 간극연접은 활동전위가 세포에서 세포로 직접 퍼지도록 해주며, 그 결과 심근은 하나의 단위로 수축할 수 있다. 유사한 예로, 대부분의 평활근에 존재하는 간극연접을 통해 많은 세포가 함께 자극되어 수축함으로써, (분만 중 자궁의 경우처럼) 더 강하게 수축할 수 있다. 신경계에서 간극연접의 기능은 잘 알려지지 않았지만, 뇌의 많은 영역에 존재하는 것으로 알려져 있다. 한때 비교적 단순하고 정적인 것으로 여겨졌지만, 간극연접의 변형, 즉 통로의 추가 또는 제거를 통해 전도가 조절되며, 화학적 시냅스와 기능적으로 상호작용할 수 있음을 보여주는 새로운 연구 결과들이 발표된 바 있다. 간극연접은 신경교세포 사이에서도 발견되는데, 이는 연결된 세포 사이에서 Ca^{2+} (및 아마도 다른 이온 및 분자)의 통과를 허용한다.

화학적 시냅스

신경계에서 시냅스를 통한 신호전달은 대부분 단방향이며, 시냅스전 축삭 말단에서 화학적 신경전달물질의 방출을 통해 발생한다. 부풀어 오른 모양 때문에 **종말단추**(terminal bouton)라 불리는 시냅스전 말단은, 시냅스후 세포와 매우 좁은(약 10 nm) **시냅스 간극**(synaptic cleft)으로 분리되어 있다(그림 7.22).

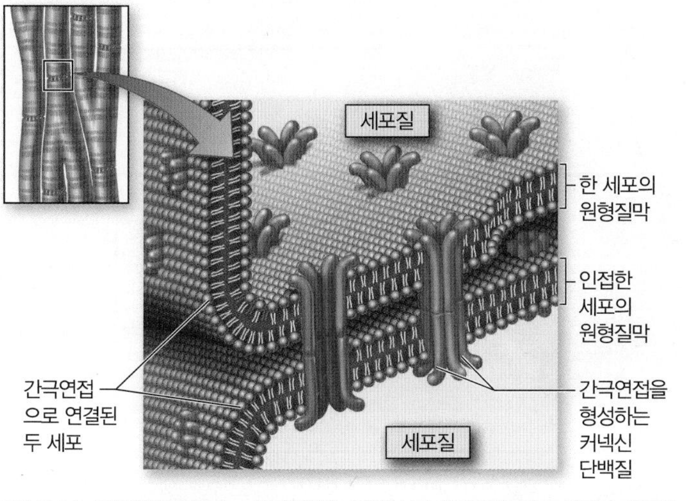

그림 7.21 **간극연접의 구조.** 간극연접은 이온이 한 세포에서 다른 세포로 이동할 수 있는, 물로 채워진 통로이다. 그림은 심근의 간극연접을 보여준다. 각 간극연접은 커넥신 단백질로 구성된다. 한 원형질막의 커넥신 단백질 6개가 다른 원형질막의 커넥신 단백질 6개와 정렬하여, 하나의 간극연접을 형성한다.

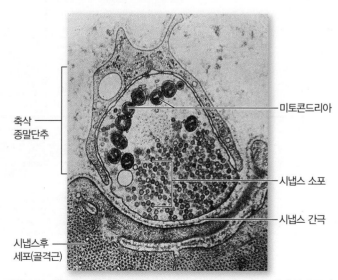

그림 7.22 **화학적 시냅스의 전자현미경 사진.** 체성운동신경세포의 축삭과 골격근 세포 사이의 시냅스이며, 축삭 말단의 시냅스 소포와 시냅스 간극을 볼 수 있다. 시냅스 소포에는 신경전달물질(여기에서는 ACh)이 들어 있다. ©Don W. Fawcett/Science Source

화학적 신호전달을 위해서는, 시냅스 간극이 매우 좁아야 하고 신경전달물질이 시냅스후 막 수용체단백질 근처로 방출되어야 한다. 화학적 시냅스에서, 시냅스전후 막의 물리적 연계는 특정한 막단백질의 작용으로 안정화된다. 시냅스전 막에 존재하는 단백질인 **세포부착분자**(cell adhesion molecule, CAM)는 막에서 시냅스 간극으로 돌출되어 서로 결합한다. 이 결합은 벨크로(Velcro)와 같은 효과를 발휘하여, 시냅스전후 막이 빠른 화학적 신호전달을 위해 근접 상태를 유지할 수 있도록 한다.

신경전달물질의 방출

시냅스전 신경세포 말단 내의 신경전달물질 분자는 **시냅스 소포**(synaptic vesicle) 내에 들어 있다(그림 7.22). 소포 내 신경전달물질이 시냅스 간극으로 방출되려면, **세포 외 배출**(exocytosis) 시 소포막과 축삭 막이 융합해야 한다(3장). 시냅스 소포의 세포 외 배출 및 그에 따른 신경전달물질 분자의 시냅스 간극 방출은, 활동전위가 전압-관문 Ca^{2+} 통로를 자극하여 Ca^{2+}이 종말단추로 유입됨으로써

촉발된다(그림 7.23). 종말단추에서 활동전위의 빈도가 높을수록 더 많은 Ca^{2+}이 유입되고, 그에 따라 더 많은 시냅스 소포가 세포 외 배출을 통해 신경전달물질 분자를 방출한다. 즉, 시냅스전 축삭의 활동전위 빈도가 높을수록 시냅스후 신경세포는 더 크게 자극된다.

활동전위가 종말단추에 도달하기 전에, 많은 시냅스 소포가 이미 시냅스전 원형질막의 특정 부위에 부착 또는 **도킹되어**(docked) 있다. 소포막과 원형질막을 연결하는 단백질인 **스네어 복합체**(SNARE complex)가 이 도킹에 관여한다. 알려진 SNARE 단백질로는, 소포막의 **시냅토브레빈-2**(synaptobrevin-2), 원형질막의 **신택신**(syntaxin) 및 **스냅-25**(SNAP-25)가 있다. 활동전위가 시냅스전 종말단추에 도달하면, 탈분극으로 원형질막의 전압-관문 Ca^{2+} 통로가 열린다. Ca^{2+}은 세포질로 유입되어 시냅스 소포막의 **시냅토태그민**(synaptotagmin)이라는 Ca^{2+} 감지 단백질에 결합한다. 아직 모르는 메커니즘을 통해 SNARE 복합체와 상호작용하고, 1 ms 이내에 소포와 원형질막의 융합, 막공 형성, 신경전달물질의 세포 외 배출이 연이어 수행된다. 시냅스 소포가 어떻게 도킹하고 신경전달물질을 방

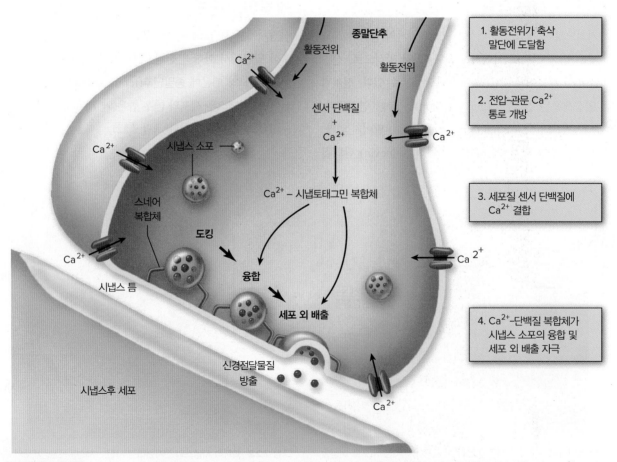

그림 7.23 신경전달물질의 방출. 단계 1～4는 활동전위가 시냅스 소포의 세포 외 배출을 어떻게 자극하는지 보여준다. 활동전위에 의해 전압-관문 Ca^{2+} 통로가 열리면, Ca^{2+}은 세포질로 들어가 시냅토태그민이라는 센서 단백질에 결합한다. 한편, 도킹된 시냅스 소포는 스네어 단백질 복합체에 의해 종말단추의 원형질막에 고정된다. 활동전위 도달 후 1 msec 이내에, Ca^{2+}-시냅토태그민 복합체는 스네어 단백질과 상호작용하여 소포의 세포 외 배출을 통해 신경전달물질을 방출한다.

출하는지 알아낸 과학자들은 2013년 노벨 생리의학상을 수상했다.

신경전달물질의 작용

시냅스전 종말단추에서 방출된 신경전달물질 분자는, 시냅스 간극을 가로질러 시냅스후 세포막으로 빠르게 확산하여 막의 특정 **수용체단백질**(receptor protein)에 결합한다. 수용체단백질은 자신의 **리간드**(ligand)인 신경전달물질에 대해 높은 특이성을 가지고 있다. 이 경우 **리간드**라는 용어는, 더 큰 단백질 분자(수용체)에 결합하여 복합체를 형성하는 더 작은 분자(신경전달물질)를 의미한다. 신경전달물질 리간드가 수용체단백질에 결합하면, 시냅스후 막의 이온 통로가 열린다. 이러한 통로를 조절하는 관문은, 화학적 리간드가 시냅스후 원형질막 수용체에 결합할 때 열리기 때문에 **화학적 조절 관문**(chemically regulated gate) 또는 **리간드-조절 관문**(ligand-regulated gate)이라 불린다.

관문 이온 통로의 두 가지 광범위한 범주, 즉 **전압-조절**(voltage-regulated) 및 **화학적 조절**(chemically regulated)이 언급된 바 있다. 전압-조절 통로는 주로 축삭에서, 화학적 조절 통로는 시냅스후 막에서 각각 발견된다. 전압-조절 통로는 탈분극에 대한 반응으로, 화학적 조절 통로는 신경전달물질 리간드의 시냅스후 수용체 결합에 대한 반응으로 각각 열린다.

화학적 조절 이온 통로가 열리면 막전위의 단계적 변화가 발생하는데, 이를 **차등 전위**(graded potential)라고 한다. 특정 화학적 조절 통로, 특히 Na^+ 또는 Ca^{2+} 통로가 열릴 경우, 시냅스후 막 내부는 단계적 탈분극으로 인해 음성이 덜해진다. 이때 막전위는 활동전위 생성에 필요한 역치를 향하기 때문에, 이 단계적 탈분극을 **흥분성 시냅스후 전위**(excitatory postsynaptic potential, EPSP)라고 한다. 한편, Cl^-가 특정 통로를 통해 세포 내로 유입될 경우, 시냅스후 막 내부는 단계적 과분극으로 인해 더 음성이 된다. 이때 막전위는 활동전위 생성에 필요한 역치로부터 더 멀어지기 때문에, 이 단계적 과분극을 **억제성 시냅스후 전위**(inhibitory postsynaptic potential, IPSP)라고 한다.

이름에서 알 수 있듯이, 흥분성 시냅스후 전위는 시냅스후 세포를 자극하여 활동전위를 생성하고, 억제성 시냅스후 전위는 이 효과를 방해한다. 한 신경세포의 축삭과 다른 신경세포의 수상돌기 사이 시냅스에서, EPSP 및 IPSP는 수상돌기에서 생성되며, 활동전위 생성에 영향을 주기 위해서는 축삭 개시절 방향으로 전송되어야 한다(그림 7.24).

시냅스 전위(EPSP 및 IPSP)는 수상돌기 및 세포체를 따라 축삭

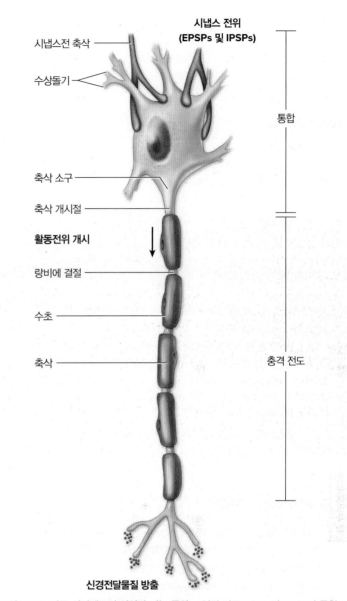

그림 7.24 다극 신경세포의 영역별 기능 특화. 입력 자극(EPSP 및 IPSP)의 통합은 일반적으로 수상돌기와 세포체에서 발생하며, 축삭은 축삭 개시절에서 활동전위를 전도한다.

소구로 전도되면서 그 진폭이 감소한다. 축삭 소구에 인접하며, 세포체로부터 유수 축삭의 첫 번째 수초까지 5~80 μm에 해당하는 무수초 부위를 **축삭 개시절**(axon initial segment)이라고 한다. 축삭 개시절에는 Na^+ 및 K^+ 통로가 집중적으로 분포하며, 이곳에서 활동전위가 처음 생성됨은 물론, EPSP와 IPSP의 가중(summation)과 같은 시냅스 통합이 발생한다(7.7절). 축삭 개시절에서 처음 생성된 활동전위는, 앞서 설명한 대로 축삭을 따라 스스로 재생성한다(그림 7.24, 7.25). 또한, 대뇌피질의 신경세포에서 활동전위는 축삭 개시절에서 수상돌기로 "역전송(back propagate)"되는데, 이는 학습 및 기억에 관여하는 시냅스 작용을 돕는 것으로 파악된다(7.7절).

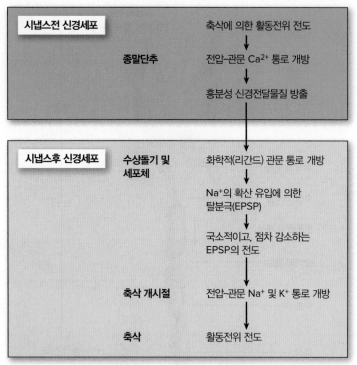

그림 7.25 흥분성 시냅스 신호전달. 시냅스후 신경세포에서, 리간드(화학적)-관문 통로를 갖는 수상돌기 및 세포체 그리고 전압-관문 통로를 갖는 축삭은, 각각 기능적으로 특화되어 있다.

7.4 신경전달물질로서의 아세틸콜린

아세틸콜린(ACh)이 수용체에 결합하면, 직간접적으로 화학적 조절 관문이 열린다. ACh는 많은 경우 흥분성 시냅스후 전위(EPSP)라 불리는 탈분극을 일으키지만, 어떤 경우에는 억제성 시냅스후 전위(IPSP)로 알려진 과분극을 유발한다.

아세틸콜린(acetylcholine, ACh)은 CNS의 일부 신경세포 및 신경근 접합부의 체성운동신경세포에 의해 흥분성 신경전달물질로 사용된다. 자율신경 말단에서는 연접한 기관에 따라 흥분성이거나 억제성일 수 있다.

다른 시냅스후 세포는 ACh 수용체의 다른 아형(subtype)을 가지기 때문에, 동일 화학물질에 대한 시냅스후 세포의 반응은 다양할 수 있다. 이러한 수용체 아형은 특정 독소에 의해 특이적으로 자극될 수 있으며, 이러한 독소의 이름을 따서 명명되었다. 골격근세포에 대한 ACh의 자극 효과는 **니코틴성 ACh 수용체**(nicotinic ACh receptor)와 ACh의 결합 시 생성되며, 니코틴 결합 시에도 같은 효과가 나날 수 있으므로 그렇게 명명되었다. ACh가 다른 세포에 미치는 영

향은 **무스카린성 ACh 수용체**(muscarinic ACh receptor)와 ACh의 결합 시 발생하며, 무스카린 결합 시에도 같은 효과가 나타날 수 있으므로 그렇게 명명되었다.

콜린성 수용체(cholinergic receptor)라고도 불리는 이 두 가지 유형의 ACh 수용체에 대해서는, 9장에서 더 자세히 설명될 것이다(그림 9.11 참조). 여기에서는 그 분포양상을 중심으로 간략히 언급한다.

1. **니코틴성 ACh 수용체**: 뇌의 특정 영역(8장), 자율신경절(9장), 골격근섬유(12장)에서 발견된다. 예를 들어, 체성운동신경세포에서 ACh가 방출되어 니코틴성 수용체에 결합하면, 골격근 수축이 자극된다.
2. **무스카린성 ACh 수용체**: 평활근, 심근, 샘 등 불수의 효과기의 세포에서 발견된다(9장). 자율 축삭에서 방출된 ACh에 의한 무스카린성 수용체의 활성화는 심혈관계(14장) 및 소화계(18장)를 포함하는 불수의 효과기의 조절에 필요하다. 무스카린성 ACh 수용체는 뇌에서도 발견된다.

수용체단백질에 결합하여 수용체를 활성화시키는 약물을 **작용제**(agonist)라고 하며, 수용체단백질에 결합하여 수용체의 활성을 감소시키는 약물을 **길항제**(antagonist)라고 한다. 예를 들어, **무스카린**(muscarine, 독버섯인 *Amanita muscaria* 유래)은 무스카린성 ACh 수용체의 작용제이며, **아트로핀**(atropin, *Atropa belladonna* 유래)은 같은 수용체의 길항제이다. **니코틴**(nicotine, 담배 식물 유래)은 니코틴성 ACh 수용체에 대한 작용제이며, 길항제로는 **α-분가로톡신**(α-bungarotoxin, 크레이트뱀 독 유래) 및 **큐라레**(curare) 등이 있다(표 7.5 참조).

화학적 조절 통로

신경전달물질이 그 수용체단백질에 결합하면 두 가지 다른 메커니즘을 통해 이온 통로가 열릴 수 있다. 이는 ACh 수용체의 니코틴성 및 무스카린성 아형에 대한 ACh의 작용으로 설명할 수 있다.

리간드-관문 통로

앞서 언급했듯이, 신경전달물질 분자는 특정 수용체단백질에 결합하는 **리간드**(ligand)이다. "리간드-관문" 이온 통로는, 수용체단백질이자 이온 통로이기도 하다. 이 단백질의 일부에는 신경전달물질 리간드가 붙는 세포 외 부위가 있으며, 중심부에는 원형질막을 가로지르는 이온 통로가 있다. 예를 들어, 이온 통로를 둘러싸고 있는 5개의 폴리펩타이드 사슬로 구성된 일군의 리간드-관문 통로가 존재하는

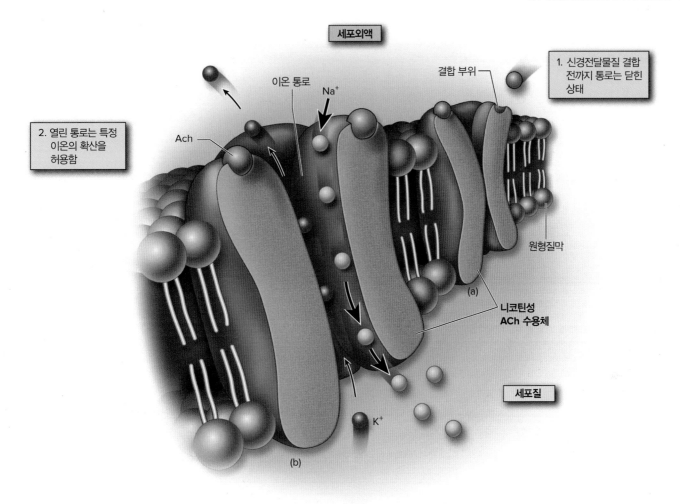

세포외액

2. 열린 통로는 특정
이온의 확산을
허용함

Ach

이온 통로

Na^+

결합 부위

1. 신경전달물질 결합
전까지 통로는 닫힌
상태

원형질막

(a)

니코틴성
ACh 수용체

세포질

K^+

(b)

그림 7.26 **니코틴성 ACh 수용체.** 니코틴성 ACh 수용체에는 (1) ACh가 수용체에 결합하기 전까지는 열리지 않는 통로가 있다. (2) Na^+ 및 K^+은 열린 이온 통로를 통해 반대 방향으로 동시에 확산한다. Na^+의 유입 효과가 우세하여 EPSP가 발생한다.

데, 여기에는 상기한 니코틴성 ACh 수용체뿐만 아니라 세로토닌, GABA, 글라이신(glycine) 등의 신경전달물질에 대한 다양한 수용체들이 포함된다. 몇몇 중요한 차이점들이 있지만, 이들 리간드-관문 통로의 작동방식은 대체로 유사하다. 즉, 신경전달물질이 막 수용체에 결합할 때, 수용체와 한 몸인 중심 이온 통로가 열린다.

니코틴성 ACh 수용체를 리간드-관문 통로의 예시로 설명하겠다. 5개의 폴리펩타이드 소단위체 중 2개는 ACh 결합 부위를 가지며, 두 부위에 모두 ACh가 붙었을 때 통로가 열린다(그림 7.26). 통로가 열리면, Na^+과 K^+은 시냅스후 세포의 내부 및 외부로 각각 동시에 확산하지만, (Na^+의 전기화학적 구배가 K^+보다 훨씬 크기 때문에) 세포 내부로의 Na^+ 유입이 우세하며, 그 결과 EPSP의 탈분극이 생성된다. 하지만 Na^+ 내부 확산과 동시에 발생하는 K^+ 외부 확산으로 인해, EPSP의 탈분극은 (활동전위와는 달리) $0\,mV$를 넘어서지 못한다.

표 7.4에서 EPSP와 활동전위를 비교하였다. 활동전위는 전압-관문 통로가 분포하는 축삭에서 발생하는 반면, EPSP는 수상돌기 및 세포체에서 발생한다. 활동전위와 달리, EPSP에는 **역치가 없다**(no threshold). 단일 시냅스 소포에서 방출된 ACh는 시냅스후 막의 작은 탈분극을 생성한다. 더 많은 소포가 자극되어 ACh를 방출하면, 탈분극 역시 그에 따라 더 커진다. 실무율을 따르는 활동전위와 달리, EPSP는 자극의 크기에 대해 **차등적**(graded)이다. EPSP는 단계적이고 **불응기가 없기**(no refractory period) 때문에, **가중**(summation)이 가능하다. 즉, 여러 다른 EPSP의 탈분극들이 함께 합쳐질 수 있다. 활동전위는 실무율 및 불응기 때문에 가중이 불가능하다.

임상연구 **단서**

데니스는 레스토랑에서 신선한 홍합을 먹은 후 발작을 일으켰다(표 7.5).

- 만약 홍합이 색시톡신에 오염되었다면, 독소는 어떻게 얻어졌을까?
- 색시톡신에 의한 증상이 데니스에게서 나타난 증상과 일맥상통할까?

표 7.4 | 활동전위와 EPSP 비교

특성	활동전위	EPSP
진폭(amplitude)	실무율	차등적
이온 관문 개방을 위한 자극	탈분극	ACh를 포함하는 흥분성 신경전달물질
자극 개시 효과	Na^+ 통로 개방	Na^+ 및 K^+ 이동 가능 양이온 통로 개방
재분극 원인	K^+ 관문 개방	시간 및 거리에 따른 세포 내 양전하 감소
전도 거리	축삭 길이에 걸쳐 재생	$1{\sim}2\,mm$의 국소 전위
탈분극과 Na^+ 관문 개방의 양성되먹임	있음	없음
최대 탈분극	$+40\,mV$	0에 근접
가중(summation)	없음(실무율)	EPSP의 가중을 통해 차등적 탈분극 생성
불응기	있음	없음
약물의 효과	ACh 효과 테트로도톡신에 의해 억제됨. 큐라레에 의해서는 억제되지 않음	ACh 효과 큐라레에 의해 억제됨. 테트로도톡신에 의해서는 억제되지 않음

표 7.5 | 골격근의 신경 통제에 영향을 미치는 약물

약물	기원	효과
보툴리눔 독소(botulinum toxin)	*Clostridium botulinum* 세균에 의해 생성	ACh 방출 억제
큐라레(curare)	남미 나무 수지(resin)	ACh와 니코틴성 수용체의 상호작용 방해
α-분가로톡신(α-bungarotoxin)	Bungarus 뱀독	ACh 수용체에 결합하여 ACh의 수용체 결합 방해
색시톡신(saxitoxin)	적조 조류(Gonyaulax)	전압-관문 Na^+ 통로 차단
테트로도톡신(tetrodotoxin)	복어	전압-관문 Na^+ 통로 차단
신경가스(nerve gas)	인공	시냅스후 막 AChE 억제
네오스티그민(neostigmine)	나이지리아 콩	시냅스후 막 AChE 억제
스트리크닌(strychnine)	아시아 나무 종자	길항근 수축을 억제하는 척수 IPSP 방해

G-단백질-연계 통로

이 유형의 통로 역시, 리간드-관문 통로와 마찬가지로 신경전달물질이 수용체단백질에 결합하여 열린다. 하지만 이 유형은, 수용체와 이온 통로가 서로 다른 분리된 막단백질이라는 점에서, 리간드-관문 통로와 다르다. 즉, 신경전달물질 리간드가 수용체에 결합하면, 이온 통로가 간접적으로만 열릴 수 있다. 이 절의 무스카린성 ACh 수용체뿐만 아니라, 7.5절의 도파민 및 노르에피네프린에 대한 수용체 역시 마찬가지이다.

무스카린성 ACh 수용체는 단일 단백질 소단위체로만 구성되며, 하나의 ACh 분자가 붙는 수용체 부위 및 세포 관통 부위를 가진다. 니코틴성 수용체와 달리, 이 수용체는 이온 통로를 포함하지 않으며, 막단백질 이온 통로는 수용체에서 약간 떨어진 곳에 별도로 존재한다. 무스카린성 수용체와 ACh 리간드의 결합은, 6.5절에 소개된 **G-단백질**(G-protein)을 활성화시킨다. 즉, 무스카린성 수용체는 **G-단백질-연계 수용체**(G-protein-coupled receptor) 군에 속한다.

α, β, γ로 명명된 3개의 G-단백질 소단위체가 있다. ACh가 수용체에 결합하면, α 소단위체는 다른 둘과 분리되며, β 및 γ 소단위체는 함께 붙어 복합체를 형성한다. 상황에 따라 α 소단위체 또는 βγ 복합체가 막을 통해 확산하여 이온 통로에 결합하면, 통로는 열리거나 닫힌다(그림 7.27). 잠시 후, α 소단위체(또는 βγ 복합체)는 통로에서 떨어져 이전 위치로 다시 이동하며, 이온 통로의 개폐는 소단위체 결합 이전 상태로 되돌아간다(표 7.6, 그림 6.31 참조).

무스카린성 수용체와 ACh의 결합은, K^+ 통로의 투과성에 간접적으로 영향을 준다. 일부 기관에서 과분극을(K^+ 통로가 열릴 경우), 다른 기관에서 탈분극을(K^+ 통로가 닫힌 경우) 일으킬 수 있다.

심근세포의 K^+ 통로에 결합하여 통로가 열리도록 하는 것은 βγ 복합체이며(그림 7.27), 이는 시냅스후 세포 외부로의 K^+ 확산을 통한 과분극으로 IPSP를 생성한다. 자율신경섬유(미주신경의 일부)와 심장의 조율기(pacemaker) 세포가 형성한 시냅스에서, 심박수를 내리기 위해 생성되는 IPSP를 예로 들 수 있다. 다른 신경전달물질

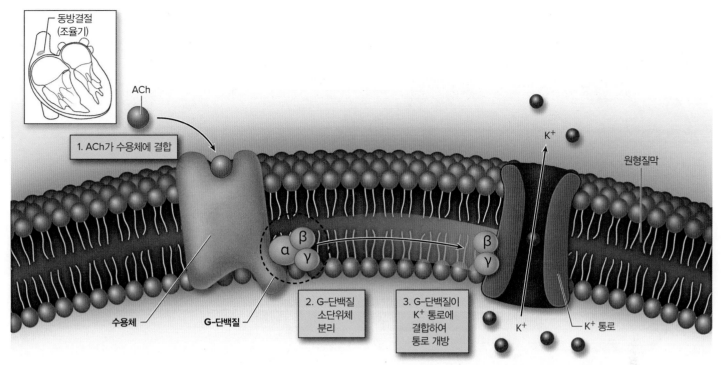

그림 7.27 무스카린성 ACh 수용체. 그림은 심장조율기 세포에 대한 ACh의 영향을 보여준다. ACh가 무스카린성 수용체에 결합하면, G-단백질의 βγ 소단위체와 α 소단위체가 분리된다. βγ 복합체가 K^+ 통로에 결합하여 통로를 개방하면, K^+이 외부로 확산하여 심박수가 떨어진다.

표 7.6 | G-단백질의 활성화 및 비활성화 단계

단계 1	막 수용체단백질이 조절분자 리간드와 결합하지 않은 상태에서는, G-단백질의 α, β, γ 소단위체가 함께 모여 수용체에 부착되어있다. α 소단위체는 GDP와 결합한 상태이다.
단계 2	리간드(신경전달물질 또는 다른 조절분자)가 수용체에 결합하면, α 소단위체는 GDP를 방출하고 GTP와 결합한다. 이는 α 소단위체가 βγ 소단위체와 분리되도록 한다.
단계 3	α 소단위체 또는 βγ 복합체는 막을 통해 이동하여, 막 효과기단백질(이온 통로 또는 효소)에 결합한다.
단계 4	α 소단위체가 GTP를 GDP로 가수분해하면, 효과기단백질은 비활성화된다.
단계 5	이 가수분해 이후 소단위체들은 재응집하여, 자극되지 않은 수용체단백질(조절분자 리간드와 분리된 상태)에 다시 결합한다.

에 대한 반응으로 CNS에서도 IPSP가 생성되지만, 그 메커니즘은 다르다.

α 소단위체가 작용하는 경우, 그림 7.27과는 그 양상이 사뭇 다르다. 위(stomach)의 평활근세포에서 ACh가 무스카린성 수용체에 결합하면, 분리된 α 소단위체가 K^+ 관문 통로와 결합하여 (원래 열려 있던) K^+ 통로를 닫는다. 그 결과, 휴지세포에서 지속적으로 발생하던 K^+의 외부 확산이 감소하고, 이는 평활근세포의 탈분극으로 이어져 위의 수축을 초래한다(그림 9.11 참조).

무스카린성 ACh 수용체에는 M1에서 M5까지로 명명된 5가지 아형이 있으며, 각각 다른 기관에서 다른 효과를 생성한다. 예를 들어,

M2는 심장박동 감소를, M3는 폐 세기관지(기도) 이완을, 각각 유발한다. 이러한 차이를 근거로 각 무스카린 수용체 아형에 특이적인 약물을 설계한다면, 약물 부작용을 최소화할 수 있을 것이다.

아세틸콜린에스터레이즈(AChE)

수용체단백질과 ACh의 결합은 아주 잠시 존재한다. ACh-수용체 복합체는 빠르게 분리되지만, 유리(free) ACh가 근처에 있는 한 빠르게 재형성될 수 있다. 시냅스후 세포의 활성이 멈추려면, 유리 ACh가 방출 직후 비활성화되어야 한다. ACh의 비활성화는 **아세틸콜린에스터레이즈**(acetylcholinesterase, AChE)에 의해 이루어진다. 이 효소는 시냅스후 막 또는 막 바로 외부에 존재하며, 활성부위가 시냅스 간극을 향하고 있다(그림 7.28). AChE는 아세틸콜린을 아세테이트와 콜린으로 가수분해하는데, 이 분해된 산물들은 시냅스전 종말단추로 다시 들어가 ACh로 재합성될 수 있다.

> 🔍 **임상연구 단서**
>
> 데니스는 살충제가 들어 있지 않은 농산물만 먹으려고 조심했다.
> • 만약 농산물에 유기인산 살충제가 포함되었다면, 그 독성은 어땠을까?
> • 만약 데니스가 유기인산 살충제를 섭취했다면, 그녀는 어떤 증상을 보였을까?

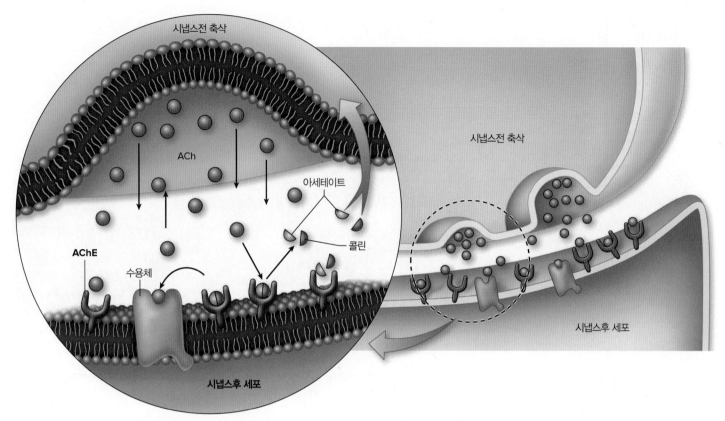

그림 7.28 AChE의 작용. 시냅스후 막의 AChE는 ACh를 아세테이트와 콜린으로 분해한다. 시냅스 간극의 ACh는 수용체 또는 AChE에 결합하고, 수용체에 먼저 결합하는 ACh 분자 역시 결국 분리되어 AChE에 결합한다. 따라서 더 많은 ACh가 시냅스 간극으로 추가되지 않는 한, 시냅스후 세포는 지속적으로 자극되지 않는다. 아세테이트와 콜린은 시냅스전 축삭으로 다시 들어가 ACh 재합성에 활용된다.

말초신경계의 아세틸콜린

체성운동신경세포는 골격근세포(근섬유)와 **신경근 접합부**(neuromuscular junction)라 불리는 시냅스를 형성하며, 근섬유의 시냅스후 막은 **운동종판**(motor end plate)이라 불린다. 또한, 근섬유에서 ACh에 의해 생성되는 EPSP는 **종판전위**(end-plate potential)라 불리며, 이 탈분극은 종판 인접 전압-조절 통로를 연다. 전압-조절 통로는 근섬유에서 활동전위를 생성하고, 생성된 전위는 **근섬유막**(sarcolemma)을 따라 다른 전압-조절 통로에 의해 재생성된다. 이 전도는 축삭에 의한 활동전위 전도와 유사하다. 근섬유에 의해 생성된 활동전위는 근수축을 자극하기 때문에 중요하다(12.2절).

신경근 신호전달 과정의 어느 단계라도 차단되면, 근무력증(때로는 마비와 사망으로 이어짐)이 발생할 수 있다. 예를 들어, 약물 **큐라레**(curare)는 ACh와 경쟁적으로 니코틴성 ACh 수용체에 결합하여 종판전위의 크기를 감소시킨다(표 7.5 참조). 이 약물은 남미 인디언들에 의해 처음 사용되었으며, 임상적으로는 수술 시 근이완제로 사용되거나, 근육 손상 예방을 위한 전기경련충격요법(electroconvulsive shock therapy)에서 사용된다.

자율운동신경세포는 심근, 혈관 및 내장 평활근, 샘 등과 시냅스를 형성한다. 자율신경은 교감 및 부교감신경으로 세분된다. 효과기 기관과 시냅스를 형성하는 대부분의 부교감신경 축삭은 ACh를 신경전달물질로 사용한다. 어떤 경우, 이러한 축삭은 무스카린성 수용체와 ACh의 결합을 통해 효과기 기관에 억제성 효과를 보이는데, (앞서 설명한) 심박수를 늦추는 미주신경의 작용을 예로 들 수 있다. 다른 경우, 자율운동신경세포에서 방출되는 ACh는 (앞서 설명한 위 평활근 사례처럼) 흥분성 효과를 생성한다. 자율신경계의 구조 및 기능은 9장에서 다룬다.

중추신경계의 아세틸콜린

CNS에는 많은 **콜린성 신경세포**(cholinergic neuron, ACh를 신경전달물질로 사용하는 신경세포)가 있으며, 한 신경세포의 종말단추는 보통 다른 신경세포의 수상돌기 또는 세포체와 시냅스를 형성한다. 수상돌기 및 세포체는 신경세포의 자극 수용 영역이며, 이곳에 신경전달물질의 수용체단백질 및 리간드-관문 통로가 위치한다. 단계적이고 국소적인 EPSP 및 IPSP는 축삭 소구와 인접한 **축삭 개시절**로

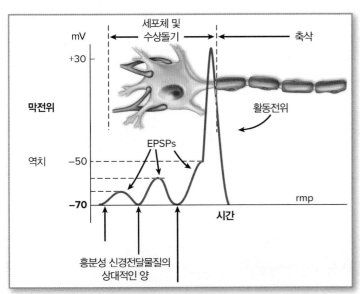

그림 7.29 EPSP의 단계 전위 특성. 자극의 강도 증가는 탈분극의 양을 증가시킨다. 역치 수준의 탈분극이 생성되면, 그림에서 축삭 개시절 및 랑비에 결절에서 유수 축삭을 따라 활동전위가 생성된다.

전파된다(그림 7.24 참조).

탈분극이 축삭 개시절에 도달할 때까지 역치 이상일 경우, 이 EPSP에 의해 활동전위가 생성되어 축삭을 따라 스스로 재생성될 수 있다. 하지만 EPSP가 축삭 개시절에서 역치 미만일 경우, 시냅스후 세포에서 활동전위는 생성되지 않는다(그림 7.29). EPSP 강도의 정도는, 축삭 개시절 및 활동전위가 재생성되는 축삭 각 지점에서의 활동전위 생성빈도를 결정한다. 축삭 개시절에서 시작된 활동전위는, 진폭의 손실 없이 종말단추를 향해 전도된다.

7.5 신경전달물질로서의 모노아민

CNS의 신경전달물질로 기능하는 다양한 화학물질 가운데 도파민, 노르에피네프린, 세로토닌을 포함하는 모노아민류가 있다. 이들 분자는 유사한 작용 메커니즘을 가지고 있지만, 다른 기능을 위해 다른 신경세포에 의해 사용된다.

모노아민(monoamine)은 아미노산 유래 조절분자이며, 타이로신(tyrosine) 유래 모노아민을 **카테콜아민**(catecholamine)이라 부른다. **도파민**(dopamine), **노르에피네프린**(norepinephrine, 일명 **노르아드레날린**), **에피네프린**(epinephrine, 일명 **아드레날린**)은 대표적인 카테콜아민이다. **카테콜**(catechol)이라는 용어는 6개의 탄소 고리 구조를 나타낸다(그림 9.8 참조). 도파민은 신경전달물질로, 노르에피네

프린은 신경전달물질이자 부신수질에서 분비되는 호르몬으로, 에피네프린은 부신수질에서 분비되는 주요 호르몬으로, 각각 기능한다.

다른 아미노산 유래 모노아민은 카테콜아민으로 분류되지 않는다. 트립토판(tryptophan) 유래 **세로토닌**(serotonin)은 중요한 신경전달물질로 기능한다. 히스티딘(histidine) 유래 **히스타민**(histamine)은 비신경조직에서 생성되는 조절물질이자 모노아민 신경전달물질로서 작용한다. 뇌의 모노아민 신경전달물질로서 히스타민은 각성을 촉진하는데, 이는 일부 항히스타민제가 졸음을 유발하는 이유이다(8.4절).

모노아민 신경전달물질은 ACh처럼 시냅스전 소포로부터 세포 외 배출을 통해 방출되고, 시냅스 간극을 가로질러 확산하며, 시냅스후 막의 특정 수용체단백질과 상호작용한다. 이렇듯 ACh와 유사한 모노아민의 자극 효과는, 적절한 신경 조절의 유지를 위해 신속하게 억제되어야 한다. 시냅스에서 모노아민 신경전달물질의 작용은 다음과 같이 억제된다. (1) 신경전달물질 분자가 시냅스 간극에서 시냅스전 말단 종말단추로 재흡수된 다음, (2) **모노아민 산화효소**(monoamine oxidase, MAO)에 의해 분해된다(그림 7.30).

모노아민 신경전달물질은 시냅스후 막에서 이온 통로를 직접 열지 않으며, **2차 전달물질**(second messenger)을 통해 작용한다. 카테콜아민을 신경전달물질로 사용하는 일부 시냅스의 경우, 이 2차 전달물질은 **고리형 아데노신 1인산**(cyclic adenosine monophosphate, cAMP)이다. 다른 시냅스가 다른 2차 전달물질을 사용할 수 있지만, 여기에서는 cAMP에 대해서만 고려한다. 다른 2차 전달물질에 대해서는 11장에서 논의할 것이다(11.2절).

예를 들어, 노르에피네프린이 시냅스후 막의 수용체와 결합하면, G-단백질 중 α 소단위체가 분리된 후 막에서 확산하여 **아데닐산 고리화 효소**(adenylate cyclase 또는 adenylyl cyclase)와 결합한다(그림 7.31). 활성화된 이 효소는 세포질에서 ATP를 cAMP 및 피로인산(pyrophosphate)으로 전환시키며, 생성된 cAMP에 의해 활성화된 단백질인산화효소(protein kinase)는 다른 단백질을 인산화(인산기를 추가)한다(그림 7.31). 이러한 과정을 거쳐 시냅스후 막에서 이온 통로가 열린다.

🔍 **임상연구 단서**

데니스는 우울증 치료를 위해 MAO 억제제를 처방받았다. 그녀는 치즈가 든 요리를 조심스럽게 피했다.

• MAO 억제제의 작용은 무엇이며, 우울증에는 어떤 영향을 미칠까?
• 치즈에는 데니스에게 위험할 수 있는 무엇이 포함되어 있으며, 어떻게 위험한가?

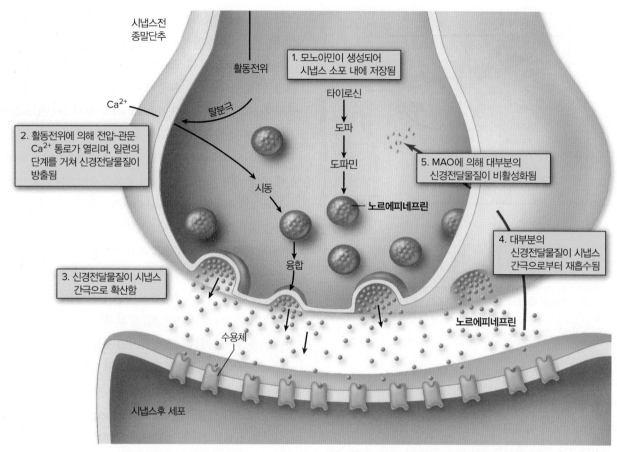

그림 7.30 모노아민 신경전달물질. 도파민, 노르에피네프린, 세로토닌을 포함한 대부분의 모노아민 신경전달물질은 (특이적인 운반체에 의해) 시냅스 간극으로 방출되었다가 시냅스전 종말단추로 재흡수된 후, MAO에 의해 분해되어 비활성화된다.

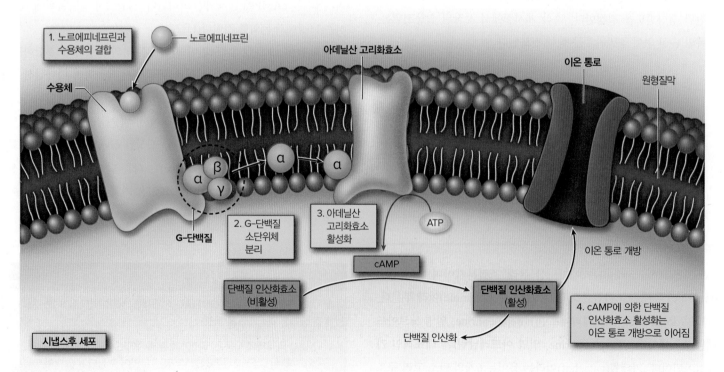

그림 7.31 노르에피네프린의 작용. 노르에피네프린이 수용체에 결합하면, G-단백질의 α 소단위체가 분리되어 아데닐산 고리화효소에 결합한다. 활성화된 효소에 의해 생성된 cAMP는 단백질 인산화효소를 활성화하고, 추가적인 단백질 인산화를 거쳐 이온 통로가 열리게 된다.

신경전달물질로서의 세로토닌

세로토닌(serotonin) 또는 **5-하이드록시트립타민**(5-hydroxytryp-tamine, 5-HT)은, 뇌간(brain stem)의 정중선(midline)을 따라 위치하며 **봉선핵**(raphe nuclei)을 가진 신경세포(8장)에 의해 신경전달물질로 사용된다. 아미노산 L-트립토판(L-tryptophan) 유도체인 세로토닌이 신경세포에 의해 생성되는 양은, 음식물에 포함된 트립토판 함량에 따라 영향을 받는다. 세로토닌이 관여하는 생리학적 기능에는 기분 및 행동, 식욕, 대뇌 순환 등의 조절이 포함된다.

LSD, 메스칼린(mescaline), 실로시빈(psilocybin)와 같은 고전적인 환각제는 주로 대뇌피질 세로토닌 수용체와의 결합 및 활성화를 통해 그 효과를 발휘한다. 이들 약물이 엄격하게 규제되던 1970년 이전, 과학자들은 정신질환 치료를 위한 의학적 목적으로 이러한 환각제를 사용하기도 했다. 세로토닌의 기분 및 감정 조절 역할에 기인하여, **세로토닌-특이적 재흡수 억제제**(serotonin-specific reuptake inhibitor, SSRI)로 작용하는 **프로작**(Prozac), **팍실**(Paxil), **졸로프트**(Zoloft), **렉사프로**(Lexapro), **루복스**(Luvox) 등의 항우울제가 개발된 바 있다. SSRI 약물은 세로토닌이 시냅스전 축삭 막의 **세로토닌 수송체**(serotonin transporter, SERT) 단백질에 결합하는 부위와 같은 위치에 결합한다. 따라서 SSRI는 이 부위에서 세로토닌과 경쟁하며, 시냅스 간극에서 세로토닌을 제거하는 SERT의 능력을 감소시킨다. 이는 세로토닌의 시냅스후 막 수용체 자극 강화를 통해 우울증 치료에 도움을 준다.

세로토닌의 다양한 기능은, 현재 12개 이상 알려진 세로토닌 수용체의 다양한 아형과 연관된다. 프로작은 우울증 완화에 이용되며, 세로토닌 작용을 촉진하는 다른 약물은 비만 환자의 식욕 억제에 쓰이기도 한다. 다른 세로토닌 수용체 활성화 약물은 불안(anxiety) 치료에 사용되며, 세로토닌 작용을 촉진하는 또 다른 약물은 편두통 완화에 쓰인다. 한편, 다른 모노아민 신경전달물질인 도파민과 노르에피네프린도 세로토닌 작용을 보완하는 방식으로 기분 및 행동에 영향을 준다.

신경전달물질로서의 도파민

도파민(dopamine)을 신경전달물질로 사용하는 신경세포를 **도파민성 신경세포**(dopaminergic neuron)이라고 한다. 도파민 수용체단백질을 갖는 시냅스후 막 도파민성 신경세포는 **양전자방출 단층촬영**(positron emission tomography, PET) 기술을 사용하여 살아있는 뇌에서 확인되었다(8.2절). 이는 도파민성 신경세포의 효과에 대한 임상적 관심의 결과물이다.

도파민성 신경세포의 세포체는 중뇌(midbrain)에 다수 존재하며, 그 축삭은 뇌의 다른 부분으로 뻗어 있다. 이는 운동 조절에 관여하는 **흑질선조체 도파민계** 및 감정적 보상에 관여하는 **중간변연 도파민계**로 구분된다(그림 8.21 참조).

흑질선조체 도파민계

중뇌에 위치한 **흑질선조체 도파민계**(nigrostriatal dopamine system)의 세포체는, 멜라닌색소를 함유하고 있어 **흑질**(substantia nigra)이라 불린다. 흑질신경세포의 섬유는, 줄무늬 모양의 핵다발인 **선조체**(corpus striatum)로 뻗어 있다. 이 영역은, 골격근 운동 개시에 관여하는 신경세포 세포체의 큰 다발인 대뇌 **기저핵**(basal nuclei)의 일부이다(8장). 알츠하이머병 다음으로 흔한 신경퇴행성 질환인 **파킨슨병**(Parkinson's disease)은, 흑질 도파민성 신경세포의 퇴화로 인해 발생하며, 근육의 떨림 및 경직, 움직임 및 말 시작의 어려움 등 운동성과 연관된 심각한 증상이 나타난다. 증상 완화를 목적으로, 흑질선조체도파민계의 도파민성 신호전달을 증가시킬 수 있는 엘도파(L-dopa) 및 MAO 억제제가 종종 환자에게 처리된다.

중간변연 도파민계

중간변연 도파민계(mesolimbic dopamine system)는 중뇌에서 시작하여 전뇌(forebrain)의 변연계(limbic system) 일부로 축삭을 보내는 신경세포를 포함한다(그림 8.21 참조). 이 신경세포에서 방출되는 도파민은 행동 및 보상에 관여하는 것으로 보인다. 예를 들어, 알코올 중독은 도파민 수용체의 한 아형(D_2)을 암호화하는 유전자가 관련되어 있으며, 코카인, 모르핀, 암페타민을 포함하는 중독성 약물도 도파민성 경로를 활성화하는 것으로 알려졌다. 이러한 중독자의 뇌 D_2 도파민 수용체 감소가 확인되었다.

중독성 약물은 중뇌에서 발생하여 **중격핵**(nucleus accumben)에서 끝나는 도파민성 신경세포의 활성을 높인다. 여기에서 중격핵은 변연계의 일부로서 작용하는 복부 선조체(ventral striatum)의 신경세포다발이다(그림 8.15, 8.21 참조). 니코틴 역시, 바로 이 위치에서 끝나는 축삭에 의한 도파민 방출을 촉진한다. 이는 흡연자의 니코틴 중독에 대한 생리학적 메커니즘이 다른 남용 약물의 경우와 유사함을 시사한다.

1세대 조현병 치료 약물은 D_2 도파민 수용체의 길항제로 작용하여 파킨슨병과 유사한 부작용을 유발한다. 이는 엘도파 과량 투여 시 파킨슨병 환자에게 조현병 증상이 나타날 수 있음을 시사한다. 이후 개발된 **비정형 항정신성 약물**(atypical antipsychotic drug)들은 노르에피네프린, 세로토닌, 히스타민 등 다양한 전달물질에 대한 수용체를 표적으로 하여 효능을 보이는데, 이는 다른 모노아민 신경전달물질들도 조현병에 관여함을 시사한다.

신경전달물질로서의 노르에피네프린

노르에피네프린(norepinephrine)은 ACh처럼 PNS 및 CNS에서 모두 신경전달물질로 사용된다. PNS의 교감신경절 후 신경세포는 평활근, 심근, 샘과의 시냅스에서 신경전달물질로 노르에피네프린을 사용한다. CNS의 일부 신경세포도 노르에피네프린을 신경전달물질로 사용하는데, 이들 신경세포는 일반적 행동의 각성(arousal)에 관여하는 것으로 보인다. 이는 노르에피네프린이 신경전달물질로 작용하는 경로를 자극하는 **암페타민**(amphetamine)에 의해 유발되는 정신적 각성을 설명하는 데 도움이 될 것이다. CNS 시냅스 신호전달에서 노르에피네프린 자극을 증가시키는 약물인 **삼환계 항우울제**(tricyclic antidepressant) 등은, 임상적으로 우울증 치료에 사용된다. 하지만 이러한 약물들은 노르에피네프린이 관여하는 PNS 경로도 자극함으로써, 혈압상승 등의 교감신경 효과를 촉진할 수 있다.

임상연구 | 단서

데니스는 코카인을 자주 사용했다.

- 코카인이 신경계에 작용하는 메커니즘은 무엇일까?
- 코카인 사용이 식당에서 어떻게 그녀의 발작을 일으켰을까?

7.6 기타 신경전달물질

놀라울 정도로 많은 다양한 분자들이 신경전달물질로 작용할 수 있다. 여기에는 일부 아미노산 및 그 유도체, 많은 폴리펩타이드, 심지어 기체인 산화질소까지 포함된다.

신경전달물질로서의 아미노산

흥분성 신경전달물질

아미노산인 **글루탐산**(glutamic acid 또는 glutamate)과 **아스파라긴산**(aspartic acid)은 CNS에서 흥분성 신경전달물질로 작용한다. 글루탐산은 적어도 80%의 대뇌피질 시냅스에서 EPSP를 생성하는, 뇌의 주요 흥분성 신경전달물질이다. EPSP에 필요한 이온 구배 유지를 위해 능동수송 운반체가 상시 구동되어야 하며, 여기에 소비되는 에너지는 뇌의 에너지 요구 중 주요 부분을 차지한다(축삭에서 생성되는 활동전위는 EPSP보다 에너지 효율적임). 성상세포는 (이전 설명대로) 시냅스 간극으로부터 얻은 글루탐산을 활용하여 포도당 흡수를 증가시키고, 혈관 확장을 통해 더 활발한 뇌 영역으로 혈류를 증가시킨다.

글루탐산 수용체는 니코틴성 ACh 수용체와 배열이 유사한 이온 통로를 가진다(그림 7.26 참조). 세 가지 아형의 글루탐산 수용체가 알려져 있으며, 각각 결합분자(글루탐산 제외)에 따라 명명된다(그림 8.16참조). (1) **NMDA 수용체**(N-methyl-D-aspartate receptor), (2) **AMPA 수용체**(AMPA receptor), (3) **카이네이트 수용체**(kainate receptor)이다.

NMDA 수용체는 기억 저장에 관여한다(7.7절, 8.2절 참조). 이 수용체는 Mg^{2+}에 의해 막히는 막공 통로를 가지지만, 글루탐산의 결합만으로는 이 수용체 통로를 열 수 없다. 다음의 두 조건이 동시에 충족되어야 한다. 첫째, NMDA 수용체는 글라이신 또는 D-세린(성상세포가 공급한 L-세린으로 신경세포를 생성함)과도 결합해야 한다. 둘째, 막은 (예를 들어, AMPA 수용체에 결합하는 글루탐산처럼) 다른 수용체에 결합하는 다른 신경전달물질에 의해 부분적으로 탈분극되어야 한다(그림 8.16 참조). 그 결과, 탈분극에 의해 Mg^{2+}이 NMDA 막공 통로에서 방출되어 통로가 뚫리고, 이 통로를 통해 시냅스후 신경세포의 수상돌기 내부로 Ca^{2+} 및 Na^+이 유입(및 K^+이 외부로 유출)된다.

억제성 신경전달물질

CNS의 억제성 신경전달물질은 글루탐산 유도체인 **GABA**(gamma-aminobutyric acid) 그리고 **글라이신**(glycine), 이렇게 2가지가 있다. 니코틴성 ACh 수용체처럼, 글라이신 및 GABA 수용체는 수용체에 신경전달물질 리간드가 결합할 때 열리는 리간드-관문 이온 통로이다. GABA와 글라이신이 각각의 수용체에 결합하면, Cl^- 통로가 열리면서 시냅스후 막의 과분극 및 IPSP 생성이 일어난다(그림 7.32).

성숙신경세포에서는 능동수송 운반체에 의해 외부보다 내부의 Cl^- 농도가 낮게 유지되기 때문에, Cl^-는 시냅스후 신경세포 내부로 확산한다. 이는 시냅스후 막전위가 Cl^- 평형전위(6.4절)보다 덜 음성(더 탈분극)일 때 발생하며, 휴지 시에는 Cl^- 평형전위가 휴지막전위에 근접하여 잘 발생하지 않는다. 일단 흥분성 신경전달물질

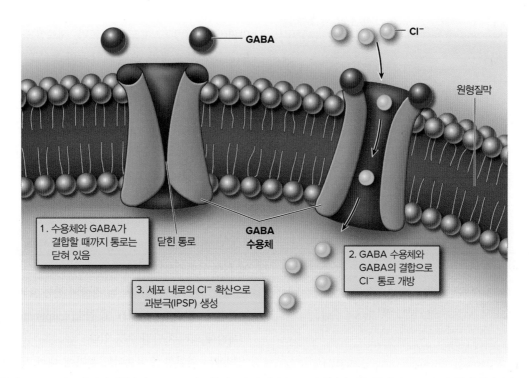

그림 7.32 GABA 수용체. GABA가 수용체에 결합하면, Cl⁻ 통로가 수용체를 통해 열린다. Cl⁻의 확산 유입을 통해 과분극 또는 IPSP가 생성된다.

이 막을 부분적으로 탈분극시키면, 열린 통로를 통한 Cl⁻의 이동이 촉진된다. 세포로 유입되는 Cl⁻에 의한 과분극 효과는, 시냅스후 신경세포에서 활동전위 생성에 필요한 탈분극 역치 도달을 방해한다. 즉, 억제성 신경전달물질에 의한 Cl⁻ 통로의 개방은 EPSP의 효과를 상쇄한다.

글라이신은 척수, 뇌간, 망막에서 신경전달물질로 작용하는 반면, GABA는 CNS의 더 넓은 영역에서 작용한다. 척수에서 GABA와 글라이신은 감각 및 운동 신호전달 모두에서 중요한 역할을 한다. 한편, 글라이신은 척수의 골격근 운동 통제에서 특히 중요하다(그림 12.29, 12.30 참조). 예를 들어, 팔굽힘에는 척수의 운동신경세포에 의한 굴근(flexor muscle) 자극이 관여하며, 길항적인 신근(extensor muscle)과 연접하는 운동신경세포는 다른 신경세포에서 방출된 글라이신의 작용으로 생성된 IPSP에 의해 억제된다. 글라이신 억제 작용의 중요성은, 글라이신 수용체단백질을 특이적으로 차단하여 경련성 마비를 일으키는 **스트리크닌**(strychnine)의 치명적인 독성에 의해 드러난다. 스트리크닌에 중독된 동물은 횡격막을 이완하지 못하여 질식사한다.

GABA는 뇌 신경세포의 1/3이 신경전달물질로 사용할 정도로, 뇌에서 가장 널리 퍼져 있는 신경전달물질이다. 글라이신처럼, GABA도 Cl⁻ 통로를 열어 시냅스후 막을 과분극시키며, 운동 통제

에 관여한다. 예를 들어, **푸르키니에세포**(Purkinje cell)는 시냅스후 신경세포에서 IPSP 생성을 통해 소뇌의 운동 기능을 중개한다. GABA-방출 신경세포 결핍은 **헌팅턴병**(Huntington's disease) 환자의 통제되지 않는 움직임의 원인이다. 헌팅턴병은 **헌팅턴**(huntingtin) 유전자의 결함으로 인해 발생하는 신경퇴행성 질환이다(3.4절).

신경전달물질로서의 폴리펩타이드

다양한 크기의 수많은 폴리펩타이드가 뇌의 시냅스에서 발견된다. 이들은 종종 **뉴로펩타이드**(neuropeptide)라 불리는 신경전달물질이다. 소장 및 내분비샘에서 분비되는 호르몬으로 작용하는 일부 폴리펩타이드는 뇌에서도 생성되며, 뇌에서 신경전달물질로 작용한다(표 7.7). 예를 들어 소장에서 호르몬으로 분비되는 **콜레시스토키닌**

표 7.7 | 신경전달물질로 입증되었거나 추정되는 화학물질들

계열	화학물질
아민(amine)	히스타민(histamine)
	세로토닌(serotonin)
카테콜아민(catecholamine)	도파민(dopamine)
	[에피네프린(epinephrine)-호르몬]
	노르에피네프린(norepinephrine)
콜린 유도체 (choline derivative)	아세틸콜린(acetylcholine, ACh)
아미노산(amino acid)	아스파라긴산(aspartic acid)
	GABA(gamma-aminobutyric acid)
	글루탐산(glutamic acid)
	글라이신(glycine)
폴리펩타이드(polypeptide)	글루카곤(glucagon)
	인슐린(insulin)
	소마토스타틴(somatostatin)
	물질 P(substance P)
	부신피질자극호르몬 (adrenocorticotropic hormone, ACTH)
	안지오텐신 II(angiotensin II)
	내인성 오피오이드(엔케팔린, 엔도르핀) [Endogenous opioid(enkephalin, endorphin)]
	황체형성호르몬-방출호르몬 (luteinizing hormone-releasing hormone, LHRH)
	갑상샘자극호르몬-방출호르몬 (thyrotropin-releasing hormone, TRH)
	바소프레신 (vasopressin, antidiuretic hormone, ADH)
	콜레시스토키닌(cholecystokinin, CCK)
지질(lipid)	엔도카나비노이드(endocannabinoid)
기체(gas)	산화질소(nitric oxide, NO)
	일산화탄소(carbon monoxide, CO)
퓨린(purine)	아데노신삼인산(adenosine triphosphate, ATP)

(cholecystokinin, CCK)은 뇌의 신경세포에서도 방출되어 식후 포만감 촉진에 관여하는 신경전달물질로 작용한다. 또 다른 폴리펩타이드로서 많은 기관에서 발견되는 **물질 P**(substance P)는 뇌에서는 통각 중개에 관여하는 신경전달물질로 작용한다.

PNS 및 CNS의 일부 신경세포는 고전적 신경전달물질(ACh 또는 카테콜아민)과 폴리펩타이드 신경전달물질을 모두 생성하는데, 이들은 전자현미경 상에서 구별 가능한 다른 시냅스 소포 안에 들어 있다. 따라서 신경세포는 고전적 신경전달물질 또는 폴리펩타이드 신경전달물질을 다른 조건 하에서 방출할 수 있다.

내인성 오피오이드

아편(opium) 및 그 유도체(모르핀, 헤로인 등)를 총칭하여 **오피오이드**(opioid)라고 하며, 오랜 세월 동안 통증 완화 및 행복감(euphoria) 증진에 활용되어 왔다. 각각 뇌의 다른 영역 신경세포막에서, 아편 및 그 유도체와 결합하는 3가지 유형의 특정 오피오이드 수용체가 발견된 바 있다. 이들은 진통(analgesia), 보상(reward) 감정(이전 설명대로 도파민, 세로토닌과 함께 작용), 기분(mood) 변화에 관여한다. 이러한 효과는 오피오이드가 다른 향정신성 약물(LSD, 메스칼린 등)과 함께, 뇌에서 생성되는 신경전달물질의 작용 중 적어도 일부를 모방한다는 것을 의미한다.

모르핀(morphine)의 진통 효과는 **날록손**(naloxone)이라는 약물에 의해 특이적으로 차단된다. 오피오이드 수용체단백질이 발견되었던 해에, 날록손이 전기적 뇌 자극의 진통 효과를 차단한다는 사실도 밝혀졌다. 최면(hypnosis) 및 침술(acupuncture)의 진통 효과 역시 날록손에 의해 차단될 수도 있다.

뇌에는 외인성 오피오이드 분자에 대한 특이적이고 광범위한 수용체들이 존재하는데, 이는 **내인성 오피오이드**(endogenous opioid)가 뇌의 신경전달물질로 생산됨을 시사한다. 뇌의 다른 영역에 위치하는 여러 다른 오피오이드 수용체들과 함께, 30여 종의 다른 내인성 오피오이드 펩타이드가 확인되었다. 예를 들어, μ-오피오이드 수용체가 제거된 쥐에서는 모르핀의 진통 효과가 사라진다. 내인성 오피오이드는 뇌와 몸 전체에서 생성되며, 일련의 분자 계열로 분류된다. 이러한 내인성 오피오이드 계열에는 **엔도르핀**(endorphin), **엔케팔린**(enkephalin), **다이노르핀**(dynorphin) 등이 있다.

내인성 오피오이드 시스템은 일상적으로는 비활성 상태이지만, 스트레스 요인에 의해 활성화되면 통증 신호전달을 차단할 수 있다. 예를 들어, 분만(parturition) 중인 임산부에서는 β-엔도르핀이 폭발적으로 분비된다.

아편 및 모르핀과 같은 외인성 오피오이드가 행복감을 유발할 수 있듯이, 내인성 오피오이드는 보상 또는 긍정적 심리 강화를 매개할 수 있다. 이는 비만 유도 쥐의 과식이 날록손에 의해 차단될 수 있다는 연구 결과와 일관성을 가진다. "러너스 하이(jogger's high)"와 같이, 극한 운동 시 수반되는 불안 감소 및 행복감 역시 내인성 오피오이드 효과일 가능성이 있다. β-엔도르핀 혈중 농도는 최대산소섭취량(12장)의 60% 이상에서 운동할 때 증가하여 운동 후 15분 경과 시 최고조에 달하며, 뇌 및 뇌척수액의 오피오이드 농도 역시 운동 후 증가한다. 하지만 운동으로 유발된 행복감이 오피오이드 길항제 날록손에 의해 차단되지는 않으며, 이는 러너스 하이의 주된 원인이 오피오이드가 아닐 가능성을 시사한다. 한편, 날록손 사용을 통해, 운동이 혈압에 영향을 미치고 통증 역치를 높이는 과정에 내인성 오피오이드가 관여함을 알 수 있다.

뉴로펩타이드 Y

뉴로펩타이드 Y(neuropeptide Y)는 뇌에서 가장 풍부한 뉴로펩타이드이며, 스트레스에 대한 반응, 일주기(circadian rhythm) 조절, 심혈관계 조절 등의 다양한 생리학적 효과를 가진다. 뉴로펩타이드 Y는 뇌의 해마(hippocampus)에서 흥분성 신경전달물질인 글루탐산의 방출을 억제한다. 해마에서의 과도한 글루탐산 방출은 경련(convulsion)을 일으킬 수 있으며, 뉴로펩타이드 Y 유전자가 제거된 쥐는 실제로 빈번한 발작(seizure)을 일으킨다(3.5절 참조).

뉴로펩타이드 Y는 강력한 식욕 자극제이다. 쥐의 뇌에 주입하면, 쥐가 비만이 될 때까지 먹게 만들 수 있다. 반대로, 뇌에 주입된 뉴로펩타이드 Y 억제제는 섭식을 저해한다. 지방 조직에서 분비되는 포만(satiety) 인자인 **렙틴**(leptin)은 (적어도 부분적으로) 뉴로펩타이드 Y 방출을 억제함으로써 식욕을 저해한다(19.2절 참조).

신경전달물질로서의 엔도카나비노이드

내인성 오피오이드 이외에도, 뇌에서는 마리화나의 활성 성분인 Δ^9-테트라하이드로칸나비놀(Δ^9-tetrahydrocannabinol, THC)과 유사한 효과를 나타내는 물질이 생성된다. 이러한 내인성 카나비노이드 신경전달물질을 **엔도카나비노이드**(endocannabinoid)라 부르며, 이들이 뇌에서 결합하는 수용체단백질은 THC 수용체와 동일하다.

엔도카나비노이드 수용체는 뇌에서 매우 풍부하며, 널리 분포한다. 엔도카나비노이드는 짧은 지방산[**아난다미드**(anandamide), **2-아라키도노일 글리세롤**(2-arachidonoyl glycerol, 2-AG)]이며, 신경전달물질 중 유일한 지질이다. 이들 지질분자는 시냅스 소포 내에 저장되지 않으며, 신경세포 원형질막의 지질로부터 생성되어 수상돌기 및 세포체에서 방출된다. 엔도카나비노이드 및 (다음에서 논의되는) 산화질소는 지용성으로 원형질막을 쉽게 통과하기 때문에, 저장되지 않고 신경세포에 의해 합성되면서 방출된다.

엔도카나비노이드 2-AG는 **역행성 신경전달물질**(retrograde neurotransmitter)로 작용한다. 시냅스후 신경세포에서 EPSP가 발생하면, 2-AG가 방출되어 인근 시냅스전 신경세포 축삭으로 확산한다. 축삭에 도달한 2-AG는 엔도카나비노이드 수용체에 결합하고, 시냅스전 축삭에서의 신경전달물질 방출은 억제된다. 엔도카나비노이드 수용체는 뇌에서 가장 널리 퍼져 있는 G-단백질-연계 수용체이며,

많은 뇌 영역에서 GABA, 글루탐산, ACh 신호전달에 영향을 준다.

2-AG가 역행성 신경전달물질로 작용하여 시냅스전 신경세포의 GABA 방출을 감소시키면, GABA에 의한 시냅스후 신경세포 억제가 감소한다. 그 결과, 시냅스후 신경세포는 흥분성 시냅스전 신경세포에서 방출된 글루탐산에 의해 더 쉽게 흥분될 수 있다. 탈분극에 의한 시냅스후 신경세포 흥분 결과 엔도카나비노이드 2-AG가 방출되기 때문에, 2-AG의 GABA 방출 저해 효과는 **탈분극-유도 억제 저해**(depolarization-induced suppression of inhibition)라 부른다.

성상세포 역시 2-AG 수용체를 가지며, 글루탐산을 방출하여 인근 신경세포를 활성화할 수 있다. 엔도카나비노이드 효과는 학습 중 시냅스 신호전달 강화에 중요하며, 먹고 마시는 행위, 성행위, 운동 등으로 생성되는 쾌락(hedonic) 효과 및 남용 약물의 보상 양상에 관여한다(8.4절 참조). 이렇듯, 엔도카나비노이드는 학습 및 기억뿐만 아니라 동기 부여된 행동에도 관여한다.

학습 및 기억에서 엔도카나비노이드의 역할과는 달리, 마리화나의 외인성 THC는 주의력, 학습, 기억 등을 손상시킨다. 만성 마리화나 사용자의 경우, 약물이 체내에 더는 존재하지 않더라도 이러한 손상이 지속될 수 있다. 중독 가능성은 물론, 기억, IQ, 학업 성취도 등에 미치는 마리화나의 해악은 논란의 여지가 있지만 매우 걱정스럽다. THC는 통증, 메스꺼움(nausea) 등의 치료에 쓰이지만, 그 임상적 사용은 제한적이다.

신경전달물질로서의 기체

신경전달물질로 작용하는 기체는 원형질막 인지질 이중층을 쉽게 통과하기 때문에, 생성되면서 신경세포 밖으로 확산한다. **산화질소**(nitric oxide, NO)는 신경전달물질로 확인된 최초의 기체이다. NO는 많은 기관의 세포에서 아미노산 L-아르기닌으로부터 NO 합성효소에 의해 생성되며, 치과에서 마취제로 종종 사용되는 아산화질소(N_2O, 웃음 가스)와는 그 작용 양상이 매우 다르다.

NO는 인체에서 다양한 역할을 담당한다. 혈관 내에서는 혈관 평활근 이완을 통해 혈관 확장에 관여하는 측분비전달물질로 작용하며(14.3절 참조), 대식세포(macrophage) 내에서는 살균을 돕는다(15.1절 참조). PNS 및 CNS에서는 특정 신경세포의 신경전달물질로 쓰인다. NO는 단순확산으로 원형질막을 통과함으로써 시냅스전 축삭으로부터 인접세포로 확산한다. 어떤 경우에는, 역행성 신경전달물질로서 NO가 시냅스후 신경세포에서 생성되어 시냅스전 신경세포로 확산하기도 한다(그림 8.16 참조). 일단 표적세포에 들어가면, NO는 2차 전달물질인 고리형 구아노신 1인산(cyclic guanosine monophosphate, cGMP)의 생성을 자극한다.

PNS에서 NO는 위장관, 음경, 호흡기 경로, 대뇌 혈관 등과 연접하여 평활근 이완을 유발하는 일부 자율운동신경세포에서 방출된다. 예를 들어, NO의 작용에 기인하여 음경 해면조직이 충혈(engorgement)됨으로써 음경이 발기되는데, **비아그라**(Viagra)라는 약물은 이러한 NO 작용을 증가시킨다(그림 20.22 참조).

흡입하면 유독한 **일산화탄소**(carbon monoxide, CO) 역시 신경전달물질로 작용한다. 소뇌 및 후각 상피 등의 특정 신경세포는, 헴(heme) 색소의 빌리베르딘(biliverdin) 색소 전환 과정에서 CO를 생성한다(그림 18.22 참조). CO 역시 (NO처럼) 신경세포 내에서 cGMP 생성을 자극하고, 후각 신경세포에서는 냄새 적응 촉진을 통해 후각 감도 조절에 기여하며, 시상하부에서는 신경-내분비 조절에 관여한다.

그 밖에도, 악취로 유명한 **황화수소**(hydrogen sulfide, H_2S)는 신경계, 심혈관계, 호흡계 등에서 생성되는 신경전달물질로서, 다양한 생리학적 기능을 가진 것으로 보고된다.

신경전달물질로서의 ATP와 아데노신

아데노신3인산(adenosine triphosphate, ATP) 및 아데노신은 화학적으로 **퓨린**(purine)으로 분류되며(2장), 세포 수준에서 다양한 기능을 가진다. 원형질막은 인산기를 가진 유기분자에 대해 비투과적이며, ATP는 세포 내부에 붙잡힌 상태로 대사의 보편적인 에너지 운반체 역할을 한다. 하지만 신경세포 및 성상세포는 시냅스 소포의 세포외 배출을 통해 ATP를 방출할 수 있으며, 이러한 세포 외 ATP 및 (조직 세포 외부 표면의 세포 외 효소에 의해) ATP로부터 생성되는 아데노신은 신경전달물질로 작용할 수 있다. 비신경(nonneural) 세포 역시 다양한 기능 수행을 위해 다른 방법으로 ATP를 세포 외 환경으로 방출할 수 있다.

퓨린 신경전달물질은 **공동전달물질**(cotransmitter)로, 즉 글루탐산 또는 GABA와 같은 CNS의 다른 신경전달물질과 함께 방출된다. 다양한 생리학적 및 병리학적 과정과 연관된 **퓨린성 수용체**(purinergic receptor)는 **P1 수용체**(세포 외 아데노신)와 **P2 수용체**(세포 외 ATP)로 나뉘며, (인체의 다른 곳들뿐만 아니라) 신경세포 및 신경교세포에서도 발견된다. 예를 들어, 대뇌 혈관은 성상세포(7.1절 참조)에서 방출되는 ATP에 반응하여 확장하고, 커피 속 카페인은 뇌의 퓨린성 수용체를 길항하여 수면 개시를 지연시킬 수 있다.

퓨린성 수용체의 다른 아형의 활성화를 통해 신경세포에서 공동전달물질로 방출될 때, ATP 및 아데노신은 신경전달물질로 작용한다.

PNS의 예를 들면, ATP는 혈관 수축 자극 시 노르에피네프린과 함께, 장 수축 자극 시에는 ACh와 함께 방출된다. 비신경세포에서 방출될 경우, ATP 및 아데노신은 측분비조절물질로 작용한다(6.5절). 이러한 예로는, 혈액 응고(혈소판에서 방출될 때), 신경세포의 미각 자극[미뢰(taste bud) 세포에서 방출될 때], 신경세포의 통증 자극(손상된 조직에서 방출될 때) 등이 있다.

7.7 시냅스 통합

시냅스후 세포를 자극하기에 충분한 크기의 탈분극을 생성하려면, 많은 EPSP 가중이 필요하다. 시냅스후 신경세포에 대한 EPSP의 순효과는, 억제성 신경전달물질로 인해 생성되는 과분극(IPSP)에 의해 감소한다.

축삭은 곁가지를 가질 수 있으므로(그림 7.1 참조), 신경 경로의 **확산**(divergence)이 발생할 수 있다. 즉, 하나의 신경세포는 다수의 다른 신경세포와 시냅스 형성이 가능하며, 이를 통해 그들을 자극하거나 억제할 수 있다. 반대로, 다수의 축삭은 단일 신경세포와 시냅스를 형성함으로써, 신경 경로의 **수렴**(convergence)이 발생할 수 있다(그림 7.33).

서로 다른 시냅스전 축삭의 종말단추들(어떤 경우 1,000개도 가능)이 한 시냅스후 신경세포의 수상돌기 및 세포체에서 수렴할 경우, **공간적 가중**(spatial summation)이 발생한다(그림 7.33). 수상돌기 말단과 축삭 개시절 사이의 긴 거리(수백 μm까지) 때문에, 서로 다른 위치에서 시작된 시냅스전위들이 가중될 기회는 충분하다. 단일 시냅스전 축삭의 연속적인 빠른 활성에 의한 신경전달물질의 폭발적인 방출이 EPSP(또는 IPSP)의 연속적 발생으로 이어져 시냅스후 축삭 개시절로 이동할 경우, 이 파동들의 **시간적 가중**(temporal summation)이 발생할 수 있다(그림 7.33). 공간적 및 시간적 가중은, 축삭 개시절에서 탈분극 자극의 강도와 그에 따른 활동전위 생성 빈도를 결정하는 데 중요하다.

시냅스 가소성

특정 시냅스 경로를 반복적으로 사용하면, 장기간 시냅스 신호전달 강도를 높이거나 낮출 수 있다. 이는 주로 시냅스후 막에서 AMPA 유형 글루탐산 수용체의 삽입 또는 제거로 인한 것이다. AMPA 수용체 삽입은 시냅스 신호전달의 **장기 강화**(long-term potentiation)

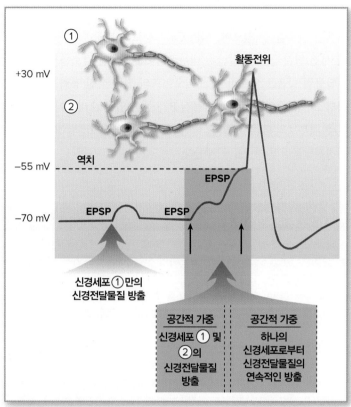

그림 7.33 공간적 및 시간적 가중. 2개 이상의 시냅스전 신경세포가 흥분성 신경전달물질을 방출하여 EPSP가 생성되면, 시냅스후 신경세포의 수상돌기 및 세포체에서 EPSP의 공간적 가중이 발생할 수 있다. 단일 시냅스전 신경세포가 신경전달물질을 빠르게 2회 이상 연속적으로 방출하면, 시간적 가중이 가능한 EPSP가 생성된다. 두 경우 모두, 총 탈분극이 축삭 개시절에서 역치 이상이면 활동전위가 생성된다.

를, AMPA 수용체 제거는 **장기 저하**(long-term depression)를, 각각 촉진한다. 시냅스의 기능적 및 구조적 변화의 결과로 **시냅스 가소성**(synaptic plasticity), 즉 활성에 대한 반응으로 시냅스가 변화하는 능력이 발생한다.

시냅스전 신경세포가 실험적으로 높은 빈도의 자극을 몇초 동안만 받더라도, 후속 신경자극에 대한 시냅스의 흥분성이 증강된다. 시냅스 신호전달의 개선된 효능은 몇 시간 또는 몇 주 동안 지속 가능하며, 이를 **장기 강화**(long-term potentiation, LTP)라고 한다. LTP는 자주 사용되는 신경 경로를 따르는 신호전달에서 선호되며, 신경 "학습"의 메커니즘을 나타낸다. LTP는 기억 저장 관련 영역인 뇌의 해마에서 관찰된다(그림 8.15 참조).

해마에 있는 대부분의 신경 경로는, NMDA 수용체를 활성화하는 신경전달물질로 글루탐산을 사용한다. 이는 학습 및 기억에 글루탐산 및 NMDA 수용체가 관여함을 의미하며, 실제로 NMDA 유전자 발현이 증강된 쥐가 미로(maze) 실험 시 더 똑똑했다. 학습 및 기억 중 시냅스 변화와 NMDA 수용체의 연관성은 8.2절에서 더 자세히 논의된다. 흥미롭게도, **천사의 가루**(angel dust 또는 PCP)로 알려진 마약은 NMDA 수용체를 차단한다. 이는 이 약물의 비정상적인 조현병–유사 효과가 NMDA 수용체의 글루탐산 자극 감소에 기인함을 시사한다.

LTP 동안, 글루탐산의 AMPA 수용체는 시냅스후 막으로 더 삽입된다. 앞서 언급했듯이, AMPA 수용체에 결합하는 글루탐산은 NMDA 수용체 활성화에 필요한 탈분극을 일으킬 수 있다(그림 8.16 참조). **장기 저하**(long-term depression, LTD)는 시냅스후 막 AMPA 수용체 제거와 관련된 과정이다. AMPA 수용체 제거 능력이 없으면, LTD는 손상되고 (설치류에서) 학습은 줄어든다.

LTP는 높은 빈도의 자극을 시냅스전 신경세포에 가함으로써 실험적으로 생성된다. LTD는 다양한 방식으로 생성 가능한데, 가장 일반적으로는 장기간의 저주파 자극에 의해 생성될 수 있다. LTP와 LTD 모두, 시냅스후 신경세포 내의 Ca^{2+} 농도에 의존적이다. Ca^{2+} 농도의 급격한 증가는 시냅스의 LTP를 유발하는 반면, 작지만 장기간의 Ca^{2+} 농도 상승은 시냅스 신호전달의 LTD를 초래한다.

시냅스 가소성은, **수지상극**(dendritic spine) 확대 또는 축소와 같은, 시냅스후 신경세포 구조 변화에도 관여한다(그림 8.17 참조).

시냅스 억제

많은 신경전달물질이 시냅스후 막을 탈분극시켜 EPSP를 생성하지만, 일부 신경전달물질은 반대로 작용한다. 신경전달물질 글라이신 및 GABA는 시냅스후 막을 과분극시킨다. 즉, 막의 내부를 휴지 시 더 음성으로 만든다(그림 7.34). 신경전달물질에 의해 생성되는 과분극은 활동전위 생성에 필요한 탈분극 역치로부터 막전위를 더 멀어지게 한다. 이는 시냅스후 신경세포의 활성을 억제하는 IPSP가 되며, 이러한 방식의 억제를 **시냅스후 억제**(postsynaptic inhibition)라고 한다. 뇌에서의 시냅스후 억제는 GABA에 의해, 척수에서는 주로 글라이신(GABA도 관여함)에 의해, 각각 발생한다.

시냅스후 신경세포에 대한 흥분성 및 억제성 입력(EPSP 및 IPSP)은 대수적 양상(algebraic fashion)으로 가중될 수 있다. IPSP는 이러한 방식으로, EPSP가 시냅스후 세포에서 활동전위를 생성하는 능력을 줄이거나 없앤다. 한 신경세포가 1,000개에 달하는 시냅스전 입력을 수신할 수 있으므로, EPSP와 IPSP의 상호작용은 엄청나게 다양할 수 있다.

축삭–축삭(axoaxonic) 시냅스의 첫 번째 신경세포 축삭 말단에서 방출되는 흥분성 신경전달물질의 양은 시냅스를 형성하는 두 번째 신경세포의 영향에 의해 감소한다. 이 **시냅스전 억제**(presynaptic

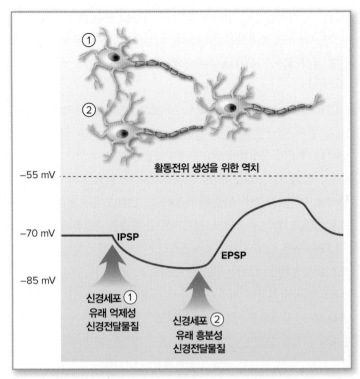

그림 7.34 시냅스후 억제. 하단의 그래프는 시냅스후 신경세포의 축삭 소구에서 기록한 막전위를 보여준다. IPSP는 시냅스후 막의 내부를 휴지전위보다 더 음성으로 만들어 막을 과분극시킨다. EPSP는 자체적으로 역치에 도달하고 활동전위를 자극하기에 충분한 강도를 가졌을 수도 있지만, IPSP로 인해 더 음성의 막전위에서 시작하기 때문에 역치에 이르지 못한다.

inhibition)를 일으키는 신경전달물질은 GABA 또는 (ACh 및 글루탐산과 같은) 흥분성 신경전달물질일 수 있다.

흥분성 신경전달물질은 종말단추의 탈분극 생성을 통해 시냅스전 억제를 일으킬 수 있으며, 이는 Ca^{2+} 통로의 비활성화를 초래한다. 이 사전 탈분극은, 종말단추 내부로의 Ca^{2+} 유입 감소를 통해 신경전달물질 방출을 억제한다. 오피오이드의 진통 촉진 능력은, 이러한 시냅스전 억제의 한 예이다. 물질 P가 들어 있는 오피오이드는 종말단추 내부로의 Ca^{2+} 유입을 줄임으로써, 통증 신호전달에 관여하는 신경전달물질의 방출을 억제한다.

🔍 임상연구   요약

데니스는 뇌의 신경세포에 생리학적 변화를 주는 세 가지 다른 약물을 복용하고 있었다. 그녀는 모든 모노아민 신경전달물질(도파민, 노르에피네프린, 세로토닌)의 활성을 증가시키는 MAO 억제제와 함께 코카인(시냅스에서 이러한 모노아민의 과량화를 촉진하는 강력한 삼중 재흡수 억제제)을 복용 중이었다. 게다가, 코카인은 Na^+ 통로를 차단함으로써 잠재적으로 위험한 전신 효과를 유발한다. 또한, 데니스는 시냅스에서 GABA의 억제 작용을 촉진하는 벤조디아제핀, 자낙스를 복용하고 있었다. 이들은 모두, 특히 코카인은, 별도로 복용하더라도 잠재적으로 심각한 영향을 미칠 수 있다. 야채에 살충제(AChE 억제 및 콜린성 신호전달 촉진)가 들었을지 모른다는 그녀의 우려는, 그녀가 위험할 정도의 양을 섭취할 확률이 낮으므로, 잘못된 판단이다. 또한, 홍합이 적조생물 유래 색시톡신에 오염되었다면(표 7.5 참조), 발작 대신 이완성 마비가 왔을 것이기 때문에, 오염된 홍합을 먹었을 것이라는 우려 역시 잘못된 판단이다. 그녀의 발작은 코카인 사용으로 인한 뇌 손상의 결과일 가능성이 크다. 구급대원이 정맥 투여한 벤조디아제핀은 척수 운동신경세포에 대한 GABA의 억제 효과를 촉진함으로써, 발작 완화에 도움이 되었다.

요약

7.1 신경세포와 지지세포

A. 신경계는 중추신경계(CNS)와 말초신경계(PNS)로 나뉜다.

B. 신경세포는 수상돌기, 세포체, 축삭으로 구성된다.

C. 신경은 PNS에 있는 축삭의 집합이다.

D. 신경교세포는 PNS의 슈반세포와 위성세포를 포함한다. CNS에서는 희돌기교세포, 소교세포, 성상세포, 상의세포가 포함된다.

7.2 축삭의 전기적 활성

A. Na^+ 및 K^+에 대한 축삭 막의 투과성은 관문 이온 통로에 의해 조절된다.

B. 전압-조절 통로가 열리면 활동전위가 생성된다.

C. 하나의 활동전위는 축삭에서 다음 활동전위 생성을 위한 탈분극 자극으로 작용한다.

7.3 시냅스

A. 간극연접은 심근, 평활근, 뇌의 일부 영역에서 발견되는 전기적 시냅스이다.

B. 화학적 시냅스에서, 신경전달물질은 시냅스 소포에 포장되어 세포 외 배출에 의해 시냅스 간극으로 방출된다.

7.4 신경전달물질로서의 아세틸콜린

A. ACh 수용체에는 니코틴성 및 무스카린성의 두 가지 아형이 있다.

B. EPSP는 단계적이고, 가중이 가능하며, 전도 시 진폭이 감소한다.

C. PNS에서, ACh는 골격근 수축을 자극하는 체성운동신경세포의 신경전달물질로 사용되며, 일부 자율운동신경세포에 의해 사용된다.

D. CNS에서, ACh는 수상돌기 또는 세포체의 시냅스에서 EPSP를 생성한다. 이러한 EPSP는 축삭 소구로 이동하여 전압-조절 통로 개방을 자극하고, 축삭에서 활동전위를 생성한다.

7.5 신경전달물질로서의 모노아민

A. 모노아민에는 세로토닌과 카테콜아민이 포함되며, 카테콜아민에는 도파민, 노르에피네프린, 에피네프린 등이 있다.

B. 도파민성 신경세포(도파민을 신경전달물질로 사용하는 신경세포)는 파킨슨병 및 조현병 발병과 관련이 있다. 노르에피네프린은 PNS의 교감신경 신경세포 및 CNS의 일부 신경세포에 의해 신경전달물질로 사용된다.

7.6 기타 신경전달물질

A. 아미노산인 글루탐산 및 아스파라긴산은 CNS에서 흥분성이다.

B. 내인성 오피오이드를 비롯한 수많은 폴리펩타이드가 신경전달물질로 작용한다.

C. NO는 PNS 및 CNS에서 측분비전달물질이자 신경전달물질로 작용한다. 평활근 이완을 촉진하며, 기억과도 관련이 있다.

D. 엔도카나비노이드는 역행성 신경전달물질로 작용하는 지질분자이다. 시냅스후 신경세포에서 방출되어 시냅스전 신경세포로 확산하며, 시냅스전 신경세포의 신경전달물질 방출을 억제한다.

7.7 시냅스 통합

A. EPSP는 공간적 및 시간적 가중을 통해 충분한 크기의 탈분극을 생성함으로써, 시냅스후 신경세포에서 활동전위 생성을 자극한다.

B. 장기 강화는 시냅스 경로를 사용함으로써 시냅스 신호전달을 증진시키는 과정이다. 따라서 이 과정은 학습을 위한 메커니즘이 될 수 있다.

C. 장기 저하는 장기 강화와 유사한 과정이지만, 시냅스에서 저하된 활성을 유발한다.

문제

이해력 검증

1. 활동전위와 시냅스전위의 특성을 비교하시오.

2. 전압-조절 통로가 어떻게 활동전위를 생성하는지, 단계별로 설명하시오.

3. 무수 축삭을 따라 활동전위가 어떻게 전도되는지 설명하시오.

4. 유수 축삭에서는 활동전위가 어떻게 전도되는지 그리고 이 전도가 왜 무수 축삭에서보다 빠른지 설명하시오.

5. 니코틴성 ACh 수용체의 구조를 서술하고, ACh가 이 수용체와 어떻게 상호작용하여 EPSP를 생성하는지 설명하시오.

6. 무스카린성 ACh 수용체의 특성 그리고 이 수용체의 작용에서 G-단백질의 기능을 설명하시오. 이 수용체의 자극은 어떻게 과분극 또는 탈분극 생성을 유발할까?

7. 수상돌기에서 생성된 EPSP는 축삭 소구에서 활동전위 생성을 어떻게 자극할까? 무엇이 EPSP의 활동전위 자극을 막을 수 있을까? EPSP의 활동전위 자극 능력은 어떻게 증진될 수 있을까?

8. IPSP가 (a) 심장의 무스카린성 ACh 수용체, (b) CNS 신경세포의 GABA 수용체에 의해 어떻게 생성될 수 있는지 설명하시오.

9. 뇌의 내인성 오피오이드를 나열하고, 제안된 그들의 기능 중 일부를 서술하시오.

10. 장기 강화가 무엇인지 설명하고, 그 중요성에 대해 논하시오.

8

중추신경계

 임상연구

케빈은 자동차 사고로 머리 부상을 당했다. 케빈은 퇴원하기 전 의사로부터 진찰을 받았다. 의사는 케빈에게 자기 부인을 가리켜보라는 지시를 하였다. 케빈이 이것을 시도했을 때, 그의 오른팔은 앞뒤로 흔들렸다. 의사가 케빈의 우측 맨발 바닥을 치자 엄지발가락이 위로 움직였다. 케빈 담당의는 부상 때문에 영구 결함이 생겼을 수 있다고 설명했다. 집에서, 케빈은 잠들기 위해서 엠비엔(Ambien)을 복용해야 했다. 그의 오른팔은 부분 마비 상태였다. 그의 말은 의미는 분명했지만, 느리고 어려웠다. 그의 딸이 몇 주 후 집을 방문했을 때, 그녀는 케빈의 걸음걸이가 흔들리고 비틀거리는 것을 보았다. 그녀는 케빈에게 술을 많이 마셔서 그렇다고 핀잔을 주었으나, 케빈은 아니라고 부인했다.

새로운 용어 및 개념에는 다음과 같은 것이 있다.
- 뇌 후행성, 운동언어 영역 및 베르니케의 영역, 실어증
- 망상활성계, 소뇌 기능, 바빈스키 반사 등이 있다.

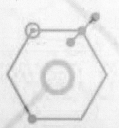

8.1 뇌의 구조적 편성

뇌는 여러 영역과 세분화된 구역에서 배열된 많은 신경세포(뉴런)와 연합신경세포 그리고 신경교세포로 구성된다. 감각신경세포(감각뉴런)들은 감각정보를 수용하고 운동신경세포(운동뉴런)로 활동을 지시하는데, 이를 통해 학습과 기억 같은 고도의 뇌 기능을 수행할 수 있다.

뇌와 척수로 구성된 **중추신경계**(central nervous system, CNS, 그림 8.1)는 **감각신경세포**(sensory neuron)로부터 정보를 받아들이고 근육과 분비샘에 분포하여 활성화시키는 **운동신경세포**(motor neuron)의 활성을 지시하는 곳이다. 뇌와 척수 내 **연합신경세포**(interneuron)은 감각자극에 대해 적합한 운동신경세포의 활동을 연결시켜 내부 환경의 항상성과 변화하는 외부 환경 속에서 생명체의 지속성을 유지하는데 관여한다. 더 나아가 모든 척추동물의 중추신경계는 적어도 기본적인 형태의 학습과 기억에 관여할 수 있다. 이러한 능력은 사람의 뇌에서 가장 고도로 발달되어 있으며 생존에 유리하다. 지각의 기본을 형성하는 인지, 학습, 기억, 감정과 자아인식 등은 뇌의 창조물이다. 뇌의 기능은 예측 불허처럼 보이지만 뇌의 생리적 현상에 대한 학습은 뇌 연구의 일련의 과정 자체이다.

중추신경계의 구조와 기능에 관한 연구는 배아 발달 동안 설계되어 형성되는 근본적인 뇌 발달 '계획'의 이해로부터 시작한다. 초기 배아는 **외배엽**(ectoderm)으로 알려진 배아조직층을 포함하고 있으며, 상부조직은 피부의 표피를 이룬다. 발생이 진행되면서 원구

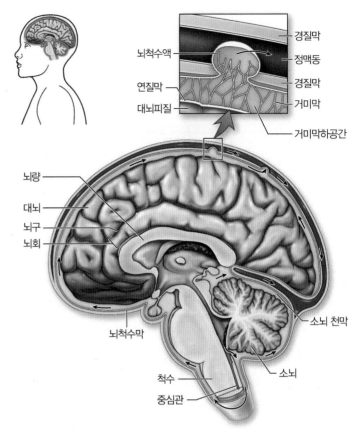

그림 8.1 중추신경계는 뇌와 척수로 구성되어 있다. 이 두 구조는 모두 뇌막으로 덮여 있고 뇌척수액(밝은 녹색)에 잠겨 있다. 거미막 융모는 정맥굴(진한 파란색)으로 뇌척수액을 분비한다.

(primitive groove)가 배아의 배 정중선을 따라 나타나고, 이 고랑은 점차적으로 깊어져 임신 20일째 정도에 융합하여 **신경관**(neural

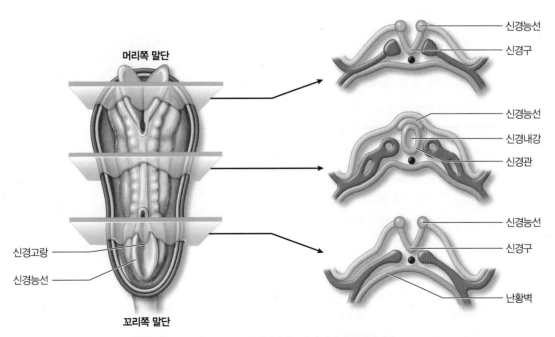

그림 8.2 배아의 중추신경계 발달. 이 22일 된 배아의 배면도는 발달 중인 중추신경계의 3가지 단계의 횡단면이다.

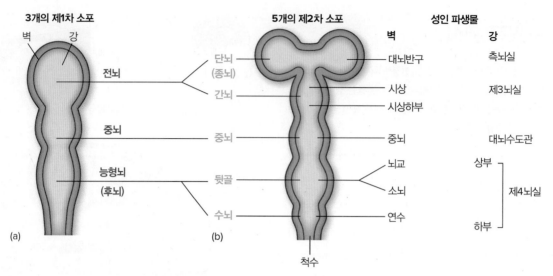

그림 8.3 뇌 발달/발생 순서. (a) 넷째 주에 뇌의 3가지 주요 영역이 형성된다. (b) 다섯째 주에 뇌의 5개의 영역이 발달하고 특정 구조가 형성되기 시작한다.

tube) 형성으로 진행된다. 융합이 일어나는 외배엽의 일부는 신경관과 표면 외배엽 사이에 위치한 **신경능선**(neural crest)이 된다(그림 8.2). 궁극적으로 신경관은 중추신경계가 되고 신경능선은 말초신경계의 신경절이 된다.

임신 후 4주 정도가 되면 신경관의 앞부분에 3개의 차별화된 융기 형성이 나타나는데, 이들은 차후 **전뇌**(forebrain 또는 prosencephalon), **중뇌**(midbrain 또는 mesencephalon), **능형뇌**(hindbrain 또는 rhombencephalon, 후뇌)를 형성하게 된다. 5주째가 되면 이 부분들은 다섯가지 영역으로 분화가 된 것을 볼 수 있다. 전뇌는 **단뇌**(종뇌, telencephalon)와 **간뇌**(diencephalon)로 나뉘고, 중뇌는 그대로 남아있고, 능형뇌(후뇌)는 **뒷골**(metencephalon)과 **수뇌**(myelencephalon)로 나누어진다(그림 8.3).

기본적인 중추신경계의 구조적 분화 계획은 설명하였다. 사람의 종뇌는 이후 불균형적으로 성장하여 간뇌, 중뇌, 능뇌의 일부를 포함하는 2개의 **대뇌반구**(cerebral hemisphere)를 형성하게 된다. 중추신경계는 속이 빈 관(tube) 형태로 시작한다고 요약할 수 있는데, 뇌부위 영역이 분화되고 형성되어도 안쪽의 비어있는 부분은 그대로 남아있게 된다. 뇌의 빈 곳(cavity)은 결국 **뇌실**(ventricle)이 되며 **뇌척수액**(cerebrospinal fluid, CSF)으로 채워지게 된다. 척수의 빈 곳은 **중심관**(central canal) 이라고 하며, 대뇌와 마찬가지로 뇌척수액으로 채워져 있다(그림 8.4).

뇌척수액(CSF)은 혈관과 결합조직의 중심부 주위의 상피세포로 구성되는 고도의 도관구조인 **맥락막총**(choroid plexus, 그림 8.19)에 의해 각 뇌실로 분비된다. 맥락막총에 분포된 상피세포는 세포들 사이의 밀착연접 구조를 통해 특정 물질이 주변 세포로 잘못 전달되

는 것을 막아주기도 하는데, 이는 중추신경계로 특이 물질의 운반을 적절히 제한하는 혈액-뇌장벽(BBB, 7장, 7.1절 참조)의 기능에도 도움을 준다. CSF는 뇌실사이 구멍인 뇌실간공(interventricular foramen)을 통해 측뇌실(lateral ventricle)로부터 제3뇌실(third ventricle)로, 대뇌수도관(cerebral aqueduct)을 통해 제3뇌실로부터

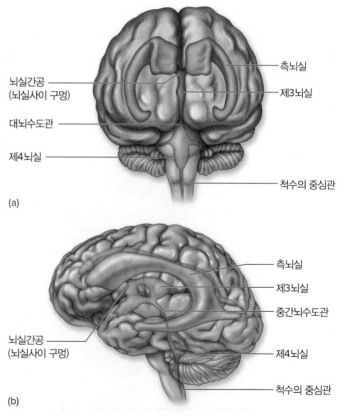

그림 8.4 뇌의 심실. (a) 전면도, (b) 측면도이다.

제4뇌실로, 그리고 제4뇌실로부터 척수의 중심관(central canal)과 뇌와 척수를 둘러싸고 있는 **거미막하공간**(subarachnoid space)으로 흐른다.

뇌척수액(CSF)은 뇌를 덮고 있는 **연막**의 구멍을 통해 연막과 **거미막** 사이의 거미막하공간으로 **빠져나간다**. 거미막하공간으로부터 CSF는 미세한 **거미막 융모**(그림 8.1)와 더 큰 **거미막 과립**에 의해 가장 바깥쪽의 **경질막**(거미막과 경질막은 CNS의 결합조직의 외피를 형성한다)의 굴로 분비된다. 거기서부터 뇌척수액은 혈액과 림프 모세혈관에 의해 재흡수된다. 맥락막총은 하루 최대 500 mL의 CSF를 분비하여 CSF 부피를 평균 140~200 mL로 유지하고 정상적인 두개 내 압력을 5~15 mmHg로 유지한다.

중추신경계는 7장에서 설명한 바와 같이 회백질과 백질로 구성되어 있다. 신경세포 세포체와 수상돌기를 포함하는 회백질은 뇌의 **피질**(표면층)과 뇌 깊숙한 곳에서 대뇌 **핵**으로 알려진 신경세포체 집합영역으로 발견된다. 백질은 피질의 밑에 자리하고 **핵**을 둘러싸고 있는 축삭돌기(미엘린 수초 피복이 흰색을 생성함)로 구성되어 있다. 성인의 뇌는 약 1,000억 개의 신경세포를 포함하고 있으며, 무게는 약 1.5 kg (3~3.5 lb)이며, 분당 총 혈액의 약 15%를 공급받는다. 이러한 높은 혈류 속도는 뇌의 높은 신진대사 요구의 결과이다.

과학자들은 인간을 포함한 성인 포유류의 뇌에는 **신경줄기세포**(neural stem cell)가 포함되어 신경세포와 신경교세포로 분화할 수 있는 있다는 것을 증명했다. 신경줄기세포에서 새로운 신경세포가 형성되는 **신경발생**(neurogenesis)은 두 가지 위치에서 입증되었다. 한 가지 위치는 뇌실밑부분인 **뇌실하대**(subventricular zone)로, 측

뇌실을 따라 늘어선 뇌실피막에 인접한 얇은 층으로 나타난다. 사람이 아닌 포유류에서는 이 부위에서 생성된 새로운 신경세포가 냄새와 관련된 후각망(olfactory bulb)으로 이동하여 후각에 관여한다는 것이 알려져 있다. 사람의 경우 뇌실 하위영역에서 생성된 새로운 연합신경세포(interneuron)는 운동조절과 인지 기능의 조절에 관여하는 선조체(striatum)라고 불리는 뇌 영역으로 이동한다. 새로운 신경세포의 생성은 대뇌해마(hippocampus, 그림 8.15)에서도 잘 보여진다. 여기서의 신경발생은 해마에서 담당하고 기능하는 학습과 기억을 돕기 위한 것으로 알려져 있다(8.2절 참조).

8.2 대뇌

연결된 두 개의 반구 안에 5개의 엽으로 이루어진 대뇌에서 대뇌피질과 대뇌 핵은 회백질로 나타난다. 뇌의 고차원적 기능의 대부분은 대뇌에 의해 수행된다.

종뇌에서 유래된 구조인 **대뇌**(cerebrum)는 뇌 질량의 약 80%를 차지하고 주로 고차원적인 기능과 활동을 담당하고 있다(그림 8.5). 대뇌는 **우반구**(right hemisphere)와 **좌반구**(left hemisphere)로 구성되어 있으며, **뇌량**(뇌들보, 그림 8.1)에 의해 서로 연결되어 있다. 뇌량은 좌우의 대뇌반구를 안쪽에서 연결하는 주요 축삭로(axon tract)로 구성된다.

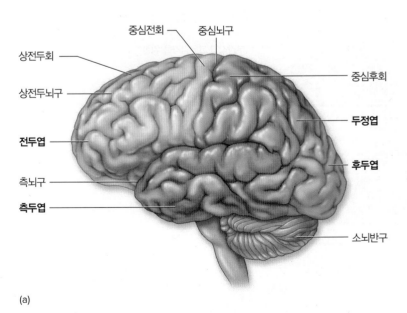

그림 8.5 대뇌. (a) 측면도, (b) 상위도이다.

대뇌피질

대뇌는 2~4 mm 두께의 회백질(대부분의 신경세포체와 수상돌기 분포에 의해 나타나는 대뇌피질)과 하부의 백질(수초화된 축삭돌기의 분포가 주요 특징)로 구성되어 있다. **대뇌피질**(cerebral cortex)은 복잡한 **뇌회**(convolution)를 구성하고 있는데, 수많은 접힘과 홈이 특징이다. 뇌회의 융기된 주름 부위를 뇌의 **회**(gyrus)라고 하고 패인 홈은 뇌의 **구**(sulcus)라고 한다. 각 대뇌반구는 깊은 고랑이나 틈새 또는 **열**(fissure)에 의해 5개의 엽(lobe)으로 나뉘며, 그 중 4개는 표면에서 볼 수 있다(그림 8.6). 이 엽들은 표면에서 볼 수 있는 **전두엽**(frontal lobe), **두정엽**(parietal lobe), **측두엽**(temporal lobe), **후두엽**(occipital lobe)이며, 전두엽, 두정엽, 측두엽의 일부로 덮여 있는 안쪽에 **섬**(insula, 그림 8.7)이 있다. 과학자들은 다양한 현대 비침습적 뇌영상기술(MRI 및 fMRI 포함)을 사용하여 각 대뇌반구의 엽에서 180개의 구조 및 기능 구획을 식별했다. 이 숫자는 향후 연구를 통해 증가할 것으로 보인다.

전두엽(frontal lobe)은 각 대뇌반구의 앞부분이다. **중심뇌구**라고 불리는 깊은 틈은 전두엽과 **두정엽**(parietal lobe)을 분리한다. 운동 조절에 관여하는 **중심전회**(그림 8.5와 8.6)는 중심뇌구 바로 앞에 있는 전두엽에 위치한다. 여기에 위치한 연합신경세포의 세포체는 근육운동의 조절 기능과 연관되어 있고 위치하는 영역에 의해 **상위운동신경세포**라고 불린다(12장 12.5절 참조). 각 반구의 두정엽에서 중심뇌구 뒤에 위치한 **중심후회**는 **체내감각피질**으로의 역할을 주요 기능으로 담당한다. 이것은 피부, 근육, 힘줄 및 관절 수용체로부터

발생하는 감각인 체성감각 인식을 담당하는 주요 영역이다. 이러한 신경경로는 10장 10.1절에 설명된다.

중심전회(운동)와 중심후회(감각)는 의식이 있는 환자에게 뇌수술을 통해 그 영역을 확인할 수 있다. 중심전회의 특정 부위에 전기적 자극을 가하면 특정한 움직임이 일어나고, 중심후회의 다른 부위를 자극하면 신체의 특정 부위에서 감각을 느낀다. 이러한 부위의 전형적인 지도는 피질의 상부는 발가락에, 피질의 하부는 머리에 각각 배치하는 거꾸로 된 그림을 보여준다.

이 지도의 두드러진 특징은 신체의 다른 부분을 담당하는 피질 영역이 연관된 신체부위의 크기와 일치하지 않는다는 것이다. 감각피질에서 가장 큰 영역은 수용체의 밀도가 최고로 높은 신체부위이고 운동피질에서 가장 큰 영역은 운동신경분포가 최대로 많이 일어나는 신체부위이다. 따라서 고밀도의 감각수용체와 운동신경지배를 갖고 있는 손과 얼굴은 신체의 나머지 부위보다 더 큰 영역의 중심전회와 중심후회에 의해 도움을 받는다.

측두엽(temporal lobe)은 각 귀의 달팽이관으로부터 감각섬유를 받는 청각 중추를 가지고 있다. 이 엽은 청각 및 시각 정보의 해석과도 연관된다. **후두엽**(occipital lobe)은 시력과 눈의 움직임의 조정을 담당하는 주요 영역이다. 측두엽과 후두엽의 기능은 청각과 시각의 생리학적 측면과 관련하여 10장에서 더 자세히 설명될 것이다.

섬(insula)은 기억의 코드화 및 내장기관 반응에 연계된 감각정보의 통합에 관여한다(그림 8.7). 후각, 미각, 청각, 체내감각(주로 통증) 정보를 수신하며, 내장기관과 심혈관에 대한 자율적 반응을 조절하는 데 도움을 준다. 그리고 섬은 내장기관으로부터 감각정보를 받

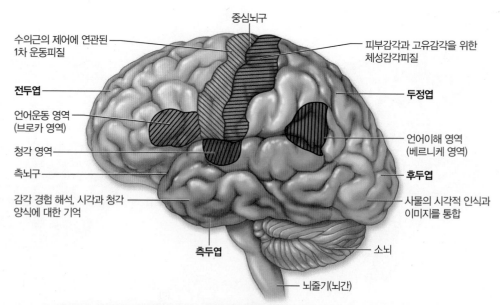

중심뇌구

수의근의 제어에 연관된 1차 운동피질

피부감각과 고유감각을 위한 체성감각피질

전두엽

두정엽

언어운동 영역 (브로카 영역)

언어이해 영역 (베르니케 영역)

청각 영역

후두엽

측뇌구

감각 경험 해석, 시각과 청각 양식에 대한 기억

사물의 시각적 인식과 이미지를 통합

측두엽

소뇌

뇌줄기(뇌간)

그림 8.6 대뇌 좌반구 엽. 이 도표는 대뇌피질의 주요 운동 영역과 감각 영역을 보여준다.

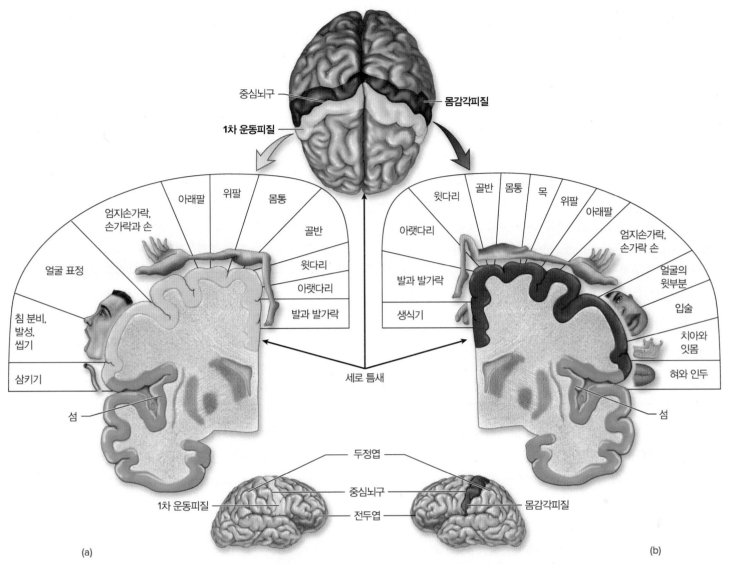

그림 8.7 대뇌피질의 운동 영역과 감각 영역. (a) 골격근을 제어하는 운동 영역(노란색)이다. 이 영역은 1차 운동피질로 알려져 있다. (b) 몸감각을 수용하는 감각 영역(보라색)이다. 좌반구는 몸의 오른쪽으로부터 자극을 주로 받는다.

기 때문에 감정을 수반하는 신체 상태를 평가하는 데도 중요하다. 한 연구보고에 따르면 손에 가해진 통증에 반응하여 활성되는 신경세포는 피실험자의 통증이 사랑하는 사람의 손에 가해질 것이라는 말을 들었을 때도 활성화한다. 또 다른 연구에서 보면 구역질나는 냄새에 대해 반응했던 섬 내 신경세포가 피실험자가 다른 사람의 구역질하는 표정을 보았을 때도 활성됨이 보인다.

마카크 원숭이들에게 처음 수행된 연구에서는 원숭이들이 목표 지향적인 행동을 할 때 그리고 다른 원숭이들과 사람들이 같은 행동을 하는 것을 관찰하였을 때 전두엽과 두정엽의 특정 신경세포가 활성됨이 보였다. **거울신경세포**(mirror neuron)라고 불리는 이 신경세포들은 인간의 뇌의 유사한 위치에 있는 것이 fMRI(다음에 논의)를 이용하여 확인할 수 있었다. 전두엽의 전운동 영역(premoter area)

에 있는 거울신경세포는 사람이 목표 지향적인 행동을 하거나 다른 사람이 같은 행동을 하는 것을 볼 때 활성화됨이 확인되었다. 두정엽에서 더 높은 수준(고위 중추)의 체성감각 처리에 관여하는 다른 거

표 8.1 | 대뇌엽의 기능

엽	기능
전두엽	골격근의 자발적 운동 제어, 성격, 고도의 지적 과정(예: 집중력, 계획 및 의사결정), 구두 커뮤니케이션
두정엽	체성감각 해석(예: 피부 및 근육 감각) 생각과 감정을 표현하기 위해 말을 이해하고 단어를 공식화함. 질감과 모양 해석
측두엽	청각적 감각 해석, 청각 및 시각적 경험의 저장(기억)
후두엽	눈의 초점을 맞추는 움직임의 통합, 이전 시각적 경험 및 기타 감각자극과 시각적 이미지의 상관관계, 시각의 의식적 인식
섬	기억, 감각(주로 통증) 및 내장 통합

울신경세포는 사람의 특정 신체부위가 만져지거나 다른 사람이 같은 위치에 만져지는 것을 볼 때도 반응함이 관찰되었다. 또한 거울신경세포는 간접 경험에 의한 정서적(감정적) 요소를 제공할 수 있는 섬(그림 8.7)과 대상회(cingulate gyrus, 그림 8.18)와도 신경연결을 가지고 있다.

과학자들은 거울신경세포가 다른 사람을 모방하고, 다른 사람의 의도와 비위를 이해하고, 다른 사람이 보여주는 감정에 공감하는 능력을 가지고 있다고 생각한다. 이러한 능력은 사회성 개발과 언어습득에도 필요한데 사람의 거울신경세포는 언어학습에 필요한 운동 음성 영역(motor speech area)에서도 발견된다(그림 8.14). **자폐 스펙트럼 장애**(autism spectrum disorder)라고 알려진 **자폐증**은 사회적 상호작용, 언어 능력, 자극에 대한 민감성 그리고 다른 사람의 감정을 이해하는 능력의 장애를 포함한다. 따라서 일부 과학자들은 자폐증이 어느 정도는 거울신경세포의 기능 장애가 포함된다고 제안한다.

뇌의 시각화

개발된 몇 가지 새로운 영상기술은 의학적인 부분과 연구적인 목적에 맞춰 사람들의 뇌를 자세히 관찰할 수 있게 해준다. 이들 중 최초로 개발된 것은 **X선 컴퓨터 단층촬영**(X-ray computed tomography, CT)이었다. CT는 다른 밀도의 조직에 의한 X선 흡수로 얻은 데이터를 기반하여 신체의 횡단면에서 얻어지는 해부학적 정보를 컴퓨터로 합성하여 보여주는 기술인데, 뇌처럼 연한 조직도 X-선 투과상 얻은 데이터를 기반하여 이미지화 할 수 있다.

다음으로 개발된 기술은 **양전자방출 단층촬영**(positron emission tomography, PET)이다. 이 기술에서는 양전자를 방출하는 방사성 동위원소(생물학적으로 활성화된 분자, 추적기)를 혈류로 주입한다. 양전자는 전자와 같지만 양전하를 가지고 있다. 양전자와 전자의 충돌은 상호소멸과 함께 감마선의 방출을 야기하며, 이것은 추적자 분자를 가장 활발하게 흡수하는 세포를 감지하고 찾는데 사용될 수 있다. 의학적으로 암세포는 신진대사와 포도당 흡수율이 훨씬 높기 때문에 PET 스캔을 통해 암의 단계를 파악하고 암 치료에 대한 환자의 반응을 관찰할 수 있다. 과학자들은 PET 활용을 통해 뇌의 신진대사, 뇌의 약물 분포 그리고 뇌 활동의 결과로 인한 혈류 변화를 연구하고 다양한 인지 장애의 뇌 기초정보를 이해할 수 있었다. 최근 연구에서 PET의 활용은 건강한 대조군과 비교하여 우울 장애, 외상 후 스트레스 장애 또는 둘의 조합을 가진 사람들의 뇌에 보여지는 기능적 시냅스의 수의 변화 등을 관찰하는데 도움을 주고 있다. 시냅스 소포에 쉽게 결합하는 추적기를 개발하고 사용하여 뇌의 기능적 시냅스의 수와 우울증 증상의 심각성 사이의 관련성도 발견됐다.

살아있는 뇌를 시각화 하는 또 다른 기술은 **자기공명영상**(magnetic resonance imaging, MRI)이다. 이 기술은 양성자(H^+)가 전하를 띤 상태로 회전하기 때문에 작은 자석처럼 작용할 수 있다는 개념에 기초한다. 강력한 외부의 자석이 H^+의 일부분을 정렬시킬 수 있다. 양성자의 대부분은 H_2O 분자의 일부분이고, 여러 다른 조직들의 화학성분은 고주파(radio frequency pulse)에 대해 정렬된 H^+가 반응에서 차이를 나타낼 수 있는데, 이를 통해 회백질, 백질, 뇌척수액(그림 8.8과 8.9)을 명확히 구분할 수 있다. 또한 MRI 조영제로 알려진 추가적인 외인성 화학물질은 이미지를 개선하기 위해 다른 조직에서 신호를 증가시키거나 감소시키는 데 사용되기도 한다.

과학자들은 **기능적 자기공명영상**(functional magnetic resonance

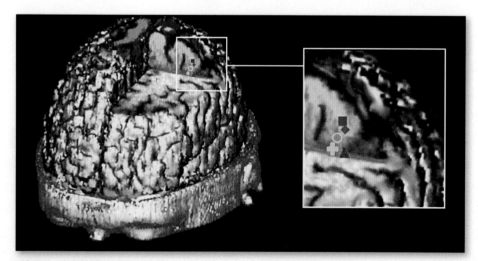
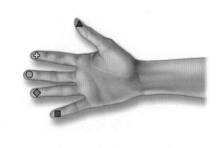

그림 8.8 감각피질을 보여주는 뇌의 MRI 이미지. MRI와 EEG 이미지 정보의 통합은 손의 각 손가락에 해당하는 감각피질의 위치가 표시된다. (MRI image) ©Hank Morgan/Science Source

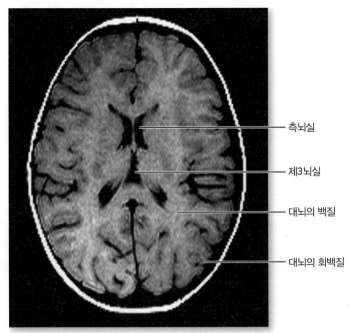

측뇌실

제3뇌실

대뇌의 백질

대뇌의 회백질

그림 8.9 뇌의 MRI 스캔. 뇌척수액을 포함한 심실처럼 회백질과 백질은 쉽게 구별된다. ©Du Cane Medical Imaging Ltd./Science Source

계획 및 설정뿐만 아니라 신경질환 및 정신질환을 연구하는 다양한 연구자들에 의해 널리 사용되고 있다.

전자식 뇌촬영도(magnetoencephalogram, MEG)는 뇌파도(EEG)의 측정결과보다 더 정확한 뇌 활성의 영상을 보여줄 수 있게 이미지를 1/100초 단위로 제공한다(다음에 논의). 시냅스 후부의 전류는 약한 자기장을 생성하므로, 이러한 자기장 수천이 모여야 센서에 의해 감지될 수 있는 자기장이 형성된다. 이 센서는 수백 개의 SQUID (superconducting quantum interference device, 초전도 양자 간섭장치)를 절대 온도 0°C보다 4°C 높은 액체 헬륨에 냉각시킨 것이다. MEG는 뇌전증 치료와 뇌종양 치료를 위한 계획 수립에 종종 사용되고 있다. 기능적 활동을 하는 뇌를 시각화 하는 기술은 표 8.2에 요약되어 있다.

뇌파도

대뇌피질의 세포체 및 수상돌기에서 생성되는 시냅스전위(7장 7.3절), 더 깊은 축삭에서 생성되는 활동전위 그리고 신경교세포에서 생성되는 전위까지 합산하여 세포 외 매체 전류에 영향을 준다. 이 전류를 기록(기준 전위에 대해 볼트 단위로 측정)한 것이 **뇌파도**(electroencephalogram, EEG)이며 두피에 배치된 전극을 통해 측정할 수 있다. 정상적인 EEG 패턴과 다른 이탈현상은 임상적으로 뇌전증 및 기타 이상상태를 진단 함에 활용될 수 있으며, EEG의 부재는 뇌사를 판단하는데 사용될 수 있다.

EEG 패턴에는 일반적으로 4가지 유형이 있다(그림 8.10). **알파파** (alpha waves)는 사람이 깨어있는 상태에서 편안히 눈을 감고 있을 때 두정엽과 후두엽 부위에서 가장 잘 기록이 된다. 이 파장의 리듬은 초당 10~12 사이클의 진동을 나타낸다. 8세 미만 아동의 알파 리듬은 초당 4~7 사이클의 다소 낮은 진동수의 발생이 보인다.

베타파(beta waves)는 전두엽, 특히 중심전회 부근에서 가장 강하

imaging, fMRI)으로 알려진 기술을 사용하여 살아있는 사람의 뇌를 연구할 수 있다. 이 기술은 뇌 영역 내에서 뇌 활동이 더 활발한 영역으로 유입되는 혈류의 변화관찰에 의해 증가된 신경활동을 간접적으로 시각화한다(그림 14.22 참조). 이러한 현상은 더 활성화된 뇌 영역에서 혈관 확장과 혈류 증가를 일으키는 신경전달물질인 글루탐산의 방출의 증가로 인해 일어난다. 그 결과 활성이 있는 뇌 영역은 쉬고 있을 때보다 더 많은 양의 옥시헤모글로빈(많은 옥시헤모글로빈이 분포하고, 자기장에 영향을 미치는 디옥시헤모글로빈이 더 적은 상황)을 받는데, 이를 **BOLD 반응**(blood oxygenation level dependent contrast, 혈중 산소량 의존성 대조반응)이라 한다. fMRI는 다양한 임상 및 연구 응용 분야를 가지고 있는데, 현재 외과적 뇌 수술

표 8.2 | 뇌 기능 시각화 기법

약어	기법명	기법 원리
EEG	뇌파도	신경활동은 두피 전극을 사용한 지도로서 측정된다.
fMRI	기능성 자기공명영상	증가된 신경활동은 국소 영역에서 대뇌 혈류와 산소 소비를 증가시키다. 이것은 혈액 옥시헤모글로빈/디옥시헤모글로빈 비율의 변화 효과에 의해 감지된다.
MEG	전자식 뇌촬영도	신경 자기활동은 자기 코일과 수학 플롯을 사용하여 측정된다.
PET	양전자방출 단층촬영	증가된 신경활동은 국소 영역에서 대뇌 혈류 및 대사 산물 소비를 증가시킨다. 이것은 일반적으로 플루오로데옥시글루코스 양전자방출 방사성 동위원소를 사용하여 측정된다.
SPECT	단일광자 단층촬영	증가된 신경활동은 대뇌 혈류를 증가시킨다. 이것은 테크네튬과 같은 단일 광자의 방사체를 사용하여 측정된다.
CT	X선 컴퓨터 단층촬영	많은 X-선 빔이 뇌 또는 다른 신체부위를 통해 전송되고 수많은 감지기에 의해 감지된다. 컴퓨터는 이 정보를 사용하여 뇌를 통해 조각으로 나타나는 이미지를 생성한다.

출처: Bromm, Burkhart, "통증과 관련된 뇌 이미지," 생리학 뉴스 16 (Feb. 2001): 244-249.

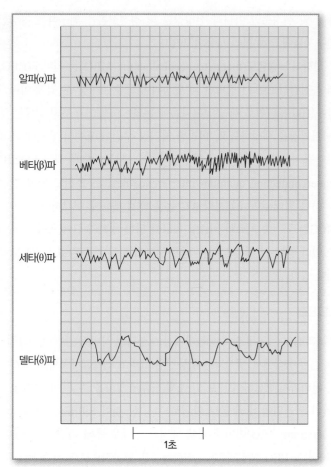

그림 8.10 뇌파의 다양한 유형. 델타파(하단)의 진폭은 가장 높고 주파수는 가장 낮다.

게 나타난다. 이러한 파동은 시각적 자극과 정신활동에 의해 형성된다. 수용체로부터의 자극에 반응하고 연속적인 활동 패턴에 중첩되기 때문에 **유발활성**(evoked activity)을 구성한다. 베타파는 초당 13~25 사이클의 진동을 발생한다.

세타파(theta waves)는 측두엽과 후두엽에서 방출된다. 초당 5~8 사이클의 빈도를 가지며 신생아와 수면 중인 성인에게서 흔히 볼 수 있다. 세타 리듬은 집중과 기억력을 요구하는 작업, 수면 부족, 심각한 감정적 스트레스를 받고 깨어 있는 성인에게서 증가될 수 있다.

델타파(delta waves)는 대뇌피질에서 일반적인 패턴으로 방출되는 것으로 보인다. 이러한 파동은 초당 1~5 사이클의 주파수를 가지며, 수면 중인 상태와 깨어 있는 유아에게 흔히 보인다. 깨어 있는 상태의 성인에게서 델타파가 보여진다는 것은 뇌에 손상이 있음을 의미한다.

수면

환경적인 요인들이 수면에 영향을 크게 미칠 수 있지만 수면이 유전

적으로도 통제를 받는다는 증거는 집안 가족들에게서 보이는 수면장애 특징과 수면 패턴의 유전력에 의해서도 확인된다. 히스타민과 몇 몇 다른 신경전달물질들은 각성을 촉진하는 반면, 아데노신과 GABA 는 수면을 촉진한다. 수면과 각성의 신경 제어는 망상활성계(reticular activating system, RAS)와 함께 연계되어 논의된다(8.4절 참조).

수면에는 두 가지 범주가 있다. 꿈(잠에서 깰 때 생각날 만큼 생생한 꿈)은 **급속안구운동**(rapid eye movement, REM)이 수면 중에 발생한다. REM이라는 이름은 이 수면 단계 동안 일어나는 특징적인 눈의 움직임을 나타낸다. 나머지 꿈을 꾸지 않는 수면시간은 **비급속안구운동**(non-REM) 또는 **휴지기**(resting) 상태로 보내진다. 이 두 단계의 수면은 그들의 뇌파 패턴으로 구분할 수 있다. REM 수면 중 EEG 패턴은 세타파(초당 5~8 사이클)로 주로 구성되지만, 종종 깨어 있을 때처럼 비동기화(desynchronization)도 보인다. Non-REM 수면은 EEG 패턴에서 4단계 분리로 구분할 수 있다. 특히, 3단계와 4단계는 그들의 특징적인 델타파(초당 1~5 사이클) 때문에 **느린파 수면**(slow-wave sleep)이라고도 알려져 있다.

사람들이 처음 잠들었을 때 4개의 다른 단계의 non-REM 수면에 들어가고 그 단계를 거쳐 다시 REM 수면에 이르게 된다. REM 수면 후 다시 non-REM 수면 단계를 거쳐 다시 REM 수면으로 돌아간다. 이러한 사이클은 일반적으로 약 90분 동안 반복 지속이 이뤄지며, 보통 하루에 5회 정도의 REM 상태에서 non-REM 사이클을 거치게 된다. 수면의 전반에는 절반 동안 많은 시간이 느린파 수면이 나타나고 후반에 절반 동안은 대부분 REM 수면으로 들어가는데, 사람들이 자연스럽게 잠에서 깬다면 일반적으로 REM 수면에서 많이 깨어난다.

대부분의 신경세포는 깨어 있는 상태에서 non-REM 상태로 전환될 때 발화속도(활성정도)를 감소시킨다. 이러한 현상은 PET 연구에서 밝혀진 바와 같이 에너지 대사 및 혈류량 감소와 관련이 있다. 이와는 대조적으로, REM 수면은 깨어 있는 상태보다 높은 총 뇌 대사와 선택된 뇌 영역으로 더 많은 혈류를 동반한다. 흥미롭게도 변연계(limbic system, 그림 8.15)는 REM 수면 중에도 활성화된다. 변연계는 감정에 많은 관여를 하는데, 그 중 일부인 편도체는 두려움과 불안을 중재하는 데 도움을 준다. 이것들은 꿈을 꾸는 동안에도 느끼는 감정들과 흔히 연계되기 때문에 변연계가 REM 수면 동안 활동하는 것은 당연하다고 할 수 있다.

Non-REM 수면 중에는 호흡과 심박수가 매우 규칙적인 경향을 보여준다. 반면, REM 수면에서는 호흡과 심박수가 깨어 있을 때처럼 불규칙하다. 이러한 현상은 REM 수면 중 감정에 관여하는 뇌 영

역의 활성화가 꿈과 밀접한 관련이 있음을 부가적으로 말한다.

Non-REM 수면은 학습에 필요한 신경 가소성(nerve plasticity)을 돕기도 한다. 예를 들어, 학습 및 시험과 연관하여 non-REM 수면을 취한 피험자는 그렇지 않은 피험자에 비해 더 나은 성적을 나타냈다. 또 다른 연구에서는 EEG에서 느린파 활동(non-REM 수면을 의미)에 훈련된 피험자가 훈련되지 않은 피험자에 비해 다음날 아침 학습한 과제를 더 잘 수행할 수 있음을 확인하면서 신경 가소성과 수면과의 상관성도 보고되었다.

더불어, 이러한 연구들은 비록 사람이 깨어 있을 때 단기 기억은 형성될 수 있지만 추가적으로 단기 기억이 장기 기억으로 강화될 때 수면이 중요하고 정상적인 수면에 의해 촉진된다는 것을 보여준다. 느린파 수면은 특히 공간적 기억과 말로 정확히 표현하는 서술적 기억(declarative memory)의 강화에도 도움이 된다.

REM 수면은 비서술적 기억(nondeclarative memory)의 강화에도 도움이 된다. 이는 양쪽 두 단계가 정상적으로 반복된 수면의 진행이 서술적 기억과 비서술적 기억에 모두 참여할 수 있음을 의미하며, 기억의 강화는 느린파와 REM 수면 단계가 서로 뒤이어 자연스럽게 일어날 때 최상이 될 수 있음을 말한다.

기억의 강화는 낮잠을 통해서도 향상될 수 있지만 최대의 효과를 보이려면 충분한 긴 수면시간이 필요하다. 추가적으로 기억 강화와 관련하여 학습과 수면 사이의 시간 간격 또한 중요한 고려사항이다. 학습기간과 수면 사이에 약 3시간 정도의 시간 지연은 8시간 지연보다 더 좋은 서술적 기억 강화를 제공할 수 있음이 보고된 바 있는데, 이러한 연구들은 학생들이 시험 전에 일찍 공부하고 숙면을 취한다면 시험성적이 향상될 것이라는 것을 강하게 시사한다.

학습과 기억 외에도, 최적의 수면은 알츠하이머병 혹은 다양한 신경퇴화질환의 위험을 증가시키는 비정상적인 단백질의 축적을 막는 데 매우 중요할 수 있다. 2012년에 발견된 내용으로 노폐물을 제거하는 뇌의 독특한 시스템인 **글림프 시스템**(glymphatic system)은 주로 숙면 중에 활동함이 알려졌다. 그러나 노화 현상이 일어나면 숙면을 취하는 데 어려움을 가중시키고 이러한 숙면의 장애는 글림프 시스템의 활동 감소와 연계됨도 알려졌다. 노화에서 불충분한 숙면과 연계된 글림프 시스템의 장애에 대해 다시 기능을 보존하고 개선을 할 수 있는지와 관련하여 현재 연구가 한참 진행 중에 있다.

기저핵

기저핵(basal nuclei 또는 basal ganglia)은 대뇌의 백질 안쪽에 위치

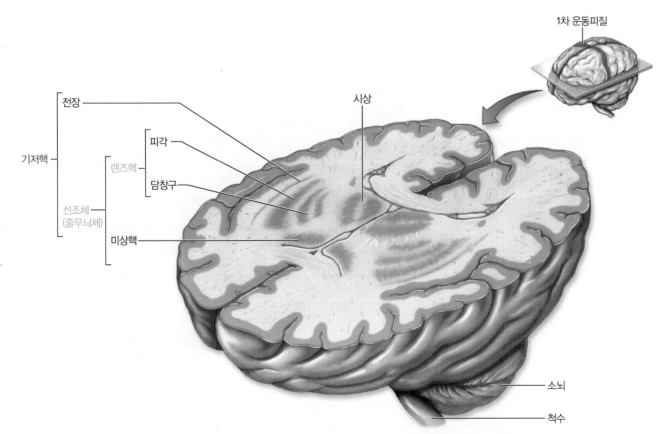

그림 8.11 기저핵. 골격근의 조절에 관여하는 신경세포를 포함하는 대뇌의 구조이다(상위운동신경세포). 시상은 운동 대뇌피질과 다른 뇌 영역 사이의 중계 중추이다.

하며 신경세포의 세포체가 다량 구성된 회백질로 표현되는 영역이다 (그림 8.11). 기저핵이라는 용어는 해부학적 의미로 더 명확히 이야 기할 수 있는데, 이 영역은 실제 자발적인 행동(자신이 원해서 하는 움직임)에서 비정상적 장애가 없게 제어하는 기능을 가지는 영역으로 피질의 하부에 분포된 신경세포체들을 포함하기 때문이다.

기저핵 중 가장 눈에 띄는 것은 여러 층의 밀집된 신경세포체로 구성된 **선조체**(corpus striatum)이다. **미상핵**(caudate nucleus)이라고 불리는 상부층은 **렌즈핵**(lentiform nucleus)이라고 불리는 두 개의 아래쪽 신경세포체 밀집 영역과 분리되어 있다. 렌즈핵 영역은 측면 부분인 **피각**(putamen)과 내측 부분인 **담창구**(globus pallidus)로 구성된다. 기저핵은 자발적인 움직임을 조절하는데 핵심적 역할을 한다.

움직임을 제어하는 대뇌피질의 영역(중심전 운동피질 포함, 그림 8.6)에서 축삭돌기의 연결은 기저핵(주로 피각)으로 보내진다. 피질로부터 파생된 축삭돌기는 흥분성 신경전달물질인 글루탐산을 방출하여 피각의 신경세포를 자극한다. 이후 피각의 신경세포들은 축삭을 피각에서 다른 기저핵으로 보낸다. 이 축삭들은 신경전달물질인 GABA의 방출을 통해 억제신호를 보낸다. 담창구와 흑질(중뇌의 일부)은 시상으로 GABA-방출 억제 축삭돌기를 보낸다. 시상은 다시 흥분성 축삭돌기를 대뇌피질의 운동 영역으로 보내 **운동회로**를 완성

한다(그림 8.12). 완성된 운동회로를 통해 의도하지 않은 비정상적인 움직임은 억제되고 의도된 운동은 목적에 맞게 행해지게 된다.

간뇌의 **시상하핵**(subthalamic nucleus)과 중뇌의 흑질은 빈번하게 기저핵에 포함되어 설명된다. 시상하핵은 소뇌로 흥분성 신호전달을 할 수 있고 소뇌는 다시 기저핵으로 신호를 전달하는 이중시냅스 신호전달 기전을 가지고 있다고도 알려져 있다. 더불어, 흑질은 운동회로에서 주목받는 중뇌 영역인데, 흑질에서 선조체로 연결(**흑질-선조체 경로**)된 도파민 신경세포(신경전달물질 도파민을 방출)의 퇴화는 파킨슨병의 원인이 된다.

대뇌 편측화

각 대뇌피질은 중심전회로부터 파생되는 운동성 신경돌기의 연결경로를 통해 신체의 반대쪽(상반되는 영역)의 움직임을 제어한다. 동시에 몸의 각 측면에서 유래하는 체성감각은 신경돌기의 **교차**에 의해 반대쪽 중심후회로 투영된다. 이와 유사하게 각 망막(retina)의 좌측 반쪽에 나타나는 영상(image)은 우측 후두엽에 투영되고 우측 반쪽에 나타나는 영상은 좌측 후두엽에 투영된다. 각 대뇌반구는 약 2억개의 신경돌기로 구성된 좌우 반구의 통로인 **뇌량**(corpus callosum)을 통해서도 신체의 양쪽으로부터 정보를 받을 수 있다.

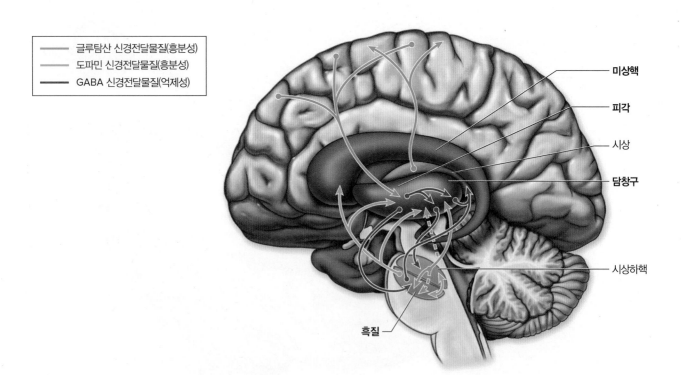

글루탐산 신경전달물질(흥분성)
도파민 신경전달물질(흥분성)
GABA 신경전달물질(억제성)

미상핵

피각

시상

담창구

시상하핵

흑질

그림 8.12 운동회로. 운동회로는 대뇌피질의 운동 영역, 기저핵 및 기타 뇌 영역 간의 상호연결에 의해 형성된다. 이 회로의 다른 구조에 대한 담창구에 의해 생성된 광범위한 억제, GABA-작동성(빨간색) 효과이다. 이 회로의 흥분성 신경전달물질은 글루탐산(초록색)과 도파민(파란색)이다.

헌팅턴병(Huntington disease)은 3장에서 설명한 바와 같이 4번 염색체의 HTT 유전자의 돌연변이에 의해 야기되는 상염색체 우성 질환이다. 이 돌연변이는 유전자에 있는 DNA의 CAG 서열에서 광범위한 반복을 촉발하여 아미노산 글루타민 생산을 코딩한다. 유전자가 세대를 거쳐 전달됨에 따라 반복 횟수가 증가하여 증상 발생 연령이 빨라진다. 과다한 글루타민은 미상과 피각에 응집되어 이 영역의 신경세포가 사망하고 측뇌실이 확장되어 결국 피질 신경세포의 손실이 발생한다. 미상과 피각의 신경세포는 주로 GABA-작동성이기 때문에 억제 기능의 상당한 손실이 발생하여 다양한 불수의 운동 또는 **이상 운동증**(dyskincesia)을 유발한다. 빠른 불수의 운동인 **무도병**(chorea)은 손을 쥐어짜는 듯한 동작인 아테토시스(athetosis)가 일반적이다. 뇌의 아세틸콜린 수치도 감소한다. 운동 문제 외에도 정신 기능의 점진적인 감소와 심각한 정신질환의 점진적 발병이 있다.

파킨슨병(Parkinsons disease)은 기저핵과 그 회로의 또 다른 장애이다. 그 증상으로는 이상 운동증, 근육 떨림, 느린 움직임, 언어 장애, 근육 강직 등이 있다. 이러한 증상은 중뇌의 작은 핵인 흑질에서 미상핵으로 확장되는 도파민성 신경세포의 퇴화에 의해 생성된다. 파킨슨병의 대부분은 유전적 요인과 환경적 요인의 상호작용(상호동의)에 의해 발생하는 것으로 알려져 있다. 최근 α-시누클레인 단백질의 돌연변이를 일으키는 상염색체 우성 파킨슨병이 발견되었다. 이 비정상적인 단백질은 서로 달라붙어 신경변성을 촉진하는 것으로 보이는 작은 루이소체 원섬유를 형성한다. 7장에서 논의한 바와 같이 파킨슨병은 뇌에 들어가 신경전달물질인 도파민으로 전환될 수 있는 L-도파(레보도파라고도 함)와 도파민 작용제 및 MAO 억제제로 작용하는 다른 약물로 치료된다(7장 7.5절). 일부 파킨슨 환자는 전극이 시상하핵 또는 담창구에 이식되는 심부 뇌 자극으로부터 혜택을 받는다.

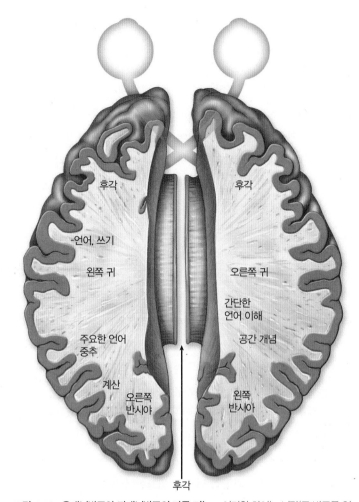

그림 8.13 우대뇌반구와 좌대뇌반구의 다른 기능. 이러한 차이는 뇌량(두 반구를 연결하는 관)이 외과적으로 분할된 사람들을 대상으로 한 실험에 의해 드러났다.

심각한 뇌전증을 가진 일부 사람들은 증상을 완화하기 위해 뇌량을 외과적으로 절단하기도 한다. 이러한 **분할뇌 방법**(split-brain procedure)은 각 반구를 다른 반구로부터 분리시키지만 예상과 다르게 수술을 받은 분할뇌 환자에게서 수술에 의한 직접적 장애는 보이지 않는다. 그러나 각 반구를 별도의 감각영상에 노출시키고 환자에게 특정 작업(말하거나 대측성 손으로 쓰거나 그리기)을 수행시키면 각 반구의 특정 범주에 해당되는 영역이 관여될 때 그 작업을 잘하고 관여가 안되는 다른 범주 작업은 잘하지 못한다는 것이 알려졌다(그림 8.13).

물체의 이미지는 우반구 또는 좌반구에 표시(왼쪽 또는 오른쪽 시야에만 표시됨, 10장 그림 10.32 참조)될 수 있는데, 일반적인 실험에서 볼 수 있는 결과로 사람은 물체의 이름을 지정하도록 요구받을 때 대부분의 사람들은 좌반구의 활동을 통해 이 작업을 성공적으로 수행하고 우반구는 크게 관여를 하지 않는다. 유사한 실험에서도 언어능력과 분석능력의 상당 부분이 좌반구에 일반적으로 더 크게 존재하는 것으로 확인이 된다.

이러한 발견은 손놀림 개념과 연계된 **대뇌 우성** 개념으로 이어졌다. 사람들은 일반적으로 특정한 손에 더 큰 운동능력을 가진다. 대부분의 사람들이 오른손잡이고 오른손도 좌반구에 의해 통제되기 때문에 좌반구는 자연스럽게 대부분의 사람들에게 더 지배적인 반구로 여겨졌다. 그러나 많은 실험을 통해 우반구에도 특정 영역에 따라 서로 차이가 나는 전문화된 영역이 있다는 것이 확인되었다. 한쪽 반구가 우세하고 다른 한쪽 반구가 종속되는 것이 아니라 두 반구는 상호 보완적인 기능을 가지고 있는 것으로 보고 있다. 현재는 **대뇌 편측화**(cerebral lateralization) 또는 한 반구나 다른 반구에서 기능의 전문화가 **대뇌반구 우성**(cerebral dominance) 용어보다 더 우선적으로 사용된다.

우반구는 제한된 언어 구사능력을 갖고 있지만 시공간작업(visuospatial task)에는 매우 능숙하다는 것도 확인되었다. 예를 들어, 우반구는 좌반구보다 얼굴을 더 잘 인식할 수 있으나, 좌반구처럼 얼굴 모양을 잘 묘사할 수는 없다. 우반구는 왼쪽 손의 통제를 통해 벽돌을 쌓거나 그림을 그리는 데 있어 좌반구보다 더 낮은 능력을 보인다. 우반구 손상을 받은 환자는 집 주변의 길을 찾거나 지도를 보는 데 어려움이 있다. 좌반구 손상을 받은 환자는 노래하는 능력에는 큰 장애가 없지만 심각한 언어장애를 나타낸다.

비판적 이해에는 크게 관여하지 않지만 아마도 특정 패턴과 부분 혹은 전체 관계를 이해하는데 있어 나타나는 우반구의 역할로서 음악을 작곡할 수 있는 능력은 우반구에 의존하는 것으로 나타난다. 흥미롭게도 좌반구의 손상은 노래하는 능력에는 영향을 주지 않지만 심각한 언어장애를 일으킬 수 있다.

설명한 것처럼 97%의 모든 사람에게 좌반구는 언어와 분석능력, 우반구는 시공간능력(visuospatial ability)에 관여하는 것으로 알려졌다. 이는 모든 오른손잡이와 약 70%의 왼손잡이에게 명확히 보이는 사실이다. 나머지 왼손잡이는 우반구에 언어 분석 능력이 있는 사람과 양쪽 반구에 이 능력이 있는 사람으로 동등하게 나눠진다.

사람의 창조적 능력은 좌반구와 우반구 사이의 상호작용에 의한 정보 교환과 관련이 있을 수 있다. 한 연구에 따르면 대학생들에게서 보이는 왼손잡이의 수가 일반 인구에서 보이는 왼손잡이의 수보다 더 많다는 것을 보여주는데, 이러한 상호작용이 왼손잡이 수에 영향을 줄 수 있다는 것을 암시한다. 레오나르도 다빈치와 미켈란젤로 둘 다 왼손잡이라는 점도 흥미롭다. 그러나 구체적 증거 제시를 위해서는 아직까지 더 많은 과학적 탐구가 필요한 상황이다. 대뇌의 각 반구에서 보이는 기능적 편측화와 관련된 추가 연구는 뇌와 연관된 창조적 과정의 이해에 더 많은 정보를 줄 수 있을 것이다.

언어

언어와 관련된 뇌 영역에 대한 지식은 주로 **실어증**(머리 부위의 손상이나 뇌졸중으로 인한 뇌 손상으로 발생되는 언어장애)에 대한 연구를 통해 많은 부분이 알려졌다. 대부분의 사람들에게 뇌의 언어영역은 앞서 설명한 바와 같이 주로 대뇌피질의 좌반구에 위치한다. 이미 19세기에도 피질의 두 언어영역 중 하나인 베르니케 영역(그림 8.14)은 실어증 발생에 있어 중요한 영역으로 인식되었다.

브로카 실어증(Broca's aphasia)이라고도 불리는 **비달변성 실어증**은 좌하전두회 및 그 주변 지역에 위치에 **운동언어 영역**(motor speech area) 또는 **브로카 영역**(Broca's area)의 손상으로 나타난다. 이 언어 상실증의 공통적 증상은 오른팔과 오른쪽 얼굴이 약해지고 말이 느리며 정확하지 않다는 것이다. 비달변성 실어증이 있는 사람들은 말하기를 꺼리고, 그들이 말하려고 할 때 말의 유창함이 크게 떨어지고 느리며 발음이 좋지 않다. 그러나 특이한 점은 그들의 언어

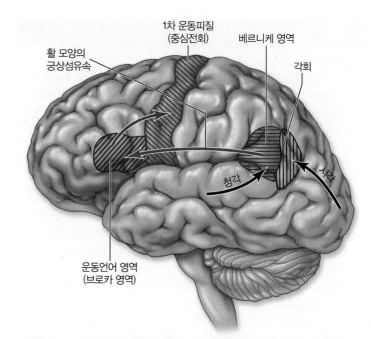

그림 8.14 언어 조절과 관련된 뇌 영역. 이 영역이 손상되면 실어증으로 알려진 언어 장애가 발생한다. 언어 이해에 필요한 베르니케 영역은 청각피질(듣는 단어), 시각피질(읽는 단어) 및 기타 뇌 영역을 포함하여 뇌의 많은 영역에서 정보를 수신한다. 사람이 명료하게 말하기 위해서는 베르니케 영역이 운동피질에 대한 입력을 통해 말의 운동 측면을 제어하는 운동언어(브로카) 영역으로 메시지를 보내야 한다.

이해력은 손상되지 않는다. 이 실어증이 있는 사람들의 특징은 문장은 이해할 수 있지만 그에 맞는 표현을 진행하는데 어려움을 겪는다. 혀, 입술, 후두 등의 근육운동에는 이상없이 나타나는 현상으로 단순한 운동 조절의 문제는 아니라는 점을 유의해야 한다.

베르니케 언어상실증(Wernicke's aphasia)이라고도 불리는 **달변 실어증**은 좌반구의 상측두회에 위치한 **베르니케 영역**(Wernicke's area)의 손상으로 인해 발생한다. 그 결과 빠르고 유연하게 말을 할 수 있지만 의미는 부적합한 표현을 하게 된다. 달변 실어증을 겪는 사람은 '단어 샐러드(word salad)'라고 하는 언어를 쓰는데 단어들이 혼란스럽게 섞이거나 지어낸 말을 한다. 언어 이해력이 파괴된다. 달변 실어증을 가진 사람들은 구어와 문어를 모두 잘 이해할 수 없음에도 자신의 언어 결함을 모르는 듯 행동한다.

단어의 개념은 베르니케 영역에서 유래한 것으로 보인다. 따라서 읽히는 단어를 이해하기 위해서는 시각피질(후두엽)의 정보가 베르니케 영역에 투영되어야 한다. 마찬가지로, 구어를 이해하기 위해서는 청각피질(측두엽에 위치)의 정보가 베르니케 영역으로 보내져야 한다.

언어의 이해와 구사에 관련하여 좀 더 이해하기 쉽게 말하자면, 베르니케 영역에서 유래한 단어의 개념은 운동언어(브로카) 영역에 전달되어야 한다. 이것은 활 모양의 **궁상섬유속**(arcuate fasciculus)이

라고 불리는 신경돌기로에 의해 연결된다. 운동언어 영역은 운동피질(중심전회)로 연결되고, 운동피질은 직접적으로 언어 구사 근육을 조절한다. 활 모양의 궁상섬유속이 손상되면 **전도성 실어증**이 생기는데, 말을 유창하게 할 수 있고 언어의 이해는 좋지만 구절의 반복이 느리고 힘이 드는 모습을 나타낸다. 환자들은 "적절한 단어"를 찾는 데 어려움이 있다고 말한다. 전도성 실어증이 있는 사람들은 베르니케 손상으로 보여지는 실어증의 사람들과 달리 자신의 결함을 알고 있다.

두정엽, 측두엽 및 후두엽의 접합부에 위치한 **각회**(angular gyrus, 그림 8.14)는 청각, 시각 및 체감각정보를 통합하는 중추이다. 각회의 손상은 실어증을 일으키게 되는데, 이는 이 지역이 베르니케의 영역과의 연결이 있음을 의미한다. 왼쪽 각회에 손상이 있는 일부의 환자들은 말하기와 구어의 이해에 어려움은 없지만 읽거나 쓸 수는 없다. 다른 환자들은 문장을 쓸 수는 있지만 읽을 수 없는 경우도 있는데, 아마도 시각과 연관된 후두엽에서 각회까지의 신경돌기 연결에

💗 임상적용

일과성 허혈발작(transient ischemic attack, TIA) 후, 수일 내에 언어 능력이 자발적으로 완전히 회복되는 경우가 많지만 뇌졸중의 경우 장기간에 걸쳐 부분적으로만 회복되는 경우가 일반적이다. 소아는 언어 능력이 왼쪽에서 오른쪽 반구로 전달되기 때문에 회복이 더 빠르지만 청소년기 이후에는 회복 속도가 감소한다. 언어치료 및 기타 기술로 회복을 촉진한다. 약간의 회복은 일반적으로 운동언어 영역의 손상 후에 발생하지만, 베르니케 영역의 손상은 더 심각하고 영구적인 실어증을 유발한다.

손상이 있기 때문일 것이다.

🔗 시스템 상호작용: 변연계와 감정

감정 상태와 관련하여 가장 중요한 뇌의 영역은 시상하부와 **변연계**(limbic system)로 볼 수 있다. 변연계는 뇌줄기 주위에 고리형태를 나타내는 전뇌신경세포체와 신경돌기 그룹으로 구성된다(limbus = 고리). 변연계를 구성하는 주요 뇌 영역은 **대상회**(cingulate gyrus), **편도체**(amygdala body), **해마**(hippocampus), **중격핵**(septal nuclei) 등이 있다(그림 8.15 및 8.18). 대상회는 뇌량을 둘러싸고 있는 두꺼운 피질 영역이며 감정(특히 고통과 두려움과 관련된 부정적인 감정)과 동기부여에 관여한다. 최근 연구들은 감정적인 경험을 진행하는 동안 섬(insula)의 앞부분은 대상회 피질의 전방(anterior cingulate cortex)과 함께 활성화되는 것을 보여줬다. **편도체**(amygdaloid body)는 대뇌 깊숙이 위치한 다양한 신경세포체들로 구성된 작은 아몬드 모양의 구조인데, 특히 감정학습의 중심영역으로 두려움 조절에 중요한 역할을 하는 것이 잘 알려져 있다. 편도체에 손상이 발생하면 두려움을 유발하는 자극을 제대로 인식하지 못한다는 것도 알려져 있다.

변연계는 후각 정보의 처리와도 밀접한 관련이 있어 **후각뇌** 혹은 "냄새인지 뇌"라고도 불렸다. 후각이 발달된 하등 척추동물의 변연계는 전뇌(forebrain)에 잘 구성되어 있다. 그러나 인간의 변연계는 기본적인 감정적 충동의 중심임이 더 잘 알려져 있다. 변연계는 척추

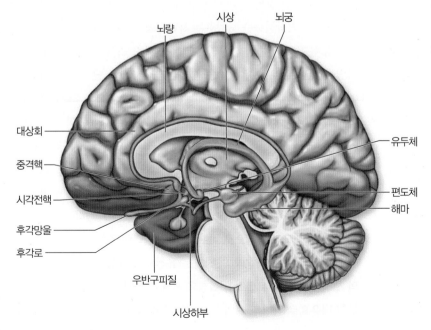

그림 8.15 변연계. 좌측 측두엽은 변연계의 구조를 보여주기 위해 이 그림에서 제외하였다(일부는 녹색으로 표시됨). 변연계는 특정 핵(신경세포 세포체의 집합체)과 감정 생성에 협력하는 대뇌의 축삭으로 구성된다. 시상하부는 대뇌(단뇌)가 아니라 간뇌의 일부이지만 변연계와 함께 감정을 처리한다.

동물의 진화과정 초기부터 파생된 영역으로 대뇌피질보다 계통학적으로 더 오래되었다. 따라서 대뇌피질과 변연계 구조 사이에는 시냅스 연결이 드물게 나타나는데, 이러한 현상은 우리의 감정적 상황을 의식적으로는 제어하기가 왜 힘든지를 보여준다.

변연계와 시상 및 시상하부(그림 8.15) 사이에는 **파페즈회로**라고 불리는 정보 흐름의 폐쇄회로가 있다(시상과 시상하부는 간뇌의 일부). 파페즈회로에서 **뇌궁**(fornix)은 해마를 시상하부의 유두체에 연결하고 차례로 시상의 전핵으로 돌출된다. 시상핵은 차례로 신경돌기를 대상회에 보내고 대상회는 돌기를 해마로 보내 회로를 완성한다. 이러한 상호연결을 통해 변연계와 시상하부는 감정 상태와 관련된 신경 기반을 구축한다.

이 영역의 기능에 대한 연구에는 특정 위치의 전기 자극, 특정 위치의 조직 파괴(병변 생성), 특정 구조의 외과적 제거 또는 절제가 포함된다. 이러한 연구를 통해 시상하부와 변연계는 다음과 같은 감정과 행동에 관여한다고 알려져 있다.

1. **공격성**(aggression): 편도체의 특정 부위에 대한 자극은 분노와 공격성을 유발하고, 시상하부의 특정 부위에 대한 자극은 유사한 효과를 유발할 수 있다.

2. **공포**(fear): 공포는 편도체와 시상하부의 전기 자극에 의해서도 생성될 수 있으며, 변연계의 외과적 제거로 공포인지를 못할 수 있다. 예를 들어, 원숭이는 일반적으로 뱀을 무서워하지만 변연계가 제거되면 두려움 없이 뱀에게 접근한다. 편도체에 손상을 입은 인간의 경우 두려움과 분노의 표정을 인식하는 능력이 손상되기도 한다. 잘 알려진 환자 "S.M."은 편도체의 양측에 석회화가 유발되는 희귀 유전자 돌연변이를 가지고 태어났는데, 그녀는 일반적인 무서운 자극에 노출되었을 때 거의 두려움을 나타내지 않았다고 한다. 예를 들어, S.M.은 공원의 날카로운 부분에 노출되었을 때 두렵기보다는 짜증이 난다고 얘기하고 다음날 밤에도 두려운 마음 없이 공원을 다시 찾았다. 독사가 있는 애완동물 가게에 데려갔을 때에도 그녀는 뱀을 만지고 놀고 싶어 했다. 겁이나 두려운 감정이 없음에도 불구하고 행복, 공감, 죄책감 및 타인에 대한 배려 능력은 정상이었다. 이러한 연구를 포함하는 다른 연구를 통해서도 편도체는 공포 조절에 중요한 영역임을 알 수 있다.

3. **섭식**(feeding): 시상하부에는 **섭식 중추**와 **포만 중추**가 모두 포함되어 있다. 전자의 전기 자극은 과식을 유발하고 후자의 자극은 실험동물의 섭식 행동을 중지시킨다.

4. **성**(sex): 실험동물의 자극 및 절제 연구에 의해 나타난 바와 같이 시상하부 및 변연계는 성욕 및 성 행동의 조절에 관여한다. 그러나 대뇌피질은 하등동물의 성욕에도 매우 중요하며 인간의 성욕에서도 대뇌의 역할이 중요하게 관여한다.

5. **목표 지향적 행동**(goal-directed behavior, 보상 및 처벌 시스템): 전두엽 피질과 시상하부 사이의 특정 부위에 전극을 배치하여 자극하면 보상작용의 신호를 전달할 수 있다. 쥐의 경우, 이 보상은 행동 동기부여에 있어 음식공급이나 성적 자극에 의해 나타나는 현상보다 더 강력하다. 임상에서도 유사한 연구가 진행된 바 있는데, 긴장이 풀리고 안도감을 느끼는데 관여하는 것으로 알려져 있다. 약간 다른 위치에 배치된 전극은 실험동물의 처벌 시스템을 자극할 수 있는데, 이 영역에서 자극을 받으면 특정 행동을 멈추게 된다.

기억

기억과 관련된 뇌 영역

기억상실증(기억의 상실)에 대한 임상연구에 따르면 여러 뇌 영역이 기억의 저장 및 인출에 관여한다고 한다. 기억상실증은 대뇌피질의 측두엽, 해마, 미상핵 머리(헌팅턴병 연관 부위) 또는 배내측 시상(dorsomedial thalamus, 티아민 결핍을 동반한 코르사코프증후군으로 고통받는 알코올 중독자와 연관된 부위)에서의 손상으로 인해 발생할 수 있다. 현재 많은 연구자들은 뇌에 정보를 저장하는 것과 관련하여 여러 시스템이 있다고 믿고 있다. 한 가지 시스템은 단순한 자극-반응에 대한 학습 관련 현상인데, 무척추동물에서도 동일한 현상이 보인다. 이것은 기술 학습, 다양한 종류의 조건화 및 습관과도 관련되며 기억상실증을 보여주는 사람들에게도 유지된다.

특정 유형의 뇌 손상 환자와 수많은 과학적 조사에 의해 밝혀진 것처럼 기억에는 다양한 범주가 있다. 과학자들은 **단기 기억**(short-term memory)과 **장기 기억**(long-term memory)으로 크게 구별한다. 장기 기억은 단기 기억과 다르게 새로운 RNA와 단백질의 합성에 의존하므로 유전적 전사 또는 번역을 방해하는 약물이 장기(단기 기억은 아님) 기억을 방해할 수 있다. 그리고 두부에 외상이 있는 사람과 전기충격요법(ECS) 치료를 받는 환자는 최근 벌어진 사건에 대한 기억을 잃을 수 있지만 오래된 기억은 유지할 수 있다. 단기 기억이 안정적인 장기 기억으로 바뀌는 것을 **기억의 강화**(memory consolidation)라고 한다. 기억의 강화는 유전자의 활성화, 새로운 단백질의 생산과 새로운 시냅스의 형성을 필요로 한다. 현재 설치류에서 연구된 내용으로 해마의 기억 강화에는 훈련시간에 활동하는 성상교세포에서 글리코겐 분해와 젖산의 생산을 필요로 한다는 증거도 있다. 새로운 기억을 형성할 때 신경세포는 호기성 대사로 인한 잠재적 산화적 손상 없이 빠른 에너지의 공급을 필요로 함을 의미한다.

장기 기억은 **비서술적 기억**(nondeclarative memory) 또는 **암묵적 기억**(implicit memory)과 **서술적 기억**(declarative memory) 또는 **외현적 기억**(explicit memory)으로 분류된다. 비서술적 기억은 간단한 기술과 특정 조건(예: 신발끈 묶는 방법)에 대한 기억을 말한다. 서술적 기억은 말로 표현할 수 있는 기억으로 **의미적 기억**(semantic memory)과 **단편적 기억**(episodic memory)으로 나뉜다. 의미적 기억은 뼈의 이름을 기억하는 것을 예로 들 수 있고, 단편적 기억은 골격계에 대한 실기시험을 치른 경험을 기억하는 것으로 이야기할 수 있다.

기억상실증이 있는 사람들은 서술적 기억이 손상되어 있다. 과학자들은 단기 서술적 기억을 장기 서술적 기억으로 강화하는 것이 **내측측두엽**(medial temporal lobe), 특히 **해마**와 **편도체**의 기능이라는 것을 발견했다(그림 8.15). 해마는 최근 기억을 유지하는 데 중요하고 기억이 안정적이고 장기적인 형태로 통합 강화되면 더 이상 필요하지 않다. "E.P."로 알려진 기억상실증 환자를 예를 들자면, 내측측두엽 양측에 손상이 있는 그는 50년 전에 떠났던 이웃을 잘 기억할 수 있었지만 현재 그의 이웃에 대해서는 전혀 알지 못했다.

단어를 기억하도록 요청받은 피험자의 뇌를 기능적 자기공명영상(fMRI)을 사용하여 확인한 결과, 나중에 잊혀진 단어에 비해 기억해 낸 단어에 대해 왼쪽 내측측두엽과 왼쪽 전두엽에서 더 많은 뇌 활동이 있음을 과학자들은 확인했다. 이 뇌 영역에서 증가된 fMRI 활동은 기억의 암호화를 나타내는 것으로 보인다. 실제로, 왼쪽 내측측두엽의 병변 또는 외과적 제거는 언어 기억을 손상시키는 반면, 오른쪽 내측측두엽의 병변 또는 외과적 제거는 얼굴 기억 능력과 같은 비언어적 기억을 손상시킨다.

"H.M."으로 명명한 한 환자가 간질을 치료하기 위해 오른쪽 및 왼쪽 내측측두엽의 외과적 제거를 진행했을 때, 수술 이후 그는 단기 기억의 강화를 보여주지 못했다. 그는 전화번호를 반복해서 말할 수 있고 정상적인 대화를 할 수 있었다. 하지만 순간적 집중력이 떨어지면 전화번호를 잘 기억하지 못했고, 대화를 나눈 사람이지만 방을 나왔다가 몇 분 후 다시 오면 그 사람이 대화를 나눈 사람이라는 기억을 하지 못했다. 수술 전에 일어난 사건에 대한 기억은 온전히 잘 기억을 했지만, 수술 후 일어난 모든 사건은 마치 처음 일어난 일처럼 행동하였다.

H.M.이 보여준 기억장애는 서술적(외현적) 기억에 있었다. 그의 비서술적 기억, 즉 자동차 운전과 같은 지각 및 운동 기술은 여전히 손상되지 않았다. H.M.의 내측측두엽 양쪽 제거로 나타난 효과는 기억의 강화와 관련하여 해마, 편도체(그림 8.15) 및 주변 구조(그림에 표시는 없지만 내후각, 후각 주변 및 해마 주변 피질을 포함)의 중요성을 나타낸다. 서술적 기억에서 왼쪽 내측측두엽의 수술적 제거는 단기 기억을 장기 기억으로의 강화하는데 장애를 일으키고, 오른쪽 내측측두엽의 제거는 비서술적 기억의 강화에 장애를 일으킨다.

해마(hippocampus)는 주로 기억의 형성과 복구에 중요한 역할을 하는 것으로 잘 알려져 있다. 2014년 노벨 생리의학상은 해마에서 특정 위치의 기억에 의해 활성화되고 환경을 탐색하는 데 도움이 되는 "장소 신경세포"를 발견한 과학자에게 수여되었다. 이외의 다른 주요 증거로 해마는 **안와전두피질**(orbitofrontal cortex)과 함께 우리가 예측을 하고 적절한 행동을 이행할 수 있게 도움이 되는 정신적 모델 세계를 구성하는 데 도움이 되는 "인지 지도" 형성에 관여할 수 있다는 사실도 알려졌다. 자기공명영상(MRI)을 통해 살아있는 기억상실증 환자에서는 해마가 크게 위축되어 있다는 점도 확인할 수 있다. 해마뿐만 아니라 다른 구조가 함께 손상되면 기억장애의 정도는 더욱 크게 증가할 수 있다. 따라서 해마와 내측측두엽의 연관 구조는 사실과 사건에 대한 새로운 정보를 획득하고 단기 기억을 대뇌피질에 장기 기억으로 강화하는 데 중요하다.

최적의 기억 강화를 위해서는 적절한 수면이 꼭 필요하다. 잠자는 동안 해마에 있는 오래된 기억은 피질에 저장하기 위해 보내진 후 지워지는데, 이는 해마에 새로운 기억이 형성할 수 있게 공간을 만들기 위함이다. 변연계와 연관되어 작동하는 감정적 각성은 장기 기억의 저장을 강화거나 억제할 수도 있다. 한 가지 예로 스트레스는 해마 의존적 학습과 기억에 장애를 일으킬 수 있다.

대뇌피질은 사실적 정보를 저장하는데에도 중요한데, 언어 기억은 좌반구에서 시공간의 정보는 우반구에서 주로 저장된다. 신경외과의사 와일더 펜필드(Wilder Penfield)는 생생한 시각 또는 청각 기억을 보여주는 깨어 있는 환자의 다양한 뇌 영역에서 전기적 자극을 시행한 최초의 과학자이다. 측두엽의 특정 지점에 전기 자극을 받은 환자는 이전 경험을 재현하는 것처럼 느낄 정도로 상세한 특정 기억을 불러일으켰다. 그러나 측두엽의 내측은 장기 기억을 저장하는 곳으로는 이용될 수 없는데, 그 이유는 환자의 간질 치료를 위해 이 부위를 수술하였으나 이전의 사건에 대한 기억은 파괴되지 않기 때문이다. 반면에 **하측측두엽**(inferior temporal lobes)은 장기 시각 기억을 저장하는 장소로 기능을 한다.

최근 **왼쪽 하측전두엽**은 수학적 계산에 참여하는 것으로 알려져

표 8.3 | 기억의 종류와 관련된 주요 뇌 영역

기억 종류	관련된 주요 뇌 영역	기억 저장기간	예시
단편적 기억(외현적, 서술적)	내측측두엽, 시상, 뇌궁, 전전두엽 피질	분~연	아침에 무엇을 먹었는지, 작년 여름 휴가 때 무엇을 했는지 기억함
의미적 기억(외현적, 서술적)	하측측두엽	분~연	어떤 도시가 수도인지, 어머니의 결혼 전 성은 무엇인지, 망치와 톱의 차이가 무엇인지 이해함
절차 기억(외현적 또는 암묵적, 비서술적)	기저핵, 소뇌, 보조 운동 영역	분~연	자동차 기어를 어떻게 움직이는지, 신발끈을 어떻게 묶는지 이해함
작동 기억	단어 및 숫자(전전두엽 피질, 브로카 영역, 베르니케 영역)	초~분	단어 및 숫자(전화를 걸기 전까지 머릿속으로 새 전화번호)를 기억함
	공간(전전두엽 피질, 시각 관련 영역)		공간(머릿속으로 경로)를 따라감

출처: Budson, Andrew E. and Bruce H. Price. "기억장애." 뉴 잉글랜드 의학 저널 352(2005): 692-698에서 편집함.

있다. 과학자들은 이 뇌 영역이 숫자에 대해 언어로 암호화하고 그 내용을 저장하기 때문에 관련이 있을 수 있다고 추정한다. fMRI의 사용을 통해 과학자들은 복잡한 문제해결에 전두엽의 가장 앞쪽 부분인 **전전두엽 피질**(prefrontal cortex)이 중요하게 관여함을 보여주었다. 신호가 전전두엽 피질로부터 장기 시각 기억이 저장되는 하측측두엽으로 전달된다는 실험적 증거도 있다. 과학자들은 현재 기억의 특정상황(시각, 청각, 후각, 공간 등)이 완전한 기억으로 이어지기 위해서는 상호간 협력이 필요한 특정 뇌 영역에 관련된 정보가 저장되어야 한다고 생각한다. 전전두엽 피질과 연관된 다른 기능에는 단기 기억(예: 전화통화를 위해 잠시 기억하지만 빨리 잊어버리는 전화번호), 계획(예: 순차적 행동을 수행할 것을 기억) 그리고 부적절한 행동에서 위험한 행동에 대한 억제 등이 있다. 전전두엽 피질은 청년기에 이르기까지도 완전히 발달하지 못하는데(계속 발달 중), 10대와 20대가 왜 노인들보다 위험한 행동에 더 쉽게 빠지는지에 대한 이유가 될 수 있다.

작동 기억(working memory: 짧은 시간 동안 의식적으로 정보를 유지하는 능력)은 어떤 특정 숫자를 입력할 때까지 머릿속에 미리 숫자를 기억해둔다든지, 아니면 새 가게에 들러 물건들을 구입하다가 빠트린 물건을 가지러 다시 되돌아가는 것 등에 따라 다르게 저장된다. 그러나 두 가지 유형의 작동 기억 모두 전전두엽 피질이 필요하다. 또한 장기 서술적 기억과 뇌 부위에 대해 일반화할 수 있다. 예를 들어, 이름과 종류를 기억하는 능력(의미적 기억)은 하측측두엽에 위치하고 있고 간혹 일어나는 단편적 기억(일화)을 저장하기 위해서는 다른 위치가 필요한 것으로 보인다. 따라서 알츠하이머병에서는 단편적 기억과 의미적 기억이 서로 독립적으로 감소함을 보여준다(최근 발생한 단편적 기억부터 장애가 보임). 다양한 기억 시스템과 관련된 뇌 영역 중 일부는 표 8.3에 요약되어 있다.

알츠하이머병

알츠하이머병(Alzheimer's disease)은 치매 증상을 보여주는 대표적인 퇴행성 뇌질환 중 하나로 85세 이후에는 3명 중 1명 이상이 발병되는 것으로 알려져 있다. 알츠하이머병 환자의 특징은 (1) 뇌 무게와 부피의 상실, 인지감소와 관련이 있는 피질 두께의 감소, (2) 해마와 대뇌피질에서처럼 특정 신경집단의 손실과 수지상극(수상극) 시냅스의 상실, 신경 네트워크 기능의 상실, (3) **아밀로이드 노인성 반점**(amyloid senile plaque)이라고 불리는 세포 외 단백질 침착물의 축적, (4) **신경원섬유매듭**(neurofibrillary tangle)을 형성하는 세포 내 단백질의 축적 등이다.

알츠하이머병에서 **아밀로이드 전구체 단백질**(APP)은 **β-분비효소**에 의해 분리된 다음 **γ-분비효소**에 의해 **아밀로이드 베타**(amyloid beta, Aβ)라는 펩티드로 추가 분리될 수 있다. Aβ 펩타이드는 이량체(dimer)와 소중합체(oligomer)로 중합 후 아밀로이드 노인성 반점을 구성하는 β-병풍(그림 2.28c) 형태의 섬유체로 성장한다. 연구 결과에 따르면 알츠하이머병을 일으키는 것은 반점(plaque)의 단순 형성보다는 42개 아미노산 길이를 가지는 Aβ의 가용성 이량체와 소중합체가 중요하다고 알려져 있다. 초기 알츠하이머병 환자의 1% 미만은 APP 유전자 또는 γ-분비효소의 촉매 부위를 암호화하는 **프레세닐린**(presenilin) 유전자의 돌연변이를 갖고 있어 질환의 발병과 연관됨이 알려져 있지만, 알츠하이머병 환자의 대부분은 환경과 유전의 영향 사이에 완전하지 못한 이해를 바탕으로 발생하는 "산발성" 형태를 가지고 있다.

Aβ 소중합체는 그 자체로도 신경독성을 나타내어 알츠하이머병 발병에 중요한 요소로 고려지만 실제 알츠하이머병을 일으키는 능력은 **타우**(tau)라고 하는 다른 단백질에 더 크게 의존될 수 있다. 정상적인 타우 단백질은 축삭돌기의 미세소관에 결합하여 안정화에 도움을 준다. 그러나 알츠하이머병에서는 과도하게 인산화(phosphorylation)되어 신경세포체와 수상돌기로 재분배되는데, 그러한 과정에 서로 응집하고 불용성이 되어 신경원섬유매듭을 형성한다. 이러한 변화는 Aβ에 의해 유도되는 것으로 보인다. 독성효과를 나타내는 것은 신경원섬유매듭이 아니라 타우의 수용성 중간물질 형태이다. 알츠하이머병의 독성 변화에는 시냅스 및 수지상극(dendritic spine)의 손실, 장기전위(LTP) 생성 능력 감소, 신경세포의 사멸을 유발하는 흥분성 독성(excitotoxicity), 산화적 스트레스와 신경세포사멸을 촉진하는 미토콘드리아 유래 활성산소종의 방출 등이 있다. 질병이 진행됨에 따라 축적된 Aβ 덩어리는 세포 외 반점을 형성하고 끈끈한 단백질 타우로부터 형성된 세포 내 신경원섬유매듭은 신경세포를 손상시킬 수 있는 염증반응을 촉진한다.

성상교세포(astrocyte)는 퇴화하는 신경세포에서 지질을 운반하고 신경활동에 중요한 기능을 수행하는 단백질인 결손 지방 단백질 E인 **아포질단백질 E**(apolipoprotein E, APOE)의 주요 공급원이다. 이유는 완전히 알려져 있지 않지만 다른 변이형(APOE2와 APOE3)과 다르게 APOE4 운반체의 한 대립인자를 가진 사람이 알츠하이머병 중 가장 흔한 형태인 산발적 후발성 알츠하이머병(late-onset Alzheimer's disease)을 일으킬 가능성이 높다고 한다. 프래밍엄 심장 연구(Framingham Heart stady)에 따르면 APOE4는 알츠하이머병에 기여할 수 있는 혈액-뇌장벽(BBB)의 염증성 손상을 촉진할 수 있다. APOE4 유전자의 단일복제는 후발성 알츠하이머병에 걸릴 위험을 2~4배나 증가시키고, 2개의 복제는 위험이 훨씬 더 커진다고 한다. 최근 연구에서는 APOE4 유전자와 말기 알츠하이머병 환자 사이의 관계를 더욱 면밀하게 연구가 되고 있다. 수십 년 동안 과학자들은 단순 포진 바이러스가 치매 및 알츠하이머병의 위험 증가와 관련이 있다고 제안하였으나 현재는 매우 흔한 감염으로 파악되고 많은 알츠하이머병 환자와의 관련성은 크게 부각되지 않고 있다. 그러나 HSV 감염의 병력과 함께 APOE4 유전자의 존재는 후발성 알츠하이머병에 기여할 수도 있다.

현재 알츠하이머병 치료에 사용할 수 있는 약물에는 (1) 아세틸콜린에스테라아제 억제제(살아 있는 콜린성 신경세포에서 방출되는 ACh이 더 효과적으로 작용할 수 있게 도움), (2) 글루탐산의 길항제(흥분성 독성을 감소), (3) 우울증 및 불안 치료용 약물, (4) 편집증, 환각 또는 공격적인 증상이 있는 경우 필요한 경우에 사용되는 항정신병 약물 등이 있다. 몇 년 동안 알츠하이머병의 약물 개발은 아밀로이드 베타 생성을 방지하는 데 중점을 두었다. 그러나 최근 임상시험에서 이러한 약물들의 치료적 한계로 과학자들은 타우 단백질을 표적으로 하는 신규 약물 개발 및 미세아교세포 활성이 연계된 뇌 염증을 억제하는 약물 개발 등을 포함하여 여러 측면을 치료적 약물 개발에 초점이 이동되고 있다. 이와 함께, 인지능 향상에 도움이 되는 운동활동 및 다양한 식이조절을 통한 치료적 효능 유도에도 많은 관심이 증가되고 있으나 손상된 중추신경계를 실질적으로 재활성시키는 치료법은 아직 없는 상태이다.

기억에서의 시냅스 변화

단기 기억에는 신경활동의 **회귀 회로**(recurrent circuits) 또는 **반향 회로**(reverberating circuits) 수립이 관여될 수도 있다. 여기에서는 신경세포 시냅스가 회로 경로를 서로 형성하여서 마지막 신경세포가 활성화되고 그것이 최초 신경세포를 자극한다. 그러므로 회귀성 또는 반향성 작용의 신경세포 회로는 일정기간 동안 유지될 수도 있다. 이러한 반향 회로는 작동 기억(마음 속에 상대적으로 단기간 기억을 유지하는 능력)의 신경적 기초를 설명하는 데에 이용되어 왔다.

단기 기억과 달리 장기 기억은 전기경련 충격 요법의 방해를 받지 않으며, 이는 기억의 통합은 신경세포와 시냅스에서의 상대적으로 영구적인 변화에 의존한다는 것을 암시한다. 이는 **기억 흔적의 통합**에는 단백질 합성이 필요하다는 증거로 뒷받침된다. 기억 저장에 관여하는 시냅스 변화의 성격은 장기전위(LTP)와 장기억압(LTD) 과정을 이용해 해마에서 연구되어 왔다(7장 7.7절 참조). 글루탐산염에 대한 NMDA 수용체가 이 과정들과 해마에 의존하는 기억 형성의 핵심이라 말할 수 있다.

장기전위(LTP)에서는 고주파수에서 자극되는 시냅스가 높은 흥분성을 보인다. LTP는 해마에서 폭넓게 연구되어 왔다. 해마에서는 대부분의 축삭돌기가 글루탐산염을 신경전달물질로써 이용한다. 여기 글루탐산염은 NMDA 수용체를 활성화시키고 이를 통해 LTP가 유도된다(7장 7.6절 참조). 휴지 막전위에서는 NMDA 통로가 Mg^{2+} 이온에 의해 차단되어서 글루탐산염이 존재할 때조차도 Ca^{2+}의 진입을 허용하지 않는다. 글루탐산염이 NMDA 수용체를 활성화시키기 위해서는 막 역시 부분적으로 탈분극되어야 하며 이때는 Mg^{2+}가 통로를 남긴다. 이러한 탈분극은 자신의 AMPA 수용체에 결합하는 글루탐산염에 의해(그림 8.16) 또는 성상교세포(별아교세포)로부터 배출되는 D-세린에 의해 이루어질 수 있다. 이러한 조건 하에서 자신의 NMDA 수용체에 결합하는 글루탐산염은 NMDA 통로를 개방시켜서 Ca^{2+}가 세포 내로 확산될 수 있도록 한다.

NMDA 수용체를 통해 진입하는 Ca^{2+}는 Ca^{2+}의 간접 메신저 역할에 중요한 조절 단백질인 **칼모둘린**(calmodulin)에 결합한다. 이 Ca^{2+}-칼모둘린 복합체는 이제 **칼모둘린-의존 단백질인산화효소 II**(CaMKII)라고 불리는 비활성효소를 활성화시킨다. 활성화된

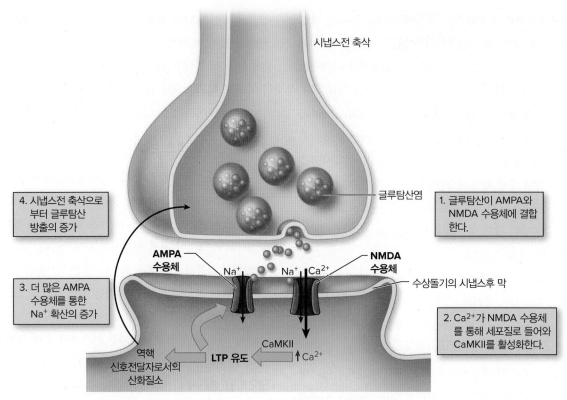

시냅스전 축삭

글루탐산염

1. 글루탐산이 AMPA와 NMDA 수용체에 결합한다.

4. 시냅스전 축삭으로 부터 글루탐산 방출의 증가

AMPA 수용체

NMDA 수용체

Na^+ Na^+ Ca^{2+}

수상돌기의 시냅스후 막

3. 더 많은 AMPA 수용체를 통한 Na^+ 확산의 증가

역핵 신호전달자로서의 산화질소

LTP 유도   CaMKII $\uparrow Ca^{2+}$

2. Ca^{2+}가 NMDA 수용체를 통해 세포질로 들어와 CaMKII를 활성화한다.

그림 8.16 **장기전위(LTP)을 담당하는 일부 제안된 기작.** 신경전달물질인 클루탐산은 AMPA 및 NMDA로 지정된 두 개의 다른 수용체에 결합할 수 있다. NMDA 수용체의 활성화는 LTP가 유도되기 위해 필요한 세포질의 Ca^{2+} 농도 증가를 촉진한다. LTP는 단일 시냅스(CaMKII＝칼슘/칼모듈린 의존성 단백질 키나아제 II) 수준에서 학습하는 기작으로 여겨진다.

CaMKII는 시냅스로 이동해 단백질을 인산화시키며, 이는 (1) 글루탐산에 대한 더 많은 AMPA 수용체가 시냅스후 막에 삽입될 수 있게 하고, (2) 각 AMPA 통로의 이온 전도도를 증가시킨다. LTP의 이러한 영향은 특정한 수지상극에 위치하는 자극된 시냅스에만 미치게 된다. 그 결과, 시냅스 신호전달이 강화되어서 일정량의 글루탐산염이 생산할 수 있는 흥분성 시냅스후 전위(EPSP)는 더 크게 지속된다.

세포간 Ca^{2+} 농도의 증가 역시 시냅스후 신경세포에서의 더욱 장기적 변화를 발생시킨다. 신경 가소성 및 장기 기억 형성에 필요한 이러한 더욱 지속적인 변화가 있기 위해서는 Ca^{2+}가 신경세포에 진입해야 하며 칼모듈린에 결합하여 여러 단백질 키나아제를 활성화시켜야 한다. 이 효소는 이어서 **고리형 AMP 반응요소 결합단백질(CREB)**와 같은 전사인자들을 활성화시킨다. CREB와 기타 전사인자들은 새로운 mRNA와 단백질을 생산하는 유전자를 활성화시킨다. 이와 더불어, 유전자 전사에 영향을 미치는 히스톤 단백질 아세틸화 및 DNA 메틸화와 같은 후성 변화도 있게 된다(3장 3.5절 참조). 특히 DNA가 유전 전사를 허용하는 덜 압축된 형태를 가지도록 하는 히스톤 아세틸화는 LTP에 의해 증가한다. 이러한 후성 변화가 장기 기억에 기여할 수도 있다.

대뇌피질, 해마, 편도체의 신경 특성 중 한 종류인 **피라미드세포**(추체세포)는 수천 개의 **수지상극**(dendritic spines, 수상극)을 가지고 있으며(그림 8.17) 여기에서 대부분의 EPSP가 생산된다. 수지상극은 시냅스후 막에서 NMDA와 AMPA 수용체가 위치하는 곳이며 시냅스 가소성을 위한 주요 위치로 알려져 있다(7장 7.7절 참조). LTP에 필요한 NMDA 수용체의 자극과 CaMKII의 활성화 가시(역시극)의 성장으로 이어지고 자극되는 가시에서 AMPA의 수를 증가시키면서, 시냅스 강도를 증가시킨다. 성장하는 가시는 이후의 훈련 기간에 선택적으로 안정화되어서 훈련이 중단된 후에도 장기간 지속된다.

이와는 대조적으로 **장기억압(LTD)** 시에는 수지상극이 수축 또는 사라지는 것으로 관찰되었다. 여기에는 시냅스후 막으로부터의 AMPA 수용체 손실이 수반되며 이것이 LTD 내 시냅스 전달 감소의 가장 큰 원인이다.

일부 경우에는 LTP가 시냅스전 축삭돌기의 변화에도 관여한다. 이러한 변화는 종말단추 내 Ca^{2+} 농도를 상승시켜서, 시냅스소포의 세포 외 배출에 의한 신경전달물질 배출 증가로 이어진다. LTP 기간에 신경전달물질의 배출 강화는 시냅스전 종말단추로 후향 이동하는

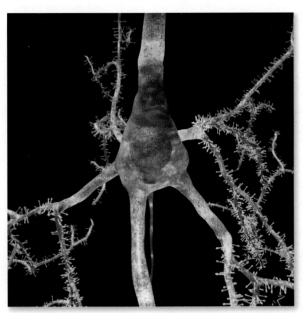

그림 8.17 수많은 수지상극이 있는 신경세포인 피라미드세포의 렌더링. 시냅스전 축삭은 이러한 수지상극과 시냅스를 생성한다. ©Russell Kightley/SPL/Science Source

수상돌기에 의해 생산되는 **역행** 전달자 분자의 배출에 의해 발생할 수도 있다. 산화질소(NO)가 이러한 방식으로 역행 전달자 역할을 하면서 시냅스전 종말단추로부터 분비되는 글루탐산의 양을 증가시켜서 LTP를 촉진시킨다는 증거가 있다(그림 8.16).

시냅스후 신경세포는 또한 다른 시냅스전 신경세포로부터 정보를 전달받을 수 있다. 그 중 많은 수는 신경전달물질로서 GABA를 분비할 수도 있다. 이 신경세포들은 GABA 분비를 통해서 시냅스후 신경세포를 억제할 것이다. GABA 분비는 다른 시냅스후 신경세포가 생산하는 다른 역행 전달자에 의해 감소할 수 있으며 그래서 시냅스후 신경세포의 억제가 약화될 수 있다. 이 경우의 역행 전달자는 지질 신경전달물질의 일종인 **엔도카나비노디드**(대마, 7장 7.6절 참조). 시냅스후 신경세포로부터의 엔도카나비노디드의 분비는 탈분극화에 의해 자극된다. 탈분극화는 시냅스후 신경세포의 자신의 수용체에 결합된 글루탐산에 의해 흥분 시냅스에서 발생한다. 억제에 대한 **탈분극화-유도에 의한 억제 억압**(depolarization-induced suppression of inhibition)로 불리는 이 과정 역시 LTP의 시냅스 학습에 기여할 수도 있다.

학습과 기억에서의 신경줄기세포

앞서 기술되었듯이 신경세포 생성(신경줄기세포로부터 새로운 신경세포의 형성)은 포유류 성체 뇌의 (1) 측뇌실의 뇌실하대와 (2)해마의 과립하지역에서 이루어지며, 새로운 신경세포는 해마의 치아핵에서 기능을 하게 된다. 이러한 과정은 실험 설치류의 성체기에 계속

이루어졌으며 또한 인간 아동기에서 상대적으로 높은 비율로 일어난다. 일부 연구들이 신경세포 생성이 성인에서 훨씬 더 느리다고 보고했지만, 많은 연구들은 성인의 치아핵에서 새로운 신경세포의 형성이 이루어진다는 것을 증명했다. 해마는 특정 종류 기억(단편적 기억, 공간 기억을 포함해)의 통합에 필요하기 때문에 치아핵으로 새로운 신경세포의 추가는 아동과 아마도 성인에서 학습에 상당한 영향을 미칠 가능성이 높다.

측뇌실의 뇌실하대에서의 신경세포 생성은 설치류에서 후감각 기억 및 학습에 관련된다. 생쥐에서 해마의 과립하지역에서의 신경세포 생성은 신체운동 및 풍부한 환경 그리고 기억을 개선한다고 증명된 변화에 의해 촉진된다. 설치류 연구들은 성체 해마에서의 신경세포 생성은 생쥐의 수조 미로 학습 능력을 향상시킨다는 것을 보여주었으며 이는 이 과정이 공간 학습, 기억, 기타 인지 과제에 기여할 수도 있다는 것을 의미한다. 인간 해마에서 신경세포 생성의 증명은 이것이 인간 뇌 기능에서 유사한 역할을 할 수도 있다는 것을 암시한다.

감정과 기억

변연계

감정은 기억에 영향을 미치며 그 경로는 기억 형성의 강화일 수도 있고 억제일 수도 있다. 편도체는 기억에 감정적 내용이 포함될 때 기억 개선에 관여한다. 이는 양쪽 편도체가 손상된 환자에서는 감정에 의한 기억의 일반적 강화가 나타나지 않는다는 점에 의해 설명된다. 이는 우리의 가장 생생한 기억은 즐거움, 슬픔 또는 통증을 경험할 때의 기억인 이유로 설명할 수도 있다.

강력한 감정은 편도체 내의 기억 인코딩을 강화시키지만 스트레스는 해마에 의한 기억 통합은 물론 전전두엽이 수행하는 인지 기능과 작업 기억을 손상시킬 수도 있다. 그 결과, 스트레스는 감정적으로 강력한 기억의 저장을 촉진시킬 수 있지만 기억과 작업 기억의 인출을 방해한다. 이와 관련하여 연구자들은 **외상후 스트레스 장애**(post-traumatic stress disorder, PTSD) 환자들에서는 흔히 해마의 위축이 있다는 것을 증명했다. 스트레스가 뇌에 영향을 미치는 기작은 아직 완전히 이해되지 않았지만 스트레스 기간에는 부신피질로부터의 "스트레스 호르몬"(주로 코르티솔)의 분비가 상승한다. 그리고 해마와 편도체에는 이러한 호르몬들에 대한 수용체가 풍부하다고 알려져 있다. 해마와 편도체는 이러한 호르몬들의 표적이며 (코리티솔을 포함한) 코르티코스테로이드는 해마의 신경세포 생성을 억제하는 것으로 나타났다.

전전두엽 피질

전전두엽 피질은 기억, 계획수립, 판단을 포함해 더 고차원의 인지 기능에 관여한다. 전전두엽 피질은 정상 동기부여 및 대인 기술 및 사회적 행동에도 필요하다. 다양한 과제를 수행하기 위해 전전두엽 피질은 다른 뇌 구역과의 여러 연결을 가지고 있으며 전전두엽 피질의 각 구역은 여러 기능으로 특화되어 있다. 이 구역이 손상된 환자들에서 알 수 있듯이, 외측 전전두엽 영역의 기능은 안면 전전두엽

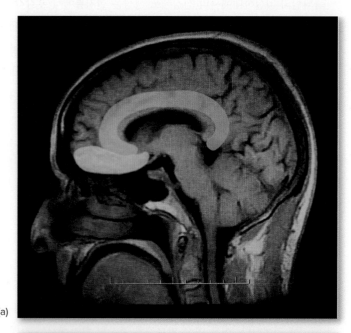

(a)

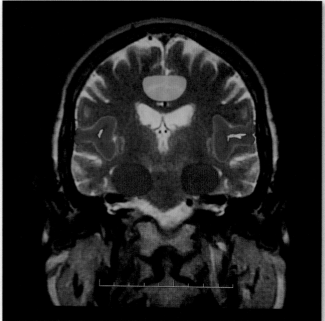

(b)

그림 8.18 감정과 관련된 일부 뇌 영역. (a) 전전두엽 피질의 안와전두 영역은 노란색으로 표시되고 변연계의 대상회는 녹색으로 표시된다. (b) 피질의 섬은 보라색. 변연계의 전방 대상회는 녹색, 편도체는 빨간색으로 표시된다. CGinspiration/iStock/ Getty Images for B.

영역의 기능과 구분될 수 있다.

전전두엽 피질의 **안와전두** 구역(그림 8.18)은 즐거움과 보상을 의식적으로 경험하는 능력을 부여하는 것으로 보인다. 이 구역은 모든 감각(미각, 후각, 시각, 청각, 촉각, 기타)으로부터 정보를 전달받으며 변연계의 많은 구역과 연결된다. 앞서 논의되었듯이, 변연계에는 감정 및 동기에 관여하는 여러 뇌 구역이 포함된다. 안와전두 구역, 편도체, 대상회 간의 연결(그림 8.18)은 목적지향적 행동의 감정 보상에 특히 중요하다.

중심앞 피질의 **외측 전전두엽 영역**이 손상된 환자들은 동기와 성욕의 부족을 보이며 인지 기능이 결핍된다. 이와는 대조적으로, 전전두엽 피질의 안와전두 구역이 손상된 사람들(그림 8.18)은 기억과 인지 기능이 대체로 양호하지만 중증의 충동적 행동과 반사회적 성향을 보인다.

전전두엽 피질의 안와전두 영역 손상의 가장 널리 알려진 예는 1848년에 최초로 보고되었다. 25세의 철도 관리인인 피니어스 P. 게이지는 금속 막대를 이용해 폭약을 암석 구멍에 넣던 중 폭발 사고가 발생했다. 길이가 1.1 m이고 두께가 3 cm인 막대가 그의 왼쪽 눈을 통해 뇌를 관통했고 두개골 위쪽으로 나왔다.

몇 분간의 경련 후에 그는 일어나서 1.2 km 떨어진 마을까지 말을 몰아서 갔으며 긴 계단을 올라 의사에게 갔다. 그는 순조롭게 회복되었고 어떤 특이한 감각이나 운동 결핍도 보이지 않았다. 하지만 그의 동료들은 그의 성격이 크게 변했다는 것을 알게 되었다. 그는 사고 전에는 책임감 있고 유능했지만 사고 후에는 사회적 억제력을 잃은 듯이 보였다. 예를 들어, 사고 전에는 하지 않던 신성 모독을 자주 했으며 충동적이 되었고 기분의 변덕이 심해졌다. 그는 결국 해고되었고 예전의 친구들은 그가 "더 이상 게이지가 아니다."라고 말했다.

8.3 간뇌

간뇌는 전뇌의 일부로서 시상상부, 시상, 시상하부, 뇌하수체의 일부를 가지고 있다. 시상하부는 여러 주요 기능을 수행하며 대부분은 다른 뇌 영역 및 자율 신경계에 의한 내장 기능에 대한 조절과 직간접적으로 관련된다.

간뇌(diencephalon)는 대뇌와 함께 전뇌를 구성하며 대뇌반구에 의해 거의 완전히 둘러싸여 있다. 제3뇌실은 간뇌 내의 중심 공간이다.

시상과 시상상부

시상(thalamus)은 간뇌의 약 4/5를 차지하며 제3뇌실의 벽 대부분을 형성한다(그림 8.19). 시상은 쌍을 이룬 회색 물질 덩어리로 구성되며 그 각각은 대뇌반구 측뇌실 바로 아래에 위치한다. 시상은 주로 대뇌로 향하는(후각을 제외한) 모든 감각정보가 처음 통과하는 전달 중추 기능을 한다. 예를 들어, **외측슬상핵**은 시각 정보를, **내측슬상핵**은 청각 정보를 각각 대뇌피질의 후두엽과 측두엽에 전달한다. 시상의 **수판내핵**은 여러 감각 양식에 의해 활성화되며 이는 대뇌피질의 많은 부위에 투사된다. 이는 경계 상태를 촉진하고, 수면시 충분히 강한 자극에 반응하여 각성을 일으키는 시스템의 일부다.

시상상부(epithalamus)는 간뇌의 등쪽 부분으로 뇌척수액이 형성되는 제3뇌실 위쪽의 **맥락막총**을 가지고 있다. 시상상부는 하루 주기리듬 조절을 돕는 **멜라토닌** 호르몬을 분비하는 **송과샘**(솔방울샘)도 가지고 있다(11장 11.6절 참조).

시상하부와 뇌하수체

시상하부(hypothalamus)는 간뇌의 가장 하부, 즉 시상 아래에 위치하며 제3뇌실 외측 벽의 일부와 바닥을 형성한다. 작지만 극도로 중요한 뇌 영역에는 허기, 갈증, 체온 조절, 뇌하수체로부터의 호르몬 분비를 관장하는 신경중추가 자리잡고 있다(그림 8.20). 또한 시상하부 내의 중추들은 수면, 각성, 성적 각성 및 행위 그리고 공포, 분노, 통증, 즐거움과 같은 감정의 조절에 기여한다. 뇌간 연수와의 연결을 통해 작용하는 시상하부는 다양한 감정 상태에 대한 내장 반응 유발에 도움이 된다. 감정의 조절에서 시상하부는 변연계와 함께 작용한다.

자율계 조절

시상하부의 여러 영역에 대한 실험적 자극은 공격성, 성적 행동, 허기 또는 포만감의 자율 반응 특징을 유발할 수 있다. 예를 들어, 외측 시상하부에 대한 만성적 자극은 동물로 하여금 섭취를 하고 비만이 되게 만들 수 있는 반면, 내측 시상하부에 대한 자극은 섭취를 억제

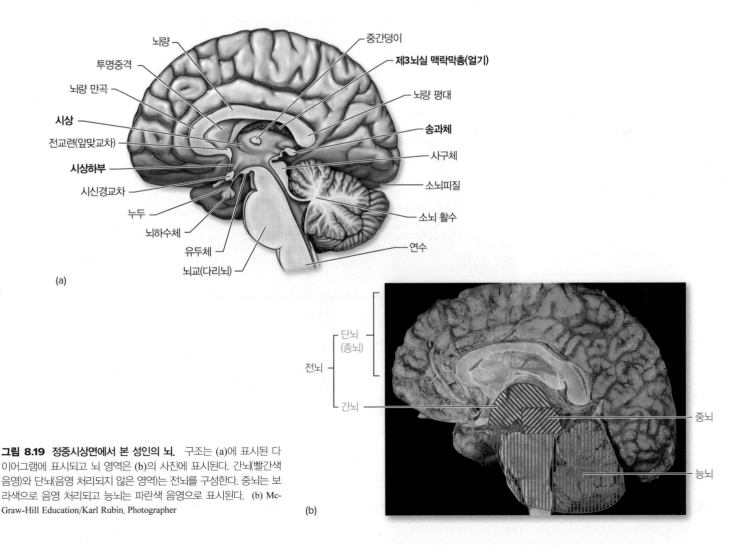

그림 8.19 정중시상면에서 본 성인의 뇌. 구조는 (a)에 표시된 다이어그램에 표시되고 뇌 영역은 (b)의 사진에 표시된다. 간뇌(빨간색 음영)와 단뇌(음영 처리되지 않은 영역)는 전뇌를 구성한다. 중뇌는 보라색으로 음영 처리되고 능뇌는 파란색 음영으로 표시된다. (b) McGraw-Hill Education/Karl Rubin, Photographer

시킨다. 다른 영역들은 갈증 및 뇌하수체후엽으로부터의 항이뇨호르몬(ADH)의 분비를 자극하는 삼투수용체를 가지고 있다.

또한 시상하부에는 인체의 "온도계"가 위치한다. 시상하부의 **시각교차앞구역**인 시신경교차전야에 대한 실험적 냉각은 오한(인체 운동 반응) 및 비 오한 열생성(교감운동신경)을 발생시킨다. 이 시상하부 영역에 대한 실험적 가열은 과다환기, 혈관확장, 타액 분비, 교감신경에 의해 조절되는 땀샘 분비로 이어진다. 이러한 반응들은 음성되먹임 방식으로 온도 변이를 교정하는 역할을 한다.

그러므로 교감과 부교감 반사의 조율은 시상하부에 의한 신체 반응 및 내분비 반응과 통합된다. 시상하부 활동은 더욱더 상층의 대뇌 중추의 영향을 받는다.

뇌하수체 조절

뇌하수체(pituitary gland)는 시상하부 바로 아래에 위치한다. 또한 뇌하수체후엽은 간뇌의 하향성장으로부터 배아적으로 유도되며 전체 뇌하수체는 줄기를 통해 간뇌와 계속 연결된다(11장 11.3절 참조). **시삭상핵**과 **뇌실측핵** 내의 신경세포들은 두 개의 호르몬, 즉 **바소프레신**으로도 알려진 **항이뇨호르몬**(antidiuretic hormone, ADH)과 **옥시토신**(oxytocin)을 생산한다. 이 두 호르몬은 시상하부-뇌하수체의 관을 거쳐 **신경뇌하수체**(neurohypophysis)로 이동된 후에

저장되고 시상하부 자극에 대한 반응으로 분비된다. 옥시토신은 출산 중 자궁의 수축을 자극하고 ADH는 신장을 자극해 수분을 재흡수하여 배출되는 소변량을 감소시킨다. 시상하부의 신경세포도 혈류에 의해 **샘뇌하수체**(adenohypophysis)로 이동되는 **방출호르몬**(releasing hormone)과 **억제호르몬**(inhibiting hormone)으로 알려진 호르몬들을 생산한다. 이러한 시상하부 방출호르몬 및 억제호르몬들은 뇌하수체전엽의 호르몬 생산 및 분비 능력을 조절하며 이를 통해 다른 내분비샘들을 조절한다(11장 11.3절).

일일주기 조절

전방 시상하부 내 양쪽에 **시교차상핵**(suprachiasmatic nuclei, SCN)이 위치한다. 이 핵은 약 24시간 간격으로 반복적으로 진동하는 전기작용을 하는 "시계 세포" 기능을 하는 약 20,000개의 신경세포를 가지고 있다. SCN은 신체의 **일일주기**(circadian rhythms, 라틴어 circa=약, diem=일) 최고 조절자로서 기능한다. 이러한 과정은 생리학적 과정으로서 약 24시간 간격으로 반복되는 대사작용, 수면, 체온, 혈압, 호르몬 분비 등이 포함된다. 이러한 것들이 적절하게 기능하기 위해서는 SCN의 신경세포 시계가 주/야 순환에 동기화되어야 한다.

비포유류 척추동물들(어류, 양서류, 파충류, 조류)은 뇌에 광민감

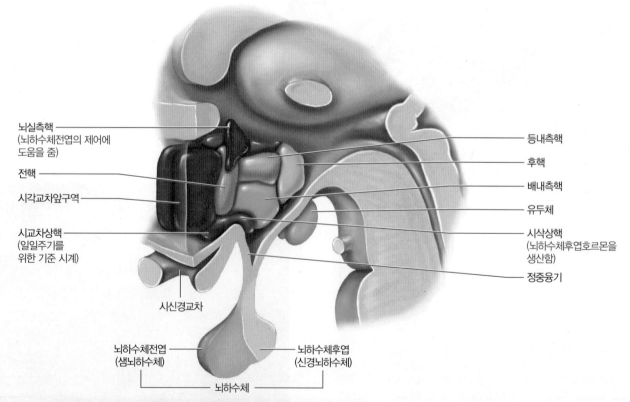

그림 8.20 시상하부 내의 일부 핵의 다이어그램. 신경세포 세포체로 구성된 시상하부 핵은 기능이 다르다(일부는 빨간색 글꼴로 표시됨).

세포를 가지고 있으며 이 세포들은 두개골을 관통하는 빛을 감지할 수 있다. 하지만 포유류에서는 밝음과 어두움의 일주기가 망막으로부터 시상하부까지의 관을 통해 SCN에 영향을 미친다(11장 그림 11.33). 이러한 **망막시상하부로**는 시각에 관여하는 광수용체가 아니라 고유의 광민감 염료인 **멜라놉신**을 가지고 있는 망막신경절세포에 의해 활성화된다. 망막 내의 이러한 빛민감 신경절세포들은 망막시상하부로를 통해 작용하여서, SCN의 일일주기 시계를 밝음과 어두움의 일일주기로 동조화시킨다. 또한 빛에 대한 반응에서 동공 반사를 관장한다(10장 그림 10.28).

노랑초파리에서 **일일시계유전자**(circadian clock gene)를 발견한 학자들과 일일주기에 필요한 분자 기작을 발견한 학자들이 2017년 노벨 생리의학상을 수상했다.

SCN은 망막시상하부로에서 광(빛) 정보를 받아 시상, 궁상핵, 편도체, 다른 뇌 부위뿐만 아니라 시상하부의 다른 핵으로 신경을 통해 보낸다. SCN은 이러한 신경계 출력을 통해 체온, 수유, 운동활동(동작), 자율신경계, 내분비샘 분비의 일일주기에 영향을 미친다. SCN은 자율신경을 통해 간과 다른 내장기관의 일일주기를 조절할 수 있다. SCN은 뇌하수체전엽의 분비에 간접적인 영향을 미침으로써 부신을 동반한 코르티솔의 분비에서 일일주기를 생성한다.

교감신경을 통한 SCN의 조절 때문에 **멜라토닌**(melatonin)은 저녁에 **송과샘**에서 가장 많이 분비된다(그림 11.33). 멜라토닌은 11장의 11.6절에서 설명하였듯이 일일주기의 주요 조절자이다. 예를 들어, 랑게르한스 섬(췌장도)에 멜라토닌 수용체가 있다는 것은 멜라토닌이 마찬가지로 일일주기를 따르는 인슐린 분비에 영향을 미칠 수 있음을 시사한다. 또한, 혈관평활근의 풀림을 촉진하는 멜라토닌의 능력은 혈압의 일일주기에 기여할 수 있다.

8.4 중뇌와 능형뇌

중뇌와 능형뇌는 감각경로와 운동경로를 위한 많은 중계중추를 포함하고 있으며, 특히 골격 동작에 대한 뇌 제어에 중요하다. 연수에는 호흡과 심혈관 기능을 제어하는 중추들이 있다.

중뇌

중뇌(mescencephalon 또는 midbrain)는 간뇌와 뇌교 사이에 있다. **사구체**(corpora quadrigemina)는 네 개의 둥글게 융기된 부분으로

서 중뇌의 등 표면에 위치해 있다(그림 8.19). **상구**라고 일컬어지는 상단에 있는 둔덕 두 개는 시각 반사에 관여하며, 바로 아래에 있는 **하구**는 청각 정보의 중계중추 역할을 하는 핵이다.

또한 중뇌는 대뇌각, 적핵, 흑질, 기타 핵을 포함한다. **대뇌각**(cerebral peduncle)은 높고 낮은 섬유관으로 구성된 한쌍의 구조체이다. 중뇌 깊은 곳의 회백질 부위에 해당하는 **적핵**(red nucleus)은 대뇌와 소뇌를 연결하여 운동 협력에 관여한다.

중뇌에는 뇌의 다른 부위에 투사되는 도파민 작동성(도파민 방출) 신경세포의 두 가지 시스템이 있다(7장 7.5절). **흑질선조체계**는 흑질(substantia nigra)에서 기저핵의 선조체로 투사한다. 이 시스템은 운동 협응에 필요한 것이며, 이러한 섬유가 퇴행하여 파킨슨병을 발생시키는 것을 말한다.

중뇌(흑질과 복측 피개부위)의 다른 도파민 신경세포는 전뇌의 변연계에 도파민 작동성 입력을 투사하는 **중간변연계**(mesolimbic system)의 일부이다(그림 8.21). 이 시스템은 행동 보상(목표지향적 행동 강화)에 관여하며, 약물 중독, 식품 중독, 정신 질환과 관련이 있다.

가장 잘 연구된 뇌 보상 시스템의 경로는 중뇌의 핵질에서 **중격핵**(nucleus accumbens)으로 투사되는 도파민성 신경세포이다(그림 8.21). 중격핵은 미상핵의 머리(head)가 두부 경막과 만나는 곳에 위치해 있는 각 반구에서의 신경세포 집합체이다. 중격핵은 복부 선조의 일부이긴 하지만 감정 보상에서 하는 기능 때문에 변연계의 일부로도 간주될 수 있다. 하지만 중뇌로부터의 도파민 작동성 신경세포는 서로 신경 상호작용을 하고 보상 시스템에 참여하는 전전두엽 피질, 편도체, 해마, 다른 뇌 부위로도 투사한다.

많은 중독성 약물의 보상 효과는 중격핵에서 분비되는 도파민이 빠르게 증가하기 때문인 것으로 추정된다. 이것이 중독의 "도파민 가설"이다. 보상 효과는 약물 추구 행동을 확립하는 행동을 강화하는 것으로 여겨진다. 중격핵은 다른 변연계 구조(편도체, 해마, 전두 피질)로부터 감정 관련 정보를 받아 선조체(미상핵과 담창구)로 보낸다. 이를 통해 중격핵은 감정을 동기부여 행동과 연관시킬 수 있다.

중독성 약물에 지속적으로 노출되면 중격핵에 있는 도파민 수용체가 하향조절되어, 원하는 효과를 얻는 데 훨씬 더 많은 약물이 필요해진다. 또한, 마리화나의 THC를 사용하면 중간변연 도파민 분비가 자극을 받는 반면, THC를 오래 사용하면 중간변연계의 활동이 둔화되어 작업 기억이 감퇴되는 것으로 보인다. 중독성 약물을 중단하면 금단 증상이 발생하여 편도체의 회로에 관여하는 스트레스성 공포와 불안이 동반될 수 있다. 이를 피하기 위해 당사자는 다시 되

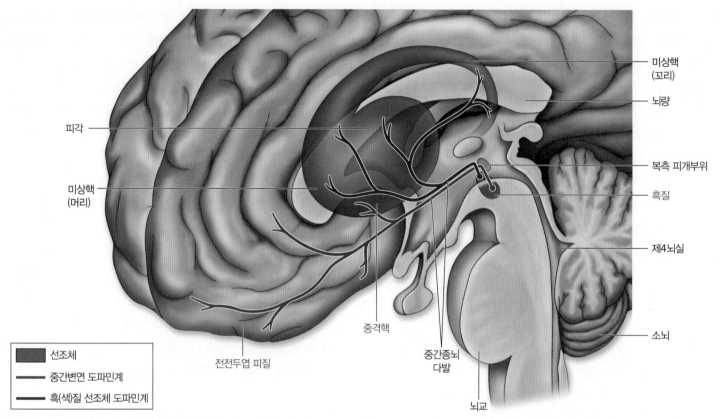

미상핵
(꼬리)

뇌량

피각

복측 피개부위

미상핵
(머리)

흑질

제4뇌실

중격핵

소뇌

중간종뇌
다발

전전두엽 피질

선조체

중간변연 도파민계

흑(색)질 선조체 도파민계

뇌교

그림 8.21 뇌의 도파민성 경로. 도파민을 신경전달물질로 사용하는 축삭(도파민 작용성)은 중뇌의 흑질과 선조체의 시냅스를 남긴다. 이것은 운동 제어에 사용되는 흑질 선조체계이다. 중뇌에서 중격의 지핵 및 전전두엽 피질까지의 도파민성 축삭은 감정적 보상에서 기능하는 중간변연계를 구성한다.

임상적용

약물 남용(abused drugs)에 의해 유도되는 긍정 강화는 중간변연 도파민계의 축삭에 의한 도파민 방출을 포함한다. 이 축삭은 중뇌에서 발생하고 전뇌의 중격핵에서 끝난다. 담배의 **니코틴**(nicotine)은 니코틴성 ACh 수용체를 통해 중뇌의 도파민성 신경세포를 자극한다. 니코틴에 만성적으로 노출되면 중뇌의 니코틴성 ACh 수용체가 둔감해져서 니코틴 내성과 의존성 증가에 기여한다. **오피오이드**(opioids: 헤로인, 모르핀)는 오피오이드 수용체를 자극하고, 마리화나에서 유래한 **카나비노이드**(cannabinoids)는 중뇌의 엔도카나비노이드 수용체를 자극한다. 이러한 약물 효과는 복측 피개부위의 도파민 작동성 신경세포에서 시냅스하는 GABA 방출 억제 신경세포의 활동을 감소시킨다. **벤조디아제핀**(benzodiazepines: 바륨, 아티반, 클로노핀 및 자낙스)은 불안 및 공황장애의 치료를 위해 미국에서 가장 일반적으로 처방되는 향정신성 약물이다. 그들은 뇌에서 도파민과 GABA 수치를 모두 증가시키며 처방대로 사용하더라도 가장 중독성이 강한 약물 중 하나이다. **코카인**(cocaine)과 **암페타민**(amphetamines)은 도파민이 시냅스전 축삭으로 재흡수되는 것을 억제하여 중격핵의 도파민 자극을 촉진한다. 아이러니하게도 약물 남용은 신경세포를 도파민에 둔감하게 하여 도파민 방출의 보람 있는 효과를 감소시킨다. **에탄올**(ethanol)은 중간변연 도파민계 경로, 특히 중격핵에서 자극한다. 이 보상 경로 외에도 알코올은 CNS 억제제로 작용한다. 그것은 GABA의 방출을 유발하고 NMDA 글루탐산 수용체의 활성을 억제하여 다양한 뇌 영역의 기능에 영향을 미친다.

돌아갈 수 있다. 즉 약을 끊고 싶은 욕구와 부정적인 결과에 대한 지식에도 불구하고 약물을 다시 사용할 수도 있는 것이다. 예를 들어, 미국의 경우 연간 사망자 5명 중 1명이 흡연으로 사망한다는 것을 알면서도(전세계적으로는 연간 5백만 명 이상의 사망), 독자적으로 금연을 시도하는 흡연자의 약 3%만이 금연에 성공을 거두고 있다. 재발은 변연계의 전액골 피질(약물 추구 행동을 제어할 수 있는)로부터 중격핵과 다른 구조체로 투사되는 글루탐산염 분비 축삭돌기의 기능 문제 때문일 수 있다.

능형뇌

능형뇌(rhombencephalon 또는 hindbrain, 후뇌)는 뒷골과 수뇌 등 두 가지 부위로 구성된다. 이들 부위에 대해서는 별도로 설명할 것이다.

뒷골

뒷골은 뇌교와 소뇌로 구성된다. **뇌교**(pons)는 뇌의 아래쪽, 중뇌와 연수 사이에서 둥글게 융기된 것(bulge)으로 보일 수 있다(그림 8.22). 뇌교의 표면섬유는 소뇌로 연결되며, 더 깊은 섬유는 연수에

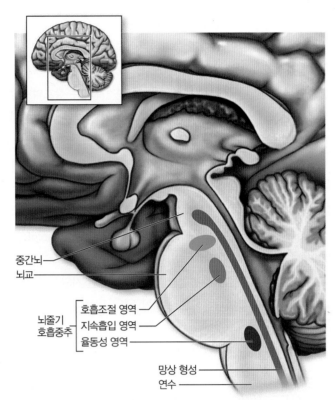

중간뇌

뇌교

뇌줄기
호흡중추
　호흡조절 영역
　지속흡입 영역
　율동성 영역

망상 형성
연수

그림 8.22 뇌줄기의 호흡조절중추. 이들은 호흡에 필요한 운동신경을 제어하는 뇌교 및 연수 내의 핵이다. 망상 형성의 위치도 표시되었다.

서 뇌교를 통하여 중뇌로 지나가는 운동 및 감각관의 일부이다. 뇌교 안에는 삼차신경(V), 외전신경(VI), 안면신경(VII), 전정와우신경 (VIII) 등 특정 뇌신경과 관련된 여러 가지 핵들이 있다. 뇌교의 다른 핵들은 연수의 핵과 협응하여 호흡을 조절한다. 뇌교에 있는 두 가지 호흡 제어중추는 **지속흡입중추**와 **호흡조절중추**로 알려져 있다. 복부 뇌교 손상은 거의 모든 자발적 근육의 마비를 특징으로 하는 **락트인증후군**(locked-in syndrome)이라는 희귀질환을 유발할 수 있으며, 이 경우 유일한 의사소통은 눈깜빡임이다.

　소뇌(cerebellum)는 대뇌와 마찬가지로 핵이 있는 외부 회색 피질 (뇌의 다른 부위보다 신경세포가 더 많은)과 내부 백질로 된 두 개의 반구로 구성된다. 소뇌는 손가락을 코에 대는 것, 음식용 포크를 입에 가져가는 것, 호주머니나 지갑에서 열쇠를 찾는 것과 같이 유연하고 목표지향적인 동작에 필요하다. 소뇌는 자세와 균형을 유지하고 새로운 동작 활동을 배우는 데에도 필요하며, 자율기능과 인지 기술에 기여한다. 소뇌는 고유감각기(관절, 힘줄, 근육 수용체)로부터 입력을 받아, 대뇌피질의 기저핵과 운동부위와 협응하여 신체 동작을 조정한다.

　푸르키니에 세포는 대뇌피질의 출력을 전달한다. 이 세포는 주로 억제 시냅스를 만드는 소뇌 안에서 핵을 자극한다. 대뇌 핵은 이어서

대뇌피질, 뇌교, 연수, 척수의 운동부위로 정보를 보낸다(그림 8.26). 예를 들어, 소뇌 안의 적핵은 축삭돌기를 시상으로 보내며, 축삭돌기는 이어서 대뇌의 운동피질로 투사된다. 소뇌는 이런 식으로 활동해서 복잡한 운동 기술의 조정을 돕고 운동 학습에 참여한다.

　현재의 연구는 소뇌가 운동 조정을 넘어서 다양하고 미묘한 기능을 수행할 수 있음을 시사한다. 여러 가지 조사 결과, 소뇌가 감각 데이터, 기억, 감정, 기타 고차원적인 기능의 습득에 연관되어 있는 것으로 밝혀졌다. 비록 최근 쥐를 대상으로는 소뇌에서 중뇌의 부위까지 동기부여와 보상과 관련되는 경로가 보고되었지만, 인간에서는 이러한 기능을 수행하는 소뇌에서 대뇌까지의 비-운동 경로가 아직 확인되지 않았다.

임상적용

소뇌 장애(cerebellum disorders)는 일반적으로 운동실조로 특징지어지며, 협응 상실로 인해 보행, 균형, 안구 운동 및 연하 장애가 발생한다. 움직임은 술에 취한 사람의 움직임과 비슷할 수 있으며 실제로 알코올은 소뇌에 영향을 미치는 것으로 밝혀졌다. 소뇌 손상을 입은 사람은 물체를 만지려고 할 때 활동 떨림을 보일 수 있는데, 사지가 물체를 놓치고 반대 방향으로 움직였다가 다시 뒤로 움직여 사지가 진동하게 된다. 소뇌 장애의 원인은 외상, 뇌졸중, 일과성 허혈 발작(TIA), 바이러스 감염 등 다양하다. 바이러스에 의해 유발된 경우 증상은 대부분 자발적으로 해결된다.

수뇌

수뇌는 **연수**(medulla oblongata)라는 단 하나의 구조로 이루어져 있다. 길이가 약 3 cm(1인치)인 수질은 위로는 뇌교, 아래쪽으로는 척수와 연결되어 있다. 척수와 뇌 사이의 통신을 제공하는 모든 하행 및 상행 섬유관은 수질을 통과해야 한다. 이들 섬유관 중 많은 수는 **피라미드**(pyramids)라고 불리는 수질의 융기된 삼각형 구조에서 반대쪽을 지나간다. 그래서 뇌의 왼쪽은 신체의 오른쪽으로부터 감각 정보를 수신하고 그 반대의 경우도 마찬가지이다. 이와 비슷하게, 섬유의 교차 때문에 뇌의 오른쪽은 신체의 왼쪽 부분의 운동활동을 제어하고 그 반대의 경우도 마찬가지이다.

　많은 중요한 핵이 수질 내에 포함되어 있다. 여러 핵이 운동조절에 관여하여 뇌신경 VIII, IX, X, XI 및 XII 내에서 축삭돌기를 발생시킨다. 예를 들어, **미주신경핵**(수질의 각 외측에 하나씩 있음)은 매우 중요한 미주신경(X)을 발생시킵니다. 다른 핵은 감각정보를 시상으로 전달한 다음 이를 대뇌피질로 전달한다.

　수질은 호흡 및 심혈관 반응을 조절하는 신경세포 그룹을 포함한

다. 따라서 그들은 생명 유지에 필수적인 중추이다. **혈관운동중추**(vasomotor center)는 혈관의 자율신경분포를 제어한다. 혈관운동중추와 밀접하게 관련된 **심장조절중추**(cardiac control center)는 심장의 자율신경을 조절하고 수질의 **호흡중추**(respiratory center)는 뇌교의 중추와 함께 호흡을 통제한다.

수면과 각성에서의 망상활성계

잠들기 위해서 우리는 대뇌피질로 올라가는 감각 자극을 무시할 수 있어야 한다. 반대로, 대뇌피질이 들어오는 감각정보를 인지할 때 우리는 꽤 빨리 잠에서 깨어난다. 이러한 능력과 이로 인한 수면 및 각성의 정상주기는 뇌교로부터 상호연결된 신경군인 중뇌 **망상 형성**(reticular formation)까지 흐르는 신경경로의 활성화와 억제에 달려있다. 이것은 **망상활성계**(reticular activating system, RAS)로 알려진 상승 각성 시스템을 구성한다.

RAS에는 시상에 투사되는 뇌줄기의 콜린성 신경세포(ACh를 분비하는 신경세포)의 그룹이 포함된다. 이러한 신경세포는 감각정보가 시상에서 대뇌피질로 전달되는 것을 향상시킨다. 시상하부와 기존 전뇌에 위치한 다른 RAS 신경세포 그룹은 신경전달물질(도파민, 노르에피네프린, 히스타민, 세로토닌)을 분비하고 대뇌피질의 다양한 위치로 투사한다(그림 8.23).

RAS의 이러한 각성 신경경로는 억제 신경전달물질인 GABA를 분비하는 시상하부의 **복외측 시각전핵**(VLPO)에 위치한 또 다른 신경세포 그룹에 의해 억제된다. VLPO와 다른 GABA 분비 신경세포의 활동은 수면의 깊이에 따라 증가하며, 이러한 신경세포는 수면을 유발 및 안정화시키는 것으로 여겨진다. VLPO의 억제 신경세포와 모노아민 신경전달물질을 분비하는 각성 신경세포는 상호억제함으로써 잠드는 것과 깨어나는 것을 제어하는 스위치 역할을 하는 것으로 알려져 있다.

각성을 촉진하는 신경전달물질인 폴리펩타이드를 분비하는 다른 RAS 신경세포들이 **외측시상하부**(LHA)에 위치해 있다. 이러한 신경세포 중 일부는 적절한 양의 수면을 취했음에도 불구하고 낮 동안 부적절하게 잠이 들게 하는 신경학적 장애인 **수면 발작**(narcolepsy: 2,000명 중 약 1명에게 영향을 미침)에 관여하는 것으로 나타났다. 20세기 말에 과학자들은 수면발작(기면증)에 걸린 사람들에서 각성을 촉진하는 특정 폴리펩타이드 신경전달물질을 분비하는 LHA 신경세포가 손실되었다는 것을 보여주었다. 이 신경전달물질은 **오렉신**(orexin 또는 hypocretin)으로 알려져 있다. 오렉신은 대뇌피질의 각성을 유발하는 다른 신경세포뿐만 아니라 히스타민을 분비하는 RAS의 신경세포도 활성화함으로써 각성을 촉진한다. 미국 식품의약국(FDA)은 최근 오렉신 수용체 억제제 역할을 하는 불면증 약물을 허가했다.

수면 발작은 외측시상하부에 있는 약 70,000개 오렉신 신경세포의 자가면역 파괴를 촉진하는 유전적 기반을 가지고 있다. 오렉신 신경세포는 시상하부 안에서, 그리고 음식(및 남용 약물)과 신체활동에 대한 욕구를 증가시키는 부위(중격핵 포함)뿐만 아니라 각성을 촉진하고 REM 수면을 억제하는 다른 뇌 부위에 광범위하게 투사한다. 오렉신은 대사율의 증가와 교감신경 부신수질계를 통한 혈압 및 심박수의 상승을 촉진하기도 한다.

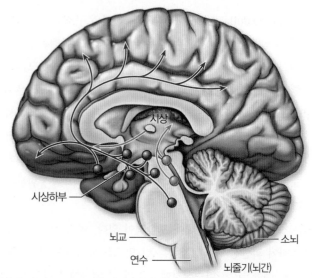

시상

시상하부

뇌교

연수

소뇌

뇌줄기(뇌간)

그림 8.23 망상활성계(RAS). 주황색으로 표시된 신경세포 그룹은 시상에 투사되어 시상에서 전달된 감각정보에 대한 대뇌피질의 각성을 향상시킨다. 빨간색으로 표시된 신경세포 그룹은 대뇌피질의 다양한 위치로 투사되고 더 직접적으로 대뇌피질을 자극하여 감각정보를 상승시킨다. RAS의 활성은 각성을 촉진하고, RAS의 억제는 수면을 촉진한다.

♥ 임상적용

최면제(hypnotic drugs)는 각성에 작용하여 수면을 촉진하는 약물이다. 예를 들어, 항히스타민제 베나드릴은 혈액-뇌장벽을 가로질러 각성의 히스타민-방출 신경세포를 억제함으로써 졸음을 촉진한다(반대로 졸리지 않는 항히스타민제인 클라리텐은 혈액-뇌장벽을 통과할 수 없다). 바르비튜레이트, 마취가스 및 벤조디아제핀(예: 바륨 및 자낙스)는 GABA의 효과를 높이는 작용을 하여 각성을 억제하여 감소시키고 수면을 촉진하는 것을 억제한다. 벤조디아제핀과 이후에 개발된 비벤조디아제핀 최면들은 수면을 촉진하기 위해 가장 자주 처방되는 약이다. 대조적으로, 암페타민은 도파민 재흡수 수송체를 억제함으로써 각성을 촉진하여 각성의 모노아민 각성 경로에서 도파민 작용을 향상시킨다. 취침 시간에 너무 가까운 시간에 카페인을 섭취하면 수면을 촉진하는 신경전달물질인 아데노신 수용체에 익숙해져서 초조함과 잠들기까지 필요한 시간을 증가시킨다.

8.5 척수로

신체 대부분의 감각정보는 척수 자극을 수행하는 섬유의 상승로를 통해 뇌로 전달된다. 뇌가 운동활동을 지시할 때, 이러한 지시는 섬유의 하강로에서 척수를 따라 내려가는 신경 자극의 형태를 띤다.

척수는 두개골의 흉골 부위에서 첫 번째 요추까지 이어진다. 회백질이 백색 물질 위에 피질을 형성하는 뇌와 달리, 척수의 회백질은 중심에 위치하며 백색 물질로 둘러싸여 있다. 척수의 중앙 회백질은 **복각등쪽**이 2개이고 **복각배쪽**이 2개(또는 각각 전방 뿔과 후방 뿔이라고도 함)인 H자 형태로 배열되어 있다. 척수의 백색 물질은 상승 및 하강섬유로로 구성된다. 이들은 **섬유단**이라고 하는 백색 물질의 6개 줄로 배열되어 있다.

척수의 백색 물질 안에 있는 섬유로는 상승(감각)로나 하강(운동)로 여부를 나타내기 위해 명명된 것이다. 상승로의 이름은 일반적으로 접두사 spino-로 시작되며, 척수 섬유가 처음 시냅스하는 뇌 부위의 이름으로 끝난다. 예를 들어, 전방 척추시상로(anterior spinothalamic tract)는 시상에서 촉각과 압박감을 전달하는 충동과 시냅스를 전달한다. 거기서부터 대뇌피질로 전달된다. 하강 운동로의 이름은 반대로 섬유를 발생시키는 뇌 부위를 나타내는 접두사로 시작하여 접미사 -spinal로 끝난다. 예를 들어, 외측 피질척수로(lateral corticospinal tract, 추체로로 더 알려진)는 대뇌피질에서 시작하여 척수를 따라 내려간다.

상승로

하강섬유로는 피부 수용체, 고유감각기(근육 및 관절 수용체), 내장 수용체의 감각정보를 전달한다(표 8.4). 몸의 오른쪽에서 시작되는 대부분의 감각정보는 서로 교차하여 결국 이 정보를 분석하는 뇌의 왼쪽 부위에 도달한다. 마찬가지로, 몸의 왼쪽에서 발생하는 정보는 결국 뇌의 오른쪽에서 분석된다. 일부 감각 양상의 경우에 이러한 교차는 척수에서 일어난다(그림 8.24). 이러한 신경경로는 10장 10.2절에서 더 자세하게 설명된다.

하강로

뇌에서 시작되는 하강섬유로는 **피질척수로**라고도 하는 **추체로**(pyramidal tracts)와 추체외로(extrapyramidal tracts) 두 개의 주요 그룹으로 구성된다(표 8.5). 추체로는 대뇌피질에서 척수까지 시냅스 중단 없이 바로 내려온다. 이러한 추체로에 섬유를 기여하는 세포체는 주로 **일차 운동피질**(primary motor cortex)을 형성하는 **중심전회**

표 8.4 | 척수의 주요 상승로

로	기원	종료	기능
전외측 척수시상로	코드의 한쪽에 후각이 있지만 반대쪽으로 교차한다.	시상, 대뇌피질	대뇌피질 내에서 해석되는 통증과 온도 자극을 실시한다.
배주내모대결로	말초 구심성 신경세포. 척수의 수평면에 올라가지만 수질을 교차한다.	연수의 박속핵 및 설상핵, 시상 다음은 대뇌피질	피부, 근육, 힘줄, 관절의 감각 자극을 피부의 촉각과 압박감, 신체 위치로 해석한다.
뒤척수소뇌로	후각, 교차하지 않는다.	소뇌	신체의 한쪽에서 소뇌의 같은 쪽으로 감각 자극을 전달한다. 협응된 근육 수축에 필요하다.
앞척수소뇌로	후각, 일부 섬유는 교차하고 다른 섬유는 교차하지 않는다.	소뇌	신체의 양쪽에서 소뇌로 감각 자극을 전달한다. 협응된 근육 수축에 필요하다.

표 8.5 | 척수 연합신경세포 및 운동신경세포로의 하강 운동로

로	분류	기원	기능
외측 피질척수로	추체	대뇌피질	교차
전피질척수로	추체	대뇌피질	교차하지 않음
적핵척수로	추체외	적핵(중뇌)	교차
덮개척수로	추체외	상구(중뇌)	교차
전정척수로	추체외	전정핵(연수)	교차하지 않음
망상척수로	추체외	망상 형성(연수, 뇌교)	교차

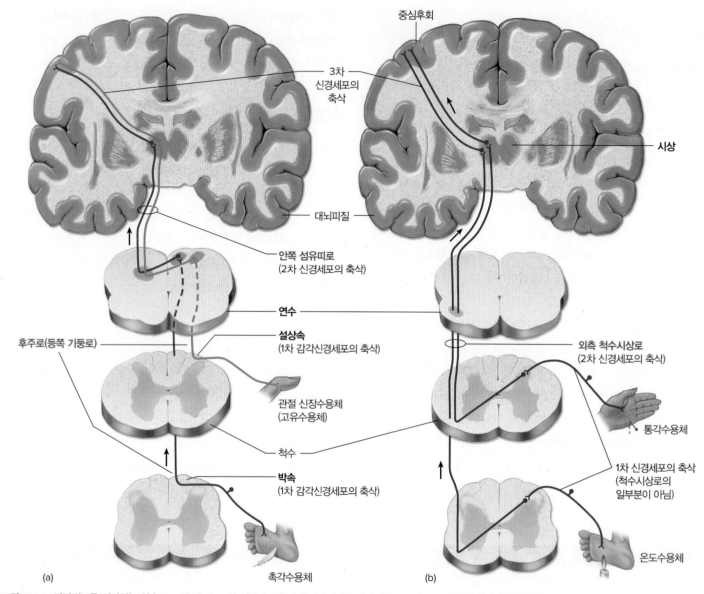

그림 8.24 감각정보를 전달하는 상승로. 이 정보는 3차 신경세포에 의해 대뇌피질로 전달된다. (a) 배주내모대결로, (b) 외측 척수시상로이다.

에 위치해 있다. 하지만 일차 운동피질의 "다리" 부위 바로 앞 상전 두회에 위치한 **이차 운동복합체**(supplementary motor cortex, 그림 8.7)는 피질척수로 내 섬유의 약 10%를 기여한다.

추체로 섬유의 80~90%는 연수의 피라미드에서 교차하며(따라서 "추체로"라는 이름이 명명됨) **외측 피질척수로**를 따라 내려간다. 나머지 교차하지 않은 섬유는 척수에서 교차하는 **전피질척수로**를 형성한다. 전피질척수로의 운동섬유는 주로 복부 근육과 척추를 안정화시키는 근육과 같은 축 골격의 근육을 제어한다. 교차하는 섬유 때문에, 우뇌는 몸의 왼쪽에 있는 근육조직을 제어하는 반면(그림 8.25), 좌뇌는 우측 근육조직을 제어한다. 피질척추로는 주로 민첩함을 필요로 하는 동작의 제어와 관련이 있다.

하강 운동로의 교차 때문에, 우대뇌반구(특히 두정엽)가 손상된 사람들은 대부분 몸의 왼쪽에 운동결함이 있다. 하지만 좌반구 두정엽에 병변이 있는 환자들은 양손의 원활한 운동활동에 문제가 있는 경우가 많다. 좌반구는 뇌량을 경유하는 우반구의 뇌량을 통해 왼쪽 손을 간접적으로 제어하는 것으로 보인다. 또한 우반구는 운동행동의 제어에 있어서 좌반구와 교차 소통하는 것으로 믿어지지만, 그 기여도에 대해서는 아직 잘 파악되지 않은 상태이다.

나머지 하강로는 **추체외로 운동로**(extrapyramidal motor tracts)이다. 이것은 뇌간(표 8.5)에서 시작되며, 주로 흑질과 시상에 의해서 뿐만 아니라 선조체(미상핵, 피각, 담창구, 그림 8.11과 8.12)의 운동회로 구조에 의해서도 제어된다. 이것은 흑질선조체 경로에 의

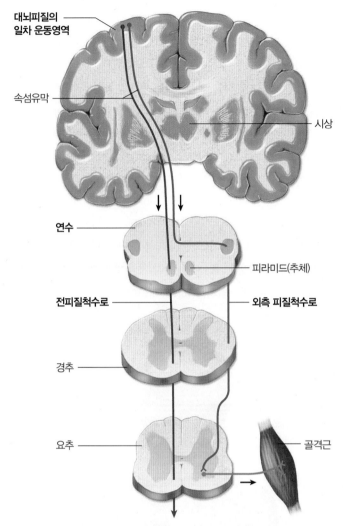

그림 8.25 하강 추체(피질척수) 운동로. 이 관에는 대뇌피질의 중심전회에서 척수로 내려가는 축삭이 포함되어 있어 척수 연합신경세포와 하부 운동신경세포와 시냅스를 생성한다.

해 분비되는 불충분한 도파민 때문에 발생하는 파킨슨병의 운동 증상이 종종 의학적으로 **추체외로** 증상으로 불리는 이유이다. 이러한 증상은 신체 동작의 개시, 자세 유지, 얼굴 표정 근육의 제어, 기타 기능에 추체외로 시스템이 필요하다는 것을 보여준다.

　추체외로라는 용어는 다음 실험으로 이해할 수 있다. 실험동물의 추체로가 절단된 경우 대뇌피질, 소뇌 및 기저핵의 전기 자극으로 여전히 운동을 수행할 수 있다. 그 정의상, 이러한 움직임을 일으키는 하강섬유는 추체외로 운동로이어야 한다. 이 운동 제어에 관여하는 대뇌피질, 기저핵 및 소뇌의 영역들은 수많은 시냅스 사이 상호연결되어 있으며 추체외로를 발생시키는 핵의 자극 또는 억제를 통해 간접적으로만 운동에 영향을 미칠 수 있다. 이러한 다중 시냅스 운동 제어는 섬유를 추체로의 척수로 직접 보내는 중심전회의 신경세포의 제어와는 다르다.

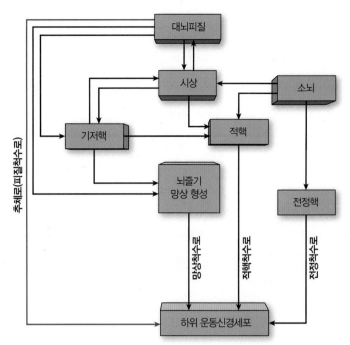

그림 8.26 골격근의 상위 운동신경세포 제어. 추체로(피질척수로)는 분홍색으로 표시되고 추체외로 시스템에 의해 제어되는 뇌줄기에서 하강 운동로는 검은색으로 표시된다.

　이 **망상척수로**는 추체외로 시스템의 주요 하강 경로이다. 이들 관은 대뇌와 소뇌로부터 자극 또는 억제적인 입력을 받는 뇌간의 망상 형성으로부터 시작된다. 소뇌에는 하강로가 없다. 소뇌는 전정핵, 적핵(축삭돌기를 망상 형성으로 보내는), 기저핵에 미치는 영향에 의해서만 간접적으로 운동활동에 영향을 미칠 수 있다. 이 핵은 각각 **전정척수로, 적핵척수로,** 망상척수로를 통해 축삭돌기를 척수 아래로 보낸다(그림 8.26). 골격근의 신경 조절에 대해서는 12장에서 자세히 설명할 것이다.

♥ 임상적용

바빈스키 반사(Babinski reflex) 또는 **바빈스키 징후(Babinski sign)**는 일반적으로 2세 미만의 영유아에서 발생한다. 이 반사는 발가락의 신근 근육의 반사 수축으로 인해 발바닥이 자극될 때 엄지발가락의 위쪽 움직임과 다른 발가락의 부채꼴을 포함한다. 중추신경계가 더 완전히 발달하면 하강 추체로가 이 반사를 억제한다. 성인의 경우 동일한 자극이 일반적으로 발가락의 아래쪽 굴곡 또는 말림을 유발한다. 성인의 바빈스키 반사는 척수손상, 근위축성측삭경화증(ALS), 다발성경화증(MS), 뇌종양 등으로 인한 중추신경계 손상을 나타낼 수 있다.

8.6 뇌신경과 척수신경

중추신경계는 뇌와 척수에서 중추신경계를 빠져나가는 신경을 통해 신체와 소통한다. 이 신경은 중추신경계 외부에 위치한 세포체의 집합체와 함께 말초신경계를 구성한다.

7장에서 언급한 바와 같이 **말초신경계(PNS)**는 신경(축삭돌기의 집합체)과 관련된 신경절(세포체의 집합체)로 구성된다. 이 장은 중추신경계에 대해 설명하고 있지만 중추신경계는 말초신경계 없이 작동할 수 없다. 따라서 중추신경계에 대한 논의를 완료하고 이후 장들(특히 9장, 10장, 12장)에서 더 철저하게 다룰 말초신경계와 관련된 개념을 소개한다.

뇌신경

12쌍의 **뇌신경(cranial nerves)** 중 2쌍은 전뇌에 위치한 신경세포 세포체에서 발생하고 10쌍은 중뇌와 후뇌에서 발생한다(그림 8.28). 뇌신경은 로마 숫자와 이름으로 명명된다. 로마 숫자는 신경이 뇌의 앞쪽에서 뒤쪽까지 몇 번째에 위치하는지를 나타낸다. 이름은 이러한 신경이 통과하는 조직(예: 안면) 또는 이 신경의 주요 기능(예: 안구 운동)을 나타낸다. 뇌신경은 표 8.6에 요약되어 있다.

뇌신경은 감각신경, 운동신경, 혼합신경으로 분류된다. 혼합신경이라는 용어는 이 신경에 감각섬유와 운동섬유가 모두 포함되어 있음을 나타낸다. 특수 감각(예: 후각, 시신경)과 관련되어 있는 뇌신경은 감각섬유로만 이루어져 있다. 이러한 감각신경세포의 세포체는 뇌에 위치하는 대신 감각기관 근처의 신경절에서 발견된다. 온전히 운동신경으로 분류되는 뇌신경은 중추신경계로부터의 경로에 감각신경절을 갖지 않는다. 이들은 근육 길이와 위치를 감지하기 위한 작은 자기수용성 섬유를 포함할 수 있지만 이들은 매우 적다.

척수신경

31쌍의 **척수신경(spinal nerves)**이 있다. 이 신경들이 발생하는 척추의 위치에 따라 경추/목신경(8개), 흉추/가슴신경(12개), 요추/허리신경(5개), 천골/엉치신경(5개), 미추/꼬리신경(1개)로 분류된다(그림 8.27).

각 척수신경은 감각섬유와 운동섬유로 구성된 혼합신경이다. 이 섬유들이 신경에 함께 묶여 있지만 그들은 신경이 척수에 부착되는 근방에서 분리된다. 이것은 각 신경의 두 "뿌리/회로"를 생성한다.

배근(dorsal root)은 감각섬유로 이루어져 있고, **복근(ventral root)**은 운동섬유로 이루어져 있다(그림 8.29). **배근 신경절(dorsal root ganglion)**은 감각신경세포의 세포체를 포함한다. 그림 8.29에 보이는 운동신경세포는 골격근을 통과하는 체성운동신경세포이다. 그 세포체는 신경절에 위치하지 않고 대신 척수의 회백질 내에 포함되어 있다. 그러나 일부 자율운동신경세포의 세포체(불수의 효과기를 자극함)는 척수 외부의 신경절에 위치한다. 자율시스템은 9장에서 별도로 논의된다.

반사궁

척수신경의 감각 및 운동 요소들의 기능은 단순 반사를 검사해서 가장 쉽게 이해할 수 있다. 즉, 이는 감각 자극에 대한 무의식적인 운동 반응이다. 그림 8.29는 **반사궁(reflex arc)**에 포함된 신경경로를 보여

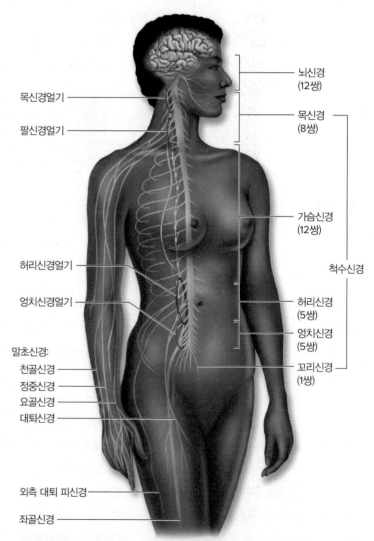

그림 8.27 척추신경 분포. 이러한 신경총(왼쪽에 표시)에서 상호연결되어 특정 말초신경을 형성한다.

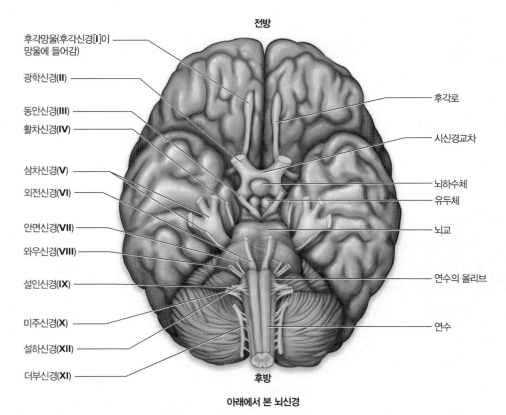

전방

후각망울(후각신경[I]이 망울에 들어감)

광학신경(II)

동안신경(III)

활차신경(IV)

삼차신경(V)

외전신경(VI)

안면신경(VII)

와우신경(VIII)

설인신경(IX)

미주신경(X)

설하신경(XII)

더부신경(XI)

후각로

시신경교차

뇌하수체

유두체

뇌교

연수의 올리브

연수

후방

아래에서 본 뇌신경

그림 8.28 뇌신경. 뇌의 아래쪽 표면을 보면 12쌍의 뇌신경과 식별에 도움이 되는 해부학적 랜드마크를 볼 수 있다.

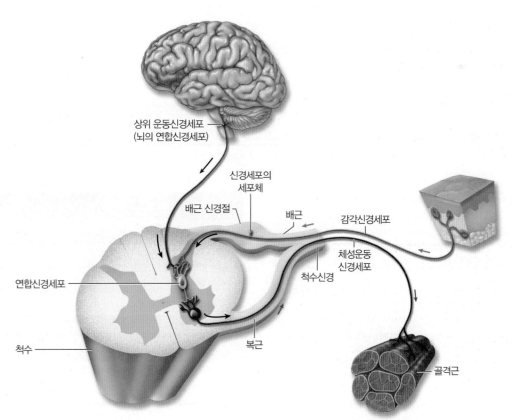

상위 운동신경세포
(뇌의 연합신경세포)

신경세포의
세포체

배근 신경절

배근

감각신경세포

체성운동
신경세포

연합신경세포

척수신경

척수

복근

골격근

그림 8.29 체세포 운동신경세포의 활성화. 체세포 운동신경세포는 여기에 표시된 것처럼 척수 연합신경세포(연합뉴런)에 의해 자극되거나 뇌를 포함하지 않는 반사궁의 감각 신경세포에 의해 직접 자극될 수 있다. 척수 연합신경세포와 운동신경세포는 또한 뇌의 운동 영역에 위치한 상위 운동신경세포라고 하는 연합신경세포에 의해 자극될 수 있다. 이는 골격근의 자발적인 제어를 제공한다.

표 8.6 | 뇌신경 요약

번호와 이름	구성	기능
I 후각	감각	후각
II 광학	감각	시력
III 동안(안구운동)	체성운동	상사근 및 외측직근을 제외한 윗눈꺼풀올림근 및 외안근에 대한 운동 자극, 눈으로 들어오는 빛의 양을 조절하고 수정체의 초점을 맞추는 근육에 대한 신경 지배
IV 활차	체성운동	안구의 상사근에 대한 운동 자극
V 삼차		
안분지	감각	각막, 코 피부, 이마, 두피로부터의 감각 자극
상악분지	감각	코 점막, 윗니와 잇몸, 구개, 윗입술, 볼 피부로부터의 감각 자극
하악분지	감각	측두부, 혀, 아래 치아와 잇몸, 턱과 하악의 피부로부터의 감각 자극
	감각: 고유감각	저작근으로부터의 고유감각
	체성운동	저작근육과 고막을 긴장시키는 근육에 대한 운동 자극
VI 외전	체성운동	안구의 외측직근에 대한 운동 자극
VII 안면	체성운동	얼굴 표정 근육과 등골을 긴장시키는 근육에 대한 운동 자극
	부교감운동	눈물샘으로부터의 눈물 분비와 설하 및 턱밑 침샘으로부터의 타액 분비
	감각	혀의 앞쪽 2/3에 있는 미뢰로부터의 감각 자극, 비강 및 구개 감각
VIII 와우	감각	평형과 관련된 감각 자극
		청각과 관련된 감각 자극
IX 설인	체성운동	삼키는 데 사용되는 인두 근육에 대한 운동 자극
	감각	인두, 치강, 경동맥동, 혀 뒤쪽 1/3에 있는 미뢰로부터의 감각 자극
	부교감운동	귀밑샘으로부터의 타액 분비
X 미주	체성운동	인두(삼킴) 근육 및 후두(발음) 근육의 수축
	감각	혀 뒤쪽의 미뢰로부터의 감각 자극, 귓바퀴로부터의 감각, 일반적인 내장 감각
	부교감운동	많은 내장 기능의 조절
XI 더부	체성운동	후두 동작, 연구개
		머리, 목, 어깨의 동작을 위한 승모근 및 흉쇄유돌근에 대한 운동 자극
XII 설하	체성운동	혀의 내인성 및 외인성 근육과 설골하근에 대한 운동 자극

준다. 감각수용체의 자극은 감각신경세포에 의해 척수로 전도되는 활동 전위를 유발한다. 이 예시에서 감각신경세포는 연합신경세포(연합뉴런)와 시냅스를 이루고 이는 차례로 체성운동신경세포와 시냅스를 이룬다. 이 체성운동신경세포는 그 후에 척수에서 근육으로 자극을 전달하고 반사적 수축을 자극한다. 뇌는 감각 자극에 대한 반사 반응에 직접적으로 관여하지 않는다는 점을 인식해야 한다.

일부 반사궁은 이보다도 간단하다. 근육신전반사(예: **무릎반사**)에서 감각신경세포는 운동신경세포와 직접 시냅스를 형성한다. 다른 반사는 더 복잡하다. 다수의 연합신경세포를 포함하고 다른 수준에서 척수의 양쪽에 운동 반응을 유발한다. 이러한 골격근 반사는 12장에서 근육 조절과 함께 설명될 것이다. 또한 평활근과 심장근육을 포함하는 자율 반사는 9장에서 설명된다.

 임상연구 **요약**

케빈은 사고 때문에 뇌 손상을 입었다. 부분 마비된 그의 오른팔은 좌대뇌반구의 운동 제어 영역이 관련되어 있음을 시사한다. 그의 언어상실증 또한 그의 말이 느리고 어려웠지만 이해가 가능하기 때문에 운동언어 영역을 포함하는 좌반구의 손상을 시사한다. 그렇지 않으면, 베르니커 영역의 손상이 의심된다. 그는 잠을 자는데 도움이 되도록 망상활성계의 GABA 억제를 촉진하는 비벤조디아제핀인 엠비엔을 복용했다. 그는 또한 활동 떨림뿐만 아니라 보행과 협응에 문제를 보이기 때문에 소뇌도 손상을 입은 것처럼 보인다. 케빈의 오른발은 바빈스키 반사작용을 보여주었는데, 이는 좌뇌의 피질척수로가 발가락 신전을 억제하지 않는다는 것을 가리키는 것이다.

요약

8.1 뇌의 구조적 편성

A. 배아의 발생 동안 뇌의 5개 영역(단뇌, 간뇌, 중뇌, 뒷골 및 수뇌)이 형성된다.

  1. 단뇌와 간뇌는 전뇌를 구성한다. 중뇌는 중뇌이고, 능형뇌(후뇌)는 뒷골과 수뇌로 구성된다.

  2. 중추신경계는 속이 빈 관으로 시작하므로 뇌와 척수에 속이 빈 공간이 있다. 뇌의 빈구멍은 뇌실로 불린다.

8.2 대뇌

A. 대뇌는 뇌량이라고 하는 큰 섬유로로 연결된 두 개의 반구로 구성된다.

  1. 대뇌의 바깥 부분인 대뇌피질은 회백질로 구성되어 있다.

  2. 회백질 아래에는 백질이 있지만 기저핵으로 알려진 회백질의 핵은 대뇌의 백질 깊숙이 자리잡고 있다.

  3. 대뇌피질 내의 시냅스전위는 뇌전도(EEG)에서 나타나는 전기적 활동을 생성한다.

B. 그 두 대뇌반구는 대뇌 편측화라고 하는 기능의 일부 특수화를 보인다.

  1. 대부분의 사람들에서 좌반구는 언어와 분석 능력에서 우세한 역할을 하고 우반구는 패턴 인식, 작곡, 노래, 얼굴 인식에서 더 중요하다.

  2. 이 두 반구들은 기능적으로 협력한다. 이 협력은 뇌량을 통한 둘 사이의 통신에 도움을 받는다.

C. 왼쪽 대뇌피질의 특정 영역은 언어 능력에 중요한 역할을 하는 것으로 보인다. 이러한 영역이 손상되면 특징적인 실어증이 발생한다.

  1. 베르니케 영역은 언어 이해에 관여하고 운동언어 영역은 언어의 기계적 수행에 필요하다.

  2. 베르니케 영역은 궁상섬유속을 이용해 운동언어 영역을 제어하는 것으로 생각된다.

  3. 각회는 다양한 감각정보 소스를 통합하고 베르니케 영역에 투영하는 것으로 생각된다.

D. 변연계와 시상하부는 다양한 감정의 중심으로 생각되는 뇌의 영역이다.

E. 기억은 단기적 범주와 장기적 범주로 나눌 수 있다.

  1. 내측측두엽(특히 해마와 아마도 편도체)은 단기 기억을 장기 기억으로 통합하는 역할을 하는 것으로 생각된다.

  2. 기억의 특정 외측은 수많은 뇌 영역에 저장될 수 있습니다.

  3. 장기전위 현상은 기억의 일부 외측에 관련될 수 있는 현상이다.

8.3 간뇌

A. 간뇌는 시상, 시상상부, 시상하부, 뇌하수체를 포함하는 전두엽 영역이다.

  1. 시상은 특히 감각정보를 위한 중요한 중계중추 역할을 한다.

  2. 시상상부에는 뇌척수액이 형성되는 맥락막총이 포함되어 있다. 멜라토닌 호르몬을 분비하는 송과샘은 시상상부의 일부이기도 하다.

  3. 시상하부는 세 번째 심실의 바닥을 형성하며, 뇌하수체는 시상하부 바로 밑에 위치해 있다.

B. 시상하부는 내장 활동의 주요 제어 중추이다.

  1. 시상하부에는 갈증, 배고픔, 체온, 다양한 감정(변연계와 함께)을 제어하는 중추가 들어 있다.

  2. 시상하부는 뇌하수체의 분비를 조절한다. 그것은 섬유로를 이용하여 뇌하수체후엽을 제어하며, 호르몬을 이용하여 뇌하수체전엽을 제어한다.

8.4 중뇌와 능형뇌

A. 중뇌에는 각각 시각 반사와 청각 반사와 관련되는 상구와 하구 그리고 전뇌의 선조체와 변연체에 투사되는 도파민 작동성 신경세포를 포함하는 핵이 들어 있다.

B. 능형뇌는 뒷골과 수뇌 두 가지 부위로 구성된다.

  1. 뒷골에는 뇌교와 소뇌가 있다. 뇌교는 네 쌍의 뇌신경에 대한 핵을 포함하고 있으며, 소뇌는 골격 동작을 제어하는 데 중요한 역할을 한다.

  2. 수뇌는 연수라는 단 하나의 부위로 구성된다. 연수는 호흡과 심혈관계의 제어와 같이 중요 기능의 조절을 위한 중추를 포함하고 있다.

C. 망상활성계(RAS)는 뇌교에서 중뇌까지 뻗어 있는, 상호연결되어 망상을 형성하는 신경세포들로 구성된 상승 각성 시스템이다.

  1. ACh, 여러 가지 모노아민 신경전달물질, 오렉신 (또는 히포크레틴-1)으로 알려진 폴리펩타이드 신경전달물질 등을 분비하는 RAS의 여러 가지 신경로에 의해 각성이 촉진된다.

2. RAS 활동은 GABA 분비 신경세포에 의해 억제되며, 이 활동은 수면을 위해 필요하다.

4. 주요 추체외로 운동로는 중뇌의 망상 형성에 그 기원을 두고 있는 망상척수로이다.

8.5 척수로

A. 상승로는 척수 위 감각기관의 감각정보를 뇌로 전달한다.

B. 하강로는 운동로이며, 추체로와 추체외로 등 두 가지 그룹으로 나뉜다.

    1. 추체로는 피질척수로이다. 추체로는 중심전회에서 시작하여 시냅스 없이 척수로 하강한다.

    2. 대부분의 피질척수섬유는 연수의 추체로에서 교차한다.

    3. 대부분의 대뇌피질, 기저핵, 소뇌 등의 부위는 하강 추체외로를 발생시키는 다른 부위와 시냅스하여 동작을 간접적으로 제어한다.

8.6 뇌신경과 척추신경

A. 12쌍의 뇌신경이 있다. 이러한 신경은 감각신경, 운동신경 또는 혼합신경 등으로 분류된다.

B. 31쌍의 척수신경이 있다. 각 쌍은 감각섬유와 운동섬유를 포함하고 있다.

    1. 척추신경의 배근은 감각섬유를 포함하고 있으며, 이러한 신경세포 세포체는 배근 신경절에 들어 있다.

    2. 척추신경의 전근은 운동섬유를 포함하고 있다.

C. 반사궁은 감각신경세포와 운동신경세포를 포함하는 신경경로이다. 하나 이상의 연합신경세포도 일부 반사작용에 관여할 수 있다.

문제

이해력 검증

1. 교차라는 용어를 정의하고, 추체 운동시스템 측면에서 교차의 중요성을 설명하시오.

2. 시상하부의 위치를 설명하고 그 기능을 나열하시오. 그것이 신경계와 내분비계를 연결하는 역할을 어떻게 수행하는지 설명하시오.

3. 시상은 "교환대"로 묘사되어 왔다. 체성 감각정보가 수용체로부터 대뇌피질로 이동하는 경로를 설명함으로써 그 이유를 설명하시오.

4. 여러 가지 유형의 기억을 구별하고, 각 유형에 관여하는 뇌 영역을 식별하시오.

5. 수면의 범주와 EEG 패턴을 기술하고, 이러한 수면 범주의 가능한 이점을 설명하시오.

6. 기저핵 또는 소뇌의 전기 자극은 골격 움직임을 일으킬 수 있다. 이러한 뇌 영역이 운동활동을 제어하는 경로를 설명하시오.

7. 절제 용어를 정의하시오. 특정 뇌 영역의 기능을 배우는 데 이 실험적 기법이 어떻게 사용되어 왔는지에 대한 예를 제시하시오.

8. "뇌 분할" 환자가 대뇌반구의 기능에 대한 연구에 어떻게 기여했는지 설명하시오. 두 반구에서의 기능 편측화를 밝혀줄 몇 가지 실험을 제안하시오.

9. 베르니케의 영역이 운동언어 영역을 제어할 수 있다는 어떤 증거가 있는가? 각회가 베르니케 영역에 입력된다는 어떤 증거가 있는가?

10. 연구자들이 단기 기억과 장기 기억을 구별하는 두 가지 이유를 제시하시오.

11. 해마가 단기 기억의 통합에 관여한다는 증거를 기술하시오. 장기 기억이 확립된 후, 해마 관여가 필요하지 않을 수 있다는 이유는 무엇인가?

12. 우리는 골격근과 관련된 반사작용을 인식할 수 있는가? 이러한 인식은 반응에 필요한가? 반사작용과 자극에 대한 의식적 인식과 관련된 신경경로를 식별해서 설명하시오.

13. 망상활성계를 기술하고, 암페타민이 각성을 어떻게 유발하는지 그리고 알코올이 졸림증을 어떻게 유발하는지 설명하시오.

14. 🔄 공포 기억에서 편도체의 역할에 대한 증거를 기술하시오.

9 자율신경계

 임상연구

소피아는 다가오는 시험으로 긴장했고 불안을 가라앉히기 위해 요골동맥에 손가락을 대고 맥박수를 낮추려고 집중했다. 눈을 감은 것이 기분이 좋았다! 그녀의 눈동자는 그날 아침 눈검사를 위해 확장되었다. 그녀는 코를 킁킁거리며 지갑에서 감기약을 꺼냈다. 감기약에는 고혈압 환자는 주의해야 한다는 경고와 함께 슈도에페드린이 포함되어 있었다. 그녀는 아테놀롤을 포함한 약물의 조합으로 혈압이 조절되고 있다고 믿었다. 시험이 시작될 때 그녀는 천식 흡입기를 한번 들이마시고 시험을 시작했다.

새로운 용어 및 개념에는 다음과 같은 것이 있다.
- 알파 및 베타 아드레날린 수용체 유형과 그 작용
- 아트로핀, 아테놀롤, 슈도에페드린, 알부테롤, 교감신경 유사제

9.1 불수의 효과기 신경조절

자율신경계는 심근, 평활근, 분비샘의 활동을 조절한다. 이 조절에서 자극은 중추신경계(CNS)에서 시작하여 두 번째 자율신경세포(자율신경세포)와 시냅스를 이루는 축삭을 따라 전달된다. 불수의 효과기를 자극하는 것은 경로상의 두 번째 신경세포의 축삭이다.

자율운동신경은 일반적으로 기능이 수의적 통제하에 있지 않은 기관에 연결되어 있다. 자율신경조절에 반응하는 효과기에는 **심근**(cardiac muscle), **평활근**(smooth muscle), **분비샘**(glands)이 있다. 이 효과기는 **내장기관**(visceral organ, 체강 내의 기관)과 혈관 일부이다. 자율신경지배의 불수의 효과는 체성운동신경을 통한 골격근의 수의적 제어와 대조된다.

자율신경세포

중추신경계로부터 자극을 전달하는 말초신경계(peripheral nervous system, PNS)의 신경세포는 **운동**(motor) 또는 **원심성 신경세포**(efferent neuron)으로 알려져 있다(7장 7.1절). 운동신경세포에는 체성과 자율성의 두 가지 주요 범주가 있다. 체성운동신경세포 CNS 내에 세포체를 가지고 있으며 수의적 통제하에 있는 골격근에 축삭을 보낸다. 이런 내용은 8장에서 간략하게 설명했다(그림 8.28 참조). 체성운동신경세포에 의한 골격근의 제어는 12장 12.5 자세히 설명한다.

단일 축삭을 통해 척수에서 신경근 연접까지 자극을 전달하는 체성운동신경세포와 달리 자율신경에 의한 운동 제어는 원심성 경로에 있는 두 개의 신경세포를 포함한다(그림 9.1, 표 9.1). 신경세포 중 첫번째는 뇌 또는 척수의 회백질에 세포체가 있다. 이 신경세포의 축삭은 효과기에 직접 신경을 연결하지 않고 대신 **자율신경절**(autonomic ganglion: 신경절은 CNS 외부에 있는 신경세포의 세포체 집합임) 안에서 두 번째 신경세포와 시냅스를 형성한다. 따라서 첫 번째 신경세포를 **신경절전 신경세포**(preganglionic neuron)라고 한다. **신경절후 신경세포**(postganglionic neuron)라 부르는 두 번째 신경세포에는 자율신경절에서 효과기까지 확장되는 축삭이 있으며 이 축삭이 불수의 효과기 세포와 시냅스를 형성한다(그림 9.1).

신경절전 자율신경섬유는 중뇌와 능형뇌 그리고 척수의 가슴 부위 상부부터 네 번째 엉치뼈(천골)까지에서 시작된다. 자율신경절은 머리, 목, 복부에 위치하며, 또한 자율신경절 사슬은 척수의 오른쪽, 왼쪽과 평행하게 위치한다. 신경절전 섬유의 기원과 자율신경절의 위치는 이 장의 뒷부분에서 논의되는 자율신경계의 **교감신경부**(sympathetic division)와 **부교감신경부**(parasympathetic division)를 구별하는 데 도움이 된다.

자율신경반사를 위해 내장에서 정보를 전달하는 감각신경세포는 체성운동반사에서의 감각신경세포와 같은 해부학적 구조를 가질수 있다(8장, 그림 8.28). 감각정보는 척수신경의 등쪽 뿌리에 있는 척수로 들어간다. 그러나 일부 중요한 내장 감각정보는 뇌신경을 통해 뇌로 들어갈 수 있다. 예를 들어, 혈압, 혈장 pH, 산소 농도 등에 대한 정보는 뇌신경 IX와 X의 감각 축삭에 의해 뇌로 전달된다. 이들은 감각 축삭과 부교감운동 축삭을 모두 포함하는 혼합신경이다.

내장 효과기

자율신경계는 분비샘, 평활근, 심근의 활동을 조절하는 데 도움을 주

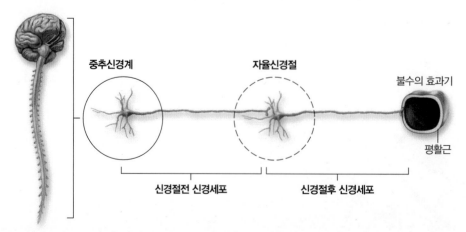

그림 9.1 자율신경계에는 신경절전 신경세포와 신경절후 신경세포가 있다.　자율신경계의 신경절전 신경세포는 CNS에 세포체를 가지지만, 신경절후 신경세포는 자율신경절 안에 세포체를 가진다. 교감신경부와 부교감신경부는 CNS 내의 신경절전 신경세포 세포체의 특정 위치와 신경절의 위치에서 서로 다르다.

표 9.1 | 체성운동 시스템과 자율운동 시스템의 비교

특징	체성운동 시스템	자율운동 시스템
효과기	골격근	심근, 평활근 및 땀샘
신경절의 존재	신경절 없음	척추측신경절, 측부신경절, 종점신경절에 위치한 신경절후 자율섬유의 세포체
CNS에서 효과기까지 신경세포 수	하나	둘
신경근 연접의 유형	특화된 운동종판	시냅스후 막의 특화된 구조는 없음. 평활근세포의 모든 영역에 신경전달물질에 대한 수용체단백질이 포함되어 있음
신경자극이 근육에 미치는 영향	흥분만	흥분 또는 억제
신경섬유의 종류	빠른 전도, 두꺼움($9\sim13\ \mu m$), 수초화	느린 전도, 신경절전 섬유는 약간 수초화되어 있지만 얇음($3\ \mu m$), 신경절후 섬유는 수초가 없고 매우 가늚(약 $1.0\ \mu m$)
신경제거의 효과	이완마비 및 위축	근육의 긴장도와 기능이 지속됨. 표적세포는 신경제거성과민증을 나타냄

기 때문에 자율 조절은 대부분 신체 시스템의 생리에 필수적이다. 자율 조절은 내분비 조절(11장), 평활근 기능(12장), 심장 및 순환 기능(13장, 14장) 그리고 이외에 논의할 나머지 시스템에서 역할을 한다. 자율신경 표적기관들의 기능이 다음 장들에서 설명되지만, 이 시점에서 자율 조절의 일반적인 특징 중 일부를 생각해 볼 것이다.

운동신경이 절단되면 이완마비 및 위축 상태에 들어가는 골격근과 달리 불수의 효과기관은 신경지배와 다소 독립적이다. 예를 들어, 평활근은 신경자극이 없을 때도 기본 긴장 상태를 유지한다. 자율신경의 손상은 표적조직을 자극에 대해 평소보다 더 민감하게 만든다. 이 현상을 **신경제거성과민증**(denervation hypersensitivity)이라 한다. 이런 보상적 변화는 예를 들어, 위 점막이 산을 분비하는 능력이 미주신경의 연결이 끊어진 후에도 회복될 수 있는 이유를 설명할 수 있다. 이 절차를 미주신경절단술이라 하며, 때때로 궤양 치료를 위해 시행한다.

고유한(내장된) 근 긴장도 외에도 심근과 많은 평활근은 자율성을 한 단계 더 발전시킨다. 이 근육은 신경자극이 없는 경우에도 근육 자체에서 시작되어 간극연접을 통해 이동하는 탈분극의 전기파에 대한 반응으로 율동적으로 수축할 수 있다(7장 7.3절). 자율신경분포는 이 고유 활동을 단순히 증가 또는 감소시킨다. 자율신경은 증가 또는 감소시킬 수 있는 신경신호 기준 발사 속도를 유지하고 있다는 의미에서 기저상태를 유지한다고 할 수 있다. 예를 들어, 심장에 대한 흥분성 입력이 감소하면 심장박동 속도가 느려진다.

체성운동신경세포에서 아세틸콜린(ACh)의 방출은 항상 효과기(골격근)를 자극한다. 대조적으로 일부 자율신경은 효과기의 활동을 억제하는 신경전달물질을 방출한다. 예를 들어, 심장에 억제성 섬유를 연결하고 있는 미주신경의 활동이 증가하면 심장박동이 느려지지만, 이 억제성 입력이 감소하면 심장박동수가 증가한다.

9.2 자율신경계의 부

교감신경계의 신경절전 신경세포는 척수의 흉부 및 허리뼈 부위에서 시작하여 축삭을 척수와 평행한 교감신경절로 보낸다. 부교감신경계의 신경절전 신경세포는 뇌와 척수의 천골(엉치뼈) 부위에서 시작하여 축삭을 효과기 내부 또는 근처에 있는 신경절로 보낸다.

자율신경계의 교감신경부와 부교감신경부는 공통으로 몇 가지 구조적 특징을 가지고 있다. 둘다 CNS에서 시작되는 신경절전 운동신경세포와 CNS 외부 신경절에서 시작되는 신경절후 운동신경세포로 구성된다. 그러나 신경절전 섬유의 특이적 기원과 신경절의 위치는 자율 시스템의 두 부에서 다르다.

교감신경부

교감신경부(sympathetic division)는 자율신경계의 **흉요추부**(thoracolumbar division)라고도 하는데, 이는 신경절전 섬유가 첫 번째 흉추(등뼈, T1)에서 두 번째 요추(허리뼈, L2)까지, 척수신경의 배근(후근)에서 빠져나가기 때문이다. 대부분의 교감신경섬유는 체성운동섬유와 분리되어, 척수의 양쪽에 위치하여 **척추측신경절**(paravertebral ganglia)이라 부르는 두 줄의 교감신경절 내에서 신경절후 신경세포와 시냅스를 형성한다(그림 9.2). 각 줄에 있는 신경절은 서로 연결되어 있고, 양쪽 측면의 척수와 평행한 **교감신경절 사슬**(sympathetic chain of ganglia)을 형성한다. 신경절을 상호연결하는 신경섬유는 **교감신경간**(sympathetic trunk)을 형성한다.

수초화된 신경절전 교감신경 축삭은 척수신경의 복근(전근)에서 척수를 빠져나오지만, 곧 **백질교통지**(white rami communicantes)라

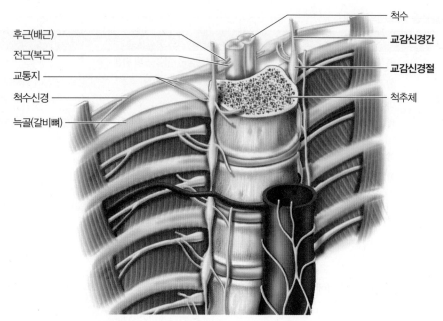

후근(배근)
전근(복근)
교통지
척수신경
늑골(갈비뼈)

척수
교감신경간
교감신경절
척추체

그림 9.2 척추측신경절의 교감신경 사슬. 이 그림은 교감신경절과 척주 및 척수의 해부학적 관계를 보여준다.

고 불리는 짧은 경로 안에서 척수신경으로부터 여러 갈래로 갈라져 나간다. 각 교통지 안의 축삭돌기는 교감신경간으로 들어가 다른 부위의 신경절로 이동할 수 있고 신경절후 교감신경세포와 시냅스를 형성할 수 있다. 신경절후 교감신경세포의 축삭은 수초가 없으며, 척수

신경으로 돌아가면서 **회색교통지**(gray rami communicantes)를 형성하고, 척수신경의 일부인 효과기로 이동한다(그림 9.3). 교감신경 축삭은 척수신경의 구성요소이기에 골격근과 신체의 피부에 널리 분포되어 혈관 및 기타 불수의 효과기에 신경을 분포(연결)하고 있다.

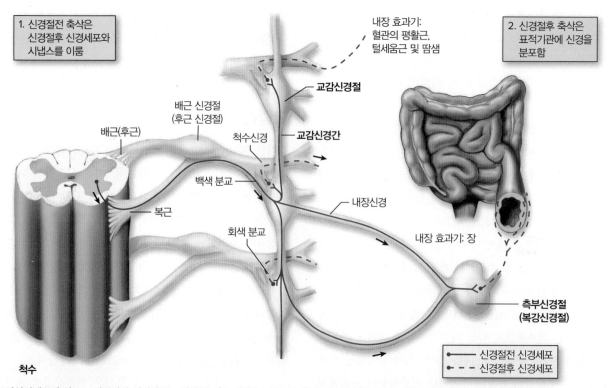

1. 신경절전 축삭은 신경절후 신경세포와 시냅스를 이룸

내장 효과기: 혈관의 평활근, 털세움근 및 땀샘

2. 신경절후 축삭은 표적기관에 신경을 분포함

배근 신경절 (후근 신경절)

배근(후근)

교감신경절

척수신경

교감신경간

백색 분교

내장신경

복근

회색 분교

내장 효과기: 장

척수

측부신경절 (복강신경절)

● ── 신경절전 신경세포
● --- 신경절후 신경세포

그림 9.3 교감신경세포의 경로. 신경절전 신경세포는 백색 분교(두 개의 분지 중 하나)의 교감신경 줄기로 들어간다. 일부는 그곳에서 시냅스를 이루고, 신경절후 축삭은 회색 분교를 떠나 척수신경과 다시 연결된다. 다른 것들은 시냅스 없이 교감신경절을 통과한다. 이들은 궁극적으로 복강신경절과 같은 측부신경절에서 시냅스를 이룬다.

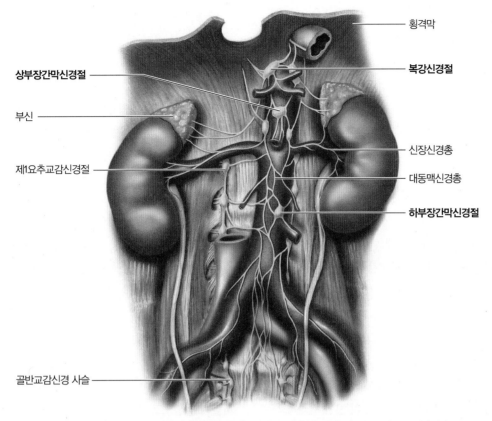

횡격막

상부장간막신경절

복강신경절

부신

제1요추교감신경절

신장신경총

대동맥신경총

하부장간막신경절

골반교감신경 사슬

그림 9.4 측부교감신경절. 여기에는 복강신경절과 상부장간막신경절 및 하부장간막신경절이 포함된다. 쌍을 이루는 부신도 표시하였다.

분산(divergence)은 교감신경 신경절전 섬유가 교감신경절 사슬의 여러 다른 부위에서 신경절에 있는 수많은 신경절후 신경세포와 시냅스를 형성하도록 갈라지면서 교감신경 간 내에서 발생한다. **수렴**(convergence)은 신경절후 신경세포가 많은 수의 신경절전 섬유로부터 시냅스 입력을 받을 때 발생한다. 척수에서 신경절로의 신호의 분산과 신경절 내에서 신호의 수렴은 거의 모든 신경절후 교감신경세포의 **대량 활성화**(mass activation)를 초래할 수 있다. 이 대량 활성화를 통해 전체 교감신경부가 어느 정도 활성화된 상태를 유지하고 있고, 또한 "투쟁 또는 도피" 상황(9.3절)에 대한 반응으로 활성도를 높일 수 있다. 그러나 대량 활성화가 항상 일어나지는 않는다. 특정 내장 자극(혈압, 혈액량, 혈장 삼투 농도의 변화)에 대한 반응으로 CNS는 심장과 신장으로 연결된 신경절후 교감신경 축삭의 활동을 적절히 증가시키거나 감소시켜 이런 기관이 변화에 대응하고 항상성을 유지하도록 한다.

측부신경절

횡격막 아래에서 척수를 빠져나가는 많은 신경절전 섬유는 시냅스 없이 교감신경간을 통과한다. 교감신경 사슬 너머에 있는 이 신경절전 섬유는 내장신경을 형성한다. 내장신경의 신경절전 섬유는 **측부**

신경절(collateral ganglia) 또는 **척추전신경절**(prevertebral ganglia)에서 시냅스를 이룬다. 여기에는 **복강**(celiac), **상부장간막신경절**(superior mesenteric) 및 **하부장간막신경절**(inferior mesenteric ganglia)이 포함된다(그림 9.4). 측부신경절에서 나오는 신경절후 섬유는 소화기, 비뇨기 및 생식기관에 분포한다.

부신

한 쌍의 **부신**(adrenal gland)이 각각의 신장 위에 있다(그림 9.4). 각 부신은 외부 **피질**(cortex)과 내부 **수질**(medulla)의 두 부분으로 구성된다. 이 두 부분은 서로 다른 배아 기원, 다른 호르몬, 다른 조절기작을 가진 기능적으로 서로 다른 두 개의 분비샘이다. 부신피질은 스테로이드 호르몬을 분비한다. 부신수질은 교감신경계에 의해 자극을 받으면 호르몬인 **에피네프린**(epinephrin, 다른 이름으로 아드레날린)과 적은 양의 **노르에피네프린**(norepinephrin)을 분비한다.

부신수질은 변형된 교감신경절에 비유할 수 있다. 부신수질을 구성하는 세포는 신경절후 교감신경세포를 형성하는 것과 동일한 배아조직(신경능선, 8장)에서 유래한다. 교감신경절과 마찬가지로 부신수질의 세포는 신경절전 교감신경섬유의 지배를 받는다(그림 9.5). 부신수질은 이 신경자극에 대한 반응으로 에피네프린을 혈액으로 분비한다. 에피네프린의 효과는 신경절후 교감신경 말단에서 방출되는 신경전달물질인 노르에피네프린의 효과와 상보적이다. 이런 이유와 더불어 부신수질은 교감신경계의 대량 활성화의 일부로 자극되기 때문에, 교감신경부와 부신은 종종 단일 **교감자율신경부신계**(sympathoadrenal system)으로 함께 묶인다.

부교감신경부

부교감신경부(parasympathetic division)는 자율신경계의 **뇌천골부**(craniosacral division)라고도 한다. 이는 신경절전 섬유가 뇌(특히 중뇌, 교뇌, 연수)와 척추의 두 번째에서 네 번째 천골(엉치뼈) 수준에서 시작되기 때문이다. 이런 신경절전 부교감신경섬유는 신경분포가 되어있는 기관 옆 또는 안에 있는 신경절에서 시냅스를 형성한다. **종점신경절**(terminal ganglia)이라 하는 이 부교감신경절은 효과기 세포와 시냅스를 형성하는 신경절후 섬유를 제공한다.

교감신경부 및 부교감신경부의 구조는 표 9.2와 9.3에 비교되어 있으며 그림 9.5에 설명되어 있다. 대부분의 부교감신경섬유는 교감신경섬유와는 다르게 척수신경 내에서 이동하지 않는다. 결과적으로 피부 효과기(혈관, 땀샘, 털세움근)와 골격근 내의 혈관에는 교감신경이 분포되어 있지만, 부교감신경은 분포되어 있지 않다.

12쌍의 뇌신경 중 4쌍(8장 8.6절)에는 신경절전 부교감신경섬유가 있다. 이들은 **동안신경**(oculomotor, III), **안면신경**(facial, VII), **설인신경**(glossopharyngeal, IX), **미주신경**(vagus, X)이다. 이 뇌신경 중 첫 세 개의 부교감신경섬유는 머리에 있는 신경절에서 시냅스를 이룬다. 미주신경의 신경절전 축삭돌기는 신체의 광범위한 영역에 위치한 종점신경절에서 시냅스를 이룬다. 뇌신경 IX와 X는 감각축삭과 부교감신경 운동축삭이 포함된 혼합신경이다. 내장 감각 정보(예, 특정 동맥의 혈압 수용체로부터)는 자율반사 운동반응(예, 심박수)을 유발한다. 이러한 반사 작용은 14장에서 논의될 것이다.

동안신경은 중뇌의 안구 운동 핵에서 기원하는 체성운동 및 부교감신경 섬유를 포함한다. 이 부교감신경섬유는 **모양체신경절**(ciliary ganglion)에서 시냅스를 형성하며, 신경절후 섬유는 눈의 홍채에 있는 모양체 근육과 수축섬유를 지배한다. 교뇌에서 시작되는 신경절전 섬유는 안면신경을 통해 **익구개신경절**(pterygopalatine ganglion)로 뻗어나가고 비점막, 인두, 구개 및 눈물샘으로 신경절후 섬유를 보낸다. 안면신경의 또 다른 섬유 그룹은 **하악신경절**(submandibular ganglion)에서 끝나며, 이 신경절은 신경절후 섬유를 턱밑과 혀밑의 침샘으로 보낸다. 설인신경의 신경절전 섬유는 **이신경절**(otic ganglion)에서 시냅스를 형성하고, 신경절후 섬유는 귀밑의 침샘을 지배한다.

표 9.2 | 교감신경부

신경이 지배하는 신체 부위	신경절전 섬유의 척추 기원	신경절후 섬유의 기원
눈	C8, T1	경추신경절
머리와 목	T1 ~ T4	경추신경절
심장과 폐	T1 ~ T5	상부흉추신경절(척추측신경절)
상지	T2 ~ T9	하부경추 및 상부흉추신경절(척추측신경절)
상복부 내장	T4 ~ T9	복강 및 상부장간막신경절(측부신경절)
부신	T10, T11	해당 없음
비뇨생식기 계통	T12 ~ L2	복강 및 내부장간막신경절(측부신경절)
하지	T9 ~ L2	요추 및 상부 천골신경절(척추측신경절)

표 9.3 | 부교감신경부

신경	신경절전 섬유의 기원	종점신경절의 위치	효과기의 기원
동안신경(뇌신경 III)	중뇌(뇌)	모양체신경절	눈(홍채와 모양체의 평활근)
안면신경(뇌신경 VII)	교뇌(뇌)	익구개 및 하악신경절	눈물샘, 점액샘, 침샘
설인신경(뇌신경 IX)	연수(뇌)	이신경절	귀밑샘
미주신경(뇌신경 X)	연수(뇌)	장기 내부 또는 근처의 종점신경절	심장, 폐, 위장관, 간, 이자
골반척추신경	S2 ~ S4(엉치뼈)	장기 근처 종점신경절	대장, 직장, 방광 및 생식기관의 하반부

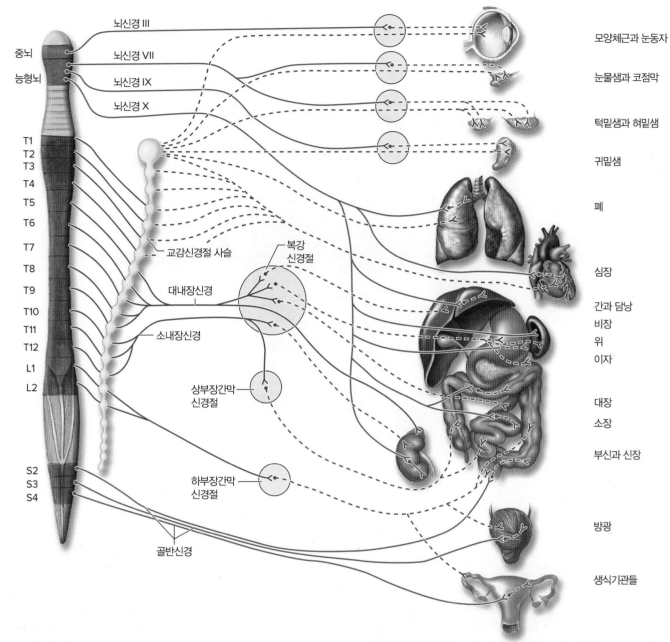

그림 9.5 자율신경계. 교감신경은 빨간색으로 부교감신경은 파란색으로 표시하였다. 실선은 신경절전 섬유를 나타내고 점선은 신경절후 섬유를 나타낸다.

연수의 핵에서 신경절전 섬유로 매우 긴 **미주신경**(뇌신경 X)이 형성되는데 이는 신체의 주요 부교감신경 분포를 제공한다. 이 신경절전 섬유는 목을 통해 흉강으로 이동하고 횡경막의 식도구멍을 통해 복강으로 이동한다(그림 9.6). 각 영역에서 이런 신경절전 섬유 일부는 미주신경의 주요 줄기에서 분지되어 지배되는 기관 안에 있는 신경절후 신경세포와 시냅스를 형성한다. 따라서 신경절전 미주섬유는 상당히 길며, 심장, 폐, 식도, 위, 이자, 간, 소장, 대장의 상반부에 부교감신경을 분포시킨다. 신경절후 부교감신경섬유는 이들 기관 내의 종점신경절에서 나와서 효과기 세포(평활근, 분비샘)와 시냅스를

형성한다.

척수 천골(엉치뼈) 부위의 신경절전 섬유는 대장의 하반부, 직장, 비뇨기, 생식기관에 부교감신경을 분포시킨다. 이 섬유는 미주신경섬유와 마찬가지로 효과기 내에 있는 종점신경절과 시냅스를 형성한다.

따라서 내장기관에 대한 부교감신경은 신경절전 섬유로 구성되는 반면, 이러한 기관에 대한 교감신경은 신경절후 섬유를 포함한다. 그림 9.5를 통해 교감신경부와 부교감신경부의 비교와 함께 자율신경계에 대해 전반적으로 검토할 수 있다.

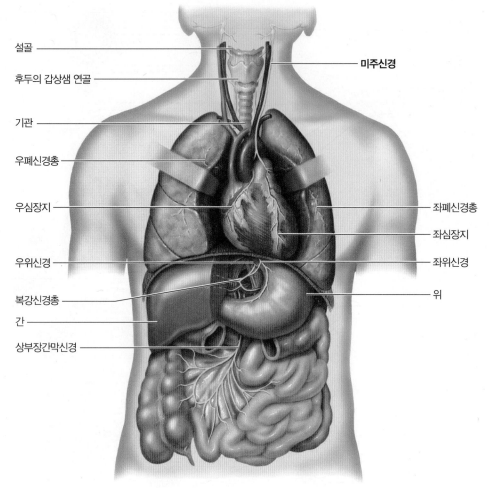

설골

후두의 갑상샘 연골

기관

우폐신경총

우심장지

우위신경

복강신경총

간

상부장간막신경

미주신경

좌폐신경총

좌심장지

좌위신경

위

그림 9.6 미주신경의 경로. 미주신경과 그 가지들은 흉강과 복강 안의 대부분 기관에 부교감신경을 분포시킨다.

9.3 자율신경계의 기능

자율신경계의 교감신경부는 주로 신경절후 신경세포에서의 노르에피네프린 방출과 부신수질에서의 에피네프린이 분비를 통해 신체의 "싸움 또는 도망" 반응을 활성화한다. 부교감신경부는 신경절후 신경세포에서 아세틸콜린 방출을 통해 길항 효과를 일으킨다.

자율신경계의 교감신경과 부교감신경은 다양한 방식으로 내장기관에 영향을 미친다. 교감신경부의 대량 활성화는 비상상황에서 격렬한 신체활동을 위해 신체를 준비한다. 심장박동수가 증가하고, 혈당이 상승하며, 혈액의 주된 흐름이 내장기관과 피부에서 골격근 쪽으로 전환된다. 교감신경부의 역할은 "**싸움-도망**(fight or flight)"이라는 문구로 적절하게 요약된다.

싸움-도망 개념은 교감신경부가 비상시에만 활성화된다는 잘못된 인상을 줄 수 있다. 그러나 체성운동신경세포와 달리 교감신경세포는 지속적인 긴장성 활동을 나타낸다. 결과적으로 교감신경은 심장, 혈관 및 기타 기관을 긴장하게 조절한다. 싸움-도망 반응이 교감신경의 대량 활성화를 자극하는 반면, 심혈관계와 신장에 대한 교감신경부의 더 맞춤화된 순간순간의 조절도 있다.

교감신경부의 싸움-도망 역할과는 달리 부교감신경부의 작용을 설명하는 보편적인 문구는 없다. 그러나 그 작용의 많은 부분이 교감신경의 작용과 반대이기 때문에 부교감신경의 작용 방향성은 **휴식과 소화**(rest and digest)로 설명할 수 있다.

부교감신경자극의 효과는 교감신경자극으로 생성되는 효과와 여러 면에서 반대이다. 그러나 부교감신경부는 일반적으로 한꺼번에 활성화되지 않는다. 별도의 부교감신경을 각각 자극하면 어느 경우는 심장이 느려지고, 다른 경우는 내장 혈관이 확장되며, 소화관 활동이 증가할 수 있다. 내장기관은 교감신경 및 부교감신경 활동에 다르게 반응한다. 이 두 부분의 신경절후 축삭이 서로 다른 신경전달물질을 분비하기 때문이다.

교감신경흥분제(sympathomimetic drug)는 교감신경자극의 효과를 모방하는 약물이다. 이런 약물에는 자연에 존재하는 카테콜아민(에피네프린, 노르에피네프린, 도파민)과 그 유도체, 에피네프린과 노르에피네프린의 방출을 촉진하거나, 시냅스 틈에서 재흡수를 차단하거나, 분해를 차단하는 약물이 포함된다(예, 7장에서 논의된 MAO 억제제). 이런 약물 대부분은 의학적 용도로 사용되지만 남용되는 약물 중 일부도 교감신경흥분제이다. 암페타민과 그 유도체(메스암페타민, 메페드론)는 노르에피네프린의 시냅스 전 방출을 촉진한다. 코카인은 시냅스 전 말단으로의 재흡수를 차단한다. **교감신경흥분독성**(sympathomimetic toxicity)은 빈맥, 발한(땀이 많이 남) 및 고혈압을 유발할 수 있으며, 종종 약물 남용으로 인한 심정지 및 사망의 원인이 된다.

아드레날린성 및 콜린성 시냅스 전달

아세틸콜린(acetylcholine, ACh)은 모든 신경절전 축삭(교감신경 및 부교감신경)의 신경전달물질이다. 아세틸콜린은 또한 효과기 세포와의 시냅스에서 대부분의 부교감신경절후 축삭이 방출하는 전달물질이다(그림 9.7). 따라서 이런 시냅스에서의 전달을 **콜린성**(cholinergic)이라고 한다.

대부분의 신경절후 교감신경섬유에서 방출되는 신경전달물질은 **노르에피네프린**(norepinephrine, 노르아드레날린)이다. 따라서 이런 시냅스에서의 전달을 **아드레날린성**(adrenergic)이라고 한다. 그러나 몇 가지 예외가 있다. 골격근의 혈관을 조절하는 일부 교감신경섬유와 땀샘에 대한 교감신경섬유는 ACh를 방출한다(콜린성).

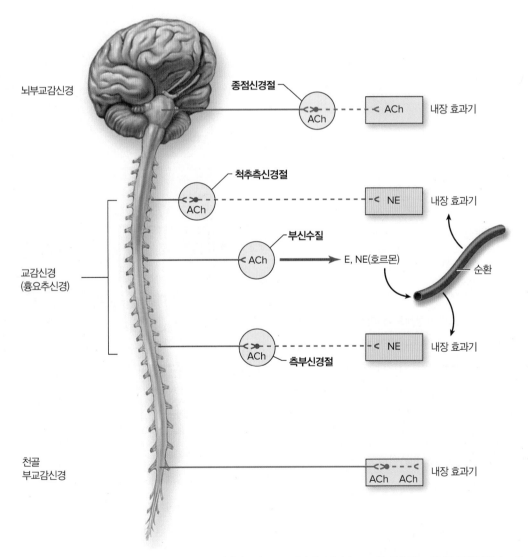

그림 9.7 자율운동계의 신경전달물질. ACh = 아세틸콜린, NE = 노르에피네프린, E = 에피네프린이다. ACh를 방출하는 신경을 콜린성이라고 한다. NE를 방출하는 신경을 아드레날린성이라고 한다. 부신수질은 에피네프린(85%)과 노르에피네프린(15%)을 호르몬으로 혈액으로 분비한다.

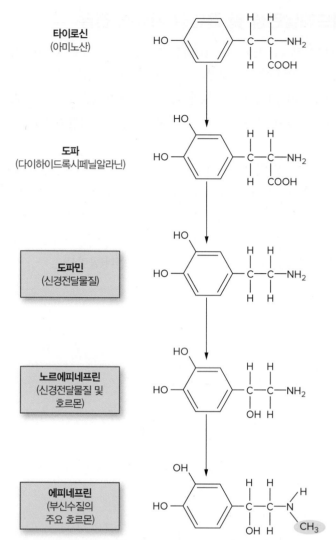

타이로신
(아미노산)

도파
(다이하이드록시페닐알라닌)

도파민
(신경전달물질)

노르에피네프린
(신경전달물질 및
호르몬)

에피네프린
(부신수질의
주요 호르몬)

그림 9.8 카테콜아민 분자군. 카테콜아민은 아미노산 타이로신에서 파생되며, 신경전달물질(도파민, 노르에피네프린)과 호르몬(에피네프린)을 모두 포함한다. 에피네프린은 노르에피네프린에 비해 추가된 메틸(CH_3) 그룹을 가진다.

부신수질의 세포는 신경절후 교감신경세포와 발생학적으로 유사하기에 거기서 분비되는 호르몬이 에피네프린(약 85%)과 노르에피네프린(약 15%)이라는 것은 놀라운 일이 아니다. 에피네프린은 그림 9.8과 같이 노르에피네프린에 메틸(CH_3) 그룹이 추가되어 있다는 점에서만 노르에피네프린과 다르다. 에피네프린, 노르에피네프린, 도파민(CNS 내의 전달자)은 모두 아미노산 타이로신에서 파생되며 집합적으로 **카테콜아민**(catecholamine)이라고 한다(그림 9.8).

신경절후 자율신경세포의 축삭이 표적기관으로 들어가는 곳에 신경전달물질분자를 포함하는 **베리코시티**(varicosity)라고 하는 정맥류처럼 생긴 수많은 부풀어 오른 곳이 있다. 따라서 신경전달물질은 종점단추에서가 아니라 축삭의 길이를 따라 방출될 수 있다. 따라서 자율신경세포는 표적세포와 함께 **지나치는 시냅스**(synapses en

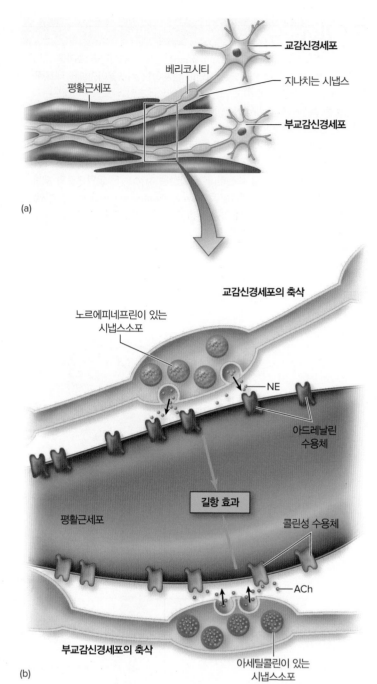

(a)

교감신경세포의 축삭

노르에피네프린이 있는
시냅스소포

NE

아드레날린
수용체

길항 효과

평활근세포

콜린성 수용체

ACh

부교감신경세포의 축삭

아세틸콜린이 있는
시냅스소포

(b)

그림 9.9 교감신경 축삭과 부교감신경 축삭은 서로 다른 신경전달물질을 방출한다. (a) 자율신경세포의 축삭은 표적세포와 시냅스를 형성하는 베리코시티를 가지고 있다. (b) 일반적으로 교감신경 축삭은 아드레날린 수용체에 결합하는 노르에피네프린을 방출하는 반면, 부교감신경은 콜린성 수용체에 결합하는 아세틸콜린을 방출한다(7장 참고). 대부분 이 두 신경전달물질은 평활근에서 길항 반응을 유발한다.

passant)를 형성한다고 한다(그림 9.9). 교감신경 및 부교감신경 축삭은 종종 같은 표적세포를 신경지배하여 다른 효과(일반적으로 길항적인)를 촉진하는 다른 신경전달물질을 방출한다.

아드레날린 자극에 대한 반응

혈액 내 에피네프린 및 교감신경 말단에서 방출되는 노르에피네프린에 의한 아드레날린성 자극은 흥분성과 억제성 효과를 모두 가진다. 심장, 홍채 확장 근육, 여러 혈관 평활근 등은 자극되면 수축한다. 그러나 세기관지와 일부 혈관의 평활근은 수축이 억제된다. 즉, 아드레날린성 화학물질은 이런 구조들을 확장하게 한다.

흥분성 및 억제성 효과는 동일한 신경전달물질에 의해 서로 다른 조직에서 생성될 수 있으므로, 반응은 효과기 세포의 특성에 따라 다른 것이다. 이런 차이는 서로 다른 조직에 카테콜아민 신경전달물질에 대한 서로 다른 막 **수용체단백질**의 존재에서 시작된다. 수용체단백질의 두 가지 주요 부류는 **알파-아드레날린 수용체**(α-adrenergic receptors)와 **베타-아드레날린 수용체**(β-adrenergic receptors)이다.

연구결과에 따르면 아드레날린 수용체의 각 부류에는 두 가지 주요 하위 유형이 있다. 이들 하위 유형은 아래 첨자로 지정한다(α_1과 α_2, β_1과 β_2). 또한 최근에 발견된 β_3-아드레날린 수용체가 주로 지방조직에 위치하여 지방분해와 열 생성을 촉진한다. 특정 유형의 아드레날린 수용체에만 선택적으로 결합하여 에피네프린 또는 노르에피네프린이 수용체에 결합할 때 일어나는 정상적인 작용을 촉진하거나 억제하는 화합물이 개발되었다. 이런 선택적 약물을 사용하여 과학자들은 각 기관에 존재하는 아드레날린 수용체의 하위 유형을 결정할 수 있었다(표 9.4).

모든 아드레날린 수용체는 G-단백질을 통해 작용한다. G-단백질의 작용은 7장에서 설명하였으며, 그림 7.27과 표 7.6을 참고하여 검토할 수 있다. 요약하면 에피네프린과 노르에피네프린이 수용체에 결합하면 세 개의 G-단백질 그룹(α, β, γ로 지정됨)이 α 소단위와 $\beta\gamma$ 복합체로 분리된다. 이들은 경우에 따라 달리 작용하는데, α 소단위

또는 $\beta\gamma$ 복합체가 세포막의 이온 통로를 열거나 닫고 또는 막에서 효소의 활성화를 유발한다. 이는 표적세포에 대한 에피네프린과 노르에피네프린의 영향이 최고조에 이르는 일련의 과정의 시작점이다.

β 수용체의 모든 하위 유형은 표적세포 내에서 cAMP 생성을 자극하여 효과를 나타낸다. 그러나 노르에피네프린이 α_1 수용체에 결합할 때 표적세포의 반응은 다른 이차전달자 시스템(세포질 Ca^{2+} 농도 상승)에 의해 매개된다. 이 Ca^{2+} 이차전달자 시스템은 여러 면에서 cAMP 시스템과 유사하며 11장에서 내분비 조절과 함께 논의된다(그림 11.10 참조). 노르에피네프린이 수용체에 결합한 후 일어나는 각각의 세포 내 변화는 궁극적으로 신경전달물질에 대한 조직의 특이적 반응을 초래한다는 사실을 기억해야 한다.

다른 효과를 생성하는 α_2-아드레날린 수용체의 다른 하위 유형이 있다. **시냅스전** 종점단추에 위치한 α_2-아드레날린 수용체는 시냅스 틈에서 노르에피네프린에 의해 활성화될 때 노르에피네프린의 방출을 감소시킨다. 이것은 방출되는 노르에피네프린의 양에 대한 음성 되먹임조절을 제공한다. 의학적으로 가장 중요한 α_2-아드레날린 수용체 유형은 뇌에 있다. 이 수용체가 약물 클로니딘에 의해 자극되면 전체 교감자율신경부신계의 활성화 정도를 감소시켜 혈압을 낮춘다.

표 9.4를 보면 아드레날린 수용체의 작용에 대한 일반적인 사항을 알 수 있다. α_1-아드레날린 수용체의 자극은 지속해서 평활근의 수축을 유발한다. 따라서 교감신경의 혈관수축제 효과가 항상 α-아드레날린 수용체의 활성화에 기인한다고 할 수 있다. β-아드레날린 수용체 활성화의 효과는 더 다양하다. β-아드레날린 수용체의 자극은 평활근(예, 소화관, 세기관지, 자궁)의 이완을 촉진하지만, 심장 근육의 수축력을 증가시키고 심박수 증가를 촉진한다.

에피네프린과 노르에피네프린의 다양한 효과는 "싸움 또는 도망"라는 주제로 이해할 수 있다. 신경절후 교감신경 축삭에서 방출되는 노르에피네프린과 부신수질에서 혈액으로 방출되는 에피네프린은 신체적 응급상황에 대응하는 심혈관계의 능력을 향상시킨다. α-아드레날린 수용체는 노르에피네프린에 더 민감하지만, β-아드레날린 수용체는 혈액에서 순환하는 에피네프린에 더 민감하다. 심장에서 β_1 및 β_2-아드레날린 수용체의 자극은 심박수와 수축성을 증가시킨다. 신체 활동을 준비하기 위해 각기 적절한 기관의 세동맥(작은 동맥)에서 α_1-아드레날린 수용체는 혈관 수축을 자극하고 β_2-아드레날린 수용체는 혈관 확장을 촉진한다(그림 9.10).

신경전달물질의 수용체에 결합하여 그 신경전달물질이 자극하는 과정을 촉진하는 약물을 해당 신경전달물질의 **작용제**(agonist)라고 한다. 반대로 신경전달물질의 작용을 차단하는 약물은 **길항제**

표 9.4 | 여러 기관에서 아드레날린의 효과

기관	교감자율신경부신계의 아드레날린 효과	아드레날린 수용체
눈	홍채 방사상 섬유의 수축으로 동공 확장	α_1
심장	심박수 및 수축강도 증가	β_1 위주
피부, 내장 혈관	평활근 수축으로 인해 소동맥 수축	α_1
골격근 혈관	교감신경 활동으로 인해 소동맥 수축	α_1
	에피네프린 호르몬으로 인해 소동맥 확장	β_2
폐	평활근 이완으로 인해 세기관지(기도) 확장	β_2
위, 장	소화관 괄약근 수축으로 음식의 통과를 느리게 함	α_1
간	글리코겐 분해 및 포도당 분비	α_1, β_2

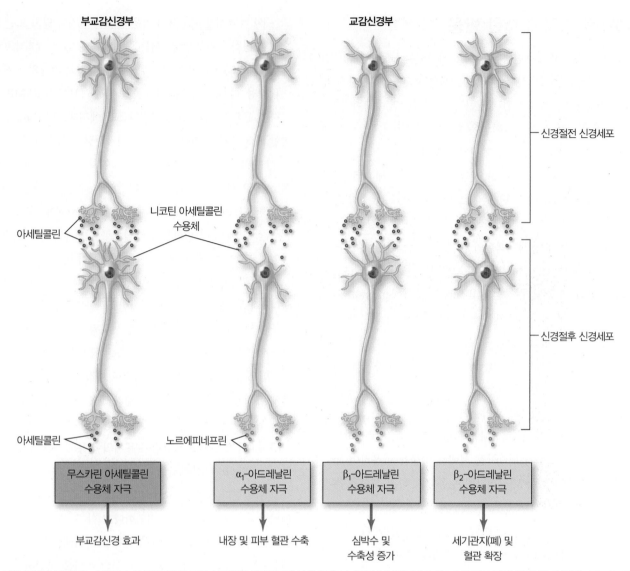

부교감신경부

교감신경부

신경절전 신경세포

니코틴 아세틸콜린
수용체

아세틸콜린

신경절후 신경세포

아세틸콜린

노르에피네프린

무스카린 아세틸콜린 수용체 자극	α₁-아드레날린 수용체 자극	β₁-아드레날린 수용체 자극	β₂-아드레날린 수용체 자극

부교감신경 효과 / 내장 및 피부 혈관 수축 / 심박수 및 수축성 증가 / 세기관지(폐) 및 혈관 확장

그림 9.10 **자율 조절에 관여하는 수용체.** 아세틸콜린은 모든 신경절전 신경세포에서 방출되고 니코틴 아세틸콜린(ACh) 수용체를 통해 신경절후 신경세포를 자극한다. 신경절후 부교감신경 축삭은 무스카린 ACh 수용체를 통해 표적기관을 조절한다. 신경절후 교감신경 축삭은 α_1-, β_1- 및 β_2-아드레날린 수용체에 노르에피네프린이 결합하여 표적기관의 아드레날린 조절을 제공한다.

표 9.5 | 아드레날린성 및 콜린성 작용제 및 길항제의 예

수용체 유형	자극하는 약물	차단하는 약물
α_1-아드레날린	페닐에프린(혈관수축제, 비충혈 완화제)	펜톨아민(고혈압 단기 조절)
α_2-아드레날린	클로니딘(고혈압 조절)	요힘빈(혈압 상승, 남성 성기능 개선)
β_1-아드레날린	도부타민(심장 수축 및 심박출량 증가)	메토프롤롤, 아테놀롤(고혈압 치료)
β_2-아드레날린	테르부탈린, 알부테롤(천식을 치료하기 위해 세기관지 확장)	
무스카린 콜린	메타콜린, 필로카르핀(필로카르핀은 동공을 수축시키는 데 사용됨)	아트로핀(호흡기 통로의 분비 감소, 과민성 방광 치료, 장 수축 감소, 기타)
니코틴 콜린	니코틴(치료적 용도 없음, 첫 번째 자극 후 모든 자율신경절 및 신경근 연접의 억제를 포함하는 수많은 독성 효과)	D-튜보쿠라린(수술 및 정형외과 시술 중 근육 이완을 유발하는 신경근 차단)

(antagonist)라고 한다. α_1, α_2, β_1 및 β_2 수용체를 선택적으로 자극하거나 차단하는 특정 약물은 많은 의료 분야에서 매우 유용한 것으로

입증되었다. 아드레날린 및 콜린 수용체를 자극(작용제) 및 차단(길항제)하는 약물의 예는 표 9.5에 나와 있다.

베타 차단제(beta blocker)는 베타 아드레날린 수용체 길항제 역할을 하는 약물이다. 예를 들어, 프로프라놀롤은 β_1- 및 β_2-아드레날린 수용체에 대해 비선택적인 반면, 아테놀롤은 심장의 β_1-아드레날린 수용체에 대해 상대적으로 선택적이기 때문에 고혈압 환자에서 심박수와 혈압을 낮추는 데 더 자주 사용된다. 그러나 폐의 세기관지(기도) 평활근에는 β_2-아드레날린 수용체가 있어서 이를 차단하는 약물은 에피네프린의 기관지 확장 효과를 감소시킬 수 있다. 이것은 민감한 사람들의 기관지 수축을 촉진하여 호흡을 어렵게 만든다. 천식치료제는 **베타 작용제**(beta agonist)로 에피네프린을 흡입하여 β_2-아드레날린 수용체를 자극하고 기관지 확장을 촉진하지만, 이것은 또한 심장의 β_1-아드레날린 수용체를 자극하고 혈압을 상승시킨다. 이제 천식 환자는 살부타몰(알부테롤), 테르부탈린 등과 같은 선택적 β_2-아드레날린 수용체 작용제를 함유한 흡입기를 사용한다.

알파 작용제(alpha agonist)인 페닐에프린과 슈도에페드린은 감기약에 사용되어 코점막 α_1-아드레날린 수용체를 자극하여 혈관 수축을 촉진하여 코막힘을 완화하지만, 혈압을 높일 수 있다. 클로니딘은 α_2-아드레날린 수용체 작용제로서 CNS에서 작용하여 교감자율신경부신계의 활성을 감소시켜 혈관 확장을 촉진하고 혈압을 낮추는 역할을 한다.

콜린성 자극에 대한 반응

모든 체성운동신경세포, 모든 신경절전 신경세포(교감 및 부교감신경), 대부분의 신경절후 부교감신경세포는 콜린성이며 신경전달물질로 아세틸콜린(ACh)을 방출한다. 체성운동신경세포와 신경절전 자율신경세포에 의해 방출되는 ACh의 효과는 항상 흥분성이다. 신경절후 부교감신경 축삭에 의해 방출되는 ACh의 효과는 일반적으로 흥분성이지만 어떤 경우에는 억제성이다. 예를 들어 심장(미주신경의 일부)에 분포하는 신경절후 부교감신경 축삭의 콜린성 효과는 심장박동수를 늦춘다. 일반적으로 부교감신경분포의 효과는 교감신경분포의 효과와 반대임을 기억하는 것이 유용하다.

기관에서 ACh의 효과는 콜린성 수용체의 특성에 따라 다르다(그림 9.11). 7장에서 기억하듯이 콜린성 수용체에는 니코틴 수용체와 무스카린 수용체가 있다. 니코틴(담배 식물에서 추출)과 ACh는 니코틴 ACh 수용체를 자극한다. 이들은 CNS, 골격근섬유의 신경근 연접, 자율신경절에 위치한다. 따라서 니코틴 수용체는 체성운동신경세포와 신경절전 자율신경세포에서 방출되는 ACh에 의해 자극된다. ACh와 마찬가지로 무스카린(일부 유독한 버섯에서 추출)은 내장기관의 ACh 수용체를 자극한다. 따라서 무스카린 수용체는 신경절후 부교감신경 축삭에서 방출되는 ACh에 의해 자극되어 부교감신경효과를 생성한다. 니코틴 또는 무스카린 수용체는 니코틴 ACh 수용체를 특이적으로 차단하는 약물 큐라레(투보큐라린)와 무스카린

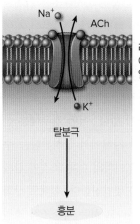

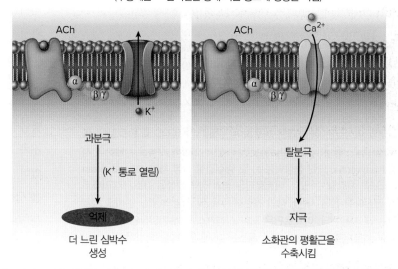

그림 9.11 니코틴 및 무스카린 아세틸콜린 수용체의 비교. 니코틴 수용체는 리간드 개폐식이며, 수용체가 이온 통로로 작용하는데 신경전달물질분자(리간드)에 결합하여 열린다. 무스카린성 ACh 수용체는 G-단백질 결합수용체이며, 이는 ACh가 수용체에 결합하여 G-단백질의 작용을 통해 이온 통로를 간접적으로 열거나 닫는다는 것을 의미한다. G-단백질 복합체가 해리되고 그 소단위가 효과기 단백질을 조절한다(6장 그림 6.31). 심장에서 K^+ 통로를 여는 것은 베타-감마 소단위이다. 장에서 베타-감마 소단위는 Ca^{2+}가 막 통로를 통과하도록 하고 평활근 수축을 간접적으로 자극하는 중간 이차전달자 시스템을 활성화한다.

표 9.6 | 콜린성 수용체와 아세틸콜린에 대한 반응

수용체	조직	반응	기전
니코틴	골격근	탈분극, 활동전위 및 근수축 생성	ACh는 수용체에서 양이온 통로를 엶
니코틴	자율신경절	탈분극, 신경절후 신경세포 활성화 유발	ACh는 수용체에서 양이온 통로를 엶
무스카린(M_3, M_5)	평활근, 분비샘	평활근의 탈분극 및 수축, 분비샘 분비	ACh는 G-단백질 결합수용체를 활성화하여 Ca^{2+} 통로를 열고 세포질 Ca^{2+}를 증가시킴
무스카린(M_2)	심장	과분극, 자발적 탈분극 속도 저하	ACh는 G-단백질 결합수용체를 활성화하여 K^+ 통로를 엶

ACh 수용체를 특이적으로 차단하는 아트로핀(또는 벨라도나)의 작용에 의해 더욱 구별된다.

7장에서 설명한 바와 같이 니코틴 ACh 수용체는 리간드-관문 이온 통로이다. 즉, ACh가 결합하면 수용체단백질 내에서 이온 통로가 열린다. 이를 통해 Na^+는 세포 안쪽으로 확산되고 K^+는 바깥쪽으로 확산된다. 그러나 Na^+ 이동 기울기가 K^+ 기울기보다 더 가파르기 때문에 순수효과는 탈분극이다. 결과적으로 니코틴 ACh 수용체는 항상 흥분성이다. 대조적으로 무스카린 ACh 수용체는 G-단백질에 결합하여 다른 막 통로를 닫거나 열 수 있고, 다른 막 효소를 활성화할 수 있다. 결과적으로 그 효과는 흥분성 또는 억제성일 수 있다(그림 9.11).

과학자들은 무스카린 수용체의 5가지 다른 아형(M1~M5, 표 9.6)을 발견했다. 이들 중 일부는 평활근 수축과 분비샘의 분비를 일으키지만, 다른 것들은 억제를 유도하여 심장박동수를 느리게 만든다. 이런 작용은 11.2절에서 호르몬 작용과 관련하여 더 자세히 논의될 이차전달자 시스템에 의해 매개된다.

♥ 임상적용

치명적인 가지과 식물에서 온 **아트로핀**(Atropine)은 무스카린 ACh 수용체 특이적 길항제이며, 따라서 신경절후 부교감신경 축삭의 효과에 대한 길항제이다. 이것을 눈에 주입하면 동공을 수축시키는 근수축을 억제하여(10장 그림 10.28 참조) 눈 검사를 위해 동공을 확장할 수 있다. 중세 시대의 여성들은 이 효과를 이용하여 눈을 더 매력적으로 만들었다. 또한, 아트로핀을 사용하여 미주신경으로 인한 심장의 감속을 차단하여 **서맥**(bradycardia, 느린 심장박동수) 및 **방실결절 심장 차단**(AV node heart block)을 치료할 수 있다. 아트로핀은 침과 점액 생성을 감소시키고(때로는 전신마취 전에 사용), 장의 경련성 수축 및 위염의 위산 분비를 억제하는 데 사용된다. 아트로핀은 또한 신경가스 및 유기인산염 살충제 중독의 치료제로 사용된다. 이런 독소는 아세틸콜린에스터라아제(AChE)를 억제하여 콜린성 전달을 위험 수준으로 증가시킬 수 있기 때문이다.

기타 자율신경전달물질

어떤 신경절후 자율신경 축삭은 노르에피네프린이나 아세틸콜린을 사용하지 않는 체계를 통해 효과를 생성한다. 이는 아드레날린성 또는 콜린성 효과 차단제가 자율신경 축삭의 작용을 억제하지 못하는 것으로 입증된다. 결과적으로 이런 축삭을 **비아드레날린성, 비콜린성 섬유**(nonadrenergic, noncholinergic fiber)라고 한다. 이런 축삭에 대해 제안된 신경전달물질에는 ATP, 혈관활성 장펩타이드(VIP), 산화질소(NO)가 포함된다.

음경의 혈관을 자극하는 비아드레날린성, 비콜린성 부교감신경 축삭은 이 혈관의 평활근을 이완시켜 혈관을 확장하고 결과적으로 음경을 발기시킨다(20장 그림 20.21). 이 부교감신경 축삭은 신경전달물질로 가스인 산화질소(7장 7.6절)를 사용한다. 유사한 방식으로 산화질소는 대뇌 동맥의 혈관 확장을 유발하는 자율신경전달물질로 기능하는 것으로 보인다. 산화질소는 다른 신경전달물질처럼 시냅스 소포에 저장되지 않고, 활동전위에 대한 반응으로 Ca^{2+}가 축삭 말단에 들어갈 때 즉시 생성된다. 이 Ca^{2+}는 아미노산 L-아르기닌으로부터 산화질소를 형성하는 효소인 산화질소 합성효소를 간접적으로 활성화한다. 산화질소는 시냅스 틈을 가로질러 확산하여 시냅스후 평활근세포의 이완을 촉진한다.

산화질소는 위, 소장, 대장 및 방광을 포함하는 많은 기관에서 평활근을 이완시킬 수 있다. 그러나 각각의 경우에 산화질소가 신경전달물질로 기능하는지는 약간의 논란이 있다. 어떤 경우에는 산화질소가 자율자극에 대한 반응으로 기관 자체에서 생성된다는 주장이 있다. 혈관 내피세포와 같은 신경세포 이외의 다른 조직이 산화질소를 생성할 수 있다는 사실이 이 주장을 뒷받침한다. 실제로 산화질소는 **측분비조절자**(paracrine regulator)라고 하는 국소조직 조절분자의 하나이다(11장 11.7절). 따라서 조절은 다양한 신경전달물질, 호르몬 및 측분비조절자의 상호작용 효과를 포함하는 복잡한 과정이 될 수 있다.

이중신경지배가 있는 기관

대부분 내장기관은 **이중신경지배**(dual innervation), 즉 교감신경과 부교감신경 모두의 신경지배를 받는다. 이 상태에서 자율신경계의 두 부의 효과는 길항적이거나 보완적이거나 협력적일 수 있다(표 9.7).

길항 효과

심장 박동기 영역의 교감 및 부교감신경지배 효과는 이 두 체계 간 길항작용의 가장 좋은 예이다. 이 경우 교감신경과 부교감신경이 같은 세포를 지배한다. 교감신경섬유의 아드레날린성 자극은 심박수를

표 9.7 | 교감신경과 부교감신경의 아드레날린성 및 콜린성 효과

장기	효과			
	교감신경		부교감신경	
	작용	수용체*	수용체	수용체*
눈				
홍채				
방사형 근육	수축(동공 확장)	α_1	—	—
원형 근육	—	—	수축(동공 수축)	M
심장				
동방결절	심박수 증가	β_1	심박수 감소	M
수축성	증가	β_1	감소(심방)	M
혈관 평활근				
피부, 내장 혈관	수축(혈관 수축)	α, β	—	—
골격근 혈관	이완(혈관 확장)	β_2	—	—
	이완(혈관 확장)	M**	—	—
세기관지 평활근	이완(기관지 확장)	β_2	수축(기관지 수축)	M
위장관				
평활근				
벽	이완	β_2	수축	M
괄약근	수축	α_1	이완	M
분비	억제	α_2	촉진	M
근육신경총	억제	α	—	—
비뇨생식기 평활근				
방광벽(배뇨근)	약하게 이완	β_2	수축	M
요도 괄약근	수축	α_1	이완	M
자궁, 임신	이완	β_2	—	—
	수축	α_1	—	—
음경	사정	α_1	발기	M
피부				
털세움 평활근	수축	α_1	—	—
땀샘				
체온조절	증가	M	—	—
손바닥의 아포크린(스트레스)샘	증가	$\alpha_1 s$	—	—

*아드레날린 수용체는 알파(α) 또는 베타(β)로 표시되며, 콜린성 수용체는 무스카린(M)으로 표시된다.
**골격근의 혈관 평활근은 교감성 콜린 작동성 확장기 섬유를 가지고 있다.

출처: Reproduced and modified from Katzung, B.G., Basic and Clinical Pharmacology, 6e, Lange, Norwalk, CT: Appleton, 1995, with modifications from Goodman & Gilman's The Pharmalogical Basis of Therapeutics, 11e, McGraw-Hill Education, 2006.

증가시키는 반면, 부교감신경섬유로부터 아세틸콜린의 방출은 심박수를 감소시킨다. 이에 따라 심박수는 다음의 경우에 증가한다. (1) 부교감신경활동이 감소할 때(부교감신경활동이 휴식 시 심박수의 주요 결정 요인이며, 부교감신경활동 감소로 인해 운동 초기에 심박수가 증가함), (2) 더 격렬한 운동 시 교감신경활동이 증가하여 심박수가 증가한다. 이 길항작용의 반대 경우는 소화관에서 볼 수 있는데, 여기서는 장 운동과 분비를 교감신경이 억제하고 부교감신경이 자극한다.

동공의 지름에 대한 교감신경자극과 부교감신경자극의 효과는 체성운동신경세포에 의한 굴근(굽히는 근육) 및 신근(펴는 근육) 골격근의 상호작용과 유사하다(12장 12.5절). 홍채에는 길항근 층이 있기 때문이다. 교감신경의 지배를 받는 방사형 근섬유의 수축은 동공 확장을 유발하고 부교감신경 말단에 의해 지배되는 원형 근섬유의 수축은 동공의 수축을 유발한다(10장 그림 10.28).

보완 및 협력 효과

교감신경과 부교감신경의 효과는 일반적으로 길항적이다. 그러나 몇몇 경우에는 보완적이거나 협력적일 수 있다. 교감신경자극 및 부교감신경자극이 유사한 효과를 생성할 때 효과는 보완적이다. 교감신경자극과 부교감신경자극이 다른 효과를 보이지만 그 효과들이 함께 작용하여 단일 작용을 촉진하는 경우 협력적이라고 한다.

침샘 분비에 대한 교감신경자극 및 부교감신경자극의 효과는 보완적이다. 묽은 침의 분비는 부교감신경에 의해 자극되는데, 부교감신경은 소화관에서 다른 외분비샘의 분비도 자극한다. 교감신경은 소화관 전체에서 혈관 수축을 촉진한다. 결과적으로 침샘으로 가는 혈류의 감소는 더 진하고 점성이 있는 침을 만든다.

생식기관에 대한 교감자극 및 부교감자극의 효과는 협력적이다. 예를 들어, 음경의 발기는 부교감신경자극에 따른 혈관 확장으로 인한 것이다. 사정은 교감신경을 통한 자극 때문이다. 자율 체계의 두 부분은 남성의 성기능을 활성화하기 위해 협력한다. 교감 및 부교감신경계는 또한 여성에서도 협력한다. 음핵 발기 및 질 분비물은 부교감신경에 의해 자극되는 반면 오르가즘은 남성과 마찬가지로 교감신경 반응이다.

또한, 배뇨 반사에도 교감 및 부교감신경 사이에 협력이 있다. 비록 방광의 수축은 신경자극과 무관하지만, 부분적으로는 부교감신경의 작용으로 촉진된다. 이것은 **과민성 방광**(overactive bladder)으로 인한 요실금(불수의적 배뇨)이 있는 사람들을 돕는 데 임상적으로 활용된다. 방광 배뇨근(17장 17.1절)의 수축은 부교감신경 축삭에서 방출되는 ACh에 의해 자극된다. 방광을 수축하게 하는 부교감신경

자극을 매개하는 특정 무스카린 수용체 아형(주로 M$_3$)을 차단하는 새로운 약물(**다리페나신** 및 **솔리페나신**)이 있다.

배뇨 조절을 위해서는 교감신경과의 협력이 필요한데, 교감신경은 내요도괄약근에 대해 부교감신경에 길항작용을 한다. 이 평활근은 외요도괄약근(골격근으로 구성됨)과 함께 오줌이 방광에서 요도로 배출되는 것을 막는다. 방광의 배뇨근에 대한 부교감신경활동이 증가하여 방광 수축을 자극할 때, 괄약근이 이완되어 방광이 비워지도록 내부 괄약근에 대한 교감신경활동은 감소해야만 한다. 자발적인 배뇨 조절은 17장 17.1절에서 논의된다.

이중신경지배가 없는 기관

대부분 기관은 이중신경지배를 받지만, 일부는 교감신경지배만 받는다. 여기에는 다음을 포함한다.

1. 부신수질
2. 피부 털세움근
3. 피부 땀샘
4. 대부분 혈관

이런 경우, 조절은 교감신경섬유의 신호 발생속도의 증가 또는 감소로 달성된다. 예를 들어, 피부 혈관 수축은 알파-아드레날린 수용

 임상적용

자율신경반사부전(Autonomic dysreflexia)은 척수의 여섯 번째 흉부 부위(T6) 이상에서 척수 손상을 입은 사람들에게 뇌졸중, 폐부종 및 심근경색증(심장마비)을 유발할 수 있는 심각한 상태이다. 특히 척수가 완전히 절단되면 척수손상 직후 척수쇼크가 발생할 수 있다. 처음에는 손상 부위 아래에서 척추반사가 소실되지만, 시간이 지나면 반사가 과장된 상태로 다시 나타난다. 이 상태에서는 일반적으로 방광이나 결장에서 오는 해로운 감각자극이 교감자율신경부신계에서 강한 반응을 일으킬 수 있다. 교감신경은 혈관 수축을 일으키고 심박수를 증가시켜 혈압을 높인다. 동맥의 압력수용체는 이것을 감지하고 뇌신경 IX와 X를 통해 신호를 뇌로 보낸다(14장 그림 14.27 참조). 이에 대한 반응으로 뇌는 교감신경활동의 억제와 부교감신경활동의 증가를 지시하는데, 이는 일반적으로는 항상성을 유지한다. 그러나 T6 이상에서 척수 손상이 있는 경우 교감신경(흉요추) 반응의 억제 신호가 손상 부위 아래로 내려갈 수 없다. 높은 교감신경활동이 손상 부위 아래에서 유지되어 위험한 고혈압을 유발하는 혈관 수축이 발생하고, 차가운 피부와 소름을 유발한다. 대조적으로 교감신경활동은 손상 부위 이상에서 감소하고 부교감신경 효과가 증가한다. 이로 인해 서맥(느린 심장박동수), 코막힘, 척수손상 부위 이상에서 피부가 붉고 땀이 나는 현상이 나타난다. 서맥은 위험할 정도로 상승한 혈압을 낮추기에 충분하지 않으므로 자율신경반사부전증은 이를 유발한 해로운 자극을 제거하기 위한 노력과 다른 조치가 필요하다.

체를 자극하는 교감신경활동 증가로 이루어지고, 혈관 확장은 교감신경자극 감소의 결과이다.

떨림 없는 열발생(nonshivering thermogenesis)에는 교감자율신경부신계가 필요하다. 교감신경계와 부신이 결핍된 동물은 저온 스트레스를 견딜 수 없다. 교감신경계 자체는 적절한 체온 조절 반응을 위해 필요하다. 예를 들어, 더운 지방에서는 교감신경자극이 감소하고 피부 혈관이 확장되어 피부 혈류가 증가하여 열 방출이 원활해진다. 반대로 운동 중에는 교감신경활동이 증가하여 팔다리 피부의 혈관이 수축하고 몸통의 땀샘이 자극된다.

땀샘에 대한 신경절후 교감신경 축삭은 ACh를 방출한다는 점에서 특이하다. 몸통의 땀샘은 콜린성 교감신경자극에 대한 반응으로 수분이 많은 액체를 분비한다. 이 묽은 땀의 증발은 몸을 식히는 데 도움이 된다. 땀샘은 또한 교감신경자극에 대한 반응으로 브래디키닌(bradykinin)이라는 화학물질을 분비한다. 브래디키닌은 땀샘 근처의 표면 혈관 확장을 자극하여 다른 피부 혈관이 수축되어 있음에도 불구하고 약간의 열을 방출하는 데 도움이 된다. 운동이 끝나면 교감신경자극이 감소하여 피부 혈관이 확장된다. 이는 피부로의 혈류를 증가시켜 대사 열을 제거하는 데 도움이 된다. 이런 모든 체온 조절 반응은 부교감신경계의 직접적인 개입 없이 이루어진다.

상위 뇌중추에 의한 자율신경계의 제어

내장 기능은 주로 자율반사로 조절된다. 대부분의 자율반사에서 감각 입력은 뇌중추로 전달되는데, 뇌중추는 이 정보를 통합하고 신경절전 자율신경세포의 활동을 변화시켜 자극에 반응한다. 자율신경의 활동을 직접 제어하는 신경중추는 감각 입력뿐만 아니라 상위 뇌 영역의 영향을 받는다.

뇌간의 **연수**(medulla oblongata)는 자율신경계의 많은 활동을 통제한다. 연수의 실험적(인위적) 활성화에 의해 거의 모든 자율 반응이 유도될 수 있는데, 심혈관, 폐, 비뇨기, 생식 및 소화계의 제어 센터가 연수에 있다. 이들 중추에 대한 감각 입력의 대부분은 감각섬유와 운동섬유를 모두 포함하는 혼합신경인 미주신경의 구심성 섬유로 이동한다. 결과로 나타나는 반사는 표 9.8에 나열되어 있다.

연수는 자율운동섬유의 활동을 직접 조절하지만, 그 자체도 상위 뇌 영역의 조절에 반응한다. 이런 영역 중 하나는 **시상하부**(hypothalamus)인데, 이 뇌 영역은 체온, 배고픔 및 갈증의 조절 중추, 뇌하수체 조절 중추, (변연계 및 대뇌피질과 함께) 다양한 감정 상태에 대한 조절 중추를 포함한다. 이런 기능 중 일부는 교감신경 및 부교감신경의 적절한 활성화를 포함하기 때문에 많은 과학자는 시상하부를 자율신경계의 주요 조절 중추로 간주한다.

변연계(limbic system)는 뇌간 주위에 고리를 형성하는 섬유로와 신경핵의 집단이다(8장 8.2절). 여기에는 대뇌피질의 대상회, 시상하부, 뇌궁(섬유로), 해마, 편도체가 포함된다(그림 8.15 참조). 변연계는 분노, 두려움, 성, 배고픔과 같은 기본적인 감정적 충동에 관여한다. 변연계의 자율기능 제어는 이런 감정 상태의 특징인 내장 반응과 관련이 있다. 얼굴 붉어짐, 창백함, 실신, 식은땀 흘리는 것, 심장박동이 빠르게 뛰는 것, "뱃속의 나비"는 자율활동의 결과인 감정을 동반하는 많은 내장 반응 중 일부일 뿐이다.

멀미의 자율적 상관관계(메스꺼움, 발한, 심혈관 변화)는 소뇌의 운동로를 절단하여 제거할 수 있다. 이것은 소뇌에서 연수로의 자극이 자율신경계의 활동에 영향을 미친다는 것을 보여준다. 실험적 및 임상적 관찰은 또한 대뇌피질의 전두엽과 측두엽이 감정과 성격에 관여하는 부분으로 뇌 하부 영역에 영향을 미친다는 것을 보여준다.

연구에 따르면 노화는 교감신경계 활동 수준의 증가를 동반한다. 이는 스트레스에 대한 반응의 증가가 아니라 건강한 성인의 신체 활성을 높이는 교감신경 톤의 증가를 나타낸다. 더 높은 톤의 교감신경

표 9.8 | 감각 수용체는 미주신경의 구심성 섬유를 자극하여 연수로 전달하고 자율반사를 유발한다

장기	수용체 유형	반사 효과
폐	신장 수용체	추가 흡기 억제, 심박수 증가 및 혈관 확장 촉진
	J형 수용체	폐울혈에 의해 자극됨, 숨 가쁜 느낌을 유발하고 심박수 및 혈압의 반사적 감소를 유발함
대동맥	화학수용체	CO_2 증가 및 O_2 감소로 자극됨, 호흡 속도 증가, 심박수 증가 및 혈관 수축을 유발함
	압력 수용체	증가된 혈압에 의해 자극됨, 심박수를 반사적으로 감소시킴
심장	심방 신장 수용체	항이뇨호르몬의 분비를 억제하여 소변량을 증가시킴
	심실 신장 수용체	심박수와 혈관 확장의 반사 감소를 일으킴
위장관	신장 수용체	포만감, 불편함 및 통증

활동 수준은 이화작용을 촉진하여 열을 생성하고 노인이 더 많은 양의 지방조직을 퇴치하는 데 도움이 되리라 생각한다. 그러나 만성적으로 상승한 교감신경 긴장도는 고혈압 및 심혈관 질환의 위험을 증가시킬 수 있다.

 임상적용

체성운동계는 명백히 자발적인 통제하에 있는 반면 자율신경계는 의식적인 개입 없이 작동한다. 예를 들어, 교감자율신경부신계 활성화의 잠재의식 측면은 심장의 자극 및 기타 효과를 통해 극도의 불안이나 공황을 경험하는 사람들이 느끼는 두려움을 강화할 수 있다. 그러나 과학자들은 **생체되먹임**(biofeedback) 기술을 사용하여 사람이 일부 자율반응에 대해 제한적이지만 상당한 통제력을 갖도록 훈련될 수 있음을 확인했다. 이 훈련에는 신체 변화를 관찰하는 장치의 사용이 포함된다. 예를 들어, 장치는 뇌파, 근육 긴장, 피부 전도도 등을 관찰할 수 있다. 자율 기능은 혈압, 만성 통증, 두통, 요실금, 불안 및 기타 상태를 조절하는 데 도움이 되도록 훈련될 수 있다.

 임상연구 **요약**

소피아의 동공은 눈검사를 위해 무스카린 ACh 수용체를 특이적으로 차단하는 약물인 아트로핀에 의해 확장되어, 신경절후 부교감신경 축삭이 동공을 수축시키는 능력을 감소시켰다. 그녀는 불안을 진정시키기 위해 생체되먹임 기술을 사용하려고 시도했는데, 이는 맥박수가 부교감신경(미주신경) 활동 증가로 느려지는 심박수에 의해 결정되기 때문이다. 감기약에는 혈관 수축을 자극하여 코점막을 건조하게 하지만, 고혈압을 유발할 수 있는 슈도에페드린이 포함되어 있다. 그러나 그녀는 심장 박동을 늦추고 혈압을 낮추기 위해 심장의 β_1-아드레날린 수용체를 차단하는 아테놀롤을 복용한다. 아테놀롤은 또한 덜 특이적으로 세기관지의 β_2-아드레날린 수용체를 차단하여 천식을 촉진할 수 있다. 이에 대응하기 위해 소피아는 세기관지 평활근의 이완을 촉진하여 세기관지 확장을 돕는 β_2 작용제인 알부테롤이 함유된 천식 흡입기를 사용했다.

상호작용

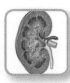

연결

피부계

- 피부에는 열, 추위, 통증, 압력 및 진동에 대한 수용체가 있다.
- 구심성 신경세포는 피부수용체로부터 자극을 전달한다.
- 피부에 분포한 교감신경은 피부 혈류를 조절하는 데 도움을 준다.

골격계

- 골격은 뇌와 척수를 지지하고 보호한다.
- 뼈는 신경 기능에 필요한 칼슘을 저장한다.
- 감각수용체에 연결된 구심성 신경세포는 관절의 움직임을 감시한다.

근육계

- 근수축은 신경 기능을 위해 일정한 온도를 유지하도록 열을 생성한다.
- 근방추의 구심성 신경세포는 자극을 중추신경계로 전달한다.
- 체성운동신경세포는 골격근을 지배한다.
- 자율운동신경세포는 심장과 평활근을 자극한다.

내분비계

- 성 스테로이드를 포함한 많은 호르몬이 뇌에 작용한다.
- 에피네프린 및 노르에피네프린과 같은 호르몬 및 신경전달물질은 표적조직에 상승 작용을 할 수 있다.
- 자율신경세포는 췌도와 같은 내분비샘을 자극한다.

- 뇌는 뇌하수체전엽 기능을 조절한다.
- 뇌는 뇌하수체후엽 기능을 조절한다.

순환계

- 순환계는 뇌와 척수를 포함한 모든 기관에서 산소와 이산화탄소, 영양소, 체액을 운반한다.
- 자율신경은 심박출량을 조절하는 데 도움을 준다.
- 자율신경은 혈관의 수축과 확장을 촉진하여 혈류와 혈압을 조절하는 데 도움을 준다.

면역계

- 면역계의 세포에서 방출되는 사이토카인이라는 화학물질이 뇌에 작용하여 열 발생을 촉진한다.
- 면역계의 사이토카인은 뇌에 작용하여 뇌하수체 분비를 조절한다.
- 신경계는 면역 반응을 조절하는 역할을 한다.

호흡계

- 폐는 신체에 산소를 공급하고 이산화탄소를 제거한다.
- 뇌의 신경중추는 호흡을 제어한다.

배설계

- 신장은 대사성 폐기물을 제거하고 혈장의 항상성을 유지하는 데 도움을 준다.
- 신장은 신경세포의 기능에 필요한 Na^+, K^+ 및 기타 이온의 혈장 농도를 조절한다.

- 신경계는 배뇨를 조절하기 위해 비뇨기계의 기관을 자극한다.
- 자율신경은 신장 혈류를 조절하는 데 도움을 준다.

소화계

- 위장관은 신경계를 포함한 모든 신체기관에 영양분을 제공한다.
- 자율신경은 소화기관을 지배한다.
- 위장관은 운동성과 분비를 조절하는 복잡한 장 신경계를 포함하고 있다.
- 위액의 분비는 뇌 영역의 활성화를 통해 자극될 수 있다.
- 배고픔은 뇌의 시상하부에 있는 중추에 의해 조절된다.

생식계

- 생식샘은 뇌 발달에 영향을 미치는 성호르몬을 생산한다.
- 뇌는 뇌하수체전엽에서 생식샘자극호르몬의 분비를 조절하는 데 도움을 준다.
- 자율신경은 외부 생식기로의 혈류를 조절하여 남성과 여성의 성적 반응에 기여한다.
- 신경계와 내분비계는 수유 조절에 협력한다.

요약

9.1 불수의 효과기의 신경조절

A. 신경절전 자율신경세포는 뇌 또는 척수에서 시작된다. 신경절후 신경세포는 CNS 외부에 있는 신경절에서 시작된다.

B. 평활근, 심근, 분비샘은 자율신경의 지배를 받는다.

  1. 불수의 효과기는 신경지배와 다소 독립적이며 신경지배가 제거되면 과민해진다.

  2. 자율신경은 표적기관에 흥분성 또는 억제성 효과를 가질 수 있다.

9.2 자율신경계의 부

A. 교감신경계의 신경절전 신경세포는 흉추(등뼈)와 요추(허리뼈) 사이의 척수에서 시작된다.

  1. 이들 섬유의 대부분은 세포체가 척수 외부의 교감신경절의 이중사슬에 위치한 신경절후 신경세포와 시냅스를 이룬다.

  2. 일부 신경절전 섬유는 측부신경절에서 시냅스를 이룬다. 이들은 복강신경절, 상부장간막신경절, 하부장간막신경절이다.

  3. 일부 신경절전 섬유는 자극에 대한 반응으로 에피네프린(및 일부 노르에피네프린)을 혈액으로 분비하는 부신수질을 자극한다.

B. 신경절전 부교감신경섬유는 뇌와 척수의 천골(엉치뼈) 부위에서 시작된다.

  1. 신경절전 부교감신경섬유는 뇌신경 III, VII, IX, X에 기여한다.

  2. 미주신경(X)의 긴 신경절전 섬유는 신경지배기관 옆이나 내부에 위치한 종점신경절에서 시냅스를 이룬다. 짧은 신경절후 섬유가 효과기 세포를 지배한다.

  3. 미주신경은 심장, 폐, 식도, 위, 간, 소장 및 대장의 상반부에 대해 부교감신경지배를 제공한다.

  4. 척수의 엉치 부위로부터의 뻗어 나온 부교감신경은 대장의 하반부, 직장, 비뇨기 및 생식기관의 종점신경절을 지배한다.

9.3 자율신경계의 기능

A. 자율신경계의 교감신경부는 아드레날린 효과를 통해 신체가 "싸우거나 도망하도록" 활성화한다. 부교감신경부는 콜린성 효과를 통해 길항 작용을 한다.

B. 모든 신경절전 자율신경섬유는 콜린성(ACh를 신경전달물질로 사용)이다.

  1. 모든 신경절후 부교감신경섬유는 콜린성이다.

  2. 대부분의 신경절후 교감신경섬유는 아드레날린성(노르에피네프린을 신경전달물질로 사용) 이다.

  3. 땀샘을 지배하는 교감신경 섬유와 골격근의 혈관을 지배하는 교감신경은 콜린성이다.

C. 아드레날린 효과에는 심장 자극, 내장과 피부의 혈관 수축, 기관지 확장, 간의 글리코겐 분해가 포함된다.

  1. 아드레날린 수용체 단백질의 두 가지 주요 유형은 알파와 베타이다.

  2. 일부 기관에는 알파 또는 베타 수용체 중 한 가지만 있다. 심장과 같은 다른 기관에는 두 가지 유형의 수용체가 모두 있다.

  3. 알파 수용체에는 두 가지 하위유형(α_1 및 α_2)이 있고, 베타 수용체에도 두 가지 하위유형(β_1 및 β_2)이 있다. 이런 하위유형은 치료 약물로 선택적으로 자극하거나 차단할 수 있다.

D. 부교감신경의 콜린성 효과는 무스카린이라는 약물에 의해 촉진되고 아트로핀에 의해 억제된다.

E. 이중신경지배가 있는 기관에서 교감 및 부교감신경의 효과는 길항적이거나 보완적이거나 협력적일 수 있다.

  1. 효과는 눈의 심장과 눈동자에서 길항적이다.

  2. 효과는 침샘 분비 조절에 상호 보완적이며 생식 및 비뇨기계 조절에 협력적이다.

F. 이중신경지배가 없는 장기(예, 대부분 혈관)에서 조절은 교감신경활동의 변화에 의해 달성된다.

G. 뇌간의 연수는 자율신경체계의 활동을 가장 직접적으로 조절하는 영역이다.

  1. 연수는 감각 입력과 시상하부 입력에 영향을 받는다.

  2. 시상하부는 변연계, 소뇌 및 대뇌의 입력에 영향을 받는다. 이러한 상호연결은 감정에 수반되는 일부 내장 반응에 자율적 구성요소를 제공한다.

문제

이해력 검증

1. 신경절의 위치와 신경지배 측면에서 교감신경계와 부교감신경계를 비교하시오.

2. 교감신경계와 부신의 해부학적, 생리학적 관계를 설명하시오.

3. 심혈관 및 소화기 계통에 대한 아드레날린성 및 콜린성 자극의 효과를 비교하시오.

4. 교감신경 지배만을 받는 효과기가 자율신경계에 의해 어떻게 조절되는지 설명하시오.

5. 서로 다른 유형의 아드레날린 수용체를 구별하고 이런 수용체가 신체의 어디에 있는지 위치를 나타내시오.

6. 약물의 예를 제시하고 이런 약물이 임상적으로 어떻게 사용되는지 예를 제시하시오.

7. 니코틴 및 무스카린 ACh 수용체가 무엇을 의미하는지 설명하고 이런 수용체가 신체의 어디에 위치하는지 설명하시오.

8. 니코틴 및 무스카린 수용체를 선택적으로 자극하고 차단하는 약물의 예를 제시하고, 이런 약물이 임상적으로 어떻게 사용되는지 예를 제시하시오.

10 감각생리학

 임상연구

28세 여성 수잔은 귀에서 이명, 청력 상실, 간헐적으로 방이 도는 느낌 등을 겪고 있었다. 그녀가 찾아간 의사는 중이염과 메니에르병을 배제하였고 귀경화증이 있다고 수잔에게 말했다. 그 의사는 보청기와 아마도 수술이 필요할 것이라고 말했다. 몇 주 후, 그녀는 독서할 때 종종 눈이 피로하다는 것을 알고 검안사를 찾아갔다. 그는 수잔에게 근시용 새 안경을 쓰거나, 라식 수술을 받을 수 있다고 말했다. 수잔은 씁쓸하게 웃으며 수술을 밟기로 동의했다.

새로운 용어 및 개념에는 다음과 같은 것이 있다.
- 청각과 평형에 관여하는 중이 및 내이 구조
- 초점과 시력에 관한 눈 구조와 기능

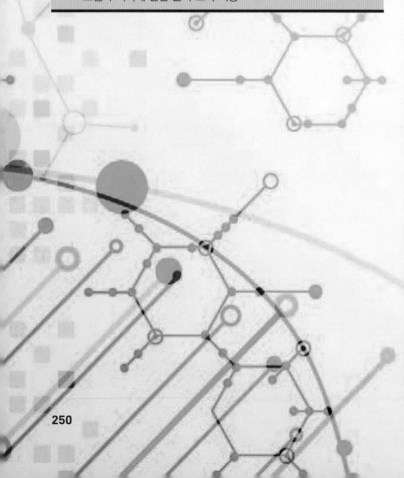

10.1 감각수용체의 특성

감각수용체의 각 유형은 감각신경세포에서 활동전위의 생성을 유발함으로써 특정 양상의 자극에 반응한다. 이러한 충동은 특정 신경 경로가 활성화될 때 감각 정보를 적절하게 해석하는 뇌 영역으로 전달된다.

세상(질감, 색상, 소리, 온기, 냄새, 맛)에 대한 우리의 인식은 감각수용체에서 뇌로 전달되는 전기화학적 신경 충동을 기반으로 뇌에 의해 생성된다. 이러한 수용체는 "현실 세계"에 있는 여러 가지 형태의 에너지를 감각신경세포에 의해 중추신경계로 전달되는 신경 충동의 에너지로 **변환**(변경)한다. 여러 가지 **양상**(형태)의 감각(소리, 빛, 압력 등)은 신경 경로 및 시냅스 연결에서의 차이 때문에 발생한다. 따라서 뇌는 충동 자체가 두 가지 신경에서 동일함에도 불구하고, 청각신경에서 오는 충동은 소리로 그리고 시신경에서 오는 충동은 시각으로 해석한다.

우리는 감각이 좁은 범위의 에너지만을 인식할 수 있도록 하는 에너지 필터 역할을 한다는 것을 과학도구를 사용함으로써 알 수 있다. 예를 들어, 우리의 시각은 가시 스펙트럼으로 알려진 작은 범위의 전자기 파장으로 된 빛으로 제한된다. 우리는 일반적으로 가시광선과 동일한 유형의 에너지인 자외선 및 적외선 또는 X선 및 전파를 볼 수 없다. 감기에 대한 인식은 전적으로 신경계의 산물이다. 물리적 세계에는 감기와 같은 것이 없으며, 단지 열의 정도만 다를 뿐이다. 하지만 감기에 대한 인식은 분명히 생존가치와 직결된다. 감각기능의 한계로 인해 걸러지고 왜곡되기는 하지만, 우리는 세계에 대한 우리의 인식을 통해 환경과 효과적으로 상호작용할 수 있다.

감각수용체 범주

감각수용체는 구조나 다양한 기능 기준을 바탕으로 범주화될 수 있다. 구조적으로, 감각수용체는 감각신경세포의 수지상 말단(endings)에 해당된다. 이러한 수지상 말단은 통증 및 온도에 반응하는 것처럼 자유로울 수 있거나, 압력에 반응하는 것처럼 비신경 구조 안에서 캡슐화될 수 있다(그림 10.4). 눈의 망막에 있는 광수용체(간상체와 원추체)는 망막의 다른 신경세포와 시냅스를 이루는 고도로 전문화된 신경세포가 미뢰와 내이(inner ear)에 있는 유모세포의 경우, 변형 상피세포가 환경 자극에 반응하여 감각신경세포를 활성화한다.

기능적 범주

감각수용체는 전달하는 자극에너지 유형에 따라 그룹화될 수 있다. 이러한 범주에는 환경이나 혈액에서 화학적 자극을 감지하는 (1) **화학수용체**(chemoreceptors: 예를 들어, 미뢰, 후각상피, 대동맥 소체 및 경동맥 소체), (2) 눈의 망막에 있는 간상체와 원추체와 같은 **광수용체**(photoreceptors), (3) 열과 냉각에 반응하는 **열수용체**(thermoreceptors) (4) 수용체 원형질막의 기계적 변형에 의해 자극되는 **기계수용체**(mechanoreceptors: 예를 들어, 피부와 내이 속에 있는 유모세포의 촉각수용체 및 압력수용체) 등이 포함된다.

통각수용체(nociceptor)는 조직 손상을 동반하는 자극에 반응하여 탈극성화(depolarization, 신경세포 활성)하는 수용체이다. 이러한 자극에는 유해할 정도로 높은 열이나 압력, 산 그리고 브래디키닌, 프로스타글란딘, 산화질소, 아데노신, ATP와 같은 다양한 화학물질 등이 포함된다. 탈극성화는 감각신경세포에서 활동전위의 생성을 자극할 수 있으며, 이러한 활동전위는 척수신경의 배근에 있는 척수로 들어간 다음에 정보를 뇌로 전달한다(신경전달물질인 글루탐산염과 물질 P를 통해). 하지만 통증에 대한 실제 인식은 사람의 감정, 개념, 기대치에 의해 강화되거나 약해진다. 여기에는 척수의 하강 경로를 활성화하는 다양한 뇌 영역이 포함된다. 진통(통증 감소)은 내인성 오피오이드 신경전달물질(β-엔도르핀 포함, 7장)에 크게 의존하지만 비오피오이드 기작도 통증 인식을 줄이는 기능을 한다.

수용체는 뇌에 전달하는 감각 정보 유형에 따라서도 그룹화될 수 있다. **고유수용체**(proprioceptors)에는 근방추, 골지 건기관, 관절수용체가 포함된다. 이들은 신체 위치 감각을 제공하고, 골격 운동(12장에서 설명)을 미세하게 조절할 수 있다. **피부수용체**(cutaneous receptors)에는 (1) 촉각수용체 및 압력수용체, (2) 열 및 냉각수용체, (3) 통각수용체가 포함된다. 시각, 청각, 평형, 맛, 냄새를 매개하는 수용체는 이와 함께 **특수감각**(special senses)으로 그룹화되기도 한다.

또한, 수용체는 신체 밖의 자극(촉각, 시각, 청각에 관여하는 것과 같은)에 반응하는 **외부수용체**(exteroceptors)와 내부 자극에 반응하는 **내부수용체**(interoceptors)로도 그룹화될 수 있다. 내부수용체는 많은 장기에서 발견되며, 기계수용체와 화학수용체를 포함한다. 기계수용체의 예시에는 혈압의 변화에 의해 유발되는 신장(stretch)에 반응하는 혈관 속 수용체가 있으며, 화학수용체는 호흡조절에서 혈액 pH나 산소 농도를 모니터링하는 수용체를 포함한다.

장성수용체 및 상성수용체: 감각 적응

일부 수용체는 자극이 처음 적용될 때 폭발적인 활동으로 반응하지만, 자극이 지속될 경우 발화율을 빠르게 줄인다. 즉 자극에 빠르게 적응한다. 이러한 반응 패턴을 보이는 수용체를 **상성수용체**(phasic

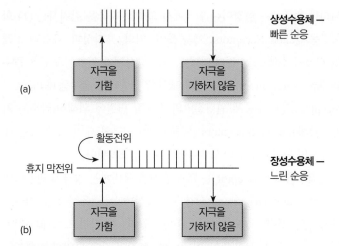

그림 10.1 상성수용체 및 장성수용체 비교. 상성수용체는 (a) 자극이 처음 가해질 때 폭발적인 활동전위로 반응하지만, 자극이 지속될 경우 발화율을 빠르게 감소시킨다. 이것은 빠른 순응 감각을 생성한다. 장성수용체는 (b) 자극이 유지되는 한 비교적 일정한 속도로 계속 발화한다. 이것은 느린 순응 감각을 생성한다.

receptors)라고 한다. 그림 10.1a에 제시된 것과 같은 패턴으로 반응하는 상성수용체의 예는 파치니 소체(압력수용체, 그림 10.4)이다. 일부 다른 상성수용체들은 자극이 먼저 적용될 때 빠르고 짧은 폭발적인 충동으로 반응하며, 자극이 없어질 때 또 한 번 빠르고 짧은 폭발적인 충동으로 반응한다. 따라서 상성수용체는 자극이 "있고(on)" "없음(off)"에 관한 정보를 제공한다. 자극이 적용되는 전체 시간에 더 높은 발화율을 유지하는 수용체는 **장성수용체**(tonic recptors)로 알려져 있다(그림 10.1b).

상성수용체는 감각 자극의 변화에 대해 우리에게 알려주는 역할을 하며, 지속적인 자극에 더 이상 주의를 기울이지 않게 하는 능력에 일부 기여한다. 이 능력을 **감각 적응**(sensory adaptation)이라고 한다. 예를 들어, 우리는 냄새, 촉각, 온도에 대해서는 빠르게 적응한다. 욕조물은 처음 들어갈 때 더 뜨겁게 느껴진다. 하지만 우리는 통증 감각에 대해서는 거의 적응하지 못한다.

특정 신경에너지의 법칙

감각신경섬유를 자극하면 하나의 감각(촉각 또는 냉각 또는 통증 등)만 생성된다. **특정 신경에너지의 법칙**(law of specific nerve energies)에 따르면, 각 감각신경세포에 의해 유발되는 감각은 정상적인 자극 또는 **적정 자극**에 의해 생성되는 것이다(표 10.1). 비록 다양한 자극이 수용체를 활성화할 수 있지만, 적절한 자극이 되려면 최소한의 에너지가 필요하다. 예를 들어, 눈의 광수용체에 대한 적절한 자극은 빛이며, 여기서 단일 광자는 측정 가능한 영향을 미칠 수 있다. 이러한 수용체들이 눈을 때리면 생성되는 고조된 압력에 의한 것처럼 어떤 다른 수단에 의해 자극되면, 섬광(적절한 자극)이 인식될 수 있다.

역설 냉각(paradoxical cold)의 효과는 특정 신경에너지 법칙의 또 다른 예이다. 차가운 금속막대기 끝이 피부에 닿으면, 막대기가 체온에 의해 따뜻해지면서 차갑다는 생각이 점차 사라진다. 그후, 막대기 끝을 45℃까지 가열하여 동일한 지점에 대면 다시 한번 차가운 느낌이 들 것이다. 이러한 역설 냉각은 열이 수용체 종말을 약간 손상시키기 때문에 생성되며, 이런 식으로 역설 냉각은 냉각수용체를 자극하는 "손상 전류(injury current)"를 생성한다.

따라서 감각신경세포가 어떻게 자극되는지와 상관없이, 단 하나의 감각 양상만 인식된다. 이러한 특이성은 감각신경세포에 의해 활성화되는 뇌 안의 시냅스 경로 때문이다. 감각 필터로 기능함으로써 한 가지 유형의 자극(적절한 자극)에 의해서만 자극될 수 있는 수용체의 능력 때문에, 뇌는 정상적인 조건에서 자극을 정확하게 인식할 수 있다.

발생기전위(수용체전위)

감각신경종말의 전기적 행동은 다른 신경세포의 수상돌기의 전기적 행동과 유사하다. 환경 자극에 대한 반응으로, 감각종말은 막전위에서 국부적인 차등전위를 생성한다. 대부분의 경우, 이러한 전위 변화

표 10.1 | 정상(또는 "적정") 자극에 따른 수용체 분류

수용체	정상 자극	기전	사례
기계수용체	기계적인 힘	감각 수상돌기의 원형질막을 변형시키거나 감각신경종말을 활성화하는 유모세포를 변형시킨다.	피부 촉각수용체 및 압력수용체, 전정기관 및 달팽이관
통각수용체	조직 손상	손상 조직이 감각종말을 흥분시키는 화학물질을 방출한다.	피부 통각수용체
화학수용체	용존 화학물질	화학적 상호작용이 감각세포의 이온 투과성에 영향을 미친다.	후각 및 미각(외부수용체) 삼투압수용체와 경동맥 소체 화학수용체(내부수용체)
광수용체	빛	광화학 반응이 수용체세포의 이온 투과성에 영향을 미친다.	눈의 망막에 있는 간상체와 원추체

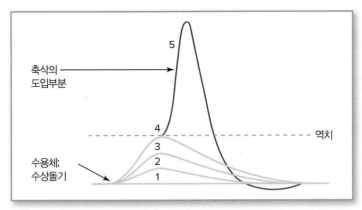

그림 10.2 발생기전위(수용체전위). 감각 자극은 발생기전위 또는 수용체전위(숫자 1~4)로 알려진 국소적인 단계별 전위 변화를 생성한다. 발생기전위가 탈극성화의 역치값에 도달하면 감각신경세포에서 활동전위(숫자 5)가 생성된다.

는 7장에서 설명된 흥분성 시냅스후 전위(EPSP)와 유사한 탈극성화이다. 하지만 감각종말에서 자극에 대응한 이러한 전위 변화는 **발생기전위**(generator potential) 또는 **수용체전위**(receptor potential)라고 하는데, 그 이유는 이러한 전위가 수용체의 감각 자극에 반응하여 활동전위를 생성하는 데 도움이 되기 때문이다. 감각신경세포가 가단극성 구조를 이루기 때문에(7장), 발생기전위에 대한 반응으로 생성된 활동전위는 말초신경에서 중추신경계(CNS)로 계속 전도된다.

압력에 대한 피부수용체인 **파치니 소체** 혹은 **층판 소체**(그림 10.4)는 감각 변환의 예가 될 수 있다. 가벼운 터치가 수용체에 적용되면 작은 탈극성화(발생기전위)가 생성된다. 파치니 소체에서 압력을 높이면 탈극성화가 활동전위를 생성하는 데 필요한 역치 탈분극에 도달할 때까지 발생기전위의 크기가 증가한다(그림 10.2). 하지만 파치니 소체는 상성수용체이다. 압력이 유지될 경우 생성된 발생기전위의 크기는 빠르게 감소한다. 이 상성 반응이 수상돌기 신경종말 주변

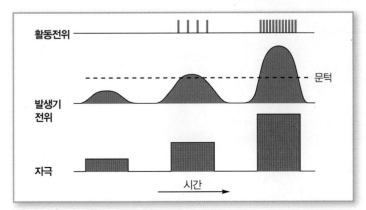

그림 10.3 장성수용체의 자극에 대한 반응. 세 가지 연속적인 자극이 강도를 늘리면서 수용체에 전달된다. 발생기전위의 진폭이 증가하면 활동전위 빈도가 증가하는데, 이 활동전위는 자극이 유지되는 한 지속된다.

을 양파처럼 덮은 결과라는 점은 주목할 만하다. 층들이 벗겨지고 신경종말이 직접 자극되면, 그것은 긴장성 유형으로 반응할 것이다.

장성수용체가 자극될 때, 생성된 발생기전위는 자극의 강도에 비례한다. 역치 탈분극이 생성된 후, 발생기전위의 진폭이 증가하면 활동전위가 생성되는 **빈도**가 증가한다(그림 10.3). 이런 식으로, 중추신경계로 전도되는 활동전위의 주파수는 자극의 강도에 대한 코드 역할을 한다. 7장에서 설명한 것처럼, 활동전위의 진폭이 일정(전부 아니면 무위)하기 때문에 이 주파수 코드가 필요하다. 따라서 활동전위 주파수의 변화를 통해 행동하는 장성수용체는 자극의 상대적 강도에 대한 정보를 제공한다.

10.2 피부 감각

피부에는 여러 가지 유형의 감각수용체가 있으며, 각각의 감각수용체는 하나의 감각 양상에 최대한 민감하도록 특화되어 있다. 수용체는 피부의 특정 부위가 자극될 때 활성화된다. 이 부위가 해당 수용체의 수용(인식)장이다.

촉각, 압력, 열과 냉각, 통증의 **피부 감각**(cutaneous sensations)은 여러 가지 감각신경세포의 수상돌기 신경종말에 의해 매개된다. 촉각의 감각은 모낭을 둘러싼 벗겨진(naked) 수상돌기 종말과 비신경세포와 관련된 감각 수상돌기에 의해 매개된다. 이들은 배근 신경절에서 유래한 가단극성 감각신경세포의 **하역치 기계수용체**(LTMR)라고 하는 수용성 종말이다. LTMR은 진피의 **루피니 소체**(피부 신장에 민감), 유두 진피의 **마이스너 소체**(피부 운동에 민감), 메르켈 판[피부 만입(indentation)에 민감], **파치니 소체**(심부 압력에 민감, 표 10.2)를 포함하는 감각구조에서 발생하는 감각 정보를 전달한다.

파치니 소체는 마이스너 소체와 같이 감각섬유 주변에 단축성 층판(층)을 형성하는 납작한 세포(flattened cells)를 포함하지만, 파치니 소체는 진피 깊숙이 자리잡고 있으며 피부의 진동에 민감하다. 또한 더 크고, 성인 손 길이의 최대 4 mm에 도달하며, 30~50개의 양파 같은 피부층과 결합조직을 포함하고 있다(그림 10.4). 주변 층은 자극이 가해질 때 압력의 일부를 흡수하므로, 파치니 소체와 마이스너 소체는 메르켈 판과 루피니 종말보다 더 위상적이고 빠르게 적응하는 반응을 보일 수 있다.

온각보다 냉각에 반응하는 자유로운 수상돌기 종말이 훨씬 더 많다. 냉각수용체는 표피 바로 아래 진피의 상단 부위에 위치해 있다. 이러한 수용체는 냉각에 의해 자극되고, 온각에 의해 억제된다. 온각

표 10.2 | 피부수용체

수용체	구조	감각	위치
자유신경종말	감각신경세포의 무수화 수상돌기	가벼운 촉각, 뜨거움, 차가움, 통증	모낭 주변, 피부 전체
메르켈 판	50~70개의 전문화된 세포와 관련된 확장 수상돌기 종말	지속적인 촉각과 움푹 들어간 깊이	표피의 기저부(기저층)
루피니 소체(종말)	열려 있고 길쭉한 캡슐이 있는 확장 수상돌기 종말	피부 신장(stretch)	진피 및 하피 깊숙이
마이스너 소체	결합조직에 캡슐화된 수상돌기	질감 변화, 느린 진동	상피(유두층)
파시니 소체	연결조직 구조의 동심성 층판에 의해 캡슐화된 수상돌기	심부 압력, 빠른 진동	진피 깊숙이

수용체는 어느 정도 진피 깊숙이 위치해 있으며 온각에 의해 흥분되고 냉각에 의해 억제된다. 통각수용체 또한 유수 섬유 또는 무수 섬유의 자유로운 감각신경종말이다. 하지만 최근의 보고에 따르면, 쥐에서 진피/표피 경계에 있는 전문화된 **통각수용성 슈반세포**가 감각신경세포 종말과 연합하여 통각수용성 자극에 민감한 확장 메트 워크(meshwork of extensions)를 표피에 구성한다. 핀 찌르기로부터 발생하는 것과 같은 통증의 초기 격렬한 감각은 중간 직경의 유수 축삭돌기를 빠르게 전도함으로써 전달되는 반면, 지속적인 아픔은 더 느리게 전도되는 얇은 무수 축삭돌기에 의해 전달된다.

온감과 고통스러운 열의 감각 사이에는 분명한 차이가 있으며, 이러한 차이로 인해 통각수용체 신경세포는 약 43℃ 정도의 온도에서 활성화된다. 고온은 감각 수상돌기에 있는 특정 막단백질의 작용을 통해 통증의 감각을 생성한다. **캡사이신수용체**라고 하는 이 단백질은 열과 통증의 감각을 일으키는 고추 분자인 캡사이신에 대해서 이온 통로와 수용체 역할을 한다. 유해하게 고조된 온도 또는 고추의 캡사이신에 대한 반응으로, 이러한 이온 통로가 열린다. 이를 통해 Ca^{2+}와 Na^+는 신경세포으로 확산하여, 탈극성화와 CNS로 전달되어 열과 통증으로 인식되는 활동전위를 생성한다.

통증은 기계적 자극에 의해 손상되는 세포에서 방출되는 ATP에 의해 활성화되는 통각수용체에 의해 생성될 수 있다. 통증은 또한 통각수용체의 산-감지 이론 통로로 인해 염증 동안 국소 pH가 떨어지면서 산에 의해 유발될 수도 있다. 예를 들어, 관절과 근육의 산-감

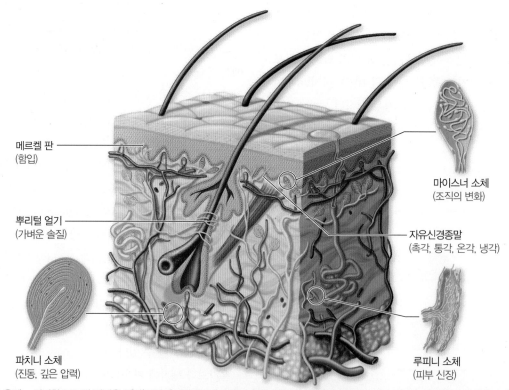

그림 10.4 피부 감각수용체. 이러한 구조의 각각은 감각(구심성)신경세포와 관련이 있다. 자유신경종말은 다양한 피부 감각을 제공하는 벗겨진 수상돌기 가지이다. 일부 피부 수용체는 관련 구조 안에서 캡슐화된 수상돌기 가지이다. 이런 유형의 예에는 심부 압각을 제공하는 파치니(층판) 소체와 질감의 변화와 관련된 피부 정보를 제공하는 마이스너 소체가 포함된다.

지 이온 통로는 근골격계 통증에 기여한다. 흥미롭게도, 산-감지 이온 통로를 차단하는 블랙맘바(독사)의 독에서 추출한 펩타이드는 강력한 진통 효과가 있는 것으로 최근 밝혀졌다. 염증 동안, 여러 세포들은 염증을 촉진하기도 하고 통각수용체 신경세포를 자극하기도 하는 다양한 화학물질을 방출한다.

캡사이신이 열감(sensation of heat)을 유발하는 것과 마찬가지로 멘톨도 차가운 느낌을 생성할 수 있다. 과학자들은 8~28℃ 범위에서 멘톨과 냉각에 반응하는, 감각신경세포에 있는 막 이온 통로를 식별했다. 이러한 냉각 및 멘톨 수용체는 탈극화를 생성함으로써 어느 자극에도 반응한다. 냉각/멘톨 수용체와 열/캡사이신수용체는 **일시적 수용체전위(TRP) 통로**라고 하는 동일한 양이온(Na^+과 Ca^{2+}) 통로 계열의 구성원이다. 과학자들은 최근 냉각(30℃ 미만의 온도에서)과 고통스러운 감기(15℃ 미만의 온도에서)의 감각에 대한 주요 수용체로 기능하는 특정 TRP 통로를 식별했다.

긁고 싶은 욕망을 유발하는 **가려움(소양증)**의 감각은 통증의 감각과 구별된다. 모기에 물린 것과 같은 급성 가려움에 대한 수용체는 비만세포와 호염기에 의해 방출되는 히스타민에 의해 자극된다. 이 때문에, 급성 가려움의 감각은 항히스타민제에 반응할 수 있다. 히스타민에 의해 유발된 가려움은 일반적으로 염증의 국소적 발적 및 종창에 의해 동반된다(15장 15.1절). 대조적으로, 만성 가려움에 대한 수용체는 주로 히스타민 이외의 분자에 반응한다. 따라서 항히스타민제는 만성 가려움을 완화하지 못한다. 가려움에 대한 수용체는 척수에 전도되는 무수 감각 축삭돌기를 자극한다. 거기서부터 상승 축삭돌기는 다음에 설명하는 경로를 따라간다.

체성감각에 대한 신경 통로

피부수용체와 고유수용체를 포함하는 **체성감각**(somatesthetic senses)의 전도 통로는 8장에 나와 있다(그림 8.24). 이러한 통로는 연속적인 세 가지 차원의 신경세포와 관련이 있다. 고유수용체로부터의 정보뿐만 아니라 촉각과 압력을 모니터링하는 피부 기계수용체로부터의 감각 정보는 먼저 동일한 측면에 있는 척수의 후주 **내측섬유대로**(dorsal column-medial lemniscus pathway)를 따라 올라가는 커다란 유수 축삭돌기(**A-베타섬유**로 분류)에 의해 전달된다. 이러한 섬유는 뇌간의 연수에 도달할 때까지 시냅스를 활성하지 않는다. 따라서 발에서 발생한 이러한 감각을 전달하는 섬유는 현저하게 길다. 섬유가 연수에서 다른 이차 감각신경세포와 연접한 후, 후자 신경세포의 정보는 반대쪽으로 건너가 내측섬유대라고 하는 섬유관을 통해 시상으로 올라간다(8장 그림 8.24). 시상의 삼차 감각신경세포는 이

러한 입력을 받고 이어서 중심후회(postcentral gyrus, 그림 8.6 참조)로 투사하여 감각이 인식될 수 있게 한다.

기계적 감각은 **A-알파섬유**와 **A-베타섬유**로 분류되는 가장 두껍고 가장 유수화(미엘린 수초 형성)된 감각 축삭돌기에 있는 척수로 전도된다. 더 얇고 더 느리게 전도되는 유수화된 A-델타섬유는 핀 찌르기에 의해 유발되는 통증뿐만 아니라 유해한 열과 냉각 감각을 전달한다. 이외 대부분의 고통스러운 감각(특히 "둔한" 것으로 묘사되는 캡사이신과 같은 유해한 화학물질에 의해 유발되는 것)과 일부 냉각 감각은 **C-섬유**에 의해 전달된다. 이들은 얇고 무수화(비미엘린 수초화)되어 있기 때문에 느리게 전도된다. 앞서 설명한 하역치 기계수용체(LTMR) C-섬유도 통증 없는 촉감을 전달한다. 척수신경의 배근에 있는 감각신경세포는 **층**으로 조직화되어 있는 척수의 배각으로 투사된다. I층부터 IV층까지의 신경세포는 유해한 LTMR 감각 A-델타섬유 및 C-섬유로부터 입력사항을 받는다. 가장 깊은 층인 V층의 신경세포는 모든 피부 감각으로부터 정보를 받는다. 체성 및 내장 감각 정보는 이 층에서 수렴되어 **연관통**에 기여할 가능성이 있다.

 임상적용

사람들은 통증 감각을 완화하기 위해 멍이 든 부위를 문지르는 경향이 있다. 통증의 **관문통제이론**(gate control theory)에서는 이것이 왜 효과적일 수 있는지에 대하여 설명한다. 멍이 든 부위를 문지르면 통증을 전달하는 얇은 축삭돌기보다 더 두꺼운 축삭돌기에 의해 전달되는 촉각 및 압각이 자극된다. 더 두꺼운 축삭돌기는 활동전위를 척수의 후각으로 더 빠르게 전달함으로써 억제성 연합신경세포를 활성화시킨다. 그런 다음, 이러한 연합신경세포는 "수문을 닫고", 상승 신경세포에 의해 고통스러운 감각이 뇌로 전달되는 것을 감소시킨다.

피부 온도 및 통증수용체로부터의 감각은 일차 감각 구심성 신경세포에 의해 척수로 전달된다. 일단 척수에 전달되면, 이들은 축삭돌기가 반대쪽으로 교차하는 이차 신경세포와 연접한다. 이러한 이차 신경세포의 축삭돌기는 척수를 따라 올라가 **전외측계**(anterolateral system) 또는 **척수시상로**(spinothalamic tract)를 형성한다. 척수시상로의 축삭돌기는 시상에서 삼차 신경세포와 연접하며 이어서 이 신경세포는 중심후회에 투사된다. 주목할 점은, 체성 정보는 항상 삼차 신경세포의 중심후회로 전달된다는 것이다. 또한, 교차 때문에, 신체의 각 측면으로부터의 체성 정보는 반대 뇌 반구의 중심후회로 투사된다.

몸의 동일한 영역에서 나오는 모든 체성 정보는 체성감각피질의 동일한 영역으로 투사되기 때문에, 몸의 "지도"를 중심후회에 그려

감각 투사 지점을 나타낼 수 있다(그림 8.7). 하지만 이 지도는 몸의 다른 영역보다 얼굴과 손에서 감각에 할당된 더 넓은 영역의 피질을 보여주기 때문에 왜곡된다. 얼굴과 손에 할당된 피질의 이러한 불균형적으로 넓은 영역은 이들 영역에서 감각수용체 밀도가 더 높다는 것을 반영한다.

체성감각피질로 전달되는 통각수용체로부터의 충동은 통증의 위치와 강도에 대한 정보를 제공한다. 하지만 통증의 감정적 구성요소인 "상처"라는 느낌은 아마도 시상에서 대상회, 특히 전방 대상회로 투사되는 충동의 결과일 것이다(8장 그림 8.18 참조). 대상회는 감정에 관련된 뇌 구조 그룹인 변연계의 일부이다.

왼팔과 같은 신체부위에서 느껴지는 통증은 해당 신체부위에서 통각수용체 자극의 결과가 아니라 심장과 같은 내부장기에 대한 손상의 결과일 수 있다. 이것이 **연관통**(referred pain, 제시된 특정 예는 **협심증**으로 알려져 있다)이다. 연관통의 또 다른 예는 우측 견갑골 아래 등의 통증이 담낭이 수축할 때 담석으로 인해 생길 때이다. 연관통은 내장 감각신경세포와 체성감각신경세포가 척수 내 동일한 연합신경세포에서 연접하기 때문에 발생하는 것으로 생각된다. 이들은 이어서 시상으로, 그리고 거기서 체성감각피질의 특정 신체 위치(예를 들어, 왼팔)로 투사/연결된다.

수용장과 감각적 민감성

피부 감각을 담당하는 신경세포의 **수용장**(receptive field)은 자극을 받을 때 신경세포의 발화율을 변화시키는 피부 영역이다. 일차 감각신경세포의 발화율 변화는 이차 및 삼차 신경세포의 발화에 영향을 미치며, 이어서 삼차 신경세포로부터 입력사항을 받는 중심후회에 있는 신경세포의 발화에 영향을 미친다. 따라서 간접적으로 중심후회에 있는 신경세포는 피부에 수용장을 지니고 있다고 할 수 있다.

피부의 각 수용장의 면적은 해당 부위에서의 수용체 밀도에 따라 다르다. 커다란 피부 면적이 상대적으로 적은 수의 감각종말에 의해 처리되는 등과 다리에서는, 각 신경세포의 수용장이 그에 맞게 크다. 많은 수의 피부수용체가 작은 피부 면적을 담당하는 손가락 끝에서는, 각 감각신경세포의 수용장이 그에 맞게 작다.

몸의 어떤 부위를 담당하는 감각수용체의 수가 많을수록 그리고 그에 따라 각 감각수용체의 수용장이 작을수록, 해당 부위로부터의 감각적 민감성(감각의 예민함)은 커질 것이다. 두 개의 개별 촉각점은 수용체의 밀도와 수용체의 수용장의 크기에 따라 확실해지거나 흐릿해질 수 있다. 또한, 감각 정보가 인식을 위해 뇌로 전달됨에 따라 고차 신경세포로 감각 정보가 덜 수렴할수록 분별도는 향상된다.

환상사지현상(phantom limb phenomenon)은 사지절단에도 불구하고 온전한 감각을 경험하는 사지절단 수술을 받은 사람들에게서 흔한 일이다. 이러한 감각은 예를 들어, 언뜻 보기에 환상(phantom)이 들어가 있는 것처럼 보이는 보철물을 끼울 때 유용하다. 하지만 환상 속 통증은 사지절단 환자의 70%가 경험하며, 그러한 통증은 심하게 지속될 수 있다. 환상사지에 대한 한 가지 오래된 설명은, 절단 수술 후 남은 부분에 남아 있는 신경이 신경종이라고 하는 염증이 있는 결절로 자랄 수 있으며, 이러한 결절이 뇌로 전달되어 사지가 없어서 발생하는 것으로 해석되는 신경충동을 생성할 수 있다는 것이다. 하지만 환상사지는 사지가 절단되지 않았지만 사지로부터 들어오는 신경이 절단된 경우에 발생할 수 있다. 또는 사지보다 윗부분에 척수손상을 입어 사지의 감각이 뇌로 들어가지 않은 사람에서도 발생할 수 있다. 현재 이론은 환상이 일반적으로 절단된 사지에서 발생하는 감각의 부재로 인한 뇌 재조직화에 의해 생성될 수 있다고 주장한다. 이러한 뇌 재조직화는 입증되기는 했으나, 환상 통증의 기원에 대해서는 만족스럽게 설명하지 못하고 있다.

두 지점 접촉 역치값

가벼운 접촉이 제공하는 수용장의 대략적인 크기는 떨어진 **두 지점 접촉 역치값** 테스트로 측정할 수 있다. 이 절차에서는, 캘리퍼스의 두 지점을 동시에 피부에 가볍게 댄다. 지점들 사이의 거리가 충분히 클 경우, 각 지점은 상이한 수용장과 상이한 감각신경세포를 자극할 것이다. 따라서 두 개의 개별적인 접촉 지점이 느껴질 것이다. 거리가 충분히 작을 경우, 두 지점은 단 한 개의 감각신경세포의 수용장을 접촉할 것이고, 단 한 개 접촉 지점만이 느껴질 것이다(그림 10.5).

두 개의 접촉 지점이 별개로 인식될 수 있는 최소 거리인 **두 지점 접촉 역치값**(two-point touch threshold)은 수용장 간 거리의 척도이다. 캘리퍼스의 두 지점 사이 거리가 이 최소 거리보다 작으면, "흐릿한" 접촉 지점 하나만 느껴질 수 있다. 따라서 두 지점 접촉 역치값은 **촉각 민감성**(acus = 바늘)이나 접촉 인식의 선명도를 나타낸다.

손가락 끝의 촉각 민감성은 점자를 읽을 때 활용된다. 점자 기호는 손가락 끝에서 두 지점 접촉 역치값보다 약간 더 큰 2.5 mm로 서로 분리된 종이 위의 융기점에 의해 형성된다(표 10.3). 숙련된 점자 독자는 시력이 있는 사람이 소리내어 읽을 수 있는 것과 같은 속도로, 즉 분당 약 100단어의 속도로 단어를 스캔할 수 있다.

측면 억제

뭉툭한 물체가 피부에 닿을 때, 수많은 수용장이 자극된다. 수용장마다 자극 정도가 다를 수 있다. 접촉이 가장 강력한 중심 부위에서의 수용장은 접촉이 가벼운 인근 부위에서의 수용장보다 더 자극될 것

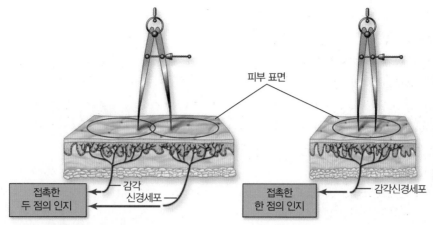

그림 10.5 두 지점 접촉 역치값 테스트. 각 점치 여러 감각신경세포의 수용장에 닿으면, 두 개의 개별 접촉 지점이 느껴질 것이다. 두 캘리퍼스 지점이 한 개 감각신경세포의 수용장에 닿으면, 단 하나의 접촉 지점만 느껴질 것이다.

표 10.3 | 신체 여러 부위의 두 지점 접촉 역치값

신체부위	두 지점 접촉 역치값(mm)
엄지발가락	10
발바닥	22
종아리	48
허벅지	46
허리	42
복부	36
상완	47
이마	18
손바닥	13
엄지손가락	3
집게손가락	2

출처: Weinstein, S., and D.R. Kenshalo, editors, *The Skin Senses*, Springfield, Illinois: Charles C. Thomas, Publisher, Ltd., 1968.

이다. 자극은 분명하고 선명한 경계 없이 가장 큰 접촉 지점으로부터 점차 감소할 것이다. 하지만 우리가 인식하는 것은 예측될 수 있는 흐릿한 감각이 아니다. 대신, 경계가 잘 정의된 한 번의 접촉만이 느껴진다. 이러한 감각의 선명성은 **측면 억제**(lateral inhibition)라고 하는 과정 때문이다(그림 10.6).

측면 억제와 결과적인 감각의 선명성은 중추신경계 안에서 발생한다. 그 수용장이 자극되는 감각신경세포는 인근의 수용장에 기여하는 감각신경세포, 즉 CNS 안에서 "측면으로" 지나가는 연합신경세포를 통해 가장 강력하게 억제된다.

신경세포 수용장과 측면 억제의 개념은, 각 감각에 대한 관련 기작이 다르지만, 감각생리학에서 공통적인 주제이다. 청각에서 측면

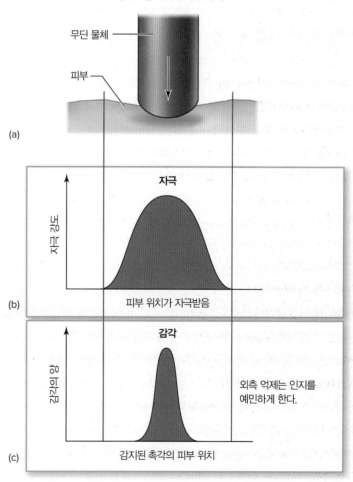

그림 10.6 측면 억제. 물체가 피부(a)에 닿으면, 접촉된 피부의 중심 영역에 있는 수용체는 인근 수용체(b)보다 더 많이 자극된다. 중추신경계 내 측면 억제는 이러한 인근 감각신경세포로부터의 입력사항을 감소시킨다. 감각은 결과적으로 자극을 가장 많이 받은 피부 부위(c)에서 날카로워진다.

억제는 여러 강도의 소리를 구별하는 뇌의 능력을 더 확실하게 조정하는 데 도움이 된다. 시력에서 신경세포는 망막에 수용장이 있으며, 측면 억제는 뇌가 빛과 어둠의 경계를 더 선명하게 구별하는 데 도움이 된다. 후각에서 측면 억제는 뇌가 밀접하게 관련된 냄새들을 명확하게 구별하는 데 도움이 된다.

10.3 맛과 냄새

맛과 냄새에 대한 수용체는 해리된 분자에 반응한다. 따라서 이들 수용체는 화학수용체로 분류된다. 비록 맛에는 기본적으로 다섯 가지의 양상만 있지만, 그들은 다양한 방식으로 결합되고 후각의 영향을 받음으로써 광범위한 감각 경험을 가능하게 한다.

내부환경의 화학적 변화에 반응하는 화학수용체는 **내부수용체**라고 하고, 외부환경의 화학적 변화에 반응하는 화학수용체는 **외부수용체**이다. 음식이나 음료에 해리된 화학물질에 반응하는 **미각(맛)수용체**와 공기 중의 기체 분자에 반응하는 **후각(냄새)수용체**는 후자 범주에 포함된다. 하지만 이러한 구별은 다소 임의적인데 공기 중의 냄새 분자는 후각이 자극되기 전에 후각 점막 안에서 먼저 유체(fluid)로 해리되어야 하기 때문이다. 또한, 후각이 동시에 작용될 때 미각에 더 큰 영향을 미칠 수 있다.

맛

맛의 감각인 **미각**(gustation)은 통 모양의 **미뢰**(taste buds)로 구성된 수용체에 의해 유발된다(그림 10.7). 주로 혀의 배측면에 위치해 있는 각각의 미뢰는 미뢰의 구멍을 통해 외부환경으로 확장되어 있는 긴 미세융모를 지닌 50~100개의 전문화된 상피세포로 구성되어 있으며, 이 세포는 타액에 젖어 있다. 비록 이러한 감각상피세포는 신경세포가 아니지만, 신경세포처럼 행동한다. 이러한 상피세포는 적절하게 자극될 때 탈극성화되고, 활동전위를 생성하며, 미뢰와 관련된 감각신경세포를 자극한 신경전달물질을 방출한다. 이 때문에 일부 과학자들은 미각세포를 **신경상피세포**로 분류한다.

미뢰는 주로 상피유두 내에 위치해 있다. 이러한 상피유두에는 혀의 전방 표면에 있는 **용상유두**, 혀의 후방 표면에 있는 **성곽유두**, 혀의 측면에 있는 **엽상유두**가 포함된다. 맛에 대한 정보는 **안면신경**(VII)의 고삭신경 가지(chorda tympani branch)를 통해 용상유두에

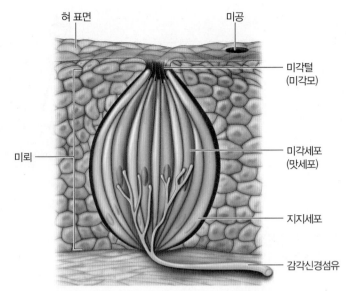

그림 10.7 미뢰. 기공에 있는 유체에 용해된 화학물질은 감각세포의 미세융모에 있는 수용체단백질과 결합한다. 이로 인해 결국 관련 감각신경세포를 활성화시키는 신경전달물질이 방출된다.

있는 미뢰로부터 그리고 **설인신경**(IX)을 통해 성곽유두 및 엽상유두에 있는 미뢰로부터 전달된다. 이러한 신경은 맛 정보를 연수에 있는 이차 신경세포의 핵으로 전달한다. 거기서부터, 이차 신경세포는 감각 정보를 대뇌피질로 보내는 스위치보드 역할을 하는 시상에 투사된다(8장 8.2절). 시상에서 나온 삼차 신경세포는 맛 정보를 섬에 있는 **일차 미각피질**과 혀에 할당된 중심후회의 체성감각피질로 전달한다. 정보는 또한 맛 연관성과 풍미의 인식에 중요한 전두엽(안와전두) 피질로도 전달된다.

미뢰의 전문화된 상피세포는 **미각세포**(taste cells)로 알려져 있다. 여러 가지의 맛은 이러한 세포의 미세융모와 접촉하는 여러 가지 화학물질에 의해 생성된다(그림 10.8). 전통적으로 네 가지 맛의 범주는 **짠맛**(salty), **신맛**(sour), **단맛**(sweet), **쓴맛**(bitter)으로 인정되고 있다. 아미노산 글루탐산염(또한 향미 증진제인 글루탐산소다에 의해서도 자극)과 아스파테이트에 대해 **감칠맛**(umami, 고기 맛과 관련된 "맛 좋은"에 대한 일본어)이라고 명명된 다섯 번째 범주의 맛도 최근 발견되었다. 비록 과학자들이 오랫동안 혀의 여러 부위가 여러 가지 맛에 전문화되어 있다고 믿었지만, 이것은 더 이상 사실이 아닌 것으로 여겨진다. 혀의 모든 부위는 맛의 모든 다섯 가지 범주에 반응할 수 있다. 이것은 맛의 각 범주에 민감한 미각세포를 포함하고 있을 수 있는 단일 미뢰에 대해서도 사실이다. 분류선(labelled line) 이론에 따르면, 각 미각세포는 오직 한 가지 맛 양상에만 민감하며, 그 특정한 맛을 뇌로 전달하는 감각신경세포를 활성화한다.

예를 들어, 설탕에 의해 유발되는 단맛은 단맛에만 할당된 감각신

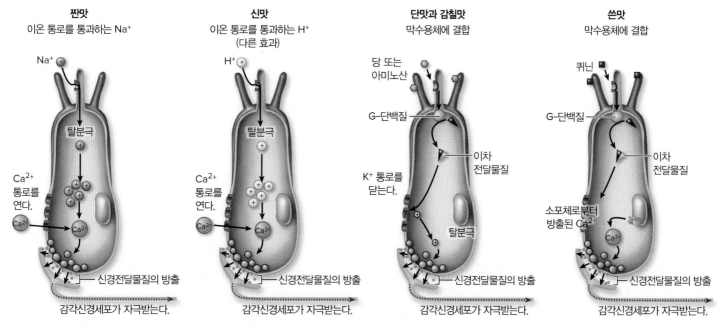

그림 10.8 맛의 다섯 가지 주요 범주. 각 미각 범주는 다양한 수단으로 특정한 미각세포를 활성화시킨다. 짠맛과 신맛을 위한 미각세포는 음식에 있는 이온(각각 Na^+ 및 H^+)에 의해 탈극성화되는 반면, 단맛, 감칠맛, 쓴맛을 위한 미각세포는 G-단백질 결합수용체와 이차 전달물질의 작용을 통해 설탕, 아미노산 글루탐산 및 아스파테이트(제시되지 않음), 퀴닌에 의해 탈극성화된다.

경세포에서 뇌로 전달된다. 하지만 맛 분자의 상대 농도 또한 미각세포에 영향을 미친다. 낮은 용량의 사카린은 단맛수용체만을 자극할 수 있으나, 더 높은 농도에서는 쓴맛수용체도 자극함으로써 사카린의 "뒷맛"이 생긴다. 또한, 일부 미각세포는 덜 특정적이어서 한 가지 이상의 맛 양상에 기여할 수 있다는 증거도 있다. 아마도 이러한 더 "일반론적인" 미각세포는 더 전문화된 많은 미각세포로부터의 감각신경세포 활동과 결합하여 미묘한 맛 경험을 가능하게 할 수 있을 것이다.

특정 미각수용체의 밀도는 개인마다 크게 다르다. 어떤 사람들은 다른 사람들보다 수용체의 밀도가 더 높다. 하지만 모두에게 음식 맛은 미뢰의 자극뿐만 아니라 후각수용체의 자극에 의존하는데, 후각수용체의 자극이 더 크게 작용한다. 후각은 코를 킁킁거림으로 그리고 삼킬 때 코 뒤로 밀어 올려지는 공기에 의해 자극된다. 또한 맛은 삼차신경(뇌신경 V)의 감각종말을 자극하는 음식의 온도 및 질감의 영향도 받는다.

미뢰는 음식에 있는 특정 이온과 분자에 의해 자극된다. 음식의 짠맛은 짠맛을 위해 특정 수용체세포를 활성화시키는 소듐 이온(Na^+)이나 기타 다른 양이온이 존재하기 때문이다. 다양한 물질은 이러한 특정 수용체세포를 활성화시키는 정도만큼 짠맛을 낸다. Na^+는 정단막의 통로를 통해 민감한 수용체세포로 전달된다. 이것은 세포를 탈극성화시켜 세포로 하여금 전달물질을 방출케 한다. 하지만 Na^+

와 관련된 음이온은 놀라울 정도로 인식된 짠맛을 조절한다. NaCl은 다른 소듐염보다(아세트산소듐처럼) 훨씬 더 짠맛을 낸다. 소금은 낮은 농도에서는 식욕을 돋우지만(매력적이지만) 높은 농도에서는 피하게 된다. 최근의 보고에 따르면, 높은 소금 농도의 회피적 효과는 쓴맛과 신맛 경로의 활성화에 의해 생성된다.

신맛은 짠맛과 같이 이온에 의해 생성되지만, 신맛은 Na^+보다는 H^+에 의해 유발된다. 따라서 모든 산은 신맛이 난다. 그림 10.8에서 H^+은 세포외액에서 원형질막의 경로를 통해 이동하는 것으로 보인다. 그런 다음, 신맛을 알아내기 위해 세포를 직접적으로 자극하는 것은 바로 세포 내 H^+(더 낮은 pH)이다. 구연산과 같은 유기산이 원형질막을 통과하고 해리되어 신맛을 자극하는 세포 내 H^+를 방출할 수 있다는 증거가 있다.

나머지 세 가지 맛(단맛, 쓴맛, 감칠맛)은 모두 G-단백질에 결합된 막수용체와 맛 분자의 상호작용과 관련이 있다(그림 10.8). 광범위한 유기분자에 반응하는 단맛수용체의 능력은 분명히 수용체단백질에 다중 리간드 결합 부위가 존재하기 때문이다. 대부분의 유기분자, 특히 설탕은 단맛을 감지하기 위해 "조정된" 미각세포의 G-단백질 결합수용체와 결합할 때 다양한 단맛을 낸다. 가장 최근에 발견된 맛인 감칠맛은 단백질에 반응하여 맛 좋은 "고기 맛" 감각을 유발하며, (단맛과 함께) 매력적인 맛으로 이야기된다. 사람에게 보여지는 G-단백질 결합 감칠맛수용체는, 단지 아미노산인 L-글루탐산염과

L-아스파테이트의 결합에 의해서만 활성화된다. 모든 단백질에는 이러한 아미노산이 있기 때문에 대부분 육류에서 감칠맛을 느낄 수 있다.

단맛과 감칠맛은 식욕을 돋우는 반면, 쓴맛은 회피적이고 독소를 경고하는 역할을 한다. 이러한 수용체는 단맛수용체와 감칠맛수용체보다 리간드의 낮은 농도에서도 민감하다. 이와 함께, 쓴맛수용체는 광범위한 독성 화학물질을 감지할 수 있으나, 구별하는 것으로는 보이지 않는다. 쓴맛은 쓴맛수용체를 자극하는 퀴닌이나 겉으로 보기에 무관한 분자에 의해 유발될 경우 명백히 구별할 수 없다. 비록 쓴맛이 일반적으로 독성 분자와 관련이 있긴 하지만(그래서 우리는 그것을 피해야 한다는 것을 알고 있다), 모든 독소가 쓴맛을 내는 것은 아니며 쓴맛을 내는 모든 음식이 독성인 것은 아니다.

맛에 관여하는 G-단백질은 **구스트듀신**(gustducins)이라고 표현된다. 구스트듀신 G-단백질 아단위체의 해리는 이차 전달물질 시스템을 활성화시켜 수용체세포의 탈극성화로 이어진다(그림 10.8). 자극된 수용체세포는 이어서 충동을 뇌로 전달하는 관련 감각신경세포를 활성화하며, 뇌에서 충동은 상응하는 맛에 대한 지각으로 해석된다.

비록 모든 단맛수용체와 쓴맛수용체가 G-단백질을 통해 작용하지만, G-단백질에 의해 활성화된 이차 전달물질 시스템은 맛 분자에 따라 다르다. 예를 들어, 설탕의 단맛의 경우, G-단백질은 아데닐산 사이클라아제를 활성화하여 고리형 AMP(cAMP, 7장 참조)를 생성한다. 이어서 cAMP는 이전에 열려 있던 K^+ 통로를 닫음으로써 탈극성화를 생성한다. 반면, 인공조미료인 사카린과 시클라메이트의 단맛뿐만 아니라 아미노산 페닐알라닌과 트립토판의 단맛은 다양한 이차 전달물질 시스템을 필요로 할 수 있다. 이것은 이차 전달물질인 이노시톨 삼인산(IP_3)과 디아실클리세롤(DAG)를 생성하는 막 효소의 활성화를 포괄한다. 이러한 이차 전달물질 시스템은 11장 11.2절에서 설명된다.

냄새

냄새의 감각인 **후각**(olfaction)을 담당하는 수용체는 후각상피에 위치해 있다. 후각장치는 **후각감각신경세포**(양극성신경세포), **지지세포**, **기저줄기세포**로 구성된다. 줄기세포는 1~2개월마다 새로운 후각감각신경세포를 생성하여 환경 노출로 인해 손상된 신경세포를 대체한다. 지지세포는 소수성 휘발성 취기제(hydrophobic volatile odorants)를 산화시키는 효소에 풍부한 상피세포로서, 이러한 분자를 덜 지용성으로 만들어 이러한 분자가 막을 통과하여 뇌로 들어갈 수 없게 한다.

각 양극성 감각신경세포에는 비강으로 투사되는 수상돌기가 하나 있으며, 연결된 돌기는 섬모가 들어 있는 노브(knob)에서 종료된다(그림 10.9와 10.10). 노브는 냄새 분자와 결합하는 수용체단백질을 포괄하는 섬모를 덮고 있는 원형질막이다. 비록 인간은 후각수용체를 코딩하는 약 1천 개의 유전자가 있지만, 이러한 유전자 대부분은 발현되는 것을 방해하는 누적 돌연변이를 갖고 있어서(위유전자) 380개의 후각수용체단백질을 코딩하는 약 380개의 유전자만 남는다. 2004년에 노벨 생리의학상을 수상한 연구를 통해, 과학자들은 각 후각감각신경세포가 이러한 수용체단백질의 단지 한 가지 유형만을 생성하는 단지 한 가지 유전자만을 발현한다는 것을 발견했다. 따라서 각 후각신경세포의 축삭돌기는 해당 신경세포를 자극한 특정 냄새 분자와 관련된 정보만을 전달한다.

후각수용체는 G-단백질 결합수용체이다. 이는 냄새 분자가 수용체와 결합하기 전에 수용체가 세 개의 G-단백질 아단위체(α, β, γ)와 결합된다는 것을 의미한다. 냄새 분자가 수용체와 결합하면, 이러한 아단위체는 다시 해리되어 원형질막에서 아데닐산 고리화효소로 이동하여 하위 효소를 활성화한다. 아데닐산(아데닐) 고리화효소는 ATP가 고리형 AMP(cAMP)와 PP_i(피로인산염)으로 전환하는 것을 촉매한다. cAMP는 이차 전달물질 역할을 하여 Na^+와 Ca^{2+}의 내부 확산을 허용하는 이온 통로를 개방한다(그림 10.11). 이것은 점진적 탈극성화, 즉 수용체전위를 생성하는데, 그후 이 수용체전위는 활동전위의 생성을 자극한다.

최대 50개의 G-단백질 복합체는 단일 수용체단백질과 결합될 수 있다. 이러한 G-단백질 복합체의 해리는 G-단백질 아단위체를 방출하여 효과를 여러 번 증폭시킨다. 이러한 증폭은 냄새 감각이 지니는 극도의 민감성을 설명할 수 있다. 인간의 코는 공기 중에서 10억분의 1 온스(ounce)의 향수를 감지할 수 있다. 그렇지만 일반적으로 인간의 냄새 감각은 다른 포유류에 비해 절대적으로 예민하지 않다.

활동전위가 일단 생성되면, 후각을 전달하기 위해 뇌로 전도되어야 한다. 각 양극성 후각신경세포에는 사골판(cribriform plate)에 있는 구멍을 통해 이차 신경세포와 연접하는 대뇌피질의 후각망울로 투사되는 무수화된 축삭돌기가 하나 있다. 따라서 먼저 시상으로 보내져 거기서부터 대뇌피질로 전달되는 다른 감각 양상과는 달리, 냄새 감각은 대뇌피질로 바로 전달된다.

후각 정보의 처리는 **후각망울**(olfactory bulb)에서 시작되는데, 여기서 양극성 감각신경세포는 **사구체**(glomeruli)라고 하는 공 모양의 기관에 위치해 있는 신경세포와 연접한다(그림 10.9). 각 사구체는 단지 한 가지 유형의 후각수용체로부터만 입력사항을 받는다. 다양

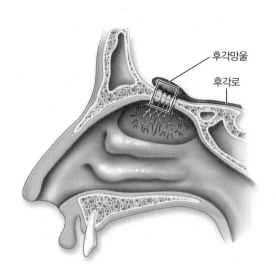

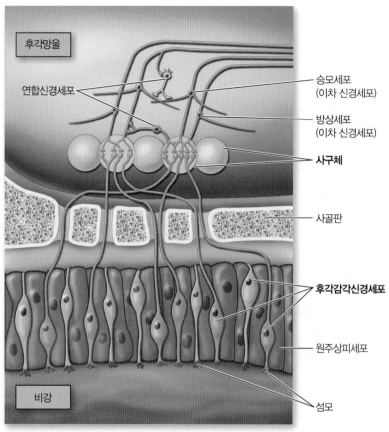

그림 10.9 후각의 신경 통로. 후각상피에는 대뇌피질의 후각망울에서 신경세포와 시냅스하는 후각감각신경세포가 포함되어 있다. 시냅스는 사구체라고 하는 둥근 구조에서 발생한다. 방상세포와 승모세포로 알려진 이차 신경세포는 후각망울로부터의 충동을 내측측두엽에 있는 후각피질로 전달한다. 수용체가 후각상피의 어디에 위치해 있는지와 관계없이, 각 사구체는 한 가지 유형의 후각수용체로부터만 입력사항을 받는다는 것에 주목한다.

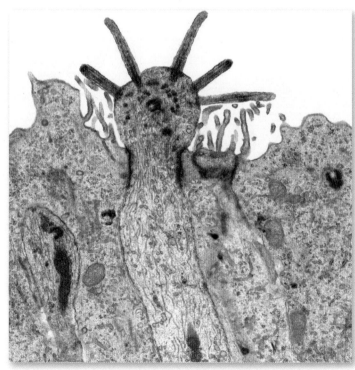

그림 10.10 후각감각신경세포의 착색되어 전달하는 전자현미경 사진. 감각 수상돌기에서 비강으로 투사된 섬모에 주목한다. ©Steve Gschmeissner/Science Source

한 유형의 분자 취기제를 방출하는 꽃 냄새는 후각망울의 사구체에서 생성하는 흥분 패턴에 의해 식별될 수 있다. 냄새 식별은 사구체를 둘러싸면서 사구체 내의 이차 신경세포(**승모세포**와 **방상세포**로 명명됨, 그림 10.9)과 수상돌기 간 시냅스를 하게 만드는 **사구체주위세포**에서 방출되는 GABA에 의해 제공되는 억제에 의해 향상된다. 억제성 GABA 효과는 또한 사구체 내 내부 신경세포와의 수상돌기 간 시냅스에 의해서도 생성된다. 이것은 일종의 측면 억제(그림 10.6)로, 냄새 인식을 선명하게 하는 데 도움이 된다.

각 감각 축삭돌기가 약 380개 후각수용체단백질 가운데 단 하나와 관련된 정보를 전달한다면, 인간의 뇌는 약 10,000개나 되는 냄새를 어떻게 인식할 수 있을까? 한 가지 이유는 특정 향기의 물체/취기제가 특정 후각수용체단백질과 높은 친화도로 결합할 수 있지만, 다른 수용체단백질과는 덜 적극적으로 결합할 수 있기 때문이다. 그런 식으로 특정 취기제는 후각망울의 사구체에서의 활동 패턴에 의해 인식될 수 있다. 더불어, 뇌는 여러 가지 수용체 입력 정보를 어떻게든 통합한 패턴을 특정 냄새에 대한 특징적인 "지문"으로 해석하게 된다.

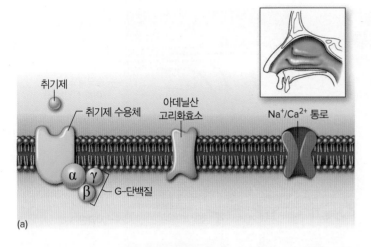

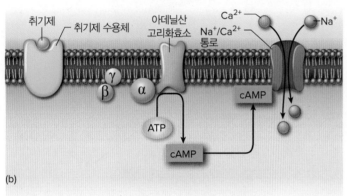

그림 10.11 냄새 분자가 후각신경세포를 탈극성화하는 방법. 후각수용체는 수용체가 취기제에 결합될 때 해리되는 많은 G-단백질 복합체와 결합한다. G-단백질의 α 아단위체는 고리형 AMP(cAMP)의 생성을 촉매하는 효소 아데닐산 고리화효소를 활성화시킨다. 고리형 AMP는 이차 전달물질 역할을 하여 양이온 통로를 개방한다. 그런 다음, Na⁺ 및 Ca²⁺의 내부 확산은 탈극성화를 일으킨다.

후각망울에 있는 후각사구체의 승모신경세포와 방상신경세포는 측면 후각로를 통해 **일차 후각피질**로 구성되는 전두엽과 내측측두엽의 수많은 뇌 영역으로 축삭돌기를 보낸다. 이러한 영역과 변연계의 편도체, 해마, 기타 구조는 서로 연결되어 있다. 예를 들어, 전두엽과 측두엽의 내측 접합부에 있는 배(pear) 모양의 영역인 **조롱박피질**은 후각망울로부터 투사(projections)를 받고, 전전두엽 피질 및 편도체와 연결시킨다.

전전두엽 피질은 냄새뿐만 아니라 맛에 대한 정보도 받는다. 아마도 먹는 동안 후각 자극이 냄새보다는 맛으로 인식될 수 있는 이유일 것이다. 변연계의 구조는 감정과 기억에서 중요한 역할을 하는 것으로 8장에서 설명한 바 있다. 후각과 변연계 사이 상호연결은 냄새의 감각과 감정 사이 밀접한 관계를 설명하고 특정한 냄새가 감정적으로 결부된(emotionally charged) 기억을 어떻게 유발할 수 있는지를 설명할 수 있다.

10.4 전정기관과 평형

평형 감각은 전정기관으로 알려진 내이에 있는 구조에 의해 제공된다. 머리의 움직임은 이러한 구조 안의 유체가 감각유모세포의 확장을 구부러지게 하며, 이러한 구부림으로 인해 활동전위가 생성된다.

중력에 대하여 방향감을 제공하는 평형 감각은 **전정기관**(vestibular apparatus)이라고 하는 기관의 기능 때문에 만들어진다. 전정기관과 청각에 관여하는 **달팽이관**이라고 하는 달팽이 모양의 구조는 두개골의 측두골 안에서 **내이**(inner ear)를 형성한다. 전정기관은 아래와 같이 두 부분으로 구성된다.

(1) **난형낭**과 **구형낭**을 포괄하는 **이석기관**
(2) **반고리관**(그림 10.12)

전정기관과 달팽이관의 감각구조는 **내림프**(endolymph)라고 하는 유체로 채워진 관 구조인 **막미로**(membranous labyrinth) 안에 위치해 있다(그림 10.13). 내림프는 다른 세포외액과 달리 다른 세포외액보다 K⁺ 농도가 더 높고(심지어 세포 내 구획보다도 높음) Na⁺ 및 Ca²⁺ 농도가 훨씬 더 낮다. 부분적으로 이러한 농도 구배 때문에, 기계수용체 유모세포의 탈분극은 다른 세포에서처럼 Na⁺ 또는 Ca²⁺보다는 K⁺의 수동적인 유입에 의해 생성된다. 이러한 이온 이동은

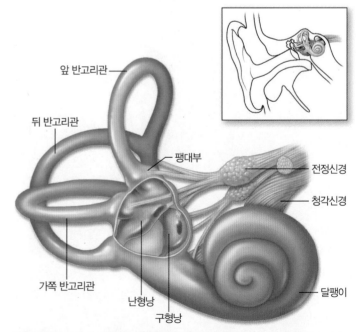

그림 10.12 내이의 달팽이와 전정기관. 전정기관은 난형낭 및 구형낭(함께 이석기관이라고 함)과 세 가지 반고리관으로 구성된다. 각 반고리관의 기저부는 감각유모세포를 포괄하는 막팽대부로 확장된다.

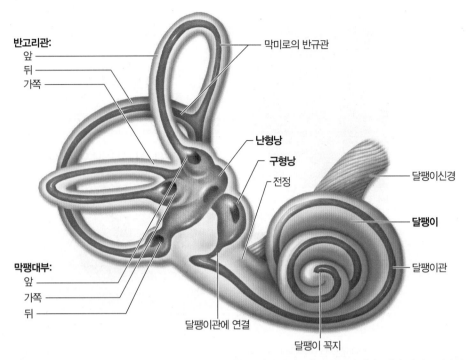

그림 10.13 내이의 미로. 막미로(짙은 파란색)는 골미로 안에 있다. 막미로는 내림프액을 포괄하고 있으며, 골미로의 외림프액에 의해 둘러싸여 있다.

유모세포의 음성 휴지 막전위(negative resting membrane potential)에 의해 유인되므로, K^+는 세포의 정단막에 있는 K^+ 통로가 열릴 때 전기화학적 구배를 따라 유모세포로 이동한다.

막미로는 두개골의 골 공간, 즉 **골미로**(bony labyrinth) 안에 위치해 있다. 이 공동 안에는 막미로와 뼈 사이에 **외림프액**(perilymph)이라고 하는 유체가 있다. 내림프액과 달리, 외림프액은 뇌척수액과 같은 세포외액의 전형이다.

전정기관의 감각유모세포

난형낭과 구형낭은 3가지 공간차원을 따라 수평 또는 수직으로 이동할 때의 속도 변화인 선형 가속도에 대한 정보를 제공한다. 따라서 우리는 차를 탈 때나 줄넘기를 할 때 가속과 감속을 느끼게 된다. 회전, 가속 또는 각 가속의 느낌은 정육면체의 면과 같이 3개의 평면으로 배향되어 3개의 회전축에 관한 정보를 제공하는 반고리관에 의해 제공된다. 이것은 돌거나 회전하거나 텀블링하는 동안 균형을 유지하는 데 도움이 된다.

평형수용체는 변형된 상피세포이다. 이러한 세포는 각 세포가 20~50개의 머리카락 같은 확장(extensions)을 포괄하기 때문에 **전정유모세포**(vestibular hair cells)로 알려져 있다. 이들은 실제로 점점 키가 증가하는 행으로 배열된 **부동섬모**(stereocilia)라고 하는 변형된 미세융모이다. 가장 키가 높은 행의 부동섬모를 만지면 **운동섬모**(kinocilium)라고 하는 훨씬 키가 큰 실제 섬모를 발견할 수 있다(그림 10.14). 부동섬모가 운동섬모 방향으로 구부러지면, 원형질막이 함몰되고 K^+의 이온 통로가 열림으로써, K^+는 피동적으로 들어가서 유모세포를 탈극성화할 수 있다. 이에 따라, 유모세포는 **내이신경**(VIII)의 일부인 감각신경세포의 수상돌기를 자극하는 시냅스 전달물질을 방출하게 한다. 부동섬모가 반대 방향으로 구부러지면, 유모세포의 막은 과극성화되며(그림 10.14), 결과적으로 시냅스 전달물질을 덜 방출한다. 이런 식으로, 유모세포에 신경을 공급하는 감각신경세포에서의 활동전위 주파수는 유모세포의 구부림 과정을 야기하는 움직임의 방향에 대한 정보를 전달한다.

난형낭과 구형낭

이석기관인 **난형낭**(utricle)과 **구형낭**(saccule)은 유모세포와 지지세포로 구성된 **황반**이라고 하는 전문화된 상피조직이 있다. 유모세포는 내림프액이 채워진 막미로로 투사되며, 그 털(부동섬모)은 젤라틴 같은 **이석막**(otolith membrane)에 내재되어 있다(그림 10.15). 이석막은 탄산칼슘의 미세한 결정(이석)을 포괄하고 있으며 이석이라는 이름은 여기에서 유래하였다(oto＝귀, lith＝돌). 이 돌은 막의 움직임을 증가시켜 결과적으로 더 높은 관성(운동 변화에 대한 저항)을 일으킨다.

부동섬모의 이석막으로 향하는 지향성 때문에, 난형낭은 수평 가

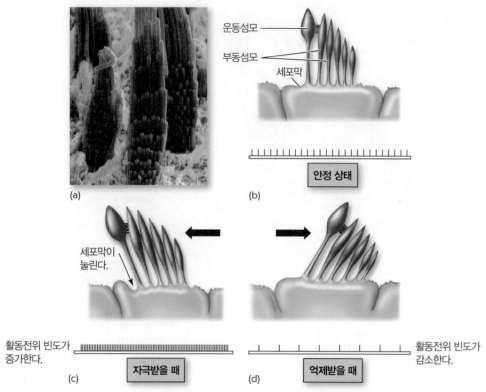

그림 10.14 전장기관 안의 감각유모세포. (a) 전장기관 안에 있는 부동섬모에 대해 착색되어 스캔한 전자현미경 사진이고, (b) 각 감각유모세포는 한 개의 운동섬모와 여러 개의 부동섬모를 포괄하고 있다. (c) 부동섬모가 운동섬모 쪽으로 변위되면(화살표), 원형질막이 눌려지고 유모세포에 신경을 통하게 하는 신경세포가 자극된다. (d) 부동섬모가 반대 방향으로 구부러져 운동섬모에서 멀어지면, 감각신경세포이 억제된다. (a) ©Cheryl Power/Science Source

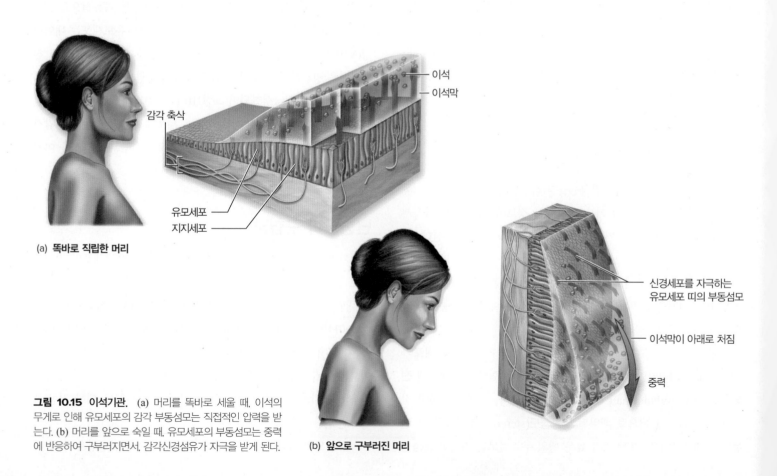

그림 10.15 이석기관. (a) 머리를 똑바로 세울 때, 이석의 무게로 인해 유모세포의 감각 부동섬모는 직접적인 압력을 받는다. (b) 머리를 앞으로 숙일 때, 유모세포의 부동섬모는 중력에 반응하여 구부러지면서, 감각신경섬유가 자극을 받게 된다.

속에 더 민감하고 구형낭은 수직 가속에 더 민감하다. 전진 가속하는 동안, 이석막은 유모세포보다 뒤처지기 때문에 난형낭의 털(부동섬모)은 뒤로 밀리게 된다. 이것은 차가 앞으로 빠르게 가속할 때 몸이 뒤로 밀리는 것과 유사하다. 이석막의 관성은 마찬가지로 사람이 엘리베이터에서 아래로 가속될 때 구형낭의 털을 위로 밀어 올린다. 이러한 효과와 사람이 뒤로 또는 위로 가속할 때 발생하는 반대 효과가 감각신경섬유의 활동전위 패턴을 변화시킴에 따라, 우리는 선형 가속 동안 중력에 대한 평형을 유지할 수 있게 되는 것이다.

반고리관

3개의 **반고리관**(semicircular canals)은 서로 거의 직각으로 세 개의 평면에서 돌출되어 있다. 각 반고리관은 **반규관**이라고 하는 막미로의 내부 확장을 포괄하고 있으며 각 관의 기저부에는 **막팽대부**(membraneous ampulla)라고 하는 커다란 종창이 있다. 막팽대부의 융기된 부위인 **팽대부릉**은 감각유모세포가 위치해 있는 곳이다. 이러한 기계감각세포의 돌기(부동섬모)는 **팽대정**(cupula)이라고 하는 젤라틴 구조에 내재되어 있다(그림 10.16). 팽대정은 내림프액 속으로 뻗어 있으며, 모든 주변에 걸쳐 부착되어 있음으로써, 내림프액이 팽대정의 한쪽에서 다른 쪽으로 이동하는 것을 방지한다. 바람 속의 돛처럼, 팽대정도 머리의 각 운동에 의해 야기되는 내림프액의 움직임에 의해 한 방향 또는 다른 방향으로 밀릴 수 있다.

반고리관의 내림프액은 이석막과 유사한 기능을 한다. 즉 각 프로세스가 각 가속도와 반대 방향으로 구부러지도록 관성을 제공한다. 예를 들어, 머리가 오른쪽으로 회전함에 따라, 내림프액은 팽대정을 왼쪽으로 구부러지게 해서 유모세포를 자극한다. 앞 반고리관의 유모세포는 공중제비를 할 때 자극되고, 뒤 반고리관의 유모세포는 옆 돌기를 수행할 때 자극되며, 기쪽 반고리관의 유모세포는 몸의 장축을 중심으로 회전할 때 자극된다. 팽대정의 움직임은 부동섬모의 끝에서 기계감각 이온 통로를 개방하는 전단을 생성함으로써, K^+는 내림프액에서 유모세포로 이동할 수 있다. 이것은 유모세포를 탈극성화하고, 이어서 유모세포는 감각신경세포를 자극한다.

신경 통로

전정기관에서 유모세포를 자극하면 내이신경(VIII)의 감각신경세포이 활성화된다. 이러한 섬유는 소뇌와 연수의 전정핵에 충동을 전달한다. 이어서 전정핵은 뇌줄기의 중추와 척수에 섬유를 보낸다(그림 10.17). 동안중추의 신경세포는 눈의 움직임을 조절하고, 척수의 신경세포는 머리, 목, 사지의 움직임을 자극한다. 이러한 통로에 의해 생성된 눈과 몸의 움직임은 균형을 유지하고, 회전할 때 시야를 "추적/고정"하는 역할을 한다.

안진과 어지럼

사람이 처음 회전을 시작하면, 반규관 안에서 내림프액의 관성은 팽대정을 반대 방향으로 구부러지게 한다. 하지만 회전이 지속됨에 따라, 내림프액의 관성이 극복되고 팽대정은 곧게 펴진다. 이때, 내림프액과 팽대정은 동일한 방향과 동일한 속도로 움직인다. 만일 움직임이 갑자

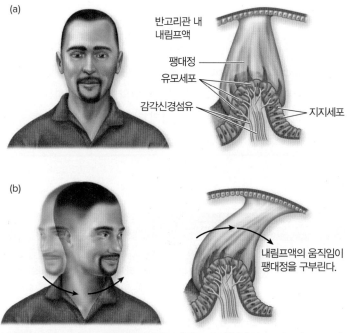

그림 10.16 반고리관 안의 팽대정과 유모세포. (a) 여기서 볼 수 있듯이, 구조물은 움직이지 않거나 속도가 일정하다. (b) 여기서 회전하는 동안 내림프액이 움직이면 팽대정이 구부러져 유모세포를 자극하게 된다.

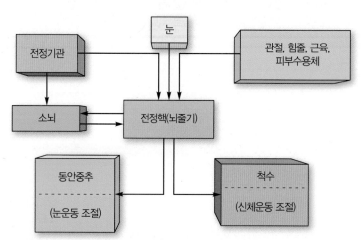

그림 10.17 평형과 균형 유지에 관여하는 신경 통로. 신경 입력사항은 운동 반응을 조정하는 전정핵과 소뇌(상단의 세 가지 상자)로 들어간다.

기 중단되면, 내림프액의 더 큰 관성으로 인해 내림프액은 이전의 회전 방향으로 계속 움직이고 팽대정은 그 방향으로 구부러진다.

팽대정이 구부러지면 이전에 설명한 신경 통로를 통해 눈과 몸의 근육조절이 영향을 받는다. 회전 중에 머리가 움직이는 반대 방향으로 눈이 부드럽게 움직이도록 함으로써 안정적인 시각고정점이 유지될 수 있다. 회전이 갑자기 멈출 때, 눈은 이전의 회전 방향으로 계속 부드럽게 움직이며(팽대정의 지속적인 굽힘 때문에), 그 다음에 정중선 위치로 다시 빠르게 움직인다. 이것은 **전정안진**(vestibular nystagmus)이라고 하는 눈의 비자발적 진동을 생성한다. 이러한 효과를 경험하는 사람들은 자신 또는 방이 돌고 있다고 느낄 수 있다. 결과적인 평형 손실을 **어지럼**(vertigo)이라고 한다.

회전의 결과인 어지럼은 전정기관의 자연스러운 반응이다. 병리학적으로, 어지럼은 내이신경들 중에 하나(우측 또는 좌측)의 활동전위빈도를 다른 것의 활동전위빈도에 비교하여 변화시키는 어떤 것에 의해서도 야기될 수 있다. 이것은 일반적으로 전정신경염을 유발하는 바이러스 감염 때문이다. 심한 어지럼은 자율신경계의 관여 때문에 현기증, 창백함, 발한, 메스꺼움, 구토를 동반하는 경우가 많다. 자율신경계에 의해 유발되는 이러한 증상은 여행 중 **멀미**(motion sickness)에서 일어날 수 있다. 멀미는 전정기관이 연루되며, 불쾌한 자율신경 효과는 소뇌의 전정핵과 전정 영역에 의해 조절된다.

🩺 임상적용

메이에르병(Meniere's dise)을 가진 환자는 회전 어지럼(빙빙 도는 느낌), 전정안진, 이명(귀에서 울리는 것)이 있을 수 있다. 병이 진행됨에 따라 영구화될 수 있는 이명과 청력 상실은 어지럼을 동반하는데, 이는 전정기관과 달팽이관의 내림프액이 작은 관을 통해 지속되기 때문이다. 막미로의 팽창과 손상을 야기하는 과도한 내림프액은 메이에르병의 원인으로 지목되어 왔다. 다양한 증상을 완화하기 위해 다양한 약물로 치료할 수 있으며, 심한 경우에는 내이 수술로 치료할 수 있다.

10.5 귀와 청각

소리는 고막과 중이 이소골의 움직임을 유체로 채워진 달팽이관으로 전달함을 유발한다. 이것은 유모세포로 덮여 있는 기저막의 진동을 생성한다. 유모세포의 부동섬모가 구부러지면 활동전위가 생성되며, 이는 뇌에서 소리로 해석된다.

음파는 일반적으로 공기나 물과 같은 매질에서 이동하는 높은 압력과 낮은 압력이 번갈아 발생하는 구역이다(따라서 음파는 일부 영화에서처럼 우주공간으로 이동할 수 없다). 음파는 연못에 돌을 던졌을 때 잔물결처럼 발생지에서 모든 방향으로 이동한다. 이러한 음파는 주파수와 강도를 그 특징으로 한다. **주파수**(frequency)는 초당 사이클(cps)의 현대 명칭인 **헤르츠**(Hz)로 측정된다. 소리의 피치(음조)는 주파수와 직접적인 관련이 있다. 소리의 주파수가 클수록 피치가 높아진다.

소리의 **강도**(intensity 또는 loudness)는 음파의 진폭과 직접적인 관련이 있으며 **데시벨**(dB)이라고 하는 단위로 측정된다. 거의 들리지 않는 소리, 즉 청각의 임계치에 있는 소리는 그 강도가 0 dB이다. 10 dB은 소리 강도가 10배 증가함을 나타낸다. 소리는 10 dB에서 임계치보다 10배, 20 dB에서 100배, 60 dB에서 100만 배, 100 dB에서 100억 배 더 크다.

잘 훈련된 젊은 사람의 귀는 20~20,000 Hz의 주파수 범위에 걸친 소리를 들을 수 있으나, 여전히 주파수의 차이가 0.3%에 불과한 두 피치를 구별할 수 있다. 인간의 귀는 불과 0.1~0.5 dB의 소리 강도 차이를 감지할 수 있는 반면에, 가청 강도 범위는 거의 들을 수 없는 것에서부터 고통스러운 소리를 세기의 한계까지 10의 12승(10^{12})에 이른다. 인간의 청력은 0~80 dB의 소리 강도에서 최적이다.

외이

음파는 **귓바퀴**에 의해 **외이도**로 보내진다(그림 10.18). 이러한 두 구조가 **외이**(outer ear)를 형성한다. 외이도는 음파를 **고막**(eardrum 또는 tympanic membrane)으로 보낸다. 외이도에서 음파는 극도로 작은 고막 진동을 생성한다. 말하는 동안(약 60 dB의 평균소리 강도) 고막의 움직임은 대략 수소 분자의 지름 정도가 될 것으로 추정된다.

🩺 임상적용

전도난청(conduction deafness)은 고막에서 내이로 소리 정보를 전달하는 것을 무언가가 방해할 때 발생한다. 일반적인 원인으로는 귀지의 축적, 이물질이나 양성 종양에 의한 폐색, 고막 파열 또는 유체 축적 등이 있다. 유체가 중이에 축적되는 것은 특히 어린이에서 가장 흔한 원인이며, 중이염(귀 감염) 및 이관을 통한 배액을 차단하는 알레르기로 인해 발생할 수 있다. 비교적 흔하지 않은 원인으로 뼈가 난원창 위에서 자라 등골을 못 움직이게 하는 귀경화증은 수술로 교정할 수 있다.

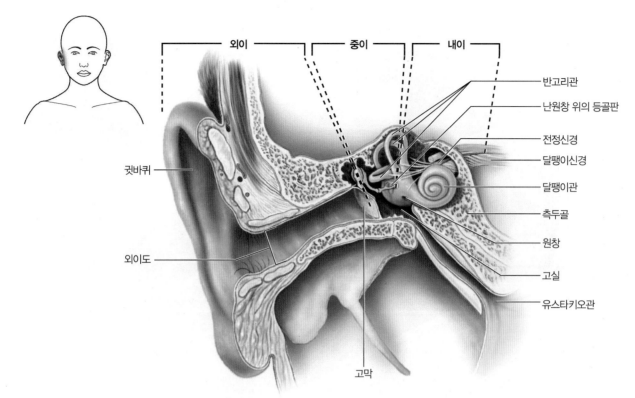

외이   중이   내이

반고리관
난원창 위의 등골판
전정신경
달팽이신경
달팽이관
측두골
원창
고실
유스타키오관

귓바퀴
외이도
고막

그림 10.18 귀. 외이, 중이, 내이의 구조에 대해 알 수 있다. 외이와 중이는 고막에 의해 분리된다. 중이와 내이는 등골이라는 중이 청소골이 부착되어 있는 달팽이관의 난원창과 원창에 의해 분리된다.

중이

중이(middle ear)는 외측의 고막과 내측의 달팽이관 사이에 있는 공동이다(그림 10.19). 이 공동 안에는 **추골**(malleus), **침골**(incus), **등골**(stapes)의 세 가지의 **이소골**(auditory ossicles)이 있다. 추골은 고막에 붙어 있어서, 막의 진동은 추골과 침골을 통해 등골로 전달된다. 이어서 등골은 **난원창**(oval window)이라고 하는 달팽이관의 막에 붙어 있는 창을 진동시킨다.

고막의 진동이 단 하나 대신에 세 개의 뼈를 통해 전달된다는 사실은 보호와 관련이 있다. 만일 소리가 너무 쎄면 이소골이 휠 수 있다. 이러한 보호는 등골에 붙어 있는 **등골근**의 작용에 의해 조절될 수 있다(그림 10.19). 소리가 너무 클 때 등골근은 수축해서 난원창에 대한 등골의 움직임을 약화시킨다. 이러한 작용은 달팽이관 안의 신경 손상을 예방하는 데 도움이 된다. 하지만 소리가 총소리처럼 매우 빨리 높은 진폭에 도달하면 등골근이 신경손상을 예방할 만큼 충분히 빨리 반응하지 못해 감각 난청이 발생할 수 있다.

달팽이관

두개골의 조밀한 측두골 안에는 길이가 약 34 mm(완두콩 크기)이고

달팽이 껍데기 모양의 **달팽이관**(cochlea)이라는 기관이 둘러싸여 있다. 달팽이관은 전정기관(앞서 설명)과 함께 내이를 구성한다.

등골과 난원창의 진동은 달팽이관 안에 있는 세 가지 방 가운데 상부에 있는 방인 **전정계**(scala vestibuli)로 알려진 골미로의 일부 안에서 외림프액의 위치를 바꾼다. 세 가지 방 가운데 하부에 있는 방도 골미로의 일부이며 **고실계**(scala tympani)로 알려져 있다. 달팽이관의 중간 방은 **와우관**(cochlear duct) 또는 **중간계**(scala media)라고 하는 막미로의 일부이다. 달팽이관 전체와 마찬가지로 와우관도 감겨 있으며, 달팽이 껍데기의 기저부, 중간부, 정점부와 유사하게 세 개의 바퀴(그림 10.20)를 형성한다. 와우관은 막미로의 일부이기 때문에 외림프액보다는 내림프액을 포괄하고 있다.

와우관이 앞이 안 보이는 채로 끝나서 와우관의 끝과 달팽이관의 벽 사이에 **달팽이 구멍**이라고 하는 작은 공간을 남기기 때문에, 진정계와 고실계의 외림프액은 달팽이관의 정점에서 연속적이다. 등골의 움직임에 의해 생성된 난원창의 진동은 전정계 안에서 압력파를 일으키며, 이 압력파는 고실계로 전달된다. 이어서, 고실계 안에서 외림프액의 움직임은 달팽이관의 기저부로 이동하며, 여기서 이러한 움직임은 **원창**(round window)이라고 하는 막을 중이의 고실로 변위시킨다(그림 10.19). 이것은 외림프액과 같은 유체가 압축될 수 없

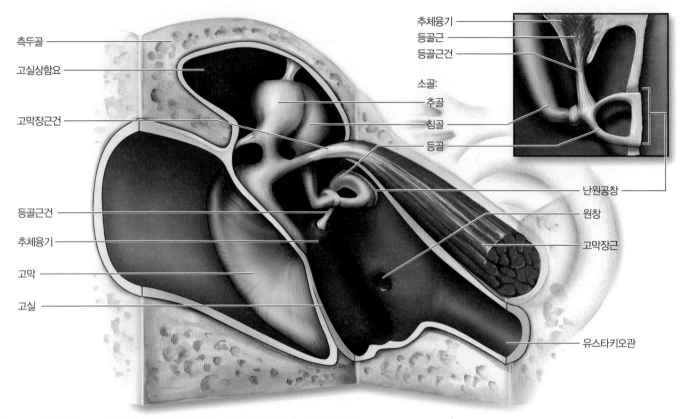

측두골
고실상함요
고막장근건

등골근건
추체융기
고막
고실

추체융기
등골근
등골근건

소골:
추골
침골
등골

난원공창
원창
고막장근

유스타키오관

그림 10.19 중의 내측도.   중이 청소골에 부착되어 있는 청각근육의 위치가 표시되어 있다.

기 때문에 발생한다. 따라서 난원창의 내향 움직임은 원창의 외향 움직임에 의해 보상된다.

소리 주파수(피차)가 충분히 낮으면, 상부 전정계 안의 외림프액 압력파가 달팽이 구멍을 통해 고실계로 이동하기에 시간이 충분하다. 하지만 소리 주파수가 증가함에 따라, 전정계 안의 외림프액 압력파는 달팽이관의 정점으로 완전히 이동할 시간이 없다. 대신에 압력파는 전정계를 와우관과 분리하는 **전정막**과, 와우관을 고실계와 분리하는 **기저막**(basilar membrane) 또는 **나선막**(spiral membrane)을 통해 고실계의 외림프액으로 전달된다(그림 10.20). 따라서 이러한 압력파가 이동하는 거리는 소리 주파수가 증가함에 따라 감소한다.

따라서 외림프액을 통하여 전정계에서 고실계로 전달되는 음파는 전정막과 기저막의 변위를 생성한다. 비록 전정막의 움직임이 직접적으로 청각에 기여하지는 않지만, 기저막의 변위는 피치(pitch) 식별의 핵심이다. 각 소리 주파수는 기저막의 다른 부위에서 최대 진동을 생성한다. 주파수(피치)가 높은 소리일수록 그림 10.21에서 보는 것처럼 등골에 더 가까운 기저막의 최대 진동을 유발한다.

나선기관(코르티기관)

감각유모세포(sensory hair cells)는 기저막에 위치해 있으며 "섬모 형태의 털"은 와우관의 내림프액 안으로 투사된다. 털은 실제로는 다발로 배열된 크고 전문화된 미세융모인 부동섬모이다. 부동섬모는 전정기관에서처럼 각 다발 안에서 단계적으로 크기가 증가한다. 하지만 전정기관에서의 경우와 달리 달팽이관의 유모세포에는 운동섬모가 없다.

유모세포는 내부와 외부의 두 가지 범주로 나뉜다. 달팽이관 하나

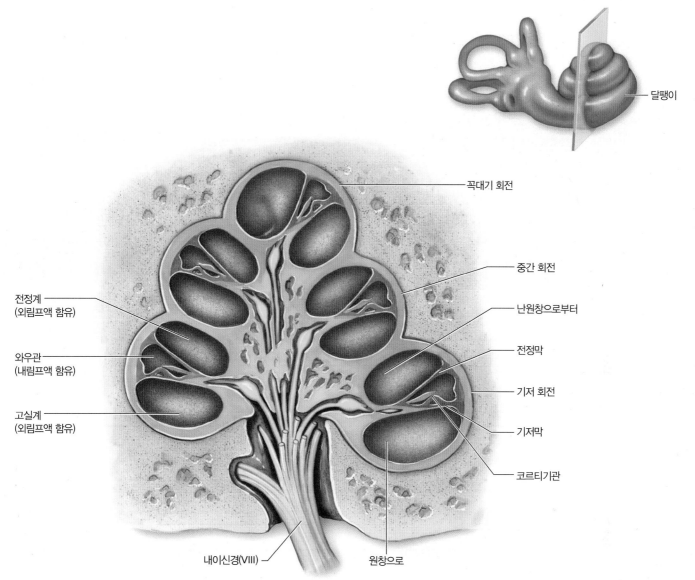

그림 10.20 달팽이관의 단면. 이 그림에서, 세 개의 바퀴와 세 개의 구획(전정계, 와우관(중간계), 고실계)를 볼 수 있다. 나선기관에 신경을 통하게 하는 전정와우신경도 보인다.

당 약 3,500개인 **내부 유모세포**(inner hair cells)는 한 행을 형성하여 기저막의 길이를 확장한다. 내부 유모세포에 있는 털 다발은 기계 감각적이다. 그들은 달팽이관 유체의 음파를 신경 충동으로 변환한다. 그들의 부동섬모는 원형질막에서 기계적 변환하는데, 연결되어 있는 단섬유(filament)에 의해 끝 근처에서 서로 연결되어 있다. 이러한 경로는 각 다발 안의 부동섬모가 가장 키가 큰 부동섬모의 방향으로 구부러질 때 열리고, 앞에서 설명한 것처럼 K^+는 원형질막을 가로질러 움직일 수 있게 된다. 각 내부 유모세포는 소리 정보를 뇌로 전달하는 나선신경절에 있는 뇌신경 VIII의 6~20개 감각신경세포에 의해 신경이 통하게 된다. 구심성 신경세포와의 시냅스 횟수는 기저막을 따라 있는 내부 유모세포의 위치에 따라 달라지며, 중간에 있는 내부 유모세포는 시냅스 수가 가장 많고 소리에 가장 민감하다.

또한 약 11,000개의 **외부 유모세포**(outer hair cells)가 여러 행으로 배열되어 있다. 즉, 달팽이관의 기저 바퀴에 3행, 중간 바퀴에 4행, 정점 바퀴에 5행 등이다. 외부 유모세포는 주로 연수의 올리브 모양의 핵(신경세포체 그룹)에 위치한 운동신경세포에 의해 신경 연결이 이뤄진다. 이러한 운동신경세포는 외부 유모세포를 탈극성화 또는 과극성화함으로써 외부 유모세포가 탈극성화될 때에는 짧아지고 과극성화될 때에는 길어지게 된다. 이러한 움직임은 내부 유모세포의 감각 기능을 돕는 것으로 여겨진다.

유모세포의 부동섬모는 와우관 안의 유모세포 위에 걸려 있는 젤라틴성 **덮개막**(tectorial membrane)에 내재되어 있다(그림 10.22). 기저막, 감각섬유가 있는 내부 유모세포, 덮개막의 결합은 **나선기관**(spiral organ) 또는 **코르티기관**(organ of corti)이라고 하는 기능 단

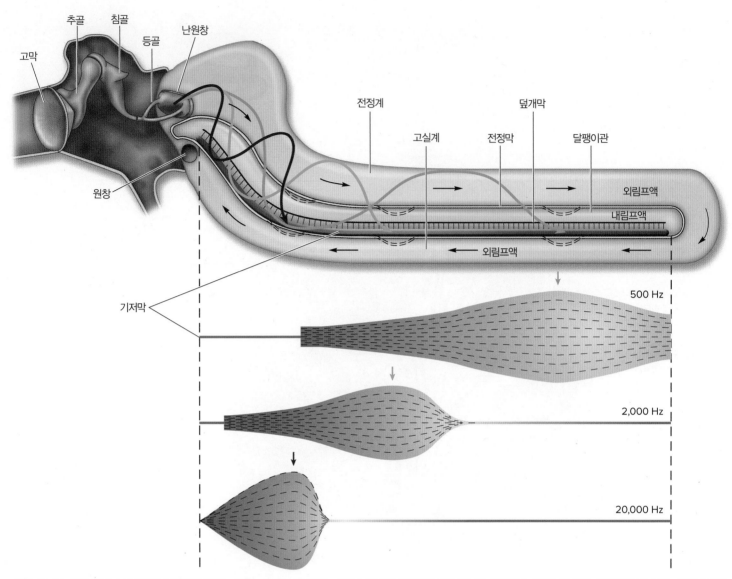

그림 10.21 여러 가지 소리 피치가 기저막에 미치는 영향. 소리의 각 피치는 여러 부위에서 기저막의 피크 진동을 유발한다. 500 Hz와 같은 저주파(피치) 소리는 달팽이관의 정점 쪽으로(이 그림에서 오른쪽으로) 움직여서 기저막(파란색으로 표시)의 피크 진동을 더 많이 발생시킨다. 20,000 Hz와 같은 고주파는 달팽이관의 기저부 쪽으로(그림에서 왼쪽으로) 움직여서 피크 진동을 더 많이 발생시킨다.

위를 형성한다(그림 10.22). 와우관이 외림프액의 압력파에 의해 변위될 때, 기저막과 덮개막 사이에 전단력이 생성된다. 이로 인해 부동섬모가 구부려지며, 이러한 기계적 프로세스를 통해 부동섬모의 상단을 덮고 있는 원형질막에서 K⁺ 통로가 열린다.

이러한 K⁺ 통로는 세포 내 구획의 것과 유사한 K⁺ 농도가 높은 내림프액과 마주한다. 또한, 달팽이관의 내림프액은 +100 mV라는 놀라울 정도로 높은 양성전위(positive potential)를 갖는다. 이것은 유모세포의 음성 휴지 막전위와 결합하여 K⁺의 진입을 선호하는 극도로 가파른 전기화학적 구배를 생성한다. 이후 구부러진 부동섬모에서 K⁺ 통로가 열리면 K⁺는 전기화학적 구배를 따라 유모세포를 향하여 수동적으로 빠르게 이동한다. 이것은 유모세포를 탈분극화하

고 글루탐산을 방출하도록 자극하며, 글루탐산염은 관련된 감각신경세포를 자극한다. 정점 표면에서 유모세포로 들어간 K⁺는 고실계에서 외림프액과 마주하는 기저 표면의 통로를 통해 수동적으로 밖으로 이동할 수 있다. 앞서 언급했듯이 외림프액은 세포외액에 전형적으로 낮은 K⁺ 농도를 지니고 있다.

기저막의 변위와 부동섬모의 굽힘이 클수록, 내부 유모세포에 의해 방출되는 전달물질의 양이 더 많아지며, 따라서 감각신경세포에서 생성되는 발생기전위도 커진다. 이런 식으로, 부동섬모의 굽힘이 커질수록 유모세포에 의해 자극된 달팽이관 신경의 섬유에 의해 생성되는 활동전위 주파수도 증가할 것이다. 실험결과, 부동섬모는 청력의 역치값에서 감지되려면 단지 0.3 nm만 구부리면 된다. 굽힘이

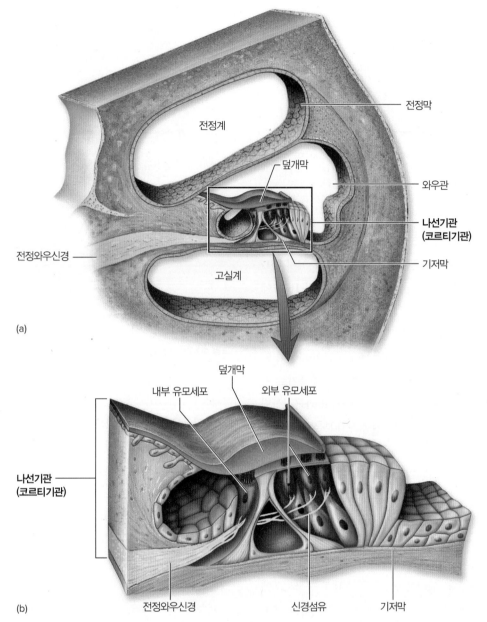

그림 10.22 나선기관. 이 청각 기능장치는 (a) 와우관 안에 그리고, (b) 더 자세히 보여주기 위해 분리되어 표시된다. 내부 유모세포는 감각성으로, 부동섬모의 굽힘을 신경 충동으로 변환한다. 외부 유모세포는 운동성으로, 탈극성화나 재극성화에 반응하여 짧아지거나 길어진다.

커질수록 활동전위 주파수가 높아지며, 이것은 더 큰 소리로 인식될 것이다.

다양한 주파수의 소리는 기저막 진동의 다양한 진행파를 생성한다. 이러한 파동은 피크 변위에 도달하는 막에서 특정 위치 접근에 맞춰 인식 부위를 달리하고 자극 후 빨리 사라진다. 높은 피치의 소리는 기저에 더 가까운 피크 변위를 생성하는 반면, 낮은 피치의 소리는 정점을 향해 더 피크 변위를 야기한다(그림 10.21과 10.23). 변위가 가장 크게 일어나는 곳에 위치한 유모세포에서 기원한 신경세포는 다른 부위에서 기원한 신경세포보다 더 자극이 될 것이다. 이러한 기전은 **피치 식별력**(pitch discrimination)을 위한 신경코드를 제공하게 되는데, 우리는 0.2% 정도의 작은 차이를 보이는 소리의 주파수(피치)를 구별할 수 있게 된다.

와우관의 기저막은 나선형으로 되어 있기 때문에 달팽이관의 첫 번째 바퀴인 기저부는 기저막이 높은 주파수(높은 피치)의 소리에 반응하여 진동하는 곳이다. 대조적으로, 달팽이관의 더 작은 정점(꼭대기)은 기저막이 낮은 주파수(낮은 피치) 소리에 반응하여 진동하는 곳이다. 그림 10.21에서 보이는 대로 인간의 귀에 들릴 수 있는 높은 주파수 소리는 20,000 Hz로 표시되어 있다. 그림 10.23에서는 20 kHz로

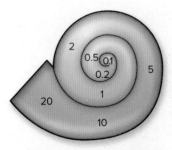

그림 10.23 여러 가지 기능을 감지하는 달팽이관의 일부. 숫자는 kHz로 표시되는 소리 주파수를 나타낸다. 따라서 20 kHz는 20,000 Hz이고 0.1 kHz는 100 Hz이다. 나선기관 내 기저막은 소리 주파수가 파악한 위치에서 최대로 진동한다. 이것은 위치에 있는 내부 유모세포를 자극하며, 이 유모세포는 활동전위를 뇌로 전달하는 뇌신경 VIII의 감각신경세포를 활성화시킨다. 그런 다음, 뇌는 달팽이관의 여러 부위에서 발생하는 활동전위를 다양한 피치의 소리로 해석한다.

제시되어 있으며, 매우 낮은 피치는 달팽이관의 정점 부분에서 kHz의 분수(분획)로 표시되어 있다. 예를 들어, 0.5 kHz는 그림 10.21에서 500 Hz 주파수와 동일하다.

하지만 달팽이관 유체의 점도는 기저막의 진동을 약화시킨다. 이에 대하여 진행파의 특성을 추가적으로 확대하는 능동적인 과정이 없다면 난청을 유발할 것이다. **외부 유모세포**는 달팽이관 증폭기로 기능해서, 운동신경세포에 의해 탈극성화되면 더 짧아지고 과극성화되면 더 길어진다. 이러한 길이 변화는 기저막 진동과 내부 유모세포 자극의 효과를 최대 천배까지 확대한다. 이것은 다른 방법보다 훨씬 더 부드러운 소리를 들을 수 있게 하고, 기저막의 주파수 반응을 상당히 선명하게 함으로써 피치를 확실하게 인식하는 데 도움이 된다.

청각의 신경 통로

나선기관의 내부 유모세포의 기저단(basal ends)은 나선신경절의 감각신경세포와 시냅스를 이룬다. 이러한 신경세포는 내부 유모세포에 의해 방출되는 글루탐산염에 의해 자극되고, 충동을 와우신경(VIII)의 축삭돌기를 따라 뇌줄기의 연수와 뇌교의 접합부에 있는 두 개의 **와우신경핵** 가운데 하나로 전도한다. 와우신경핵의 신경세포는 축삭돌기를 중뇌의 **하구**(inferior colliculi) 또는 뇌줄기핵의 집합체인 **상올리브핵**으로 바로 보낸다. 상올리브의 축삭돌기는 **외측섬유대**를 통해 하구로 전달된다. 경로가 무엇이든, 모든 청각 경로는 하구에서 시냅스한다. 그런 다음 하구의 신경세포는 축삭돌기를 시상의 내측슬상체로 보내며, 내측슬상체는 이어서 측두엽의 청각피질로 투사된다(그림 10.24).

달팽이관은 소리의 다양한 주파수(피치)가 기저막에 신경을 제공하는 다양한 감각신경세포를 자극한다는 점에서 주파수 분석기이다. 이것은 기저막을 따라 다양한 위치에 있는 유모세포가 다양한 소리 주파수에 의해 가장 효과적으로 자극되기 때문이다. 이것은 피치의

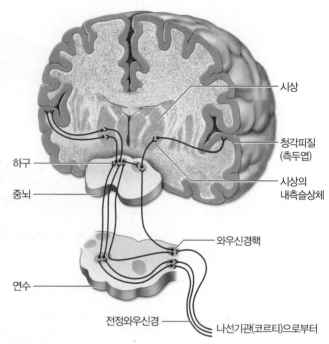

그림 10.24 청력을 위한 신경 통로. 이러한 통로는 달팽이관의 나선기관에서 청각피질로 확장된다. 상올리브 및 외측섬유대는 표시되지 않는다.

장소 이론으로 알려져 있으며, 앞서 설명한 바 있다. 낮은 주파수 소리에 의해 자극되는 감각신경세포와 높은 주파수 소리에 의해 자극되는 감각신경세포는 축삭돌기를 와우신경핵의 여러 부위로 투사한다. 와우신경핵은 다양한 부위가 다양한 "톤"(피치)을 나타낸다는 점에서 **주파수 대응조직**(tonotopic organization)을 보여준다. 피치에 따른 이와 같은 신경세포의 분리가 청각피질의 주파수 대응조직에 보존되어 있음으로써(그림 10.25), 우리는 소리의 다양한 피치를 인식할 수 있다.

피치 분석은 매우 놀라울 수 있다. 예를 들어, 우리는 특정 소리 주파수(440 Hz와 같은)가 바이올린으로 연주되든 피아노로 연주되는 상관없이 동일하다는 것을 인식할 수 있다. 고조파(공통 기본 주파수)는 진폭에 따라 달라질 수 있으며, 이는 각 악기의 다른 특징을 생성하는 데 도움이 된다. 그러나 기본 주파수가 동일하다면, 다른 악기에서도 피치가 동일한 것으로 인식된다.

소리의 크기(강도)는 피치와 달리 활동전위의 주파수에 의해 코딩된다. 각 귀에 도착하는 소리의 강도 차이는 소리를 파악하는 데 사용할 수 있다. 이러한 두 귀 사이의 강도 차이는 한쪽 귀가 다른 쪽 귀보다 소리의 출처에 더 가깝고 소리 주파수가 약 2,000 Hz 이상일 때 생성된다. 이러한 높은 주파수에서, 소리의 파장은 귀 사이의 거리보다 짧다. 이 정보는 소리가 다른 쪽 귀에 앞서 한쪽 귀에 도착할 경우 두 귀 사이의 시간차로 보완된다. 시간차는 특히 낮은 주파수

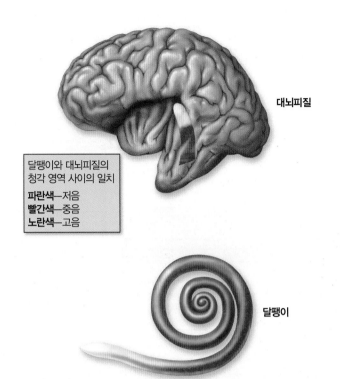

대뇌피질

달팽이와 대뇌피질의
청각 영역 사이의 일치
파란색—저음
빨간색—중음
노란색—고음

달팽이

그림 10.25 달팽이관의 피치 위치와 청각피질 사이의 상관관계. 다양한 주파수 (피치)의 소리는 기저막의 여러 부위에서 진동을 일으켜 달팽이관에 있는 여러 감각 신경세포를 흥분시킨다. 이어서 이들은 마찬가지로 주파수 대응조직이 있는 청각피질의 여러 부위로 입력사항을 보낸다.

소리(2,000 Hz 미만)를 찾는 데 중요하다. 인간은 1~2 dB 만큼 작은 두 귀 사이의 강도 차이와 10 ns (microseconds) 만큼 짧은 두 귀 사이의 시간 차이를 감지할 수 있다. 두 귀 사이의 강도 차이와 시간 차이에 기반한 소리 위치 식별(sound localization)은 각각 측면 및 내측 상올리브 영역의 구분된 기능이다.

청각 손상

난청에는 외이 및 중이를 통한 난원창으로의 음파가 손상된 (1) **전도 난청**(conduction deafness)과, 주로 달팽이관 유모세포의 퇴화로 인해 발생하는 (2) **감각신경성 난청**(sensorineural deafness), 두 가지로 크게 구분할 수 있다.

전도난청은 음파가 고막의 진동을 생성하기 위해 외이도를 통해 이동하는 능력에서의 다양한 문제로 인해 발생할 수 있다. 이것은 대부분 귀지(ear wax 또는 cerumen)의 축적과 중이염 또는 귀경화증(이전의 임상적용 상자에서 설명)으로 인한 중이 손상 때문이다. 외부 유모세포(기저막의 진동을 증폭하는)의 퇴화로 인한 감각신경성 난청은 소리에 대한 민감도와 다양한 주파수를 구별하는 능력을 저하시킨다. 이러한 경우, 보청기를 사용하면 도움이 된다. 하지만 내부 유모세포(달팽이관의 기계수용체)가 완전히 파괴되는 감각신경성

난청은 다음에 설명할 인공와우로만 치료할 수 있다. 감각신경성 난청은 커다란 소리(총소리와 록 콘서트 등), 다양한 약물, 노화, 특정 유전자 돌연변이로 인해 발생할 수 있다. 포유류의 달팽이관 유모세포는 재생될 수 없으나, 관련 문제를 해결하기 위해 많은 과학자들은 유모세포를 복원할 수 있는 유전자 그리고/또는 줄기세포 치료법을 현재 연구하고 있다.

전도난청은 모든 소리 주파수에서의 청력을 손상시킨다. 대조적으로, 감각신경성 난청은 종종 다른 피치보다 어떤 피치를 더 잘 듣는 능력을 손상시킨다. 이것은 병리학적 과정이나 노화를 발생하는 변화 때문일 수 있다. 나이 관련 청력 손상인 **노인성 난청**은 높은 주파수(18,000~20,000 Hz)를 듣는 능력이 감퇴하기 시작하는 20세 후에 시작된다. 남자들은 여자들보다 더 많이 영향을 받으며, 비록 진행정도가 다르지만 장애는 점차적으로 4,000~8,000 Hz 범위로 확대될 수 있다. 이러한 손상은 다양한 피치의 역치값 강도를 결정하는 기법인 **청력검사**를 통해 감지할 수 있다. 말을 들을 수 있는 능력은 특히 더 높은 주파수에서의 청력 상실로 인해 영향을 받는다.

전도난청이 있는 사람들은 소리를 증폭하고 음파를 뼈를 통해 내이에게 전도하는 장치인 **보청기**(hearing aids)가 도움이 될 수 있다. 감각신경성 난청이 있는 사람들은 **인공와우 이식**(cochlear implants)을 진행하기도 한다. 인공와우 이식은 달팽이관으로 삽입되는 전극, 측두골에 이식되는 수신기, 외부 마이크, 프로세서, 송신기 등으로 구성된다. 비록 감각신경성 난청에서는 유모세포와 대부분의 관련 감각 수상돌기가 퇴화되지만, 이러한 장치는 일부 수상돌기가 생존하여 이식된 전극에 의해 자극될 수 있기 때문에 효과적일 수 있다. 나선신경절의 일부 신경세포가 전기적으로 자극되어 활동전위를 생성하고 낮은, 중간, 높은 소리 주파수 정보를 뇌로 전달할 수 있기 때문이다. 그러나 인공와우는 말을 듣고 소리의 위치를 찾을 수 있게 하는 다양한 능력을 허용하지만, 정상적인 청력을 복원하지는 못한다.

10.6 눈과 시력

관찰된 물체의 빛은 각막과 수정체에 의해 눈 뒤에 있는 광수용성 망막으로 모아진다. 초점은 수정체의 두께와 곡률 정도를 변화시키는 근육 수축에 의해 물체와 눈 사이 다양한 거리로 망막에서 유지된다.

눈은 전자기 스펙트럼(그림 10.26)의 에너지를 신경 충동으로 변환한다. 이 스펙트럼의 제한적인 부분만이 광수용체를 자극시킬 수 있

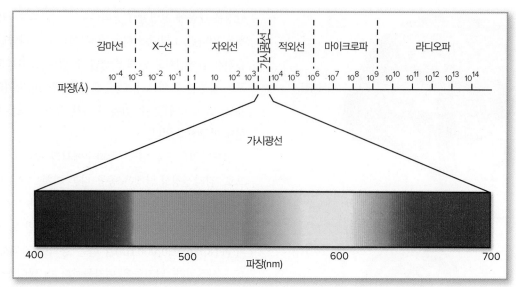

그림 10.26 전자기 스펙트럼. 전자기 스펙트럼의 여러 부분(상단)이 옹스트롱 단위(1Å = 10^{-10} m)로 표시되어 있다. 가시 스펙트럼(하단)은 이 스펙트럼의 작은 범위만을 구성하며, 나노미터 단위(1 nm = 10^{-9} m)로 표시된다.

다. 파장이 400~700 나노미터(1 nm = 10^{-9} m 또는 1 m의 10억분의 1)인 전자기적 에너지가 가시광선을 구성한다. 스펙트럼의 적외선 영역에서 더 긴 파장의 빛은 열처럼 느껴지지만 광수용체를 자극하기에 충분한 에너지가 없다. 가시광선보다 파장이 더 짧고 에너지가 더 많은 자외선은 눈 수정체의 노란색에 의해 걸러진다. 꿀벌과 수정체가 제거된 사람은 자외선 범위의 빛을 볼 수 있다.

안구의 구조는 표 10.4에 요약되어 있다. 눈의 가장 바깥쪽 층은 외부에서 눈의 흰자위처럼 보일 수 있는 **공막**이라고 하는 결합조직

의 거친 외피이다. 공막의 조직은 투명한 **각막**과 이어져 있다. 투명한 상피는 각막을 덮고 있으며, 공막과 눈꺼풀의 내부 표면을 덮고 있는 점막인 **결막**과 이어져 있다. 각막 상피와 결막의 접합부에는 각막을 재생하고 복구할 수 있는 줄기세포를 포괄하는 작은 영역의 막이 있다. 과학자들은 각막에 화상을 입은 환자의 반대쪽 눈에서 얻은 줄기세포를 배양하여, 대부분의 환자에서 투명하고 자가 재생되는 각막을 성공적으로 복구하는 데 성공했다고 보고했다.

빛은 각막을 통과하여 눈의 **전방**으로 들어간다. 그런 다음, 빛은

표 10.4 | 안구의 구조

피막과 구조	위치	구성	기능
섬유막	안구의 바깥층	무혈성 결합조직	안구의 모양을 형성함
공막	후방 바깥층, 눈의 흰자위	촘촘하게 결합된 탄성섬유와 콜라겐섬유	안구를 지지하고 보호함
각막	안구의 전방 표면	촘촘하게 채워지고 조밀한 결합조직으로 투명하고 볼록함	빛을 투과하고 굴절시킴
혈관막(포도막)	안구의 중간층	고도로 혈관성인 색소조직	혈액을 공급하고 반사를 방지함
맥락막	안구의 전방 부분에 있는 중간층	혈관층	혈액을 안구로 공급함
모양체	혈관막의 전방 부분	평활근섬유와 선상피	현수 인대를 통해 수정체를 지지하고 수정체 두께를 결정함, 방수를 분비함
홍채	혈관막의 전방 부분, 모양체와 연속됨	색소세포와 평활근섬유	동공의 직경을 조절함으로써 유리체방으로 들어오는 빛의 양을 조절함
신경막	안구의 내부층	조밀하게 채워진 광수용체, 신경세포, 혈관, 결합조직	간상체와 원추체의 위치를 정하고 지지함
망막	내부 피막의 주요 부분	광수용체 신경세포(간상체와 원추체), 양극성신경세포, 망막신경절세포	광수용성, 충동을 전달함
수정체(피막의 일부가 아님)	전방과 후방 사이, 모양체의 현수 인대에 의해 지지됨	촘촘하게 배열된 단백질섬유로 투명함	빛을 굴절하고 중심와에 초점을 맞춤

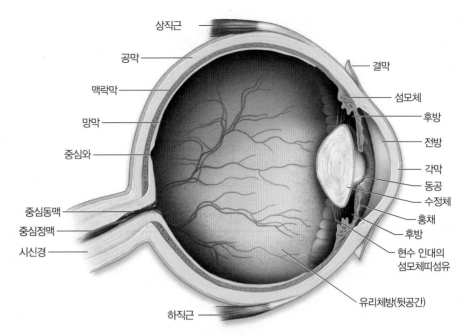

그림 10.27 안구의 내부 해부학. 빛은 이 그림의 오른쪽에서 눈으로 들어오고 망막에서 초점이 맺힌다.

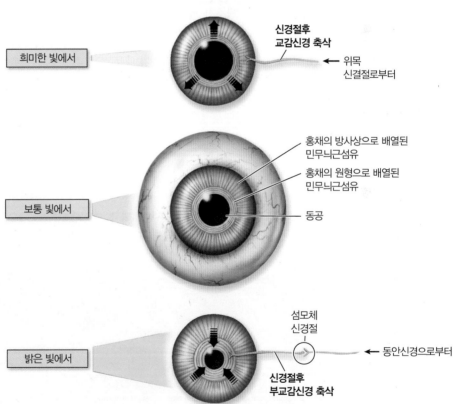

그림 10.28 동공의 확장과 수축. 희미한 빛에서, 방사상으로 배열된 평활근섬유는 교감신경세포에 의한 자극을 통해 수축됨으로써 동공을 확장한다. 밝은 빛에서, 원형으로 배열된 평활근섬유는 부교감신경세포에 의한 자극을 통해 수축됨으로써 동공을 수축시킨다.

홍채라고 알려진 색소 근육(pigmented muscle)에 의해 둘러싸인 **동공**이라고 하는 개구부를 통과한다. 빛은 동공을 통과한 후 **수정체**로 들어간다(그림 10.27).

홍채는 카메라의 격막과 같다. 그것은 빛을 더 많게 혹은 더 적게 받아들이기 위해 조리개(동공)의 직경을 늘리거나 줄일 수 있다. 동공의 직경 변화는 사실상 카메라에서 f-스톱의 변화와 유사하다. 동공의 수축은 홍채 내의 환상근섬유의 수축에 의해 생성된다. 확장은 동공확대근의 방사근섬유(radial muscle fibers)의 수축에 의해 생성된다. 동공 수축은 동안 신경(III)을 통한 부교감신경자극으로 인해 발생하는 반면, 확장은 교감신경자극으로 인해 발생한다(그림 10.28).

홍채의 뒷부분에는 눈이 색깔을 인식하게 해주는 색소상피가 있

임상적용

백내장(cataract)은 혼탁해진 수정체 부위를 가리키는 것으로, 일반적으로 수정체는 (1) 무혈관성이고, (2) 세포소기관이 제거되었으며, (3) 세포질이 결정질(crystalline)이라고 하는 단백질로 채워져 있어서 투명하다. 자외선, 탈수 또는 산화로 인한 손상은 결정성 단백질의 변형 및 응집을 초래하여 백내장을 일으킬 수 있다. 백내장은 65세 이상 인구의 절반 이상에서 시력을 방해하며, 종종 수정체 제거 수술로 치료된다. 이것은 각막과 수정체낭을 절개하고 초음파를 방출하는 탐침을 삽입하여, 수정체를 연화 및 파편화(fragment)하여 흡인으로 수정체를 제거하는 것이다. 기존 수정체는 유연한 인공수정체로 교체되는데, 이 인공수정체는 수정체낭으로 삽입되며 거의 모든 경우에서 시력을 크게 향상시킨다.

다. 홍채의 색깔은 색소의 양에 따라 결정된다. 색소의 양이 파란색 눈은 가장 적고, 갈색 눈은 중간 정도이고, 검은색 눈은 가장 많다. 선천적으로 멜라닌 색소를 생성하지 못함으로 인해 발생하는, 정상적인 색소 침착이 없는 **백색증** 상태에서는 색소가 없어서 혈관이 보이기 때문에 눈은 분홍색으로 보인다.

수정체는 생세포(living cell)로 구성되어 있지만 무혈관성이기 때문에(혈관이 없음), 세포 유지를 위한 자체적인 미세순환계를 필요로 한다. 그럼에도 불구하고, 신진대사는 혐기성이며, 중추 가까이에 있는 세포는 대사율이 낮다. 수정체는 투명하고, 주로 세포기관이 없는 "성숙 섬유"라고 하는 세포로 구성되어 있다. 이들 세포는 단면이 평평한 육각형 모양이며, 수많은 간극연접에 의해 상호연결된다. 흥미롭게도, 간극연접의 코넥신 단백질을 코딩하는 유전자의 돌연변이(7장 그림 7.22 참조)는 유전적 백내장을 유발하는 것으로 알려져 있다.

수정체는 공막에 연결되어 수정체를 둘러싸고 있는 **섬모체**(ciliary body)라고 하는 근육 돌기에 매달려 있다. **섬모체띠섬유**(zon＝거들)는 수정체를 섬모체에 매달리게 해서, 수정체를 지지하는 **현수 인대**(suspensory ligament)를 형성한다. 각막과 홍채 사이 공간은 **전방**이고, 홍채와 모양체 및 수정체 사이 공간은 **후방**이다(그림 10.29).

전방과 후방은 **수양액**(aqueous humor)이라고 하는 유체로 채워져 있다. 이 유체는 섬모체에 의해 후방으로 분비되며, 동공을 통과하여 무혈성 수정체와 각막에 영양을 공급하는 전방으로 흐른다. 수양액은 전방에서 **공막정맥동**(쉴렘관)으로 배출되며, 공막정맥동은 수양액을 정맥혈로 되돌려 보낸다(그림 10.29).

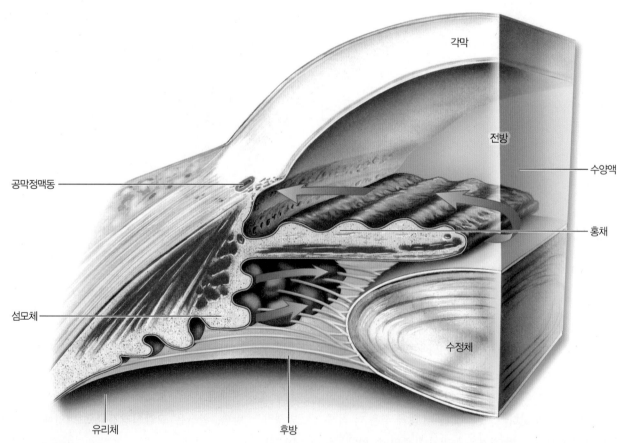

그림 10.29 수양액의 생성 및 배수. 수양액은 전방 및 후방 안에서 안구 내약을 유지시킨다. 수양액은 선모체에 의해 후방으로 분비되어, 동공을 통해 전방으로 흘러, 안구에서 공막정맥동(쉴렘관)을 통해 배출된다.

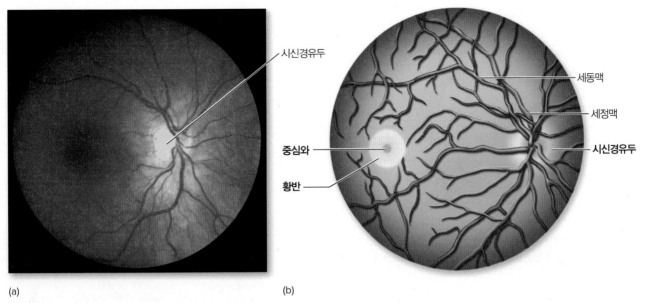

그림 10.30 **검안경으로 본 망막의 모습.** (a) 사진. (b) 안저(눈의 뒤쪽)의 그림이다. 시신경섬유는 시신경유두에서 안구를 떠나 시신경을 형성한다. 시신경유두에서 안구로 들어가는 혈관을 볼 수 있다. (a) ©Steve Allen/Getty Images

수정체 뒤에 위치한 눈 부분은 **유리체**(vitreous body) 또는 **유리체액**(vitreous humor)으로 알려진 두껍고 점성이 있는 물질로 채워져 있다. 유리체를 통과한 수정체의 빛은 눈의 뒤쪽에 있는 광수용체를 포괄하고 있는 신경층으로 들어간다. 이 신경층을 **망막**(retina)이라고 한다. 망막을 통과한 빛은 아래에 있는 어두운 색깔의 **맥락막층**에 의해 흡수된다. 이러한 빛의 일부는 망막을 통과하는 동안에 광수용체를 자극하며, 광수용체는 이어서 다른 신경세포를 활성화한다. 망막에 있는 신경세포는 **시신경유두**(optic disc, 그림 10.30)라고 하는 부위에 함께 모여 있는 섬유에 기여하며, 여기서 신경세포는 시신경으로서 망막을 빠져나간다. 이 부위는 광수용체가 없어서 사각지

대로 알려져 있다. 또한 시신경유두는 혈관이 들어오고 나가는 곳이기도 하다.

굴절

한 가지 밀도의 매질에서 다른 밀도의 매질로 통과하는 빛은 **굴절**되거나 구부러진다. 굴절 정도는 두 매질의 비교 밀도에 따라 달라지며, **굴절률**로 표시된다. 공기의 굴절률은 1.00이고, 이에 비해 각막의 굴절률은 1.38이며, 수양액과 수정체의 굴절률은 각각 1.33과 1.40이다. 굴절률은 공기-각막 경계면에서 가장 크게 차이가 나기 때문에, 빛은 각막에서 가장 많이 굴절된다.

굴절 정도는 두 매질 사이 경계면의 곡률에 따라 달라진다. 각막의 굴절률은 일정하지만, 수정체의 굴절률은 다양할 수 있다. 따라서 수정체의 굴절 특성은 망막에 빛을 모으기 위한 미세 제어를 제공할 수 있다. 빛 굴절로 인해, 망막에 형성된 이미지는 상하좌우가 뒤집힌다(그림 10.31).

망막에 투사된 외부 세계의 일부인 **시야**는 굴절 때문에 눈에서 거꾸로 된다. 각막과 수정체는 각 눈의 망막의 왼쪽 절반에 시야의 오른쪽 부분을 맞추는 반면, 시야의 왼쪽 절반은 각 망막의 오른쪽 절반에 맞추어진다(그림 10.32). 따라서 왼쪽 눈의 안쪽 망막 절반은 오른쪽 눈의 바깥쪽(또는 코축) 망막 절반과 동일한 이미지를 받는다. 오른쪽 눈의 코측 망막 절반은 왼쪽 눈의 측두부 망막 절반과 동일한 이미지를 받는다.

🫀 임상적용

녹내장(glaucoma)은 망막신경절세포 축삭돌기(그림 10.36 참조)의 상실을 수반하여 시력을 다시 회복할 수 없는 시신경의 손상이다. 전방의 수양액이 홍채와 각막이 만나는 지점에 위치한 "각" 또는 개구부를 통해 눈으로부터 빠져나가는 **개방각 녹내장**(open-angle glaucoma)이 가장 흔하다. 하지만 유체는 여기로부터 해면 공막정맥동을 통해 적절하게 배액되지 않아 안구내압은 정상적인 10~21 mmHg 이상으로 올라갈 수 있다. 시신경 손상은 안구내압과 정확한 상관관계가 없으며, 정상 안압인 사람들과 안압이 약간 높은 사람들은 걸리지 않을 수 있다. 개방각 녹내장은 통증이 없고 주변 시력의 상실 외에 다른 증상이 없을 수 있다. 그 진행은 약물과 일부 수술로 치료할 수 있다. 반대로, 홍채 일부에 의한 각 차단으로 안구내압이 갑자기 상승해서 발생하는 **폐쇄각 녹내장**(angle-closure glaucoma)은 실명을 방지하기 위하여 레이저 수술로 즉시 치료해야 한다.

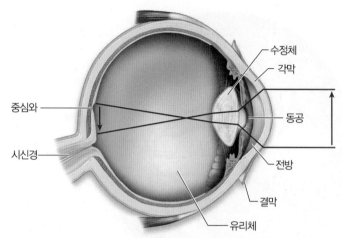

그림 10.31 이미지는 망막에서 뒤집힌다. 이미지를 뒤집히게 하는 빛의 굴절은 공기-각막 경계면에서 가장 크게 일어난다. 하지만 수정체 곡률의 변화는 필요한 미세 초점 조정을 가능케 한다.

원근조절

정상적인 눈으로 물체를 볼 때, 빛의 평행 광선은 망막의 한 점 또는 **초점**으로 굴절된다(그림 10.35a). 굴절 정도가 일정하게 유지될 경우, 물체가 눈에 더 가깝거나 더 멀리 움직이면 초점이 그에 맞춰 이동하게 되므로 초점은 망막의 뒤나 앞에 있게 된다.

눈과 물체 사이 거리가 달라질 때, 이미지가 망막에 맞춰 지도록 하는 눈의 능력을 **원근조절**(accommodation)이라고 한다. 원근조절은 섬모체근의 수축으로 인해 가능하며, 섬모체근은 조리개를 변경할 수 있는 조임근과 같다(그림 10.33). 섬모체근이 이완되면, 조리개가 넓어진다. 따라서 섬모체근이 이완되면 현수 인대의 섬모체띠섬유에 장력이 가해지고 수정체가 팽팽하게 당겨진다. 이것이 눈에서 20 ft 이상 떨어진 물체를 볼 때 나타나는 조건이다. 이미지는 망

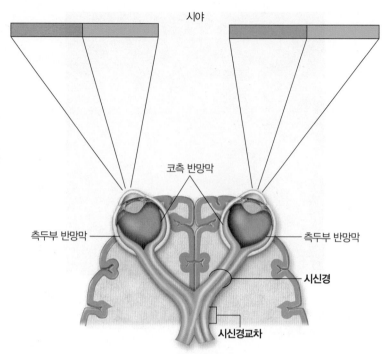

그림 10.32 이미지는 망막에서 오른쪽에서 왼쪽으로 전환된다. 시야의 왼쪽은 각막의 오른쪽 절반으로 투사되는 반면, 각 시야의 오른쪽은 각 망막의 왼쪽 절반으로 투사된다. 시신경의 축삭돌기는 이에 따라 정보(여기서는 코드화된 녹색 및 주황색)를 전달한다.

막에 맞추어지고, 수정체는 가장 평평하고 볼록하지 않은 형태이다. 물체가 눈에 더 가깝게 이동함에 따라 섬모체근은 수축한다. 이러한 근수축은 섬모체의 조리개를 좁힘으로써 수정체를 매달고 있는 섬모체띠섬유의 긴장을 감소시킨다. 긴장이 감소할 때 수정체는 선천적인 탄성 때문에 더 둥글어지고 볼록해진다(그림 10.34).

원근조절할 수 있는 눈의 능력은 시력 근점 테스트로 측정할 수 있다. **시력 근점**(near point of vision)은 물체에 초점을 맞출 수 있는

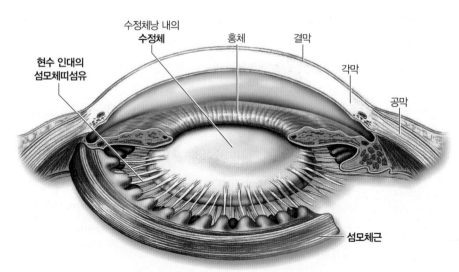

그림 10.33 섬모체근과 수정체의 관계. 눈의 수정체, 섬모체띠섬유, 섬모체근 사이 관계를 보여주는 다이어그램이다.

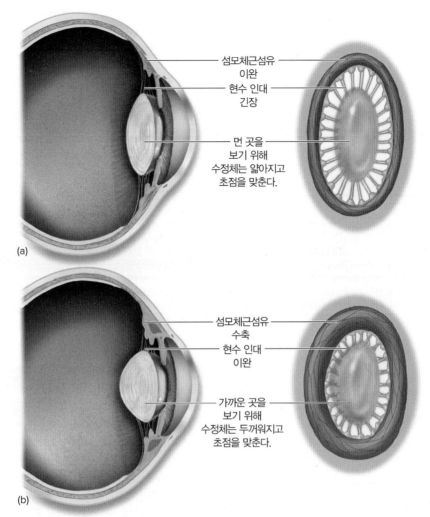

그림 10.34 수정체 모양의 변화로 원근조절이 가능해진다. (a) 수정체는 섬모체근이 이완되고 현수 인대가 팽팽해질 때 먼 거리를 볼 수 있게 납작해진다. (b) 수정체는 섬모체근이 수축하고 현수 인대가 이완될 때 가까운 거리를 볼 수 있도록 더 구형이 된다.

눈으로부터의 최소 거리이다. 이 거리는 나이가 들면서 늘어난다. 실제로, 45세 이상인 거의 모든 사람들의 원근조절은 크게 손상된다. 나이가 듦에 따른 원근조절 능력 상실은 **노안**(presbyopia, presby＝늙은)이라고 한다. 이러한 상실은 수정체의 유연성 감퇴와 수정체에 부착된 섬모체띠섬유의 전방 이동 등 여러 가지 원인이 있는 것으로 보인다. 이러한 변화의 결과로, 섬모체근이 수축할 때조차도 섬모체띠섬유와 수정체가 팽팽하게 당겨진다. 예를 들어, 수정체는 인쇄된 페이지를 눈에 가까이 댈 때 두꺼워지거나 굴절을 증가시킬 수 없다. 노안이 있는 사람들은 가까운 거리에 작은 물체를 선명히 볼 수 있도록 하기 위해 독서용 렌즈(확대경)가 달린 안경을 필요로 하는 경우가 많다.

시력

시력(visual acuity)은 시각의 선명도를 말한다. 이미지의 선명도는 시각 시스템의 **분해능**, 즉 가까운 거리에 있는 두 개의 점을 구별(분해)하는 시각 시스템의 능력에 달려 있다. 시스템의 분해능이 좋을수록, 이러한 점들은 서로 더 가까이 있을 수 있고 여전히 분리되어 보일 수 있다. 시스템의 분해능이 초과하면, 점들이 흐릿해져 하나의 이미지로 인식된다.

근시와 원시

정상 시력을 가진 사람은 **스넬렌 시력표**(Snellen eye chart)로부터 6,096 m(20 ft) 떨어져 서 있을 때(원근조절이 시력에 영향을 미치는 요인이 되지 않도록), "20/20"으로 표시된 글자 선(line of letters)을 읽을 수 있다(그림 10.35a). **근시**(myopia)인 경우, 이미지가 망막보

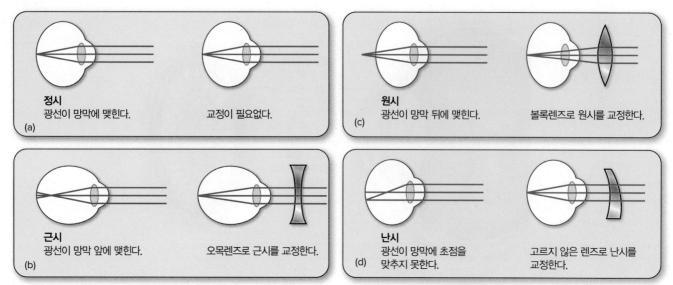

그림 10.35 굴절의 문제와 이를 교정하는 방법. 정상 눈(a)에서 빛의 평행광선은 각막과 수정체의 굴절에 의해 망막에 초점이 맞춰진다. 근시(b)와 같이 눈이 너무 길면, 초점은 망막 앞에 있다. 따라서 망막에서 이미지는 흐릿해지지만 오목렌즈로 교정할 수 있다. 원시(c)와 같이 눈이 너무 짧으면, 초점은 망막 뒤에 있다. 따라서 망막에서 이미지는 흐릿해지지만 볼록렌즈로 교정할 수 있다. 난시(d)에서 빛 굴절은 각막이나 수정체의 모양이 불규칙하기 때문에 고르지 못하다.

다는 망막 앞에 맞추어질 것이기 때문에 이 선이 흐릿하게 보일 것이다. 이는 일반적으로 안구가 너무 길기 때문이다. 근시는 광선을 발산시키는 오목렌즈가 부착된 안경으로 교정되며, 이 경우 초점은 수정체에서 더 멀어져 망막을 향해 뒤로 밀려나게 된다(그림 10.35b).

안구가 너무 짧으면, "20/20"으로 표시된 선은 수정체의 초점 길이가 망막까지의 거리보다 길어지기 때문에 흐릿하게 보일 것이다. 따라서 이미지의 초점은 망막 뒤에 있었을 것이며, 물체가 명확히 보이려면 눈에서 더 멀리 있어야 할 것이다(그림 10.35c). 이 조건을 **원시**(hyperopia)라고 한다. 원시는 빛의 수렴을 증가시키는 볼록렌즈가 부착된 안경으로 교정되며, 이 경우 초점은 수정체와 더 가까워져 망막에 있게 된다.

난시

각막과 수정체의 굴절이 완벽하게 대칭이 아니기 때문에, 이러한 구조의 일부를 통과하는 빛은 다른 부분을 통과하는 빛과는 굴절 정도에서 차이가 난다. 각막 그리고/또는 수정체의 비대칭이 심한 경우, 그 사람은 **난시**(astigmatism)가 있다고 말한다(그림 10.35d). 난시가 있는 사람이 바퀴의 바큇살처럼 중심에서 뻗어 나가는 선들의 원을 보면 선의 이미지가 360도 전체에서 선명하게 보이지 않는다. 따라서 흐릿하게 보이는 원의 부분은 난시를 매핑(문제부분 확인)하는 데 사용할 수 있다. 이 조건은 눈의 각막이나 수정체의 비대칭을 보상하는 원주형 렌즈로 교정된다.

🫀 임상적용

라식(LASIK, 레이저각막상피절삭성형술)은 근시, 원시, 난시를 교정하는 외과적 시술이다. 외과의사는 먼저 뒤쪽으로 접힌 각막의 피부 판(flap)을 절단한다. 그런 다음, 컴퓨터 유도 레이저가 각막조직을 태워 재형성한다. 근시의 경우, 레이저가 각막의 만곡을 줄임으로써 굴절을 줄여 망막에 초점을 맞춘다. 원시의 경우에는, 레이저가 곡률과 굴절력을 증가시키고, 난시의 경우에는 레이저가 각막을 더 구형으로 정확하게 재형성한다. 라식은 노안을 교정할 수 없으므로 독서용 안경이 여전히 필요할 수 있다. 또한, 근시가 있는 사람의 한쪽 눈은 더 가까운 것을 볼 수 있도록 의도적으로 덜 교정하고, 반대쪽 눈은 단안시라고 하는 기법으로 20/20에 가깝게 교정한다.

10.7 망막

광수용체 신경세포에는 2가지 유형인 간상체와 원추체가 있다. 둘다 빛에 반응하여 해리되는 색소 분자를 포함하고 있으며, 결국 시신경에서 활동전위를 생성하는 광화학 반응을 통해 활성된다.

망막(retina)은 단일세포 두께의 색소상피세포(간상체와 원추체라고 하는 광수용체 신경세포)와 다른 신경세포층으로 구성된다. 망막의 신경층의 방향은 뇌의 전방으로의 확장 구조이다. 시신경은 회로관으로 생각할 수 있으며, 신경섬유의 수초는 슈반세포보다는 희돌기교세포(다른 CNS 축삭돌기처럼)에서 파생되는 특징을 보여준다.

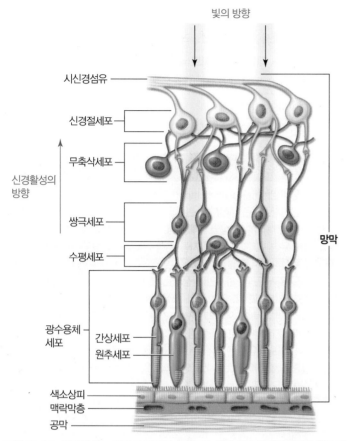

빛의 방향

시신경섬유

신경절세포

무축삭세포

신경활성의
방향

쌍극세포

수평세포

망막

광수용체
세포

간상세포

원추세포

색소상피
맥락막층
공막

그림 10.36 망막의 층. 망막이 뒤집히기 때문에, 빛은 광수용체(간상체와 원추체)에 도달하기 전에 여러 가지 층의 신경세포를 통과해야 한다. 그런 다음, 신경활동은 광수용체에서 쌍극세포로, 쌍극세포에서 신경절세포로 전달된다.

망막은 뇌의 확장이기 때문에 신경층은 들어오는 빛을 향해 바깥쪽으로 향해 있다. 따라서 빛은 광수용체를 닿기 전에 여러 신경층을 통과해야 한다(그림 10.36). 그런 다음 광수용체는 다른 신경세포와 시냅스함으로써, 시냅스 활동은 망막에서 바깥쪽으로 이동하는 형태이다.

시신경에 축삭돌기를 기여하는 신경세포의 바깥층은 **망막신경절세포**(retinal ganglion cells)라고 한다. 이들 신경세포는 쌍극세포(bipolar cells)로부터 자극을 받으며, 쌍극세포는 간상체와 원추체로부터 자극을 받는다. 광수용체로부터 쌍극세포로, 쌍극세포에서 신경절로의 정보 흐름 외에도, **수평세포**(horizontal cells)라고 하는 신경세포는 여러 광수용체와 (어쩌면 쌍극세포와도) 시냅스하고, **무축삭세포**(amacrine cells)라고 하는 신경세포는 여러 신경절세포와 시냅스를 형성한다.

각 간상체와 원추체는 내분절와 외분절로 구성된다(그림 10.37). **내분절**은 세포의 세포기관 대부분을 포괄하고 있으며, **외분절**은 수백 개의 평평한 막낭 또는 **막 디스크**(membranous discs)를 포괄하고 있다(그림 10.37). 막낭에는 시력에 필요한 광색소 분자가 위치해

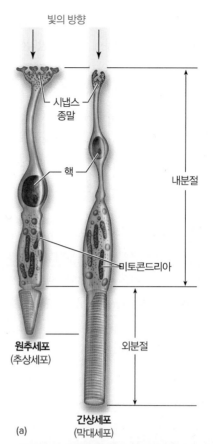

빛의 방향

시냅스
종말

핵

내분절

미토콘드리아

원추세포
(추상세포)

외분절

간상세포
(막대세포)

(a)

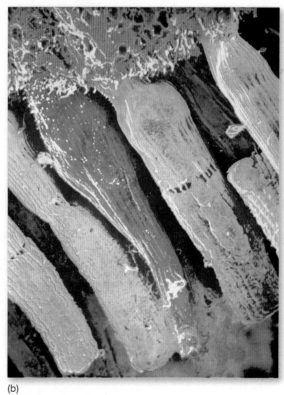

(b)

그림 10.37 간상체와 원추체. (a) 간상체와 원추체의 구조를 보여주는 다이어그램. (b) 간상체와 원추체의 스캔 전자현미경 사진이다. 각 수용체는 외분절과 내분절을 포괄하고 있다. 외분절은 다량의 막 디스크를 포괄하고 있다. (b) ©Ominkron/Science Source

있다. 광수용체세포는 끝 부위에서 새로운 막 디스크를 지속적으로 추가하는데, 광수용체세포 외분절의 기저부에 위치한 **망막색소상피**(retinal pigment epithelium, 그림 10.36)의 세포 포식과정이 관여된다. 각 망막색소상피세포는 50~100개의 광수용체 외분절과 접촉하며 매일 포식과정을 통해 외분절의 먼 쪽 10%를 제거한다. 이것은 평생 동안 각 망막색소세포가 수백~수천 개의 디스크를 포식한다는 의미가 된다. 광수용체는 외분절의 기저부에서 새로운 디스크를 지속적으로 생성하고, 생성된 새로운 디스크는 손실된 물질을 대체하기 위해 기저부 쪽으로 이동한다.

망막색소상피는 단순한 단일세포층 두께의 막이다. 미세융모는 색소상피세포의 정점 표면에서 광수용체 쪽으로 투사되어 상호작용을 돕는다. 망막색소상피의 기저 표면은 색소상피를 맥락막의 혈관과 분리하는 결합조직 기저막인 **부르크막**(Bruch's membrane)과 접촉한다. 연구 결과에 따르면 시력조절에 관여를 하는 망막색소상피의 여러 가지 기능의 주요 내용은 아래와 같다.

1. 광수용체의 불필요한 외분절 포식
2. 망막에서 멜라닌 색소에 의해 산란된 광 흡수
3. 혈액에서 광수용체세포로 영양 전달
4. 망막의 면역공격 억제(결과적으로 망막을 면역학적으로 특혜를 받은 곳이 되도록 만드는 데 도움을 줌, 15장 15.3절)
5. 광수용체의 시각색소를 활성 형태로 전환하는데 관여(광수용체로 다시 재활용에 관여)
6. 광수용체를 둘러싸고 있는 이온 구성의 안정화에 관여(광수용체가 빛에 적절히 반응하는데 도움, 광수용체에서 이온 움직임은 그림 10.40 참조).

빛이 간상체에 미치는 영향

광수용체(간상체와 원추체, 그림 10.37)는 빛이 수용체세포의 외분절의 막 디스크 안에 포함된 색소 분자의 화학적 변화를 일으킬 때 활성화된다. 각 간상체는 이러한 디스크에서 **로돕신**(rhodopsin)이라고 하는 수천 개의 보라색 색소 분자를 포함하고 있다. 색소는 스펙트럼의 빨간색과 파란색 부위에서 빛을 전달하고 녹색 부위에서 빛에너지를 흡수하기 때문에 보라색(빨간색과 파란색의 조합)으로 보인다. 가장 잘 흡수되는(**흡수 극대**) 빛의 파장은 약 500 nm(청록색 빛)이다.

녹색 자동차(및 다른 녹색 물체)는 빨간색 물체보다 간상체가 시력에 사용되는 저녁에 더 쉽게 보일 수 있다. 이것은 빨간색 빛이 로돕신에 의해 잘 흡수되지 않고 흡수된 빛만이 시력을 발생시키는 광

화학 반응을 생성할 수 있기 때문이다. 로돕신은 흡수된 빛에 반응하여 비타민 A에서 파생된 색소, **레티넨**(retinene) 또는 **레티날**(retinal)이라고도 하는 **레틴알데하이드**(retinaldehyde)와 **옵신**(opsin)이라는 단백질 두 가지 성분으로 해리된다. 이 작용을 **표백반응**(bleaching reaction)이라고 한다.

 임상적용

색소성 망막염(retinitis pigmentosa)은 광수용체의 변성을 일으키는 유전 질환군이다. 많은 유전자가 관련되어 있는 것으로 보이며, 이 질병의 형태는 상염색체 우성, 상염색체 열성, X-연관 형질로 유전된다. 하나의 상염색체 우성 형태에서, 과학자들은 광수용체의 변성을 초래하는 옵신 단백질 유전자에서 단일염기 변화를 발견했다. 간상체가 먼저 죽어서 야간 시력을 잃게 된다. 하지만 간상체는 분명히 원추체를 유지하는 데 필요한 인자를 분비한다. 간상체의 상실에 따라 원추체는 퇴화되어 죽기 시작함으로써 시력이 시야의 주변부(간상체가 지배적인 곳)에서부터 중심부(원추체가 지배적인 곳)로 점진적으로 저하된다. 결과적으로, 색소성 망막염이 있는 사람들은 점점 더 "터널 시야"를 갖게 된다. 이것은 황반변성(나중에 설명)이 있는 사람, 망막의 중심부(중심와)에서 시력을 잃는 사람, "눈의 모서리"에서 보려고 노력해야 하는 사람과는 대조적이다. 현재 임상시험 III 단계에 있는, 색소성 망막염을 일으키는 돌연변이 유전자 치료는 망막 아래 아데노바이러스 벡터 안에 기능성 유전자를 주입하는 방법이다.

레티날은 전-트랜스(all-*trans*) 형태(광입자 자극에 의한 구조적 변형)라고 알려진 것과 11-시스(11-*cis*) 형태라고 하는 것 두 가지 구성(모양)으로 존재할 수 있다(그림 10.38). 전-트랜스 형태는 더 안정적일 수 있으나 11-시스 형태만이 옵신에 부착된 것으로 밝혀졌다. 11-시스-레티날은 흡수된 빛에너지에 반응하여 전-트랜스 이성체로 전환됨으로써 표백반응에서 옵신으로부터 해리된다. 빛에 대한 이러한 해리성 반응은 간상체 원형질막의 이온 투과성의 변화를 일으키고 궁극적으로 망막신경절세포에서 신경 충동(impulse)의 생성으로 이어진다. 이러한 효과는 조명 강도가 낮은 조건에서도 간상체에 의한 흑백 시력을 제공할 수 있게 한다.

망막색소상피는 망막의 **시각주기**(visual cycle)에도 필요하다. 광수용체에는 레티날을 전-트랜스 형태에서 11-시스 형태로 이성화(재전환)하는 데 필요한 효소인 시스-트랜스 이성화효소(*cis-trans* isomerase)가 없다. 빛의 흡수가 레티날의 전-트랜스 형태의 형성을 야기한 후 전-트랜스-레티날은 옵신에서 해리되어 광수용체에서 밀접하게 연관된 색소상피세포로 다시 운반된다. 거기서 11-시스 형태로 다시 이성화된 다음에 광수용체로 다시 운반된다. 그리고 11-시스-레티날은 다시 옵신과 결합하여 빛에 반응할 수 있는 활성 광색

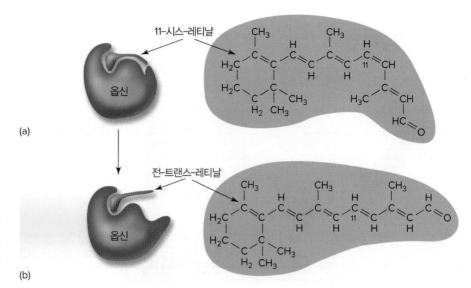

11-시스-레티날

옵신

(a)

전-트랜스-레티날

옵신

(b)

그림 10.38 로돕신의 광해리. (a) 광색소 로돕신은 11-시스-레티날(레티넨)과 결합된 단백질 옵신으로 구성된다. (b) 레티날은 빛에 노출되면 전-트랜스라고 하는 다른 형태로 전환되고 옵신에서 해리된다. 이 광화학 반응은 결국 망막에서 신경절세포의 자극을 초래하는 이온 투과성의 변화를 유도한다.

소를 형성할 수 있다. 망막의 시각회로로 알려진 것이 바로 광수용체와 망막색소상피세포 사이의 이러한 재활용이다.

암순응

빛에서 발생하는 표백반응으로 인해, 간상체에서는 로돕신의 양이 줄어들고 원추체에서는 시각 색소의 양이 줄어든다. 따라서 빛에 적응한 사람이 처음에 어두운 방에 들어가면 빛에 대한 민감도가 낮아지고 시력이 떨어지는 현상이 나타난다. 이후 시간이 흐르면 광수용체 민감도의 점진적인 증가를 뜻하는 **암순응**(dark adaptation)이 발생하여 약 20분이 지나면 최대 민감도에 도달하게 된다. 낮은 빛 강도에 대한 민감도가 올라가는 것은 부분적으로 어둠 속에서 생성된 시각 색소의 양이 증가하기 때문이다. 원추체의 색소 증가로 인해, 처음 5분이 지나면 약간의 암순응이 발생하게 된다. 간상체에서 로돕신이 증가하면 낮은 빛 수준에 대한 민감도가 훨씬 더 많이 높아지는데, 이는 부분적으로 어둠 속에서 약 5분 후에 발생하는 순응 때문이다. 로돕신 농도의 증가 외에도, 다른 더 미묘한(그리고 덜 파악된) 변화가 간상체에서 발생함으로써, 결국 빛에 순응한 눈과 비교하여 어둠에 순응한 눈에서 빛 민감도가 100,000배 증가한다.

망막세포의 전기적 활동

망막에서 활동전위를 모두 생성하거나 전혀 생성하지 않는 유일한 신경세포는 망막신경절세포와 무축삭세포다. 대신 광수용체, 쌍극세포, 수평세포는 EPSP 및 IPSP와 비슷한 단계적 탈극성화 또는 과분극만을 생성한다.

빛에너지의 신경 충동으로의 변환은 감각 자극이 감지되는 일반적인 방식과는 반대인 인과관계 순서를 따른다. 이것은 어둠 속에서 광수용체가 쌍극세포를 과분극하는 억제성 신경전달물질을 방출하기 때문이다. 이렇게 억제되면, 쌍극세포는 신경절세포에 흥분성 신경전달물질을 방출하지 못한다. 빛은 광수용체가 억제성 신경전달물질을 방출하는 것을 억제하며 이를 통해 쌍극세포를 자극한다. 그런 다음, 쌍극세포는 신경절세포를 자극하여 활동전위를 뇌로 전달한다.

간상체나 원추체는 외분절의 원형질막에 다수의 Na^+ 통로를 포괄하고 있으며(그림 10.39), 어둠 속에서 이러한 통로 중 다수가 열린다. 결과적으로 Na^+는 외분절과 좁은 줄기를 가로질러 내분절로 지속적으로 확산된다. 빛 자극이 없을 때 발생하는 Na^+의 이러한 작은 흐름은 **암전류**(dark current)라고 하며, 광수용체막이 어둠 속에서 어느 정도 탈극분되도록 유도한다. 외분절의 Na^+ 통로는 빛에 반응하여 빠르게 닫힘으로써 암전류는 감소하고 광수용체는 과분극된다.

Na^+ 통로가 열린 상태로 유지하는 데에는 고리형 GMP(cGMP)가 필요하며, cGMP가 GMP 전환되는 경우 통로는 닫힐 것이다. 빛은 이러한 전환과 Na^+ 통로의 폐쇄를 유발한다. 광색소가 빛을 흡수하면, 11-시스-레티날이 전-트랜스-레티날로 전환되고(그림 10.39) 옵신에서 해리됨으로써, 옵신 단백질의 모양이 바뀌게 된다. 각 옵신은 **트랜스듀신**(transducins)이라고 하는 1백개 이상의 조절 G-단백질(6장 그림 6.31 참조)과 결합하고, 빛에 의해 유도된 옵신의 변화로 인해 이러한 G-단백질의 알파 아단위체는 해리된다. 알파 트랜스듀신(G-단백질)은 비활성화되어 있던 cGMP 포스포디에스테라아제 효소(cGMP가 GMP로 전환하는 것을 촉매함)에 결합하여 이들을 활성화한다. 이후 광수용체 외분절의 좁은 공간 안에서

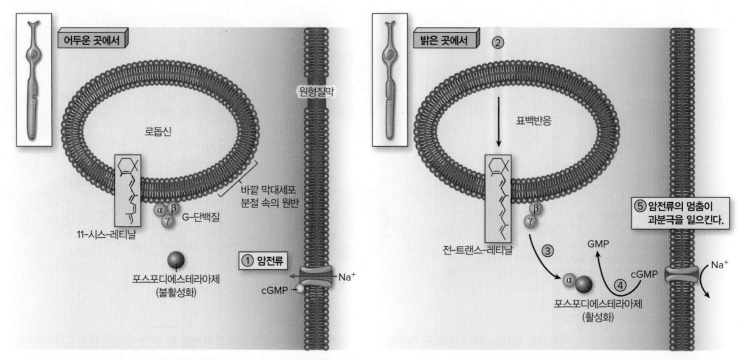

그림 10.39 빛은 광수용체에서 암전류를 멈춘다. (1) 어둠 속에서, Na$^+$는 광수용체로 들어가 부분적인 탈극성화를 일으키는 암전류를 생성한다. (2) 빛에서, 11-시스-레티날은 전-트랜스 레티날로 전환된다. (3) 알파 아단위체는 고리형 GMP(cGMP)를 GMP로 변환하는 cGMP 포스포디에스테라제 효소와 결합하여 이를 활성화시킨다. 결과적으로, Na$^+$ 통로가 닫힘으로써 암전류가 멈추고 광수용체가 과극성화된다.

cGMP의 농도는 급격히 떨어지게 되며 원형질막에서 cGMP-개폐 Na$^+$ 통로가 닫히고 암전류가 억제된다(그림 10.39).

빛의 단일 광자 흡수는 1백만 개 이상의 Na$^+$의 진입을 차단하게 되는데, 이를 통해 광수용체는 과분극되고 억제성 신경전달물질을 덜 방출하게 된다. 억제에서 풀려난 쌍극세포는 망막신경절세포를 활성화하고 망막신경절세포는 활동전위를 뇌로 전달함으로써 빛이 인식될 수 있다(그림 10.40).

원추체와 칼라시각

원추체는 빛에 대해서 간상체보다 덜 민감하지만 칼라시각 구분과 더 선명한 시력을 제공한다. 특히, 낮 동안에는 높은 빛 강도를 통해 간상체를 여리게 하고 높은 정확성의 칼라시각이 원추체에 의해 제공된다.

각 유형의 원추체에는 로돕신에 있는 레티날이 포함되어 있기는 하지만, 원추체의 레티날은 **포돕신**(photopsins)이라고 하는 색소단백질과 연관이 된다. 각 유형의 원추체가 고유한 빛 흡수 특성을 띠도록 하는 것은 바로 세 가지 포돕신 단백질(세 가지 유전자에 의해 코딩)이다. 각 유형의 원추체는 관련 유전자 중 단 하나만 발현하여 포돕신 가운데 한 종류만을 생성한다. 인간과 인간 외의 영장류(침팬지, 고릴라, 긴팔원숭이 포함)에게는 **삼원색 시력**(trichromatic color vision)이 있다. 이에 맞게 우리는 세 가지 유형의 원추체를 갖고 있다. 그리고 각 원추체의 색소가 빛을 가장 잘 흡수하는 가시 스펙트럼 영역에 따라 파란색, 녹색, 빨간색으로 지정될 수 있다(그림 10.41). 특정 파장에서 각 원추체의 **흡수 극대화**가 이뤄진다.

420 nm에서 파란색 원추체에 대한 흡수 극대화는 단파장에서 있으므로 이들은 **S 원추체**(S cones)로도 알려져 있다. 녹색 원추체에 대한 흡수 극대화(530 nm에서)는 중간 파장에서 있으므로 이들은 **M 원추체**(M cones)라고 한다. 빨간색 원추체(흡수 극대화가 562 nm임)는 더 긴 파장에서 가장 잘 흡수하므로 **L 원추체**(L cones)이다. 이러한 삼색 시각은 빨간색, 녹색, 파란색 픽셀만 있고 이미 우리가 인식할 수 있는 다양한 색상을 우리에게 제공해주는 TV와 컴퓨터 화면에서 활용되고 있다.

S 원추체 색소에 대한 유전자는 상염색체 번호 7에 위치해 있는 반면, M과 L 원추체에 대한 유전자는 X 염색체에 위치해 있다. 인간과 영장류를 제외한 대부분의 포유류는 M(녹색)과 S(파란색) 등 두 가지 유형의 원추체만 가진다. 이 때문에 그들은 **색맹**(이색성 색맹자)으로 볼 수 있다. 과학자들은 우리의 삼색 시각이 M 원추체에 대한 유전자가 X 염색체에서 복제된 후 이색 시각을 지닌 조상 종에서 진화되었다고 생각한다. 그런 복제 결과, 세 번째 유형의 원추체,

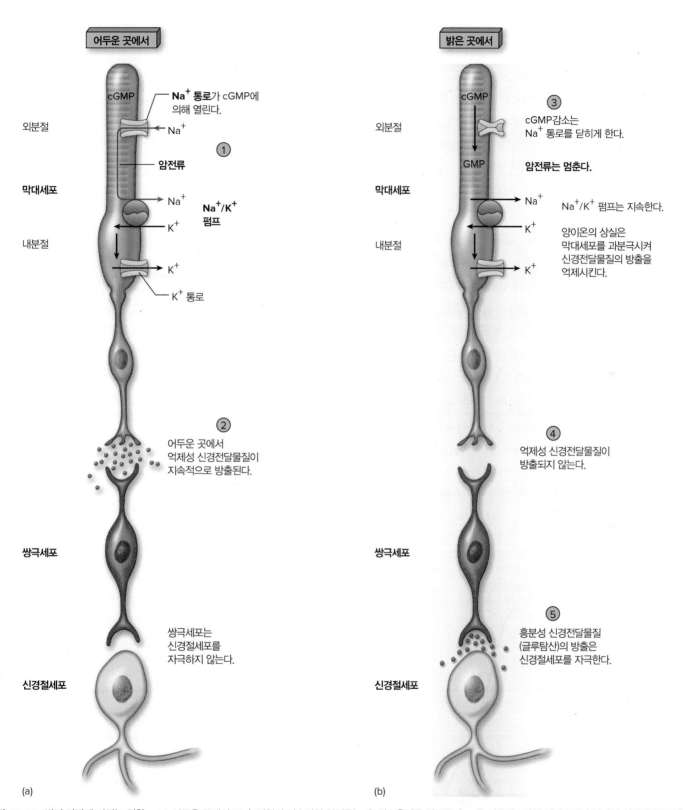

그림 10.40 빛이 망막에 미치는 영향. (a) 어두운 곳에서, Na$^+$ 진입의 지속적인 암전류는 ① 광수용체를 탈분극되고, ② 쌍극세포와의 시냅스에서 억제성 신경전달물질을 방출하도록 한다. (b) 밝은 곳에서 ③ cGMP는 감소함으로써(GMP로의 변환때문에) 암전류가 멈추고 광수용체가 과분극된다. 결과적으로 ④ 억제성 신경전달물질의 방출이 멈춘다. 쌍극세포가 빛에서 억제되지 않기 때문에, ⑤ 망막신경절세포와의 시냅스에서 흥분성 신경전달물질을 방출함으로써, 신경절세포 축삭돌기는 자극을 받아 활동전위를 생성하게 된다.

즉 더 긴(빨간색) 파장에서 빛을 가장 잘 흡수할 수 있는 L 원추체가 탄생했다고 생각한다.

어떤 사람이 어둠에 적응했으나 암순응 없이도 볼 수 있기를 원한다고 가정해보자(예를 들어, 별자리표). 간상체는 빨간색 빛을 흡수하지 못하나 빨간색 원추체(L 원추체)는 빨간색 빛을 흡수하기 때문에 빨간색 손전등은 빨간색 원추체의 활성(excitation)으로 인해 시각을 만들어주지만 암순응된 간상체에서 표백은 일으키지 않을 것이다. 빨간색 빛이 꺼지면 간상체는 여전히 암순응될 것이고 그 사람은 여전히 볼 수 있을 것이다(빨간색 구분은 없음).

빛에 대한 개별 원추체의 반응은 빛의 파장(색상)과 강도에 따라 다르다. 예를 들어, 녹색(M) 원추체는 보다 약한 녹색 빛에 의해 효과적으로 자극되지만(그림 10.41), 더 강한 빨간색 빛에 의해 똑같이 자극될 수 있다. 우리가 인식하는 색상은 실제로 다양한 유형의 원추체에 빛이 미치는 영향에 대한 신경의 인식산정수치에 따라 달라질 수 있다. 특정 망막신경절세포는 수용장에서 받은 입력사항들이 대립되는 "off" 주변으로 둘러싸인 중추 흥분(또는 "on") 부위에 배열되게 한다(그림 10.46 참조). 이로 인해, 여러 원추체의 효과가 서로 반대가 될 수도 있다. 그러한 반대 조건에서는 (1) L − M이 L과 M 원추체의 활동을 대조하는 것과 (2) S − (L + M)이 S 원추체의 활동을 L 및 M 원추체의 결합 활동과 비교하는 두 가지 상황을 볼 수 있겠다. 이것은 색상 및 빛의 강도에 대한 인지 변화 정보를 제공할 수 있다. 망막신경절세포는 이 정보를 시상의 측슬상핵(lateral geni-culate nuclei)을 거쳐 일차 시각피질로 전달한다. 시각의 신경 통로에 대해서는 다시 설명할 것이다.

임상적용

색맹(color blindness)은 선천적으로 한 종류 이상의 원추체가 없기 때문에 발생한다. 가장 일반적으로 **적록 색맹**(red-green color blindness)을 일으키는 L(빨간색) 또는 M(녹색) 원추체와 관련이 있다. 이 질환이 있는 사람들은 원추체가 두 가지 종류의 기능만 수행하고(이색성 색맹자), 빨간색을 녹색과 구별하는 데 어려움을 겪으며, 색깔의 조합인 보라색과 갈색을 정상과 다르게 본다. M 원추체의 부재(녹색맹이라고 함)는 L 원추체의 부재(적색맹이라고 함)보다 더 흔하다. S 원추체의 부재(청색맹)는 가장 덜 흔한 질환이다.

M 및 L 원추체 색소의 유전자는 X 염색체에 있다. 남자들은 X 염색체가 단 하나이고, 열성 형질로서의 이러한 유전자의 돌연변이를 가질 수 없기 때문에, 적록 색맹이 여자보다 남자에서 훨씬 더 흔하다(각각 8% 및 0.5%의 발생률). 바이러스 벡터를 이용하여 결함이 있는 원추체 색소 유전자를 망막에 삽입하는 유전자 치료법은 다람쥐 원숭이에서 성공한 것으로 보고되었으나, 현재 의학 치료로서는 사용할 수 없다.

시력과 민감도

대낮에 독서를 하거나 비슷하게 물체를 보고 있을 때, 각 눈은 이미지가 **중심와**(fovea centralis)라고 하는 망막의 작은 부위 안에 있도록 방향을 잡는다. 중심와는 **황반**(macula lutea, 그림 10.30)이라고 하는 망막의 노란색 부위 안에 있는 핀 머리 크기의 구멍이다. 이 구멍이는 주변부 주위의 신경층의 구성 차이로 구분된다. 빛은 중앙의 광수용체에는 직접 투사되지만(그림 10.42), 다른 부위에 떨어지는 빛은 여러 층의 신경세포를 통과해야 한다.

인간의 중심와 중앙에는 원추체가 가득히 분포된다. 간상체는 중심와의 중심으로부터 약 300 µm 떨어진 곳에서 원추체를 수적으로 앞서기 시작하며, 중심에서 약 3 mm 떨어진 곳에서는 원추체보다 약 20배 더 많이 분포한다. 전체적으로는 각 망막에 약 120백만 개의 간상체와 6백만 개의 원추체가 있으나 각 눈의 시신경에는 고작 1.2백만 개의 축삭돌기가 있다. 이 때문에 신경절세포에서 광수용체의 전반적인 수렴 비율은 약 105 대 1이 된다. 하지만 이것은 수렴(convergence) 정도가 간상체에 비해 원추체에서 훨씬 더 낮기 때문에 실제 망막신경절과의 연결은 수렴현상을 고려해야 한다. 그리고 중심와에서 원추체와의 연결 비율은 1:1이다.

중심와에 있는 약 4,000개의 원추체는 약 4,000개의 망막신경절세포에 입력사항을 제공한다. 따라서 이 부위에 있는 각 신경절세포는 시야에 대한 전용 선을 갖고 있다. 따라서 중심와의 각 신경절세

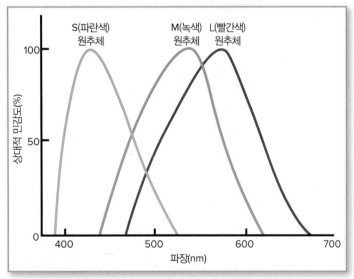

그림 10.41 원추체의 세 가지 유형. 각 유형은 레티넨을 포괄하고 있으나 레티넨이 결합된 단백질은 경우마다 다르다. 이 때문에, 각기 다른 색소가 각기 다른 파장에서 최대로 빛을 흡수한다. 파란색, 녹색, 빨간색 등 세 가지 유형의 원추체는 가장 잘 흡수하는 색상에 따라 명명된 것이다(세포의 색상에 따라서가 아니라 그들이 반사하는 빛에 의해 결정된다).

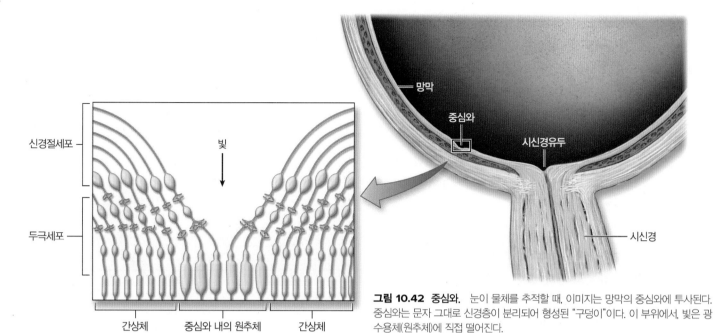

신경절세포

빛

두극세포

간상체　　**중심와 내의 원추체**　　**간상체**

망막

중심와

시신경유두

시신경

그림 10.42 중심와. 눈이 물체를 추적할 때, 이미지는 망막의 중심와에 투사된다. 중심와는 문자 그대로 신경층이 분리되어 형성된 "구덩이"이다. 이 부위에서, 빛은 광수용체(원추체)에 직접 떨어진다.

포는 원추체 1개의 지름(약 2 μm)에 해당하는 망막 부위로부터 입력 사항을 받는다. 이 때문에 매우 분명하게 보이는 시야의 유일한 부분은 중심와에서 아주 작은 부분(약 1%)이다. 우리는 이것을 인식하지 못하는데, 그 이유는 매우 빠른 눈 움직임(**단속성 안구운동**이라고 함)이 시야의 여러 부분들을 중심와로 이동시키기 때문이다.

주변부로부터 중심와에 걸쳐있는 많은 간상체는 단일 쌍극세포와 시냅스 형성을 보여준다. 많은 쌍극세포는 단일 신경절세포와 연접한다. 따라서 중심와 밖에 있는 단일 신경절세포라도 망막의 약 1 mm² 면적에 해당하는 많은 수의 간상체로부터 입력사항을 받을 수 있다(수렴현상, 그림 10.43).

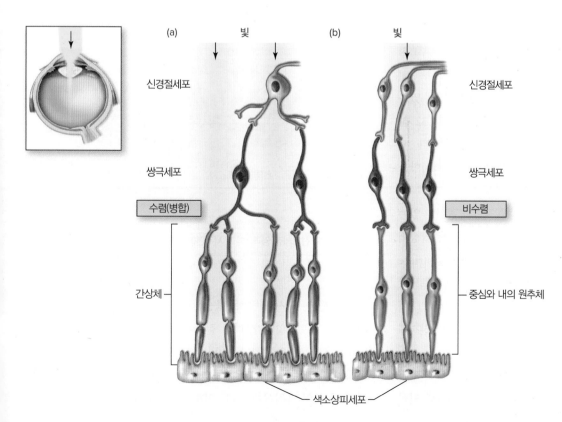

(a) **빛**　　(b) **빛**

신경절세포　　　　　　　　　**신경절세포**

쌍극세포　　　　　　　　　　**쌍극세포**

수렴(병합)　　　　　　　　　**비수렴**

간상체　　　　　　　　　　**중심와 내의 원추체**

색소상피세포

그림 10.43 망막의 수렴과 빛 민감도. 쌍극세포가 많은 간상체(a)의 수렴으로부터 입력사항을 받고 그러한 수많은 쌍극세포가 단일 망막신경절세포에서 수렴하기 때문에, 간상체는 시력을 희생하는 대가로 낮은 수준의 빛에 대한 민감도를 최대화한다. 대조적으로, 중심와(b)에서 원추체:쌍극세포:신경절세포의 1:1:1 비율은 높은 시력을 제공하지만, 빛에 대한 민감도는 감소한다.

중심와에 있는 각 원추체는 망막신경절세포에 대한 전용 선을 갖고 있고, 각 신경절세포가 망막의 작은 부위로부터만 입력사항을 받기 때문에 빛이 중심와에 떨어질 때 시력은 매우 좋아지고 낮은 빛에 대한 민감도는 크게 떨어지게 된다. 빛이 희미할 때에는 간상체만 활성화되고 시력은 이미지가 중심와에서 멀어질수록 눈의 모서리에서 가장 좋다. 이러한 조건에서 많은 수의 간상체가 단일 쌍극세포에 수렴되고 많은 수의 쌍극세포가 단일 신경절세포에 수렴되면 시력을 희생시키면서, 희미한 빛에 대한 민감도가 증가되어 빛이 약한 야간에도 어느 정도 시야를 확보할 수 있다.

중심와에 있는 원추체와 망막의 주변부에 있는 간상체 사이의 시각적 감도(visual sensitivity) 차이는 **주변시**(averted vision)라고 하는 기법을 사용하여 쉽게 입증할 수 있다. 맑은 저녁에 밖에 나가 매우 희미한 별을 열심히 응시하면 별이 사라질 것이다. 이것은 빛이 중심와에 떨어지고 원추체를 활성화할 만큼 충분히 밝지 않기 때문이다. 그런 다음, 옆쪽으로 약간 눈을 떼면 빛이 중심와에서 멀어져 간상체로 떨어지기 때문에 별이 다시 나타날 것이다.

망막의 신경 통로

각막과 수정체에 의한 빛 굴절로 인해 시야의 오른쪽 절반은 양쪽 눈의 각막의 왼쪽 절반으로 투사된다(왼쪽 망막의 측두부 절반과 오른쪽 망막의 코측 절반). 시야의 왼쪽 절반은 양쪽 눈의 각막의 오른쪽 절반으로 투사된다. 따라서 왼쪽 망막의 측두부 절반과 오른쪽 망막의 코측 절반은 동일한 이미지를 본다. 왼쪽 망막의 왼쪽(측두부) 절반에 있는 신경절세포의 축삭돌기는 시상의 왼쪽 **외측슬상핵**(lateral geniculate nucleus)으로 전달된다. 오른쪽 망막의 코측 절반에 있는 신경절세포의 축삭돌기는 X자 모양의 시신경교차점(그림 10.32 참조)에서 교차하고, 또한 왼쪽 외측슬상핵에서 시냅스를 형성한다. 따라서 왼쪽 외측슬상핵은 시야의 오른쪽 절반과 관련된 입력사항을 양쪽 눈으로부터 받는다(그림 10.44).

마찬가지로 오른쪽 외측슬상핵은 시야의 왼쪽 절반과 관련이 있는 입력사항을 양쪽 눈으로부터 받는다. 이어서 시상의 두 외측슬상핵에 있는 신경세포는 대뇌피질에 있는 후두엽의 **선조피질**(striate cortex)로 투사한다(그림 10.45). 이 영역은 또한 1906년에 브로드만(K. Brodmann)이 개발한 번호매기기 시스템과 관련하여 영역 17이라고도 한다. 영역 17의 신경세포는 후두엽 영역 18과 19의 신경세포와 연접한다(그림 10.45).

망막 축삭돌기의 약 70~80%는 외측슬상핵과 선조피질로 전달된다. 이 **측슬상핵-선조피질대**(geniculostriate system)는 시야의 인식

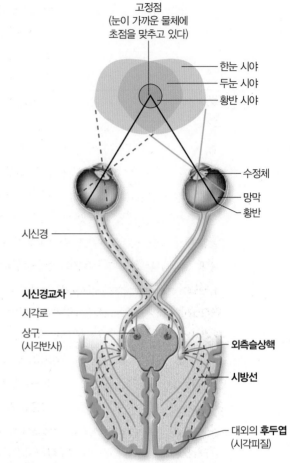

그림 10.44 시력을 위한 신경 통로. 망막에서 외측슬상체로, 이어서 시각피질로 이어지는 신경 통로는 시각적 지각에 필요하다. 시신경의 교차 결과로, 각 대뇌반구의 시각피질은 반대(반대측) 시야로부터 입력사항을 받는다.

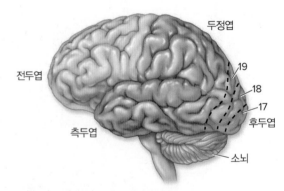

그림 10.45 선조피질(영역 17)과 시각연합영역(18 및 19). 정상적인 시지각을 위해서는 선조피질, 시각연합영역, 다른 뇌 영역 사이 신경정보 전달이 필요하다.

에 관여한다. 다시 말해서, 측슬상핵-선조피질대는 '시각정보를 받은 후 그것은 무엇인가?'라는 질문에 답하기 위해 필요하다. 하지만 망막섬유의 약 20~30%는 중뇌의 **상구**(superior colliculus)로 향하는데 다른 경로를 따른다. 상구의 축삭돌기는 운동 경로를 활성화하여 눈과 몸이 움직이게 된다. **피개 시스템**(tectal system)은 '그것은

어디에 있는가'라는 질문에 답하기 위해 필요하다.

 임상적용

황반과 중심와의 변성을 수반하는 **연령 관련 황반변성**(age-related macular degeneration, AMD)은 75세 이상의 인구 가운데 3명 중 1명에게 영향을 미치며, 실명의 주요 원인이다. 황반변성이 있는 사람들은 중심와가 제공하는 시야의 선명도와 시야의 중심부 시력을 30%를 잃는다. 손상은 일반적으로 망막색소상피 손실과 관련이 있다. 색소상피세포는 산화스트레스(5장과 9장에서 설명)와, 아마도 세포자멸사(3장 3.5절)를 촉진하는 선천성 면역계(15장 15.1절)의 활성화에 의해 손상될 수 있다. 초기 단계에서, 황반변성은 황반에 있는 드루젠이라고 하는 크림색의 지방 축적물의 출현으로 감지할 수 있다. 드루젠은 일반적으로 망막색소상피와 색소상피 아래의 콜라겐 기저막인 부르크막 사이에 위치하고 있다. 비록 드루젠이 50세 이상의 거의 모든 사람에서 발견되지만, 과도한 드루젠은 색소상피에 손상을 일으킬 수 있다. **건성 황반변성**(dry AMD) 형태의 질병이 있는 사람들은 시력을 중간 정도 잃게 된다. 이런 사람들은 일반적으로 읽을 수는 있으나 야간 운전은 할 수 없다.

부르크막은 혈관이 들어 있는 결합조직 맥락막이다. 황반변성이 더 심한 **습성 황반변성**(wet AMD)로 진행되면, 맥락막에 신생혈관이 증식되는데(새로운 혈관이 자라는데) 혈관내피성장인자(VEGF)라고 하는 주변 분비 조절인자에 의해 자극된다. 혈관은 맥락막에서 망막을 침범하여 유체 누출, 부종, 광수용체의 변성을 유발한다. 이로 인한 종창은 황반과 중심와의 두께를 최대 3배까지 증가시키고, 시야를 심각하게 방해할 수 있다. 습성 AMD는 황반변성이 있는 사람들에서 실명의 가장 큰 원인이다.

연령 외에도, 다른 위험 요인으로는 흡연, 빛에 대한 노출, 이 질환에 대한 유전적 소인 등이 있다. 사람들이 황반변성에 걸리게 쉽게 만드는 유전자가 최근 확인되었으나, 이 질병은 유전적 영향과 환경적 영향 둘 다의 복잡한 상호작용으로 인해 발생한다. 진행은 흡연 중단, 선글라스 착용, 항산화제, 아연, 어쩌면 루테인(녹색 입 채소에서 발견)이 포함된 종합비타민제 복용 등으로 늦출 수 있다. 습성 AMD 치료는 현재 VEGF에 결합하여 신생혈관 증식의 자극을 방지하는 항체를 눈에 주입하는 형태로 이루어진다.

안구 운동의 신경 조절

눈의 움직임은 뇌에서 시작되는 신경세포에 의해 자극되는 **외안근**에 의해 생성된다. 예를 들어, 수직 신속 안구 운동(다음에 설명)은 중뇌에 있는 신경세포에 의해 시작되는 반면, 수평 운동은 뇌교 및 연수에 있는 신경세포의 활동에 의해 생성된다.

뇌가 조정하는 안구 운동에는 세 가지 유형이 있다. **신속안운동**(saccadic eye movements)은 중심와에 있는 이미지를 목표로 하는 양쪽 눈의 속도가 매우 높은(초당 $400°{\sim}800°$) 운동이다. 예를 들어, 신속안운동은 여러분이 지금 읽고 있는 단어의 상을 중심와나 그 근처에 유지하므로 문장의 중간과 끝에 있는 단어는 문장의 처음에 있는 단어만큼 선명하게 보일 수 있다. **원활추종운동**(smooth pursuit movements)은 더 느리며(초당 최대 $30°$) 이미지가 중심와나 그 근처에 유지되도록 움직이는 물체의 속도와 일치시킨다. **버전스운동**(vergence movements)의 경우(초당 $30°{\sim}150°$)에는 눈이 한 점에 모아지게 됨으로써 물체의 이미지가 양눈의 중심와로 이동하여 물체를 선명하게 3차원적으로 볼 수 있다.

고정된 물체에 시선을 주시하더라도 우리의 눈은 실제로 움직이고 있다. **주시운동**(fixational movements)은 매우 작고 감지할 수 없을 정도이지만, 이러한 움직임은 시력에 꼭 필요하다. 연구조건에서 고정 움직임 실험을 통해 시력의 상실을 확인할 수 있다. 자극된 광수용체의 감각 순응 때문에(표백 또는 광해리 반응 때문에) 일어난다. 우리가 시선을 고정하려고 할 때 이미지가 흐려지는 것은 신속안운동보다 더 작은 운동이지만 동일한 신경기전에 의해 생성되는 **미소안운동**(microsaccades)이라고 하는 고정 운동에 의해 대부분 방지된다.

피개 시스템은 고유의 눈근육인 홍채와 섬모체(모양체) 근육을 조절하는데 관여한다. 한쪽 눈에 빛을 비추면 두 동공이 수축하는 **동공반사**(pupillary reflex)가 있다. 이것은 상구의 부교감신경세포의 활성화로 나타나는 것이다. 이어서 눈 뒤에 있는 섬모체 신경절의 신경절후 축삭돌기가 홍채의 수축 섬유를 자극한다(그림 10.28 참조). **원근조절** 동안 섬모체의 수축은 또한 상구에 의한 부교감신경자극을 수반한다.

놀랍게도, 동공을 최대한 수축시키는 능력(강한 빛의 95%까지)은 간상체와 원추체뿐만 아니라 망막신경절세포층에 부딪히는 빛에 따라서도 달라진다. 과학자들은 보이는 물체의 패턴이나 다른 세부 사항보다는 전체 밝기(**휘도**)에 반응하는 신경절세포를 발견했다. 이러한 신경절세포는 **멜라놉신**(melanopsin)이라고 하는 광감성 색소를 포괄하고 있는 작은 개체군(전체의 2% 미만)을 구성한다. 멜라놉신 함유 신경절세포는 빛에 반응하여 탈극성화되어 활동전위를 생성한다.

멜라놉신 함유 망막신경절세포는 망막의 비이미지 형성 기능을 독특하게 담당하고 있는 것으로 보인다. 여기에는 (1) 동공반사(상구에 대한 신경절세포 투사를 통해, 그림 10.28), (2) 24시간 주기 리듬의 명암 사이클로의 동조(시교차 상핵에 대한 신경절세포 투사를 통해, 8장 8.3절에서 설명), (3) 빛에 의한 송과샘의 멜라토닌 분비 억제(이 호르몬은 일일주기의 조절에 참여, 11장 그림 11.33) 등이 포함된다. 이러한 신경절세포에 있는 멜라놉신 때문에 이러한 세포는 빛에 직접 반응할 수 있는데, 이를 통해 간상체와 원추체로부터 받는 정보를 보충한다. 멜라놉신이 있는 신경절세포는 **내인적 감광**

성 망막신경절세포라고 한다. 지금까지 5가지 하위 유형이 설명되었는데, 설명된 여러 가지 효과를 생성하기 위해 뇌의 여러 부분에 투사된다. 일일주기의 빛에 대한 동조와 동공반사는 전적으로 이러한 내인적 감광성 망막신경절세포의 빛 활성화로 인한 것처럼 보인다.

10.8 시각 정보의 신경 처리

망막의 신경절세포에서 그리고 외측슬상핵과 대뇌피질의 신경세포에서 전기적 활동은 망막에서 빛에 반응하여 유발된다. 각 유형의 신경세포가 망막의 특정 지점에서 빛에 반응하는 방식은 뇌가 시각 정보를 해석하는 방법에 대한 정보를 제공한다.

망막에 전달되는 빛은 광수용체의 활동에 직접적인 영향을 미치고 쌍극세포와 신경절세포의 신경활동에 간접적인 영향을 미친다. 특정 신경절세포의 활동에 영향을 미치는 시야의 일부는 **수용장**(receptive field)으로 간주될 수 있다. 앞서 설명한 것처럼, 중심와의 각 원추체는 신경절세포에 대한 전용선을 갖고 있기 때문에 이러한 신경절세포의 수용장은 원추체 1개의 너비(약 2 μm)와 동일하다. 대조적으로, 망막 주변부에 있는 신경절세포는 수백 개의 광수용체로부터 입력사항을 받기 때문에 망막의 더 큰 면적(약 1 mm의 직경)에 의해 영향을 받는다.

신경절세포 수용장

신경절세포의 전기적 활동에 관한 연구는 몇 가지 흥미로운 결과를 보여주었다. 어둠 속에서, 각 신경절세포는 느린 속도로 자발적인 방출을 한다. 방의 불을 켰을 때, 많은(전부가 아님) 신경절세포의 발화율은 약간 증가한다. 하지만 일부 신경절세포의 경우, 수용장의 중심으로 향하는 작은 반점(spot)의 빛이 활동전위형성을 크게 증가시킨다. 그런 다음, 놀랍게도, 작은 반점의 빛은 큰 면적의 빛보다 더 효과적인 자극이 될 수 있다!

빛의 반점이 수용장의 중심에서 조금이라도 멀어지면, 신경절세포는 반대로 반응한다. 수용장 중심에서 빛으로 자극된 신경절세포는 수용장 주변에서 빛에 의해 억제된다. 시야의 중심에 있는 빛과 "주변"에 있는 빛에 의해 생성된 반응은 **적대적**이다. 시야의 중심에 있는 빛에 의해 자극되는 신경절세포는 **중심과 중심사이 영역**(on-

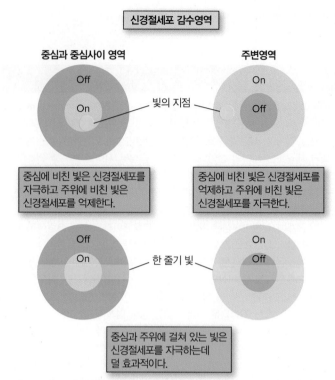

그림 10.46 신경절세포 수용장. 각 신경절세포는 신경절세포 수용장의 일부인 망막에 있는 광수용체로부터 입력사항을 받는다. 수용장의 중심부와 주변부 간의 길항작용 때문에, 전체 수용장에 걸쳐 떨어지는 이미지는 중심부나 주변부만 흥분시키는 이미지보다 효과가 적다. 이 때문에, 이미지의 가장자리가 향상되어 시력의 선명도가 개선된다.

center fields)를 지니고 있다고 할 수 있으며, 중심에 있는 빛에 의해 억제되고 주변에 있는 빛에 의해 자극되는 신경절세포는 **주변영역**(off-center fields)를 지니고 있다고 말할 수 있다(그림 10.46).

망막의 광폭 조명이 핀 포인트 조명보다 효과가 약한 이유가 이제 이해가 될 것으로 생각된다. 확산 조명은 신경절세포에게 상충되는 명령, 즉 on/off 명령을 내린다. 신경절세포 수용장의 중심과 주변 사이 길항작용 때문에 각 신경절세포의 활동 변화는 시야의 중심과 주변 사이 **빛 강도의 차이**로 나타나는 결과다. 이것은 이미지의 윤곽을 강조하고 시력을 향상시키는 데 도움이 되는 측면 억제의 형태라 할 수 있다.

방향선택성 신경절세포라고 하는 신경절세포군도 있다. 이들은 앞서 설명한 일반적 망막신경절세포와 비교시 (1) 빛이 켜질 때와 빛이 꺼질 때 시야의 중심에서 빛나는 빛이 활동전위 생성을 자극하고, (2) 이러한 각각의 신경절세포가 특정 "선호하는" 방향으로 움직이는 빛에 가장 잘 반응한다는 두 가지 점에서 다르다. 망막신경절세포가 눈에서 나오는 모든 출력사항을 전달한다는 것을 고려할 때, 쥐를 대상으로 한 최근의 연구에서 망막신경절세포에 대한 최소 32개의 기능적 범주가 확인됐다는 것은 놀라운 일이 아니다.

외측슬상핵

시상의 각 외측슬상핵은 양쪽 눈에 있는 신경절세포로부터 입력사항을 받는다. 오른쪽 외측슬상핵은 각 망막의 오른쪽 절반(시야의 왼쪽 절반에 해당)으로부터 입력사항을 받으며, 왼쪽 외측슬상핵은 각 망막의 왼쪽 절반(시야의 오른쪽 절반에 해당)으로부터 입력사항을 받는다. 하지만 외측슬상핵 안에 있는 각 신경세포는 오로지 한쪽 눈으로부터의 입력 정보사항에 맞춰 활성화된다.

각 신경절세포의 수용장은 광수용체 입력사항을 통해 "보는" 망막의 일부이다. 마찬가지로 외측슬상 신경세포의 수용장도 신경절세포 입력사항을 통해 "보는" 망막의 일부이다. 외측슬상 수용상이 빛의 반점으로 매핑된 실험결과 신경절세포 수용장과 매우 흡사하게 원형 형태의 적대적인 중심과 주변이 있음이 밝혀졌다.

대뇌피질

외측슬상핵에서 후두엽 영역 17로의 축삭돌기 투사는 **시방선**(optic radiation, 그림 10.44)을 형성한다. 이러한 신경돌기 연결로 인해 영역 17은 줄무늬 또는 선 모양을 띠기 때문에 이 영역을 **선조피질**이라고도 한다. 앞서 언급한 바와 같이, 영역 17의 신경세포는 후두엽의 영역 18 및 19로 투사된다. 따라서 영역 17, 18, 19에 있는 피질 신경세포는 망막에서 빛에 의해 간접적으로 자극될 수 있다. 자극 요구사항에 따라 관련된 피질 신경세포는 **단순, 복합, 초복합**으로 분류된다.

단순신경세포(simple neurons)의 수용장은 원형이라기보다는 직사각형이다. 이것은 그들이 특정한 방식으로 수용장이 정렬되어 있는 측슬상 신경세포로부터 입력정보를 받기 때문이다(그림 10.47 참조). 단순 피질 신경세포는 정확한 방향으로(어느 한쪽 눈에 대한) 시야의 정확한 부분에 위치한 한 줄기 빛에 의해 가장 잘 자극된다.

선조피질(영역 17)은 단순신경세포, 복합신경세포, 초복합신경세포를 포괄하고 있다. 영역 18 및 19로 지정된 나머지 시각연합영역(visual association areas)은 복합세포 및 초복합세포만 포함하고 있다. 복합신경세포는 단순세포로부터 입력사항을 받고 초복합신경세포는 복합세포로부터 입력사항을 받는다. 복합신경세포 및 초복합신

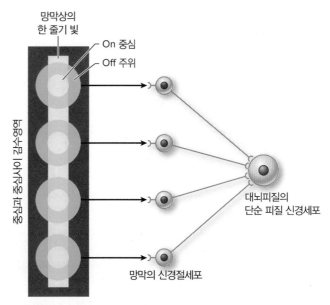

그림 **10.47** **단순 피질 신경세포에 대한 자극 요구사항.** 단순세포라고 하는 피질 신경세포는 특정 방향의 빛 줄기에 의해 가장 잘 자극되는 직사각형 수용장이 있다. 이것은 이러한 단순세포가 신경절세포와, 그 다음에 특정 선을 따라 원형 수용장이 있는 외측슬상 신경세포(보이지 않음)으로부터 입력사항을 받는다는 사실 때문일 수 있다.

경세포는 단순복합과는 자극 요구사항이 다르다. 다양한 복합신경세포 또는 초복합신경세포는 다양한 가장자리(edge), 각도, 곡선에 의해 자극될 수 있다. 이러한 신경세포에서는 자극이 특정한 방향에 있을 뿐만 아니라 추가적으로 특정한 방향으로 움직여야 한다. 그런 다음, 이러한 신경세포는 의미 있는 시각 정보를 인식하는 데 필요한 피질 분석과정을 진행하기 위해 다른 신경세포와 상호작용하여야 한다.

상호작용

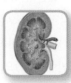

연결

피부계

- 피부는 병원체로부터 몸을 보호하는데 도움이 된다.
- 피부는 체온 조절을 돕는다.
- 피부수용체는 촉각, 압박, 통증, 열, 냉기의 감각을 제공한다.

골격계

- 두개골은 눈과 귀를 보호하고 지탱한다.
- 고유 수용체는 관절 움직임과 힘줄의 장력에 대한 감각 정보를 제공한다.

근육계

- 심장의 감각 정보는 심장박동을 조절하는 데 도움이 된다.
- 특정 동맥의 감각 정보는 혈압 조절에 도움이 된다.
- 골격근 내의 근방추는 근육의 길이를 모니터링한다.

신경계

- 구심성 신경세포는 단계별 수용체전위를 활동전위로 변환한다.
- 구심성 신경세포는 처리를 위해 감각수용체의 활동전위를 CNS로 전도한다.

내분비계

- 삼장에 있는 신장(stretch) 수용체를 자극하면 심방성 나트륨이뇨호르몬이 분비된다.

- GI관에 있는 수용체를 자극하면 특정 호르몬이 분비된다.
- 유아의 빠는 행동이 유방에 있는 감각 종말을 자극하면 수유와 관련된 호르몬이 분비된다.

순환계

- 혈액은 산소와 영양분을 감각기관에 전달하고 대사 노폐물을 제거한다.
- 심장의 감각 자극은 심장박동의 신경 조절에 대한 정보를 제공한다.
- 특정 혈관의 감각 자극은 혈류와 혈압의 신경 조절에 대한 정보를 제공한다.

면역계

- 면역계는 감각기관이 감염되지 않도록 보호한다.
- 통증 감각은 부은 림프절에서 발생하는 것으로, 우리에게 감염여부를 알릴 수 있다.
- 뇌에서 특정 화학물질이 감지되면 열이 발생하여 감염을 물리칠 수 있다.

호흡계

- 폐는 혈액에 산소를 공급하고 이산화탄소를 제거한다.
- 대동맥, 경동맥, 연수에 있는 화학수용체는 호흡조절에 관한 감각정보를 제공한다.

배설계

- 신장은 혈액의 부피, pH, 전해질 균형을 조절하고 노폐물을 제거한다.
- 심장의 심방에 있는 신장수용체는 신장 조절에 도움이 되는 나트륨이뇨인자의 분비를 유발한다.
- 신장 혈관에 있는 수용체는 신장 혈류 조절에 기여한다.

소화계

- GI관은 감각시스템을 포함한 모든 신체 기관에 영향을 제공한다.
- GI관에 있는 신장수용체는 소화계의 반사조절에 참여한다.
- GI관에 있는 화학수용체는 소화활동의 조절에 기여한다.

생식계

- 생식샘은 남성과 여성의 성적 반응에 관련된 감각에 영향을 미치는 성호르몬을 생성한다.
- 감각수용체는 성적 반응의 여러 측면에 대한 정보뿐만 아니라 발기 및 오르가슴에 대한 정보도 제공한다.

요약

10.1 감각수용체의 특성

A. 감각수용체는 구조, 전달하는 자극에너지 또는 반응의 특성 등에 따라 범주화될 수 있다.

  1. 수용체는 수상돌기 신경종말, 전문화된 신경세포 또는 감각신경종말과 관련된 전문화된 상피세포일 수 있다.

  2. 수용체는 화학수용체, 광 수용체, 열수용체, 기계수용체 또는 통각수용체일 수 있다.

    a. 고유수용체는 근육, 힘줄, 관절에 있는 수용체를 포함할 수 있다.

    b. 시각, 청각, 미각, 후각, 평형 감각은 특수감각으로 분류된다.

  3. 수용체는 지속적인 자극에 반응하여 발화 지속시간이 저마다 다르다.

    a. 장성수용체는 자극이 지속되는 한 계속 활동전위 형성하며, 자극의 존재 및 강도를 모니터링한다.

    b. 상성수용체는 자극의 변화에 반응하고, 지속적인 자극에 반응하지 않는데, 이것은 부분적으로 감각 적응을 설명한다.

B. 특수 신경에너지 법칙에 따라, 각 감각수용체는 단지 하나의 감각 양상에 대해서만 가장 낮은 역치값으로 반응한다.

  1. 자극 양상을 적정 자극이라고 한다.

  2. 어떤 수단을 통해서든 수용체의 감각신경을 자극하는 것은, 뇌에서 그 수용체의 적정 자극 양상으로 해석된다.

C. 발생기전위는 감각신경세포의 수상돌기 종말의 막전위에서 단계별 변화(일반적으로 탈분극)이다.

  1. 발생기전위의 전위 변화의 크기는 수용체에 가해지는 자극의 강도에 정비례한다.

  2. 발생기전위가 역치값에 도달한 후, 탈분극 크기가 증가하면 감각신경세포에서 활동전위 생성의 빈도가 증가한다.

10.2 피부 감각

A. 피부수용체 및 고유수용체로부터의 체성 정보는 3차 신경세포에 의해 대뇌의 중심후회로 전달된다.

  1. 고유 감각과 압력 감각은 척수의 동측에서 뇌로 상승하고, 연수에서 연접하며, 반대측으로 교차한 다음에, 내측섬유대에서 시상으로 상승한다. 이어서 시상의 신경세포는 중심후회로 투사된다.

  2. 다른 피부수용체의 감각신경세포는 척수의 반대측으로 연접하여 교차하고, 외측 및 복부측 척수시상로에서 시상으로 상승한다. 그런 다음, 시상의 신경세포는 중심후회로 투사된다.

B. 피부 감각신경세포의 수용장은 자극될 때 신경세포에서 반응을 생성하는 피부 영역이다.

  1. 피부에서 피부수용체의 밀도가 높을수록, 수용장은 더 작아진다.

  2. 두 지점 접촉 역치값 테스트 결과, 손가락 끝과 혀 끝은 촉각수용체의 밀도가 더 높아서 몸의 다른 부위보다 감각적 민감성이 높은 것으로 나타났다.

C. 측면 억제는 가장 크게 자극받는 부위 주변의 피부 영역에서 나오는 감각신경세포의 활동을 억제함으로써 감각을 예민하게 만드는 작용을 한다.

10.3 맛과 냄새

A. 미각은 미뢰에 의해 매개된다.

  1. 잘 입증된 맛의 양상으로는 짠맛, 신맛, 단맛, 쓴맛 등 네 가지 맛이 있으며, 이제는 글루탄산염에 의해 자극되는 감칠맛이라는 다섯 번째 맛도 인정되고 있다.

  2. 짠맛과 신맛은 소듐과 수소 이온이 막 통로를 통해 이동함으로써 생성된다. 단맛과 쓴맛은 G-단백질에 결합된 단백질 수용체에 분자가 결합함으로써 생성된다.

B. 후각수용체는 뇌의 후각망울 안에서 시냅스하는 신경세포이다.

  1. 냄새 분자는 막단백질 수용체와 결합한다. 10,000개나 되는 냄새를 감지할 수 있는 수용체단백질은 1,000개나 있을 수 있다.

  2. 냄새 분자가 수용체와 결합하면, 많은 수의 G-단백질 아단위체가 해리된다. 그로 인해 효과가 증폭됨으로써 후각의 극단적 민감성에 기여할 수 있다.

10.4 전정기관과 평형

A. 평형 및 청력을 위한 구조는 막미로 내의 내이에 위치해 있다.

  1. 전정기관으로 알려진 평형에 관여하는 구조는 이석기관(난형낭과 구형낭)과 반고리관으로 구성된다.

2. 난형난과 구형난은 선형 가속도에 관한 정보를 제공하는 반면, 반고리관은 각 가속도에 관한 정보를 제공한다.

3. 평형을 위한 감각수용체는 수많은 부동섬모와 운동섬모를 지지하는 유모세포이다.

  a. 부동섬모가 운동섬모 방향으로 구부러지면, 원형질막이 탈극성화된다.

  b. 부동섬모가 반대 방향으로 구부러지면, 원형질막이 과극성화된다.

B. 난형낭과 구형낭에 있는 유모세포의 부동섬모는 막미로의 내림프 안으로 투사되고, 젤라틴 이석막에 묻혀 있다.

  1. 사람이 똑바로 서 있을 때, 난형낭의 부동섬모는 수직으로 향하고, 구형난의 부동섬모는 수평으로 향한다.

  2. 선형 가속도는 이석막의 털 사이에서 전단력을 생성하여 부동섬모를 구부러지게 하고 감각종말을 전기적으로 자극한다.

C. 세 개의 반고리관은 정육면체의 면처럼 서로 거의 직각을 이룬다.

  1. 유모세포는 내림프 속으로 투사되는 팽대부라고 하는 젤라틴성 막 안에 묻혀 있다.

  2. 반고리관의 평면 중 하나를 따라 움직이면, 내림프는 팽대부를 구부러지게 하고 유모세포를 자극한다.

  3. 전장 장치에 있는 유모세포를 자극하면, 소뇌와 연수의 전정핵으로 투사되는 내이신경(VIII)의 감각신경세포이 활성화된다.

   a. 이어서 전정핵은 안구운동을 조절하는 안구운동 중추로 섬유를 보낸다.

   b. 회전 후 갑자기 멈추면, 눈의 진동운동(안진)이 발생한다.

10.5 귀와 청각

A. 외이는 특정 주파수(Hz로 측정)와 강도(dB로 측정)의 음파를 고막에 전달하여 고막을 진동시킨다.

B. 고막의 진동은 중이 이소골(망치뼈, 모루뼈, 등자뼈)의 움직임을 일으켜 달팽이관의 난원창을 진동시킨다.

C. 난원창의 진동은 전정계에서 외림프액의 진행파를 형성한다.

  1. 이 파동은 와우관을 지나 고실계로 향하거나, 중간계(와우관)를 통과해서 고실계에 도달할 수 있다.

  2. 중간계는 내림프액으로 채워져 있다.

   a. 전정계와 마주하는 와우관의 막은 전정막이라고 한다.

   b. 고실계와 마주하는 막은 기저막이라고 한다.

D. 달팽이관의 감각구조는 나선기관 혹은 코르티기관이라고 한다.

  1. 나선기관은 기저막에 있으며, 감각유모세포를 포괄하고 있다.

   a. 유모세포의 부동섬모는 위에 걸려 있는 피개막을 향해 위쪽으로 투사된다.

   b. 유모세포는 내이신경(VIII)에 의해 신경이 통한다.

  2. 높은 주파수의 소리는 등자뼈에 가까운 기저부로 기저막의 최대 변위를 일으킨다. 낮은 주파수의 소리는 와우공에 가까운 정점부로 기저막의 최대 변위를 생성한다.

   a. 기저막의 변위로 인해, 털이 피개막 쪽으로 구부러지고, 신경 충동이 생성되도록 자극된다.

   b. 따라서 피치 식별은 다양한 주파수의 소리에 최대한 진동하는 기저막의 부위에 따라 달라진다.

   c. 피치 식별은 측면 억제에 의해 향상된다.

10.6 눈과 시력

A. 빛은 눈의 각막으로 들어가 동공(홍채의 개구부)에 이어 수정체를 통과하여 눈의 뒤에 있는 망막으로 투사된다.

  1. 광선은 각막과 수정체에 의해 구부러지거나 굴절된다.

  2. 굴절 때문에, 망막의 이미지는 상하좌우가 뒤집힌다.

  3. 시야의 오른쪽 절반은 각 눈의 망막 왼쪽 절반에 투사되고, 그 반대의 경우도 마찬가지다.

B. 원근조절은 물체와 눈 사이의 거리가 변할 때 망막의 초점을 유지하는 능력이다.

  1. 원근조절은 수정체의 모양과 굴절력의 변화를 통해 이루어진다.

  2. 섬모체근이 이완되면, 현수 인대가 팽팽해지고, 수정체는 당겨져서 가장 볼록하지 않은 형태가 된다.

   a. 이렇게 하면, 수정체는 낮은 굴절력으로 원거리를 볼 수 있다.

   b. 물체가 눈에서 20피트 이내로 가까워지면, 섬모체가 수축하고, 현수 인대가 덜 팽팽해지며, 수정체가 더 볼록해지고 더 강력해진다.

C. 시력은 이미지의 선명도를 가리킨다. 시력은 부분적으로 이미지를 망막에 맞추는 수정체의 능력에 달려 있다.

  1. 근시가 있는 사람들은 안구가 너무 긴 나머지, 이미지가 망막 앞의 초점에 맞춰진다. 이것은 오목렌즈로 교정된다.

2. 원시가 있는 사람들은 안구가 너무 짧은 나머지, 이미지가 망막 뒤의 초점에 맞춰진다. 이것은 볼록렌즈로 교정된다.

3. 난시는 각막 그리고/또는 수정체의 비대칭으로 인해 원의 360도 주변에서 빛의 굴절이 고르지 않은 나머지, 이미지가 선명하게 망막에 초점이 맞지 않게 된다.

10.7 망막

A. 망막에는 쌍극세포와 연접하는 광수용체 신경세포인 간상체와 원추체가 있다.

  1. 빛이 간상체에 부딪히면, 로돕신이 레티넨과 옵신으로 광해리된다.

    a. 이러한 표백반응은 500 nm의 파장일 때 최대로 발생한다.

    b. 광해리는 11-시스 형태의 레티넨이 옵신과 결합할 수 없는 전-트랜스 형태로 전환될 때 발생한다.

  2. 어둠 속에서는, 로돕신이 더 많이 생성되며, 간상체에서 증가한 로돕신으로 인해 눈은 빛에 더 민감해진다. 간상체에서 증가한 로돕신 농도는 부분적으로 암순응의 원인이 된다.

  3. 간상체는 빛 강도가 낮은 조건에서 흑백 시력을 제공한다. 빛 강도가 높아지면, 간상체는 표백되고, 원추체는 색각을 제공한다.

  4. 색소상피에는 망막의 광수용체가 필요로 하는 많은 기능이 있다.

    a. 색소상피 식세포작용은 간상체와 원추체의 외분절을 흘려보내고, 미광을 흡수하며, 다른 많은 중요한 기능을 가지고 있다.

    b. 광수용체는 전-트랜스 레티날을 다시 11-시스 레티날로 전환할 수 없다. 이것은 색소상피가 수행할 수 있다.

    c. 그런 다음, 11-시스 레티날은 광수용체로 다시 이동해서, 옵신과 결합하여 광색소를 재생할 수 있다. 이것을 레티날의 시각 회로라고 한다.

B. 어둠 속에서, Na^+가 간상체로 지속적으로 이동하면 "암전류"이라고 알려진 현상이 발생한다.

  1. 빛이 로돕신의 해리를 일으키면, Na^+ 통로는 차단되며, 간상체는 어둠 속의 막전위에 비해 과극성화된다.

  2. 간상체가 과극성화되면, 쌍극세포와의 시냅스에서 신경전달물질을 덜 방출한다.

  3. 간상체의 신경전달물질은 어떤 경우에서는 쌍극세포의 탈극성화를 유발하고, 다른 경우에서는 쌍극세포의 과극성화를 유발한다. 따라서 간상체가 빛을 받아 신경전달물질을 덜 방출하면, 이러한 효과는 역전된다.

C. 색각의 삼색성 이론에 따르면 빨간색, 파란색 또는 녹색 중 한 가지에 반응하는 세 가지 원추체 시스템이 있다.

  1. 각 유형의 상체에는 다른 유형의 단백질에 부착된 레티넨이 포함되어 있다.

  2. 원추체의 이름은 원추체가 빛을 최대로 흡수하는 스펙트럼 영역을 나타낸다.

D. 중심와는 단 한 가지 원추체만을 포함하며, 망막의 주변부일수록 원추체와 간상체를 모두 포함하고 있다.

  1. 중심와에 있는 각 원추체는 하나의 쌍극세포와 연접하며, 이어서 이 쌍극세포는 하나의 망막신경절세포와 연접한다.

    a. 따라서 중심와로부터 입력사항을 받는 망막신경절세포의 시야는 원추체를 활성화시킨 망막의 해당 부위로 제한된다.

    b. 원추체와 쌍극세포 간 이러한 1:1 비율로 인해, 시력은 중심와에서 높으나, 낮은 빛 수준에 대한 민감도는 망막의 다른 부위보다 낮다.

  2. 간상체가 지배적인 망막 부위에서는, 많은 수의 간상체가 입력사항을 각 신경절세포에 제공한다(상당한 수렴이 있다). 결과적으로, 시력이 손상되지만, 낮은 빛 수준에 대한 민감도는 향상된다.

E. 시야의 오른쪽 절반은 각 눈의 망막 왼쪽 절반에 투사된다.

  1. 왼쪽 망막의 왼쪽 절반은 시상의 왼쪽 외측슬상체로 섬유를 보낸다.

  2. 오른쪽 망막의 왼쪽 절반은 왼쪽 외측슬상체로 섬유를 보낸다. 이것은 이러한 섬유가 시신경교차에서 교차하기 때문이다.

  3. 따라서 왼쪽 외측슬상체는 시야의 오른쪽 절반에 해당하는 양쪽 눈의 망막의 왼쪽 절반으로부터 입력사항을 받는다. 오른쪽 외측슬상체는 시야의 왼쪽 절반에 대한 정보를 받는다.

    a. 외측슬상체에 있는 신경세포는 후두엽의 선조피질로 섬유를 보낸다.

    b. 측슬상핵-신조피질대는 망막에서 형성되는 이미지에 의미를 제공하는 데 관여한다.

  4. 망막의 신경절세포의 일부 섬유는 측슬상체에서 시냅스하는 대신에 안구운동을 조절하는 중뇌의 상구에서 시냅스한다.

a. 이 뇌 영역은 시개라고도 하기 때문에, 이 통로는 피개 시스템이라고 한다.

b. 피개 시스템을 통해 눈은 움직여 물체를 추적할 수 있다. 피개 시스템은 동공반사와 원근조절에 필요한 수정체 모양의 변화를 담당한다.

10.8 시각 정보의 신경 처리

A. 신경절세포에 입력사항을 제공하는 망막의 영역을 신경절세포의 수용장이라고 한다.

1. 망막신경절세포의 수용장은 중심이 "on" 또는 "off"이고, 주변이 적대적인, 대략 원형의 모습이다.

a. "on" 수용장의 중심에 있는 빛의 반점은 신경절세포를 자극하는 반면, 그 주변에 있는 빛의 반점은 신경절세포를 억제한다.

b. "off" 수용세포가 있는 신경절세포의 경우에는 이와 반대다.

c. 수용장의 중심과 주변 모두를 자극하는 광폭 조명은 중심이나 주변만을 비추는 핀포인트 빛보다 신경절세포에 덜 영향을 미친다.

2. 신경절세포 수용장의 적대적인 중심과 주변은 측면 억제를 제공함으로써 윤곽을 개선하고 더 나은 시력을 제공한다.

B. 각 외측슬상체는 시야의 동일한 부분과 관련된 양쪽 눈으로부터 입력사항을 받는다.

1. 각 눈으로부터 입력사항을 받는 신경세포는 외측슬상체 안에서 층으로 배열된다.

2. 외측슬상체에 있는 신경세포의 수용장은 망막신경절세포의 수용장과 매우 흡사하게 원형이며, 중심과 주변이 적대적이다.

C. 시력에 관여하는 피질 신경세포는 단순, 복합 또는 초복합일 수 있다.

1. 단순신경세포는 외측슬상체에 있는 신경세포로부터 입력사항을 받고, 복잡신경세포는 단순세포로부터 입력사항을 받으며, 초복합신경세포는 복합세포로부터 입력사항을 받는다.

2. 단순신경세포는 시야의 정확한 부분에 있고 정확한 방향성을 갖는 한 줄기 빛에 의해 가장 잘 자극된다.

문제

이해력 검증

1. 측면 억제가 의미하는 바를 설명하고, 세 가지 감각시스템에 미치는 그 영향의 예를 제시하시오.

2. 발생기전위의 특성에 대해 기술하고, 자극 강도와 활동전위 생성 빈도와의 그 관계를 설명하시오.

3. 환상사지 현상에 대해 기술하고 그것이 발생하는 이유를 설명하시오.

4. 후각과 미각 관계를 설명하시오. 이러한 감각은 어떻게 비슷한가? 어떻게 다른가?

5. 전정기관이 우주에서 우리 몸의 위치 변화에 대한 정보를 어떻게 제공하는지 설명하시오.

6. 난원창의 진동이 신경 충동 생성을 어떻게 유도하는지 단계별로 설명하시오.

7. 피치의 장소 이론과 청각피질의 주파수 대응 조직 등의 개념을 사용하여, 우리가 다양한 피치의 소리를 어떻게 인식하는지 설명하시오.

8. 원근조절 동안 발생하는 변화 순서를 설명하시오. 멀리 떨어진 커다란 물체보다 작은 가까이에 있는 작은 물체를 보는 것이 눈에 더 부담이 되는 이유는 무엇인가?

9. 빛이 광수용체에 미치는 효과에 대해 기술하고, 이러한 효과가 쌍극세포에 어떻게 영향을 미치는지 설명하시오.

10. 중심와에 떨어지는 이미지가 망막의 주변부에 떨어지는 이미지보다 더 선명하게 보이는 이유를 설명하시오. "눈의 모서리"가 중심와보다 빛에 더 민감한 이유는?

11. 간상체가 흑백 시각만을 제공하는 이유를 설명하시오. 답변 시, 다양한 유형의 색맹에 대한 설명을 포함하시오.

12. 녹색 물체가 다른 색깔의 물체보다 저녁에 더 잘 보이는 이유를 설명하시오. 어두운 방에서 빨간색 빛은 암순응된 눈에 어떤 영향을 미치는가?

13. 망막신경절세포의 수용장에 대해 기술하고, 이러한 수용장의 특성이 시력 개선에 어떤 도움을 주는지 설명하시오.

14. 얼마나 많은 유전자가 색각을 코딩하는가, 미각의 경우는, 후각의 경우는? 이 정보는 이러한 감각의 인식을 위해 뇌가 필요로 하는 통합의 수준에 대해 무엇을 의미하는가?

15. 망막의 색소상피가 수행하는 다양한 기능에 대해 논의하고, 망막의 시각회로에 대해 기술하시오.

16. 눈의 수정체를 선명하게 만드는 것은 무엇인가? 백내장이 생기면 어떻게 되나?

11

내분비샘
: 호르몬의 분비 및 작용

 임상연구

레이첼은 관절염 치료로 한동안 합성 부신피질호르몬제제(predniso-lone)를 복용해 왔지만, 부종이 있어 복용을 중단했다. 갑자기 중단한 이후 잠을 잘 못자고, 계속 불편하며 기분이 좋지 않았기에 의사에게 갔다. 의사는 그녀가 땀에 젖어 있고, 빈맥과 고혈압 증상이 있다고 진단했다. 또한 눈이 부풀어 오른 것처럼 보인다는 것을 진단했다. 의사는 레이첼이 백색세포종을 가지고 있을 수도 있지만, 다른 가능성을 확인해 볼 필요가 있다고 말했다. 그는 그녀의 혈당이 낮다는 것에 놀랐다. 왜냐하면 이전에는 혈당이 다소 높았기 때문이다. 그는 다른 결과들은 그녀의 증상이 그레이브스병 때문이라는 것을 암시한다고 말했다.

새로운 용어 및 개념에는 다음과 같은 것이 있다.
- TSH, 티록신, 그레이브스병
- ACTH, 코르티코스테로이드, 글루코코르티코이드, 애디슨병
- 부신수질, 카테콜아민, 페오크롬세포종

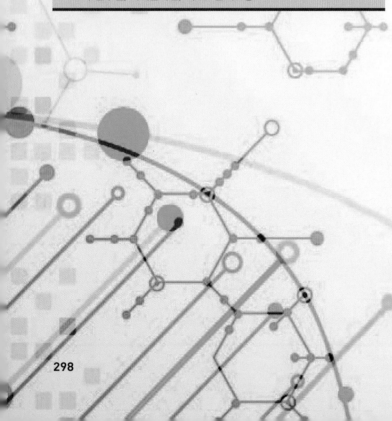

11.1 내분비샘과 호르몬

호르몬은 내분비샘에서 혈액으로 분비되는 조절분자이다. 호르몬을 화학적 특성에 따라 분류해보면 스테로이드, 아민, 폴리펩타이드, 당단백질 등으로 구분할 수 있다. 호르몬 간의 상호작용은 상승적 효과, 허용적 효과, 길항적 효과를 만들어 낸다.

내분비샘(endocrine gland)에는 외분비샘에 있는 관이 없다(1장 1.3절). 내분비샘은 혈액으로 **호르몬**(hormone)이라 불리는 생물학적 활성분자를 분비한다. 혈액은 이 호르몬을 이 호르몬특이수용체를 가지는 **표적세포**로 이송하고, 이로써 특이적 유형의 반응을 할 수 있게 된다. 대부분의 내분비샘은 일차적인 기능이 호르몬을 생성하고 분비하는 것이다(그림 11.1a). 이자는 내분비샘과 외분비샘으로서의 기능을 수행한다. 이자의 내분비 기능을 수행하는 부분은 이자섬(췌도, pacreatic islets)으로 불리는 세포의 무리로 구성된 부분이다(그림 11.1b). 그러나 **내분비계**(endocrine system)의 개념은 일차적 기능이 내분비샘인 기관들 이외의 것으로 확장되어야 하는데 이는 체내 많은 다른 기관들이 호르몬을 분비하기 때문이다. 비록 기관들이 다른 기능을 함께 가지고 있더라도 기관들은 내분비샘으로 구분된다. 따라서 내분비샘 목록(표 11.1)에 심장, 간, 지방조직, 신장이 포함되어 있음을 알 수 있다.

일부 특화된 신경세포는, 특히 시상하부에 있는 신경세포는 시냅스틈이 아니라 혈액으로 화학전달자(chemical messenger)를 분비한다. 이러한 경우 신경세포가 분비하는 화학물질은 종종 **신경호르몬**(neurohormone)으로 불린다. 또한 노르에피네프린(norepinephrine) 같은 많은 화학물질이 신경전달자와 호르몬으로 모두 분비된다. 이로 신경계와 내분비계를 뚜렷하게 구분하는 것은 분비되는 화학물질을 기반하여 항상 할 수 없다.

호르몬은 그 표적기관의 대사에 영향을 주기 때문에 이를 이용하여 신체의 대사, 성장, 생식을 조절하는 것을 돕는다. 신체의 대사와 성장에 미치는 호르몬의 영향은 19장에서 논하고 호르몬에 의한 생식기능의 조절은 20장에서 다룬다.

신경 조절과 내분비 조절의 일반적 양상

내분비 조절은 특성상 화학적이어서 세포의 전기적 특성에 의존적인 신경조절계와 근본적으로 다르다는 믿음으로 이끌 수 있다. 그러나 활동전위(7장)는 이온의 전기화학적 농도 구배를 줄이는 이동에 의한 것이고 이러한 이동은 몇몇 호르몬의 작용을 동반한다. 막전위의 변화는 신경세포에서만 일어나는 것이 아니다. 대부분의 신경섬유는

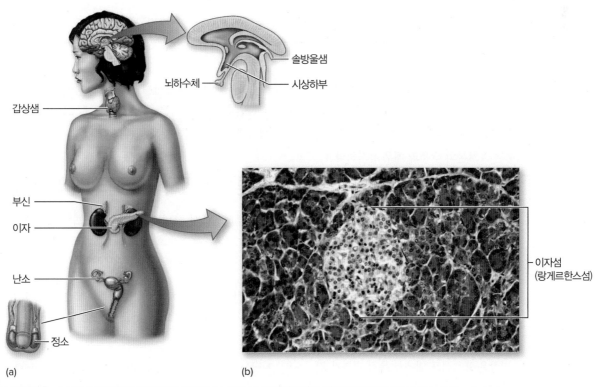

그림 11.1 주요 내분비샘. (a) 일부 내분비샘의 해부학적 위치와 (b) 이자 내 이자섬(췌도)의 현미경사진이다. (b) © Victor P. Eroschenko

표 11.1 | 일부 내분비샘 목록

내분비샘	주된 호르몬	일차 표적기관	일차적 효과
지방조직	렙틴	시상하부	식욕 억제
부신피질	글루코코르티코이드, 미네랄로코르티코이드	간과 근육, 신장	글루코코르티코이드는 포도당 대사에 영향을 줌, 미네랄로코르티코이드는 Na^+ 보존과 K^+ 배설 촉진
부신수질	에피네프린	심장, 세기관지, 혈관	부신 자극의 원인
심장	심방성 나트륨이뇨호르몬	신장	오줌으로 Na^+과 물의 배설 촉진
시상하부	분비촉진호르몬과 분비억제호르몬	뇌하수체전엽	뇌하수체전엽호르몬의 분비 조절
소장	세크레틴과 콜레시스토키닌	위, 간, 이자(췌장)	위 운동을 억제하고 담즙과 이자액 분비를 자극함
랑게르한스섬(췌도)	인슐린, 글루카곤	일차적으로 간, 골격근, 지방조직	인슐린은 세포가 포도당을 흡수하도록 촉진하고 글라이코겐과 지방의 형성을 촉진함, 글루카곤은 글라이코겐과 지방의 가수분해를 촉진함
신장	에리트로포이에틴	골수	적혈구 생성을 자극함
간	소마토메딘	연골	세포 분열과 성장을 자극함
난소	에스타라디올-17β와 프로게스테론	여성생식수관과 젖샘	생식수관의 구조 유지와 이차성징을 촉진함
부갑상샘	부갑상샘호르몬	뼈, 소장, 신장	혈중 Ca^{2+} 농도를 증가시킴
송과샘	멜라토닌	시상하부와 뇌하수체전엽	생식소자극호르몬의 분비에 영향을 줌
뇌하수체, 전엽	자극호르몬	내분비샘과 다른 기관	표적기관의 성장과 발달을 자극함, 다른 호르몬의 분비를 자극함
뇌하수체, 후엽	항이뇨호르몬, 옥시토신	신장과 혈관 자궁과 젖샘	항이뇨호르몬은 물 보존을 촉진하고 혈관수축을 촉진함, 옥시토신은 자궁의 수축을 자극하고 젖분비 단위체의 수축을 자극하여 모유 분출을 촉진함
피부	1,25-다이하이드록시비타민 D_3	소장	Ca^{2+}의 흡수를 촉진함
위	가스트린	위	산 분비를 자극함
정소	테스토스테론	전립샘, 정낭, 정소, 다른 기관	이차성징 발달, 정자형성 등을 자극함
가슴샘	티모포이에틴	림프절	백혈구 생성 촉진
갑상샘	티록신(T_4), 삼요오드티로닌(T_3), 칼시토닌	대부분의 기관	티록신과 삼요오드티로닌은 성장과 발달을 촉진하고 세포의 기초대사율(BMR)을 자극함, 칼시토닌은 혈중 Ca^{2+}의 수준 조절에 관여할 것으로 예측됨

그들이 분비한 화학물질인 신경전달물질을 통해 세포를 자극한다. 신경전달물질은 호르몬처럼 혈액을 따라 이동하지 않고 대신 좁은 시냅스틈을 통해 시냅스후 세포의 막에 다다른다. 그러나 다른 면에서 보면, 신경전달물질의 작용은 호르몬의 작용과 매우 유사하다.

실제로, 뇌하수체와 소화관에서 분비되는 폴리펩타이드를 포함한 대부분의 폴리펩타이드호르몬은 뇌에서 발견되어 왔다. 뇌의 특정 부위에서 이들 구성성분이 호르몬처럼 생산되고 분비된다. 한편 뇌의 또 다른 부분에서, 일부 구성성분은 신경전달물질로 기능을 수행한다.

특정 화학물질이 신경전달물질 또는 호르몬으로 작용하건 간에 생리적 조절 기능을 하기 위하여 (1) 조절분자와 결합할 수 있는 특이 **수용체단백질**(receptor protein)을 가지고 있는 표적세포가 있고, (2) 조절분자와 그 수용체의 결합은 표적세포 내에서 특정 변화가 진행되는 원인이 되어야 하며, (3) 조절자의 활동을 정지시키는 기작이

있어야 한다. 이 조절분자의 빠른 제거 그리고/또는 화학적 불활성화가 동반되는 이 기작은 매우 중요한데, 그 이유는 이 기작이 없으면 생리적 조절은 불가능하기 때문이다.

호르몬의 화학적 특성에 따른 분류

다른 내분비샘에서 분비되는 호르몬은 화학적 구조가 매우 다양하다. 그러나 모든 호르몬은 다음과 같이 몇 개의 화학적 부류로 나눌 수 있다.

1. **아민**(amines). 이는 아미노산인 타이로신(tyrosine, 티로신)과 트립토판(tryptophan)에서 유래한 호르몬이다. 부신수질, 갑상샘, 송과샘에서 분비되는 호르몬이 이에 해당한다.

2. **폴리펩타이드**(polypeptides)와 **단백질**(proteins). 단백질은 큰 폴리펩타이드이기 때문에 두 부류를 구분하는 것은 다소 임의

표 11.2 | 폴리펩타이드 호르몬과 당단백질호르몬의 예

호르몬	구조	샘	주요 효과
항이뇨호르몬	9개 아미노산	뇌하수체후엽	물 보존과 혈관수축
옥시토신	9개 아미노산	뇌하수체후엽	자궁과 젖샘 수축
인슐린	21개와 30개의 아미노산	췌도의 베타세포	세포의 포도당 흡수, 지질 생성, 글리코겐 합성
글루카곤	29개 아미노산	췌도의 알파세포	저장된 글리코겐과 지방의 가수분해
부신피질자극호르몬(ACTH)	39개 아미노산	뇌하수체전엽	부신수질의 자극
부갑상샘호르몬	84개 아미노산	부갑상샘	혈중 Ca^{2+} 농도 증가
난포자극호르몬(FSH), 활체형성호르몬(LH), 갑상샘자극호르몬(TSH)	당단백질	뇌하수체전엽	표적샘의 성장, 발달, 분비 활동을 자극

적인 면이 있다. 항이뇨호르몬은 9개의 아미노산(표 11.2)으로 구성된 폴리펩타이드이고, 단백질이라 불리기 뭐하다. 만약 폴리펩타이드 사슬이 191개의 아미노산으로 구성된 성장호르몬처럼, 대략 100개 이상의 아미노산으로 구성되었을 때, 이는 단백질로 불릴 수 있다. 인슐린은 이 두 범주를 구분하기 힘들게 하는데, 한 개의 큰 단백질(3장 그림 2.23 참조)에서 유래한 두 개의 폴리펩타이드 사슬로 구성되어 있기 때문이다.

3. **당단백질**(glycoproteins). 이 분자는 하나 또는 그 이상의 탄수화물 군이 결합된 단백질이다. 그 예로는 난포자극호르몬(FSH)와 난포형성호르몬(LH)을 들 수 있다.

4. **스테로이드**(steroids). 스테로이드호르몬은 콜레스테롤이 효소 활동을 통하여 5개의 탄소로 구성된 "디(D)"환의 잔기를 떼어냄으로 형성된다(그림 11.2). 스테로이드호르몬에는 테스토스테론, 에스타라디올, 프로제스테론, 코르티솔이 있다.

표적세포에서 이들 호르몬의 작용이라는 면에서 볼 때, 호르몬 분자는 극성이어서 수용성인 것과 비극성이어서 비수용성인 것으로 나눌 수 있다(수용성과 관련된 논의는 2장과 그림 2.6 참조). 비극성 호르몬이 지질에 녹기 때문에, **친지질성호르몬**(lipophilic hormones)이라 종종 불린다. 원형질막을 통과할 수 없는 극성 호르몬과는 달리, 친지질성 호르몬은 그들의 표적세포 내로 들어갈 수 있다. 이들 친지질성 호르몬에는 스테로이드호르몬과 갑성샘호르몬이 포함된다.

스테로이드호르몬은 부신피질과 생식소의 내분비샘에서만 분비된다(그림 11.2). 생식소는 **성스테로이드**를 분비한다. 부신피질은 **코르티코스테로이드**(코르티솔과 알도스테론을 포함)와 소량의 성호르몬을 분비한다.

주된 갑상샘호르몬은 두 개의 타이로신이 결합된 것의 파생물이다(그림 11.3). 4개의 요오드 원소를 함유하고 있을 때 이 호르몬은 **사요오드티로닌(T_4)** 또는 **티록신**이라 분린다. 3개의 요오드 원소를 함유하고 있을 때 **삼요오드티로닌**(T_3)이라 불린다. 비록 이 호르몬이 스테로이드는 아닐지라도, 스테로이드처럼 상대적으로 작고 비극성 분자이다. 스테로이드와 갑상샘호르몬은 구강을 통하여 먹어도 활성을 갖는다. 성스테로이드는 피임약 제제로 사용되고, 갑상샘호르몬약은 갑상샘 이상이 있는(갑상샘저하증) 사람들이 복용한다. 이와는 대조적으로 폴리펩타이드호르몬과 당단백질호르몬은 혈액으로 흡수되기 전에 소화관에서 소화되기 때문에 복용을 통해 효과를 볼 수 없다. 이 때문에 인슐린-의존성 당뇨환자는 인슐린을 스스로 주사해야 한다.

극성을 가지고 있고 수용성인 호르몬으로는 폴리펩타이드호르몬, 당단백질호르몬, 부신수질에서 분비되는 **카테콜아민**호르몬인 에피네프린, 노르에피네프린이 있다. 에피네프린과 노르에피네프린호르몬은 아미노산인 타이로신에서 유래한다(9장 그림 9.8). 따라서 카테콜아민은 폴리펩타이드호르몬과 당단백질호르몬처럼 원형질막의 인지질부분을 통과하여 이동하기에는 너무 극성이 크다. 송과샘에서 분비되는 호르몬인 멜라토닌은 다르다. 비극성 아미노산인 트립토판에서 유래하고 멜라토닌 알약은 효과를 낸다. 왜냐하면 스테로이드나 티록신처럼 이 호르몬은 원형질막을 통과할 수 있기 때문이다. 그러나 멜라토닌은 세포에서의 효과라는 면에서 극성 호르몬과 유사한 면을 가진다.

프로호르몬과 프리호르몬

표적세포의 대사에 영향을 미치는 호르몬 분자는 종종 활성이 없는 "부모" 또는 "전구물" 분자에서 유래한다. 폴리펩타이드호르몬의 경우, 전구물은 활성형의 성숙 호르몬보다 긴 연쇄 **프로호르몬**(prohormone)으로 분비샘에서 자르고 붙여져 호르몬이 된다. 예를 들어, 인슐린은 이자의 베타세포내 **프로인슐린**(proinsulin, 그림 3.23 참조)에서 생성된다. 어떤 경우에는 프로호르몬 그 자체가 더 큰 전구 단백

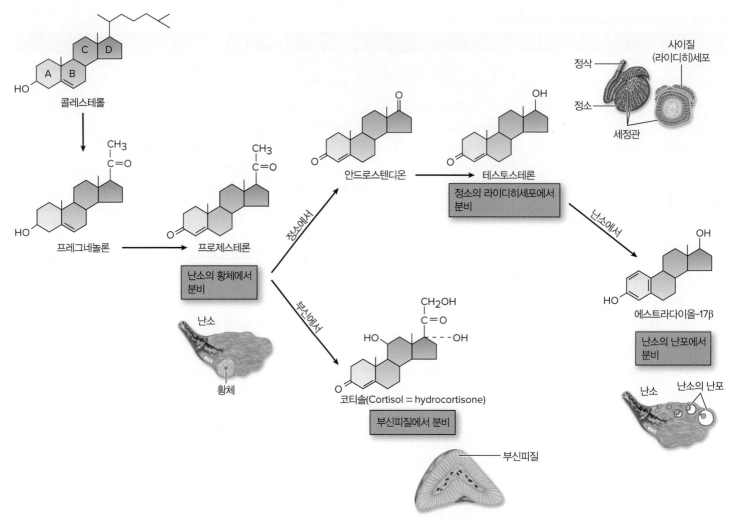

그림 11.2 단순화한 스테로이드호르몬 생합성 경로. 프로제스테론(난소의 황체에서 분비되는 호르몬의 하나)은 다른 모든 스테로이드호르몬의 공통 전구물이나 황체에서만 분비된다. 테스토스테론은 정소의 간질 내분비세포에서 분비되는 주요 남성호르몬이나 난포에서 분비되는 주요 에스트로겐인 에스트라디올-17β의 전구체 역할을 한다.

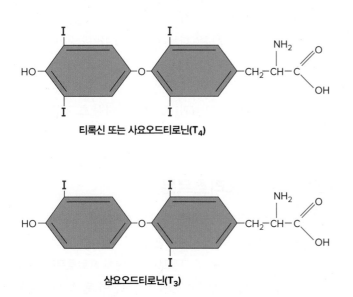

그림 11.3 갑상샘호르몬의 구조식. 티록신(사요오드티로닌(T$_4$)로 불리기도 함)과 삼요오드티로닌(T$_3$)는 9：1 비율로 분비된다.

물 분자에서 유래한다. 인슐린의 경우 이 분자를 **프리프로인슐린**(preproinsulin)이라 부른다.

어떤 경우에는 내분비샘에서 분비되는 (그리고 샘의 호르몬으로 여겨지는) 분자가 표적세포에서 실질적으로 활성이 없다. 활동을 하기 위해서는, 표적세포가 분비된 호르몬의 구조를 변형시켜야만 한다. 예를 들면, 티록신(T$_4$)은 표적세포의 물질대사에 영향을 주기 위해서는 표적세포 내에서 T$_3$로 변형되어야 한다. 이와 유사하게, 피부에서 분비되는 비타민 D$_3$은 표적세포에서 작용하기 위해서 1,25-다이하이드록시비타민 D$_3$로 변환되어야만 한다. 테스토스테론은 그 자체로 표적세포에서 호르몬으로 작용하는데, 일부 표적기관에서는 다이하이드로테스토스테론(DHT) 또는 다른 활성 유도체로 전환되어야만 한다(표 11.3). **프리호르몬**(prehormone)이라는 용어는 내분비샘에서 분비되나 표적세포에서 활성형의 호르몬으로 전환되기 전에는 표적세포에서 활동을 야기하지 않는 티록신과 같은 분자를 말한다.

표 11.3 | 프리호르몬이 생물학적으로 활동하는 유도물로의 전환

내분비샘	프리호르몬	활동하는 생성물	작용
피부	비타민 D_3	1,25-다이하이드록시비타민 D_3	간과 신장에서 (하이드록실화에 의해) 전환됨
정소	테스토스테론	다이하이드로테스토스테론(DHT)	DHT와 다른 5α-환원 남성호르몬이 남성호르몬-의존 조직에서 형성됨
		에스트라디올-17β(E_2)	E_2는 테스토스테론으로부터 뇌에서 형성되는데 내분비 기능과 행동에 영향을 주는 것으로 알려져 있음. 정소에서는 소량의 E_2가 생성됨
갑상샘	티록신(T_4)	삼요오드티로닌(T_3)	T_4에서 T_3로의 전환은 거의 모든 조직에서 일어남

호르몬의 상호작용

주어진 한 표적기관은 오직 하나의 호르몬에만 반응하는 것이 아니라 여러 많은 다른 호르몬에 반응한다. 이들 호르몬은 서로서로 길항적으로 작용하거나 어느 특정 효과를 함께 만들도록 동업하기도 하는, 즉 상호협조나 상호보완적으로 작동한다. 따라서 특정 호르몬에 대한 표적기관의 반응은 그 특정 호르몬의 농도뿐만이 아니라 표적 조직상의 다른 호르몬의 효과에 영향을 받는다. 호르몬의 상호작용이라는 용어는 **상승적** 상호작용, **허용적** 상호작용, **길항적** 상호작용을 포함한다.

상승적이고 허용적인 효과

두 개 이상의 호르몬이 함께 특정 결과를 만들어 낼 때 그들의 효과를 **상승적**(synergistic)이라고 말한다. 이 효과는 더해지거나 상호보완적이다. 심장에서 에피네프린과 노르에피네프린의 상호작용은 효과가 더해지는 좋은 예이다. 이 호르몬들은 각각 따로 심장박동수를 증가시킨다. 동일 농도로 함께 작용하여 개별적으로 활동하는 것에 비하여 훨씬 더 심장박동수를 증가시킨다. 젖샘의 젖 생성과 분비 능력은 에스트로겐, 코르티솔, 프로락틴, 옥시토신과 같은 여러 호르몬의 상호보완하는 협동적 활동이 필요하다. 즉, 각각의 호르몬들은 젖 생성과 관련된 여러 젖샘 기능 중 서로 다른 것을 촉진함으로 이들의 상호협동적 효과로 수유가 가능하게 되는 것이다.

다른 호르몬의 활동에 **허용적**(permissive)인 효과를 갖는 호르몬은 이차호르몬이 표적기관에서 그 효과를 낼 수 있도록 반응을 촉진하거나 이차호르몬의 활성을 증가시킨다. 예를 들면, 일차적으로 에스트라디올(주된 에스트로겐)에 자궁이 노출된 후에야 프로게스테론의 수용체단백질 발현이 유도된다. 이로 차후의 프로게스테론에 자궁이 노출될 때 프로게스테론에 대한 반응을 향상시킨다. 따라서 에스트라디올은 자궁에서의 프로게스테론 반응에 허용적 효과를 가진다.

비타민 D_3는 신장과 간에 있는 효소에 의해 변형되어야만 하는 프리호르몬으로 두 개의 수산화기(OH^-)를 붙여 활성형 호르몬의 1,25-다이하이드록시비타민 D_3이 된다. 이 호르몬은 혈중 칼슘 농도를 높인다. 부갑상샘호르몬(PTH)은 비타민 D_3의 작용에 허용적 효과를 가진다. 왜냐하면 부갑상샘호르몬이 신장과 간에서 수산화효소의 생성을 촉진하기 때문이다. 이러한 의미에서, 부갑상샘호르몬의 분비 증가는 비타민 D_3이 장에서 칼슘의 흡수를 자극하는 능력을 허용하는 효과를 가진다.

길항적 효과

어떤 경우에는, 어떤 한 호르몬의 작용이 다른 호르몬의 효과를 억제하기도 한다. 예를 들어, 임신기간에 젖 생성이 억제되는데 이는 혈중의 높은 에스트로겐 농도가 프로락틴의 분비와 작용을 억제하기 때문이다. 길항적 효과의 다른 예는 인슐린과 글루카곤(이 둘은 이자섬에서 분비됨)의 지방조직에서의 작용이다. 지방의 형성은 인슐린에 의해 촉진되고 지방의 분해는 글루카곤에 의해 촉진된다.

조직반응에서 호르몬 농도의 효과

혈중호르몬의 농도는 일차적으로 내분비샘에서 분비되는 비율을 반영한다. 일반적으로 호르몬은 표적기관에서 빠르게 제거되거나 간에서 제거되기 때문에 혈중에 축적되지 않는다. 호르몬의 **반감기**(half-life), 즉 혈중 농도가 반으로 감소하는데 필요한 시간은 대부분의 호르몬에서는 몇 분에서 몇 시간 범주이다(갑상샘호르몬의 경우에 있어서는 반감기가 몇일 정도 됨). 간에 의한 혈중호르몬의 제거는 효소에 의해 작용이 감소한 산물로 전환되는 것이다. 예를 들면, 스테로이드가 수용성인 극성 유도물로 전환되고 혈액으로 분비된 후 오줌과 담즙으로 배설된다.

호르몬의 효과는 농도에 매우 의존적이다. 정상적인 조직의 반응은 호르몬의 농도가 정상 또는 **생리학적** 범주에 있을 때만 생성된다. 어떤 호르몬의 경우 그 양이 비정상적으로 높거나 **약리학적** 농도(약으로 먹은 경우)일 때, 표적기관의 반응은 더 생리학적인 낮은 농도에서와는 다르다. 일부지만 약리학적 농도의 호르몬이 원 수용체와 구조적으로 유사한 다른 호르몬의 수용체와 결합하여 비정상적인 효과가 나타날 수 있다. 스테로이드호르몬의 경우, 약리학적 농도는 다른 생물학적 효과를 갖는 유도물질이 비정상적으로 생성되는 원인이 된다. 예를 들면, 약리학적 농도의 남성호르몬은 비정상적인 양의 에스트로겐 생성 결과를 가져온다. 즉 비정상적으로 높아진 에스트로겐은 남성호르몬에서 유래한 것이다(그림 11.2 참조).

따라서 약리학적 농도의 호르몬, 특히 스테로이드는 위험한 부작용을 유발할 수 있다. 예를 들면, 장시간 높은 농도의 코르티솔을 처방받은 염증성 질환자는 골다공증과 연조직 구조의 독특한 변화가 있다. 성호르몬이 주성분인 피임약은 처음 개발되어 소개된 1960년대에는 예측하지 못했던 여러 부작용을 가지고 있다. 그 당시 성스테로이드의 농도는 현재 시판되는 약의 농도에 비해 훨씬 높았다.

시동효과

정상적인 생리학적 범위 내 호르몬 농도의 다양함은 표적세포의 반응성에 영향을 줄 수 있다. 이는 부분적으로 표적세포 내 폴리펩타이드호르몬과 당단백질호르몬이 수용체단백질의 수에 영향을 받는다. 더 많은 수용체가 표적세포에서 특정 호르몬에 반응하여 형성될 수 있다. 예를 들면, 시상하부에서 분비되는 소량의 생식소자극호르몬-분비호르몬(GnRH)은 뇌하수체전엽세포의 GnRH에 대한 감도를 증가시킨다. 이는 **시동효과**(priming effect)로써 수용체의 **수적 증가**(upregulation)가 주된 원인이기 때문이다. 이 과정에서, 호르몬(이 경우 GnRH)에 의해 증가한 수용체단백질은 원형질막 상에 위치한다. 따라서 이후 GnRH에 의한 자극으로 뇌하수체전엽에서 훨씬 더 큰 반응을 하게 하는 원인이 된다.

둔감화와 하향조절

장기간의 고농도 폴리펩타이드호르몬에 표적세포가 노출될 경우 **둔감화**가 발견된다. 따라서 다음에 동일 호르몬을 동일 농도로 처리할 경우 감소한 표적조직의 반응이 나타난다. 이러한 둔감화는 수용체의 **하향조절**(downregulation)이 그 원인 중의 하나이다. 이는 고농도의 폴리펩타이드 호르몬에 표적세포가 계속 노출됨으로써 폴리펩타이드호르몬의 수용체단백질 수가 감소하기 때문이다. 예를 들어, 수용체 수의 둔감화와 하향조절은 고농도의 인슐린에 노출된 지방세포에서 일어나며, 고농도의 황체형성호르몬(LH)에 노출된 정소세포에서 일어난다.

정상적인 상태에서 일어나는 둔감화를 막기 위해, 대부분의 폴리펩타이드호르몬과 당단백질호르몬은 지속적이기보다는 확 증가했다가 감소하고 다시 확 증가하는 양상으로 분비된다. 이러한 **박동적 분비**(pulsatile secretion)는 생식계의 호르몬 조절에서 중요한 양상이다. GnRH와 LH의 박동적 분비는 둔감화 방지에 필요하다. 인위적으로 이들 호르몬의 농도를 일정 수준으로 지속시키면 생식소의 기능 감소가 유발된다(정상이라면 증가함). 이러한 효과는 임상적 적용에서 매우 중요하며, 20장의 20.2절에 기술되어 있다.

11.2 호르몬 작용 기작

표적세포에서 호르몬의 작용 기작은 이 호르몬의 화학적 성격에 기인한다. 비극성 호르몬은 원형질막을 쉽게 통과해 들어갈 수 있어 표적세포 내 수용체단백질에 결합할 수 있다. 이들 수용체단백질은 핵수용체로 유전자 발현을 조절한다. 반면, 극성 호르몬은 표적세포 내로 들어갈 수 없기 때문에 대신 원형질막에 있는 수용체에 결합한다. 결합한 후 호르몬은 이차전달계를 통하여 효과를 표출한다.

비록 각각의 호르몬이 그 나름의 특징적 효과를 표적세포에서 나타나게 하지만, 같은 화학적 부류로 구분된 호르몬은 작용 기작에서 유사성을 가진다. 이러한 유사성은 수용체단백질의 세포 내 위치와 호르몬이 그 수용체에 결합한 후 일어나는 일련의 반응경로에서 관찰된다.

호르몬은 혈액을 통하여 신체의 모든 세포로 보내지나 오직 **표적세포**(target cell)만이 이들 호르몬에 반응할 수 있다. 주어진 호르몬에 반응하기 위해서는 표적세포가 이 호르몬에 대한 특이 수용체를 가져야 한다. 수용체단백질-호르몬의 상호작용은 매우 특이적이다. 이러한 특이성과 함께, 호르몬은 **높은 친화력**(높은 결합력)과 **낮은 용량**으로 수용체단백질에 결합한다. 낮은 용량 특성은 표적세포당 수용체의 수가 제한되어 있기 때문에(보통 수천개) 호르몬 분자에 의한 수용체가 포화상태가 될 수 있음을 의미한다. 수용체단백질에 적용되는 특이성과 포화라는 특징은 효소와 운반단백질의 특징과 유사하다.

표적세포에서 호르몬 수용체단백질의 분포 위치는 호르몬의 화학적 성질에 의존한다. 친지질성호르몬(스테로이드와 티록신)은 원형질막을 통과할 수 있어 표적세포 안으로 들어갈 수 있다. 수용성 호르몬(카테콜아민, 폴리펩타이드, 당단백질)은 원형질막을 통과할 수 없어 그들의 수용체는 원형질막의 바깥 표면에 위치한다. 이 경우, 호르몬 작용은 세포 안쪽의 이차전달자의 작용을 필요로 한다.

핵수용체에 결합하는 호르몬

수용성 호르몬과는 달리, 친지질성 스테로이드호르몬과 갑상샘호르몬은 혈장의 수용액에 녹아 이동하지 않는다. 오히려 혈장 **운반단백질**에 부착하여 표적세포로 수송된다. 이들 호르몬은 그들의 수용체가 세포 내에 있는 표적세포에 다다라서 원형질막의 지질층을 통과해야 할 때 혈장 내 운반단백질에서 해리되어야 한다(그림 11.4).

친지질성호르몬 수용체는 **핵호르몬수용체**(nuclear hormone receptor)로 알려져 있는데 이는 핵에서 유전자 전사(mRNA 생성)를 활성화시키는 기능 때문이다. 따라서 핵수용체가 **전사인자**(transcription factor)로서의 기능을 하기 위해서는 우선적으로 그들의 호르몬 리간드에 결합하여 활성화되어야 한다. 활성된 유전자에서 전사된 mRNA는 표적세포의 대사를 변화시키는 효소단백질 등의 특이 단백질로 바로 합성된다.

각각의 핵수용체는 **리간드(호르몬)-결합 도메인**과 **DNA-결합 도메인**의 부위 또는 도메인을 가진다(그림 11.5). 수용체는 DNA 상의 **호르몬-반응 요소**(hormone-response element)라 불리는 특정 부위에 결합하기 전에 그 호르몬 리간드가 결합하여 활성화되어야만 한다. 호르몬-반응 요소는 특징적인 염기서열로 구성되어 있는 짧은 DNA 구간으로 이 구간을 호르몬으로 활성화된 핵수용체에 반응하여 전사될 유전자 바로 옆에 위치한다.

핵수용체는 2개의 주요 군, 즉 **스테로이드계**와 **갑상샘호르몬계**(또는 **비스테로이드계**)로 구성된 상위가계를 구성한다. 갑상샘호르몬계는 갑성샘호르몬을 위한 수용체와 함께 비타민 D의 활성형 수용체, 레티노산(비타민 A 또는 레티놀)을 위한 수용체를 포함한다. 비타민 D와 레티노산은 스테로이드호르몬이나 갑상샘호르몬처럼 친지질성 분자로, 세포 기능과 기관 생리 조절에서 중요한 역할을 한다.

근대 분자생물학은 핵수용체를 식별할 수 있고 그들의 호르몬 리간드가 알려지기 전에 그들 유전자를 복제할 수 있어 내분비 연구에서의 새시대를 열어 왔다. 사실 과학자들은 현재 알려진 70여개의 핵수용체의 절반에 대한 호르몬 리간드를 식별했다. 호르몬 리간드

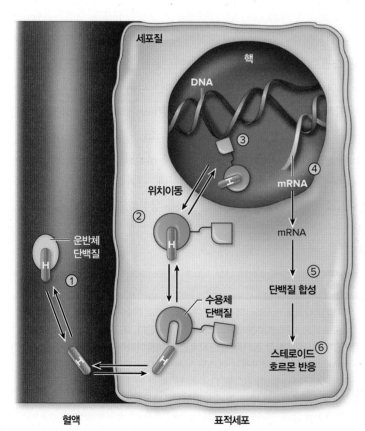

그림 11.4 스테로이드호르몬 작용 기작. (1) 혈장 운반체 단백질에 결합되어 수송되는 스테로이드호르몬은 혈장 운반체에서 떨어져 표적세포의 원형질막을 투과하여 이동한다. (2) 스테로이드호르몬은 세포질에 위치할 수용체에 결합한다. (3) 호르몬에 결합한 수용체는 핵으로 이동하여 DNA에 결합한다. (4) 이것은 유전자 전사를 자극하여 결국 새로운 mRNA의 합성이 일어난다. (5) 새롭게 형성된 mRNA는 새로운 단백질 생성을 암호화하고 있다. (6) 표적세포에서의 호르몬 효과가 생성된다.

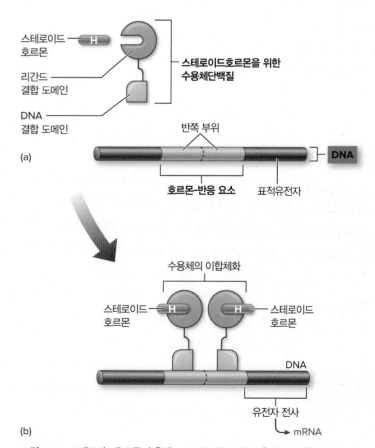

그림 11.5 스테로이드호르몬 수용체. (a) 각 핵호르몬 수용체단백질은 리간드-결합 도메인을 가지고 있으며 각 수용체는 호르몬 분자에 결합하고 DNA-결합 도메인은 DNA의 호르몬-반응 요소에 결합한다. (b) 호르몬에서의 결합은 수용체가 호르몬-반응 요소의 반쪽 위치에 각각 결합하여 이량체를 형성하는 원인이 된다. 이는 유전자 전사를 자극한다(RNA 합성).

가 알려지지 않은 수용체는 **올판수용체**(orphan receptors)라 불린다. 예를 들어, 레티노이드 X 수용체(retinoid X receptor, RXR)는 9-시스-레티노산(9-*cis*-retinoic acid)이 리간드로 알려지기 전까지 올판수용체였다. 이 수용체의 중요성은 간단히 설명하고자 한다.

스테로이드호르몬의 작용 기작

일반적으로 스테로이드호르몬은 그들은 표적세포 안으로 들어가 핵 수용체단백질에 결합함으로 그 효과를 나타낸다. 이로 그들은 표적 세포에서 유전자 전사자극을 통하여 영향을 준다. 이러한 작용은 스테로이드호르몬의 유전자 작용이라 알려져 있고 이에 필요한 시간이 적어도 30분 걸린다. 비록 이러한 양식이 스테로이드호르몬의 주된 작용 기작이나, 일부 효과는 초단위에서 분단위 내에서 일어난다. 이러한 효과는 너무 빨라서 핵수용체에 결합하여 유전자 발현 변화로 설명할 수 없다. 스테로이드호르몬의 훨씬 빠른 **비유전자 작용**(nongenomic action)이 스테로이드가 원형질막에 있는 수용체에 결합하여 이차전달계(G-단백질)를 활성화시킴으로 일어난다. 예를 들어, 난자가 배란될 때 난소에서 분비되는 프로제스테론은 비유전자 작용을 사용하여 정자의 과활성을 자극한다(20장 20.6절 참조).

스테로이드호르몬의 유전자 작용에서, 그 수용체단백질은 세포 안에 위치하고 있는데 핵과 세포질 사이에 서로 다른 정도로 분포한다. 그 분포는 조직과 호르몬에 따라 매우 다양하다. 예를 들면, 부신 피질에서 분비되는 스테로이드호르몬인 **코르티코스테로이드**에 결합해 있지 않은 수용체는 세포질에 위치한다. 세포질내 수용체가 그들 특이 스테로이드호르몬 리간드에 결합하면, 이들 수용체는 핵으로 이동한다. 일단 핵으로 들어간 호르몬-수용체단백질 복합체는 표적 유전자의 조절 부위상의 **호르몬-반응 요소**라 불리는 DNA 서열에 결합한다(그림 11.5).

그림 11.5처럼 DNA의 호르몬-반응 요소는 두 개의 **반쪽**으로 구성되어 있는데 각각의 반쪽은 6개의 뉴클레오타이드 염기로 구성되어 있고, 이들 반쪽 사이에 3개의 뉴클레오타이드가 끼어 있다. 한 개의 스테로이드호르몬 분자가 결합한 한 개의 스테로이드수용체는 한 개의 단위체로 반쪽 중의 하나에 결합한다. 동종의 다른 호르몬 분자에 결합한 수용체는 나머지 반쪽에 결합한다. 두 수용체단위가 각각의 반쪽 부분에 결합하는 과정을 **이합체화**(dimerization)라 한다(그림 11.5). 쌍을 이룬 두 수용체단위가 동일한 것일 때 **동형이합체**(homodimer)를 형성하였다고 말한다(이는 향후 다시 논의되겠으나 비스테로이드계의 수용체와는 다른 현상이다). 일단 이합체가 형성되면, 활성화된 핵수용체는 특정 유전자의 전사를 자극하고 이로

표적세포의 호르몬 조절을 한다(그림 11.4 참조)

비록 유전자 기작이 주된 것이나, 스테로이드호르몬 작용의 주된 유전자 기작은 과잉자극이다. 예를 들면, **타목시펜**(임상적용 박스 참조)이라는 약이 있는데, 이는 한 기관에서는 에스트로겐과 같은 역할을 하는 반면 다른 기관에서는 길항적 작용을 한다. 타목시펜이나 다른 **선택적 에스트로겐수용체 조정자**(selective estrogen receptor modulators, SERMs) 연구를 통하여 에스트로겐 활동은 에스트로겐수용체와 함께 **보조활성자**(coactivator)와 **공억제자**(corepressors)라고 불리는 20개 이상의 조절 단백질이 필요함이 밝혀졌다. 보조활성제와 공억제제는 특정 전사인자(유전자 전사를 조절하는 단백질)를 활동하게 하거나 억제하지만 그 자체가 DNA에 결합하지 않는다. 에스트로겐과 관련된 경우, 이들 보조활성자나 공억제자는 에스크로겐수용체 구조상 호르몬리간드 결합부위에서 떨어진 부위에 있는 폭 들어간 특정 포켓 부분에 결합한다. 이는 보조활성자와 공억제자가 에스트로겐의 유전자 전사 능력을 촉진하거나 억제함을 의미한다. SERM이 그 수용체인 에스크로겐수용체에 결합하나 조직에 따라서 효과가 다른 것은 한 기관에서는 보조활정자를 모집하지만 다른 기관에서는 그렇게 하지 못하기 때문일 것이다.

스테로이드호르몬 리간드가 그 핵수용체단백질(리간드-결합 도메인, 그림 11.5)에 결합하면, 수용체단백질의 구조가 변한다. DNA에 결합하지 못하도록 하는 **열충격단백질**(heat shock protein)이라 불리는 샤프론 단백질이 제거된다(3장 참조). 이로 수용체는 호르몬반응요소가 있는 DNA에 결합할 수 있고 보조활성자 단백질을 모집하여 복합체를 구성하고 전사를 촉진한다. 결과적으로 세포는 스테로이드호르몬에 반응하여 특정 단백질을 생성하도록 자극받게 된다.

♥ 임상적용

유방암(breast cancers)의 약 75%는 에스트로겐수용체(ER)에 양성 반응을 보이고, 에스트로겐에 의해 크도록 자극된다. 이러한 이유로 ER 양성인 폐경 전 유방암 환자의 표준치료법은 **아로마타아제 억제제**(aromatase inhibitor, 아로마타아제가 테스토스테론을 에스트라디올로 전환하는 능력을 차단하는 약)이다(그림 11.2 참조). 폐경 전 환자는 일반적으로 **선택적 에스트로겐수용체 조절제**(SERM)인 **타목시펜**(tamoxifen)을 복용한다. ER 수용체 외에도 유방암의 약 20%가 Her2 수용체에 양성이다. 이 수용체는 인간의 표피성장인자 수용체 2를 의미하는데, 이 암세포가 사이토카인 계열에 반응할 수 있게 하는 유방종양세포의 수용체이다. Her2 수용체는 허셉틴이라는 약물의 모노클로널 항체에 의해 차단될 수 있다(15장 15.4절). 허셉틴 항체는 인간면역글로불린에 부착된 생쥐에서 생성된 항원결합 부분을 포함한다.

갑상샘호르몬 활동 기작

갑성샘에서 분비되는 주된 호르몬은 티로신(사요오드티로닌, T_4)이다. 스테로이드호르몬처럼, 티록신은 운반단백질(일차적인 것은 **티록신-결합글로불린**)에 부착되어 혈액을 따라 이동한다. 갑상샘은 소량의 삼요오드티로닌(T_3)을 분비한다. 운반단백질은 T_3보다는 T_4에 화학적 친화력이 커서 결과적으로 혈장 내 운반단백질에 결합하지 않은 (유리) T_3의 농도가 유리 T_4의 양보다 10배 많다.

혈중 티록신의 약 **99.96%**가 혈장 운반단백질에 결합되어 있고 나머지는 유리된 상태로 있다. 유리된 티록신과 T_4만이 표적세포 안으로 들어갈 수 있다. 단백질에 결합된 티록신은 혈중 저장물로 기능을 가진다(이는 갑상샘 기능저하증 유발을 위해 외과적으로 갑상샘을 제거한 후 2주 이상이 소요되는 이유임). 일단 유리 티록신이 표적세포의 세포질 내로 들어가면, 효소 작용으로 T_3로 전환된다. 11.1절에서 논의하였듯이, 표적세포 내에서 활동을 하는 것은 T_4라기보다는 T_3이다.

스테로이드호르몬수용체와는 다르게, 갑상샘호르몬 수용체단백질은 그들의 갑상샘호르몬 리간드가 없는 상태에서도 DNA에 결합한 상태로 핵 내에 위치한다(그림 11.7 참조). DNA의 갑상샘호르몬 반응 요소(thyroid hormone response element)는 두 개의 반쪽을 가지나 스테로이드호르몬수용체의 경우와는 달리, 갑상샘호르몬수용체(T_3 수용체)는 두 반쪽 중 하나의 반쪽에만 결합하고 다른 반쪽에는 비타민 A 유도체인 9-시스-레티노산(9-cis-retinoic acid) 수용체가 결합한다. 갑상샘호르몬수용체(약자로 TR)와 9-시스-레티노산수용체(약자로 RXR)이 DNA의 갑상샘호르몬수용체 반응 요소 두 반쪽에 결합하여 **이질이량체**를 형성한다. 이 용어는 다른 수용체가 있기 때문에 사용되는 것이다(대비적으로 두 개의 스테로이드호르몬수용체는 그들의 DNA상의 반응요소에 붙어 동종이량체를 구성함).

갑상샘호르몬리간드(T_3)가 없는 경우, 갑상샘수용체는 유전자 전사를 억제하는 공억제자단백질을 모집하여 이와 결합하고 있다. 따라서 TR과 RXR이 DNA에 결합할지라도 호르몬 반응 요소는 억제되어 있다. 갑상샘수용체가 T_3 리간드에 결합할 때 공억제자단백질이 제거되어 제거된 공억제자단백질은 단백질분해효소복합체인 프로테아솜에 의해 분해(3장)되는 반면, 보조활성자단백질은 모집된

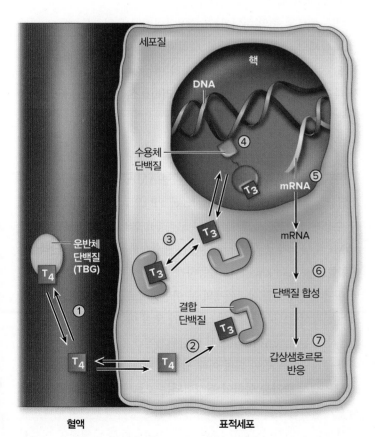

그림 11.6 갑상샘호르몬 작용 기작. (1) 티록신(T_4)은 혈장내 운반체 단백질에 결합하여 표적세포로 수송되고, 운송단백질에서 떨어져나와 그 표적세포의 원형질막을 관통하여 수송된다. (2) 표적세포의 세포질에서 T_4는 T_3로 전환되고, (3) 결합단백질을 이용하여 핵으로 이동한다. (4) DNA에 결합되어 있는 호르몬수용체 복합체는 공억제자를 상실하고 보조활성자를 얻는다. (5) 새로운 mRNA의 합성을 자극한다. (6) 새롭게 합성된 mRNA는 새로운 단백질의 합성을 암호화하고 있다. (7) 이것은 표적세포에서 호르몬 효과를 생성한다.

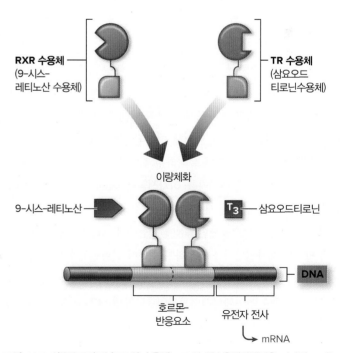

그림 11.7 삼요오드티로닌(T_3)의 수용체. T_3의 핵수용체단백질은 비타민 A 유도체인 9-시스-레티노산 수용체단백질과 이량체를 형성한다. 이것은 각각이 그 수용체에 결합하고 DNA의 호르몬 반응 요소에 결합함으로 일어난다. 따라서 9-시스-레티노산은 T_3의 작용에 필요하다. DNA 상에 이형이량체의 형성은 유전자 전사를 자극한다.

다. 이로 갑상샘호르몬의 핵수용체단백질은 그들의 호르몬리간드가 결합할 때까지 유전자 전사를 자극할 수 없다.

T_3는 혈장에서 세포 내로 들어가나 대부분은 세포 내에서 T_4로부터 전환되어 생성된다. 이 두 경우, 핵으로 들어가기 위한 징검다리로 세포질 내 비특이 결합단백질을 이용한다. 핵에서 T_3는 수용체의 리간드결합도메인에 결합한다(그림 11.6). 일단 이 일이 일어나면, 수용체의 모양이 변하게 되어 공역제자단백질을 제거할 수 있게되고 보조활성자를 모집하게 되어 유전자 전사를 촉진한다. 특정 효소단백질을 암호화하는 특정 mRNA 산물로 세포의 대사를 변화한다(그림 11.6과 그림 11.7).

이러한 유형의 조절은 RXR과 이형이량체를 형성하는 다른 핵수용체에서 유사하게 진행된다. 예들 들면, 1,25-다이하이드록시비타민 D_3(비타민 D의 활성형) 수용체는 9-시스-레티노산 수용체(RXR)와 이형이량체를 형성하는데 DNA와 결합할 때 유전자를 활성화시킨다. 따라서 RXR 수용체와 비타민 A에서 유래한 그 리간드는 갑상샘호르몬, 비타민 A, 비타민 D의 활동 기작을 유전자 발현 조절에 필요한 다른 분자들과 함께 연계를 형성한다.

이차전달자를 이용하는 호르몬

카테콜아민계열(에피네프린과 노르에피네프린), 폴리펩타이드, 당단백질 계열 호르몬은 표적세포의 원형질막의 지질 경계를 통과할 수 없다. 비록 호르몬의 일부가 음세포 작용을 통하여 세포 내로 들어갈 수 있어도, 이들 호르몬에 의한 대부분의 효과는 표적세포의 원형질막 바깥 표면에 위치한 수용체단백질에 결합한 결과이다. 표적세포 안으로 들어가지 않고 효과를 내야 하기 때문에, 이들 호르몬의 작용은 표적세포 내 다른 분자에 의해 매개되어야만 한다. 만약 당신이 호르몬을 내분비샘으로부터 유래하는 전달자로 생각한다면, 호르몬 작용을 하는 세포 내 매개자를 **이차전달자**(second messengers)로 부를 수 있다(이차전달자 개념은 6장 6.5절에 소개되어 있다).

이들 호르몬이 막수용체단백질에 결합하면, 그 효과를 만들어 내는데 필요한 이차전달자를 생성하기 위하여 원형질막에 위치한 특정 효소단백질을 활성해야만 한다. 막 효소의 활동에 기반하여, (1) 아데닐산 고리화효소(아데닐레이트사이클라아제), (2) 포스포리파아제 C, (3) 타이로신인산화효소(타이로신키나아제)의 활성화를 포함하는 이차전달자를 구분할 수 있다.

아데닐산 고리화효소-고리형 AMP 이차전달자계

고리형 아데노신 1인산(cyclic adenosine monophosphate, cAMP)

표 11.4 | cAMP가 이차전달자로서 관여하는 반응 순서

1. 호르몬이 표적세포의 원형질막 표면상의 수용체에 결합한다.
2. 호르몬-수용체 상호작용은 G-단백질이 원형질막의 세포질 쪽에 있는 아데닐산 고리화효소의 활성을 자극함을 통하여 작용한다.
3. 활성화된 아데닐산 고리화효소는 세포질 내 ATP를 cAMP로 전환되는 것을 촉매한다.
4. 고리형 AMP는 불활성 상태로 이미 세포질 내에 위치해 있는 단백질인산화효소를 활성화시킨다.
5. 활성화된 cAMP-의존적 단백질인산화효소는 세포질 내 다른 효소에 인산기를 이동시킨다(인산화).
6. 특이 효소의 활성은 인산화에 의해 활성되거나 불활성된다.
7. 변형된 효소의 활성은 표적세포에서의 호르몬에 반응을 매개한다.

은 처음으로 발견된 이차전달자이고 가장 잘 알려진 것이다. 에피네프린과 노르에피네프린이 그들의 베타-아드레날린수용체(9장)에 결합하고, 이들 호르몬은 표적세포 내에서 cAMP 생성에 기인한다. 나중에 알려진 사실이지만 대부분의 폴리펩타이드와 당단백질호르몬의 효과는 cAMP를 매개로 된다.

이들 호르몬 중의 하나가 그 수용체단백질에 결합할 때, G-단백질 복합체의 알파-아단위체가 해리된다(7장에서 다루었음, 표 7.6 참조). 이 알파-아단위체는 막을 따라 이동하여 세포의 세포질 내에서 다음 반응을 촉매하는 **아데닐산 고리화효소**(adenylate cyclase)를 활동하게 한다.

$$ATP \rightarrow cAMP + PP_i$$

이로 아데노신 3인산(ATP)은 고리형 AMP(cAMP)와 두 개의 무기인산인 **피로인산염**(pyrophosphate, PP_i)으로 전환된다. 호르몬과 그 수용체의 상호작용과 아데닐산 고리화효소의 활성 결과로 세포 내 cAMP의 농도가 증가한다. cAMP는 불활성형의 세포질 내 **단백질인산화효소**(protein kinase)를 활동하게 한다. 이 효소의 불활성형은 촉매 아단위체와 조절 아단위체의 두 아단위체로 구성되어 있다. 이 효소는 불활성형으로 생성되며 cAMP가 조절 아단위체에 결합할 때만 활동하게 된다. cAMP의 조절 아단위체에의 결합은 촉매 아단위체에서 해리되는 원인이 되며 이때 활성이 된다(그림 11.8). 요약하면, cAMP 생성 증가를 통하여 활성화되는 호르몬은 그 표적세포 내에서 단백질인산화효소(단백질키나아제) 활성 증가의 원인이 된다.

활성형 단백질인산화효소는 표적세포 내 다른 단백질의 인산화(인산기 부착)를 촉매한다. 이는 일부 효소가 활성화되는 원인이 되고 다른 것은 불활성화된다. cAMP는 단백질인산화효소를 통하여 활동하기 때문에 표적세포 내에 이미 존재하는 효소의 활동을 변화시킨다. 이는 특정 호르몬 활동의 독특한 양상으로 표적세포의 물질

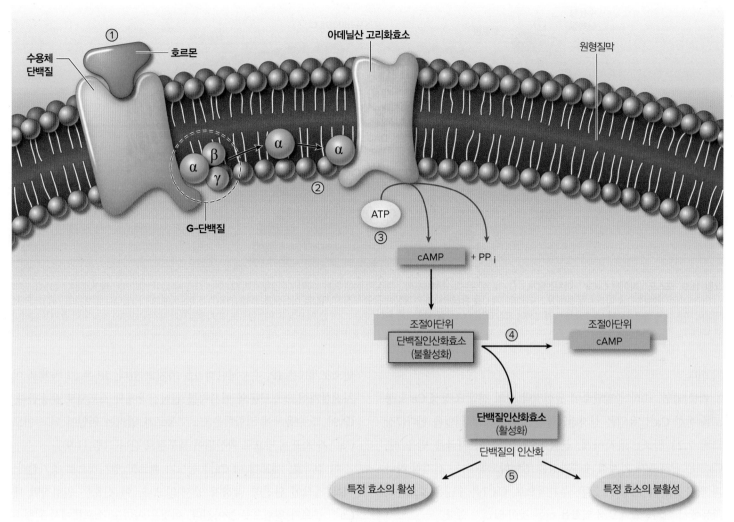

그림 11.8 아데닐산 고리화효소-고리형 에이엠피(cAMP) 이차전달계. (1) 호르몬이 표적세포의 원형질막에 위치한 수용체에 결합한다. (2) 이는 G-단백질의 해리의 원인이 되고 이로 자유 알파 아단위가 아데닐산 고리화효소를 활성화할 수 있게 된다. (3) 이 효소는 cAMP의 생성을 촉매하고, (4) 단백질인산화효소에서 조절아단위를 제거한다. (5) 활성화된 단백질인산화효소는 다른 효소단백질을 인산화하여 특정 효소를 활성화하거나 불활성화시켜 표적세포에서 호르몬 효과를 생성한다.

대사를 변화시킨다(표 11.4).

생물학적으로 작용하는 모든 분자처럼, cAMP는 호르몬 작용에서 이차전달자로 효율적인 활동을 하기 위해서 재빠르게 불활성되어야만 한다. 이 불활성화는 표적세포 내에 cAMP를 불활성형으로 가수분해하는 **포스포디에스테라아제**(phosphodiesterase)에 의하여 진행된다. 포스포디에스테라아제의 작용을 통하여 cAMP를 이차전달자로 이용한 호르몬의 자극효과는 새로운 cAMP 분자의 지속적 생성과 분비되는 호르몬 수준에 의존적이다.

cAMP 이외에 **고리형 구아노신 1인산**(cyclic guanosine monophosphate, cGMP)은 특정 상황에서 이차전달자로 작용한다. 예를 들면, 조절분자 산화질소(7장과 11장 11.7절에서 다루었음)는 근표적세포 내 cGMP 생성자극을 통하여 평활근에 효과를 나타낸다. 이것의 한 예는 음경발기를 하게 하는 혈관 평활근세포의 이완이다(20장

그림 20.21 참조). 그림 20.21에서 알 수 있듯이, 비아그라 약은 cGMP를 분해하는 포스포디에스테라아제를 불활성화시켜 발기부전 치료에 도움이 된다.

포스포리파아제 C-Ca^{2+} 이차전달계

세포질 내 Ca^{2+} 농도는 원형질막 상에 있는 능동수송운반체인 칼슘펌프의 작용으로 매우 낮게 유지된다. 이들 펌프의 활동을 통하여, 세포질 내 Ca^{2+} 농도는 세포 외 용액 상의 농도보다 약 일천배 낮게 유지된다. 이에 더하여, 대부분의 세포 내 활면소포체(3장의 소포체)는 세포질에서 활면소포체의 시스터네로 Ca^{2+}을 능동수송하는 칼슘펌프를 가지고 있다. Ca^{2+}의 가파른 농도구배는 결과적으로 다양한 자극에 대하여 빠른 시간에 Ca^{2+}의 확산과 단기 분비로 빠르게 반응할 수 있게 한다. 이로 서로 다른 조절계 상에서 신호로 활용될 수 있

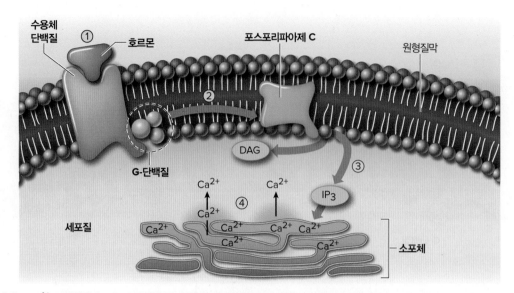

그림 11.9 포스포리파아제 C-Ca^{2+} 이차전달계. (1) 호르몬은 그 표적세포의 원형질막 상에 있는 수용체에 결합하고, (2) 이는 G-단백질이 해리되는 원인이 된다. (3) G-단백질 아단위체는 원형질막을 따라 이동하여 포스포리파아제 C를 활성화시켜 원형질막 상의 특정 인지질을 디아실글리세롤(DAG)과 이노시톨 3인산(IP$_3$)으로 쪼갠다. (4) IP$_3$은 세포질로 이동하여 활면소포체 내 수용체에 결합하여 저장되었던 Ca^{2+}를 방출하게 한다. 이로 Ca^{2+}는 세포질로 확산함으로, 이차전달자가 표적세포에서 호르몬의 효과가 나타나게 한다.

게 한다.

예를 들면, 축삭 종말단추에 원혈질막 상의 전압 조정성 Ca^{2+} 통로를 통한 Ca^{2+} 유입은 신경전달물질 방출 신호로 역할을 한다(7장 그림 7.23 참조). 유사하게, 근육이 수축하도록 자극을 받을 때, Ca^{2+}은 근세포가 기계적 수축과정을 진행하도록 하는 전기적 자극과 짝을 이룬다(12장 12.2절). 추가적으로, Ca^{2+}은 수많은 호르몬의 활동에서 이차전달계로서 역할을 하는 것이 알려져 있다.

에피네프린이 그 표적기관을 자극할 때, 표적세포의 원형질막 상에 있는 아드레날린 수용체단백질에 일차적으로 결합해야 한다. 9장에서 논의했듯이, 아드레날린 수용체는 두 가지가 있는데 알파수용체와 베타수용체이다(그림 9.10 참조). 에피네프린에 의한 베타-아드레날린 수용체의 자극은 아데닐산 고리화효소의 활성결과 cAMP가 생성된다. 에피네프린이 알파-아드레날린 수용체를 통한 활성은 표적세포에서 Ca^{2+} 이차전달계를 통하여 작동한다(그림 11.10).

에피네프린이 그 수용체인 알파-아드레날린 수용체에 결합은 G-단백질을 매개로 **포스포리파아제 C**(phospholipase C, 인지질분해효소 C)로 알려진 원형질막 상의 효소를 활성화한다(그림 11.9). 이 효소의 기질인 특정 막 인지질은 이 효소에 의해 **이노시톨 3인산**(inositol triphosphate, IP$_3$)과 **다이아실글리세롤**(diacylglycerol, DAG)로 쪼개진다. 두 파생물은 무척 다양한 기능을 가지는 이차전달자 역할을 하지만 호르몬 자극에 반응하여 세포질 내 Ca^{2+}을 증가시키는 활동은 IP$_3$가 하며 이와 관련하여 이 부분에서 논할 것이다.

IP$_3$는 원형질막을 떠나 세포질을 거쳐 활면소포체로 확산한다. 활면소포체막은 IP$_3$ 수용체단백질을 가지고 있다. IP$_3$은 그 자체로 이차전달자이고 호르몬의 메시지를 원형질막에서 소포체로 운송한다. IP$_3$이 그 수용체에 결합함은 Ca^{2+} 통로가 열리는 원인이 되고 이로 Ca^{2+}가 소포체 밖으로 확산되어 세포질로 간다(그림 11.9).

이 결과로, 세포질 내 Ca^{2+} 농도가 빠르고 일시적으로 증가한다. 비록 기작이 완전히 밝혀져 있지 않으나, 이 신호는 원형질막 내 Ca^{2+} 통로가 열림으로 높아진다. 이것은 아마도 소포체에서 원형질막으로 현재 모르는 어떤 다른 메신저의 활동 때문일 것이다. 세포질로 들어간 Ca^{2+}은 **칼모둘린**(calmodulin)이라 불리는 단백질에 결합한다. Ca^{2+}이 칼모둘린에 결합하면, 활동성을 갖는 칼모둘린이 되어 특이 단백질키나아제 효소가 되는데(단백질에 인산기를 부착시킴)

표 11.5 | Ca^{2+} 이차전달계에 관련된 순차적 사건

1. 호르몬이 표적세포의 원형질막 외부 표면에 있는 수용체에 결합한다.
2. 호르몬-수용체 상호작용은 막단백질인 포스포리파아제 C의 활동을 자극한다.
3. 활성화된 포스포리파아제 C는 막 구성성분 중 특정 인지질을 이노시톨 3인산(IP$_3$)과 디아실글리세롤로 전환한다.
4. 이노시톨 3인산은 세포질로 이동하여 소포체로 확산하여 이곳에서 그 수용체에 결합하고 Ca^{2+} 통로가 열리게 된다.
5. 소포체는 능동수송으로 Ca^{2+}를 축적하기 때문에, 세포질로 Ca^{2+}가 효율적으로 확산할 수 있는 농도기울기가 형성되어 있다.
6. 세포질로 이동한 Ca^{2+}는 칼모둘린이라 불리는 단백질에 결합하고 이를 활성화한다.
7. 활성화된 칼모둘린은 단백질인산화효소를 활성화시키고 이는 또다른 효소단백질을 인산화한다.
8. 변형된 효소의 활성은 표적세포의 호르몬에 대한 반응을 매개한다.

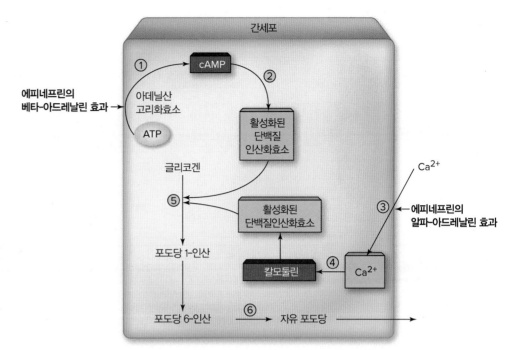

그림 11.10 에피네프린은 두 개의 이차전달계를 이용한다. 이것은 간에서 에피네프린의 활성을 나타내고 있다. (1) 베타-아드레날린수용체에 에피네프린의 결합은 아데닐산 고리화효소를 활성화시키고, (2) 이는 단백질인산화효소를 활성화시킨다. (3) 에피네프린이 알파-아드레날린수용체에 결합하면 세포질 내 Ca^{2+} 농도가 높아지도록 하고, (4) 이는 칼모둘린을 활성화시킨다. 이후 칼모둘린은 cAMP가 단백질인산화효소를 활성화시키듯 단백질인산화효소를 활성화시킨다. (5) 효소 활성을 변형시켜 글리코겐이 포도당 6-인산으로 전환된다. (6) 인산기는 다른 효소에 의해 제거됨으로 간세포는 에피네프린에 반응하여 자유 포도당을 혈액으로 분비한다.

세포 내 다른 효소의 작용을 변형시킨다(그림 11.10). 칼모둘린 의존성 특이 효소의 활성은 cAMP-의존 단백질키나아제에 의해 활성화되는 효소와 유사하다. Ca^{2+} 이차전달계의 각 단계를 표 11.5에 요약하였다.

타이로신인산화효소(타이로신키나아제) 이차전달계

인슐린은 표적기관(일차적 표적기관은 간, 골격근, 지방조직)에서 포도당과 아미노산 수송을 촉진하고 글리코겐, 지방, 단백질 합성을 촉진한다. 이러한 효과는 매우 복잡하고 어떤 면에서는 아직 완전히 이해되지 않은 작용 기작에 의해 달성된다. 그럼에도 불구하고, 인슐린의 작용 기작은 **성장인자**(growth factors)로 알려진 다른 조절분자의 활동 기작과 유사성을 갖는다. **표피성장인자**(EGF), **혈소판유래 성장인자**(PDGF), **인슐린유사성장인자**(IGFs)를 포함한 성장인자는 자가분비 조절자이다(11.7절에 논의됨).

인슐린과 성장인자의 경우, 수용체단백질은 원형질막에 위치하고 그 자체가 **타이로신인산화효소**(tyrosine kinase)로 알려져 있다. **인산화효소**는 인산기를 단백질 내에 더하는 효소이고, 특히 타이로신 인산화효소는 이들 인산그룹을 단백질에 아미노산인 **타이로신**에 더한다.

대부분 성장인자의 경우, 리간드가 그 수용체에 결합함은 수용체가 이량체를 형성하는 원인이 되고 한 구성체가 다른 구성체를 인산화시키는 **자가인산화** 과정을 진행하게 된다. 이는 수용체의 세포질 쪽에 있는 타이로신인산화효소 부분을 활성화시킨다. 그러나 인슐린

수용체는 인슐린에 결합하기 전에 이미 두 반쪽-수용체가 이황화결합으로 동질이량체를 형성(각각은 두 개의 폴리펩타이드 사슬)하고 있다(2장 그림 2.29 참조). 인슐린수용체의 세포 외쪽이 인슐린 결합 부분을 포함한 역 V자 모양을 형성한다(그림 11.11). 최근 연구를 통하여 한 개의 인슐린단백질이 역V자 모양부분에 있는 부위와 결합하고, 폴리펩타이드가 움직이는 원인이 된다. 이러한 구조적 변화는 수용체의 자가인산화의 원인이 되고 이로 타이로신인산화효소의 작용을 활성화시킨다.

활성화된 인슐린수용체는 **인슐린수용체 기질단백질**을 인산화시킨다. 이는 다양한 다른 **신호단백질분자**를 활성화시키는 효소도킹 시스테이션 역할을 한다. 이들 신호분자들은 포도당 수송운반단백질이 원형질막으로 끼어들어가는 원인이 되고(그림 11.30), 혈장 내 포도당이 조직세포로 흡수가 촉진된다. 이렇게 하여 인슐린은 혈장의 포도당 농도의 낮춤을 촉진한다. 일부 신호분자는 표적세포 내 다른 이차전달계를 활성화하여 인슐린과 성장인자가 그들의 표적세포에서 다양한 대사를 조절할 수 있게 한다.

따라서 서로 다른 이차전달계의 복잡성이 필요한데 서로 다른 신호분자가 다양한 효과를 가질 수 있게 한다. 예를 들면, 인슐린은 타이로신인산화효소 이차전달계를 간에서 포도당 흡수를 자극하고 글리코겐을 합성함에 사용하는 반면, 글루카곤(이자섬에서 분비되는 다른 호르몬)은 동일 세포에 작용하여 반대효과를 촉진한다. cAMP 생성에 관여하는 다른 이차전달계를 이용하여 글리코겐을 가수분해하고 포도당을 분비한다.

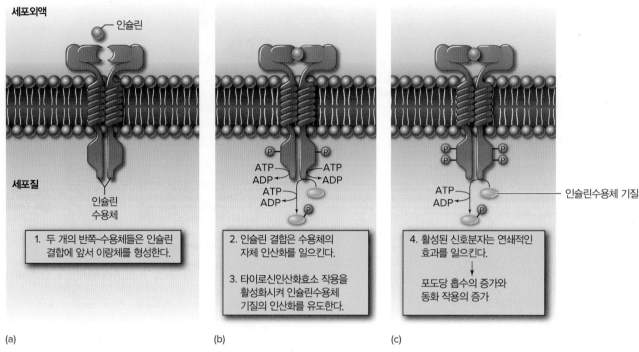

(a) (b) (c)

그림 11.11 인슐린 수용체. 수용체는 두 개의 반쪽 수용체가 서로 결합한 동종이량체이다. 수용체의 세포외쪽에는 2개의 인슐린결합부위가 있어서 한 개의 인슐린분자의 결합은 구조적 변화의 원인이 되고, 이로 수용체의 자발적 인산화가 유도된다. 이것은 자기의 타이로신인산화효소 작용을 활성화시켜 인슐린수용체 기질의 인산화를 유도하고 이로 신호 단백질 분자의 인산화가 됨으로 인슐린 표적세포에서 효과를 만들어내는 연속반응이 생성된다. 이들 효과로는 포도당 흡수의 증가와 동화 작용의 증가 등이 있다.

11.3 뇌하수체

뇌하수체는 뇌하수체전엽과 뇌하수체후엽을 포함한다. 뇌하수체후엽은 시상하부에서 생성되는 호르몬을 저장하고 분비하며, 한편 뇌하수체전엽은 그 자체의 호르몬을 생성하고 분비한다. 그러나 뇌하수체전엽은 시상하부에서 분비되는 호르몬에 의해 조절되고 또한 표적샘호르몬에 의한 되먹임으로 조절된다.

뇌하수체(pituitary gland 또는 hypophysis)는 뇌의 간뇌 하단 측면에 위치한다(8장). 대략적으로 직경이 약 1.3 cm의 완두콩 크기로 **누두**라 불리는 자루모양의 구조로 시상하부에 연결되어 있다(그림 11.12).

뇌하수체는 구조와 기능적인 면에서 **샘뇌하수체**(adenohypo-physis)라 불리는 전엽과 **신경뇌하수체**(neurohypophysis)라 불리는 후엽으로 나뉜다. 이들 두 부위는 배발생 과정에서 서로 다른 기원을 가진다. 전엽은 배아단계의 구함 부위에서 위쪽으로 자란 상피조직의 낭(**라트케낭**)에서 유래한 반면, 후엽은 뇌가 아래쪽으로 자라나서 형성된 것이다. 전엽은 성체에서는 두 부분으로 구분하여 볼 수 있다. (1) **원위부**(pars distalis)로 **뇌하수체전엽**(anterior pituitary)이라 알려져 있는 부분으로 둥근 부분이고 주로 내분비샘 부위이다.

(2) **융기부**(pars tuberalis)는 껍질 조직으로 누두 부위를 부분적으로 감싸고 있다. 이들 부분을 그림 11.12에 그림으로 그려 놓았다. **중위**

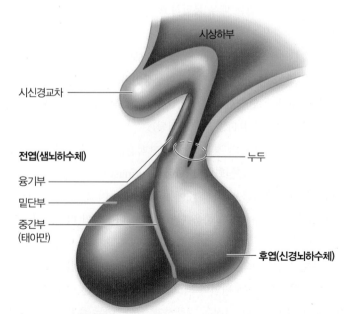

그림 11.12 뇌하수체의 구조. 전엽은 샘조직으로 구성되어 있는 반면, 후엽의 대부분은 신경교와 신경섬유로 구성되어 있다.

부(pars intermedia)는 전엽과 후엽사이에 끼어 있는 얇은 띠 조직으로 태아 시기에 존재한다. 태아가 발생하는 동안에 중위부에 있는 세포들이 전엽으로 이동해서 성체 시기에는 더 이상 구획된 구조로 존재하지 않는다.

신경뇌하수체는 뇌하수체에서 뇌하수체전엽과 누두에 접한 신경 부분으로 **신경부**(pars nervosa)로 구성되어 있으며 **뇌하수체후엽**으로 불린다. 신경섬유는 **뇌하수체세포**(pituicyte)라 불리는 신경아교 유사세포와 함께 누두를 거쳐 뻗어 있다.

뇌하수체호르몬

뇌하수체전엽(샘뇌하수체의 원위부)에서 분비되는 호르몬은 **다른 호르몬을 분비시키는 호르몬**(trophic hormone)이다. trophic이라는 용어의 의미는 영양을 의미한다. 비록 뇌하수체전엽호르몬이 그들의 표적기관의 영양분은 아니지만, 이 용어가 사용되는 이유는 고농도의 뇌하수체전엽호르몬은 그들의 표적기관이 비대해지는 원인이 되며 반대로 그 수준이 낮으면 그들의 표적기관이 위축되게 된다. 뇌하수체전엽호르몬에 이름을 붙일 때, trophic(매료된다는 의미를 가진 tropic으로 짧게 줄여씀)가 포함되게 되었다. 뇌하수체전엽호르몬 이름 끝에 접미사로 -tropin이 있게 된 이유이다. 목록으로 나열된 뇌하수체전엽호르몬은 표 11.6에 요약되어 있다.

1. **성장호르몬**(생장호르몬, growth hormone, GH 또는 somatotropin). 성장호르몬은 세포 내로 아미노산의 이송을 촉진하고 아미노산을 단백질 생성에 사용되게 함으로 조직과 기관 전체의 크기가 커지게 끔 촉진한다. 연골과 뼈의 성장 그리고 근육단백질의 합성을 포함한 일부 성장호르몬의 작용은 성장호르

몬의 자극하에 있는 간에서 생성된 분자군(소마토메딘)에 의한 결과이다.

2. **갑상샘자극호르몬**(thyroid-stimulating hormone, TSH 또는 thyrotropin). 갑상샘자극호르몬은 갑상샘이 티록신(사요오드티로닌, T_4)과 삼요오드티로닌(T_3)을 생성하고 분비하도록 자극한다.

3. **부신피질자극호르몬**(adrenocorticotropic hormone, ACTH 또는 corticotropin). 부신피질자극호르몬은 부신피질을 코디솔(하이드로코르티손)과 같은 글루코코르티코이드 분비를 하도록 자극한다.

4. **난포자극호르몬**(follicle stimulating hormone, FSH 또는 folliculotropin). 난포자극호르몬은 여성에서 난포의 성장을 촉진하고 남성의 정소에서 정자의 생성을 촉진한다.

5. **황체형성호르몬**(luteinizing hormone, LH 또는 luteotropin). 이 호르몬과 난포자극호르몬을 합쳐서 **성선자극호르몬**(gonadotropic hormone)이라 부른다. 여성에서 황체형성호르몬은 난소를 자극하여 배란된 난포를 황체라 불리는 내분비 구조물로 전환시킨다. 남성에서 황체형성호르몬은 종종 **간질세포자극호르몬**(interstitial cell stimulating hormone, ICSH)이라 불리는데 이는 정소 내 간질내분비세포인 라이디히세포(Leydig cells)에서 남성호르몬(주로 테스토스테론) 분비를 자극한다.

6. **프로락틴**(prolactin, PRL). 이 호르몬은 남성과 여성 모두에서 분비된다. 분만 후 여성에서 젖 생성을 자극하는 기능이 가장 잘 알려져 있다. 프로락틴은 생식소자극호르몬(FSH와 LH)에 의한 남성생식계의 조절을 보조하는 역할을 하고 신장에 작용하여 물과 전해질 균형조절에 관여한다.

표 11.6 | 뇌하수체전엽호르몬

호르몬	표적조직	일차적인 작용	분비 조절
부신피질자극호르몬(ACTH)	부신피질	글루코코르티코이드 분비 자극	부신피질분비자극호르몬(CRH)에 의해 자극됨, 글루코코르티코이드에 의해 억제
갑상샘자극호르몬(TSH)	갑상샘	갑상샘호르몬 분비 자극	갑상샘호르몬-분비자극호르몬(TRH)에 의한 자극, 갑상샘호르몬에 의한 억제
성장호르몬(GH)	대부분의 조직	단백질 합성과 성장 촉진, 지질분배화 혈당량 증가	소마토스타딘에 의해 억제됨, 성장호르몬-분비촉진호르몬에 의해서 자극
난포자극호르몬(FSH)	생식소	여성에서 생식세포 형성을 촉진하고 에스트로겐의 생성을 자극함	생식소자극호르몬-분비자극호르몬(GnRH)에 의해 자극됨, 성스테로이드와 인히빈에 의해 억제
프로락틴(PRL)	젖샘과 다른 부속생식기관	수유중인 여성에서 젖 생성을 촉진함, 추가적으로 다른 기관에서 작용함	프로락틴분비억제호르몬(PIH)에 의해 억제
황체형성호르몬(LH)	생식소	성호르몬 분비를 자극함, 여성에서 배란과 황체 형성, 남성에서 테스토스테론 분비를 자극	생식소자극호르몬-분비자극호르몬(GnRH)에 의해 촉진, 성스테로이드에 의해 억제

성장호르몬을 분비하는 세포군은 뇌하수체전엽의 내분비세포의 약 40~50%를 차지한다. 적은 비율을 차지하는 프로락틴 생성, TSH 생성, ACTH 생성에 특화된 각각의 세포군이 있다. 뇌하수체전엽의 약 10%를 차지하는 특화된 세포군의 세포는 성선자극호르몬의 FSH 와 LH 두 개를 모두를 생성한다. 뇌하수체전엽 내 특화된 세포들은 각각 시상하부에서 분비되는 특화된 호르몬에 의해 조절된다.

샘뇌하수체의 중위부는 성체에서 더이상 구분된 엽으로 존재하지 않으나 사람의 태아와 다른 동물의 성체에는 존재한다. 최근까지만 해도, **멜라닌세포자극호르몬**(melanocyte-stimulating hormone, MSH)은 물고기, 양서류, 파충류에서처럼 피부가 검게 되는 원인으로 여겨졌왔다. 그러나 사람의 경우에 있어서는 혈장 내 MSH의 농도가 피부색에 대수롭지 않음이 밝혀졌다. 태아의 중위부에서 유래한 샘뇌하수체 부위에 위치하는 세포가 **프로오피오멜라노코르틴**(pro-opiomelanocortin, POMC)라 불리는 큰 폴리펩타이드를 생성한다. POMC는 프로호르몬으로 주된 생성물은 베타-엔돌핀(7장 7.6절), MSH, ACTH이다. ACTH 분자의 일부가 MSH의 아미노산 서열을 포함하고 있어서 ACTH 분비량 증가는(에디슨병에서처럼, 11.4절 참조) 피부가 매우 검게 되는 원인이 된다.

후엽 또는 신경부는 뇌하수체에서 생성된 두 호르몬을 저장하고 분비한다.

1. **항이뇨호르몬**(antidiuretic hormone, ADH). 사람에서 이 호르몬은 화학적으로 **아르기닌 바소프레신**(arginine vasopressin, AVP)으로도 알려져 있으나, 혈압증진의 효과(혈관수축에 의한 혈압 상승)는 사람에게서 이차적인 의미를 갖는다. 이 호르몬의 항이뇨 효과인 신장에서 물을 보존하도록 자극함으로 적은 양의 물이 오줌으로 분비되는 것이 일차적인 의미성을 갖는다. 이러한 이유로 이 호르몬은 이 책에서 항이뇨호르몬이라는 용어로 불릴 것이다.

2. **옥시토신**(oxytocin). 여성에서 옥시토신은 출산할 때 자궁에 수축을 자극하고 이러한 이유로 분만(아이출생)에 필요하다. 또한 옥시토신은 젖샘의 꽈리와 관의 수축을 자극하여 수유하는 여성에게 젖배출반사를 일으키게 한다. 남성에서는 사정시 옥시토신 분비의 증가가 측정되지만 남성생식에서 이 호르몬의 생리적 역할은 아직 잘 알려져 있지 않다. 실험동물에 옥시토신을 투여하면 모자 간 유대를 증가시키고 일부일처 동물의 암수유대가 증가하게 하며, 사람에게서는 사회적 눈치의 이해를 높이고 신뢰를 강화하는 것 같다.

뇌하수체후엽의 시상하부조절

항이뇨호르몬과 옥시토신인 두 뇌하수체후엽호르몬은 실질적으로는 **시삭상핵**과 **뇌실측핵**에 위치한 세포체에서 합성된다. 시상하부에서 생성되는 항이뇨호르몬과 옥시토신호르몬은 **시상하부-뇌하수체로**(hypothalamo-hypophyseal tract)의 축삭을 따라 뇌하수체후엽으로 수송되어 저장되고 이후 적절한 자극에 반응하여 분비된다(그림 11.13). 따라서 뇌하수체후엽은 진정한 분비샘이라기보다는 저장기관의 성격이 더 크다.

뇌하수체후엽에서 항이뇨호르몬과 옥시토신의 분비는 **신경내분비반사**(neuroendocrine reflexes)에 의해 조절된다. 예를 들어, 아기의 젖을 빠는 기계적 자극이 시상하부에 감각신경 신호를 보내고 옥시토신의 분비 반사를 자극한다(20장 20.6절). 항이뇨호르몬의 분비는 혈장 삼투몰농도와 삼투압의 증가에 반응하여 시상하부의 3뇌실벽에 위치한 **삼투수용체 신경세포**(osmoreceptor neurons)에 의해 자극을 받는다(6장 6.2절). 이들 삼투수용체 신경세포는 (1) 목마름을 자극해서, (2) 시상하부의 시삭상핵과 뇌실측핵의 항이뇨호르몬 생성 신경세포 내 큰 빈도의 활동전위를 만들게 하여 이들의 축삭 종말단추에서 엄청난 양의 항이뇨호르몬이 분비하는 결과를 가져온다. 이는 축삭의 종말단추에서 신경전달물질이 분비되는 것과 유사한 방법(7장 그림 7.23 참조)이나, 항이뇨호르몬의 경우에는 뇌하수체후엽에서 호르몬으로 혈액으로 분비된다. 정반대로 항이뇨호르몬의 분

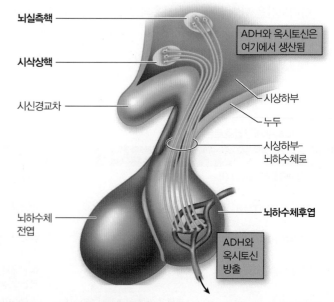

그림 11.13 시상하부의 뇌하수체후엽 조절. 뇌하수체후엽 또는 신경뇌하수체는 시상하부의 시신경교차상핵과 뇌실측핵상의 신경세포에서 생성된 호르몬인 바소프레신과 옥시토신을 저장하고 분비한다. 이들 호르몬은 시상하부-뇌하수체의 관내 축상을 통해 뇌하수체후엽으로 수송된다.

비는 혈액양의 증가가 있을 때 자극을 받는 좌심방 내 신장수용기에서 전달되는 감각신호에 의해 억제된다(14장 14.2절).

🔗 시스템 상호작용: 시상하부의 뇌하수체전엽 조절

한때 뇌하수체전엽은 일부 다른 내분비샘을 조절하는 호르몬을 분비하여 주분비샘(master gland)이라 불렸었다(그림 11.14와 표 11.6). 부신피질자극호르몬(ACTH), 갑상샘자극호르몬(TSH), 성선자극호르몬인 FSH와 LH는 각각 부신피질, 갑상샘, 생식소에서 그들의 호르몬을 분비하도록 자극한다. 또한 뇌하수체전엽호르몬은 표적샘에 영양분 효과를 가지고 있어 뇌하수체전엽호르몬의 적절한 자극에 의존하여 이들 샘의 기능과 구조 유지에 영향을 준다. 그러나 뇌하수체전엽은 진정한 주샘은 아니다. 왜냐하면, 호르몬의 분비가 시상하부에서 분비되는 호르몬에 의해 조절받기 때문이다.

분비와 억제호르몬

축삭이 뇌하수체전엽으로 들어오지 않기 때문에 뇌하수체전엽의 시상하부에 의한 조절은 신경적 조절보다는 호르몬을 통하여 성취된다. 시상하부에 있는 신경에서 생성된 분비와 억제호르몬은 시상하

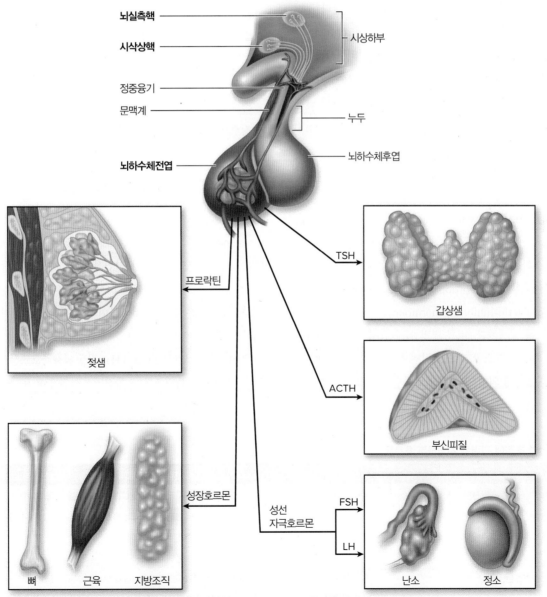

그림 11.14 뇌하수체전엽에서 분비되는 호르몬과 그 표적기관. 뇌하수체전엽은 다른 내분비기관을 조절함에 주목한다.

부의 기저부에 있는 축삭 끝으로 수송된다. **정중융기**(median eminence)로 알려진(그림 11.15) 부분의 모세혈관은 뇌하수체경의 정맥에 연결되어 있다.

정중융기 내 일차 모세혈관이 연결된 혈관은 뇌하수체전엽 내 이차 모세혈관 총체로 혈액을 운반한다. 이차 모세혈관 총체는 정중융기 내 일차 모세혈관 다음에 위치하기 때문에 이로부터 혈액을 받는다. 정중융기와 뇌하수체전엽 간 혈관으로의 연결은 **문맥계**(portal system)를 형성한다(이것은 장에서 간으로 혈액을 운반하는 간문객과 유사하다, 18장 18.5절). 시상하부와 뇌하수체전엽을 연결하는 혈관은 **시상하부–뇌하수체 문맥계**(hypothalamo-hypophyseal portal system)로 불린다.

분비호르몬은 시상하부의 신경세포에서 시상하부–뇌하수체 문맥계로 분비된다. 이들 호르몬은 뇌하수체의 분비를 조절한다(그림 11.15와 표 11.7). **갑상샘자극호르몬–방출호르몬**(thyrotropinereleasing hormone, TRH)는 TSH의 분비를 자극하고 **부신피질자극호르몬–방출호르몬**(corticotropin-releasing hormone, CRH)는 뇌하수체전엽에서 부신피질자극호르몬(ACTH)의 분비를 자극한다. 단일 분비호르몬, **생식소자극호르몬–방출호르몬**(GnRH)은 뇌하수체전엽에서 생식소호르몬인 FSH와 LH 둘 다를 분비하도록 자극한다.

뇌하수체전엽에서 성장호르몬의 분비는 시상하부에서 유래하는 두 개의 폴리펩타이드호르몬의 조절하에 있다. 시상하부에서 분비되는 **성장호르몬–방출호르몬**(growth hormone-releasing hormone, GHRH)은 뇌하수체전엽에서 성장호르몬 분비를 촉진하고, 시상하부에서 분비되는 **소마토스타틴**(somatostatin)은 성장호르몬 분비를 억제한다. 신경전달물질인 **도파민**(dopamine)으로 확인된 **프로락틴분비–억제호르몬**(prolactin-inhibiting hormone)은 뇌하수체전엽에서 프로락틴의 분비를 억제한다. 비록 몇몇 인자(옥시토신과 TRH를 포함)들이 도파민 분비가 감소할 때 프로락틴 분비를 촉진하지만, 프로락틴분비–억제호르몬에 의한 조절은 프로락틴분비 조절에서 생리

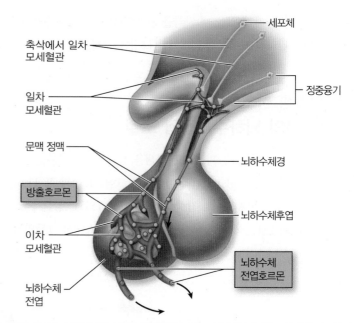

그림 11.15 시상하부의 뇌하수체전엽의 조절. 시상하부에 있는 신경세포는 분비자극호르몬(녹색 구)을 시상하부–뇌하수체 문맥계의 혈관 내로 배출한다. 이 배출된 분비자극호르몬은 체순환계로 호르몬(분홍색 구)을 분비하도록 뇌하수체전엽을 자극한다.

학적으로 가장 중요한 조절자이다.

뇌하수체전엽의 되먹임 조절

분비호르몬과 억제호르몬에서의 관점은, 시상하부가 주분비샘(master gland)으로 고려된다는 것이다. 그러나 명령 사슬은 직속적이지 않다. 시상하부와 뇌하수체전엽은 그들 자신의 활동에 의해 조절된다. 내분비계에서, 일반적으로 전용 작용제를 사용한다. 시상하부와 뇌하수체전엽은 그들의 분비물이 조절하는 표적샘에 의해 조절받기 때문에 주샘은 아니다.

부신피질자극호르몬(ACTH), 갑상샘자극호르몬(TSH), 생식소호르몬(FSH와 LH)의 뇌하수체전엽에서의 분비는 표적샘호르몬을 매

표 11.7 | 뇌하수체전엽 조절에 관련된 시상하부 호르몬

시상하부 호르몬	구조	뇌하수체전엽에서의 효과
부신피질자극호르몬-방출호르몬(CRH)	41개 아미노산	부신피질자극호르몬(ACTH)의 분비를 자극
생식소자극호르몬-방출호르몬(GnRH)	10개 아미노산	난포자극호르몬(FHS)과 황체형성호르몬(LH)의 분비를 자극
프로락틴분비-억제호르몬(PIH): 도파민	카테콜아민	프로락틴 분비를 억제
소마토스타틴	14개 아미노산	성장호르몬의 분비를 억제
갑상샘자극호르몬-방출호르몬(TRH)	3개 아미노산	갑상샘자극호르몬(TSH)의 분비를 자극
성장호르몬-방출호르몬(GHRH)	44개 아미노산	성장호르몬 분비를 자극

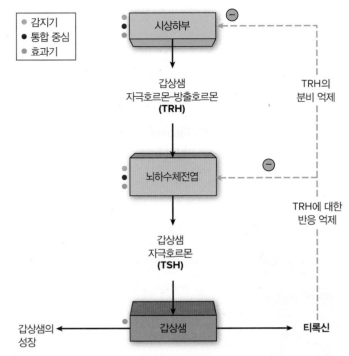

그림 11.16 시상하부-뇌하수체-갑상샘 축(조절계). 갑상샘에서 티록신의 분비는 뇌하수체전엽의 갑상샘자극호르몬의 자극에 의한다. 갑상샘자극호르몬의 분비는 시상하부에서 분비되는 갑상샘자극호르몬-분비자극호르몬(TRH)의 자극에 의한다. 이 자극은 티록신의 음성되먹임에 의한 억제(파란색 화살표)에 의해 균형이 잡힌다. 티록신은 TRH 분비를 억제하고 TRH의 자극에 대한 뇌하수체전엽의 민감도를 낮춘다.

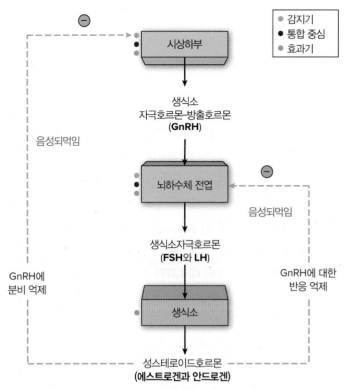

그림 11.17 시상하부-뇌하수체-생식소 축(조절계). 시상하부는 생식소자극호르몬-분비자극호르몬(GnRH)을 분비하고, GnRH는 뇌하수체전엽에서 생식소자극호르몬(FSH와 LH)을 분비하도록 뇌하수체전엽을 자극한다. 다음으로 이들 호르몬은 성스테로이드 분비가 되도록 생식소를 자극한다. 시상하부와 뇌하수체의 분비는 성호르몬의 음성되먹임에 의한 억제(파란색 화살표)로 그들 스스로 조절된다.

개한 **음성되먹임 억제**(negative feedback inhibition)로 조절된다. 예를 들어, 부신피질자극호르몬 분비는 코르티코스테로이드 분비 증가에 의해 억제되고, 갑상샘자극호르몬은 갑상샘에서 티록신의 분비가 증가함에 따라 억제된다. 이들 음성되먹임 상호관계는 표적샘을 제거함으로 쉽게 설명된다. 예를 들어, 수술적으로 생식소를 제거하는 거세는 FSH와 LH의 양을 증가시킨다. 유사하게, 부신 또는 갑상샘의 제거는 결과적으로 뇌하수체전엽에서 비정상적인 부신피질자극호르몬과 갑상샘자극호르몬의 분비의 원인이 된다.

표적샘의 제거 효과는 정상 조건에서 이들 샘이 뇌하수체전엽에 억제 효과를 가진다는 것을 잘 설명한다. 이러한 억제 효과는 2개의 수준에서 진행된다. (1) 표적샘호르몬은 시상하부에서 분비자극호르몬의 분비를 억제하도록 작용할 수 있다. 그리고 (2) 표적샘호르몬은 뇌하수체전엽에서 분비호르몬에 대한 반응을 억제하도록 작용할 수 있다. 예를 들면, 티록신은 갑상샘자극분비호르몬 자극에 반응하여 뇌하수체전엽에서 갑상샘자극호르몬의 분비와 합성을 억제하는 것으로 알려져 왔다. 성스테로이드는 시상하부에서 GnRH의 분비와 자극에 반응하여 뇌하수체전엽에서 생식소호르몬(FSH와 LH)의 분비를 모두 억제한다(그림 11.17).

여러 실험적 증거를 통하여 특정 뇌하수체전엽호르몬이 시상하부에서 분비호르몬의 분비를 억제하는 **짧은되먹임 회로**가 있음을 제안하고 있다.

뇌하수체전엽의 음성되먹임 조절과 함께, 표적기관에서 유래한 호르몬이 뇌하수체전엽호르몬의 분비를 촉진하는 작용을 하는 한 사례가 있다. 월경 중반에 다다를 시기에, 난소에서 분비되는 에스트로겐 분비가 증가하면서 뇌하수체전엽에서 LH 분비 급증을 자극하여 배란을 하는 원인이 된다. 이는 일반적으로 **양성되먹임 효과**로 묘사되는데, 표적샘호르몬이 그 표적기관인 뇌하수체전엽에서 분비를 억제하는 음성되먹임 억제와 구별된다. 흥미롭게도, 월경 후반단계에 더 높은 에스트로겐 수준은 반대효과를 가져 LH 분비에서 음성되먹임 억제 효과를 가진다. 생식호르몬 분비조절은 20장 20.2절에서 자세히 설명되어 있다.

상위 뇌기능과 뇌하수체 분비

뇌하수체전엽과 특정 표적샘 간의 관계는 축으로 묘사된다. 예를 들어, **뇌하수체-생식소 축**(pituitary-gonad axis)은 생식호르몬이 정소와 난소에 미치는 작용을 말한다. 이 축은 앞에서 설명하였듯이 시상하부의 GnRH에 의해 자극을 받는다. 시상하부는 '상위 뇌중추 (higher brain center)'에서 오는 신경의 지배를 받기 때문에, 뇌하수체-생식소 축이 감정에 영향을 받을 수 있다는 것은 놀랄 일이 아니다. 실제로, 강한 감정이 배란이나 월경 시점을 변화시키는 능력은 잘 알려져 있다.

생쥐를 이용한 연구에서 적어도 26개 이상의 뇌 부위의 신경세포가 시상하부의 GnRH 생성 신경세포에 축삭을 뻗고 있음이 알려졌다. 이러한 사실을 숙고해보면, 다양한 감정 상태와 스트레스가 월경 주기에 어떤 영향을 미칠 수 있음을 알 수 있을 것이다. 또한 이들 연구에서 코의 후각상피 내 신경세포들이 시상하부의 GnRH 생성 신경세포에 정보(후각망울에서 편도체로 연결됨)를 보냄이 밝혀졌다. 따라서 후각의 감각(냄새)이 GnRH의 분비에 영향을 미치고 따라서 생식계의 기능에 영향을 준다.

11.4절에서 상세히 설명하고 있듯이 심리적 스트레스는 **시상하부–부신 축**(pituitary-adrenal axis)을 활성화하는 것으로 알려져 있다. 스트레스 유발자는 시상하부에서 부신피질자극분비호르몬 분비를 증가하고, 결과적으로 부신피질호르몬과 코르티코스테로이드 분비가 증가한다. 또한, 상위 뇌중추의 영향은 대부분의 뇌하수체전엽 호르몬 분비에서 하루주기리듬이 형성되게 한다. 예를 들면, 성장호르몬의 분비가 식후 특정 아미노산의 흡수에 자극을 받더라도 이의 분비는 잠자는 동안 가장 높은 농도가 되고 깨어 있는 동안에는 낮아진다.

11.4 부신샘

부신피질과 부신수질은 구조적으로 기능적으로 다르다. 부신수질은 싸움-도망 반응에서 교감신경계의 하나로 카테콜아민 호르몬을 분비한다. 부신피질은 무기물과 에너지 균형을 조절하는데 관여하는 스테로이드호르몬을 분비한다.

부신샘(adrenal glands)은 쌍을 이루는데 신장의 위쪽 경계 부위를 덮고 있는 기관이다(그림 11.18). 각 부신은 서로 구획된 샘 구조물로 바깥쪽의 피질과 안쪽의 수질로 구성되어 있다. 부신피질과 부신수질의 기능의 차이는 배아 유래의 차이와 관련이 있다. 부신수질은 외배엽의 신경능선(교감신경절을 생성하는 것과 같은 조직)에서 유래하는 반면, 부신피질은 다른 배아조직(중배엽)에서 유래한다.

배아 유래에 따른 결과, 부신수질은 신경절전 시냅스를 형성하는 축삭의 자극에 반응하여 혈액 내로 카테콜아민 호르몬(에피네프린이 주되고 이보다 적은 양의 노르에피네프린)을 분비한다(9장). 부신피질에는 신경분포가 없으며 호르몬적 조절을 받는다(뇌하수체전엽에서 분비되는 부신피질호르몬에 의해). 피질은 3개의 구역으로 구성되어 있다. 가장 바깥쪽은 **사구대**(zona glomerulosa), 가운데 구역은 **속상대**(zona fasciculata), 피질의 가장 안쪽 구역은 **망상대**(zona reticularis)이다(그림 11.18). 이들 구역은 서로 다른 기능을 갖는 것으로 여겨지고 있다.

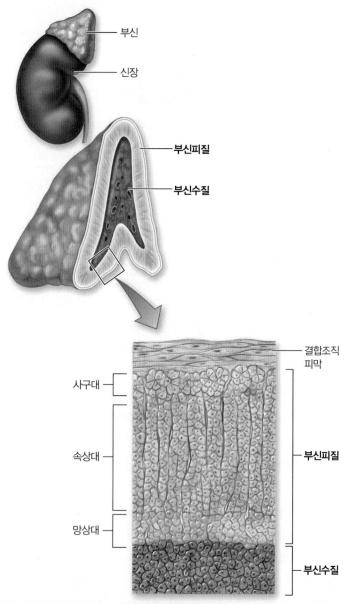

그림 11.18 부신의 구조로 3개의 부신수질대. 사구대는 미네랄로코르티코이드(알도스테론 포함)를 분비하고, 다른 두 대는 글루코코르티코이드(코티솔 포함)를 분비한다. 이 그림에서 부신피질을 나타내는데 사용된 색은 그림 11.19에 있는 색과 동일하다.

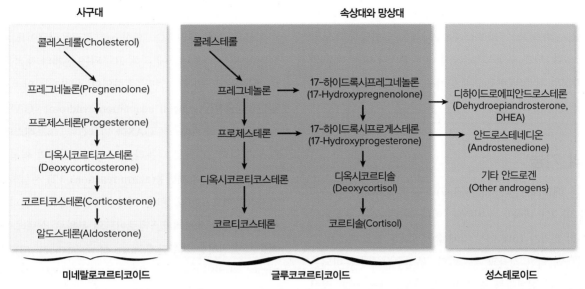

그림 11.19 부신수질 내 스테로이드호르몬의 단순화한 합성 경로. 부신피질은 Na$^+$과 K$^+$ 균형을 조절하는 스테로이드(미네랄로코르티코이드), 포도당 균형을 조절하는 스테로이드(글루코코르티코이드), 소량의 성스테로이드호르몬(DHEA = 디하이드로에피안드로스테론)을 생성한다.

🔗 시스템 상호작용: 부신피질의 기능

부신피질은 **코르티코스테로이드**(corticosteroids) 또는 **코르티코이드**(corticoids)라 불리는 스테로이드호르몬을 분비한다. 크로티코스테로이드에는 3가지 분류가 있는데 (1) 소듐이온과 칼륨이온 균형을 조절하는 **미네랄로코르티코이드**(mineralocorticoids), (2) 포도당과 다른 유기분자의 대사를 조절하는 **글루코코르티코이드**(glucocorticoids), (3) **부신피질 안드로겐**(adrenal androgens)은 생식샘에서 분비되는 성 활성이 약한 남성호르몬인 **디하이드로에피안드로스테론**(DHEA)를 포함한다. 이들 세 부류의 스테로이드호르몬은 동일한 전구물질인 콜레스테롤에서 유래한다. 콜레스테롤의 대사 경로는 부신피질의 구역에 따라 다르기 때문에 부신피질의 각 구역에서 특정 분류의 코르티코스테로이드가 생성된다.

알도스테론(Aldosterone)은 가장 잠재력이 큰 미네랄로코르티코이드이다. 미네랄로코르티코이드는 사구대에서 생성되고 신장에서 Na$^+$과 물을 보존하게 하고 K$^+$을 오줌으로 배설하도록 자극한다. 이러한 활동은 혈액 부피를 증가시키고 혈압을 높이는 것을 돕고(14장 14.2절), 혈액 전해질 균형을 조절한다(17장 17.5절).

사람에게서 우세한 글루코코르티코이드인 **코르티솔**(cortisol, hydrocortisone)은 속상대에서 분비되고 또한 망상대에서도 분비되는 것으로 알려져 있다. 코르티솔의 분비는 스트레스가 가해질 때 뇌하수체전엽의 부신피질자극호르몬에 의해 자극된다(그림 11.20). 코르티솔과 다른 글루코코르티코이드는 물질대사에 다양한 영향을 준

다. 영향으로는 (1) 단백질 분해 자극, (2) 포도당신생(아미노산과 다른 비탄수화물 분자에서 포도당 생성)을 촉진하고, 포도당 사용을 억제하여 혈중 포도당 농도를 높이고, (3) 지질 분해(지방 분해)를 자극하며 그 산물인 지방산의 혈액으로의 방출을 자극한다. 이러한 효과는 19장에 설명되어 있듯이 혈중에 포도당과 지방산과 같은 에너지 분자를 많이 준비할 수 있게 한다.

외인성 글루코코르티코이드(알약, 주사제, 스프레이제, 크림제 처치)는 면역반응억제제와 염증억제제를 위해 의학적으로 사용된다. 따라서 이 약은 천식이나 류머티스성 관절염과 같은 염증성 질병치료에

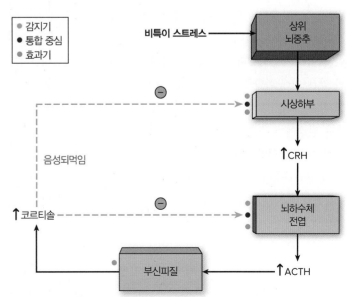

그림 11.20 비특이 스트레스에 의한 뇌하수체-부신 축의 활성화. 부신피질의 음성되먹임 조절을 보여주고 있다(파란색 화살표).

매우 유용하다. 이들이 물질대사에 미치는 작용에 기반하여 예측할 수 있는 것처럼, 글루코코르티코이드의 부작용은 고혈당과 포도당 내성의 감소가 있다. 다른 부정적 부작용은 콜라겐이나 다른 세포 외 기질 단백질 합성의 감소와 뼈흡수의 증가로 골다공증의 원인이 되는 것을 포함한다(19장 19.6절).

부신수질의 기능

부신수질세포는 **에피네프린**(epinephrine)과 **노르에피네프린**(norepinephrine)을 약 4:1 비율로 분비한다. 이들 카테콜아민 호르몬의 효과는 호르몬의 효과가 10배 이상 길게 유지된다는 것을 빼고는 교감신경계의 자극에 의한 것들과 유사하다. 부신수질에서 분비되는 호르몬은 심박출량과 심박수를 증가시키고, 관상혈관의 이완, 정신적 각성 증가, 호흡률 증가, 물질대사율을 향상시킨다.

부신수질은 신경절전 교감신경 축삭이 분포하고 있고 교감신경계가 싸움-도망 동안 활성됨에 의해 그 호르몬이 분비된다. 이러한 교감적 효과는 에피네프린과 노르에피네프린의 대사 작용을 통하여 알 수 있다. 간에서 글리코겐 분해 자극에 의한 혈당의 증가와 지질 분해 자극을 통한 혈지방산의 증가가 이뤄진다. 물질대사의 내분비조절은 19장에 더 상세히 설명되어 있다.

스트레스와 부신샘

1936년에 캐나다의 생리학자인 한스 셀리에(Hans Selye)는 소의 난소 추출물을 쥐에 주사하면 (1) 부신피질의 성장을 촉진, (2) 지라, 림프노드, 가슴샘의 림프조직의 위축, (3) 출혈성 위궤양 발병을 발견하였다. 최초로 이러한 효과가 추출물 내 어떤 호르몬의 작용에 의한 것이라 제안하였다. 그러나 그 이후 실험들에서 포름알데하이드와 같은 외래 화학물질을 포함하는 다양한 추출물을 주사할 경우에도 같은 효과가 나타날 수 있음을 드러냈다. 실제로, 셀리에가 쥐를 추운 환경에 노출시켰을 때, 물에 빠트려 기진맥진할 때까지 헤엄치게 할 때와 동일한 유형의 효과가 일어났다.

이러한 과정에 의해 나타나는 효과의 특이한 유형은 이들 과정이 공통으로 가지는 무엇에 의한 효과라고 제안되었다. 셀리에는 이런 모든 과정이 스트레스를 많이 받게 하는 것이고, 그가 관찰한 변화 유형이 스트레스를 많이 받게 하는 것을 대변한다고 추론하였다. 후에 그는 이러한 효과가 뇌하수체-부신 축의 활성에 의하여 생성됨을 발견하였다. 스트레스를 많이 받는 조건에서, 부신피질호르몬의 분비가 뇌하수체전엽에서 증가하고 이로 인해 부신피질에서 글루코코

르티코이드의 분비가 증가한다.

이를 근거로 셀리에는 "혈장 글루코코르티코이드 수준을 높이는 원인이 되는 스트레스에 의해 요구되는 신체의 재적응을 위한 신체의 비특이적인 반응이 있다"고 하였다. 셀리에는 이 비특이적 반응을 **일반적응증후군**(general adaptation syndrome, GAS)라 칭하였다. 다시 말해서 스트레스는 GAS를 일으킨다. 스트레스에 대한 반응은 다음과 같이 3단계로 나눈다. (1) 교감부신계의 활성화(싸움-또는-도망 반응)라는 **경계반응**(alarm reaction), (2) 시상하부에서 부신피질자극분비호르몬의 분비, 뇌하수체전엽에서 부신피질자극호르몬, 부신피질에서 코르티코스테로이드의 분비로 스트레스원에 대한 재적응을 촉진하는 **저항단계**(stage of resistance), (3) 재적응이 불완전하여 질병이 생기거나 죽음이 일어날 수 있는 **탈진단계**(stage of exhaustion)이다.

예를 들어, 어떤 사람이 심한 감염, 외상, 화상, 수술 스트레스를 겪으면, 코르티솔의 수준이 스트레스의 정도에 따라 다양하고 많게는 기저 수준보다 6배 이상 증가할 수 있다. 이러한 뇌하수체-부신 축의 반응은 코르티솔과 다른 글루코코르티코이드가 면역반응을 억제하여 염증에 의한 위험을 감소시키기 때문에 질병 또는 트라우마에서 회복하는데 적절하게 필요하다는 증거가 있다. 따라서 면역반응을 촉발하는 심한 감염과 트라우마는 면역반응을 제한하는 기전(부신의 코르티솔 분비)도 활성화한다. 실제 여러 이유로 적정량의 코르티솔을 분비할 수 없는 환자는 질병을 앓거나 트라우마를 겪는 동안 죽을 위험이 높다.

교감부신계는 개체가 생리적으로 반응하게 요구하는 스트레스원에 대한 반응에 있어서 에피네프린과 노르에피네프린 분비 증가와 함께 강하게 작용한다. 이는 9장의 9.3절에 설명되어 있는 싸움-또는-도망 반응이다. 한스 셀리에는 중립 또는 긍정적 스트레스원(긍정적 결과를 가져오는 스트레스)과 부정적 스트레스원(괴로운 것)으로 구분하였고, 근대 연구는 이러한 차이가 신경내분비 반응의 차이에 의한 것임을 확증하였다. 이는 스트레스원이 항상성을 방해하는 모든 것이라는 견해를 만들어 내었다.

뇌하수체-부신 축과 교감부신계의 다른 스트레스원에 대한 서로 다른 반응은 상위 뇌지역, 특히 전액피질(전전두엽피질), 편도체, 해마(변연계 구조, 8장 8.2절)에 의해 조정된다. 이들 상위 뇌지역은 연수와 척수 내 시냅스를 통하여 그리고 부신피질자극분비호르몬을 분비하는 시상하부의 뇌실측핵 내 신경세포의 활동을 통하여 스트레스 반응에 영향을 미친다. 부신피질자극분비호르몬의 분비는 결과적으로 뇌하수체전엽에서 부신피질자극호르몬이 분비를 하게 된다. 이로

부신피질에서 글루코코르티코이드의 분비량 증가가 자극된다. 이 **시상하부-뇌하수체전엽-부신 축**은 스트레스가 만성적 특성을 가질 때 그리고 사람이 수동적이고 자신감이 낮을 때 더욱 활성되게 된다.

설치류에서, 사회관계와 풍요로운 환경에 의한 긍정적 스트레스는 건강회복을 증진하고 병으로부터 회복을 돕지만, 만성적인 부정적 스트레스는 반대 효과를 가져 글루코코르티코이드가 면역계를 억제하는 원인이 된다. 그러한 부정적 스트레스는 설치류에서 종양 성장을 촉진할 수 있고 사람에서도 유사한 반응이 보고되어 왔다. 또한, 생쥐를 이용한 실험에서 반복되는 공격에 의해 스트레스를 받는 동안에 분비되는 글루코코르티코이드는 화를 유발하고 반사회적인 성향을 발전시킨다고 제안되었다.

기억에 미치는 스트레스의 영향은 양분된다. 기억과 관련된 뇌 부분(전전두엽피질, 해마, 편도체)는 **스트레스호르몬**(글루코코르티코이드, 에피네프린, 부신피질자극분비호르몬) 수용체를 가지고 있고 LTP(장기적인 강화)와 LTD(장기적인 억압)를 촉진 또는 억제한다(8장 8.2절). 한편, 글루코코르티코이드와 에피네프린은 단기 스트레스가 있는 동안 LTP와 기억형성을 강화할 수 있고, 글루코코르티코이드는 단기기억을 장기기억으로 강화하는 것을 북돋운다. 이는 스트레스호르몬 분비를 일으킨 감정이 개입된 일(긍정적이건 부정적이건 간에)이 그렇지 않은 일반적 일에 비해 장기간에 걸쳐 기억할 수 있는 개연성이 큰 것의 원인이 된다. 다른 한편, 스트레스를 받는 동안 분비된 글루코코르티코이드는 기억 검색을 방해하여 회상을 어렵게 만든다. 스트레스호르몬은 또한 편도체(두려움 기억을 저장함에 중요)와 부정적인 감정 스트레스와 관련된 불안과 우울에 관여하는 다른 뇌 부위에 작용한다. 흥미롭게도, 외상후스트레스장애(post-traumatic stress disorder, PTSD)를 앓고 있는 사람에게 글루코코르티코이드를 처방하는 것은 정서적으로 불쾌한 기억을 회수하는 것을 억제하는데 사용되어 왔다.

글루코코르티코이드는 이화 작용을 촉진하는데 주로 근단백질과 지방을 분해한다. 동시적으로, 이는 간에서 아미노산을 포도당(이 과정을 포도당신생이라 함)으로 전환하도록 자극하여 혈당량이 높아지게 한다(스트레스 고혈당증). 이러한 작용은 19장 19.5절에서 상세히 설명하였다. 이러한 여러 효과를 통하여, 글루코코르티코이드는 성장호르몬과 인슐린을 포함한 동화 호르몬의 작용을 억제한다. 따라서 장기간에 걸쳐 글루코코르티코이드의 높은 분비량을 동반한 만성스트레스는 **인슐린 저항성**(인슐린에 대한 표적조직의 민감도 감소)을 악화시킬 수 있다. 따라서 스트레스는 당뇨 치료를 어렵게 만들 수 있다.

11.5 갑상샘과 부갑상샘

갑상샘은 기초대사율(BMR)을 결정하는 일차적 역할을 하고 적절한 성장과 발육에 필요한 티록신(T_4)와 삼요오드티로닌(T_3)을 분비한다. 부갑상샘은 혈중 Ca^{2+}의 농도 증가를 돕는 부갑상샘호르몬을 분비한다.

갑상샘(thyroid gland)은 후두 바로 아래에 위치하고 있다(그림 11.21). 갑상샘은 2개의 엽으로 구성되어 있는데 이들은 각각 기관의 양 옆에 자리잡고 있으며 앞쪽에 위치하는 **협부**(isthmus)로 불리는 갑상샘 조직의 중간부분으로 서로 연결된 형상이다. 갑상샘은 내분비 기능만 있는 조직 중에서 가장 큰 조직으로 그 무게가 20~25 g이다.

현미경 수준에서, 갑상샘은 수많은 속이 빈 구형의 **갑상샘여포**(thyroid follicles)로 구성되어 있다(그림 11.22). 이들 여포는 **여포세포**를 구성하는 갑상샘의 일차 호르몬인 **티록신**을 합성하는 단층입방상피로 둘러싸여 있는 구조이다. 여포의 내부는 단백질이 풍부한 **교질**로 차 있다. 여포세포가 티록신을 분비하는 것에 더하여, 갑상샘은 여포곁세포를 포함하고 있는데 이 세포는 **칼시토닌** 또는 **티로칼시토닌**으로 알려진 호르몬을 분비한다.

갑상샘호르몬의 생성과 작용

갑상샘여포는 요오드이온(I^-)을 능동적으로 축적하고 교질 내로 분비한다. 일단 요오드가 교질로 들어가면, 산화되어 **티로글로불린**(thyroglobulin)이라 불리는 단백질의 폴리펩타이드사슬 내 특정 아미노산(타이로신)에 결합한다. 타이로신에 한 개의 요오드가 부착한 것은 **단요오드티로신**(monoiodotyrosine, MIT), 두 개의 요오드가

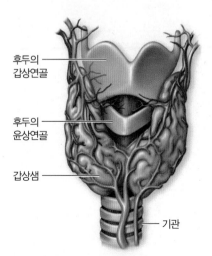

후두의
갑상연골

후두의
윤상연골

갑상샘

기관

그림 11.21 갑상샘. 후두와 기관과의 상호연계이다.

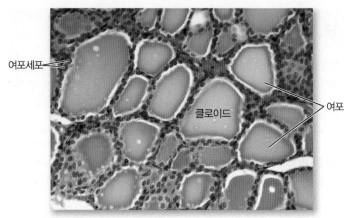

여포세포

클로이드

여포

그림 11.22 갑상샘의 현미경 사진(250×). 수많은 갑상샘여포가 보인다. 각 여포는 티로글로불린을 함유하는 교질로 알려질 액체를 감싸는 여포세포로 구성되어 있다. © McGraw-Hill Education/Al Telser, photographer

부착한 것은 **이요오드티로신**(diiodotyrosine, DIT)이다.

교질 내에 있는 효소들이 MIT와 DIT의 구조를 변형시켜 서로 짝을 이루게 한다. 두 개의 DIT 분자가 짝을 이루면 **사요오드티로닌**(tetraiodothyronine, T_4) 또는 **티록신**(thyroxine) 분자가 생성된다(그림 11.23). 한 개의 MIT와 한 개의 DIT가 결합하면 **삼요오드티로닌**(triiodothyronine, T_3)를 형성한다. 이점에서 주의할 것은 T_4와 T_3는 계속 티로글로불린에 붙어 있다는 것이다. 갑상샘자극호르몬의 자극을 받은 갑상샘여포세포는 음세포 작용을 통해 소량의 교질을

취하여 티로글로불린에서 T_3와 T_4를 가수분해로 떼어내 혈액에 자유호르몬으로 분비한다.

갑상샘호르몬의 혈액을 통한 수송과 그들의 세포 수준에서의 작용기작은 11.2절에서 설명하였다. 유전자 활성을 매개로 갑상샘호르몬은 단백질합성 자극, 신경계의 성숙을 촉진하여 신체의 거의 모든 조직 내 세포반응율을 높인다. 이 활동을 통하여 티록신(T_3로 전환된 후)은 휴식 동안 신체의 칼로리 소모율인 기초대사율(BMR, 19장 19.1절)을 높인다.

칼시토닌(calcitonin)은 갑상샘의 **여포곁세포**(**C 세포**)에서 분비되고 뼈의 인산칼슘 결정의 용해를 촉진하는 파골세포의 활동을 억제한다. 또한 신장에서 Ca^{2+}을 오줌으로의 방출을 자극한다. 이러한 활동은 혈중 Ca^{2+}의 농도를 더 낮춤으로 부갑상샘호르몬의 효과에 길항적으로 작용하게 된다. 그러나 부갑상샘호르몬과 비타민 D(19장의 19.6절에서 설명함)는 Ca^{2+}의 항상성을 위해 필요하며, 칼시토닌은 정상 사람의 생리에서 중요성은 무시될 만한 것으로 믿어지고 있다.

갑상샘 질환

갑상샘암(thyroid cancer)은 남성보다 여성에서 더 일반적인 질환으로 매우 좋은 치료율을 보이고 있다. 갑상샘암의 약 85%에 해당하는 **유두갑상샘암종**(papillary thyroid carcinoma)은 갑상샘여포세포에

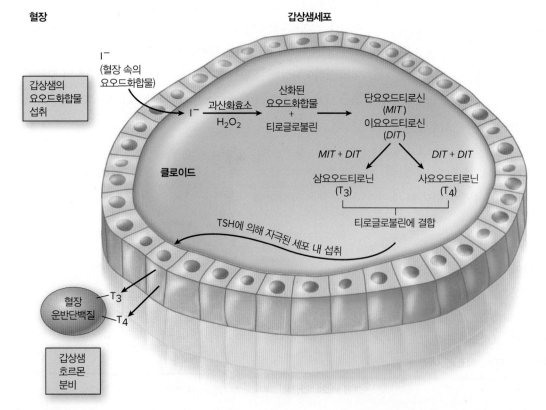

혈장

갑상샘세포

I^-
(혈장 속의 요오드화합물)

갑상샘의 요오드화합물 섭취

I^-　과산화효소　산화된 요오드화합물　단요오드티로신 (*MIT*)
　　　H_2O_2　　+　　이요오드티로신 (*DIT*)
　　　　　　티로글로불린

클로이드

MIT + DIT　　　　DIT + DIT

삼요오드티로닌 (T_3)　　　사요오드티로닌 (T_4)

티로글로불린에 결합

TSH에 의해 자극된 세포 내 섭취

혈장 운반단백질　T_3
　　　　　　　　T_4

갑상샘 호르몬 분비

그림 11.23 갑상샘호르몬의 생성과 저장. 요오드는 능동수송으로 여포 내로 수송된다. 교질에서 요오드로 전환되고 티로글로불린 단백질 내 티로신 아미노산에 부착한다. 단요오드티로신(MIT)과 이요오드티로신(DIT)은 교질에서 T_3와 T_4를 생성하는데 사용된다. 갑상샘자극호르몬의 자극하에서 티로글로불린에 결합된 갑상샘호르몬은 여포세포의 음세포작용으로 세포질 내로 들여 온다. 여포세포 내에서의 가수분해작용으로 자유 T_4와 T_3가 세포질로 방출되고 이를 여포세포는 혈액으로 분비하며, 혈중에 있는 수송단백질인 티록신-결합 글로불린(TGB)에 결합한다.

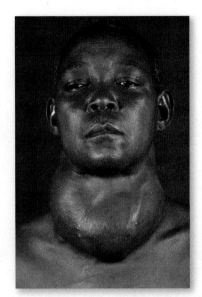

그림 11.24 풍토병성 갑상샘종은 음식 내 불충분한 요오드가 원인이 됨. 요오드 결핍은 갑상샘저하증의 원인이고 결과적으로 TSH의 양적 증가가 갑상샘의 과도한 성장을 자극한다. © Dr. M.A. Ansary/Science Source

서 유래한 것이다. 치료는 그 크기(1~4 cm)가 클 경우 갑상샘절제술 (수술적으로 갑상샘 떼어냄)이 있다. 이후 방사선요오드(iodine-131) 를 처치하여 갑상샘여포세포가 요오드를 취하는 유일한 능력을 가진 남아있는 세포를 모두 제거한다(그림 11.23).

뇌하수체전엽에서 유래한 갑상샘자극호르몬은 갑상샘이 티록신 을 분비하도록 자극하나, 갑상샘의 크기를 크게 하는 효과를 또한 가 지고 있다. 이러한 크기효과는 **요오드결핍 갑상샘비대증**(iodine-defi-ciency goiter), **풍토병성 갑상샘비대증**(endemic goiter) 또는 갑상 샘의 비정상적 성장을 가진 사람에서 쉽게 알 수 있다(그림 11.24). 음식을 통하여 충분한 요오드가 없으면, 갑상샘은 적절한 양의 T_4와 T_3을 생성할 수 없다. 결과적으로 음성되먹임 억제가 형성되지 않아, 비정상적으로 매우 높은 수준의 갑상샘자극호르몬분비를 하게 되고 이로 갑상샘의 비정상적인 성장을 촉진하게 된다(그림 11.25). 풍토 병성 갑상샘비대증은 요오드화된 염이나 해산물 공급이 원활하지 않 은 곳에서 공통적으로 발병한다.

갑상샘호르몬의 분비가 불충분한 사람은 **갑상샘저하증**(hypothy-roid)이 있다고 한다. 티록신이 세포호흡과 대사를 자극하는 능력에 서 유추할 수 있듯이, 갑상샘저하증이 있는 사람은 비정상적으로 낮 은 기초대사율을 가지고 몸무게가 늘고 무기력을 경험한다. 또한 티 록신 결핍은 저온스트레스에 적응하는 능력을 감소시킨다. 매우 심한 갑상샘저하증이 있는 성인은 눈 주위 조직, 얼굴, 다리, 손이 퉁퉁 붓 는 부종을 유발하는 피하결합조직과 내장에 점액단백질(그리코사미 노클리칸류)과 액체가 차는 **점액수종**(myxedema)의 원인이 될 수 있

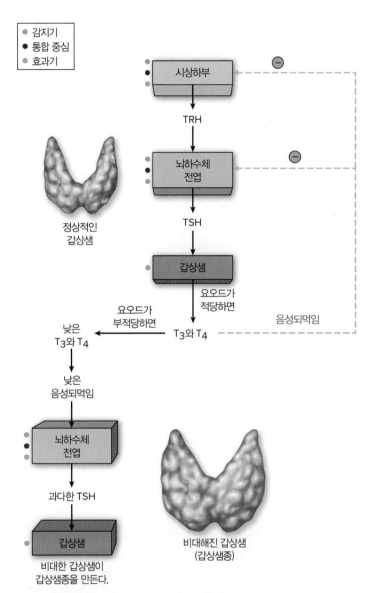

그림 11.25 요오드결핍이 어떻게 풍토병성 갑상샘종의 원인이 되는가. 음식에 적 당량의 요오드가 없으면 TSH 분비의 음성되먹임 억제가 감소하고 결과적으로 과량 의 TSH가 분비되어 풍토적인 갑상샘종 형성을 자극한다.

다. 심한 갑상샘저하증은 몸과 정신의 활동이 느려지고 결과적으로 엄청난 무기력의 원인이 되어 점액수종 혼수상태에 빠지기도 한다.

갑상샘저하증은 갑상샘 결함, 뇌하수체에서 갑상샘자극분비호르 몬의 분비 결핍으로 뇌하수체전엽에서 갑상샘자극호르몬 분비 결핍 또는 음식 내 불충분한 요오드에 의한다. 요오드공급이 불충분함은 과한 갑상샘자극호르몬 분비로 비정상적으로 갑상샘이 크게 하도록 하고 앞에서 설명했듯이 풍토성 갑상샘비대증이 발병하는 원인이 된 다. 요오드결핍에 의한 갑상샘저하증과 갑상샘비대증은 요오드를 공 급하면 회복가능하다.

갑상샘호르몬이 단백질합성을 자극하기 때문에, 어린이는 신체 성장을 위해서 티록신을 필요로 하고, 가장 중요한 것은 중추신경계

표 11.8 | 갑상샘저하증과 갑상샘항진증의 비교

특징	갑상샘저하증	갑상샘항진증
성장과 발달	성장 장애	성장 항진
활동과 잠	무기력, 잠이 늘어남	활동량 증가, 잠 감소
온도에 대한 내성	추위에 내성이 없음	열에 내성이 감소함
피부의 특징	거칠고 건조한 피부	정상 피부
땀흘림	없음	과함
심장박동	느림	빠름
위장 증상	변비, 식욕감소, 몸무게 증가	배변운동이 늘어남, 식욕 증가, 몸무게 감소
반사	느림	빠름
정신적 양상	우울과 무감각	불안해함, 감정적 상태
혈장 T_4 수준	감소되어 있음	증가되어 있음

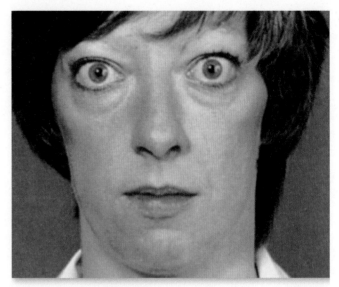

그림 11.26 그레이브스병을 앓고 있는 여성. 눈이 돌출되고 갑상샘자극호르몬수용체 활성에 대한 자기항체에 의해 갑상샘이 과자극되어 갑상샘종을 가진다. © Biophoto Associates/Science Source

의 적절한 발생을 위한 필요성이다. 티록신의 필요성이 가장 클 때는 뇌 발생이 매우 많이 진행되는 임신 1기말에서 생후 6개월 사이다. 이 기간의 갑상샘저하증은 **크레틴병**(cretinism)의 원인이 될 수 있다. 왜소증 사람과는 달리, 뇌하수체전엽에서 성장호르몬의 분비가 적은 사람은 심한 지적장애를 가지는 크레틴병을 가진다. 출생후 바로 티록신으로 치료하면, 특히 생후 1개월 내에, 5년 후 IQ 검사를 통해 지적발달이 거의 완전히 회복될 수 있음이 밝혀졌다.

부갑상샘

작고 납작한 **부갑상샘**(parathyroid glands)은 그림 11.27에서 보듯이 갑상샘 측엽의 뒤쪽 표면에 묻혀 있다. 실제로는 그 수가 다양하나 보통 4개의 부갑상샘이 있는데, 위쪽 쌍과 아래쪽 쌍이다. 각 부갑상

♥ **임상적용**

그레이브스병(Graves' disease)은 자가면역질환(자기 자신의 명녀계에 의한 것, 15장 15.6절)의 하나로 자가항체가 갑상샘여포세포의 TSH 수용체에 결합한다. 이는 갑상샘이 커지(비대증)는 원인이 되고 과도한 양의 갑상샘호르몬이 분비되는 원인이 된다. 음성되먹임 때문에 TSH 수준이 매우 낮다 하더라도 갑상샘은 갑상샘자극호르몬수용체 항체에 의해 지속적으로 성장과 티록신이 분비하도록 자극된다. 요오드 부족에 의한 갑상샘기능저하증을 앓고 있는 풍토병성 갑성샘비대증 환자와는 달리, 그레이브스병에 의해 갑상샘비대증을 앓고 있는 사람은 갑상샘기능항진증을 앓는다. **갑상샘기능항진증**(hyperthyroid)은 열에 민감함, 심계 항진 등의 증상을 보인다(표 11.8 참조). 그레이브스병을 앓고 있는 대부분의 환자는 안와의 해부학적 변화로 눈이 볼룩해지(안구돌출, exophthalmos)는 그레이브스 안병증(Graves' opthalmophathy)을 가진다(그림 11.26). 그레이브스병은 가장 흔한 갑상샘기능항진증의 원인이고 남자와 비교해 여자에서 5배에서 10배 더 많다.

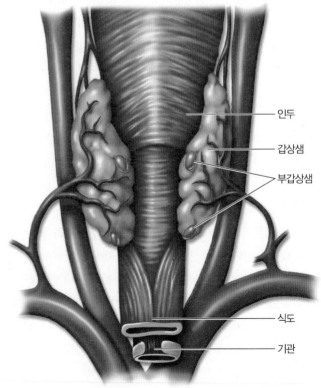

인두

갑상샘

부갑상샘

식도

기관

그림 11.27 부갑상샘의 뒤쪽 모습. 부갑상샘은 갑상샘조직 내에 파묻혀 있다.

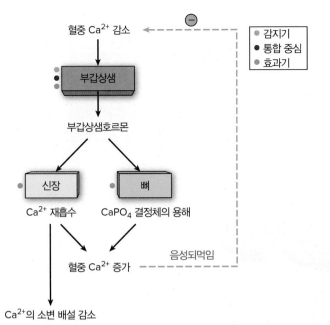

그림 11.28 부갑상샘호르몬의 작용과 부갑성샘호르몬 분비의 조절. 부갑상샘호르몬의 증가는 뼈에서 칼슘의 방출 원인이 되고 신장에서 칼슘을 유지하고 배설하지 않게 하는 원인이 된다. 이로 인해 혈중 Ca^{2+}가 증가하고 이는 부갑상샘호르몬분비에 음성되먹임으로 작용할 수 있다.

샘은 작은 노란색을 띤 갈색으로 길이가 3~8 mm (0.1~0.3인치), 폭이 2~5 mm (0.07~0.2인치), 깊이가 약 1.5 mm (0.05인치)이다.

부갑상샘호르몬(parathyroid hormone, PTH)은 부갑상샘에서 분비되는 유일한 호르몬이다. 그러나 부갑상샘호르몬은 신체에서 칼슘의 농도를 조절하는 가장 중요한 호르몬이다. 부갑상샘호르몬은 뼈, 신장, 장에 작용하여 혈중 칼슘 농도 증가를 촉진한다(그림 11.28). 칼슘 균형조절에서 부갑상샘호르몬의 역할은 19장 19.6절에 상세히 설명하였다.

11.6 이자와 다른 내분비샘

이자섬(췌도)은 두가지 호르몬, 즉 인슐린과 글루카곤을 분비한다. 인슐린은 혈당이 낮아지도록 촉진하고 글라이코겐(글리코겐)과 지방형태의 에너지로 저장함을 촉진한다. 글루카곤은 길항적 효과를 가지고 있어 혈당 농도를 높인다. 추가적으로 많은 다른 기관은 소화, 물질대사, 성장, 면역기능, 생식을 돕는 호르몬을 분비한다.

이자(pancreas)는 대부분(무게의 99%)이 외분비샘이나 매우 중요한 내분비샘이다. 이 샘의 거시 구조와 소화에서의 외분비 기능은 18장

18.5절에 설명해 놓았다. 이자의 내분비 부분은 **이자섬**(pancreatic islets), **랑게르한스섬**(islets of Langerhans)으로 불리는 흩어져 있는 세포무리로 구성된 부분이다. 사람의 이자는 약 일만 개의 섬을 가지고 있으며 주로 이자의 몸통과 꼬리 부분에 위치한다(그림 11.29). 이 절은 단순히 이자의 내분비 기능을 소개하고 있다. 생리학과 건강에서 이자섬의 역할은 19장 19.3절과 19.4절에서 깊이 있게 설명하였다.

시스템 상호작용: 이자섬(췌도)

현미경상에서, 이자섬에서 가장 눈에 잘 띄는 세포는 **알파세포**와 **베타세포**이다(그림 11.29). 알파세포는 **글루카곤**(glucagon)을 분비하고, 베타세포는 **인슐린**(insulin)을 분비한다. 사람의 이자섬은 약 50%가 베타세포, 35~40%가 알파세포, 10~15%가 소마토스타틴을 분비하는 델타세포이다.

인슐린은 **프로인슐린**이라 불리는 골지체에서 여러 사슬로 끊어지는 매우 큰 폴리펩타이드에서 시작한다. 이들 중 이황화결합으로 연결되어 두 사슬이 인슐린을 형성하는데, 인슐린은 혈당을 낮추는 작용을 하는 유일한 호르몬이다. 프로인슐린이 인슐린으로 되는 과정에서 **C-단백질**이라 불리는 부분이 잘려나간다. C-단백질은 활성이 없는 것으로 여겨졌으나 지금은 잘 알려지지 않은 호르몬의 효과가 있다고 여겨지고 있다.

탄수화물 음식 또는 당을 포함한 음료를 마시고 나면, 혈장 포도당 농도가 올라간다. 혈장 포도당의 증가는 이자섬의 베타세포를 자극하여 높은 농도의 인슐린을 분비하게 한다. 인슐린은 그 표적세포의 원형질막에 있는 수용체에 결합하고 그 신호분자의 활동을 매개로 GLUT4 운반체 단백질을 포함하고 있는 세포 내 소낭을 원형질막에 위치하게 한다(그림 11.30). 이들 운반체 단백질은 인슐린의 표적기관(일차적인 표적기관은 근육, 간, 지방조직)의 세포 내로 포도당이 촉진확산되도록 촉진한다.

또한, 인슐린은 간접적으로 골격근과 간에서 글리코겐합성효소의 활성을 자극하여 세포 내 포도당을 글리코겐으로 저장하도록 전환을 촉진한다. 따라서 인슐린은 포도당이 혈장에서 표적세포로 이동하게 하는 원인이 되고, 표적세포에서 에너지 저장분자인 글리코겐(골격근과 간)과 지방(지방세포)으로 전환하게 한다. 이러한 효과를 통하여, 인슐린은 혈당 농도를 낮추고(그림 11.31a), 동화를 촉진한다(19장 19.3절). 베타세포가 인슐린을 분비하는 능력과 인슐린이 혈장 포

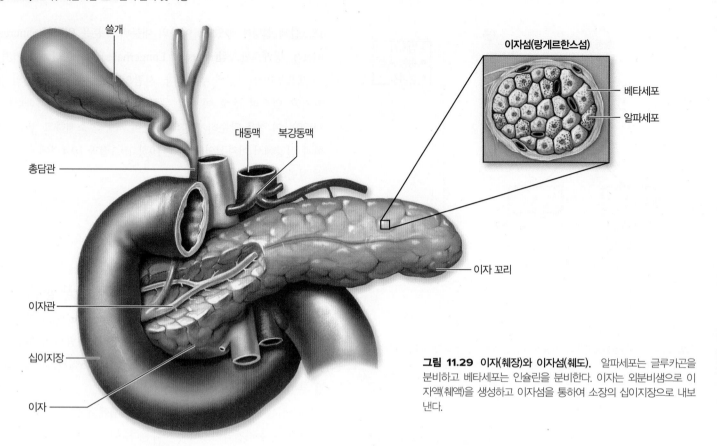

이자섬(랑게르한스섬)

베타세포

알파세포

쓸개

대동맥 복강동맥

총담관

이자 꼬리

이자관

십이지장

이자

그림 11.29 이자(췌장)와 이자섬(췌도). 알파세포는 글루카곤을 분비하고 베타세포는 인슐린을 분비한다. 이자는 외분비샘으로 이자액(췌액)을 생성하고 이자섬을 통하여 소장의 십이지장으로 내보낸다.

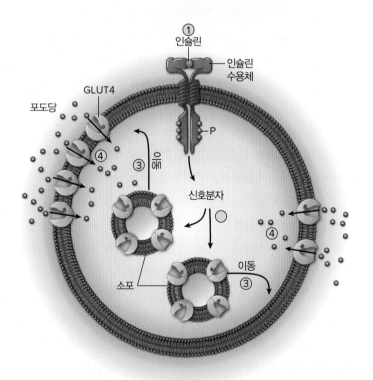

인슐린

인슐린 수용체

GLUT4

포도당

P

신호분자

음

소포

이동

그림 11.30 인슐린은 혈당의 흡수를 자극함. (1) 인슐린이 원형질막에 있는 그의 수용체에 결합으로 세포질 신호분자가 활성화하고, (2) GLUT4 운반체 단백질을 소포체막에 가지고 있는 세포 내 소포에 작용한다. (3) 이는 소포의 세포질 내 위치변화를 이끌어 원형질막에 융합하게 함으로 소포체막과 GLUT4가 원형질막의 일부가 되게 한다. (4) GLUT4 운반체는 세포외액으로부터 세포 내로 포도당의 확산을 가능하게 한다.

도당 농도를 낮추는 작용은 당뇨병 관련 경구포도당부하검사를 통하여 진단된다(19장 19.4절).

이자섬의 알파세포에서 분비되는 글루카곤은 인슐린에 길항적 작용을 하여 혈장 내 포도당 농도를 높이는 효과를 촉진한다. 글루카곤의 분비는 공복에 의한 혈장 포도당 농도의 감소와 인슐린 분비 감소에 의해 자극된다(19장 19.3절). 이러한 상황에서, 글루카곤은 간에서 글루카곤을 포도당으로 가수분해(**글리코겐 분해**)하도록 자극하여 간이 포도당을 혈액으로 분비할 수 있도록 한다(그림 11.31b). 글루코코르티코이드 호르몬과 함께 글루카곤은 비탄수화물분자를 포도당으로 전환하는 **포도당신생**을 자극하여 공복에 혈장 포도당 농도의 증가를 돕는다. 또한 글루카곤은 다른 호르몬과 함께 **지질 분해**(저장된 지방을 가수분해함)와 **케톤 생성**(간에서 지방산으로부터 케톤체를 형성함) 등의 다른 이화 작용을 촉진한다. 이들 자유지방산과 케톤체는 공복 동안 세포호흡의 에너지원으로 사용된다.

송과샘

작은 원뿔모양의 **송과샘**(pineal gland)은 간뇌의 제3뇌실의 천정에 위치하며(8장), 뇌를 감싸는 뇌척수막에 감싸여져 있다. 어린아이의 송과샘 무게는 약 0.2 g으로 길이가 5~8 mm (0.2~0.3인치)이고 폭

● 감지기 ● 통합 중심 ● 효과기

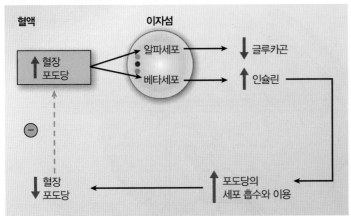

(a)

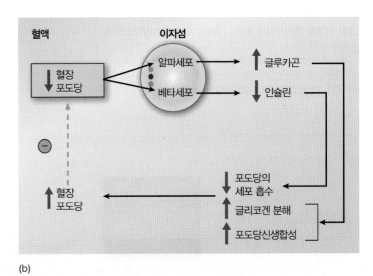

(b)

그림 11.31 포도당 항상성은 인슐린과 글루카곤에 의해 유지된다. (a) 혈장 포도당 농도가 식사후에 높아지면, 베타세포는 많은 양의 인슐린을 분비한다(알파세포에서는 글루카곤의 분비가 억제됨). 분비된 인슐린은 혈당의 세포 흡수를 촉진하여 혈당의 농도를 감소시켜 혈당의 항상성을 유지한다. (b) 혈장 포도당 농도가 떨어지면, 인슐린의 분비가 억제되고 글루카곤의 분비가 자극된다. 글루카곤은 글루코겐 분해를 촉진하고 포도당신생을 촉진함으로 간이 포도당을 혈액으로 분비하게 하여 혈당량의 항상성을 유지할 수 있도록 한다.

이 9 mm이다. 나이가 약 7세일 때 크기가 줄기 시작하여 성인에서는 두꺼워진 섬유조직처럼 보인다. 비록 송과샘이 뇌의 다른 부분과 신경세포로 직접 연결되어 있지는 않으나, 상경부신경절(superior cervical ganglion) 내의 교감신경계가 매우 많이 분포하고 있다. 송과샘은 호르몬인 **멜라토닌**(melatonin)을 분비한다(그림 11.32).

시상하부의 **시교차상핵**(suprachiasmatic nucleus, SCN)은 (8장 그림 8.20) 송과샘에 분포하고 있는 교감신경의 시상하부 조절을 통하여 송과샘에서의 멜라토닌 분비를 조절한다(그림 11.33). 또한 시교차상핵은 24시간 유형으로 진행되는 생리학적 활성리듬인 신체의 **일일주기** 조절의 일차중추이다(8장 8.3절).

시교차상핵 내 대부분의 신경세포는 새벽에 활동전위를 생성하기 시작한다. 활동전위 빈도는 정오로 가면서 증가하고 이후에는 감소하기 시작하여 밤에는 거의 잠잠한 상태가 된다. 빛은 시신경 내에 묻혀 있는 **망막시상하부**를 통해 작용(그림 11.33)하여 낮/밤 주기에서 시교차상핵에서 주기리듬을 더 잘 일치화시킨다. 특히 파장대가 460~480 nm인 파란 빛의 일광은 송과샘에서 멜라토닌의 분비를 억제한다. 결과적으로 멜라토닌 분비는 어두워지면서 증가하기 시작하여 한밤에 최고치에 이른다.

시교차상핵에서 빛의 조절효과인 멜라토닌 분비 억제 능력은 **멜라놉신**(melanopsin)이라 불리는 망막색소를 필요로 한다. 멜라놉신은 신경절세포군에서 발견되어 간상세포나 원추세포에서 발견되는 시각색소와 구분된다. 그러나 로돕신과 포돕신의 작용(각각 간상세포와 원추세포)도 망막에서 일주기리듬을 조절하는 능력에 영향을 미친다. 시교차상핵의 역할과 일일주기상 내분비계(멜라토닌 분비도 포함) 역할은 8장 8.3절에서 상세히 다루었다.

송과샘은 다양한 생리적 과정에 연루되어 있다. 가장 광범위하게 연구된 것 중의 하나는 계절번식하는 동물의 분만시기 결정에 도움을 주는 멜라토닌의 역할이다. 이와 관련하여, 멜라토닌은 뇌하수체-생식소 축에 영향을 준다. 멜라토닌은 양과 같은 단일번식동물에서는 이 축을 자극하지만, 들쥐와 같은 장일번식동물에서는 이 축을 억제

트립토판
(아미노산)

세로토닌
(생체 아민)

멜라토닌
(송과샘호르몬)

그림 11.32 단순화한 멜라토닌 생합성 경로. 송과샘에서의 멜라토닌 분비는 일일주기와 계절적 빛의 변화와 연계된다.

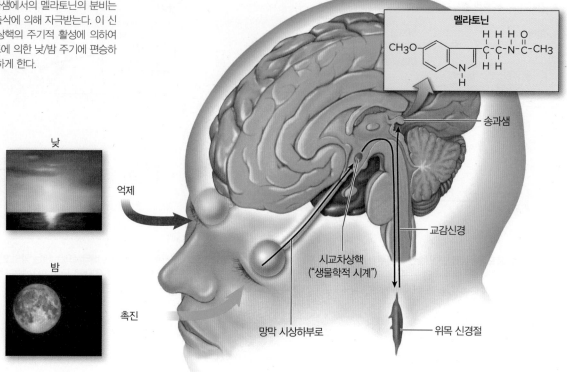

그림 11.33 멜라토닌의 분비. 송과샘에서의 멜라토닌의 분비는 상경부신경절에서 기인한 교감신경 축삭에 의해 자극받는다. 이 신경세포의 활성은 시상하부의 시교차상핵의 주기적 활성에 의하여 조절된다. 이 리듬은 망막 내 신경세포에 의한 낮/밤 주기에 편승하여 낮시간에 멜라토닌의 분비를 억제하게 한다.

한다. 비록 사람에서 생식소자극 억제 효과가 있음을 증명하는 결과가 있으나, 이 가능성은 아직 확증되지 않았다. 예를 들면, 사람에게서 과도한 멜라토닌의 분비는 사춘기 시작으로 지연된다. 멜라토닌 분비는 1세에서 5세 사이의 어린이에서 가장 높고 그 이후에는 감소하여 그 농도가 가장 낮아져 사춘기 초기의 농도보다 75% 낮아질 때가 사춘기 끝자락이다. 이는 사람의 사춘기 시작에서 멜라토닌이 역할 있음을 보여주는 것이다. 그러나 이와 반대되는 결과들이 많기 때문에 사람에게서 멜라토닌의 중요성은 계속 논란 중에 있다.

멜라토닌 분비 유형은 사람이 야간근무를 하는 경우나 다른 시간대를 비행기로 이동하는 사람에게서 변화가 나타난다. 외부에서 기인한 멜라토닌(약을 공급)은 시차증 치료에 이득을 주나 적정 복용량은 아직 모른다. 밝은 형광등을 이용한 광선요법은 **계절성 정서장애(SAD)** 또는 동계 우울증에 효과적으로 사용되고 있다. 실험을 통해 SAD의 우울정서에 빛에 민감한 멜라놉신 색소를 생성하는 망막 신경절세포(10장 10.7절)가 관여함이 밝혀졌고 이 세포는 빛에 의해 유도된 송과샘의 멜라토닌 분비 억제에 필요한 세포와 동일한 것이다.

위장관

위와 소장은 위장관 그 자체와 이자(췌장)와 담낭에 작용하는 많은 호르몬을 분비한다(호르몬 작용이 표 18.5에 요약됨). 자율신경계에 의한 조절과 협력하며 활동하는 이들 호르몬은 소화관의 다른 부위의 활동, 이자액(췌장액)과 담즙의 분비를 잘 어우러지게 한다. 위와 소장에서 분비되는 여러 호르몬은 이자섬(췌도)에서 인슐린 분비를 자극하여 식후 혈당의 증가를 예측하여 인슐린이 증가하게 된다.

생식소와 태반

생식소인 **정소**(testes)와 **난소**(ovaries)는 성스테로이드를 분비한다. 이는 남성호르몬(또는 **안드로겐**)과 여성호르몬인 **에스트로겐**과 **프로게스테론**을 포함한다. 프로게스테론은 그림 11.2에 나타나 있듯이 성스테로이드호르몬 전구체로서 여러 내분비샘에서 생성되나 난소와 태반의 주된 호르몬으로 혈액으로 분비된다. 안드로겐과 에스트로겐은 호르몬이다. 정소에서 분비되는 일차적인 남성호르몬은 **테스토스테론**이고, 난소에서 분비되는 일차적인 에스트로겐은 **에스트리올-17β**이다. 그러나 임신기간의 일차적인 에스트로겐은 **에스트리올**(estriol)이라 분리는 약한 에스트로겐이다. 폐경 이후, 주요 에스트로겐은 **에스트론**(estrone)으로 지방세포에서 일차적으로 생성된다.

정소는 두 부분으로 구성되어 있다. 정자세포를 생성하는 **세정관**과 세정관 사이에 있는 **결합조직**으로 구성되어 있다. 간질조직에는 **라이디히세포**(Leydig cells)로 불리는 내분비세포가 있어 테스토스테론을 분비한다(20장 그림 20.11). 테스토스테론은 남성 외음부(음경과 음낭), 남성 부생식기관(전립샘, 정낭, 부정소, 수정관)의 발생과 유지에 필요하며, 또한 남성의 이차성징의 발달에도 필요하다.

월경주기의 처음 절반에, 에스트라디올-17β는 **난포**로 불리는 난소 내 작은 구조체에서 분비된다. 이들 난포는 **난자**와 에스트로겐을 분비하는 **과립세포**로 구성되어 있다(20장 그림 20.26 참조). 주기의 중간 시점에, 이들 난포 중 한 개가 매우 크게 커지고 배란 과정을 거쳐 난소로부터 내재된 난자를 짜낸다. 빈 난포는 뇌하수체에서 분비된 황체형성호르몬의 영향하에 놓이게 되어 새로운 내분비구조인 **황체**가 된다(그림 20.34 참조). 황체는 프로제스테론과 에스트라디올-17β를 분비한다.

태반(placenta)은 태아와 모체 사이의 영양분과 노폐물을 교환하는 기관으로 많은 양의 에스트로겐과 프로제스테론을 분비하는 내분비샘이다. 또한, 태반은 뇌하수체전엽에서 몇몇 호르몬의 분비를 자극하는 여러 펩타이드와 단백질호르몬을 분비한다. 이 호르몬에는 LH와 유사한 **사람 융모막성 생식소자극호르몬**(human chorionic gonadotropin, hCG)과 성장호르몬과 프로락틴과 유사한 작용을 하는 **소마토마모트로핀**(somatomammotropin)이 포함된다. 태반의 생리와 생식내분비에서의 다른 양상은 20장에서 다루고 있다.

11.7 측분비와 자가분비 조절

신체에서 생성되는 대부분의 조절분자는 그것을 분비하는 기관 내에서 활동한다. 분자는 한 조직 내 다른 세포를 조절하거나 동일 기관 내 한 조직에서 생성되어 그 기관 내 다른 조직을 조절한다.

이제까지 두 유형의 조절분자, 즉 신경전달물질을 7장에서 호르몬을 이 장에서 중요하게 설명했다. 이 두 분류의 조절분자는 화학구조의 차이로 단순히 규정할 수 없다. 왜냐하면, 동일 분자(노르에피네프린과 같은 것)가 두 부류에 동시에 포함되기 때문이다. 오히려 기능에 의해 규정하는 것이 합당하다. 신경전달물질은 축삭에서 방출되어 좁은 시냅스틈을 가로질러 이동하여 시냅스후 세포에 영향을 준다. 호르몬은 내분비샘에서 혈액으로 분비되고 혈액을 따라 수송되어 하나 또는 그 이상의 표적기관의 활동에 영향을 미친다.

아직 다른 분류의 조절분자는 없다. 분자는 매우 다양한 기관에서 생성되고 생성된 기관 내에서 활동한다. 이들 국소적으로 활동하는 화합물은 기관에 이웃한 세포를 조절하고, 특히 한 유형의 세포에서 생성되어 다른 유형의 이웃한 세포를 조절할 때 이를 일반적으로 **측분비 조절자**(paracrine regulators)라 한다. 분비하는 세포와 동일한 세포나 동일 유형의 세포에 작용하는 조절자는 **자가분비 조절자**(autocrine regulator)라 불린다. 이 조절자의 예는 표 11.9에 나타내었다.

측분비와 자가분비 조절자의 예

대부분의 측분비 조절분자는 면역계 내 서로 다른 세포를 조절하면 **사이토카인**(cytokine)으로, 어떤 기관 내 세포의 분열과 성장을 촉진하면 **성장인자**(growth factor)로 알려져 있다. 그러나 이러한 구분은 일부 불분명한데, 그 이유는 일부 사이토카인이 성장인자로 역할을 하기 때문이다. 지방조직에서 생성되는 사이토카인은 아디포카인으로 불리고, 근육조직에서 생성되는 사이토카인은 마이오카인으로 불린다. 이들 중의 일부는 순환 혈액으로 분비되어 멀리 떨어진 조직에

표 11.9 | 측분비 조절자와 자가분비 조절자의 예

측분비 또는 자가분비 조절자	생성되는 주요 부위	주요 작용
인슐린-유사 성장인자(소마토메딘)	대부분의 기관, 특히 간과 연골	성장과 세포분열
일산화질소	혈관 내상피세포, 신경세포, 대식세포	혈관 확장, 신경전달물질, 항박테리아제
엔도셀린	혈관의 내상피세포, 다른 기관	혈관 수축, 다른 효과
혈소판유래 성장인자	혈소판, 대식세포, 혈관 평활근세포	혈관 내 세포분열
상피성장인자	상피	상처치료시 세포 증식
뉴로트로핀	슈반세포, 신경세포	말초신경의 재생
브레디키닌	혈관 내상피세포	혈관 이완
인터루킨(사이토카인)	대식세포, 림프구	면역계 조절
프로스타글란딘	대부분의 조직	매우 다양(본문 참조)
TNFα(종양괴사인자 알파)	대식세포, 지방세포	매우 다양

작용하여 호르몬으로 기능을 하기도 한다.

림프구(특이 면역에 관련된 백혈구세포 유형, 15장)에서 생성되는 사이토카인은 **림포카인**(lymphokines)으로도 알려져 있는데 관련된 특이 분자는 **인터루킨**(interleukins)으로 불린다. 용어가 혼란스러울 수 있는데 이는 이전에 주어진 조절분자의 새로운 기능이 밝혀지고 또한 새로운 조절분자가 밝혀짐이 빠르게 진행됨에 기인한다. 15장에서 설명하고 있듯이, 대식세포(결합조직에서 발견되는 대식세포)에서 분비되는 사이토카인과 림프구는 면역반응에 관련된 특이 세포의 증식을 자극한다. 신경세포와 그 교세포는 **신경성장인자**(nerve growth factor)와 같은 **뉴로트로핀**(neurotrophins)을 분비하고(7장 7.1절), 이들 인자는 신경계에서 자가조절자로 기능을 한다.

혈관벽은 여러 서로 다른 조직층을 갖고(13장 13.6절), 내상피층은 평활근층을 조절하는 여러 측분비 조절자를 생성한다. 예를 들면, **일산화질소**(NO)는 축삭 말단에서 분출되면 신경전달물질로 기능을 하는데(7장과 8장) 혈관의 내상피에서도 생성된다. 이렇게 생성된 일산화질소는 평활근층으로 확산하여 이완되도록 촉진하게 하여 혈관 확장을 하게 하는 측분비 조절자로 기능을 한다. 이 경우 신경과 측분비 조절이 상호작용한다. 즉 혈관에서 아세틸콜린을 분비하는 자율신경 축삭이 혈관에서 일산화질소 합성을 자극하여 혈관 확장의 원인이 되기 때문이다.

혈관의 내상피세포는 또다른 측분비 조절자들도 생성한다. 이에는 **엔도텔린**(특히 사람에게서는 **엔도텔린-1**)과 **브래디키닌**을 포함하는데 엔도텔린은 혈관 수축을 직접적으로 촉진하고, 브래디키닌은 혈관 확장을 촉진한다. 이들 조절분자는 혈액 흐름을 조절하고 혈압을 조절함에 있어서 매우 중요하다. 이들 물질은 또한 심장병과 중풍의 원인이 되는 편죽동맥경화의 발병에 관계한다(13장 13.7절). 이에 더하여, 엔도텔린-1은 기도의 상피에서 생성되는데 이는 배아 발생과 호흡계의 기능에 중요하다.

모든 측분비/자가분비 조절자는 그들의 표적에서 일정수준의 유전자 발현을 조절한다. 이는 여러 성장인자에서 분명히 알 수 있다. 예로 **혈소판-유래 성장인자, 표피성장인자, 인슐린-유사 성장인자**를 들 수 있고 이들은 표적세포의 세포증식과 세포분열을 자극한다. 이 그룹의 조절자는 다양한 방법으로 내분비계와 상호작용하는데 19장에서 설명하였다.

프로스타글란딘

매우 다양한 그룹의 측분비/자가분비 조절자는 **프로스타글란딘**(prostaglandins)이다. 이 20개의 탄소를 가진 지방산은 5개의 탄소

를 갖는 환 구조를 포함하고 있다. 프로스타글란딘은 **아이코사노이드계열**(eicosanoids, 그리스어 eicosa는 20) 화합물로 전구물질인 **아라키돈산**(arachidonic acid)에서 유래한다. 호르몬이나 다른 중간물질에 의한 자극으로 아라키돈산이 원형질막 상의 인지질에서 방출되고 두 개의 가능한 물질대사 경로 중의 하나로 들어간다. 가능한 한 경우는, 아라키돈산이 **사이클로옥시게나아제**(cyclooxygenase) 효소에 의해 프로스타글란딘으로 전환되고 이후 다른 효소에 의해 다른 프로스타글란딘으로 변환되는 것이다. 다른 경우는, 아라키돈산이 효소 **리폭시게나아제**에 의해 **류코트리엔**(leukotrienes)으로 전환되는 것인데 이는 프로스타글란딘과 밀접히 연계된 아이코사노이드이다(그림 11.34). 류코트리엔은 천식 증상에 큰 관련성을 갖는다.

프로스타글란딘은 거의 모든 기관에서 생성되고 매우 넓은 조절기능을 가진다. 프로스타글란딘과 관련된 연구는 혼란스러운데, 그이유는 그 작용의 다양성과 서로 다른 프로스타글란딘이 일부 조직에서 길항적 효과를 가지기 때문이다. 예를 들면, 혈관의 평활근은 프로스타글란딘 E_2(약자로 PGE_2)에 반응하여 이완한다. 이러한 효과는 염증 반응이 진행되는 동안의 충혈과 열을 나게 한다. 그러나 세기관지의 평활근은 $PGF_{2\alpha}$에 의해 수축이 진행되어 천식 증상을 나타나게 한다.

혈액응고에서 프로스타글란딘 간의 길항적 효과는 좋은 생리적 분별을 만든다. 혈액 응고에 필요한 혈소판은 **트롬복산 A_2**(thromboxane A_2)를 생성한다. 이 프로스타글란딘은 혈소판 응집과 혈관 수축을 자극하여 혈액 응고를 촉진한다. 이와는 상반적으로 혈관의 내상피세포는 PGI_2 또는 **프로스타사이클린**으로 알려진 프로스타글란딘을 생성하는데 그 효과는 트롬복산 A_2와는 반대작용을 보여 혈액 응고를 억제하고 혈관 확장의 원인이 된다. 이러한 길항적 작용은 혈액 응고가 촉진되는 동안 정상적인 혈관에서는 혈액 응고가 진행되지 않도록 확실하게 한다(13장 그림 13.7 참조).

프로스타글란딘의 작용 예

다음은 신체의 다른 부위에서 프로스타글란딘의 조절 기능의 예이다.

1. **면역계.** 프로스타글란딘은 염증 반응과정의 통증 유발과 열이 남 등과 같은 여러 양상을 촉진한다. 프로스타글란딘 합성을 억제하는 억제제는 이 증상을 완화하는 것을 돕는다.

2. **생식계.** 프로스타글란딘은 난소에서의 배란과 황체에서 자궁 수축에서 특정역할을 할 것으로 기대되고 있다. 과도한 PGE_2와 PGI_2는 조숙산통, 자궁내막증, 월경통, 다른 부인과 질환과 관련되어 있다.

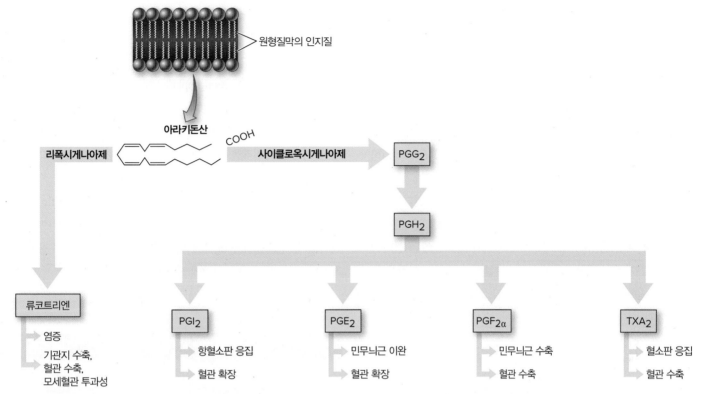

그림 11.34 류코트리엔과 프로스타글란딘의 형성. 이 둘은 원형질막에서 유래한 아라키돈산으로부터 형성된다. 이들 자가분비 조절자의 작용(PG = 프로스타글란딘, TX = 트롬복산)을 요약하였다.

3. **소화기계.** 위와 장은 프로스타글란딘을 생성하고, 생성된 프로스타글란딘은 위액 분비를 억제하고 장(창자) 움직임과 액체 흡수에 영향을 준다. 프로스타글란딘이 위액 분비를 억제하기 때문에, 프로스타글란딘 합성을 억제하는 약은 위궤양을 앓게 할 수 있다.

4. **호흡계.** 일부 프로스타글란딘은 수축의 원인이 되나 다른 것은 폐와 세기관지 평활근을 이완시키는 원인이 된다. 루코트리엔은 강력한 세기관지 수축제이어서 $PGF_{2\alpha}$와 함께 천식에서 기관지 수축과 호흡곤란의 원인이 된다.

5. **순환계.** 어떤 프로스타글란딘은 혈관 수축제이고 다른 프로스타글란딘은 혈관 이완제이다. 트롬복산 A_2는 혈관을 수축시키고, 프로스타사이클린은 혈관을 이완시키는데 앞에서 설명했듯이 혈액 응고에 관여한다. 태아에서 PGE_2는 대동맥궁과 폐동맥을 연결하는 짧은 혈관인 **동맥관**(ductus arteriosus)의 이완을 촉진하는 것으로 알려져 있다. 출생후에는 정상적인 경우 동맥관이 체호흡으로 혈중 산소의 농도가 높아져 닫힌다. 만약 동맥관이 열린 상태로 있을 경우 프로스타글란딘 합성을 억제하는 제제를 이용하여 닫을 수 있다.

6. **배설계.** 프로스타글란딘은 신수질(콩팥수질)에서 생성되며 혈관 이완의 원인이 되어 신장으로 흐르는 혈액의 양을 증가시키는 원인이 된다. 그리고 오줌 내 전해질과 물의 배설량을 증가시킨다.

프로스타글린딘 합성 억제제

아스피린은 가장 광범위하게 사용되는 **비스테로이드 항염증제**(non-steroidal anti-inflammatory drugs, NSAIDs)로 알려진 약류의 하나이다. 이 류에 속하는 다른 것은 **인도메타신**(indomethacin)과 **이부프로펜**(ibuprofen)이 있다. 이들 약은 프로스타글란딘 합성에 필요한 사이클로옥시게나아제 효소를 특히 억제함으로 효과를 만들어낸다. 이러한 작용을 통하여 이 약은 염증을 억제하나 위출혈, 신장에서의 문제를 야기, 오랜 혈액 응고 시간 등의 일부 원치 않는 부작용을 나타난다.

사이클로옥시게나아제는 두 개의 주된 동질효소가 있는 것으로 알려져 있다. 1유형 동질효소(COX-1)는 혈액 응고와 관련된 세포파편인 혈소판과 위와 신장에서 지속적으로 생성된다(13장 13.2절). 2유형 동질효소(COX-2)는 염증과 관련된 사이토카인에 반응하여 매우 많은 종류의 세포에서 유도되는데, 이 동질효소에 의해 생성되는 프로스타글란딘은 염증 상태를 촉진한다.

아스피린과 인도메타신이 COX-1 동질효소를 억제할 때, 위점막 층에서 PGI_2와 PGE_2의 합성이 감소한다. 비스테로이드 항염증제 (NSAIDs)에 의해 위 과민증이 유발되는 것으로 인식되고 있다. COX-1 동질효소의 억제는 장기사용시 위장과 신장에 심각한 독성을 유발할 수 있다. 이는 COX-2 동질효소를 선택적으로 억제하는 차세대 NSAIDs의 개발에 박차를 가져오게 했다. 새롭게 출시된 COX-2-선택적 약으로는 **셀레콕시브(celecoxib)**와 **로페콕시브(rofecoxib)**가 있다. 예로 셀레브렉스(Celebrex)와 바이옥스(Vioxx)가 있는데, 이들은 위점막층에서 부작용이 적으면서 염증 반응을 억제한다.

그러나 COX-2 선택적 억제제는 연구결과 1년 이상 복용시 심근경색과 뇌혈전 위험을 매우 크게 야기함이 밝혀졌다. 이는 선택적 COX-2 억제제가 혈관내상피에서 프로스타글란딘 I_2(혈관 이완을 촉진하고 혈액 응고 억제함)의 생성 능력을 감소시키나 혈소판의 트롬복산 A_2(혈관 수축과 혈액 응고를 촉진시킴) 생합성 능력은 억제하지 않는다는 연구로 설명된다. 이 책을 쓰는 시기에 대부분의 선택적 COX-2 억제제는 시장에서 사라졌다. 위장관 보호를 위한 선택적 COX-2 억제제의 이점은 일부 환자에서 심혈관 질병 위험의 증가가 더 큰 문제가 될 수 있기 때문에 의사와 환자는 이 복잡한 상황을 잘 선택해야 한다.

또한, 아스피린에 의한 선택적 COX-1 동질효소 억제는 중요한 이득을 준다. 혈소판 내 이 동질효소는 트롬복산 A_2 생성을 촉진한다. 앞에서 언급했듯이, 트롬복산 A_2는 혈액 응고 과정에서 혈소판 응집을 촉진하는 것으로 혈소판에서 생성된다(13장 그림 13.7 참조). 혈소판 응집의 억제가 특정상황에서는 해로우나 아스피린에 의해 유도되는 억제는 심장마비와 중풍의 위험을 감소시키는 장점이 있음이 알려져 있다. 알아야 할 것은 이러한 보호 효과는 염증 감소를 위해서 사용되는 용량보다 훨씬 낮은 어린이용 아스피린 용량 (81 mg)을 매일 먹어야 나타난다.

아세트아미노펜(Acetaminophen, 예로 타이레놀)은 COX-1 또는 COX-2 모두를 심하게 억제하지 않아서 효과적인 항염증약은 아니다. 그러나 이것은 열을 내리고 통증을 완화시켜준다. 최근에 밝혀진 바에 의하면 타이레놀은 뇌에서 다량으로 발견된 **COX-3**으로 알려진 동질효소를 억제하여 효과가 있는 것으로 나타났다.

항-류코트리엔 약은 현재 사용 가능하다. 자이플로(Zyflo)와 같은 약은 류코트리엔을 형성하는 5-지질산화효소 억제를 통하여 효과를 나타낸다. 싱귤레어(syngulair)와 같은 약은 류코드리엔 수용체를 억제한다. 이들 약은 천식치료에 사용된다.

임상연구 요약

레이첼은 관절염을 치료하기 위한 목적으로 합성부신피질호르몬제제 (prednisolone)를 항염증과 면역 억제 효과를 얻기 위해 복용했는데, 지속적으로 많은 양을 복용하여 몸에 부기가 유발되었다. 또한 그녀의 ACTH 분비를 억제했고, 그 결과 부신피질의 위축을 야기했다. 그녀가 갑자기 합성부신피질호르몬제제 복용을 중단했을 때, 글루코코르티코이드 분비가 낮아서 저혈당이 유발되었다. 이것은 애디슨병의 일종이지만, 그녀의 다른 증상은 설명되지 않는다. 에피네프린과 노르에피네프린을 많이 분비하는 크롬친화세포종은 그녀의 빠른 맥박과 고혈압을 설명할 수 있지만 갑상샘항진증보다 가능성이 낮다. 그녀의 혈액은 매우 낮은 TSH 수치와 높은 티록신 수치를 보여주었다. 의사는 이것을 확인하기 위해 갑상샘자극호르몬 수용체 항체에 대한 검사를 의뢰하였다. 레이첼은 그레이브스병에서 자주 발생하는 안구돌출증을 보였다.

상호작용

      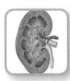

연결

피부계

- 피부는 내분비샘을 포함한 신체를 병원체로부터 보호함을 돕는다.
- 피부는 프로호르몬인 비타민 D를 생성한다.

골격계

- 뼈는 뇌하수체를 물리적으로 지탱하고 보호한다.
- 뼈는 많은 호르몬의 작용에 필요한 Ca^{2+}를 저장한다.
- 성장호르몬과 같은 동화호르몬은 뼈의 발달을 자극한다.
- 부갑상샘호르몬과 칼시토닌은 뼈에 칼슘을 축적하는 것과 빠져나가는 것을 조절한다.
- 성호르몬은 성인에서 뼈의 밀도를 유지하는 것을 돕는다.

근육계

- 동화스테로이드는 근육성장을 촉진한다.
- 인슐린은 혈당의 근육으로의 흡수를 자극한다.
- 근육 내 글리코겐과 단백질의 이화는 여러 호르몬에 의해 촉진된다.

신경계

- 시상하부는 뇌하수체전엽을 조절하는 호르몬을 분비한다.
- 시상하부는 뇌하수체후엽에서 분비되는 호르몬을 생성한다.
- 교감신경은 부신수질의 분비를 자극한다.
- 부교감신경은 이자섬의 분비를 자극한다.

- 신경세포는 송과샘에서 멜라토닌의 분비를 자극하고 이 멜라토닌은 다시 뇌의 특정 부위를 조절한다.
- 생식소에서 합성되는 스테로이드 호르몬은 시상하부를 조절한다.

순환계

- 혈액은 산소, 영양분, 조절분자를 내분비샘으로 수송하고 노폐물을 제거한다.
- 혈액은 호르몬을 내분비샘에서 표적세포로 수송한다.
- 부신수질에서 합성되는 에피네프린과 노르에피네프린은 심장을 자극한다.

면역계

- 면역계는 내분비샘에 상해를 가할 수 있는 감염으로부터 내분비샘을 보호한다.
- 자가면역에 의한 이자섬의 파괴는 제1형당뇨의 원인이 된다.
- 부신의 코르티코스테로이드는 면역계를 억제하는 효과를 가진다.

호흡계

- 폐는 혈액에 의한 운반될 산소를 준비하고 이산화탄소를 제거한다.
- 티록신과 에피네프린은 신체의 세포호흡율이 높아지도록 자극한다.
- 에피네프린은 기관지확장을 촉진하여 기동 저항을 감소하게 한다.

배뇨계

- 신장은 신체의 내분비샘을 포함한 각 기관에서 생성된 대사 노폐물을 제거한다.

- 신장은 레닌을 방출하는데 방출된 레닌은 레닌-안지오텐신-알도스테론계에 참여한다.
- 신장은 에리투로포이에틴(erythropo-ietin)을 분비하는데, 이 에리트로포이에틴은 적혈구세포 생성을 조절하는 호르몬으로 작용한다.
- 항이뇨호르몬인 알도스테론과 심방성 나트륨이뇨호르몬은 신장의 기능을 조절한다.

소화계

- 위장관은 내분비샘을 포함한 신체의 각 기관에 필요한 영양분을 준비한다.
- 위와 소장에서 분비되는 호르몬은 위장관을 구성하는 부위 간의 협동적 작용을 돕는다.
- 지방조직에서 분비되는 호르몬은 배고픔 감각을 느끼는 데 필요하다.

생식계

- 생식소호르몬은 뇌하수체전엽의 호르몬 분비 조절을 돕는다.
- 뇌하수체호르몬은 난소주기를 조절한다.
- 정소 유래 남성호르몬은 남성의 부생식 기관을 조절한다.
- 난소 유래 호르몬은 월경주기 동안 자궁을 조절한다.
- 옥시토신은 산통과 분만에서 중요한 역할을 한다.
- 태반은 임신과정에 영향을 미치는 여러 호르몬을 분비한다.
- 여러 호르몬이 아기에게 젖을 주는 수유에 관여한다.

요약

11.1 내분비샘과 호르몬

A. 호르몬은 내분비샘에서 혈액으로 분비되는 화학물질이다.

   1. 화학적 특성에 따른 호르몬을 분류해보면 아민계, 폴리펩타이드계, 당단백질계, 스테로이드계가 있다.

   2. 비극성 호르몬은 그 표적세포의 원형질막을 가로질러 들어갈 수 있어 친지질성호르몬이라 불린다.

B. 활성호르몬의 전구체는 프로호르몬 또는 프리호르몬으로 나뉜다.

   1. 프로호르몬은 내분비샘에서 만들어진 상대적으로 분활성인 전구체 분자이다.

   2. 프리호르몬은 내분비샘에서 정상적으로 분비된 후 활동을 하기 위해서는 표적세포에 의해 다른 파생물로 전환되어야만 한다.

C. 호르몬은 허용적, 상승적, 길항적 방법으로 상호작용한다.

D. 신체에서 호르몬의 효과는 그 농도에 의존적이다.

   1. 비정상적으로 높은 양의 호르몬은 불규칙한 영향을 가져온다.

   2. 표적조직은 고농도의 호르몬에 의해 둔감화될 수 있다.

11.2 호르몬 작용 기작

A. 친지질성호르몬(스테로이드와 갑상샘호르몬)은 리간드-의존성 전사인자인 핵수용체단백질에 결합한다.

   1. 일부 스테로이드호르몬은 세포질 수용체에 결합하고 이후 핵으로 이동한다. 다른 스테로이드와 티록신은 핵 내에 이미 위치하고 있는 수용체에게 결합한다.

   2. 각각의 수용체는 호르몬과 DNA 상의 호르몬-반응 요소라 불리는 부위에 둘 다 결합한다.

   3. 한 유전자를 활성화하기 위한 호르몬-반응 요소에의 결합은 두 개의 핵수용체를 필요로 한다.

B. 수용체에 결합하는 극성 호르몬은 원형질막의 표면 쪽에 위치한다. 이것은 이차전달자를 만들어내는 효소를 활성화시킨다.

   1. 대부분의 호르몬은 그들의 수용체와 결합할 때 아데닐산고리화효소를 활성화한다. 이 효소는 cAMP를 생성하고 cAMP는 세포질 내의 단백질인산화 효소를 활성화한다.

   2. 다른 호르몬은 그 수용체에 결합하여 포스포리파아제 C를 활성화한다. 이것은 이노시톨 3인산(IP$_3$)의 방출을 유도하며, IP$_3$는 소포체를 자극하여 세포질내로 Ca^{2+}의 방출을 자극하여 칼모듈린을 활성화시킨다.

   3. 인슐린과 다양한 성장인자의 막수용체는 타이로신인산화효소로 이들 효소는 호르몬 결합으로 활성화한다. 일단 활성되면, 수용체인산화효소는 세포질 내 신호분자를 인산화시켜 많은 효과를 만들어내게 한다.

11.3 뇌하수체

A. 뇌하수체는 8개의 호르몬은 분비한다.

   1. 뇌하수체전엽은 성장호르몬, 갑상샘자극호르몬, 부신피질자극호르몬, 난포자극호르몬, 황체형성호르몬, 프로락틴을 분비한다.

   2. 뇌하수체후엽은 항이뇨호르몬(바소프레신이라 하기도 함)과 옥시토신을 분비하는데, 이 둘은 시상하부에서 생성되어 시상하부-뇌하수체로를 따라 뇌하수체후엽으로 수송된다.

B. 뇌하수체후엽호르몬의 방출은 신경내분비 반사에 의해 조절된다.

C. 뇌하수체전엽에서의 분비는 시상하부에서 방출되는 분비자극 또는 분비억제호르몬에 의해 조절된다.

   1. 시상하부 호르몬에는 갑상샘분비자극호르몬(TRH), 부신피질분비자극호르몬(CRH), 생식소자극호르몬-방출호르몬(GnRH), 프로락틴분비-억제호르몬(PIH), 소마토스타틴, 성장호르몬-방출호르몬(GHRH)이 있다.

   2. 호르몬은 시상하부-뇌하수체 문맥계를 통하여 뇌하수체전엽으로 운반된다.

D. 뇌하수체전엽에서의 분비는 표적샘호르몬에 의한 되먹임 조절(보통의 경우 음성되먹임)이 있다.

E. 시상하부를 통하여 작용하는 상위 뇌중추는 뇌하수체 분비에 영향을 줄 수 있다.

11.4 부신

A. 부신피질은 미네랄로코르티코이드(주된 것은 알도스테론), 글루코코르티코이드(주된 것은 코르티솔), 성스테로이드(일차적인 것으로 약한 활성을 가지는 남성호르몬)을 분비한다.

   1. 글루코코르티코이드는 에너지 균형조절을 돕는다. 또한 염증을 억제할 수 있고 면역기능을 진압할 수 있다.

   2. 뇌하수체-부신 축은 일반 적응증후군의 하나로 스트레스

에 자극된다.

B. 부신수질은 에피네프린을 분비하는데 소량의 노르에피네프린을 또한 분비한다. 이들 호르몬은 교감신경계의 작용과 동일한 효과를 가져온다.

11.5 갑상샘과 부갑상샘

A. 갑상샘여포는 사요오드티로닌(T_4 또는 티록신)과 소량의 삼요오드티로닌(T_3)을 분비한다.

1. 이들 호르몬은 갑상샘여포의 교질 내에서 형성된다.

2. 갑상샘의 여포곁세포는 호르몬 칼시토닌을 분비하며, 칼시토닌은 혈중 칼슘의 양을 감소시킨다.

B. 부갑상샘은 갑상샘에 묻혀 있는 작은 구조체이다. 이는 부갑상샘호르몬을 분비하고 이 호르몬은 혈중 칼슘 양을 증가하도록 촉진한다.

11.6 이자와 다른 내분비샘

A. 이장섬(췌도) 내 베타세포는 인슐린을 분비하고 알파세포는 글루카곤을 분비한다.

1. 인슐린은 혈당을 낮추고 글라이코겐(글리코겐), 지방, 단백질의 생성을 자극한다.

2. 글루카곤은 혈당이 높아지도록 간에서 글리코겐의 분해를 자극한다. 또한 지질 분해와 케톤체의 형성을 촉진한다.

3. 인슐린 분비는 식후 혈당의 증가로 자극된다. 글루카곤의 분비는 공복기 동안 혈당의 감소로 자극된다.

B. 뇌의 제3뇌실 천정부분에 위치한 송과샘은 멜라토닌을 분비한다.

1. 멜라토닌의 분비는 일일주기 조절의 일차중추인 시상하부의 시교차상핵에 의해 조절된다.

2. 멜라토닌 분비는 밤에 가장 많이 일어나며 잠을 촉진하는 효과를 가진다. 대부분의 종에서 항생식소자극 효과를 가지고 있으며, 완전히 밝혀지지는 않았으나 사람에서 사춘기의 시작과 관련된 것으로 여겨진다.

C. 위장관은 소화기능을 조절하는 많은 호르몬을 분비한다.

D. 생식소는 성스테로이드호르몬을 분비한다.

1. 정소의 간질내분비세포(레이디히세포)는 테스토스테론과 기타 다른 남성호르몬을 분비한다.

2. 난포의 과립세포는 에스트로겐을 분비한다.

3. 난소의 황체는 프로제스테론 뿐만이 아니라 에스트로겐을 분비한다.

E. 태반은 에스트로겐, 프로제스테론을 분비하고 또한 뇌하수체전엽 유래 호르몬과 유사한 활동을 하는 다양한 폴리펩타이드호르몬과 단백질호르몬을 분비한다.

11.7 측분비와 자가분비 조절

A. 자가분비 조절자는 기관에서 이를 분비하는 동일조직 내에서 활동하는 반면, 측분비 조절자는 기관의 한 조직에서 생성되어 다른 기관을 조절한다. 이 두 유형은 국소적 조절자의 유형으로 혈액을 따라 이동하지 않는다.

B. 프로스타글란딘은 20개의 탄소로 구성된 지방산을 가지는 특화된 분자로 많은 기관에서 생성된다. 이들은 생성된 기관 내에서 조절기능을 가진다.

문제

이해력 검증

1. 뇌하수체와 부신수질의 조절 방식과 이들 기관의 배아 기원과의 상관성을 설명하시오.

2. 스테로이드호르몬과 티록신의 작용 기작을 설명하시오.

3. 극성 호르몬이 왜 이차전달자를 사용하지 않고 표적세포를 조절할 수 없는지를 설명하시오. 또한 호르몬 작용에서 AMP가 어떻게 사용되는가를 단계적으로 설명하시오.

4. 호르몬이 표적세포 내의 Ca^{2+} 농도를 높일 수 있는 이유와 관련된 과정을 단계적으로 설명하시오. 증가된 Ca^{2+}이 어떻게 표적세포의 물질대사에 영향을 줄 수 있는가?

5. trophic이라는 용어를 뇌하수체전엽호르몬의 작용을 예로 들어 그 중요성을 설명하시오.

6. T$_4$에서 T$_3$로 전환하는 것을 막는 약을 하나 제안하시오. 이 약이 (a) 갑상샘자극호르몬 분비, (b) 티록신 분비, (c) 갑상샘의 크기에 미치는 영향을 설명하시오.

7. 왜 뇌하수체전엽이 주샘으로 가끔씩 이야기되고 있는가와 왜 이 설명이 오해를 불러일으키는지 설명하시오.

8. 스트레스에 대한 반응에서 뇌하수체-부신 축의 역할을 설명하시오. 이 산물이 신체에 미치는 영향은 무엇인가?

9. 갑상샘호르몬 분비가 어떻게 조절되는가를 설명하시오. 이 시스템이 (a) 요오드 결핍과 (b) 갑상샘호르몬 약의 복용에 의해 어떻게 영향을 받을지 설명하시오.

10. 사람의 면역체계가 인슐린수용체단백질에 대한 항체를 만들었다고 가정해보자. 그리고 이러한 상황이 탄수화물과 지방의 물질대사에 어떤 영향을 가지는가?

11. 빛이 송과샘의 기능에 어떤 영향을 미치는 가를 설명하시오. 송과샘 기능과 일일주기 사이의 상관성은 무엇인가?

12. 내분비와 자가분비/측분비 조절자를 구분해보자. 자가분비/측분비 조절자의 목록을 만들고 이들의 기능을 설명하시오.

13. 뇌하수체가 어떻게 시상하부, 젖샘, 뼈와 상호작용하는지 설명하시오.

14. 부신피질이 어떻게 뇌, 간, 신장과 상호작용하는지 설명하시오.

15. 이자섬(췌도)이 어떻게 간, 골격근, 지방조직과 상호작용하는지 설명하시오.

12

근육
: 수축과 신경제어 기작

임상연구

미아는 미용 목적으로 보톡스 주사를 맞기 위하여 병원에 갔다. 의사에게 며칠 밤 고통스러운 다리 경련을 겪고 있다고 호소하니 의사는 칼슘 보충제를 섭취하도록 권고하였다. 또 다리를 튕기지 말고 천천히 뻗으라고 하였다. 한 달 후, 미아는 가슴 통증과 두근거림을 느꼈고 심장형 크레아틴키나에(CK-MB)와 트로포닌 T 혈액검사를 받았다. 이들 결과는 정상이었으나 심장전문의는 그녀가 고혈압이 있다고 하였다. 고혈압과 두근거림 치료를 위하여 칼슘-통로 차단제를 처방하였다.

새로운 용어 및 개념에는 다음과 같은 것이 있다.
- 흥분-수축 짝이룸, 트로포닌 및 트로포미오신(트로포마이오신)
- 근육 수축과 이완 시 인산염 및 ATP 생성
- 단일시냅스 신장반사 및 교차-신근반사

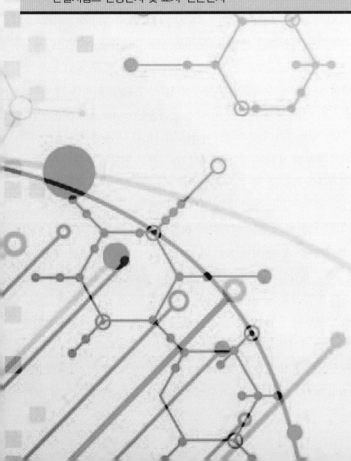

12.1 골격근

골격근은 체성운동신경세포에 의해 자극될 때 수축하는 개별 근섬유로 구성된다. 각 신경세포는 많은 근섬유를 자극하기 위해 가지를 친다. 다양한 수의 운동신경세포가 활성화되면 전체 근육의 수축 강도가 점진적으로 증가한다.

골격근은 일반적으로 단단한 결합조직인 힘줄(건)에 의해 뼈의 양쪽 끝에 부착된다. 근육이 수축하면 힘줄과 부착된 뼈에 긴장이 가해진다. 근육 긴장은 관절에서 뼈의 움직임을 유발하며, 관절에 부착된 뼈 중 하나가 일반적으로 다른 뼈보다 더 많이 움직인다. **부착점**(insertion)이라고 하는 더 움직일 수 있는 뼈는 **시작점**(origin)으로 알려진 덜 움직일 수 있는 뼈 쪽으로 당겨진다. 관절의 유형과 근육의 부착에 따라 다양한 골격 운동이 가능하다(표 12.1). 예를 들어, **굴근**(flexor muscles)이 수축하면 관절의 각도가 감소한다. **신근**(extensor muscles)의 수축은 관절에 부착된 두 뼈의 각도를 증가시킨다. 모든 골격 운동의 주동자를 **주동근**(agonist muscle)이라고 한다. 예를 들어, 굽히는 운동에서 굴근은 주동근이다. 같은 관절에 작용하여 반대 작용을 하는 굴근과 신근은 **길항근**(antagonistic muscles)이다.

골격근의 구조

힘줄 내의 조밀하고 규칙적인 결합조직 단백질은 불규칙한 배열로 근육 주위로 확장되어 **근외막**으로 알려진 외피를 형성한다. 이 외피의 결합조직은 근육의 몸체로 확장되어 **근육 다발**(muscle fascicles)로 세분된다. 따라서 이러한 각각의 근육 다발은 **근주막**으로 알려진 자체 결합조직으로 둘러싸여 있다.

근육 다발은 근육세포인 많은 **근섬유**(muscle fibers)로 구성되어

표 12.1 | 골격근의 작용

범주	작용
신근	관절에서 각도를 증가시킴
굴근	관절에서 각도를 감소시킴
외전근	팔다리가 몸의 중앙에서 멀어지게 함
내전근	팔다리를 몸의 중앙으로 당김
거근	관절의 부착점을 위로 올림
억제근	관절의 부착점을 아래로 내림
회전근	뼈를 축에 따라 회전함
괄약근	관(opening)을 수축함

있다. 각각은 **원형질막**(sarcolemma)으로 둘러싸여 있으며, 밖에는 **근내막**이라고 하는 얇은 결합조직층으로 둘러싸여 있다(그림 12.1). 근내막은 근섬유의 기저막이다. 힘줄, 근외막, 근주막, 근내막의 결합조직은 연속적이기 때문에 근섬유는 수축할 때 일반적으로 힘줄에서 당겨지지(벗어나지) 않는다.

비정상적으로 길쭉한 모양에도 불구하고 근섬유는 미토콘드리아, 소포체, 글리코겐 과립 등 다른 세포에 존재하는 동일한 소기관을 가지고 있다. 신체의 다른 대부분의 세포와 달리 골격근섬유는 다핵체이며 여러 개의 핵을 포함한다. 이것은 각 근섬유가 융합체 구조이기 때문이다(1장 1.3절). 즉, 각 근섬유는 여러 배아 근모세포의 결합으로 형성된다. 그러나 골격근섬유의 가장 독특한 특징은 현미경으로 볼 때 **횡무늬**(striated) 모양이다(그림 12.2). 횡무늬 근섬유에 어둡고 밝은 밴드가 교대로 만들어진다.

어두운 띠를 **A 대**(A bands), 밝은 띠를 **I 대**(I bands)라고 한다. 전자현미경의 고배율에서는 I 대의 중간에 가는 검은색 선을 볼 수 있다. 이것을 **Z 선**(Z lines)이라고 한다(그림 12.6 참조). 문자 A와 I는 각각 **비등방성**(anisotropic)과 **등방성**(isotropic)을 나타내며, 이는 편광된 빛이 이러한 영역을 통과할 때의 특성이다. 문자 Z는 **디스크 사이**(*Zwischenscheibe*)로 번역되는 독일어에서 유래했다.

운동종판과 운동단위

생체 내에서 각 근섬유는 체성운동신경세포의 말단과 연결된다. 운동신경세포는 **신경근 연접**(neuromuscular junction)이라고도 하는 **신경근 시냅스**(neuromuscular synapse)에서 아세틸콜린(ACh)을 방출하여 근섬유가 수축하도록 자극한다(7장 7.4절). 이것은 근섬유의 시냅스후 막을 자극하는데, 이 막은 **운동종판**(motor end plate)이라고 하는 원형질막의 특수영역이다(그림 12.3). 운동종판은 ACh 수용체가 풍부한 부위와 전압-개폐성 Na^+ 통로가 많은 부위가 있다.

골격근의 수축은 체성운동 축삭에 의한 자극을 빠르게 따라간다. ACh는 좁은 시냅스틈을 가로질러 빠르게 확산되고 운동종판에 있는 수천 개의 수용체에 결합하여 리간드-개폐성 통로를 연다. 이것은 반대방향으로 동시에 Na^+와 K^+을 확산한다(7장 그림 7.26 참조). Na^+ 유입이 우세하고 **종판전위**(end plate potential)로 알려진 국소적 탈분극을 생성한다. 이 국소적 탈분극은 전압-개폐성 Na^+ 통로가 풍부한 운동종판으로 퍼지고, 근섬유로 전파되는 활동전위를 생성한다. 근섬유 활동전위는 이어서 근육을 수축한다.

체성운동신경세포의 세포체는 척수 회백질의 복각(배쪽 뿔, ventral horn)에 위치하고 척수신경의 복근(배쪽 뿌리)으로 단일 축

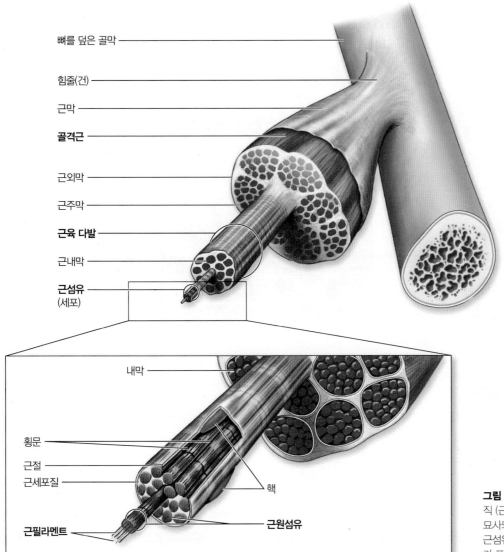

뼈를 덮은 골막

힘줄(건)

근막

골격근

근외막

근주막

근육 다발

근내막

근섬유
(세포)

내막

횡문

근절

근세포질

근필라멘트

핵

근원섬유

그림 12.1 골격근의 구조. 근섬유와 힘줄(건)의 결합조직 (근외막, 근주막 및 근내막) 사이의 관계가 위쪽 그림에 묘사되어 있다. 아래 그림은 단일 근섬유를 확대한 것이다. 근섬유에는 근원섬유가 있으며, 근원섬유에는 근필라멘트가 포함되어 있다.

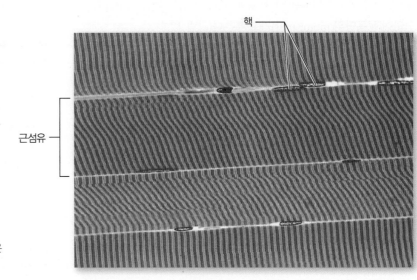

핵

근섬유

그림 12.2 광학현미경을 통한 골격근섬유의 모습. 어두운 A 대와 밝은 I 대가 번갈아가며 횡무늬를 생성한다. ©Victor P. Eroschenko

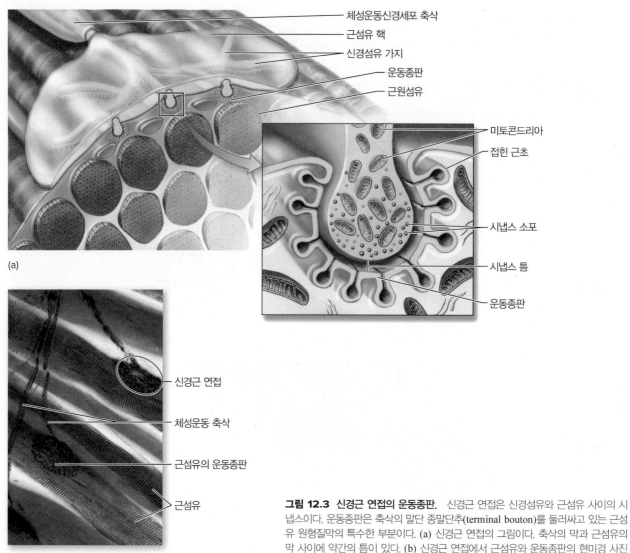

체성운동신경세포 축삭
근섬유 핵
신경섬유 가지
운동종판
근원섬유

미토콘드리아
접힌 근초
시냅스 소포
시냅스 틈
운동종판

(a)

신경근 연접
체성운동 축삭
근섬유의 운동종판
근섬유

(b)

그림 12.3 신경근 연접의 운동종판. 신경근 연접은 신경섬유와 근섬유 사이의 시냅스이다. 운동종판은 축삭의 말단 종말단추(terminal bouton)를 둘러싸고 있는 근섬유 원형질막의 특수한 부분이다. (a) 신경근 연접의 그림이다. 축삭의 막과 근섬유의 막 사이에 약간의 틈이 있다. (b) 신경근 연접에서 근섬유와 운동종판의 현미경 사진이다. (b) ©Victor B. Eichler, Ph.D.

삭을 내보낸다(8장 8.6절). 각 축삭은 근섬유로 많은 옆가지를 뻗어낸다. 각 운동신경세포와 이 신경세포가 지배하는 모든 근섬유를 포함하여 **운동단위**(motor unit)라고 부른다(그림 12.4).

체성운동신경세포가 활성화될 때마다 이 신경세포가 뻗어나간 모든 근섬유가 자극되어 수축한다. 생체 내에서 전체 근육의 **점진적 수축**이 활성화되는 운동단위 수에 따라 일어난다. 이러한 점진적 수축이 부드럽고 지속적으로 이루어지기 위해서는 빠르고 비동시적인 자극에 의해 다양한 운동단위가 활성화되어야 한다.

작은 운동단위가 많을 때 근육 수축의 강도를 정교하게 조절할 수 있다. 예를 들어, 눈을 잡고 있는 외인근의 평균신경분포율은 한 신경세포당 23개의 근섬유다. 이를 미세하게 조절할 수 있게 된다. 대조적으로 비복근(송아지근육, 하퇴삼두근)은 한 신경세포가 평균 일천개 근육세포에 분포한다. 운동단위의 자극은 결과적으로 수축세기

의 미세한 조절보다는 강력한 수축이 일어난다.

그러나 비복근을 조절하는 운동단위는 모두 동일한 것이 아니다.

 임상적용

보툴리눔 독소(Botulinum toxin)는 **클로스트리디움 보툴리눔**(Clostridium botulinum) 박테리아에 의해 생성되는 치명적인 독이다. 이것은 선택적으로 흥분성 콜린성 신경말단으로 흡수되어 시냅스 소포의 방출에 필요한 SNARE 단백질(SNAP-25)을 절단한다(7장 그림 7.23 참조). 이것은 근육의 신경자극을 차단하여 이완성 마비를 일으킨다. 보툴리눔 독소는 현재 과도한 신경자극으로 인한 근육 경련을 완화하기 위해 특정 경우에 의학적으로 사용된다. 예를 들어, **사시**(strabismus, 안구의 편위)를 교정하기 위해 외안근에 주사한다. 국소 근육마비를 일으키는 **보톡스**(보툴리눔 톡신의 상표명)를 근육 주사하여 피부 주름의 일시적인 미용 치료도 한다. 피부 탄력이 떨어지면(노화, 탈수, 태양 손상, 흡연 등으로) 안면 근육의 수축으로 인해 주름이 진 후 회복이 잘 일어나지 않는다.

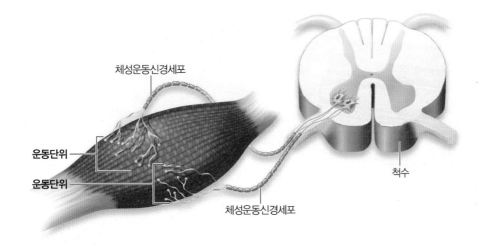

(a)

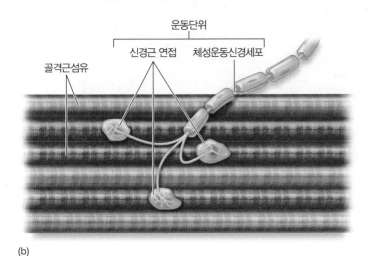

(b)

그림 12.4 운동단위. 운동단위는 체성운동신경세포와 신경이 지배하는 근섬유로 구성된다. (a) 두 개의 운동단위를 포함하는 근육이다. 실제로 근육에는 수백 개의 운동단위가 포함되어 있고 각 운동단위에는 여기에 표시된 것보다 훨씬 더 많은 근섬유가 있다. (b) 분지된 운동신경 축삭과 그것이 분포하는 3개의 근섬유(강조 표시된 섬유)로 구성된 운동단위이다. 다른 근섬유는 다른 운동단위의 일부이며 다른 신경세포(표시되지 않음)의 지배를 받는다.

신경분포 정도는 1 : 100에서 1 : 2000으로 다양하다. 더 적은 수의 근섬유를 신경지배하는 신경세포는 더 작은 세포체를 갖는다. 또 더 많은 수의 근섬유를 신경지배하는 더 큰 신경세포보다 더 약한 흥분성 입력 신호에 의해 활성화된다. 결과적으로 작은 운동단위가 자주 사용된다. 큰 강도의 수축이 필요할 때 운동단위의 **동원**(recruitment)이라는 과정을 거치며 점점 더 큰 운동단위가 활성화된다.

요약하면, 근육 수축의 힘을 점차적으로 증가시킬 때 두 가지 과정이 발생한다. 첫째, 여러 운동단위의 수축이 중첩하도록 비동기적 자극이 더 자주 발생한다. 둘째, 수축력을 증가시키기 위해 운동신경세포당 더 많은 근섬유를 가진 더 큰 운동단위를 추가로 동원한다.

12.2 수축 기작

각 근섬유 내의 A 대는 굵은 필라멘트로, I 대는 가는 필라멘트로 구성된다. 굵은 필라멘트에서 가는 필라멘트로 이어지는 교차교는 필라멘트의 미끄러짐을 유발하여 근육 긴장과 수축을 유발한다. 교차교의 활성은 Ca^{2+}에 의해 조절되며, 이는 근섬유막에 의해 생성된 활동전위에 의해 증가된다.

전자현미경으로 관찰하면 근섬유는 **근원섬유**(myofibrils)로 채워져 있다(그림 12.5). 이러한 근원섬유는 대략 직경이 1 μm이고 근섬유의 한쪽 끝에서 다른 쪽 끝으로 평행하게 늘어서 있다. 근원섬유는 너무 조밀하게 채워져 있어 미토콘드리아 및 세포내막과 같은 다른 소기관은 인접한 근원섬유 사이에 남아 있는 좁은 세포질 공간에 위치한다.

근섬유를 전자현미경으로 관찰하면 어두운 **A 대**(A bands)와 밝은 **I 대**(I bands)가 각 근원섬유 내에서 횡무늬를 만든다(그림 12.6).

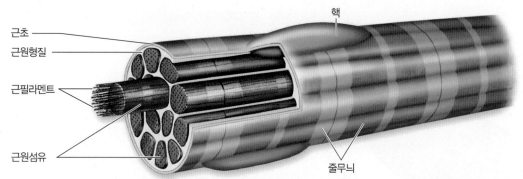

그림 12.5 골격근섬유의 구성요소. 골격근섬유는 액틴과 미오신의 근필라멘트를 포함하는 수많은 근원섬유로 구성된다. 근필라멘트가 겹쳐 횡무늬 모양을 나타낸다. 각 골격근섬유는 다핵화되어 있다.

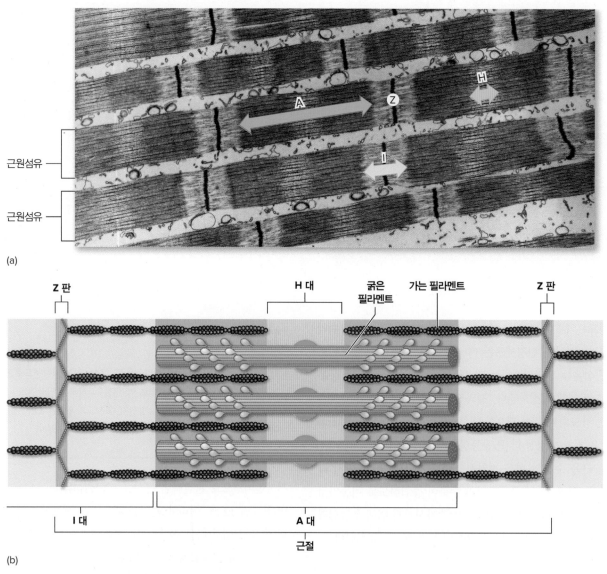

그림 12.6 골격근의 횡무늬는 굵고 가는 필라멘트에 의해 만들어진다. (a) 횡무늬근의 특징적인 띠 형태를 보여주는 근원섬유의 세로 단면의 전자현미경 사진이다. (b) 띠 형태를 생성하는 굵은 필라멘트와 가는 필라멘트 배열의 예시이다. 다른 띠 구조를 묘사하기 위해 (a)에서 사용된 색상은 (b)의 색상에 해당한다. (a) ©C. F. Armstrong/Science Source

각 근원섬유는 **근필라멘트**(myofilaments)라는 훨씬 더 작은 구조를 담고 있다. 세로 단면(측면도)에서 고배율로 근원섬유를 관찰하면, A 대는 어둡게 보이며 **굵은 필라멘트**(thick filaments)를 포함한다. 이들은 두께 약 110 옹스트롬(110 Å, 1 Å = 10^{-10} m)이며 줄을 맞추어 쌓여 있다. 반대로 밝게 보이는 I 대는 **가는 필라멘트**(thin filaments, 두께 50~60 Å)를 포함한다. 굵은 필라멘트는 단백질 **미오신**(myosin, 마이오신)으로, 가는 필라멘트는 단백질 **액틴**(actin)으로 구성된다.

근원섬유 내의 I 대는 굵은 필라멘트 부위 사이의 영역이다. 그러나 가는 필라멘트는 옆의 A 대와 부분적으로 겹쳐진다. A 대의 가장자리에는 굵은 필라멘트와 가는 필라멘트가 중첩되어 있기 때문에 A 대의 가장자리는 중앙부보다 더 어둡다. A 대 중앙의 밝은 영역을 **H**

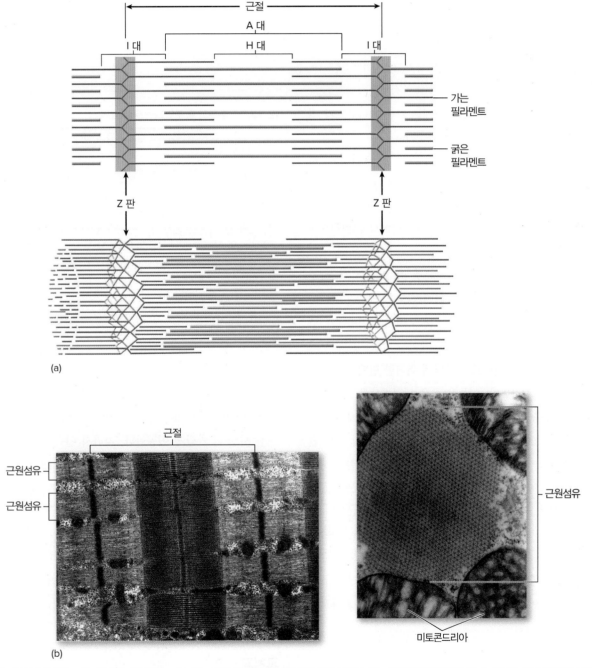

(a)

(b)

그림 12.7 횡무늬근섬유의 굵고 가는 필라멘트의 배열. (a) 위 그림은 띠 모양을 형성하기 위해 두껍고 가는 필라멘트의 배열을 볼 수 있도록 세로 단면에서 근원섬유를 나타낸다. 아래 그림은 근원섬유의 3차원 구조이다. (b) 왼쪽 및 오른쪽 단면은 근원섬유의 투과전자현미경 사진이다. 세로 단면은 각 근원섬유의 띠 형태가 어떻게 쌓여 근섬유의 횡무늬를 생성하는지 보여준다. 근원섬유의 횡단면은 종단면에서 필라멘트가 얼마나 굵고 가는지를 보여준다. (b) (왼): ©Dr. Rosalind King/SPL/Science Source, (b) (오): ©Biophoto Associates/Science Source

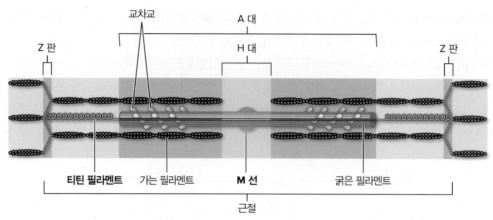

그림 12.8 티틴 필라멘트와 M 선. M 선은 굵은 필라멘트를 포함하는 A 대의 중간에 있는 단백질 필라멘트이다. 티틴 단백질은 M 선에서 시작하여 Z 판에서 끝나며 굵은 필라멘트를 통과하는 매우 큰 탄성 단백질이다. 근절 내에서 각 굵은 필라멘트의 위치를 안정시키고 근육이 휴지 길이로 돌아갈 수 있도록 돕는 탄성 요소 역할을 한다.

대(H bands)라고 한다. 따라서 중앙 H 대에는 가는 필라멘트가 겹치지 않는 두꺼운 필라멘트만 포함된다(그림 12.6b).

각 I 대의 중앙에는 가늘고 어두운 Z 선이 있다. 한 쌍의 Z 선 사이에 있는 굵은 필라멘트와 가는 필라멘트는 횡무늬 근육 수축의 기본 소단위 역할을 한다. Z 선에서 Z 선까지 기본 소단위를 **근절**(sarcomeres)이라고 한다(그림 12.6 및 12.7a). 따라서 근원섬유의 종단면에는 연속적인 근절이 나타난다.

근원섬유의 횡단면을 보면 Z 선은 실제로 Z 판(discs)이고, 이 Z 판을 관통하는 가는 필라멘트가 굵은 필라멘트를 육각형 배열로 둘러싸고 있다(그림 12.7b, 오른쪽). 하나의 굵은 미오신 필라멘트 주위에 6개의 가는 액틴 필라멘트가 있다.

M 선(M lines)은 굵은 필라멘트의 중앙에 위치한 단백질 필라멘트에 의해 생성된다(그림 12.8). 이들은 굵은 필라멘트를 고정하는 역할을 하여 함께 수축하도록 돕는다. 또한 길이가 1 μm에 이르는 인체에서 가장 큰 단백질인 **티틴**(titin) 필라멘트가 있다. 각 티틴 단백질은 Z 판에 아미노-말단이 있고, I 대를 통과하는 용수철 모양의 부분과 굵은 필라멘트에 결합되어 M 선까지 이어지는 부분이 있다. I 대 내의 티틴 단백질 부분은 근육이 수축하면 접혀지고 근육이 이완하면 펼쳐지면서 에너지를 저장하는 영역으로 구성된다. 늘어난 근육이 수축할 때, 티틴은 (1) 신축적인 되감김에 의해 나오는 수동 장력과 (2) 펼쳐진 영역이 다시 접힐 때 생성되는 힘으로 근육이 만드는 힘에 기여한다. 이 두 과정은 근육 수축에서 미오신 교차교에 의해 생성되는 힘을 보완한다.

수축의 활주필라멘트설

근육이 수축하면 각 근섬유가 짧아지면서 길이가 줄어든다. 근섬유

표 12.2 | 수축의 활주필라멘트설 요약

1. 근섬유는 모든 근원섬유와 함께 근육의 시작점을 향한 부착점의 움직임에 의해 짧아진다.
2. 근원섬유의 단축은 근절의 단축으로 인해 발생한다. 즉, Z 선 사이의 거리가 줄어든다.
3. 근절의 단축은 근필라멘트의 미끄러짐에 의해 이루어지며, 각 필라멘트의 길이는 수축 중에 동일하게 유지된다.
4. 필라멘트의 미끄러짐은 가는 필라멘트(액틴)를 굵은 필라멘트(미오신) 위로 당기는 미오신 교차교의 비동기식 파워스트록에 의해 생성된다.
5. A 대는 수축하는 동안 동일한 길이를 유지하지만 근육의 시작점을 향해 당겨진다.
6. 인접한 A 대는 그들 사이의 I 대가 짧아짐에 따라 서로 더 가깝게 당겨진다.
7. H 대는 근절의 측면에 있는 가는 필라멘트가 중앙으로 당겨지면서 수축하는 동안 짧아진다.

의 수축은 Z 판에서 Z 판까지의 거리가 줄어들게 하는 근원섬유 수축의 결과이다. A 대는 근절의 길이가 짧아짐에 따라 짧아지지 않고 대신 서로 더 가깝게 이동한다. 따라서 연속적인 근절의 A 대 사이의 거리를 나타내는 I 대 길이가 감소한다(표 12.2).

I 대를 구성하는 가는 필라멘트는 짧아지지 않는다. 굵은 필라멘트와 가는 필라멘트의 길이는 근육 수축 동안 변하지 않는다. 근절의 수축은 필라멘트 길이의 감소가 아니라 가는 필라멘트가 굵은 필라멘트 사이를 **미끄러지**면서 발생한다. 각 A 대의 양쪽에 있는 가는 필라멘트는 중심을 향해 점점 더 깊이 미끄러지며 굵은 필라멘트와 중첩되는 양이 증가한다. 따라서 I 대(가는 필라멘트만 포함)와 H 대(굵은 필라멘트만 포함)는 수축 중에 더 짧아진다(그림 12.9).

교차교

필라멘트의 미끄러짐은 미오신에서 액틴 쪽으로 뻗어 있는 수많은 **교차교**(cross bridges)에 의해 일어난다. 미오신 분자당 2개의 구형

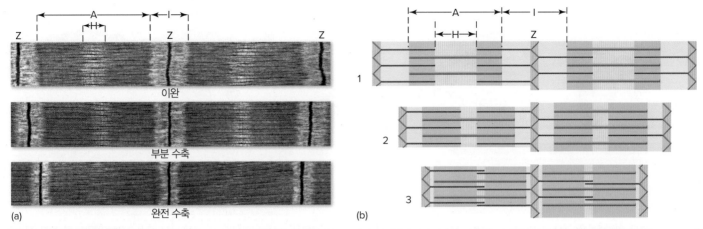

그림 12.9 근육 수축의 활주필라멘트 모델. (a) 위쪽 이미지는 이완된 근육에 있는 근절의 전자현미경 사진이다. 아래 두 이미지는 수축 중에 발생하는 변화이다. (b) (1) 이완된 근섬유, (2) 부분적으로 수축한 다음, (3) 완전히 수축하는 횡무늬근 수축 그림이다. 근절은 짧아지지만, 필라멘트는 미끄러진다. (a) ©C. F. Armstrong/Science Source/ Photo illustration by David A. Tietz

머리가 있으며, 이들은 미오신 꼬리 부분과 이어지는 **경첩 부분**의 끝에 있다(그림 12.10). 근절의 한쪽에 있는 미오신 경첩 부분과 머리의 방향이 맞은 쪽과 반대이므로 미오신 머리가 근절의 양쪽에 있는 액틴에 부착되어 교차교를 형성할 때 양쪽에서 액틴을 중앙으로 당길 수 있다.

추출된 근육은 쉽게 늘어나며(이것은 12.5절에 설명된 신장반사가 있는 신체에서와는 다르다) 근육이 쉬고 있을 때 미오신 머리가 액틴에 부착되지 않는다. 각 구형 미오신 머리에는 **액틴-결합 부위**와 밀접하게 관련된 **ATP-결합 부위**가 있다(그림 12.10 왼쪽). 구형 머리는 **미오신-ATPase**(myosin ATPase)로 기능하여 ATP를 ADP와 P_i로 나눈다.

이 반응은 미오신 머리가 액틴에 결합하기 전에 일어나야 한다. ATP가 ADP와 P_i로 가수분해될 때 인산염은 미오신 머리에 결합하여 인산화시키고 형태를 변화시킨다. 미오신 머리의 위치가 바뀌며 수축에 필요한 위치에너지를 얻는 과정이다. 활성화된 미오신 머리는 당겨진 활줄과 같다. 액틴과 결합할 수 있도록 자리를 잡고 이어서

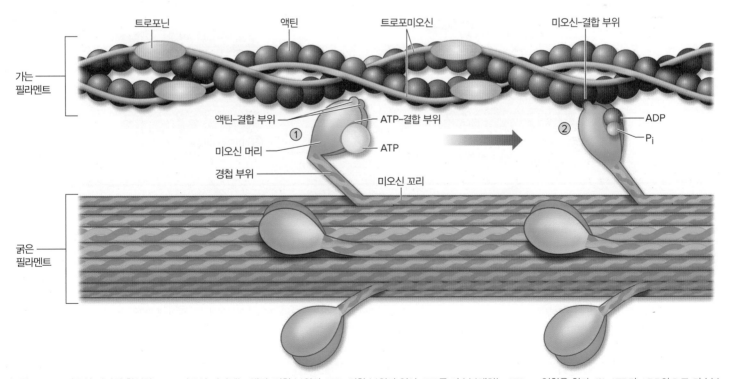

그림 12.10 미오신 머리의 활성화. (1) 미오신 머리에는 액틴-결합 부위와 ATP-결합 부위가 있어 ATP를 가수분해하는 ATPase 역할을 한다. (2) ATP가 ADP와 P_i로 가수분해되면 미오신 머리가 활성화되고 방향이 바뀐다. 이어서 액틴 소단위에 결합할 수 있다. 이 시점에서 ADP와 P_i는 여전히 미오신 머리에 붙어 있다.

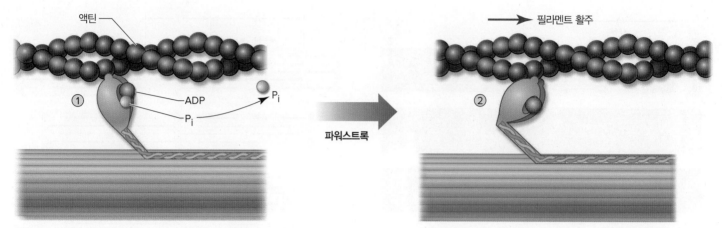

그림 12.11 교차교 파워스트록. (1) 미오신 머리는 ATP가 ADP와 P_i로 분해되어 활성화되어 결합된 상태로 남아 있다. 이 시점에서 미오신 머리는 액틴에 결합되어 굵은 필라멘트와 가는 필라멘트 사이에 다리를 형성한다. (2) P_i 그룹이 교차교에서 떨어지고 미오신 머리는 방향을 바꾸어 액틴 필라멘트를 당기는 파워스트록을 생성한다.

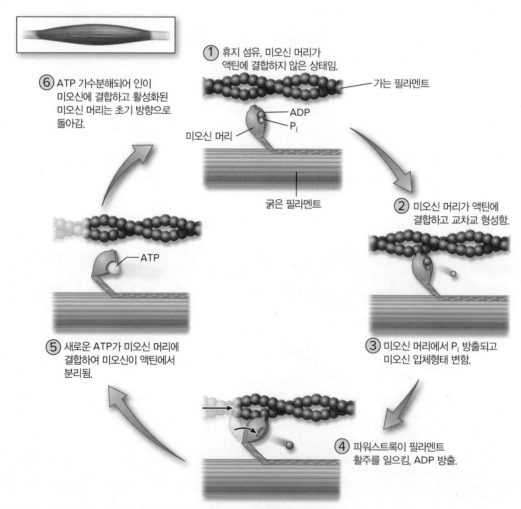

그림 12.12 교차교 주기. ATP 가수분해와 그에 따른 미오신 머리의 인산화가 교차교의 활성화에 필요하다. 미오신 머리에서 P_i가 떨어지면(탈인산화) 미오신의 구조적 변화가 일어나 파워스트록을 유발한다. 새로운 ATP가 미오신 머리에 결합하면 교차교가 액틴에서 분리된다.

저장된 에너지가 다음 단계에서 방출된다(그림 12.10, 오른쪽).

일단 미오신 머리가 액틴에 결합하여 교차교를 형성하면 결합된 P_i가 분리된다(미오신 머리는 탈인산화됨). 미오신의 구조적 변화를 초래하여 교차교가 **파워스트록**(power stroke)을 생성한다(그림 12.11). 이것은 가는 필라멘트를 A 대의 중심으로 당기는 힘이다.

파워스트록 후 미오신 머리가 구부러진 자세가 되고 결합된 ADP가 떨어져 나온다. 이 순간에는 미오신과 액틴이 단단히 결합되어 있다. 사망하면 ATP가 없기 때문에 발생하는 사후경직(rigor mortis)과 유사하여 **경직 상태**(rigor state)라 표현한다. 살아있으면 미오신 머리는 이제 새로운 ATP에 결합한다. 이것은 파워스트록이 완료된 후 미오신 머리가 액틴과의 결합을 끊을 수 있도록 한다(교차교를 끊음). 이어서 미오신 머리는 ATP를 ADP와 P_i로 분할하고, 미오신 머리가 액틴에 결합하는 것을 막는 것이 없으면 새로운 교차교 주기가 발생한다(그림 12.12).

ATP 분리는 교차교가 액틴에 부착되어 파워스트록을 일으키기 전에 일어나야 하며 파워스트록이 끝난 후 교차교가 액틴에서 떨어지기 위해서는 **새로운 ATP**가 부착되어야 한다(그림 12.12).

단일 교차교의 파워스트록은 액틴 필라멘트를 6 nm 당기는데 모든 교차교가 함께 작용하여 휴식 때 길이의 1% 정도 근육을 수축시킨다. 근육은 휴식 길이의 60%까지 수축할 수 있으므로 파워스트록을 여러 번 반복하는 것이다. 즉, 교차교가 액틴에서 분리되고 휴식을 취한 다음 액틴에 다시 부착하는 주기를 반복해야 한다.

정상적인 수축 중에는 주어진 시간에 교차교의 일부만 부착된다. 따라서 파워스트록은 조정 팀의 스트록처럼 동기화되지 않는다. 오히려 팀원들의 당기는 동작이 비동기식인 줄다리기하는 팀의 동작과 같다. 일부 교차교는 수축 중에 항상 파워스트록을 하기도 한다. 각 파워스트록에 의해 생성되는 힘은 일정하지만 근육의 부하가 클수록 파워스트록에 사용되는 교차교의 수가 증가하여 더 많은 힘을 생성한다.

수축 조절

미오신 머리가 액틴에 부착되어 교차교를 형성하면 파워스트록이 발생하여 근육이 수축한다. 따라서 근육이 이완되기 위해서는 미오신이 액틴과 교차교가 형성되는 것을 막아야 한다. 교차교 형성 조절은 액틴과 관련된 두 종류 단백질의 기능이다.

액틴 필라멘트(**F-액틴**)는 300~400개의 구형 소단위(**G-액틴**)으로 구성된 중합체로, 두 개의 줄이 꼬여 나선을 형성한다(그림 12.13). **트로포미오신**(tropomyosin, 트로포마이오신)으로 알려진 다

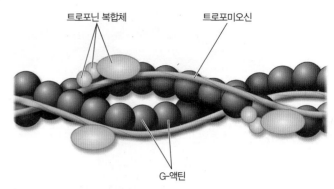

그림 12.13 트로포닌, 트로포미오신, 액틴의 구조적 관계. 트로포미오신은 액틴에 부착되고, 3개의 소단위체의 트로포닌 복합체는 트로포미오신에 부착되어 있다(액틴에 직접 부착되지 않음).

른 유형의 단백질은 G-액틴 단량체로 만들어진 줄 사이의 홈(groore) 안에 있다. 가는 필라멘트당 40~60개의 트로포미오신 분자가 있으며 각 트로포미오신은 약 7개의 액틴 소단위의 거리에 걸쳐 있다.

액틴에 직접 붙어 있지 않고 트로포미오신에 붙는 **트로포닌**(troponin)이 있다. 트로포닌은 세 가지 단백질의 복합체이다(그림 12.13). 이들은 **트로포닌 I**(액틴에 대한 교차교의 결합을 억제함), **트로포닌 T**(트로포미오신에 결합함) 및 **트로포닌 C**(Ca^{2+}에 결합함)이다. 트로포닌과 트로포미오신은 교차교의 형성을 조절하여 근육 수축 스위치 역할을 한다. 이완된 근육에서 트로포미오신은 미오신 머리가 액틴의 부착 부위에 결합하는 것을 물리적으로 차단한다. 따라서 미오신이 액틴에 부착되기 위해서는 트로포미오신이 비켜야 한다. 이것은 트로포닌과 Ca^{2+}의 상호작용을 필요로 한다.

🫀 임상적용

사후경직(Rigor mortis)은 사망 후 몇 시간 후에 시작하여 온도에 따라 다르지만 약 2일 동안 지속적으로 몸이 뻣뻣해지는 현상이다. 사후경직에서 미오신 머리는 분리되지 않는 액틴과 경직복합체를 형성한다. 이것은 죽은 세포에 ATP가 부족하고 ATP가 없으면 Ca^{2+}를 세포질에서 근소포체로 이동시키는 데 필요한 능동수송 펌프가 기능할 수 없기 때문이다. 결과적으로 Ca^{2+}는 트로포닌에 계속 부착되어 트로포미오신이 교차교 형성을 억제할 수 없다. 미오신 머리는 새로운 ATP와 결합할 수 없기 때문에 액틴에서 분리될 수 없다.

근육 수축에서 Ca^{2+} 영향

과학자들은 오랫동안 Ca^{2+}이 뼈, 법랑질, 상아질을 단단하게 하는 인산칼슘 결정을 형성하는 역할만 한다고 생각했다. 1883년 시드니 링거(Sidney Ringer)는 그 생각을 바꾼 실험결과를 발표했다. 그는

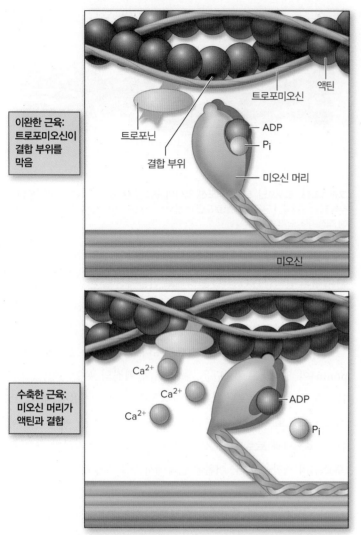

그림 12.14 근육 수축에서 Ca²⁺의 역할. Ca²⁺가 트로포닌에 부착되면 트로포닌-트로포미오신 복합체가 이동하여 액틴의 결합 부위가 노출된다. 미오신 교차교가 액틴에 부착되어 파워스트록이 일어날 수 있다.

쥐의 심장을 런던의 수돗물로 만든 등장액에 넣었을 때 잘 뛰는 것을 발견했다. 그러나 증류수로 등장액을 만들었을 때 심장박동이 점차 멈췄다. 용액에 Ca²⁺를 추가하면 심장이 다시 박동하였다.

이완된 근육에서 근원형질(근육세포의 세포질)의 Ca²⁺농도가 매우 낮다. 근육세포가 수축하도록 자극되면 근원형질의 Ca²⁺농도가 빠르게 상승한다. 이 Ca²⁺은 트로포닌에 결합되어 트로포닌 복합체와 이에 부착된 트로포미오신을 이동시켜 미오신 머리가 액틴에 부착될 수 있다(그림 12.14). 액틴의 부착 부위가 노출되면 미오신 머리가 액틴에 결합하여 교차교를 형성하고 파워스트록을 생성하여 근육을 수축한다.

Ca²⁺이 트로포닌에 결합되지 않으면 트로포미오신은 미오신 머리가 액틴에 부착되는 것을 억제하여 근육 수축이 일어나지 않는다.

Ca²⁺이 트로포닌에 부착되면 트로포닌-트로포미오신 복합체가 조금 이동한다. 그런 다음 미오신 머리는 액틴에 부착되어 파워스트록이 일어난다. 이러한 수축 주기는 Ca²⁺이 트로포닌에 결합되어 있는 한 계속될 수 있다.

흥분-수축 짝이룸

충분한 양의 Ca²⁺이 트로포닌에 결합하면 근육 수축이 활성화된다. 이것은 근원형질의 Ca²⁺농도가 10^{-6} 몰 이상으로 상승할 때 발생한다. 따라서 근육 이완이 일어나기 위해서는 근원형질의 Ca²⁺농도가 이 수준 이하로 낮아져야 한다. 근원형질에서 **근소포체**(sarcoplasmic reticulum)로 Ca²⁺의 능동수송에 따라 근육이 이완된다(그림 12.15). 근소포체는 변형된 소포체로, 근육세포 내의 각 근원섬유를 둘러싸는 상호연결된 주머니와 관으로 구성된다.

이완된 근섬유에 있는 대부분의 Ca²⁺은 **종전시스터네**(terminal cisternae)로 알려진 근소포체의 확장된 부분 내에 저장된다. 근섬유가 **생체 내**에서 운동신경세포 또는 **시험관 내**에서 전기충격에 의해 수축하도록 자극되면 저장된 Ca²⁺은 **칼슘방출 통로**(calcium release channels)라고 하는 막 통로를 통한 수동확산에 의해 근소포체에서 방출된다(그림 12.16). 이들은 특이적으로 결합하는 알칼로이드 약물의 이름을 따서 **리아노딘 수용체**(ryanodine receptors)라고도 한다. 칼슘방출 통로는 전압-개폐성 Ca²⁺ 통로보다 10배 더 커서 근원

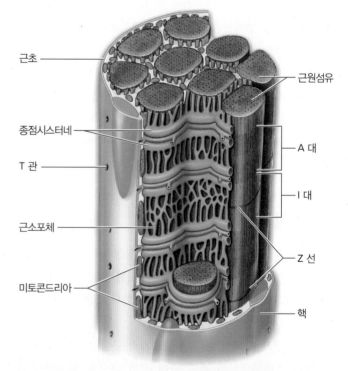

그림 12.15 근소포체. 근원섬유, T 관 및 근소포체 사이의 관계를 보여준다. 근소포체(녹색)은 Ca²⁺를 저장하고 T 관에 도달하는 활동전위에 의해 Ca²⁺를 방출한다.

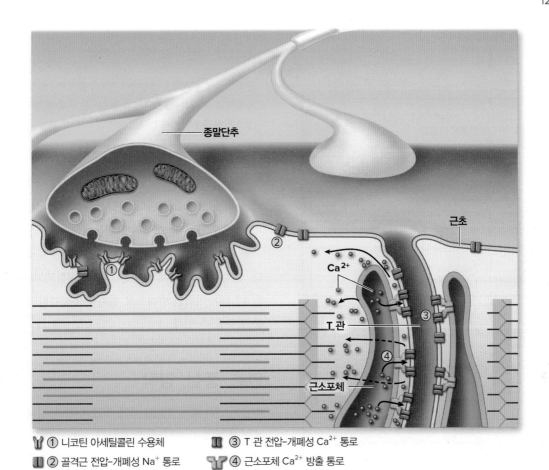

① 니코틴 아세틸콜린 수용체   ③ T 관 전압-개폐성 Ca^{2+} 통로

② 골격근 전압-개폐성 Na$^+$ 통로   ④ 근소포체 Ca^{2+} 방출 통로

그림 12.16 **골격근의 흥분-수축 짝이룸.** (1) 체성운동신경세포에서 방출된 ACh는 근초의 니코틴성 ACh 수용체에 결합하여 탈분극을 유발한다. (2) 전압-개폐성 통로를 자극하여 활동전위를 생성한다. (3) T 관을 따라 활동전위가 전도되어 전압-개폐성 Ca^{2+} 통로를 연다. (4) T 관의 이 통로는 근소포체 Ca^{2+} 방출 통로와 기계적으로 연결되어 열리게 한다. Ca^{2+}은 근소포체 밖으로 확산되어 트로포닌에 결합하고 근육 수축을 자극한다.

형질 내로 매우 많은 Ca^{2+}이 확산한다. 방출된 Ca^{2+}는 트로포닌에 결합하여 수축을 자극한다. 근섬유가 더 이상 자극되지 않으면 Ca^{2+}은 근소포체로 다시 돌아간다.

근소포체의 말단 부위는 **T 관**(transverse tubules 또는 T tubules)과 매우 가깝게 있다. 이들은 근원형질에 있는 연속되는 좁은 막 "터널"이다. 따라서 T 관은 구멍을 통해 세포 밖으로 열려 있고(그림 12.15 참조), 활동전위를 전도할 수 있다. 이제 운동신경세포가 근섬유가 수축하도록 자극하는 방법을 설명할 단계이다.

앞서 설명한 것처럼 신경근 시냅스에서 축삭의 종말단추에서 아세틸콜린이 방출되면 골격근섬유가 전기적으로 활성화된다. **종판전위**(end-plate potentials)가 생성된 후 임계값 수준에 도달하면 활동전위를 생성한다. 신경세포의 활동전위와 마찬가지로 근섬유의 활동전위는 실무율에 따른다. 근섬유에서 활동전위는 T 관의 막을 가로질러 세포 내부로 전도될 수 있다.

T 관에는 **전압-개폐성 칼슘 통로**(voltage-gated calcium channels)가 포함되어 있으며, 이 통로는 **다이하이드로피리딘(DHP) 수용체**라

고도 한다. 이들은 세포막의 탈분극에 반응한다. T 관을 따라 활동전위가 전도될 때 전압-개폐성 칼슘 통로는 구조적(모양) 변화를 겪는다. 이 칼슘 통로와 근소포체의 칼슘방출 통로(리아노딘 수용체) 사이에는 직접적인 분자 결합이 있다. T 관의 전압-개폐성 통로의 구조적 변화는 근소포체 칼슘방출 통로를 연다. 이어서 Ca^{2+}이 세포질로 방출되어 수축을 자극한다(그림 12.16). 이와 같이 활동전위가 수축을 일으키는 과정을 **흥분-수축 짝이룸**(excitation-contraction coupling)이라고 한다(그림 12.17).

골격근에서 이러한 흥분-수축 짝이름 기작은 전압-개폐성 칼슘 통로와 칼슘방출 통로가 물리적으로 결합되어 있기 때문에 **전기기계 방출기작**으로 설명된다. 결과적으로 Ca^{2+}는 저장되어 있는 근소포체에서 세포질로 방출된다.

또한 근소포체의 막에는 세포질의 Ca^{2+}농도 상승에 반응하여 열리는 Ca^{2+}방출 통로가 있다. 따라서 이러한 칼슘방출 통로는 **Ca^{2+} 유도성 Ca^{2+} 방출 기작**에 의해 조절된다. 이 기작은 골격근의 흥분-수축 짝이름에 크게 기여하고, 특히 심장 근육의 수축에서 중요하다

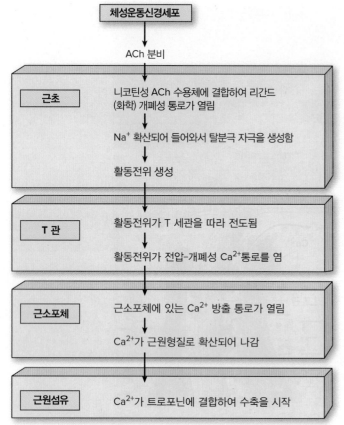

그림 12.17 흥분-수축 짝이룸 요약. 근섬유의 전기적 흥분(근초 T 관을 따라 전도된 활동전위)는 근소포체에서 Ca^{2+} 방출을 유발한다. Ca^{2+}가 트로포닌에 결합하면 수축이 일어나기 때문에 Ca^{2+}는 흥분과 수축을 연결한다고 할 수 있다.

(그림 12.34, 4단계 참조).

근육 이완

활동전위가 계속 생성되는 한(근육의 신경자극이 유지되는 한) 근소포체의 칼슘방출 통로는 열린 상태로 유지되고 Ca^{2+}은 근소포체 밖으로 수동적으로 확산되어 근섬유의 세포질 Ca^{2+}농도는 높게 유지된다. 따라서 Ca^{2+}은 트로포닌에 부착된 상태로 유지되고 근수축을 계속 유지한다.

활동전위 생성이 멈추면 수축도 멈춘다. 칼슘방출 통로가 닫히면 Ca^{2+}이 소포체 밖으로 수동적으로 확산될 수 없다. 세포질의 Ca^{2+}은 농도구배를 거슬러 다시 근소포체의 내강으로 이동한다. Ca^{2+} 능동수송 펌프는 세포질에서 Ca^{2+}을 격리하여 축적하는 **근소포체/소포체 Ca^{2+}ATPase 펌프**(sarcoplasmic/endoplasmic reticulum Ca^{2+} ATPase pumps)에 속한다. 이렇게 하면 Ca^{2+}이 트로포닌에 결합하지 않고 트로포미오신이 미오신 머리가 액틴에 결합하는 것을 차단한다. 능동수송 펌프는 ATP의 가수분해에 의해 작동되기 때문에 ATP는 근육 이완과 수축에 필요하다(그림 12.34 참조).

12.3 골격근의 수축

근육의 수축은 긴장을 생성하여 근육이 짧아지며 역할을 수행할 수 있게 한다. 수축되기 위해서는 골격근의 수축 강도는 근육에 가해지는 하중을 극복할 수 있을 만큼 충분히 커야 한다.

골격근의 수축은 관절에서 뼈의 움직임을 생성하며, 하중을 이동시키는 지렛대 역할을 한다. 근육 수축은 **생체 내**보다 **시험관 내**에서 더 쉽게 연구된다. 개구리의 비복근(종아리 근육)과 같은 근육이 연구될 때 한쪽 끝은 고정되고 다른 쪽 끝은 움직일 수 있도록 장착된다. 근육 수축의 기계적 힘은 전류로 변환되고 증폭되어 기록한다(그림 12.18). 이러한 방식으로 전기충격에 대한 전체 근육의 수축 행동을 연구할 수 있다.

연축, 중첩, 강직

추출된 근육에서 전기충격에 의한 수축은 신체 내에서 수축하는 근육의 행동과 같다. 근육이 충분한 전압의 단일 전기충격으로 자극되면 빠르게 수축하고 이완된다. 이 반응을 **연축**(twitch)이라고 한다(그림 12.18a). 자극은 근초를 따라 전도되고 근소포체에서 Ca^{2+} 방출을 자극하는 활동전위를 생성한다. 이 시간을 자극과 수축 사이의 **잠복기**라 한다. Ca^{2+}는 트로포닌에 결합하여 근육 연축을 자극한다. 근육이 첫 번째 연축에서 완전히 이완되기 전에 두 번째 전기충격이 가해지면 두 번째 연축은 첫 번째 연축에 올라탄다. 이 반응을 **중첩**(summation)이라고 한다(그림 12.18b).

자극 전압을 높이면 활동전위의 빈도와 세포질 내 Ca^{2+} 양이 증가하여 각 근섬유의 수축 강도가 증가한다. 자극 전압을 높이면 더 많은 근섬유가 활성화되어 수축에 동원된다. 따라서 전기충격에 대한 반응으로 **점진적 수축**이라고 하는 다양한 수축 강도가 나타난다.

전기충격의 주기를 증가하면 수축의 강도가 증가하면서 동시에 연속적인 연축 사이의 이완 시간이 점점 짧아진다. 이 효과는 **불완전 강축**(incomplete tetanus)으로 알려져 있다(그림 12.19). 마지막으로, 자극의 특정 "융합 주기"에서는 연속적인 근육 연축 사이에 이완이 없다. 수축은 생체 내에서 정상적인 근육 수축처럼 연속적으로 지속된다. 이 부드럽고 지속적인 수축을 **완전 강축**(complete tetanus)이라고 한다. **강축**(tetanus)은 근육 긴장성 **강직**(tetany)의 상태와 다르다.

분리된 근섬유가 단일 자극을 받으면 연축이 일어나고, 자극이 잇달아 빠르게 전달되면 연축의 합이 일어난다. 활동전위가 근섬유의

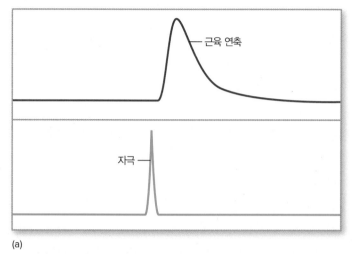

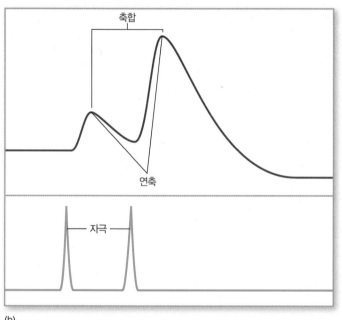

그림 12.18 근육 연축과 요약. (a) 근육에 대한 단일 전기자극은 근육 연축을 유도한다. 자극과 연축 사이에는 근육에 따라 몇 ms에서 수백 ms의 잠복기가 지속된다. (b) 근육이 첫 번째 연축에서 완전히 이완되기 전에 두 번째 자극이 근육에 전달되면 두 번째 연축이 첫 번째 연축과 합쳐져 더 강한 수축을 생성한다.

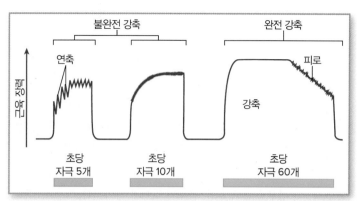

그림 12.19 불완전 또는 완전 강축. 전기충격 형태의 자극이 근육에 주어지고 이러한 자극에 반응하여 근육이 연축을 한다. 자극이 빠르게 연속적으로 제공되면(초당 5~10회), 연축이 합쳐져 불완전 강축(유지되지만 "발작적"인 수축)이 발생한다. 더 빠른 빈도의 자극(초당 60회 충격)은 완전 강축으로 알려진 부드럽고 지속적인 수축을 일으킬 수 있다. 이러한 자극 빈도가 유지되면 근육은 피로하게 되어 수축 능력을 점차 상실한다.

을 만들 수 있는 높은 빈도의 활동전위를 생성한다. 축삭 활동전위의 빈도가 증가함에 따라 이 불완전 강축의 강도가 증가한다. 그러나 생체 내에서 근육의 점진적 수축은 대부분 활성화된 운동단위 수의 변화에 의해 생성된다. **동원**(recruitment)은 더 강한 근육 수축을 생성하기 위해 더 큰(근섬유가 더 많은) 운동단위의 추가적인 활성화이다. 따라서 더 무거운 물체를 들어 올리는 데 필요한 더 강한 근육 수축은 주로 운동단위의 동원으로 이루어진다.

우리의 근육은 일반적으로 생체 내에서 완전 강축으로 수축한다. 그러나 완전한 강축은 축삭에서 거의 달성되기 어려운 매우 높은 빈도의 활동전위에서만 생성될 수 있다. 그렇다면 생체 내에서 완전 강축의 부드럽고 지속적인 수축을 어떻게 생성할까? 운동단위의 **비동기적 활성화**(asynchronous activation)를 통해 이를 수행한다. 다른 운동단위가 약간 다른 시간에 활성화함에 따라 일부 운동단위의 근섬유의 수축은 다른 운동단위의 섬유가 이완되기 시작할 때 시작되어 전체 근육의 부드러운 수축을 생성한다.

계단효과

시험관 내에서 분리된 근육에 전달되는 전기충격의 전압이 점차 증가하면 근육 연축의 강도가 그에 따라 모든 근섬유가 자극되는 최대값까지 증가한다. 이것은 근육 수축의 점진적 특성을 보여준다. 이 최대 전압에서 일련의 전기충격이 근육에 주어지고 각 충격이 연축을 생성하면 유발된 연축은 최대값까지 연속적으로 더 강해질 것이다. 이것은 **계단효과**(treppe effect)이다. 계단효과는 워밍업 효과를 나타낼 수 있으며 근육 수축에 필요한 세포 내 Ca^{2+}의 증가로 인한 것이다.

전체 길이를 따라 전도되는 데 약 10 msec 밖에 걸리지 않는 반면 수축은 100 msec까지 지속될 수 있다. 따라서 활동전위가 연속적으로 빠르게 생성되면 Ca^{2+}은 트로포닌에 부착된 세포질에 남아 교차교가 계속된다. 이 경우 완전 강축에서와 같이 근섬유가 수축을 지속할 수도 있다.

생체 내에서 체성운동 축삭은 운동단위를 형성하므로 많은 근섬유를 동시에 자극한다(그림 12.4 참조). 어떤 운동 축삭이 활성화되면 이 신경이 지배하는 모든 근섬유가 수축한다. 이 수축은 일반적으로 개별 연축이 아니다. 축삭은 일반적으로 운동단위의 불완전 강축

근 수축의 종류

근섬유가 수축할 때 길이가 줄어들기 위해서는 근육 움직임을 막는 힘보다 더 큰 힘을 생성해야 한다. 예를 들어, 팔꿈치 관절을 구부려서 무게를 들어올릴 때 상완이두근 수축으로 생성되는 힘은 들어 올리는 물체가 받는 중력보다 크다. 각 근섬유의 수축에 의해 생성된 장력은 반대되는 힘을 극복하기에 충분하지 않지만, 수많은 근섬유의 수축의 합은 반대하는 힘을 극복하고 팔뚝을 구부리기에 충분할 수 있다. 이 경우 근육과 모든 섬유의 길이가 짧아진다.

이 과정은 **힘-속도 곡선**(force-velocity curve)을 살펴보면 알 수 있다. 그림 12.20의 그래프는 근육 수축에 반대하는 힘(근육이 극복하여야 하는 부하)과 근육 단축(shortening) 속도 사이의 역 관계를 보여준다. 단축 근육에 의해 생성된 장력은 각 값에서 힘(부하)보다 더 크므로 근육이 짧아진다. 이러한 실험 조건에서 수축 강도는 각 부하에서 일정하다. 따라서 단축 동안의 이 근육 수축을 **등장성 수축**(isotonic contraction, **iso** = 동일, **tonic** = 강도)이라고 한다.

부하가 0이면 근육이 수축하고 최대 속도로 짧아진다. 부하가 증가함에 따라 근육 단축 속도가 감소한다. 수축에 반대하는 힘(부하)이 충분히 커지면 근육이 장력을 생성하여도 근육이 줄어들 수 없다. 즉, 단축 속도는 0이다. 이 지점에서 근육 장력이 근육 단축을 일으키지 않는 경우의 수축을 **등축성 수축**(isometric contraction, 말 그대로 "동일한 길이")이라고 한다.

예를 들어, 등축성 수축은 물체를 들어 올리고 팔뚝을 구부러진 위치로 유지함으로써 자발적으로 생성될 수 있다. 그러면 우리는 근육이 단축하기 시작할 때까지 더 많은 근섬유를 동원하여 근육 장력을 증가시킬 수 있다. 이 시점에서 등축성 수축은 등장성 수축으로 변환되는 것이다.

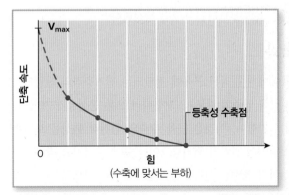

그림 12.20 힘-속도 곡선. 근육 수축에 반대하는 힘(근육이 작용해야 하는 부하)과 근육 단축 속도 사이의 역관계를 보여준다. 충분히 큰 힘은 근육 단축을 방지하므로 등축성 수축을 한다. 근육 수축에 대해 작용하는 힘이 없으면 단축 속도는 최대(V_{max})이다. 항상 약간의 부하가 있으므로 곡선의 예상 위치가 점선으로 표시되었다.

근육이 수축하면 물체에 장력이 가해진다. 이 장력이 물체의 부하와 같으면 근육은 동일한 길이를 유지하고 등축성 수축을 생성한다. 근육의 장력이 부하보다 크면 수축할 때 근육이 짧아진다. 이를 **동심수축**(concentric contraction) 또는 **단축**(shortening contraction)이라고 한다. 근육을 늘리기 위해 근육에 가해지는 힘이 근육 수축의 힘보다 클 때 근육은 늘어난다. 즉, 근육은 수축에도 **불구하고** 길어진다. 이를 **편심수축**(eccentric contraction) 또는 **신장**(lengthening contraction)이라고 한다. 예를 들어, 아령을 들고 팔뚝을 구부릴 때 상완이두근이 동심수축을 일으킨다. 아령을 다시 휴식 위치로 부드럽게 내리면 상완이두근이 편심수축을 일으킨다. 이 예에서 상완이두근의 수축력은 상완이두근이 늘어나지만 중력에 대항하여 아령을 부드럽게 내리도록 한다.

편심성 근육 수축의 또 다른 예는 높은 곳에서 점프하여 다리를 구부린 자세로 착지할 때 발생한다. 이 경우 다리의 신근(대퇴사두근)이 편심수축하여 충격의 일부를 흡수하고 근육이 흡수한 에너지의 대부분은 열로 발산된다. 이 근육은 내리막에서 조깅하거나 가파른 산길을 하이킹할 때도 편심적으로 수축한다.

직렬-탄성 요소

근육이 짧아질 때 부착점이 시작점을 향하여 이동하려면 근육의 비수축성 부분과 힘줄의 결합조직이 먼저 당겨져야 한다. 근육의 힘줄과 결합조직의 콜라겐섬유와 근절 내의 티틴 분자는 **탄력성**을 가지고 있다. 즉, 그들은 팽창에 저항하고 팽창하는 힘이 풀릴 때 휴식 길이로 되돌아간다. 이러한 탄성 구조는 근육 수축의 힘과 일직선으로 있기 때문에 소위 **직렬 탄성 구성요소**(series elastic component)라고 한다. 직렬 탄성 구성요소는 근육 수축이 근육을 짧아지게 하기 전에 단단히 당겨져야 한다.

비복근을 단일 전기충격으로 자극하면 수축력의 일부가 직렬 탄성 구성요소를 늘리는 데 사용되기 때문에 연축의 진폭이 감소한다. 따라서 두 번째 충격을 빠르게 전달하면 첫 번째 충격보다 근육이 더 많이 단축되어 개별 연축보다 수축 강도가 훨씬 더 큰 완전 강축에 다다른다.

근육 수축 동안 직렬 탄성 구성요소를 늘리는 데 사용되는 에너지 중 일부는 근육이 이완될 때 탄성 반동에 의해 방출된다. 근육이 휴식 길이로 돌아가도록 돕는 이 탄성 반동은 호흡과 관련된 근육에 특히 중요하다. 들숨은 근육 수축에 의해 생성되고 날숨은 들숨 동안 늘어난 흉부 구조의 탄성 반동에 의해 생성된다.

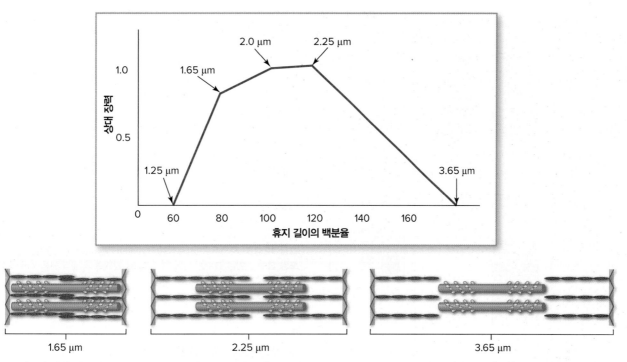

그림 12.21 골격근의 길이-장력 관계. 최대 상대 장력(y축에서 1.0)은 근육이 휴지 길이의 100%~120%일 때 달성된다(근절 길이 2.0~2.25 μm). 늘어나거나 줄어든 근절에서 장력은 크게 감소한다.

길이-장력 관계

근육 수축의 강도는 다양한 요인의 영향을 받는다. 여기에는 수축을 위해 자극되는 근육 내 근섬유의 수, 자극 빈도, 각 근섬유의 두께(두꺼운 섬유는 근원섬유가 많아 더 많은 힘을 발휘할 수 있음), 휴식할 때 근섬유의 초기 길이 등이 포함된다.

횡무늬 근섬유에는 "이상적인" 휴지 길이가 있다. 이것은 최대 힘을 생성할 수 있는 길이이다. 근육이 수축할 때 생성하는 힘은 일반적으로 근육이 단축되는 것을 방지하는 데 필요한 힘으로 측정된다. 근육은 등축성으로 수축하게 되며, 근육이 짧아지는 것을 방지하는 데 필요한 힘은 생성된 **장력**으로 측정된다. 그림 12.21에서 볼 수 있듯이 이 장력은 근절의 길이가 2.0~2.25 μm일 때 최대이다. 밝혀진 바와 같이 이것은 근육이 정상적인 휴지 길이에 있을 때 근절의 길이이다. 신체에서 이 정상적인 휴지 길이는 수동 스트레칭에 대한 반사 수축에 의해 유지된다(12.5절에 설명됨).

근절 길이가 약 2.2 μm보다 크면 근육 수축에 의해 생성된 장력이 감소한다. 이것은 미오신과 액틴의 상호작용이 적기 때문이다. 근절의 길이가 약 3.6 μm에 도달하면 굵고 가는 필라멘트의 겹침이 없고 미오신과 액틴 사이에 상호작용이 발생할 수 없다. 따라서 근육은 장력을 생성하지 못한다(그림 12.21).

근절의 길이가 2.0 μm보다 짧은 경우 근절의 길이가 감소함에 따라 근육 수축에 의해 발생하는 힘이 감소한다(그림 12.21). 근섬유가 짧고 두꺼워지면 교차교 작용이 덜 효과적이기 때문이다. 첫째, 근섬유가 짧아지면 세포내액에 의한 압력같은 반대의 힘이 생성된다. 둘째, 근섬유가 두꺼워질수록 굵은 필라멘트와 가는 필라멘트 사이의 거리가 증가한다. 가는 필라멘트의 이중 중첩(그림 12.21의 왼쪽 근절 참조)은 교차교의 작용을 더욱 방해할 수 있다. 근육 수축의 힘은 굵은 필라멘트가 근절 길이 1.7 μm에서 Z 판에 접할 때 더욱 감소한다. 이것은 미오신의 변형 때문일 수 있다. 1.25 μm의 근절 길이에서 근육은 장력을 생성하지 못한다(그림 12.21).

12.4 골격근의 에너지 사용

골격근은 세포호흡과 크레아틴 인산염이 제공한 인산염 그룹을 사용하여 ATP를 생성한다. 골격근섬유의 유산소능력은 근섬유 유형에 따라 다르며 수축 속도, 색상 및 주요 에너지 대사 방식에 따라 구별된다.

근육이 소비하는 에너지(ATP)의 약 70%는 근절의 미오신 ATPase가 수축을 위해 사용한다. 나머지는 주로 (1) 근육 이완에 필요한 근소포체에 의한 Ca^{2+} 수송과 (2) 막 극성 및 전기화학적 구배를 유지

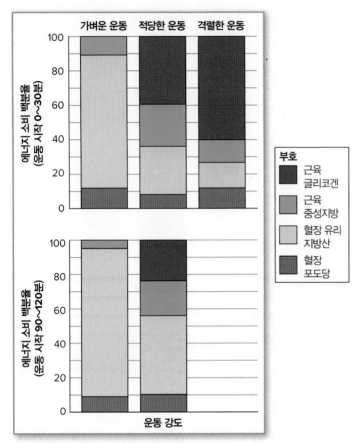

그림 12.22 운동 중 근육소모량. 운동 근육의 에너지 소비에 대한 혈장 포도당, 혈장 유리지방산, 글리코겐 및 중성지방의 상대적 기여도. 가벼운 운동($\dot{V}_{O_2}$ max의 25%), 적당한 운동($\dot{V}_{O_2}$ max 65%) 및 격렬한 운동($\dot{V}_{O_2}$ max의 85%)에서 나타내었다. 예를 들어, 90분 이상의 적당한 운동에서는 근육 글리코겐에 대한 의존도가 감소하고 혈장 유리지방산 사용이 증가한다. 격렬한 운동 시 근육 글리코겐에 대한 의존도가 높아진다. 90~120분에 실시한 격렬한 운동에 대한 데이터는 없다.

하는 데 필요한 Na^+/K^+ 펌프에 사용된다. 운동을 하지 않는 휴식 중인 골격근은 대부분의 에너지를 지방산의 호기성호흡에서 얻는다. 운동 중에는 근육 글리코겐과 혈당도 에너지원으로 사용된다(그림 12.22).

운동 중 골격근 수축이 GLUT4 운반체를 근초로 삽입하는 것을 자극하므로 혈당을 사용할 수 있다(6장 그림 6.17 참조). 이것은 주로 근초의 표면에 있는 T 관에서 발생한다. 운동 강도가 높을수록 삽입된 GLUT4 운반체의 수가 많아지고 포도당 흡수율이 높아진다(그림 12.23). 이것은 GLUT4 운반체의 근초로의 삽입과 골격근에 의한 포도당 흡수를 자극하는 인슐린의 작용과 유사하다(11장 그림 11.30 참조). 그러나 운동과 인슐린이 GLUT4 삽입을 자극하는 신호 기작이 다르기 때문에 그 효과는 부가적일 수 있다. 증가된 포도당 섭취에 더하여 운동은 글리코겐 합성의 억제와 지방산의 섭취와 산화를 촉진한다. 운동의 이러한 효과는 왜 운동이 제2형 당뇨병의 증상을 조절하는 데 도움이 될 수 있는지 설명할 수 있다(19장 19.4절).

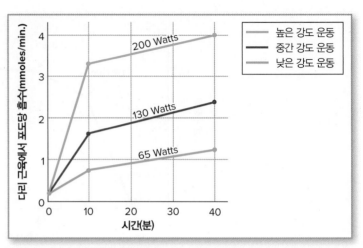

그림 12.23 자전거 운동 측정계(ergometer)를 사용한 운동 중 다리 근육에서 포도당 흡수. 혈당 흡수는 운동 강도(Watts 단위로 측정)와 운동 시간에 따라 증가한다. 포도당 흡수의 증가는 주로 근초에서 GLUT4 운반체의 양을 증가시키는 근육 수축 때문이다.

골격근의 물질대사

골격근은 적당-격렬 범위 운동에서 처음 45~90초 동안 혐기성 대사를 한다. 운동하는 근육에 산소 공급을 충분히 증가시키기 위해 이 시간이 필요하기 때문이다. 적당한 운동에서 유산소호흡이 처음 2분 후 골격근 에너지 요구량의 대부분을 차지한다.

최대산소섭취량과 젖산 역치

운동이 가벼운지, 적당한지, 격렬한지는 그 사람의 유산소운동 최대 능력에 달려 있다. 신체의 **최대산소소비량**(호기성 세포호흡에 의한)을 **최대산소섭취량**(maximal oxygen uptake) 또는 **호기성 용량**(aerobic capacity)이라고 하며 종종 약어 $\dot{V}_{O_2}$ max로 표시한다. 흡기와 호기의 환기 및 산소 함량을 측정하는 장치를 사용하여 런닝머신이나 사이클에서 격렬한 운동을 하며 정확하게 측정할 수 있다. 또한 $\dot{V}_{O_2}$ max는 운동 중 심박수 및 작업 속도와 관련된 방정식을 사용하여 추정된다.

최대산소섭취량은 사람의 나이, 크기 및 성별에 따라 결정된다. 남성의 경우 여성보다 15~20% 더 높으며 남녀 모두 20세에 가장 높다. $\dot{V}_{O_2}$ max 범위는 나이가 많고 앉아서 일하는 사람들의 경우 체중 1 kg당 분당 약 12 mL이고 젊은 엘리트 남성 운동선수의 경우 1 kg당 약 84 mL이다. 일부 세계적 수준의 운동선수는 최대산소섭취량이 연령 및 성별에서 평균의 두 배이다. 이는 주로 유전적 요인에 인한 것으로 보이지만 훈련을 통해 최대산소섭취량을 약 20%까지 높일 수 있다.

운동 강도는 **젖산 역치**(lactate threshold) 또는 **혐기성 역치**(anaerobic threshold)로도 판단할 수 있다. 이것은 혈중 젖산 수치가 매우 상승하였을 때의 최대산소섭취량의 백분율이다. 평균적으로 건강한 사람의 경우 $\dot{V}_{O_2}$ max의 약 50~70%에서 운동을 할 때 상당한 양의 혈중 젖산이 나타난다.

운동 중 에너지 사용

가벼운 운동($\dot{V}_{O_2}$ max의 약 25%)을 하는 동안 근육의 에너지 대부분은 지방산의 유산소호흡에서 얻는다. 이것들은 주로 지방조직에 저장된 지방에서 유래하고, 일부는 근육에 저장된 중성지방이다(그림 12.22 참조). 적당히 강한 운동으로 표현되는 젖산 역치 바로 아래에서 운동($\dot{V}_{O_2}$ max의 50%에서 70%)할 때 에너지는 지방산과 포도당(저장된 근육 글리코겐과 혈장에서 얻음)에서 거의 동등하게 얻는다. 포도당은 젖산 역치 이상의 격렬한 운동을 하는 동안 근육에 에너지의 2/3를 공급한다.

그림 12.22는 근육 글리코겐이 격렬한 운동을 하는 동안 주요 에너지원이며 실제로 근육의 글리코겐 함량이 과중한 운동을 지속할 수 있는 기간을 결정하는 데 도움이 된다는 것을 보여준다. 글리코겐은 매우 많은 가지를 형성한 포도당의 다당류이다(2장 그림 2.15 참조). 글리코겐 분자는 약 55,000개의 포도당 분자를 세포의 삼투압 농도에 영향을 미치지 않는 형태로 함께 포장하여 삼투 손상을 방지한다. 고도로 분지된 형태의 글리코겐은 **인산화효소**(phosphorylase, 5장 5.3절)에 의해 효율적으로 가수분해되어 저장된 글리코겐에서 포도당이 빠르게 방출될 수 있다.

운동하는 동안 포도당의 촉진된 확산을 위한 운반단백질(GLUT4)이 근섬유의 원형질막으로 이동하여 세포가 점점 더 많은 양의 혈당을 흡수할 수 있다(그림 12.23). 혈장 포도당의 흡수는 적당한 운동 시 근육에너지 요구량의 15%~30%, 매우 격렬한 운동 시 에너지 요구량의 최대 40%를 차지한다. 간이 포도당 생산량을 늘리지 못하면 저혈당이 발생한다. 간은 주로 저장된 글리코겐의 가수분해를 통해 포도당 생산을 증가시키지만, 포도당신생합성(아미노산, 젖산 및 글리세롤에서 포도당 생산)은 운동이 지속됨에 따라 간의 포도당 생산에 점점 더 기여한다.

산소 부채

사람이 운동을 중단하면 산소흡수율이 즉시 운동 전 수준으로 돌아가지 않고 천천히 돌아온다. 이 여분의 산소는 운동 중 발생하는 **산소 부채**(oxygen debt)를 상환하는 데 사용되며, 이는 **운동 후 초과 산소 소비**(excess post-exercise oxygen consumption)라고도 한다. 산소 부채에는 혈액의 헤모글로빈과 근육의 미오글로빈에서 꺼낸 산소(16장 16.6절), 운동 중 따뜻해진 조직의 신진대사에 필요한 추가 산소 및 혐기성 대사 동안 생성된 젖산의 대사에 필요한 산소도 포함된다.

포스포크레아틴

짧고 강한 운동을 하는 동안 ATP는 혐기성 대사와 유산소호흡으로 보충되는 것보다 더 빨리 소모될 수 있다. 이때 ATP의 빠른 재생은 운동을 계속하는 데 매우 중요하다. ATP의 빠른 생산은 ADP를 **포스포크레아틴**(phosphocreatine) 또는 **크레아틴 인산**(creatine phosphate)으로 알려진 근육세포의 다른 고에너지 화합물에서 얻는 무기 인산염과 결합하여 이루어진다.

근육세포 내에서 포스포크레아틴 농도는 ATP 농도의 3배 이상이며 ADP에 직접 제공할 수 있는 고에너지 인산염을 저장하는 방법이다(그림 12.24). ADP와 포스포크레아틴에서 ATP 생성은 매우 효율적이어서 운동할 때 ATP 분해 속도가 급격히 증가하더라도 근육 ATP 농도는 유산소적으로 적응된 근육에서는 약간만 감소한다. 소모된 포스포크레아틴은 역반응(ATP에서 유래한 인산염으로 크레아틴을 인산화)에 의해 휴식시간에 회복될 수 있다. 포스포크레아틴의 형성과 분해는 모두 **크레아틴키나아제**(CK) 또는 **크레아틴 포스포키나아제**(CPK)에 의해 촉매된다.

크레아틴(creatine)은 간과 신장에서 생성되며 소량은 육류와 생선을 섭취하여 얻을 수 있다. 또한, 일부 운동선수는 근육 포스포크레아틴을 15~40% 증가시키는 것으로 밝혀진 크레아틴-일수화물

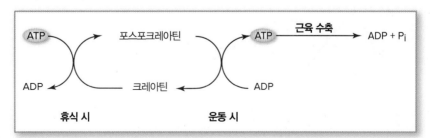

그림 12.24 근육에서 포스포크레아틴의 생산과 사용. 포스포크레아틴은 ATP를 빠르게 제공하므로 근육에서 예비 고에너지 인산염 역할을 한다. 이러한 반응은 크레아틴포스포키나아제(CPK)에 의해 촉매된다.

식이보충제를 섭취한다. 대부분의 연구에 따르면 크레아틴 보충은 단기, 고강도 운동 중의 근육 중량(근섬유로의 수분 유입 증가로 인해), 근력 및 성능을 증가시킬 수 있다. 그러나 크레아틴 보충은 지속적인 운동을 하는 동안을 수행 능력을 향상시키지 않았다. 설치류에서 크레아틴 보충제의 장기적인 영향에 대한 연구는 간과 신장 손상 가능성을 제시하지만, 사람의 크레아틴 보충제의 건강 영향은 확립되지 않았다.

임상적용

크레아틴포스포키나아제(CPK)라고도 하는 **크레아틴키나아제(CK)**는 **심근경색**(myocardial infarction, 심장마비), **근이영양증**(muscular dystrophy), **횡무늬근 융해증**(rhabdomyolysis) 등의 진단을 위해 혈액 샘플에서 측정되는 효소이다. 혈액 내 CK 농도를 크게 증가시킬 수 있는 횡무늬근 융해증은 근육 약화와 통증을 유발하는 골격근 손상을 나타낸다. 다양한 약물, 외상 및 독소가 횡무늬근 융해증을 유발할 수 있다. 진단에 필요한 경우 다양한 동종효소 형태의 CK를 검사할 수 있다(4장 4.1절). 예를 들어, 손상된 골격근은 CK-MM 동종효소를 방출하는 반면 손상된 심장 근육은 CK-MB 동종효소를 방출한다.

느린 연축 근섬유와 빠른 연축 근섬유

골격근섬유는 수축 속도(최대 장력에 도달하는 데 필요한 시간)에 따라 **느린 연축(I형) 근섬유**(slow-twitch fibers 또는 type I fibers)와 **빠른 연축(II형) 근섬유**(fast-twitch fibers 또는 type II fibers)로 나눌 수 있다.

일반적으로 팔은 II형 섬유가 더 많으며 따라서 다리의 근육보다 빠르다. 수축 속도의 차이는 느린 또는 빠른 미오신 ATPase 동종효소 등의 차이와 관련이 있다. 예를 들어, 느린 가자미근(다리)과 빠른 요근(엉덩이)의 미오신 간에 ATP 가수분해 속도는 6배 차이가 있다. 눈의 위치를 지정하는 외안근은 속근 섬유의 비율이 높으며 약

7.3 msec 내에 최대 장력에 도달한다. 대조적으로 가자미근은 느린 연축 섬유의 비율이 높으며 최대 장력에 도달하는 데 약 100 msec가 필요하다(그림 12.25).

가자미근과 같은 근육은 **자세 근육**(postural muscle)이다. 그들은 피로하지 않고 오랜기간 수축을 유지할 수 있다. 이 근육이 나타내는 피로에 대한 저항은 유산소호흡을 위한 높은 산화 능력을 갖는 느린 연축(유형 I) 섬유 때문이다. 따라서 유형 I 섬유는 종종 **느린 산화 근섬유**(slow oxidative fibers)라고 한다. 이 섬유는 풍부한 모세혈관, 수많은 미토콘드리아 및 호기성호흡효소 및 높은 농도의 **미오글로빈**(마이오글로빈, myoglobin)을 가지고 있다. 미오글로빈은 적혈구의 헤모글로빈과 유사한 적색 색소로 느린 연축 섬유로의 산소 전달을 향상시킨다. 미오글로빈 함량이 높기 때문에 느린 연축 섬유는 **적색 근섬유**(red fibers)라고도 한다. 느린 I형 근섬유는 미토콘드리아에서 호기성호흡을 통해 필요한 모든 ATP를 얻을 수 있기 때문에 다른 유형의 근섬유보다 더 오래 피로를 나타내지 않으며 수축할 수 있다.

더 두꺼운 빠른 연축(II형) 근섬유는 느린 연축 근섬유보다 모세혈관과 미토콘드리아가 적고 미오글로빈도 많지 않다. 미오글로빈이 거의 없기 때문에 이 섬유를 **백색 근섬유**(white fibers)라고도 한다. 빠른 연축 근섬유는 글리코겐 저장량이 많고 해당 효소 농도가 높아 혐기성 대사가 가능하다. 사람의 경우 이러한 섬유를 **빠른 해당성 (IIX형) 근섬유**(fast glycolytic fibers 또는 type IIX fibers)라고 한다. 일부 실험동물에서 이러한 섬유를 IIB라 부른다. IIX형 근섬유는 ATP 소비율이 가장 높고 ATP 및 크레아틴 인산 고갈 속도가 가장 빠르다.

IIX형 빠른 해당성(흰색) 근섬유 외에도 사람의 근육에는 중간 빠른 연축 근섬유 유형이 있다. 이 중간 섬유는 빠른 연축이지만 또한 높은 산화 능력을 가지므로 피로에 더 강하다. 중간 근섬유는 느린 산화(I형) 근섬유와 구별하기 위해 **빠른 산화-해당성(IIA형) 근섬유**(fast oxidative-glycolytic fibers 또는 type IIA fibers)라고 한다.

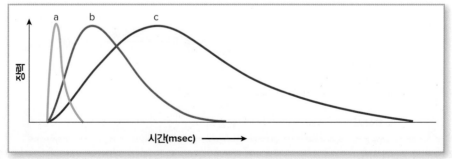

그림 12.25 세 개의 근육에서 최대 장력이 발생하는 비율 비교. (a) 상대적으로 빠른 연축 외안근과 (b) 비복근, (c) 느린 연축 가자미근이다.

표 12.3 | 근섬유 유형의 특성

특성	느린 산화/ I형(적색)	빠른 산화-해당성/ IIA형(적색)	빠른 해당성/ IIX형(흰색)
지름	작음	중간	큼
Z-선 두께	넓음	중간	좁음
글리코겐 함유량	낮음	중간	높음
피로 저항도	높음	중간	낮음
모세혈관	많음	많음	거의 없음
미오글로빈 함유량	높음	높음	낮음
호흡	유산소	유산소	무산소
산화 능력	높음	높음	낮음
해당성 능력	낮음	높음	높음
연축 속도	느림	빠름	가장 빠름
미오신 ATPase 작용 속도	낮음	높음	가장 높음

표 12.3은 세 가지 주요 사람 근섬유 유형을 비교한다.

사람 근육에 있는 빠른 연축 근섬유와 느린 연축 근섬유의 비율이 매우 다양하다(그림 12.26). 예를 들어, 다리의 대퇴사두근에 있는 느린 연축(I형) 근섬유의 비율은 20% 미만(뛰어난 단거리선수의 경우)에서 최대 95%(훌륭한 마라톤선수의 경우)까지 다양할 수 있다. I형 및 II형 근섬유의 상대적 풍부함은 유전적 차이로 인한 것으로 여겨진다. 그러나 신체훈련은 빠른 해당성(IIX형) 근섬유를 빠른 산화적-해당성(IIA형) 근섬유로 만들 수 있다(그림 12.26). 유전과 신체활동의 차이로 인해 II형 근섬유에는 많은 중간 상태가 있다.

비복근과 같은 근육은 빠른 연축 근섬유가 우세하지만 빠른 연축 근섬유와 느린 연축 근섬유를 모두 포함한다. 그러나 주어진 체성운

동신경 축삭은 한 가지 유형의 근섬유에만 신경을 제공한다. 이 운동단위의 크기는 다르다. 느린 연축 근섬유로 구성된 운동단위는 빠른 연축 근섬유의 운동단위보다 작은 경향이 있다. 앞서 언급했듯이, 운동단위는 필요할 때 더 작은 것에서 더 큰 것이 동원된다. 결과적으로 느린 연축 근섬유가 있는 더 작은 운동단위는 일상적인 활동에서 가장 자주 사용된다. 많은 힘을 가하지만 혐기성으로 대사되고 빠르게 피로해지는 빠른 연축 근섬유가 있는 더 큰 운동단위는 덜 자주 그리고 짧은 기간에 사용된다.

근육 피로

근육 피로(muscle fatigue)는 가역적이며 운동으로 인한 근육의 힘 생성 능력의 감소이다. 무거운 중량을 들어 올릴 때와 같이 모든 운동단위가 사용되고 신경 발화 속도가 최대일 때 지속되는 수축의 피로는 세포밖 K^+의 축적으로 인한 것으로 보인다. K^+의 농도는 T 관의 좁은 공간에서 특히 높을 수 있다. K^+는 활동전위의 재분극 단계 동안 축삭과 근섬유를 빠져 나간다. 높은 세포밖 K^+ 농도는 근섬유의 휴지막전위를 감소시킨다. 그 결과 근원형질막과 T 관이 덜 흥분되고 활동전위의 크기가 감소하기 때문에 근육 피로를 유발한다. 그러나 휴식 중인 K^+ 농도는 Na^+/K^+ 펌프에 의해 빠르게 회복될 수 있으므로 이러한 기작에 의해서만 야기되는 피로는 1분 미만으로 지속된다.

다른 유형의 운동 중에 발생하는 근육 피로는 다른 원인이 있는 것으로 보인다. 주로 근육 글리코겐이 고갈되고 근소포체에서 Ca^{2+}을 방출하는 능력이 감소하여 흥분-수축 짝이룸이 일어나지 않는다. 흥분-수축 짝이룸의 실패는 근육 피로를 유발하는 것으로 알려져 있

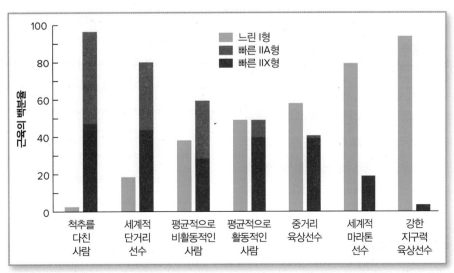

그림 12.26 사람에서 근섬유 유형의 상대적 차이. 다른 사람들의 근육에서 느린 I형 근섬유, 빠른 IIX형 근섬유 및 중간 빠른 IIA형 근섬유의 비율은 다양하다.

지만, 실패 원인에 대한 이해는 아직 완전하지 않다.

젖산이 축적되면 피로가 발생하고 호기성호흡을 회복하면 근육 글리코겐과 수축 능력이 회복된다. 일반적으로 젖산에서 방출된 H^+에 의해 근육 pH가 낮아지고 근육 피로를 유발한다고 믿어 왔다. 그러나 젖산 생성은 원인이 아니고 근육 피로와 동시에 나타나는 것일 수 있다.

운동 중 몇 가지 다른 변화는 근소포체에서 Ca^{2+} 방출 및 Ca^{2+} 자극에 의한 수축이 미치는 영향을 통해 근육 피로를 유발할 수 있다. 근육 피로에 대한 이들 각각의 상대적 기여도는 수행되는 운동 유형에 따라 다르다. 피로를 유발할 수 있는 운동에 인한 근육 변화는 다음과 같다.

1. 세포질에서 포스포크레아틴의 분해로 인한 PO_4^{3-}의 농도 증가는 교차교에 의해 발생하는 힘을 감소시키고 근육 피로의 주요 원인으로 여겨진다.

2. ATP의 감소는, 특히 T 관과 근소포체의 접합부 주변에서, Ca^{2+} 펌프의 작용을 방해할 수 있다. ATP는 고강도 운동하는 동안 빠른 연축 근섬유에서 상당히 감소하지만, 강직 상태를 만들 만큼 감소하지 않는다. ATP는 운동 중에 느린 연축 근섬유에서는 측정 가능할 만큼 감소하지 않는다.

3. 근육 글리코겐 고갈은 근소포체에서 Ca^{2+}의 방출을 감소시키는 것으로 보인다.

4. 세포질에서 ADP 증가는 근육 피로 동안 근육 단축의 속도를 감소시킨다.

이상은 운동 중 근육조직이 피로해질 수 있는 이유에 대한 설명이다. 그러나 사람은 운동을 할 때 근육 자체가 운동을 제한할 만큼 충분히 피로해지기 **전**(before)에 피로를 경험하는 경우가 많다. 다시 말해서, 우리의 최대 수의근의 힘은 종종 우리의 근육이 생산할 수 있는 최대 힘보다 적다. 이것은 **중추 피로**(central fatigue), 즉 근육 자체의 피로보다는 중추신경계의 변화로 인한 근육 피로를 나타낸다. 중추피로에서 "하위운동신경세포"(척수에서)를 조절하는 "상위 운동신경세포"(운동 제어에 전념하는 뇌의 연합신경세포)의 능력이 감소한다. 따라서 근육 피로에는 두 가지 주요 구성요소가 있다. 말초 구성요소(근육 자체의 피로)와 중추 구성요소(운동신경세포에 의한 근육의 활성화 감소를 유발하는 중추신경계의 피로)이다.

운동 훈련에 대한 근육의 적응

상완골의 골격근 동맥은 근막으로 들어가는 소동맥을 생성하고 근내막으로 들어가는 더 작은 소동맥을 형성한다(혈관은 13장 13.6절에서 논의됨). 여기에서 혈액은 모세혈관에 영양을 공급하여 근육 수축을 위한 산소와 영양분을 공급하는 말단 소동맥으로 흐른다. 운동은 국소 혈류를 증가시키고 운동 훈련은 소동맥과 모세혈관의 밀도를 증가한다.

매우 격렬한 운동 중에 얻을 수 있는 최대산소섭취량은 20~25세 사이의 남성에서 체중 1 kg당 분당 평균 50 mL의 O_2이다(여성은 평균 25% 낮음). 훈련된 지구력 운동선수(수영선수 및 장거리 주자 등)의 경우 최대산소섭취량은 킬로그램당 분당 86 mL의 O_2만큼 증가한다. 이러한 능력은 젖산 역치에 영향을 미치므로 젖산 생산이 증가하여 근육이 피로해지기 전에 수행할 수 있는 운동량이 증가한다. 더 높은 유산소능력을 갖는 것 외에도 잘 훈련된 운동선수는 $\dot{V}_{O_2}$ max의 비율이 더 높은 젖산 역치를 가지고 있다. 예를 들어, 훈련을 받지 않은 사람의 젖산 역치는 $\dot{V}_{O_2}$ max의 60%인 반면 훈련된 운동선수의 젖산 역치는 $\dot{V}_{O_2}$ max의 최대 80%일 수 있다. 따라서 이러한 운동선수는 평균적인 사람보다 주어진 수준의 운동에서 더 적은 젖산을 생성한다.

근육 글리코겐이 고갈되면 운동이 제한되기 때문에 근육 글리코겐을 절약하는 모든 적응은 육체적 지구력을 향상시킨다. 훈련된 운동선수는 지방산의 호기성호흡에서 근육에너지의 더 높은 비율을 끌어내기 때문에 저장된 글리코겐의 고갈이 더 느리다. 신체훈련 수준이 높을수록 $\dot{V}_{O_2}$ max 이하 운동 중 지방산 산화에서 파생되는 에너지의 비율이 높아진다.

지구력 훈련은 주로 미토콘드리아와 미토콘드리아 효소 농도의 증가와 근육의 혈액 모세혈관 밀도 증가를 통해 근육의 유산소능력을 증가시킨다. 모든 근섬유 유형이 영향을 받으므로 지구력 훈련을 통해 최대산소섭취량을 20%까지 높일 수 있다. 낮은 산화 능력을 가지고 있는 IIX형(빠른 해당성) 근섬유가 감소하고 높은 산화 능력을 가진 IIA형(빠른 산화-해당성) 근섬유가 증가한다. IIA형 섬유는 빠른 연축 근섬유로 분류되지만 느린 미오신 ATPase 동질효소가 증가하므로 II형과 I형 근섬유 사이에 있음을 나타낸다.

골격근은 근섬유 내부와 근섬유 사이의 지방세포 모두에 트리글리세리드를 저장할 수 있다. 근섬유 외부의 지방 저장은 비만과 제2형 당뇨병(19장)에서 증가하고 유산소운동에 의해 감소된다. 근섬유 내의 트리글리세리드는 또한 비만에서 증가하며, 이 경우 인슐린 저항성 증가 및 제2형 당뇨병과 관련이 있다. 비만인에서 인슐린 저항성(인슐린 감수성 감소)은 골격근섬유가 지방산을 흡수하지만 지방산을 산화시키는 능력이 감소하기 때문에 더 증가된다. 흥미롭게 인

표 12.4 | 지구력 훈련이 골격근에 미치는 영향

1. 산화적 인산화로부터 ATP를 얻는 능력 향상
2. 미토콘드리아의 크기와 수 증가
3. 주어진 운동량당 생성되는 젖산 감소
4. 미오글로빈 함량 증가
5. 근육내 중성지방 함량 증가
6. 증가된 지단백 리파아제(혈액의 지질을 활용하는 데 필요한 효소)
7. 지방에서 얻는 에너지 비율 증가, 탄수화물에서 감소
8. 운동 중 글리코겐 고갈률 감소
9. 혈액에서 산소를 추출하는 효율 향상
10. 유형 IIX(빠른 해당) 섬유의 수 감소, 유형 IIA(빠른 산화) 섬유의 수 증가

슐린 저항성과 당뇨병의 위험이 낮은 지구력 훈련을 받은 운동선수에서도 골격근섬유 내에서 세포 내 트리글리세리드가 증가했다(표 12.4). 이것은 이러한 운동선수의 근섬유 내 적응으로 인해 지방산을 완전히 산화시킬 수 있기 때문이다. 결과적으로, 디글리세리드와 긴 사슬 지방산은 포도당 흡수의 인슐린 신호를 방해할 수 있는 곳에 축적될 수 없다.

마이오카인(myokines)은 골격근에서 방출되는 사이토카인이다. 골격근 운동을 통해 다양한 마이오카인이 분비되어 지방조직과 신진대사에 영향을 준다. 예를 들어, 앉아있는 사람보다 유산소운동을 하는 사람에게서 더 높은 수치로 순환계로 분비되는 **아이리신**(irisin)이라는 마이오카인은 백색지방조직(19장 19.2절)의 "갈변(browning)"을 촉진하여 신진대사율을 높인다. 또 다른 마이오카인인 **아디포스타틴**(adipostatin)은 인슐린 감수성을 증가시키는 미성숙 지방세포의 생성을 자극한다. 정기적으로 근육을 운동하여 방출되는 마이오카인은 일반적인 항염 효과가 있어 심혈관 및 기타 질병의 위험을 줄이는 데 도움이 된다. 운동은 또한 아마도 아이리신의 근육 분비를 통해 뇌가 BDNF(뇌유래신경영양인자, 7장 7.1절)를 생성하도록 자극하여 시냅스 가소성과 신경발생(8장 8.2절)을 개선하는 등 유익한 효과를 나타낸다.

지구력 훈련은 근육의 크기를 증가시키지 않는다. 근육 크기는 역도에서와 같이 높은 하중에 대항하는 고강도 운동의 반복에 의해서만 증가한다. 단백질 섭취와 함께 하중 훈련의 결과로 II형 근섬유는 두꺼워지고 따라서 근육은 비대(세포 수보다 세포 크기의 증가)하게 된다. 이것은 액틴과 미오신 단백질의 합성과 새로운 근절의 추가로 인해 근섬유 내의 근원섬유가 두꺼워지기 때문에 발생한다. 근원섬유가 특정 두께에 도달한 후에는 두 개의 근원섬유로 분할될 수 있으며, 각각은 근절의 추가로 인해 더 두꺼워질 수 있다. 간단히 말해서,

근육 비대는 근원섬유의 크기가 증가하고 근섬유 내의 근원섬유 수가 증가하는 것이다.

노인의 체력 감소는 **근육량 감소(근감소증)**와 관련이 있으며, 이는 근섬유(주로 빠른 연축 근섬유)의 손실과 크기의 감소로 인한 것이다. 노화는 또한 근섬유를 둘러싸고 있는 모세혈관의 밀도 감소와 함께 산화 능력의 감소를 초래한다. 하중 저항 훈련은 살아남은 근섬유를 비대하게 하고 더 강해지게 하여 노인의 근섬유 수 감소를 부분적으로 보상할 수 있다. 지구력 훈련은 근육의 모세혈관 밀도를 증가시켜 근육에 산소를 전달하는 혈액의 능력을 향상시킬 수 있다. 노년층의 근육 글리코겐은 지구력 훈련을 통해 증가할 수도 있지만 젊었을 때와 같은 수준으로 올릴 수는 없다.

🔺 생활양식 적용

몸을 많이 움직이지 않는 생활방식에서 규칙적으로 운동하는 활동적인 생활방식으로의 변화는 많은 건강상 이점이 있다. 여기에는 뇌 건강 개선으로 인한 인지 향상과 심혈관 질환, 염증성 질환, 암 및 제2형 당뇨병의 위험 감소가 포함된다. 운동 중에는 에너지 소비량이 증가하지만 시간이 지남에 따라 총에너지 소비량은 다소 안정적으로 유지되므로 일반적으로 체중감량을 위해서는 운동과 함께 식이조절이 필요하다. 적당한 운동과 결합된 적당한 체중 감량은 종종 제2형 당뇨병을 조절하는 데 도움이 된다. 부분적으로는 운동 중 당뇨병 환자의 근육으로 포도당이 흡수되기 때문이다. 운동은 인슐린과는 다른 기작을 사용하여 GLUT4 운반체를 근원형질막에 삽입한다(11장 그림 11.30 참조). 또한 운동은 근육이 마이오카인이라는 사이토카인을 혈액으로 방출하도록 한다. 그런 다음 이들은 호르몬으로 작용하여 인슐린의 표적조직의 염증을 감소시켜 인슐린 저항성을 감소시킬 수 있다.

근육 손상과 회복

횡무늬 근섬유의 파괴는 남아 있는 건강한 근섬유가 손상된 근섬유를 대체하기 위해 분열할 수 없기 때문에 심각한 손실이다. 그러나 골격근에는 근원형질막과 근내막 사이에 **위성세포**(satellite cells)로 알려진 줄기세포가 있다. 위성세포는 근육 손상 부위에서 활성화되어 손상된 근섬유와 융합할 수 있는 근아세포로 분화한다. 손상이 더 광범위하면 많은 위성세포가 융합하여 새로운 근섬유를 생성하는 근아세포를 형성할 수 있으며, 이 근육은 추가로 근육모세포가 융합되어 더 두꺼워질 수 있다. 따라서 **근육 재생**은 위성세포에 의존한다. 저항 훈련으로 인해 근섬유가 **비대**(hypertrophy)하게 되면 위성세포 수가 증가하고 위성세포가 근섬유와 융합하여 늘어난 부피를 지원하기 위하여 핵을 추가한다.

위성세포(근육 줄기세포)는 일반적으로 정지(휴식) 상태에 있으

며, 세포 주기는 자극을 받아 근모세포로 분열 및 분화될 때까지 가역적으로 정지된다. 그러나 나이가 들면 가역적인 휴지기 상태에서 회복할 수 없는 노화 상태로 바뀌며, 이 상태에서는 스스로를 보충하거나 근육을 복구할 수 없다. 이것은 근감소증(근육량 손실)과 그에 따른 근력 손실로 이어진다. 사람들은 20~80대 사이에 평균 45%의 근육량이 감소한다. 근감소증은 결함이 있는 미토콘드리아를 제거하는 자가포식(3장 3.2절) 능력 감소와 새로운 미토콘드리아 생성 감소에 의해 촉진된다. 그러나 운동은 새로운 미토콘드리아 생성을 유도하고 근육량과 근력의 노화 감소를 부분적으로나마 역전시키는 것으로 나타났다.

마이오스테틴(myostatin)은 자가분비 방식으로 작용하여 골격근 성장을 억제하는 골격근의 사이토카인이다. 생쥐와 소에서 마이오스테틴 유전자가 "녹아웃"되면 이 동물의 근육 성장이 크게 증가한다. 이것은 배아발달 동안 형성된 근섬유의 수가 증가하고 위성세포 기능이 향상되고 출생 후 근섬유의 비대가 나타나기 때문이다.

새로운 근절의 형성과 그에 따른 근섬유 내 근원섬유의 성장에는 3개의 거대한 근육 단백질이 필요하다. **티틴**은 근절 길이의 절반에 걸쳐 있는 매우 긴 단백질로, 아미노 말단 끝은 근절 양쪽의 Z 판 중 하나에 고정되어 있고 카르복실 말단은 M 대에 있다. 근원섬유와 관련된 두 개의 다른 거대 단백질은 **네뷸린**(I 대의 액틴 내)과 **옵스큐린** (주로 Z 판 및 M 대 주변의 근절을 둘러싸고 있음)이다. 이 3개의 거대한 단백질은 근육 성장 및 복구 동안 새로운 근절 형성을 위한 분자 골격 역할을 한다. 예를 들어, 옵스큐린은 미오신 단백질이 A 대로 조립되는 데 도움이 되며, 네뷸린은 구형 액틴 단백질이 근육에 적절한 길이의 가는 필라멘트로 조립되는 데 필요하다. 티틴은 또한 수동적 탄성 반응과 재접힘으로 인해 근육 수축에서 생성된 힘에 기여하는 것 외에도 스캐폴딩 기능을 제공한다.

🏋 생활양식 적용

근력 저하를 동반하는 **근육 위축**(muscle atrophy)에 의한 크기 감소는 근육을 지배하는 운동신경이 손상되었을 때 가장 심각한다. 이 **신경성 위축**(neurogenic atrophy)은 ALS(다음 임상적용 상자에서 논의됨) 또는 외상의 결과일 수 있다. 이름에서 알 수 있듯이 **불용성 위축**(disuse atrophy)은 사람이 일정기간 침대에 누워 있거나 깁스를 할 때 발생하는데 근육이 중력에 따른 하중에 정상적으로 작동하지 않는다. 이것은 장기간의 미세중력(무중력 상태) 동안 우주비행사 근육의 경우이다. 우주비행에서의 경험에 따르면 일부 근육 위축은 운동으로 완화될 수 있지만 모든 위축을 예방할 수 있는 것은 아니다. 글루코코르티코이드, 성장호르몬 등과 같은 호르몬이 미세중력에 장기간 노출되면 변경되어 근육 위축을 촉진할 수 있다.

12.5 골격근의 신경조절

골격근에는 근육이 늘어날 때 감각신경세포에서 자극 생성을 자극하는 근방추라고 하는 신장 수용체가 있다. 이 감각신경세포는 알파운동신경세포와 시냅스를 이루며 신장에 반응하여 근육이 수축하도록 자극한다.

하위운동신경세포(lower motor neurons)는 골격근 수축을 자극하기 위해 뇌간 및 척수에 세포체가 있고 신경 내에서 이동하는 축삭이 있는 체성운동신경세포이다(표 12.5). 이 신경세포의 활동은 다음과 같은 영향을 받는다. (1) 근육과 힘줄의 감각 피드백, (2) 하행운동로에 축삭을 내보내는 뇌의 연합신경세포인 **상위운동신경세포**(upper motor neurons)에 의한 촉진 및 억제 효과이다. 따라서 하위운동신경세포는 감각자극과 상위 뇌중추가 골격 운동을 제어하는 **최종공통경로**(final common pathway)라고 한다.

하위운동신경세포의 세포체는 척수 회백질의 복측뿔(ventral horn)에 있다. 이 세포체의 축삭은 척수의 앞쪽을 떠나 척수신경의 **전근** (ventral roots)을 형성한다(8장 그림 8.28 참조). 척수신경의 **후근**(배근, dorsal root)에는 세포체가 **후근 신경절**(배근 신경절, dorsal root ganglia)에 위치한 축삭이 있다. 감각(**구심성**) 및 운동(**원심성**) 신경 섬유는 모두 척수의 각 부분에서 공통의 결합조직에 둘러싸여 척수신경을 형성한다. 요추 부위에는 척수신경당 약 12,000개의 감각 축삭과 6,000개의 운동 축삭이 있다.

약 375,000개의 세포체가 요추 부분에 있는데, 이는 운동신경세포의 수보다 훨씬 더 많다. 이 신경세포의 대부분은 척수신경에 축삭

표 12.5 | 골격근의 신경조절을 설명하는 데 사용되는 용어의 일부 목록

용어	설명
1. 하위운동신경세포	축삭이 골격근을 지배하는 신경세포, 골격근 제어에서 "최종 공통 경로"라고도 함
2. 상위운동신경세포	골격 운동의 제어에 관여하고 하위운동신경세포의 활동을 촉진하거나 억제함으로써 (일반적으로 연합 신경세포를 통해) 작용하는 뇌의 신경세포
3. 알파운동신경세포	축삭이 일반(외측) 근섬유를 지배하는 하위운동신경세포
4. 감마운동신경세포	축삭이 근방추의 방추 내 섬유를 자극하는 하위운동신경세포
5. 주동근/길항근	동일한 뼈에 부착되는 한 쌍의 근육 또는 근육 군, 주동근은 기준 근육
6. 협동근	주동근의 작용을 촉진하는 근육
7. 동측/반대측	동측(동일한 면 또는 기준 면)에 위치. 반대측(반대쪽)에 위치
8. 구심성/원심성	구심성 신경세포(감각), 원심성 신경세포(운동)

을 제공하지 않는다. 그것들은 중추신경계 위, 아래로 충동을 전달하는 **연합신경세포** 역할을 한다. 상위 척수 마디와 뇌로 신호를 전달하는 축삭은 **상행로**를 형성하고 하위 척수 마디로 이어지는 축삭은 **하행로**에 기여한다. 반대쪽에서 시냅스를 만들기 위하여 중추신경계의 중앙선을 가로지르는 축삭은 **맞교차로**(commissural tracts)의 일부이다. 연합신경세포는 같은 쪽 또는 **동측면**(ipsilateral)에서 신호를 위아래로 전도할 수 있고 중추신경계의 반대쪽 또는 **대측면**(contralateral)에 있는 신경세포에 영향을 줄 수 있다.

 임상적용

근위축성 측삭경화증(amyotrophic lateral sclerosis, ALS)은 척수의 하위운동신경세포(근육 소실 또는 **근위축**으로 이어짐)와 추체로로 축삭 돌기를 보내는 상위운동신경세포(외측 피질척수로의 흉터 또는 **경화증**을 유발함) 모두에 영향을 미치는 신경퇴행성 질환이다. 이것은 점진적인 근육 약화와 위축, 경련 마비를 일으킨다. 일반적으로 40세 이후에 증상이 시작된 후 5년 이내에 호흡 부전으로 사망한다. ALS는 야구선수의 이름을 따서 때때로 루게릭병이라고 불리며, 물리학자 스티븐 호킹(Steven Hawking)도 이 병을 앓았다. 산발성 ALS보다 덜 흔하고 일반적으로 상염색체 우성 형질로 유전되는 **가족성 ALS**는 다양한 유전자의 돌연변이와 관련이 있다. **슈퍼옥사이드 디스뮤타아제**(superoxide dismutase, 독성 슈퍼옥사이드 자유 라디칼을 제거하는 효소) 유전자 돌연변이는 가족성 ALS의 약 5분의 1을 차지한다. 자유 라디칼, 돌연변이 단백질 및 RNA 독성, 축삭 돌기에서 에너지로 사용되는 젖산 운반 약화 등은 ALS의 가족성 및 산발적 형태 모두에서 신경퇴행에 기여할 수 있다.

근방추

신경계가 골격의 움직임을 적절하게 제어하기 위해서는 그 작용의 효과와 관련하여 지속적인 감각 피드백을 받아야 한다. 이 감각 정보에는 (1) **골지건 기관**(Golgi tendon organs)이 제공하는 근육이 힘줄에 가하는 장력, (2) **근방추**(muscle spindle)에 의해 제공되는 근육 길이가 포함된다. 중심이 넓고 끝으로 갈수록 가늘어지기 때문에 근방추는 길이 감지기의 기능을 한다. 손의 근육처럼 가장 정밀한 제어가 필요한 근육은 근방추의 밀도가 가장 높다. 사람에서 근방추는 고유수용성 감각 정보를 제공한다.

각 근방추에는 결합조직 외피 내에 포장된 **방추 내 근섬유**(intrafusal fibers)라고 하는 몇 개의 얇은 근육세포가 있다. 방추 외부에 있는 더 강하고 더 많은 수의 "일반" 근섬유인 **방추 외 근섬유**(extrafusal fibers)와 마찬가지로 근방추는 근육의 양쪽 끝에 있는 힘줄에 연결된다. 따라서 근방추는 방추 외 섬유와 평행하다.

근원섬유를 포함하는 방추 외 근섬유와 달리 방추 내 근섬유의 중

양영역에 수축 장치가 없다. 방추 내 근섬유의 중심에 있는 비수축 부분에는 핵이 있다. 방추 내 근섬유에는 두 가지 유형이 있다. **핵낭섬유** 유형은 핵이 섬유의 중앙에 느슨한 집합체로 배열되어 있다. **핵사슬섬유** 유형은 핵이 일렬로 배열되어 있다. 두 가지 유형의 감각신경세포가 이러한 방추 내 근섬유에 작용한다. **일차감각종말**(primary sensory endings) 또는 **고리나선감각종말**(anulospiral sensory endings)은 핵낭과 사슬섬유의 중심 영역을 감싸고(그림 12.27), **이차말단**(secondary ending) 또는 **방상신경종말**(flower-spray endings)은 일반적으로 핵사슬섬유의 수축성 극 부위에 위치한다. 그러나 사람의 경우 이차 종말이 핵낭 핵사슬섬유에 모두 신경이 분포하는 것으로 보인다.

길항근은 주동근(agonist muscle)이 수축하여 관절에서 골격 운동이 나타날 때 신장한다. 근방추는 방추 외 근섬유와 평행하게 배열되기 때문에 근육이 늘어나면 방추가 늘어난다. 방추 내 근섬유의 신장은 근섬유와 관련된 감각 축삭에서 신장-반응 이온 통로를 열어 일차 및 이차 근섬유 모두에서 활동전위를 생성한다. 따라서 근방추는 일차 및 이차 근섬유에서 생성되는 자극의 빈도가 근육의 길이에 비례하기 때문에 길이 감지기 역할을 한다. 그러나 일차종말은 근육 신장이 시작될 때 가장 자극을 받는 반면, 이차종말은 신장이 유지됨에 따라 더 지속적으로 반응한다. 근육의 갑작스럽고 빠른 신장은 두 가지 유형의 감각종말을 모두 활성화하므로 일차 감각종말에 영향을 덜 미치는 느리고 점진적인 신장보다 근방추에 더 강력한 자극이 된다. 이때문에 신장에 대한 수축 반사의 힘은 점진적인 신장보다 빠른 신장에서 더 크다.

알파운동신경세포와 감마운동신경세포

척수에서는 두 가지 유형의 하위운동신경세포가 골격근을 지배한다. 방추 외 근섬유를 자극하는 운동신경세포를 **알파운동신경세포**(alpha motor neurons)라고 한다. 방추 내 근섬유에 분포하는 것을 **감마운동신경세포**(gamma motor neurons)라고 한다(그림 12.27). 알파운동신경세포는 얇은 감마운동신경세포(초당 10~40 m)보다 전도 속도가 더 빠르다(초당 60~90 m). 방추 외 근섬유만이 근육을 단축시킬 만큼 충분히 강하고 많기 때문에 알파운동신경세포에 의한 자극이 근육 수축을 일으켜 골격 운동을 유발할 수 있다.

근방추의 방추 내 근섬유는 척수신경의 모든 원심성 섬유의 1/3을 차지하는 감마운동신경세포에 의해 수축하도록 자극된다. 그러나 방추 내 근섬유의 수가 너무 적고 수축이 너무 약하여 근육의 길이를 줄일 수 없어서 감마운동신경세포의 자극은 근방추의 등축성 수축만을

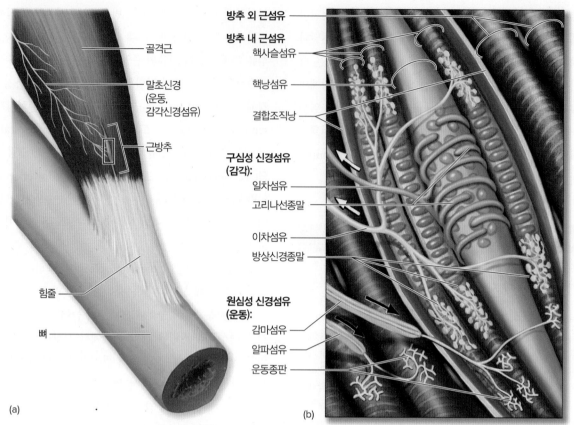

방추 외 근섬유
방추 내 근섬유
　핵사슬섬유
　핵낭섬유
　결합조직낭
구심성 신경섬유
(감각):
　일차섬유
　고리나선종말
　이차섬유
　방상신경종말
원심성 신경섬유
(운동):
　감마섬유
　알파섬유
　운동종판

골격근
말초신경
(운동,
감각신경섬유)
근방추
힘줄
뼈

(a)　　　　(b)

그림 12.27 근방추의 위치와 구조. (a) 골격근 내의 근방추, (b) 근방추의 구조와 신경 분포이다.

일으킨다. 근원섬유는 방추 내 근섬유의 끝 부위에 존재하지만 중심 영역에는 없기 때문에, 감마운동신경세포에 의한 자극에 대한 반응으로 방추 내 근섬유의 더 팽창 가능한 중심 영역이 말단 쪽으로 당겨진다. 결과적으로 근방추체가 조여진다. 때때로 근방추의 능동신장(active stretch)이라고도 하는 감마운동신경세포의 이러한 효과는 전체 근육이 외력에 의해 수동적으로 신장될 때 방추의 감도를 증가시키는 역할을 한다. 감마운동신경세포의 활성화는 신장반사를 향상시킨다. 이 신경세포는 골격근의 수의적 조절에도 중요하다.

알파운동신경세포와 감마운동신경세포의 동시활성

하행운동다발에 있는 대부분의 축삭은 척수의 연합신경세포와 시냅스를 형성한다. 하행 축삭의 약 10%만이 하위운동신경세포와 직접 시냅스를 형성한다. 매우 빠른 움직임은 하위운동신경세포와의 직접적인 시냅스에 의해 생성되는 반면, 대부분의 다른 움직임은 운동신경세포를 자극하는 척수 연합신경세포와의 시냅스를 통해 간접적으로 생성된다.

하행운동다발의 축삭이 이어지는 뇌의 연합신경세포인 **상위운동신경세포**는 일반적으로 알파운동신경세포 및 감마운동신경세포를 동시에 자극한다. 이러한 자극을 **동시활성**(coactivation)이라고 한다. 알파운동신경세포의 자극은 근육을 수축하고 길이를 줄인다. 감마운동신경세포의 활성화는 근방추 내 근섬유의 수축을 자극하여 근육 길이가 줄어들어 나타나는 근방추의 "느슨함을 제거"한다. 이러한 방식으로 방추체는 긴장 상태를 유지하고 근육이 줄어드는 동안에도 근육 길이에 대한 정보를 제공한다.

정상적인 조건에서 감마운동신경세포의 활동은 근육이 이완되는 동안 근방추를 적절한 긴장 상태로 유지하는 데 필요한 수준이다. 근육의 과도한 이완은 근방추의 신장과 활성화에 의해 방지되며, 이는 반사 수축을 유발한다. 이 과정은 정상적인 휴식 근육 길이와 긴장 상태 또는 **근긴장도**(muscle tone)를 생성한다.

🔗 시스템 상호작용: 골격근 반사

골격근은 의식적으로 제어되는 하행운동경로에 의해 제어되기 때문에 수의근이라고 부르지만 특정자극에 반응하여 무의식적으로 반사적으로 수축하는 경우가 많다. 가장 단순한 유형의 반사에서 골격근은 근육 신장의 자극에 반응하여 수축한다. 더 복잡한 반사는 길항근의 억제와 몸의 양쪽에 있는 많은 근육의 조절을 포함한다.

단일시냅스 신장반사

골격근의 반사 수축은 감각 입력에 대한 반응으로 발생하며 상위운동신경세포의 활성화에 의존하지 않는다. 이러한 반사에서 감각에서 운동종말까지의 신경자극 경로인 **반사궁**(reflex arc)은 중추신경계의 몇 개의 시냅스를 포함한다. 모든 반사 중 가장 단순한 **근육–신장반사**는 중추신경 내의 단 하나의 시냅스로 구성된다. 감각신경세포는 척수의 연합신경세포를 포함하지 않고 운동신경세포와 직접 시냅스를 형성한다. 따라서 신장반사는 **단일시냅스 반사**(monosynaptic reflex)이다. 신장반사는 최적의 길이로 근육을 유지한다.

신장반사는 모든 근육에 존재하지만 팔다리의 신근근육에서 가장 뚜렷하다. 가장 일반적으로 유발되는 신장반사인 **무릎반사**(knee-jerk reflex, 슬개건 반사)는 고무 망치로 슬개골 인대를 쳐서 시작한다. 이것은 근육의 전체를 늘이기 때문에 근육 내의 근방추를 수동적으로 늘려 방추에 있는 일차(고리모양) 종말을 갖는 감각신경이

표 12.6 | 단일시냅스 신장반사의 과정 요약

1. 근육의 수동적 신장(힘줄을 두드려서 만들어짐)은 근방추(추내) 섬유를 늘린다.
2. 근방추를 늘리면 중심(가방 또는 사슬) 영역이 비틀려 감각신경세포의 수상돌기 말단이 자극된다.
3. 활동전위는 구심성(감각) 신경섬유에 의해 척수신경의 후근에 있는 척수로 전도된다.
4. 감각신경세포의 축삭은 척수의 배측뿔 회백질에 위치한 체성운동신경세포의 수상돌기 및 세포체와 시냅스를 이룬다.
5. 척수신경의 전근에 있는 알파운동신경세포의 축삭돌기에서 나오는 원심성 신경자극은 일반(외측)근섬유로 전달된다.
6. 알파운동신경세포의 말단에서 아세틸콜린이 방출되면 방추 외 섬유의 수축이 자극되어 전체 근육이 수축된다.
7. 근육의 수축은 근방추의 신장을 완화하여 근방추 구심성 신경섬유의 활동을 감소시킨다.

활성화된다. 이러한 감각신경세포의 축삭은 척수의 복부회백질 내에서 알파운동신경세포와 시냅스를 형성한다. 이 크고 빠르게 전도하는 신경세포는 대퇴사두근의 방추 외 근섬유를 자극하여 동심(단축) 수축을 일으켜 무릎 관절의 반사 신장을 유발한다. 이것은 음성되먹임의 예이다. 근육과 방추의 신장은 근육과 방추의 단축을 자극한다. 이러한 과정이 표 12.6에 요약되어 있고 그림 12.28에 설명되어 있다.

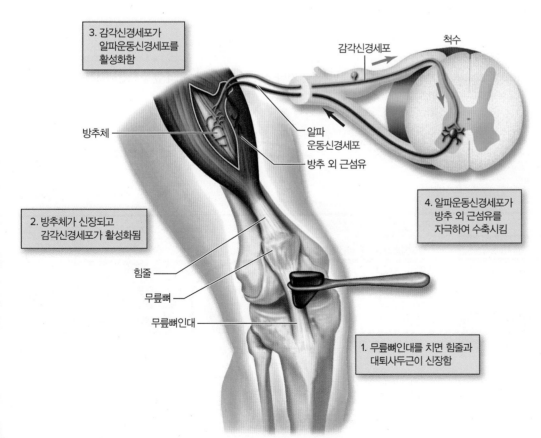

3. 감각신경세포가 알파운동신경세포를 활성화함

감각신경세포

척수

방추체

알파운동신경세포

방추 외 근섬유

2. 방추체가 신장되고 감각신경세포가 활성화됨

힘줄

무릎뼈

무릎뼈인대

4. 알파운동신경세포가 방추 외 근섬유를 자극하여 수축시킴

1. 무릎뼈인대를 치면 힘줄과 대퇴사두근이 신장함

그림 12.28 무릎반사. 이것은 단일시냅스 신장반사의 예다. 망치로 치면 대퇴사두근이 순간적으로 늘어나고, 그 근방추도 늘어나 무릎이 펴지는 빠른 반사수축이다.

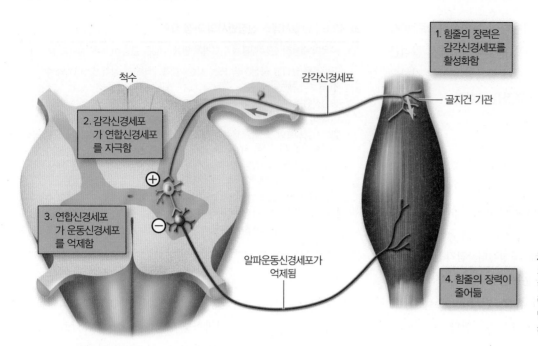

1. 힘줄의 장력은 감각신경세포를 활성화함

2. 감각신경세포가 연합신경세포를 자극함

3. 연합신경세포가 운동신경세포를 억제함

알파운동신경세포가 억제됨

척수

감각신경세포

골지건 기관

4. 힘줄의 장력이 줄어듦

그림 12.29 골지건 기관의 작용. 근육 장력의 증가는 골지건 기관의 감각신경말단을 자극한다. 이 시냅스반사에서 힘줄로부터의 감각 입력이 연합신경세포를 자극하고, 이는 차례로 해당 근육과 연결된 운동신경세포의 활동을 억제하여 근육을 이완한다.

골지건 기관

골지건 기관(Golgi tendon organs)은 근육 수축 또는 근육의 수동적 신장에 의해 생성된 힘줄의 장력을 지속적으로 추적한다. 이 수용체의 감각신경세포는 척수의 연합신경세포와 시냅스를 형성한다. 이 연합신경세포는 근육과 연결된 운동신경세포와 **억제성 시냅스**(inhibitory synapses)를 가지고 있다(IPSP 및 시냅스후 억제, 7장). 억제성 골지-힘줄 반사는 중추신경계에서 2개의 시냅스가 교차하기 때문에 **이중시냅스 반사**(disynaptic reflex)이다. 하나는 감각신경세

포와 척수 연합신경세포 사이의 흥분성 시냅스이고, 다른 하나는 척수 연합신경세포와 알파운동신경세포 사이의 억제성 시냅스이다. 이 억제반사는 과도한 근육 수축으로 인한 힘줄의 위험한 긴장이나 근육의 수동적 신장 동안 힘줄의 장력을 가중시킬 수 있는 근육 수축을 예방한다.

상호신경지배와 교차신근반사

무릎반사 및 기타 신장반사에서 근육의 운동신경세포를 자극하는 감

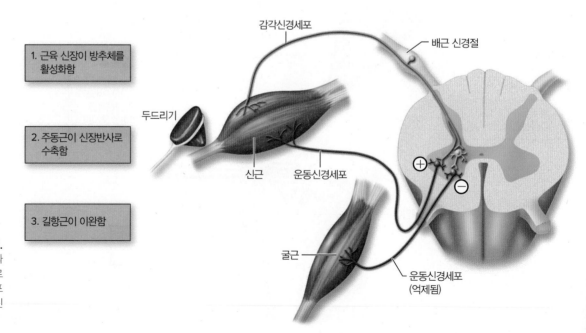

감각신경세포

배근 신경절

1. 근육 신장이 방추체를 활성화함

두드리기

2. 주동근이 신장반사로 수축함

신근

운동신경세포

3. 길항근이 이완함

굴근

운동신경세포 (억제됨)

그림 12.30 상호신경지배의 그림. 근방추로부터의 구심성 자극은 알파운동신경세포를 주동근(신근)으로 직접 자극하지만 억제 연합신경세포를 통해 길항근에 대한 알파운동신경세포의 활동을 억제한다.

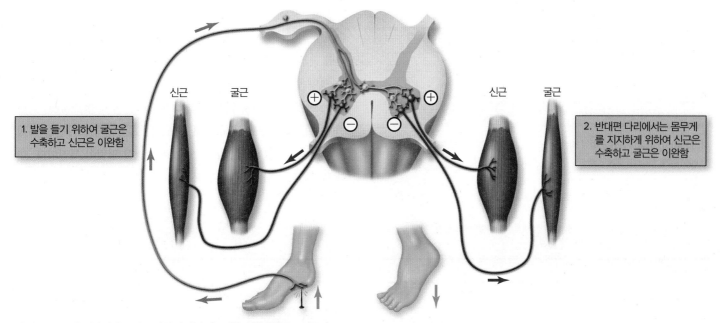

신근 굴근 ⊕ ⊕ 신근 굴근 ⊖ ⊖

1. 발을 들기 위하여 굴근은 수축하고 신근은 이완함

2. 반대편 다리에서는 몸무게를 지지하게 위하여 신근은 수축하고 굴근은 이완함

그림 12.31 교차–신근반사. 이 복잡한 반사는 이중 상호신경지배를 보여준다.

각신경세포는 옆가지를 통해 척수 내의 연합신경세포도 자극한다. 이 연합신경세포는 억제성 시냅스후 전위(IPSP)를 통해 길항근의 운동신경세포를 억제한다. 이 이중 자극 및 억제 활동을 **상호신경지배**(reciprocal innervation)라고 한다(그림 12.30).

예를 들어, 팔다리가 구부러지면 길항근은 수동적으로 늘어난다. 팔다리가 펴지면 유사하게 길항적인 굴근이 늘어난다. 단일시냅스 신장반사가 억제되지 않으면 길항근의 반사 수축이 항상 의도한 움직임을 방해한다. 다행히도 주동근이 수축하도록 자극될 때마다 길항근을 자극하는 알파운동신경세포 및 감마운동신경세포가 억제된다.

상호신경지배가 있는 신장반사는 한쪽 팔다리의 근육만 포함하고 척수의 한 부분에서만 제어된다. 더 복잡한 반사는 수많은 척수 분절에 의해 제어되는 근육을 포함하고 척수의 반대쪽 근육에 영향을 미친다. 이러한 반사에서는 근육의 **이중 상호신경지배**(double reciprocal innervation)를 포함한다.

이중 상호신경지배는 **교차–신근반사**(crossed-extensor reflex)로 설명된다. 예를 들어, 오른발로 압정을 밟으면 오른쪽 다리의 굴근이 수축하고 신근이 이완되어 발이 뒤로 물러난다. 대조적으로 반대쪽 왼쪽 다리는 이 반사 동안 몸을 지지하도록 반응한다. 왼쪽 다리의 신근은 수축하는 반면 굴근은 이완된다. 이러한 과정은 그림 12.31에 설명되어 있다.

골격근의 상위운동신경세포 조절

앞서 설명한 바와 같이 상위운동신경세포는 하위운동신경세포(알파 및 감마운동신경세포)에 의한 골격근 제어에 영향을 미치는 뇌의 신경세포이다. 대뇌피질의 중심전회에 있는 신경세포는 연수의 피라미드에서 반대쪽으로 교차하는 축삭을 뻗는다. 따라서 이러한 길을 **추체로**(pyramidal tracts)라고 한다(8장 그림 8.25 및 8.26 참조). 추체로는 **측면**(lateral) 및 **배쪽면 피질척수로**(ventral corticospinal tracts)를 포함한다. 뇌의 다른 영역에 있는 신경세포는 **추체외로**(extrapyramidal tracts)를 생성한다. 주요 추체외로는 **망상척수경로**(reticulospinal tract)이며, 이는 연수와 뇌교의 망상 형성체에서 시작된다.

소뇌

소뇌(cerebellum)는 대뇌와 마찬가지로 근방추와 골지건 기관으로부터 감각 입력을 받는다. 또한 시각, 청각 및 평형에 대한 정보를 대뇌피질 영역에서 받는다.

소뇌에서 하행로가 없다. 소뇌는 전정핵, 적색핵, 기저핵으로 출력하여 간접적으로만 운동활동에 영향을 미칠 수 있다(8장 그림 8.26 참조). 이러한 구조는 전정척수로, 적색핵척수로 및 망상척수로를 통해 하위운동신경세포에 영향을 미친다. 흥미롭게도 소뇌의 모든 출력이 억제성이다. 이러한 억제 효과는 부적절한 신경활동을 제거하여 운동 조정을 돕는다. 소뇌 손상은 공간 판단력으로 움직임을 조정하는 능력을 방해한다. 물체에 대한 과소 또는 과도하게 손을 뻗

표 12.7 | 상위운동신경세포 손상의 증상

바반스키반사(Babinski reflex) – 발바닥을 측면 경계를 따라 쓰다듬을 때 엄지발가락의 신전
경련마비(Spastic paralysis) – 높은 근긴장도 및 과민성 신장반사, 팔의 굴곡과 다리의 신전
편마비(Hemiplegia) – 한쪽 팔다리의 마비, 일반적으로 속섬유막(internal capsule)을 통과하는 운동로(motor tracts)의 손상으로 인해 발생(예: 뇌혈관 사고 – 뇌졸중)
하반신마비(Paraplegia) – 하위 척수 손상으로 인한 양쪽 다리의 마비
사지마비(Quadriplegia) – 상위 척수 또는 뇌의 상위 손상의 결과로 양쪽 팔다리 마비
무도병(Chorea) – 기저핵 손상으로 여러 근육의 통제되지 않은 무작위 수축(성 비투스 춤에서와 같이)
안정시 떨림(Resting tremor) – 휴식성 진전(휴식 시 팔다리 떨림), 자발적으로 움직일 때는 사라짐, 기저핵 손상으로 발생
활동떨림(Intention tremor) – 기도진전(자발적으로 손을 뻗을 때 팔의 떨림), 소뇌 손상에 의해 생성

기도 하고 그 후 팔다리가 추처럼 앞뒤로 움직이는 **의도떨림**(intention tremor)이 발생할 수 있다.

기저핵

기저핵(basal nuclei 또는 basal ganglia)에는 **미상핵**(caudate nucleus), **피각**(putamen), **담창구**(globus pallidus)가 포함된다(8장 그림 8.11 참조). 종종 **시상하부, 시상밑부, 흑질부** 및 **적색핵**도 포함된다. 적핵척수로를 통해 직접 작용하고 망상 형성 및 시상의 시냅스를 통해 간접적으로 작용하는 기저핵은 하위운동신경세포의 활동에 중대한 영향을 미친다.

특히, 망상 형성의 시냅스를 통해 기저핵은 하위운동신경세포의 활동에 억제 영향을 미친다(그림 8.26 참조). 따라서 기저핵이 손상되면 근긴장도가 증가한다. 이러한 손상이 있는 사람들은 운동 장애인 영향을 받은 사지를 사용하려는 욕구 부족인 **무동증**(akinesia), 갑작스럽고 통제되지 않은 무작위 움직임인 **무도병**(chorea)을 나타낸다. **파킨슨병**(Parkinson's disease)은 흑색질의 도파민성 축삭이 퇴화하는 기저핵 장애(7장 및 8장)로 **안정시 떨림**이 특징이다. 이러한 팔다리의 "흔들림"은 자발적인 움직임 동안 사라지는 경향이 있다(표 12.7).

12.6 심근과 평활근

심근은 골격근과 마찬가지로 횡무늬가 있으며 가는 또는 굵은 필라멘트가 미끄러지면서 짧아지는 근절을 가진다. 그러나 골격근은 수축하기 위해 신경자극을 필요로 하지만 심장 근육은 자발적으로 자극을 생성하고 수축할 수 있다. 평활근에는 근절이 없지만 고유한 조절 기작에 반응하여 수축을 생성하는 액틴과 미오신이 포함되어 있다.

체성운동신경세포에 의해 조절되는 자발적 작동체인 골격근과 달리 심근 및 평활근은 자율운동신경세포에 의해 조절되는 비자발적 작동체이다. 골격근과 심근 및 평활근 사이에는 차이점이 있지만 유사점

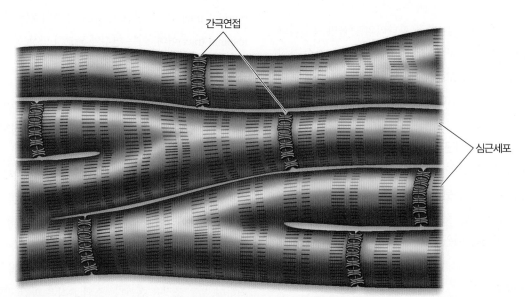

그림 12.32 심근세포는 간극연접으로 서로 연결되어 있다. 간극연접은 인접한 세포의 원형질막을 통과하는 액체가 채워진 통로로 한 세포에서 다음 세포로 자극을 전도할 수 있다. 간극연접은 각 심근세포의 말단에 집중되어 있으며, 각 간극연접은 커넥신 단백질로 구성된다(7장, 그림 7.21 참조).

도 있다. 모든 유형의 근육은 가는 필라멘트가 굵은 필라멘트 위로 미끄러지면서 수축한다. 필라멘트의 활주는 모든 유형의 근육에서 미오신 교차교의 작용에 의해 생성되고 모든 유형의 근육에서 흥분-수축 짝이룸에는 Ca^{2+}이 관여한다.

심근

골격근세포와 마찬가지로 **심장근육세포**(cardiac muscle cells) 또는 **심근세포**(myocardial cells)는 횡무늬가 있다. 그들은 근절 형태로 배열된 액틴과 미오신 필라멘트를 포함하고 활주필라멘트 기작을 통해 수축한다. 그러나 길고 섬유형의 골격근세포는 구조적으로나 기능적으로 서로 분리되어 있는 반면 심근세포는 짧고 가지가 있으며 서로 연결되어 있다. 각 심근세포는 구조가 관형이며 전기적 시냅스 또는 **간극연접**(gap junctions)에 의해 인접한 심근세포에 연결된다(7장 그림 7.21 참조).

간극연접은 각 심근세포의 끝 부분에 집중되어 있어(그림 12.32) 전기충격이 세포에서 세포로 긴 축을 따라 전도되도록 한다. 심근세포 사이의 간극연접은 **개재원반**(intercalated discs)에 있으며, 이는 심장조직을 염색하고 현미경으로 볼 때 인접세포 사이에 검은색 선으로 나타난다(그림 12.33). 간극연접 외에도 개재원반에는 상피조직과 다른 유형의 데스모솜(부착반)이 있다(6장 6.3절).

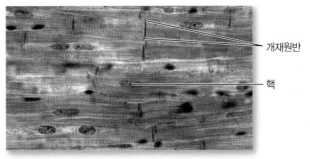

그림 12.33 심장근육. 세포는 짧고 가지가 나며 횡무늬가 있으며 간극연접이 있는 개재원반으로 서로 연결되어 있다. ⓒVictor P. Eroschenko

심근(myocardium)이라고 하는 심근세포 덩어리의 임의의 지점에서 발생하는 활동전위는 간극연접으로 연결된 모든 세포로 퍼질 수 있다. 심근의 모든 세포는 전기적으로 연결되어 있기 때문에 심근은 단일 기능 단위로 행동한다. 따라서 자극을 받은 근섬유의 수에 따라 점진적으로 수축하는 골격근과 달리 심근은 모든 세포가 수축에 기여하기 때문에 매번 최대로 수축한다. 그러나 수축하는 심근세포의 능력은 호르몬 에피네프린과 심방의 신장에 의해 증가될 수 있다(14장에 설명됨). 심장에는 두 개의 뚜렷한 심방과 심실이 있다.

수축하기 전에 체성운동신경의 외부 자극이 필요한 골격근과 달리 심근은 자동으로 활동전위를 생성할 수 있다. 심장 활동전위는 일반적으로 **심박조율기**(pacemaker)라고 하는 특수화된 세포 그룹에서

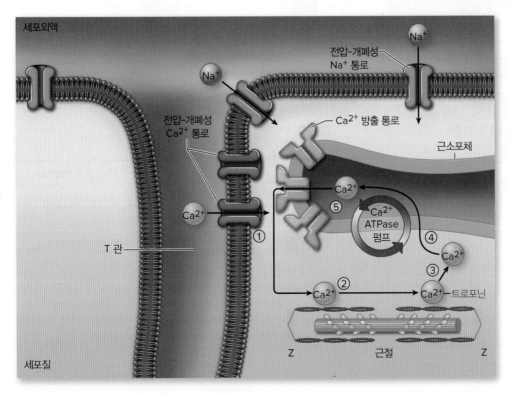

그림 12.34 심장근육의 흥분-수축 짝이룸. 활동전위 동안 원형질막의 탈분극은 전압-개폐성 Na^+ 통로가 열리면 T 관에서 전압-개폐성 Ca^{2+} 통로가 열리도록 한다. (1) 이것은 Ca^{2+}이 세포외액에서 세포질로 확산되도록 하여, (2) 근소포체에서 Ca^{2+} 방출 통로가 열리게 한다. 이 과정을 Ca^{2+}-유도 Ca^{2+} 방출이라고 한다. (3) 근소포체에서 방출된 Ca^{2+}은 트로포닌과 결합하여 수축을 시작한다. (4) Ca^{2+} (ATPase) 펌프. (5) 근소포체로 Ca^{2+}을 능동수송하여 심근을 이완시키고 다음 수축을 위해 Ca^{2+}이 확산할 수 있는 농도 구배를 생성한다.

발생한다. 그러나 이러한 자발적인 탈분극의 속도에 따라서 심장박동의 속도는 자율신경에 의해 조절된다. 심박수 조절은 14장 14.1절에 자세히 설명되어 있다.

또한 T 관과 근소포체 사이에 직접적인 흥분-수축 짝이룸이 있는 골격근과 달리(그림 12.16 참조) 심근세포에서는 원형질막의 전압-개폐성 Ca^{2+} 통로와 근소포체의 Ca^{2+} 방출 통로가 직접 상호작용하지 않는다. 대신, T 관은 근소포체의 영역에 매우 가깝다. 활동전위 동안 T 관의 탈분극은 원형질막에 있는 전압-개폐성 Ca^{2+} 통로를 열고 세포질로 확산되는 Ca^{2+}은 근소포체의 Ca^{2+} 방출 통로에 작용한다. 이것은 저장된 Ca^{2+}을 세포질로 방출하게 하며(그림 12.34), 이 과정을 **칼슘유도 칼슘방출**(calcium-induced calcium release)이라고 한다. 따라서 Ca^{2+}은 Ca^{2+} 방출 통로의 이차전달자 역할을 한다. 결과적으로 흥분-수축 짝이룸은 골격근보다 심근에서 더 느리다.

T 관의 원형질막을 통한 Ca^{2+}의 확산(그림 12.34)은 주로 근소포체 통로를 여는 역할을 한다. 근소포체의 Ca^{2+} 방출 통로는 원형질막의 전압-개폐성 Ca^{2+} 통로보다 10배 더 크며, 따라서 Ca^{2+}이 세포질로 빠르게 확산되는 일차적인 역할을 한다. Ca^{2+}은 트로포닌에 결합하여 수축을 일으킨다. 심장의 근육이 이완되기 위해서는 세포질의 Ca^{2+}이 근소포체로 다시 에너지를 사용하여 이동되어야 한다(그림 12.34).

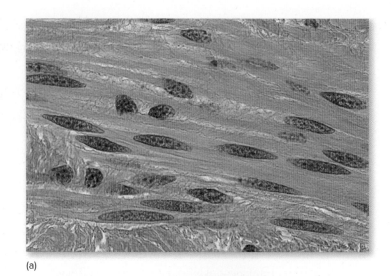
(a)

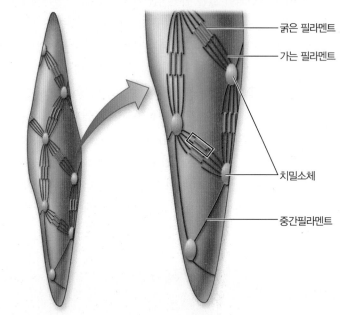

굵은 필라멘트
가는 필라멘트
치밀소체
중간필라멘트

(b)

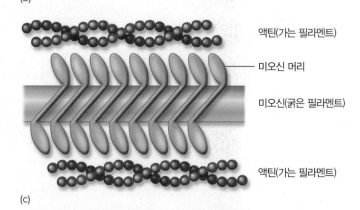

액틴(가는 필라멘트)
미오신 머리
미오신(굵은 필라멘트)
액틴(가는 필라멘트)

(c)

그림 12.35 평활근과 수축 기구. (a) 소장에 있는 평활근세포의 현미경 사진. (b) 평활근의 굵은 필라멘트와 가는 필라멘트의 배열이다. 치밀소체는 중간섬유로 연결되어 있다. (c) 굵은 필라멘트의 미오신 단백질은 평활근에서 다른 배열로 횡무늬근과 쌓여 있다. (a) ©McGraw-Hill Education/Dennis Strete, photographer

---

♥ 임상적용

심장 근육의 트로포닌 단백질은 골격근에서와 마찬가지로 수축을 조절한다(그림 12.13 참조). **심장 특이적 트로포닌 T**(cardiac-specific troponin T) 또는 **트로포닌 I**(troponin I) 측정은 **심근경색**(myocardial infarction, MI 또는 "심장마비")을 감지하기 위한 혈액검사로, 심근세포가 죽으면 이 단백질을 혈액으로 방출한다. 특정 항체에 대한 결합에 의존하는 트로포닌 T 또는 트로포닌 I 혈액검사는 크레아틴키나아제 동종효소(CK-MB) 검사보다 훨씬 더 심장 특이적이다. 다른 지표(흉통, ECG 이상 등)와 함께 혈장 트로포닌 T 또는 트로포닌 I가 비정상적으로 증가하면 MI가 발생했음을 나타낼 수 있다. 트로포닌 T는 트로포미오신에 결합한다. 트로포닌 I은 미오신 머리가 액틴에 결합하는 것을 억제한다. 트로포닌 C는 Ca^{2+}에 결합한다.

평활근

평활(내장)근은 혈관벽과 소기관지(폐의 작은 공기 통로)에 원형 층으로 배열된다. 원형 및 종방향 평활근층은 모두 관형 소화관, 요관(소변을 운반), 정관(정자세포를 운반) 및 난관(난자를 운반)에서 나타난다. 장에서 원형 평활근층과 종방향 평활근층의 교대 수축은

연동파(peristaltic waves)를 생성하여 이 관의 내용물을 한 방향으로 이동시킨다.

평활근세포에는 근절이 있지 않지만, 액틴과 약간의 미오신이 포함되어 있어 약 16:1 비율의 가는 필라멘트와 굵은 필라멘트가 있다. 횡무늬근에서 그 비율은 2:1이다. 가는 필라멘트가 비교적 짧은(Z판에서 근절로 연장되는) 횡무늬근과 달리 평활근세포의 가는 필라멘트는 상당히 길다. 그들은 평활근세포의 원형질막 영역이나 횡무늬근의 Z 판과 유사한 **치밀소체**(dense bodies)라고 하는 세포질 단백질 구조에 부착된다(그림 12.35b). 근육 필라멘트와 치밀소체는 너무 많아 평활근세포 부피의 90%를 차지한다.

평활근에서 미오신 단백질은 굵은 필라멘트의 장축과 수직을 이루며 길게 배열된다(그림 12.35c). 이런 식으로 미오신 머리는 굵은 필라멘트의 전체 길이에서 액틴과 교차교를 형성할 수 있다. 이것은 횡무늬 근육의 굵은 필라멘트에 있는 미오신 단백질의 수평 배열과 다르다(그림 12.10 참조).

평활근세포에서 수축 장치의 배열과 그것이 근절로 구성되지 않는다는 사실은 적절한 평활근 기능을 위해 필요하다. 평활근은 크게 늘어난 경우에도 수축할 수 있어야 한다. 예를 들어, 방광에서 평활근세포는 휴지 길이의 2.5배까지 늘어날 수 있다. 자궁의 평활근세포는 임신 말기에 원래 길이의 8배까지 늘어날 수 있다. 횡무늬 근육은 구조 때문에 근절이 액틴과 미오신이 더 이상 겹치지 않는 지점까지 늘어날 때 수축 능력을 잃는다(그림 12.21 참조).

시스템 상호작용:
단단위와 다단위 평활근

평활근은 **단단위**(single-unit) 및 **다단위**(multiunit)의 두 가지 기능 범주로 분류된다(그림 12.36). 단단위 평활근은 전기적으로 함께 이어지는 인접한 세포 사이에 수많은 간극연접을 가지고 있다. 따라서 그들은 심장 근육과 마찬가지로 하나의 단위로 행동한다. 소화관과 자궁을 포함한 대부분의 평활근은 단단위이다.

단단위 평활근의 일부 세포만 자율신경이 분포되지만 축삭에서 방출된 ACh는 다른 평활근세포로 확산될 수 있다. 무스카린 수용체와 ACh의 결합은 9장에서 설명한 대로 K⁺통로를 닫아 탈분극을 유발한다(그림 9.11 참조). 그러나 이러한 자극은 단단위 평활근의 자율 행동을 수정할 뿐이다. 단단위 평활근은 특정 세포가 전체 집단의 다른 세포를 자극하는 **심박조율기** 활동을 나타낸다. 이것은 심근의 상황과 유사하다. 단단위 평활근은 신장에 대한 반응으로 내인성 또는 **근원성** 전기적 활동 및 수축을 나타낸다. 예를 들어, 요관 또는 소화관의 한 부분의 부피 증가에 의한 신장은 근원성 수축을 자극할 수 있다. 이러한 수축은 자율신경의 자극을 필요로 하지 않는다.

대조적으로, 다단위 평활근의 수축은 신경자극을 필요로 한다. 다단위 평활근에는 간극연접이 거의 없다. 따라서 세포는 신경에 의해 개별적으로 자극되어야 한다. 다단위 평활근의 예는 피부의 입모근과 눈의 수정체에 부착된 모양체근이다.

시스템 상호작용:
평활근에서 자율신경분포

골격근의 신경조절은 평활근의 신경조절과 크게 다르다. 골격근섬유는 체성운동 축삭과의 접합부가 하나뿐이며 신경전달물질의 수용체는 신경근 접합부에만 위치한다. 대조적으로, 평활근세포의 전체 표면에는 신경전달물질 수용체가 분포한다. 신경전달물질은 평활근세

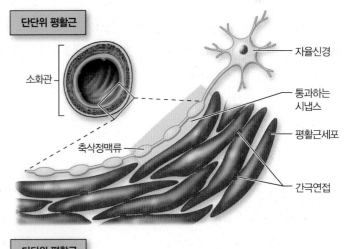

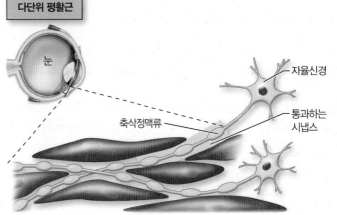

그림 12.36 단단위 및 다단위 평활근. 단단위 평활근에서 각 평활근세포는 간극 연접에 의해 전기적으로 연결되어 탈분극이 한 세포에서 다음 세포로 전파된다. 다단 위 평활근에서 각 평활근세포는 축삭에 의해 자극되어야 한다. 자율신경의 축삭에는 신경전달물질을 방출하고 평활근세포와 함께 통과하는 시냅스를 형성하는 정맥류가 있다.

포에서 일정거리 떨어진 자율신경섬유를 따라 방출된다. 신경전달물질을 방출하는 자율신경섬유 부위는 볼록하게 돌출한 형태로 **축삭정맥류**(varicosities)라 불리며 이곳에서 방출되는 신경전달물질은 다수의 평활근세포를 자극한다. 자율신경 말단을 따라 수많은 정맥류가 있기 때문에 평활근세포를 지나치면서 **통과하는 시냅스**(synapses en passant)를 형성한다. 이것은 9장(그림 9.9 참조)에 설명되어 있으며 그림 12.36에 나와 있다.

평활근에서 흥분-수축 짝이룸

횡무늬근과 같이 평활근의 수축은 세포질 내 Ca^{2+} 농도의 급격한 상승에 의해 유발된다. 그러나 Ca^{2+}은 주로 평활근의 소포체에 저장된 Ca^{2+}에서 제공되지 않는다. 평활근의 소포체는 횡무늬근보다 적고 수축에서의 역할은 더 다양하고 복잡하다. 평활근세포의 소포체는 세포 밖(칼슘유도 칼슘방출, 그림 12.34 참조)에서 유입한 Ca^{2+}에

반응하여 Ca^{2+}을 방출하거나 호르몬 자극으로 인해 원형질막에서 생성된 이노시톨 삼인산에 반응할 수 있다(11장 11.2절). 평활근 소포체에서 Ca^{2+}은 다양한 형태로 방출되며 여러 기관의 평활근에서 생리학적 역할을 한다.

지속적인 평활근 수축은 근원형질막을 통해 평활근세포로 확산되는 세포 밖 Ca^{2+}에 대한 반응이다. 이 Ca^{2+}은 주로 원형질막의 전압-개폐성 Ca^{2+}통로를 통해 들어간다. 이 통로는 탈분극의 양에 따라 개폐 정도가 다르며, 탈분극이 클수록 더 많은 Ca^{2+}이 세포에 들어가고 평활근 수축이 더 강해진다.

Ca^{2+}이 세포질로 들어간 후 일어나는 사건도 평활근에서는 다소 다르다. 횡무늬근에서 Ca^{2+}은 트로포닌과 결합한다. 그러나 평활근 세포에 트로포닌은 없다. 평활근에서 Ca^{2+}은 트로포닌과 구조적으로 유사한 **칼모둘린**(calmodulin)이라는 세포질의 단백질과 결합한다. 칼모둘린은 호르몬 작용의 이차 전달물질 Ca^{2+}의 기능과 관련하

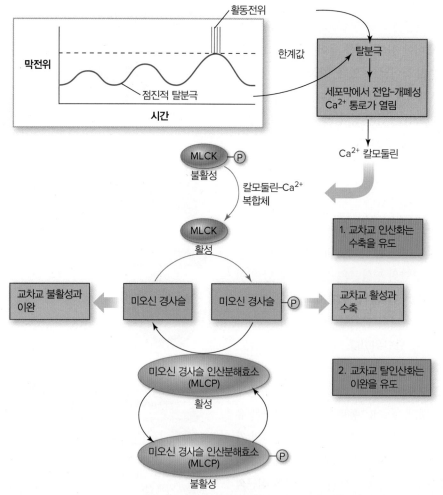

그림 12.37 평활근의 흥분-수축 짝이룸. Ca^{2+}이 원형질막의 전압-개폐성 통로를 통과하여 세포질로 들어가 칼모둘린과 결합한다. 칼모둘린-Ca^{2+} 복합체는 인산기를 제거하여 미오신 경사슬 키나아제(MLCK)를 활성화한다. 활성화된 MLCK는 차례로 미오신 경사슬을 인산화하고 교차교를 활성화하여 수축을 유발한다. 미오신 경사슬 인산분해효소(MLCP)가 활성화되면 수축이 종료된다. 활성화된 MLCP는 미오신 경사슬에서 인산염을 제거하여 교차교를 비활성화한다.

표 12.8 | 골격근, 심장근, 평활근 비교

골격근	심장근	평활근
횡무늬, 근절에 액틴과 미오신 배열	횡무늬, 근절에 배열된 액틴과 미오신	횡무늬 없음, 미오신보다 더 많은 액틴, 액틴은 치밀소체와 원형질막에 삽입
잘 발달된 근소포체와 T 관	적당히 발달된 근소포체와 T 관	잘 발달되지 않은 근소포체, T 관 없음
가는 필라멘트에 트로포닌 있음	가는 필라멘트에 트로포닌 있음	Ca^{2+}와 결합하면 미오신 경사슬 키나아제 효소를 활성화하는 단백질인 칼모듈린이 있음
Ca^{2+}이 근소포체에서 세포질로 유입	Ca^{2+}는 근소포체와 세포외액에서 세포질로 유입	Ca^{2+}는 세포외액, 근소포체 및 미토콘드리아에서 세포질로 유입
신경자극 없이는 수축할 수 없음. 신경차단(denervation)은 근육 위축을 초래.	신경자극 없이 수축할 수 있음. 활동전위는 심장의 심박조율기 세포에서 발생	신경자극이 없을 때 긴장도를 유지, 내장 평활근은 심박조율기 전위를 생성, 신경차단은 자극에 과반응을 유발
근섬유는 독립적으로 자극됨, 간극연접 없음	개재원반에 존재하는 간극연접	대부분의 평활근에 간극연접 있음

여 논의된다(11장 11.2절). 칼모듈린-Ca^{2+}복합체는 미오신 교차교의 구성요소인 **미오신 경사슬**의 인산화를 촉매하는 효소인 **미오신 경사슬 키나아제**(myosin light-chain kinase, MLCK)를 활성화한다. 평활근에서 미오신 머리의 인산화는 액틴과 교차교를 형성하여 수축하도록 허용한다(그림 12.37). 미오신 경사슬의 인산화 정도는 평활근 수축 강도와 지속 시간을 결정하여 평활근이 점진적으로 수축하도록 한다.

 임상적용

칼슘 통로 차단제는 모든 유형의 근육 수축과 심장의 박동기 활동에 관여하는 전압-개폐형 Ca^{2+} 통로를 차단하는 약물이다. 이러한 약물 범주의 하나인 **다이하이드로피리딘**는 혈관 평활근의 칼슘 통로를 차단하는 데 비교적 특이적이다. 이것은 혈관 확장으로 이어져 혈관 저항과 혈압을 낮추어 고혈압 치료제로 작용한다. 베라파밀은 심장에 더 특이적이며 협심증(통증)과 부정맥을 치료하는 데 사용되며, **딜리타젬**(카르디젬)은 혈관 확장과 심장박동 둔화를 촉진한다.

평활근의 이완은 Ca^{2+}통로의 닫힘와 Ca^{2+}-ATPase 능동수송 펌프의 작용에 의한 세포질 Ca^{2+}농도의 저하 때문이다. 이어서 칼모듈린은 미오신 경사슬 키나아제에서 떨어지고 이 효소를 비활성화한다. 미오신에 추가된 인산기는 **미오신 경사슬 인산분해효소**(myosin light-chain phosphatase, MLCP)에 의해 제거된다. 이 탈인산화는 교차교가 액틴에 결합하는 것을 억제하므로 평활근 이완에 필요하다(그림 12.37).

수축 강도와 지속 시간은 MLCK와 MLCP의 상대적 활성에 의해 결정되는 미오신 경사슬 인산화 정도에 따라 다르다. 일부 평활근은 더 빠른 형태의 효소를 가지고 있다. 예를 들어, 대동맥 근육에서 소

동맥 근육보다 더 빠르므로 대동맥의 수축 및 이완 속도가 더 빠르다. 또한 두 효소의 활성은 모두 주어진 평활근 내에서도 조절된다. 예를 들어, 자궁의 평활근은 임신 중에는 활동이 약하지만 출산 중에는 강하게 수축해야 한다.

점진적 수축에 더하여 평활근세포의 수축은 느리고 지속적이다. 느린 수축은 평활근의 미오신 ATPase가 횡무늬근보다 ATP 분해 능력이 더 느리기 때문이다. 평활근의 지속적 수축은 평활근의 교차교가 **잠금 상태**(latch state)로 들어갈 수 있다는 이론으로 설명된다.

잠금 상태는 평활근이 매우 에너지 효율적인 방식으로 수축을 유지하도록 하여 더 적은 ATP를 소모한다. 이 능력은 평활근이 속이 빈 기관의 벽을 둘러싸고 장기간 수축을 지속해야 한다는 점을 감안할 때 중요하다.

세 가지 근육 유형(골격, 심장 및 평활근)을 표 12.8에서 비교하였다.

 임상연구 **요약**

미아는 주름을 만드는 얼굴 근육의 마비를 일으키기 위해 보톡스 주사를 맞으러 갔다. 보톡스는 운동 말단판에서 ACh의 세포 외 배출에 필요한 단백질을 파괴한다. 그녀는 밤에 발생하는 다리 경련으로 고생했는데, 비록 근섬유 내의 Ca^{2+}이 트로포닌에 결합함으로써 근육의 수축을 자극하지만, 혈액내 낮은 농도의 Ca^{2+}은 신경과 근육의 흥분성을 증가시키기 때문인 것으로 보인다. 의사는 미아에게 다리 근육을 천천히 스트레칭하라고 조언했는데, 이는 일차말단보다 이차말단을 활성화하므로 근육 경련을 일으킬 수 있는 빠른 스트레칭보다는 약한 단일시냅스 신장반사를 유발하기 때문이다. 그녀의 가슴 통증은 CK-MB와 트로포닌 T에 대한 정상 혈액검사에서 드러났듯이 심근경색에 의한 것이 아니었다. 두근거림과 고혈압이 있는 그녀에게 심장전문의는 칼슘-통로 차단제를 처방했다. 카디젬과 같은 칼슘-통로 차단제는 심장을 느리게 하고 혈관 평활근을 이완하고 혈관을 확장하여 혈압을 낮추므로 두 증상을 해결할 수 있다.

상호작용

      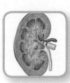

연결

피부계

- 피부는 병원체의 침입으로부터 근육을 포함한 신체의 모든 기관을 보호하는 데 도움이 된다.
- 피부 혈류의 조절을 위해서는 피부 혈관의 평활근이 필요하다.
- 피부의 입모근은 소름을 만든다.

골격계

- 뼈는 근육 수축 조절에 필요한 칼슘을 저장한다.
- 골격은 근육의 부착 부위를 제공한다.
- 골격의 관절은 움직임을 위한 지렛대이다.
- 근육 수축은 뼈의 건강과 강도를 유지하게 한다.

신경계

- 체성운동신경세포는 골격근의 수축을 자극한다.
- 자율신경세포는 평활근 수축 또는 이완을 자극한다.
- 자율신경은 운동을 할 때 심박출량을 증가시킨다.
- 근육의 감각신경세포는 근육의 길이와 긴장도를 추적한다.

내분비계

- 성호르몬은 근육 발달과 유지를 촉진한다.
- 부갑상샘호르몬 및 기타 호르몬은 혈중 칼슘 및 인산염 농도를 조절한다.
- 에피네프린과 노르에피네프린은 심장근과 평활근의 수축에 영향을 미친다.
- 인슐린은 포도당의 골격근으로의 유입을 촉진한다.
- 지방조직은 인슐린에 대한 근육의 민감도를 조절하는 호르몬을 분비한다.

순환계

- 혈액은 산소와 영양분을 근육으로 운반하고 CO_2와 젖산을 제거한다.
- 골격근의 수축은 정맥 내의 혈액 이동을 돕는 펌프 역할을 한다.
- 심장근은 심장이 펌프 역할을 할 수 있도록 한다.
- 평활근은 혈관이 수축 및 확장되도록 한다.

호흡계

- 폐는 근육 대사에 산소를 공급하고 이산화탄소를 제거한다.
- 호흡 근육은 폐의 환기를 가능하게 한다.

배설계

- 신장은 근육에서 만들어지는 크레아티닌 및 기타 대사 폐기물을 제거한다.
- 신장은 혈중 칼슘 및 인산염 농도를 조절하는 데 도움이 된다.
- 배뇨 조절을 위해서는 요로의 근육이 필요하다.

소화계

- 위장관은 근육을 포함한 모든 신체 기관에 영양분을 제공한다.
- 평활근 수축은 위장관을 따라 소화된 생성물을 이동시킨다.
- 위장관의 근육 괄약근은 음식의 통과를 조절하는 데 도움이 된다.

생식계

- 고환 안드로겐은 골격근의 성장을 촉진한다.
- 근육 수축은 남녀 모두에서 오르가즘에 작용한다.
- 태아의 질 분만을 위해서는 자궁 근육 수축이 필요하다.

요약

12.1 골격근

A. 골격근은 힘줄에 의해 뼈에 부착된다.

B. 골격근은 힘줄에 평행하게 부착된 별도의 세포 또는 섬유로 구성된다.

C. 골격근섬유는 횡무늬가 있다.

D. 생체 내에서 근섬유의 수축은 체성운동신경세포에 의해 자극된다.

E. 운동신경세포와 그 신경이 지배하는 근섬유를 운동단위라고 한다.

12.2 수축 기작

A. 골격근세포 또는 섬유에는 근원섬유라고 하는 구조가 포함되어 있다.

B. 미오신 교차교는 굵은 필라멘트에서 가는 필라멘트로 확장된다.

C. 교차교의 활동은 가는 필라멘트가 근절의 중심을 향해 미끄러지도록 한다.

D. 근육이 쉬고 있을 때 근세포질의 Ca^{2+} 농도는 매우 낮아서 교차교가 액틴에 부착되는 것을 방지한다.

E. 활동전위는 T관에 의해 근섬유로 전달된다.

12.3 골격근의 수축

A. 시험관 내 근육은 연축, 중첩 및 강직을 나타낼 수 있다.

B. 직렬 탄성 구성요소는 근육과 관련 구조의 탄성 구성을 말하며, 근육이 만드는 장력이 운동을 일으키기 전에 팽팽하게 늘려야 한다.

C. 근육 수축의 강도는 휴지 때의 길이에 따라 다르다.

12.4 골격근의 에너지 사용

A. 호기성 세포호흡은 교차교 활동에 필요한 ATP 생산에 궁극적으로 필요하다.

B. 근육 피로는 여러 기작으로 발생할 수 있다.

C. 신체훈련은 근섬유의 특성에 영향을 미친다.

12.5 골격근의 신경조절

A. 근육을 지배하는 체성운동신경세포를 하위운동신경세포라고 한다.

B. 근방추는 근육 길이 감지기 역할을 한다.

C. 골지-힘줄 기관은 근육이 힘줄에 가하는 장력을 모니터링한다.

D. 교차-신근 반사는 발이 압정을 밟을 때 발생한다.

E. 하행로를 지나는 대부분의 신경섬유는 척수 연합신경세포와 시냅스를 형성하고, 이 연합신경세포는 하위운동신경세포와 시냅스를 한다.

F. 하위운동신경세포에 영향을 미치는 뇌의 신경세포를 상위운동신경세포라고 한다.

12.6 심근과 평활근

A. 심장 근육은 횡무늬가 있고 근절을 포함한다.

B. 평활근에서 가는 필라멘트와 굵은 필라멘트는 근절로 구성되지 않는다.

문제

이해력 검증

1. 운동단위 개념을 사용하여 생체 내에서 골격근이 점진적이고 지속적으로 수축하는 방법을 설명하시오.

2. 운동단위 동원과 근육의 직렬 탄성 개념을 사용하여 등축성 수축이 등장성 수축으로 변환하는 방법을 설명하시오.

3. 근육이 쉬고 있을 때 미오신 머리가 액틴에 결합하지 않는 이유를 설명하시오. 그런 다음 ACh에 의한 근섬유 원형질막의 탈분극이 어떻게 미오신 머리와 액틴이 결합하게 하는지를 단계별로 설명하시오. 즉, 흥분-수축 짝이룸을 설명하시오.

4. 활주필라멘트 수축 이론을 사용하여 특정 근육 길이에서 근육의 수축 강도가 최대인 이유를 설명하시오.

5. 하행 운동로가 손상될 때 근육의 긴장도가 먼저 감소한 다음 증가하는 이유를 설명하시오. 근 긴장도는 어떻게 유지되는가?

6. 근육 수축과 이완에서 ATP의 역할을 설명하시오.

7. 주어진 운동단위에 속하는 모든 근섬유가 같은 유형인 이유는 무엇인가? 작은 운동단위와 느린 연축 근섬유가 큰 운동단위와 빠른 연축 근섬유보다 더 자주 사용되는 이유는 무엇인가?

8. 운동 강도가 증가함에 따라 근육 대사에 어떤 변화가 발생하는가? 지구력 훈련의 결과로 발생하는 변화를 기술하고, 이러한 변화가 어떻게 격렬한 운동에 따른 근육피로 시작을 늦출 수 있는지 설명하시오.

9. 횡무늬근의 흥분-짝이름 기작을 평활근과 비교하시오.

10. 자발적인 골격 운동과 반사에서 골격근의 수축과 이완을 신경계가 어떻게 조절하는지 설명하시오.

11. 수축 조절과 관련하여 심장 근육, 단단위 평활근 및 다단위 평활근을 비교하시오.

13 혈액, 심장과 순환

임상연구

제시카는 주치의를 찾아가 피로를 호소하였다. 지난 몇 달 동안 월경이 더 힘겨웠다고 말했다. 주치의는 제시카에게 승모판 탈출증이 있지만 그것이 피로의 원인이 아니라고 생각하고 혈액검사 결과를 기다리는 동안 식단에서 철분을 더 많이 섭취하라고 조언했다. 그러나 이후의 ECG에서 그녀가 심방세동이 있는 것으로 나타났으며, 이는 그녀의 피로를 설명할 수도 있다고 말했다. 의사는 리바록사반이라는 약을 처방했고 제시카에게 운동은 적당히 할 수 있지만 격렬하게는 할 수 없으며 반드시 금연해야 한다고 말했다.

새로운 용어 및 개념에는 다음과 같은 것이 있다.

- 빈혈, 혈액 응고인자, 심장판막 및 심장소리
- 심전도 및 심장 부정맥
- 죽상동맥경화증, 혈전증 및 심혈관질환

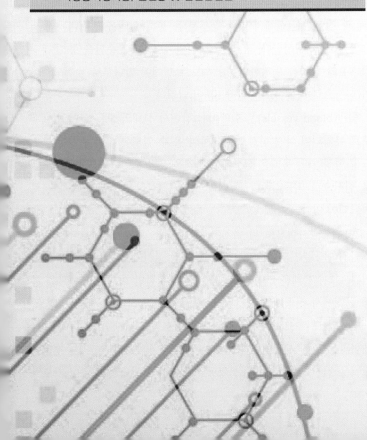

개요

13.1 순환계의 기능 및 구성요소

혈액은 호흡 가스, 영양 분자, 대사 폐기물 및 호르몬의 운반을 포함하여 수많은 기능을 수행한다. 혈액은 심장을 통해 혈관계로 이동하고 심장으로 돌아온다.

단세포 유기체는 생명에 필요한 다양한 기능을 수행함으로써 자체 유지 및 연속성을 제공할 수 있다. 대조적으로 복잡한 인체는 서로 의존하는 특수화된 세포로 구성되어 있다. 대부분이 조직에 단단히 붙어 있기 때문에 산소와 영양분을 조직으로 가져와서 노폐물을 제거한다. 따라서 체내에서 물질을 운반하는 매우 효과적인 수단이 필요하다.

혈액은 이런 수송 기능을 제공한다. 성인의 몸 전체에 걸쳐 있는 약 96,560 km(60,000마일)의 혈관은 수조 개의 살아있는 세포 각각에 지속적인 영양 공급을 보장한다. 그러나 혈액은 질병을 유발하는 바이러스, 박테리아 및 독소를 운반할 수도 있다. 이를 방지하기 위해서 순환계에는 백혈구, 림프계와 같은 보호 기작이 있다. 순환계는 다양한 기능을 수행하기 위해 호흡계, 비뇨계, 소화계, 내분비계, 피부계와 함께 항상성을 유지한다.

순환계의 기능

순환계의 기능은 크게 수송, 조절, 방어의 3가지 영역으로 나눌 수 있다.

1. **수송**(transportation). 세포대사에 필수적인 모든 물질은 순환계를 통해 운반된다. 이러한 물질은 다음과 같이 분류할 수 있다.
   a. **호흡기**. 적혈구는 세포에 산소를 운반한다. 폐에서 흡입된 공기의 산소는 적혈구 내의 헤모글로빈 분자에 부착되어 호기성호흡을 위해 세포로 운반된다. 세포호흡에 의해 생성된 이산화탄소는 혈액에 의해 폐로 운반되어 내쉬는 공기 중에 제거된다.
   b. **영양**. 소화계는 음식이 장벽을 통해 혈액과 림프관으로 흡수될 수 있도록 기계적, 화학적 분해를 담당한다. 그리고 나서 혈액은 이 흡수된 소화 생성물을 간을 통해 몸의 세포로 운반한다.
   c. **배설물**. 대사성 폐기물(요소 등), 과도한 수분과 이온, 신체에 필요하지 않은 기타 분자는 혈액을 통해 신장으로 운반되어 소변으로 배설된다.

2. **조절**(regulation). 순환계는 호르몬과 체온조절에 모두 기여한다.
   a. **호르몬**. 혈액은 호르몬을 원점에서 먼 표적조직으로 운반하여 다양한 조절기능을 수행한다.
   b. **온도**. 온도조절은 깊은 피부 혈관에서 표면적인 피부 혈관으로 또는 그 반대로 혈액의 순환에 의해 도움을 받는다. 주변 온도가 높을 때 깊은 혈관에서 표면 혈관으로 혈액이 순환되어 몸의 체온을 내리는데 도움이 된다. 주위 온도가 낮을 때, 혈액의 순환은 표면 혈관에서 깊은 혈관으로 혈액이 순환된다.

3. **보호**(protection). 순환계는 상처로 인한 혈액 손실과 신체에 유입된 외래 미생물 및 독소를 포함한 병원체로부터 방어한다.
   a. **응고**. 응고 기작은 혈관이 손상될 때 혈액 손실을 방지한다.
   b. **면역**. 혈액의 면역 기능은 많은 질병유발인자(병원체)로부터 보호하는 백혈구에 의해 수행된다.

순환계의 주요 구성요소

순환계(circulatory system)는 심혈관계와 림프계 두 부분으로 구성된다. **심혈관계**(cardiovascular system)는 심장과 혈관으로 구성되며, **림프계**(lymphatic system)는 비장, 가슴샘, 편도샘 및 림프절 내의 림프관 및 림프조직을 포함한다.

심장(heart)은 4개의 방이 있는 이중펌프이다. 펌핑 작용은 **폐순환**(폐)과 **전신순환**(신체의 나머지 부분)을 통해 혈액을 밀어내는데 필요한 압력을 생성한다. 휴식 시 성인의 심장은 각 순환을 통해 분당 약 5 L의 혈액을 펌핑한다. 이 속도로 혈액이 말단부로 순환되었다가 심장으로 되돌아오는데 약 1분이 걸린다.

혈관(blood vessels)은 혈액이 심장에서 신체의 모든 살아있는 세포로 유입되어 다시 심장으로 되돌아 올 수 있도록 하는 관형 네트워크를 형성한다. **동맥**은 심장에서 혈액을 운반하는 반면, **정맥**은 혈액을 심장으로 되돌려준다. 동맥과 정맥은 더 작은 혈관을 통해 서로 연결되어 있다.

동맥은 점차적으로 더 굵기가 작은 혈관 "가지"를 형성하기 위해 광범위하게 분기되어 있다. 동맥 중 가장 굵기가 작은 부분을 **소동맥**이라 한다. 혈액은 가장 얇고 가장 많은 혈관인 미세한 **모세관**을 통해 동맥에서 정맥계로 전달된다. 혈액과 조직 사이의 체액, 영양소, 노폐물의 모든 교환은 모세혈관벽을 가로질러 발생한다. 혈액은 모세혈관을 통해 **세정맥**이라고 하는 미세한 정맥으로 흐르고, 정맥은 혈액을 점진적으로 더 큰 정맥으로 전달하여 결국 혈액을 심장으로 되돌려보낸다.

혈장(혈액의 액체 부분)이 모세관을 통과할 때 혈액의 정수압은 이 액체의 일부를 모세관벽 밖으로 밀어낸다. 모세관벽에서 주변 조직으로 전달되는 혈장에서 파생된 액체를 **조직액** 또는 **간질액**이라고 한다. 이 체액의 일부는 모세관으로 직접 돌아가고 일부는 혈관 주변의 결합조직에 위치한 **림프관**(lymphatic vessels)으로 들어간다. 림프관에 있는 액체를 **림프**라고 한다. 이 체액은 특정 부위의 정맥혈로 되돌아가고 그곳에 위치한 **림프절**(lymph nodes)은 정맥혈로 돌아가기 전에 림프를 정화한다. 따라서 림프계는 순환계의 일부로 간주되고 13.8절에서 논의된다.

13.2 혈액의 구성

혈액은 혈장이라고 불리는 액체 속에 부유되고 운반되는 형성된 원소로 구성되어 있다. 적혈구, 백혈구 및 혈소판과 같은 형성된 요소는 각각 산소 수송, 면역 방어 및 혈액 응고 기능을 한다.

평균 체격의 성인 총 혈액량은 약 5 L로 전체 체중의 8%를 차지한다. 심장에서 나가는 혈액을 **동맥혈**이라고 한다. 폐로 가는 혈액을 제외하고 동맥혈은 적혈구에 산소 헤모글로빈(산소와 헤모글로빈의 조합)의 농도가 높기 때문에 밝은 빨간색이다. **정맥혈**은 심장으로 되돌아오는 혈액이다. 폐에서 나오는 정맥혈을 제외하고, 산소를 적게 포함하고 있기 때문에 산소가 풍부한 동맥혈보다 더 검은 붉은색을 띤다.

혈액은 **유형성분**이라고 하는 세포 부분과 **혈장**이라고 하는 액체 부분으로 구성된다. 혈액을 원심분리하면 더 무거운 형태의 요소가 시험관의 밑바닥으로 채워지고 혈장은 상단에 남는다(그림 13.1). 유형성분은 전체 혈액량의 약 45%를 구성하고 혈장은 나머지 55%를 구성한다. 적혈구는 유형성분의 대부분을 구성한다. 원심분리 혈액 샘플에서 **용적률**(총 혈액량에 대한 적혈구 부피의 비율)은 여성이 36%에서 46%, 남성이 41%에서 53%이다(표 13.1).

혈장

혈장(blood plasma)은 물과 용해된 용질로 구성된 볏짚색깔 액체이다. 농도 측면에서 혈장의 주요 성분은 Na^+이다. Na^+ 외에도 혈장에는 대사 산물, 호르몬, 효소, 항체 및 기타 단백질과 같은 유기분자뿐만 아니라 다른 많은 이온도 포함되어 있다. 이러한 혈장성분 중 일부의 농도는 표 13.1에 나와 있다.

혈장단백질

혈장단백질(plasma proteins)은 혈장의 7~9%를 구성한다. 세 가지 유형의 단백질은 알부민, 글로블린 및 피브리노겐이다. **알부민**(albumins)은 혈장단백질의 대부분(55%~60%)을 차지하며 크기가 가장 작다. 간에서 생성되며 주변 간질(조직)액에서 모세관으로 물을 끌어들이는 데 필요한 삼투압을 제공한다. 이 현상은 혈액량과 압력을 유지하는 데 필요하다. **글로불린**(globulins)은 **알파 글로불린**(alpha globulins), **베타 글로불린**(beta globulins) 및 **감마 글로불린**(gamma globulins)의 세 가지 유형으로 분류된다. 알파 및 베타 글로불린은 간에서 생성되며 지질과 지용성 비타민을 운반하는 기능을

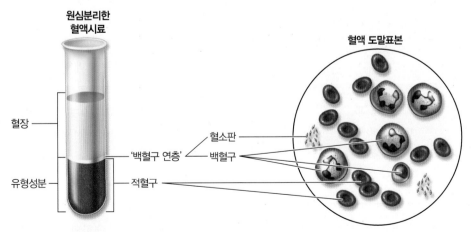

그림 13.1 피의 구성성분. 혈액세포는 전혈을 원심분리할 때 시험관의 바닥에 채워지고 혈장은 시험관의 상단에 남는다. 적혈구는 혈액세포 중 가장 풍부하다. 백혈구와 혈소판은 포장된 적혈구와 혈장 사이의 경계면에서 얇고 밝은색의 "버피 코트"만 형성한다.

표 13.1 | 대표적인 혈장성분의 정상 범위

측정 항목	정상 범위
혈액량	80~85 mL/kg 체중
혈액 삼투질 농도	285~295 mOsm
혈액 pH	7.38~7.44
효소	
크레아틴포스포인산화효소(CPK)	여성: 10~79 U/L
	남성: 17~148 U/L
젖산 탈수소효소(LDH)	45~90 U/L
인산분해효소(산성)	여성: 0.01~0.56 Sigma U/mL
	남성: 0.13~0.63 Sigma U/mL
혈액학 수치	
헤마토크리트	여성: 36%~46%
	남성: 41%~53%
헤모글로빈	여성: 12~16 g/100 mL
	남성: 13.5~17.5 g/100 mL
적혈구 수	4.50~5.90 million/mm^3
백혈구 수	4,500~11,000/mm^3
호르몬	
테스토스테론	남성: 270~1,070 ng/100 mL
	여성: 6~86 ng/100 mL
부신피질자극호르몬(ACTH)	6~76 pg/mL
성장호르몬	소아: 10 ng/mL 이상
	성인 남성: 5 ng/mL 이하
인슐린	2~20 μU/mL (단식)
이온	
중탄산염	24~30 mmol/L
칼슘	9.0~10.5 mg/dL
염화물	98~106 mEq/L
칼륨	3.5~5.0 mEq/L
소듐	135~145 mEq/L
유기분자(기타)	
콜레스테롤(바람직한)	200 mg/dL 이하
포도당	75~115 mg/dL (단식)
젖산	5~15 mg/dL
단백질(총)	5.5~8.0 g/dL
트라이글리세라이드(중성지방)	160 mg/dL 이하
요소 질소	10~20 mg/dL
요산	남성: 2.5~8.0 mg/dL
	여성: 1.5~6.0 mg/dL

출처: Excerpted from material appearing in *The New England Journal of Medicine*, "Case Records of the Massachusetts General Hospital," 302:37–38, 314:39–49, 351:1548–1563. 1980, 1986, 2004.

한다. 감마 글로불린은 림프구(혈액 및 림프 조직에서 발견되는 형성 요소 중 하나)에 의해 생성되고 면역 기능을 하는 항체이다. 전체 혈장단백질의 약 6%만을 차지하는 **피브리노겐**(fibrinogen)은 간에서 생성되는 중요한 응고인자이다. 혈전 형성 과정(13.1절의 뒷부분에서 설명) 동안 피브리노겐은 불용성 **피브린**으로 전환된다. 따라서 **혈청**(serum)이라고 하는 응고된 혈액의 체액에는 피브리노겐이 포함되어 있지 않지만 그 외에는 혈장과 동일하다.

혈장 부피

신체의 많은 조절 기작이 혈장 부피의 항상성 유지에 관여한다. 몸에서 수분이 손실되면 남아 있는 혈장이 과도하게 농축되어 삼투압 농도(6장)가 증가한다. 이것은 시상하부의 삼투압수용기에 의해 감지되어 갈증을 느끼고 뇌하수체후엽에서 항이뇨호르몬(ADH)이 방출된다(11장 11.3절). 이 호르몬은 신장의 수분 보유를 촉진하여 수분 섭취 증가와 함께 탈수증과 혈액량 감소를 보상하는 데 도움이 된다. 이 조절 기작은 혈장량에 영향을 미치는 다른 기작과 함께 혈압을 유지하는 데 매우 중요하다(14장 14.6절).

혈액의 형성요소

혈액의 **유형성분**(formed elements)에는 **적혈구**와 **백혈구**의 두 가지 유형의 혈액세포가 있다. 적혈구는 둘 중 훨씬 더 많으며 혈액 1 mm^{3}에는 일반적으로 남성의 경우 510만~580만 개의 적혈구가 있고 여성의 경우 430만~520만 개의 적혈구가 있다. 대조적으로 같은 부피의 혈액에는 5,000~9,000개의 백혈구가 있다.

적혈구

적혈구(erythrocytes)는 지름이 약 7 μm, 두께가 2.2 μm인 편평한 양면 오목한 원반이다. 그들의 독특한 모양은 산소를 운반하는 기능과 관련이 있다. 가스가 확산될 수 있는 증가된 표면적을 제공한다(그림 13.2). 적혈구에는 핵과 미토콘드리아가 없다(무산소대사를 통해 에너지를 얻음). 이러한 부분적 결핍으로 인해 적혈구는 약 120일이라는 비교적 짧은 순환 수명을 가진다. 오래된 적혈구는 간, 비장 및 골수의 식세포에 의해 순환에서 제거된다.

각 적혈구는 약 2억 8천만 혈액을 붉은색으로 만드는 **헤모글로빈**(hemoglobin) 분자이다. 각 헤모글로빈 분자는 **글로빈**이라고 하는 4개의 단백질 사슬로 구성되며, 각각은 철을 포함하는 붉은색 분자인 하나의 **헴**(heme)에 결합되어 있다. 헴의 철 그룹은 폐의 산소와 결합하여 조직에서 산소를 방출할 수 있다.

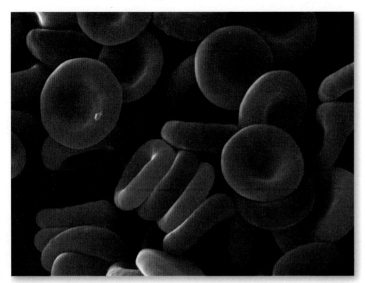

그림 13.2 적혈구의 착색된 주사전자현미경 사진. 적혈구의 모양은 "양면 오목한 원반"으로 설명된다. 실제로, 개별 적혈구는 현미경으로 볼 때 붉게 보이지 않는다.
©Cheryl Power/Science Source

헴철은 간 및 비장의 식세포에 의해 노화(노화) 적혈구(18장 그림 18.22 참조)에서 재활용된다. 이 철분은 혈액을 통해 **트랜스페린**(transferrin)이라는 단백질운반체에 부착된 골수로 이동하며, 이는 수용체매개 내 구성세포에 의해 적혈구로 들어간다. 이 재활용된 헴철은 몸에 필요한 철분의 대부분을 공급한다. 또한 철분은 간세포 내에서 철분이 저장된 곳에서 방출될 수 있고, 철분 요구량의 균형은 비교적 적지만 식단에서 보충해야 한다. 식이 철분은 주로 십이지장에서 흡수되고 장에서 혈액 속의 트랜스페린으로 운반된다. 철분이 결합된 트랜스페린은 세포막수용체에 트랜스페린이 결합함으로써 유발되는 세포 내 섭취에 의해 골수 및 간세포에 의해 혈액에서 추출된다.

❤ 임상적용

가장 흔한 형태의 빈혈(낮은 적혈구 및/또는 헤모글로빈 농도)인 **철분 결핍성 빈혈**(iron-deficiency anemia)은 정상적인 양의 헤모글로빈 생성에 필요한 철이 불충분할 때 발생한다. 이것은 심한 월경, 소화성 궤양 또는 위장관 출혈 등 다른 원인으로 인한 출혈로 인해 가장 자주 발생한다. 또한 철분 흡수 불능(예: 체강 질환)이나 임신으로 인한 태아의 요구사항으로 발생할 수 있다. **악성빈혈**(pernicious anemia)은 가장 일반적으로 위 상피에서 생성되고 비타민 B_{12}(헤모글로빈 생성에 필요)의 장 흡수에 필요한 분자인 내인성 인자의 결핍으로 인해 발생한다. 이것은 위 상피의 자가면역 공격으로 인해 발생할 수 있다. 또한 식이비타민 B_{12}의 장내 흡수 장애로 인해 발생할 수 있다. 크론병 또는 비타민 B_{12}의 부적절한 식이섭취로 인한 것이다. 골수 손상으로 인해 발생하는 **재생불량성 빈혈**(aplastic anemia)은 심각하지만 일반적으로 치료할 수 있다. 가장 일반적으로 암에 대한 화학요법 및 방사선 요법으로 인해 발생하지만 독소(예: 벤젠)에 대한 노출 및 일부 유전적 돌연변이로 인해 발생할 수도 있다.

골수는 매일 약 2,000억 개의 적혈구를 생산하고 적혈구는 약 2~3 g의 철분을 함유하고 있지만, 우리는 보통 체내에서 손실된 소량의 철분을 보충하기 위해 적은 양의 철분만 식단에서 필요로 한다. 그러나 식이 철분의 결핍으로 골수의 헤모글로빈 생성 능력이 저하되면 **철분 결핍성 빈혈**이 발생할 수 있다. 또한 빈혈은 **내인성인자**라고 불리는 위 분비물의 부족으로 인한 비타민 B_{12}의 결핍으로 인해 발생할 수 있다.

백혈구

백혈구(leukocytes)는 여러 면에서 적혈구와 다르다. 백혈구에는 핵과 미토콘드리아가 포함되어 있으며 아메바 형태로 이동할 수 있다. 백혈구는 아메바와 같은 형태와 같이 모세관벽의 구멍을 통해 압착되어 감염 부위로 이동할 수 있는 반면, 적혈구는 일반적으로 혈관 내에 갇혀 있다. 모세관벽을 통한 백혈구의 이동을 **혈구 유출**이라고 한다.

백혈구는 염색되지 않는 한 현미경으로 거의 보이지 않는다. 따라서 염색 특성에 따라 분류된다. 세포질에 과립이 있는 백혈구를 **과립백혈구**(granular leukocytes) 또는 **과립구**(granulocytes)라고 한다. 명확하게 과립이 없어 보이는 것을 **무과립백혈구**(agranular leukocytes) 또는 **무과립구**(agranulocytes)라고 한다.

백혈구를 식별하는 데 사용되는 염색약은 일반적으로 **에오신**이라고 하는 분홍색에서 붉은색 얼룩과 "기본 얼룩"이라고 하는 파란색에서 보라색 얼룩(메틸렌 블루)이 혼합되어 있다. 따라서 붉게 착색된 과립이 있는 과립형 백혈구를 **호산구**(eosinophils)라고 하며, 파란색으로 염색되는 과립이 있는 것을 **호염구**(basophils)라고 한다. 두 염색약에 대해 친화도가 거의 없으며 과립이 있는 것은 **호중구**(neutrophils)이다(그림 13.3). 호중구는 혈액 내 백혈구의 50~70%를 차지하는 가장 풍부한 유형의 백혈구이다. 미성숙 호중구는 소시지 모양의 핵을 가지고 있으며 **띠세포**라고 한다. 띠세포가 성숙함에 따라 핵은 소엽 모양이 되며 얇은 가닥으로 연결된 2~5개의 엽이 있다. 이 단계에서 호중구는 **다형핵 백혈구**(PMN)라고도 한다.

무과립백혈구에는 림프구와 단핵구의 두 가지 유형이 있다. **림프구**(lymphocytes)는 일반적으로 두 번째로 많은 유형의 백혈구이고 둥근 핵과 작은 세포질을 가진 작은 세포이다. 대조적으로 **단핵구**(monocytes)는 가장 큰 백혈구이며 일반적으로 말 말굽 모양의 핵을 가지고 있다. 이 두 가지 세포 유형 외에도 림프구에서 유래하는 형질세포의 수가 적고 이 **형질세포**는 많은 양의 항체를 생산하고 분비한다. 다양한 백혈구의 면역 기능은 15장에 자세히 설명되어 있다.

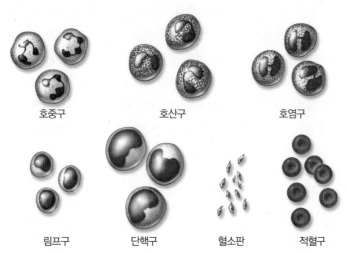

호중구   호산구   호염구

림프구   단핵구   혈소판   적혈구

그림 13.3 혈액세포와 혈소판. 위에 묘사된 백혈구는 과립백혈구이며 얼룩에 대한 친화력에 따라 명명된다. 아래에 표시된 림프구와 단핵구는 무과립백혈구이다.

임상적용

빈혈(anemia)이 비정상적으로 낮은 적혈구 수를 의미하는 반면(이전에 논의된 바와 같이), **적혈구 증가증**(polycythemia)은 비정상적으로 높은 적혈구 수를 나타낸다. 이것은 높은 고도에서 생명체의 낮은 산소를 포함하여 많은 원인이 있을 수 있다(16장에서 논의됨). **백혈구 감소증**(leukopenia)은 다른 원인 중에서 암에 대한 방사선에 의해 생성될 수 있는 비정상적으로 낮은 백혈구 수이다. **백혈구 증가증**(leukocytosis)은 그 반대이다. 감염 중에 염증에서 방출되는 사이토카인으로 인해 발생할 수 있는 비정상적으로 높은 백혈구 수이다. **백혈병**(leukemia)은 많은 수의 비정상적이고 미성숙한 백혈구가 혈액에 나타나는 골수암이다.

혈소판

혈소판(platelets 또는 thrombocytes)은 형성된 요소 중 가장 작으며 실제로 골수에서 발견되는 **거핵세포**라고 하는 큰 세포의 단편이다. 거핵세포는 위족을 골수의 모세혈관으로 확장시키고, 이 위족으로부터 혈소판을 형성한다. 혈소판은 핵이 없지만 아메바 운동으로 움직일 수 있는 균일한 모양의 세포 조각으로 순환계에 들어간다. 혈액 입방 밀리미터당 혈소판 수는 130,000에서 400,000 사이이며 이 수는 생리학적 조건에 따라 크게 다를 수 있다. 혈소판은 비장과 간에 의해 파괴되기 전에 약 5~9일 동안 생존한다.

혈소판은 혈액 응고에 중요한 역할을 하고 혈병의 대부분을 구성하며, 원형질막의 인지질은 혈장의 응고인자를 활성화하여 혈소판 응고를 강화하는 피브린을 생성한다. 혈소판은 혈관 수축을 자극하는 화학물질인 **세로토닌**을 방출하여 손상부위로의 혈액 흐름을 감소시킨다. 혈소판은 또한 혈관의 완전성을 유지하는 데 중요한 성장 인자(자가분비 조절제, 11장 11.7절)를 분비한다. 이러한 조절인자는 13.7절에 설명된 대로 죽상동맥경화증의 발병에도 관여할 수 있다.

혈액의 유형성분은 그림 13.3에 나와 있고, 그 특성은 표 13.2에 요약되어 있다.

조혈

혈액세포는 **조혈**(hematopoiesis 또는 hemopoiesis)이라는 과정을 통해 지속적으로 형성된다. 이 혈액세포를 생성하는 **조혈줄기세포**(hematopoietic stem cells)는 인간 배아의 난황낭에서 시작하여 대

표 13.2 | 혈액의 형성요소

성분	특징	수	기능
적혈구	핵이 없는 양면 오목한 원반, 헤모글로빈 함유, 100~120일 생존	4,000,000~6,000,000/mm³	산소와 이산화탄소 운반
백혈구		5,000~10,000/mm³	미생물에 의한 감염 방어에 도움
과립구	적혈구 크기의 약 2배, 존재하는 세포질 과립, 12시간에서 3일 생존		
1. 호중구	2~5개의 엽이 있는 핵, 세포질 과립이 약간 분홍색으로 염색됨	전체 백혈구의 54%~62%	식세포
2. 호산구	핵 2엽, 에오신 염색에서 세포질 과립이 빨간색으로 염색됨	전체 백혈구의 1%~3%	이물질을 해독하는 데 도움이 되고 응고를 용해시키는 효소를 분비함, 기생충 감염과 싸움
3. 호염구	핵엽, 헤마톡실린 염색 시 세포질 과립이 파란색으로 염색됨	전체 백혈구의 1% 이하	항응고제 헤파린 분비
무과립구	세포질 과립은 보이지 않음, 생존 100~300일(몇몇은 훨씬 더 길다)		
1. 단핵구	적혈구보다 2~3배 더 큼, 핵 모양은 원형에서 로브까지 다양함	전체 백혈구의 3%~9%	식세포
2. 림프구	적혈구보다 약간 더 큼, 핵은 거의 세포에 맞춤	전체 백혈구의 25%~33%	특정 면역 반응 제공(항체 포함)
혈소판	세포질 단편, 5~9일 생존	130,000~400,000/mm³	응고를 활성화함, 혈관수축을 일으키는 세로토를 분비힘

동맥 주변, 태반, 태아의 간으로 차례로 이동한다. 간은 태아의 주요 조혈기관이지만 줄기세포는 골수로 이동하고 출생 직후 간이 혈구 생산의 원천이 되지 않는다. 과학자들은 골수의 조혈조직이 매일 약 5000억 개의 세포를 생성한다고 추정한다. 조혈줄기세포는 모든 전문화된 혈액세포를 생성하는 비교적 미분화된 다능성 성체줄기세포 집단을 형성한다(20장 20.6절). 조혈줄기세포는 자가 재생성이며 유사분열에 의해 스스로를 복제하므로 개별 줄기세포가 성숙한 혈액세포로 분화하기 때문에 모줄기세포 집단은 고갈되지 않는다.

조혈줄기세포는 그 수가 매우 적지만 감염 중 방출되는 전염증성 사이토카인(15장 15.3절)과 감염 중 백혈구 고갈에 대한 반응으로 증식한다. 조혈모세포는 수혜자의 고갈된 골수에 이식 시 완전한 조혈능력(모든 혈구세포주 생성)을 회복할 수 있는 유일한 세포이다.

적혈구 생성(erythropoiesis)이라는 용어는 적혈구의 형성을 나타내고 **백혈구 생성**(leukopoiesis)은 백혈구의 형성을 나타낸다. 이러한 과정은 출생 후 골수와 림프의 두 부류의 조직에서 발생한다. **골수조직**(myeloid tissue)은 긴 뼈, 갈비뼈, 흉골, 골반, 척추체, 두개골 일부의 적색 골수이다. **림프조직**(lymphoid tissue)에는 림프절, 편도샘, 비장 및 가슴샘이 포함된다. 골수는 다양한 유형의 혈액세포를 모두 생성한다. 림프조직은 골수에서 유래한 세포에서 유래한 림프구를 생성한다.

세포가 적혈구 생성 및 백혈구 생성 동안 분화됨에 따라 특정 계통을 따라 추가 발달을 일으키는 화학 신호에 대한 막수용체를 발달시킨다. 현미경으로 구별할 수 있는 최초의 세포는 **적혈구**(적혈구가 됨), **골수아구**(과립백혈구가 됨), **림프구**(림프구를 형성함) 및 **단모구**(단핵구를 형성함)이다.

적혈구 생성은 매우 활동적인 과정이다. 비장과 간에서 지속적으로 파괴되는 적혈구를 대체하기 위해 초당 약 250만 개의 적혈구가 생성되는 것으로 추정된다. 적혈구의 수명은 약 120일이다. 무과립백혈구는 정상적 상태에서 100~300일 동안 기능을 유지한다. 이에 비해 과립백혈구는 수명이 12시간에서 3일 정도로 매우 짧다.

다양한 유형의 백혈구 생성은 **사이토카인**(cytokines)이라는 화학 물질에 의해 자극된다. 이들은 면역계의 다양한 세포에서 분비되는 자가분비 조절제이다. 적혈구 생성은 신장에서 분비되는 **에리트로포이에틴**(erythropoietin) 호르몬에 의해 자극된다. 에리트로포이에틴 유전자는 상업적으로 복제되어 현재 이 호르몬이 투석 중인 환자의 신장질환으로 인한 빈혈을 비롯한 빈혈 치료에 사용할 수 있다. 재조합 에리트로포이에틴을 주사하면 호기성 신체 기능이 크게 향상되는데, 이는 아마도 혈액이 증가된 양의 산소를 운반할 수 있도록 하는

헤모글로빈 증가 때문일 것이다. 이러한 이유로 세계반도핑기구(WADA)는 재조합 에리스로포이에틴의 사용을 금지하고 있으며, WADA 실험실에서 운동선수의 소변은 에리트로포이에틴 검사를 받는다.

과학자들은 골수에서 거핵구의 성숙과 혈소판 생성을 자극하는 주로 간에서 분비되는 특정 호르몬을 확인한다. 에리트로포이에틴과 유사하게, 그들은 이 호르몬을 **트롬보포이에틴**(thrombopoietin)이라고 명명했다. 트롬보포이에틴을 코딩하는 유전자도 복제되어 이제 재조합 트롬보포이에틴을 의학 연구 및 응용 분야에 사용할 수 있다. 임상시험에서 트롬보포이에틴은 암에 대한 화학요법을 받는 환자의 골수 고갈로 인해 발생하는 **혈소판 감소증**을 치료하는 데 사용되었다.

 임상적용

혈소판 증가증(thrombocytosis)은 비정상적으로 증가된 혈소판 수이다. 이것은 급성 실혈, 염증, 암 등과 같은 상태가 간을 자극하여 트롬보포이에틴을 과도하게 생성할 때 발생한다. 그러나 트롬보포이에틴의 생산은 일반적으로 혈소판 수의 항상성을 유지하도록 조정된다. 골수의 거핵구와 순환하는 혈소판은 모두 트롬보포이에틴에 결합하는 수용체를 가지고 있기 때문에 혈소판의 감소는 거핵구를 자극하는 데 사용할 수 있는 트롬보포이에틴을 증가시켜 혈소판 수를 정상으로 높인다. 반대로, 증가된 수의 혈소판은 트롬보포이에틴을 스폰지처럼 빨아들여서 골수에 들어갈 수 있고 거핵구를 자극할 수 있는 유리 트롬보포이에틴을 감소시켜 혈소판수를 정상으로 감소시킨다

백혈구 생성의 조절

다양한 사이토카인은 백혈구 발달의 여러 단계를 자극한다. **다능성 성장인자-1, 인터루킨-1 및 인터루킨-3**으로 알려진 사이토카인은 일반적인 효과가 있어 다양한 유형의 백혈구 발달을 자극한다. **과립구 집락-자극인자(G-CSF)**는 호중구의 발달을 자극하기 위해 매우 특정한 방식으로 작용하는 반면, **과립구-단핵구 집락-자극인자(GM-**

임상적용

조혈줄기세포 이식(hematopoietic stem cell transplants)은 암에 대한 화학요법이나 방사선 요법 또는 기타 원인으로 인해 골수줄기세포 개체수가 고갈되었을 때 골수 기능을 회복하는 데 도움이 된다. 이러한 줄기세포는 장골능에서 골수를 흡인하여 얻을 수 있지만 이제는 골수를 자극하여 더 많은 줄기세포를 방출하도록 자극하는 G-CSF 및 GM-CSF를 주사한 후 말초 혈액에서 더 흔하게 얻는다. 자가이식은 동일한 환자(골수를 고갈시키는 치료 전)로부터 얻은 반면, 동종이식은 일반적으로 형제자매 또는 유전적으로 밀접하게 일치하는 다른 사람에게서 얻는다.

CSF)는 단핵구 및 호산구의 발달을 자극한다. 사이토카인 G-CSF 및 GM-CSF에 대한 유전자가 복제되어 이러한 사이토카인을 의료용으로 사용할 수 있다.

적혈구 생성 조절

적혈구 생성의 일차 조절자는 혈액 산소 수준이 감소할 때 조직 저산소증에 반응하여 신장에서 생성되는 **에리트로포이에틴**이다. 낮은 혈중 산소 농도의 가능한 원인 중 하나는 적혈구 수 감소이다. 적혈구 생성인자 자극의 원인이 되는 새로운 적혈구의 일일 생산은 오래된 적혈구의 일일 파괴를 보상하여 혈액 산소 함량의 감소를 방지한다. 에리트로포이에틴의 증가된 분비와 새로운 적혈구 생성은 사람이 고지대에 있거나 혈액의 산소 함량을 감소시키는 상태인 폐질환이 있을 때 발생한다.

적혈구생성인자는 적혈구가 될 세포의 막수용체에 결합하여 작용한다(그림 13.4). 에리스로포이에틴 자극세포는 세포분열과 분화를 거쳐 적혈구 생성을 유도한다. 이들은 **정상모세포**로 변형되어 핵을 잃어 **망상적혈구**가 된다. 망상적혈구는 완전히 성숙한 적혈구로 변한다. 이 과정은 3일이 소요된다. 망상적혈구는 일반적으로 처음 2일 동안 골수에 머물렀다가 3일째에 혈액에서 순환한다. 적혈구 수명이 120일이면 간과 비장 및 골수의 대식세포(식세포)에 의해 오래된 적혈구가 제거된다. 파괴된 적혈구의 헤모글로빈 분자에 포함된 대부분의 철분은 골수조직으로 다시 재활용되어 새로운 적혈구를 위한 헤모글로빈 생산에 사용된다(18장 그림 18.22 참조). 적혈구 생성과 헤모글로빈 합성은 비타민 B_{12} 및 엽산과 함께 철분 공급에 달려 있다.

음식물의 철분은 십이지장(소장의 첫 번째 영역)에서 흡수되어 장세포(**장 상피세포**)로 전달되어 저장되거나 **페로포틴**(ferroportin) 막통로를 통해 혈장으로 분비될 수 있다. 유사하게, 대식세포에 의해 파괴된 오래된 적혈구의 헴에서 파생된 철분은 대식세포에 저장되거나 페로포틴 통로를 통해 혈액으로 방출될 수 있다. 혈액에서 이동하는 철분은 **트랜스페린**이라는 혈장단백질에 결합되어 적혈구 생성 시 골수에서 사용되거나 주로 간에 저장될 수 있다. 철분은 장 상피세포의 탈락과 월경을 통해서만 몸에서 제거된다. 따라서 철분의 장내 흡수는 철분 항상성을 유지하는 데 필요한 양만 흡수되도록 고도로 조절되어야 한다.

철분 항상성의 주요 조절자는 간에서 분비되는 폴리펩티드 호르몬인 **헵시딘**(hepcidin)이다. 헵시딘은 소장의 장세포와 철분이 저장되어 있는 대식세포에 작용하여 페로포틴 통로가 원형질막에서 제거되어 파괴되도록 한다. 이러한 방식으로 헵시딘은 장내에서 철분의 흡수와 세포 저장에서 철분의 방출을 억제하여 혈장 철분 농도를 낮

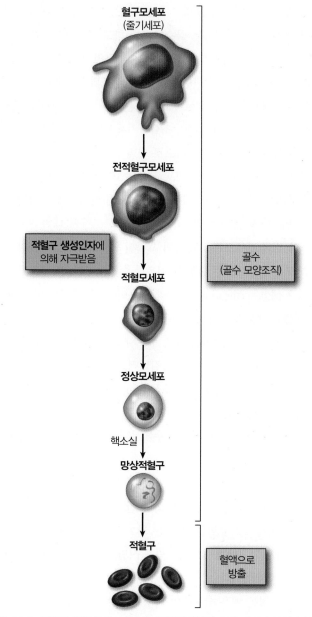

혈구모세포
(줄기세포)

↓

전적혈구모세포

적혈구 생성인자에 의해 자극받음 → 적혈모세포

**골수
(골수 모양조직)**

↓

정상모세포

핵소실 ↓

망상적혈구

↓

적혈구

혈액으로 방출

그림 13.4 적혈구 생성 단계. 성숙한 적혈구(적혈구)가 될 세포의 증식과 분화는 골수에서 발생한다. 신장에서 분비되는 호르몬 에리트로포이에틴은 표시된 단계를 자극한다.

춘다. 이것은 간의 헵시딘 생성이 철분 결핍 및 대부분의 빈혈에 의해 감소되고 과도한 철분 섭취에 의해 증가되는 음성되먹임 고리를 완성한다.

철분에 대한 식이요구량은 매우 적기 때문에 선진국에 살고 적절한 식단을 섭취하는 성인의 철분–결핍성 빈혈은 가장 흔한 원인이 혈액 손실이다. 남성의 정상적인 식이요구량은 약 10 mg/일인 반면, 평균 월경 출혈이 있는 여성은 약 15 mg/일, 임산부는 약 30 mg/일이 필요하다.

적혈구 항원 및 혈액형

신체의 모든 세포 표면에는 다른 개인의 면역 체계에 의해 이물질로 인식될 수 있는 특정 분자가 있다. 이 분자는 항원으로 알려져 있다. 면역 반응의 일부로 특정 림프구는 **항원**과 특정 방식으로 결합하는 **항체**라고 하는 단백질 종류를 분비한다. 항원에 대한 항체의 특이성은 기질에 대한 효소의 특이성과 신경전달물질 및 호르몬에 대한 수용체단백질의 특이성과 유사하다. 항체와 항원에 대해 자세한 설명은 15장에 나와 있다.

ABO 체계

다른 세포의 구별 항원은 적혈구의 항원보다 훨씬 다양한다. 그러나 적혈구 항원은 수혈을 위해 기증자와 수혈자 간에 유형이 일치해야 하기 때문에 임상적으로 매우 중요하다. 적혈구 항원에는 여러 그룹이 있지만 주요 그룹은 **ABO 체계**(ABO system)로 알려져 있다. 적혈구 표면에 존재하는 항원의 관점에서, 사람은 **A형**(A 항원만 있음), **B형**(B 항원만 있음), **AB형**(A 및 B 항원 모두 있음) 또는 **O형**(A 또는 B 항원 없음)이다. 각 사람의 혈액형(A, B, AB 또는 O)은 적혈구 표면에 존재하는 항원을 나타내며, 이는 이러한 항원을 코딩하는 유전자(9번 염색체에 위치)의 산물이다.

각 사람은 ABO 항원 생산을 제어하는 두 개의 유전자(각 부모로부터 하나씩)를 물려받는다. A 또는 B 항원에 대한 유전자는 O에 대한 유전자보다 우세하다. O 유전자는 A 또는 B 적혈구 항원을 코딩하지 않기 때문에 열성이다. A와 B에 대한 유전자는 종종 I^A와 I^B로 표시되고 O에 대한 열성 유전자는 소문자 i로 표시된다. 따라서 A형인 사람은 각 부모로부터 A 유전자(유전자형 I^AI^A를 가질 수 있음) 또는 한 부모로부터 A 유전자를, 다른 부모로부터 O 유전자를 물려받았을 수 있다(따라서 유전자형 I^Ai를 가짐). 마찬가지로, B형인 사람은 유전자형 I^BI^B 또는 I^Bi를 가질 수 있다. 따라서 O형 사람은 각 부모로부터 O 유전자를 물려받았고(유전자형 ii를 가짐), AB형 사람은 한 부모로부터 A 유전자를, 다른 부모로부터 B 유전자를 물려받았다(A와 B 사이에는 우성-후행 관계가 없다).

면역계는 자신의 적혈구 항원에 대한 내성을 나타낸다. 예를 들어, A형 사람은 항-A 항체를 생성하지 않는다. 그러나 놀랍게도 그들은 B 항원에 대한 항체를 만들고, 반대로 B형 혈액형을 가진 사람은 A 항원에 대한 항체를 만든다(그림 13.5). 이것은 "천연 항체"가 감염에 대한 반응으로 생성되고 A 또는 B 항원과 교차 반응하기 때문일 수 있지만 과학자들은 여전히 정확한 기원에 대해 불확실하다. 항-A 및 항-B 항체의 기원이 무엇이든, A형 혈액을 가진 사람(예를

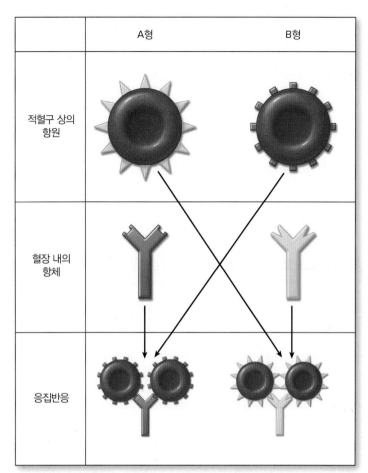

그림 13.5 응집반응. A형 혈액을 가진 사람은 적혈구에 A형 항원이 있고 혈장에는 B형 항원에 대한 항체가 있다. B형 혈액을 가진 사람은 적혈구에 B형 항원이 있고 혈장에는 A형 항원에 대한 항체가 있다. 따라서 한 혈액형의 적혈구가 다른 혈액형 혈장의 항체와 혼합되면 응집반응이 발생한다. 이 반응에서 적혈구는 항원-항체 결합 때문이다.

표 13.3 | 적혈구 항원의 ABO 체계

유전자형	적혈구 상의 항원	혈장 내의 항체
I^AI^A, I^Ai	A	항-B
I^BI^B, I^Bi	B	항-A
ii	O	항-A과 항-B
I^AI^B	AB	항-A과 항-B 둘다 없음

들어)은 B 항원에 결합할 수 있는 항체를 가지고 있지만 내성 기작으로 인해 A 항원에 대한 항체가 부족하다. AB형은 A 항원과 B 항원 모두에 대한 내성을 나타내므로 항-A 또는 항-B 항체를 생성하지 않는다. 대조적으로 O형인 사람들은 어느 항원에도 내성을 나타내지 않는다. 따라서 그들은 혈장에 항-A 및 항-B 항체를 모두 가지고 있다(표 13.3).

수혈 반응

수혈이 수행되기 전에 수혈자의 혈청과 공여자의 혈구를 혼합하여 **주요 교차시험**이 이루어진다. 유형이 일치하지 않는 경우(예: 기증자가 A형이고 수혜자가 B형인 경우), 수혜자의 항체가 기증자의 적혈구에 부착되어 다리를 형성하여 세포가 함께 뭉치거나 **응집**(agglutinate)되도록 한다(그림 13.5 및 13.6). 이러한 응집반응 때문에 A 항원과 B 항원을 **응집원**이라고 부르고, 이에 대한 항체를 **응집소**라고 한다. 이러한 응집을 초래하는 수혈 오류는 작은 혈관을 막고 용혈(적혈구 파열)을 일으켜 신장 및 기타 기관을 손상시킬 수 있다.

응급상황에서 O형 혈액은 A, B, AB 또는 O형인 사람들에게 수혈되었다. O형 적혈구에는 A 및 B 항원이 없기 때문에 수혜자의 항체는 기증자 적혈구를 응집시킬 수 없다. 따라서 O형은 **보편적인 기증자**이다. 그러나 O형 사람의 혈장은 A형, B형 및 AB형 적혈구를 응집시키기 때문에 기증되는 혈장의 양이 적은 경우에만 가능하다. 마찬가지로, AB형 사람들은 항-A 및 항-B 항체가 부족하여 공여자 적혈구를 응집시킬 수 없기 때문에 **보편적인 수혜자**이다(공여자 혈장은 수혈량이 너무 많은 경우 수용자 적혈구를 응집시킬 수 있다).

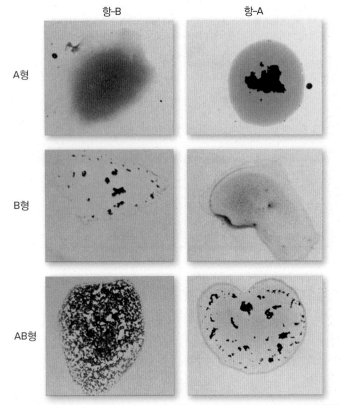

그림 13.6 혈액형. 적혈구의 응집(덩어리)은 A형 항원을 가진 세포가 항-A 항체와 혼합될 때, B형 항원이 있는 세포가 항-B 항체와 혼합될 때 발생한다. O형 혈액에서는 응집이 일어나지 않는다(표시되지 않음). ©Stuart Fox

관련된 위험 때문에 보편적 공여자 및 수용자 개념의 사용은 실제로 권장되지 않는다.

Rh 인자

대부분의 사람들의 적혈구에서 발견되는 또 다른 항원 그룹은 **Rh 인자**(Rh factor)이다(이 항원이 처음 발견된 붉은털원숭이의 이름을 따서 명명됨). 이 그룹에는 다양한 항원이 있지만 의학적 중요성 때문에 한 가지가 눈에 띈다. 이 Rh 항원은 D라고 하며 종종 Rho(D)로 표시된다. 이 Rh 항원이 사람의 적혈구에 존재하면 사람은 **Rh 양성**(Rh positive)이다. 그것이 없으면 사람은 **Rh 음성**(Rh negative)이다. Rh 양성 상태는 훨씬 더 일반적이다(예: 백인 인구에서 85%의 빈도).

Rh 인자는 Rh 음성 산모가 Rh 양성 아기를 낳을 때 특히 중요하다. 태아와 산모의 혈액은 일반적으로 태반을 가로질러 분리되어 있으므로(20장 20.6절) Rh 음성인 산모는 일반적으로 임신 중에 태아의 Rh 항원에 노출되지 않는다. 그러나 출생 시 노출 정도가 다양할 수 있으며, 산모의 면역계가 민감해지고 Rh 항원에 대한 항체가 생성될 수 있다. 그러나 노출이 최소일 수 있고 Rh 음성 여성이 Rh 인자에 대한 민감도가 다양하기 때문에 이것이 항상 발생하는 것은 아니다. 여성이 Rh 인자에 대한 항체를 생성하면 이 항체는 후속 임신에서 태반을 통과하여 태아의 Rh 양성 적혈구 용혈을 유발할 수 있다. 따라서 다음 아기는 **태아적아구증**(erythroblastosis fetalis) 또는 **신생아 용혈성 질환**이라고 하는 상태로 태어날 수 있다.

태아적아구증은 Rh 양성 아기가 태어난 후 72시간안에 Rh 음성인 산모에게 Rh 인자에 대한 항체 제제를 주사하여 예방할 수 있다. 이것은 주입된 항체가 Rh 항원을 비활성화하여 산모가 Rh 항원에 적극적으로 면역되는 것을 방지하는 일종의 수동 면역이다. 일부 의사는 이제 Rh 음성 여성의 Rh 양성 임신기간에 RhoGAM을 투여한다.

혈액 응고

혈관이 손상되면 **지혈**(hemostasis)을 촉진하는 여러 생리학적 기작이 활성화된다. 혈관의 내피 내막이 파손되면 내피하 결합조직의 콜라겐 단백질이 혈액으로 노출된다. 이것은 개별적이지만 겹치는 세 가지 지혈 기작을 시작한다. (1) 혈관 수축, (2) 혈소판 마개 형성, (3) 혈소판 마개를 관통하고 둘러싸는 섬유소 단백질 망의 생성이다.

혈소판 및 혈관벽

혈관 손상이 없으면 혈소판은 서로 반발하고 혈관의 내피에서 밀어낸다. 내피는 결합조직 콜라겐과 혈소판을 활성화하여 혈전 형성을

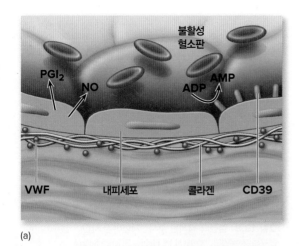

(a)

그림 13.7 혈소판 응집. (a) 혈소판 응집은 잠재적인 혈소판 활성제인 콜라겐에서 혈액을 분리하기 때문에 손상되지 않은 내피에서 방지된다. 또한 내피는 혈소판 응집을 억제하는 산화질소(NO)와 프로스타글란딘 I2(PGI2)를 분비한다. CD39라는 효소는 혈액에서 ADP를 분해하여 혈소판 응집을 촉진한다. (b) 내피가 파괴되면 혈소판은 콜라겐과 폰 빌레브란트 인자(VWF)에 부착되어 이 과정과 ADP 및 프로스타글란딘 트롬복산 A2(TxA2)의 분비에 의해 활성화되는 혈소판을 고정하는 데 도움이 된다. (c) 혈소판 플러그가 형성되고 섬유소 단백질로 강화된다.

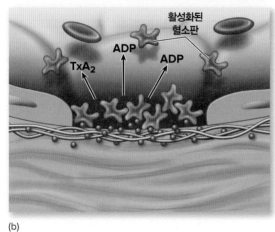

(b)

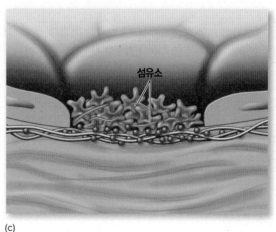

(c)

시작할 수 있는 기타 단백질 위에 있는 단순한 편평상피이다. 따라서 손상되지 않은 내피는 혈관벽에 있는 콜라겐 및 기타 혈소판 활성제로부터 혈액을 물리적으로 분리한다. 또한, 내피세포는 **프로스타사이클린**(또는 프로스타글란딘의 일종인 PGI2, 11장 그림 11.34 참조)과 **산화질소**(NO)를 분비하며, 이는 (1) 혈관 확장제 역할을 하고, (2) 혈소판에 작용하여 혈소판을 억제한다. 또한 내피세포의 원형질막에는 **CD39**라는 효소가 포함되어 있으며 활성부위는 혈액과 마주하고 있다. CD39 효소는 혈액 내 ADP를 AMP 및 P_i로 분해한다 (ADP는 활성화된 혈소판에 의해 방출되고 간략히 설명된 바와 같이 혈소판 응집을 촉진한다). 이러한 보호 기작은 혈소판이 혈관벽과 서로 달라붙지 않도록 하여 내피가 온전할 때 혈액의 흐름이 방해받지 않도록 하는 데 필요하다(그림 13.7a).

혈관이 손상되고 내피가 부서지면 혈소판 원형질막의 당단백질이 노출된 콜라겐섬유에 결합할 수 있다. 그러나 혈류의 힘은 콜라겐과 혈소판 모두에 결합하는 **폰 빌레브란트 인자**(VWF, 그림 13.7b)로 알려진 내피세포에서 생성되는 다른 단백질이 아니라면 콜라겐에서 혈소판을 끌어낼 수 있다. VWF에 대한 혈소판막의 당단백질수용체의 결합은 혈류의 전단력에 대해 혈소판을 손상부위에 고정하는 데 도움이 된다.

혈소판에는 분비 과립이 들어 있다. 혈소판이 콜라겐에 붙으면 분비 과립이 제품을 방출함에 따라 **탈과립화**된다. 이러한 제품에는 **아데노신이인산**(ADP), **세로토닌** 및 **트롬복산 A2**라고 하는 프로스타글란딘이 포함된다(11장 그림 11.34 참조). 이 사건을 **혈소판 방출 반응**(platelet release reaction)이라고 한다. 활성화된 혈소판에서 방출된 ADP와 트롬복산 A2는 새로운 혈소판을 주변으로 끌어들여 "끈적끈적"하게 만들어 콜라겐에 붙어 있는 혈소판에 달라붙게 한다(그림 13.7b). 혈소판의 두 번째 층은 차례로 혈소판 방출 반응을 일으키고 분비되는 ADP와 트롬복산 A2는 손상부위에 추가 혈소판을 응집시킨다. 이것은 손상된 혈관에 **혈소판 마개**(platelet plug, 그림 13.7c)를 생성한다.

활성화된 혈소판은 또한 혈장 응고인자를 활성화하여 피브리노겐으로 알려진 가용성 혈장단백질을 불용성 섬유단백질인 피브린으로 전환하는 데 도움이 된다. 혈소판의 원형질막은 피브리노겐과 피브린에 결합하기 위한 많은 특정 수용체를 가지고 있으며, 이 결합은 둘다 혈소판 응집을 촉진하고 혈소판 마개를 안정화시켜 혈전을 형성한다(그림 13.7c). 섬유소 형성으로 이어지는 응고 순서는 다음 주제에서 논의된다.

🫀 임상적용

혈소판 응집 억제제(platelet aggregation inhibitors)는 심근경색(심장마비, 13.7절 참조)의 주요 원인인 혈전 형성 및 **관상동맥 혈전증**(coronary thrombosis)을 예방하는 데 의학적으로 유용하다. 아스피린은 프로스타글란딘 형성에 필요한 효소 사이클로옥시게나아제를 비가역적으로 억제한다(11장 그림 11.34 참조). 따라서 아스피린은 혈소판 응집에 필요한 프로스타글란딘 트롬복산 A_2를 생성하는 혈소판의 능력을 억제한다. 혈소판은 완전한 세포가 아니기 때문에 새로운 효소를 재생할 수 없다. 따라서 아스피린은 혈소판의 수명 동안 사이클로옥시게나아제를 억제한다. 혈소판 기능에 영향을 미치기 위해 다른 기작으로 작동하는 다른 약물도 사용할 수 있다. 예를 들어, 클로피도그렐(플라빅스)은 혈소판 응집을 촉진하는 ADP의 능력을 억제하고, 디피리다올은 혈소판이 ADP를 생성하는 능력을 방해한다. 당단백질 IIb/IIIa 약물은 혈소판이 콜라겐과 폰 빌레브란트 인자(그림 13.7)에 결합하는 데 필요한 혈소판 원형질막 수용체를 차단하여 혈소판이 상처부위에 달라붙는 것을 방지하는 모노클로날 항체이다.

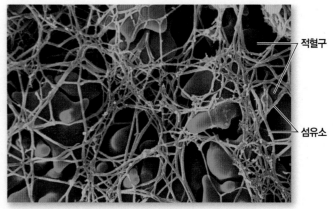

그림 13.8 혈전의 착색된 주사전자현미경 사진. 섬유소 가닥이 이 이미지에서 적혈구를 가두었다. ©David M. Phillips/Science Source

응고인자: 섬유소 형성

혈소판 마개는 **피브린**(fibrin)으로 알려진 불용성 단백질섬유의 섬유소에 의해 강화되어 완전한 **혈전**(blood clot)을 형성한다(그림 13.8). 따라서 혈전은 혈소판과 섬유소로 구성되며, 일반적으로 혈전을 붉은색으로 만드는 갇힌 적혈구를 포함한다(동맥에서 형성되는 혈전은 혈류가 더 빠르고 일반적으로 적혈구가 결핍되어 회색으로 나타남). 마지막으로, 혈전 수축 과정에서 혈소판 **덩어리의 수축**은 더 조밀하고 효과적인 마개를 형성한다. 혈전이 수축하면서 짜낸 액체를 **혈청**(serum)이라고 하며, 이는 섬유소의 가용성 전구체인 섬유소원이 없는 혈장이다. 혈청은 시험관에서 혈액을 응고시킨 후 원심분리하여 혈전과 혈구가 시험관 바닥에 채워지도록 하여 실험실에서 얻는다.

피브리노겐의 피브린으로의 전환은 두 가지 경로 중 하나를 통해 발생할 수 있다. 시험관에 남아 있는 혈액은 외부 화학물질을 추가하지 않아도 응고된다. 모든 성분이 혈액에 존재하기 때문에 이 응고 경로를 **내인성 경로**(intrinsic pathway)라고 한다. 그러나 손상된 조

표 13.4 | 혈장 응고인자

인자	이름	기능	경로
I	피브리노겐(Fibrinogen)	피브린으로 전환	공통
II	프로트롬빈(Prothrombin)	트롬빈(효소)으로 전환	공통
III	트롬보플라이스틴 조직	보조인자	외인성
IV	칼슘 이온(Ca^{2+})	보조인자	내인성, 외인성, 공통
V	프로악셀레린(Proaccelerin)	보조인자	공통
VII*	프로콘버틴(Proconvertin)	효소	외인성
VIII	항혈우병 인자	보조인자	내인성
IX	혈장 트롬보플라스틴 성분, 크리스마스 인자	효소	내인성
X	스튜어트 인자	효소	공통
XI	혈장 트롬보플라스틴 선행	효소	내인성
XII	하게만 인자	효소	내인성
XIII	섬유소안정인자	효소	공통

*인자 VI는 더 이상 참조되지 않는다. 이제 활성화된 인자 V와 동일한 물질로 여겨진다.

직은 섬유소 형성에 대한 "단축"을 시작하는 화학물질을 방출한다. 이 화학물질은 혈액의 일부가 아니기 때문에 더 짧은 경로를 **외인성 경로**(extrinsic pathway)라고 한다.

고유 경로는 시험관 내에서 친수성 표면(예: 시험관 유리) 또는 노출된 조직의 콜라겐, 폴리인산염 및 생체 내 상처 호중구 세포 외 트랩(NETS, 15장 15.1절)과 같은 음으로 하전된 구조에 노출되면 시작된다. 이 **접촉 경로**는 프로테아제(단백질소화효소)인 인자 XII(표 13.4)라고 하는 혈장단백질을 활성화한다. 활성인자 XII는 차례로 또 다른 응고인자를 활성화시켜 또 다른 응고인자를 활성화한다. 혈장 응고인자는 발견된 순서대로 번호가 매겨져 있으며 실제 반응순서를 반영하지 않는다.

다음 단계는 Ca^{2+}와 인지질의 존재를 필요로 하며 후자는 혈소판에 의해 제공된다. 이러한 단계를 통해 **프로트롬빈**(prothrombin)이라고 하는 비활성 당단백질이 활성효소 **트롬빈**(thrombin)으로 전환된다. 트롬빈은 가용성 단백질 **피브리노겐**(fibrinogen)을 **피브린**(fibrin) 단량체로 전환한다. 이러한 단량체는 함께 결합되어 혈소판 마개를 지지하는 그물망을 형성하는 불용성 섬유소 중합체를 생성한다. 고유 응고 순서는 그림 13.9의 오른쪽에 나와 있다.

혈전 형성의 외인성 경로는 **조직인자**(tissue factor, 또는 조직 트롬보플라스틴, 인자 III로도 알려짐), 혈관 벽 내부(중막 및 외막에서 발견됨) 및 세포에 의해 시작된다. 주변 조직의 혈관이 손상되면 조직인자가 혈액 내 인자 VII 및 VIIa에 노출되어 인자 VIIa와 복합체를 형성한다. 이 복합체를 형성함으로써 조직인자는 인자 X 및 인자 IX를 활성화하는 인자 VIIa의 능력을 크게(2백만 배) 증가시킨다.

외인성 응고 경로(그림 13.9의 왼쪽에 표시됨)는 이제 생체 내에서 응고 형성을 시작하는 것으로 설명된다. 현재 연구결과로는 내인

임상적용

A형 혈우병(hemophilia A)은 X-연관 열성형질로 유전되는 유전질환으로 유럽 왕실에서 만연해 있다. A형 혈우병에서 인자 VIII의 한 소단위의 결함은 이 인자가 내인성 응고 경로에 참여하는 것을 방해한다. 인자 VIII의 다른 소단위의 결함을 포함하는 **폰 빌레브란트병**(Von Wille-brand's disease)은 상염색체 열성형질로 유전되며 가장 흔한 출혈 장애이다. 대부분의 경우 응고 장애는 혈관 손상부위의 콜라겐에 부착하기 위해 빠르게 순환하는 혈소판에 필요한 큰 당단백질인 폰 빌레브란트 인자의 결핍으로 인해 발생한다(그림 13.7 참조). 인자 VIII의 결함으로 인한 혈우병 A는 인자 IX에 대한 결함 X-연관 유전자로 유전되는 **B형 혈우병**(hemophilia B)보다 약 6배 더 흔한다(표 13.5). 두 가지 형태의 혈우병에 대한 유전자 요법의 최근 보고는 바이러스 벡터(보인자) 내에 포장된 DNA 서열의 전달을 포함한다.

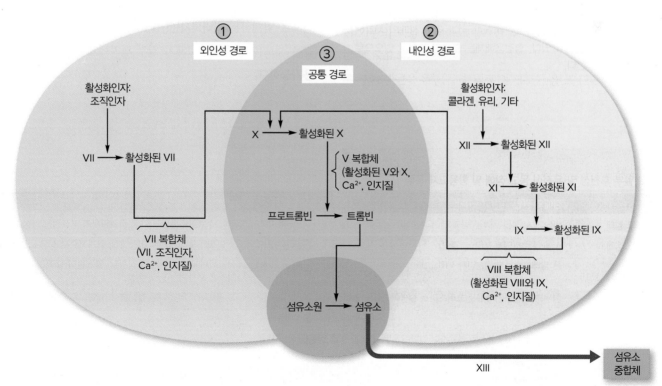

그림 13.9 응고 경로. (1) 외인성 응고 경로는 조직인자의 방출에 의해 시작된다. (2) 내인성 응고 경로는 콜라겐 또는 유리와의 접촉에 의한 인자 XII의 활성화에 의해 시작된다. (3) 외인성 및 내인성 응고 경로는 인자 X를 활성화할 때 수렴되어 결국 섬유소 형성으로 이어진다.

성 응고 경로가 증폭 역할을 하여 외인성 경로에 의해 시작된 응고 연속을 증가시킨다는 것으로 나타낸다. 이 기능은 활성화된 혈소판의 도움을 받고 활성화되어 혈소판 마개를 형성함에 따라 **포스파티딜세린**이라는 분자가 표면에 노출된다. 포스파티딜세린은 인자 VIII와 인자 V 복합체(그림 13.9)를 혈소판 표면에 고정시켜 트롬빈 형성을 크게 증가시킨다.

혈전 용해

손상된 혈관벽이 복구됨에 따라 활성화된 인자 XII는 혈장의 비활성 분자를 **칼리크레인**이라고 하는 활성 형태로 전환하는 것을 촉진한다. 칼리크레인은 차례로 비활성 **플라스미노겐**을 활성분자 **플라스민**(plasmin)으로 전환하는 것을 촉매한다. 플라스민은 섬유소를 "분할 생성물"로 분해하여 혈전 용해를 촉진하는 효소이다.

> ### ♥ 임상적용
>
> **혈전용해제**(thrombolytic agents)는 프로테아제 효소로 작용하여 플라스미노겐을 플라스민으로 전환시켜 혈전 용해를 촉진하는 약물이다. 재조합 DNA 기술은 조직 플라스미노겐 활성화제(t-PA 또는 alteplase, r-PA 또는 reteplase도 있음)를 생산할 수 있게 해주었지만 연쇄상구균 박테리아에서 파생된 생성물인 유로키나아제와 우로키나아제와 스트렙토키나아제도 플라스민을 생산하는 데 사용된다. 이들은 **심부 정맥 혈전증**(deep vein thrombosis), **뇌졸중**(stroke), **관상동맥 혈전증**(coronary thrombosis) 및 **폐색전증**(pulmonary embolism)과 같은 상태의 치료에서 혈전 용해를 촉진할 수 있다. 혈전용해제는 출혈의 위험이 있으므로 주의해서 사용해야 한다.

항응고제

시험관의 혈액 응고는 **구연산소듐** 또는 EDTA(**에틸렌디아민테트라아세트산**)를 첨가하여 억제할 수 있고 칼슘을 킬레이트(결합)한다. 이를 통해 응고 순서에 참여할 수 있는 혈액 내 Ca^{2+} 수치가 낮아져 응고가 억제된다. **헤파린**(heparin)이라는 점액단백질을 시험관에 추가하여 응고를 방지할 수도 있다. 헤파린은 트롬빈과 결합하고 비활성화하는 혈장단백질인 **항트롬빈 III**를 활성화한다. 헤파린은 또한 응고를 방지하기 위해 특정 의료 절차 중에 정맥으로 투여된다. **와파린**(warfarin)인 쿠마린(coumadin)은 **비타민 K 에폭사이드 환원 효소**를 억제하여 비타민 K의 세포 활성화를 차단한다.

비타민 K(vitamin K)는 혈액 응고에 필요하기 때문에 이 약은 항응고제 역할을 한다. 비타민 K는 많은 응고인자 단백질에서 발견되는 아미노산인 글루탐산을 **감마 카르복시글루탐산**이라는 유도체로 전환하는 데 필요하다. 이 유도체는 Ca^{2+}와의 결합에서 글루탐산보다 더 효과적이며 이러한 결합은 응고인자 II, VII, IX 및 X의 적절한 기능에 필요하다. 혈액 응고에 대한 비타민 K의 간접적인 작용 때문에 와파린(쿠마딘)을 투여해야 한다. 항응고제로 효과가 나타나기 전에 며칠 동안 환자에게 투여한다.

오랫동안 와파린은 경구로 복용할 수 있는 유일한 항응고제였으며, 심방세동 환자의 혈전 형성을 예방하고(13.4절) 정맥 혈전색전증(13.6절)을 치료하는 데 중요했다. 그러나 활성화된 인자 X를 직접적으로 억제하는 **리바록사반**(rivaroxaban) 또는 **자렐토**(Xarelto)와 같은 새로운 경구 항응고제가 일부 환자에게 와파린의 대안으로 사용가능하다.

표 13.5 | 일부 후천성 및 유전성 응고 장애 및 항응고제 목록

분류	장애의 원인	설명
후천성 응고 장애	비타민 K 결핍	간에서 프로트롬빈과 다른 응고인자의 부적절한 형성.
유전성 응고 장애	A형 혈우병(인자 VIII$_{AHF}$ 결함)	X 염색체에 유전되는 열성형질, 결과적으로 섬유소 형성 지연
	폰 빌레브란트병(결손인자 VIII$_{VWF}$)	상염색체에 유전되는 우성형질, 혈소판이 내피하결합조직의 콜라겐에 부착하는 능력 손상
	혈우병 B(결함인자 IX), 크리스마스 질병이라고도 불림	X 염색체에 유전되는 열성형질, 결과적으로 섬유소 형성 지연
항응고제		
아스피린(aspirin)	프로스타글란딘 생성을 억제하여 결함이 있는 혈소판 방출 반응을 유발함	
쿠마린(coumarin)	비타민 K 활성화 억제	
헤파린(heparin)	트롬빈 활성 억제	
구연산염(citrate)	Ca^{2+}와 결합하여 많은 응고인자의 활성을 억제	

13.3 심장의 구조

심장에는 4개의 방이 있다. 2개의 심방은 정맥혈을 수용하고 2개의 심실은 혈액을 동맥으로 배출한다. 우심실은 혈액을 폐로 펌핑하여 혈액에 산소를 공급한다. 좌심실은 산소가 공급된 혈액을 전신으로 펌핑한다.

주먹만 한 크기의 속이 빈 원뿔 모양의 **심장**(heart)이 4개의 방으로 나뉜다. 오른쪽 및 왼쪽 **심방**(atria)은 정맥계에서 혈액을 받는다. 우심실과 좌심실은 혈액을 동맥계로 펌핑한다. 우심방과 **심실**(ventricles, 때때로 우심 펌프라고도 함)은 근육벽 또는 **중격**에 의해 좌심방 및 심실(좌심 펌프)과 분리된다. 이 중격은 일반적으로 심장의 양쪽에서 혈액이 섞이는 것을 방지한다.

심방과 심실 사이에는 심장의 **섬유성 골격**(fibrous skeleton)으로 알려진 조밀한 결합조직층이 있다. 심방의 심근세포다발(12장 13.6절)은 이 섬유성 골격의 위쪽 가장자리에 부착되어 단일 기능단위 또는 **심근**을 형성한다. 심실의 심근세포다발은 아래쪽 가장자리에 부착되어 다른 심근을 형성한다. 결과적으로 심방의 심근과 심실은 구조적, 기능적으로 서로 분리되어 있으며, 심방에서 심실로 활동전위를 전달하기 위해서는 특별한 전도조직이 필요하다. 또한 섬유성 골격의 결합조직은 4개의 심장판막 주위에 **섬유륜**(annuli fibrosi)이라고 하는 고리를 형성하여 판막을 지지하는 기초를 제공한다.

폐순환 및 전신순환

산소 함량이 부분적으로 고갈된 조직 대사의 결과 이산화탄소 함량이 증가한 혈액은 우심방으로 돌아간다. 그런 다음 이 혈액은 우심실로 들어가고, 우심실은 이를 **폐동맥(간)**과 **폐동맥**으로 펌핑한다. 폐동맥은 혈액을 폐로 운반하기 위해 분기되며 폐 모세관과 폐포 사이에서 가스 교환이 발생한다. 산소는 공기에서 모세관으로 확산되는 반면 이산화탄소는 반대 방향으로 확산된다.

따라서 **폐정맥**을 통해 좌심방으로 돌아가는 혈액은 산소가 풍부하고 이산화탄소가 부분적으로 고갈된다. 따라서 신체의 다른 모든 동맥 및 정맥과 달리 폐동맥은 산소가 적은 혈액을 운반하는 반면 폐정맥은 산소가 풍부한 혈액을 운반한다. 심장(우심실)에서 폐를 거쳐 다시 심장(좌심방)으로 가는 혈액의 경로는 **폐순환**(pulmonary circulation)이라는 하나의 회로를 완성한다.

좌심방의 산소가 풍부한 혈액은 좌심실로 들어가 매우 크고 탄력 있는 동맥인 **대동맥**으로 펌핑된다. 대동맥은 짧은 거리를 오르고 U

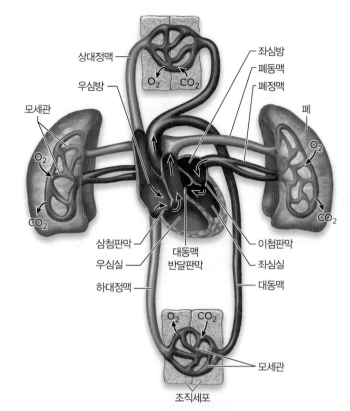

그림 13.10 순환계 다이어그램. 전신순환에는 대동맥과 대정맥이 포함되며, 폐순환에는 폐동맥과 폐정맥이 포함된다.

턴을 한 다음 흉부(가슴)와 복강을 통해 하강한다. 대동맥의 동맥 가지는 모든 기관계에 산소가 풍부한 혈액을 공급하므로 **전신순환**(systemic circulation)의 일부이다.

세포호흡의 결과 모세혈관보다 조직에서 산소 농도가 낮아지고 이산화탄소 농도가 높아진다. 따라서 조직에서 전신 정맥으로 배출되는 혈액은 부분적으로 산소가 고갈되고 이산화탄소 함량이 증가한다. 이 정맥은 궁극적으로 우심방으로 산소가 부족한 혈액을 되돌려주는 두 개의 큰 정맥(**상대정맥**과 **하대정맥**)으로 비워진다. 이렇게 하면 심장(좌심실)에서 장기 시스템을 거쳐 심장(우심방)으로 되돌아오는 전신순환이 완료된다. 전신순환 및 폐순환은 그림 13.10에 설명되어 있으며 그 특성은 표 13.6에 요약되어 있다.

전신순환의 수많은 작은 근동맥과 세동맥은 폐순환보다 혈류에 대한 저항이 더 크다. 저항의 차이에도 불구하고 전신순환을 통한 혈류 속도는 폐순환의 흐름 속도와 일치해야 한다. 좌심실이 하는 일의 양이 우심실보다 더 많기 때문에(5~7배) 좌심실의 근육벽이 우심실보다 더 두꺼운(8~10mm) 것은 놀라운 일이 아니다. 그 때문에 좌심실벽의 두께는 우심실벽의 두께(2~3mm)보다 더 두껍다.

표 13.6 | 폐순환 및 전신순환 요약

	기점	동맥	동맥 O₂ 함량	정맥	정맥 O₂ 함량	종점
폐순환	우심실	폐동맥	낮음	폐정맥	높음	좌심방
전신순환	좌심실	대동맥과 그 가지	높음	상대정맥과 하대정맥 및 그 가지*	낮음	우심방

*관상동맥순환에서 나온 혈액은 대정맥으로 들어가지 않고 관상정맥동을 통해 우심방으로 직접 돌아간다.

방실판막 및 반월판

인접한 심근세포들은 개재판(12장 그림 13.32 및 13.33 참조)에 의해 기계 및 전기적으로 함께 연결되어 있지만, 심방과 심실은 결합조직 시트(앞서 언급한 섬유성 골격)에 의해 두 개의 기능단위로 분리된다. 이 조직 안에는 일방통행성 **방실판막**(atrioventricular valves, AV 판막)이 내장되어 있다. 우심방과 우심실 사이에 위치한 방실판막에는 3개의 판막이 있어 **삼첨판**이라고 한다. 좌심방과 좌심실 사이의 방실판막은 일반적으로 두 개의 판을 가지고 있으며 **승모판** 또는 **이첨판**이라고 한다(그림 13.11).

AV 판막은 혈액이 심방에서 심실로 흐르게 하지만 일반적으로 혈액이 심방으로 역류하는 것을 방지한다. 이러한 판막의 개폐는 심방과 심실 사이의 압력 차이로 발생한다. 심실이 이완되면 심방으로의 정맥 환류로 인해 심방의 압력이 심실의 압력을 초과하게 된다. 따라서 AV 판막이 열려 혈액이 심실로 들어갈 수 있다. 심실이 수축함에 따라 심실 내 압력은 심방의 압력 이상으로 상승하고 AV 판막을 닫는다.

그러나 심실의 수축에 의해 생성된 높은 압력이 판막을 너무 많이 밀고 뒤집힐 위험이 있으나, 심실 내의 **유두근**의 수축에 의해 방지되며, 이 근육은 **건삭**이라고 불리는 강한 힘줄에 의해 에 유두근과 연결된다(그림 13.11). 유두근의 수축은 심실의 근육벽의 수축과 동시에 발생하며 판막이 단단히 닫힌 상태를 유지하는 역할을 한다.

일방통행성 **반월판**(semilunar valves, 그림 13.12)은 폐동맥과 대동맥의 기시점에 있다. 이 판막은 심실 수축 중에 열리고 혈액이 폐순환 및 전신순환으로 들어갈 수 있다. 심실이완 동안 동맥의 압력이 심실의 압력보다 높으면 반월판이 닫혀 혈액이 심실로 역류하는 것을 방지한다.

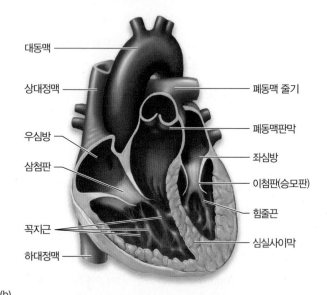

그림 13.11 심장판막. (a) 심장판막의 우수한 보기, (b) AV 판막과 폐동맥판막을 모두 보여주는 심장을 통한 시상단면(대동맥판막은 이 보기에서 볼 수 없음)이다.

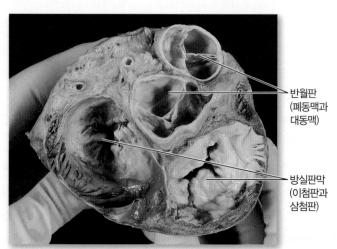

그림 13.12 판막을 보여주는 단면 심장 사진. 폐동맥판과 대동맥판막이 사진 위쪽으로 보인다. AV 판막에 이첨판과 삼첨판 보인다. ©McGraw-Hill Education/Karl Rubin, Photographer

심장소리

방실판막과 반월판이 닫히면 흉부의 **청진**(청진기를 통해 듣기)으로 들을 수 있는 소리가 난다. 이러한 소리는 종종 "lub-dub"으로 표현된다. "lub" 또는 **첫 번째 소리**(first sound)는 심실의 등용수축 동안 AV 판막을 닫음으로써 생성된다(13.4절). "dub" 또는 **두 번째 소리**(second sound)는 심실이 이완되고 심실 압력이 동맥 압력 아래로 떨어질 때 반월판을 닫아서 생성된다. 따라서 첫 번째 심장소리는 **수축기**에 심실이 수축할 때 들리고, 두 번째 심장소리는 **확장기** 초기시 심실이 이완될 때 들린다(수축기와 이완기는 13.4절에서 논의된다.)

심장 잡음

잡음(murmurs)은 심장의 비정상적인 혈류 패턴으로 인해 생성되는 비정상적인 심장소리이다. 많은 심장 잡음은 결함이 있는 심장판막으로 인해 발생한다. 예를 들어, 대동맥판막 협착증(협착)은 판막 대동맥 쪽의 칼슘 침착으로 인한 수축기 중에 심장 잡음을 생성할 수 있다. 결함이 있는 심장판막은 선천적이거나 류마티스 열과 관련된 **류마티스 내막염**의 결과로 발생할 수 있다. 이 질병에서 판막은 연쇄상구균 박테리아(패혈성 인두염을 생성하는 박테리아)에 의한 감염에 대한 반응으로 만들어진 항체에 의해 손상된다. 많은 사람들은 감지할 수 있는 심장 잡음을 생성하지만 심장의 펌프 기능을 심각하게 손상시키지 않는 작은 결함을 가지고 있다. 그러나 더 큰 결함은 위험한 결과를 초래할 수 있으므로 외과적 교정이 필요할 수 있다.

예를 들어, **승모판 협착증**에서 승모판은 두꺼워지고 석회화되어 좌심방에서 좌심실로 혈류를 손상시킬 수 있다. 좌심방에 혈액이 축적되면 좌심방 및 폐정맥압이 상승하여 폐고혈압이 발생할 수 있다. 폐고혈압을 보상하기 위해 우심실은 더 두꺼워지고 강해진다.

승모판 탈출증(유병률은 2.5%로 추정됨)은 혈액이 좌심방으로 역류하는 만성 승모판 역류의 가장 흔한 원인이다. 선천적 형태와 후천적 형태가 있다. 승모판 탈출증이 있는 젊은 사람들의 경우 일반적으로 과도한 판막 조각물질로 인해 발생한다. 이 상태가 있는 대부분의 사람들은 증상이 없고 겉보기에 정상적인 수명을 가지고 있지만 일부 사람들의 경우 상태가 진행될 수 있다. 역류는 유두근에서 판막피판까지 뻗어 있는 힘줄이 늘어나거나 파열되면 악화될 수 있다(그림 13.11 참조). 이러한 경우 승모판은 수리되거나 기계적 또는 생물학적(돼지 또는 소) 판막으로 교체될 수 있다.

중격 결손(심장의 오른쪽과 왼쪽 사이에 있는 중격의 구멍)을 통한 혈액의 흐름에 의해 잡음이 발생할 수도 있다. 이들은 일반적으로 선천적이며 심방 중격 또는 심실 중격에서 발생할 수 있다(그림 13.14). 중격 결손이 다른 이상을 동반하지 않는 경우, 혈액은 일반적으로 결

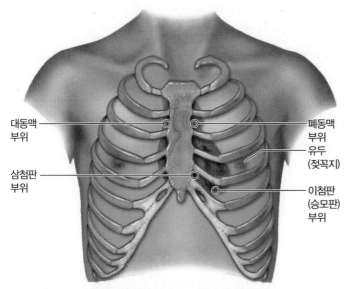

그림 13.13 심장소리를 듣기 위한 일상적인 청진기 위치. 첫 번째 심장소리는 AV 판막의 닫힘으로 인해 발생한다. 두 번째는 반월판을 닫아서이다.

대동맥 부위
삼첨판 부위
폐동맥 부위
유두 (젖꼭지)
이첨판 (승모판) 부위

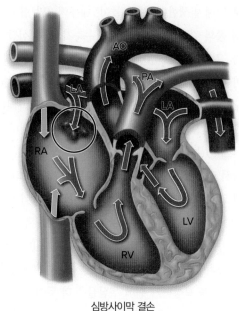
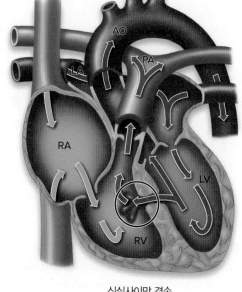

(a)　심방사이막 결손　　　　　(b)　심실사이막 결손

그림 13.14 중격 결손으로 인한 비정상적인 혈류. 성인 심장에서 왼쪽 펌프의 압력이 오른쪽 펌프보다 높기 때문에 왼쪽에서 오른쪽으로 혈액 순환이 표시된다(동그라미 표시된 부분). (a) 심방의 결함을 통한 혈액 누출(난원공 개존), (b) 심실 중격 결손을 통한 혈액 누출(RA = 우심방, RV = 우심실, LA = 좌심방, LV = 좌심실, AO = 대동맥, PA = 폐동맥)이다.

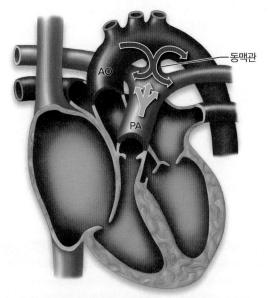

그림 13.15 개방된 동맥관을 통한 혈액의 흐름. 도관은 일반적으로 태아에서 열려 있지만 출생 후에 닫혀 결국 동맥 인대가 된다(AO = 대동맥, PA = 폐동맥).

손부를 통과하여 왼쪽에서 오른쪽으로 더 높은 압력으로 인해 왼쪽에서 오른쪽으로 흐른다. 결과적으로 심장의 오른쪽에 혈액 및 압력이 축적되어 폐고혈압 및 부종(폐의 체액)을 유발할 수 있다.

13.4 심장주기

두 개의 심방은 혈액으로 가득 차고 동시에 수축하며 폐순환 및 전신순환을 통해 혈액을 보내는 두 심실의 동시 수축이 뒤따른다. 심방과 심실이 심장주기를 통과할 때 심방과 심실에 나타나는 압력변화 때문에 동맥으로 나가는 혈액의 흐름을 담당한다.

심장주기(cardiac cycle)는 심장의 수축과 이완이 반복되는 패턴이다. 수축하는 단계를 **수축기**(systole), 이완하는 단계를 **이완기**(diastole)라고 한다. 이러한 용어가 특정 방을 고려하지 않고 사용되는 경우 심실의 수축 및 이완을 나타낸다. 그러나 심방도 수축하고 이완한다는 점에 유의해야 한다. 심방의 수축기와 확장기가 있는데 심방 수축은 심실이 이완될 때 이완기 말에 발생한다. 수축기 동안 심실이 수축하면 심방이 이완된다(그림 13.16).

심장은 2단계 펌프 작용을 한다. 우심방과 좌심방이 거의 동시에 수축하고 0.1~0.2초 후에 우심실과 좌심실이 수축한다. 심방과 심실이 모두 이완되는 동안 정맥환류로(정맥에서 나오는 혈액)이 심방을 채운다. 심방 충전으로 인한 압력 증가로 인해 AV 판막이 열리고 혈액이 심방에서 심실로 흐른다. 심실은 심방이 수축하기 전에도 약 80%가 혈액으로 채워져 있다. 심방의 수축은 이완기말에 심실의 총 혈액량인 **이완기말 부피**(end-diastolic volume)에 최종 20%를 추가

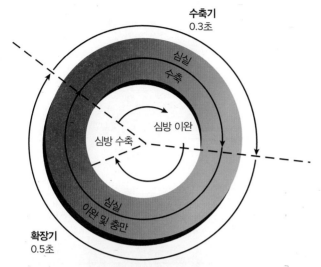

그림 13.16　심실 수축기와 이완기의 심장주기. 심방의 수축은 심실확장기의 마지막 0.1초에 발생한다. 심방의 이완은 심실수축기 동안 발생한다. 수축기와 이완기에 주어진 기간은 분당 75회 심박수와 관련이 있다.

한다.

　수축기에서 심실의 수축은 포함된 혈액의 약 2/3(박출률)을 구출한다. 배출된 양은 **일회박출량**(stroke volume)이다. 심실은 다음 주기에 혈액으로 채워진다. 분당 75회의 평균 **심박수**(cardiac rate)에서 각 주기는 0.8초 동안 지속된다. 이완기에 0.5초, 수축기에 0.3초가 소요된다(그림 13.16).

❤️ **임상적용**

심방세동(atrial fibrillation)이 있는 경우 심방이 수축하지 않지만, 심실을 채우고 심실에서 배출되는 혈액의 양은 때때로 환자가 명백한 증상 없이 살 수 있을 만큼 충분하다. 그러나 환자는 심박출량을 충분히 증가시킬 수 없기 때문에 피로와 운동에 어려움을 겪을 수 있다. 더 심각하게는 심방에 혈액이 고이면 혈전이 형성될 가능성이 높아져 뇌졸중 위험이 4~5배 증가한다. 이것은 아스피린, 와파린(비타민 K의 활성화를 차단함, 13.2절), 리바록사반(자렐토)을 포함한 항응고제로 예방할 수 있다. 이는 응고 순서에서 인자 X 활성을 억제한다(그림 13.9 참조).

심장주기 동안의 압력 변화

심장이 이완기에 있을 때 전신 동맥의 압력은 평균 약 80 mmHg(수은 밀리미터)이다. 그러면 다음과 같은 심장주기 작용이 발생한다(그림 13.17).

1. 심실이 수축을 시작하면 심실 내 압력(심실 내부의 압력)이 상승하여 AV 판막이 닫히고 첫 번째 심장소리가 발생한다. 이때 심실은 혈액으로 채워지지 않고(AV 판막이 닫혀 있기 때문에) 혈액을 내보내지 않는다(심실 내 압력이 반월판을 열 수 있을 만큼 충분히 상승하지 않았기 때문에). 이것은 **등용적 수축**의 단계이다.

2. 좌심실의 압력이 대동맥의 압력보다 높아지면 반월판이 열리면서 **배출 단계**가 시작된다. 좌심실과 대동맥의 압력은 배출이 시작되고 심실 부피가 감소할 때 약 120 mmHg까지 상승한다(그림 13.17).

3. 좌심실의 압력이 대동맥의 압력 아래로 떨어지면 후방압력이 반달판을 닫고 두 번째 심실 소리가 생성된다. 대동맥의 압력은 80 mmHg로 떨어지고 좌심실의 압력은 0 mmHg로 떨어진다. **등용적 이완** 동안에는 AV 판막과 반월판이 모두 닫힌다. 이 단계는 심실의 압력이 심방의 압력 아래로 떨어질 때까지 지속된다.

4. 심실의 압력이 심방의 압력 아래로 떨어지면 AV 판막이 열리고 심실이 빠르게 채워지는 단계가 발생한다.

5. **심방 수축**(심방 수축기)은 심실의 등용적 수축의 다음 단계 직전에 최종 양의 혈액을 심실로 전달한다.

　우심실과 폐순환에서도 유사한 현상이 발생하지만 압력은 더 낮다. 우심실의 수축기에 생성되는 최대 압력은 25 mmHg이며 이완기에는 8 mmHg로 낮아진다.

　동맥압은 심실 수축기(동맥 시스템으로 분출된 혈액으로 인해)의 결과로 상승하고 심실 확장기 동안 감소한다(그림 13.17). 이 때문에 사람의 심장주기는 수축기 및 이완기 혈압을 측정하고 맥박을 촉진함으로써 추적할 수 있다(14장 14.6절). 동맥압이 이완기에서 수축기 수준으로 상승하고 검사자의 손가락을 밀 때 맥박이 느껴진다(예: 손목의 요골 동맥). 그림 13.17은 동맥압 그래프의 내림차순 부분에서 촉진에서는 느낄 수 없는 변곡점을 보여준다. 이 굴곡을 **맥박패임**이라고 하며 대동맥판과 폐 반월판을 닫음으로써 발생한다. 이 판막이 닫히면 이완기 시작 시 등용적 이완 단계에서 두 번째 심장소리와 중복 맥박패임을 생성한다.

　심전도(ECG)를 통해 검사자는 수축기와 이완기의 심장주기를 추적할 수 있다(그림 13.25 참조). 활동전위의 탈분극 자극에 반응하여 심근 수축이 일어나고, 재분극 동안 심근 이완이 시작되기 때문이다. 심장의 전기적 활동, 심전도 및 심장주기 사이의 관계는 다음 절에서 설명한다.

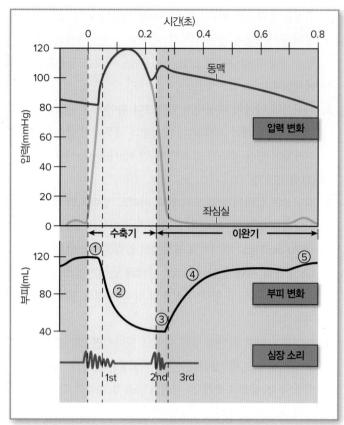

그림 13.17 좌심실의 압력 변화와 심장주기의 영향. 그림은 좌심실 압력 변화가 좌심실 용적 및 동맥압에 미치는 영향과 이들과 심장소리의 상관관계를 보여준다. 숫자는 텍스트에서 설명하고 오른쪽 그림 부분에 설명된 이벤트를 나타낸다.

13.5 심장과 심전도의 전기적 활동

심장의 박동조율기 영역(동방결절)은 활동전위를 유발하는 자발적인 탈분극을 나타내어 심장의 자동 박동을 유발한다. 활동전위는 심방의 심근세포에 의해 전도되고 특수 전도조직에 의해 심실로 전달된다. 심전도파는 심장에서 이러한 활동에 해당한다.

12장에서 설명한 것처럼 심근(심장근육)세포는 짧고 가지가 있으며 간극접합으로 서로 연결되어 있다. 간극접합은 전기적 시냅스로 기능하며 7장(그림 7.21 참조)과 12장(그림 13.32 참조)에 설명되어 있다. 간극접합으로 연결된 전체 세포덩어리를 심근이라고 한다. 심근은 단일 기능단위 또는 기능적 합성세포이다. 덩어리의 임의의 세포에서 발생하는 활동전위가 다른 모든 세포로 전달될 수 있기 때문이다. 심방의 심근과 심실은 앞서 설명한 바와 같이 심장의 섬유질 골격에 의해 서로 분리되어 있다. 충동은 일반적으로 심방에서 시작되므로 심방 심근은 심실보다 먼저 자극된다.

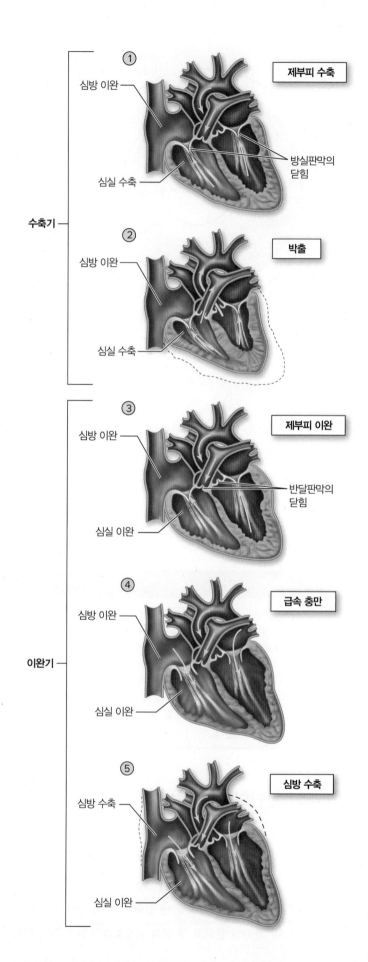

심장의 전기적 활동

개구리의 심장이 몸에서 제거되고 모든 신경분포가 끊어지면 심근세포가 살아 있는 한 계속 뛰게 된다. 심장박동의 자동 특성을 **자동성**이라고 한다. 격리된 심근세포에 대한 실험과 심장의 전도성 조직에 블록이 있는 환자를 관찰한 결과, 과학자들은 자발적으로 활동전위를 생성하여 심박조율기 역할을 할 수 있는 세 영역이 있음을 알게 되었다. 정상 심장에서는 이들 중 하나인 **동방결절**(sinoatrial node, SA 결절)만이 박동조율기 역할을 한다. 동방결절은 상대 정맥이 열리는 곳 근처의 우심방에 위치하며 심장의 일차(정상) 심박조율기 역할을 한다. 두 개의 잠재적인 또는 이차적인 심박조율기 영역인 **방실**(AV) **결절** 및 푸르키니에섬유(전도 네트워크의 일부, 그림 13.20 참조) - 일반적으로 동방결절에서 발생하는 활동전위에 의해 억제된다.

심박조율기 전위

동방결절의 세포는 휴지기 신경세포나 골격근세포와 같은 방식으로 휴지기 막전위를 유지하지 않는다. 대신, 이완기 동방결절의 세포는 **심박조율기 전위**(pacemaker potential)라는 느린 **자발적 탈분극**을 나타낸다. 이 심박조율기 전위는 이완기 동안 발생하기 때문에 **이완기 탈분극**(diastolic depolarization)이라고도 한다. 동방결절의 세포는 다른 막 이온 채널과 수송체의 상호작용을 통해 시계와 같은 방식으로 이 자발적 이완기 탈분극을 생성한다.

자발적 탈분극과 이에 따른 자동 심장박동의 생성은 원형질막과 근형질 세망의 이온 통로를 포함한다. 원형질막의 한 유형은 심박조율기 세포에 고유한 **HCN 통로**(HCN channels)로 알려져 있다. 이름의 "H"는 과분극을 의미한다. 이 채널은 다른 모든 전압-개폐성 이온 통로와 달리 탈분극보다는 과분극에 반응하여 열린다. 열리면 Na^+가 들어와서 탈분극이 발생한다. 비정상적인 원인 때문에 HCN 통로를 통한 Na^+의 내부 흐름을 "재미있는 전류"라고 한다. HCN 통로 이름의 "CN" 부분은 고리형 뉴클레오티드를 나타낸다. 이 통로는 또한 에피네프린과 노르에피네프린에 의한 베타-아드레날린 수용체의 자극에 반응하여 생성되는 순환 AMP(cAMP)에 열려 있다.

HCN 통로를 통한 Na^+의 "재미있는 전류" 유입은 이완기 탈분극을 생성하는 데 중요하지만 세포질로의 시계 같은 Ca^{2+} 유입도 크게 기여한다. 이완기 탈분극이 임계값(약 $-40mV$)에 도달하면 원형질막에서 전압-개폐성 Ca^{2+} 통로가 열린다. 이때의 Ca^{2+} 유입은 일반적인 Na^+ 유입보다 심박조율기 세포에서 활동전위의 상승 단계를 생성한다(그림 13.18). 활동전위의 이 상향 단계가 발생하는 동안, 들어간 Ca^{2+}는 Ca^{2+} 과정에서 근소포체(리아노딘수용체라고도 함,

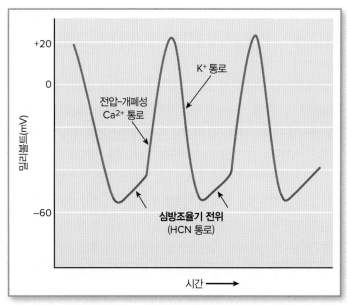

그림 13.18 동방결절의 심박조율기 전위 및 활동전위. 심박조율기 전위(빨간색)는 자발적인 탈분극이다. 임계값에 도달하면 활동전위(녹색)를 유발한다.

12장 12.2절)에서 Ca^{2+} 방출 통로의 개방을 자극한다(12장 그림 12.34 참조). 이것은 심근세포의 수축을 일으키는 근소포체에서 Ca^{2+}의 대량 방출을 생성한다. 그런 다음 전압-개폐성 K^+ 통로가 열리면 재분극이 발생한다(그림 13.18).

재분극이 완료되면 다음 이완기 탈분극을 담당하는 기작이 시작되어 다음 활동전위와 다음 심장박동으로 이어진다. 이것은 자율신경계의 영향에 따라 달라질 수 있는 심박수를 생성한다. 에피네프린과 노르에피네프린은 심박조율기 세포(11장 그림 11.8 참조) 내에서 순환 AMP를 생성하여 Na^+에 대한 HCN 통로를 열어 탈분극을 생성한다. cAMP의 생산은 또한 Ca^{2+} 통로를 통해 세포질로 Ca^{2+}의 진입을 촉진한다. 이러한 수단을 통해 교감부신자극은 이완기 탈분극 속도를 증가시켜 더 빠른 심박수를 생성하는 데 도움이 되는 동시에(14장 그림 14.1 참조) 심근 수축의 강도도 증가시킨다(14장 그림 14.2 참조). 심박조율기 세포를 자극하는 부교감신경(미주신경) 축삭에서 방출되는 아세틸콜린(ACh)은 원형질막에 있는 무스카린 수용체에 결합한다. G-단백질을 통해 작용하면 K^+ 통로가 열린다(9장 그림 9.11 참조). K^+의 외부 확산은 이완기 탈분극이 역치에 도달하는 데 필요한 시간을 늦추고 활동전위 생성을 늦추어 심박수를 늦춘다.

최근 연구에 따르면 동방결절은 균일한 구조가 아니라 서로 전기적으로 그리고 우심방의 주변 심근세포와 전기적으로 분리된 다른 심박조율기 영역으로 구성되어 있다. 이 영역은 서로 다른 **동방 전도 경로**를 통해 전기적으로 통신한다. 활동전위는 동방 전도경로를 통해 확산되어 심방을 모두 탈분극시키고 다른 전도경로(AV 결절, His

다발 및 푸르키니에섬유)를 통해 심실을 탈분극시킨다. 이러한 방식으로 동방결절의 영역은 심장의 속도를 설정하여 이른바 **정상 동리듬**(normal sinus rhythm)을 생성한다.

앞서 언급한 바와 같이, AV 결절과 푸르키니에섬유는 잠재적으로 심박조율기 역할을 할 수 있지만 일반적으로 SA 결절에서 발생하는 활동전위에 의해 억제된다. 이것은 막이 활동전위를 생성할 때 불응기에 있기 때문이다(그림 13.21 참조). 심박조율기 세포가 아닌 다른 세포의 막이 불응기에서 회복되면 SA 결절의 활동전위에 의해 다시 자극된다. 이것은 SA 결절에서 확장기 탈분극과 활동전위 생성이 다른 부위보다 빠르기 때문이다. SA 결절의 전도가 차단되면 이러한 영역 중 하나의 세포가 자발적으로 탈분극되어 활동전위를 생성할 수 있다. 이 영역은 **이소성 심박조율기** 또는 **이소성 초점**이라고 하는 비정상적인 심박조율기 역할을 한다. 정상 SA 결절 심박조율기는 자발적 주기가 가장 빠르기 때문에 이소성 심박조율기에 의해 설정된 속도는 일반적으로 정상 리듬보다 느리다.

심근 활동 가능성

다른 심근세포가 SA 결절에서 발생하는 활동전위에 의해 자극되면 자체 활동전위를 생성한다. 대부분의 심근세포는 약 $-85\,mV$의 휴지 막전위를 가지고 있다. 심박조율기 영역의 활동전위에 의해 자극을 받으면 이 세포는 역치까지 탈분극되고, 이 지점에서 전압으로 조절되는 Na^+ 관문이 열린다. 비심박조율기 세포의 활동전위의 상승 단계는 빠른 내부를 통한 Na^+의 빠른 Na^+ 통로 확산 때문이다. 막극성의 급격한 반전에 따라 막전위는 약 $-15\,mV$로 빠르게 감소한다. 그러나 다른 세포의 활동전위와 달리 이 수준의 탈분극은 재분극 전에 200~300 msec 동안 유지된다(그림 13.19). 이 안정기는 Ca^{2+}의 느린 내부 확산으로 인해 발생한다. **느린 Ca^{2+} 통로**는 K^+의 느린 외부 확산의 균형을 유지한다. 안정기의 끝에서 급속한 재분극은 다

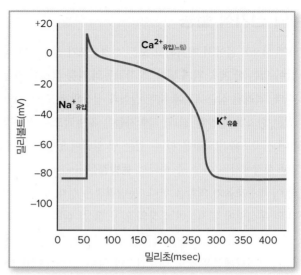

그림 13.19 심실의 심근세포에서 활동전위. 활동전위의 안정기는 Ca^{2+}의 느린 내부 확산에 의해 유지된다. 결과적으로 심장 활동전위는 축삭에서 스파이크 같은 활동전위보다 지속 시간이 약 100배 더 길다.

른 세포에서와 같이 전압-개폐성 K^+ 통로의 개방과 그 결과 K^+의 급속한 외부 확산에 의해 달성된다.

심근 활동전위의 긴 안정기는 축삭과 골격근섬유의 스파이크 같은 활동전위와 구별된다. 안정기는 흥분-수축 짝이룸을 시작하는 Ca^{2+}의 진입을 동반한다. 따라서 심근 수축은 긴 활동전위를 수반하며(그림 13.21 참조), 막이 불응기에서 회복되기 전에 완료된다. 골격근에서 발생할 수 있는 합산 및 파상풍(12장)은 이 긴 불응기간에 의해 심근에서 발생하는 것을 방지한다.

심장조직 전도

SA 결절에서 시작된 활동전위는 이들 세포 사이의 간극접합을 통해 우심방과 좌심방의 인접한 심근세포로 퍼진다. 그러나 심방의 심근은 심장의 섬유성 골격에 의해 심실의 심근과 분리되어 있기 때문에 충동은 심방에서 심실로 직접 전도될 수 없다. 따라서 변형된 심근세포로 구성된 특수 전도조직이 필요하다. 이러한 특수 심근세포는 **방실결절, His 다발** 및 푸르키니에섬유를 형성한다.

SA 결절에서 심방을 통해 퍼진 활동전위는 방실중격의 아래쪽 부분에 위치한 **방실결절**(atrioventricular node, AV 결절)로 전달된다(그림 13.20). 여기에서 활동전위는 방실중격의 상단에서 시작하여 **방실다발**(atrioventricular bundle) 또는 **His 다발**(bundle of His, "히스"로 발음)을 통해 계속된다. 이 전도조직은 심장의 섬유성 골격을 관통하고 심실중격을 따라 계속 내려간다. 방실다발은 심실벽 내에서 **푸르키니에섬유**(Purkinje fibers)와 연속되는 오른쪽 및 왼쪽 다발가지로 나뉜다. 심실의 심근 내에서 활동전위는 내부(심내막)에서

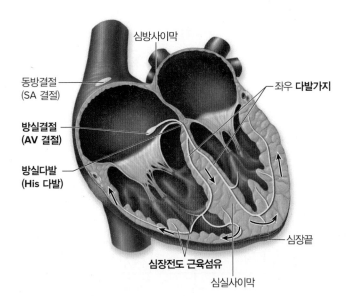

그림 13.20 심장의 전도시스템. 전도시스템(굵게 표시)은 심방에서 심실로 충동을 빠르게 전도하는 특수 심근세포로 구성된다.

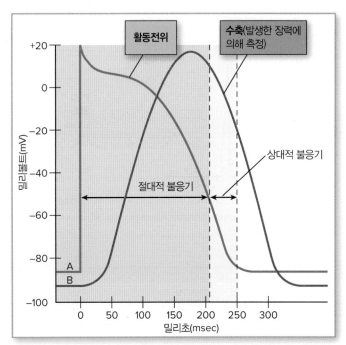

그림 13.21 심근 수축과 심근 활동전위의 상관관계. 심근 활동전위(녹색)의 시간 경과는 수축 기간(빨간색)과 비교된다. 긴 활동전위는 그에 상응하는 긴 절대 불응기간과 상대 불응기간을 초래한다. 이러한 불응기간은 수축만큼 오래 지속되므로 심근세포는 첫 번째 자극으로 수축이 완료될 때까지 두 번째로 자극될 수 없다.

외부(심외막) 쪽으로 퍼진다. 이로 인해 두 심실이 동시에 수축하고 혈액을 폐순환 및 전신순환으로 배출한다.

자극의 전도

SA 결절의 활동전위는 초당 0.8~1.0미터(m/sec)의 속도로 양쪽 심방의 심근세포에 매우 빠르게 퍼진다. 그런 다음 자극이 AV 결절로 전달됨에 따라 전도율이 상당히 느려진다. AV 결절을 통한 자극의 느린 전도(0.03~0.05 m/sec)는 심방과 심실의 흥분 사이 시간 지연의 절반 이상을 차지한다. 충동이 AV 결절을 통해 퍼진 후, 전도율은 방실다발에서 크게 증가하고 푸르키니에섬유에서 매우 빠른 속도(5 m/초)에 도달한다. 이러한 빠른 충동 전도의 결과로 심방 수축 후 0.1~0.2초 후에 심실 수축이 시작된다.

심장근육의 흥분-수축 짝이룸

Ca²⁺-자극을 포함하는 심근세포의 흥분-수축 짝이룸 기작 **Ca²⁺ 방출**은 12장에서 논의되었다(그림 12.34 참조). 12장에서 회상할 수 있듯이 근관(주로 횡세관을 따라)에 의해 전도된 활동전위는 원형질막에서 전압-개폐성 Ca^{2+} 통로를 잠시 연다. 이것은 Ca^{2+}가 세포외액에서 세포질로 확산되도록 하여 근소포체에서 Ca^{2+} 방출 통로의 개방을 자극하는 역할을 하는 Ca^{2+}의 짧은 "펌프"를 생성한다. 근소포체의 세포 내 저장소에서 방출되는 Ca^{2+}의 양은 근초의 전압-개폐성 통로를 통해 세포외액에서 유입되는 양보다 훨씬 많다. 따라서 트로포닌에 결합하고 수축을 자극하는 것은 대부분 근소포체의 Ca^{2+}이다.

이러한 이벤트는 근초가 근소포체에 매우 근접한 영역인 **신호복합체**에서 발생한다. 심근세포에는 약 20,000개의 신호복합체가 있으며, 모두 활동전위의 탈분극 자극에 의해 동시에 활성화된다. 이것은 활동전위의 탈분극 단계에서 발생하는 심근 수축을 초래한다(그림 13.21).

활동전위의 재분극 단계 동안, 세포질 내의 Ca^{2+} 농도는 심근 이완과 이완을 허용할 정도로 충분히 낮아져야 한다. 세포질의 Ca^{2+} 농도는 근소포체에 의해 낮아진다. **근소포체 Ca²⁺ ATPase 펌프** 또는 **SERCA 펌프**는 Ca^{2+}를 SR의 내강으로 적극적으로 운반한다. 또한, Ca^{2+}는 2개의 수송체의 작용에 의해 근초를 가로질러 세포외액으로 압출된다. 하나는 **Na⁺/Ca²⁺ 교환기**(NCX)는 세포로의 Na^+의 내리막 이동이 Ca^{2+}의 오르막 압출에 동력을 공급하는 이차 능동수송에서 기능한다. 다른 하나는 일차 활성수송 **Ca²⁺ ATPase 펌프**이다. 이 수송체는 재분극 동안과 그 후에 심근이 이완되도록 하여(그림 13.21) 이완기 동안 심장이 혈액으로 채울 수 있도록 한다.

골격근과 달리 심장은 수축을 유지할 수 없다. 이는 심방과 심실이 각각 하나의 세포로 구성된 것처럼 행동하기 때문에 **기능적 융합체**라고 한다. 심방의 기능적 융합체 및 심실의 기능적 융합체는 단일 단위로 자극되고 하나의 단위로 수축한다. 심근세포의 긴 활동전위에 시간적으로 상응하고 거의 300 msec 동안 지속되는 이 수축은 단

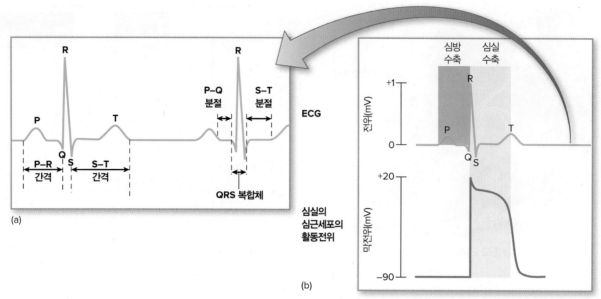

그림 13.22 ECG와 심장주기. (a) 심전도(ECG) 파동 및 간격. (b) 심방 및 심실의 ECG파 및 수축(상단)과 심근 활동전위(하단)의 상관관계이다.

일 골격근섬유(비교하면 20~100 msec에 불과함)에 의해 생성되는 경련과 유사한다. 심근세포는 활동전위의 긴 지속시간에 해당하는 **긴 불응기간**(그림 13.21)을 가지고 있기 때문에 심장은 정상적으로 이전 수축에서 이완될 때까지 다시 자극될 수 없다. 따라서 수축의 합산이 방지되고 심근은 다시 채워질 수 있도록 각 수축 후에 이완되어야 한다. 이를 통해 심장의 리드미컬한 펌핑 작용이 보장된다.

심전도

조직액은 전위차에 반응하여 이동(전류 생성)하는 이온 농도가 높기 때문에 신체는 우수한 전기전도체이다. 심장에서 생성된 전위차는 신체 표면으로 전도되어 피부에 부착된 표면 전극에 의해 기록될 수 있다. 이렇게 얻은 기록을 **심전도**(electrocardiogram, ECG 또는 EKG)라고 한다. 기록 장치를 **심전계**라고 한다. 각 심장주기는 P, QRS 및 T로 지정된 3개의 고유한 ECG 파를 생성한다(그림 13.22a).

ECG는 활동전위의 기록이 아니지만 심장에서 활동전위의 생성 및 전도의 결과라는 점에 유의하자. 심실에서 생성된 활동전위와 ECG 파동의 상관관계는 그림 13.22b에 나와 있다. 이 그림은 심실을 통한 탈분극의 확산(QRS로 표시, 간략히 설명됨)이 활동전위에 해당하므로 심실의 수축에 해당함을 보여준다.

심방을 통한 탈분극의 확산은 ECG 라인의 상향 편향으로 표시되는 전위차를 유발한다. 심방 질량의 약 절반이 탈분극되면 이 상향 편향은 심방의 탈분극된 부분과 자극되지 않은 부분 사이의 전위차가 최대이기 때문에 최대값에 도달한다. 심방의 전체 질량이 탈분극되면 심방의 모든 영역이 동일한 극성을 갖기 때문에 ECG가 기준선으로 돌아간다. 따라서 심방 탈분극의 확산은 **P 파**(P wave)를 생성한다(그림 13.23).

자극을 심실로 전도하면 유사하게 전위차를 생성하여 ECG 라인의 급격한 상향 편향을 초래하고 심실의 전체 질량이 탈분극됨에 따라 기준선으로 돌아간다. 심실로의 탈분극의 확산은 **QRS 파**(QRS wave)로 표현된다. 심장 활동전위의 안정기는 ECG의 **S-T 분절**과 상관관계가 있다(그림 13.22a 참조). 마지막으로 심실의 재분극은 **T 파**(T wave)를 생성한다(그림 13.23). 심실 탈분극(QRS 파)과 재분극(T 파)이 반대전위 변화에 의해 생성되지만 동일한 방향을 가리키는 것에 놀랄 수 있다. 이는 심실의 탈분극이 심내막에서 심외막으로 발생하는 반면 재분극은 반대 방향인 심외막에서 심내막으로 퍼지기 때문이다.

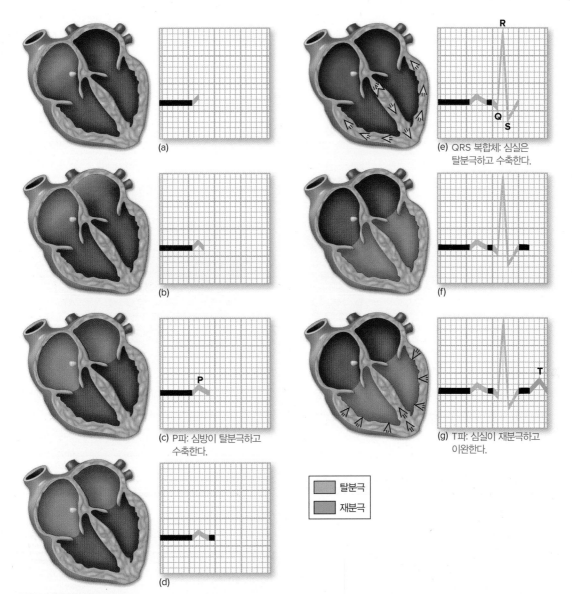

(a)

(b)

(c) P파: 심방이 탈분극하고
수축한다.

(d)

(e) QRS 복합체: 심실은
탈분극하고 수축한다.

(f)

(g) T파: 심실이 재분극하고
이완한다.

| | 탈분극 |
| | 재분극 |

그림 13.23 심장의 충동 전도와 ECG 사이의 관계. (e)의 화살표 방향은 심실의 탈분극이 내부(심내막)에서 외부(심외막)로 발생함을 나타낸다. 대조적으로 (g)의 화살표는 심실의 재분극이 반대 방향으로 발생함을 나타낸다. 전기활동의 기계적 상관관계는 (c), (e) 및 (g)에 빨간색 글자로 표시된다.

ECG 기록 전극 또는 "리드"에는 두 가지 유형이 있다. **양극사지 리드**는 손목과 다리에 있는 전극 사이의 전압을 기록한다(그림 13.24). 이러한 양극성 리드에는 리드 I(오른팔에서 왼팔로), 리드 II(오른팔에서 왼다리로) 및 리드 III(왼팔에서 왼다리로)가 포함된다. 오른다리는 접지 리드로 사용된다. **단극 리드**에서 전압은 신체에 배치된 단일 "탐색 전극"과 심전도계에 내장되고 0 전위(접지)로 유지되는 전극 사이에 기록된다.

단극사지 리드는 오른팔, 왼팔, 왼다리에 배치되며 각각 AVR, AVL 및 AVF로 축약된다. 단극흉부 리드는 정중선 위치에서 시작하여 1에서 6까지 레이블이 지정되어 있다(그림 13.24). 따라서 총 12개의 표준 ECG 리드가 심장의 전기적 활동의 변화하는 패턴을 다양한 관점에서 "관찰"한다(표 13.7). 이는 특정 이상이 특정 리드에서 가장 잘 보이고 다른 리드에서는 전혀 보이지 않을 수 있기 때문에 중요하다.

ECG와 심장소리의 상관관계

근절 영역으로 Ca^{2+}의 확산을 촉진하여 수축을 자극한다. 따라서 QRS 파는 수축기의 시작 부분에서 볼 수 있다. 그 결과 심실 내 압력이 상승하면 AV 판막이 닫히므로 QRS 파동 직후 첫 번째 심장음(S_1 또는 lub)이 생성된다(그림 13.25).

표시된 심실의 재분극은 이완기 시작 시 심실이 이완되는 것과 동시에 발생한다. 결과적으로 심실 내압이 떨어지면 대동맥판과 폐 반

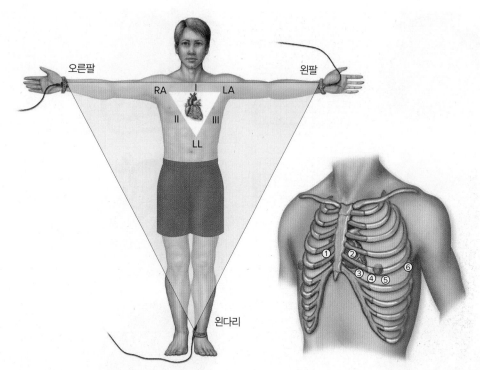

그림 13.24 심전도 리드. 양극사지 리드의 배치와 단극성 흉부의 탐색 전극은 심전도(ECG)에서 리드한다. 번호가 매겨진 가슴 위치는 표 13.7에 나와 있는 것처럼 V_1에서 V_6까지에 해당한다(RA = 오른팔, LA = 왼팔, LL = 왼다리).

표 13.7 | 심전도(ECG) 리드

유도 명칭	전극 배치
양극사지 리드	
I	오른팔과 왼팔
II	오른팔과 왼다리
III	왼팔과 왼다리
단극사지 리드	
AVR	오른팔
AVL	왼팔
AVF	왼다리
단극흉부 리드	
V_1	흉골 오른쪽 4번째 늑간
V_2	흉골 왼쪽 4번째 늑간
V_3	흉골 왼쪽 5번째 늑간
V_4	쇄골의 중앙과 일치하는 5번째 늑간
V_5	V_4 왼쪽 5번째 늑간
V_6	겨드랑이 중앙(겨드랑이 아래)과 일치하는 5번째 늑간

월판이 닫히게 되어 심전도에서 T 파가 시작된 직후 두 번째 심장음(S_2 또는 dub)이 생성된다.

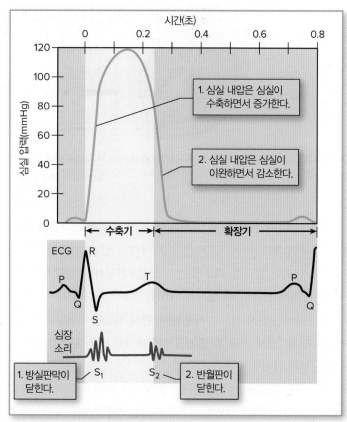

그림 13.25 심실 내압 변화와 ECG의 관계. QRS 파(심실의 탈분극을 나타냄)는 수축기 시작 시 발생하는 반면, T 파(심실의 재분극을 나타냄)는 이완기 시작 시 발생한다. 그림 하단에 번호가 매겨진 단계는 상단에 번호가 매겨진 단계에 해당한다.

13.6 혈관

동맥의 두꺼운 근육층은 그들이 높은 압력으로 심장에서 배출된 혈액을 운반할 수 있게 해준다. 정맥의 더 얇은 근육층은 증가된 양의 혈액이 정맥에 들어갈 때 팽창할 수 있게 하며, 정맥의 단방향 판막은 혈액이 심장으로 다시 흐르도록 한다. 모세혈관은 혈액과 간질액 사이의 물질의 신속한 교환을 촉진한다.

혈관은 혈액이 심장에서 신체의 모든 살아있는 세포로 흐른 다음 다시 심장으로 돌아가게 하는 몸 전체에 관 모양의 네트워크를 형성한다. 심장에서 나오는 혈액은 **동맥**, **세동맥** 및 **모세혈관**이라고 하는 점차적으로 더 작은 직경의 혈관을 통과한다. 모세혈관은 동맥류와 정맥류를 연결하는 미세한 혈관이다. 모세혈관에서 심장으로 되돌아오는 혈액은 **정맥**이라고 하는 점점 더 큰 직경의 혈관을 통과한다.

동맥과 정맥의 벽은 세 개의 외피, 즉 "튜닉"으로 구성되어 있다. 가장 바깥층은 **외막**(tunica externa), 중간층은 **중간막**(tunca media)이고, 내부층은 **내막**(tunica interna)이다. 외막은 결합조직으로 구성되어 있는 반면, 중막은 주로 평활근으로 구성되어 있다. 내막은 세 부분으로 구성된다. (1) 모든 혈관의 내강을 둘러싸고 있는 가장 안쪽의 단순 편평상피인 **내피**로, (2) 일부 결합조직섬유 위에 있는 기저막(당단백질 층), (3) 내부 탄성층을 형성하는 탄성섬유 또는 **엘라스틴층**이다.

동맥과 정맥은 기본 구조가 동일하지만(그림 13.26) 몇 가지 중요한 차이점이 있다. 동맥은 비슷한 크기의 정맥보다 직경에 비해 더 많은 근육을 가지고 있다. 결과적으로 동맥은 단면이 더 둥글게 나타나는 반면 정맥은 부분적으로 수축되어 있다. 또한 많은 정맥에는 동맥에 없는 판막이 있다.

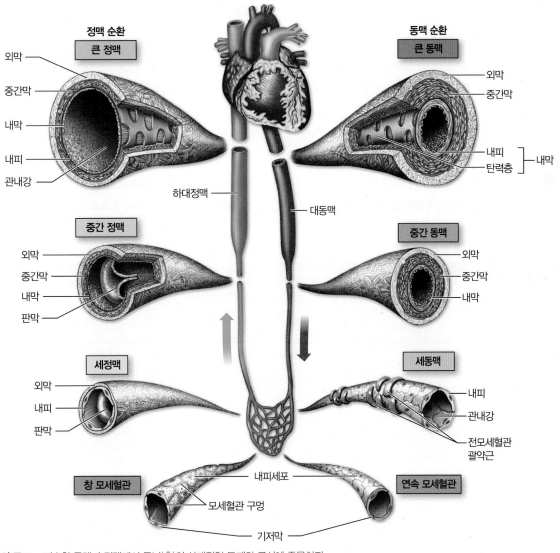

그림 13.26 혈관의 구조. 비슷한 동맥과 정맥에서 튜닉(층)의 상대적인 두께와 구성에 주목하자.

동맥

대동맥과 다른 큰 동맥에는 중막의 평활근세포 사이에 수많은 엘라스틴섬유층이 있다. 이 큰 **탄성 동맥**(elastic arteries)은 심실 수축의 결과로 혈액 압력이 상승할 때 확장된다. 심실이 이완되는 동안 혈압이 떨어지면 늘어난 고무줄처럼 반동한다. 이 탄성 반동은 심장이 쉬고 있고 추진력을 제공하지 않는 이완기 단계(심장주기의 가장 긴 단계)에 혈액을 구동한다.

작은 동맥과 세동맥은 큰 동맥보다 덜 탄력 있고 지름에 비해 평활근층이 더 두껍다. 따라서 더 큰 탄성 동맥과 달리 더 작은 **근동맥**(muscular arteries)은 심장의 펌핑 활동 중에 혈액 압력이 상승 및 하강할 때 약간만 변경된다. 세동맥과 작은 근동맥은 내강이 좁기 때문에 동맥 시스템을 통한 혈류에 가장 큰 저항을 제공한다.

직경이 100 μm 이하인 작은 근동맥이 나뉘어 더 작은 **세동맥**(arterioles, 직경 20~30 μm)을 형성한다. 일부 조직에서는 세동맥의 혈액이 **동정맥 문합**을 통해 직접 세정맥으로 들어갈 수 있다. 그러나 대부분의 경우 세동맥의 혈액은 모세혈관으로 들어간다(그림 13.27). 모세혈관은 가장 좁은 혈관(직경 7~10 μm)이다. 그들은 혈액과 조직 사이에서 가스와 영양소가 교환되는 순환계의 "기능의 끝" 역할을 한다.

혈류에 대한 저항은 세동맥의 **혈관 수축**(평활근층의 수축에 의해)에 의해 증가되고, 이는 모세혈관의 하류 혈류를 감소시킨다. 반대로, 세동맥의 **혈관 확장**(평활근층의 이완에 의한)은 저항을 감소시키고, 따라서 세동맥을 통해 모세혈관으로의 흐름을 증가시킨다. 이 주

제는 14장 14.3절에서 더 자세히 논의된다. 내피층과 평활근층 모두에서 세동맥벽 세포 사이에 간극접합의 증거가 있다. 노르에피네프린의 혈관수축제 효과와 아세틸콜린의 혈관확장 효과는 혈관 평활근의 간극접합을 통해 각각 탈분극 및 과분극의 전달로 세동맥 벽을 따라 일정거리 동안 전파될 수 있다.

 임상적용

동맥류(aneurysm)는 동맥이나 약해진 심실벽이 풍선처럼 부어오르는 것이다. 흉부 대동맥류 또는 복부 대동맥류로 대동맥에서 가장 흔하게 발생하지만 대뇌 및 기타 동맥에서도 발생할 수 있다. 해부된 대동맥은 대동맥류 벽의 파열로, 종종 완전히 파열되기 전에 감지 및 교정할 수 있다. 동맥류는 선천적 원인과 죽상동맥경화증(13.7절)으로 인해 발생할 수 있지만, 고혈압 및 당뇨병과 같은 질환이 위험을 증가시킬 수 있다.

모세혈관

동맥계는 신체의 400억 개 이상의 모세혈관에 혈액을 전달하기 위해 광범위하게 분기된다(표 13.8). 모세혈관의 가지 수가 너무 많아 체내의 어떤 세포도 모세혈관에서 60~80 μm 이상 떨어져 있지 않는다. 작은 모세혈관은 혈액과 간질액 사이의 교환을 위해 1,000평방마일의 총 표면적을 제공한다.

특정 모세혈관층을 통해 흐르는 혈액의 양은 주로 모세혈관층에 혈액을 공급하는 작은 동맥과 세동맥의 혈류 저항에 따라 달라진다. 이 혈관의 혈관 수축은 모세혈관층으로 가는 혈류를 감소시키는 반

표 13.8 | 개의 장간막에 대한 혈관 공급의 특성*

혈관의 종류	지름(mm)	수	총 단면적(cm²)	길이(cm)	총 부피(cm³)
대동맥(aorta)	10	1	0.8	40	30
큰 동맥(large arteries)	3	40	3.0	20	60
주요 동맥 가지	1	600	5.0	10	50
종점 가지(terminal branches)	0.06	1,800	5.0	1	25
세동맥	0.02	40,000,000	125	0.2	25
모세혈관	0.008	1,200,000,000	600	0.1	60
정맥	0.03	80,000,000	570	0.2	110
말단 정맥	1.5	1,800	30	1	30
주요 정맥 가지	2.4	600	27	10	270
큰 정맥(large veins)	6.0	40	11	20	220
대정맥(vena cava)	12.5	1	1.2	40	<u>50</u>
					930

* 참고: 혈관 공급 패턴은 개와 사람에서 유사하다.

출처: Gordon et al., Animal Physiology, 4e. Upper Saddle River, NJ: Prentice Hall, Inc., 1982.

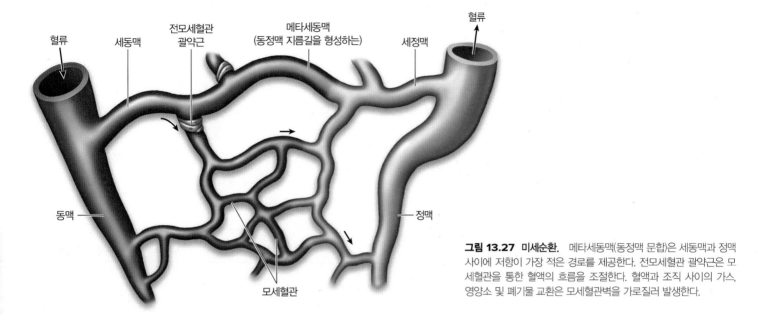

그림 13.27 미세순환. 메타세동맥(동정맥 문합)은 세동맥과 정맥 사이에 저항이 가장 적은 경로를 제공한다. 전모세혈관 괄약근은 모세혈관을 통한 혈액의 흐름을 조절한다. 혈액과 조직 사이의 가스, 영양소 및 폐기물 교환은 모세혈관벽을 가로질러 발생한다.

면, 혈관 확장은 혈류를 증가시킨다. 예를 들어, 휴식 중인 골격근의 작은 동맥과 세동맥에서 상대적으로 높은 저항은 모세혈관 혈류를 최대 용량의 약 5%에서 10%로 감소시킨다. 일부 기관(예: 장)에서 혈류는 모세혈관의 기원에 있는 **전모세혈관 괄약근**이라고 하는 원형 근육 띠에 의해 조절될 수도 있다(그림 13.27).

동맥계 및 정맥계의 혈관과 달리 모세혈관의 벽은 단 하나의 세포층으로 구성된다. 즉, 단순한 편평상피 또는 내피이다(그림 13.28 참조). 평활근과 결합조직층이 없기 때문에 혈액과 조직 사이의 물질교환이 더 빨라진다.

모세혈관의 종류

장기마다 구조의 큰 차이로 구분되는 다양한 유형의 모세혈관이 있

다. 내피 내막의 관점에서 이러한 모세혈관 유형에는 **연속적인 것, 천공된 것, 불연속적인 것**이 포함된다.

연속 모세혈관(continuous capillaries)은 인접한 내피세포가 밀접하게 결합되어 있다. 이들은 근육, 폐, 지방조직 및 중추신경계에서 발견된다. CNS의 연속 모세혈관에 세포 간 통로가 없으면 혈액-뇌 장벽이 형성된다(7장 7.1절). 다른 장기의 연속 모세혈관은 좁은 세포 간 통로(폭 40~45Å) 모세혈관과 간질액 사이에서 단백질 이외의 분자의 통과를 허용한다(그림 13.28).

전자현미경으로 내피세포를 조사한 결과 포자낭의 존재가 밝혀졌으며(그림 13.28), 이는 물질의 세포 내 수송이 모세혈관벽을 가로질러 일어날 수 있음을 시사한다. 이러한 유형의 수송은 중추신경계 내에서 이용 가능한 유일한 모세혈관 교환 기작으로 보이며 부분적으

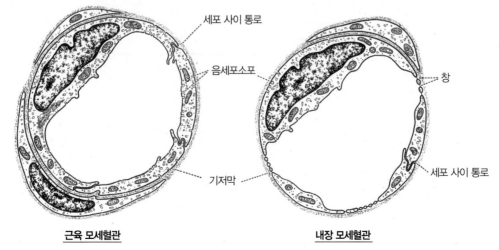

그림 13.28 전자현미경 사진에서 볼 수 있는 근육과 내장 모세혈관의 구조 그림. 세포 사이 통로와 창은 인접한 모세혈관 내피세포 사이의 물질 통과를 허용하는 반면, 음세포소포는 내피세포 세포질을 통해 물질을 수송한다. ©Don W. Fawcett/Science Source

로는 혈액-뇌 장벽의 선택적 특성을 설명할 수 있다.

CNS의 모세혈관 길이를 따라 내피벽 바로 바깥쪽에는 때때로 **혈관주위세포**(pericytes)라고 하는 세포가 있다. 이 세포는 모양이 다양하고 수축 능력의 정도가 다르지만 평활근세포는 아니다. 그들의 수축 능력은 대뇌 혈류를 조절하는 데 중요하며 수송단백질의 생산은 혈액-뇌 장벽의 기능에 참여한다(7장 7.1절).

창 모세혈관(fenestrated capillaries)은 신장, 내분비샘 및 장에서 발생한다. 이 모세혈관은 넓은 세포 간공(800~1,000Å) 모세혈관 내피 위의 기저막 역할을 하는 점액단백질층으로 덮여 있다. 이 점액단백질층은 큰 모세관 구멍을 통과할 수 있는 특정 분자(특히 단백질)의 통과를 제한한다. **불연속 모세혈관**(discontinuous capillaries)은 골수, 간, 비장에서 발견된다. 내피세포 사이의 거리가 너무 커서 이 모세혈관이 기관의 **작은 구멍**(sinusoids)처럼 보이다.

산소가 부족한 저산소조직에서는 새로운 모세혈관 네트워크가 성장하도록 자극된다. 이 성장은 **혈관내상피성장인자**(VEGF)에 의해 촉진된다. 모세혈관 성장은 세동맥의 혈관 확장을 자극하여 저산소조직으로의 혈류를 증가시키는 **아데노신**(AMP에서 유래)에 의해 추가로 촉진될 수 있다. 이러한 변화로 인해 조직에 산소를 운반하는 혈액이 더 많이 전달된다.

♥ 임상적용

혈관신생(angiogenesis)은 기존 혈관, 일반적으로 정맥에서 새로운 혈관이 형성되는 것을 말한다. 이것은 세포가 생존하기 위해 모세혈관에서 100 μm 이내에 있어야 하기 때문에 필요하다. 혈관신생은 신생물(종양)의 성장에 필요하며 습성 황반변성으로도 알려진 신생혈관 연령관련 황반변성의 발달에 관여한다(10장 10.7절). 따라서 혈관신생의 억제는 이러한 상태의 치료에 도움이 될 것이다.

두 가지 주변분비 조절인자, **섬유아세포 성장인자**(fibroblast growth factor, FGF)와 **혈관내상피성장인자**(vascular endothelial growth factor, VEGF)가 타이로신인산화효소 수용체(11장 그림 11.11 참조)에 결합하여 혈관신생을 자극한다. 미국 식품의약국(FDA)은 VEGF에 결합하고 이를 비활성화하는 증식당뇨망막증(아바스틴)이라는 단일클론항체(15장 15.4절) 제제의 결장암, 폐암, 유방, 자궁경부, 난소 및 신장. VEGF에 대한 또 다른 단일클론항체 제제인 라니비주맙(루센티스)는 습성 황반변성의 혈관신생을 억제하기 위해 눈의 유리체에 주사할 수 있다.

정맥

전체 혈액량의 대부분은 정맥계에 들어 있다. 심장으로부터의 혈액 흐름에 대한 저항을 제공하는 동맥과 달리 정맥은 추가 양의 혈액을 축적함에 따라 확장될 수 있다. 정맥의 평균 압력은 약 100 mmHg

의 훨씬 높은 평균 동맥압과 비교하여 2 mmHg에 불과한다. 수은 밀리미터로 표시되는 이 값은 혈액이 혈관벽에 가하는 정수압을 나타낸다.

낮은 정맥압은 특히 하지에서 심장으로 혈액을 되돌리기에 충분하지 않다. 그러나 정맥은 수축할 때 마사지 작용을 제공하는 골격근 그룹 사이를 통과한다(그림 13.29). 골격근을 수축시켜 정맥이 압착될 때 **정맥 판막**(venous valves)이 있어 심장으로의 일방향 혈액 흐름이 보장된다. 심장에서 혈액의 흐름을 방지하는 이 판막의 능력은 17세기에 윌리엄 하비에 의해 입증되었다(그림 13.30). 피험자의 팔에 지혈대를 댄 후 하비는 부풀어오른 정맥의 혈액을 심장 쪽으로 밀어낼 수 있지만 반대 방향으로는 밀어낼 수 없다는 것을 발견했다.

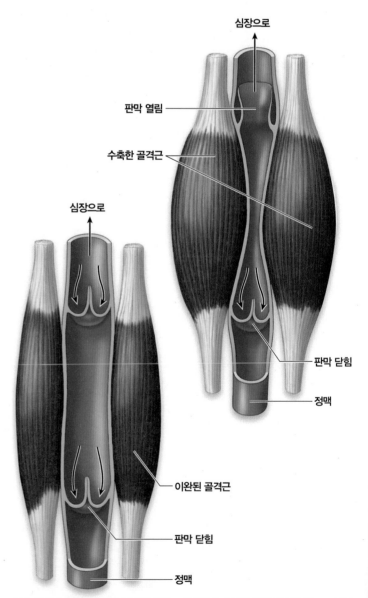

심장으로
판막 열림
수축한 골격근
심장으로
판막 닫힘
정맥
이완된 골격근
판막 닫힘
정맥

그림 13.29 단방향 정맥 판막의 작용. 골격근의 수축은 혈액을 심장 쪽으로 펌핑하는 데 도움이 되지만 정맥 판막이 닫혀 심장에서 멀어지는 혈액의 흐름이 방지된다.

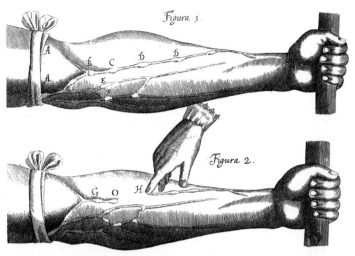

그림 13.30 윌리엄 하비의 정맥 판막 시연. 하비는 지혈대를 사용하여 정맥 배액을 차단함으로써 돌출된 정맥의 혈액이 심장에서 멀어지는 것을 허용하지 않음을 보여 정맥 판막의 작용을 시연했다. ©Universal History Archive/Getty Images

정맥 혈류에 대한 골격근의 마사지 작용 효과는 종종 **골격근 펌프**(skeletal muscle pump)로 설명된다. 심장으로의 정맥 복귀 속도는 대부분 골격근 펌프의 작용에 따라 달라진다. 사람이 가만히 서 있거나 누워 있을 때와 같이 펌프가 덜 활동적일 때 혈액이 정맥에 축적되어 혈관이 부풀어 오른다. 사람이 더 활동적일 때 혈액은 더 빠른 속도로 심장으로 돌아가고 정맥계에는 더 적게 남아 있다.

골격근 펌프의 작용은 하지에서 큰 복부 정맥으로 정맥혈의 복귀를 도와준다. 그러나 복부에서 흉부 정맥으로의 정맥혈 이동은 호흡

🫀 임상적용

정맥류성 정맥(varicose veins)은 일반적으로 하지에서 확장된 표면 정맥으로, 정맥 울혈로 인해 정맥 판막이 더 이상 효과적으로 닫히지 않을 정도로 정맥이 늘어날 때 발생한다. 유전적 감수성, 장시간 서 있어야 하는 직업, 비만, 나이, 임신(태아에 의한 복부 정맥 압박으로 인한) 등이 위험인자이다. 걷기는 압박 스타킹과 다리를 들어올리는 것처럼 정맥 울혈을 줄일 수 있다. 누워있는 환자의 경우 발목 관절을 구부리고 펴면 가자미근 펌프가 활성화되어 다리에서 심장으로 혈액이 다시 이동하는 데 도움이 된다. 정맥류의 외과적 치료에는 경화 요법(정맥에 화학물질을 주입하여 흉터를 남김), 레이저 요법(정맥을 파괴하기 위해 레이저를 사용), 결찰 및 스트립핑(정맥을 묶고 제거) 및 기타 기술이 포함된다.

병상에 누워있는 환자의 부적절한 정맥 흐름은 **심부정맥 혈전증**(deep vein thrombosis)의 위험을 증가시키며, 이는 **정맥 혈전색전증**(venous thromboembolism, 이동하는 혈전)으로 이어질 수 있는 위험한 상태이다. 수술 후 가능한 한 빨리 걸어 다니면 다리를 압박하는 압박 스타킹과 장치를 사용하는 것처럼 위험이 줄어든다. 항응고제 또는 혈전 용해제(13.2절에서 논의됨)는 잠재적으로 치명적인 폐색전증을 초래하지 않도록 혈전색전증을 예방하거나 치료하는 데 필요할 수 있다.

이라는 추가적인 기작에 의해 도움을 받는다. 사람이 숨을 들이마시면 횡격막(흉강과 복강을 분리하는 근육질 시트)이 수축한다. 돔형 횡격막의 수축으로 인해 횡격막이 평평해지고 복부 아래로 내려간다. 이것은 복부의 압력을 증가시키고(따라서 복부 정맥을 압박함) 흉강의 압력을 감소시키는 이중효과가 있다. 횡격막의 이러한 흡기운동에 의해 생성된 정맥의 압력 차이는 정맥혈을 심장으로 되돌리는 흉부 정맥으로 혈액을 강제한다.

13.7 죽상동맥경화증과 심장 부정맥

죽상동맥경화증은 관상동맥 혈류의 폐쇄로 이어질 수 있는 질병이다. 결과적으로 심장의 전기적 특성과 심장의 펌프 기능이 심각하게 손상될 수 있다. 비정상적인 심장박동, 즉 부정맥은 비정상적인 심전도 패턴을 통해 검출될 수 있다.

죽상동맥경화증

죽상동맥경화증(atherosclerosis)은 가장 흔한 형태의 동맥경화증(동맥 경화)이며 심장병과 뇌졸중에 기여함으로써 미국, 유럽 및 일본에서 사망의 약 31%를 차지한다. 죽상동맥경화증에서 국부적 **플라크**(plaques) 또는 **죽종**은 동맥의 내강으로 돌출되어 혈류를 감소시킨다. 죽종은 추가로 **혈전**(혈액 응고) 형성부위 역할을 하여 장기로의 혈액 공급을 더욱 차단할 수 있다(그림 13.31).

현재 죽상동맥경화증의 과정은 "내피 손상"의 결과로 시작되는 것으로 믿어진다. 이러한 손상은 흡연, 고혈압, 고콜레스테롤 및 당뇨병에 의해 생성된다. 해부학적으로 확인된 첫 번째 변화는 특히 동맥 분기점에서 동맥 내강으로 돌출된 회백색 영역인 **지방 줄무늬**의 출현이다. 이들은 내막 내 지질로 채워진 대식세포와 림프구의 집합체이다. 중간 단계에서 해당 부위는 대식세포와 평활근세포층을 포함한다. **섬유판**이라고 하는 더 진행된 병변은 축적된 지질과 파편 위에 평활근세포가 있는 결합조직의 덮개, 단핵구(15장)에서 파생된 대식세포 및 림프구로 구성된다. 진행된 죽상경화성 병변의 섬유질 캡은 얇아지고 파열되기 쉬워 혈전 형성을 촉진할 수 있다.

질병의 진행은 내피의 손상에 의해 유발될 수 있지만, 진행은 내피와 혈소판, 대식세포 및 림프구를 포함한 다른 참여세포에서 분비되는 다양한 사이토카인 및 기타 주변분비 조절제에 의해 자극되는 염증에 의해 촉진된다. 이러한 조절제 중 일부는 단핵구와 림프구를

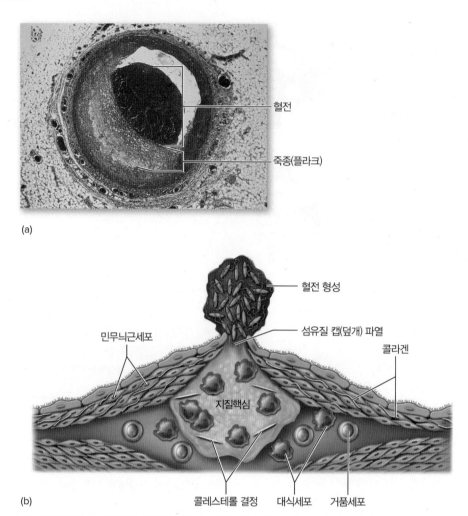

그림 13.31 죽상동맥경화증. (a) 죽상경화성 플라크와 혈전에 의해 부분적으로 폐색된 인간 관상동맥의 내강(강) 사진이다. (b) 파열되어 혈전 형성을 유도한 죽상경화성 플라크의 구조 그림이다. (a) ©Biophoto Associates/Science Source

손상된 내피로 끌어당겨 내막으로 침투하게 한다. 그런 다음 단핵구는 대식세포가 되어 지질을 삼키고 **거품세포** 모양을 취한다. 평활근세포는 수축 상태에서 결합조직 기질 단백질을 생성하고 분비하는 "합성" 상태로 바뀐다. 그러나 염증 중에 방출되는 사이토카인은 평활근 콜라겐합성을 감소시키고 대식세포에서 콜라게나제 효소 생성을 자극하여 플라크의 콜라겐 캡을 약화시킬 수 있다. 그것이 파열되어 밑에 있는 조직이 혈액에 노출되면 혈전(응고)이 형성된다.

내피세포는 일반적으로 단핵구 및 림프구의 침투에 대한 물리적 장벽을 제시하고 산화질소와 같은 주변분비 조절제를 생성함으로써 방금 설명한 진행을 방지한다. 산화질소의 혈관 확장 작용은 죽상동맥경화증에서 증가하는 또 다른 주변분비 조절제인 엔도텔린-1의 혈관 수축 효과를 상쇄하는 데 도움이 된다. 고혈압, 흡연, 높은 혈중 콜레스테롤은 내피의 보호 기능을 방해하는 반면, 규칙적인 유산소 운동은 이를 개선한다.

콜레스테롤 및 혈장 지질단백질

높은 혈중 콜레스테롤이 죽상동맥경화증의 위험 증가와 관련이 있다는 상당한 증거가 있다. 높은 혈중 콜레스테롤은 콜레스테롤과 포화지방이 풍부한 식단으로 생성되거나 **가족성 고콜레스테롤혈증**으로 알려진 유전적 조건의 결과일 수도 있다. 이 상태는 단일우성 유전자로 유전된다. 이 유전자 중 2개를 물려받은 사람들은 콜레스테롤 농도가 극도로 높으며(식이요법에 관계없이) 일반적으로 어린시절에 심장마비를 겪는다.

콜레스테롤을 포함한 지질은 단백질운반체에 부착된 혈액으로 운반된다(그림 13.32, 18장 표 18.8 참조). 콜레스테롤은 **저밀도 지질단백질**(low-density lipoproteins, LDL)이라고 하는 혈장단백질에 의해 동맥으로 운반된다. LDL은 간에서 생성되고 콜레스테롤, 트라이글리세라이드, 유리지방산 및 인지질로 구성된 작은 단백질 코팅 방울인 **극저밀도 지질단백질**(VLDL)에서 파생된다. 다양한 기관의

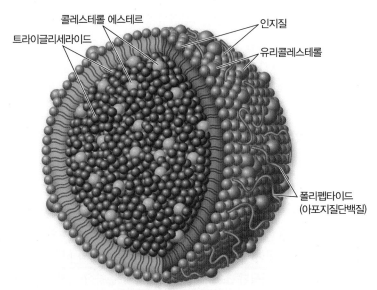

트라이글리세라이드
콜레스테롤 에스테르
인지질
유리콜레스테롤
폴리펩타이드
(아포지질단백질)

그림 13.32 지질단백질의 구조. 지질단백질은 혈액에서 지질을 운반한다. 각 지질단백질에는 단백질(아포지질단백질), 인지질 및 일부 유리콜레스테롤로 코팅된 비극성 트라이글리세라이드 및 콜레스테롤 에스테르의 코어가 있다.

효소가 대부분의 중성지방을 제거한 후 VLDL은 콜레스테롤을 기관으로 운반하는 LDL이 된다.

다른 기관의 세포에는 LDL의 단백질(**아포지질단백질**이라고 함)에 대한 수용체가 있다. 이 아포지질단백질이 수용체에 결합하면 세포는 수용체매개세포 내 이입에 의해 LDL 입자를 삼킨다(3장 그림 3.4 참조). 대부분의 LDL 입자는 이러한 방식으로 간에서 제거된다. 그러나 특정 LDL 단백질인 **아포지질단백질-B**가 동맥의 내피하 결합조직으로 흡수 및 축적되면 죽상경화반의 형성이 시작되는 것으로 생각된다. 산화에 의해 강화된 아포지질단백질 B는 내피에 작용하여 단핵구의 병변으로의 진입 및 단핵구의 대식세포로의 전환을 촉진한다. 대식세포는 이러한 지질단백질을 섭취하고 거품세포가 되어 질병의 진행을 촉진한다.

콜레스테롤과 포화지방이 많은 음식을 먹는 사람과 가족성 고콜레스테롤혈증이 있는 사람은 간에 LDL 수용체 수가 적기 때문에 혈중 LDL 농도가 높다. LDL 수용체가 적으면 간은 혈액에서 LDL을 제거할 수 없고 동맥의 내피세포에 더 많은 LDL을 사용할 수 있다.

이와 대조적으로 **고밀도 지질단백질**(high-density lipoprotein, HDL)은 동맥벽에서 콜레스테롤을 운반하여 죽상동맥경화증을 예방한다. 죽상동맥경화증의 발달에서 단핵구는 동맥내피를 통해 내막으로 이동하여 산화된 LDL을 삼킬 수 있는 대식세포가 된다. 콜레스테롤이 풍부한 대식세포는 거품세포로 알려져 있으며 동맥경화 병변의 발달에 중요한 역할을 한다. 이 진행은 거품세포에서 콜레스테롤을 받아들이고 신진대사를 위해 혈액을 통해 간으로 운반하는 HDL

에 의해 지연된다. HDL 수치는 주로 유전적 요인에 의해 결정되지만, 남성보다 여성(폐경 전), 규칙적으로 운동하는 사람에서 HDL 수치는 더 높고 죽상동맥경화증의 위험은 더 낮은 것으로 알려져 있다. HDL 수치는 조깅하는 사람보다 마라톤 주자에서 더 높고, 앉아서 일하는 사람보다 조깅하는 사람에게서 더 높다. 그러나 최근 과학적 증거에 따르면 HDL 입자 밀도와 구성은 개인마다 다르며 일부 사람들은 HDL에 대한 세포수용체의 유전적 부족을 가지고 있다. 이 때문에 HDL 수치와 관상동맥 질환 사이의 관계는 복잡할 수 있지만 일반적으로 더 높은 수치가 바람직하다는 것은 사실이다.

 임상적용

스타틴(statins)은 LDL-콜레스테롤 농도를 낮추어 죽상동맥경화증의 위험을 줄이는 데 도움이 되는 약물이다. 스타틴은 콜레스테롤 합성의 속도 제한단계를 촉매하는 효소인 HMG-코엔자임 A 환원효소의 억제제이다. 결과적으로 스타틴은 간세포가 콜레스테롤을 생성하는 능력을 감소시킨다. 낮아진 세포 내 콜레스테롤은 원형질막에서 더 많은 LDL 수용체의 생산을 자극하여 간세포가 더 많은 LDL을 삼키도록 한다. 이것은 혈중 LDL-콜레스테롤 농도를 낮추어 동맥의 내피세포에 들어가는 양이 적어진다. 스타틴은 또한 다른 유익한 효과가 있다. HDL 수치를 약간 증가시키고 동맥경화를 촉진하는 염증을 감소시킨다.

염증 및 죽상동맥경화증

죽상동맥경화증의 발달과 진행에서 면역계세포, 특히 단핵구와 림프구의 중요한 역할에 주목하자. 죽상동맥경화증은 이제 상당히 심한 염증성 질환으로 여겨진다. 이것은 염증의 지표인 혈중 **C-반응성 단백질**의 측정이 실제로 혈중 LDL 콜레스테롤 수치보다 죽상동맥경화성 심장질환의 더 강력한 예측 인자라는 최근의 증거에 의해 강조된다.

염증 과정은 동맥벽의 산화적 손상에 의해 유발될 수 있다. 내피세포가 LDL을 삼키면 **산화된 LDL**이라는 생성물로 산화된다. 산화된 LDL은 내피세포 손상, 단핵구 및 림프구의 내막으로의 이동, 단핵구의 대식세포로의 전환 및 죽상동맥경화증의 진행에서 발생하는 기타 사건에 기여한다.

산화된 LDL은 죽상동맥경화증의 진행에 매우 중요한 것으로 보이기 때문에 항산화제 화합물을 사용하여 이 상태를 치료하거나 예방할 수 있는 것으로 보인다. 항산화제인 **프로부콜**과 항산화제인 **비타민 C, 비타민 E, 베타-카로틴**(19장 19.1절)은 시험관 내에서 산화된 LDL의 형성을 감소시켰지만 죽상동맥경화증을 치료하는 데는 아직 제한적인 성공을 거두었다.

운동과 적절한 식단(exercise and a proper diet)은 심혈관 건강에 기여한다. 규칙적인 신체활동과 운동은 고혈압 및 고지혈증과 같은 위험요소에 대한 유익한 효과를 통해 심혈관질환의 위험을 직접적으로 감소시키는 정도의 "심장 보호"를 제공한다. 미국 심장협회(AHA)는 위험요인이 없는 사람들에게 일주일에 150분 동안 적당한 운동을 하거나 일주일에 75분 동안 격렬한 운동을 할 것을 권장한다. 위험요인이 있는 사람들은 일주일에 3~4회 40분의 적당한 운동을 해야 한다. 사람들은 모든 식품군을 포괄하고 고칼로리/저영양 식품을 적게 포함하는 식단을 섭취해야 한다. 혈중 콜레스테롤을 낮추는 목표를 달성하려면 포화지방과 트랜스지방을 총 칼로리의 5~6%로 제한해야 한다. 대조적으로, 많은 전형적인 패스트푸드 식사에서 칼로리의 40%에서 50%는 지방에서 파생된다. AHA는 사람들이 적어도 일주일에 두 번 생선을 먹을 것을 권장한다. 이것의 이점 중 하나는 생선, 특히 송어, 연어, 고등어, 청어, 정어리와 같은 기름기가 많은 생선에 오메가-3(또는 n-3) 지방산이 풍부하다는 것이다. 심혈관질환. 호두, 대두, 유채(카놀라) 기름은 또한 생선에서 발견되는 n-3 지방산인 EPA와 DHA가 풍부하다(19장 19.1절). 그러나 흡연자가 죽상동맥경화증의 위험을 낮추기 위해 취할 수 있는 가장 효과적인 단일 조치는 흡연을 중단하는 것이다. 흡연은 관상동맥 심장질환 및 뇌졸중, 대동맥 동맥류 및 말초 혈관질환의 위험을 크게 증가시킨다.

허혈성 심장질환

부적절한 혈류로 인해 조직에 산소 공급이 부족할 때 조직을 **허혈성**(ischemic)이라고 한다. 심근 허혈의 가장 흔한 원인은 관상동맥의 동맥경화이다. 혈류의 적절성은 상대적이며 산소에 대한 조직의 대사 요구사항에 따라 다르다. 예를 들어, 관상동맥의 폐쇄는 안정 시 충분한 관상 혈류를 허용할 수 있지만 심장이 운동이나 감정적 상태로 스트레스를 받을 때는 그렇지 않다. 이러한 경우 교감신경계의 활동이 증가하면 심박수와 혈압이 상승하여 심장의 활동이 증가하고 산소요구량이 증가한다. 최근의 증거는 또한 정신적 스트레스가 동맥경화성 관상동맥의 수축을 일으켜 심장근육의 허혈을 유발할 수 있음을 시사한다. 혈관 수축은 정신적 스트레스에 대한 반응으로 수축을 정상적으로 방지하는 손상된 내피의 비정상적인 기능으로 인한 것으로 믿어진다. 혈관 수축과 혈관 확장의 조절은 14장 14.3절에서 더 자세히 논의된다.

심근 허혈은 허혈조직에서 혐기성대사에 의해 생성되는 혈중 젖산 농도 증가와 관련이 있다. 이 상태는 종종 왼쪽 어깨와 팔뿐만 아니라 다른 부위에도 나타날 수 있는 심각한 통증을 유발한다. 이 **연관 통증**(10장 10.2절)을 **협심증**(angina pectoris)이라고 한다. 협심증 환자는 허혈 및 통증 완화에 도움이 되는 니트로글리세린 또는 관련 약물을 자주 복용한다. 이러한 약물은 혈관 확장을 일으켜 심장으로의 관상동맥 순환을 개선하고 심실이 동맥으로 혈액을 내보내는데 수행해야 하는 작업을 감소시키기 때문에 효과적이다.

심근세포는 호기성호흡에 적합하며 몇 분 이상 혐기성대사를 할 수 없다. 허혈과 혐기성대사가 연장되면 산소가 가장 결핍된 부위에서 **괴사**(세포사멸)가 일어날 수 있다. 이러한 종류의 돌이킬 수 없는 돌발성 손상을 **심근경색증**(myocardial infarction) 또는 **MI**라고 한다. 종종 "심장마비"라고 불리는(이 부정확한 용어는 다른 상태를 나타낼 수도 있음), 심근경색증은 서구 세계에서 사망의 주요 원인이다.

성체 포유동물의 심근세포는 분열 능력이 극히 제한되어 있어 죽은 세포가 새로운 심근세포로 대체되지 않는다. 대신 섬유아세포가 해당 부위를 침범하여 콜라겐 기질을 생성하여 경색의 비수축성 흉터를 형성한다. 경색된 조직의 면적은 환자가 증상이 시작된 후 몇 시간 이내에 입원하여 치료를 받는 경우 일반적으로 상대적으로 작다. 그러나 심장이 혈액으로 재관류된 후에(호기성호흡을 재개하기에 충분한 산소를 공급받을 수 있도록) 더 많은 수의 심근세포가 죽을 수 있다. 이 **재관류 손상**은 초기 사건보다 더 큰 위협이 될 수 있으며 미토콘드리아에 의한 과산화물 자유라디칼(5장 및 19장)의 생성과 Ca^{2+}의 축적으로 인한 세포사멸(3장 3.5장)에 의해 유발된다. 초기 병변을 둘러싼 심근세포의 세포사멸은 경색의 크기를 크게 증가시키고 심실벽을 약화시킬 수 있다. 경색으로 인해 심실벽이 얇아지고 압력이 가해지면 팽창할 수 있다.

최근 몇 년 동안 과학자들은 다양한 줄기세포 기술을 통해 심장 손상을 치료하는 방법을 조사하는 설치류 실험을 수행했고 보고된 다양한 성공한 결과가 있다. 또 다른 접근법은 심근세포 분열을 자극하는 것인데, 이는 성체 포유동물에서 경색을 치료하기에는 너무 제한적이다. 이것은 설치류에서 성공하였지만 이것이 인간에게 치료적으로 적용될 수 있는지 여부를 결정하기 위해서는 더 많은 연구가 필요하다.

심근 허혈로 인한 급성 흉통은 환자가 응급의료를 찾는 일반적인 이유이다. 심근 허혈은 ST 분절의 억제를 초래할 수 있다(그림 13.33). 그러나 죽상동맥경화 플라크가 관상동맥을 완전히 막는 혈전을 유도하면 S-T 분절이 상승한다.

심근 허혈로 인한 흉통은 심근경색증(MI)의 존재를 나타낼 수 있으며 MI의 조기 발견은 매우 중요하다. 현재, 심근경색증의 진단은 주로 환자의 임상양상과 결합된 혈중 트로포닌 수치, 주로 트로포닌 I의 상승을 기반으로 한다. 트로포닌은 손상된 심근세포에서 혈액으로 방출되는 근육의 조절단백질이다(12장 12.2절). 손상된 심근세포에서 혈액으로 방출되는 효소에 대한 검사도 유용하다. 여기에는 크

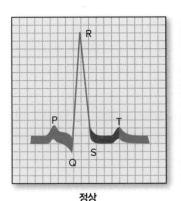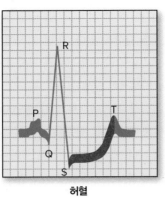

정상   **허혈**

그림 13.33 **심근 허혈의 결과로 S-T 분절의 우울증.** 이것은 훈련된 사람들에게 심장 문제의 존재를 경고하는 많은 ECG 변경사항 중 하나일 뿐이다.

레아틴포스포인산화효소(CPK) 및 젖산 탈수소효소(LDH)에 대한 검사가 포함된다. MI가 감지되고 환자가 안정되면 심근 허혈의 원인

임상적용

뇌졸중(stroke)이라고도 불리는 **뇌혈관 장애**(cerebrovascular accident)는 미국에서 세 번째로 많은 사망원인이자 세계적으로 두 번째로 많은 사망원인이다. 뇌졸중에는 두 가지 범주가 있다. 허혈성 뇌졸중, 혈전에 의한 대뇌동맥 차단으로 인해 발생하며 일반적으로 죽상동맥경화증의 결과이며, 동맥류로 인한 대뇌동맥의 출혈로 인한 출혈성 뇌졸중. 고혈압은 뇌졸중의 주요 위험요소이다. 심방세동, 고콜레스테롤, 당뇨병 등이 있다. 허혈성 뇌졸중은 항응고제와 혈전용해제로 치료할 수 있지만 허혈성 손상 직후에 투여하는 것이 가장 효과적이다. 이것은 흥분독성(7장 7.7절) 때문이며, 시냅스 틈에서 글루탐산염 제거에 대한 허혈 유발 장애의 결과로 신경세포가 죽는 과정이다. 이로 인해 NMDA 수용체를 통한 Ca^{2+}의 과도한 유입으로 인해 신경세포가 사멸되고 그 독성과 그 결과를 예방하는 효과적인 방법은 없다.

을 해결할 수 있다. 관상동맥 혈전증의 발견과 치료는 14장 14.4절(그림 14.18 참조)에서 관상동맥 순환에 대해 논의한다.

심전도로 감지된 부정맥

부정맥(arrhythmias) 또는 비정상적인 심장박동은 발생하는 비정상적인 ECG 추적으로 감지하고 설명할 수 있다. 심전도의 적절한 임상적 해석에는 이 장에서 다루지 않은 정보가 필요하지만 비정상적인 리듬에 대한 일부 지식은 그 자체로 흥미롭고 정상적인 생리학을 이해하는 데 유용한다.

정상적인 QRS 복합체가 보일 때마다 심장박동이 발생하고 ECG 차트 용지가 알려진 속도로 움직이므로 ECG 기록에서 심장박동수(분당 박동수)를 쉽게 얻을 수 있다. 분당 60회보다 느린 심박수는 **서맥**(bradycardia)을 나타낸다. 분당 100회보다 빠른 속도를 **빈맥**(tachycardia)이라고 한다(그림 13.34).

서맥과 빈맥 모두 정상적으로 발생할 수 있다. 예를 들어, 지구력 훈련을 받은 많은 운동선수의 안정시 심박수는 분당 40~60회이다. 이 **운동선수의 서맥**은 SA 결절의 부교감신경(미주신경) 억제 수준이 높아서 발생하며 유익한 적응이다. 운동 또는 비상시("싸움 또는 도망") 동안 ANS의 교감신경 분열이 활성화되면 정상적인 빈맥이 발생한다.

사람이 쉬고 있을 때 심박수가 증가하면 비정상 빈맥이 발생한다. 이것은 심방의 비정상적으로 빠른 페이싱(예: 약물에 의해 유발됨) 또는 비정상적으로 빠른 **이소성 심박조율기**의 발달로 인한 것일 수 있다. 따라서 이 비정상적인 심방 빈맥은 정상 또는 **부비동**(SA node) **빈맥**과 다르다.

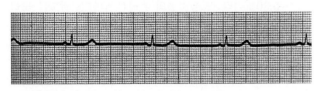

부비동 서맥

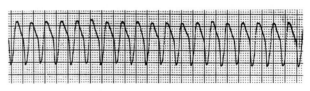

심실 빈맥

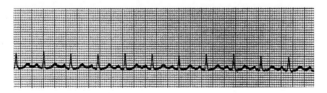

(a) 부비동 빈맥

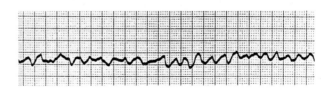

(b) 심실 세동

그림 13.34 **ECG에 의해 감지된 일부 부정맥.** (a)에서 심장박동은 정상 심박조율기, 즉 SA 결절(따라서 부비동 리듬이라는 이름)에 의해 조정된다. 이것은 비정상적으로 느리거나(서맥, 이 예에서 분당 42회) 빠를 수 있다(빈맥, 이 예에서 분당 125회). (a)의 빈맥 패턴을 (b)의 빈맥과 비교하자. 심실 빈맥은 심실의 이소성 심박조율기에 의해 생성된다. 이 위험한 상태는 (b)에서도 볼 수 있듯이 빠르게 심실 세동으로 이어질 수 있다.

조동 및 세동

심방이나 심실의 전기적 흥분과 수축의 매우 빠른 속도는 **조동**(flutter)이나 **세동**(fibrillation)을 일으킬 수 있다. 조동에서는 수축이 매우 빠르지만(분당 200~300회) 조정된다. 세동에서는 서로 다른 심근세포 그룹의 수축이 서로 다른 시간에 발생하므로 심방의 조화로운 펌핑 작용이 불가능하다.

심방 조동(atrial flutter)은 일반적으로 빠르게 퇴행하여 **심방 세동**(atrial fibrillation)으로 진행되며, 여기서 무질서한 충동 생성이 매우 빠르게 일어나고(분당 약 600회) 심방 수축이 효과적이지 않다. 방실결절은 이러한 모든 자극에 반응하지 않지만 심실을 자극하여 빠른 속도로(분당 최대 150~180회) 박동하도록 자극할 수 있는 충분한 자극이 전달된다. 심실은 정상적인 심방 수축이 일어나기 전에 이완기말 부피의 약 80%까지 차기 때문에 심방 세동은 심박출량을 약 15%만 감소시킨다. 심방 세동이 있는 사람은 수년 동안 살 수 있지만 이 상태는 뇌졸중 및 심부전으로 인한 사망률 증가와 관련이 있다. 모든 뇌졸중의 20~25%가 심방세동에 의해 촉진되는 혈전으로 인해 발생할 수 있는 것으로 추정된다.

심방 세동은 가장 흔한 심장 부정맥이며 일반적으로 항혈전제 및 항부정맥제로 치료한다. 약물 요법의 대안은 **경피적 도관절제**이다. 이것은 비정상적인 전기활동의 일반적인 원인인 폐정맥 주변의 심방 조직을 파괴한다. 이 절차는 이 영역을 좌심방의 주변 조직과 전기적으로 분리한다.

대조적으로, **심실 세동**(ventricular fibrillation, 그림 13.34)이 있는 사람은 심폐소생술(CPR)로 연장하거나 전기 제세동(간단히 설명)으로 세동을 종료하지 않는 한 몇 분 동안만 살 수 있다. 사망은 세동성 심실이 혈액을 펌프질하여 심장과 뇌에 필요한 산소를 공급할 수 없기 때문에 발생한다.

세동은 심근을 통해 **서커스 리듬**으로 알려진 전자파의 지속적인 재활용으로 인해 발생한다. 활동전위의 재활용은 일반적으로 간극접합에 의해 심근세포 사이에 활동전위가 빠르게 전달되고 심근세포에 의해 제공되는 활동전위의 긴 지속시간으로 인해 단일 단위로 불응기에 들어가는 전체 심근에 의해 방지된다(그림 13.21 참조).

세동을 유발하는 혼란스러운 전기적 활동은 다양한 기작에 의해 생성될 수 있다. 국소 흥분에서 허혈이나 섬유증에 의해 손상된 SA 결절 외부의 심근 영역이 자발적으로 탈분극되어 주변 세포에 의해 전파되는 활동전위를 생성한다. 재진입에서 활동전위는 불응기가 아닌 경로(예: 흉터 주변)를 따라 지속적으로 재생되고 전도될 수 있다. 다른 심근세포가 불응기로부터 회복의 다른 단계에 있을 때 T파의 중간에 외부 전기충격을 전달하는 것과 같이 세동을 유도할 수 있는 다른 기작도 있다. 어떤 기작에 의해 세동이 생성되든 심근의 다른 경로를 따라 활동전위가 지속적으로 생성되면 조정되지 않은 수축과 발기부전이 발생한다.

심장 부정맥으로 인한 **돌연사**(sudden death)는 일반적으로 심실 빈맥에서 심실 세동을 거쳐 **수축기**(직선 ECG로 박동 중지)에 이르게 된다. 심장 부정맥으로 인한 돌연사는 일반적으로 급성 심근 허혈(심장근육으로의 불충분한 혈류)의 결과이며, 가장 흔히 관상동맥의 죽상동맥경화증으로 인한 것이다.

세동은 때때로 가슴에 강한 전기충격을 가하여 멈출 수 있다. 이 절차를 **전기 제세동**(electrical defibrillation)이라고 한다. 감전은 모든 심근세포를 동시에 탈분극시켜 모든 심근세포를 불응성 상태로 만든다. 따라서 서커스 리듬의 전도가 중지되고 SA 결절이 정상적인 방식으로 수축을 자극할 수 있다. 이것은 서커스 리듬과 세동을 일으킨 초기 문제를 수정하지는 않지만, 다른 교정을 할 수 있을 만큼 충분히 오래 살게 한다.

이식형 제세동기로 알려진 장치가 이제 고위험 환자에게 제공된다. 이 장치는 전극이 포함된 리드와 심장(보통 우심실)에 삽입되는 충격 코일과 함께 가슴 부위의 피하 주머니에 이식되는 장치로 구성된다. 센서는 심실 세동이 발생하는 시기를 감지하고 심실상 빈맥과 심실 빈맥을 구별할 수 있다(그림 13.34). 심실 세동이 감지되면 코일이 제세동 충격을 전달할 수 있다.

방실결절 차단

심방 탈분극 시작 사이의 시간 간격 P 파로 표시되고 심실 탈분극의 시작(QRS 복합체의 Q 부분으로 표시됨)을 **P-R 간격**(P-R interva)이라고 한다(그림 13.22 참조). 정상 심장에서 이 시간 간격은 0.12~0.20초이다. 방실결절의 손상은 임펄스 전도를 느리게 하고 P-R 간격의 변화에 의해 반영된다. 이 상태를 **방실결절 차단**이라고 한다(그림 13.35).

방실결절을 통한 임펄스 전도 속도(PR 간격에 의해 반영됨)가 0.20초를 초과할 때 **1도 방실결절 차단**(first-degree AV node block)이 발생한다. **2도 방실결절 차단**(second-degree AV node block)은 방실결절이 너무 심하게 손상되어 2, 3 또는 4개의 심방 전기파 중 하나만 심실로 통과할 수 있을 때 발생한다. 이것은 QRS 파와 관련이 없는 P 파의 존재로 ECG에 표시된다.

3도 방실결절 차단(third-degree AV node block) 또는 **완전 방실결절 차단**(complete AV node block)에서는 심방파가 방실결절을 통해 심실로 통과할 수 없다. 심방은 동방결절에 의해 조절되지만(정

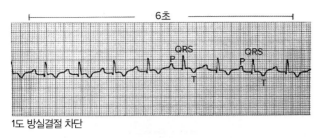

1도 방실결절 차단

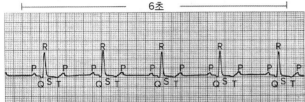

2도 방실결절 차단

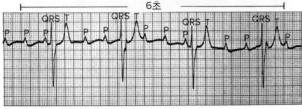

3도 방실결절 차단

그림 13.35 방실결절 차단. 1도 차단에서 P-R 간격은 0.20초보다 크다(여기서 예에서 P-R 간격은 0.26~0.28초). 2도 차단에서는 QRS 파를 동반하지 않는 P 파가 보인다. 이 예에서 심방은 분당 90회(P 파로 표시됨) 박동하는 반면 심실은 분당 50회(QRS 파로 표시됨) 박동한다. 3도 차단에서 심실은 이소성 심박조율기에 의해 심방과 독립적으로 조절된다. 따라서 심실 탈분극(QRS) 및 재분극(T)은 P 파에 대해 심전도에서 가변적인 위치를 갖는다(심방 탈분극).

상적인 "동 리듬"을 따름) 완전한 동방결절 차단에서는 푸르키니에섬유의 2차 심박조율기가 심실의 속도를 조절한다. 동방결절은 자발적인 탈분극 주기가 가장 빠르기 때문에 정상적인 심박조율기이지만, 완전한 방실결절 차단에서는 심방의 활동전위가 푸르키니에 섬유에 도달하여 심박조율기 활동을 억제할 수 없다. 푸르키니에 섬유의 심박조율기 속도(위치에 따라 일반적으로 분당 약 20~40회)는 비정상

임상적용

로켓(사진 등을 넣어다니는 목걸이에다는 작은 갑) 크기의 **인공 심박조율기**(artificial pacemaker)를 쇄골 아래 피부 아래에 이식할 수 있다. 이 것은 유도를 위해 형광투시법을 사용하여 정맥을 통해 심장에 삽입되는 전극이 있는 배터리 전원 장치로, 방실결절 또는 His 다발의 충동 전도 차단과 같은 부정맥을 교정하는 데 사용된다. 이식형 심박조율기에는 여러 가지 유형이 있다. 일부는 하나의 방만을 자극하고 일부는 탈분극과 수축을 일으키는 저전압 충격을 전달하여 심방과 심실을 모두 자극한다. 대부분의 사람들은 심장박동이 지연되는지 감지하고 필요에 따라 심장을 자극하여 양호한 심장박동수를 유지하고 일부는 사람이 운동 중인지 감지하고 그에 따라 심장박동수를 조정할 수도 있다.

적으로 느리며, 그 결과 발생하는 서맥은 일반적으로 인공 심박조율기를 삽입하여 교정한다.

13.8 림프계

림프관은 과도한 간질액을 흡수하고 이 액체(지금은 림프라고 함)를 정맥으로 배출되는 관으로 운반한다. 림프절과 가슴샘, 비장, 편도샘의 림프조직은 면역에 관여하는 백혈구인 림프구를 생성한다.

간질 공간(interstitial space) 또는 **간질**(interstitium)은 혈관과 기관의 조직세포 사이의 공간이다. 그것은 **간질액**(interstitial fluid)과 **세포 외 기질**(extracellular matrix)을 포함한다. 간질액(염, 영양소, 세포대사의 폐기물 및 혈장단백질을 포함하는 수용액)은 혈액 모세혈관에서 여과하여 형성된다(14장 14.2절). 세포 외 기질은 주로 콜라겐단백질로 구성된 섬유골격과 글리코사미노글리칸으로 형성된 겔로 구성된다.

림프계(lymphatic system)에는 세 가지 기본 기능이 있다. (1) 처음에 혈액 여과액으로 형성된 간질(조직)액을 다시 혈액으로 운반한다. (2) 소장에서 혈액으로 흡수된 지방을 운반한다. (3) 림프구라고 하는 세포는 질병유발인자(병원체)에 대한 면역학적 방어를 제공하는 데 도움이 된다.

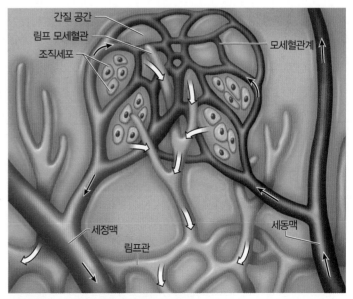

그림 13.36 혈액 모세혈관과 림프 모세혈관의 관계. 림프 모세혈관이 막혀 있음을 주목하자. 그러나 그들은 투과성이 높기 때문에 간질 공간 내의 과도한 체액과 단백질이 림프계로 배출될 수 있다.

림프계의 가장 작은 혈관은 **림프 모세혈관**(lymphatic capillaries)이다(그림 13.36). 림프 모세혈관은 대부분의 기관 내의 세포 간 공간에서 광대한 네트워크를 형성하는 미세한 폐쇄형 튜브이다. 림프 모세혈관의 벽은 다공성 접합을 가진 내피세포로 구성되어 있기 때문에 간질액, 단백질, 혈관 외 백혈구, 미생물, 흡수된 지방(장내)이 쉽게 들어갈 수 있다. 액체가 림프 모세혈관에 들어가면 **림프**(lymph)라고 한다.

병합 림프 모세혈관에서 림프는 **림프관**(lymph ducts)이라고 하는 더 큰 림프관으로 운반된다. 림프관의 벽은 정맥의 벽과 유사하다. 그들은 동일한 3개의 층이 있으며 역류를 방지하는 밸브도 포함한다. 이러한 혈관 내의 유체 이동은 수축의 연동파의 결과로 발생한다(12장 13.6절). 림프관 내의 평활근에는 수축을 자극하는 Ca^{2+}의 유입과 관련된 활동전위를 시작하는 심박조율기가 있다.

심박조율기의 활동과 이에 따른 수축의 연동파는 혈관의 신장에 반응하여 증가한다. 림프관은 결국 두 개의 주요 혈관인 **흉관** 또는 **오른쪽 림프관** 중 하나로 비워진다. 이 림프관은 림프액을 각각 왼쪽 및 오른쪽 쇄골하 정맥으로 배출한다. 따라서 혈액 모세혈관에서 혈장을 여과하여 형성되는 간질액(14장 14.2절)은 궁극적으로 심혈관계로 되돌아간다(그림 13.37).

림프는 심혈관계로 돌아가기 전에 **림프절**(lymph nodes)을 통해 여과된다(그림 13.38). 림프절에는 병원체를 제거하는 데 도움이 되는 식세포와 림프구 생성 부위인 **배 중심**(germinal center)이 있다. 편도샘, 가슴샘 및 비장을 **림프기관**(lymphoid organs)이라 하고, 마찬가지로 배 중심을 포함하며 림프구 생산 부위이다. 림프구는 특정 방식으로 항원에 반응하는 면역계의 세포이며, 이들의 기능은 15장에서 면역계의 일부로 설명되어 있다. 림프계는 면역 보호를 위해 림프구와 항원 제시 세포를 수송하지만 또한 수송할 수도 있다. 다공질 림프 모세혈관에 들어갔다가 나중에 나올 수 있는 암세포가 먼 장기에 전이될 수 있다. 이를 통해 림프계는 암이 퍼지거나 **전이**되도록

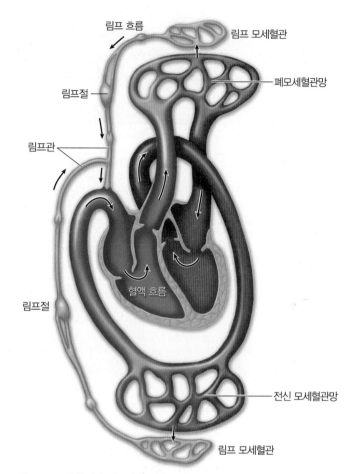

그림 13.37 순환계와 림프계의 관계. 이 개략도는 림프계가 림프관 시스템을 통해 간질 공간에서 혈액으로 유체를 다시 운반한다는 것을 보여준다. 림프는 결국 쇄골하 정맥에서 혈관계로 되돌아간다.

도울 수 있다. 국소 림프절로의 전이는 유방암, 결장암, 전립샘암 등의 암에 대한 종양 전파의 첫 번째 단계이다.

임상연구 요약

제시카는 심한 생리를 경험했다. 이것은 철분 결핍성 빈혈을 일으키기에 충분한 철 손실을 야기할 수 있으며, 이는 낮은 적혈구 수로 드러날 수 있다. 그녀의 승모판 탈출증은 승모판을 지나 혈액이 누출되고 심장 잡음이 발생하는 일반적인 상태이며, 이는 심장의 정점 위치에 위치한 청진기로 가장 잘 들을 수 있다. 그러나 이 상태는 누출이 좌심실의 출력을 상당히 감소시킬 만큼 충분히 크지 않는 한 일반적으로 증상을 일으키지 않는다. 제시카의 심방 세동은 ECG에 P 파가 없었기 때문에 밝혀졌다. 이것은 명백한 증상이 있을 수도 있고 없을 수도 있지만 활동할 때 심박출량이 충분히 증가하지 않으면 피로를 유발할 수 있다. 주요 위험은 심장에 혈전을 형성하는 경향이다. 이것은 허혈성 뇌졸중을 유발할 수 있으며, 이는 허혈로 인한 산소 및 영양소 부족 및 흥분독성으로 인해 신경 세포를 손상시킨다. 의사는 인자 X를 비활성화하여 두 응고 경로에 의한 트롬빈 형성을 억제하는 약물을 처방했다. 흡연은 관상동맥 심장질환과 혈전 형성을 촉진하는 죽상동맥경화증의 주요 위험요소이다.

임상적용

림프부종(lymphedema)은 간질액 내 과도한 양의 체액과 단백질로 인해 팔이나 다리가 부어오르는 질환이다. 이것은 일반적으로 유방암 및 기타 암에 대한 수술이나 방사선 치료로 인해 림프 배수가 막히거나 파괴되어 발생한다. 현재 림프부종에 대한 치료법은 없으며 단백질이 풍부한 간질액은 염증을 유발하여 주변 조직의 퇴행성 변화를 유발할 수 있다. 림프부종은 림프관을 차단하고 상피증(14장 그림 14.10 참조)에서 다리나 음낭의 엄청난 붓기를 유발할 수 있는 선충류 종에 의한 감염으로 열대 적도 지역에서도 발생할 수 있다.

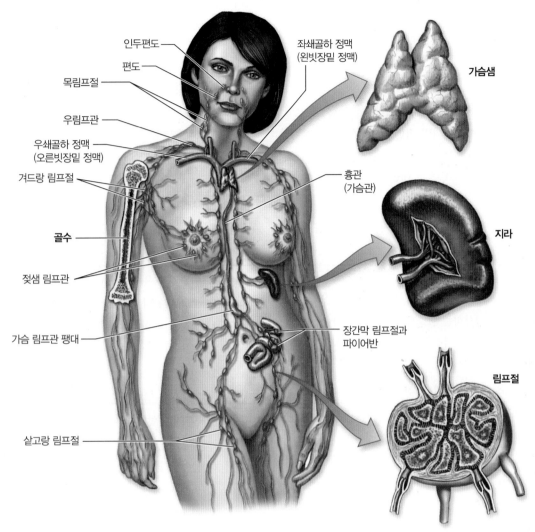

인두편도

편도

목림프절

우림프관

우쇄골하 정맥
(오른빗장밑 정맥)

겨드랑 림프절

골수

젖샘 림프관

가슴 림프관 팽대

샅고랑 림프절

좌쇄골하 정맥
(왼빗장밑 정맥)

가슴샘

흉관
(가슴관)

지라

장간막 림프절과
파이어반

림프절

그림 13.38 림프 경로를 따라 림프절의 위치. 림프절은 조밀한 결합조직 캡슐로 둘러싸인 작은 콩 모양의 몸체이다.

요약

13.1 순환계의 기능 및 구성요소

A. 혈액은 산소와 영양분을 신체의 모든 세포로 운반하고 조직에서 노폐물을 제거한다. 또한 호르몬 수송을 통해 조절기능을 수행한다.

  1. 산소는 적혈구에 의해 운반된다.

  2. 백혈구는 질병으로부터 신체를 보호하는 역할을 한다.

B. 순환계는 심혈관계(심장과 혈관)와 림프계로 구성된다.

13.2 혈액의 구성

A. 혈장은 용해된 이온과 다양한 유기분자를 포함하는 혈액의 유체 부분이다.

  1. 호르몬은 혈액의 혈장 부분에서 발견된다.

  2. 혈장단백질은 알부민, 글로불린(알파, 베타 및 감마) 및 피브리노겐이다.

B. 혈액의 형성요소는 적혈구, 백혈구 및 혈소판이다.

  1. 적혈구 또는 적혈구는 헤모글로빈을 함유하고 산소를 운반한다.

  2. 백혈구는 과립형(다형핵이라고도 함) 또는 무과립형일 수 있다. 그들은 면역에서 기능한다.

  3. 혈소판 또는 혈소판은 혈액 응고에 필요하다.

C. 적혈구 생성은 호르몬 에리트로포이에틴에 의해 자극되고, 다양한 종류의 백혈구 생성은 사이토카인이라는 화학물질에 의해 조절된다.

D. 주요 혈액형 그룹은 ABO 체계와 Rh 체계이다.

  1. 혈액형은 적혈구 표면에서 발견되는 항원의 종류를 나타낸다.

  2. 여러 유형의 혈액이 혼합되면 적혈구 항원에 대한 항체가 적혈구를 응집시킨다.

E. 혈관이 손상되면 혈소판이 노출된 내피콜라겐 단백질에 부착된다.

  1. 콜라겐에 달라붙는 혈소판은 ADP, 세로토닌 및 트롬복산 A_2를 분비하는 방출 반응을 겪는다.

  2. 세로토닌과 트롬복산 A_2는 혈관 수축을 일으킨다. ADP와 트롬복산 A_2는 다른 혈소판을 끌어당겨 부러진 혈관의 콜라겐에 달라붙어 성장하는 혈소판 덩어리에 달라붙게 한다.

F. 혈전 형성에서 피브리노겐이라고 하는 가용성 단백질은 불용성 섬유소실로 전환된다.

  1. 이 반응은 효소 트롬빈에 의해 촉매된다.

  2. 트롬빈은 비활성 전구체인 프로트롬빈에서 내인성 또는 외인성 경로에 의해 유도된다.

  　a. 둘 중 더 긴 고유 경로는 더 많은 응고인자의 활성화를 필요로 한다.

  　b. 더 짧은 외부 경로는 조직 트롬보플라스틴의 분비에 의해 시작된다.

  3. 응고 순서는 보조인자로 Ca^{2+}와 혈소판 세포막에 존재하는 인지질을 필요로 한다.

G. 혈전의 용해는 결국 플라스민의 작용에 의해 일어나며, 이는 피브린을 분할 생성물로 절단한다.

13.3 심장의 구조

A. 심장의 오른쪽과 왼쪽은 각각 폐순환 및 전신순환을 통해 혈액을 펌프한다.

  1. 우심실은 혈액을 폐로 펌핑한다. 그런 다음 이 혈액은 좌심방으로 돌아간다.

  2. 좌심실은 혈액을 대동맥과 전신 동맥으로 펌핑한다. 그런 다음 이 혈액은 우심방으로 돌아간다.

B. 심장에는 두 쌍의 단방향 판막이 있다.

  1. 방실판막은 혈액이 심방에서 심실로 흐르도록 하지만 반대 방향으로는 흐르지 않는다.

2. 반월판은 혈액이 심실을 떠나 폐순환계 및 전신순환계로 들어가도록 허용하지만 혈액이 동맥에서 심실로 되돌아오는 것을 방지한다.

C. AV 판막이 닫히면 수축기에서 첫 번째 심장소리 또는 "lub"이 생성된다. 반월판이 닫히면 이완기에 두 번째 심장음 또는 "dub"이 생성된다. 비정상적인 판막은 잡음이라는 비정상적인 소리를 유발할 수 있다.

13.4 심장주기

A. 심장은 2단계 펌프이다. 심방이 먼저 수축한 다음 심실이 수축한다.

  1. 이완기 동안에는 먼저 심방이, 그 다음에는 심실이 혈액으로 채워진다.

  2. 심실은 심방이 수축하기 전에 약 80%가 채워지고 이완기 말 부피에 마지막 20%를 추가한다.

  3. 심실의 수축은 혈액의 약 2/3를 내보내고 수축기말 부피로 약 1/3을 남긴다.

B. 수축기에 심실이 수축할 때 심실 내의 압력은 먼저 AV 판막을 닫을 만큼 충분히 상승한 다음 반월판을 열 수 있을 만큼 충분히 상승한다.

  1. 혈액은 심실 내의 압력이 동맥의 압력 아래로 떨어질 때까지 심실에서 분출된다. 이 시점에서 반월판은 닫히고 심실은 이완되기 시작한다.

  2. 심실의 압력이 심방의 압력 아래로 떨어지면 심실이 빠르게 채워지는 단계가 발생하고 심방의 수축으로 인한 최종 채우기가 발생한다.

13.5 심장과 심전도의 전기적 활동

A. 정상적인 심장에서 활동전위는 심박조율기 전위라고 하는 자발적인 탈분극의 결과로 SA 결절에서 시작된다.

  1. 자발적 탈분극이 임계값에 도달하면 전압 조절된 Na^+ 관문과 빠른 Ca^{2+} 통로가 열리면서 활동전위가 생성된다.

  2. 재분극은 K^+의 외부 확산에 의해 일어나지만, 다시 자발적인 탈분극이 일어나기 때문에 안정한 휴지 막전위를 얻지 못한다.

  3. 다른 심근세포는 자발적인 활동을 할 수 있지만 SA 결절은 자발적인 탈분극 속도가 가장 빠르기 때문에 정상적인 심박조율기이다.

4. SA 결절에 의해 생성된 활동전위가 다른 심근세포에 도달하면 Ca^{2+}의 느린 내부 확산으로 인해 긴 안정기를 가진 활동전위를 생성한다.

5. 심근세포의 긴 활동전위와 긴 불응기는 수축하는 동안 세포 전체가 불응기에 있게 한다. 이것은 이완될 때까지 심근이 다시 자극되는 것을 방지한다.

B. 전기충격은 동방결절에서 시작하여 심근세포 하나에서 다른 심근세포로의 전기전도에 의해 두 심방을 통해 퍼진다.

1. 그 다음 충격은 방실결절을 자극하여 His 다발에 의해 심실로 전도된다.

2. 푸르키니에 섬유는 충동을 심실 근육으로 전달하여 수축시킨다.

C. 심장의 규칙적인 전도 패턴은 신체 표면의 두 지점 사이의 전위차 패턴을 변화시킨다.

1. 심장의 전기적 활동으로 인한 이러한 변화하는 패턴의 기록을 심전도(ECG)라고 한다.

2. P 파는 심방의 탈분극으로 인해 발생한다. QRS 파는 심실의 탈분극으로 인해 발생한다. T 파는 심실의 재분극에 의해 생성된다.

13.6 혈관

A. 동맥에는 세 개의 층 또는 튜닉(내, 중, 외)이 있다.

1. 내막은 엘라스틴 섬유 밴드에 의해 중막막으로부터 분리된 내피층으로 구성된다.

2. 중간막은 평활근으로 구성된다.

3. 외막은 가장 바깥쪽 층이다.

4. 많은 엘라스틴층을 포함하는 큰 동맥은 혈압이 오르고 내리면 팽창하고 반동을 일으킬 수 있다. 중간 및 작은 동맥과 세동맥은 덜 팽창하므로 혈류에 대한 저항이 더 크다.

B. 모세혈관은 가장 좁지만 가장 많은 혈관이다.

1. 모세혈관벽은 내피세포의 단 한층으로 구성되며 혈액과 주변 조직 사이의 분자 교환을 제공한다.

2. 세동맥에서 모세혈관으로 가는 혈액의 흐름은 전모세혈관 괄약근에 의해 조절된다.

3. 모세혈관벽은 연속적이거나 천공되거나 불연속적일 수 있다.

C. 정맥에는 동맥과 같은 세 개의 튜닉이 있지만 일반적으로 비슷한 크기의 동맥보다 근육층이 더 얇다.

1. 정맥은 동맥보다 더 팽창할 수 있으며 더 많은 양의 혈액을 담기 위해 확장될 수 있다.

2. 많은 정맥에는 심장으로의 단방향 혈액 흐름을 보장하는 정맥 판막이 있다.

3. 심장으로 돌아가는 혈액의 흐름은 정맥을 둘러싸고 있는 골격근의 수축에 의해 도움을 받는다. 이 작용의 효과를 골격근 펌프라고 한다.

13.7 죽상동맥경화증 및 심장 부정맥

A. 죽상동맥경화증은 심장과 뇌로 가는 혈류를 차단할 수 있으며 미국, 유럽 및 일본의 모든 사망원인 중 약 31%가 된다.

1. 죽상동맥경화증은 내피 손상, 단핵구 및 림프구의 내막으로의 이동, 단핵구가 지질을 삼키는 대식세포로의 전환으로 시작된다. 그런 다음 평활근세포가 증식하여 세포 외 기질을 분비한다.

2. 죽상동맥경화증은 흡연, 고혈압, 높은 혈장 콜레스테롤 농도와 같은 위험요인에 의해 촉진된다. 콜레스테롤을 동맥벽으로 운반하는 저밀도 지질단백질(LDL)은 내피에 의해 산화되어 죽상동맥경화증의 주요 원인이 된다.

B. 죽상동맥경화증에 의한 관상동맥의 혈류 차단은 심장근육의 허혈과 협심증을 유발할 수 있으며, 이는 심근경색증을 유발할 수 있다.

C. ECG는 비정상적인 심장박동수, 심방과 심실 사이의 비정상적인 전도 및 심장의 기타 비정상적인 전기전도 패턴을 감지하는 데 사용할 수 있다.

13.8 림프계

A. 림프 모세혈관은 끝이 막혀 있지만 투과성이 높다. 그들은 과도한 조직액을 림프관으로 배출한다.

B. 림프는 림프절을 통과하여 림프관을 거쳐 정맥혈로 돌아간다.

문제

이해력 검증

1. 심박조율기 세포가 어떻게 자발적인 이완기 탈분극을 생성하고 이것이 어떻게 활동전위를 생성하는지 설명하시오.

2. SA 결절의 어떤 특성이 다른 가능한 심박조율기 영역과 구별되며 정상적인 심박조율기로 기능할 수 있는가? SA 결절의 활동전위는 어떻게 심방과 심실에 도달하는가?

3. 심장 수축기간을 심근 활동전위 및 불응기간과 비교하시오. 이러한 관계의 중요성을 설명하시오.

4. 심장주기 동안 심실에서 발생하는 압력 변화를 단계별로 설명하시오. 이러한 압력 변화가 심장소리의 발생과 어떻게 관련되는지 설명하시오.

5. ECG로 결함 있는 밸브를 감지할 수 있는가? 부분적으로 손상된 AV 결절을 청진으로 감지할 수 있는가?

6. ECG의 P 파, QRS 파 및 T 파의 원인을 설명하고 이러한 파동이 각각 심장주기의 어느 지점에서 발생하는지 표시하시오. QRS 파 직후 첫 번째 심음이 발생하는 이유와 T 파 발생 시 두 번째 심장음이 발생하는 이유를 설명하시오.

7. 폐는 심실의 전체 출력을 받는 유일한 기관이다. 이 진술을 설명하고 이것이 우심실과 좌심실 사이의 구조와 기능의 차이와 어떻게 관련되는지 설명하시오.

8. 심근에서 Ca^{2+}로 유도된 Ca^{2+} 방출 과정을 설명하시오. 이 과정은 골격근의 흥분-수축 짝이룸과 어떻게 다른가?

9. 피부 절개가 어떻게 내인성 및 외인성 응고 경로를 시작하는지 설명하시오. 어떤 경로가 더 짧은가?

10. 아스피린, 와파린 약물, EDTA 및 헤파린이 항응고제로 어떻게 기능하는지 설명하시오. 이들 중 어느 것을 시험관에 첨가하면 효과가 있는가?

11. 혈액이 동맥, 모세혈관 및 정맥을 통해 어떻게 이동하는지 설명하시오. 운동은 이 동작에 어떤 영향을 주는가?

12. 죽상동맥경화증의 발병과 관련된 과정을 설명하시오. 항산화제가 이 질병의 진행을 지연시키는 데 어떻게 도움이 될 수 있는가? 운동이 어떻게 도움이 되는가? 생활방식의 다른 어떤 변화가 죽상동맥경화성 플라크를 예방하거나 줄이는 데 도움이 될 수 있는가?

14 심박수, 혈류 및 혈압

 임상연구

마크는 복통과 다리의 붓기를 호소했으며 의사는 부종과 저단백혈증이 있다고 말했다. 조직검사를 동반한 대장내시경검사 후 그는 자가면역 장질환인 크론병(Crohn's disease) 진단을 받았다. 그는 나중에 고강도 운동 프로그램을 시작하여 무거운 역기를 들고 마라톤 훈련을 받았다. 더운 날 장거리를 달리고 다음 날 일어서면 어지러움이 심하다는 것을 느꼈던 그는 그런 훈련 중에 더 많이 마시고 스포츠 음료로 바꾸라는 조언을 들었다. 몇 년 후 마크는 본태성 고혈압 진단을 받고 안지오텐신전환효소(ACE) 억제제를 처방받았다. 의사는 무거운 역기를 들어 올릴 때 숨을 참지 말라고 조언했다.

새로운 용어 및 개념에는 다음과 같은 것이 있다.
• 교질삼투압 및 간질액 형성
• 심박출량, 혈액량, 말초저항
• 압력수용기 반사와 발살바 조작

14.1 심박출량

심장의 분출 능력은 분당 박동수(심박수)와 박동당 분출되는 혈액의 양(일회박출량)의 함수이다. 심박수와 일회박출량은 자율신경과 심혈관계 고유의 기작에 의해 조절된다.

심박출량(cardiac output)은 각 심실에서 분당 분출되는 혈액의 양이다. 성인의 평균 안정시 **심박수**(cardiac rate)는 분당 70회이다. 평균 **일회박출량**(stroke volume)은 각 심실에 의해 박동당 분출되는 혈액의 양으로 박동당 70~80 mL이다. 따라서 분당 5.5 L (5,500 mL)가 평균 심박출량이다.

$$\text{심박출량} = \text{일회박출량} \times \text{심박수}$$
$$\text{(mL/min)} \quad \text{(mL/beat)} \quad \text{(beats/min)}$$

우심실의 심박출량은 일반적으로 좌심실의 심박출량과 같으므로 폐로 전체 심박출량이 들어가지만 다른 기관은 좌심실의 심박출량을 나누어 받는다. 폐순환이 체순환에 비해 저항과 압력이 낮고, 혈류량이 많다. 체순환의 70~105 mmHg에 비해 폐순환의 평균 동맥압(14.3절에서 설명)은 10~20 mmHg이다.

총혈액량(total blood volume)도 평균 5.5 L이다. 심장은 휴식 상태에서 총혈액량에 해당하는 양을 1분 동안 분출한다. 따라서 운동 중에 발생하는 심박출량의 증가는 순환을 통한 혈류의 증가를 동반한다. 이것은 심박수와 일회박출량을 조절하는 요인에 의해 이루어진다.

심박수 조절

신경계의 영향이 없는 상태에서 심근세포가 살아있는 한 심장은 계속 뛴다. 이 자율리듬은 SA 결절에 있는 심박조율기 세포의 자발적인 확장기 탈분극의 결과이다. 이 심박조율기 전위는 13장 13.5절에서 논의된 기작에 의해 생성되며 활동전위를 만드는 탈분극 과정이다(그림 14.1). 각각의 심근 활동전위는 심근의 수축과 함께 나타난다.

심장에 대한 교감 및 부교감신경은 모두 어느 정도 활성화되어 있다. 교감신경 축삭의 노르에피네프린과 부신수질의 에피네프린은 심장의 β_1-아드레날린 수용체에 결합하여 고리형 AMP(cAMP) 생성을 유도한다(7장 그림 7.31 참조). cAMP는 심박조율기 세포의 HCN 및 Ca^{2+} 통로에 작용하여 심박조율기 전위를 생성하여 확장기 탈분극 속도를 증가시킨다. 이것은 활동전위를 빠르게 생성하고 결국 더 빠른 심장박동이 일어나게 한다(그림 14.1).

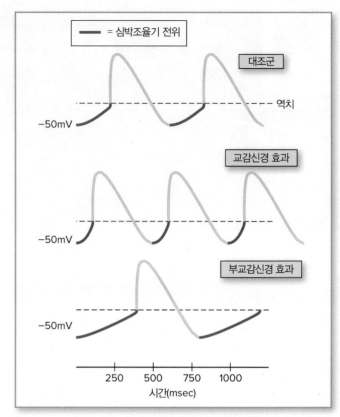

그림 14.1 SA 결절의 심박조율기 전위에 대한 자율신경 영향. 심장의 리듬은 SA 결절의 자발적 탈분극 속도에 의해 설정된다(상단에 "대조군"으로 표시됨). 이러한 자발적인 탈분극을 심박조율기 전위라고 하며 교감신경에 의해 증가하고 부교감신경에 의해 감소한다. 활동전위는 노란색으로 표시된다.

미주신경 말단에서 방출되는 아세틸콜린은 무스카린성 ACh 수용체에 결합하여 K^+ 통로를 연다(그림 7.27 및 그림 9.11 참조). K^+의 세포 밖 확산은 심박조율기 전위를 생성하는 탈분극을 억제한다. 이것은 확장기 탈분극과 활동전위 생성의 속도를 느리게 하여 심장박동을 느리게 한다. 미주신경은 항상 어느 정도 활성화되어 있으며 ACh는 안정 시 심박수를 미주신경이 없을 때의 심박수(분당 90~100회)보다 낮게 유지한다(그림 14.1).

SA 결절에 의한 박동 빈도는 길항적 영향에 따라 다르다(그림 14.5 참조). 심박수에 영향을 미치는 요인으로 **심장박동수 변동효과**(chronotropic effect)가 있다. 심박수를 증가시키는 것은 **심박동 증가효과**이고, 감소시키는 것은 **심박동 감소효과**이다.

SA 결절의 자율신경분포는 심박수를 조절하는 주요 수단이다. 교감신경은 심방과 심실 근육에서 수축강도를 증가시키고 심박수가 높을 때 수축기에 소요되는 시간을 감소시킨다(표 14.1).

안정 시 심박수는 대부분 부교감 미주신경 활동에 의해 결정되며, 운동선수는 일반적으로 심박수에 대한 미주신경의 억제 수준이 높기 때문에 안정 시 심박수(서맥)가 더 낮다. 운동 중 심박수는 초기에는

표 14.1 | 자율신경 활동이 심장에 미치는 효과

작용 부위	교감신경 효과	부교감신경 효과
SA 결절	확장기 탈분극 속도 증가, 심박수 증가	확장기 탈분극 속도 감소, 심박수 감소
AV 결절	전도 속도 증가	전도 속도 감소
심방 근육	수축력 증가	효과 없음
심실 근육	수축력 증가	효과 없음

SA 결절에 대한 미주신경 억제 감소와 교감신경 활동 증가로 인해 증가한다. 운동이 지속되면 교감신경 활동의 증가로 심박수가 더 커지며 미주신경 활동은 감소한다.

심장에서 자율신경의 활동은 뇌간의 연수에 있는 **심장조절중추**(cardiac control center)에 의해 조정된다. 심장조절중추는 대동맥과 경동맥에 있는 **압력수용기**의 피드백과 뇌의 영향을 받는다. 혈압이 떨어지면 심박수를 반사적으로 증가시킬 수 있다(1장 그림 1.6 참조). 이 압력수용기 반사는 14.6절에서 혈압 조절과 관련하여 더 자세히 논의된다.

일회박출량의 조절

일회박출량은 다음의 세 가지 요인에 의해 조절된다.

1. 확장기 말기에 있는 심실의 혈액량인 **확장기말 용적**(end-diastolic volume, EDV)
2. 신체의 모든 동맥에서 나타나는 마찰저항 또는 혈류에 대한 저항인 **총말초저항**(total peripheral resistance)
3. 심실 수축의 **수축성**(contractility) 또는 강도

확장기말 용적은 수축을 시작하기 직전에 심실에 있는 혈액의 양이다. 이것은 수축 전에 심실에 가해지는 부하이므로 **예비하중**(preload)이라고 한다. 일회박출량은 예비하중에 정비례한다. EDV가 증가하면 일회박출량이 증가한다. 또한 일회박출량은 수축력에 정비례한다. 심실이 더 세게 수축하면 더 많은 혈액을 분출한다.

혈액을 내보내려면 심실이 수축할 때 생성되는 압력이 동맥의 압력보다 커야 한다. 심실이 수축하기 전 동맥계의 압력은 총말초저항의 함수이다. 말초저항이 높을수록 압력이 높아진다. 혈액이 심실에서 분출되기 시작하면 동맥에 추가된 혈액이 말초저항에 의한 "병목효과" 때문에 평균 동맥압의 상승을 유발한다. 대동맥압이 심실 내압과 같아지면 혈액 분출이 곧 멈춘다. 따라서 총말초저항은 심실로부터 혈액 분출에 대한 저항 또는 수축이 시작된 후 심실에 가해지는

후하중(afterload)의 의미이다. 이것은 의학적으로 중요하다. 총말초저항이 높은 사람은 동맥 혈압이 높으므로 심실 근육에 가해지는 후하중이 높다.

보상이 없는 경우 일회박출량은 말초저항에 반비례한다. 말초저항이 클수록 일회박출량은 낮아진다. 그러나 건강 상태에서 심실은 수축강도를 높여 빠르게 보상한다. 예를 들어, 좌심실은 추위에 의한 피부 혈관 수축으로 말초저항이 증가하여도 일회박출량이 회복하도록 보상한다. 심장이 보상할 수 없으면 울혈성 심부전(congestive heart failure)으로 이어질 수 있다.

주어진 후하중에 대해 분출되는 확장기말 용적의 비율은 심실 수축의 강도에 따라 다르다. 이것은 수축당 분출되는 각 심실의 혈액 비율(백분율)인 **박출율**(ejection fraction)로 나타낸다. 일반적으로 안정 시 전체 확장기말 용적 110~130 mL 중 70~80 mL의 혈액을 내보낸다. 따라서 정상적인 박출율은 약 60%이다. 박출율은 비교적 일정하게 유지되므로 확장기말 용적이 증가함에 따라 박동당 박출량이 증가한다. 이를 위하여 확장기말 용적이 증가하면 심실 수축의 강도가 증가해야 한다.

심장의 프랑크-스탈링 법칙

두 명의 생리학자인 프랑크(Otto Frank)와 스탈링(Ernest Starling)은 심실 수축의 강도가 확장기말 용적에 따라 직접적으로 변한다는 것을 보였다(그림 14.2). 신체에서 분리되어 (따라서 신경 또는 호르몬 조절의 대상이 아님) 혈액이 공급되는 심장에서 EDV 증가는 수

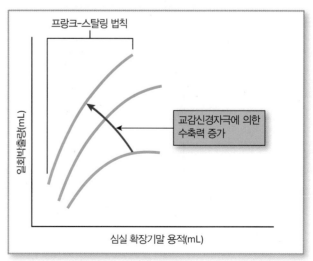

그림 14.2 프랑크-스탈링 법칙과 교감신경 효과. 그래프는 프랑크-스탈링 법칙을 보여준다. 확장기말 용적 증가에 따라 일회박출량도 증가한다. 또 세 개의 곡선에서 교감신경에 의해 심실이 자극될 때 주어진 확장기말 용적에서 일회박출량이 더 높다. 이것은 왼쪽으로 더 가파른 곡선으로 표시된다(빨간색 화살표 참조).

축강도와 일회박출량을 증가시켰다. EDV, 수축강도 및 일회박출량 사이의 이러한 관계는 심장 근육의 **고유 속성**(intrinsic)이며 **심장의 프랑크-스탈링 법칙**(Frank-Starling law of the heart)으로 알려져 있다.

수축강도의 내인적 조절

수축강도와 일회박출량의 조절은 심근이 확장기말 용적에 의해 늘어나는 정도의 변화 때문이다. EDV가 생리학적 범위 내에서 증가하면 심근은 점점 늘어나고 결과적으로 더 강하게 수축한다.

12장에서 논의한 바와 같이, 신장은 골격근의 수축강도를 증가시킬 수 있다(그림 14.21 참조). 그러나 골격근의 휴지 길이를 벗어나는 지나친 신장은 수축강도를 감소시킨다. 이것은 심장에서는 해당하지 않는다. 확장기 동안 혈액을 채우기 전 심근세포의 근절 길이는 약 1.5 μm에 불과하다. 이 길이에서 양쪽의 액틴 필라멘트는 근절의 중앙에서 겹치고 세포는 약하게만 수축할 수 있다(그림 14.3).

심실이 혈액으로 채워지면 심근이 늘어나서 A 대의 가장자리에서만 액틴 필라멘트가 미오신과 겹친다(그림 14.3). 이것은 액틴과 미오신 사이의 상호작용 수를 증가시켜 수축 중에 더 많은 힘을 발생한다. 또한, 확장기 동안 심근세포의 신장은 근소포체(sarcoplasmic reticulum)의 Ca^{2+} 방출 통로의 민감도를 증가시켜 자극에 대한 반응으로 Ca^{2+} 방출을 촉진한다(12장 그림 12.34 참조). 더 많은 Ca^{2+} 방출은 더 강한 수축을 일으킨다.

프랑크-스탈링 법칙은 심실이 늘어나는 초기에 빠르게 수축력을 증가시킨다. 심근 수축력은 심실이 늘어난 후 10~15분에 걸쳐 점차 증가한다. 이것은 **안렙효과**(Anrep effect)로 알려져 있으며 Na^+/Ca^{2+} 교환기를 통해 세포질로 들어가는 Ca^{2+}의 증가 때문이다(12장 12.5절). 심장의 신장 정도는 확장기말 용적에 의존하기 때문에 확장기말 용적 증가가 수축강도와 일회박출량을 증가시키는 내재적 작용을 한다.

그림 14.4에서 볼 수 있듯이 근육 길이는 골격근보다 심근의 수축강도에 더 뚜렷한 영향을 미친다. 즉, 근절 길이의 증가는 골격근보다 심근의 수축강도를 더 자극한다. 이것은 Ca^{2+}의 효과가 신장된 심근에서 Ca^{2+} 민감성이 증가되었기 때문으로 생각된다.

프랑크-스탈링 법칙은 심장이 총말초저항 증가에 어떻게 적응할 수 있는지 설명한다. (1) 말초저항 증가는 심실의 일회박출량을 감소시켜, (2) 더 많은 혈액이 심실에 남아 확장기말 용적은 다음 주기에 더 크다. 결과적으로 (3) 심실은 다음 주기에서 더 많이 늘어나고 더 강하게 수축하여 더 많은 혈액을 배출한다. 따라서 총말초저항에 변화가 있을 때 건강한 심실이 정상적인 심박출량을 유지할 수 있도록 한다.

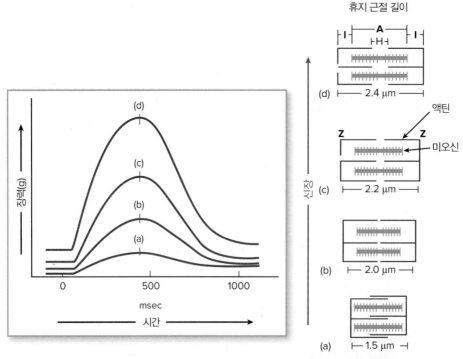

그림 14.3 심장의 프랑크-스탈링 법칙. 심근이 더 신장되면(a~d, 오른쪽) 더 강하게 수축한다(왼쪽). 수축 강도는 y축에 장력으로 표시된다. 최대 수축에 도달하는 데 필요한 시간은 늘어나는 정도에 관계없이 일정하게 유지된다.

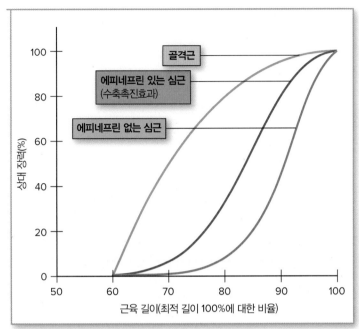

그림 14.4 근육 길이와 에피네프린이 수축력에 미치는 영향. 세 개의 곡선은 모두 각 근육이 자체 최적 길이(100% 최적 길이)에서 최대 힘(100% 상대 장력)으로 수축한다. 최적 길이보다 줄면 수축 강도가 감소된다. 골격근보다 심근의 감소가 더 가파르며, 심장 생리학에서 프랑크-스탈링 법칙이 더욱 중요하다. 그러나 길이에 관계없이 에피네프린은 심근 수축의 강도를 증가시켜 수축을 촉진하는 효과를 나타낸다.

이러한 과정에서 저항이 끊임없이 변하는 체순환계로 혈액을 분출하는 좌심실의 심박출량이 우심실(혈액을 폐순환계로 분출하는)의 박출량과 알맞게 조절되는 것이다. 폐 및 체순환을 통한 혈류 속도는 폐에 체액 축적을 방지하고 산소를 온전히 공급받은 혈액을 신체에 전달하기 위해 동일해야 한다.

수축의 외인성 조절

수축성은 주어진 근섬유 길이에서 수축의 강도이다. 동일한 길이에서 심실 수축의 강도는 교감자율신경부신계의 활동에 달려 있다. 교감신경의 노르에피네프린과 부신수질의 에피네프린은 수축강도를 증가시킨다(그림 14.2 및 14.4 참조). 이 **양성 수축촉진효과**(positive inotropic effect)는 근절에서 사용할 수 있는 Ca^{2+} 양이 증가하기 때문이다.

심박출량은 교감자율신경부신계의 활동에 의해 (1) 수축성에 대한 양성 수축촉진효과, (2) 심박수에 대한 심박동 증가효과의 영향을 받는다(그림 14.5). 부교감신경의 SA 결절 및 전도조직 자극은 심박동 감소효과를 나타내지만 심실의 수축강도에 직접적인 영향을 미치지는 않는다. 그러나 심박수가 느릴 때 EDV가 증가하면 심장의 프랑크-스탈링 법칙을 통해 수축강도를 증가시킬 수 있다. 이때 일회박출량은 증가하지만 느린 심박수를 완전히 보상하기에는 충분하지 않

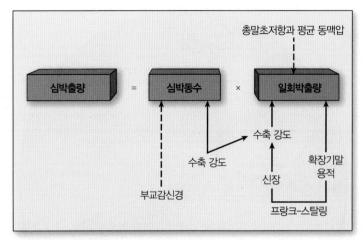

그림 14.5 심박출량 조절. 심박출량을 자극하는 요인은 실선 화살표로, 억제하는 요인은 점선 화살표로 표시된다.

다. 따라서 심장박동이 느려지면 심박출량이 감소하는데, 이는 심장박동을 느리게 하는 베타-아드레날린 차단 약물로 고혈압을 치료하는 이유이다.

정맥 환류

확장기말 용적(따라서 일회박출량 및 심박출량)은 혈액이 정맥을 통해 심장으로 돌아오는 **정맥 환류**(venous return)에 영향을 미치는 요인에 의해 제어된다. 심방과 심실이 정맥혈로 채워지는 속도는 총혈액량과 정맥압에 따라 다르다. 정맥압은 혈액을 심장으로 되돌리는 힘으로 작용한다.

정맥은 동맥보다 얇고 근육이 적은 벽을 가지고 있어 결과적으로 더 높은 **순응도**(compliance)를 보인다. 일정한 압력에서 동맥보다 정맥을 더 확장하므로 정맥이 더 많은 혈액을 보유할 수 있음을 의미한다. 전체 혈액량의 약 2/3가 정맥에 있다(그림 14.6). 이 때문에 정맥은 전하를 저장하는 축전지의 이름을 따서 **저장 혈관**(capacitance vessels)이라고 한다. 근육 동맥과 소동맥은 같은 압력에 의해 덜 팽창하므로(덜 유연함) **저항 혈관**이라고 한다.

정맥은 전체 혈액량의 거의 70%를 담고 있지만 90~100 mmHg의 평균 동맥압에 비해 평균 정맥압은 2 mmHg에 불과하다. 낮은 정맥압은 동맥과 모세혈관 사이의 압력 강하와 높은 정맥 순응도 때문이다.

정맥압은 소정맥(10 mmHg)에서 가장 높고 대정맥과 우심방(0 mmHg)이 만나는 지점에서 가장 낮다. 이것은 심장으로 혈액환류를 촉진하는 압력 차이를 생성한다. 또한, 정맥 환류는 (1) 정맥벽 평활근의 수축을 자극하여 순응도를 감소시키는 교감신경, (2) 근육 수축 동안 정맥을 압착하는 골격근 펌프, (3) 흉강과 복강 사이의 압

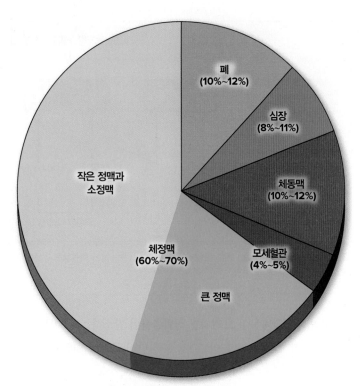

그림 14.6 휴식 시 순환계 혈액 분포. 정맥계에 대부분의 혈액이 있다. 필요할 때 (예: 운동) 순환에 더 많은 혈액을 제공하는 저장소 역할을 한다.

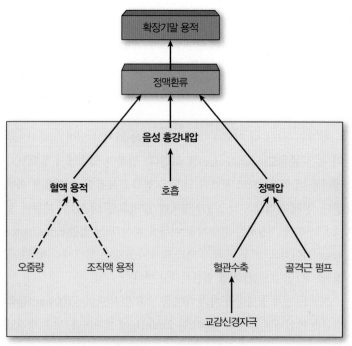

그림 14.7 정맥 환류 및 확장기말 용적에 영향을 미치는 변수. 정비례관계는 실선, 역비례관계는 점선 화살표로 표시된다.

력 차에 의하여 촉진된다.

골격근의 수축은 정맥을 압착할 수 있어 "펌프"의 역할을 한다(13장 그림 13.29 참조). 호흡운동의 호기 중 횡격막의 수축도 정맥 환

류를 촉진한다. 횡격막은 수축하면서 낮아져 흉강 부피는 증가하고 복강 부피는 감소한다. 이것은 흉강에 부분적인 진공을 생성하고 복강에 더 높은 압력을 생성한다. 이런 압력 차는 복부에서 흉부 정맥으로의 혈류를 촉진한다(그림 14.7).

14.2 혈액량

신체의 세포 외 체액은 모세혈관 벽에 작용하는 힘에 의해 혈액과 간질액 구획 사이에 분포한다. 오줌은 혈장에서 유래되므로 신장은 혈액량에 영향을 미치고 ADH와 알도스테론 호르몬은 신장에 작용하여 혈액량을 조절한다.

체중 70 kg인 사람의 평균 혈액량은 5.5 L이다. 혈액량은 전체 체수분의 일부이다. 전체 체수분의 약 3분의 2가 세포 내 구획에 있다. 나머지 1/3은 **세포 외 구획**(extracellular compartment)에 있다. 이 세포외액은 약 80%가 조직(**조직** 또는 **간질액**)에 포함되고 혈장이 나머지 20%를 차지한다(그림 14.8).

간질액과 혈장 사이의 수분 분포는 모세혈관에서 작용하는 힘의 균형에 의해 결정된다. 예를 들어, 혈압은 혈장에서 간질액의 형성을 촉진하는 반면, 삼투압은 조직에서 혈관계로 물을 끌어들인다. 세포 내 및 세포외액의 총부피는 수분 손실과 증가 사이의 균형에 의해 일정하게 유지된다. 따라서 음주, 오줌량 및 혈장과 간질액 사이의 수분 분포에 관여하는 요인은 혈액량, 심박출량과 혈류를 조절한다.

모세혈관과 조직 사이의 용액 교환

혈장과 간질 구획 사이의 세포외액 분포는 동적 평형 상태에 있다. 간질액은 "정체된 연못"이 아니다. 오히려 혈관계에서 형성되고 되돌아오는 지속적으로 순환하는 매체이다. 이러한 방식으로 세포는 모세혈관벽의 작은 내피 통로 통해 여과되는 신선한 포도당 및 기타 혈장 용질을 지속적으로 공급을 받는다.

여과는 모세혈관 내의 혈압으로 인해 발생한다. 내부 모세혈관 벽에 가해지는 정수압(hydrostatic pressure)은 소동맥 말단에서 약 37 mmHg이고 정맥 말단에서 약 17 mmHg로 떨어진다. **순 여과압**(net filtration pressure)은 모세혈관 혈액의 정수압에서 여과에 반대하는 모세혈관 외부 간질액의 정수압을 뺀 것과 같다. 이 두 값이 같

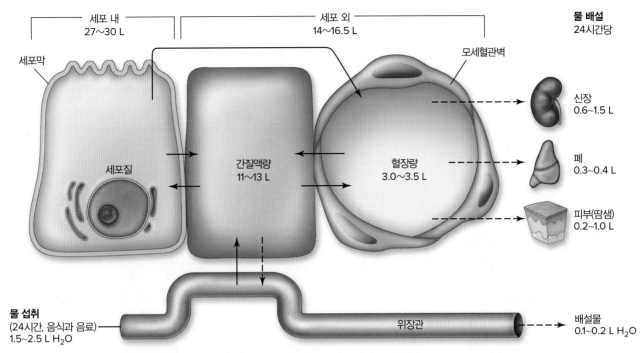

그림 14.8 세포 내 구획과 세포 외 구획 사이의 체수분 분포. 세포 외 구획은 혈장과 간질(조직)액을 포함한다.

으면 여과가 일어나지 않는다. 그러나 간질액이 림프관을 통하여 빠져나가므로 외부 간질액이 만드는 정수압은 낮게 유지된다(13장 그림 13.36 참조).

조직 정수압의 크기는 기관마다 다르다. 간질액의 정수압이 1 mmHg일 때 순 여과압은 소동맥의 말단에서는 37 − 1 = 36 mmHg이고 소정맥 말단에서는 17 − 1 = 16 mmHg이다(그림 14.9와 같이 혈액이 모세혈관을 통해 흐를 때 체액 손실로 인해 압력이 떨어진다).

포도당, 비슷한 크기의 유기분자, 무기 염 및 이온은 모세혈관 구멍을 통해 물과 함께 여과된다. 따라서 간질(조직)액에서 이러한 물질의 농도는 혈장에서와 동일하다. 그러나 간질액의 단백질 농도(2g/100 mL)는 혈장의 단백질 농도(6~8g/100 mL)보다 낮다. 모세혈관 구멍을 통한 단백질 여과가 제한적으로 일어나기 때문이다. 따라서 혈장 단백질에 의해 가해지는 삼투압(단백질이 콜로이드 현탁액으로 존재하기 때문에), 즉 혈장의 **콜로이드 삼투압**(colloid osmotic pressure)은 간질액의 콜로이드 삼투압보다 훨씬 크다. 이 두 삼투압의 차이를 **교질삼투압**(oncotic pressure)이라고 한다. 간질액의 콜로이드 삼투압은 무시할 수 있을 만큼 낮기 때문에 교질삼투압은 혈장의 콜로이드 삼투압과 동일하다. 이 값은 25 mmHg로 추정된다. 물은 삼투압에 의해 더 높은 삼투압 용액으로 이동하기 때문에(6장), 이 교질삼투압은 물이 모세혈관으로 이동하는 데 도움이 된다.

체액의 이동 방향은 순 여과압의 크기와 모세혈관의 소동맥부터

소정맥 말단에서 교질삼투압에 따라 달라진다. 모세혈관을 경계로 액체 분포에 영향을 미치는 힘은 **스탈링 힘**(Starling forces)으로 알려져 있다.

모세혈관벽을 가로지르는 액체 이동은 다음에 비례한다.

$$\underbrace{(p_c + \pi_i)}_{\text{용액 유출}} - \underbrace{(p_i + \pi_p)}_{\text{용액 유입}}$$

즉,

P_c = 모세혈관의 정수압

π_i = 간질(조직)액의 콜로이드 삼투압

P_i = 간질액의 정수압

π_p = 혈장의 콜로이드 삼투압

빼기 기호 왼쪽의 식은 모세혈관 밖으로 액체를 이동시키는 데 작용하는 힘의 합, 오른쪽은 세포외액에서 모세혈관으로 액체를 이동시키는데 작용하는 힘의 합을 나타낸다.

그림 14.9는 골격근의 모세혈관에 대한 일반적인 값이다. 모세혈관에 작용하는 힘의 합은 소동맥 말단에서 양의 값이고 소정맥 말단에서 음의 값이다. 혈액이 소동맥에서 소정맥 말단으로 이동할 때 모세혈관 내의 정수압(혈압)이 감소한다. 소동맥 말단에서 양의 값은 모세혈관 밖으로 액체의 여과를 선호하는 스탈링 힘이 우세함을 나타낸다. 소정맥 말단에서 음의 값은 스탈링 힘이 액체를 모세혈관으

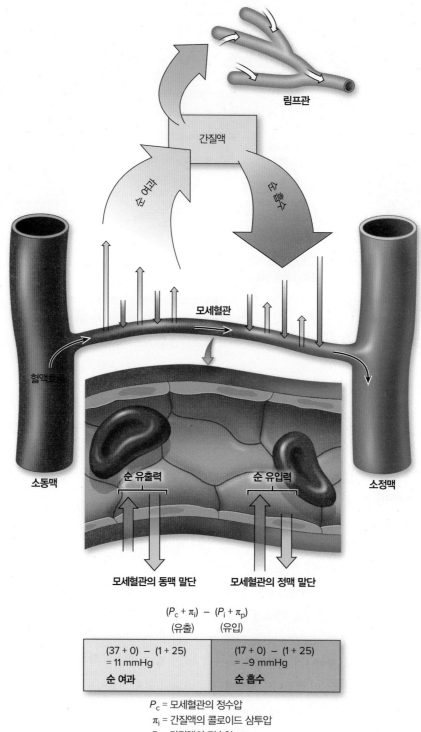

$$(P_c + \pi_i) - (P_i + \pi_p)$$

(유출) (유입)

$(37 + 0) - (1 + 25)$ $= 11 \text{ mmHg}$	$(17 + 0) - (1 + 25)$ $= -9 \text{ mmHg}$
순 여과	**순 흡수**

P_c = 모세혈관의 정수압
π_i = 간질액의 콜로이드 삼투압
P_i = 간질액의 정수압
π_p = 혈장의 콜로이드 삼투압

그림 14.9 모세혈관벽을 가로지르는 액체 분포. 모세혈관의 소동맥 말단에서 혈압에 따른 여과(노란색 화살표)로 간질액이 형성된다. 이것은 혈장 단백질의 콜로이드 삼투압(주황색 화살표)에 의해 모세혈관의 정맥 말단에서 혈관으로 되돌아간다. 수치는 수은의 밀리미터 단위의 압력을 나타낸다. 모세혈관의 정맥 말단으로 되돌아가는 체액은 소동맥 말단에서 여과된 양보다 적으며 남겨진 간질액은 림프관을 통해 빠져나간다.

로 되돌리는 것을 선호함을 나타낸다. 따라서 체액은 소동맥 말단의 모세혈관에서 나와 소정맥 말단의 모세혈관으로 돌아간다(그림 14.9 상단).

모세혈관 역학에 대한 이 "고전적인" 관점은 여과와 재흡수의 균형이 조직마다 그리고 특정 모세혈관의 조건에 따라 다르므로 최근 수정되었다. 예를 들어, 모세혈관 개폐는 괄약근 역할을 하는 모세혈관 시작부위에 있는 근육에 의해 조절된다. 모세혈관이 열리면 혈류가 증가하고 순 여과력은 삼투압으로 물이 혈관으로 되돌아오는 힘을 초과한다. 괄약근이 닫히고 모세혈관을 통한 혈류가 감소하면 그 반대 현상이 일어난다.

스탈링 힘의 작용으로 혈장과 간질액이 지속적으로 교환된다. 그러나 모세혈관의 소정맥 말단에서 혈관계로의 체액 반환은 소동맥 말단에서 여과된 양과 정확히 일치하지 않는다. 여과액의 약 85~90%가 모세혈관으로 돌아오지만 나머지 10~15%는 림프계를 통해 혈액으로 돌아간다. 이것은 림프 모세혈관으로 들어가는 리터당 20~30 g의 단백질을 포함하는 하루 약 1~2 L의 간질액에 해당한다. 13장(그림 13.36 참조)에서와 같이 림프 모세관은 끝이 막인 매우 투과성인 혈관으로 내용물(림프)을 림프관으로 배출하고, 궁극적으로 이 액체는 정맥계로 되돌아 온다.

부종의 원인

간질액이 과도하게 축적되는 것을 **부종**(edema)이라고 한다. 일반적으로 모세혈관 여과와 물의 삼투 흡수 사이의 균형과 적절한 림프 방출로 예방된다. 따라서 부종은 다음으로 인해 발생할 수 있다.

1. **높은 동맥 혈압**: 모세혈관 압력을 증가시키고 과도한 여과를 유발함.

2. **정맥 폐쇄**(venous obstruction): 정맥염(정맥에 혈전이 형성되는 경우) 또는 정맥의 기계적 압박(예: 임신 중)에서와 같이 모세혈관 압력의 울혈성 증가를 유발함.

3. **혈장 단백질이 간질액으로 누출**: 모세혈관에서 삼투압 감소(이

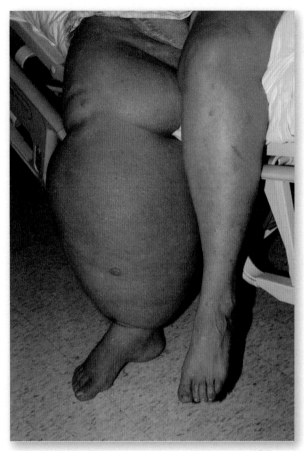

그림 14.10 상피증의 심한 부종. 림프 배수를 차단하는 기생 유충은 상피증에서 조직 부종과 팔다리와 음낭의 엄청난 비대를 유발한다. ©John Greim/Science Source

는 염증 및 알레르기 반응 동안 모세혈관 투과성 증가로 발생).

4. **점액수종**(myxedema): 갑상샘저하증으로 인한 세포 외 기질에서 특정 당단백질(뮤신)의 과도한 생산.

5. **혈장 단백질 농도의 감소**: 간 질환(간은 대부분의 혈장 단백질을 생산함) 또는 혈장 단백질이 오줌으로 배출되는 신장의 질환으로 나타남.

6. **림프 배출 장애**: 상피증(그림 14.10 및 표 14.2) 또는 수술(유방 수술이 림프부종의 주요 원인임)로 발생함.

표 14.2 | 부종의 원인

종류	원인
혈압 증가 또는 정맥 폐쇄	모세혈관 여과압을 증가시켜 모세혈관의 소동맥 말단에서 더 많은 간질액이 형성되도록 한다.
조직 단백질 농도 증가	모세혈관의 소정맥 말단에서 물의 삼투도를 감소시킨다. 일반적으로 염증 및 알레르기 반응 동안 모세혈관을 통한 혈장 단백질 누출로 인한 국소 조직 부종이다. 갑상샘저하증(hypothyroidism)으로 인한 점액수종도 이 범주에 속한다.
혈장 단백질 농도 감소	모세혈관의 소정맥 말단에서 물의 삼투도를 감소시킨다. 간 질환(불충분한 혈장 단백질 생산과 관련될 수 있음), 신장 질환(혈장 단백질의 오줌 배설) 또는 단백질 영양실조로 발생할 수 있다.
림프관 폐쇄	특정 종의 모기에 의해 전염되는 사상충 회충(선충류)에 의한 감염은 림프 배수를 막아, 부종과 영향을 받는 부위의 엄청난 붓기를 유발한다.

임상적용

사상충증(filariasis)은 모기와 같은 흡혈 곤충이 기생 선충류(nematode) 를 퍼뜨리는 열대성 질병이다. **상피증**(elephantiasis, 그림 14.10)에서 이 벌레는 림프계에 거주하며 유충이 림프 배수를 차단한다. 부종으로 인해 조직이 크게 부풀어 오르고 피부가 두꺼워지고 갈라질 수 있다. 이 질병 은 10억 명이 넘는 사람들이 살고 있는 약 72개의 열대 국가에서 발견된 다. 그러나 사상충 기생충에 대해 유효한 약물 요법이 있으며, 2015년 노 벨 생리의학상이 이 약물을 개발한 과학자에게 수여되었다. 사상충증 퇴 치를 위한 글로벌 프로그램은 수백만 명의 사람들을 성공적으로 치료했 으며 앞으로 몇 년 안에 이 질병이 근절되기를 기대한다.

🔗 시스템 상호작용: 신장에 의한 혈액량 조절

오줌 생성은 모세혈관에서 혈장의 여과에 의한 간질액의 형성과 같 은 방식으로 신장에서 일어난다. 이 모세혈관은 **사구체**(glomeruli) 라 불리며, 생성된 여과액은 신장의 세관 시스템으로 들어가 이동하 고 변형된다(17장 참조). 총혈액량은 약 5.5 L에 불과하지만 신장은 하루에 약 180 L의 혈액 여과액을 생성한다. 이 여과액의 98~99% 는 혈관계로 다시 **재흡수**(reabsorbed)된다. 그 결과 매일 약 1.5 L의 오줌만 몸 밖으로 배설된다.

배설되는 오줌량은 여과액의 재흡수에 따라 달라진다. 예를 들어 여과액의 99%가 재흡수되면 1%는 배설된다. 재흡수를 99%에서 98%로 1%만 줄이면 배설되는 오줌량이 두 배가 된다(여과된 양의 2%로 증가). 더 나아가서, 예를 들어 1~2 L로 오줌량이 두 배로 증 가하면 혈액량이 추가로 1 L 손실된다. 재흡수되는 사구체 여과액의 비율(오줌량 및 혈액량)은 신장에 작용하는 호르몬에 의해 필요에 따 라 조정된다. 이 호르몬은 신장에 미치는 영향과 그에 따른 혈액량의 변화를 통해 심혈관계 조절에 중요한 기능을 한다.

교감신경계 또한 혈액량의 항상성에 관여한다. 혈액량의 증가는 교감신경 활동을 선택적으로 조절하는 심장 심방에 있는 신장수용체 에 의해 감지된다. 심장에 대한 교감신경 활동은 증가하는 반면 신장 에 대한 교감신경 활동은 감소한다(다른 기관에 대한 교감신경 활동 에는 거의 변화가 없음). 신동맥에서 교감신경자극이 감소하면 혈관 이 확장되고 혈류와 오줌 생성을 증가시켜 혈액량을 낮추고 음성되 먹임 회로를 완성한다.

항이뇨호르몬(ADH)에 의한 조절

혈액량을 조절하는 주요 호르몬 중 하나는 **아르기닌 바소프레신** (arginine vasopressin)이라고도 알려진 **항이뇨호르몬**(antidiuretic

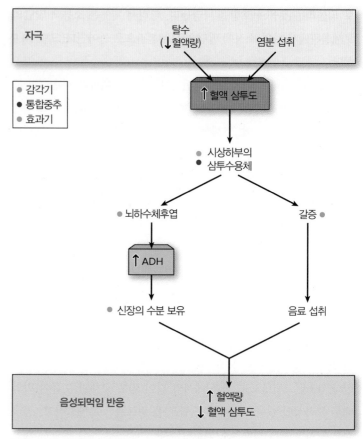

그림 14.11 혈액량과 혈액 삼투도의 음성되먹임 조절. 갈증과 ADH 분비는 혈장 삼투압 농도의 상승에 의해 유발된다. 항상성은 물의 섭취 및 신장에 의한 보존 등에 의하여 유지된다.

hormone, ADH)이다. 이 호르몬은 시상하부의 신경세포에 의해 생 성되어 축삭에 의해 뇌하수체후엽으로 운반되고, 시상하부가 자극을 받으면 분비된다(11장 11.3절). 뇌하수체후엽에서 ADH 분비는 **삼 투수용체**(osmoreceptors)라고 하는 시상하부의 신경세포가 혈장 삼 투도의 증가를 감지할 때 발생한다(그림 14.11).

혈장 삼투도의 증가는 혈장이 농축될 때 나타난다. 이것은 탈수나 과도한 염분 섭취로 인해 발생할 수 있다. 삼투수용체 신경세포의 자 극은 갈증을 일으켜 수분 섭취를 증가시키고 뇌하수체후엽에서 방출 되는 ADH의 양을 증가시킨다. ADH는 여과액에서 수분 재흡수를 자극한다. 따라서 ADH는 더 적은 양의 오줌이 배설되게 한다(그림 14.11).

따라서 탈수된 사람이나 염분을 과도하게 섭취하는 사람은 더 많 이 마시고 오줌을 적게 배설한다. 이것은 혈액량을 증가시키고 혈장 을 희석하여 상승한 삼투압 농도를 낮춘다. 혈액량의 증가는 혈액량 및 혈압이 낮은 탈수된 사람의 상태를 안정화하는 데 매우 중요하다.

염분 없이 많은 물을 마신다고 해서 혈액량과 혈압이 장기간 증가 하지는 않는다. 물은 혈관으로 들어가 일시적으로 혈액량을 증가시킨다. 그러나 동시에 혈액을 희석시키고 혈장 삼투농도를 감소시켜 ADH의 방출을 억제한다. ADH가 적으면 신장에서 물의 재흡수가 적어지고 묽은 오줌이 더 많이 배설된다. 따라서 물은 항이뇨호르몬의 방출을 억제하기 때문에 **이뇨제**(소변 형성을 촉진하는 물질)이다.

혈액 희석(삼투도 감소)은 ADH 분비를 낮추지만 혈액량 증가(희석이 없는 경우)도 ADH 분비를 감소시킬 수 있다. 이것은 증가된 혈액량이 좌심방, 대동맥궁 및 경동맥의 신장수용체를 기계적으로 자극하여 결과적으로 감각신경세포(뇌신경 IX 및 X)의 활성을 증가시키기 때문이다. 이 감각 입력에 의해 ADH 분비는 억제되어 더 많은 물이 신장에 의해 혈액에서 제거된다.

반대로 혈액량이 약 10% 감소하면 신장수용체의 자극이 감소하고 감각신경세포의 활성이 감소한다. 이것은 ADH 분비를 증가시켜 신장이 혈액에 더 많은 수분을 보유하도록 한다. 따라서 이러한 음성 되먹임 회로는 혈액량의 항상성을 유지한다.

혈액량이 증가하면 심방에 있는 신장수용체를 자극하여 **심방성 나트륨이뇨펩타이드**(atrial natriuretic peptide)를 분비할 수 있다. 이 호르몬은 오줌의 염분과 수분의 배설을 증가시켜 ADH 분비 감소와 같은 작용을 하여 혈액량을 낮춘다.

생활양식 적용

땀을 흘리면 상당한 양의 물(시간당 최대 900 mL)이 손실될 수 있기 때문에 운동 중 **수분 공급**(hydration)은 운동 시간이 길어질수록 중요하다. 낮은 혈액량은 심박출량과 혈류를 낮출 수 있다. 이것은 신체가 열을 발산하는 능력을 감소시키고 운동 능력을 억제한다. 적절한 양의 물을 마시면 이를 완화할 수 있지만 운동이 너무 길고 격렬하지 않은 경우에만 가능하다. 그렇다면 땀으로도 손실되는 전해질(주로 Na^+, K^+, Cl^-)을 보충해야 한다. 물 섭취가 갈증을 해소할 수 있지만(물이 정상적인 혈장 삼투압 농도를 회복시켜 삼투압 수용체를 만족시키기 때문) 혈액량을 유지하지는 못한다. ACSM(American College of Sports Medicine)에 따르면 전해질과 여러 당의 혼합물(저장된 글리코겐이 고갈되었을 때 혈당을 유지하기 위해)이 포함된 **스포츠 음료**(sports drinks)를 갈증이 있을 때만 아니라 미리 정해진 간격(땀 손실에 따라 시간당 1.5~4컵)으로 섭취하면 운동이 60분 이상 지속될 때 신체 능력을 향상시킬 수 있다.

알도스테론에 의한 조절

혈액량과 혈압을 유지하기 위해 일정량의 식이염분이 필요하다. Na^+와 Cl^-은 신장에서 쉽게 여과되므로 염분 섭취량이 부족할 때 소금의 재흡수와 보유(retention)를 촉진하는 기작이 있어야 한다. 부신피질에서 분비되는 스테로이드 호르몬인 **알도스테론**(aldosterone)은 신장에서 염분(NaCl)의 재흡수를 촉진한다. 따라서 알도스테론은 "염분 보유 호르몬"이다. 염분의 보유는 간접적으로 수분 보유를 촉진한다(부분적으로 ADH의 작용에 의해). 알도스테론의 작용은 혈액량을 증가시키지만 ADH와 달리 혈장 삼투압 농도의 변화를 일으키지 않는다. 알도스테론은 염분과 물의 재흡수를 비례적으로 촉진하는 반면 ADH는 물의 재흡수만을 촉진하기 때문이다. 따라서 ADH와 달리 알도스테론은 혈액을 희석시키지 않는다.

알도스테론의 분비는 혈액량과 혈압이 감소하는 염분 결핍 동안 촉진된다. 그러나 부신피질은 이러한 조건에 직접 자극되어 알도스테론을 분비하는 것은 아니다. 대신 혈액량과 압력이 감소하면 중간 단계 기작이 활성화된다.

생활양식 적용

소금(salt)은 공급량이 부족하였으며 혈액량과 혈압을 유지하는 데 필요하고, 식품 보존에 사용되기 때문에 인류 역사에서 중요하게 높이 평가되었다. 예를 들어, 에디오피아에서는 소금 케이크가 화폐로 사용되었으며 로마 군인들은 종종 소금으로 급여를 받았다. 소금은 또한 많은 국가적 사건에서 역할을 했다. 예를 들어, 마하트마 간디(Mahatma Gandhi)는 독립을 위해 인도인들이 영국의 독점에 맞서 소금을 만들도록 이끌었다.

레닌-안지오텐신-알도스테론계

염분 결핍은 혈액량과 혈압을 낮춘다. 이것은 신장 동맥의 혈압을 낮추고 신장 여과액에서 NaCl과 물의 양을 감소시킨다. 신장의 **방사구체장치**(juxtaglomerular apparatus, 17장 그림 17.26 참조)는 이러한 변화를 감지하고 효소 **레닌**(renin)을 혈액으로 분비한다(17장 17.5장). 이 효소는 **안지오텐시노겐**이라는 혈장 단백질을 절단하여 아미노산 10개의 **안지오텐신 I**(angiotensin I)을 생성한다. 안지오텐신 I이 폐의 모세혈관을 통과할 때 **안지오텐신-전환 효소**(angiotensin-converting enzyme, ACE)가 두 개의 아미노산을 제거하여 **안지오텐신 II**(angiotensin II)를 만든다(그림 14.12). 요약하자면 염분 결핍, 낮은 혈액량, 저혈압에서 안지오텐신 II 생성은 증가한다(반대로 고혈압은 레닌 분비를 억제하여 안지오텐신 II 생성을 감소한다).

안지오텐신 II는 혈압을 상승시키는 수많은 효과를 발휘한다. 가장 직접적인 효과는 작은 동맥과 소동맥에서 평활근의 수축을 자극하는 것이다. 안지오텐신 II는 강력한 혈관수축제로서 총말초저항을 증가시켜 동맥 혈압을 증가시킨다. 또한 안지오텐신 II는 (1) 시상하부의 갈증 중추, (2) 알도스테론을 분비하는 부신피질을 자극하여 혈액량의 증가(그로 인한 혈압 상승)를 촉진한다.

시상하부의 갈증 중추가 자극되면 더 많은 물이 섭취되고 혈액으

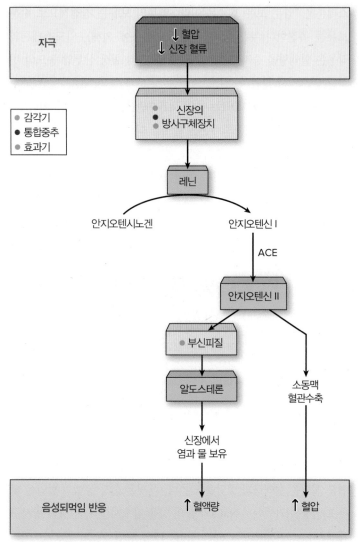

 임상적용

안지오텐신-전환 효소 억제제(ACE 억제제)는 안지오텐신 I의 안지오텐신 II로의 전환을 억제하는 약물이다. 따라서 혈관 확장을 촉진하고 총말초저항을 낮추어 혈압을 낮춘다. 캡토프릴(Captopril), 에날라프릴(enalapril) 및 리시노프릴(lisinopril) 등의 ACE 억제제는 고혈압, 심부전, 뇌졸중 및 잠재적인 신부전을 치료하고 심근경색증이 있는 사람의 생존을 돕는다. 텔미사르탄(Telmisartan), 로살탄(losartan) 및 발사르탄(valsartan) 등의 **안지오텐신 수용체 차단제**(ARB)는 혈관 평활근에 있는 수용체와 안지오텐신 II의 결합을 억제하여 혈관 수축을 감소시킨다. 이것은 ACE 억제제의 작용과 마찬가지로 혈관 확장과 혈압 저하를 촉진한다.

안지오텐신 II의 강력한 효과는 일반적으로 안지오텐신-전환 효소 2(ACE2)에 의해 파괴되면 종료된다. ACE2와 ACE의 기능은 다르다. 불행하게도 SARS-CoV-2 바이러스(Covid-19를 유발함)의 스파이크 단백질은 원형질막의 ACE2에 결합하여 체세포로 들어간다.

그림 14.12 레닌-안지오텐신-알도스테론계. 음성되먹임 제어를 통해 혈액량과 압력의 항상성을 유지하는 데 도움이 된다(ACE = 안지오텐신-전환 효소).

로 유입된다. 안지오텐신 II이 부신피질을 자극하면 더 많은 알도스테론이 분비되어 신장이 더 많은 염분과 수분을 보유하도록 한다. 신장, 안지오텐신 II 및 알도스테론 사이의 관계는 **레닌-안지오텐신-알도스테론계**(renin-angiotensin-aldosterone system)로 설명된다. 낮은 혈액량과 혈압으로 인해 신장의 방사구체장치에서 레닌의 분비가 증가하면 갈증과 레닌-안지오텐신-알도스테론계의 활성화로 인해 우리는 더 많은 물을 섭취하고, 더 많은 NaCl을 보유하며, 오줌을 적게 배설한다(따라서 혈액량이 증가한다).

반대로 염분 섭취가 많으면 혈액량과 혈압이 높아져 레닌 분비가 억제된다. (염분이 결합조직에서 프로테오글리칸에 결합하는 능력 때문에 식이염분과 혈액량 사이의 관계는 복잡할 수 있다.) 레닌 분비가 감소하면 안지오텐신 II 형성과 알도스테론 분비가 감소한다.

더 적은 양의 염분이 신장에 보유되므로 오줌으로 더 많이 배설된다. 불행히도 만성 고혈압이 있는 많은 사람들은 레닌 분비 수준이 상승할 수 있다. 이러한 경우에는 오줌으로 염분을 배설하는 기능에 장애가 있으므로 염분 섭취량을 줄여야 한다.

심방성 나트륨이뇨펩타이드

혈액량 또는 정맥 환류가 증가하면 오줌 생산(이뇨)이 증가한다. 운동하는 동안 골격근 펌프(13장 그림 13.29 참조)와 호흡근(13.2절)의 작용으로 인해 정맥 환류가 증가한다. 몸을 물에 담그면 정맥 환류가 증가하고 이뇨가 촉진된다. 이뇨의 자극은 어떻게 이루어지는가? 실험에 따르면 혈액량이나 정맥 환류가 많을 때 수분 배설 증가는 부분적으로는 오줌의 Na^+ 배설 증가 또는 **나트륨이뇨** 때문이다.

Na^+ 배설 증가(나트륨이뇨)는 알도스테론 분비 감소에 의해 나타나지만 나트륨이뇨를 자극하는 호르몬이 있다. **나트륨이뇨호르몬**은 알도스테론에 길항적이며 혈액량이 증가하면 오줌의 Na^+ 및 수분 배출을 촉진한다. 이러한 특성을 가진 폴리펩티드 호르몬은 **심방성 나트륨이뇨펩타이드**(atrial natriuretic peptide, ANP)이며 심장의 심방에서 생성된다.

사람이 물에 들어가면 심장으로의 정맥 환류가 증가한다. 이것은 심방을 확장시켜 ANP의 방출을 자극한다. 또한 좌심방의 신장수용체에서 미주신경을 거쳐 시상하부로 신호가 전달되어 뇌하수체후엽에서 ADH 분비가 억제된다. ANP 증가는 ADH 감소와 함께 더 많은 염분과 물을 오줌으로 배출한다. 이것은 혈액량을 낮추고 항상성을 유지하기 위한 음성되먹임 회로로 작동한다(그림 14.13).

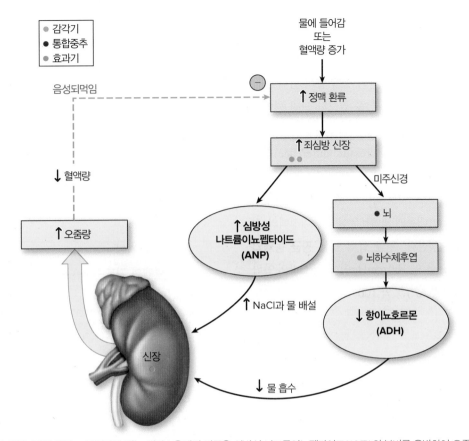

그림 14.13 정맥 환류 증가의 음성되먹임 보상. 좌심방에 있는 신장수용체의 자극은 심방성 나트륨이뇨펩타이드(ANP)의 분비를 유발하여 오줌으로 염분과 물의 배설을 증가시킨다. 동시에 이러한 신장수용체의 자극은 항이뇨호르몬(ADH) 분비를 감소시킨다. ADH는 신장이 수분을 재흡수(보유)하도록 자극하기 때문에 ADH의 감소는 증가된 ANP와 함께 작용하여 오줌량을 증가시킨다. 이것은 혈액량과 정맥 환류를 낮추어 항상성을 유지한다.

14.3 혈류에 대한 혈관 저항

신체기관으로 가는 혈류 속도는 작은 동맥과 소동맥에서 혈류에 대한 저항과 관련된다. 혈관 확장은 저항을 감소시키고 혈류를 증가시키는 반면, 혈관 수축은 저항을 증가시키고 혈류를 감소시킨다. 이러한 변화는 다양한 조절 기작을 통해 발생한다.

분당 심장이 분출하는 혈액의 양은 정맥 환류 속도와 같으므로 결국 전체 순환에서의 혈류 속도와 같다. 심박출량은 신체 크기 및 기타 요인에 따라 분당 약 5~6 L이다. 이 총심박출량은 혈류에 대한 불균등한 저항 때문에 각 기관에 다르게 분포된다. 안정 시 여러 기관에서 좌심실의 심박출량 분포가 혈류의 비율과 속도로 표 14.3에 나와 있다.

표 14.3 | 휴식 시 심박출량의 예상 분포

기관	혈류	
	분당 mL	전체 중 비율(%)
위장관과 간	1,400	24
신장(콩팥)	1,100	19
뇌	750	13
심장	250	4
골격근	1,200	21
피부	500	9
다른 기관	600	10
기관 전체	5,800	100

출처: Wade, O. L., and J. M. Bishop, *Cardiac Output and Regional Blood Flow*, Blackwell Science, Ltd., 1962.

혈류에 대한 물리적 법칙

관을 통한 유체의 흐름과 마찬가지로 혈관계를 통한 혈액의 흐름은 관의 두 끝의 압력 차이에 따라 달라진다. 관의 양쪽 끝의 압력이 같으면 흐르지 않는다. 한쪽 끝의 압력이 다른 쪽 끝보다 크면 혈액은 압력이 높은 곳에서 낮은 곳으로 흐른다. 혈류 속도는 관의 두 끝 사이의 압력차($P_1 - P_2$)에 비례한다. **압력차**(pressure difference)라는 용어는 ΔP로 약칭되며, 그리스 문자 Δ(델타)는 "변화"를 의미한다.

체순환이 심장에서 심장으로 이어지는 하나의 관으로 묘사된다면(그림 14.14), 혈류는 관의 시작(대동맥)과 끝(우심방과 대정맥의 접합부) 사이의 압력 차이로 발생한다. 평균 압력 또는 **평균 동맥압**(mean arterial pressure, MAP)은 약 100 mmHg이다. 우심방의 압력은 0 mmHg이다. 따라서 구동력(ΔP)은 약 $100 - 0 = 100$ mmHg

이다.

혈류는 관의 두 끝 사이의 압력차(ΔP)에 정비례하고 혈관의 혈류에 대한 마찰저항에 **반비례**한다.

$$\text{혈류} \propto \frac{\Delta P}{\text{저항}}$$

혈류에 대한 **저항**(resistance)은 혈관의 길이와 혈액의 점도(viscosity)에 정비례한다. 특히 저항은 혈관 반경의 4제곱에 반비례한다.

$$\text{저항} \propto \frac{L\eta}{r^4}$$

L = 혈관 길이
η = 혈액의 점도
r = 혈관 반경

예를 들어, 한 혈관의 반지름이 다른 혈관의 절반이고 다른 모든 요인이 동일한 경우 작은 혈관은 큰 혈관의 16배(2^4) 저항을 갖는다. 결과적으로 큰 혈관을 통한 혈류는 작은 혈관보다 16배 더 크다(그림 14.15).

이 관계에 물리적 상수를 추가하면 혈류 속도는 **푸아죄유의 법칙**(Poiseuille's law)에 따라 계산할 수 있다.

$$\text{혈류} \propto \frac{\Delta P r^4 (\pi)}{\eta L (8)}$$

혈관 길이(L)와 혈액 점도(그리스 문자 η)는 정상적인 상황에서 크게 변하지 않지만, 혈액 점도는 심한 탈수 및 적혈구증가증(높은 적혈구 수)에서 증가한다. 적혈구증가증은 높은 고도에서의 생활에 적응하여 발생할 수 있다. 기관으로 흐르는 혈류의 주요 생리학적 조

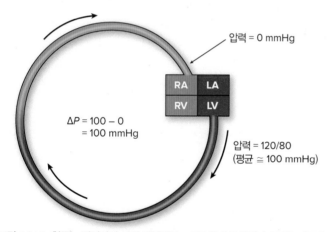

그림 14.14 혈류는 압력차에 의해 생성된다. 체순환에서 혈액의 흐름은 대동맥 시작점의 압력 약 100 mmHg과 우심방(RA)으로 이어지는 대정맥 끝의 압력 약 0 mmHg 차이(ΔP)에 따라 변한다(LA = 좌심방, RV = 우심실, LV = 좌심실).

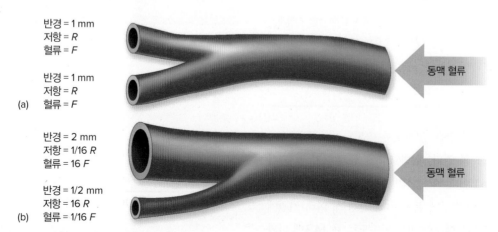

그림 14.15 혈류, 혈관 반경, 저항의 관계. (a) 저항과 혈류는 혈관의 두 가지 사이에서 균등하게 나뉜다. (b) 한 가지의 반경을 두 배로 늘리고 다른 가지의 반경을 절반으로 줄이면 전자에서는 혈류가 16배 증가하고 후자는 16배 감소한다.

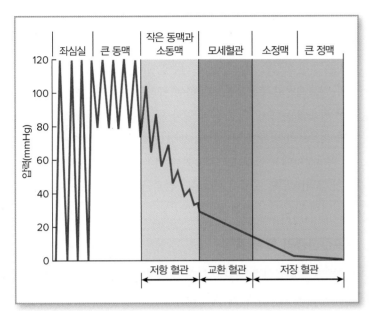

그림 14.16 체순환계의 여러 혈관에서의 혈압. 심실의 박동에 의해 생성된 압력은 혈액이 정맥계로 들어갈 때 대부분 소멸되며 압력 저하는 주로 소동맥과 모세혈관을 통과할 때 발생한다.

절자는 평균 동맥압과 혈관 저항이다. 주어진 평균 동맥압에서 혈액은 작은 동맥과 소동맥의 혈관 수축 및 확장 정도의 변화(혈관 반경의 변화)에 의해 한 기관에서 다른 기관으로 **우회**(shunting)하여 흐를 수 있다. 소동맥은 가장 작은 동맥이고 혈관 수축으로 인해 좁아질 수 있기 때문에 혈류에 가장 큰 저항을 제공한다(그림 14.16). 따라서 기관으로 가는 혈류는 소동맥의 혈관 수축 또는 혈관 확장에 따

라 크게 결정된다. 혈류 속도는 소동맥의 확장에 의해 증가, 수축에 의해 감소될 수 있다.

총말초저항

체순환 내의 모든 혈관 저항의 합을 **총말초저항**(total peripheral resistance)이라고 한다. 기관에 혈액을 공급하는 동맥은 일반적으로 병렬로 연결되어 있다. 즉, 동맥혈은 심장으로 돌아오기 전에 한 세트의 소동맥만 통과한다(그림 14.17). 어떤 기관은 혈액 공급 측면에서 다른 기관의 "하위"가 아니기 때문에 기관 내의 저항 변화는 해당 기관의 혈류에만 직접적인 영향을 미친다.

그러나 큰 기관에서 혈관 확장은 총말초저항을 상당히 감소시킬 수 있으며, 이에 의해 평균 동맥압을 감소시킬 수 있다. 보상 작용이 없으면 모든 기관을 통한 혈류의 이동력이 감소할 수 있다. 이러한 상황은 일반적으로 심박출량의 증가와 다른 부위의 혈관 수축에 의해 제어된다. 예를 들어, 운동하는 동안 해당 근육의 소동맥이 확장된다. 보상이 없다면 평균 동맥압이 크게 떨어질 것이다. 그러나 혈압은 운동에 의한 심박출량 증가와 내장기관에서의 혈관 수축으로 실제로는 상승한다. 또한 교감신경은 운동 초기에 피부혈관을 수축하여 혈압을 상승시킨다. 그러나 운동이 지속되면 대사에 의한 열 증가 때문에 열 방출을 위해 피부로의 혈액 흐름을 증가시킨다(표 14.7 참조).

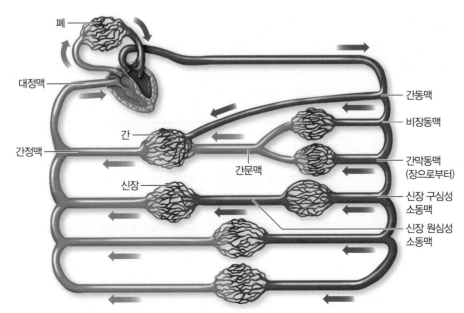

그림 14.17 체순환과 폐순환의 도표. 몇 가지 예외(예: 신장 순환의 혈류)를 제외하고 동맥혈의 흐름은 직렬이 아닌 병렬이다(동맥혈은 일반적으로 한 기관을 지나서 다른 기관으로 흐르지 않음).

⚛ 시스템 상호작용: 외인성 혈류 조절

외인성 조절(extrinsic regulation)은 자율신경계와 내분비계에 의한 조절을 의미한다. 예를 들어, 안지오텐신 II는 혈관 평활근을 직접 자극하여 혈관 수축을 일으킨다. 또한 항이뇨호르몬(ADH)은 고농도에서 혈관 수축 효과를 나타낸다. 이것이 **바소프레신**이라고도 불리는 이유이다. 그러나 ADH의 이러한 승압 작용은 사람의 생리학적 조건에서 유의미하지 않은 것으로 여겨진다.

교감신경에 의한 조절

교감자율신경부신계의 자극은 심박출량과 총말초저항을 증가시킨다. 후자의 효과는 노르에피네프린과 에피네프린이 혈관 평활근에서 알파-아드레날린성 자극을 하기 때문이다(9장 그림 9.10 참조). 이것은 내장과 피부의 소동맥을 수축시킨다.

사람이 안정 시에도 교감자율신경부신계는 어느 정도 활성화되어 혈관 평활근의 "긴장"을 설정하는 데 도움이 된다. 이 경우, **아드레날린성 교감신경섬유**(adrenergic sympathetic fibers, 노르에피네프린을 방출하는 섬유)는 알파-아드레날린성 수용체를 활성화하여 몸 전체에 기본 수준의 혈관 수축을 유발한다. 싸움 또는 도망 반응 동안 아드레날린성 섬유의 활동이 증가하면 소화관, 신장 및 피부에서 혈관이 수축한다.

골격근의 소동맥은 신경전달물질인 아세틸콜린을 분비하는 **콜린성 교감신경섬유**(cholinergic sympathetic fibers)의 영향을 받는다. 싸움 또는 도망 반응 동안 이러한 콜린성 섬유의 활동이 증가한다. 이것은 혈관 확장을 일으킨다. 부신수질에서 분비되는 에피네프린도 베타-아드레날린 수용체를 자극하여 골격근의 혈관을 확장한다. 따라서 싸움 또는 도망 반응 동안 알파-아드레날린 작용으로 인해 내장과 피부로의 혈류가 감소한다. 반면 골격근으로의 혈류는 증가한다. 비상상황에서 골격근으로의 혈류 전환은 근육에 유리한 수단이 된다. 그러나 일단 운동이 시작되면 골격근으로의 혈류는 다른 기작으로 인해 훨씬 더 증가한다.

부교감신경의 혈류 조절

소동맥의 부교감신경 말단은 항상 콜린성이며 혈관 확장을 촉진한다. 그러나 혈관에서 부교감신경분포는 소화관, 외부 생식기 및 침샘으로 제한된다. 따라서 부교감신경계는 총말초저항 조절에서 교감신경계보다 덜 중요하다.

혈류의 외인성 조절은 표 14.4에 요약되어 있다.

측분비의 혈류 조절

측분비(paracrine) 조절자는 분비되어 같은 기관에 있는 다른 조직을 조절할 수 있는 분자이다(11장 11.7절). 혈관은 특히 측분비 조절의 대상이다. 내막의 내피는 평활근을 이완 또는 수축하게 하는 다수의 측분비 조절자를 생성한다.

표 14.4 | 혈관 저항과 혈류에 대한 외부 조절

외부 작용제	효과	설명
교감신경		
알파-아드레날린성 (alpha-adrenergic)	혈관수축	혈관수축은 교감신경자극의 지배적인 효과이다. 신체 전체의 혈관계에서 발생한다.
베타-아드레날린성 (beta-adrenergic)	혈관확장	골격근과 관상 혈관의 소동맥에는 약간의 활동이 있지만 그 효과는 우세한 알파 수용체 매개 수축에 의해 가려진다.
콜린성(cholinergic)	혈관확장	효과는 골격근의 소동맥에 국한되며 방어(싸움 또는 도망) 반응 동안에만 생성된다.
부교감신경	혈관확장	효과는 주로 위장관, 외부 생식기 및 침샘에 있으며 총말초저항에 거의 영향을 미치지 않는다.
안지오텐신 II	혈관수축	신장에서 레닌이 분비되어 생성되는 강력한 혈관 수축제이다. 전신 혈류와 압력이 감소할 때 신장에서 적절한 여과 압력을 유지하는 데 도움이 될 수 있다.
ADH(바소프레신)	혈관수축	마취된 동물의 혈관 저항과 혈압에 대한 이 호르몬의 효과는 잘 문서화되어 있지만 의식이 있는 사람에서 중요성은 논란의 여지가 있다.
히스타민	혈관확장	히스타민은 염증 및 알레르기 반응 동안 국부적인 혈관 확장을 촉진한다.
브래디키닌	혈관확장	브래디키닌은 땀샘과 혈관 내피세포에서 분비되는 폴리펩타이드이다. 그들은 국소 혈관확장을 촉진한다.
프로스타글란딘	혈관확장 또는 혈관수축	프로스타글란딘은 혈관벽 등 대부분의 조직에서 생성될 수 있는 고리형 지방산이다. 프로스타글란딘 I_2는 혈관 확장제이고 트롬복산 A_2는 혈관 수축제이다. 이러한 효과의 생리학적 중요성은 현재 논란의 여지가 있다.

평활근 이완은 **브래디키닌**(bradykinin), **산화질소**(nitric oxide) 및 여러 프로스타글란딘, 특히 **프로스타글란딘 I₂**(prostaglandin I₂, 프로스타사이클린) 등 혈관 내피에서 생성되는 많은 분자의 국소 효과로 인해 발생한다. 혈관 평활근의 이완은 혈관 확장을 일으키는데 의학적으로도 유용하다. 예를 들어, 산화질소가 혈관을 확장하므로 **니트로글리세린**(nitroglycerin) 및 관련 약물(산화질소로 전환될 수 있음)이 협심증 치료에 유익하다. 또 다른 예로, 폐순환의 혈관 저항이 증가하여 우심실 부전으로 이어질 수 있는 질환인 폐고혈압은 프로스타사이클린을 정맥 내로 투여하여 치료된다.

소동맥의 내피에는 L-아르기닌으로부터 산화질소(NO)를 생성하는 효소인 **내상피세포의 일산화질소 합성효소(eNOS)**가 있다. 산화질소는 소동맥 중막의 평활근세포로 확산되고 GTP를 고리형GMP (cGMP) 및 피로인산(PP$_i$)으로 전환시키는 구아닐산 고리화효소 (guanylate cyclase)를 활성화한다. cGMP는 다양한 기작을 통해 세포질 Ca^{2+}농도를 낮추는 이차전달자 역할을 한다. 이것은 평활근을 이완시켜 혈관을 확장시킨다(20장 그림 20.21 참조).

산화질소는 생성되는 혈관벽 내에서 측분비 조절제로 작용할 뿐만 아니라 혈액을 통해 멀리 떨어진 혈관으로 운반되는 호르몬으로도 작용한다. 산화질소는 헤모글로빈 내의 시스테인 아미노산의 황 원자에 결합할 수 있으며(***S*-니트로소헤모글로빈 형성**), 이 상태로 다른 기관의 혈관으로 이동할 수 있다. 헤모글로빈의 시스테인과 산화질소의 결합은 높은 산소 농도에서 유리하고 산화질소의 방출(혈관 확장을 일으켜 혈류 증가)은 낮은 산소 농도에서 나타난다. 그러나 이 효과의 생리학적 중요성은 아직 확립되지 않았다.

내피는 혈관 수축을 촉진하는 측분비 조절제도 생성한다. 이들 중 주목할 만한 것은 폴리펩타이드 **엔도텔린-1**(endothelin-1)이다. 이 측분비 조절제는 소동맥의 혈관 수축을 자극하여 총말초저항을 증가시킨다. 의학적으로 엔도텔린-1 수용체 길항제는 엔도텔린-1의 혈관 수축 효과를 차단하여 혈관 확장을 촉진하기 위해 이용한다. 예를 들어, 엔도텔린-1 수용체 길항제는 폐고혈압 치료에 사용할 수 있다. 정상적인 상황에서 엔도텔린-1의 효과는 산화질소와 균형을 이루어 혈류와 혈압을 조절하는 데 도움이 된다.

내인성 혈류 조절

내인성 기작은 혈관 저항 및 혈류를 국소적으로 조절한다. **자동조절** (autoregulation)은 혈압의 변동에도 불구하고 일정한 혈류를 유지하기 위해 내인성 기작을 활용하는 기관, 특히 뇌와 신장에서 많이 나타낸다. 내인성은 **근원성** 또는 **대사성**으로 분류된다.

근원성 조절 기작

동맥압과 혈류가 부족하면(기관에 혈액이 부족하게 **관류되면**) 기관의 신진대사가 지속될 수 없다. 그러나 지나치게 높은 혈압은 특히 뇌에서 위험하다. 이는 미세혈관이 파열될 수 있기 때문이다(뇌혈관 사고 또는 뇌졸중 유발).

혈류의 자동조절은 이러한 가능성을 완화한다. 뇌와 여러 기관에서 체순환 동맥압의 변화는 혈관 평활근의 적절한 반응에 의해 조절된다. 동맥압이 감소하면 뇌혈관이 확장되어 혈압이 감소하더라도 적절한 혈류를 유지한다. 고혈압 경우 대뇌 혈관을 수축시켜 미세한 혈관을 높은 압력으로부터 보호한다. 이는 압력 변화에 대한 혈관 평활근 자체의 근원적(myogenic) 반응이다.

대사성 조절 기작

체순환에서 혈관의 국소적 확장은 기관의 신진대사에 의해 생성된 화학적 환경의 결과로 발생한다. 혈관 확장을 촉진하는 국소적인 화학적 조건에는 (1) 대사율 증가로 인한 **산소 농도 감소**, (2) **이산화탄소 농도 증가**, (3) 조직 pH 감소(CO_2, 젖산 및 기타 대사 산물) 및 (4) 조직 세포로부터 K^+ 및 측분비 조절제(예: 아데노신, 산화질소 등)의 방출 등이다. 이러한 화학적 변화를 통해 기관은 혈관에 산소 전달을 증가시켜야 한다고 신호를 보낸다.

조직 대사 활동에 의한 혈관 확장은 짧은 시간 동안 신체 부위(예: 팔)를 꽉 잡아서 혈액 공급을 제한한 후에 풀어줄 때 확인할 수 있다. 압박은 정맥 환류를 억제하여 대사 산물이 축적되도록 한다. 압박이 풀리고 혈류가 재개되면 축적된 대사 산물이 혈관 확장을 유발한다. 따라서 관련된 신체 부위(예: 손)가 따뜻하고 붉게 보인다. 이 반응을 **반응성 충혈**(reactive hyperemia)이라고 한다. 신진대사가 증가할 때(팔 운동할 때)도 골격근 및 여러 기관에서 혈류가 증가한다. 이것을 **활동성 충혈**(active hyperemia)이라고 한다. 증가된 혈류는 혈관 확장 대사 산물을 씻어내므로 운동이 끝난 후 몇 분 후에 운동 전 수준으로 떨어진다.

14.4 심근과 골격근으로의 혈류

심근과 골격근으로의 혈류는 외인성 및 내인성 기작에 의해 조절된다. 이는 운동 중에 조직의 대사 요구가 증가할 때 혈류를 증가시킨다.

심장과 뇌는 항상 적절한 혈액 공급을 받아야 한다. 골격근이 비상 시에 신속하게 대응하고 지속적으로 높은 수준의 활동을 유지하는 능력도 생존에 중요하다. 비상 시에 골격근으로의 혈류 속도 증가는 심장과 뇌로의 혈류를 손상시키지 않아야 한다. 따라서 심장, 골격근 및 뇌가 충분한 혈류를 받도록 심박출량을 증가시키고 내장과 피부로의 혈류를 감소한다.

심장의 산소 요구

관상동맥은 심근조직의 제곱 밀리미터당 2,500~4,000개 모세혈관을 공급한다. 빠른 연축 골격근에서 제곱 밀리미터당 모세혈관 수는 300~400개이다. 모세혈관의 밀도가 더 높기 때문에 각 심근세포는 모세혈관에서 불과 10 μm 이내에 있다. 다른 기관의 평균 거리 70 μm이다. 따라서 심근세포와 모세혈관 사이의 확산에 의한 가스 교환은 매우 빠르게 발생한다.

심근의 수축은 관상동맥을 압박한다. 따라서 다른 기관과 달리 관상동맥에서 혈류는 확장기보다 수축기에 적다. 안정 시에 좌심실로의 혈류 중 15~20%만이 수축기에 흐른다. 그러나 심근에는 헤모글로빈과 유사한 색소 단백질인 **미오글로빈**이 많이 포함되어 있다. 심근의 미오글로빈은 확장기에 산소를 저장하고 수축기에 방출한다. 이런 방법으로 수축기에 관상동맥 혈류가 일시적으로 감소하더라도 심근세포가 지속적으로 산소를 공급받을 수 있다.

많은 양의 미오글로빈에 더하여 심근에는 수많은 미토콘드리아와 호기성호흡 효소가 포함되어 있다. 느린 연축 골격근보다 심장이 호기성호흡에 더욱 특화되어 있다. 심장에서 생성되는 거의 모든 ATP는 미토콘드리아에서 호기성호흡과 산화적 인산화의 결과이다(5장 5.2절). 이것은 매우 효과적이어서 심근세포 내의 ATP가 10초마다 완전히 전환(분해 및 재합성)된다고 추정한다. 휴식 시 심장은 지방산의 β-산화에 의해 생성된 아세틸 CoA로부터 ATP의 50~70%를 얻는다(5장 그림 5.14).

정상적인 심장은 산소요구량이 휴식 시 수준의 6배에 달하는 격렬한 운동 중에도 (주로 심박수 증가로 인해) 항상 유산소호흡을 한다. 이 산소요구량을 충족하기 위하여 관상 혈류는 휴식 시 조직 100 g당 약 80 mL/분에서 격렬한 운동 중 400 mL/분으로 증가한다.

관상 혈류 조절

관상동맥에는 각각 혈관 수축과 혈관 확장을 촉진하는 알파 및 베타 아드레날린 수용체가 모두 있다. 교감신경섬유의 노르에피네프린은

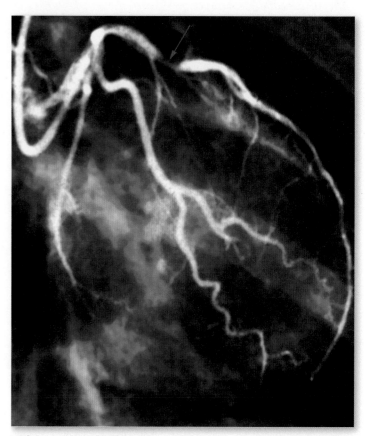

그림 14.18 관상동맥 혈관조영술. 보라색 화살표는 죽상동맥경화증으로 폐색된 영역을 가리킨다. 이것은 심근 허혈과 심근경색을 유발할 수 있다. ©Zephyr/Science Source

---

🫀 임상적용

관상동맥의 **혈관조영술**(angiogram)은 죽상경화성 플라크 혈전 또는 경련으로 인한 협착을 확인할 수 있다(13장 13.7절 및 그림 14.18). 혈관조영술은 상완 또는 대퇴 동맥에 카테터를 삽입하고 관상동맥의 원하는 부위에 형광투시경으로 유도하고 요오드조영제(염료)를 주입한 후 촬영하는 X선 사진이다. 관상동맥 조영술은 **관상동맥 질환**(coronary artery disease)을 평가하는 표준 방법이다.

관상동맥 성형술(coronary angioplasty)은 풍선이 달린 관을 관상동맥의 폐색 부위에 삽입한 후 풍선을 팽창시켜 동맥벽을 밀어내는 기술이다. 그러나 이 풍선혈관 성형술 후에는 **재협착**(협착의 재발)이 자주 발생하기 때문에 관상동맥의 확장된 부분을 지지하기 위해 금속 메쉬 튜브인 **스텐트**(stent)를 삽입하는 경우가 많다. 필요한 경우 **관상동맥 우회술**(coronary artery bypass grafting, CABG) 수술을 시행할 수 있다. 이것은 가장 흔한 개심수술로, 좁아진 관상동맥을 우회하도록 환자에게서 얻은 혈관을 대동맥에 이식한다(그림 14.19).

알파-아드레날린 수용체를 자극하여 휴식 시 혈관 저항을 높인다. 싸움 또는 도망 반응 동안 교감자율신경부신계가 활성화될 때 부신수질에서 방출되는 에피네프린은 베타-아드레날린성 수용체를 자극

혈관 확장을 촉진하기 위해 산화질소 생성을 증가시키며, (3) 심박수를 감소(수축기의 빈도를 감소)하여 관상혈관의 압박을 감소시킨다.

골격근으로의 혈류 조절

골격근섬유에는 혈관이 풍부하게 공급된다. 약 1 mm 떨어져 있는 말단 소동맥은 각 근육섬유에 수직으로 뻗어 15~20개의 모세혈관을 생성한다. 이러한 문합(anastomose)은 근육섬유 주위에 있고 근막에 밀접하게 부착되어 확산 거리를 줄이고 산소, 지방산, 포도당 및 기타 영양소를 전달한다. 근육이 운동하지 않을 때 상대적으로 높은 혈관 저항(교감신경자극으로 인한)이 있지만, 휴식 시 골격근은 신체의 전체 혈류의 약 20~25%를 받는다.

심장에서와 마찬가지로 골격근의 혈류는 근육이 수축하여 소동맥을 압박할 때 감소하고, 근육이 약 70% 이상으로 수축하면 혈류가 완전히 멈춘다. 따라서 등축성 수축(정적 운동)이 지속할 때보다 반복적인 등장성 수축(동적 운동)을 할 때 통증과 피로가 더 빨리 발생한다.

골격근 소동맥에는 알파-아드레날린성 수용체의 자극에 의해 혈관 수축을 촉진하는 아드레날린성 신경섬유 외에도 콜린성 교감신경이 있다. 이 콜린성 신경섬유는 호르몬 에피네프린에 의한 베타-아드레날린성 수용체의 자극과 함께 스트레스에 대한 싸움 또는 도망 반응으로 혈관 확장을 자극한다(표 14.5). 이러한 외인성 조절 기능은 휴식 시와 운동 시작 때 근육을 통하는 혈류를 조절한다.

동적 운동을 할 때 혈관 확장 및 골격근 혈류 증가는 거의 전적으로 내인성 대사 조절에 기인한다. 운동 중 골격근의 높은 대사율은 이산화탄소 농도 증가, pH 감소(탄산 및 젖산으로 인한), 산소 감소, 세포외 K^+ 증가 및 아데노신 분비와 같은 국소적 변화를 유발한다. 관상동맥 순환의 내인성 조절에서와 같이 이러한 변화는 골격근에서 소동맥의 혈관 확장을 유발한다. 이것은 혈관 저항을 감소시키고 혈류를 증가시킨다. 골격근은 최대 운동 중에 신체의 총혈류량의 85%를 받을 수 있다(그림 14.20).

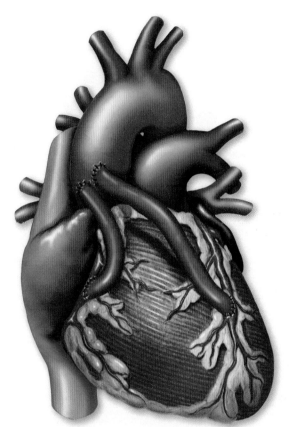

그림 14.19 관상동맥 우회술의 그림. 환자의 복재정맥 조각이 일반적으로 관상동맥 우회 혈관으로 사용된다.

하여 혈관 확장을 생성할 수 있다.

휴식 시 관상동맥은 높은 근긴장도를 가지므로 운동 중에는 확장되어 혈류를 휴식 시보다 4~6배 증가시킬 수 있다. 이는 운동 중 심근 산소소비량이 4~6배 증가하는 것과 관련이 있다. 운동 중 관상동맥 순환의 혈관 확장은 부분적으로 교감자율신경부신계에 의하지만 대부분은 내인성 대사 변화에서 기인한다. 심근에서 대사 증가에 따라 이산화탄소, K^+의 농도가 증가하고 산화질소, 아데노신 및 프로스타글란딘을 포함하는 측분비 조절제가 방출된다. 이들은 혈관 평활근에 직접 작용하여 혈관 확장을 유발한다.

운동 훈련은 (1) 관상동맥과 모세혈관의 밀도를 증가시키고, (2)

표 14.5 | 휴식과 운동에서 골격근 혈류의 변화

상황	혈류(mL/분)	기작
휴식	1,000	혈관 알파 수용체에 대한 높은 아드레날린성 교감신경자극으로 혈관수축 유발
운동 시작	증가	콜린성 교감신경 활성으로 인한 골격근의 소동맥 확장 및 호르몬 에피네프린에 의한 베타-아드레날린성 수용체 자극
격렬한 운동	20,000	알파-아드레날린 활동 감소
		콜린성 교감신경 활동 증가
		운동 근육의 대사율 증가, 내인성 혈관 확장 생성

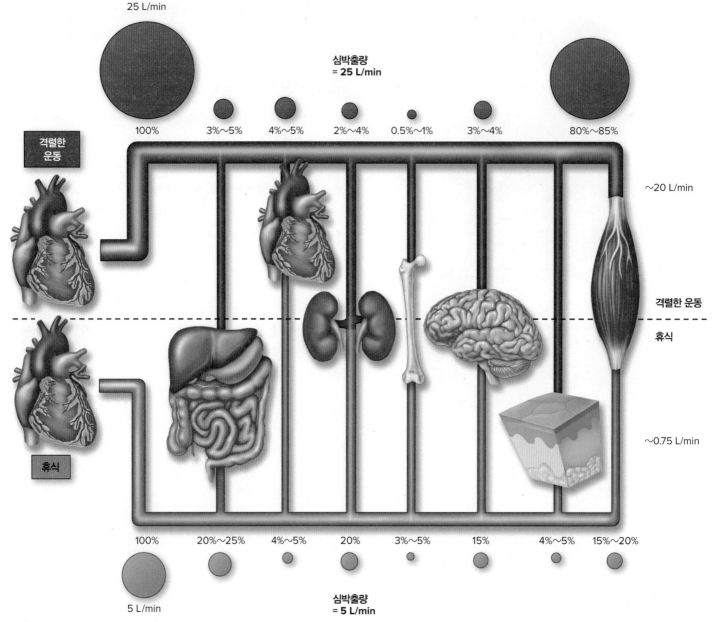

그림 14.20 휴식 및 격렬한 운동 중 혈류(심박출량) 분포. 심박출량은 휴식 시 5 L/min(아래 그림), 격렬한 운동 중 25 L/min이다(위 그림). 예를 들어, 휴식 시 뇌는 5 L/min 의 15%(= 750 mL/min)를 받는 반면 운동 중에는 25 L/min의 3~4%(750~1000 mL/min)를 받는다. 골격근으로의 흐름은 총심박출량이 5 L/min에서 25 L/min으로 증가하 고 근육이 받는 총량의 백분율이 15%에서 80%로 증가하기 때문에 20배 이상 증가한다. 격렬한 운동을 하는 동안 피부로 흐르는 혈류의 비율은 매우 낮아 표시되지 않았다. 또 한 휴식 중인 다른 기관의 혈류 비율은 추정된 평균이므로 총합이 95%로 나타났다.

운동 중의 혈액순환 변화

호흡과 맥박 모두 운동 시작 후 1초 이내에 증가하는데, 이는 운동 피질도 운동에 대한 심혈관 조정에 영향을 미친다는 것을 의미한다. 운동 중 심혈관 변화는 수축하는 근육의 감각되먹임과 압력수용기 반사의 영향도 받는다(14.6절에서 혈압 조절과 관련하여 논의됨). 이 러한 기작은 교감자율신경부신계의 활동을 증가시키고 부교감신경 의 활동을 감소시킨다. 결과적으로 심박수, 일회박출량 및 심박출량

이 증가한다.

골격근 소동맥의 혈관 저항은 동적 운동 중에는 감소하지만 정적 (등축성) 운동 중에는 증가하는 반면 내장기관과 피부에서 저항은 정 적 및 동적 운동 모두에서 증가한다. 내장과 피부에서 저항 증가는 아드레날린 활성화 교감신경섬유의 활동 증가로 인한 혈관 수축 때 문이다. 이것은 운동하는 근육 내의 감각자극에 의해 시작된 반사 때 문에 발생한다. 요약하면, 동적으로 운동하는 근육으로의 혈류는 (1)

표 14.6 | 나이과 평균 최대심박수*의 관계

나이	나이
20~29	190회/min
30~39	160회/min
40~49	150회/min
50~59	140회/min
60+	130회/min

*이 표의 최대심박수는 220에서 나이를 뺀 값이다. 그러나 이는 노인의 최대심박수를 약간 과소평가하게 된다. 더 정확한 공식은 208 − (0.7 × 나이)이다. 예를 들어, 20세에서 208 − 0.7(20) = 194회/min, 60세에서 208 − 0.7(60) = 166회/min이다.

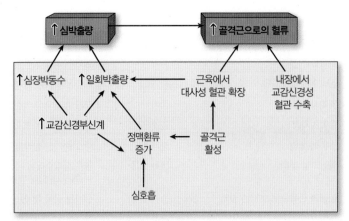

그림 14.21 운동에 대한 심혈관 적응. 이러한 적응은 (1) 심박출량을 증가시켜 전체 혈류를 증가시키고, (2) 운동하는 근육에 혈관 확장을 일으켜 더 높은 비율의 혈류를 근육으로 우회시킨다.

총혈류(심박출량) 증가, (2) 운동 근육의 대사성 혈관 확장 및 (3) 내장 및 피부에서 혈관 수축으로 혈류 감소에 의해 증가한다. 이러한 효과는 최대 운동 동안 골격근과 심장이 심박출량의 85~95%를 받도록 한다.

뇌로 가는 전체 혈류는 휴식 시 가벼운 운동으로 약간 증가하지만 그 이후 운동 강도가 증가하여도 일정하게 유지된다(그림 14.20). 총 뇌혈류가 일정하여도 운동 활동 및 관련 체성 감각 기능을 담당하는 뇌 영역은 대사 증가에 의한 국소적 혈관 확장으로 인해 더 많은 혈액을 받는다. 대조적으로, 격렬한 운동(최대산소섭취량의 60% 이상) 중에는 뇌 혈류가 다소 감소한다. 이는 사람이 과호흡을 하여 혈액 CO_2를 낮추어 뇌혈관 수축을 일으키기 때문이다. 격렬한 운동 중 이러한 대뇌 혈관 수축은 중추 피로를 야기할 수 있다(12장 12.4절).

사람에게 5 L의 혈액이 있는 경우 휴식 시 심박출량(5 L/min)은 전체 혈액량이 1분 동안 체순환을 할 수 있게 한다. 운동 중 심박출량은 젊은 성인의 경우 분당 25 L로 5배 증가할 수 있으며, 이는 전체 혈액량이 5 L인 경우 단 12초만에 체순환을 한다는 것이다. 심박출량 증가는 대부분 심박수의 증가로 인한 것이다. 그러나 심박수는 최대값(표 14.6)까지만 증가할 수 있으며, 이는 주로 사람의 나이에 의해 결정된다.

잘 훈련된 운동선수의 경우 일회박출량이 크게 증가하므로 격렬한 운동 중에 휴식 시보다 최대 6~7배 더 큰 심박출량을 얻을 수 있다. 높은 심박출량은 운동하는 근육으로 산소 전달을 증가시키며, 이것이 엘리트 운동선수가 평균보다 훨씬 높은 최대산소섭취량을 갖는 이유이다(12장).

단지 몇 주만의 지구력 훈련 후 평균적으로 건강한 청년은 심박출량과 최대산소섭취량을 크게 증가시킬 수 있지만, 수년간 훈련을 받고 유전적 혜택을 받은 가능성이 높은 엘리트 운동선수의 수준에는 미치지 않는다. 엘리트 운동선수의 높은 심박출량은 평균적인 청년

보다 거의 두 배로 높은 일회박출량에 기인한다.

평균적인 성인은 휴식 시에서 최대 심박출량으로 갈 때 일회박출량을 70 mL에서 100 mL 이상으로 늘릴 수 있다. 심장이 더 빨리 뛰고 운동하는 동안 박동 사이에 혈액을 채울 시간이 더 적어지지만 일회박출량은 증가할 수 있다. 운동 중 골격근 펌프의 향상과 횡격막의 호흡 운동 증가에 의해 정맥 환류가 도움을 받기 때문이다(그림 14.21). 확장기말 용적(EDV)은 운동 중에 크게 변하지 않는다. EDV가 일정하면 운동 중 발생하는 일회박출량 증가는 박동당 EDV에서 방출되는 비율의 증가로 인한 것이어야 한다.

박동당 EDV 분출량의 비율인 **분출률**(ejection fraction)은 휴식 시 60%에서 격렬한 운동 중에는 90%까지 증가할 수 있다. 이러한 증가된 분출률은 교감자율신경부신자극으로 인한 수축성 증가에 의

표 14.7 | 적당한 운동 중 심혈관 변화

변수	변화	기작
심박출량	증가	심박수 및 일회박출량 증가
심박수	증가	교감신경 활동 증가, 미주신경의 활동 감소
일회박출량	증가	교감-부신계에 의한 자극으로 인한 심근 수축력 증가, 총말초 저항 감소
총말초저항	감소	골격근(및 체온 조절 조정이 필요한 피부)의 소동맥 혈관 확장
소동맥 혈압	증가	주로 증가된 심박출량으로 인한 수축기 및 맥압 증가, 확장기압은 총말초저항 감소로 인해 덜 상승
확장기말 부피	변화 없음	높은 심박수에서 나타나는 혈액 충전 시간의 감소 효과는 정맥압 증가, 골격근 펌프의 활동 증가, 정맥 복귀를 돕는 흉강 내 압력 감소에 의해 완화
심장과 근육으로 흐르는 혈액	증가	증가된 근육 대사는 내인성 혈관 확장을 유발, 심박출량 증가 및 내장기관 혈관에서 저항 증강에 의해 도움
내장기관으로 흐르는 혈액	감소	교감신경자극에 의한 소화관, 간, 신장의 혈관수축
피부로 가는 혈액	증가	근육 운동에 의해 생성된 대사 열은 교감신경에 의한 동정맥 우회(arteriovenous shunts)와 소동맥 수축을 감소시키는 반사(시상하부 포함)를 생성
뇌로 흐르는 혈액	변화 없음*	동맥혈압 상승에도 불구하고 뇌혈류를 일정하게 유지하는 대뇌혈관의 자가조절

*대뇌 혈류에 약간의 변화가 있을 수 있지만(텍스트 참조). 이러한 변화의 정도는 근육 조절 기작으로 인한 자동조절에 의해 완충된다.

한다. 또한 운동하는 골격근의 혈관 확장의 결과로 총말초저항이 감소할 수 있으며, 이는 후하중(afterload)를 감소시켜 일회박출량를 더욱 증가시킨다. 운동 중 심혈관계 변화는 표 14.7에 요약되어 있다.

14.5 뇌와 피부로의 혈류

내인성 조절 기작은 뇌로 가는 혈류를 비교적 일정하게 유지하는 데 도움이 된다. 대조적으로, 피부로의 혈류는 교감신경에 의하여 변할 수 있다.

대뇌 혈류와 피부 혈류는 대조적이다. 대뇌 혈류는 주로 내인성 기작에 의해, 피부 혈류는 외인성 기작에 의해 조절된다. 대뇌 혈류는 비교적 일정한다. 피부 혈류는 다른 기관의 혈류보다 더 많은 변화를 보인다. 뇌는 낮은 혈류량에 취약한 기관인 반면, 피부는 낮은 혈류량에 다른 어떤 기관보다도 잘 견딜 수 있다.

뇌순환

뇌 혈류가 감소하여 뇌에 몇 초 동안 산소가 부족하면 의식을 잃는다. 몇 분 후에는 돌이킬 수 없는 뇌 손상이 발생할 수 있다. 다른 한편으로, 뇌는 단단한 두개골 안에 있으므로 두개골 내압을 위험하게 상승시킬 수 있는 혈류의 증가로부터 보호되어야 한다. 이러한 이유로 대뇌 혈류는 750 mL/min으로 일정하게 유지된다. 이것은 안정

시 전체 심박출량의 약 15%에 해당한다.

관상동맥 및 골격근 혈류와 달리 뇌 혈류는 정상적인 조건에서 교감신경의 활동에 크게 영향을 받지 않는다. 평균동맥압이 약 200 mmHg로 상승할 때만 교감신경은 뇌순환에서 혈관을 수축한다. 혈관을 수축하고 혈류를 줄여서 작고 얇은 소동맥이 터지지 않도록 보호하여 뇌혈관 사고(뇌졸중)를 방지한다.

정상 범위의 동맥압에서 뇌 혈류는 국소적 내인성 기작에 의해 주로 조절된다. 이 과정이 **자동조절**(autoregulation)이다. 예를 들어, 혈액량의 40~50% 증가, 심박출량 증가, 혈압 약간 증가 및 총말초저항 감소 등으로 다른 기관의 혈류가 증가하는 임신 중에도 자동조절은 뇌 혈류를 일정하게 유지한다. 뇌 혈류의 자동조절은 근원성 및 대사성이다.

근원성 조절

근원성 조절은 체순환 동맥압의 변화가 있을 때 발생한다. 혈압이 떨어지면 뇌동맥이 자동으로 확장되고, 상승하면 수축된다. 이것은 휴식, 운동 및 감정적 상태에서 나타나는 정상적인 압력 변화에서도 일정한 혈류를 유지하는 데 도움이 된다.

뇌혈관은 또한 동맥혈의 이산화탄소 농도에 민감하다. 부적절한 호흡(저호흡)의 결과로 이산화탄소 농도가 상승하면 뇌 소동맥이 확장된다. 이것은 뇌혈관에 대한 CO_2의 직접적인 영향보다는 뇌척수액의 pH 감소로 인한 것이다. 반대로, 과호흡 동안 동맥 CO_2가 정상 이하로 떨어지면 뇌혈관이 수축한다. 뇌 혈류의 감소는 과호흡 중에 나타나는 어지러움의 원인이다.

물질대사 조절

전체 뇌 혈류가 일정하여도 활동적인 뇌 영역에서는 혈류가 증가한다. 실제로, 활동적인 뇌 영역은 **충혈**(hyperemic)되어 있다. 즉, 혈류는 실제로 활동적인 신경세포의 산소요구량을 초과하여 공급된다.

서로 다른 뇌 영역 사이에서 혈류가 변하는 이유는 뇌 소동맥이 대사 활동의 국소적 변화에 민감하여 대사 활동이 가장 높은 뇌 영역이 가장 많은 혈액을 받을 수 있기 때문이다. 실제로, 뇌 영역의 활성화 정도를 혈류 변화를 측정하여 나타낼 수 있다. 예를 들어, 시각 및 청각 자극은 대뇌피질의 관련 감각 영역으로의 혈류를 증가시키는 반면(그림 14.22), 눈, 팔 및 언어 기관의 움직임과 같은 운동 활동은 다른 혈류 변화를 만든다.

뇌 활동이 혈류를 증가시키는 기작은 복잡하고 완전히 이해되지 않았다. 활성 신경세포는 K^+, 아데노신, 산화질소(NO) 등을 포함하여 혈관 확장을 자극하는 많은 물질을 방출한다. 성상세포는 신경세포와 뇌혈관과 밀접하게 연관되어 있다(7장 그림 7.10 참조). 실제로, 성상세포는 신경전달물질인 글루탐산에 의해 자극을 받을 때 혈관 확장물질(프로스타글란딘 E_2 및 일산화탄소 포함)을 분비한다. 또한 성상세포와 활성 신경세포에서 방출되는 분자는 소동맥의 내피세포를 자극하여 산화질소 등의 확장제를 생성할 수 있다.

이러한 방식으로 신경세포, 성상세포 및 소동맥이 함께 기능하여 증가된 신경 활동은 해당 영역으로의 대뇌 혈류를 증가시킨다. 이 **기능적 충혈**(functional hyperemia, 활동에 대한 반응으로 혈류 증가)로 활성 신경세포는 필요한 만큼 더 많은 산소와 포도당을 받는다.

피부의 혈류

피부는 신체의 외피이며 질병을 유발하는 유기체의 침입에 대한 첫 번째 방어선이다. 내부 및 외부 환경 사이의 경계인 피부는 주변 온도가 변할 때 체온을 일정하게 유지하는 데 도움이 된다. 이러한 과정을 **체온조절**(thermoregulation)이라고 한다. 얇고 넓은 피부(두께 1.0~1.5 mm, 표면적 1.7~1.8제곱미터)는 체온이 주변 온도 이상으로 상승할 때 효과적으로 열을 내보낸다. 신체에서 외부 환경으로의 열 전달은 피부 표면 근처의 모세혈관 고리 지나는 따뜻한 혈류에 의하여 촉진된다.

피부 혈류는 약 37°C (98.6°F)의 심부(deep-body) 온도를 유지하도록 조정된다. 이는 소동맥과 독특한 **동정맥문합**(arteriovenous anastomoses)의 수축 또는 확장 정도의 변화에 의해 이루어진다(그림 14.23). 주로 손가락 끝, 손바닥, 발가락, 발바닥, 귀, 코, 입술에서 발견되는 망상구조 혈관은 혈액을 소동맥에서 소정맥으로 직접 전달하여 표재성 모세혈관 회로를 우회한다. 일반 소동맥과 동정맥문합은 모두 교감신경의 지배를 받는다. 주변 온도가 낮을 때 교감신경은 피부 혈관 수축을 자극한다. 따라서 피부 혈류가 감소하여 신체에

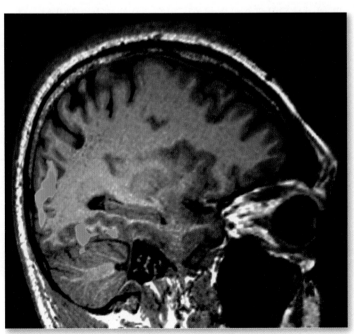

그림 14.22 대뇌의 BOLD(혈액 산소화 수준에 따라 다름) **이미지가 있는 기능적 MRI.** 색은 피험자가 30초 간격으로 변화하는 영상을 표시하는 화면을 볼 때 자극되는 뇌 영역으로의 혈류 증가를 나타낸다. ©Kul Bhatia/Science Source

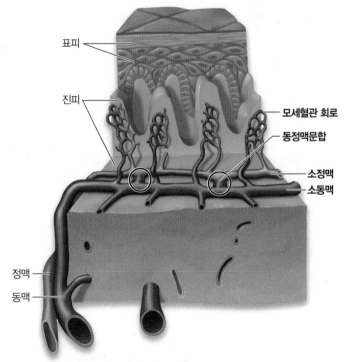

표피
진피
모세혈관 회로
동정맥문합
소정맥
소동맥
정맥
동맥

그림 14.23 동정맥문합을 나타내는 피부순환. 이 혈관은 우회 역할을 하여 혈액이 소동맥에서 소정맥으로 직접 들어가 표재성 모세혈관 회로를 우회할 수 있다.

서 손실되는 열이 줄어든다. 이때 동정맥문합도 수축하고 혈액이 피부 모세혈관 고리로 우회하여 피부가 붉은 장밋빛으로 보일 수 있다. 이때 총피부혈류량과 열 손실 속도는 일반적인 조건보다 낮아진다.

피부는 주변 온도가 낮아지면 대사율이 감소하기 때문에 추운 날씨에 나타나는 극히 낮은 혈류에도 견딜 수 있다. 즉 추운 날씨에 피부는 혈액을 덜 필요로 한다. 그러나 극한의 추위에서 피부로 가는 혈류가 너무 심하게 줄어들면 조직이 죽게 된다(동상). 흥미롭게도, 노인은 교감신경에 의한 추위에 대한 피부 혈관 수축반사가 손상되어 저체온증에 더 취약하다. 피부 혈류는 20 mL/min 미만(최대 혈관 수축)에서 3~4 L/min(최대 혈관 확장)까지 변한다.

온도가 따뜻해지면 피부에 대한 교감신경 혈관수축성(아드레날린) 축삭의 활동이 감소하여 피부 소동맥이 확장된다. 더 따뜻해지면 피부에 대한 교감신경 콜린성 축삭의 활동이 증가한다. 이 축삭에서 방출되는 아세틸콜린은 혈관 확장을 촉진하여 피부에서 열 방출을 더욱 증가시킨다. 또한 콜린성 교감신경 축삭은 땀샘을 자극하여 증발에 의한 열 방출을 향상시킨다. 땀샘은 또한 혈관 확장을 자극하는 폴리펩타이드인 **브래디키닌**(bradykinin)을 분비한다.

일반적인 주변 온도에서 사람이 운동을 하지 않을 때는 피부혈관 저항이 높고 혈류가 낮다. 운동을 하지 않는 싸움 또는 도망 상태에서 교감신경 활동은 피부 혈류를 더욱 감소시킨다. 그러나 운동 중에는 적절한 체순환 혈압 유지보다 심부 체온을 유지해야 할 필요성이 우선한다. 운동 중 체온이 상승하면 피부 혈관의 혈관 확장이 운동 근육의 혈관 확장과 함께 나타난다. 따라서 운동 중 총말초저항이 더 낮아진다. 그러나 심박출량 증가 때문에 운동 중에 평균 동맥압은 여전히 높다.

덥고 습한 날씨에서 운동할 때, 특히 꽉 끼는 옷이 피부의 적절한 증발 냉각(땀으로 인한)을 방해하는 경우에 운동을 중단한 후에도 피부 온도 상승과 그에 따른 혈관 확장이 지속된다. 총말초저항이 매우 낮게 유지되는 상태에서 심박출량이 휴식 시 값으로 돌아오면 운동 후 혈압이 급격히 떨어질 수 있다. 의식을 잃고 심지어 사망할 수 있다.

피부 혈류의 변화는 교감신경의 영향을 받는다. 교감신경계의 활동은 뇌에 의해 제어되기 때문에 연수를 통해 작용하는 감정 상태는 교감신경 활동과 피부 혈류에 영향을 줄 수 있다. 예를 들어, 공포 반응에 피부혈관의 수축은 땀샘의 활성화와 함께 창백하고 '식은땀'을 유발할 수 있다. 다른 감정은 혈관을 확장하고 얼굴을 붉게 할 수 있다.

14.6 혈압

동맥압은 혈액량, 총말초저항, 심박수의 영향을 받는다. 이러한 요인은 항상성을 유지하기 위해 여러 음성되먹임으로 조절된다. 동맥압은 심장이 수축기와 확장기를 거치면서 증감을 반복한다.

동맥 혈관에서 혈류에 대한 저항은 가장 직경이 작은 소동맥에서 가장 크다. 소동맥을 통한 총혈류량은 소동맥의 상위 혈관에서 흐름과 같아야 하지만, 작은 직경 때문에 푸애즈이유의 법칙에 따라 각 직경에서 흐름이 감소한다. 혈류와 압력은 소동맥에 이어지는 모세혈관에서 훨씬 더 감소한다(모세혈관을 통한 혈류의 느린 속도는 모세혈관벽을 통한 확산을 촉진한다). 반면 소동맥의 위쪽에서, 즉 큰 크기의 동맥에서, 혈압은 증가한다(그림 14.24).

모세혈관의 수가 많기 때문에 총단면적은 동맥과 소동맥보다 더 크며(그림 14.25), 모세혈관의 혈압과 혈류를 더욱 감소시킨다. 따라서 각 모세혈관이 각 소동맥보다 직경이 훨씬 작지만 소동맥에서 형성되는 모세혈관 집단에서는 혈류에 대한 저항이 소동맥보다 작다. 혈관 수축과 확장으로 인한 소동맥 직경의 변화는 모세혈관으로 가는 혈류와 동시에 모세혈관의 "위쪽" **동맥 혈압**(arterial blood pressure, 의료 검진에서 일반적으로 측정되는 혈압)에 영향을 준다. 즉, 소동맥에서 혈관 수축으로 인한 총말초저항의 증가는 동맥 혈압을 높일 수 있다. 또한 혈압은 심박출량의 증가로 인해 상승할 수 있다. 따라서 혈압에 영향을 미치는 가장 중요한 변수는 **심박수**(cardiac rate), **일회박출량**(stroke volume) 및 **총말초저항**(total peripheral resistance)이다. 다른 변수의 감소로도 보상되지 않는다면 이들 중 하나라도 증가하면 혈압이 증가한다.

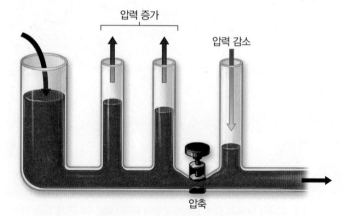

그림 14.24 혈관 수축이 혈압에 미치는 영향. 수축은 상류의 혈압(동맥압과 유사)을 증가시키고 하류의 압력(모세혈관 및 정맥압과 유사)을 감소시킨다.

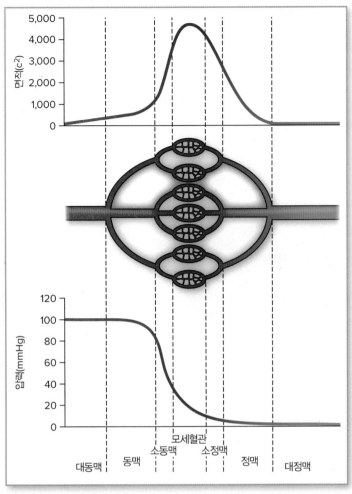

그림 14.25 혈압과 혈관 단면적의 관계. 혈액이 대동맥에서 더 작은 동맥, 소동맥 및 모세혈관으로 이동하면서 총단면적이 증가한다(위 그래프). 따라서 각 혈관 내에 서 혈압이 떨어진다(아래 그래프).

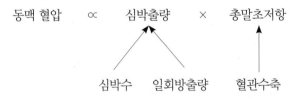

혈압은 혈액량과 그에 따른 일회박출량을 조절하는 신장과 교감 자율신경부신계에 의해 조절될 수 있다. 교감자율신경부신계의 활동 이 증가하면 소동맥에서 혈관을 수축하고(따라서 총말초저항 증가) 심박출량 증가를 촉진하여 혈압을 높인다. 교감신경자극은 신장에서 혈관을 수축하여 오줌량을 감소시켜 간접적으로 혈액량에 영향을 줄 수 있다.

혈압의 단위는 **수은 밀리미터**(millimeters of mercury, mmHg)이 다. 혈압을 측정할 때 혈액은 U자형 수은 기둥의 한 표면을 밀고 대 기는 다른 표면을 밀어낸다(16장 그림 16.18 참조). 혈압이 대기압과 같으면 측정값은 0 mmHg이다. 평균 동맥압이 100 mmHg라는 것

은 혈압이 대기압보다 100 mmHg 높다는 것이다. **혈압계**(sphygmo-manometers)는 수은을 포함하거나 수은 기구를 기준으로 측정값이 보정되는 용수철 장착 장치이다.

🔗 시스템 상호작용: 압력수용기 반사

혈압이 정상 범위에서 유지되기 위해서는 압력을 감지하는 특수 수 용체가 필요하다. 이 **압력수용기**(baroreceptors)는 **대동맥궁**과 **경동 맥동**(carotid sinuses)에 위치한 신장수용체이다. 압력수용기는 긴장 적으로(지속적으로) 활성화되어 감각신경세포에서 활동전위를 주기 적으로 생성한다. 혈압이 상승하면 대동맥궁과 경동맥동의 벽이 늘 어나 감각신경섬유를 따라 활동전위의 빈도가 증가한다(그림 14.26). 대조적으로 혈압이 정상 범위 아래로 떨어지면 이러한 감각 섬유에서 활동전위의 빈도가 감소한다.

압력수용기의 감각신경자극은 미주신경(X)과 설인두신경(IX)을 통해 연수로 올라가며, 이는 자율신경계가 적절하게 반응하도록 지 시한다. 연수의 **혈관운동 조절중추**(vasomotor control center)는 혈 관 수축/확장의 정도를 조절하므로 총말초저항을 조절하는 기능을

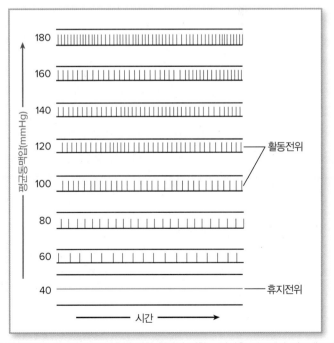

그림 14.26 압력수용기 반응에 대한 혈압의 영향. 이것은 경동맥과 대동맥궁에 있는 압력수용기의 감각신경섬유에서 활동전위 주파수의 기록이다. 혈압이 증가하면 압력수용기는 점점 신장한다. 이때 활동전위가 더 높은 빈도로 연수에 있는 심장운동 과 혈관운동 조절중추로 전달된다.

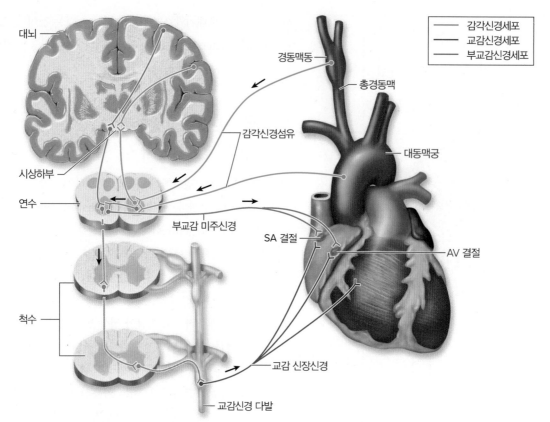

그림 14.27 압력수용기 반사와 관련된 구조. 경동맥의 압력수용기 및 대동맥궁의 감각자극은 연수의 심장운동 조절중추를 통해 작용하여 심장에 미치는 교감신경 및 부교감신경의 활성을 변화시킨다. 또한 연수에 있는 혈관운동 중추는 소동맥의 자율신경을 조절하여 총말초저항에 영향을 준다(표시되지 않음).

한다. 연수의 **심장조절중추**(cardiac control center)는 심장박동수를 조절한다(그림 14.27).

압력수용기 반사(baroreceptor reflex)는 (1) 대동맥궁과 경동맥동 압력수용기, (2) 통합중추로서 연수의 혈관운동 및 심장조절중추, (3) 심장 및 혈관에 작용하는 부교감 및 교감신경 축삭으로 구성되어 있다. 압력수용기 반사에서 혈압의 감소는 교감신경 활성을 증가시키고 부교감신경 활성을 감소시킨다. 결과적으로 심박출량과 총말초저항이 보상적으로 증가한다. 반대로, 혈압이 상승하면 교감신경 활성이 감소하는 반면 부교감신경의 활성은 증가한다. 결과적으로 혈압이 상승하면 심박출량과 총말초저항이 감소한다.

혈압을 변화시키는 반사 작용은 일차적으로 교감신경의 총말초저항 조절에, 이차적으로는 심박출량에 의한다. 압력수용기 반사는 심장박동에서 가장 중요한 동맥압 조절자이다. 장기적 혈압 조절은 신장에 의한 혈액량 조절로 달성된다. 정상적인 생리 조건에서 압력수용기 반사는 사람이 누운 자세에서 서 있는 자세로 갈 때마다 활성화된다.

사람이 누웠다가 일어서면 흉강의 정맥에서 하지의 정맥으로 500~700 mL의 혈액이 이동한다. 하지에 혈액이 고이면 정맥 환류

와 심박출량이 감소하지만 압력수용기 반사에 의해 혈압 저하를 즉시 보상한다. 설인두신경과 미주신경에서 연수로 전달되는 압력수용기 감각자극이 감소하면 부교감신경 활성은 억제되고 교감신경 활성은 촉진된다. 따라서 심박수와 혈관 수축을 증가시켜 서 있을 때 적절한 혈압을 유지하게 한다(그림 14.28).

압력수용기의 자극은 반대 반응을 유도할 수도 있다. 혈압이 정상 범위 이상으로 상승하면 압력수용기가 반사적으로 심박수를 늦추고 혈관을 확장한다. 그러나 압력수용기 민감도는 혈압 상승이 필요한 운동 중 재설정되고 압력수용기 반사가 제한하는 범위 안에서 심박수와 박출량이 올라간다.

때때로 의사가 빈맥(tachycardia)을 완화하고 혈압을 낮추기 위해 사용하는 경동맥 마사지도 이러한 반사를 유발한다. 그러나 이러한 마사지는 주의해서 사용해야 한다. 왜냐하면 미주신경에 의한 심박수의 과도한 둔화는 의식 상실을 유발할 수 있기 때문이다(정서적 실신과 유사하다). 두 경동맥을 동시에 마사지하면 민감한 사람들에게는 심정지를 유발할 수도 있다.

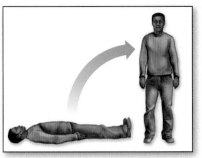

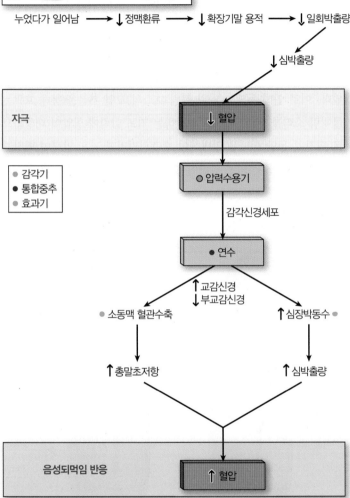

누웠다가 일어남 → ↓정맥환류 → ↓확장기말 용적 → ↓일회박출량

↓심박출량

자극

↓혈압

- ● 감각기
- ● 통합중추
- ○ 효과기

○ 압력수용기

감각신경세포

● 연수

↑교감신경
↓부교감신경

○ 소동맥 혈관수축   ↑심장박동수

↑총말초저항   ↑심박출량

음성되먹임 반응   ↑혈압

그림 14.28 압력수용기 반사에 의한 혈압의 음성되먹임 조절. 이 반사는 서 있을 때 적절한 혈압을 유지하는 데 도움이 된다.

🫀 **임상적용**

기립성 저혈압(orthostatic hypotension 또는 postural hypotension)은 서 있을 때 혈압이 낮아지는 것으로 사람이 어지럽고 허약함을 느끼며 극단적인 경우 실신할 수 있다. 일반적으로 압력수용체 반사는 사람이 서 있을 때 약 700 mL의 혈액이 하지에 고이게 되어 나타나는 혈압 강하를 상쇄한다. 그러나 탈수, 약물(베타-아드레날린 수용체 차단제 등) 또는 기타 원인(식사 후 압력이 떨어지는 노인의 **식후 저혈압** 등)으로 인해 혈압이 낮은 경우 기립성 저혈압이 발생할 수 있다.

심방신장반사

압력수용기 반사 외에도 몇 가지 반사가 혈압을 조절하는 데 도움이 된다. 시상하부의 삼투압 수용체에 의한 항이뇨호르몬 분비 조절과 신장의 방사구체장치에 의한 안지오텐신 II 생성 및 알도스테론 분비의 조절이 앞에서 논의되었다. 항이뇨호르몬과 알도스테론은 혈액량을 증가시켜 혈압을 상승시키며, 안지오텐신 II는 혈관 수축을 자극하여 혈압을 상승시킨다.

혈압 조절에 중요한 또 다른 반사는 심장의 심방에 위치한 **심방신장수용체**(atrial stretch receptors)에 의해 시작된다. 이 수용체는 증가된 정맥 환류에 의해 활성화되고, 이에 대한 반응으로 (1) 교감신경 활성 증가로 빈맥 반사를 자극하고, (2) 항이뇨호르몬 방출을 억제하여 더 많은 양의 오줌을 배출하여 혈액량을 낮추고, (3) 심방성 나트륨이뇨펩타이드(ANP)의 분비를 촉진한다. ANP는 오줌의 염분과 수분 배설을 증가시켜 혈액량을 낮춘다.

⚓ **생활양식 적용**

발살바 조작(Valsalva maneuver)은 입과 코를 통해 빠져나가는 것을 막으며 공기가 마치 강제로 숨을 내쉬는 것과 같은 압박이다. 이것은 흉부 내압을 높이고 흉부 정맥을 압박하고 심장으로의 정맥 환류를 감소시킨다. 또한 일시적으로 대동맥압을 상승시켜 압력수용성 반사를 통해 심장을 느리게 만든다. 그러나 정맥 환류의 감소는 심박출량을 감소시켜 대동맥 혈압을 낮추고 압력수용기 반사를 자극하여 심박수를 증가시킨다. 환자가 다시 숨을 쉬면 흉부 압력이 떨어지고 대동맥압이 잠시 감소한다(반사적으로 심박수 증가 생성). 이어서 증가된 정맥 환류가 대동맥압을 높이고 (압력수용기 반사를 통해) 심박수를 늦추어진다. 숨을 참으면서 무거운 것을 들어 올리려고 하는 역도선수와 변에 힘을 쏟고 있는 사람들도 이 발살바 운동을 수행하는데, 이는 관상동맥 심장 질환이 있는 사람들에게 위험할 수 있다.

혈압 측정

최초의 문서화된 혈압 측정은 영국의 성직자이자 생리학자인 헤일즈(Stephen Hales, 1677~1761)에 의해 수행되었다. 헤일즈는 말의 동맥에 가는 관을 삽입하고 수직 튜브에서 혈액이 상승하는 높이를 측정했다. 이 혈액 기둥의 높이는 심장이 수축기와 확장기를 반복할 때 최고 **수축기압**(systolic pressure)과 최저 **확장기압**(diastolic pressure) 사이에서 움직였다. 다행히도 현대의 임상적 혈압 측정은 덜 직접적이다. 간접법 또는 **청진법**(auscultatory method)은 1905년 러시아 의사 코로트코프(Nicolai Korotkoff)가 처음 기술한 혈압과 동맥음의 상관관계를 기반으로 한다.

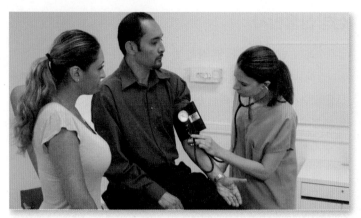

그림 14.29 혈압을 측정하기 위해 압력 커프와 혈압계를 사용한다. 검사자는 코로트코프 소리를 듣고 있다. ©McGraw-Hill Education

청진법에서는 천으로 된 커프 안에 있는 고무 주머니를 팔에 감고 상완 동맥에 청진기를 댄다(그림 14.29). 커프가 팽창하기 전에는 혈액이 동맥을 통해 원활하게 이동하기 때문에 조용하다. **층류**(laminar flow)는 모든 부분의 유체가 혈관과 평행하게 동일한 방향으로 이동할 때 발생한다. 층이라는 용어는 "겹쳐진"을 의미한다. 중심 축의 혈액은 가장 빨리 움직이고 동맥벽에 가깝게 흐르는 혈액은 천천히 움직인다. 흐름이 완벽하게 층류라면 각 층 사이에 섞이는 횡적 이동이 없다. 혈액은 원활하게 흐르고 소리를 유발하는 동맥벽의 진동도 없다. 반면 **난류**(turbulent flow)는 유체의 일부가 다른 방향으로 이동하여 혈액을 휘젓고 섞을 때 나타난다. 난류는 혈관의 진동을 일으켜 소리를 낼 수 있다. 혈압 커프가 팽창되기 전에 상완 동맥의 혈류는 난류가 거의 없으므로 조용하다.

그러나 동맥을 압박하면 수축된 부위를 통과하는 혈류는 난류가 된다. 이로 인해 동맥은 마치 정원 호스의 꼬인 부분을 통해 흐르는 물처럼 소리를 낸다. 동맥을 압박하는 커프 압력에 혈압이 대항하므로 확장기 동안 동맥을 압박하여 수축시키려면 커프 압력이 확장기압보다 커야 한다. 커프 압력이 수축기압보다 높으면 확장기와 수축기 모두에서 동맥이 닫히고 조용해진다. 난류 및 이 흐름의 결과로

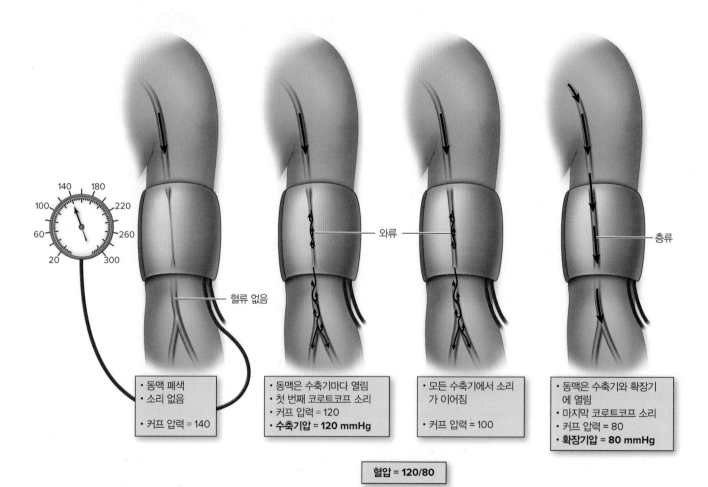

- 동맥 폐색
- 소리 없음
- 커프 압력 = 140

- 동맥은 수축기마다 열림
- 첫 번째 코로트코프 소리
- 커프 압력 = 120
- **수축기압 = 120 mmHg**

- 모든 수축기에서 소리가 이어짐
- 커프 압력 = 100

- 동맥은 수축기와 확장기에 열림
- 마지막 코로트코프 소리
- 커프 압력 = 80
- **확장기압 = 80 mmHg**

혈류 없음 / 와류 / 층류

혈압 = 120/80

그림 14.30 혈압 측정 중 혈류와 코로트코프 소리. 커프 압력이 수축기압보다 높으면 동맥이 수축되어 소리가 나지 않는다. 커프 압력이 확장기압보다 낮으면 동맥이 열리고 흐름이 층류가 되어 소리가 나지 않는다. 커프 압력이 확장기압과 수축기압 사이에 있을 때 혈류는 확장기에서는 멈추고 수축기에서 다시 시작된다. 각 수축기에서 부분적으로 수축된 동맥을 통한 격렬한 혈류는 코로트코프 소리를 생성한다.

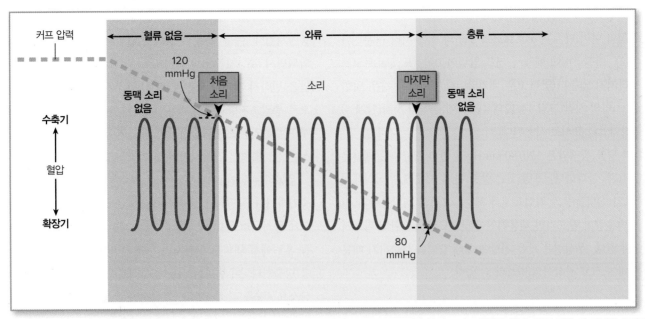

그림 14.31 간접법 또는 청진법 혈압 측정 방법. 커프 압력이 수축기압과 같을 때 첫 번째 코로트코프 소리가 들리고 커프 압력이 확장기압과 같을 때 마지막 소리가 들린다. 점선은 커프 압력을 나타낸다.

나타나는 소리는 커프 압력이 확장기압보다 크고 수축기압보다 낮은 경우에만 발생한다. 그 조건에서 동맥혈은 수축기에서 부분적으로 흐르고 난류가 나타난다.

사람의 수축기압이 120 mmHg이고 확장기압이 80 mmHg라고 가정한다. 커프 압력이 80~120 mmHg일 때 동맥은 확장기에서 닫히고 수축기에서 열린다. 동맥이 수축기에서 열리면 커프 압력에 의하여 수축된 혈관을 지나는 혈액의 난류가 **코로트코프의 소리** (sounds of Korotkoff)를 만든다(그림 14.30). 이것은 일반적으로 확장기에서는 소리가 멈추기 때문에 "두드리는(tapping)" 소리이다. 코로트코프의 소리는 심장판막을 닫을 때 생성되는 "두근두근(lub-dub)" 소리가 아니다(이 소리는 상완 동맥이 아니라 가슴에서만 들을 수 있음).

먼저 커프를 팽창시켜 수축기 혈압보다 높은 압력을 생성하여 동맥을 조이면 소리가 사라진다. 커프의 압력은 부착된 혈압계에서 읽는다. 이어서 밸브를 돌려 커프에서 공기를 방출하여 커프 압력을 점진적으로 감소시킨다. 커프 압력이 수축기압과 같을 때 혈액이 조여진 동맥의 구멍을 통해 난류로 흐를 때 첫 번째 코로트코프 소리가 들린다.

커프 압력이 확장기압보다 높으면 코로트코프 소리는 수축기마다 계속 들린다. 커프 압력이 확장기압과 같거나 낮아지면 동맥이 충분하게 열려 층류가 다시 시작되기 때문에 소리가 사라진다(그림 14.31). 따라서 **마지막 코로트코프 소리**(last Korotkoff sound)는 커

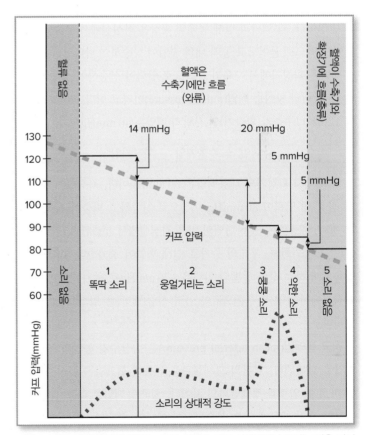

그림 14.32 혈압 측정의 5단계. 모든 단계가 모든 사람에게서 들리는 것은 아니다. 커프 압력은 떨어지는(falling) 노란색 점선으로 표시된다.

프 압력이 확장기압과 같을 때 발생한다.

혈압 측정의 여러 단계는 코로트코프 소리의 질에 따라 구분된다 (그림 14.32). 어떤 사람들에게서 커프 압력이 0이어도 코로트코프 소리가 사라지지 않는다(압력 0은 대기압이다). 이러한 경우 약한 (muffling) 소리의 시작(그림 14.32의 4단계)이 침묵의 시작(단계 5) 보다는 확장기압의 표시로 사용된다.

체순환의 평균 동맥압은 120/80 mmHg인 반면 평균 폐동맥압은 22/8 mmHg에 불과하다. 프랑크-스탈링 관계 때문에 우심실에서 폐순환으로의 심박출량은 좌심실에서 체순환으로의 심박출량과 일치한다. 심박출량이 같으려면 폐동맥압이 낮으므로 폐순환의 말초저항이 적어야 한다. 우심실은 낮은 저항에 대해 혈액을 분출하기 때문에 작업 부하가 적고 좌심실의 벽보다 더 얇다.

맥압과 평균 동맥압

누군가가 "맥박을 잰다면" 동맥(예: 요골 동맥)을 손으로 잡고 심장박동에 따라 동맥이 확장되는 것을 느낀다. 따라서 맥박수는 심박수의 반영이다. 각 맥박과 함께 동맥의 확장은 좌심실에서 분출되는 혈액이 동맥으로 들어오고 동맥 내의 혈압이 상승하여 나타난다.

맥박은 확장기에서 수축기 수준으로 압력이 상승하여 생성되므로 이 두 압력의 차이를 **맥압**(pulse pressure)이라고 한다. 따라서 혈압이 120/80 (수축기/확장기)인 사람의 맥압은 40 mmHg이다.

$$\text{맥압} = \text{수축기압} - \text{확장기압}$$

이 예에서 확장기의 대동맥압은 80 mmHg이다. 좌심실이 수축하면 심실 내 압력이 80 mmHg 이상으로 상승하고 박출이 시작된다. 그 결과, 대동맥에 있는 혈액의 양은 좌심실에서 분출한 양(일회박출량)만큼 증가한다. 부피의 증가로 인해 혈압이 증가한다. 따라서 혈압을 측정하는 상완 동맥의 압력은 120 mmHg로 증가한다. 따라서 확장기에서 수축기 수준으로의 압력 상승(맥박)은 일회박출량의 반영이다.

평균 동맥압(mean arterial pressure)은 심장주기 동안의 평균 동맥압을 나타낸다. 기관의 모세혈관층을 통해 혈액을 이동시키는 힘이 바로 이 압력과 정맥압과의 차이다. 평균 동맥압은 확장기가 수축기보다 길기 때문에 단순 산술평균이 아니다. 평균 동맥압은 확장기압에 맥압의 1/3을 더하면 근사치에 이른다. 혈압이 120/80인 사람의 경우 평균 동맥압은 약 80 + 1/3(40) = 93 mmHg이다.

$$\text{평균 동맥압} = \text{확장기압} + 1/3 \ \text{맥압}$$

총말초저항과 심박수의 증가는 수축기압보다 확장기압을 더 많이 증가시킨다. 예를 들어, 누웠다가 일어서면 압력수용기 반사가 활성화되면서 확장기압은 일반적으로 5~10 mmHg 증가하지만 수축기압은 변하지 않거나 약간 감소한다(정맥 환류 감소의 결과). 일반적으로 총말초저항과 심장박동수가 증가하는 고혈압이 있는 사람들에서도 수축기압보다 확장기압이 더 크게 증가한다. 탈수 또는 혈액 손실은 심박출량을 감소시키며, 따라서 맥압도 감소시킨다.

운동하는 동안 수축기압은 상당히 증가하지만 확장기압은 약간만 증가하거나 동일하게 유지되거나 감소하기도 한다. 이것은 맥압을 크게 증가시켜 동맥 내피에 더 많은 피로를 일으킨다. 결과적으로 운동 훈련에서 내피는 혈관계의 구조적 변화를 촉진하는 화학적 신호를 방출한다. 이 변화는 심장의 후하중을 감소시켜 심실의 작업량과 산소요구량을 감소시킨다. 규칙적인 운동의 여러 유익한 효과는 전반적인 심혈관 발병률과 사망률을 줄이는 데 도움이 된다.

14.7 고혈압, 쇼크, 울혈성 심부전

심혈관계의 정상적인 생리 작용에 대한 이해는 그 병태적 또는 비정상적인 생리 기능을 연구하기 위한 전제 조건이다. 비정상적인 심혈관 기능의 기작을 연구하는 것은 의학적으로 중요하며 정상적인 생리 작용에 대한 이해를 향상시킬 수 있다.

고혈압

고혈압은 정상 범위를 초과하는 혈압이다(표 14.8). 만성신부전이나 부신종양과 같은 알려진 질병의 결과인 고혈압을 **이차성 고혈압**(secondary hypertension)이라고 한다. 고혈압 인구 중 이차성 고혈압이 차지하는 비율은 약 5%에 불과하다. 복잡하고 제대로 이해되지 않은 과정의 결과인 고혈압을 **원발성 고혈압**(primary hypertension) 또는 **본태성 고혈압**(essential hypertension)이라고 한다.

미국심장학회의 '미국심장협회 2017 지침'에 따르면 정상 혈압은 수축기압 120 mmHg 미만, 확장기압 80 mmHg 미만으로 정의된다. 이 지침에서는 이전 지침보다 낮은 혈압에서 기준을 정하여 수축기압 130~139 mmHg 또는 확장기압 80~89 mmHg를 고혈압 시작 (1단계)으로 진단하도록 했다(표 14.8). 이전 지침과 마찬가지로 건강한 1단계 고혈압 환자에게 Na$^+$ 섭취량, 알코올 섭취량 줄이기 등

표 14.8 | 성인 혈압 분류

혈압 분류	수축기압		확장기압	약물 처리
정상	120 mmHg 아래	그리고	80 mmHg 아래	약물 치료 없음
증가	120~129 mmHg	그리고	80 mmHg 미만	생활습관 개선*, 항고혈압제 치료 없음
1단계 고혈압	130~139 mmHg	또는	80~89 mmHg	생활습관 개선, 항고혈압제 가능**
2단계 고혈압	140 mmHg 또는 이상	또는	90 mmHg 또는 이상	생활습관 개선, 항고혈압제

*생활습관 개선 중의 하나는 체중 감소이다. 식이 지방 감소 및 야채 및 과일 섭취 증가, 식이 소듐(소금) 감소, 일주일 중 대부분의 날에 하루 30분 이상 빠르게 걷기와 같은 규칙적인 유산소 운동 참여 그리고 음주의 자제.
**1단계 고혈압이 있고 10년 심혈관 위험이 10% 미만인 사람에게는 생활습관 개선만 권장된다. 10% 이상의 위험이 있는 사람들에게는 항고혈압제를 추가하는 것이 좋다.
출처: 2017년 미국심장학회–미국심장협회. 성인 고혈압의 예방, 감지, 평가 및 관리에 대한 지침.

표 14.9 | 이차성 고혈압의 원인

관련 부위	예	기작
신장	신장 질환	오줌 생성 감소
	신동맥 질환	혈관에 작용하는 화학물질 분비
내분비	카테콜아민 과다(부신수질종양)	심박출량과 총말초저항 증가
	알도스테론 과다(콘스증후군)	신장에 의한 과다한 염분과 수분 함유
신경	두개골내 압력 증가	교감신경부신계 활성
	혈관 수축 센터 상해	교감신경부신계 활성
심혈관	완전 심장차단(heart block), 동맥관 개존증(patent ductus arteriosus)	심박출량 증가
	대동맥경화증, 대동맥 협착	대동맥 확장성 감소

의 생활방식 수정을 권장한다.

신장 질환 및 신장 동맥경화증은 높은 혈액량으로 인해 이차성 고혈압을 유발한다. 신장 혈류가 감소하면 신장에서 혈관 활성 화학물질의 분비를 자극하여 혈압을 높일 수 있다. 예를 들어, 신동맥을 조이는 실험 조건에서 (적어도 초기에는) 레닌 분비 증가와 관련된 고혈압을 유발하였다. 이러한 이차성 고혈압의 원인 및 기타 원인은 표 14.9에 요약되어 있다.

본태성 고혈압

고혈압 환자의 대다수는 본태성이다. 혈압은 심박출량과 총말초저항에 정비례하므로 고혈압 환자에서 이 중 하나 또는 모두가 높다. 염분(NaCl) 함량이 높은 식단이 고혈압을 유발할 수 있다는 것은 잘 알려져 있지만, 염분 민감도는 개인마다 다르다. 식이 Na^+(소금)과 고혈압 사이의 연관성에 대한 하나의 설명은 고염식이는 혈장 삼투압 농도를 증가시켜 ADH 분비를 자극한다는 것이다. ADH는 신장에서 수분 재흡수를 증가시켜 혈액량을 증가시키고 심박출량과 혈압을 증가시킨다.

신장은 과도한 염분과 물을 배설하는 능력이 있다. 그러나 Na^+을 배설하는 능력은 신장의 여과 능력(사구체여과율, 17장에서 설명) 저하와 함께 나이가 들면서 감소한다. 또한 부적절하게 높은 수준의 알도스테론 분비에 의한 염분 및 수분 재흡수가 있을 수 있다. 본태성 고혈압을 가진, 레닌 분비가 낮아야 하는, 사람 중 일부에서 레닌 수치가 정상이거나 심지어 상승하여 알도스테론 분비를 자극하는 안지오텐신 II 생성이 증가한다.

보상되지 않은 만성적인 혈액량 증가 및 이에 따른 심박출량은 지속적인 고혈압을 유발한다. 압력수용기 반사(그림 14.28 참조)는 이러한 조건에서 만성적으로 작용하며 교감신경 활성을 감소시켜 혈관 확장을 촉진한다. 이것은 (1) 총말초저항을 낮추고, (2) 신장 혈류를 증가시켜 오줌으로 염분과 물의 배설을 증가시켜 혈압을 낮춘다. 그러나 고혈압에서 교감자율신경부신계의 활성이 어떤 경우에는 증가하여 혈관수축을 촉진하고 말초저항을 증가시킬 수 있다. 말초저항은 엔도텔린(endothelin, 혈관 수축을 자극함) 증가 및 산화질소(혈관 확장을 유도함) 감소 그리고 동맥 내피로부터 분비되는 측분비 조절제에 의해 증가할 수 있다. 시간이 지남에 따라 동맥벽의 구조도 변화하여 내강을 좁히고 혈류에 대한 저항을 증가시킨다.

혈압에 영향을 미치는 많은 요인들 사이의 인과관계가 복잡하다.

특히 이러한 관계는 개인마다 다를 수 있다. 예를 들어, 비만과 관련된 고혈압에서 설치류에 대한 연구에 따르면 렙틴(지방 조직에서 분비되는 호르몬, 19장 19.2절)이 교감신경 활성을 촉진할 수 있으며, 이는 차례로 심박출량, 말초저항 및 소금과 물 배설에 영향을 미친다. 인과관계를 떠나 제대로 기능하는 신장은 혈액량을 낮추어 보상할 수 있어야 하며, 그런 의미에서 신장 기능은 본태성 고혈압의 "최종 공통 경로"일 수 있다.

염분 식이(diet)와 혈압 또한 복잡한 관계를 보여준다. 고염분 식이는 특히 고령자와 고혈압 환자에서 고혈압 및 심혈관 질환과 상관관계가 높았지만 젊고 정상 혈압인 사람들에서는 관련성이 적었다. 고염분 식이를 하는 고혈압 환자에게는 염분 섭취를 줄이는 것이 여전히 권장되지만 일반 대중의 경우 염분이 너무 적은 식사도 건강에 해로울 수 있다. 식이 칼륨도 혈압에 영향을 미친다. 저칼륨 식이는 고소듐에 의한 혈압 상승을 촉진하는 반면, 고칼륨 식이(과일과 채소가 풍부)는 반대 효과를 나타낸다. 이는 고칼륨 식이가 신장에서 혈류를 증가시키고 이뇨제 역할을 하여 혈액량과 압력을 낮추기 때문이다(17장 17.6절). 이러한 이유로 칼륨이 풍부한 음식을 포함하는 염분 제한 식이는 Na+만 낮은 식이보다 혈압 조절에 더 도움이 된다.

고혈압의 위험

다른 요인이 일정하게 유지되면 동맥압이 증가하면서 혈류가 증가한다. 따라서 고혈압이 있는 사람의 장기는 지나치게 높은 압력으로 인해 혈관 손상이 발생할 때까지 혈액을 적절히 공급한다. 대부분의 환자는 상당한 혈관 손상이 발생할 때까지 무증상이기 때문에 고혈압을 종종 침묵의 살인자라고 한다.

고혈압은 여러 가지 이유로 위험하다. 고혈압이 후하중을 증가시켜 심실에서 혈액 분출을 어렵게 만든다. 그러면 심실은 더 많이 일해야 하며, 심실벽의 병리적 성장으로 이어진다. 고혈압, 판막 결함 또는 비만으로 인해 나타나는 이 비정상적인 비대(hypertrophy)는 부정맥 및 심부전의 위험을 증가시킨다. 이러한 비대는 잘 훈련된 운동선수의 유익하고 정상적인 좌심실 비대와 다르다.

또한 고혈압은 뇌혈관을 손상시켜 뇌혈관 사고 또는 "뇌졸중(stroke)"을 유발할 수 있다(뇌졸중은 미국에서 세 번째 주요 사망 원인이다). 마지막으로, 고혈압은 그 자체로 심장병 및 뇌졸중으로 이어질 수 있는 죽상경화증(atherosclerosis)의 발병에 기여한다.

고혈압 치료

일반적으로 첫 번째 치료는 생활습관의 교정이다. 금연, 알코올 섭취

임상적용

이전에 **임신중독증**이라고 불렸던 **자간전증**(preeclampsia)은 20주 이후에 임신한 전 세계 여성의 최대 8%에서 발생한다. 고혈압이 새로 발병하는 것이 특징이지만 간, 신장과 같은 장기에 손상이 있다는 점에서 임신성 고혈압과 다르다. 혈소판감소증이 발생할 수 있으며 오줌에 비정상적으로 많은 양의 단백질(단백뇨)이 존재할 수 있다. 오줌에는 일반적으로 단백질이 거의 없으며 단백뇨는 혈장 단백질이 신장의 여과장치(사구체)를 통해 오줌으로 비정상적으로 누출되고 있음을 나타낸다. 이것은 혈장 단백질 농도와 교질삼투압(14.2절)을 낮추어 발, 다리 또는 손의 부기와 부종을 유발한다. 자간전증의 원인은 잘 알려져 있지 않지만 태반의 기능 장애에 기인하며 비만에 의해 자간전증의 위험이 증가한다. 자간전증이 심해지면 고혈압이 발작과 뇌졸중을 유발할 수 있다. 자간전증의 유일한 치료법은 아기를 분만하는 것이다.

조절 그리고 필요하면 체중 감소가 포함된다. 또한 프로그램된 운동과 적당한 소듐 섭취를 포함할 수 있다. 본태성 고혈압이 있는 사람은 칼륨 결핍이 있을 수 있으며 칼륨이 풍부한 음식을 먹으면 혈압을 낮추는 데 도움이 될 수 있다. 식단에 Ca^{2+} 보충의 효과는 논란의 여지가 있다.

생활습관 교정만으로는 부족할 경우 다양한 약물이 처방된다. 소변량을 증가시켜 혈액량과 압력을 감소시키는 이뇨제(diuretics)가 포함될 수 있다. β_1-아드레날린 수용체를 차단하는 약물(예: 아테놀롤)은 심박수를 감소시켜 혈압을 낮춘다. **ACE**(안지오텐신-전환 효소) **억제제, 칼슘 통로 차단제**, 다양한 혈관 확장제(표 14.10)도 사용할 수 있다.

또 다른 종류의 약물인 **안지오텐신 II 수용체 차단제(ARB)**는 안지오텐신 II가 형성되도록 하지만 수용체에 대한 안지오텐신 II의 결합을 차단한다. 이것은 안지오텐신 II에 의한 혈관 수축, 염분 및 수분 보유를 감소시킨다. ACE 억제제와 ARB는 현재 가장 널리 처방되는 고혈압 치료제이다. 최신 약물에는 레닌 활성을 억제하거나 레닌-안지오텐신-알도스테론계의 활성을 감소시키는 약물이 포함된다.

순환 쇼크

순환 쇼크(circulatory shock)는 조직에서 부적절한 혈류 및/또는 산소 이용이 있을 때 발생한다. 쇼크의 징후(표 14.11)는 부적절한 조직 관류(perfusion)의 결과이다. 또 다른 징후는 빈약한 조직 관류를 보상하려는 심혈관 반응에 의해 나타난다(표 14.12). 이러한 보상이 효과적일 때(응급의료와 함께) 적절한 조직 관류를 회복할 수 있다. 그러나 어떤 경우에는 명확하게 이해되지 않는 이유로 쇼크가 돌이

표 14.10 | 고혈압 치료제의 작용 기작

약물의 종류	예	기작
이뇨제	티아지드, 푸로세미드	오줌 배설량 증가, 혈액 부피 감소
교감부신계 억제제	클로니딘, α-메틸도파	뇌 α₂-아드레날린 수용체에 결합하여 교감부신자극을 감소
	구아네티딘, 레세르핀	교감신경 말단에서 노르에피네프린 고갈
	아테놀롤	β-아드레날린성 수용체를 차단하여 심박출량 그리고/또는 레닌 분비 감소
	펜톨라민	α-아드레날린성 수용체를 차단하여 교감신경에 의한 혈관 수축 감소
직접적 혈관 확장	하이드랄라진, 미녹시딜 소듐 니트로프루시드	혈관 평활근에 직접 작용하여 혈관 확장 유발
칼슘 통로 억제제	베라파밀, 딜티아젬	평활근세포로 Ca^{2+}의 확산을 억제하여 혈관 확장 및 말초저항 감소를 유발
안지오텐신-전환 효소(ACE) 억제제	캡토프릴, 에날라프릴	안지오텐신 I의 안지오텐신 II로의 전환을 억제
안지오텐신 II 수용체 차단제	로살탄	안지오텐신 II의 수용체와의 결합을 차단

표 14.11 | 쇼크의 징후

	초기 징후	후기 징후
혈압	맥압 감소	수축기압 감소
	확장기압 증가	
오줌	Na^+ 농도 감소	부피 감소
	오스몰농도(osmolality) 증가	
혈액 pH	과호흡에 따른 pH 증가(알칼리화)	산성 대사물질에 의한 pH 감소(산성화)
낮은 조직 관류의 영향	가벼운 초조함, 가끔 따뜻하고 건조한 피부	차고 습한 피부, "흐려진" 감각

출처: *Principles and Techniques of Critical Care*, Vol. 1, R. F. Wilson, ed. Philadelphia, PA: F. A. Davis Company, 1977.

표 14.12 | 순환 쇼크를 보상하는 심혈관 반사

기관	보상 기작과 효과
심장	교감부신자극은 심근 수축에 대한 긍정적인 수축 촉진 효과로 심장박동수와 일회박출량을 증가시킨다.
위장관, 피부	교감신경자극에 의한 혈관수축으로 인한 혈류 감소(알파-아드레날린 효과)
신장	교감신경에 의한 신장 소동맥의 수축으로 오줌 생성 감소, 알도스테론 및 항이뇨호르몬(ADH)의 혈장 농도 증가로 인한 염분 및 수분 유지 증가

킬 수 없는 단계로 진행되어 사망에 이를 수 있다.

저혈량 쇼크

저혈량 쇼크(hypovolemic shock)는 출혈, 탈수 또는 화상으로 나타나는 낮은 혈액량으로 인한 순환 쇼크이다. 이는 혈압 및 심박출량 감소와 함께 나타난다. 이러한 변화에 교감자율신경부신계는 압력수용기 반사에 의해 활성화된다. 그 결과 빈맥(tachycardia)이 생성되고 피부, 소화관, 신장 및 근육에서 혈관이 수축한다. 신장에서 혈류의 감소는 레닌을 분비하고 레닌-안지오텐신-알도스테론계를 활성화한다. 따라서 저혈량 쇼크에 걸린 사람은 저혈압, 빠른 맥박, 차갑고 축축한 피부 및 소변량 감소를 나타낸다.

관상동맥과 뇌 순환에서 저항이 증가하지 않기 때문에 다른 기관으로 가는 혈액의 일부가 심장과 뇌로 우회한다. 흥미롭게도 유사한 반응이 잠수하는 포유동물이나 일본의 진주 해녀에서도 나타난다. 이러한 반응은 호기성 대사가 가장 필요한 두 기관에 혈액을 전달하는 데 도움이 된다.

뇌와 심장 이외의 기관에서 혈관 수축은 총말초저항을 증가시켜 (심박수 증가와 함께) 혈액량 감소에 의한 혈압 강하를 보상하는 데 도움이 된다. 소동맥의 수축은 모세혈관에서 혈류와 여과압을 감소시킨다. 결과적으로 더 적은 여과액이 형성된다. 삼투압에 의한 체액의 모세혈관으로의 이동은 변하지 않거나 증가(탈수 현상이 있을 때)한다. 따라서 혈액량은 증가하고, 간질액의 양은 감소한다. 또 오줌 생성이 감소하여 혈액량을 보존한다. 이는 신장의 혈관 수축과 쇼크 시 분비량이 증가하는 ADH 및 알도스테론의 수분 보존 효과이다.

패혈 쇼크

패혈 쇼크(septic shock)는 지속적인 저혈압이 있는 패혈증이다. **패혈증**은 감염에 대한 비정상적인 면역 반응으로 생명을 위협하는 기능 장애(15장 15.3절 참조)이다. 이것은 **내독소**(endotoxin)라고 하는 세균성 지질다당류의 작용으로 발생할 수 있다. 패혈 쇼크의 사망률은 50~70%로 추정된다. 내독소는 면역 반응에서 중요한 역할을 하는 대식세포 내에서 산화질소 합성효소를 활성화한다(15장). 산화질소 합성효소는 산화질소를 생성하여 혈관 확장을 촉진하고 결과적으로 혈압을 떨어뜨린다. 패혈 쇼크는 산화질소 생성을 억제하는 약물로 치료된다.

순환 쇼크의 여러 이유

심한 알레르기 반응(보통 벌침이나 페니실린)으로 **아나필락시스 쇼크**(anaphylactic shock)가 발생하면 혈압이 급격히 떨어진다. 히스타민이 다량 방출하여 혈관을 확장하고 총말초저항이 감소되기 때문이다. 혈압의 급격한 저하는 상위척수 손상 또는 척수 마취로 인해 교감신경 긴장도가 떨어지는 **신경성 쇼크**(neurogenic shock)에서도 나타난다. **심인성 쇼크**(cardiogenic shock)는 조직 관류를 유지하기에 심박출량이 부족한 심부전으로 인해 발생하는데 일반적으로 심근 손실을 유발하는 경색(infarction) 때문이다. 심인성 쇼크는 심각한 심장 부정맥이나 판막 손상 때문에 나타날 수도 있다.

울혈성 심부전

울혈성 심부전(congestive heart failure, CHF)은 심박출량이 부족하여 신체에 필요한 혈류를 공급하지 못한다. 이것은 심근경색, 선천적 결함으로 인한 심장 질환, 심장의 후하중을 증가시키는 고혈압 때문이다. 좌심실 심부전의 가장 흔한 원인은 심근경색, 대동맥 판막(aortic valve) 협착, 대동맥 판막 및 이첨판(승모판) 기능 부전이다. 심근경색이 심부전을 일으켜 심장 근육이 재형성되고 이는 다시 위험한 부정맥(arrythmias)을 유발할 수 있다. 우심실 부전은 일반적으로 앞선 좌심실 부전으로 인해 발생한다.

심부전은 또한 혈액의 전해질 농도 이상으로 나타날 수 있다. 과도한 혈장 K^+ 농도는 심근세포의 휴지 막전위를 낮추고 낮은 혈액

Ca^{2+}는 흥분-수축 짝이룸을 감소시킨다. 따라서 혈액에서 높은 K^+ 및 낮은 Ca^{2+}는 심장을 확장기에 머무르게 한다. 반대로, 낮은 K^+와 높은 Ca^{2+}는 수축기에 심장을 정지시킬 수 있다.

울혈성이라는 용어는 정맥 용적과 압력이 증가한 심부전을 설명하는 데 자주 이용된다. 예를 들어, 좌심실의 부전은 좌심방 압력을 높이고 폐 울혈과 부종을 일으킨다. 이것은 숨가쁨과 피로가 나타난다. 심할 경우 폐부종이 치명적이다. 우심실의 부전은 우심방 압력을 증가시켜 체순환에 울혈과 부종을 일으킨다.

울혈성 심부전을 보상하는 반응은 저혈량 쇼크 동안 발생하는 것과 유사하다. 교감자율신경부신계의 활성화는 심박수, 심실 수축, 소동맥 수축을 자극한다. 저혈량 쇼크에서와 같이 레닌 분비가 증가하고 오줌량이 감소한다. 레닌의 증가와 그에 따른 레닌-안지오텐신-알도스테론계의 활성화는 염분과 수분 보유를 촉진한다. 이는 염분과 수분 배출을 촉진하는 심방성 나트륨이뇨펩타이드의 분비가 증가되어도 나타난다.

심박출량이 만성적으로 낮으면 혈액량이 증가하고 심실이 확장 또는 비대하게 된다. 이러한 변화는 그 자체로 위험하다. 혈액량 증가는 심장에 과부하를 일으키고, 심실 확장은 대사에 필요한 산소량을 높인다.

CHF는 혈장 레닌의 활성 및 안지오텐신 II 생성 증가, 교감신경 활성 증가와 관련이 있다. 안지오텐신-전환 효소(ACE) 억제제이거나 안지오텐신 수용체 차단제(ARB)인 약물은 일반적으로 CHF에 대한 1차 치료제이다. 그 외에 β-아드레날린 수용체 차단제를 심근 수축성을 증가시키는 디기탈리스와 함께 처리하거나 니트로글리세린과 같은 혈관 확장제 또는 소변량을 증가시켜 혈장량과 혈압을 낮추는 이뇨제를 처리할 수 있다.

🔍 임상연구 요약

마크는 크론병으로 인해 단백질이 소장을 통해 손실되었다. 따라서 혈장 단백질 농도의 저하(저단백혈증)와 혈장 교질삼투압의 저하를 초래하여 간질액이 혈관계로 충분히 돌아가지 않아 부종이 나타난다. 그는 장시간 달리기 후에 탈수되었고, 기립성 저혈압이 나타나 서 있을 때 어지러웠다. 그는 땀으로 손실된 Na^+, K^+, Cl^-을 보충해야 하기 때문에 장기간 운동할 때는 더 많이 마시고, 물 대신 스포츠 음료를 섭취하라고 권고받았다. 이것은 혈액량과 압력을 유지하도록 하여 압력수용기 반사가 기립성 저혈압을 예방할 수 있도록 한다. 그는 나중에 본태성 고혈압을 앓았고, 안지오텐신-전환 효소를 억제하는 ACE 억제제를 복용하여 안지오텐신 II에 의한 혈관수축을 감소시켜 총말초저항을 낮췄다. 고혈압은 죽상동맥경화증과 관상동맥 심장병의 위험인자이므로 무거운 역기를 들 때 심장박동과 혈압의 이상을 피하기 위하여 발살바 조작을 하지 않아야 한다.

상호작용

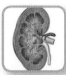

연결

피부계

- 피부는 병원체로부터 심혈관계를 포함하여 몸을 보호한다.
- 피부는 체온 조절을 위한 장소이다.
- 순환계는 피부를 포함한 모든 신체기관에 가스, 영양소 및 폐기물을 교환하기 위해 혈액을 전달한다.
- 피부 혈관이 파괴되면 혈액이 응고된다.

골격계

- 조혈은 골수에서 일어난다.
- 흉곽은 심장과 흉부 혈관을 보호한다.
- 혈액은 뼈에 침착(deposition)하는 칼슘과 인산염을 전달하고 뼈가 침식(resorption)하면 칼슘과 인산염을 제거한다.
- 혈액은 부갑상샘호르몬과 뼈 성장과 유지를 조절하는 여러 호르몬을 전달한다.

근육계

- 심장 근육 기능은 심장 활동의 중심이다.
- 혈관의 평활근은 혈류와 혈압을 조절한다.
- 골격근 수축은 정맥을 압박하여 정맥 혈류를 촉진한다.
- 혈액은 활동하는 근육에서 젖산과 열을 제거한다.

신경계

- 자율신경은 심박출량 조절한다.
- 자율신경은 혈관 저항, 혈류 및 혈압을 조절한다.
- 대뇌 모세혈관은 혈액-뇌 장벽 구성에 참여한다.

내분비계

- 부신수질의 에피네프린과 노르에피네프린은 심장 기능과 혈관 저항을 조절한다.
- 알도스테론 및 기타 호르몬은 혈압에 영향을 미친다.
- 혈액은 호르몬을 표적기관으로 운반한다.

면역계

- 면역 체계는 감염으로부터 보호한다.
- 림프관은 간질액을 배출하여 정맥계로 되돌려 보낸다.
- 골수 및 림프기관의 림프구는 혈액을 순환한다.
- 호중구는 면역 반응에 가담하기 위해 혈관밖 유출(diapedesis) 과정으로 혈관을 벗어난다.
- 순환은 면역 반응의 화학적 조절자를 운반한다.

호흡계

- 폐는 혈액에 산소를 제공하고 이산화탄소를 제거한다.
- 환기(ventilation)는 혈액의 pH를 조절한다.
- 혈액은 폐와 조직세포 사이에서 가스를 운반한다.
- 호흡은 정맥 환류를 돕는다.

배설계

- 신장은 혈액의 부피, pH 및 전해질 균형을 조절한다.
- 신장은 혈장에서 파생된 노폐물을 오줌으로 배출한다.
- 신장 기능을 위해서는 혈압이 필요하다.

소화계

- 적혈구 생성에 필요한 철분과 특정 비타민 B를 포함한 영양소가 장에서 흡수된다.
- 간문맥은 흡수된 일부 분자의 장간(enterohepatic) 순환을 가능하게 한다.
- 순환은 위장관에서 몸의 모든 조직으로 영양분을 운반한다.

생식계

- 생식샘호르몬, 특히 테스토스테론은 적혈구 생성을 자극한다.
- 태반에서 산모와 태아 혈액 사이의 가스, 영양소 및 폐기물 교환이 일어난다.
- 음경과 음핵의 발기는 혈관 확장의 결과이다.

요약

14.1 심박출량

A. 심박수는 교감부신자극에 의해 증가되고 부교감신경에 의해 감소한다.

B. 일회박출량은 외인성 및 내인성 조절을 받는다.

C. 심장으로 혈액의 정맥 환류는 총혈액량과 정맥에서 혈류를 증가시키는 기작에 크게 의존한다.

14.2 혈액량

A. 간질액은 혈액에서 형성되어 혈액으로 돌아간다.

B. 신장은 재흡수될 여과된 체액의 양을 조절하여 혈액량을 조절한다.

14.3 혈류에 대한 혈관 저항

A. 혈류는 혈관 두 끝 사이의 압력 차이와 직접적으로 관련되고 혈관의 혈류에 대한 저항과 반비례한다.

B. 혈관 저항의 외인성 조절은 주로 내장과 피부에서 소동맥의 혈관 수축을 자극하는 교감신경계에 의해 제공된다.

C. 혈관 저항의 내인성 조절은 기관이 혈류 속도를 자동 조절하도록 한다.

14.4 심근과 골격근으로의 혈류

A. 심장은 광범위한 모세혈관 공급과 높은 미오글로빈 및 효소 함량 때문에 일반적으로 호기성호흡을 한다.

B. 운동 중 심장의 물질대사가 증가하면 내인성 조절로 관상동맥 혈관이 확장되어 혈류를 증가시킨다.

C. 운동 직전과 운동 시작 시에는 콜린성 교감신경의 활동으로 혈관 확장되고 골격근을 통한 혈류가 증가한다.

D. 운동하는 동안 심박출량이 5배 이상 증가할 수 있기 때문에 증가된 총혈류량 중 심장과 골격근이 받는 혈액 비율이 증가한다.

14.5 뇌와 피부로의 혈류

A. 대뇌 혈류는 근원성 및 대사적으로 조절된다.

B. 피부에는 표면 모세혈관 루프로 가는 혈액이 우회할 수 있는 독특한 동맥-정맥 망상구조가 있다.

14.6 혈압

A. 대동맥궁과 경동맥동의 압력수용기는 교감신경계를 통해 심박수와 총말초저항에 영향을 미친다.

B. 혈압은 일반적으로 압력 커프가 팽창 및 수축될 때 상완 동맥에서 청진을 하여 간접적으로 측정된다.

C. 평균동맥압은 동맥을 흐르는 혈류의 추동력을 나타낸다.

14.7 고혈압, 쇼크, 울혈성 심부전

A. 고혈압은 본태성과 이차성으로 분류된다.

B. 순환기 쇼크는 신체기관으로의 산소 전달이 불충분할 때 발생한다.

C. 울혈성 심부전은 심박출량이 신체에 필요한 혈류를 공급하기에 불충분할 때 나타난다.

문제

이해력 검증

1. 수축성, 예비하중 및 후하중을 정의하고 이러한 요소가 심박출량에 어떻게 영향을 미치는지 설명하시오.

2. 심장의 프링크-스탈링의 법칙을 사용하여 일회박출량이 (a) 서맥과 (b) 박동 누락에 의해 어떻게 영향을 받는지 설명하시오.

3. 심혈관계에서 가장 많은 혈액을 포함하는 부분, 혈류에 가장 큰 저항을 주는 부분, 단면적이 가장 큰 부분을 설명하시오.

4. 신장이 혈액량을 조절하는 방법과 내분비계는 이 조절에 어떻게 영향을 미치는지 설명하시오.

5. 🔗 신경계와 내분비계가 신체의 다른 부분에서 혈관 수축과 확장 정도에 어떤 영향을 미치는지 설명하시오.

6. 🔗 신경계가 압력수용기 반사를 이용하여 혈압에 어떻게 영향을 미치는지 설명하시오.

7. 탈수된 사람은 더 많이 마시고 더 적게 오줌을 생성한다. 관련된 기작을 설명하시오.

8. 동맥혈류가 한 기관에서 다른 기관으로 어떻게 우회될 수 있는지 설명하시오.

9. 운동 중 심박출량을 증가시키고 심장과 골격근으로 가는 혈류 속도를 증가시키는 기작을 설명하시오.

10. 불안한 사람의 피부가 차갑고 축축한 이유와 덥고 습한 날 피부가 뜨거워지고 붉어지는 이유를 설명하시오.

11. 안지오텐신-전환 효소(ACE)의 억제제로 작용하는 약물이 혈압을 낮추는 방법을 설명하시오. 또한 이뇨제와 β_1-아드레날린 차단제가 혈압을 낮추는 데 어떻게 작용하는지 설명하시오.

12. (a) 저혈량 쇼크와 (b) 패혈 쇼크에서 저혈압이 어떻게 발생할 수 있는지 설명하시오. 또한 쇼크를 받은 사람들이 빠르지만 약한 맥박, 차갑고 축축한 피부, 적은 오줌량을 보이는 기작을 설명하시오.

13. 염분이 많은 식단이 혈압을 올리는 이유를 설명하시오.

14. 물에 몸을 담그면 오줌량이 증가하는 이유를 설명하시오.

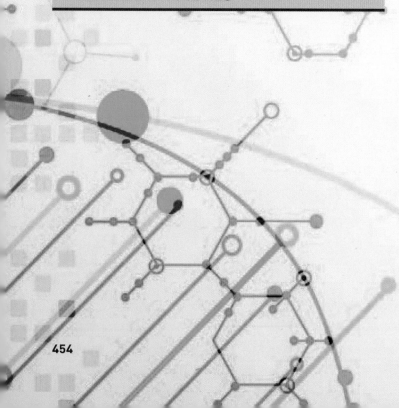

15

면역계

임상연구

11살의 티미는 파상풍 추가접종을 맞기로 결심하였다. 간호사인 그의 어머니는 그것이 박테리아의 불활성화 독소를 함유한 백신이며 파상풍, 디프테리아, 백일해로부터 그를 보호할 것이라고 설명하였다. 그는 그것이 무엇을 의미하는지 몰랐지만 시련이 끝난 것을 기뻐했다. 그러나 일주일 후 그는 자전거에서 떨어져 길에서 낡은 깡통에 손을 베었을 때 다시 불행하다고 생각했다. 그의 어머니는 상처를 깨끗이 씻고 살균 연고를 바르고 붕대를 감고 "우리는 감염이 퍼지는 것을 원하지 않는다." 라고 말했다. 상처가 아프고 붉어지고 부어 오르고 약간의 농이 흘러 나왔지만 결국 치유되었다. 티미는 그의 어머니가 그에게 어린이용 항히스타민제를 주었고, 계절성 기침을 제외하고는 다시 행복했다.

새로운 용어 및 개념에는 다음과 같은 것이 있다.
- 국부염증, 선천성 면역과 적응 면역
- 능동 면역과 클론선택설
- 면역글로불린 및 즉각적인 과민증

개 요

15.1 방어기작

비특이적 면역 보호는 포식세포작용, 발열 및 인터페론의 방출과 같은 기작에 의해 제공된다. 림프구의 기능을 포함하는 특정 면역은 특정 분자 또는 항원으로 알려진 분자의 부분에 집중되어 있다.

면역계는 잠재적인 **병원체**(pathogen, 질병 유발 인자)에 대한 방어를 제공하는 모든 구조와 과정을 포함한다. 이러한 방어는 **선천성(비특이) 면역**(innate immunity 또는 nonspecific immunity)과 **적응(특이) 면역**(adaptive immunity 또는 specific immunity)의 두 가지 범주로 나눌 수 있다. 비록 두 범주는 서로 다른 방어기작을 나타내고 있을지라도 중복되는 부분도 있다.

선천성 또는 비특이 방어기작은 각 생명체 구조의 일부로서 유전된다. 피부의 표피를 포함하는 상피막, 위장관, 생식관, 호흡관 및 비뇨생식관 등을 포함하는 점막은 모든 신체 표면을 덮는다. 상피막은 병원성 미생물에 대한 물리적 장벽의 높은 표면적(피부의 경우 2 m^2, 장의 경우 200 m^2)일 뿐 아니라, 다양한 항균 펩타이드를 분비한다. 또한 위액(pH 1~2)의 강한 산성은 많은 미생물이 체내에 침투하기 전에 사멸시키는 데 도움이 된다. 이러한 외부 방어는 특이적 및 비특이적 방식으로 기능하는 포식세포작용(phagocytosis)과 같은 내부 방어에 의해 뒷받침된다(표 15.1).

선천성 방어 외에도, 각 개인은 특정 병원체에 사전노출됨으로써 특정 병원체에 대하여 방어하는 능력을 가질 수 있다. 이러한 적응(특이) 면역 반응은 림프구의 기능이다. 감염과 싸우는 림프구의 능력인 **면역 기억**은 사전노출에 의해 크게 향상되고 적응 면역의 특징

으로 간주되며 예방접종의 기초이다. 그러나 자연살생세포(natural killer cell, 15.5절 참고)와 같은 선천성 면역계의 일부 세포는 이차 노출로 인해 효과가 증가되는 과정인 "면역 훈련"을 나타낸다.

선천성 면역에 필요한 유전자는 유전된다. 선천성 면역에 관련된 유전자의 수는 제한되어 있기 때문에 선천성 면역의 기작은 모든 범주의 병원체와 싸워야 한다. 예를 들어, 그람음성(Gram-negative)이라고 하는 박테리아는 그 표면에 있는 특정 분자(지질다당류)에 의해 인지될 수 있다. 대조적으로 **적응 면역**에서는 병원체의 특정 형질이 인식된다. 그리고 적응 면역에 필요한 서로 다른 유전자들이 유전되기에는 너무 많다. 그 대신, 출생 후 각 사람의 일생 동안 림프구의 유전적 변화에 의해 변이가 생성된다.

선천성(비특이) 면역

선천성 면역에는 외부 및 내부 방어가 모두 포함된다. 이러한 방어는 항상 신체에 존재하며 잠재적인 병원체의 침입에 대한 일차 방어선을 구축한다.

상피 장벽을 통과한 박테리아와 같은 침입 병원체는 다음에 결합조직으로 들어간다. 이러한 침입자 또는 화학물질에서 분비되는 **독소**는 혈액이나 림프 모세혈관으로 들어가 신체의 다른 부위로 이동할 수 있다. 선천성 면역학적 방어는 감염의 침입과 확산을 막기 위한 첫 번째 방어선이다. 이러한 방어가 병원체를 파괴하기에 충분하지 않으면, 림프구를 모집하고 비특이적 면역 방어를 강화하기 위해 림프구의 특정 역할을 이용할 수 있다.

표 15.1 | 비특이(선천성) 면역의 구조 및 방어기작

	구조	기작
외부	피부	병원체에 의한 침투에 대한 물리적 장벽, 분비물에는 라이소자임(박테리아를 파괴하는 효소)이 포함되어 있음
	소화관	위의 높은 산도, 결장의 정상 세균군에 의한 보호
	호흡관	점액 분비, 섬모에 의한 점액의 이동, 폐포 대식세포
	비뇨생식관	소변의 산도, 질 젖산
내부	포식세포	박테리아, 세포 파편, 변성 단백질 및 독소를 섭취하고 파괴함
	인터페론	바이러스 복제 억제
	보체단백질	박테리아의 파괴 촉진, 염증 반응 향상
	내재성 발열원	백혈구 및 기타 세포에서 분비, 열 발생
	자연살생세포	바이러스, 종양세포, 잘못된 이식조직세포 등으로 감염된 세포들을 파괴
	주세포	히스타민 및 기타 염증 매개체 및 적응 면역을 촉진하는 사이토카인 등을 방출

선천성 면역의 활성화

선천성 면역계는 침입자에게 고유한 **병원체 관련 분자 유형**(pathogen-associated molecular patterns, **PAMP**)이라는 물질을 인식하여 몸 자신의 조직세포("자기")와 침입한 병원체를 구별한다. 이러한 PAMP 중 가장 잘 알려진 것은 그람음성 박테리아의 외피에서 발견되는 **지질다당류**(lipopolysaccharides, LPS)와 그람양성 박테리아의 세포벽에서 발견되는 펩티도글리칸(peptidoglycan) 등이 있다.

선천성 면역계의 일부 세포에는 PAMP를 인식하는 **병원체 인식 수용체**(pathogen recognition receptors)라 불리는 수용체단백질을 가진다. 이러한 수용체단백질을 코팅하는 유전자는 생식세포(정자와 난자)를 통해 유전되는데, 이는 선천성 면역계의 구별되는 특징이다. 대조적으로, 적응 면역계는 이러한 수용체를 암호화하는 DNA의 출생 후 돌연변이와 재조합으로 인해 수용체단백질 유전자의 다양성이 더 크다(15.2절 참고).

선천성 면역계의 병원체 인식 수용체의 중요한 그룹은 **톨-유사 수용체**(toll-like receptors)로, 초기에 초파리에서 발견된 수용체와 유사하기 때문에 톨 수용체라고 명명되었다. Toll은 독일어로 "이상한"을 의미한다. 이 수용체가 있는 파리는 이상한 발달을 보인다. 10개의 다른 톨-유사 수용체가 현재 인간에서 확인되었으며, 각각은 침입하는 병원체의 특징을 나타내는 분자 형태에 대해 특이성을 갖고 있으나 인간세포에 대해서는 갖고 있지 않다. 이 10가지 톨-유사 수용체를 통해 우리의 선천성 면역계는 잠재적인 병원체를 이물질로 정확히 인지할 뿐 아니라 공격에 적합한 대상으로 삼을 수 있다. 면역에서 톨-유사 수용체의 중요성은 2011년 노벨 생리학 · 의학상 일부에서 인정되었다.

예를 들어, 박테리아로부터 LPS에 노출되면 **수지상세포**(dendritic cell) 및 **대식세포**(macrophage)라고 하는 선천성 면역계의 특정 세포에 있는 톨-유사 수용체 중 하나를 자극하게 된다. 이러한 세포들은 선천성 면역계의 다른 세포를 유인하는 **케모카인**(chemokine, 세포유인물질)과 면역 반응의 다양한 측면을 촉진하는 **사이토카인**(cytokine, 세포 성장 및 조절분자)을 분비하도록 자극하게 된다. 여기에는 포식세포작용(phagocytosis)과 발열을 포함하는 선천성 면역계와 후천성 면역계(B 및 T 림프구에 대해 나중에 논의함)의 반응이 모두 포함된다.

병원체 인식 수용체의 또 다른 그룹은 **NOD-유사 수용체**(NOD-like receptors)라고 한다. 이 수용체는 세포질에 위치하며 특정 박테리아에서 유래한 세포 내 분자를 인식하는데 필요하다. NOD-유사 수용체는 **인플라마좀**(inflammasome)을 형성할 수 있는데, 이는 카스파아제 효소(3장 3.5절 참고)와 특정 사이토카인 생성을 활성화하는 다분자단백질 복합체이다. 이것은 감염된 세포의 프로그램된 세포사멸로 이어질 수 있다. 돌연변이 NOD 유전자들은 장의 정상적인 박테리아 개체군이 장 염증을 유발할 수 있는 크론병에 기여하는 것으로 생각된다.

보체계(complement system)는 선천성 면역 반응과 적응 면역 반응을 통합하는데 도움이 된다. 보체계는 **항체**(antibody, 적응 면역계의 일부)가 **항원**(antigen)이라고 하는 분자 표적에 결합할 때 활성화되는 혈장 및 기타 체액의 단백질로 구성된다(그림 15.10 참조). 이런 일이 발생하면 선천성 면역계의 일부인 보체단백질이 포식세포작용, 표적세포의 용해(파괴) 및 국부염증의 다른 측면을 촉진한다(다음 절에서 논의).

조직 손상으로 인해 괴사가 발생하면 감염이 없는 상태에서도 국부염증이 발생할 수 있다. 이 경우 면역계는 **장애-관련 분자 패턴**(danger-associated molecular patterns, DAMP)에 노출된다. DAMP는 타고난 면역계와 염증을 자극하기 위해 세포 손상 후 면역세포에 노출되는 다양한 세포 분자(핵산 및 특정 단백질 포함)를 포함한다. 그러나 세포가 세포예정사의 일부로 세포자멸사(apoptosis)에 의해 죽을 때(3장 3.5절) 일반적으로 DAMP를 발현하지 않으므로 염증을 유발하지 않는다.

포식세포작용

세 가지 주요 포식세포(phagocytic cell)에는 (1) **호중성백혈구**(neutrophil), (2) 혈액의 **단핵구** 및 **대식세포**(단핵구에서 유래) 및 결합조직의 **수지상세포**를 포함하는 **단핵식세포계**(mononuclear phagocyte system)의 세포, (3) 간, 비장, 림프절, 폐 및 뇌의 **기관-특이 대식세포**(organ-specific phagocyte)가 있다(표 15.2). 기관-특이 대식세포에는 표피의 **랑게르한스세포**(Langerhans cell), 간의 **쿠퍼세포**(Kupffer cells, **별모양 대식세포**라고도 함) 및 뇌의 **소교세포**(microglia)가 포함된다. 기관-특이 대식세포는 발생학적 및 기능적

표 15.2 | 포식세포와 그 위치

포식세포	위치
호중성백혈구	혈액 및 모든 조직
단핵구	혈액
조직 대식세포(조직구)	모든 조직(비장, 림프절, 골수를 포함하여)
쿠퍼세포	간
폐포 대식세포	폐
소교세포	중추신경계

으로 대식세포와 관련이 있으며 단핵식세포계의 일부로 간주된다.

비장과 림프절의 포식세포뿐만 아니라 간의 쿠퍼세포도 **고정 식세포**(fixed phagocytes)이다. 이 세포는 기관 내의 동양혈관(sinusoids)의 벽에서 움직이지 않는다는(고정) 것을 나타낸다. 혈액이 간과 비장의 동양혈관을 통해 흐를 때 외래 화학물질과 파편이 포식세포작용에 의해 제거되고 포식세포 내에서 화학적으로 비활성화 된다. 침입한 병원체는 이러한 방식으로 효과적으로 제거되며 혈액은 간과 비장을 몇 번 통과한 후 무균 상태가 된다. 림프절의 고정 식세포는 유사하게 림프에서 이물질을 제거하는 데 도움이 된다.

조직의 모든 대식세포가 혈액매개 단핵구에서 유래된 것으로 생각되었지만, 과학자들은 최근 조직에 스스로 보충할 수 있는 상주 대식세포집단이 있다는 것을 발견했다. 정상적인 조직에서는 세포자멸사에 의해 죽은 세포의 잔해들을 제거하는 기능을 수행한다. 그러나 대식세포가 톨-유사 수용체의 활성화를 통해 병원성 신호를 인식할 때 활성화되어 전염증성 사이토카인을 분비한다. 이들은 화학 유인물질을 향해 이동하는 화학주성(chemotaxis)이라는 과정에 의해 결합조직 내의 상주 호중성백혈구와 단핵구를 감염 부위로 유인하게 된다. 화학적 유인물질은 케모카인으로 알려진 사이토카인의 아종이다. 호중성백혈구는 감염 부위에 가장 먼저 도착한다. 단핵구는 나중에 도착하며 병원체와 전투가 진행됨에 따라 대식세포로 변형될 수 있다.

감염이 퍼진 경우, 혈액의 새로운 포식세포가 기존에 있던 결합조직의 포식세포와 결합할 수 있다. 이러한 호중성백혈구와 단핵구는 감염된 부위의 혈관과 상호작용하여 다단계 과정을 시작한다. 백혈구는 내피벽을 따라 구르고, 묶여 있고, 포획되고, 활성화된 다음, 내피세포 사이의 접합부에서 출구 부위로 기어간다. 백혈구와 내피세포 사이의 신호는 이 부위를 일시적으로 열어 호중성백혈구와 단핵구가 혈관벽을 빠져나와 주변 결합조직으로 들어갈 수 있도록 한다. **혈관 외 유출**(extravasation) 또는 **혈구누출**(diapedesis)이라고 하는 이 과정은 그림 15.1에 설명되어 있다.

혈액 모세혈관의 벽을 지나 혈관으로부터 이동하는 체액과 달리 (14장 그림 14.9) 백혈구는 모세혈관 뒤 세정맥의 벽을 통해 나온다. 이처럼 가장 좁은 세정맥들은 내피세포와 둘러싸는 지지세포들로만 구성된다. 백혈구는 몇 분 안에 내피층을 관통할 수 있지만, 주변 결합조직으로 들어가기 전에 최대 30분 동안 기저막(basement membrane, 내피세포를 지지하는 당단백질의 고도로 가교 결합된 네트워크)에 의해 유지될 수 있다.

포식세포는 미생물 분자에 대한 막수용체와 포식세포작용을 유발하는 병원체 표면에 항체(**옵소닌화**라고 하는 과정, 15.2절에서 논의됨) 및 보체단백질(그림 15.10 참조)에 대한 수용체를 가지고 있다. 포식세포는 미생물(아메바가 먹는 방식과 유사)을 세포질로 삼켜 미생물을 "삼켜 먹기" 때문에 미생물이 세포 내 함입된다. 따라서 미생물은 원형질막(그림 15.2)에서 파생된 막으로 둘러싸이고 액포(vacuole) 내에 갇히게 된다. 그런 다음 이 액포는 소화효소를 초함하는 리소좀(lysosome)과 융합한다. 그러나 리소좀 효소는 융합이 완료되기 전에 방출되어 세포를 죽이고 감염된 부위의 염증을 유발

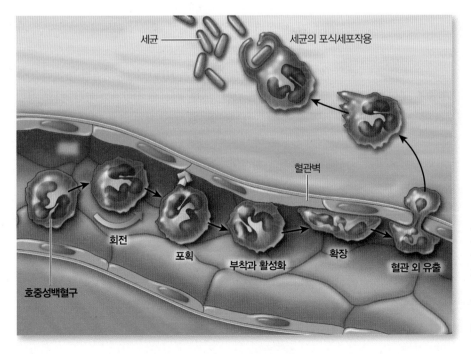

그림 15.1 백혈구가 혈관에서 조직으로 이동하는 단계. 그림은 회전(rolling), 포획(captrue), 부착(adhesion) 및 활성화(activation) 그리고 마지막으로 혈관벽을 통한 혈관 외 유출(diapedesis)의 단계를 거치는 호중성백혈구를 묘사하고 있다. 이 과정은 침입하는 박테리아가 백혈구를 끌어들이고 활성화시키는 특정 화학물질을 분비할 때 시작된다. 혈관 외 유출의 단계는 백혈구 표면의 특정 분자(노란색)와 내피세포 표면의 수용체 분자(녹색)의 결합을 필요로 한다.

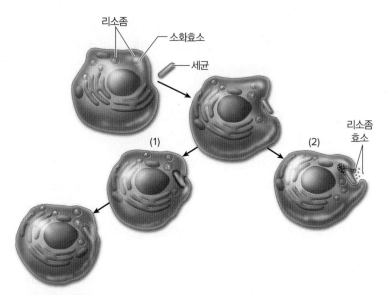

리소좀

소화효소

세균

리소좀
효소

(1)

(2)

그림 15.2 호중성백혈구 또는 대식세포에 의한 식세포작용. 포식세포는 삼킬 대상(박테리아 등) 주위로 위족(pseudopods)을 확장한다(파란색 점은 리소좀 효소를 나타낸다). (1) 위족이 융합하여 완전한 식포를 형성하면, 리소좀 효소는 리소좀과 식포에 의해 형성되는 소기관으로 제한된다. (2) 위족의 융합이 완료되기 전에 리소좀이 액포와 융합하면 리소좀 효소가 조직의 감염 부위로 방출된다.

할 수 있다.

세포자살(세포자멸사, 3장 3.5절)을 하는 우리 몸의 세포들은 일반적으로 원형질막의 내부층에서만 발견되는 인지질 분자(**포스파티딜세린**)를 표면에 표시하여 대식세포가 공격하도록 신호를 보낸다. 포스파티딜세린은 대식세포에 "나를 먹어라(eat me)"는 신호를 보낸다. 그러나 외부 병원체에 대한 반응으로 포식세포가 활성화되는 것과 달리 대식세포가 세포자살체 세포(apoptotic body cell)를 포식하면 다른 염증 과정이 억제된다. 이러한 과정은 염증의 결과로 발생할 수 있는 "부수적 손상(collateral damage)"을 제한한다.

발열

체온의 항상성은 37℃의 온도를 유지하기 위한 체온조절중추 역할을 하는 시상하부의 시각교차앞구역에 의해 주로 조절된다. 이 중추는 열을 발생시키는 측분비조절자로서 역할을 할 수 있는 프로스타글란딘 PGE_2(11장 그림 11.34 참조)에 의해 상향 조정되는 온도 조절기와 같은 기능을 한다. 열을 유발하기 위해 PGE_2 방출을 유발하는 화학물질을 **발열원**(pyrogen)이라고 한다. 외인성 발열원에는 일부 박테리아의 지질다당류가 포함되는 반면, 내인성 발열원에는 인터루킨-1(IL-1), IL-6 및 종양괴사인자(15.3절에서 논의)가 포함된다. 예를 들어, **내독소**(endotoxin)로 알려진 박테리아세포벽 지질다당류는 외인성 발열원이지만 면역세포를 자극하여 내인성 발열원을 방출하기도 한다. 발열원에 의해 유발된 신경학적 변화의 결과로, 시

전 영역은 갈색지방조직, 피부 혈관 수축 및 발열을 유발하기 위해 중심 체온을 상승시키는 기타 변화에 의해 증가된 물질대사 및 발열을 지시한다. 열은 침입하는 박테리아나 바이러스 자체가 아니라 감염에 대한 신체의 반응에 의해 생성된다는 점에 유의해야 한다.

비록 고열(high fever)은 위험하지만, 경증에서 중증 정도의 열은 세균 감염으로부터 회복하는 데 도움이 되는 유익한 반응일 수 있다. 열은 혈장 철 농도의 저하를 동반하여 박테리아 활동을 억제할 수 있다. 경증에서 중증 정도에서 열의 다른 잠재적인 이점으로는 호중성백혈구의 활동 증가와 인터페론 생산 증가가 있다.

인터페론

1957년 과학자들은 바이러스에 감염된 세포들이 같은 배양에서 관련 없는 다른 바이러스가 다른 세포들을 감염하는 능력을 간섭하는 폴리펩타이드를 생성한다는 것을 발견하였다. 따라서 이것을 **인터페론**(interferon)이라 부르고, 인터페론은 바이러스 감염에 대해 비특이적이며 일시적으로 내성을 갖게 되었다. 바이러스와 박테리아로부터 숙주세포의 세포질로 들어가는 핵산이 **STING**("인터페론 유전자의 자극제"의 약어)이라고 불리는 숙주세포에서 단백질 생성을 자극한다는 것이 이제 알려졌다. 그런 다음 STING은 선천성 면역에 필요한 인터페론 및 전염증성 사이토카인을 코딩하는 유전자를 포함하여 숙주세포 유전자의 전사를 자극한다.

α-인터페론(alpha interferon)과 **β-인터페론**(beta interferon)은 미생물 감염(13장 13.1절)에 반응하여 신체의 거의 모든 세포에서 생성된다(α-인터페론은 주로 조혈세포에서 생성됨). 이 폴리펩타이드는 바이러스 감염으로부터 주변의 다른 세포를 보호하는 메신저 역할을 한다. 바이러스는 여전히 다른 세포에 침투할 수 있지만, 새로운 바이러스 입자를 복제하고 조립하는 바이러스의 능력은 억제된다. 그림 15.3은 AIDS를 일으키는 HIV(인간면역결핍 바이러스)를 예로 들어서 바이러스 감염, 복제, 확산을 설명하고 있다. 다른 성병 바이러스에는 자궁경부암과 생식기 사마귀를 유발할 수 있는 HPV(인간 유두종 바이러스), 생식기 포진을 유발하는 HSV(단순 포진 바이러스), 및 B형 간염 바이러스가 포함된다.

γ-인터페론(gamma interferon)은 면역세포의 많은 기능에 관여하는 유전자를 자극한다. 여기에는 포식세포작용과 감염 및 암 퇴치를 돕는 케모카인 및 항균 분자의 생산이 포함된다. γ-인터페론은 감염의 초기 단계에서 **선천성 림프계세포**(자연살생세포 포함, 15.5절)에 의해 분비되고 적응 면역의 **도움 T 림프구와 세포독성 T 림프구**(15.3절)에 의해 더 많이 분비된다. 인터페론의 효과 중 일부는 표 15.3에 요약되어 있다.

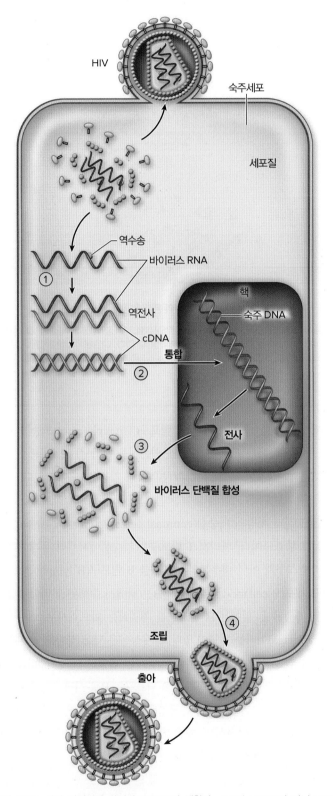

그림 15.3 사람 면역결핍 바이러스(HIV)의 생활사. HIV는 DNA가 아닌 RNA를 가진다. 바이러스 RNA가 세포에 삽입된 후, (1) 역전사효소에 의해 상보적 DNA(cDNA)로 전사되고, (2) 핵으로 들어가 숙주 DNA에 통합된다. 그런 다음 cDNA는 (3) 바이러스 단백질을 코딩하는 바이러스 RNA의 합성을 지시하여 새로운 바이러스 입자의 조립을 가능하게 한다. (4) 이 새로운 바이러스는 숙주세포로부터 출아되어 다른 세포를 감염시킬 수 있다.

표 15.3 | 인터페론의 효과

인터페론 자극	인터페론 억제
대식세포 포식세포작용	세포분열
세포독성 T 세포의 활성	종양 성장
자연살생세포의 활성	지방세포의 성숙
항체 생성	적혈구의 성숙

미국 식품의약국(FDA)은 여러 질병을 치료하기 위해 인터페론을 사용하는 것을 승인했다. 예를 들어, α-인터페론은 현재 B형 및 C형 간염, 모세포 백혈병(hairy-cell leukemia), 바이러스 유발 생식기 사마귀(virally induced genital wart) 및 카포시 육종(Kaposi's sarcoma)을 치료하기 위해 사용되고 있다. FDA는 또한 재발-완화형 다발성 경화증(relapsing-remitting multiple sclerosis)을 치료하기 위한 β-인터페론의 사용과 만성 육아종병(chronic granulomatous disease)을 치료하기 위한 γ-인터페론의 사용을 승인했다.

적응(특이) 면역

독일의 세균학자인 폰 베링(Emil Adolf von Behring)은 1890년에 치사량 이하의 디프테리아 독소를 주사한 기니피그(guinea pig)가 이후에 치사량의 디프테리아 독소를 주사해도 살아남을 수 있다고 주장했다. 또한 폰 베링은 면역화된 기니피그의 혈청을 주사함으로써 이 면역이 노출되지 않은 두 번째 동물에게 전달될 수 있음을 보여주었다. 그는 면역된 동물의 혈청에 면역을 담당하는 화학물질인 **항체**(antibody)을 가지고 있다고 결론지었다. 그는 또한 이러한 항체가 디프테리아 감염에만 면역성을 부여한다는 것을 보여주었다. 항체는 그 작용에 있어서 특이성을 나타냈다. 항체는 특정 유형의 림프구에서 생성되는 단백질이라는 것이 나중에 밝혀졌다.

항원

항원(antigen)은 특정 항체(antibody) 또는 기타 특정 면역 반응의 생성을 자극하고 해당 항체와 특이적으로 결합하는 분자이다. 비록 예외가 있기는 하지만 대부분의 항원은 분자량이 약 10,000보다 큰 분자(단백질)이다. 또한 대부분의 항원은 혈액 및 체액에 대해 이물질이다. 이것은 면역계가 자신의 "자기(self)" 분자를 다른 유기체의 "비자기(nonself)" 분자와 구별할 수 있고, 일반적으로 비자기항원(nonself antigen)에 대해서만 면역 반응을 시작하기 때문이다. 항원으로 기능하는 분자의 능력은 크기뿐만 아니라 구조의 복잡성에 달려 있다. 인공이식(artificial implant)에 사용되는 플라스틱은 큰 분자로 구성되어 있지만 단순하고 반복적인 구조로 인해 항원성이 거의 없다.

크고 복잡한 분자는 여러 다른 **항원 결정 부위**(antigenic determinant site 또는 epitope)를 가질 수 있으며, 이는 서로 다른 항체의 생성을 자극하고 다른 항체와 결합하는 분자 영역이다. 대부분의 자연발생 항원은 많은 항원 결정 부위를 가지고 있으며 이러한 부위에 대해 특이성을 갖는 다양한 항체의 생성을 자극한다.

합텐

많은 작은 유기분자는 그 자체로는 항원은 아니지만 단백질에 결합하면 항원이 될 수 있다(따라서 단백질의 항원 결정 부위가 됨). 이러한 발견은 ABO 혈액형을 발견한 란트슈타이너(Karl Landsteiner)에 의해 이루어졌다(13장 13.2절). 란트슈타이너가 **합텐**(hapten)이라고 불렀던 이 작은 분자를 실험실의 단백질에 결합함으로써 연구 또는 진단 목적으로 새로운 항원을 생성할 수 있었다. 사람 자신의 단백질에 대한 외래 합텐의 결합은 신체에서도 발생할 수 있다. 예를 들어, 이 방법에 의해 해가 되지 않을 수 있는 페니실린 유도체가 감염되기 쉬운 사람에게 치명적인 알레르기 반응을 일으킬 수 있다.

면역측정

분자기항원으로 작용하여 항체에 결합할 수 있는 경우 항원-항체 반응에 의해 항원을 분석(검출 및 측정)할 수 있다. 항체가 세포 표면에 부착되거나 작은 폴리스티렌 구슬(polystyrene bead)처럼 인공입자(상업 진단테스트에서)에 부착되면 세포 또는 입자가 응집(응괴)되기 때문에 항원-항체 반응이 맨눈으로 잘 보인다. 응집은 세포 또는 입자 사이에 다리를 만드는 항원-항체 결합에 의해 발생한다(그림 15.4). 이러한 응집 입자는 다양한 항원을 분석하는 데 사용할 수 있으며 이 절차를 사용하는 검사를 **면역측정**(immunoassays)이라고 한다. 혈액형 검사와 현대의 임신 검사가 그러한 면역측정의 예이다. 민감도를 높이기 위해 현대의 면역측정법은 일반적으로 단 하나의 항원 결정 부위에 대해 특이성을 나타내는 항체를 사용한다.

림프구 및 림프기관

백혈구, 적혈구 및 혈소판은 모두 궁극적으로 골수 내에서 비전문화된 세포에서 파생된다. 이 **줄기세포**(stem cell)는 특수화된 혈구를 생산하고 세포분열에 의해 스스로 대체하여 줄기세포집단이 고갈되지 않도록 한다. 이러한 방식으로 생성된 림프구는 가슴샘, 비장 및 림프절에 들어가 이러한 기관에 자가교체 림프구 군락을 생성한다.

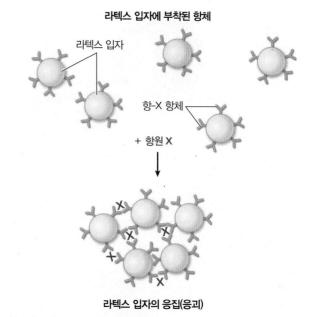

그림 15.4 응집반응 기술을 사용한 면역분석법. 특정 항원에 대한 항체는 라텍스 입자에 흡착되어 항원-항체 결합을 가시화할 수 있다. 이들을 적절한 항원이 포함된 용액과 혼합하면 항원-항체 복합체가 형성되어 육안으로 볼 수 있는 응괴(응집)를 생성한다.

가슴샘에 들어간 림프구는 **T 림프구**(T lymphocyte) 또는 **T 세포**(T cell)가 된다(문자 T는 **가슴샘-의존성**을 나타냄). 이 세포는 다른 림프구와는 다른 표면적 특성과 면역학적 기능을 가지고 있다. 가슴샘은 차례로 다른 기관에 들어간다. 혈액내 림프구의 약 65%~85%와 림프절과 비장의 배중심(germinal center)에 있는 대부분의 림프구는 T 림프구이다. 따라서 T 림프구는 가슴샘에서부터 유래한다.

T 림프구가 아닌 대부분의 림프구를 **B 림프구**(B lymphocyte) 또는 **B 세포**(B cell)라고 한다. 문자 B는 닭에서 수행된 면역학적 연구에서 파생된다. 닭에는 B 림프구를 처리하는 **파브리시우스낭**(bursa of Fabricius)이라는 기관이 있다. 포유동물은 낭을 갖지 않기 때문에 B는 종종 인간과 다른 포유류에 해당하는 **활액낭**(bursa equivalent)으로 번역된다. 현재 포유동물의 B 림프구는 B로 시작하는 골수에서 처리되는 것으로 알려져 있다. 골수는 B 림프구를 생성하고 가슴샘은 T 림프구를 생성하기 때문에 골수와 가슴샘은 **일차림프기관**(primary lymphoid organs)으로 간주된다.

B 림프구와 T 림프구는 모두 특정 면역 기능을 한다. B 림프구는 항체를 혈액과 림프로 분비함으로써 박테리아 감염과 일부 바이러스 감염과 싸우게 된다. 혈액과 림프는 체액이기 때문에 B 림프구가 **체액 면역**(humoral immunity)을 제공하지만, **항체 매개 면역**(antibody-mediated immunity)이라는 용어도 사용된다. T 림프구는 바이러스나 진균에 감염된 숙주세포, 이식된 인간세포, 암세포를

표 15.4 | B 림프구와 T 림프구의 비교

특징	B 림프구	T 림프구
가공 장소	골수	가슴샘
면역 유형	체액성(항체 분비)	세포매개성
아집단(subpopulation)	기억 B 세포 및 형질세포(plasma cell)	세포독성 T 세포, 도움 T 세포, 조절 T 세포
표면 항체의 존재	존재(IgM 또는 IgD)	존재하지 않음
항원 수용체	존재(표면 항체)	존재(면역글로불린과 관련)
수명	짧다	길다
조직 분포	비장에 많고 혈액에 적음	혈액과 림프에 많음
혈액 림프구의 비율	10%~15%	75%~80%
항원에 의한 변형	형질세포	활성화된 림프구
분비 생성물	항체	림포카인
바이러스 감염에 대한 면역	소아마비, 장바이러스	대부분
박테리아 감염에 대한 면역	연쇄상구균, 포도상구균, 기타	결핵, 나병
진균 감염에 대한 면역	알려져 있지 않음	많음
기생충 감염에 대한 면역	트리파노소마증, 말라이아	대부분

공격한다. T 림프구는 항체를 분비하지 않는다. T 림프구가 세포를 파괴하기 때문에 세포에 가까이 접근하거나 실제로 물리적 접촉을 해야 한다. 따라서 T 림프구는 **세포매개 면역**(cell-mediated immunity)을 제공한다고 한다(표 15.4).

가슴샘

가슴샘(thymus)은 목의 갑상샘 아래에서 흉강으로 뻗어 있다. 이 기관은 어린 시절에 성장하지만 사춘기 이후 점차적으로 퇴행한다. 태아의 간과 비장 그리고 출생 후 골수의 림프구는 가슴샘에 씨를 뿌리고 T 세포로 변형된다. 이 림프구는 차례로 혈액과 종자 림프절 및 기타 기관으로 들어가 항원에 의해 자극을 받을 때 새로운 T 세포를 생성하기 위해 분열한다.

항원에 의해 아직 자극을 받지 않은 작은 T 림프구는 수명이 매우 길다(추정 6~9년). 그러나 효율적인 세포매개 면역을 제공하려면 새로운 T 세포가 지속적으로 생성되어야 한다. 이것은 암 화학요법 이후와 T 림프구의 개체수가 고갈된 상태의 HIV 감염(AIDS에서) 동안 특히 중요하다. 이러한 상태에서 가슴샘은 소년기 이후의 T 림프구 집단을 보충할 수 있다. T 림프구의 재증식은 성인기에 더 천천히 이루어지는데 대부분 가슴샘보다는 이차림프기관에서의 T 림프구의 생산에 의해 이루어진다. 비록 70세 때에 T 림프구 생성이 일어나는 경우가 있으나 성인기의 가슴샘은 지방기관으로 치우치기 때문이다.

이차림프기관

이차림프기관(secondary lymphoid organs)에는 약 450개의 림프절과 비장, 편도샘 및 장의 점막 아래에 있는 파이어판(Peyer's patches)라고 하는 영역이 포함된다(13장 그림 13.38 참조). 이 기관은 항원이 혈액이나 림프로 들어갈 수 있는 영역의 상피막에 걸쳐 있다. 비장은 혈액을 걸러내는 반면 다른 이차림프기관은 림프관에서 받은 림프를 걸러낸다.

이차림프기관은 병원체를 포획 및 농축하여 대식세포 및 기타 세포에 제공하고 순환하는 림프구가 외부 항원과 접촉할 수 있는 부위의 역할을 한다. 림프구는 일차림프기관(골수 및 가슴샘)에서 혈액으로 이동하고 림프절의 특수 모세관 세정맥을 통해 혈액과 림프를 빠져나와 림프기관에서 림프기관으로 이동한다. 이렇게 하면 이동이 줄어들어 특정 항원에 대해 특정한 림프구가 해당 항원을 만날 수 있는 가능성이 높아진다. 이 과정은 특히 T 림프구의 경우 **항원-표지 세포**(antigen-presenting cell)로 알려진 다른 세포의 도움을 받는다(그림 15.13 참조). 주로 수지상세포인 항원-표지 세포도 림프절에서 림프절로 이동하여 해당 항원에 대해 특이적인 림프구를 만날 가능성이 높아진다.

국부염증

선천성 및 적응 면역 반응의 측면과 그 상호작용은 박테리아가 피부

표 15.5 | 국부염증의 요약

특징	T 림프구
선천성(비특이) 면역	세균이 피부의 상처에 의해 들어간다.
	상주 포식세포들인 호중성백혈구와 대식세포가 세균을 섭식한다.
	보체단백질의 비특이적 활성화가 일어난다.
적응(특이) 면역	B 세포가 자극되어 특이항체를 생산한다.
	포식세포작용은 세균 표면 항원에 부착한 항체에 의해 증강된다(옵소닌작용).
	보체단백질의 활성화는 포식세포작용, 포식세포의 주화성과 조직 주세포로부터 히스타민 분비를 촉진한다.
	혈관밖 유출은 새로운 포식백혈구(호중성백혈구와 단핵세포)로 하여금 감염부위를 침입하도록 한다.
	히스타민 분비 증가에 의한 혈관확장과 모세혈관 침투의 증가는 부종과 붉어짐을 일으킨다.

에 침입하여 **국부염증**(local inflammation)을 일으킬 때 발생하는 사건에 의해 설명된다(표 15.5). 미생물 감염으로 인한 염증의 경우, 선천성(비특이) 면역계는 톨-유사 병원체 인식 수용체의 자극에 의해 활성화 된다. 조직에 상주하는 대식세포와 주세포(간단히 논의됨)는 포식세포 호중성백혈구를 유인하고 포식세포작용 및 보체 활성화의 선천성 면역 반응을 촉진하는 다수의 사이토카인 및 케모카인을 방출한다. 15.2절에 설명된 것처럼 보체단백질은 적응 면역 중에도 활성화 된다. 활성화된 보체는 새로운 포식세포와 주세포를 해당 부위로 끌어들이고 이들의 활동을 자극함으로써 염증 동안 선천성(비특이적) 반응을 더욱 증가시킨다.

주세포(mast cell)는 대부분의 조직에서 발견되지만 특히 피부, 세기관지(폐의 기도) 및 장 점막에 집중되어 있다. 이 세포는 항응고 능력 때문에 의학적으로 중요한 분자인 **헤파린**(heparin)의 함량에 의해 확인된다(13장 13.2절). 그러나 주세포는 많은 알레르기 증상을 일으키는 분자인 **히스타민**(histamine)을 생산하는 것으로 가장 잘 알려져 있다(15.6절). 히스타민은 폐 세기관지의 평활근에 있는 H_1 히스타민 수용체에 결합하여 기관지 수축을 자극하지만(천식에서), 혈관의 평활근을 이완시킨다(혈관 확장 유발). 히스타민 외에도 주세포는 세로토닌, 혈관 활성 분자, 전염증성 사이토카인 및 다양한 효과를 갖는 기타 분자를 분비한다. 예를 들어, 주세포 분자는 모세혈관의 내피세포와 모세혈관 뒤 세정맥이 서로 멀어지도록 수축하여 내피세포 사이에 틈을 만든다. 이것은 모세혈관의 투과성을 증가시켜 더 많은 체액과 혈장 단백질이 세포 외 공간으로 빠져나갈 수 있도록 하여 국소 부종을 유발한다. 모세혈관 뒤 세정맥의 내피에 형성된 틈은 또한 백혈구가 염증 부위로 유출되는 것을 허용한다(그림 15.5).

염증에 중요한 단백질분해효소와 함께 히스타민과 헤파린은 주세포 내의 **과립**(granule)에 저장된다. 알레르기 반응이나 병원체에 대한 정상적인 생리학적 반응으로 비만세포는 **탈과립화**(degranulate)

되도록 자극된다. 이 용어는 히스타민을 세포외액으로 빠르게 방출하고 더 천천히 단백질분해효소를 방출하는 과립의 외포작용(exocytosis)을 나타낸다. 시간 지연으로 병원체는 주세포를 자극하여 프로스타글란딘과 류코트리엔(11장 그림 11.34 참조) 및 기타 전염증성 사이토카인을 생성한다. 여기에는 **종양 괴사 인자**(tumor necrosis factor)가 포함되며, 이는 케모카인으로 작용하여 호중성백혈구를 감염된 부위로 모집한다.

염증 부위의 모세혈관 뒤 세정맥 내의 백혈구는 두 표면의 **부착분자**(adhesion molecule) 사이의 상호작용을 통해 혈관의 내피세포에 달라붙는다. 그런 다음 백혈구는 특정 화학물질을 향해 혈관벽을 따라 굴러갈 수 있다. 앞서 언급했듯이 **화학주성**(chemotaxis)이라고 하는 이 운동은 케모카인이라는 분자에 의해 생성된다. 보체단백질과 세균 산물은 케모카인으로 작용하여 백혈구를 감염 부위로 끌어들인다.

백혈구는 인접한 내피세포 사이를 빠져나와(혈관밖 유출과정) 내피밑 결합조직으로 들어간다. 그곳에서 백혈구막의 특정 분자는 백혈구를 감염으로 안내하는 주변 분자와 상호작용한다. 호중성백혈구는 내피를 통과하는데 2~5분이 걸리고 기저막을 통과하여 공격을 이끄는데 5~15분이 더 소요된다. 이들은 "최초 대응자"이다. 단핵구(대식세포로 변할 수 있음)와 T 림프구는 호중성백혈구를 따른다(그림 15.6). 대부분의 포식작용 백혈구(호중성백혈구 및 단핵구)는 감염 과정에서 죽지만 림프구는 림프계를 통해 이동하여 순환계에 다시 들어갈 수 있다.

감염된 조직의 상주 대식세포와 주세포는 침입하는 박테리아의 PAMP(15.1절)에 대한 병원체 인식 수용체의 결합에 의해 활성화된다. 상주하는 대식세포와 주세포는 호중성백혈구를 감염 부위로 유인하는 화학물질을 방출한다. 그런 다음 호중성백혈구는 순환하는 단핵구, 림프구 및 기타 면역세포를 감염된 부위로 모집하는 분자를

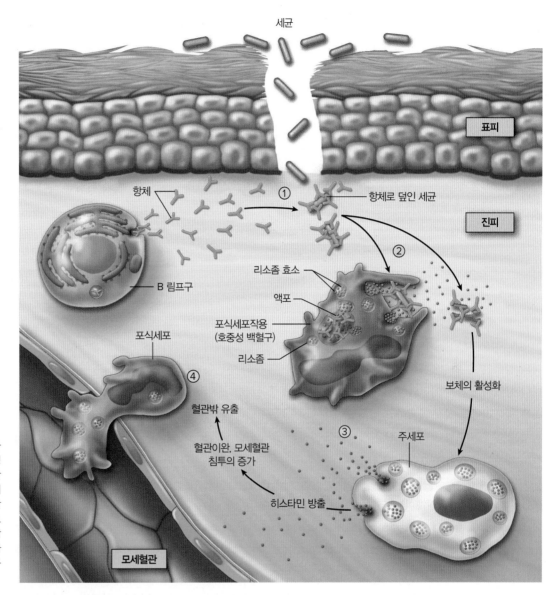

그림 15.5 국부염증의 과정. 박테리아 세포 표면의 항원은 (1) 박테리아를 코팅하는 항체에 결합한다. 이것은 보체를 활성화하고, (2) 호중성백혈구와 대식세포에 의한 포식세포작용을 촉진한다. 보체의 활성화는 또한 (3) 주세포가 히스타민 및 모세관 투과성을 촉진하는 화학물질을 포함하여 염증의 다른 매개체를 방출하도록 자극하고, (4) 염증 부위를 침범하는 백혈구의 유출(투석)을 한다.

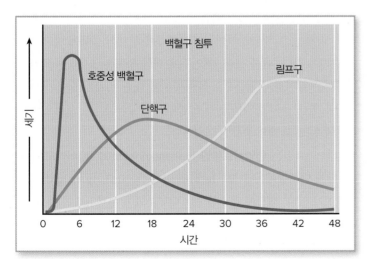

그림 15.6 백혈구에 의한 염증 부위의 침투. 다양한 유형의 백혈구가 국부염증 부위에 침투한다. 호중성백혈구(파란색)가 먼저 도착한 다음 단핵구(녹색), 림프구(노란색)가 뒤따른다.

방출한다.

호중성백혈구는 포식세포작용과 다양한 효소 및 항균 펩타이드의 방출을 통해 미생물을 죽인다. 이 과정에서 이들 생성물은 세포 외 기질(extracellular matrix)을 분해하므로 호중성백혈구 과립 내부에 안전하게 보관되어야 하며, 적절한 경우에만 방출(**탈과립** 과정에서)되어야 한다. 호중성백혈구는 또한 침입하는 병원체를 가두는 세포 외 섬유로 구성된 **호중성 세포 외 덫**(neutrophil extracellular trap, NET)을 방출한다. NET은 박테리아를 고정시키고 포식세포작용을 촉진하며 항균효소를 통해 박테리아를 직접 죽일 수 있다. 호중성백혈구는 단백질분해효소(단백질소화효소)의 작용으로 주변 조직을 액화시킨다. 이것은 죽은 호중구와 함께 **농**(pus)을 형성하는 점성의 단백질이 풍부한 액체를 생성한다. 농은 림프관과 혈액 모세관을 닫는 압력을 생성하여 전투 장소에서 박테리아의 확산을 차단하기 때문에 유익하다.

호중성백혈구는 또한 모세혈관의 내피를 따라 구르는 단핵구에 의해 인식되는 과립 단백질을 방출한다(그림 15.1 참조). 과립 단백질 및 다양한 사이토카인은 단핵구를 감염부위로 동원하는 것을 촉진하고, 그곳에서 세포 외 기질 단백질(6장 6.1절)에 부착하여 대식세포로 전환된다. 대식세포는 포식세포작용에 의해 세포 외 기질의 미생물과 단편을 섭취한다. 대식세포는 또한 박테리아의 파괴를 돕는 산화질소를 방출한다. 장기 손상을 방지하려면 병원체가 파괴된 후 감염 부위에서 호중성백혈구를 제거해야 한다. 이것은 호중성백혈구의 부위 및 세포자멸사로부터 역 이동(reverse migration)을 통해 발생하며, 대식세포에 의한 포식세포작용을 통해 잔해가 제거된다. 이러한 세포자멸사 호중성백혈구의 포식세포작용은 대식세포가 성장인자와 염증을 끝내고 복구를 촉진하는데 도움이 되는 기타 물질을 방출하도록 한다.

어느 정도 시간이 지나면 B 림프구가 자극되어 침입하는 박테리아의 일부인 특정 항원에 대한 항체를 생성한다. 박테리아의 항원에 대한 항체의 결합은 이전의 비특이 면역 반응을 크게 증폭시킨다. 이것은 박테리아를 직접 파괴하고 항체 자체와 함께 호중성백혈구, 대식세포 및 단핵구의 포식세포작용 활성을 촉진하는 보체의 더 큰 활성화 때문에 발생한다(그림 15.5 참조).

이러한 효과는 국부염증의 특징적인 증상을 나타낸다. **붉어짐**(redness) 및 **온기**(히스타민 반응로 자극된 혈관 확장으로 인해), **부기**(부종) 및 농 그리고 **통증** 등이다. 이 증상은 서기 40년경 켈수스(Celsus)에 의해 "각각 붉어짐, 온기, 통증 및 부종"(rubor, calor, dolor, and tumor)으로 서술되었다. 통증 역치는 염증 동안 사이토카인으로 방출되는 프로스타글라딘 E_2(prostaglandin E_2, PGE_2)에 의해 낮아진다. PGE_2와 염증으로 인한 통증은 프로스타글라딘을 생성하는 고리산소첨가효소(COX-1 및 COX-2)를 억제하는 아스피린(aspirin) 및 기타 NSAID(비스테로이드소염제)에 의해 감소된다(11장 그림 11.34). 감염이 계속되면 앞서 논의한 바와 같이 백혈구와 대식세포에서 내인성 발열원의 방출도 발열을 일으킬 수 있다.

염증 과정은 신체를 보호하고 건강에 필요하다. 그러나 이러한 과정은 또한 신체를 손상시킬 수 있다. 염증이 병원체에 의해 유발되는 경우에도 염증은 때때로 병원체 자체보다 더 큰 피해를 줄 수 있다. 염증이 중요한 병원성 역할을 하는 질병의 예로는 알츠하이머병(Alzheimer's disease), 다발성 경화증(multiple sclerosis), 죽상경화증(atherosclerosis), 천식(asthma), 류마티스 관절염(rheumatoid arthritis), 전신 홍반성 루프스(systemic lupus erythematosus), 제1형 당뇨병(type 1 diabetes mellitus) 등이 있다.

15.2 B 림프구의 기능

B 림프구는 특정 항원에 결합하는 항체를 분비한다. 이 결합은 보체라고 하는 혈장 단백질이 활성화되는 일련의 반응을 자극한다. 활성화된 보체단백질 중 일부는 항원을 포함하는 세포를 죽인다. 다른 것들은 포식세포작용을 촉진하여 병원체에 대해 효과적인 방어를 초래한다.

림프구는 특정 항원을 만날 때까지 이차림프기관에서 다른 기관으로 이동하면서 몸 전체를 순환한다. B 림프구가 적당한 항원에 노출되면 B 림프구는 활성화되어 많은 세포분열을 겪는 이차림프기관의 **배중심**으로 들어가게 된다. 자손 중 일부는 **기억세포**(memory cells)가 되고, 이들은 원래 세포와 시각적으로 구별할 수 없으며 능동 면역에 중요한 역할을 한다. 그리고 다른 것들은 **형질세포**(plasma cells)로 변형된다(그림 15.7). 형질세포는 초당 약 2,000개의 항체 단백질을 생산하는 단백질 공장이다.

B 림프구가 특정 항원에 노출될 때 형질세포에 의해 생성되는 항체는 해당 항원과 특이적으로 반응한다. 이러한 항원은 그림 15.7에서와 같이 분리된 분자이거나 침입하는 외부세포의 표면에 있는 분자일 수도 있다(그림 15.8). 항원에 대한 항체의 특이적 결합은 적을 식별하고 침입자를 파괴하는 방어기작을 활성화하는 역할을 한다.

항체

혈장 단백질은 전기장에서 단백질이 움직이는 **전기영동**이라는 기술에 의해 5가지 주요 부류로 분리될 수 있다. 혈장 단백질의 주요 부류 5가지는 알부민, α-1 글로불린, α-2 글로불린, β 글로불린 및 γ 글로불린이다. γ 글로불린 계열의 혈장 단백질에는 항체가 포함되어 있다. 항체는 그 작용이 특이적이기 때문에 항체의 종류에 따라 구조가 달라야 한다. 예를 들어, 천연두에 대한 항체는 소아마비에 대한 면역력을 부여하지 않으므로 소아마비에 대한 항체와 구조가 약간 달라야 한다. 이러한 차이점에도 불구하고 항체들은 구조적으로 관련되어 있고 몇 개의 종류만 형성한다.

항체 단백질은 **면역글로불린**(immunoglobulins, Ig)이라고도 한다. 항체 단백질에는 5개의 Ig 하위 분류, 즉 IgG, IgA, IgM, IgD 및 IgE가 있다. 혈장에서 순환하는 대부분의 항체는 IgG인 반면, 점막 분비에서 가장 풍부한 항체는 IgA이다. 예를 들어, IgA 항체는 상업용 박테리아(18장)와 병원체 모두로부터 장의 점막층을 보호하고 타액과 우유의 외부 분비물에 존재한다(표 15.6). IgE 하위 클래스의 항체는 15.6절에서 논의된 바와 같이 알레르기(즉시성 과민증)

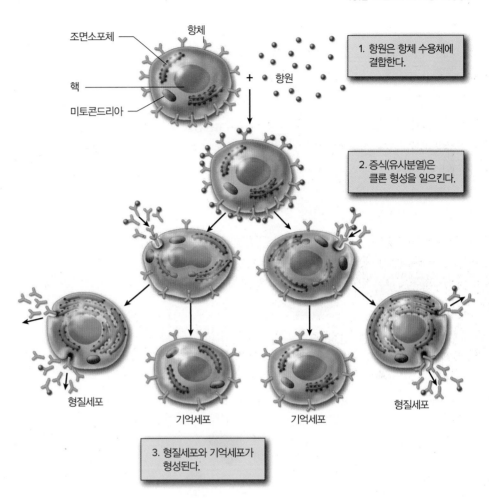

조면소포체

항체

핵

미토콘드리아

+ 항원

1. 항원은 항체 수용체에 결합한다.

2. 증식(유사분열)은 클론 형성을 일으킨다.

형질세포

기억세포

기억세포

형질세포

3. 형질세포와 기억세포가 형성된다.

그림 15.7 B 림프구가 자극을 받아 형질세포와 기억세포가 된다. B 림프구의 표면에는 특정 항원에 대한 수용체로 작용하는 항체가 있다. 표면에 있는 항원과 항체의 상호작용은 B 세포 자손의 세포분열과 기억세포 및 형질세포로의 성숙을 자극한다. 형질세포는 많은 양의 항체를 생산하고 분비한다. 이러한 세포의 광범위한 조면소포체에 유의하자. 기억세포는 수명이 더 길고 동일한 항원에 이어서 노출 시 신속하고 효과적으로 반응할 수 있는 세포 풀을 제공한다.

표 15.6 | 면역글로불린

면역글로불린	기능
IgG	혈액순환에서의 주요 항체: 예방접종 후 생산 증가 및 이차 반응 동안 분비
IgA	침, 모유와 같은 외부 분비물의 주요 항체 유형
IgE	즉시성 과민증에서 알레르기 증상을 유발
IgM	예방접종 전에 림프구 표면의 항원 수용체로 기능. 일차반응 동안 분비
IgD	예방접종 전에 림프구 표면의 항원 수용체로 기능. 알 수 없는 다른 기능

반응에 관여한다.

항체 구조

모든 항체 분자는 4개의 상호연결된 폴리펩타이드 사슬로 구성된다. 2개의 길고 무거운 사슬(**H 사슬**)이 2개의 더 짧고 가벼운 **L 사슬**에 연결된다. 연구에 따르면 이 4개의 사슬이 Y 형태로 배열되어 있다. Y의 줄기는 "결정가능 조각"(약칭 F_c)이라고 불리는 반면 Y의 상단은 "항원-결합 조각"(F_{ab})이라고 불린다. 이 구조는 그림 15.8에 나와 있다.

일부 항체의 아미노산 서열은 다발성 골수종 환자에게서 채취한 항체 분석을 통해 결정되었다. 이 림프구 종양은 단일 B 림프구의 분열에서 발생하여 동일한 항체를 분비하는 유전적으로 동일한 세포(클론) 집단을 형성한다. 그러나 클론과 이들이 분비하는 항체는 환자마다 다르다. 이들 항체의 분석 결과 상이한 항체의 F_c 영역은 동일(불변)인 반면 F_{ab} 영역은 가변부임을 보여주었다. 항원 결합 영역의 가변성은 항원에 대한 항체의 특이성을 위해 필요하다. 따라서 특정 항원과 결합하여 항원 항체 복합체를 형성하는 특정 부위를 제공하는 것은 항체의 F_{ab} 영역이다(그림 15.9).

B 림프구는 항원에 대한 **수용체(receptors)** 역할을 하는 항체들을 원형질막에 가지고 있다. 항원과 항체 수용체의 결합은 B 세포가 분열하여 더 많은 항체를 생산하도록 자극하여 분비된다. 따라서 주어진 항원에 노출되면 해당 항원을 공격할 수 있는 특정 유형의 항체가 증가한다. 이것은 15.4절에 설명된 대로 능동 면역을 제공한다.

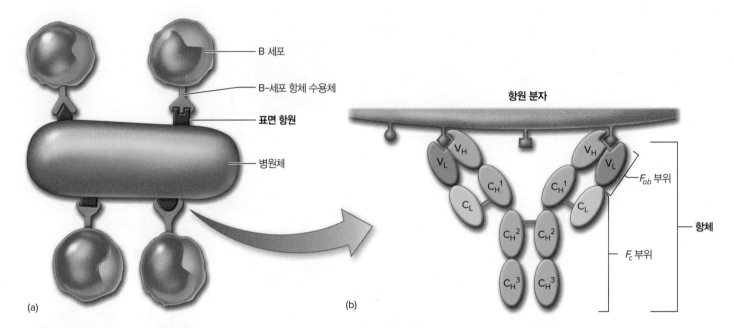

그림 15.8 항체는 박테리아의 항원에 결합한다. (a) 박테리아와 같은 병원체는 표면에 많은 항원을 가지고 있으며, 이는 해당 항원에 대한 항체를 생성하는 B 세포를 활성화할 수 있다. (b) 각 항체는 4개의 폴리펩타이드 사슬로 구성되어 있는데, 2개는 무거운 사슬(H)이고 2개는 가벼운 사슬(L)이다. 일정한 아미노산 서열을 갖는 영역은 C로 약칭되고, 가변적 아미노산 서열을 갖는 영역은 V로 약칭된다. 항원은 가변적 영역에 결합한다. 각 항체는 항원-결합 조각(F_{ab})과 결정가능 조각(F_c)으로 나뉜다.

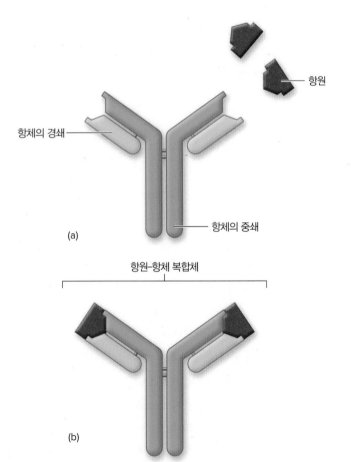

그림 15.9 항원-항체 복합체의 형성. 항체 분자 당 중쇄 및 경쇄 부분으로 구성된 2개의 항원 결합 부위가 있다. 이들은 두 개의 특정 항원에 결합하여 항원-항체 복합체를 형성한다.

항체의 다양성

각 개인은 약 1억 조(10^{20})개의 항체 분자가 있는 것으로 추정되며, 이는 서로 다른 항원에 대해 수백만 개의 상이한 특이성을 나타낸다. 특정 항원에 결합하는 항체는 밀접하게 관련된 항원과 어느 정도 교차 반응할 수 있기 때문에, 이 엄청난 항체 다양성은 일반적으로 사람이 접할 수 있는 거의 모든 항원과 결합할 수 있는 일부 항체가 있음을 시사한다. 이러한 관찰은 오랫동안 과학자들을 매료시켜 수많은 질문을 불러일으켰다. 어떻게 수백만 개의 상이한 항체가 생성될 수 있을까? 사람은 항체 생산에 사용되는 그에 상응하는 많은 수의 유전자를 물려받을 수 없다.

항체 다양성을 설명하기 위해 두 가지 기작이 제안되었다. (1) 골수 내 **항원-비의존적** 유전자 재조합, (2) 이차림프기관에서 림프구의 **항원-의존적** 세포분열이다.

항체 다양성의 항원-비의존적 생산은 상이한 특이성을 갖는 항체를 생산하는 중쇄 및 경쇄의 상이한 조합에 기인한다. 그 결과 사람은 백만 가지 다른 항체를 코딩하기 위해 백만 가지 다른 유전자를 물려받을 필요가 없다. 만약 수백 개의 유전자들이 서로 다른 H 사슬을 암호화하고, 수백 개의 유전자들이 서로 다른 L 사슬을 암호화한다면, 이 폴리펩타이드 사슬의 서로 다른 조합은 수백만 개의 서로 다른 항체를 생산할 수 있다. 가능한 조합의 수는 DNA의 다른 단편들이 중쇄 및 경쇄 사슬의 다른 단편들을 암호화하기 때문에 더 많이 만들어진다. 가변부(V), 다양부(D), 연결부(J) 항체 영역이라고 하는 것을 코딩하는 서로 다른 유전자 단편들은 **VDJ 재조합**(VDJ recombination)이라는 과정에서 서로 다른 방식으로 결합될 수 있다. 이 항원-비의존적 기작은 특정 항원에 대한 결합 친화력을 갖는 더 다양한 항체를 생산한다.

항체 다양성의 항원-의존적 생성은 B 세포가 항원에 반응하여 이차림프기관(예: 비장 및 림프절)의 배중심에서 증식함에 따라 발생한다. 이러한 다양화는 DNA의 단일 염기쌍의 초돌연변이(높은 돌연변이율)에 의해 발생한다. 생식세포(정자 또는 난자)가 아닌 체세포에서 일어나는 돌연변이를 체세포 돌연변이라고 부르기 때문에 이러한 기작을 **체세포 초돌연변이**(somatic hypermutation)라고 한다. 체세포 초돌연변이는 특정 항원에 대해 더 높은 친화력을 가진 항체를 생산하는 림프구를 생성한다. 림프구는 배중심 내에서 (항원-항체 상호작용을 통해) 선택되어 성숙하고 증식한다.

배중심 내의 항원-의존적 다양화는 또한 유전자 재조합에 의해 발생한다. 항체 중쇄 내 불변 영역에 스위치가 있어 원래의 IgM 항체가 IgG, IgA 또는 IgE 항체로 전환된다(그림 15.8 및 표 15.6 참조). 이것을 **클래스 스위치 재조합**(class switch recombination)이라고 한다.

골수의 항원-비의존적 다양화와 이차림프기관의 항원-의존적 다양화 사이에서 신체는 다양한 병원체와 싸우기 위해 수천억 개의 서로 다른 항체를 생산할 수 있다.

보체계

항체와 항원의 결합 자체는 항원 또는 이러한 항원을 포함하는 병원성 유기체의 파괴를 일으키지 않는다. 오히려 항체는 면역공격을 위한 표적을 식별하고 침입자를 파괴하는 비특이적 면역 과정을 활성화하는 역할을 한다. 예를 들어, 항체와 결합된 박테리아는 호중성백혈구와 대식세포에 의한 포식작용을 위해 더 나은 표적이 된다. 포식작용을 자극하는 항체의 능력을 **옵소닌화**(opsonization)라고 한다. 또한 면역체계에 의한 박테리아의 파괴는 보체로 알려진 혈청 단백질 시스템의 항체 유도 활성 조절에 의해 촉진된다.

20세기 초에 과학자들은 양의 적혈구 항원에 결합하는 토끼 항체는 혈청 속의 특정 단백질이 존재하지 않으면 이 적혈구를 용해(파괴)할 수 없다는 것을 알아냈다. **보체**(complement)라고 하는 이 단백질은 항원에 대한 항체의 결합에 의해 활성화되어, 항체에 의해 식별된 특정 병원체에 작용하는 비특이적 방어체계를 구축한다.

보체단백질에는 C1에서 C9까지 있다. 이 단백질들은 혈장 및 기타 체액 내에서 불활성화 상태로 존재하지만, 항체가 항원에 부착되면 활성화된다. 보체단백질은 기능 면에서 세 가지 성분으로 나뉘는데, (1) 인식(C1), (2) 활성화(C4, C2, C3 순서), (3) 공격(C5에서 C9까지) 등이다. 공격 단계는 **보체 결합**(complement fixation)으로 구성되며, 보체단백질이 원형질막에 부착되어 희생세포를 파괴한다.

보체 활성화에는 두 가지 경로가 있다. **전형적 경로**(classic pathway)는 침입하는 세포의 원형질막에 있는 항원에 대한 IgG 및 IgM 아단위 항체의 결합에 의해 시작된다. 이것은 박테리아세포를 덮는

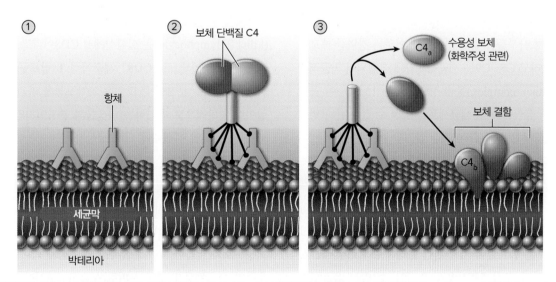

그림 15.10 보체단백질의 고정. (1) 세균막에 항체-항원 복합체가 형성되면, (2) 보체단백질 C4가, (3) 두 개의 아단위체 C4$_a$와 C4$_b$로 분할된다. C4$_b$가 파괴될 세포의 막(예: 박테리아)에 부착(고정)된다. 이는 다른 보체단백질의 활성조절을 일으키며, 그 중 일부는 막 표면의 C4$_b$에 부착된다.

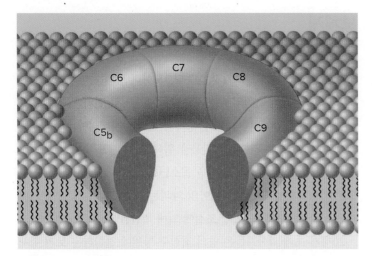

그림 15.11 막공격복합체. 고정 보체단백질 C5~C9는 막공격복합체로서 희생세포의 원형질막에 조립된다. 이 복합체는 막을 뚫고 세포 파괴를 촉진하는 큰 구멍을 형성한다.

독특한 다당류에 의해 시작되는 **대체 경로**(alternative pathway)보다 더 빠르고 효율적이다.

　　보체-의존 세포독성의 전형적 경로(보체에 의한 세포 파괴)는 IgG 항체가 세포 표면 항원에 결합함으로써 시작된다. 이 과정에서 보체단백질 C1이 활성화되어 C4가 $C4_a$와 $C4_b$라는 두 개의 단편으로 가수분해되는 것을 촉매한다(그림 15.10). $C4_b$ 단편은 원형질막에 결합(고정)되어 활성화된 효소가 된다. 그다음 C2의 분할을 포함하는 중간 단계를 거쳐 C3은 $C3_a$와 $C3_b$로 분리된다. 다른 일련의 과정을 통해 작용하는 보체 활성화의 대체 경로는 또한 C3를 $C3_a$와 $C3_b$로 전환시켜 두 경로가 이 지점에서 모이도록 한다.

　　$C3_b$는 C5를 $C5_a$와 $C5_b$로 변환시킨다. $C3_a$와 $C5_a$는 주세포를 자극하여 히스타민을 방출한다. 게다가 $C3_a$와 $C5_a$는 대식세포, 호중성 백혈구, 단핵구 및 호산구들을 감염 부위로 유인하는 강력한 케모카인 역할을 한다. 그리고 C5~C9는 세균세포막에 삽입되어 **막공격복합체**(membrane attack complex)를 형성한다(그림 15.11). 이 공격 복합체는 물의 삼투 유입을 통해 세균세포를 죽일 수 있는 큰 구멍이다. 보체단백질은 항체처럼 직접적이지는 않지만 세포를 죽인다. 여기서 항체는 전형적 경로에서의 활성제로만 작용한다.

　　고정되지 않고 주변 체액으로 방출되는 보체 조각은 여러 효과를 가진다. 이러한 효과에는 (1) 방출된 보체 단편이 포식세포를 보체 활성화 부위로 유인하는 **화학주성**(chemotaxis)이 있고, (2) 포식세포는 $C3_b$에 대한 수용체가 있어 이 단편이 포식세포와 희생세포 사이에 다리를 형성하여 포식세포작용을 촉진할 수 있는 **옵소닌화**(opsonization)가 있고, (3) $C3_a$와 $C5_a$에 의해 주세포 및 호염기성세

포로부터 **히스타민 방출을 자극**이 있다. 히스타민 방출의 결과로, 혈관확장과 모세관 투과성의 증가로 인해 감염 부위로의 혈류가 증가한다. 이는 감염을 막기 위해 더 많은 포식세포를 가져오는 데 도움이 되지만 증가된 모세관 투과성은 혈장 단백질이 주변 조직액으로 유출되어 결국엔 부종을 유발할 수도 있다.

15.3 T 림프구의 기능

세포독성 T 세포는 특정 희생세포의 세포매개 파괴를 유발하고, 도움 및 억제 T 세포는 지원 역할을 한다. T 세포는 특정 항원-표지 세포의 표면에 제시된 항원에 의해서만 활성화된다. 활성화된 도움 T 세포는 면역계의 다른 세포를 자극하는 림포카인을 생성한다.

가슴샘은 림프구의 기능이 B 세포의 기능과 상당히 구별되는 방식으로 림프구를 가공한다. 가슴샘에 상주하거나 다른 곳에 상주하지만 가슴샘에서 기원한 림프구 또는 가슴샘에서 유래한 이전 세대의 세포에서 유래한 림프구는 모두 T 림프구이다. 이러한 세포는 특수 기술에 의해 B 세포와 구별될 수 있다. B 세포와 달리 T 림프구는 항체를 분비하지 않고 특정 면역 보호 기능을 제공한다. 이것은 T 림프구의 세 하위 집단에 의해 다른 방식으로 이루어질 수 있다.

세포독성 T 림프구, 도움 T 림프구와 조절 T 림프구

세포독성 T 림프구(cytotoxic T lymphocyte) 또는 **살생 T 림프구**(killer T lymphocyte)는 실험실에서 CD8이라고 하는 세포 표면 분자에 의해 식별되므로 **CD8$^+$ 세포독성 T 림프구**로 지정된다. 그들의 기능은 외부 분자를 품고 있는 체세포들을 파괴하는 것이다. 이물질이란 일반적으로 침입하는 미생물의 분자이지만 악성 형질전환으로 인해 세포의 유전체에 의해 생성된 분자이거나 이전에 면역계에 전혀 노출되지 않았던 분자들일 수도 있다.

　　체액성 면역(항체 분비)을 통해 원거리에서 죽이는 B 림프구의 작용과 대조적으로, 세포독성 T 림프구는 **세포매개 파괴**(cell-mediated destruction)에 의해 희생세포를 죽인다. 이는 T 림프구가 희생세포와 밀접한 물리적 접촉을 해야 함을 의미한다. 이런 일이 발생하면 세포독성 T 세포는 **퍼로린**(perforin)이라는 분자와 **그랜자임**(granzyme)이라는 효소를 분비한다. 퍼로린은 희생세포의 원형질막

으로 들어가 중합되어 매우 큰 기공을 형성한다. 이는 보체단백질의 세포막공격복합체에 의해 형성된 기공과 유사하며, 결과적으로 희생 세포의 삼투 파괴를 초래한다. 그랜자임은 희생세포로 들어가고 카스파아제(세포자멸사에 관여하는 효소, 3장 3.5절)의 활성화를 통해 희생세포의 DNA를 파괴한다.

세포독성 T 림프구는 바이러스 및 진균 감염을 방어하고 또한 이식거부 반응 및 암에 대한 면역학적 감시를 담당한다. 대부분의 세균 감염은 B 림프구에 의해 싸우지만 일부는 세포독성 T 림프구에 의한 세포매개 공격의 표적이다. 이것은 결핵을 일으키는 결핵균의 경우이다. 이러한 박테리아 중 일부를 피부 아래에 주사하면 48~72시간의 잠복기 후에 염증이 발생한다. 이 지연성 과민증(delayed hypersensitivity)은 체액성보다는 세포매개성이며, 노출된 동물의 혈청이 아닌 림프구 주입에 의해 노출되지 않은 기니피그에서 유도될 수 있다는 사실에서 알 수 있다.

도움 T 림프구(helper T lymphocyte)는 **CD4**라는 표면 분자에 의해 실험실에서 식별된다. 이름에서 알 수 있듯이 이 세포는 면역 반응을 향상시킨다. 도움 T 림프구는 형질세포로 분화하고 특정 항체를 분비하는 B 림프구의 능력을 향상시키고(그림 15.12), 세포매

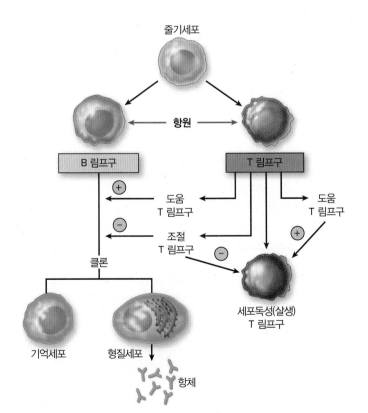

그림 15.12 B 및 T 림프구에 대한 항원의 효과. 주어진 항원은 B 및 T 림프구 클론의 생산을 자극할 수 있다. 그러나 B 림프구 클론을 생성하는 능력은 도움 T 림프구와 조절 T 림프구의 상대적 효과에 의해서도 영향을 받는다. 도움 T 림프구는 보조 (+)하고 조절 T 림프구는 B와 세포독성 T 림프구의 활성을 감소(−)시킨다.

개 면역 반응을 일으키는 세포독성 T 림프구의 능력을 증가시킨다. 도움 T 림프구는 짧게 논의된 **림포카인**(lymphokine)이라는 화학적 조절물질의 분비를 통해 B 림프구와 세포독성 T 림프구의 특정 면역 반응을 돕는다. 예를 들어, 도움 T 림프구는 **인터루킨-2(IL-2)**라는 림포카인을 분비하여 세포독성 T 림프구 반응을 돕는다(그림 15.17 참조).

조절 T 림프구(regulatory T lymphocyte) 또는 T_{reg} **림프구**(T_{reg} lymphocytes)로 약칭하여 사용되며 세포독성 T 림프구 및 B 림프구의 활성을 억제함으로써 특정 면역 반응(그림 15.12)에 "제동 (brake)"을 제공한다. T_{reg}-세포 기능에 유전적 결핍이 있는 사람들은 심각한 자가면역 질환과 알레르기가 발생한다. T_{reg} 림프구는 조

후천성면역결핍증후군(acquired immune deficiency syndrome, **AIDS**) 으로 인해 전세계적으로 수백만 명이 사망했으며 현재 수백만 명이 더 감염되었다. AIDS는 **사람 면역결핍바이러스**(human immunodeficiency virus, **HIV**, 그림 15.3 참조)에 의해 유발되며, 이는 도움 T 세포, 특히 도움 T 세포의 최대 30%가 존재하는 위장관 점막의 세포를 우선적으로 감염시키고 파괴한다. 그 결과 면역 기능이 감소하고 기회 감염 및 암에 대한 감수성이 높아진다.

HIV는 유전코드가 RNA에 전달되기 때문에 **레트로바이러스**(retrovirus)로 분류된다. 역전사효소는 이 바이러스 RNA를 바이러스 복제를 위한 상보적 DNA로 전사하는 데 필요하다(그림 15.3 참조). **항레트로바이러스 치료**(antiretroviral therapy, **ART**)에는 이 효소를 억제하는 약물이 포함된다. 두 가지 역전사효소 억제제가 단백질분해효소 억제제(바이러스 외피를 조립하는 데 필요한 효소)와 결합되어 HIV 복제를 무기한 억제할 수 있는 약물 "칵테일(cocktail)"을 생성한다. 이것은 매우 효과적인 치료법으로 입증되었으며, 감염 후 바로 이 치료법을 시작할 수 있는 사람들에게는 더욱 효과적이었다. 그러나 HIV의 바이러스 DNA가 기억 도움 T 세포의 숙주 DNA에 통합되기 때문에 ART는 AIDS를 치료하지 않는다. ART 약물을 중단하면 바이러스가 다시 나타난다. 더욱이, 전세계적으로 감염된 사람들의 극히 일부만이 생명을 유지하는 데 필요한 이러한 약물에 접근할 수 있다.

희망이 제기된 이유는 (1) 감염된 사람을 현재 사용가능한 약물로 조기에 지속적으로 치료하면 HIV 수치가 낮아져 성 파트너를 감염시킬 위험이 96% 감소할 수 있기 때문이다. (2) 항레트로바이러스 약물이 함유된 질용 젤은 여성에서 HIV가 전파되는 것을 감소시킨다. (3) 남성 포경수술은 남성이 HIV에 감염될 위험을 크게 줄인다. (4) 수동 면역을 자극하는 방법은 광범위하게 중화하는 항체를 주입하거나 골격근에 주입되는 바이러스 벡터 내에서 이러한 항체에 대한 유전자를 주입함으로써 어느 정도 가능성이 있음을 보여주었다. (5) HIV에 대한 능동 면역을 자극하기 위한 가능한 백신이 개발 중이다. HIV에 대한 능동 면역을 위한 백신 개발은 많은 중요한 항원결정인자(항원결정자부위)가 바이러스에 숨겨져 있고 HIV 항원의 높은 돌연변이율이 있기 때문에 매우 어렵다. 그러나 다양한 항원결정인자를 포함하는 새로 설계된 항원은 효과적인 백신이 가능할 수 있다는 희망을 제공한다.

절 T 림프구의 발달 및 유지에 필요한 전사인자를 암호화하는 FOXP3로 알려진 유전자의 활성화에 의해 구별된다.

조절 T 림프구는 항원-표지 세포(간단히 설명)가 제시하는 특정 항원에 의해 활성화되며, T_reg-세포와 표적세포 사이에 근접 또는 물리적 접촉이 필요한 다양한 기작을 통해 면역 기능을 억제하는 기능을 한다. 이러한 억제 기작 중 일부는 TGFβ(변형 성장인자 베타)와 같은 항염증성 사이토카인의 분비 또는 면역 반응을 자극할 요인의 고갈을 포함한다. 다른 경우에 조절 T 림프구는 세포독성 T 세포의 작용처럼 그랜자임과 퍼포린을 방출하여 표적세포의 파괴를 촉진한다.

조절 T 림프구는 부적절한 적응 면역 반응을 억제하기 때문에 자기항원(self antigen)에 대한 면역 관용과 자가면역 질환 예방에 필요하다(15.6절). 실제로, 자가면역 질환은 T_reg 수 또는 기능의 감소로 인해 발생하는 것으로 밝혀졌으며 과학자들은 언젠가 자가면역 질환을 치료하기 위해 그리고 T_reg 림프구를 강화하는 방법을 개발하기 위해 노력하고 있다. 반면에 조절 T 림프구의 부적절하게 활발한 기능도 질병을 촉진할 수 있다. 이것은 특정 바이러스 감염과 암이 조절 T 림프구의 활동을 동원하여 면역학적 공격으로부터 스스로를 보호할 수 있다는 증거에 의해 제안된다.

림포카인

T 림프구와 대식세포와 같은 일부 다른 세포는 면역계의 자가분비 조절자(11장) 역할을 하는 다수의 폴리펩타이드를 분비한다. 이러한 물질을 일반적으로 **사이토카인**(cytokine)이라고 한다. **림포카인**(lymphokine)이라는 용어는 종종 림프구의 사이토카인을 지칭하는 데 사용된다. 사이토카인이 처음 발견되면 생물학적 활성(예: **B 세포 자극인자**)에 따라 명명된다. 그러나 각 사이토카인은 다양한 작용을 하기 때문에(표 15.7), 그러한 이름은 오해의 소지가 있다. 따라서

과학자들은 사이토카인의 아미노산 서열이 결정되면 그 사이토카인을 나타내기 위해 **인터루킨**이라는 이름 뒤에 숫자를 사용하는 데 동의했다.

11개의 서로 다른 분자로 구성된 패밀리인 **인터루킨-1**은 최초로 발견된 인터루킨이다. 대식세포와 선천성 면역계의 다른 세포에 의해 분비되며, 종종 톨-유사 수용체의 활성화에 대한 반응으로, 이 분자는 T 세포 시스템을 활성화하고 다른 효과를 촉진할 수 있다(IL-1β는 뇌로 순환할 수 있고 발열을 촉진함). **인터루킨-2**는 주로 림프절 및 다른 이차림프기관에 있는 도움 T 림프구에 의해 생성되며 도움, 세포독성 및 조절 T 림프구의 발달 및 기능에 매우 중요하다. **인터루킨-4**는 B 세포의 증식 및 클론 발달에 필요하다. **인터루킨-5**는 호산구(eosinophil) 분화, 증식 및 활성화에 중심적인 역할을 한다. 다른 인터루킨은 기능과 함께 설명된다.

도움 T 림프구의 두 가지 하위 유형은 T_H1와 T_H2로 지정된다. T_H1 하위 분류의 T 림프구는 인터루킨-2와 γ 인터페론을 생성한다. 그들이 이러한 림포카인을 분비하기 때문에 T_H1세포는 세포독성 T 세포를 활성화하고 세포 내 병원체에 대한 세포매개 면역을 촉진한다. T_H1 림프구에서 분비되는 림포카인은 대식세포에서 산화질소 생성을 자극하여 활성을 증가시킨다. T_H2 림프구는 인터루킨-4, 인터루킨-5, 인터루킨-13 및 기타 림프구를 자극하여 세포 외 병원체에 대한 체액성 면역을 촉진하는 기타 림프구를 분비한다. T_H2 세포에서 분비되는 인터루킨-4 및 기타 림포카인은 염증 부위로 호산구를 모집하고 기생충 감염을 제거하는 데 도움이 되며 알레르기(즉시 과

표 15.7 | 면역계를 조절하는 사이토카인

사이토카인	생물학적 기능
인터루킨-1(IL-1)	T 림프구 증식과 활성화 유도
인터루킨-2(IL-2)	활성화된 T 림프구의 증식을 유도
인터루킨-3(IL-3)	골수 줄기세포와 주세포의 증식을 자극
인터루킨-4(IL-4)	활성화된 B 세포의 증식을 자극, IgE 항체의 생산 촉진, 세포독성 T 세포 활성 증가
인터루킨-5(IL-5)	세포독성 T 세포의 활성화 유도, 호산구 분화 촉진과 호산구의 케모카인으로 작용
인터루킨-6(IL-6)	T 및 B 림프구 증식 및 활성화 자극
과립구/단핵구-대식세포 집락자극인자(GM-CSF)	호중성백혈구, 호산구, 단핵구 및 대식세포의 증식과 분화 촉진

❤ 임상적용

패혈증(sepsis)은 감염에 대한 비정상적인 면역 반응으로 인해 생명을 위협하는 장기 기능 장애가 있을 때 발생한다. 이 위험한 면역 반응은 감염이 제거된 후에도 남아 있을 수 있으며 모든 병원 사망의 약 3분의 1에 관련된다. 증상에는 고열, 빠른 맥박 및 호흡수, 저혈압(hypotension), 저산소혈증(hypoxemia), 감뇨증(낮은 소변량) 및 젖산으로 인한 산증(acidosis)이 포함될 수 있다(16장 16.8절). 패혈증은 일반적으로 세균 감염에 의해 유발되며 항생제, 정맥 수액 및 필요한 경우 적극적인 조치로 치료한다. 위험은 혈압이 너무 낮아 장기에 적절한 관류가 이루어지지 않는 **패혈 쇼크**(septic shock)이다.

적절하게는 세균성 **지질다당류**(LPS)라고 하는 **내독소**(endotoxin)는 특정 세균(**그람음성 세균**)의 구성요소이며 패혈증의 가장 강력한 유발인자이다. 국부감염에서 LPS는 감염을 제거하는데 도움이 되는 선천성 면역(유료 수용체를 통해)을 유발한다. 그러나 대량의 LPS가 순환계에 들어가면 염증성 사이토카인의 광범위한 방출을 자극한다. 과학자들은 LPS 및 유사한 역할을 하는 그람양성 박테리아로부터 오는 다른 분자의 이러한 효과를 차단하는 약물을 개발하려고 시도하고 있다.

민증) 반응에서 IgE 생성을 유도한다. 예를 들어, T_H2 림프구와 이들이 분비하는 사이토카인(IL-4, IL-5, IL-13)은 대부분의 알레르기성 천식 사례에서 중요한 역할을 한다.

도움 T 세포의 T_H1 및 T_H2 하위 유형 외에도 **T_H17** 세포라고 하는 더 최근에 인식된 또 다른 하위 유형이 있다. T_H17 세포는 호중성백혈구가 지배하는 다른 종류의 염증 반응을 자극하는 인터루킨-17을 포함하는 다른 그룹의 림포카인을 분비한다. 이 세포는 피부, 폐, 장 및 기타 점막의 감염과 싸우는데 특히 중요하다. T_H17 세포에서 방출되는 사이토카인은 호중성백혈구 모집과 활성화를 촉진하여 박테리아를 퇴치한다. T_H17 세포는 또한 자가면역 질환, 알레르기 염증 및 종양 성장에 영향을 미치는 면역 반응에서 역할을 한다.

T-세포 수용체단백질

B 림프구가 인식하는 항원은 단백질 또는 탄수화물일 수 있지만 대부분의 T 림프구는 단백질 항원만 인식한다. B 세포와 달리 T 세포는 항체를 만들지 않으므로 표면에 항원 수용체 역할을 하는 항체가 없다. 그러나 T 세포의 표면에는 면역글로불린과 밀접하게 관련된 항원 수용체가 있다. T 세포 수용체는 매우 중요한 측면에서 B 세포의 항원 수용체와 다르다. T 세포 수용체는 **유리 항원(free antigen)에 결합할 수 없다.** T 림프구가 외부 항원에 반응하기 위해서는 **항원-표지 세포**(antigen presenting cell)의 막에 있는 T 세포에 항원을 제시해야 한다. 이는 이들 세포가 세포 내 병원체, 일반적으로 바이러스의 내부 단백질로부터 항원을 제시하여 다양한 외부 바이러스 단백질보다 더 광범위하게 효과적인 면역 반응을 촉진하기 때문에 유리하다.

2011년 노벨 생리의학상은 주요 항원-표지 세포인 **수지상세포**(dendritic cell, 그림 15.13)의 발견자에게 수여되었다. 수지상세포가 "전문적인" 항원-표지 세포인 반면, 이 기능을 덜 수행할 수 있는 다른 세포는 대식세포, 단핵구 및 B 세포이다. 수지상세포와 대식세포는 모두 골수에서 형성되고 혈액과 림프를 통해 거의 모든 기관으

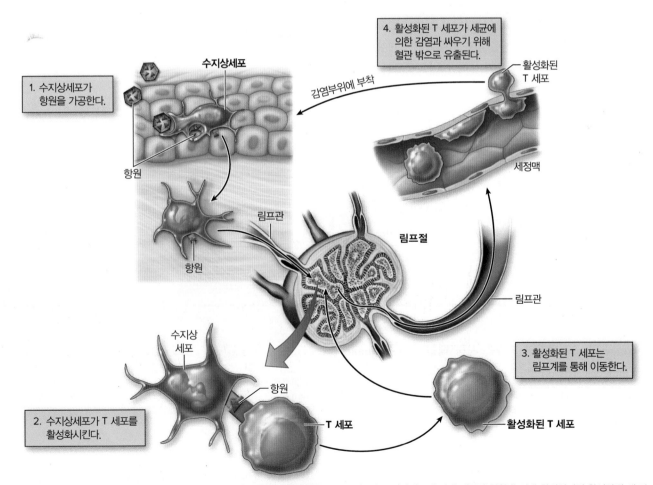

그림 15.13 항원-표지 수지상세포의 이차림프기관으로의 이동은 T 세포를 활성화한다. T 세포가 수지상세포에 의해 제공된 항원에 의해 활성화되면 활성화된 세포는 분열하여 클론을 생성한다. 그런 다음 이들 세포 중 일부는 림프기관에서 혈액으로 이동한다. 일단 혈액에 들어가면 활성화된 T 세포는 염증으로 생성되는 화학유인물질로 인해 감염부위에 정착할 수 있다.

로 이동하는 단핵구에서 파생될 수 있다. 항원-표지 세포는 특히 피부, 장 점막 및 폐와 같이 항원 함유 미생물이 들어갈 수 있는 잠재적인 부위에 집중되어 있다.

예를 들어, 표피에는 **랑게르한스세포**(Langerhans cells)이라고 하는 수지상세포가 포함되어 있는데, 골수에서 유래하고 각질세포 사이의 공간을 차지하는 표피(각화층 제외) 세포의 3~5%를 차지한다. 이 세포는 음세포작용(pinocytosis)에 의해 단백질 항원을 삼키고 이 단백질을 부분적으로 더 짧은 폴리펩타이드(polypeptide)로 소화한 다음 이 폴리펩타이드를 세포 표면으로 이동시킨다. 세포 표면에서 외래 폴리펩타이드는 다음에 논의되는 **조직적합성 항원**(histocompatibility antigens)이라고 하는 분자와 결합된다. 이것은 항원-표지 세포가 T 림프구를 활성화하도록 한다(그림 15.13).

그러나 정확한 T 림프구(항원에 대한 특이성을 갖는 것)와 상호작용하기 위해 수지상세포는 림프관을 통해 이차림프기관으로 이동해야 하며 여기서 T 림프구를 유인하기 위해 케모카인을 분비한다. 이러한 이동은 항원-표지 세포가 올바른 T 림프구와 긴밀하게 조우할 수 있는 기회를 제공한다. 항원을 만나지 않는 T 림프구는 림프절에서 24시간 이상 머물지 않지만 항원을 보유하고 있는 수지상세포에 의해 활성화되면 이 시간은 3~4일까지 늘어난다. 활성화된 T 세포는 분열하여 먼저 **효과기 T 세포**(특정 기능을 수행하는 것)를 생성한 다음 **기억 T 세포**(memory T cell)를 생성한다.

조직적합성 항원

한 사람에게서 다른 사람으로 이식된 조직에는 숙주에 대한 외래 항원이 포함되어 있다. 이것은 성숙한 적혈구를 제외한 모든 조직세포가 유전적으로 막 표면에 **조직적합성 항원**(histocompatibility antigen)의 특징적인 조합으로 표시되기 때문이다. 이식에서 기증자와 수혜자 사이에 이러한 항원의 차이가 클수록 이식 거부 가능성이 커진다. 따라서 장기 이식 전에 수용자의 "조직 유형"이 잠재적 기증자의 조직 유형과 일치하다. 사람의 백혈구가 이러한 목적으로 사용되기 때문에 사람의 조직적합성 항원은 **사람 백혈구 항원**(human leukocyte antigens, HLAs)이라고도 한다. 그것들을 암호화하는 유전자의 이름을 따서 **MHC 분자**라고도 한다.

조직적합성 항원은 6번 염색체에 위치한 **주조직적합성 복합체**(major histocompatibility complex, **MHC**)라고 하는 유전자 그룹에 의해 암호화된 단백질이다. 이 4개의 유전자는 A, B, C 및 D로 표시된다. 그들 각각은 주어진 개인에서 단 하나의 단백질만을 암호화할 수 있지만, 각 유전자는 여러 대립형질(형태)을 가지고 있기 때

문에 이 단백질은 사람마다 다를 수 있다. 예를 들어, 두 사람이 모두 항원 A3을 가질 수 있지만 한 사람은 항원 B17을 갖고 다른 사람은 항원 B21을 가질 수 있다. 두 사람의 혈연 관계가 가까울수록 조직적합성 항원 간의 일치가 더 가깝다.

항원-표지 세포와 T 림프구 사이의 상호작용

유전자의 주조직적합성 복합체는 세포 표면에서 발견되는 **클래스 1** 및 **클래스 2**로 지정된 두가지 클래스의 MHC 분자를 생성한다. **MHC 클래스-1 분자**(class-1 MHC molecules)는 적혈구를 제외한 신체의 모든 세포에서 생성되며, 세포의 세포질과 핵에 단백질에서 파생된 폴리펩타이드를 나타낸다. 즉, MHC 클래스-1 분자는 일반적으로 "자체" 항원을 제시하지만 세포에 들어간 외래 항원을 제시할 수 있다(바이러스에서처럼, 곧 논의됨). 대조적으로, **MHC 클래스-2 분자**(class-2 MHC molecules)는 항원-표지 세포, 즉 수지상세포, 대식세포 및 B 림프구에 의해서만 생성된다. 이들 세포는 세포 내 섭취(endocytosis)를 통해 외부 단백질을 흡수하고 처리하고 외부 폴리펩타이드 항원을 표면으로 이동시킨다. 그곳에서 외부 폴리펩타이드 항원을 MHC 클래스-2 분자와 함께 T 림프구를 보조하기 위해 제시한다.

도움 T 림프구는 MHC 클래스-2 분자와 관련하여 제시된 항원에 의해서만 활성화될 수 있다. 대조적으로, 세포독성 T 림프구는 세포가 MHC 클래스-1 분자와 관련하여 항원을 제시하는 경우에만 희생세포를 파괴하도록 활성화할 수 있다. MHC 클래스-1 분자 또는

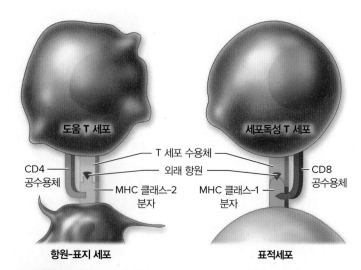

그림 15.14 도움 T 세포와 세포독성 T 세포에 있는 공수용체. 외래 항원이 MHC 분자와 연관하여 T 림프구에 제공된다. 도움 T 세포상의 CD4와 세포독성 T 세포상의 CD8 공수용체들은 T 세포의 각 종류가 MHC 분자의 특정한 클래스와만 상호작용하도록 한다.

MHC 클래스-2 분자에 대한 다른 요구사항은 T 세포 수용체와 관련된 단백질인 **공수용체**(coreceptor)의 존재로 인해 발생한다. CD8로 알려진 공수용체는 세포독성 T 림프구 수용체와 연관되어 있으며 MHC 클래스-1 분자와만 상호작용한다. CD4로 알려진 공수용체는 도움 T 림프구 수용체와 연관되어 있으며 MHC 클래스-2 분자와만 상호작용한다. 이러한 구조는 그림 15.14에 나와 있다.

바이러스에 대한 T 림프구 반응

바이러스에 의한 감염은 감염 초기에 선천성 면역기작을 자극한다. 항원-표지 세포(주로 수지상세포와 대식세포)에는 병원체 인식 수용체가 있어 이러한 세포가 바이러스를 삼키고 이차림프기관으로 이동한다. 일단 그곳에 도달하면 이 세포들은 도움 T 림프구에 MHC 클래스-2 분자와 함께 바이러스 폴리펩타이드를 제시한다. 이것은 도움 T 세포(그림 15.15)를 바이러스 항원에 대해 활성화시키고 이를 효과적인 T_H1, T_H2 및 앞서 논의한 다른 전문화된 도움 T 세포들로 변화시킨다. 이러한 활성화된 도움 T 세포는 B 세포를 자극하여 기

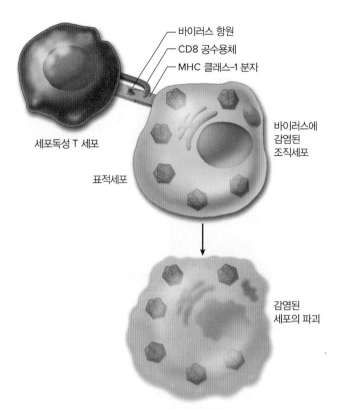

그림 15.16 세포독성 T 세포는 감염된 세포를 파괴한다. 세포독성 T 세포가 바이러스로 감염된 세포를 파괴하려면 T 세포는 외래 항원과 감염된 세포 표면의 MHC 클래스-1 분자와 상호작용해야 한다.

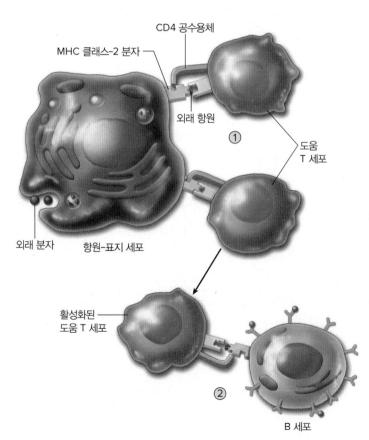

그림 15.15 항원-표지 세포, T 세포와 B 세포 사이의 상호작용. (1) 항원-표지 세포는 표면의 MHC 클래스-2 분자에 결합된 외래 항원을 도움 T 세포에 제시한다. T 세포 수용체는 T 세포가 활성화되기 위해 이러한 방식으로 항원이 제시될 것을 요구한다. (2) 일단 활성화되면 도움 T 세포는 외래 항원에 대한 면역 반응을 개선하기 위해 B 세포와 상호작용한다.

억세포와 항체 생성 형질세포를 형성하고 세포독성 T 림프구의 증식을 돕는데 필요하다. 간단히 말해서, 도움 T 세포의 활성화는 바이러스 감염에 대한 B 및 T 림프구 모두에 의한 최적의 적응 면역 반응에 필요하다.

세포독성 T 세포는 해당 세포가 MHC 클래스-1 분자와 함께 외래 항원을 표시하는 경우에만 감염된 세포를 파괴할 수 있다(그림 15.16). 외래 항원-MHC 클래스-1 복합체와 세포독성 T 세포의 이러한 상호작용은 세포독성 T 세포의 증식을 자극한다. 또한 세포독성 T 림프구의 증식은 대식세포 또는 수지상세포에 의해 활성화된 도움 T 림프구에서 분비되는 인터루킨-2에 의해 자극된다(그림 15.17).

면역계의 다른 세포 유형 간의 상호작용 네트워크는 이제 확산되고 있다. 도움 T 세포는 또한 B 세포의 체액성 면역 반응을 촉진할 수 있다. 항체에 대한 B 세포 유전자는 림프절의 배중심 내에서 체세포 초돌연변이(somatic hypermutation) 및 클래스 스위치 재조합(class switch recombination, 15.2절)을 겪는다. B 세포가 항원에 대해 높은 친화도를 갖는 클래스 전환 항체(IgM에서 IgG, IgA 또는 IgE로)를 생성하는 능력은 도움 T 림프구에 달려 있다. 이 도움 T 세

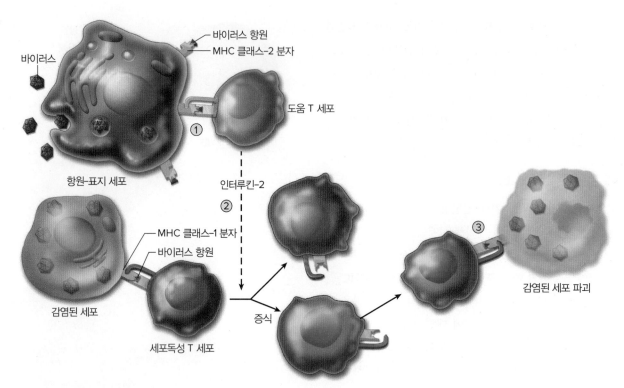

그림 15.17 항원-표지 세포, 도움 T 세포 및 세포독성 T 세포 사이의 상호작용. (1) 항원-표지 세포인 대식세포는 MHC 클래스-2 분자와 연합하여 바이러스 항원과 함께 제시함으로써 도움 T 세포를 활성화한다. (2) 도움 T 세포는 활성화된 세포독성 T 세포의 증식을 촉진하는 인터루킨-2를 분비한다. (3) 세포독성 T 세포는 바이러스로 감염된 세포를 죽인다.

포는 항원-표지 세포에 의해 활성화될 수 있는 림프절의 배중심에 위치한다(그림 15.18). 그곳에서 이 보조세포들은 B 세포가 형질세포와 기억 B 세포로 분열하고 발달하도록 돕는다. 도움 T 세포와 B 세포 사이의 이러한 상호작용은 장기간 체액성 면역과 능동 면역을 유발하는 백신의 능력을 제공하는데 도움이 된다.

T 림프구의 파괴

활성화된 T 림프구는 감염이 제거된 후에 파괴되어야 한다. 이것은 T 세포가 **FAS**라는 표면 수용체를 생성하기 때문에 발생한다. FAS의 생성은 감염을 증가시키고, 며칠 후 활성화된 T 림프구는 **FAS 리간드**(FAS ligand)라고 하는 또 다른 표면 분자를 생성하기 시작한다. 동일하거나 다른 세포에서 FAS 리간드에 대한 FAS의 결합은 림프구의 세포자멸사(세포자살)를 유발한다.

이것은 뇌, 눈의 내부 영역, 정소세관을 포함한 신체의 일부를 **면역학적으로 특별격리장소**(immunologically privileged site)로 유지하는 데 도움이 되는 여러 기작 중 하나이다. 이 부위는 부위를 보호하지 않으면 면역계가 실수로 외래 항원으로 취급할 분자를 가지고 있다. 예를 들어, 정소세관의 세르톨리세포(간호세포, 20장 그림 20.16 참조)는 두 가지 기작을 통해 발달 중인 정자를 면역 공격으로

부터 보호한다. 첫째, 인접한 세르톨리세포 사이의 밀착연접이 정상적으로 발달하는 정자에 대한 면역계의 노출을 방지하는 장벽을 형성한다. 둘째, 세르톨리세포는 FAS 리간드를 생성하여 해당 영역에 들어갈 수 있는 T 림프구의 세포자멸사를 유발한다.

눈의 전방은 면역학적으로 특권을 가진 또 다른 부위이다. 면역 반응에 의해 유발된 염증이 시력에 필요한 투명도를 방해하거나 재생될 수 없는 망막의 신경층을 손상시킬 수 있기 때문에 면역학적 특권은 유익하다. 눈의 전방에 있는 항원이 면역계로부터 "숨겨져" 있다고 오랫동안 믿었지만, 최근의 증거에 따르면 여기에서의 면역학적 특권은 더 활발한 과정을 수반한다는 것을 시사한다. 여기에는 백혈구의 세포자멸사를 촉진하는 FAS 리간드로 눈 내부를 코팅하고 다양한 기작을 통해 염증을 억제하는 다양한 사이토카인의 분비가 포함된다.

불행히도 일부 종양세포가 FAS 리간드를 생성하는 것으로 밝혀졌으며, 이는 림프구의 세포자멸사를 유발하여 면역 공격으로부터 종양을 방어할 수 있다. 암에 대한 방어에서 면역계의 역할은 다음 절에서 논의된다.

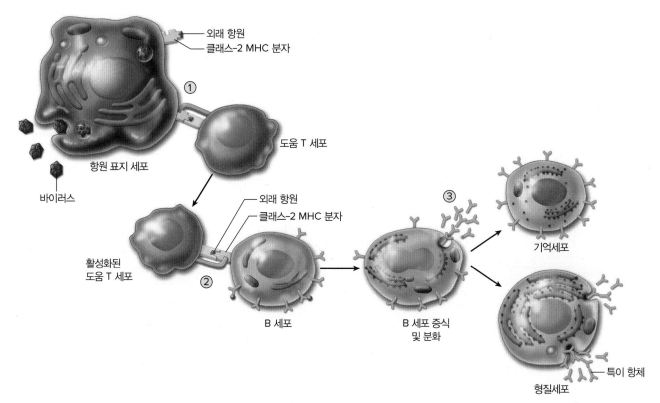

그림 15.18 항원-표지 세포, 도움 T 세포와 B 세포 사이의 상호작용. (1) 항원-표지 세포는 MHC 클래스-2 분자와 연합하여 바이러스 항원과 함께 제시함으로써 도움 T 세포를 활성화한다. (2) 활성화된 도움 T 세포는 항원에 대해 특이적인 B 세포와 상호작용한다. (3) 이는 B 세포를 자극하여 클론을 형성하는데, 어떤 클론은 기억세포가 되고 어떤 클론은 항체-분비 형질세포가 된다.

♥ 임상적용

하이드로코르티손(코르티솔), 코르티손, 프레드니손, 프레드니솔론, 덱사메타손을 포함한 글루코코르티코이드 약물(glucocorticoid drug)은 다양한 염증 상태, 자가면역 질환 및 알레르기 치료를 위해 면역계를 억제하는 데 사용된다. 이들이 광범위한 면역억제제이고 림프구 및 포식세포를 억제하지만, T_H1 세포에서 분비되는 사이토카인에 비해 T_H2 세포에서 분비되는 사이토카인을 향상시켜 세포매개 면역에서 체액 면역으로의 전환을 촉진하는 것으로 밝혀졌다.

글루코코르티코이드의 면역억제 효과는 IL-1 및 기타 인터루킨, γ-인터페론 및 TNFα를 포함하는 전염증성 사이토카인을 억제하는 능력에서 비롯된다. 뇌의 미세아교세포에서 방출되는 사이토카인은 뇌하수체 부신축을 활성화한다. 그들은 시상하부를 자극하여 CRH를 분비하고 뇌하수체전엽을 자극하여 ACTH를 분비하고 부신이 코르티솔(글루코코르티코이드 호르몬)을 분비하도록 자극한다. 글루코코르티코이드의 증가는 코르티솔의 증가된 분비를 자극하는 전염증성 사이토카인을 억제하기 때문에 음성되먹임 고리가 완성된다. 신경계, 내분비계 및 면역계는 서로 상호작용하여 항상성을 유지한다.

15.4 능동 면역과 수동 면역

> 사람이 병원체에 처음 노출되면 면역 반응이 병원체를 퇴치하기에 불충분할 수 있다. 그러나 이 과정에서 해당 항원에 대한 특성을 가진 림프구가 여러 번 분열하여 클론을 생성하도록 자극된다. 이것이 능동 면역이며 차후의 노출로부터 질병에 걸리지 않도록 보호할 수 있다.

천연두를 가볍게 유발시킴으로써 천연두의 치명적인 피해를 예방할 수 있다는 것이 18세기 중반 서유럽에서 처음 알려졌다. 당시 천연두를 가볍게 앓고 있는 사람의 고름 물집에 바늘을 문지른 후, 이 바늘을 건강한 사람에게 주사하였다. 물론 이 예방접종은 널리 받아들여지지 않았다.

천연두와 유사하지만 **독성**(virulent)이 덜한(병원성이 낮은) 질병인 우두에 걸린 젖 짜는 여성이 천연두에 면역이 있다는 것이 관찰됨에 따라 에드워드 제너(Edward Jenner)라는 영국의 의사는 건강한 소년에게 우두를 접종하였다. 소년이 회복되었을 때 제너는 그 소년에게 치사량의 천연두를 접종했으며 그 결과 면역을 획득한 것으로 나타났다. (이는 고아였던 소년과 제너 모두에게 행운이었다. 제너의

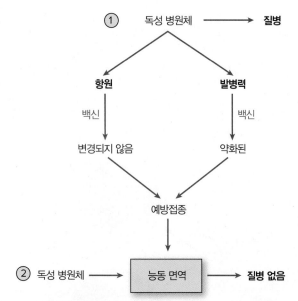

그림 15.19 발병력 및 항원성. (1) 독성 병원체의 항원에 처음 노출되면 일반적으로 질병으로부터 사람을 보호하지 않지만 해당 병원체에 대한 능동 면역의 발생을 자극하는 일차 면역 반응을 유발한다. (2) 결과적으로 동일한 병원체(그림 왼쪽)에 대한 후속 노출은 질병으로부터 사람을 보호하는 이차 면역 반응을 유발한다. 그림의 오른쪽은 발병력이 약화된 병원체의 항원(질병 유발 능력 감소)이 있는 백신에 대한 사전 노출에 의해 동일한 능동 면역 보호가 제공됨을 보여준다.

명성은 널리 퍼졌고 소년이 성인이 되자 그는 제너를 대신하여 자랑스럽게 증언했다.) 1796년에 수행된 이 실험은 최초의 광범위한 예방접종의 시작이다.

약 100년 후 루이스 파스퇴르(Louis Pasteur)가 예방접종의 효과에 대해 유사하지만 더 정교한 시연을 수행했다. 파스퇴르는 탄저병을 일으키는 박테리아를 분리하고 **항원성**(항원의 성질)은 크게 변하지 않지만 발병력(질병을 일으키는 능력)이 크게 감소(또는 **약화된**)될 때까지 가열했다(그림 15.19). 그다음 그는 약화된 박테리아를 25마리의 젖소에 주입했고, 나머지 25마리에는 주사하지 않았다. 몇 주 후, 그는 모든 50마리의 소에 활성 있는 탄저균을 주입했다. 그 결과 면역되지 않은 소 25마리는 모두 죽었으나 면역된 소 25마리는 모두 살아남았다.

능동 면역과 클론선택설

사람이 특정 병원체에 처음 노출되면 측정 가능한 양의 특정 항체가 혈액 속에 나타나기까지 5~10일간의 잠복기가 있다. 이처럼 느린 **일차반응**(primary response)은 병원체에 의한 질병으로부터 사람을 보호하기에 충분하지 않다. 이 일차반응 동안 혈액 내 항체의 농도는 며칠 내에 안정기에 도달하고 몇 주 후에 감소한다.

그 사람이 동일한 항원에 계속 노출되면 **이차반응**(secondary

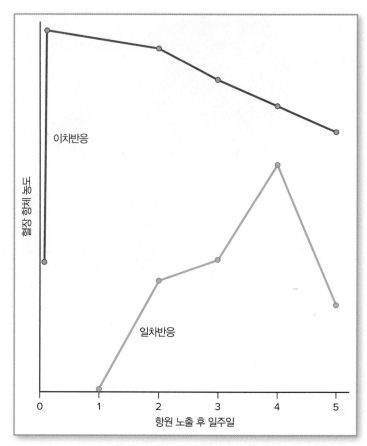

그림 15.20 일차 및 이차 면역 반응. 일차반응(항원에 처음 노출되었을 때)에서의 항체 생산과 이차반응(항원에 후속적으로 노출되었을 때)에서의 항체 생산의 비교이다. 이차반응에서 항체가 더 빠르게 생성되는 것은 일차반응 동안 생성된 림프구 클론발생에 의한 것으로 보인다.

response)이 나타난다(그림 15.20). 일차반응에 비해 이차반응 중 항체 생성은 훨씬 더 빠르다. 혈액 내 최대 항체 농도는 2시간 이내에 도달하고 일차반응에서보다 더 오랜시간 유지된다. 이러한 항체 생산의 급격한 증가는 일반적으로 환자가 질병에 걸리는 것을 예방하기에 충분하다.

클론선택설

제너와 파스퇴르의 예방접종은 접종받은 사람들이 독성 병원체에 노출되었을 때 일차반응이 아닌 이차반응을 일으켰기 때문에 효과적이었다. 일차반응에 의해 생성된 항체가 사라진 후에도 이차반응이 일어나기 때문에 접종에 의해 그들이 제공받은 보호는 혈액 내의 항체 축적에 의존하지 않았다. 따라서 예방접종은 특정 병원체와 싸우는 면역계의 능력이 사전노출에 의해 향상되는 일종의 "학습" 효과를 나타내는 것으로 보인다.

이차반응이 생성되는 기작은 완전히 알려지지는 않았지만, **클론선택설**(clonal selection theory)이 이차반응 기작의 대부분을 설명한다. 이 이론에 따르면 B 림프구는 특정 항체를 생성하는 능력을 유전받고, T 림프구는 특정 항원에 반응하는 능력을 유전받는다. B 림프구는 하나의 항원에 대해 특이성을 가진 한 가지 유형의 항체만을 생산할 수 있다. 이 능력은 후천적이라기보다는 유전적으로 물려받기 때문에 예를 들어, 일부 림프구는 천연두에 한 번도 노출된 적이 없는데도 천연두에 반응할 수 있으며, 이전에 질병에 노출된 적이 없더라도 이에 대한 항체를 생성할 수 있다.

각 림프구의 유전적 특성은 림프구 원형질막 표면의 항원 수용체 단백질에 반영된다. 따라서 천연두 항원에 대한 노출은 이 특정 림프구를 자극하여 유전적으로 동일한 세포(**클론**)의 대규모 집단이 생성될 때까지 많은 세포분열을 야기한다. 이 세포 중 일부는 일차반응에 대한 항체를 분비하는 형질세포가 된다. 다른 것은 이차반응 동안 항체를 분비하도록 자극될 수 있는 **기억 B 세포**(memory B cells)가 된다(그림 15.21). 기억세포는 림프구보다 더 오래 살고 더 쉽게 활성화되며, 일단 활성화되면 더 효과적이다. 클론선택설은 표 15.8에 요약되어 있다.

기억 T 세포(memory T cells)의 생성을 유발하는 항원에 대해 특이적인 다른 아형의 장수하는 기억 T 세포는 성인에서 가장 풍부한 림프구이다. 이 기억 T 세포는 순환계와 다른 림프기관에 위치하며, 그 수는 유년기부터 중년기까지 증가하여 병원체로부터 더 큰 보호를 제공한다. 특정 항원에 다시 노출되면 예를 들어, 기억세포독성 T 세포는 그랜자임과 퍼포린의 생산을 통해 감염된 세포를 죽이는 능력을 빠르게 획득할 수 있다. 기억 T 세포의 수는 감염병에 대한 감수성이 증가하는 약 70세 이후에 감소한다.

림프절 및 비장과 같은 이차림프기관에는 항원에 노출된 후 **배중심**(germinal centers)을 가진다. 배중심은 항원에 의해 자극되고 보조 T 세포에 의해 활성화된 B 세포로부터 발생한다. 이 B 세포는 매우 빠른 세포분열을 거쳐 클론의 원조가 된다. 증식된 B 세포들은 체세포 초돌연변이(이전에 논의됨)를 거쳐 상이한 항원 결합 능력을 갖는 수용체를 형성하는 다양한 항체를 생산한다. 항원에 대해 친화력이 높은 것들은 더 큰 세포분열을 위해 선택되고 다른 것들은 세포사멸을 겪는다. 선택된 B 세포는 항원에 대해 친화력이 가장 높은 세포가 생존하여 배중심에서 기억세포와 형질세포를 형성할 때까지 돌연변이, 세포분열 및 세포자멸사 과정을 반복한다. 오랫동안 생존한 세포는 항원에 대해 높은 친화성 항체를 분비하여 항원에 대해 더 효과적인 이차 면역 반응을 일으키며 이는 능동 면역 및 예방접종의 기초가 된다.

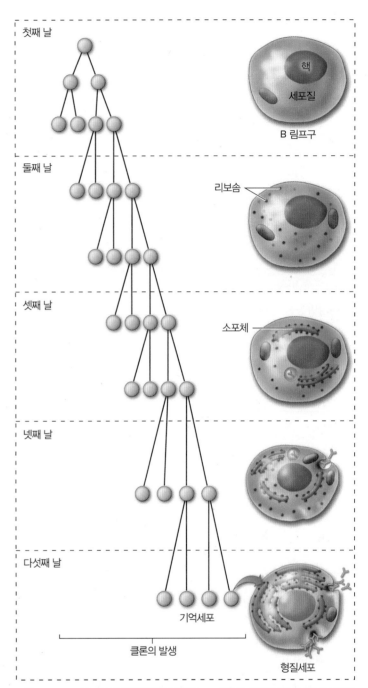

그림 15.21 B 림프구에 적용된 클론선택설. B 림프구 클론의 대부분의 구성원은 기억세포가 되지만 일부는 광범위한 조면소포체로 구별되는 항체-분비 형질세포가 된다.

표 15.8 | 클론선택설 요약(B 세포에 적용됨)

과정	결과
림프구는 특이 항체를 생산하는 능력을 물려받는다.	항원에 노출되기 전에 적절한 항체를 만들 수 있는 림프구가 이미 체내에 존재한다.
항원은 림프구 표면의 항체 수용체와 상호작용한다.	항원-항체 상호작용은 세포분열, 기억세포와 항체를 분비하는 형질세포를 가진 림프구 클론의 발달을 촉진한다.
특이 항원에 대한 후속 노출은 더 효율적인 반응을 생성한다.	림프구 클론이 특정 항원에 노출되면 특정 항체가 더 빠르고 신속하게 생성된다.

능동 면역

이차반응의 발달은 특정 병원체에 대한 **능동 면역**(active immunity)을 제공한다. 능동 면역의 발달은 특정 항원에 대한 사전노출을 필요로 하며, 이때 일차반응의 불활성으로 인해 질병이 발병할 수 있다. 예를 들어, 홍역, 수두 또는 유행성 귀밑샘염에 걸린 어린이는 나중에 성인이 되어서 이러한 질병들에 면역성을 갖게 될 것이다.

임상 면역 프로그램은 발병력이 약화되거나 파괴된 병원체(예: 열처리로 불활성화된 파스퇴르의 탄저병)를 사람들에게 접종하거나 항원적으로 유사하지만 병원성이 낮은 밀접하게 관련된 미생물 균주(예: 제너의 우두 접종)를 사용함으로써 일차반응을 유도한다. 이 절차의 이름인 **예방접종**(vaccinations)은 "소"를 의미하는 라틴어 *vacca*에서 따왔으며 이 기술의 역사를 반영한다. 이러한 모든 절차는 이차반응을 생산함으로써 악성 병원체와 싸울 수 있는 림프구 클론의 발달을 유발한다.

최초의 성공적인 소아마비 백신(Salk 백신)은 포름알데히드 처리로 불활성화된 바이러스로 구성되었다. 이 "죽은" 바이러스는 현재 사용되는 경구(사빈) 백신과 달리 체내에 주입되었다. 경구 백신에는 발병력이 약화된 "살아 있는" 바이러스가 포함되어 있다. 이 바이러스들은 장의 상피 내막을 침범하여 증식하지만, 신경조직은 침범하지 않는다. 따라서 면역계는 소아마비 항원에 민감해지고 나중에 신경계를 공격하는 소아마비 바이러스가 발생하면 이차반응을 일으킬 수 있다.

요약하면, 최근 백신은 세 가지 방법으로 생산된다.

1. 질병을 일으키지 않지만 독성 바이러스에 대해 강력한 면역 반응을 유발하는 발병력이 약화된 "살아있는" 바이러스로 사빈 소아마비 백신과 홍역 및 볼거리 예방접종이 있다.
2. 질병을 일으키지 않는 "죽은" 악성 바이러스로 Salk 소아마비 백신이 있다.
3. 유전자 조작을 통해 생산된 재조합 바이러스 단백질로 B형 간염 백신과 HIV 백신이 있다.

예방접종은 **보조제**(adjuvants)라고 불리는 특정 분자가 백신 항원과 함께 전달될 때 면역 반응을 높일 수 있다는 발견으로 1920년대 이후에 개선되었다. 보조제는 일반적으로 미생물과 관련된 분자이며 앞서 선천성 면역계를 활성화하는 것으로 논의된 PAMP(병원체 관련 분자 유형) 중 하나라는 것이 나중에 밝혀졌다. 보조제는 B 및 T 림프구 반응을 활성화하는 항원-표지 세포의 능력을 향상시켜 적응 면역 반응을 향상시킨다. 예를 들어, 보조제가 IL-2 및 IL-12의 수지상세포 분비를 자극하면 항원의 B 세포 분비가 향상된다. 보조제가 IL-4, IL-5 및 IL-6의 수지상세포 방출을 자극하면 T 세포매개 반응을 자극한다. 현재까지 과학자들은 말라리아, 인플루엔자 및 암에 대한 예방접종을 강화하기 위해 새로운 보조제를 계속 개발하고 있다.

이러한 보조제의 이점은 적응 면역 반응에서 매우 중요한 수지상세포가 병원체 관련 분자 유형(PAMP)과 선천성 면역 반응의 일부분으로서의 과정인 장애관련 분자 유형(DAMP)에 결합하는 유형 인식 수용체를 포함하기 때문에 발생한다(15.1절). 이러한 반응은 적응 면역 반응의 특성과 효율성, 예방접종의 효과를 결정하는 데 도움이 된다. 선천성 면역 반응과 적응 면역 반응은 이처럼 다른 방식으로 함께 작용하기 때문에 두 면역 반응 사이를 명확히 구분하는 것은 어렵다.

면역 내성

자기항원(self-antigen)에 대해 내성(항체를 생산하지 않음)이 있으면서 **비자기항원**(nonself (foreign) antigens)에 대해 항체를 생산하는 능력은 **면역학적 능력**(immunological competence)이 확립되는 출생 후 첫 한 달 동안 발생한다. 만약 한 혈통의 태아 생쥐가 다른 혈통의 생쥐로부터 이식된 항원을 받으면 나중에 다른 혈통의 이식된 조직을 이물질로 인식하지 못한다. 즉, 이식을 면역학적으로 거부하지 않는다.

자기항원을 인식하고 견딜 수 있는 개인의 면역계 능력은 그 항원에 대한 면역계의 지속적인 노출이 필요하다. 태아와 신생아처럼 면역계가 약할 때 이 노출이 시작되면 면역 내성은 노년기에 노출될 때보다 더 완전하고 오래 지속된다. 그러나 갑상샘 내의 갑상샘글로불린과 눈의 수정체 단백질과 같은 일부 자기항원은 일반적으로 혈액에 숨겨져 있다. 이러한 자기항원에 대한 노출은 이들 단백질이 이물질인 것처럼 항체를 생성하게 한다. 자기항원에 대해 만들어진 항체를 **자기항체**(autoantibodies)라고 하고, 자기항원을 공격하는 세포독성 T 세포를 **자가반응 T 세포**(autoreactive T cells)라고 한다.

면역학적 내성의 기작에는 (1) 자기항원을 인식하는 림프구가 파괴되는 **클론결손**(clonal deletion), (2) 자기항원을 인식하는 림프구가 활성화되는 것이 방해되는 **클론무반응**(clonal anergy)이 있다. **중심 관용**(central tolerance) 기작은 가슴샘(T 세포의 경우)과 골수(B 세포의 경우)에서 발생하였다. 가슴샘의 내성은 주로 자가반응 T 세포의 세포자멸사 및 제거에 의해 생성되지만, 조절 T 림프구(T_{reg})에 의한 면역 억제도 포함한다. 유사하게, 골수에서 B 세포의 중심 관용은 클론결손과 무반응을 모두 포함한다. 가슴샘과 골수를 제외하고 림프구를 포함하는 **말초 내성**(peripheral tolerance)은 무반응을 생성하는 복잡한 기작에 의한 것이다.

림프구가 분열함에 따라 유전자 재배열 및 체세포 초돌연변이(앞서 설명)로 인해 무작위로 새로운 항원 수용체를 생성하기 때문에 말초 내성 기작이 필요하다. 이것은 면역계가 다양한 외래 항원에 반응할 수 있게 해주기 때문에 유익하지만, 또한 자기항원에 대한 수용체를 갖는 림프구를 평생 동안 생성한다. 이 림프구는 활성화를 억제하는 기작 없이 자가면역 질환을 일으킨다. 이 억제는 조절 T 림프구에 의해 제공된다.

수동 면역

수동 면역(passive immunity)이라는 용어는 사람 또는 동물 공급자로부터 수혈자에게 항체를 전달함으로써 생성될 수 있는 면역 보호를 의미한다. 공급자는 클론선택설에 의해 설명된 대로 적극적으로 면역화되어 항체를 생산한다. 그런 다음, 이러한 기성 항체를 받은 사람들은 동일한 항원에 대해 수동적으로 면역화된다. 또한 임신 중에는 어머니에서 태아로, 수유 중에는 어머니에서 아기로 면역이 전달되는 과정에서 수동 면역은 자연적으로 발생한다.

면역학적 능력(immunological competence)이라고 하는 특정 면역 반응을 일으키는 능력은 출생 후 약 1개월까지 발달하지 않는다. 따라서 태아는 어머니를 면역학적으로 거부할 수 없다. 산모의 면역계는 완전히 유능하지만 일반적으로 완전히 이해되지 않은 이유로 태아 항원에 반응하지 않는다. 산모의 일부 IgG 항체는 태반을 통과하여 태아 순환계로 들어가며, 이들은 태아에게 수동 면역을 부여하는 역할을 한다.

이러한 항체 전달을 통해 태아와 신생아는 엄마와 동일한 항원에 면역이 된다. 그러나 아기는 이러한 항체를 형성하는 데 필요한 림프구 클론을 스스로 생성하지 않기 때문에 이러한 수동 면역은 점차 사라진다. 아기에게 모유수유를 하는 경우, 모유와 **초유**(확실한 수유가 시작될 때까지 처음 2~3일 동안 아기가 먹는 젖샘분비물)에서 IgA 하위 클래스의 추가 항체를 받을 수 있다. 이것은 면역학적 능력이 발달하고 아기가 자체 항체를 생산할 수 있을 때까지 추가적인 수동 면역을 제공한다(20장 그림 20.54 참조).

수동 예방접종은 파상풍, 간염, 광견병, 뱀 독과 같은 극도로 치명적인 감염이나 독소에 노출된 사람들을 보호하기 위해 임상적으로 사용된다. 이러한 경우 영향을 받은 사람에게 이전에 병원체에 노출된 적이 있는 동물로부터 항독소라고도 하는 항혈청(항체를 함유한 혈청)을 주사한다. 동물은 림프구 클론과 능동 면역을 발달시켜 혈액에 항체 농도가 높다. 이 항체를 주사한 사람은 능동 면역이 발달하지 않기 때문에 이후 노출 시 항독소를 다시 주사해야 한다.

수천 명의 수집된 혈장 샘플에서 얻은 **정맥내 면역글로불린**(intravenous immunoglobulin)은 수동 면역의 또 다른 의학적 적용이다. 다양한 사람들의 혈장 취합은 훌륭한 IgG 항체 다양성을 제공하며, 일차 면역결핍 질병이 있는 환자의 미생물 감염 퇴치를 돕는 데 처음 사용되었다. 정맥내 면역글로불린은 현재 자가면역 질환이 있는 환자와 면역계가 손상된 암 환자를 치료하는 데 주로 사용된다.

수동 면역이라는 주제를 변형하여 동물(예: 생쥐, 토끼 또는 양)에 항원을 주입하고 **단항체**(monoclonal antibodies)를 얻는 데 사용한다. 이 항체는 분리된 순수한 세포 클론에 의해 생성된다. 이 클론은 먼저 원하는 특정 항원 결정 부위에 대한 항체를 생산하는 단일 B 림프구를 동물에서 추출하여 얻는다. 그런 다음 B 림프구는 시험관 내에서 암성 골수종세포와 융합되어 무한정 분열할 수 있는 잡종세포를 형성한다.

세포분열은 단일 항원 결정 부위에 특이적인 항체를 분비하는 **하이브리도마**라고 하는 클론을 생성한다. 이는 진단(예: 임신) 및 기타 실험실 검사 및 의료 치료를 위해 상업적 규모로 단항체를 생산할 수 있게 해준다. 현재 많은 자가면역 질환(15.6절 표 15.10 참조), 지속성 알레르기 천식 및 암의 치료를 위해 사이토카인(예: 종양괴사인자), IgE 및 기타 조절분자를 표적으로 하는 25개 이상의 승인된 치

표 15.9 | 능동 면역과 수동 면역의 비교

특징	능동 면역	수동 면역
사람에게 주사	항원	항체
항체의 원천	접종한 사람	자연(모체), 인공(항체 주입)
방법	사멸되거나 약화된 병원체 또는 그 독소를 주입	자연(태반을 통한 항체 전달), 인공(항체 주입)
내성 발달시간	5~14일	주사 직후
저항 지속시간	길다(아마도 몇 년)	짧다(며칠에서 몇 주)
사용 시기	병원체에 노출되기 전	병원체에 노출되기 전이나 후에

료 단항체가 있다. 암 치료에 사용되는 단항체의 예로는 침습성 유방암의 30%에서 생성되는 HER2 수용체를 표적으로 하는 **트라스투즈맵(헤르셉틴)** 및 결장직장암, 폐암, 신장암 및 뇌암 유형의 치료를 위한 수용체에 대한 혈관내 상피성장인자(VEGF)의 결합을 차단하는 **증식당뇨망막증(아바스신)**이 있다.

능동 및 수동 면역은 표 15.9에서 비교된다.

15.5 종양 면역학

표면에서 종양세포는 면역계를 자극하여 종양을 파괴하는 항원을 나타낼 수 있다. 암이 발병하면 이 면역학적 감시시스템(주로 T 세포와 자연살생세포의 기능)은 종양의 성장과 전이를 예방하는 데 실패했다.

종양학(oncology, 종양 연구)은 종양 생물학(tumor biology)이 면역계의 기능과 유사하고 상호연관되어 있음을 보여준다. 대부분의 종양에는 복잡한 억제 통제를 받는 정상 림프구 클론과 달리 조절되지 않는 방식으로 분열하는 단일세포에서 형성된 클론(유전적으로 동일한 세포집단)이 있다. 그러나 더 새로운 기술은 일차 종양이 결국 다른 돌연변이로 구별될 수 있고 암 치료에 대한 반응이 다를 수 있는 하위집단으로 구성된다는 것을 보여주었다. 세포가 암이 되어 통제할 수 없을 정도로 분열되면 **탈분화**되는데, 이는 세포가 전문화를 상실하여 배아의 세포와 더 유사해짐을 의미한다.

종양은 상대적으로 느리게 성장하고 특정 위치에 국한된 경우 **양성**(benign)으로 설명된다(사마귀가 한 예임). **악성종양**(malignant tumor)은 더 빠르게 성장하고 **전이**(metastasis)를 나타내는데, 이는 종양세포의 분산 및 결과적으로 다른 위치에 새로운 종양의 파종을 나타내는 용어이다. **암**(cancer)이라는 용어는 일반적으로 적용되는 악성종양을 말한다. 암(라틴어 *crab*)이라는 단어는 히포크라테스가 게(crab)의 집게발과 유사한 혈관에 의해 영양을 공급받는 것을 관찰한 데서 유래했다. 암은 이제 종양 유전자(oncogenes, 암을 유발하는 유전자), 종양 억제 유전자(tumor-suppressor gene), microRNA(miRNA, 3장 3.3절)를 코딩하는 유전자의 발현으로 인해 발생하는 것으로 알려져 있다.

종양세포가 탈분화되면서 면역계를 자극하여 종양을 파괴할 수 있는 표면 항원을 드러낸다. 탈분화의 개념과 일치하게, 이들 항원

중 일부는 배아 또는 태아시기에 생성되고 일반적으로 출생 후 생성되지 않는 단백질이다. 면역학적 능력이 확립되는 시점에는 부재하기 때문에 암세포에서 생성될 때 외래 및 면역학적 공격의 대상으로 취급된다. 혈액 내로 방출전 두 가지 항원은 일부 암의 실험실 진단에 대한 기초를 제공했다. 예를 들어, **암배아항원 검사**(carcinoembryonic antigen test)는 결장암 진단에 유용하고 **알파-페토프로테인**(alpha-fetoprotein, 일반적으로 태아 간에서만 생성) 검사는 간암 진단에 도움이 된다.

면역계는 악성으로 형질전환된 세포에서 발현되는 항원을 인식함으로써 암을 방어할 수 있다. 예를 들어, 발암물질은 돌연변이를 유발하고 이러한 돌연변이 유전자는 종양 특이적 항원을 생성할 수 있다. 또한 일부 암은 바이러스에 의해 발생하므로 종양세포를 표시하는 바이러스 항원을 표시할 수 있다. 예로는 자궁경부암을 유발할 수 있는 **인유두종 바이러스**(human papillomavirus) 항원과 버킷림프종과 비인두암종을 유발할 수 있는 **엡스타인-바바이러스**(Epstein-Barr virus)의 항원 등이 있다. 정상적인 자기항원이라도 유전자 복제로 인해 과발현되면 적응 면역계의 공격을 유발할 수 있다. 종양세포가 T 및 B 림프구를 직접 자극하는 항원을 표시하지 않는 경우, 종양세포는 여전히 선천성 면역계의 자연살생(NK) 세포(다음에 설명)를 활성화할 수 있다. 적응 면역 반응은 종양세포에 대한 선천성 면역 반응에 의해 유발된 염증 동안 생성된 분자에 의해 촉발될 수 있다.

수지상세포는 종양 부위의 세포독성 T 림프구에 종양 항원을 제시하거나 림프관을 통해 림프절의 세포독성 T 림프구로 이동함으로써 T 세포를 활성화하여 항원을 표시하는 암세포를 죽일 수 있다(그

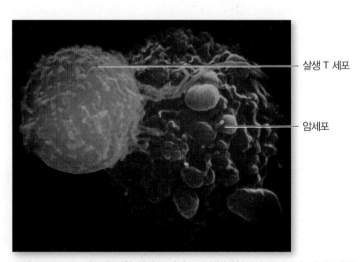

살생 T 세포

암세포

그림 15.22 T 세포에 의한 암세포 파괴. 주사전자현미경 사진에서, 세포독성 T 세포(주황색)는 자주색으로 착색된 암세포의 세포자멸사(프로그램된 세포사멸)를 유도한다. 암세포의 세포자멸사는 소포의 발아 또는 세포자살체에 의해 나타난다.
©Dr. Andrejs Liepins/SPL/Science Source

암 치료를 위한 **인간화 단클론항체**(humanized monoclonal antibodies)는 생체공학 **카이메릭**(chimeric, 유전적으로 다른 부분으로 구성됨) 생쥐/인간 잡종(혼성)인 특정 종양항원에 대한 항체이다. 이 카이메릭 항체는 생쥐에서 성장하지만 항원에 결합하는 부분은 인간 항체에 이식된다. 예로는 **리툭시맙**(비-호지킨 림프종과 만성림프구성 백혈병 등의 치료용), **트라스투즈맙**(HER2/neu 수용체-양성 유방암 치료용) 및 **증식당뇨망막증**(결장직장암, 폐암 및 기타 암 치료용) 등이 있다.

암에 대한 **입양세포이식**(adoptive cell transfer) 치료는 환자의 T 세포를 수확하고 이를 사용하여 환자의 암과 싸우는 것을 포함한다. 예를 들어, 흑색종은 암의 항원에 특이적인 T 세포를 생성한다. 이들은 흑색종을 둘러싼 조직에서 채취하여 IL-2에 의해 시험관 내에서 증식하도록 자극한 다음 종양 부위에 다시 넣을 수 있다. 이러한 항종양 T 세포가 T~reg~ 세포에 의해 억제되는 것을 방지하기 위해 환자의 면역계는 이전에 방사선이나 화학 요법에 의해 억제되었다. 림프구의 **종양 내 주입**(tumor-infiltrating lymphocyte, **TIL**) 치료는 흑색종 치료에 성공적인 것으로 입증되었지만 다른 암 치료에는 아직 성공하지 못했다. **카이메릭 항원수용체**(Chimeric antigen receptor, **CAR**) 치료는 환자에게서 제거되고 카이메릭 수용체를 생성하도록 조작된 T 세포로 치료하는 것을 포함한다. 이들은 B 세포에서 발현되는 CD19와 같은 세포 표면 항원에 대한 항원 결합 부분과 결합된 활성화 부분으로 구성된 합성수용체이다. 그런 다음 이 T 세포를 환자에게 다시 제공한다. CAR 치료는 소아 급성 림프구성 백혈병과 같은 B 세포 질환 치료에서 놀라운 성공을 거두었지만 지금까지 발견된 종양에 대한 성공은 제한적이었다.

종양은 종종 T 세포에서 소위 "검문" 수용체를 활성화하여 면역 공격을 회피하며, 이 수용체는 일반적으로 T 세포 기능을 억제하여 자가-내성을 촉진하고 자가면역을 예방한다. **면역관문억제제**(immune checkpoint blockade)는 세포독성 T 세포에 대한 억제 검문 수용체를 차단하는 항체의 투여를 포함한다. 억제 검문 수용체를 차단하면 종양을 공격하는 T 세포의 능력이 발휘되어 진행성 흑색종 및 비소세포성 폐암을 비롯한 여러 유형의 암 치료가 크게 향상된다. 일본과 미국 과학자가 면역포지점봉쇄 치료법(checkpoint blockade therapy) 발견으로 2018년 노벨 생리의학상을 수상했다.

또한 과학자들은 독특한 종양 항원에 대한 백신을 개발하여 종양에 대한 능동 면역을 촉진하려고 시도하고 있다. 때때로 이러한 항원은 특정 바이러스에 의한 감염으로 인해 바이러스 DNA에 의해 생성된다. 예로는 인유두종바이러스(HPV)에 의한 자궁경부암과 B형 간염 바이러스(HBV)에 의한 간세포 암이 있다. 항원은 종양의 돌연변이된 DNA에 의해 생성되는 신항원(neoantigen)이며, 이는 종양이 성장함에 따라 다양한 돌연변이 세포를 생성한다. 또한 일부 종양 항원은 비정상적으로 생성되는 정상세포 산물이다(예로, 성체세포에서 정상적으로 생성되지 않는 암배아 항원). 그러한 종양 관련 항원은 암 치료에 희망적인 도움이 될 백신을 개발하는 데 사용될 수 있다.

림 15.22). 암에 대한 **면역감시**(immunological surveillance)의 개념은 1970년대 초에 도입되어 암과 싸우는 면역계의 역할을 설명했다. 이 개념에 따르면 종양세포는 신체에 자주 나타나지만 일반적으로 암을 유발하기 전에 면역계에 의해 인식되고 파괴된다.

선천성 림프계세포

선천성 림프계세포(innate lymphoid cells, **ILCs**)는 적응 면역계의 더 많은 림프구와 현미경으로 구별할 수 없지만 선천 면역계의 일부분으로 최근에 발견된 세포류이다. 선천성 림프구는 적응 면역계의 림프구와 달리 표면에 특정 항원에 대한 수용체가 없고 항원에 대해 특정한 방식으로 반응하지 않는다. 대신, 그들은 타고난 면역계의 일부로서 감염되거나 손상된 조직의 신호에 빠르게 반응한다. 선천성 림프세포에는 비세포독성 도움세포와 자연살생(NK)세포의 두 가지 하위 분류가 있다.

비세포독성 선천성 도움 림프세포(noncytotoxic innate helper lymphoid cell)는 선천성 면역계가 적응 면역계의 도움 T 세포에 해당한다. 이들은 T 세포의 특징인 항원에 대한 T 세포 수용체가 없지만 면역과 알레르기에 기여하는 IL-5, IL-6 등의 림포카인을 생성한다. 비세포독성 선천성 도움 림프세포는 잠재적으로 병원성 미생물(18장 18.4절)에 노출된 장 및 기타 점막 장벽에서 두드러지며, 여기에서 바이러스, 박테리아 및 곰팡이와 같은 병원체에 대한 적절한 면역 반응을 형성하는 데 도움이 된다.

자연살생세포(natural killer cell, NK 세포)는 적응 면역계의 세포독성 T 세포와 유사한 ILC이지만 특정 항원에 대한 수용체를 제공하기 위해 유전적 재배열에 의해 생성된 수용체 다양성이 부족하다. 대신에 악성 형질전환 세포(암)와 바이러스처럼 세포내 병원체에 감염된 세포를 표적으로 삼을 수 있는 수용체가 있다. 또한 NK 세포는 사람 자신의 세포에 있는 MHC 클래스-1 분자와 상호작용하는 수용체를 가지고 있어 사람의 자기항원에 대한 내성을 부여하고 자가면역 공격을 예방한다. NK 세포는 유전적으로 가슴샘과 T 림프구가 없는 쥐에서 종양 생성을 억제하는 능력에 의해 발견되었다.

휴지 NK 세포는 인터페론-γ 등을 포함한 사이토카인을 방출한다. 그들은 또한 그랜자임(granzyme)과 퍼로린(perforin)이 있는 세포내 과립을 포함한다. 따라서 세포독성 T 림프구(15.3절)와 같이 세포 간 접촉을 통해 표적세포를 파괴할 수 있다. 세포독성 T 림프구와 달리 NK 세포는 사전에 외부 항원에 노출되지 않고도 이를 효율적으로 수행할 수 있다. 그러나 NK 세포가 완전히 효과적이기 위해서는 먼저 인터페론-α, 인터페론-β 등의 전염증성 사이토카인에 의해 활성화되어야 한다.

활성화되면 NK 세포는 인터페론-γ와 다른 사이토카인을 방출하여 대식세포와 적응 면역계의 세포를 활성화한다. NK 세포는 외부 항원에 대한 사전노출을 필요로 하지 않기 때문에 세포독성 T 림프구의 특정 적응 면역 반응에 의해 뒷받침되는 선천적인 세포매개 방어의 첫 번째 방어선을 제공할 수 있다.

흥미롭게도 최근 연구에 따르면 NK 세포의 적응 면역계의 세포와 마찬가지로 오래 지속되는 "기억" 세포를 생성하고 후속 도전에 대해 더 강력한 이차반응을 일으킬 수 있다. 따라서 NK 세포는 선천 면역계의 일부로 간주되지만 적응 면역 반응의 특성을 가질 수 있다. 과학자들이 지질 항원에 반응하고 선천성 면역 특성과 후천성 면역 특성을 모두 갖는 **자연살생 T 세포**(natural killer T cells, **NKT 세포**)라고 명명한 T 세포 유형의 발견은 면역계의 분할 간의 구별을 흐리게 한다.

노화와 스트레스의 효과

암에 대한 감수성은 매우 다양하다. 예를 들어, 일부 개인(주로 아프리카)에서 버킷림프종을 유발하는 엡스테인-바바이러스는 전세계의 건강한 사람들에게서도 발견될 수 있다. 대부분의 경우 바이러스는 무해하다. 어떤 경우에는 단핵구증(백혈구의 제한된 증식을 포함)을 일으킨다. 이 바이러스가 버킷림프종의 특징인 백혈구의 통제되지 않은 증식을 일으키는 경우는 거의 없다. 엡스테인-바바이러스에 대한 반응의 차이와 다른 형태의 암에 대한 사람들의 감수성이 다른 이유는 잘 알려져 있지 않다.

나이가 들수록 암 위험이 증가하는 것으로 알려져 있다. 한 이론에 따르면 노화된 림프구가 점차적으로 효율성을 감소시키는 유전적 오류를 축적하기 때문이다. 가슴샘의 기능은 또한 세포매개 면역 능력의 감소와 함께 나이가 들면서 감소한다. 이 두 가지 변화와 아직 발견되지 않은 다른 변화는 암에 대한 감수성을 증가시킬 수 있다.

수많은 실험에서 스트레스를 받지 않은 대조군 동물보다 스트레스를 덜 받은 실험동물에서 종양이 더 빨리 성장한다는 것이 입증되었다. 이것은 면역계를 억제하는 코르티코스테로이드(corticosteroid) 분비의 스트레스 유발 증가에 기인한다(11장). 실제로 코리티손의 면역 억제 효과는 만성염증성 질환을 치료하고 이식된 장기의 면역 거부 반응을 줄이는 데 의학적으로 사용된다. 그러나 최근의 일부 실험에서는 스트레스로 인한 면역계의 억제가 부신피질과 관련이 없는 다른 요인 때문일 수도 있음을 시사한다. 암 치료의 미래 발전은 면역계 반응의 강화를 도입하여 종양을 직접 파괴하는 것을 목표로 하는 과정에 통합할 것으로 추정된다.

15.6 면역계에 인한 질환

일반적으로 신체를 보호하는 면역 기작은 매우 복잡하고 질환을 유발할 수 있는 오류가 발생하기 쉽다. 자가면역 질환과 알레르기는 침입한 병원체에 의한 것이 아니라 면역계의 정상적인 기능의 이상으로 인해 발생하는 두 가지 범주의 질병이다.

외래 항원을 식별하고 공격하는 동안 자기항원을 견디는 정상 면역계의 능력은 침입하는 병원체에 대한 특정 방어를 제공한다. 그러나 모든 개인에게 침입자에 대한 이러한 방어 시스템은 때때로 국내 범죄를 저지른다. 이것은 코를 킁킁거리며 돌연사에 이르기까지 다양한 질환을 유발할 수 있다.

면역계에 의해 유발되는 질환은 (1) 자가면역 질환, (2) 면역복합 질환, (3) 알레르기 또는 과민증의 세 가지 상호 관련된 범주로 분류할 수 있다. 이러한 질병은 외부 병원체에 의한 것이 아니라 면역계의 비정상적 반응에 의한 것임을 기억하는 것이 중요하다.

자가면역

자가면역 질환(Autoimmune diseases)은 면역계가 자기항원을 인식하고 견디지 못하여 발생하는 질병이다. 이 실패는 **자가반응 T 세포**의 활성과 B 세포에 의한 **자기항체** 생성을 일으켜 염증과 장기 손상을 유발한다(표 15.10). 림프절의 배중심 내에서 B 림프구의 세포분열은 체세포 초돌연변이 및 면역글로불린 클래스 전환을 통해 항체 다양성을 증가시킨다(15.2절에서 논의됨). 자가반응 B 세포(자기항체를 생산하는 세포)의 생산은 이러한 필수 과정의 불가피한 부산물로 발생한다. 자가면역 질환은 해당 세포가 적절한 자기항원에 노출되고 자극을 받을 때 발생한다.

인구의 5~7%에 영향을 미치는 40가지 이상의 알려진 자가면역 질환이 있다. 영향을 받는 사람의 3분의 2가 여성이다. 이것은 여성의 면역계가 남성보다 병원균을 공격하는 데 더 효율적이고 독감 백신에 대한 항체 반응이 두 배 높다는 관찰과 관련이 있다. 가장 흔한 자가면역 질환은 **류마티스 관절염, 제1형 당뇨병, 다발성 경화증, 그레이브스병, 사구체신염, 갑상샘염, 악성빈혈, 건선, 전신 홍반성 루프스**이다.

자가 관용이 실패할 수 있는 이유에는 적어도 6가지가 있다.

1. **혈액 내에서 정상적으로 순환하지 않는 항원이 면역계에 노출될 수 있다.** 예를 들어, 갑상샘여포 내에 정상적으로 갇힌 갑상샘

표 15.10 | 자가면역 질환의 몇 가지 예

질환	항원
백신 접종 후 및 감염 후 뇌척수염	수초, 교차반응
정자 형성	정자
교감성안염	포도막
하시모토병	갑상샘글로불린
그레이브스병	TSH에 대한 수용체단백질
자가면역 용혈성 질환	적혈구 표면의 I, Rh 및 기타
혈소판 감소성 자반병	합텐-혈소판 또는 합텐 흡수 항원 복합체
중증근육무력증	아세틸콜린수용체
류마티스성 열	연쇄상구균, 심장 판막과 교차 반응
사구체신염	연쇄상구균, 신장과 교차 반응
류마티스 관절염	IgG
전신 홍반성 루프스	DNA, 핵단백질, RNA 등
당뇨병(유형 1)	이자섬의 베타세포
다발성 경화증	수초의 구성요소

출처: Modified from Barrett, James T., Textbook of Immunology, 5e. Mosby-Yearbook, 1988.

글로불린 단백질은 갑상샘 파괴를 유발하는 자기항체 및 자가반응 T 림프구의 생성을 자극할 수 있다. 이것은 하시모토병(하시모토갑상샘염)에서 발생한다. 유사하게, 손상된 눈의 수정체 단백질에 대한 자기항체는 건강한 눈의 파괴를 유발한다(교감성안염).

2. **허용되지 않는 자기항원은 외래 합텐과 결합하여 변경될 수 있다.** 예를 들어, **저혈소판증**(낮은 혈소판 수)은 혈소판의 자가면역 파괴로 인해 발생할 수 있다. 이것은 아스피린, 술폰아미드, 항히스타민제, 디곡신 등과 같은 약물이 혈소판 단백질과 결합하여 새로운 항원을 생성할 때 발생한다. 이 질환의 증상은 일반적으로 약물 복용을 중단하면 사라진다.

3. **다른 항체에 대한 항체가 생성될 수 있다.** 이러한 상호작용은 자가면역의 예방을 위해 필요할 수 있지만, 불균형은 실제로 자가면역 질환을 유발할 수 있다. 예를 들어, 류마티스 관절염은 다른 항체(IgG 유형)를 공격하는 한 그룹의 항체(IgM 유형)의 비정상적인 생성과 관련된 자가면역 질환이다. 이것은 질환의 특징적인 관절의 염증 반응에 기여한다.

4. **외래 항원에 대해 생성된 항체는 자기항원과 교차 반응할 수 있다.** 예를 들어, 이러한 종류의 자가면역 질환은 **연쇄상구균**(Streptococcus) 박테리아 감염의 결과로 발생할 수 있다. 이 박테리아의 항원에 반응하여 생성된 항체는 심장 및 신장의 자기항원과 교차 반응할 수 있다. 이러한 자기항체에 의해 유발된 염증은 심장 손상(류마티스성 발열의 특징적인 판막 결함 포함) 및 신장의 사구체 모세관의 내상피세포 손상(**사구체신염**)을 유발한다.

5. **수용체단백질과 같은 자기항원은 MHC 클래스-2 분자와 함께 도움 T 림프구에 제시될 수 있다.** 일반적으로 항원-표지 세포(대식세포, 수지상세포 및 항원 활성화 B 세포)만이 외래 항원과 연관되고 보조 T 세포에 의해 인식되는 MHC 클래스-2 분자를 생성한다. 그러나 아마도 바이러스 감염의 결과로 일반적으로 MHC 클래스-2 분자를 생성하지 않는 세포가 생성을 시작할 수 있으며 이러한 방식으로 도움 T 세포에 자기항원을 제시할 수 있다. 예를 들어, **그레이브스병**에서 갑상샘세포는 MHC 클래스-2 분자를 생성하고 면역계는 갑상샘세포의 TSH 수용체단백질에 대한 자기항체를 생성한다. "갑상샘 자극 항체"의 **TSAb**라고 하는 이 자기항체는 TSH 수용체와 상호작용하여 갑상샘을 과도하게 자극한다. 유사하게, **제1형 당뇨병**에서 랑게르한스섬의 베타세포는 비정상적으로 MHC 클래스-2 분자를 생성하여 인슐린 생성세포의 자가면역 파괴를 초래한다.

6. **자가면역 질환은 조절(억제) T 림프구의 활동이 부적절할 때 발생할 수 있다.** 조절 T 림프구는 면역 반응을 약화시켜 자가면역 질환 및 이와 관련된 만성염증을 억제하는 작용을 한다. 다른 T 림프구가 FOXP3로 알려진 전사인자의 활성화에 의해 조절 T 림프구로 전환될 수 있다는 증거이다. 따라서 이 유전자의 부적절한 발현은 조절 T 림프구의 불충분한 활성으로 이어져 자가면역 질환을 유발할 수 있다. 실제로 유전자가 없는 유전자 조작된 쥐와 돌연변이 FOXP3를 가진 사람들은 심각한 자가면역 질환을 앓고 있다.

면역복합 질환

면역복합체(immune complexes)라는 용어는 박테리아나 다른 세포에 부착되지 않고 자유로운 항원-항체 조합을 나타낸다. 이러한 복합체의 형성은 보체단백질을 활성화하고 염증을 촉진한다. 면역복합체가 포식세포에 의해 제거되기 때문에 이 염증은 일반적으로 자가제한적이다. 그러나 많은 수의 면역복합체가 지속적으로 형성되면 염증이 연장될 수 있다. 또한 면역복합체가 다른 부위로 분산되면 광범위한 염증과 장기 손상이 발생할 수 있다. 이 염증 반응에 의해 생성된 손상을 면역복합 질환이라고 한다.

면역복합 질환은 박테리아, 기생충 및 바이러스에 의한 감염으로 발생할 수 있다. 예를 들어, B형 간염에서 바이러스 항원과 항체로 구성된 면역복합체는 동맥의 광범위한 염증(**동맥주위염**)을 유발할 수 있다. 동맥 손상은 간염 바이러스 자체가 아니라 염증 과정에 의해 발생한다.

면역복합 질환은 자기항원과 자기항체 사이에 복합체가 형성되어도 발생한다. 이것은 염증과 조직 손상이 특정 위치에 국한되지 않는 전신 자가면역 질환을 유발한다.

류마티스 관절염(rheumatoid arthritis)에는 관절의 연골과 뼈에 손상을 일으키는 말초 관절의 활막과 액체에 염증이 있다. 이 질병의 초기 원인은 알려져 있지 않지만 도움 T 세포에 의한 활막의 조기 침윤이 있는 것으로 보인다. 이들은 자기항체를 분비하는 B 세포의 활성화를 유도하는 전염증성 사이토카인을 분비한다. **류마티스 인자**(rheumatoid factor, RF)를 포함한 항체(IgM 항체는 IgG 항체의 F_c 부분에 결합하여 면역복합체를 생성)는 보체단백질을 활성화한다. 이들은 염증을 확장시켜 식세포 다형핵 백혈구를 끌어들여 활성화시킨다.

류마티스 관절염은 좌우 대칭적으로 관절에 영향을 미치며 피로, 식욕부진, 쇠약 등의 전신 증상이 나타날 수 있다. 류마티스 인자(RF) 외에도 염증이 있는 관절의 변형된 단백질을 표적으로 하는 다른 자기항체가 있다. 변형은 아미노산 아르기닌의 아미노산 시트룰린으로의 번역 후 전환을 포함한다. 이러한 변형된 단백질은 RF 검사보다 더 특이적이며 류마티스 관절염 진단을 위한 주요 검사인 **고리형 시크룰린화 펩타이드**(cyclic citrullinated peptide, CCP) 분석에서 검사된다.

전신 홍반성 루프스(systemic lupus erythematosus, SLE)는 신장, 관절, 피부, 중추신경계 및 기타 신체 구조를 침범하는 전신성 자가면역 질환이다. SLE에서 영향을 받은 사람들(이 중 90%가 가임기 여성임)은 광범위한 자기항체를 생성한다. 그러나 SLE의 큰 특징은 자체 핵 구성 성분에 대한 IgG 항체의 생산이다. 실제로, **항핵항체**(antinuclear antibodies, ANA)에 대한 실험실 검사는 질병 진단을 돕는 데 사용된다. SLE가 있는 사람은 자신의 염색질(DNA 및 단백질), 소핵리보핵산단백질(snRNP) 등에 대해 자기항체를 생성한다. 세포자멸사 또는 괴사를 겪는 세포는 이러한 핵 성분을 방출하므로 면역계는 항상 이러한 항원에 노출된다. 현재 이해되지 않는 이유로 SLE 환자는 이러한 자기항원에 대한 면역 내성을 잃는다. 자기항체에 대한 핵 항원의 결합은 전신에 면역복합체를 형성하여 장기를 손상시킬 수 있는 염증을 유발한다.

예를 들어, 면역복합체는 신장의 사구체모세관의 내상피세포(여과 장치, 17장 17.2절)에 들어가 **사구체신염**(glomerulonephritis)을 유발할 수 있는 염증을 유발한다. 여러 유전자가 SLE에 유전적 감수성을 부여할 수 있지만 환경과의 상호작용도 중요하다. 예를 들어, 자외선(햇빛 아래)에 노출되거나 다양한 감염이 SLE를 유발할 수 있다. SLE 환자는 항말라리아제(자가면역을 촉진하는 톨-유사 수용체를 억제하기 때문에)와 다양한 항염증제 및 면역억제제로 치료된다.

알레르기

종종 **과민증**(hypersensitivity)과 같은 의미로 사용되는 **알레르기**(allergy)라는 용어는 항원에 대한 특정 유형의 비정상적인 면역 반응을 나타내며, 이러한 경우에는 **알레르기항원**(allergens)이라고 한다. 알레르기에는 두 가지 주요 형태가 있다. (1) 몇 초 또는 몇 분 안에 증상을 일으키는 알레르기항원에 대한 비정상적인 B 림프구 반응으로 인한 **즉시성 과민증**(immediate hypersensitivity), (2) 항원에 노출된 후 24시간에서 72시간 사이에 증상이 나타나는 비정상적인 T 세포 반응인 **지연성 과민증**(delayed hypersensitivity)이다. 이 두 가지 유형의 과민증을 표 15.11에서 비교하자.

즉시성 과민증

즉시성 과민증(immediate hypersensitivity)은 **알레르기성 비염**(만성 콧물 또는 코막힘), **결막염**(적목 현상), **알레르기성 천식, 아토피 피부염**(두드러기) 그리고 **음식 알레르기**를 유발할 수 있다. 이러한 증상은 알레르기항원에 대한 면역 반응의 결과이다. 알레르기가 없는 사람의 경우, 알레르기항원은 도움 T 림프구의 한 유형인 T_H1 세포를 자극하여 인터페론-γ와 인터루킨-2를 분비한다. 알레르기가 있는 사람의 경우 수지상세포가 T_H2 세포를 자극하여 다른 림포카인, 특히 IL-4, IL-5, IL-9 및 IL-13을 분비한다. 이들은 호산구(eosinophils)를 모집하고, 배상세포에서 점액 생성을 일으키고, 세기관지의 평활근을 자극하여 천식의 기도 과민반응성을 촉진한다(16장 16.3절). 이 림포카인은 또한 B 림프구와 형질세포를 자극하여 정상 IgG

표 15.11 | 알레르기: 즉시성 및 지연성 과민증 반응의 비교

특징	즉시성 과민증	지연성 과민증
증상 발현 시간	몇 분 이내	1~3일 이내
관련된 림프구	B 세포	T 세포
면역 효과기	IgE 항체	세포매개 면역
가장 흔히 발생하는 알레르기	건초열, 천식 및 대부분의 기타 알레르기 질환	접촉성 피부염 (예: 덩굴 옻나무와 옻나무)
치료	항히스타민제 및 아드레날린성 약물	코르티코스테로이드 (예: 코르티손)

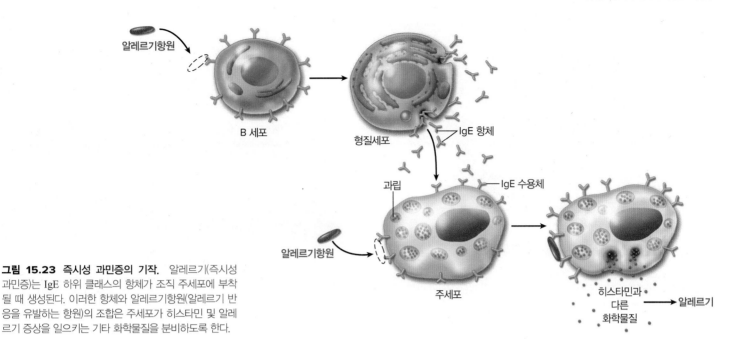

그림 15.23 즉시성 과민증의 기작. 알레르기(즉시성 과민증)는 IgE 하위 클래스의 항체가 조직 주세포에 부착될 때 생성된다. 이러한 항체와 알레르기항원(알레르기 반응을 유발하는 항원)의 조합은 주세포가 히스타민 및 알레르기 증상을 일으키는 기타 화학물질을 분비하도록 한다.

항체 대신 IgE 하위 클래스의 항체를 분비한다. IgE 항체는 종종 덜 익은 고기로 섭취되는 벌레 같은 **장내 기생충**(helminth parasites)을 방지하지만, 알레르기성 즉시성 과민증 반응을 중재하기도 한다.

혈장에서 순환하는 IgG 항체와 달리 IgE 항체는 점막에 집중되어 있다. 거기에서 항체의 일정한 조각(F_c) 부분은 비만세포 및 호염기성세포 표면의 수용체단백질에 결합한다. 사람이 다시 알레르기항원에 노출되면 알레르기항원은 이러한 IgE 항체에 결합한다. 알레르기항원은 주세포와 호염기성세포의 수용체에 결합된 IgE를 교차 연결하여 세포를 자극하고 즉시성 과민증 반응을 일으키는 **히스타민**(histamine) 및 기타 사이토카인(**프로스타글란딘** 및 **류코트리엔** 포함, 11장 11.7절)을 방출한다(그림 15.23).

히스타민은 호흡기도의 평활근 수축을 자극(기관지 수축 생성)하지만 혈관의 평활근 이완(혈관 확장 생성)을 유발한다. 히스타민은 모세관 투과성을 증가시켜 혈장 단백질과 체액의 배출을 촉진하고 국부적인 부종을 생성한다(14장 그림 14.9 참조). 또한 히스타민은 특정 면역 반응에 영향을 주어 염증성 사이토카인의 방출을 촉진한다. **과민증**(anaphylaxis)은 알레르기항원에 대한 반응으로 히스타민 및 기타 주세포 분자가 광범위하게 방출되어 전신 및 생명을 위협하는 영향을 일으킬 때 발생한다(**아나필락시스 쇼크** 포함, 14장 14.7절에서 논의됨).

꽃가루 알레르기(가려움증, 재채기, 눈물, 콧물)의 증상은 주로 히스타민에 의해 생성되며 H_1-히스타민 수용체를 차단하는 항히스타민제로 효과적으로 치료할 수 있다. 천식에서 호흡곤란은 비만세포

와 호산구에서 방출되는 화학물질의 결과로 세기관지의 염증과 평활근 수축으로 인해 발생한다. 특히, 천식에서 기관지 수축은 주로 활성화된 호산구에 의해 분비되는 류코트리엔에 의해 생성된다. 천식은 기관지 확장을 유발하는 에피네프린과 더 구체적인 β_2-아드레날린 작용의 약물(9장)과 염증 및 류코트리엔 합성을 억제하는 코르티코스테로이드로 치료한다. 천식과 그 치료는 16장 16.3절에서 더 자세히 논의된다.

특정 식품(우유, 계란, 땅콩, 대두, 밀 및 기타)은 민감한 사람들에게 IgE 매개 알레르기 반응을 유발할 수 있다. 소화관은 일반적으로 이러한 외래 항원에 대한 면역 반응을 억제하기 위해 조절 T 림프구(T_{reg} 세포)가 필요한 과정인 식이 단백질 항원을 허용한다. 음식 알레르기가 있는 사람은 음식 항원이 IgE 매개 반응을 일으켜 위장관 장애, 두드러기, 저혈압, 세기관지 염증을 유발할 수 있으며 이러한 반응들은 생명을 위협한다. 그러나 일부 알레르기 식품 반응은 T_H2 도움 T 세포와 관련된 비-IgE 기전에 의해 매개되기도 한다. **식품 알레르기**(food allergies)는 비면역기작(젖당 과민증이 있는 사람의 락타아제효소 결핍 등)으로 인해 발생하는 **음식 과민증**(food intolerance)과 다르다. 음식 알레르기가 있는 사람은 현재 사용할 수 있는 특정 치료법이 없기 때문에 특정 음식을 피하는 데 부지런해야 한다. 항히스타민제는 때때로 증상 완화에 도움이 될 수 있으며 에피네프린은 생명을 위협하는 전신 반응을 조절하는 데 사용된다.

특정 항원에 대한 즉시성 과민증은 일반적으로 피부 아래에 다양한 항원을 주사하여 테스트한다(그림 15.24). 사람이 해당 항원에 알

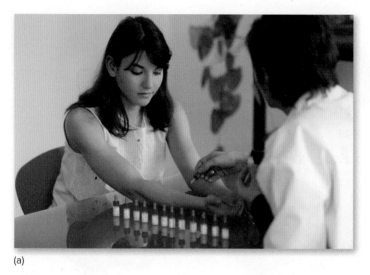

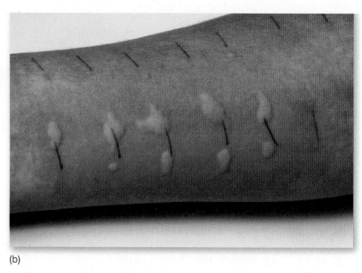

그림 15.24 알레르기 피부 검사. 알레르기항원(a)이 민감한 개인의 피부에 주입되면 전형적인 팽진-발적 반응(b)이 몇 분 이내에 발생한다. (a) ©Garo/Phanie/Science Source. (b) ©Southern Illinois University/Science Source

레르기가 있는 경우 짧은 시간 내에 **팽진-발적 반응**(flare-and-wheal reaction)이 생성된다. 이 반응은 히스타민 및 기타 화학매개체의 방출로 인한 것이다. 구진(번짐 홍조)은 혈관 확장으로 인한 것이고 발진(상승된 부위)은 국부 부종으로 인한 것이다.

즉시성 과민증을 유발하는 알레르기항원에는 다양한 음식, 벌침, 꽃가루 등이 있다. 이 유형의 가장 흔한 알레르기는 계절성 꽃가루 알레르기로 돼지풀(**암브로시아**) 꽃가루에 의해 유발될 수 있다(그림 15.25a). 일반적으로 먼지나 깃털에 대한 알레르기로 인해 만성 알레

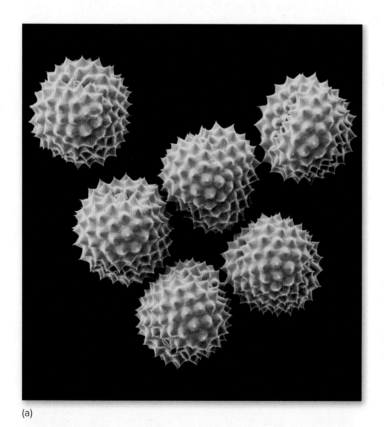

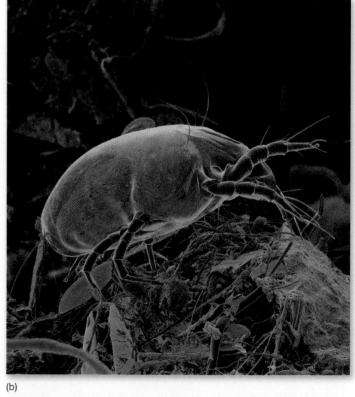

그림 15.25 흔한 알레르기항원. (a) 꽃가루 알레르기를 일으키는 돼지풀(암브로시아)의 주사전자현미경 사진이다. (b) 집먼지 진드기(*Dermatophagoides farinae*)의 주사전자현미경 사진이다. 집먼지 진드기에 의해 생성된 폐기물 입자는 만성 알레르기성 비염 및 천식의 원인이 된다. (a) ©Medical-on-Line/Alamy, (b) ©David Scharf/Science Source

르기성 비염과 천식이 있는 사람들은 먼지 속에 살고 몸에서 끊임없이 떨어지는 피부 비늘을 먹는 작은 진드기(그림 15.25b)에 알레르기가 있다. 사실, 집먼지 진드기의 항원 대부분은 몸에 있는 것이 아니라 대변에 있다. 꽃가루처럼 코 점막층에 들어갈 수 있는 작은 입자다. 집먼지 1g당 100,000개 이상의 진드기 배설물이 있을 수 있다.

지연성 과민증

지연성 과민증(delayed hypersensitivity)에서는 이름에서 알 수 있듯이 즉시성 과민증보다 증상이 나타나는 데 더 오랜시간(몇 시간에서 며칠)이 걸린다. 즉시성 과민증은 항체에 의해 매개되는 반면, 지연성 과민증은 세포매개 T 림프구 반응이기 때문일 수 있다. 증상은 히스타민의 분비보다는 림포카인의 분비로 인해 발생하기 때문에 항히스타민제 치료는 효과가 거의 없다. 현재 코르티코스테로이드는 지연성 과민증을 효과적으로 치료할 수 있는 유일한 약물이다.

지연성 과민증의 가장 잘 알려진 예로는 옻나무, 덩굴옻나무, 거양옻나무에 의한 **접촉성 피부염**(contact dermatitis)이 있다. 폐결핵에 대한 피부 검사인 타인 검사와 망토우스 검사도 지연성 과민증 반응에 의존한다. 사람이 결핵균에 노출되어 결과적으로 T 세포 클론이 발생했다면, 결핵 항원을 작은 바늘로 피부에 문지르거나(타인 검사) 피부 아래에 주사(망토우스 검사) 후 며칠 이내에 피부 반응이 나타난다.

알레르기성 접촉성 피부염(allergic contact dermatitis)에 민감한 사람은 피부에 접촉하는 화장품, 보석 또는 기타 제품에 대한 반응으로 염증성 피부 발진이 발생할 수 있다. 알레르기 접촉성 피부염에서 이러한 제품의 작은 유기분자는 피부에 침투하여 자가 단백질에 결합하여 **합텐화**(haptenization)라는 과정에서 새로운 항원을 생성한다. 이 새로운 항원은 T 세포 반응을 활성화하고 알레르기 발진을 유발할 수 있다.

🔍 임상연구 요약

티미는 파상풍, 디프테리아 및 백일해에 대한 추가 백신을 받았다. 여기에는 능동 면역을 자극하는 비활성화된 박테리아 독소가 포함되어 있으므로 티미는 미래에 발생할 수 있는 악성 감염과 싸울 수 있는 림프구 클론이 만들어졌다. 티미가 길에서 낡은 깡통에 찔렸을 때 이 예방접종을 받지 않았다면 파상풍에 걸렸을 것이다. 베인 상처는 국부염증을 유발했는데, 히스타민과 기타 전염증성 사이토카인의 방출로 혈관이 확장되어 해당 부위가 붉어지고 모세관에서 체액이 누출되어 부어올랐다. 통증은 사이토카인 프로스타글란딘 E_2에 의해 악화되었을 수 있다. 고름은 조직을 액화시키는 프로테아제의 호중구 방출과 죽은 호중구에 의해 생성되었다. 상처를 깨끗이 하고 살균 연고를 바르면 감염이 퍼지는 것을 방지하고 패혈증으로 알려진 전신 염증을 막는데 도움을 주었다. 티미의 계절성 기침은 IgE 생성을 유발하는 즉시성 과민증과 주세포 및 호염기성 세포에서 히스타민을 방출하기 때문일 수 있다. 히스타민은 비염의 알레르기 증상의 주요 매개체이므로 항히스타민제는 티미의 기침을 완화하는 데 도움이 된다.

상호작용

      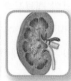

연결

피부계

- 피부는 병원체의 침입에 대한 일차 방어선 역할을 한다.
- 표피의 수지상세포와 진피의 대식세포는 면역 반응을 유발하는 항원을 제시한다.
- 비만세포는 염증에 기여한다.

골격계

- 면역에 관여하는 백혈구 형성을 포함한 조혈은 골수에서 발생한다.
- 면역계는 골격계를 포함한 모든 시스템을 감염으로부터 보호한다.

근육계

- 심장의 심근은 면역계를 포함한 신체기관으로 혈액을 펌프한다.
- 혈관의 평활근은 감염 부위로의 혈류를 조절하는 데 도움이 된다.

신경계

- 뇌하수체와 부신의 신경계통 조절은 면역계의 활동에 간접적으로 영향을 미친다.
- 신경은 림프기관을 포함한 대부분의 기관으로 가는 혈류를 조절한다.

내분비계

- 뇌하수체와 부신은 면역 기능에 영향을 미친다.
- 가슴샘은 T 림프구 생성을 조절한다.

순환계

- 순환계는 호중구, 단핵구 및 림프구를 감염된 부위로 운반한다.
- 조혈은 면역 반응에 필요한 세포를 생성한다.

호흡계

- 폐는 혈액 수송을 위해 산소를 제공하고 혈액에서 이산화탄소를 제거한다.

비뇨기계

- 신장은 혈액의 부피, pH 및 전해질 균형을 조절하고 노폐물을 제거한다.
- 면역계는 비뇨기계의 감염으로부터 보호한다.

소화계

- 위장관은 면역계를 포함한 모든 신체세포에 영양분을 제공한다.
- 위산은 병원체에 대한 장벽 역할을 한다.
- 위장관의 영역에는 수많은 림프구와 림프 결절이 있다.

생식계

- 혈액-정소 장벽은 정자세포 항원이 자기 면역 반응을 유발하는 것을 방지한다.
- 질 산도는 병원체의 확산을 억제한다.
- 태반은 일반적으로 면역 공격으로부터 보호되는 면역적으로 특별격리장소이다.
- 엄마의 모유는 아기에게 수동적으로 면역이 되는 항체를 제공한다.

요약

15.1 방어기작

A. 비특이적(선천성) 방어기작은 내부 방어뿐만 아니라 신체 침투에 대한 장벽을 포함한다.

1. 포식세포가 침입하는 병원체를 잡아먹는다.

2. 인터페론은 다른 세포를 바이러스 감염으로부터 보호하는 데 도움이 되는 바이러스에 감염된 세포에서 분비되는 폴리펩타이드이다.

3. 비특이적(선천성) 면역계는 외래 분자와 이러한 고유한 외래 분자를 인식하는 톨-유사 수용체라고 하는 여러 수용체의 상호작용에 의해 병원체 관련 분자 유형(PAMP)에 반응한다.

B. 특이(적응) 면역 반응은 항원에 대한 것이다.

1. 항원은 일반적으로 크고 복잡하며 이질적인 분자 또는 분자의 일부이다.

2. 주어진 분자는 다른 항체의 생산을 자극하는 다수의 항원 결정 부위를 가질 수 있다.

C. 특이 면역은 림프구의 기능이다.

1. B 림프구는 항체를 분비하고 체액성 면역을 제공한다.

2. T 림프구는 세포매개 면역을 제공한다.

3. 가슴샘과 골수는 일차림프기관으로, 이차림프기관에 종자를 공급하는 림프구를 생산한다.

D. 특정 및 비특이적 면역기작은 국부염증의 발달에 협력한다.

15.2 B 림프구의 기능

A. 면역글로불린에는 5개의 하위 분류(IgG, IgA, IgM, IgD 및 IgE)가 있다.

1. 이러한 하위분류는 중쇄의 일정한 영역에서 폴리펩타이드에 대해 다르다.

2. 각 항체 유형은 특정 항원과 결합하는 두 가지 가변영역을 가지고 있다.

3. 항체와 항원의 조합은 식세포증을 촉진한다.

B. 항원-항체 복합체는 보체계라고 불리는 단백질의 시스템을 활성화한다.

1. 이것은 보체 결합을 초래하며, 보체단백질이 혈장막에 부착되어 세포의 파괴를 촉진한다.

2. 자유 보체 단백질은 옵소닌화 및 화학작용을 촉진하고 조직 주세포에서 히스타민의 방출을 자극한다.

15.3 T 림프구의 기능

A. 가슴샘은 T 림프구를 처리하고 전신에 걸쳐 T 림프구의 효과적인 면역 반응에 필요한 것으로 여겨지는 호르몬을 분비한다.

B. T 림프구에는 세 가지 하위 범주가 있다.

1. 세포독성 T 림프구는 항체를 포함하지 않지만 세포독성 T 세포와 희생세포 사이의 긴밀한 접촉을 필요로 하는 기작에 의해 희생세포를 죽인다.

2. 세포독성 T 림프구는 이식 거부, 곰팡이 및 바이러스 감염에 대한 면역학적 방어, 일부 세균 감염에 대한 방어를 담당한다.

3. 도움 T 림프구는 세포독성 T 림프구와 B 림프구의 활동을 자극하는 사이토카인을 분비한다.

4. 조절 T 림프구(이전에는 억제 T 림프구라고 함)는 면역 반응을 억제하여 질병을 유발할 수 있는 과민성 면역 반응을 예방한다.

5. T 림프구는 림프구와 대식세포의 작용을 촉진하는 림포카인이라는 화합물을 분비한다.

6. T 림프구의 원형질막에 있는 수용체단백질은 T 세포가 활성화되기 위해 조직적합성 항원과 함께 외래 항원과 결합해야 한다.

7. 조직적합성 항원 또는 MHC 분자는 세포막에 있는 분자군으로, 개인마다 서로 다른 조합으로 존재한다.

C. 대식세포 및 수지상세포와 같은 항원-표시 세포는 바이러스와 같은 외래 단백질을 부분적으로 소화하고 MHC 클래스-2 항원과 조합하여 항원을 표면의 림프구에 제시한다.

1. 도움 T 림프구는 외부 항원에 의해 활성화되기 위해 항원-표지 세포와의 상호작용이 필요하다. 이러한 방식으로 활성화되면 도움 T 세포가 인터루킨-2를 분비한다.

2. 인터루킨-2는 외래 항원에 대해 특이적인 세포독성 T 림프구의 증식을 자극한다.

3. 세포독성 T 림프구가 희생세포를 공격하기 위해서는 희생세포가 MHC 클래스-1 분자와 결합된 외래 항원을 제시해야 한다.

4. 인터루킨-2는 또한 B 림프구의 증식을 자극하여 외래 항원에 대한 항체의 분비를 촉진한다.

15.4 능동 면역과 수동 면역

A. 사람이 병원체에 처음 노출되었을 때 일차반응이 생성된다. 후속 노출은 이차반응으로 이어진다.

  1. 이차반응 동안 IgM 항체가 천천히 생성되어 환자가 아플 가능성이 높다.

  2. 이차반응 동안 IgG 항체가 빠르게 생성되어 병원체에 저항할 수 있다.

  3. 능동 예방접종에서 사람은 독성 병원체와 동일한 항원성을 가진 약화된 병원체에 노출된다.

  4. 이차반응은 적절한 림프구의 항원 자극 증식의 결과로 림프구 클론의 발달로 인한 것이다.

B. 자기항원에 대한 내성은 자기항원에 대해 특이성을 갖는 가슴샘의 T 림프구의 파괴에 의해 태어날 때 발생한다.

  1. 이것을 클론 결손이라고 한다.

  2. 클론 에너지 또는 림프구 억제도 발생할 수 있으며 B 림프구의 자기항원 내성에 대한 책임이 있을 수 있다.

  3. 내성기작이 효과가 없을 때 면역계가 자기항원을 공격하여 자가면역 질환을 유발할 수 있다.

C. 수동 면역은 면역에서 비면역 유기체로의 항체 전달에 의해 제공된다.

  1. 모체에서 태아로 항체가 전달되는 과정에서 자연적으로 수동 면역이 발생한다.

  2. 항혈청 주사는 일부 병원체 및 독소에 대한 수동 면역을 제공한다.

D. 단항체는 B 림프구와 다발성 골수종 세포의 융합에 의해 인공적으로 형성된 융합세포에 의해 만들어진다.

15.5 종양 면역학

A. 암에 대한 면역감시는 주로 세포독성 T 림프구와 자연살생세포에 의해 제공된다.

  1. 암세포는 탈분화되어 배아 항원을 생성할 수 있다. 이들 또는 다른 항원은 비정상적으로 생성된 MHC 클래스-2 항원과 관련하여 림프구에 제시될 수 있다.

  2. 자연살생세포는 비특이적인 반면, T 림프구는 암세포 표면의 특정 항원에 대해 지시된다.

  3. 암에 대한 면역감시는 스트레스에 의해 약해진다.

15.6 면역계에 인한 질환

A. 자가면역 질환은 자기항원에 대한 자기항체의 생성으로 인해 발생하거나 자가반응 T 림프구의 발생으로 인해 발생할 수 있다.

B. 면역복합 질환은 유리항원이 항체에 결합할 때 생기는 염증으로 인해 발생하는 질환이다.

C. 알레르기 반응에는 즉시성 과민증과 지연성 과민증 두 가지 유형이 있다.

  1. 알레르기항원이 IgE 클래스의 항체 생성을 유발하면 즉시성 과민증이 나타난다. 이 항체는 조직 주세포에 부착하고 주세포에서 화학물질의 방출을 자극한다.

  2. 주세포는 히스타민, 류코트리엔 및 프로스타글란딘을 분비하며, 이는 알레르기 증상을 유발하는 것이다.

  3. 접촉성 피부염에서와 같이 지연성 과민증은 T 림프구의 세포매개 반응이다.

문제

이해력 검증

1. 항체가 침입하는 박테리아세포를 파괴하는 데 어떻게 도움이 되는지 설명하시오.

2. 다양한 유형의 인터페론을 알아보고, 근원과 작용에 대해 설명하시오.

3. 위치와 기능 측면에서 MHC 클래스-1 분자 및 MHC 클래스-2 분자를 구별하시오.

4. 항원에 대한 특정 면역 반응을 활성시키는 대식세포의 역할을 설명하시오.

5. 도움 T 림프구의 두 가지 주요 하위 유형을 구별하시오.

6. 형질세포가 항원을 공격하는 방법과 침입한 외부 세포를 파괴하는 방법을 설명하시오. 이 기작을 세포독성 T 림프구가 표적세포를 파괴하는 기작과 비교하시오.

7. 자기항원에 대한 내성이 어떻게 생길 수 있는지 설명하시오. 또한 자가면역병에서의 두 가지 예를 제시하고 가능한 원인을 설명하시오.

8. 클론선택설을 사용하여 예방접종에 의한 능동 면역이 어떻게 생성되는지 설명하시오.

9. 수동 면역의 특성을 설명하고 항독소가 어떻게 생산되고 사용되는지 설명하시오.

10. 즉시성 과민증과 지연성 과민증을 구별하시오. 즉시성 과민증을 치료하는데 사용되는 약물은 무엇이며, 이러한 약물은 어떻게 작용하는가? 이러한 화합물이 지연성 과민증 치료에 효과가 없는 이유는 무엇인가?

11. 조절 T 림프구와 그 기능을 설명하시오. 조절 T 림프구의 결핍으로 인해 어떤 유형의 질병이 발생할 수 있는가? 조절 T 림프구의 부적절한 활성화로 인해 어떤 유형의 질병이 발생할 수 있는가? 이에 대하여 설명하시오.

12. 선천성(비특이적) 면역계가 다양한 병원체를 인식하고 이에 대응하는 방법을 설명하시오.

16 호흡생리학

 임상연구

천식이 있는 흡연자인 피터는 2개의 흡입기를 사용하는데 하나는 주기적인 발작을 조절하기 위해 사용하고 또다른 하나는 필요한 경우 한달에 한번 정도 사용한다. 그는 어느날 자신의 차로 일하다가 폐쇄된 차고에서 기절했다. 다행히 그의 아내에 의해 빠른 시간내로 발견이 되었고 고압산소를 통한 치료를 받았다. 그해 말, 그는 노상강도에 의해 가슴에 흉기를 찔렸다. 내과의사가 그의 가슴에 실을 주사기로 찔러넣어 공기를 빼낸 뒤에야 심각한 통증은 해소되었다. 그의 회복을 축하하기 위해 피터와 그의 아내는 고도 9,000피트의 시에라네바다산맥으로 휴가를 갔는데 그곳에서 그는 심각한 두통과 현기증을 느껴 병원에 갔다. 맥박산소측정 결과 혈액의 산소 섭취는 정상이었지만 폐기능검사 결과는 비정상적으로 낮은 초당 강제날숨폐활량(FEV_1)를 나타냈다.

새로운 용어 및 개념에는 다음과 같은 것이 있다.
- 기흉, 폐쇄이상, 초당 강제날숨폐활량(FEV_1)
- 고압산소 치료, 일산화탄소헤모글로빈, 급성고산병(AMS)

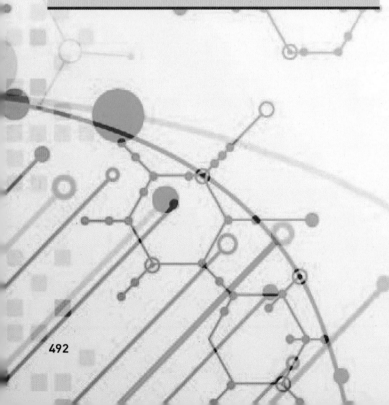

16.1 호흡계

호흡계는 공기와 혈액 사이의 기체교환 장소인 호흡구역과 공기를 호흡구역으로 나르는 전도구역으로 나뉜다. 공기와 혈액 사이의 기체교환은 가스 확산의 빠른 속도를 가능하게 하는 호흡 폐포벽을 통해 일어난다.

호흡(respiration)이라는 용어는 서로 관련된 기능을 갖는 세 가지의 구분된 단어를 포함한다. (1) **환기**(ventilation 또는 breathing), (2) 공기와 폐 속의 혈액 사이 그리고 혈액과 몸의 다른 조직 사이에서 일어나는 **기체교환**(gas exchange), (3) 세포호흡의 에너지-생성 반응에서 조직에 의한 **산소이용**(oxygen utilization) 등이다. 환기 및 공기와 혈액 사이의 기체교환(산소와 이산화탄소)은 **외호흡**(external respiration)이라고 하며 혈액과 다른 조직 사이의 기체교환과 조직에 의한 산소 이용은 **내호흡**(internal respiration)이라고 한다.

환기는 폐(허파)의 안과 밖으로 공기를 이동시키는 기계적 과정이다. 산소농도는 혈액에서보다 폐에서 더 높기 때문에 산소는 폐에서 혈액 속으로 확산된다. 반대로 이산화탄소의 경우 농도 기울기에 따라 확산에 의해 혈액에서 폐로 이동한다. 이러한 기체교환의 결과로 들숨(흡기, inspired air)은 날숨(호기, expired air)보다 더 많은 산소와 더 적은 이산화탄소를 포함한다. 여기서 중요한 것은 폐에서 나가는 혈액(폐정맥)은 폐동맥에 의해 폐로 전달되는 혈액보다 산소 농도는 더 높고 이산화탄소는 더 낮다는 점이다. 이것은 폐가 혈액과 공기 간의 기체평형이 이루어지도록 하기 위함이다. 공기와 혈액 사이의 기체교환은 전적으로 폐조직을 통한 확산에 의해 일어난다. 이러한 확산은 폐의 표면적이 넓고 혈액과 공기 사이의 확산거리가 매우 짧기 때문에 매우 빠르게 일어난다.

호흡계의 구조

폐에서의 기체교환은 **폐포**(pulmonary, alveoli)라고 부르는 약 3억 개의 아주 작은(지름 0.25~0.50 mm)크기의 기낭(공기주머니)을 통해 일어난다. 이러한 많은 숫자의 폐포는 넓은 표면적(60~80 m²)을 제공하여 기체교환을 용이하게 한다. 폐포 속의 공기와 모세혈관의 혈액 사이의 확산속도는 이 둘 간의 거리에 의해 결정된다. 폐포세포와 모세혈관 내피세포의 평균적인 두께는 각각 약 0.15 μm이고, 공기와 혈액 사이의 거리는 단지 0.3 μm에 불과하다.

폐포벽을 구성하는 세포에는 I형과 II형 2종류가 있으며 **II형 폐포세포**(type II alveolar cell)가 **I형 폐포세포**(type I alveolar cell)보다

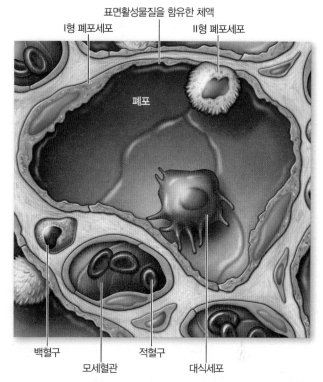

그림 16.1 폐포와 폐 모세혈관 사이의 관계. 폐포벽은 매우 좁고 I형과 II형 폐포세포로 구성된다. 폐 대식세포는 폐에 들어온 입자를 포식할 수 있다.

더 두껍다(그림 16.1). I형 폐포세포는 폐의 전체 표면적의 95~97%를 차지한다. 혈액과의 기체교환은 주로 I형 폐포세포를 통해 일어나며 앞서 언급했듯이 I형 폐포세포는 매우 얇다. 모세혈관 내피세포의 기저막이 I형 폐포세포의 기저막과 융합되는 곳에 혈액과 공기 사이의 확산거리는 0.3 μm 정도로 매우 짧은데(그림 16.2), 이것은 사람 머리카락 두께의 1/100에 해당한다. II형 폐포세포는 폐 표면활성물질을 분비하고 Na^+와 H_2O를 재흡수함으로서 폐포 속에 체액이 축적되는 것을 막는다.

공기와 혈액 사이의 기체확산율을 최대화하기 위해 폐포를 통해 생긴 공기-혈액 장벽은 매우 얇고 큰 표면적을 갖고 있다. 이러한 특징을 가지고 있음에도 폐포벽은 격렬한 운동과 폐의 고팽창 같은 심한 스트레스를 버틸 수 있을 만큼 강하다. 폐포벽의 강한 신장강도(당기는 것에 버티는 힘)는 모세혈관과 폐포벽의 융합된 기저막(IV형 콜라겐 단백질로 구성, 1장 1.3절)에 의해 제공된다.

폐포는 모양이 다면체구조이고 여러 개가 모여 보통 벌집과 같은 송이를 이룬다. 송이를 구성하는 1개의 폐포 내에 있는 공기는 아주 작은 구멍을 통해 다른 폐포로 들어갈 수 있다(그림 16.3). 이러한 폐포 송이는 폐포낭에서 끝나는 매우 가는 공기관(air tube)인 **호흡세기관지**(respiratory bronchiole)의 말단에서 나타난다. 각각의 폐

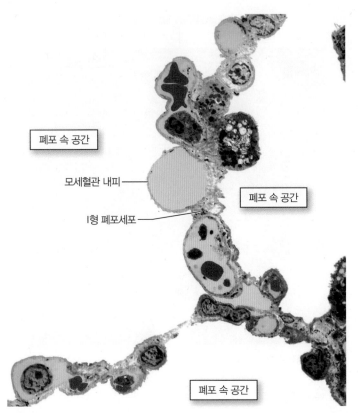

폐포 속 공간

모세혈관 내피 —

I형 폐포세포 —

폐포 속 공간

폐포 속 공간

그림 16.2 폐포벽 내 모세혈관의 전자현미경 사진. 그림 왼쪽에서 모세혈관의 혈액과 폐포 속 공간이 구분된 굉장히 짧은 거리를 주목하라. ©Biophoto Associates/Science Source

포들이 호흡 세기관지의 길이를 따라 독립적인 주머니 모양의 돌기로도 나타난다. 비록 각 호흡 세기관지와 그것의 말단 폐포 사이의

거리는 약 0.5 mm이지만 이들 단위가 모여 폐부피의 대부분을 구성한다.

호흡계의 기도는 그 기능에 따라 2개의 구역으로 나뉜다. **호흡구역**(respiratory zone)은 기체교환이 일어나는 곳이며, 따라서 호흡구역은 호흡 세기관지와 말단 폐포낭이 포함된다. **전도구역**(conducting zone)은 호흡구역에 이르기 전에 공기가 통과하는 모든 해부학적 구조가 포함된다(그림 16.4).

공기는 폐포가 없고 기체교환에 관여하지 않는 매우 좁은 공기통로를 가지는 **종말 세기관지**(terminal bronchiole)에서 호흡 세기관지로 들어간다. 종말 세기관지는 **좌우 일차기관지**(right and left primary bronchus)가 계속 분지되어 형성된 큰 공기통로를 통해 공기를 받아들인다. 이들 2개의 기관지는 목 부위의 식도(음식물을 위로 나르는 근육성 관) 앞에 위치한 **기관**(trachea), 혹은 기도와 연결된다. 기관은 연골환에 의해 지지되는 탄탄한 관이다(그림 16.5). 이곳에는 기관에서부터 폐포까지 23개 이상의 분지관이 있다.

공기는 경구와 비도 양쪽 부분을 모두 만나는 구개 뒤의 공간 **인두**(pharynx)로부터 기관으로 들어간다. 공기가 기관과 폐로 들어가거나 나오기 위해서는 성대주름 사이에 있는 **성문**(성대문)이라는 판막과 같은 구멍을 통과해야 한다. 실주름과 성대주름은 기관으로 인도하는 **후두**(laynx 또는 voice box)의 부분이다(그림 16.6). 사람의 목소리는 성대의 장력에 의해 조절되는 음높이와 함께 성대의 진동에 의해 생성된다. 일반적으로 "아담의 사과(Adam's apple)"는 후두의

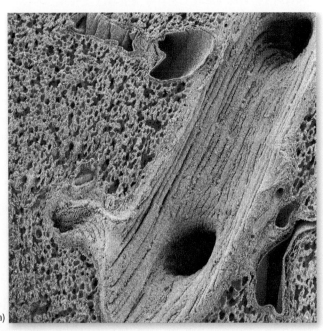

(a)

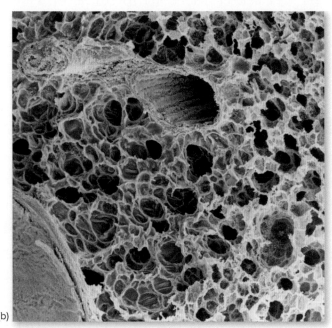

(b)

그림 16.3 폐조직의 주사전자현미경 사진. (a) 폐포에 의해 둘러싸인 세기관지(노란색)을 보여주는 주사현미경 사진. 실제 보이는 큰 구멍들이 모세혈관이다. (b) 고배율로 본 폐포의 주사현미경 사진이다. (a) ©Susumu Nishinaga/Science Source. (b) ©Biophoto Associates/Science Source

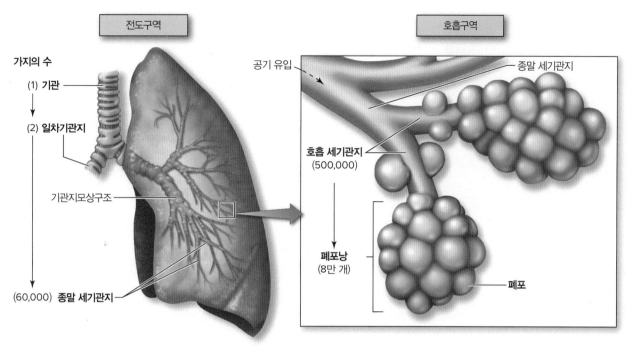

그림 16.4 호흡계의 전도구역과 호흡구역. 전도구역은 기체교환이 일어나는 구역인 호흡구역으로 공기를 전도하는 기도로 구성된다. 괄호 안의 숫자는 기도와 폐포낭의 총 개수를 나타낸다.

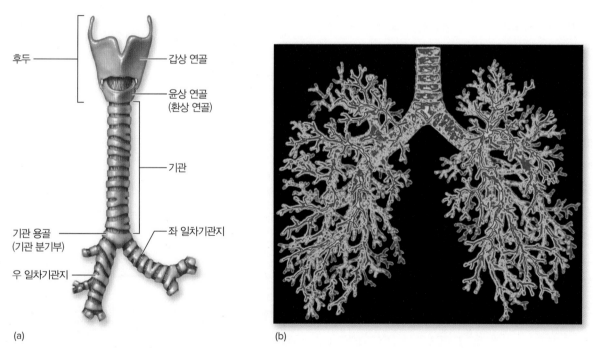

그림 16.5 호흡계의 전도구역. (a) 후두부터 종말 세기관지까지의 확대된 정면도와 (b) 플라스틱 주물로 나타낸 기관으로부터 종말 세기관지까지의 기도이다. (b) ©Alfred Pasieka/Science Source

갑상 연골에 의해 형성된다(그림 16.5 참고). 윤상갑상샘 근육의 수축을 통해 성대를 늘리고 음의 높낮이를 적절하게 조절하는 기관인 갑상 연골과 관련된 윤상 연골의 기울어짐을 제공한다.

요약하면 호흡계의 전도구역은 입, 코, 인두, 후두, 기관, 일차기관지, 세기관지로 구성된다. 게다가 이들 구조는 공기를 호흡구역으로 전도함은 물론 부수적인 기능을 담당한다. 들숨의 **가온**(warming)과 **가습**(humidification) 그리고 **여과**(filtration)와 **정화**(cleaning)가 이에 해당한다.

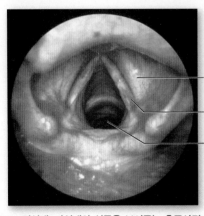

실주름(가성대)

성대주름(진성대)

성문

그림 16.6 진성대, 가성대와 성문을 보여주는 후두사진. 성대주름은 소리내는 기능을 하는 한편, 실주름은 소리내는 기능을 하지 않는다.

대기 중의 온도 및 습도와는 상관없이 들숨이 호흡구역에 도달하면 온도가 37℃(체온)가 되며 공기가 기도를 이루고 있는 따뜻하고 젖은 점막 위를 흐르면서 수증기로 포화된다. 이로 인해 내부 체온이 일정하게 유지되며 섬세한 폐조직이 건조해지는 것을 방지한다.

전도구역의 세포에 의해 분비된 점액은 들이마신 공기에 포함된 작은 입자들을 포획함으로써 여과기능을 수행한다. 이 점액은 전도구역을 형성하는 상피세포의 상단에 돌출한 섬모에 의해 분당 1~2 cm씩 이동한다. 섬모는 세포당 약 300개가 있으며, 공동의 **점액섬모 운동**(mucociliary escalator)에 의해 점액을 인두 쪽으로 이동시킨다. 인두에 도달한 점액은 삼키거나 뱉을 수 있게 된다. 이러한 과정을 **점액섬모 청소**(mucociliary clearance)라고 한다. **낭성섬유증**(cystic fibrosis, 6장 6.2절)인 경우 점액섬모 운동의 기능은 중단된다. 이러한 경우 Cl^-의 감소된 분비가 Na^+의 흡수를 증가시켜 점액이 섬모를 적절히 정화할 수 없을 만큼 물 함량이 감소되는 결과를 낳는다. 또한 담배연기는 섬모의 손상을 일으키고 점액섬모 청소의 기능을 감소시키는 것으로 보인다.

이러한 여과기능의 결과로 6 μm보다 더 큰 입자는 정상적으로 폐의 호흡구역으로 들어가지 못한다. 이 기능의 중요성은 대량의 탄소분진을 흡입한 광부들에게서 나타나는 질환인 **흑폐**(black lung)를

통해 알 수 있다. 폐에 탄소 분진이 침착하면 폐가 폐섬유증(pulmonary fibrosis)으로 발전한다. 폐포 자체에는 상주하는 대식세포가 있어서 항상 청결하게 유지된다(그림 16.1 참고). 폐에서의 섬모와 대식세포의 정화 작용은 흡연에 의해 감소된다.

흉강

돔(dome) 모양의 얇은 횡문근인 **횡경막**(가로막)은 전방체강(anteior body cavity)인 복측강을 두 부분으로 나눈다. 횡경막 하부의 **복부골반강**(abdominopelvic cavity)에는 간, 이자, 위장관, 지라, 생식비뇨기관, 기타 기관이 포함된다. 횡경막 상부의 흉강(가슴안) 중앙부분에는 심장, 큰 혈관, 기관, 식도, 가슴샘이 포함되어 있고, 양 측면은 좌폐와 우폐로 채워져 있다.

중앙 부분의 **종격**(세로칸)은 **흉막**(가슴막)이라고 하는 두 층의 젖은 상피막에 의해 둘러싸여 있다. 표면층인 **벽쪽 가슴막**(벽측흉막)은 흉벽 안쪽을 형성한다. 심층인 **내장쪽 가슴막**(장측흉막)은 폐의 표면을 덮고 있다(그림 16.7).

폐는 정상적으로 흉강을 채우고 있다. 이에 따라 각 폐를 덮고 있는 내장쪽 가슴막은 흉벽에 있는 벽쪽 가슴막 쪽으로 밀려 있다. 따라서 정상적인 상태에서는 내장쪽과 벽쪽 가슴막 사이에 공기가 거의 없거나 전혀 없는 상태를 유지한다. 결론적으로 흉막내강(가슴막 공간)이라 하는 '잠재적 공간'은 폐가 허탈 상태가 될 때 비로소 실질적인 공간이 될 수 있다. 흉강에서 폐의 정상 위치는 그림 16.8의 방사선 사진에서 볼 수 있다. 하부 호흡기 감염은 전세계 사망원인 3위에 해당하며, 만성 폐쇄성 폐질환(COPD)과 폐암이 4, 5위에 해당한다.

16.2 환기의 물리적 양상

폐의 안과 밖으로의 공기이동은 페부피(폐용적)의 변화에 의해 생긴 압력 차이로 일어난다. 그러므로 환기는 늘임성(신전성), 탄력성, 표면장력을 포함하는 폐의 물리적 성질에 의해 영향을 받는다.

공기는 압력이 높은 곳에서 압력이 낮은 곳으로 이동하는데, 전도구역과 호흡구역 사이의 공기이동은 기도의 두 말단 간 압력 차이로 인해 일어난다. 혈액이 혈관을 통해 흐르는 것처럼 세기관지를 통한 공

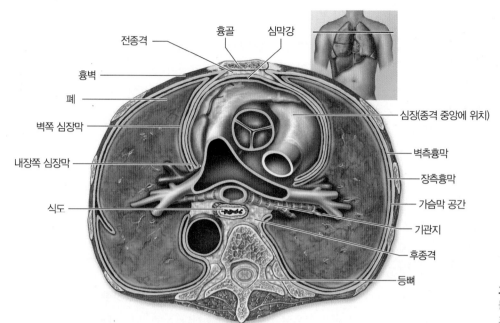

전종격
흉골
심막강
흉벽
폐
벽쪽 심장막
내장쪽 심장막
식도

심장(종격 중앙에 위치)
벽측흉막
장측흉막
가슴막 공간
기관지
후종격
등뼈

그림 16.7 흉강의 횡단면. 폐와 더불어 중격과 흉막을 볼 수 있다. 벽쪽 가슴막은 연두색이고, 내장쪽 가슴막은 회색으로 표시했다.

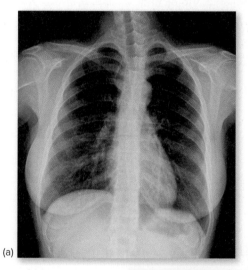

(a)

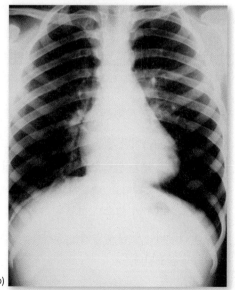

(b)

기의 흐름은 압력 차이와 직접 비례하며 또한 흐름에 대한 마찰저항과 반비례한다. 폐의 늘임성, 탄력성 및 표면장력은 폐의 기능에 영향을 미치는 물리적 성질이다.

폐내압과 흉강내압

내장쪽 가슴막과 벽쪽 가슴막은 2개의 젖은 유리조각처럼 서로 붙어 있다. 이 두 가슴막 사이의 **흉막내강** 속에는 벽쪽 가슴막에 의해 분비된 얇은 층의 액체만이 들어 있다. 이 액체는 다른 기관에 있는 사이액(interstitial fluid)과 같다. 그리고 이 액체는 벽측흉막 내 모세혈관으로부터 여과액으로 형성되고 모세림프관 안으로 배수(drain)된다. 흉막내강에서 이 액체의 주요한 기능은 윤활유로 작용하여 폐가 호흡 중 발생하는 마찰을 최소화한다. 폐는 정상적으로 흉벽(가슴벽)에 붙어 있기 때문에 폐는 호흡 중 흉벽과 함께 팽창하고 수축한다. 따라서 흉막내강은 실재하는 공간이라기보다 잠재적 공간이다. 폐 속에 공기가 없을 경우 흉막내강은 실재하는 공간이 된다.

대기압이 **폐내압**(intrapulmonary pressure) 또는 **폐포내압**(intra-alveolar pressure)보다 크기 때문에 공기가 들숨(흡기)에 폐내로 들

그림 16.8 흉부의 방사선 사진(X-선) 판독. (a) 정상 여성, (b) 정상 남성의 X-선이다. (a) ©yumiyum/iStock/Getty Images, (b) Biophoto Associates/Science Source

어간다. 보통 대기압은 변하지 않기 때문에, 들숨이 일어나기 위해서는 폐내압이 대기압 이하로 떨어져야 한다. 대기압 이하의 압력을 **아대기압**(subatmospheric pressure) 또는 **음압**(negative pressure)이라고 한다.

호흡생리학자들은 대기압과 폐와 가슴의 압력 사이의 차이를 mmHg말고 **cmH₂O**를 통해 측정하였다. 예를 들어, $1\,cmH_2O = 0.74\,mmHg$이므로 $1\,mmHg = 1.36\,cmH_2O$이다. 들숨시 폐내압은 최대 $-1\,cmH_2O$ 가량 낮아지게 된다. 이러한 결과는 대기압과의 차이로 인해 발생한다. 이러한 압력 감소는 아대기압, 즉 대기보다 압력이 낮아지게 되므로 폐안으로 공기가 들어오는 결과를 발생시킨다. 폐로 공기가 들어오면 폐내압은 $0\,cmH_2O$ (대기압과 동일) 정도로 증가하게 된다. 날숨 동안에는 공기를 밖으로 배출해야 하기 때문에 대기압보다 폐내압이 더 높아야만 한다. 즉 날숨 동안에는 폐내압이 약 $+1\,cmH_2O$ 가량 높아지게 된다(그림 16.14 참조). 공기가 폐로부터 배출되면 폐내압은 다시 대기압과 동일한 압력수준으로 낮아지게 된다($0\,cmH_2O$).

폐의 탄력성 장력과 상호 흉벽 때문에 흉벽은 반대방향으로 당기는 반면(팽창하려고 한다), 폐는 한 방향으로 당긴다(무공기 상태가 되려고 한다). 폐의 반대되는 탄력성 반동과 흉벽은 이 두 구조 사이 흉막내강 내 아대기압을 형성하는데, 이 압력을 **흉강내압**(intrapleural pressure)이라고 한다. 표 16.1에서 볼 수 있듯이, 흉강내압은 흉강(thoracic cavity)의 확장 때문에 날숨할 때보다 들숨할 때 더 낮다(압력이 더 음의 값이다). 그러나 흉강내압은 들숨과 날숨을 하는 동안 폐내압보다 보통 더 낮다(표 16.1).

흉막내강의 공기 결핍은 폐내압보다 더 낮은 아대기압 흉강내압을 초래한다. 따라서 폐벽을 가로지르는 압력 차이가 있다. 이러한 폐내압과 흉강내압 사이의 압력 차이를 **경폐압**(transpulmonary pressure) 또는 **경벽압**(transmural pressure)이라고 한다. 폐 내부의 압력(폐내압)은 폐 외부의 압력(흉강내압)보다 더 크기 때문에 그 압력 차이(경폐압)가 폐를 흉벽에 붙어 있게 한다. 그러므로 폐부피의 변화는 들숨과 날숨 동안에 일어나는 흉강 부피의 변화와 비례한다.

표 16.1 | 정상적인 안정 호흡 시의 압력 변화

	들숨	날숨
폐내압(cmH₂O)	−1	+1
흉강내압(cmH₂O)	−8	−5
경폐압(cmH₂O)	+7	+6

압력은 *cmH₂O*로 측정된 대기압과 흉압의 차이이다.

보일 법칙

폐내압의 변화는 폐부피(lung volume)의 변화로 나타난다. 이는 주어진 기체의 양에 대한 압력은 그것의 부피와 반비례한다는 **보일 법칙**(Boyle's law)을 따른다. 들숨을 하는 동안에 일어나는 폐부피의 증가는 폐내압을 대기보다 낮은 수준으로 감소시킨다. 따라서 공기가 폐 속으로 들어간다. 반대로 폐부피가 감소하면 폐내압이 대기압 이상으로 높아지고 공기는 폐 밖으로 배출된다. 폐부피의 이러한 변화는 흉강 부피의 변화와 비례하게 나타난다. 이에 대한 자세한 내용은 뒤의 호흡역학(16.3절)에서 다시 기술할 것이다.

폐의 물리적 성질

들숨이 일어나기 위해서는 폐가 늘어날 때 팽창할 수 있어야 한다. 즉 폐는 높은 순응도를 가져야 한다. 날숨이 일어나기 위해서는 폐의 장력이 소진될 때 작아질 수 있어야 한다. 즉 폐는 탄력성을 가져야 한다. 작아지는 경향은 폐포 내의 표면장력의 도움을 받는다.

늘임성

폐는 매우 탄력이 있는(신축성이 있는) 상태, 즉 아마도 장난감 풍선보다도 100배 가량은 더 탄성이 높다. 이러한 팽창성을 다른 말로 **늘임성**(compliance)이라고 하며 이는 폐가 낮은 압력에서 쉽게 팽창할 수 있게 끔 하는 것을 의미한다. **폐늘임성**(lung compliance)은 경폐압의 변화(ΔP)에 대한 폐부피의 변화(ΔV)로 정의할 수 있으며, $\Delta V / \Delta P$로 나타낸다. 다시 말하면, 경폐압은 폐의 늘임성에 의존하여 크고 작은 팽창을 일으킬 것이다.

폐의 늘임성은 팽창에 대한 저항을 만드는 요인들에 의해 감소된다. 극단적인 예지만 만일 폐가 콘크리트로 채워진다면, 경폐압은 폐부피를 전혀 상승시키지 못하며 공기도 들어갈 수 없을 것이다. 이때 폐늘임성은 0일 것이다. 결합조직 단백질의 폐침윤 질환인 **폐섬유증**에서도 이와 유사하게 폐늘임성이 감소한다.

탄력성

탄력성(elasticity)이란 팽창된 후에 처음의 크기로 되돌아가려는 성질을 의미한다. 폐는 탄력소(엘라스틴) 단백질을 많이 함유하고 있기 때문에 매우 신축적이고, 팽창에 대해 저항한다. 폐는 일반적으로 흉벽에 달라붙어 있기 때문에 항상 탄력성 장력 상태에 있다. 이 장력은 폐가 확장되는 들숨 동안에는 증가하고, 날숨 동안에는 탄력성 반동에 의해 감소된다.

표면장력

팽창에 저항하기 위해 작용하는 힘으로는 탄력성 저항과 폐포 내 액체에 의해 발휘되는 **표면장력**(surface tension)이 있다. 폐는 액체를 분비하고 흡수하는 길항 과정을 가지고 있어서 정상적으로 폐포 표면에는 얇은 수막이 존재한다. 액체 흡수는 Na^+의 능동수송에 의해 (삼투 작용을 통해) 추진되고, 액체 분비는 폐포 상피세포 밖으로 Cl^-의 능동수송에 의해 추진된다. 낭성섬유증 환자들은 Cl^- 통로 [**낭성섬유증 막횡단 조절분자**(cystic fibrosis transmembrane regulator, CFTR, 6.2절)] 중 하나에 유전적 결함을 가지고 있는 것으로 알려졌다. 이것은 액체의 흡수와 분비의 불균형을 초래한다. 그 결과 액체는 과도한 점성을 갖게 되고(수분함량이 낮음) 정화하기가 어려워진다.

표면에 있는 물 분자는 공기보다 다른 물 분자에게 더 끌린다는 사실을 통해 폐에는 정상적으로 존재하는 얇은 수막은 표면장력을

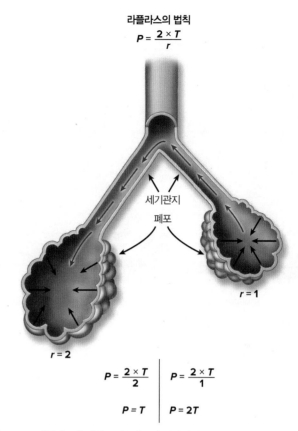

라플라스의 법칙

$$P = \frac{2 \times T}{r}$$

세기관지

폐포

$r = 1$

$r = 2$

$$P = \frac{2 \times T}{2} \qquad P = \frac{2 \times T}{1}$$

$$P = T \qquad\qquad P = 2T$$

그림 16.10 라플라스의 법칙. 라플라스의 법칙에 따르면, 표면장력에 의해 생성된 압력은 큰 폐포보다 작은 폐포에서 더 커야 한다. 이것은 작은 폐포가 허탈되면서(표면활성제가 없다고 가정할 때), 작은 폐포의 공기를 더 큰 폐포 속으로 이동시키는 것을 의미한다.

기흉(pneumothorax, 그림 16.9)은 공기가 흉막내강에 들어갈 때 일어나는데, 이는 흉강내압을 증가시켜서 흉벽에 대해 폐를 유지하는 압력 차이가 없어진다. 그 다음 폐는 탄성 반동으로 쪼그라들게 된다. 자발적인 기흉은 병 또는 외상없이 일어날 수 있으나 부러진 늑골(갈빗대)로부터 생긴 구멍 또는 COPD(만성 폐쇄성 질환, 16.3절), 낭성섬유증 또는 폐 물집(lung bilster) 등의 폐관련 질병으로 인해 폐로부터 공기가 누출되어 발생할 수도 있다. 만약 공기가 계속 들어오고 배출되지 않으면 심각한 긴장 기흉(tension pneumothorax)이 일어난다. 각 폐는 분리된 가슴막 구획 안에 있기 때문에 기흉은 보통 단 하나의 폐에서만 일어난다.

가질 것이라고 예상할 수 있다. 그 결과로 표면 물 분자는 바닥부터 인력에 의해 서로 강하게 끌린다. 이러한 표면장력은 폐포를 허탈시키고 그 과정에서 폐포 내의 압력을 상승시킨다. **라플라스의 법칙**(low of Laplace)으로 설명되듯이 생성된 압력은 표면장력에 직접적으로 비례하며, 폐포의 반지름에 반비례한다(그림 16.10). 이 법칙에 따르면, 만약 표면장력이 양쪽에서 동일하다면, 상대적으로 작은 폐포의 압력이 큰 폐포보다 더 클 것이다. 작은 폐포의 더 큰 압력은 작은 폐포의 공기를 큰 폐포로 이동시킬 것이다. 이러한 현상은 폐포의 크기가 감소하면서 반지름(분모)의 감소와 동시에 폐포의 표면장력(분자)도 감소하기 때문에 보통 일어나지 않는다. 폐포가 허탈되는 것을 방지하기 위해 표면장력이 감소하는 이유에 대해서는 뒤에 기술할 것이다.

표면활성물질과 호흡곤란증후군

폐포액은 표면장력을 감소시키는 물질을 갖고 있다. 이 물질을 **표면활성물질**(surfactant)이라고 한다. **표면활성제**(surface active agent)

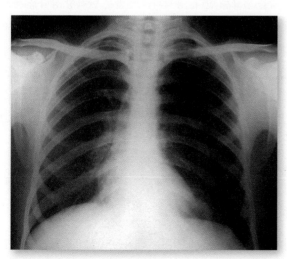

그림 16.9 왼쪽 허파의 기흉. 흉곽(thorax)의 오른쪽은 공기로 차 있기 때문에 균등하게 검게 보인다. 늑골 사이의 공간은 폐의 탄력성 장력으로부터의 방출에 의해 오른쪽이 더 크다. ©Zephyr/Science Source

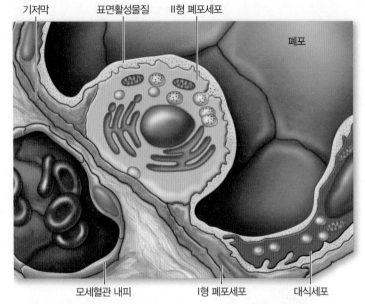

그림 16.11 폐 표면활성물질의 생산. II형 폐포세포에 의해 생산된 표면활성물질은 단백질과 결합한 레시틴(lecithin) 유도체로 구성된다.

의 축소이다. 표면활성물질은 II형 폐포세포(그림 16.11)에 의해 폐포로 분비되고, 소수성 표면활성 단백질과 함께 주로 **포스파티딜콜린**(phosphatidylcholine)과 **포스파티딜글리세롤**(phosphatidyl-glycerol) 등의 인지질로 구성된다. 표면활성물질은 물-공기 경계면(water-air interface)에서 물 분자들 사이에 산재해 있는데(그림 2.7 참조), 이것이 물 분자들 사이의 수소결합을 감소시켜 표면장력을 감소시킨다. 이러한 폐 표면활성물질의 효과로 인해 폐포의 표면장력은 매우 미미하다. II형 폐포세포에 의해 폐포로 분비된 표면활성물질은 폐포 대식세포(alveolar macrophage)에 의해 제거된다.

표면장력을 저하시키려는 표면활성물질의 능력은 폐포가 날숨을 하는 동안 작아지면서 향상된다. 이러한 현상은 폐포가 작아지면서 표면활성의 분자들이 더 농축되기 때문이다. 따라서 표면활성물질은 라플라스의 법칙에서 예견했듯이 폐포가 날숨 중에 허탈하는 것을 방지해준다. 강력한 날숨 후에도 폐포는 열려 있고 공기의 **잔여량**(residual volume)은 폐에 남아 있다. 폐포는 허탈하지 않기 때문에 다음 들숨 때에 폐포를 팽창하기 위해 극복해야 할 표면장력은 더 작다.

표면활성물질은 태아 후기에 II형 폐포세포에 의해 생산된다. 부분적으로 허탈된 폐를 가지고 태어난 정상적인 신생아는 생명의 첫 호흡을 위해 큰 표면장력을 극복해야 한다. 그다음 이어지는 호흡에 필요한 압력의 15~20배 되는 경폐압을 만들어 내야 한다. 그러나 만약 아이가 조산이고 폐가 표면활성물질을 생산하기에 충분히 발달하지 않았다면 이러한 호흡은 매 호흡마다 반복되어야 한다.

16.3 호흡역학

안정적인 정상 들숨은 근육수축에 의해 일어나고, 정상 날숨은 근육이완과 탄력성 반동에 의해 일어난다. 이러한 작용은 호흡 보조근의 수축에 더 강해진다. 들숨과 날숨의 양은 여러가지 폐기능검사를 통해 측정할 수 있다.

흉곽은 생명중추기관을 보호하고, 여러 개의 짧고 강력한 근육을 부착시켜야 하기 때문에 충분히 견고해야 한다. 호흡 또는 **폐 환기**(pulmonary ventilation)는 환기 주기에 풀무처럼 작용할 수 있는 유연한 흉곽을 필요로 한다. 흉곽과 늑연골은 탄력성 장력을 제공한다. 따라서 흉곽은 들숨에는 근육수축에 의해 확장되지만 근육이 이완되면 본래의 안정 상태로 수동적으로 되돌아간다. 이러한 탄력성 반동은 폐의 탄력성에 의해 크게 도움을 받는다.

폐 환기는 **들숨**과 **날숨** 두 단계로 구성된다. 들숨(흡기)과 날숨(호기)은 흉곽과 폐의 부피가 교대로 상승하고, 감소함으로써 이루어진다(그림 16.12).

들숨과 날숨

척수의 C3으로부터 C5에 걸쳐 유래하는 축삭으로 구성된 2개의 횡격막신경(가로막신경)에 의해 신경자극을 받는 **횡격막**(diaphragm)은 흉강과 복강(배안)을 분리하고 환기의 주요 근육이다. 횡격막의

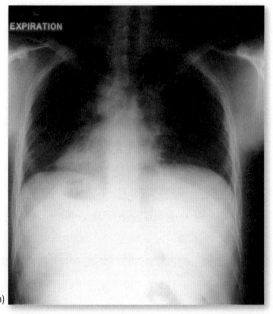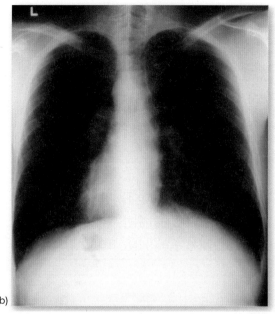

그림 16.12 호흡하는 동안 일어나는 폐부피의 변화. (a)는 날숨, (b)는 들숨에 일어나는 폐부피의 변화를 X-선으로 찍은 방사선 사진이다. 날숨 동안 올라간 횡격막의 위치(a)와 들숨 동안 낮아진 횡격막의 위치(b)가 명확히 보인다. ©Southern Illinois University/Science Source

기능은 갈비뼈에 삽입된 근육에 의해 도움을 받는다. 늑골의 뼈 사이에는 **외늑간근**(external intercostal muscle)과 **내늑간근**(internal intercostal muscle)이라고 하는 두 층의 늑간근(갈비사이근)이 있으며(그림 16.13). 그러나 늑연골(갈비연골) 사이에는 한 층의 근육만 있으며, 그것의 근섬유는 내늑간근의 섬유와 비슷한 방향으로 배열된다. 따라서 이들 근육을 내늑간근의 **늑연골 사이**(갈비연골 사이) 또는 **복장측늑근**(parasternal intercostal, 복장옆 늑간근)이라고 한다.

안정적인 들숨은 일차적으로 돔 모양의 횡격막 수축에 의해 일어난다. 횡격막이 수축하면 아래쪽으로 내려가면서 평평해진다. 이로 인해 흉강이 수직 방향으로 넓어진다. 들숨은 복장측늑근과 외늑간극 수축의 도움을 받는다. 복장측늑근과 외늑간근이 수축하면 늑골(갈비뼈)이 위로 올라가고, 흉강 부피는 가장자리쪽으로 커진다. 다른 흉부근육은 강제 들숨(심흡기)에 관여한다. 이들 중 가장 중요한 것이 **사각근**(목갈비근)이고, 그다음이 **소흉근**(작은 가슴근)인데, 극한적인 경우 **흉쇄유돌근**(목빗근)도 들숨에 관여한다. 이 근육들이 수축하면 전후방으로 늑골을 올려준다. 동시에 상부 흉곽이 고정되어 늑간근이 더 효과적으로 작용한다. 이들 근육 수축에 의해 생성되는 흉곽 부피의 상승은 폐내압(폐포내압)을 감소시킨다. 그로 인해 공기가 폐 속으로 유입된다.

안정 날숨은 수동적 과정이다. 횡격막과 흉부근육 수축에 의해 늘어난 후 호흡근이 이완할 때 탄력성 장력으로 인한 흉곽과 폐가 본래의 위치로 되돌아간다. 폐부피의 감소는 폐포 내의 압력을 대기압 이

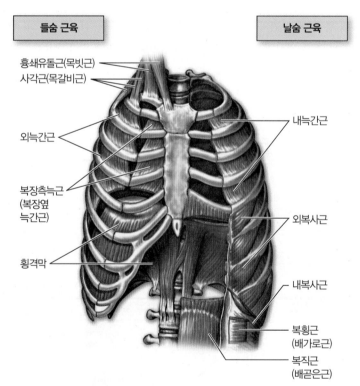

그림 16.13 호흡에 관여하는 근육. 들숨에 관련된 주된 근육은 왼쪽, 날숨에 관여하는 근육은 오른쪽에 나타냈다.

상으로 높이며 공기를 내보낸다. 강제 날숨 시 내늑간근(연골부간근 제외)이 수축하고 흉곽의 압력을 낮춘다. 그리고 복부근육 또한 날숨을 돕는다. 복부근육이 수축하면 횡격막에 대항하여 복강 내의 기관

표 16.2 | 안정 환기와 강제 환기에 관련된 정상적인 기작

	들숨	날숨
정상, 안정호흡	횡격막과 외늑간근의 수축은 가슴(흉부)과 폐부피를 증가시켜서 폐내압을 약 -1 cmH$_2$O로 감소시킨다.	폐의 탄력성 반동을 더하여 횡격막과 외늑간근의 이완은 폐부피를 감소시키고, 폐내압을 약 $+1$ cmH$_2$O로 증가시킨다.
강제 환기	사각근과 흉쇄유돌근 같은 보조근의 수축에 의해 도움을 받은 들숨은 폐내압을 -27 cmH$_2$O 또는 그 이하로 감소시킨다.	복근(배근육)과 내늑간근의 수축에 의해 도움을 받은 날숨은 폐내압을 $+40$ cmH$_2$O 또는 그 이상으로 증가시킨다.

들에 힘이 가해지고, 이는 흉곽의 부피를 더욱 감소시킨다. 이는 더욱 완성된 그리고 힘찬 날숨을 제공하기 위한 폐내압의 증가를 일으킨다. 들숨과 날숨시에 일어나는 주요 사안을 표 16.2와 그림 16.14에 나타냈다.

폐기능검사

폐기능은 임상적으로 **폐활량 측정**(spirometry)으로 알려진 기법에 의해 측정된다. 이 과정에서 피검자는 물 위에 떠있는 가벼운 플라스틱 종 안에 공기가 갇혀있는 폐쇄된 공간에서 숨을 쉬게 된다. 피검자가 숨을 내쉬면 종이 올라가고 들이쉬면 내려가게 된다. 이러한 종의 움직임으로 인해 펜이 움직이게 되고 이를 통해 **호흡곡선**(spirogram)이 기록된다(그림 16.15). 현재는 전산화된 장치가 폐 기능을 검사할 때 보편적으로 사용되는 방법이다.

폐부피와 폐용량

그림 16.15는 폐부피와 폐용량에 대해 호흡곡선을 나타내고 표 16.3은 여러가지 폐부피와 폐용량을 서술하는 데 사용하는 용어를 정의한 것이다. 폐용량은 2개 또는 그 이상의 폐부피를 합한 것과 동일하다. 예를 들어, 안정 호흡 시 각 호흡에서 들이마시고 내쉰 공기의 양, 즉 환기량이 **일회호흡량**(tidal volume, **TV**)이다. 숨을 최대로 들이마신 다음 강하게 최대로 내쉴 수 있는 공기의 최대량을 **폐활량**(vital capacity, VC)이라고 하며, 이는 **들숨 예비량**(inspiratory reserve volume, IRV), **일회호흡량** 및 **날숨 예비량**(expiratory reserve volume, ERV)의 합과 같다(그림 16.15).

폐포와 기관이 허탈하지 않기 때문에(큰 공기통로 또한 허탈하지 않음) **잔기량**(residual volume)은 최대 강제 날숨 후에도 내쉴 수 없는 공기의 양이다. 날숨 예비량은 비강제 날숨 후 폐에 추가적으로 남아있는 공기이다. 잔기량과 날숨 예비량을 합한 것을 **기능적 잔기용량**(functional residual capavity, FRC)이라고 한다. 기능적 잔기

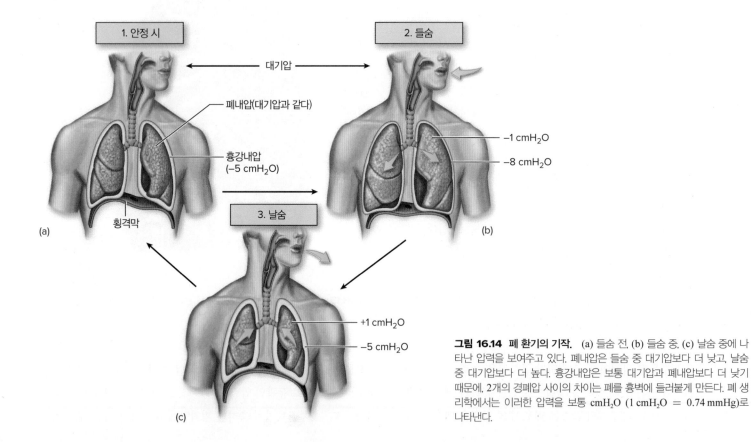

그림 16.14 폐 환기의 기작. (a) 들숨 전, (b) 들숨 중, (c) 날숨 중에 나타난 압력을 보여주고 있다. 폐내압은 들숨 중 대기압보다 더 낮고, 날숨 중 대기압보다 더 높다. 흉강내압은 보통 대기압과 폐내압보다 더 낮기 때문에, 2개의 경폐압 사이의 차이는 폐를 흉벽에 들러붙게 만든다. 폐 생리학에서는 이러한 압력을 보통 cmH$_2$O (1 cmH$_2$O = 0.74 mmHg)로 나타낸다.

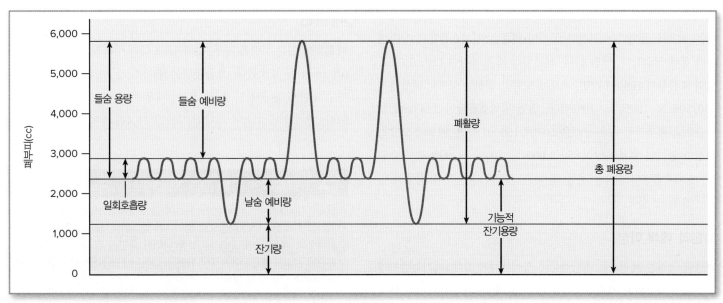

그림 16.15 폐부피와 폐용량을 나타낸 호흡곡선.　폐용량은 둘 또는 그 이상의 폐부피를 합한 것이다. 예를 들어, 폐활량은 일회호흡량, 들숨 예비량 및 날숨 예비량을 합한 것이다. 잔기량은 폐활량계로 측정할 수 없다. 따라서 총 폐용량 또한 폐활량계로 측정할 수 없다.

용량은 안정 날숨이 끝나는 시점에서의 폐 속 공기양을 측정한다(그림 16.15). 이때 호흡 근육들은 수축하지 않고 반대되는 가슴과 폐의 탄력성 반동은 서로 맞서며 경폐압은 흉벽에 대항하여 폐를 유지시킨다.

안정 시 일회호흡량을 분당 호흡수로 곱하면 약 6 L/min의 **총 분시량**(total minute volume)의 수치를 나타낸다. 운동 중 일회호흡량과 분당 호흡수는 증가하여 총 분시량이 100∼200 L/min까지 올라갈 수 있다. 총 분시량은 호흡과 호흡의 깊이를 모두 고려하기 때문에 유용한 호흡 측정법이다.

각 호흡에서 들이마신 모든 공기가 폐포에 도달하는 것은 아니다.

신선한 공기를 들이마시면 그것은 **해부학적 죽은 공간**(anatomical dead space) 속에 있던 공기와 혼합된다(표 16.4 참조). 이 죽은 공간은 기체교환이 일어나지 않는 호흡계의 전도구역(코, 입, 후두, 기관, 기관지, 세기관지)에 해당한다. 해부학적 죽은 공간 안에 있는 공기는 외부 공기보다 산소 농도는 더 낮고 이산화탄소 농도는 더 높다. 죽은 공간 속의 공기가 폐포에 가장 먼저 들어가기 때문에 각 호흡 시 폐포에 도달한 신선한 공기의 양은 일회호흡량보다 더 적다.

표 16.3 | 폐부피와 폐용량을 서술하는 데 사용되는 용어

용어	정의
폐부피	총 폐용량에서 네 가지의 중복되지 않은 성분
일회호흡량	비강제 호흡주기에서 들이쉰 또는 내쉰 공기량
들숨 예비량	일회호흡량에 더하여 강제 호흡 중 들이마쉴 수 있는 최대 공기량
날숨 예비량	일회호흡량에 더하여 강제 호흡 중 내쉴 수 있는 최대 공기량
잔기량	최대 날숨 후에 폐에 남아있는 공기량
폐용량	둘 또는 그 이상의 폐부피를 합한 양
총 폐용량	최대 들숨 후에 폐에 존재하는 공기량
폐활량	최대 들숨 후에 내쉴 수 있는 최대 공기량
들숨 용량	정상 일회 호흡 날숨 후에 들이마쉴 수 있는 최대 공기량
기능적 잔기용량	정상 일회 호흡 날숨 후에 폐에 남아있는 공기량

표 16.4 | 환기와 관련된 용어

용어	정의
공기 공간	폐포관, 폐포낭, 폐포
기도	입과 코에서 호흡 세기관지로 공기를 전도하는 구조
폐포 환기	폐포 내의 공기 제거 및 교체, 호흡률을 곱한 죽은 공간의 부피를 뺀 일회호흡률과 동일
해부학적 죽은 공간	기체교환이 일어나는 구역까지의 부피, 즉 전도구역의 부피
무호흡	호흡 정지
호흡곤란	호흡이 어렵고 힘이 들며 불쾌한 느낌
정상호흡	안정 시의 정상적이고 쾌적한 호흡
과환기	대사율과 관련하여 과도한 폐포 환기, 비정상적으로 낮은 CO_2 발생
저환기	대사율과 관련하여 낮은 폐포 환기, 비정상적으로 높은 CO_2 발생
생리(학)적 죽은 공간	해부학적 죽은 공간과 정상적으로 혈액 기체교환에 참여하지 않는 저환기 또는 저관류 폐포의 연합
기흉	폐 허탈을 일으키는 흉막내강(내장쪽 가슴막과 벽쪽 가슴막 사이의 공간)의 공기 존재

그러나 죽은 공간 안에 있는 공기의 부피는 해부학적으로 일정하기 때문 폐포에 들어가는 신선한 공기의 비율은 일회호흡량의 상승에 따라 함께 상승한다. 예를 들어, 해부학적 죽은 공간이 150 mL이고, 일회 호흡향이 500 mL라면, 폐포에 도달할 신선한 공기의 백분율은 350/500 × 100% = 70%이다. 만일 일회호흡량이 2,000 mL로 상승하고 해부학적 죽은 공간은 그대로 150 mL라면, 폐포에 도달할 신선한 공기의 백분율은 1,850/2,000 × 100% = 93%로 상승된다. 일회호흡량의 상승은 운동 및 높은 고도에 대한 호흡 적응의 한 요인이 될 수 있다.

제한과 폐쇄 이상

폐활량 측정은 폐질환을 진단하는데 있어서 유용하다. 폐기능검사에 기초하여 폐질환은 **제한**(restrictive) 또는 **폐쇄**(obstructive)로 분류된다. 폐섬유증과 같은 **제한이상**(restrictive disorder)에서 폐활량은 정상 이하로 감소한다. 그러나 강제적으로 내쉴 수 있는 폐활량비는 정상이다. 이와는 대조적으로 폐쇄질환에서의 폐활량은 폐조직이 손상되지 않았기 때문에 정상이다. 예를 들어, 천식에서 폐활량은 정상이지만, 기관지수축(bronchoconstriction)이 공기흐름(기류)에 대한 저항을 증가시키기 때문에 날숨은 더 어렵고 시간도 오래 걸린다. 따라서 **폐쇄이상**(obstructive disorder)은 날숨률을 측정하여 진단한다. 그러한 테스트 중 하나는 최초의 1초(FEV_1) 동안 숨을 내쉴 수 있는 **강제날숨폐활량**(forced expiratory volume, FEV)을 측정한다. 80% 보다 훨씬 더 적은 FEV_1은 폐쇄성 폐질환을 가지고 있음을 나타낸다 (그림 16.16).

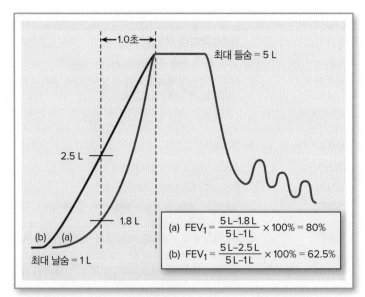

그림 16.16 1초 간의 강제날숨폐활량(FEV_1) 검사. (a) 정상, (b) 천식 또는 기관지염과 같은 폐쇄성 폐질환을 나타낸다.

폐질환

폐질환이 있는 사람은 자주 '숨이 참'에 대한 주관적 느낌인 **호흡곤란**(dyspnea)을 호소한다. 호흡곤란은 환기가 정상이더라도 나타날 수 있고 또한 운동 중처럼 총 분시량이 매우 높더라도 나타나지 않을 수 있다. 환기와 관련된 몇 가지 용어를 표 16.4에 정의하였다.

천식

호흡곤란, 천식음(wheezing) 및 기타 증상들이 나타나는 **천식**(asthma)은 세기관지를 통과하는 공기흐름이 폐쇄될 때 발생한다. 이러한 폐쇄는 염증, 점액분비 및 기관지협착에 의해 발생한다. 기도의 염증은 천식의 특징이며 또한 세기관지협착을 증진시키는 인자에 대한 기도 반응성의 증가로 인해 발생한다. 기관지협착은 기도저항을 더욱더 상승시키며 호흡을 곤란하게 만든다. 천식에서 기도저항이 상승하는 것은 알레르기반응 때문이다. 면역반응에 관여하는 면역글로불린 E(immunoglobulin E, IgE)는 운동에 의해(운동 유발성 기관지협착), 차고 건조한 공기의 호흡 또는 아스피린(소수의 천식환자)에 의해 생성된다(15.6절 참조).

천식의 가장 흔한 형태인 아토피 천식 또는 알레르기 천식은 흡입된 알레르기 항원(allergen)에 대한 기도의 **과민반응성**(hyperresponsiveness)의 특징을 나타내는 기도의 만성 염증 질환이다. 알레르기 항원은 도움 T 세포(특히 T_H2 세포, 15장 15.5절 참고)를 자극하여 림포카인 계열을 분비하도록 자극한다. (a) B 세포가 생산하는 항체 유형을 IgE 항체의 아종으로 전환한다(15장 15.3절). (b) 더 많은 점액을 분비하는 배상세포, (c) 수축하는 기도 평활근, (d) 호산구의 수가 증가하고 주세포가 폐에서 더 풍부해진다.

사람이 동일한 알레르기 항원에 다시 노출되었을 때 알레르기 항원은 비만세포와 호염기구의 표면에 있는 IgE와 결합하여 이 세포들이 염증을 촉진하는 화학물질을 방출하도록 자극한다(그림 15.23 참조). 이 화학물질들에는 천식의 점액분비와 기관지 수축을 자극하는 히스타민, 류코트리엔과 프로스타글란딘(그림 11.34 참조) 등이 있다. 알레르기 항원에 대한 반복적인 노출로 인해 호산구와 호염기구의 지속적인 침윤, 비만세포 수의 증가, 더 많은 점액을 분비하는 배상세포의 증가와 세기관지 민무늬근 덩이의 증가 등이 나타난다. 이는 알레르기 항원과 기도 자극제에 대한 과민 반응에 의해 이루어진다.

어린이가 시골 농장에서 자란 경우, 다양한 미생물들과 그 생성물들에 대한 초기 노출은 나중에 발병하는 천식에 대해 어린이를 보호할 수 있다. 천식 발병률의 증가는 많은 인구가 도시로 이주해 어린이들이 상대적으로 무균상태의 도시환경에 노출되었기 때문이라고 보고 있다. 교통량의 폭주로부터 발생하는 대기오염에 대한 노출 증가는 천식 발병률의 증가에 크게 기여한다.

⊕ 임상적용

천식 투약(asthma medication)은 다른 범주에 든다. 세기관지(9.3절)를 이완하기 위해 폐 민무늬근에서 β_2-아드레날린 수용체를 자극하는 속효성(빨리 듣는) β-작용제(알부테롤 같은)는 천식 발작 중 구조하는 데 쓰인다. 장시간 작용하는 β-작용제도 β_2-아드레날린 수용체를 자극하지만, 그 효과는 12시간 또는 그 이상 지속된다. 이 작용제들은 일반적으로 당류코르티코이드와 연합하여 염증을 억제하고 발작으로부터 구조를 위한 것보다 몇 주에 걸쳐 천식을 제어하는 데 더 쓰인다. 심각한 천식 발작을 완화하기 위해 흡입 또는 정맥 내 코르티코스테로이드를 이따금 투여한다. 현재 천식의 장기적인 완화를 위해 몬테루카스트(싱귤레어)를 포함하여 류코트리엔 수용체 대항제를 사용한다.

폐기종

폐포조직은 **폐기종**(emphysema)이라고 하는 만성 진행성 상태에서 파괴된다. 폐기종에서는 폐포벽의 극단적인 팽창과 파괴적 변화로 인해 폐포 수가 줄어들고 대신 크기가 증가하는 현상이 나타난다(그림 16.17). 이로 인해 기체교환을 하는 폐포의 표면적이 감소하고, 날숨 동안 개방 상태로 남으려는 세기관지의 능력이 감소한다. 날숨 시 폐의 압박으로 인한 세기관지의 허탈은 폐포의 기체교환 효율성을 더욱 감소시키는 **공기 포획**(air trapping)을 일으킨다.

폐기종을 일으키는 가장 흔한 원인은 흡연이다. 흡연은 직/간접적으로 염증 사이토카인의 방출을 일으켜 폐 속의 대식세포, 호중성 백혈구(호중구)와 T 림프구를 활성화함으로써 염증을 촉진한다. 폐포 대식세포로부터 분리된 기질금속단백질분해효소(matrix metalloproteinase, 6장)와 호중성 백혈구로부터 분비된 엘라스타아제(elastase) 등을 포함한 단백질분해효소들은 세포 외 기질의 파괴를 일으킨다. 세포 외 기질의 단백질분해효소의 분해는 α_1-항트립신(α_1-antitrypsin)의 활성화에 의해 도움을 받는다. 그 이유는 α_1-항트립신이 보통 폐를 단백질분해효소에 의한 파괴로부터 보호하기 때문이다. 이러한 세포 외 기질의 파괴는 폐기종의 특징인 폐포의 상실과 남아 있는 폐포의 확대로 이어진다.

만성 폐쇄성 폐질환(COPD)

만성 폐쇄성 폐질환(chronic obstructive pulmonary disease, COPD)은 기도의 협착과 폐포의 파괴 등으로 인한 만성염증이다. 만성 폐쇄성 폐질환 부류에 속하는 것으로 세기관지의 섬유증과 폐쇄를 갖고 있는 **만성 폐쇄성 세기관지염**(chronic obstructive bronchiolitis)과

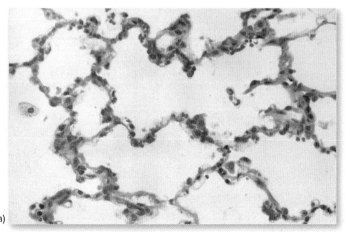
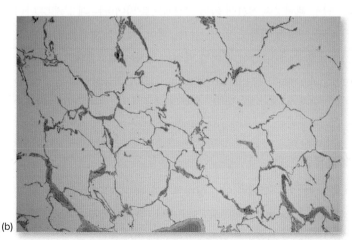

(a)   (b)

그림 16.17 폐기종은 폐조직을 망가뜨린다. (a) 정상 폐, (b) 폐기종이 있는 사람의 폐조직 현미경 사진. 폐기종에서 폐조직의 파괴는 폐포의 수를 더 적게 하고, 크기를 확장시키는 결과를 초래한다. (a) ©Biophoto Associates/Science Source, (b) ©McGraw-Hill Education

폐기종이 있다. 이 상태는 FEV₁에서 가속화된 연령-관련 저하를 일으킨다. 비록 천식이 만성염증 질환으로 분류되고 있어도 천식의 폐쇄가 기관지 확장제(bronchodilator, 알부테롤)의 흡입에 의해 열린다는 점에서 만성 폐쇄성 폐질환과는 구별된다. 또한 천식(만성 폐쇄성 폐질환 아님)은 자극에 대해 비정상적인 기관지 수축제 반응성을 나타내는 기도 과민반응성을 나타낸다. 만성 폐쇄성 폐질환의 특성을 나타내는 염증세포들은 대식세포, 호중성 백혈구와 세포독성 T 림프구인 반면에 천식의 특성을 나타내는 세포들은 도움 T 림프구, 호산구와 비만세포이다.

만성 폐쇄성 폐질환 환자의 약 90%는 흡연자이다. 유전적 감수성도 한 요인이다. 모든 흡연자가 만성 폐쇄성 폐질환을 갖지 않으나 10~20%는 갖는다. 담배연기는 2,000개 이상의 이물질들이 포함되어 있고 염증을 촉진하며 폐포 대식세포와 호중성 백혈구를 활성화하는 많은 자유라디칼들을 포함한다. 이 활성화된 포식세포들에 의해 방출된 단백질분해효소들은 활성산소종(5.2절)과 함께 폐기종을 일으키는 폐 손상을 촉진한다. 또한 흡연은 기도의 점액-분비 술잔세포의 증식을 자극하고, 과다한 점액 생산은 만성 폐쇄성 폐질환의 심각성과 상관관계가 있다. 더욱이 흡연은 작은 기도의 개조를 촉진하는데, 즉 세기관지벽에 섬유성 근육조직의 첨가는 관 내강을 좁혀 공기흐름의 폐색에 기여한다. 마지막으로 흡연은 폐내 혈관 개조를 촉진하여 만성 폐쇄성 폐질환 환자 사이에 폐고혈압을 촉진한다. 뿐만 아니라 흡연은 전세계적으로 암 사망의 대부분을 차지하는 **폐암**(lung cancer)의 주요 원인이다.

만성 폐쇄성 폐질환을 앓는 사람들 대부분은 흡연자들이고 만성 폐쇄성 폐질환을 한 번 앓은 사람은 금연을 해도 이 질환의 진행을 막지 못하는 것으로 나타났다. 천식염증 치료에 유용하여 흡입된 코르티코스테로이드는 만성 폐쇄성 폐질환 치료에 별로 도움이 안 된다. 만성 폐쇄성 폐질환에 의해 직접적으로 일어나는 폐 문제뿐 아니라 다른 병리적 질환도 일어나는데, 폐렴, 폐색전(혈액응고)과 심장 기능상실 등이다. 만성 폐쇄성 폐질환 환자는 폐고혈압인 **폐심장증**(cor pulmonale)과 우심실(rightventricle)의 기능상실로 발전할 수 있다. 만성 폐쇄성 폐질환은 현재 전세계적으로 사망률이 3번째로 높다.

폐섬유증

이유는 잘 알 수 없지만 어떤 상태에서의 폐손상은 폐기종 대신에 **폐섬유증**(pulmonary fibrosis)을 일으킨다. 이 상태에서 폐의 정상적인 구조가 섬유성 결합조직 단백질의 축적에 의해 허탈된다. 예를 들어, 폐섬유증은 폐의 호흡구역에 축적할 수 있는 크기 6 μm 미만의 입자

들을 흡입함으로써 발생된다. 석탄 분진에서 나오는 탄소입자를 흡입함으로써 발생되는 **석탄가루증**(탄분침착증) 또는 검은 폐가 여기에 속한다.

16.4 폐의 기체교환

폐포 공기와 폐 모세혈관 혈액 사이의 기체교환으로 인하여 폐를 나가는 혈액에는 산소 농도가 상승하고 이산화탄소 농도가 감소한다. 기체교환이 이루어진 혈액은 체동맥(전신 동맥)으로 들어가고, 그곳에서 혈액가스 측정이 이루어진다.

대기는 그 안에 있는 모든 물체에 압력을 가하는 기체의 대양(ocean of gas)이다. 이 압력은 액체로 채워진 유리 U관으로 측정할 수 있다. U관의 한쪽 끝은 대기에 노출되어 있고 다른 쪽은 폐쇄된 진공관이 연결되어 있다. 대기는 진공관이 연결된 폐쇄 말단 측에는 압력을 가하지 않지만 개방 말단 측에는 압력을 가하기 때문에 U관 속의 액체를 진공관 위쪽으로 밀어 올린다. 이는 진공관 속의 액체 상승을 높이는 대기압과 액체의 비중에 의해 결정된다. 예를 들어, 물은 해수면에서 10,332 mm (33.9 ft) 높이로 상승할 것이고, 반면에 비중이 더 높은 수은(Hg)은 760 mm의 높이로 상승할 것이다. 대기압을 측정하는 기압계는 그 편리함 때문에 물보다는 오히려 수은을 사용한다. 이 때문에 해수면에서의 대기압은 760 mmHg(또는 760 torr, 1643년 수은 기압계를 발명한 토리첼리의 이름을 따옴)와 같다고 말한다. 그리고 760 mmHg를 **1대기압**(one atmosphere)이라고 한다 (그림 16.18).

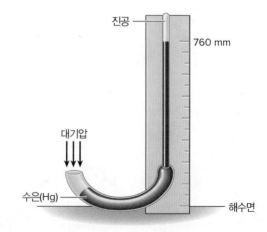

그림 16.18 대기압 측정. 해수면에서의 대기압은 수은주를 760 mm 높이까지 밀어 올릴 수 있다. 이것은 또한 760 torr 또는 1대기압으로 표현된다.

달톤 법칙(Dalton's law)에 따르면, 공기와 같은 기체 혼합물의 총 압력은 혼합물 중에 포함된 각 기체의 개별적 압력을 합한 것과 같다. 혼합물 중의 특별한 기체가 개별적으로 발휘하는 압력이 그 기체의 **분압**(partial pressure)이다. 이것은 기체 혼합물의 총 압력에서 그 기체가 차지하는 구성비만큼의 압력과 같다.

따라서 달톤 법칙을 환언하면 다음과 같다. 기체 혼합물의 총 압력은 기체성분들의 분압 합계와 같다. 예를 들어, 대기 중의 산소 구성비는 약 21%이므로 그것의 분압(P_{O_2})은 760의 21% 또는 약 159 mmHg이다. 대기 중에 질소 구성비는 약 78%이므로 그것의 분압은 0.78 × 760 = 593 mmHg이다.

따라서 이들 두 기체가 총 압력 760 mmHg의 약 99%를 차지한다.

$$P_{건조한 대기} = P_{N_2} + P_{O_2} + P_{CO_2} = 760\,mmHg$$

P_{O_2} 계산

고도가 상승하면 총 기압과 구성성분 기체의 분압이 감소한다(표 16.5). 예를 들어, 덴버(해발 5,000 ft)에서의 대기압은 619 mmHg로 감소하며 또한 P_{O_2}도 619 × 0.21 = 130 mmHg로 감소한다. 에베레스트 산 정상(8,839 m)에서 P_{O_2}는 42 mmHg에 불과하다. 사람이 바다에서 다이빙하여 해저로 내려가면 10 m마다 1대기압씩 상승한다. 그러므로 해저 10 m에서의 압력은 2 × 760 = 1,520 mmHg이다. 해저 20 m에서의 압력은 3대기압과 같다.

들숨 공기 중에는 다양한 양의 수분을 포함하고 있다. 공기가 폐의 호흡구역으로 통과할 무렵, 공기는 보통 수증기(100%의 상대습도를 가지는)로 포화된다. 수증기를 포함하는 공기의 수용력은 온도에 의존한다. 호흡구역의 온도는 37℃로 일정하기 때문에 그것의 수증기압 또한 47 mmHg로 일정하다.

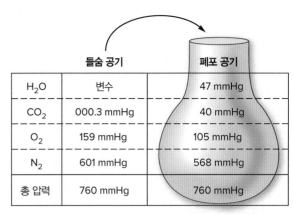

	들숨 공기	폐포 공기
H_2O	변수	47 mmHg
CO_2	000.3 mmHg	40 mmHg
O_2	159 mmHg	105 mmHg
N_2	601 mmHg	568 mmHg
총 압력	760 mmHg	760 mmHg

그림 16.19 해수면에서의 들숨 공기와 폐포 공기 중 가스의 분압. 공기가 폐포로 들어오면 산소 함량은 감소하고, 이산화탄소 함량은 증가한다. 또한, 폐포내의 공기는 수증기로 포화되어 있다(분압 47 mmHg). 수증기는 총 압력에 대한 다른 기체의 기여도를 희석시킨다.

다른 기체성분처럼 수증기는 분압이 총 기압에 기여한다. 총 기압은 일정하기 때문에 수증기는 총 압력에 대한 다른 기체의 기여를 "희석"한다.

$$P_{습한 대기} = P_{N_2} + P_{O_2} + P_{CO_2} + P_{H_2O}$$

수증기압의 효과를 고려할 때 들숨 공기 중의 산소 분압은 해수면에서 다음과 같이 감소한다.

$$P_{O_2}(해수면) = 0.21(760 - 47) = 150\,mmHg$$

폐포에서 기체교환의 결과로 폐포 공기의 P_{O_2}는 약 105 mmHg로 더욱 줄어드는 한편, P_{CO_2}는 증가한다. 들숨 공기 중의 분압과 폐포 공기 중의 분압을 그림 16.19에 비교하였다.

표 16.5 | 고도가 산소 분압(P_{O_2})에 미치는효과

고도(해발 m)*	대기압(mmHg)	공기 P_{O_2}(mmHg)	폐포 P_{O_2}(mmHg)	동맥 P_{O_2}(mmHg)
0	760	159	105	100
609	707	148	97	92
1,219	656	137	90	85
1,828	609	127	84	79
2,438	564	118	79	74
3,048	523	109	74	69
6,096	349	73	40	35
9,144	226	47	21	19

* 예를 들어, 파이크 산(콜로라도)은 4,300 m, 휘트니 산(캘리포니아)은 4,421 m, 로건 산(캐나다)은 5,950 m, 맥킨리 산(알래스카)은 6,193 m. 에베레스트 산(네팔과 티벳)은 세계에서 가장 높다.

혈중 가스의 분압

방대한 폐포 표면적 및 폐포 공기와 모세혈관 혈액 사이의 짧은 확산 거리(그림 16.20)는 혈액과 공기에서의 O_2와 CO_2의 평형이 일어나도록 돕는다. 이러한 기능은 각 폐포를 둘러싸고 있어 폐포 둘레에 얇은 혈액층을 형성하는 엄청난 수의 모세혈관에 의해 더욱 촉진된다.

혈액과 폐포 공기처럼 가스와 액체가 평형 상태에 있을 때, 액체에 용해된 가스량은 최대치에 도달한다. **헨리 법칙**(Henry's law)에 따르면, 이 값은 (1) 물리적 상수인 액체의 가스 용해도, (2) 가스가 온수보다 냉수에 더 잘 용해되는 액체의 온도, (3) 가스의 분압에 의존한다. 혈액의 온도는 현저하게 변동하지 않으므로 혈장과 같은 액체에 용해된 가스의 농도는 가스 혼합물 중 그 분압에 직접적으로 의존한다. 물 또는 혈장이 100 mmHg의 P_{O_2}에서 공기와 평형을 이룰 때, 액체는 37°C에서 100 mL당 0.3 mL의 O_2를 포함할 것이다. 만일 가스의 P_{O_2}가 반으로 줄어들면, 용해된 산소의 양도 반으로 줄어들 것이다.

혈액가스 측정

혈액의 산소 함량(혈액 100 mL당 O_2)을 측정하는 것은 어려운 과정을 거치는 작업이다. 다행히 **용존산소**(dissolved oxygen)의 농도에 비례하여 전류를 생산하는 **산소전극**(oxygen electrode)이 개발되어 산소 함량을 측정하는 것이 매우 용이해졌다. 인위적으로 액체에 산소기포를 만들고, 여기에 산소전극을 담그면 산소전극에 의해 생산되는 전류가 최대치로 상승할 것이다. 이 최대치에서 액체는 산소로 포화된다. 그 온도와 P_{O_2}에서 용해될 수 있는 모든 산소가 용해된다. 일정한 온도에서 용해량과 그에 의한 전류의 세기는 오직 가스의 P_{O_2}에만 의존한다.

편의상 액체는 가스와 동일한 P_{O_2}를 가지는 것으로 간주될 수 있다. 예를 들어, 가스가 152 mmHg의 P_{O_2}를 갖는다면, 산소전극의 판독치를 152 mmHg로 조정할 수 있다(그림 16.21). 이러한 환경에서 용존 산소의 실질적인 양은 중요하지 않다(원하는 경우 용해도 표를 참조하시오). 그것은 단순히 P_{O_2}의 일차함수일 뿐이다. 낮은 P_{O_2}는 적은 산소가 용해되어 있음을 가리키고, 높은 P_{O_2}는 많은 산소가 용해되어 있음을 가리킨다.

그다음 산소전극을 모르는 혈액 시료에 담그면, 시료의 P_{O_2}를 미리 조정된 값과 비교하여 측정값을 직접 판독할 수 있다. 그림 16.21에서처럼 혈액검체의 P_{O_2}는 100 mmHg라고 가정하자. 그런데 폐포 공기의 P_{O_2}는 약 105 mmHg이기 때문에 이 판독은 혈액과 폐포 공기가 거의 완전한 평형 상태에 있다는 것을 나타낸다.

산소전극은 적혈구의 헤모글로빈에 결합한 산소와는 반응할 수 없고, 물 또는 혈장에 용해된 산소와만 반응한다. 그렇지만 혈액에 있

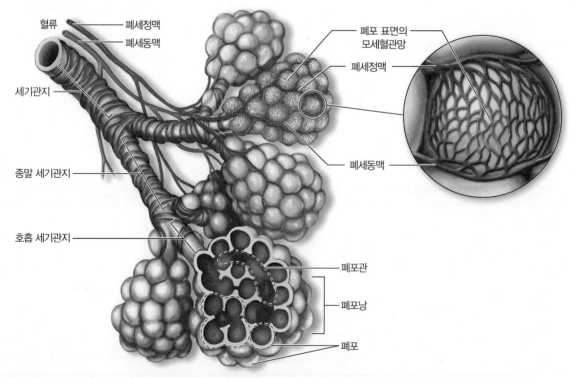

그림 16.20 폐포와 혈관 사이의 관계. 폐모세혈관과 폐포 사이의 방대한 접촉면으로 인해 공기와 혈액 사이의 기체교환이 빠르게 일어난다.

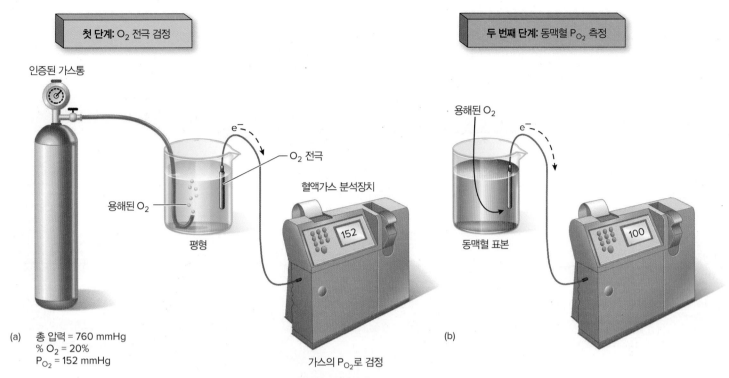

첫 단계: O₂ 전극 검정

첫 단계: O_2 전극 검정

두 번째 단계: 동맥혈 P_{O_2} 측정

인증된 가스통

e^-

O_2 전극

용해된 O_2

혈액가스 분석장치

152

평형

(a) 총 압력 = 760 mmHg
% O_2 = 20%
P_{O_2} = 152 mmHg

가스의 P_{O_2}로 검정

용해된 O_2

e^-

100

동맥혈 표본

(b)

그림 16.21 P_{O_2} 전극을 사용한 혈액가스 측정. (a) 산소전극에 의해 생성된 전류는 혈액가스 분석장치의 값이 액체와 평형을 이루는 가스의 P_{O_2}를 가리키도록 조정된다. (b) 일단 이 방법으로 표준화되면 혈액과 같은 액체 속에 전극을 넣어 용액의 P_{O_2}를 측정한다.

는 산소 대부분은 헤모글로빈에 붙어 있는 상태로 적혈구 내에 있다. 따라서 전혈(온혈액)의 산소 함량은 전혈의 P_{O_2}와 적혈구 수 및 헤모글로빈 농도에 의존한다. 약 100 mmHg의 P_{O_2}에서 전혈은 정상적으로 100 mL 당 20 mL의 O_2를 포함한다. 0.3 mL의 O_2는 혈장에 용해되어 있고, 19.7 mL의 O_2는 적혈구 내에 존재한다(그림 16.31 참조). 오직 0.3 mL의 O_2만이 P_{O_2} 측정에 영향을 미치기 때문에, 만일 적혈구가 시료로부터 제거되더라도 이 측정치는 변함이 없을 것이다.

혈액 P_{O_2}와 P_{CO_2}의 측정 의의

혈액 P_{O_2} 측정은 적혈구 내에 있는 산소의 영향을 직접적으로 받지 않기 때문에, P_{O_2}는 모든 혈액의 총 산소 함량을 의미하는 것이 아니다. 그렇지만 P_{O_2} 측정은 **폐기능**을 평가하는 데 있어서 유익한 지수를 제공해준다. 만일 들숨 공기가 정상 P_{O_2}를 포함하고 있지만 동맥혈의 P_{O_2}가 정상 이하이면, 폐의 기체교환에 이상이 있음을 알 수 있다. 따라서 정맥혈의 P_{O_2} 측정은 폐질환자의 치료에 유익한 정보를 제공한다. 특히 폐수술을 시행하거나(호흡이 마취에 의해 감소될 수도 있음) 호흡곤란증후군이 있는 미숙아를 간호하는 데 있어서 P_{O_2} 측정은 중요하다.

폐가 적절하게 기능하고 있을 때 체동맥혈의 P_{O_2}는 폐포 공기의 P_{O_2}보다 5 mmHg가 적다. 약 100 mmHg의 정상 P_{O_2}에서 헤모글로빈은 97%의 **산화헤모글로빈 포화**(oxyhemoglobin saturation)에 의해 나타난 것처럼 산소로 거의 완전히 포화된다. 이처럼 높은 산화헤모글로빈 포화상태에서 가스통으로부터 100% 산소 호흡을 함으로써 생긴 혈액 P_{O_2} 증가는 적혈구에 포함된 산소의 양을 현저하게 증가시킬 수 없다. 그러나 이는 용해된 양이 P_{O_2}에 의해 직접 결정되기 때문에 혈장에 용존된 산소의 양을 증가시킬 수 있다. 만약 P_{O_2}가 2배로 되면 혈장에 녹아있는 산소의 양도 2배로 되지만, 모든 혈액의 전체 산소 함량은 약간만 증가한다. 그 이유는 혈장이 적혈구에 비해 산소를 상대적으로 적게 갖고 있기 때문이다.

적혈구에 의해 운반된 산소는 세포로 확산되기 전에 먼저 혈장에 용해되어야 하기 때문에 혈액 P_{O_2}가 2배로 된다는 것은 조직으로의 **산소확산율**(rate of oxygen diffusion)이 이러한 상태에서 2배로 된다는 것을 의미한다. 이러한 이유로 100% 산소통(760 mmHg)에 의한 호흡은 비록 혈액의 산소 함량에 대한 효과는 거의 없지만 조직으로의 산소 전달을 현저히 상승시킨다.

또한 용해된 이산화탄소에 반응하여 전류를 생산하는 P_{CO_2} 전극이 P_{O_2} 전극과 함께 사용된다. 그래서 혈액 P_{CO_2}는 보통 P_{O_2}와 동시에 측정된다. 폐동맥에 의해 폐로 운반된 정맥혈은 40 mmHg의 P_{O_2}와 46 mmHg의 P_{CO_2}를 가진다. 폐포에서 기체교환이 이루어진 후 폐정

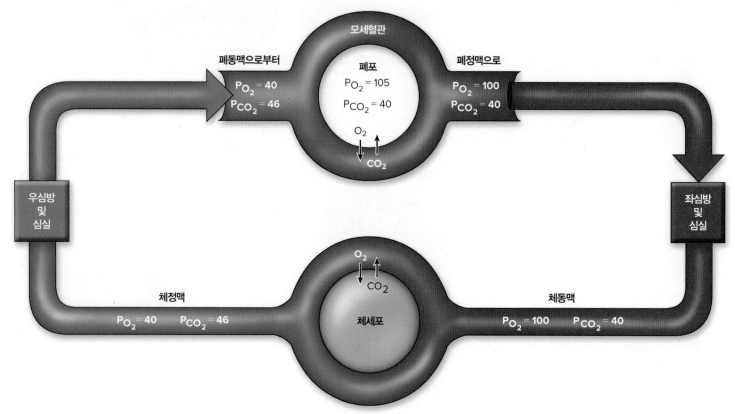

그림 16.22 혈중 가스의 분압. 혈액의 P_{O_2}와 P_{CO_2} 값은 폐포의 체모세혈관과 체세포 사이의 기체교환에 의해 만들어진 결과이다.

맥과 체동맥(전신동맥)의 P_{O_2}는 약 100 mmHg이며 P_{CO_2}는 40 mmHg이다(그림 16.22). 동맥혈의 값은 폐기능을 반영하기 때문에 비교적 일정하고 임상적 의의를 가진다. 정맥혈의 혈액가스 측정은 값의 변동이 심하여 유용성이 없다. 예를 들어, 정맥혈의 P_{O_2}는 안정 시보다 운동 후가 훨씬 더 낮고, P_{CO_2}는 훨씬 더 높다. 반면에 동맥혈의 P_{O_2}와 P_{CO_2}는 육체적 활동에 현저하게 영향을 받지 않는다.

폐순환과 환기/관류 비율

태아의 폐순환은 폐가 부분적으로 허탈 상태가 되기 때문에 높은 혈관 저항을 가진다. 이러한 높은 혈관 저항으로 인해 혈액은 난원공(타원구멍)을 통해 우심방에서 좌심방으로, 동맥관을 통해 폐동맥에서 대동맥으로 우회한다(13장 13.3절). 출생 후 난원공과 동맥관이 폐쇄되고, 폐순환의 혈관 저항은 급격히 감소한다. 출생 시의 이러한 혈관 저항 감소는 (1) 대기압보다 낮은 폐내압의 결과로 생긴 혈관의 열림과 들숨 시 폐의 물리적 신장, (2) 폐포 P_{O_2}의 상승에 반응한 폐세동맥의 확장에 기인한다.

성인의 우심실(좌심실도 같음)은 분당 약 5.5 L의 심장박출량을 갖고 있다. 따라서 폐순환의 혈류속도는 체순환의 혈류속도와 같다. 14장에서 기술했듯이 혈류는 직접적으로 혈관의 양 말단 사이의 압력 차이에 비례하고, 혈관 저항에 반비례한다. 체순환에서 평균 동맥혈압은 90~100 mmHg이며, 우심방의 압력은 0 mmHg이다. 그러므로 압력차이는 약 100 mmHg이다. 이에 반해 폐동맥의 평균 압력은 오직 15 mmHg에 불과하며, 좌심방의 압력은 5 mmHg이다. 따라서 폐순환의 추진 압력은 15 − 5 또는 10 mmHg이다.

폐순환의 추진 압력은 체순환 추진 압력의 1/10이며, 혈류속도는 같기 때문에, 폐혈관의 저항은 체혈관 저항의 1/10이어야 한다. 다시 말하면, 폐순환은 낮은 저항과 낮은 압력을 가진 경로이다. 낮은 폐혈압은 체모세혈관보다 낮은 여과압을 생성하여 **폐부종**이 일어나지 않도록 폐를 보호해준다(그림 14.9 참조). 폐부종은 과잉의 액체가 폐의 사이질(간질) 공간으로 들어간 후 폐포로 들어가 환기와 기체교환을 억제하는 위험한 질환이다. 이것은 심실부전에 의해 생성될 수도 있는 폐 고혈압에서 나타난다.

폐세동맥은 폐포 P_{O_2}가 저하할 때 수축하고, 폐포 P_{O_2}가 상승할 때 확장한다. 이러한 반응은 낮은 조직 P_{O_2}에 반응하여 확장하는 체 세동맥과는 정반대 현상이다(14장 14.3절). P_{O_2}가 낮을 때 체세동맥의 확장은 조직에 더 많은 혈액과 산소를 공급해준다. 폐포 P_{O_2}가 낮을 때 폐세동맥의 수축은 부적당하게 환기가 이루어지고 있는 폐포로의 혈류를 감소시킨다.

낮은 산소에 대한 폐동맥의 반응은 자동적이다. 폐세동맥의 민무늬근세포에 있는 미토콘드리아는 낮은 P_{O_2}를 감지하고 탈분극과 원형질막의 전압-개폐성 Ca^{2+} 통로를 연다. 이를 통해 근육을 수축시키고 혈관수축을 유발한다. 결과적으로 폐의 국소부위의 폐포 공기를 감소시키는 것과 일치하는 혈류 감소는 아마 폐렴과 색전에 의해 발생한다. 이러한 반응은 저산소증이 만성적이거나 광범위한 폐혈관수축 및 폐세동맥의 혈압을 증가를 일으켜 오른쪽 심장을 상실하는 폐의 유발을 통해 부적응적일 수 있다. 반면에, 체동맥에서의 저산소증은 혈관 민무늬근세포를 안정화시키고 혈관 확장을 일으키는 Ca^{2+}의 감소를 유발한다.

폐포 P_{O_2}가 낮은 곳의 폐세동맥 수축과 폐포 P_{O_2}가 높은 곳의 폐세동맥 확장은 **환기**가 **관류**(혈류를 의미함)에 잘 **조화**되게 해준다. 만일 이것이 나타나지 않는다면 환기가 잘 안된 폐포에서 오는 혈액이 잘 환기된 폐포에서 오는 혈액과 혼합되며, 폐로부터 나가는 혈액은 이러한 희석효과로 인해 낮은 P_{O_2}를 가진다.

실제로 폐정맥혈의 P_{O_2} 희석이 이러한 조절기작이 있어도 어느 정도는 나타난다. 사람이 똑바로 서 있을 때는 중력에 의해 폐 상부(폐첨)에서 더 큰 혈류가 일어난다. 마찬가지로 환기도 폐 상부에서 폐 기저부 쪽으로 가면서 상승하는데, 이러한 상승이 혈류의 상승과 비례하는 것은 아니다. 따라서 폐 상부에서의 **환기/관류 비율**(ventilation/perfusion ratio)은 높고(분당 0.24 L의 공기를 0.07 L의 혈액으로 나눈 값인 3.4/1.0), 반면에 폐 기저부에서는 낮다(분당 0.82 L의 공기를 혈액 1.29 L로 나눈 값인 0.6/1.0). 이것이 그림 16.23에 설명되어 있다.

기능적으로 폐 상부에 있는 폐포는 과다환기(과도호흡 또는 저관

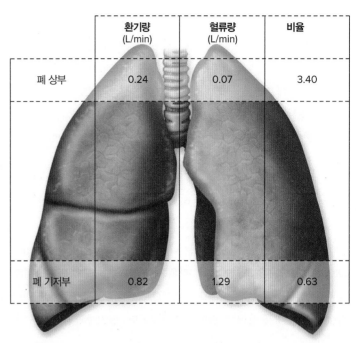

	환기량 (L/min)	혈류량 (L/min)	비율
폐 상부	0.24	0.07	3.40
폐 기저부	0.82	1.29	0.63

그림 16.23 폐 환기/관류 비율. 환기, 혈류 및 환기/관류 비율을 폐 꼭대기와 폐 바닥에 나타냈다. 이 비율은 폐 꼭대기는 혈류에 비해 환기가 비교적 과잉이었고, 폐 바닥은 환기가 부족했음을 나타낸다. 이처럼 일정하지 않은 환기/관류 비율로 인해 폐에서 나가는 혈액의 P_{O_2}는 폐포 공기의 P_{O_2}보다 약간 더 낮다(약 5 mmHg).

류)가 일어나 폐 기저부에 있는 폐포보다 더 크다. 이러한 환기/관류 비율의 불균형은 정상이지만 폐포 공기와 폐포 혈액 사이에 5 mmHg 정도의 P_{O_2}를 유발한다. 비정상적으로 큰 환기/관류 비율의 불균형은 폐렴, 폐색전, 폐부종과 다른 폐질환들에서 일어난다. 폐기종, 만성 기관지염과 낭성섬유증 같은 만성 폐질환에서 광범위한 폐포 저산소증과 그 결과로 생기는 폐세동맥의 혈관수축은 폐고혈압을 일으킬 수 있다. 이는 결국 우심실 기능 상실(우심실 부전)을 일으킬 수 있다.

가스의 고분압에 의해 생기는 질환

총 대기압은 해수면 아래로 10m씩 내려갈 때마다 1대기압(760 mmHg)씩 상승한다. 따라서 만일 잠수부가 해수면 10 m (33 ft) 아래로 내려가면, 혈장에 용해된 가스의 분압과 양은 해수면 값의 2배가 된다. 따라서 20 m에서는 3배, 30 m에서는 4배가 상승한다. 이러한 상태에서 혈장에 용해된 질소와 산소량의 상승은 인체에 심각한 영향을 미칠 수 있다.

산소 독성

비록 1 또는 2대기압에서 100%의 산소를 호흡할 경우 몇 시간 동안은 안전하게 견딜 수 있지만, 더 높은 산소 분압은 매우 위험할 수 있

다. 산소 독성(oxygen toxicity)은 P_{O_2}가 2.5대기압 이상으로 상승할 때 빠르게 발생할 수 있다. 이러한 경우 신경계를 손상시키고, 효소의 산화와 기타 파괴적 변화를 일으켜 혼수와 사망에까지 이르게 할 수 있다. 이 때문에 해저 잠수부는 일반적으로 질소(보통 공기 속에서처럼) 또는 헬륨과 같은 불활성 가스로 산소를 희석한 가스혼합물을 사용한다.

질소 마취

질소는 해수면에서 불활성 가스이지만, 고압하에서 많은 양의 용해 질소는 유해하다. 질소가 용해되는 시간 때문에 이 효과는 보통 잠수부가 1시간 이상 잠수하기 전에는 나타나지 않는다. **질소 마취**(nitrogen narcosis)는 알코올에 취할 때와 유사한 현상을 나타낸다. 잠수의 깊이에 따라 잠수부는 자크 쿠스토(Jacques Cousteau)가 명명한 '잠수에 의한 황홀 상태'를 경험할지도 모른다. 현기증과 극도의 졸음도 또 다른 질소 마취의 효과이다.

감압병

잠수부가 해저에 있다가 해수면으로 올라오면 혈장에 용해된 질소의 양은 P_{N_2}의 점차적인 저하로 인해 감소한다. 만일 잠수부가 천천히 수면으로 올라오면, 많은 양의 질소가 폐포를 통해 확산되고 날숨을 통해 제거될 수 있다. 그렇지만 감압이 너무 빠르게 일어나면, 질소 가스 기포가 조직액에서 형성되어 혈액으로 들어간다. 이 과정은 샴페인 병에서 코르크 마개를 제거할 때 이산화탄소 기포가 형성되는 것과 유사하다. 혈액의 N_2 기포는 작은 혈관을 막아 실신처럼 심각한 손상은 물론 근육과 관절의 통증을 유발한다. 이 효과가 **감압병**

❤️ 임상적용

환자가 2~3대기압에서 100% 산소를 호흡하는 **고압산소요법**(hyperbaric oxygen therapy, HBOT)은 헤모글로빈에 의해 운반된 산소 양을 증가시키지 않는다. 왜냐하면 해수면 공기를 호흡할 때 이미 거의 97% 산화헤모글로빈으로 포화된 최대치를 이루고 있기 때문이다. 그러나 그것은 혈장에 의해 운반된 산소를 현저히 증가시키는데, 즉 해수면에서 100 mL 혈액당 0.3 mL O_2로부터 3대기압에서 100% O_2에 대해 100 mL 혈액당 6 mL O_2까지 증가한다. 이는 기포가 조직에서 형성하여 혈액에서 공기 색전물(air emboli)로 다닐 때 생기는 스쿠버다이빙으로부터 오는 **감압병**(잠수병) 치료에 유용하다. 그 이유는 보일의 법칙에 따르면 압력 증가는 기포의 크기를 감소시킨다. HBOT는 또한 혐기성 세균을 죽이고 가스와 조직괴사(팔다리 절단을 할 수도 있는)를 생산하는 어떤 세균에 의해 생기는 가스 괴저를 치료하는 데 쓰인다. 게다가 고압산소는 일산화탄소 중독, 심각한 외상(압궤 손상 같은)과 염증 등을 치료하는 데 도움이 된다.

(decompression sickness)이며, 공통적으로 "잠수병"라고도 불린다.

높은 고도(30,000 ft~40,000 ft)에서 장거리 비행을 하는 항공기의 객실은 승객과 승무원이 이 고도에서의 매우 낮은 대기압을 경험하지 못하도록 일정한 기압을 유지한다. 만일 객실이 높은 고도에서 빠르게 감압되면, 훨씬 적은 질소만 용해된 상태로 남는다. 이러한 상태에 있는 사람들은 너무 빨리 수면으로 올라온 잠수부와 마찬가지로 감압병을 경험할 것이다.

16.5 호흡조절

호흡근을 자극하는 운동신경세포는 두 가지의 주요 하행로에 의해 조절된다. 수의적 호흡을 조절하는 경로와 불수의적 호흡을 조절하는 경로이다. 호흡의 무의식적인 율동조절은 동맥혈의 P_{CO_2}, pH 및 P_{O_2}에 민감한 수용체로부터의 감각되먹임에 의해 영향을 받는다.

들숨과 날숨은 척수에 있는 체성운동신경세포의 활동에 반응하는 골격근의 수축과 이완에 의해 발생한다. 이들 운동신경세포의 활동은 연수의 호흡조절중추에 있는 신경세포와 대뇌피질에 있는 신경세포로부터 나오는 하행로에 의해 조절된다.

뇌줄기 호흡중추

호흡근을 자극하는 체성운동신경세포(몸운동신경, 그림 16.13 참조)는 척수의 회색질 속에 세포체를 갖고 있다. 횡격막(가로막)을 자극하는 횡격막 신경(가로막 신경)의 운동신경세포는 세포체를 척수의 경부 수준 속에 갖고 있다. 흉곽과 복부의 호흡근에 신경을 통하게 하는 운동신경세포는 세포체를 척수의 흉요부(등허리부위) 속에 갖고 있다. 이러한 척수운동신경세포들은 뇌로부터 오는 하행로에 의해 간접적 또는 척수 사이 신경세포(척수 개재 신경세포)를 통해 조절된다.

호흡리듬은 자동호흡의 제어를 위해 **리듬중추**(rhythmicity center)를 형성하는 연수의 복외측 부위(배가쪽 부위)에서 신경세포의 느슨한 응집에 의해 생긴다. 복외측 연수에서 **전-보트징거 복합체**(pre-Bötzinger complex)라 불리는 신경세포의 한 그룹은 들숨 리듬을 일으킨다. 비록 전-보트징거 복합체가 고유한 리듬을 가지고 그 신경세포들이 자동적인 폭발의 활성을 가지고 있을지라도, 전-보트징거 복합체가 들숨 리듬을 일으키는 기작은 아직 완전히 이해되지 않고 있

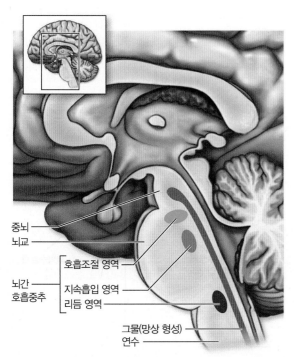

중뇌

뇌교

호흡조절 영역

뇌간
호흡중추

지속흡입 영역

리듬 영역

그물(망상 형성)
연수

그림 16.24 뇌줄기 호흡중추의 대략적인 위치. 연수에 있는 리듬중추는 직접적으로 호흡을 조절하지만, 뇌교의 조절중추와 화학수용체로부터 들어오는 자극을 받는다.

다. 이 복합체의 자동리듬은 흥분성 및 억제성 시냅스 양쪽 모두에 의해 영향을 받으므로 언어능력과 다른 운동활동을 위한 필요조건들에 의해 변경될 수 있다. 날숨은 휴식 시 정상적인 호흡 중 폐와 흉부 구조의 탄성 반동을 포함하는 수동적 과정이다(16.3절). 그러나 운동 중 날숨은 복부와 내부 늑간근(갈비사이근)의 활발한 수축을 필요로 한다. 이는 휴식 중에는 불활성이지만 운동 중에는 활성이 있는 리듬 중추로 작용하는 두 번째 그룹의 신경세포들에 의해 조절된다. 이 두 번째 리듬중추는 전-보트징거 복합체 위의 연수에 위치한다.

2개의 리듬중추는 척수 사이 신경세포와의 시냅스를 통해 호흡근을 신경지배하며 하부 운동신경세포를 제어하는 연수의 고등운동신경세포로 축삭을 보낸다. 이 고등운동신경세포는 해부학적으로 등쪽 그룹과 복부 호흡그룹으로 나뉜다. 예를 들어, 고등운동신경세포의 일부는 들숨 중 횡격막을 지배하는 횡격막 신경을 자극하는 한편, 다른 것들은 날숨 중 횡격막을 억제한다.

연수 리듬중추의 활성은 **뇌교**(pons)에 있는 중추에 의해 영향을 받는다. 뇌간(뇌줄기)을 서로 다른 수준에서 파괴시킨 동물 연구에서 보면 뇌교에 2개의 호흡중추가 있는 것이 밝혀졌다. **지속흡입중추** (apneustic center) 영역은 연수에서 들숨 신경세포를 자극하여 들숨을 촉진시키는 것으로 나타났다. 다른 하나의 **호흡조절중추**(pneumotaxic center) 영역은 지속흡입중추와 길항적으로 작용하여 들숨을 저해하는 것으로 생각된다(그림 16.24). 이 중추들은 실험동물의

경우 율동적 호흡조절에서 뇌교의 역할을 담당한다. 그러나 사람의 경우 정상적인 호흡조절에서 뇌교의 역할은 현재 불분명하다(곧 논의됨).

뇌간 호흡중추는 척수의 C3에서 C6까지의 경추 영역에 있는 **횡격막 운동핵**(phrenic motor nuclei)의 축삭을 통해 주로 호흡을 제어한다. 하부 운동신경세포는 여기에서 횡격막을 제어하는 **횡격막 신경세포**(phrenic nerves)에 축삭을 보낸다. 이는 C4 부근에서 척수 손상을 입은 사람이 자주적으로 호흡할 수 없는 이유이다. 최근 연구보고에 따르면 비슷한 손상을 입은 쥐는 척수 손상에 걸쳐 말초신경을 이식하고(신경세포 성장을 위해 다리를 형성하는) 흉터조직을 감소시키는 효소들을 주입함으로써 호흡을 회복할 수 있다.

화학수용체

호흡의 자동조절은 뇌간질액(뇌사이질액)과 뇌척수액의 pH 변화 그리고 혈액의 P_{CO_2}, pH와 P_{O_2}의 변화에 집합적으로 민감한 반응을 나타내는 **화학수용체**(chemoreceptor)로부터 오는 정보입력에 영향을 받는다. P_{CO_2}, pH 및 P_{O_2}의 변화에 반응하는 화학수용체에는 2개의 집단이 있다. 이들은 연수의 복부 표면 근처의 **후방사다리꼴 핵** (retrotrapezoid nucleus)과 주변 화학수용기에 존재한다고 믿는 **중추 화학수용체**(central chemoreceptor)와 **말초 화학수용체**(peripheral chemoreceptor)이다. 말초 화학수용체는 대동맥 및 경동맥 (목동맥)과 관련된 소결절 내에 포함되어 있고, 이 결절들은 작은 동맥수지를 통해 이들 동맥으로부터 내려오는 혈액을 받는다. 말초 화학수용체는 대동맥궁 주위에 있는 **대동맥 소체**(aortic body)와 속목동맥과 바깥목동맥으로 갈라지는 온목동맥(총경동맥)의 분기점에 있는 **경동맥 소체**(carotid body)를 포함하고 있다(그림 16.25). 대동맥 소체와 경동맥 소체는 이들 동맥 내에 있는 대동맥 및 경목맥동(14장

❤️ 임상적용

독일의 민담으로부터 온 용어인 **온딘의 저주**(Ondine's curse)는 뇌줄기 기능장애의 결과로 일어나는 수면 중 치명적인 무호흡을 말한다. 호흡의 수의적 조절은 대뇌피질로부터 하행 피질척수로를 포함하기 때문에 영향을 받지 않는다. 대부분의 환자들은 깨어 있을 때 적절히 호흡할 수 있지만 수면 중 손상된 호흡의 자동제어는 가벼운 상태부터 치명적 상태에 걸친 무호흡을 일으킨다. 이 상태는 뇌줄기에 대한 외상(trauma)으로부터 올 수 있지만, 선천적인 경우가 더 많다. **선천성 중추성 무호흡증** (congenital central hypoventilation syndrome, CCHS)의 경우 결손 유전자가 밝혀졌고, 연수의 후방사다리꼴 핵(후방 능형체핵)에 영향을 주는 것으로 알려져 있다. 이 부위는 P_{CO_2}의 증가와 경동맥 소체의 입력에 반응한다. CCHS 환자는 기관절개술과 기계환기를 평생 필요로 한다.

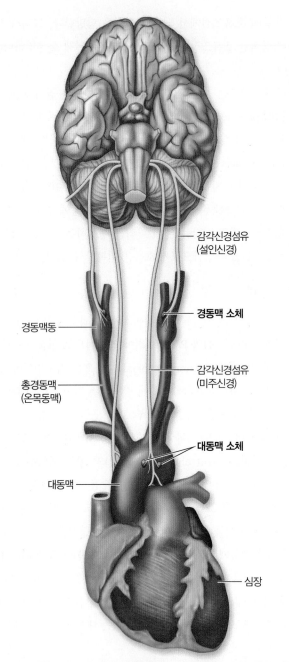

그림 16.25 대동맥 소체 및 경동맥 소체로부터의 감각 유입. 말초 화학수용체(대동맥 및 경동맥 소체)는 감각신경의 자극으로 뇌줄기 호흡중추를 조절한다. 혈압을 모니터링하는 대동맥동 및 경동맥동의 기계수용기와 혼동하지 않아야 한다.

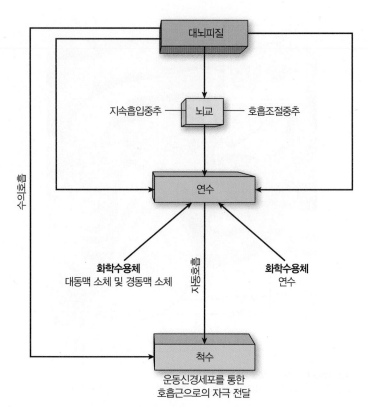

그림 16.26 중추신경계에 의한 환기조절. 호흡조절에 대한 폐 신장수용체와 자극성 수용체의 되먹임 효과는 여기에 나타내지 않았다.

혈액 P_{CO_2}와 pH가 환기에 미치는 효과

화학수용체로부터 뇌줄기로 정보가 들어가면 호흡의 속도와 깊이가 변하는데, 정상 상태에서는 동맥혈의 P_{CO_2}, pH 및 P_{O_2}가 비교적 일정하게 유지된다. 만약 **저환기**(hypoventilation, 16.8절에서 논의)가 일어나면, P_{CO_2}는 빠르게 상승하고 pH는 저하된다. pH가 저하되는 것은 이산화탄소(CO_2)가 물(H_2O)과 결합하여 탄산(H_2CO_3)을 형성하기 때문이다. 탄산은 약산으로 용액에 H^+를 방출한다. 이를 식으로 나타내면 다음과 같다.

$$CO_2 + H_2O \rightarrow H_2CO_3$$
$$H_2CO_3 \rightarrow H^+ + HCO_3^-$$

혈액의 산소 함량은 헤모글로빈에 결합해 있는 거대한 산소의 "저장소" 때문에 매우 느리게 감소한다. **과호흡증후군**(hyperventilation) 동안에는 반대로 혈액 P_{CO_2}가 빠르게 감소하고, 탄산의 과도한 제거로 인해 pH가 상승한다. 반면, 혈액의 산소 함량은 과호흡증후군에 의해 현저하게 상승되지 않는데, 정상호흡 시 헤모글로빈의 산소포화도는 97%이기 때문이다.

이러한 이유로 혈액 P_{CO_2}와 pH는 산소 함량보다 환기의 변화에 의

14.6절)과 혼동하면 안 된다. 이 대동맥동 및 경동맥동에는 혈압을 조절하는 수용체를 포함하고 있다.

말초 화학수용체는 감각신경섬유를 경유해 연수로 자극을 전달함으로써 간접적으로 호흡을 조절한다. 대동맥 소체는 미주신경(X신경)을 통해 연수로 보낸다. 경동맥 소체는 설인신경(IX신경)의 감각섬유를 자극한다. 환기의 신경성 및 감각성 조절이 그림 16.26에 요약되었다.

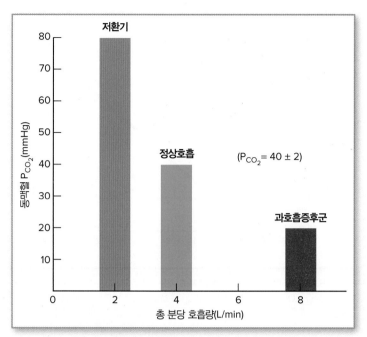

그림 16.27 총 분당 호흡량과 동맥혈 P_{CO_2}의 관계. 동맥혈 P_{CO_2}와 총 분당 호흡량은 반비례한다. 총 분당 호흡량이 2배로 상승할 때 P_{CO_2}는 절반으로 감소한다. 총 분당 호흡량은 호흡을 측정한 것이고, 일회호흡량에 분당 호흡수를 곱한 공기량과 같다. P_{CO_2}는 동맥혈 혈장의 CO_2 농도를 측정한다.

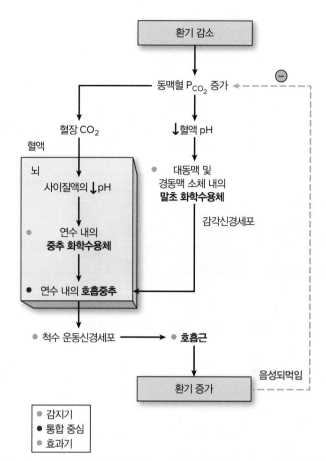

그림 16.28 호흡의 화학수용체 제어. 이 그림은 혈액 P_{CO_2}와 pH의 변화를 통한 음성되먹임 조절을 나타낸 것이다. 금색 상자로 나타낸 혈액-뇌장벽은 CO_2가 뇌척수액과 간질액(pH를 낮추는곳)으로 통과시키지만, H^+가 혈액에서 뇌로 전달되는 것을 방지한다.

해 더 빨리 영향을 받는다. 실제로 P_{CO_2}의 변화는 그림 16.27과 같이 민감한 환기지수를 제공한다. 또한 혈장 P_{CO_2}의 변화는 환기의 반사 제어를 위한 가장 강력한 자극으로서 작용하여 정확한 음성되먹임 조절을 제공한다. 다시 말해, 환기는 일정한 P_{CO_2}를 유지하기 위해 조정된다. 혈액의 적절한 산소화(oxygenation)는 이 반사조절의 부산물로 자연적으로 나타난다.

환기 속도와 깊이는 동맥혈의 P_{CO_2}를 40 mmHg로 유지하기 위해 정상적으로 조정된다. 저환기는 P_{CO_2}의 상승을 일으켜 **고탄산혈증**(hypercapnia)을 유발한다. 반대로 과호흡증후군은 **저탄산혈증**(hypocapnia)을 유발한다. P_{CO_2}의 변화에 반응하는 화학수용체에 의한 조절은 그림 16.28에 나타난다.

연수 화학수용체

동맥 P_{CO_2}의 증가는 뇌척수액의 P_{CO_2}를 증가시켜 pH를 낮춘다. 화학수용체는 9번째와 10번째 뇌신경의 출구 근처에 있는 연수의 복외측 표면(배가쪽 표면)에 있는 **후방사다리꼴 핵**을 자극한다. 이러한 중추 화학수용체는 연수의 전-보트징거 복합체에 대한 투영을 통해 호흡을 자극한다.

동맥혈의 P_{CO_2} 상승은 탄산(H_2CO_3) 농도의 상승을 일으키고, 결국 혈액 H^+ 농도의 상승을 일으킨다. 혈액 내 H^+는 말초 화학수용체를 자극할 수 있지만(다음에 논의), 혈액-뇌장벽을 통과할 수 없어

서 연수의 화학수용체에 영향을 미칠 수 없다. 그러나 동맥혈의 이산화탄소는 혈액-뇌장벽을 통과할 수 있고, 탄산을 형성해 뇌 척수액의 pH를 저하시킬 수 있다(그림 16.29). 뇌척수액의 pH 저하(H^+ 증가)는 직접 연수에 있는 화학수용체를 자극한다.

연수에 있는 화학수용체는 궁극적으로 동맥혈 P_{CO_2}의 지속적인 상승에 반응하여 나타나는 환기 상승의 70~80%를 담당한다. 그러나 이 반응에는 몇 분이 걸린다. P_{CO_2}가 상승할 때 나타나는 환기의 즉각적인 증가는 말초 화학수용체의 자극에 의해 발생한다.

말초 화학수용체

대동맥 소체 및 경동맥 소체는 혈액 CO_2에 의해 직접적인 자극을 받지 않는다. 대신에, 동맥혈의 H^+ 농도 상승(pH 저하)에 의해 자극을 받는데, 이는 혈액 CO_2, 즉 탄산이 증가할 때 나타난다. 요약하자면, 저환기증후군 동안 CO_2가 혈중에 축적되면, 혈액 pH의 저하를 통해 말초 화학수용체를 빠르게 자극한다. 이러한 현상은 상승된 동맥 CO_2에 대해 즉각적인 반응을 나타낸다. 그런 다음, 중추 화학수용체

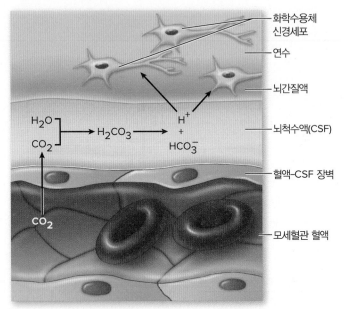

그림 16.29 혈액 CO_2가 연수의 화학수용체에 미치는 영향. 혈액 CO_2의 증가는 혈액과 뇌척수액(CSF)의 pH를 저하시켜 간접적으로 호흡을 자극한다. 이 그림은 혈액 CO_2의 증가가 뇌척수액과 뇌사이질액의 H^+농도를 증가(pH 저하)하여 연수의 화학수용체 신경세포를 자극하는 방법을 설명한 것이다.

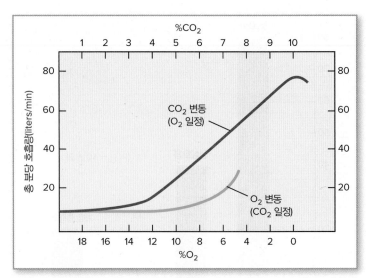

그림 16.30 혈액 CO_2와 O_2가 호흡에 미치는 효과의 비교. 이 그래프는 호흡에 미치는 혈중 CO_2의 농도 상승효과를 총 분당 호흡량으로 나타낸 것이다(그래프 상단 눈금 참고). 호흡에 미치는 혈중 O_2 농도의 감소 효과도 비교하여 나타냈다(그래프 하단 눈금 참고). 호흡(총 분당 부피로 측정)은 CO_2 농도(빨간색)가 증가함에 따라 선형으로 증가하는 반면, O_2 농도(파란색)는 호흡이 자극되기 전에 정상 값의 절반으로 감소되어야 한다.

는 주변 사이질액의 pH 저하에 반응하여 혈액 CO_2가 계속 상승하게 되면 환기가 안정 상태(일정 상태)로 증가하도록 자극한다.

혈액 P_{O_2}가 환기에 미치는 효과

정상 상태에서 혈액 P_{O_2}는 P_{CO_2}의 변화에 민감한 화학수용체에 영향을 주어 간접적으로 호흡에 영향을 미친다. P_{CO_2}에 대한 화학수용체의 민감도는 낮은 P_{O_2}(높은 고도에서 환기는 증가한다)에 의해 상승되며, 높은 P_{O_2}에 의해 저하된다. 만일 100% 산소를 호흡하여 혈액 P_{O_2}가 상승된다면, P_{CO_2} 상승에 대한 반응이 둔해지기 때문에 호흡을 더 오래 지속할 수 있다.

혈액 P_{CO_2}가 실험 기술에 의해 일정하게 유지될 때 동맥혈의 P_{O_2}

는 환기가 현저히 자극받기 전에 100 mmHg로부터 70 mmHg 이하로 떨어져야 한다(그림 16.30). 이 자극, 즉 **저산소구동**(hypoxic drive)은 명백히 경동맥 소체에 대한 P_{O_2}의 직접적인 효과에 기인한다. 2019년 노벨생리학상은 세포가 산소 수준을 감지하고 적절하게 반응할 수 있도록 하는 생리학적 기작을 발견한 과학자들에게 수여되었다. 경동맥 소체에는 동맥 P_{O_2}가 정상(100 mmHg)에서 60~80 mmHg로 떨어지는 것을 감지할 수 있는 신경세포와 같은 **사구세포**(glomus cell)가 있다. 이러한 변화는 사구세포에서 신경전달물질을 방출하게 하고, 이는 순서대로 경동맥동 신경(설인두인경의 한 가지)의 구심성 신경세포를 자극한다. 경동맥동 신경은 활동전위를 연수로 전달하고, 여기서 전-보트징거 복합체는 **저산소 환기반응**(hypoxic ventilatory response)으로 호흡 증가를 촉진한다. 경동맥 소체는 혈장에 용해된 산소(P_{O_2}로 측정)에는 반응하지만 적혈구 속의 헤모글로빈에 결합된 산소에는 반응하지 않는다. 경동맥 소체를 자극하는데 필요한 **저산소혈증**(저산소증) 현상은 해수면에서는 정상적으로 나타나지 않기 때문에 P_{O_2}는 호흡에 직접적인 영향을 미치지 않는다.

그러나 P_{O_2}의 감소와 P_{CO_2} 증가에 대해 경동맥 소체의 민감도 사이에는 상호작용이 있다. 저산소혈증(저산소증)은 동맥 P_{CO_2} 증가와 pH 감소에 대해 경동맥 소체의 반응을 촉진한다. 이 효과는 낮은 P_{O_2}를 가진 높은 곳에서 호흡을 조절하는데 중요하다. 실제로 경동맥 소체는 유익한 과호흡증후군이 일어나는 높은 곳에서 적응하기

표 16.6 | 혈액가스와 pH의 변화에 대한 화학수용체의 민감도

자극	화학수용체	설명
$\uparrow P_{CO_2}$	연수 화학수용체, 대동맥 소체 및 경동맥 소체	연수 화학수용체는 뇌척수액(CSF)의 pH에 민감하다. CO_2의 혈액으로부터 CSF로의 확산은 탄산을 형성함으로써 뇌사이질액의 pH를 저하시킨다. 이와 유사하게 대동맥 소체 및 경동맥 소체도 혈액의 CO_2 상승에 따른 pH의 저하에 의해 자극을 받는다.
$\downarrow pH$	대동맥 소체 및 경동맥 소체	말초 화학수용체는 혈액 CO_2의 효과와는 관계없이 혈액 pH의 감소에 의해 자극을 받는다. 연수에 있는 화학수용체는 H^+가 혈액-뇌장벽을 통과할 수 없기 때문에 혈액 pH의 변화에 의해서는 영향을 받지 않는다.
$\downarrow P_{O_2}$	경동맥 소체	낮은 혈액 P_{O_2}(저산소혈증)는 혈액 P_{CO_2}의 상승에 대한 화학수용체 반응을 증대시키며, P_{O_2}가 70 mmHg 이하로 저하될 때는 직접 환기를 자극할 수 있다.

위한 환기에 필수적이다.

반대로 지속적으로 증가한 동맥 P_{CO_2}는 P_{O_2} 감소에 대한 경동맥 소체의 민감도를 증가시킨다. 감소된 P_{O_2}에 반응하여 일어나는 호흡은 만성적으로 증가된 CO_2에 대한 화학수용체 반응이 둔화되는 폐기종에서 매우 중요하다. 이 둔화는 맥락막총(8장)에 의한 중탄산염의 분비 증가로부터 pH 감소를 완충한다. 폐기종 환자들은 증가된 P_{CO_2}에 의해서라기보다 낮은 P_{O_2}에 의한 저산소 자극에 의해 호흡한다. 그러나 장기간의 폐기종 환자에서는 저산소 자극도 둔화될 수 있다.

화학수용체와 환기조절에 대한 P_{CO_2}, pH 및 P_{O_2}의 변화 효과는 표 16.6에 요약하였다.

💓 임상적용

영아돌연사증후군(Sudden infant death syndrome, SIDS)은 1세 미만의 아기가 갑자기 사망하는 것으로 요람사(영아돌연사)라고도 부른다. SIDS는 대부분 2～4개월의 아기에게 일어난다. SIDS의 원인은 알려져 있지 않지만, CO_2 증가를 탐지하는 중추 또는 말초 화학수용체의 기능상실에 의한 것으로 추정된다. 미국 소아학회가 아기를 엎드려 재우는 것보다 바로 누워 재우도록 권고한 이래 SIDS의 발병률이 크게 감소했다. 그러나 SIDS는 아직도 한 살 아래의 아기들의 사망에서 주요한 원인 중 하나이다.

폐수용체가 환기에 미치는 효과

폐에는 미주신경의 감각섬유를 경유하여 뇌줄기 호흡조절중추에 영향을 미치는 여러가지 수용체를 포함하고 있다. **무수 C 섬유**(unmyelinated C fiber)는 고추에 있는 화학물질인 **캡사이신**에 의해 자극되는 폐의 감각세포이다. 이 수용체는 처음에는 무호흡을 유발하고 고추를 먹거나 후추 스프레이를 들이마시면 빠르고 약한 호흡이 이어진다. 후두벽에 있는 **자극성 수용체**(irritant receptor)와 **빠른 순응 수용체**(rapidly adapting receptor)로 알려진 폐수용체는 연기 및 스모그 성분과 흡입인자에 반응하여 기침을 유발한다. 폐에 있는 빠른

순응 수용체는 폐 간질조직의 체액량 증가에 의해 대부분이 직접 자극을 받는다. 무수 C 섬유를 자극하는 화학물질은 폐 간질액(폐모세혈관으로부터의 혈관 밖 유출에 의해)의 상승을 일으킬 수 있기 때문에 매운 고추를 먹은 후 기침을 할 수도 있다.

헤링-브로이어 반사(Hering-Breuer reflex)는 **폐 신장 수용체**(pulmonary stretch receptors)에 의해 자극을 받는다. 폐 신장에 대한 반응으로 이러한 신장 수용체의 활성화는 기도에 신경을 공급하는 미주신경의 감각세포를 자극한다. 이 정보는 호흡조절중추로 전달되며, 호흡조절중추는 더 이상의 흡기를 억제하여 반응한다. 헤링-브로이어 반사는 휴식시 약 500 mL에서 약 3,500 mL(평균 성인 남성의 경우)로 흡기가 증가할 수 있는 운동 중과 같이 매우 깊은 흡기중에 과도한 팽창으로부터 폐를 보호하는 것으로 생각할 수 있다. 헤링-브로이어 반사는 특히 신생아의 정상환기 유지에 중요하다.

또한 경동맥 소체와 함께 폐 신장 수용체는 심혈관 반응을 조절한다. 누군가가 숨을 참을 때 증가된 미주신경활동으로 인하여 경동맥 소체가 매개하는 서맥이 있다. 이 반응은 교감신경 유도 혈관수축과

💓 임상적용

폐쇄수면무호흡(Obstructive sleep apnea)은 수면 실험 연구동안 알려진 저호흡(호흡 감소) 및 무호흡(호흡 중단)이 지속적이면서 주기적으로 있는 상태이다. 이는 상부 기도의 일시적인 폐쇄에 의해 일어나며, 심각성은 시간당 무호흡과 저호흡의 비율에 의해 결정된다. 이 무호흡은 여자보다 남자에서 더 흔히 나타나고, 비만이 주요 위험 요소이다. 구강 인두의 상부 기도는 일반적으로 20개 이상의 서로 다른 골격근의 수축에 의해 열린 상태로 유지된다. 인두의 공기통로가 수면 중 좁아져 무호흡을 일으킬 때, 동맥 P_{O_2}와 산화헤모글로빈 포화도가 떨어지고 동맥 P_{O_2}가 상승하여 화학수용체 반사를 자극하는데, 이는 헐떡임과 경련으로 끝나는 무호흡을 일으킨다. 낮 동안 코골이, 졸음, 피로와 뇌혈관 확장에 의해 생긴 아침 두통은 다른 증상의 일부이다. 위험한 것은 우심실 비대증(right ventricle hypertrophy)을 일으키는 폐 고혈압이다. 폐쇄수면무호흡 환자는 잘 때 구강인두 공기통로를 열기 위해 **지속성 기도내 양압**(CPAP) 장치를 착용해야 한다. 어떤 사람들에게는 하악의 위치를 이동시키는 구강장치나 다른 외과적 수술이 CPAP의 유용한 대안이 될 수 있다.

함께 동남아시아의 바다 유목민에서 고도로 발달되었으며, 장시간 잠수하는 동안 숨을 참을 때 중요한 기관에 산소를 보존한다. 한편, 과호흡 중 폐가 신장되면 교감신경 활동이 증가하여 폐 신장 수용체 매개성 빈맥이 발생한다.

16.6 헤모글로빈과 산소 운반

탈산화헤모글로빈은 산소와 결합하여 산화헤모글로빈을 형성하고, 산화헤모글로빈의 일부는 해리반응의 모세혈관에서 산소를 내보낸다. 헤모글로빈과 산소 사이의 결합 강도와 그에 따른 해리 정도는 다양한 조건에서 변한다.

만약 폐가 제대로 기능하면, 폐정맥을 떠나는 혈액과 체동맥을 순환하는 혈액의 P_{O_2}는 약 100 mmHg이며 이것은 혈액 100 mL당 O_2가 혈장에 약 0.3 ml 존재한다는 것을 나타낸다. 그러나 혈장의 P_{O_2}만 안다고 혈액의 총 산소 함량을 결정할 수 없다. 총 산소 함량은 P_{O_2}뿐만 아니라 헤모글로빈 농도에 의존한다. 동맥혈은 헤모글로빈 1 g당 1.34 mL의 산소를 운반할 수 있다. 따라서 동맥혈의 P_{O_2} 및 헤모글로빈 농도가 정상이면 이 혈액은 혈액 100 mL당 약 20 mL의 O_2를 운반한다(그림 16.31).

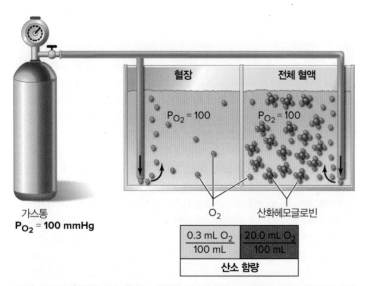

그림 16.31 혈액의 산소 함량. 동일한 가스혼합물과 평형을 이루는 혈장과 전체 혈액은 동일한 P_{O_2}와 동일한 숫자의 용해된 산소 분자(파란색 점으로 표시)를 갖는다. 그러나 전체 혈액의 산소 함량은 적혈구에서 헤모글로빈의 산소와의 결합 때문에 혈장의 함량보다 훨씬 더 높다(표시되지 않음).

헤모글로빈

혈액에 있는 대부분의 산소는 적혈구 내에 포함되어 있고, 적혈구에서 산소는 **헤모글로빈**(hemoglobin)에 화학적으로 결합된다. 각 헤모글로빈 분자는 **글로빈**(globin)이라고 하는 폴리펩타이드 사슬 4개와 **헴**(heme)이라고 하는 질소를 함유하며 층판 모양을 한 유기색소 분자 4개로 구성된다(그림 16.32).

헤모글로빈의 단백질 부분은 각각 141개의 아미노산을 가진 2개의 동일한 **α-사슬**(alpha chain)과 각각 146개의 아미노산을 가진 2개의 **β-사슬**(beta chain)로 구성된다. 4개의 폴리펩타이드 사슬은 각각 1개의 헴기와 결합하고 있다. 각 헴기의 중앙에는 1분자의 철이 있는데, 이것은 산소 1분자와 결합할 수 있다. 따라서 헤모글로빈 1분자는 산소 4분자와 결합할 수 있다. 적혈구 1개는 2억 8,000만 개의 헤모글로빈 분자를 포함하고 있으므로 각 적혈구는 약 10억 분자 이상의 산소를 운반할 수 있다.

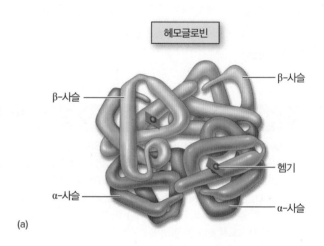

(a)

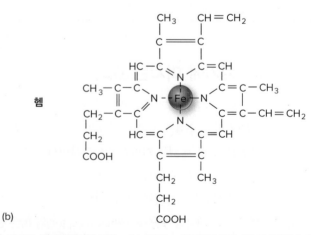

(b)

그림 16.32 헤모글로빈의 구조. (a) 2개의 α-폴리펩타이드 사슬과 2개의 β-폴리펩타이드 사슬로 된 헤모글로빈의 3차원적 구조이고, 4개의 헴기는 중심에 철 원자(구형)를 가진 평면 구조로 나타냈다. (b) 헴 구조식이다.

정상적인 햄은 환원형 철(ferrous iron, Fe^{2+})을 포함한다. 이 형태에서 철은 전자를 공유하고 산소와 결합하여 **산화헤모글로빈**(oxyhemoglobin)을 형성한다. 산화헤모글로빈이 조직에 산소를 방출하기 위해 해리할 때 햄 속의 철은 여전히 환원형(Fe^{2+})인 채로 남아 있는데, 이 헤모글로빈을 **탈산화헤모글로빈**(deoxyhemoglobin) 또는 **환원 헤모글로빈**(reduced hemoglobin)이라고 한다. 따라서 **산화헤모글로빈**(oxyhemoglobin)이라는 용어는 **산화된 헤모글로빈**(oxidized hemoglobin)과 같은 말이 아니다. 헤모글로빈은 산소와 결합할 때 전자를 잃지 않는다. 산화된 헤모글로빈 또는 **메트헤모글로빈**(methemoglobin)은 산화철(Fe^{3+})을 가지고 있다. 따라서 메트헤모글로빈은 산소와 결합하는데 필요한 전자가 결핍되어 있어 산소 운반에 관여할 수 없다. 혈액에는 일반적으로 소량의 메트헤모글로빈이 포함되어 있지만, 특정 약물은 이 양을 증가시킬 수 있다.

신체는 일부 **일산화탄소**를 생성하는데, 이는 햄의 환원된 철에 결합하여 **일산화탄소헤모글로빈**(carboxyhemoglobin)을 형성할 수 있다. 일반적으로 혈액에는 소량의 일산화탄소헤모글로빈이 존재하지만 일산화탄소와의 결합은 산소와의 결합보다 약 210배나 더 강하기 때문에 일산화탄소는 헤모글로빈 내의 산소를 대체하는 경향이 있으며, 혈액이 체모세혈관을 통과하더라도 헤모글로빈에 부착된 상태로 남는다.

산화헤모글로빈 포화도(percent oxyhemoglobin saturation, 총 헤모글로빈에 대한 산화헤모글로빈의 백분율)는 폐가 혈액에 산소를 얼마나 잘 공급했는지 평가하기 위해 측정된다. 동맥혈의 정상 수치는 약 97%이며 다양한 양의 탈산화헤모글로빈, 일산화탄소헤모글로빈 및 메트헤모글로빈이 나머지를 구성한다. 산화헤모글로빈 포화도와 이러한 측정이 가능한 것은 각 헤모글로빈이 형태에 따라 각각 고유한 색깔을 가지고 있기 때문이다(**흡수 스펙트럼**이 다름). 이것은 산화헤모글로빈이 토마토 주스의 붉은색을 띠게 하는 반면, 일산화

임상적용

일산화탄소 중독(carbon monoxide poisoning)은 혈중 일산화탄소헤모글로빈이 흡연자의 경우 10%, 비흡연자의 경우 3% 이상일 때 의심해 볼 수 있다(미국 연방정부의 청정공기 표준에 따르면 비흡연자는 혈액 속에 1.5% 이하의 일산화탄소헤모글로빈을 가져야 한다고 규정하고 있다). 일산화탄소 중독은 일반적으로 밀폐된 공간 내에서 결함이 있는 기기나 차량에 의한 화석연료의 연소로 인해 발생한다. 보통 증상으로는 두통, 허약, 현기증, 구토와 정신착란 등이 있고, 더 심각한 증상으로는 기억상실, 정신과 질환, 심장 손상과 같은 신경질환이 있다. 일산화탄소 중독은 1기압에서 100% O_2를 호흡 또는 고압(산소)실 내 1.4기압보다 더 높은 상태에서 100% O_2를 호흡하도록 하여 치료할 수 있다.

탄소헤모글로빈은 크랜베리 주스와 비슷한 색을 낸다. 산화헤모글로빈 포화도는 일반적으로 **맥박산소측정기**(16.4절에서 논의됨)를 사용해 측정하지만, **혈액가스기계**(blood-gas machine)를 사용해 동맥혈액을 더 정확하게 측정할 수 있다.

헤모글로빈 농도

혈액 전체의 **산소수송 용량**(oxygen-carrying capacity)은 헤모글로빈 농도에 의해 결정된다. **빈혈**(anemia)처럼 헤모글로빈 농도가 정상 이하인 상태가 되면, 혈액의 산소 농도가 정상 이하로 떨어진다. 반대로 **적혈구 증가증**(polycythemia)처럼 헤모글로빈 농도가 정상 범위 이상으로 상승하면 그에 따라 혈액의 산소수송 용량이 상승한다. 이것은 고고도에서의 생활에 대한 적응으로 일어날 수 있다.

골수에서 헤모글로빈과 적혈구의 생성은 주로 신장에서 생성되는 **적혈구 생성인자**(erythropoietin, 13장 13.2절)라는 호르몬에 의해 조절된다. 신장으로 전달되는 산소의 양이 정상보다 더 낮을 때 적혈구 생성인자의 분비 촉진과 함께 적혈구 생성이 촉진된다. 적혈구 생성은 또한 테스토스테론에 의해 촉진되는데, 이는 헤모글로빈의 농도가 여성보다 남성에서 100 mL당 1~2 g 더 높은 이유이다.

산소결합반응과 해리반응

탈산화헤모글로빈과 산소가 결합하여 산화헤모글로빈을 형성하는데, 이 반응을 **산소결합반응**(loading reaction)이라고 한다. 그 다음 산화헤모글로빈은 해리되어 탈산화헤모글로빈과 유리산소 분자를 생성하는데, 이 반응을 **해리반응**(unloading reaction)이라고 한다. 결합반응은 폐에서 일어나고, 해리반응은 체모세혈관에서 일어난다.

따라서 결합반응과 해리반응은 가역반응으로 나타낼 수 있다.

$$\text{탈산화헤모글로빈} + O_2 \underset{(조직)}{\overset{(폐)}{\rightleftharpoons}} \text{산화헤모글로빈}$$

이 반응이 진행되는 정도는 (1) 환경의 P_{O_2}와 (2) 헤모글로빈과 산소 사이의 친화력 또는 결합력 두 가지 요소에 의해 결정된다. P_{O_2}가 높으면 반응이 우측으로 진행하고(결합반응에 유리함) 폐 모세혈관의 높은 P_{O_2}에서 거의 모든 탈산화헤모글로빈 분자는 산소와 결합한다. 체모세혈관에서 P_{O_2}가 낮으면 반응이 반대 방향으로 진행되어 산소의 해리를 촉진한다. 해리의 정도는 P_{O_2}값이 얼마나 낮은가에 달려 있다.

헤모글로빈과 산소 사이의 친화력은 또한 결합반응과 해리반응에 영향을 미친다. 결합력이 매우 강하면 결합반응이 일어나고, 결합력이 약하면 결합이 억제되고 해리가 증진된다. 헤모글로빈과 산소의

결합력은 폐를 나가는 헤모글로빈의 97%가 산화헤모글로빈의 형태일 정도로 강하지만 결합력이 조직의 호기성 호흡을 잘 유지하기 위해 적당량의 산소를 해리할 정도로 약하다.

산화헤모글로빈 해리곡선

P_{O_2}가 100 mmHg에서 체동맥혈의 **산화헤모글로빈 포화율**(percent oxyhemoglobin saturation)은 97%이다(즉, 헤모글로빈의 97%가 산화헤모글로빈임을 뜻한다). 이 혈액은 체모세혈관으로 전달되고 그곳에서 산소는 세포 속으로 들어가 호기성호흡에 의해 소모된다. 이로 인해 체정맥으로 간 혈액의 산소는 감소한다. 휴식 시에 체정맥의 P_{O_2}는 약 40 mmHg이며 산화헤모글로빈의 포화율은 75%이다(표 16.7). 달리 표현하면, 조직으로 들어온 혈액은 100 mL당 20 mL의 산소를 포함하고 있으며, 조직을 떠나가는 혈액은 100 mL당 15.5 mL의 산소를 포함하고 있다(그림 16.33). 따라서 혈액 100 mL당 20 mL의 산소로부터 4.5 mL의 산소 또는 22%가 조직에 방출된다.

P_{O_2}의 변화에 따른 산화헤모글로빈 포화율의 그래프를 **산화헤모글로빈 해리곡선**(oxyhemoglobin dissociation curve)이라고 한다(그림 16.33). 이 그래프에 있는 값들은 실험 대상자를 서로 다른 산소 분압에 있게 한 후 혈액을 채취하여 시험관에서 측정한 것이다. 이로써 얻어진 산화헤모글로빈 포화율의 해리율은 동맥과 정맥 P_{O_2} 값들의 차이와 함께 해리율이 무엇인지 예측하는데 사용할 수 있다.

그림 16.33은 휴식 시에 동맥과 정맥 P_{O_2} 간의 차이와 산화헤모글로빈 포화율을 나타낸 것이다. 휴식 시에 정맥혈에 남아 있는 비교적 많은 양의 산화헤모글로빈은 예비 산소로 작용한다. 만약 사람이 호흡을 멈추면 심폐소생술(cardiopulmonary resuscitation, CPR)을 사용하지 않아도 혈액에 충분한 산소가 남아 있기 때문에 뇌와 심장이 약 4~5분동안 살아 있게 된다. 이러한 산소의 예비 공급은 또한 조직의 산소 요구가 증대될 때 제공될 수 있다.

산화헤모글로빈의 해리곡선은 **S자형**(sigmoidal)이다. 높은 P_{O_2} 값에서 비교적 평평하다는 사실은 이 범위 내에서 P_{O_2}의 변화가 해리반응에 거의 영향을 미치지 않는다는 것을 의미한다. 예를 들어, 동맥혈의 산화헤모글로빈 포화도가 97%에서 93%로 감소하려면 10,000

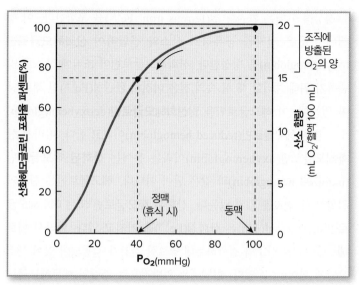

그림 16.33 산화헤모글로빈 해리곡선. 서로 다른 P_{O_2}에서 산화헤모글로빈 포화율과 혈액 산소 함량을 나타냈다. 혈액이 동맥으로부터 조직을 통해 정맥으로 가면서 산화헤모글로빈 포화율이 약 25% 감소한다. 이로 인해 조직에는 혈액 100 mL당 약 5 mL의 O_2가 방출된다.

피트까지 올라가야 한다. 보다 일반적인 고도에서 산화헤모글로빈 포화율은 해수면의 97% 값과 크게 다르지 않다.

그러나 S자형 곡선의 급경사 부분에서 P_{O_2} 값의 작은 변화는 포화율에서 큰 차이를 만든다. 정맥 P_{O_2}가 40 mmHg에서 30 mmHg로 감소하는 것은 가벼운 운동중에 발생할 수 있는데, 이는 포화율이 75%에서 58%로 변화하는 것과 상응한다. 운동 중에 동맥혈의 포화율은 보통 97%이지만, 낮은 정맥혈의 포화도는 더 많은 산소가 조직에 방출되었음을 의미한다. 동맥혈과 정맥혈의 포화율 간의 차이는 해리율을 나타낸다. 앞의 예에서 휴식시에는 97% − 75% = 22%를 해리하고, 가벼운 운동중에는 97% − 58% = 39%를 해리한다. 심한 운동 중 정맥 P_{O_2}는 20 mmHg 또는 그 이하로 떨어질 수 있는데, 이때 해리율은 약 80%이다.

pH와 온도가 산소 운반에 미치는 효과

P_{O_2}의 변화 외에 결합반응과 해리반응은 산소에 대한 헤모글로빈의 친화력(결합강도) 변화에 영향을 받는다. 산소와의 산화헤모글로빈

표 16.7 | 산화헤모글로빈 포화율과 P_{O_2} 사이의 관계(pH 7.40, 온도 37℃)

P_{O_2} (mmHg)	100	80	61	45	40	36	30	26	23	21	19
산화헤모글로빈 포화율	97	95	90	80	75	70	60	50	40	35	30
	동맥혈				정맥혈						

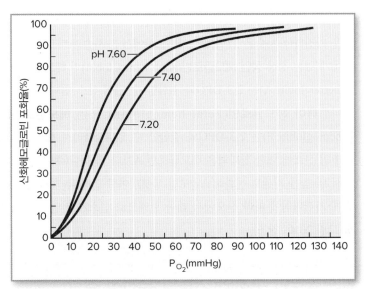

그림 16.34 pH가 산화헤모글로빈 해리곡선에 미치는 효과. 혈액 pH의 감소(H$^+$ 농도의 증가)는 각 P_{O_2} 값에서 산소에 대한 헤모글로빈의 친화력을 감소시켜 산화헤모글로빈 해리곡선의 "오른쪽으로 이동"을 유발한다. 이것을 보어 효과라고 한다. 오른쪽으로 이동한 곡선은 각 P_{O_2}에서 더 낮은 산화헤모글로빈 포화율을 가지며 조직으로 더 많은 산소를 내보낸다.

결합은 운동하는 근육을 통과하는 혈액에서 약해져서 활동적인 근육이 혈액에서 더 많은 산소를 받을 수 있도록 한다. 이것은 운동하는 근육의 더 빠른 신진대사의 결과로 발생하며, 이는 pH 저하와(H$^+$ 증가) 온도상승의 결과로 나타난다.

pH가 낮아지면 친화력이 감소하고 pH가 높아지면 친화력이 증가한다. 이것을 **보어 효과**(Bohr effect)라고 한다. 산소에 대한 헤모글로빈의 친화력이 증가된 H$^+$(낮은 pH)에 의해 감소될 때, 폐에서 혈액은 산소를 다소 덜 결합하지만 조직에서 산소의 해리는 더 커진다. 순 효과는 pH가 저하할 때 조직이 더 많은 산소를 받는다는 것이다 (표 16.8). pH는 이산화탄소(탄산형성을 통해)에 의해 감소하기 때문에 보어 효과는 운동 중 이산화탄소 배출량이 증가할 때 조직에 더 많은 산소를 공급하도록 돕는다.

산화헤모글로빈 해리곡선을 서로 다른 pH에서 나타내면 해리곡선은 pH의 저하에 의해 오른쪽으로 이동하고, pH의 증가에 의해 좌측으로 이동하는 것을 볼 수 있다(그림 16.34). 만약 해리율을 계산

하면(동맥혈과 정맥혈의 산화헤모글로빈 포화율을 뺌), 곡선의 **오른쪽으로 이동**은 더 큰 산소 해리를 나타내고, 반대로 **왼쪽으로 이동**하면 산소 해리가 더 적어졌고, 폐에서는 산소 결합이 약간 더 많아졌음을 나타낸다.

산화헤모글로빈 해리곡선이 다른 온도에서 형성되면 그 곡선은 온도 상승에 따라 오른쪽으로 이동한다. 곡선의 오른쪽 이동은 산소에 대한 헤모글로빈의 친화력이 온도의 상승에 의해 감소된다는 것을 나타낸다. 온도의 상승은 헤모글로빈과 산소의 결합이 약해지고, pH의 저하와 똑같은 효과를 가진다. 그러므로 높은 온도에서는 결합력이 일정했던 경우보다 더 많은 산소가 조직으로 방출된다. 이 효과는 운동중에 따뜻해진 근육에 산소의 전달을 크게 향상시킬 수 있다.

2,3-DPG가 산소 운반에 미치는 효과

성숙한 적혈구에는 핵과 미토콘드리아가 없다. 미토콘드리아가 없기 때문에 적혈구는 호기성호흡을 할 수 없다. 산소를 운반하는 이 세포가 미토콘드리아를 사용하지 않는 체내의 유일한 세포이다. 따라서 적혈구는 포도당의 혐기성 해당경로를 통해 에너지를 얻어야 한다. 해당경로의 특정 지점에서 "부반응(side reaction)"이 일어나 적혈구에만 있는 유일한 산물인 **2,3-다이포스포글리세르산**(2,3-diphospho-glyceric acid, 2,3-DPG)이 생성된다.

2,3-DPG를 생성하는 효소는 산화헤모글로빈에 의해 억제된다. 산화헤모글로빈 농도가 감소할 때 그에 따라 2,3-DPG의 생성이 증가한다. 2,3-DPG 생성의 증가는 총 헤모글로빈 농도가 낮거나(빈혈) P_{O_2}가 낮을 때(높은 고도에 있을 때, 그림 16.35) 나타날 수 있다. 2,3-DPG의 탈산화헤모글로빈과의 결합은 탈산화헤모글로빈을 더 안정화시켜 산화헤모글로빈을 탈산화헤모글로빈으로 전환시킨다. 이 때문에 많은 양의 산화헤모글로빈은 산소를 해리하고 각 P_{O_2}값에서 탈산화헤모글로빈으로 전환된다. 이처럼 적혈구 내의 2,3-DPG 농도 증가는 산소 해리를 상승시키며(표 16.9) 산화헤모글로빈 해리곡선을 오른쪽으로 이동시킨다.

표 16.8 | pH가 산소에 대한 헤모글로빈의 친화력과 조직의 산소 해리에 미치는 효과

pH	친화력	100 mL당 동맥혈의 O$_2$ 함량	100 mL당 정맥혈의 O$_2$ 함량	100 mL당 조직에 방출된 O$_2$
7.40	정상	19.8 mL O$_2$	14.8 mL O$_2$	5.0 mL O$_2$
7.60	증가	20.0 mL O$_2$	17.0 mL O$_2$	3.0 mL O$_2$
7.20	감소	19.2 mL O$_2$	12.6 mL O$_2$	6.6 mL O$_2$

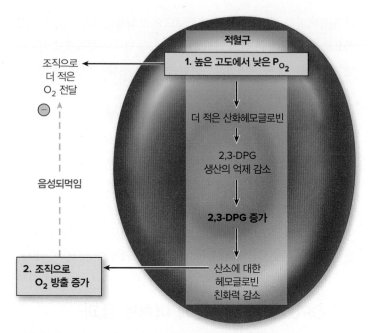

조직으로
더 적은
O₂ 전달

음성되먹임

2. 조직으로
O₂ 방출 증가

적혈구

1. 높은 고도에서 낮은 P_{O_2}

더 적은 산화헤모글로빈

2,3-DPG
생산의 억제 감소

2,3-DPG 증가

산소에 대한
헤모글로빈
친화력 감소

그림 16.35 2,3-DPG는 조직으로 산소의 해리를 촉진한다. 2,3-DPG의 생산은 산화헤모글로빈에 의해 억제되기 때문에 적혈구 내 산화헤모글로빈 함량의 감소(높은 고도의 낮은 P_{O_2}에서 발생)는 2,3-DPG 생산을 증가시킨다. 이는 산소에 대한 헤모글로빈의 친화력을 감소시켜(결합 세기를 약화시킴) 더 많은 산소가 해리된다. 점선 화살표와 (−) 부호는 음성되먹임 고리의 완성을 보여준다.

빈혈

총 혈액 헤모글로빈 농도가 정상 이하로 감소하는 빈혈(anemia)에서 적혈구는 2,3-DPG의 생성을 증가시킨다. 혈액 100 mL당 15 g의 정상 헤모글로빈 농도에서는 앞서 설명된 것처럼 휴식 시에 100 mL당 약 4.5 mL의 O₂를 해리한다. 만약 헤모글로빈 농도가 절반으로 감소하면, 조직은 정상 산소량의 반만을 받을 것으로 예상할 수 있다(100 mL당 2.25 mL의 O₂). 그러나 이러한 조건에서는 실제로 100 mL당 3.3 mL O₂ 만큼의 많은 양을 해리한다. 이것은 산소에 대한 헤모글로빈의 친화력을 감소시키는 2,3-DPG의 생성이 증가함으로써 나타난다.

태아 헤모글로빈

2,3-DPG의 효과는 산모에서 태아 혈액으로 산소를 전달하는데 있어서 중요하다. 성인의 헤모글로빈 분자는 2개의 α-사슬과 2개의 β-사슬로 구성된다. 반면 태아 헤모글로빈은 β-사슬 대신 2개의 γ-사슬을 가진다(γ-사슬은 37번째의 아미노산에서 β-사슬과 다르다). 엄마에게 있는 정상 **성인 헤모글로빈(adult hemoglobin)**인 **헤모글로빈 A(hemoglobin A)**는 2,3-DPG와 결합할 수 있어 산소 친화력을 낮춘다. **태아 헤모글로빈(Fetal hemoglobin)** 또는 **헤모글로빈 F(hemoglobin F)**는 2,3-DPG와 결합할 수 없다. 따라서 헤모글로빈 F의 산소에 대한 친화력은 헤모글로빈 A보다 더 높다(주어진 P_{O_2}에서 더 높은 퍼센트 산화헤모글로빈 생성). 이로 인해 두 혈액이 태반에 가까워짐에 따라 산모에서 태아 혈액으로 산소가 전달된다(20장 그림 20.46 참조).

헤모글로빈 구조와 기능의 유전적 결함

많은 헤모글로빈 질환은 헤모글로빈 단백질 부분의 유전적(선천적) 결함으로 인해 발생한다. **겸상적혈구빈혈(sickle-cell anemia)**은 거의 아프리카 계통의 사람들에게 독점적으로 발생하는 질병으로, 아프리카계 미국인 인구의 8~11%가 열성 상태로 가지고 있으며, 이는 가장 흔한 단일유전자 질환이다. 이 질환은 사람이 각 부모로부터 영향을 받는 유전자를 물려받을 때 정상적인 헤모글로빈 A 대신 헤모글로빈 S를 생성할 때 발생한다. 헤모글로빈 S는 헤모글로빈의 β-사슬에서 단 하나의 아미노산이 다른 아미노산으로 대체된다는 점(글루탐산이 발린으로)에서 헤모글로빈 A와 다르다. 이는 β-사슬에 대한 유전자 DNA의 단일 염기 변화로 인해 발생한다.

낮은 P_{O_2} 조건에서 헤모글로빈이 탈산소화(deoxygenation)되면 헤모글로빈 S는 긴 섬유로 중합된다. 이로 인해 적혈구가 독특한 낫 모양으로 변형된다(그림 16.36). 또한 유연성을 감소시켜 좁은 혈관을 통과하는 능력을 방해해 장기를 통한 혈류를 감소시켜 심한 통증과 장기 손상을 유발한다. 또한, 헤모글로빈 S의 장섬유는 적혈구의 원형질막을 손상시켜 용혈(hemoloysis) 및 용혈성 빈혈을 촉진한다. 이러한 효과는 환자의 기대 수명을 단축시킨다.

겸상적혈구빈혈은 β-사슬 대신에 γ-사슬의 생성을 자극하는 **수산화요소(hydroxyurea)** 약으로 치료할 수 있다. 그 결과 태아헤모글로

표 16.9 | 산소에 대한 헤모글로빈의 친화력과 산화헤모글로빈 해리곡선의 위치에 영향을 주는 인자

인자	친화력	곡선위치	설명
↓ pH	감소	오른쪽으로 이동	보어 효과라고 함. 고탄산혈증 동안 산소 전달을 증가시킴
↑ 온도	감소	오른쪽으로 이동	운동과 발열 시에 산소 공급을 증가시킴
↑ 2,3-DPG	감소	오른쪽으로 이동	총 헤모글로빈 또는 총 산소 함량이 감소할 때 산소 방출을 증가시킴. 빈혈과 높은 고도에 적응

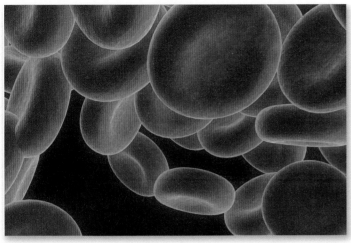

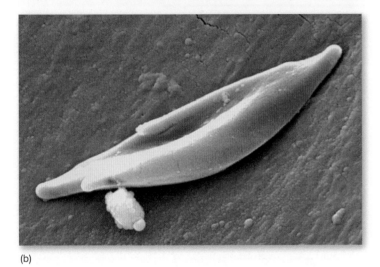

그림 16.36 겸상적혈구빈혈. (a) 정상 적혈구. (b) 주사형 전자현미경으로 본 낫 모양의 적혈구이다. (a) ©Ingram Publishing/SuperStock, (b) Source: Janice Haney Carr/CDC

임상적용

신생아의 생리적 황달(physiological jaundice of the newborn)은 출생 후 2~4일된 신생아에서 나타나고 약 2주간 지속된다. 황변은 파괴된 적혈구의 헤모글로빈에서 파생된 헴에서 생성된 빌리루빈 색소에 의해 발생한다(그림 18.22 참조). 빌리루빈의 생산은 신생아에서 증가하는데, 이는 헤모글로빈 F를 포함하는 태아 적혈구가 헤모글로빈 A를 포함하는 성인 적혈구보다 수명이 더 짧고 출생 후 빨리 파괴되기 때문이다. 또한, 태아에서 빌리루빈은 지용성이기 때문에 태반을 통과하지만, 출생 후 쓸개(담)즙으로 배설되려면 수용성 결합빌리루빈으로 전환되어야 한다. 그러나 신생아의 간이 충분한 양의 결합 효소를 생산하려면 시간이 걸린다. 신생아의 황달은 보통 위험하지 않지만, 만약 빌리루빈 농도가 너무 높으면 아기를 특별한 청색 광 아래 둔다. 이 광선요법(phototherapy)은 비결합빌리루빈을 배설할 수 있는 수용성 유도체로 전환한다.

빈(Hemoglobin F)을 포함하는 적혈구의 생산이 선호되고 헤모글로빈 S를 포함하는 적혈구는 더 적다. 수산화요소는 겸상적혈구빈혈 환자의 통증을 감소시키고 생존을 연장하며 치료의 표준이 된다. 일치하는 골수 기증자를 찾을 수 있는 환자중 몇몇은 이식된 조혈모세포를 받을 수 있다. 이것은 겸상적혈구빈혈을 치료할 수 있지만, 조직 이식과 관련된 위험이 뒤따른다. 환자 자신의 줄기세포에 대한 유전자 요법은 이러한 위험을 피할 수 있으며, 현재 임상시험중에 있다.

지중해빈혈(thalassemia)은 헤모글로빈의 단백질 부분에 영향을 미치는 질병군이다. 이러한 질병은 헤모글로빈 단백질의 α-사슬(**α 지중해빈혈**) 또는 β-사슬(**β 지중해빈혈**)의 합성 장애를 포함하며 단일 유전자 질병 중 가장 흔한 질병이다. α 지중해빈혈은 적도지역에서 더 흔하지만, β 지중해빈혈은 정기적인 수혈이 필요한, 즉 임상적으로 더 심각한 형태이다. 조혈모세포 이식은 형제, 자매가 있는

어린이의 β 지중해빈혈을 잠재적으로 치료할 수 있다. 그러나 정상적인 헤모글로빈 β-사슬을 생성하는 유전자 요법에 대한 연구는 현재 평생 수혈이 필요한 대부분의 사람들에게 희망을 주는 긍정적 결과를 가져왔다.

근육 미오글로빈

미오글로빈(myoglobin, 마이오글로빈)은 민무늬근세포에서만 발견되는 적색 색소이다(12장 12.4절). 특히 느린-연축(slow-twitch), 즉 호기성호흡을 하는 골격근섬유와 심근세포에는 미오글로빈이 풍부하다. 실제로 유산소 운동은 골격근 미오글로빈을 증가시킨다. 미오글로빈은 헤모글로빈과 비슷하지만, 헴이 4개가 아니라 1개이기 때문에 산소 한 분자만을 결합할 수 있다.

미오글로빈은 헤모글로빈보다 산소에 대한 친화력이 높기 때문에 해리곡선은 산화헤모글로빈 해리곡선보다 좌측에 있다(그림 16.37). 미오글로빈 곡선의 형태는 산화헤모글로빈 해리곡선과 다르다. 미오글로빈 곡선은 직사각형으로 P_{O_2}가 매우 낮아질 때만 산소가 방출됨을 의미한다.

미토콘드리아의 P_{O_2}는 매우 낮기 때문에(산소가 물에 섞여 있음), 미오글로빈은 혈액에서 혈액으로 산소를 전달하는 "중개자"로 작용한다. 또한 미오글로빈은 심장에서 특히 중요한 산소-저장 기능을 가지고 있다. 심장확장기 동안 관상혈류가 가장 클 때 미오글로빈은 산소로 가득 차게 된다. 저장된 산소는 수축기 동안에 방출될 수 있으며, 이때 수축하는 심근에 의해 관상동맥이 압착된다.

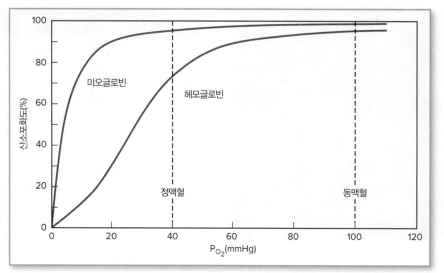

그림 16.37 헤모글로빈과 미오글로빈 해리곡선의 비교. 미오글로빈은 근육에 있는 산소-결합 색소이다. 정맥혈의 P_{O_2}에서 거의 모든 산소를 가지며, 이는 산소에 대한 친화력이 헤모글로빈 보다 더 높음을 나타낸다. 그러나 미오글로빈은 미토콘드리아 내부에서 발견되는 매우 낮은 P_{O_2} 값에서 산소를 방출한다.

16.7 이산화탄소 수송

이산화탄소(C_{O_2})는 혈액 중에서 주로 탄산이 해리할 때 방출되는 중탄산염(HCO_3^-)의 형태로 운반된다. 탄산은 혈액이 체모세혈관을 통과할 때 주로 적혈구에서 생성된다.

이산화탄소(CO_2)는 혈액에 의해 세 가지 형태로 운반된다. (1) 혈장에 **용해된** CO_2는 물속에서 O_2보다 약 21배 더 잘 용해되고, 총 혈액 CO_2의 약 1/10은 혈장에 용해되어 있다. (2) 총 혈액 CO_2의 약 1/5인 **카르바미노헤모글로빈**(carbaminohemoglobin)은 헤모글로빈의 아미노산에 부착되어 운반된다(카르바미노헤모글로빈을 일산화탄소가 헴 그룹에 결합할 때 형성되는 일산화탄소헤모글로빈과 혼동하면 안 됨). (3) **중탄산염**(bicarbonate)은 혈액에 의해 운반되는 대부분의 CO_2의 대부분은 중탄산염 형태이다(그림 16.38).

이산화탄소는 물과 결합하여 탄산을 형성할 수 있다. 이 반응은 느린 속도로 혈장 내에서 자발적으로 발생한다. 그렇지만 적혈구 내에서는 **탄산탈수효소**(carbonic anhydrase)의 촉매작용에 의해 훨씬 더 빠르게 일어난다. 이 효소는 적혈구에만 한정되어 있기 때문에 탄산의 대부분은 혈장보다 오히려 적혈구에서 생성된다. CO_2와 물로부터 탄산의 형성은 조직 모세혈관의 높은 P_{CO_2}에 의해 촉진된다(질량작용 법칙의 한 예, 4장 4.2절).

$$CO_2 + H_2O \xrightarrow[\text{높은 } P_{CO_2}]{\text{탄산탈수효소}} H_2CO_3$$

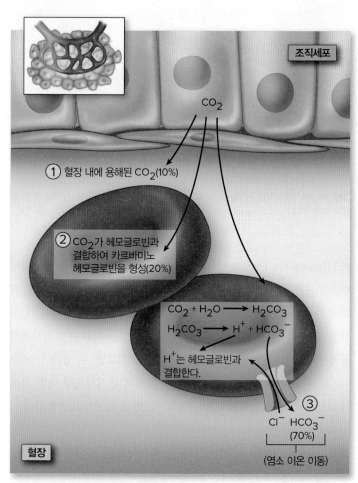

그림 16.38 이산화탄소 운반과 염소 이온 이동. 이산화탄소는 (1) 용해된 CO_2 기체로, (2) 카르바미노헤모글로빈으로 헤모글로빈에 부착되어, (3) 탄산과 중탄산염으로 운반된다. 백분율은 각 형태에 포함된 CO_2 비율을 가르킨다. 중탄산염(HCO_3^-)이 세포 밖으로 확산할 때 Cl^-는 전기적 중성을 유지하기 위해 안으로 들어간다. 이러한 교환이 염소 이온 이동이다.

염소 이온 이동

적혈구 내에 있는 탄산탈수효소의 촉매작용 결과, 많은 양의 탄산이 혈액의 체모세혈관을 통과하면서 생성된다. 적혈구에 탄산 농도가 증가하면 다음의 식과 같이 H^+(용액의 산도에 기여하는 양성자)와 HCO_3^-(중탄산염)로의 해리가 촉진된다.

$$H_2CO_3 \rightarrow H^+ + HCO_3^-$$

탄산의 해리에 의해 방출된 수소 이온(H^+)은 적혈구 내에서 탈산화헤모글로빈과 결합하여 많이 완충된다. 비록 완충되지 않은 수소 이온은 자유롭게 적혈구 밖으로 확산되어 나가지만 H^+보다 더 많은 양의 HCO_3^-가 혈장으로 확산된다. 헤모글로빈에 의한 적혈구 내에서의 H^+ "포획"과 HCO_3^-의 확산에 의한 방출로 적혈구 내부는 양전하를 띤다. 이러한 변화는 염소 이온(Cl^-)을 적혈구 내로 유인한다. Cl^-는 HCO_3^-가 적혈구 밖으로 나갈 때 반대로 안으로 들어간다. 혈액의 조직 모세혈관 통과 시에 나타나는 이러한 음이온의 교환을 **염소 이온 이동**(chloride shift)이라고 한다(그림 16.38).

탄산의 해리에 의해 방출된 수소 이온(H^+)은 적혈구 내에서 탈산화헤모글로빈과 결합하여 많이 완충된다. 이것은 **보어 효과**(16.6절에서 논의됨)이며, 그 결과 산화헤모글로빈에서 탈산화헤모글로빈으로의 전환이 증가한다. 이제 탈산화헤모글로빈은 산화헤모글로빈보다 H^+를 더 강하게 결합하므로 산소를 제거하는 행동은 헤모글로빈이 탄산에 의해 방출된 H^+를 완충하는 능력을 향상시킨다. 헤모글로빈에 결합하여 용액에서 H^+를 제거하면 질량작용 법칙을 통해 탄산의 지속적인 생성을 촉진하여 혈액이 이산화탄소를 운반하는 능력을 증가시킨다. 이러한 방식으로 이산화탄소 운반은 산소 해리를 향상시키고 산소 해리는 이산화탄소 운반을 향상시킨다. 예를 들어, 골격근을 운동하여 CO_2 생성이 증가하는 동안 보어 효과로 인해 향상된 산소 배출은 근육이 요구하는 산소를 제공하는데 도움이 된다.

역염소 이온 이동

혈액이 폐모세혈관에 도달하면(그림 16.39), 탈산화헤모글로빈은 산화헤모글로빈으로 전환된다. 산화헤모글로빈은 탈산화헤모글로빈보다 H^+에 대한 친화력이 더 약하기 때문에 수소 이온이 적혈구 내에서 방출된다. 이것이 혈장으로부터 HCO_3^-를 끌어들이고, 이는 H^+와 결합하여 탄산을 형성한다.

$$H^+ + HCO_3^- \rightarrow H_2CO_3$$

폐모세혈관에서 나타나는 것처럼 낮은 P_{CO_2}에서 탄산탈수효소는

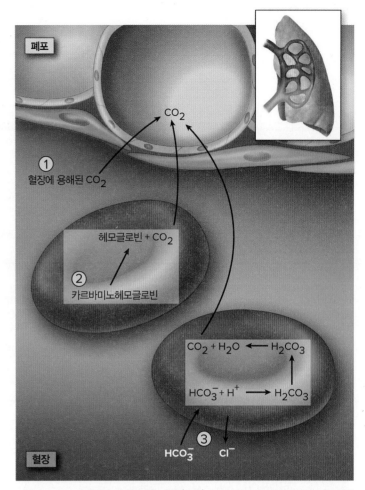

그림 16.39 폐에서의 이산화탄소 운반(수송). (1) 혈장에 의해 운반된 이산화탄소는 폐포로 확산된다. (2) 탈산화헤모글로빈에 산소가 가득차면, 카르바미노헤모글로빈으로 운반된 이산화탄소가 헤모글로빈에서 해리되어 적혈구에서 폐포로 확산된다. (3) 역염소 이온 이동에서 중탄산염은 적혈구로 들어가 H^+와 결합하여 탄산이 되고, 탄산탈수효소에 의해 이산화탄소(또는 물)로 전환되며, 이는 날숨에서 제거된다.

탄산을 이산화탄소와 물로 전환하는 촉매작용을 한다.

$$H_2CO_3 \xrightarrow[\text{낮은 } P_{CO_2}]{\text{탄산탈수효소}} CO_2 + H_2O$$

검토해보면, 혈액이 체모세혈관을 통해 갈 때 적혈구 내 탄산탈수효소는 CO_2를 탄산으로 전환한다. 탄산의 HCO_3^-와 H^+로의 해리는 Cl^-와의 교환으로 HCO_3^-를 적혈구에서 혈장으로 확산시킨다.

역염소 이온 이동(reverse chloride shift)은 폐모세혈관에서 작동하여 탄산을 H_2O와 날숨에서 제거되는 CO_2 가스로 전환시킨다(그림 16.39). 따라서 체동맥 내의 P_{CO_2}, 탄산, H^+ 및 중탄산염 농도는 정상 환기에 의해 비교적 일정하게 유지된다. 이것은 16.8절에서 논의된 바와 같이 혈액의 산-염기 균형을 유지하기 위해 필요하다(그림 16.40).

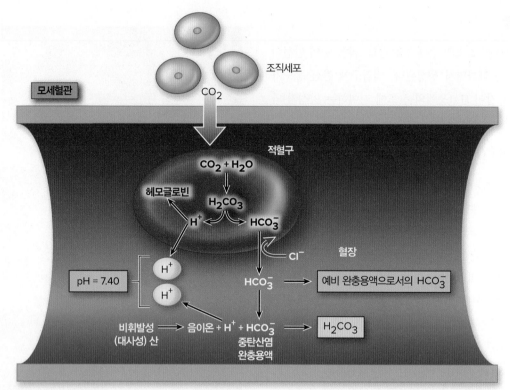

그림 16.40 중탄산염이 혈액 pH에 미치는 효과. 적혈구에서 혈장으로 방출된 중탄산염은 대사성 산(젖산, 지방산, 케톤체 및 기타)의 이온화에 의해 생성된 H⁺를 완충한다. 헤모글로빈에 H⁺의 결합은 O₂의 해리를 증진시킨다.

16.8 혈액의 산-염기 균형

혈장 pH는 폐와 신장의 기능을 통해 좁은 범위 내에서 유지된다. 폐는 혈액의 CO₂ 농도를 조절하고 신장은 중탄산염(HCO₃⁻) 농도를 조절한다.

🔗 시스템 상호작용: 산-염기 균형의 원리

동맥 내의 혈장 pH는 일반적으로 7.35에서 7.45 사이의 pH를 가지며 평균 7.40이다. 2장에 서술된 pH의 정의를 사용하면 동맥혈액은 약 $10^{-7.4}$ 몰의 H⁺ 농도를 가진다는 것을 의미한다. 이러한 수소 이온 중 일부는 혈장에서 CO₂ 농도로부터 형성된 탄산(H_2CO_3)으로부터 유래한 것으로 다음 반응식과 같이 이온화 된다.

$$CO_2 + H_2O \rightleftarrows H_2CO_3$$
$$H_2CO_3 \rightleftarrows H^+ + HCO_3^-$$

앞서 설명한 것처럼 조직에서 호기성 세포호흡을 통해 생성된 CO₂는 대부분 혈장에서 중탄산염으로 운반된다(그림 16.39 참조). 폐모세혈관에서 일어나는 역염소 이온 이동 중에 중탄산염은 탄산으로 전환된 다음 이산화탄소로 전환된다. CO₂는 날숨에서 방출되는 휘발성 가스이기 때문에 탄산을 **휘발성 산**(volatile acid)이라고 한다. 이것은 혈액 농도가 호흡에 의해 독특하게 조절되기 때문에 중요하다. 젖산, 지방산, 케톤체 등을 포함한 혈액의 다른 모든 산은 환기를 통해 제거될 수 없기 때문에 **비휘발성 산**(nonvolatile acid)이다.

정상적인 조건에서 비휘발성 대사 산에 의해 방출된 H⁺는 이러한 수소 이온이 **완충용액**(buffer)으로 작용하는 분자들과 결합하기 때문에 혈액 pH에 영향을 주지 않는다. 혈장의 주요한 완충용액은 HCO₃⁻ 이온이고, 그림 16.40에서처럼 H⁺를 완충한다. 이 과정을 화학반응식으로 표현하면 다음과 같다.

$$HCO_3^- + H^+ \rightarrow H_2CO_3$$

이 완충반응은 유리 HCO₃⁻(free HCO₃⁻)가 결국 사라지기 때문에 영원히 지속될 수 없다. 만약 이 완충반응이 일어난다면, H⁺ 농도는 증가하고 혈액 pH는 감소할 것이다. 그러나 정상적인 상태에서 과다한 H⁺가 신장에 의해 소변으로 제거된다. 소변에서 H⁺를 배출하는 신장의 능력(소변은 일반적으로 약간 산성)으로 인해 신장이 혈액 pH의 농도를 조절할 수 있다. 또한 여과된 혈장 HCO₃⁻를 재흡수하는 능력(소변으로 배설되지 않도록 저장)과 필요할 때 HCO₃⁻를

표 16.10 | 산-염기 균형을 서술하는 데 사용하는 용어

용어	정의
호흡 산증	H_2CO_3 축적과 혈액 pH를 정상 이하로 저하시키는 저환기로 인한 CO_2 보유 증가
대사 산증	젖산, 지방산과 케톤체 같은 "비휘발성" 산들의 생산 증가 또는 (설사에 의한) 혈액 HCO_3^-의 상실로 혈액 pH 저하(정상 이하)
호흡 알칼리증	과다환기로 인한 CO_2와 H_2CO_3 상실 결과로 일어나는 혈액 pH의 상승
대사 알칼리증	비휘발성산(과도한 구토) 또는 HCO_3^- 염기의 과다축적에 의해 일어나는 혈액 pH 상승
보상 산증 또는 알칼리증	대사 산증 또는 알칼리증은 환기 변화를 통한 혈액 H_2CO_3 농도에서 정반대의 변화에 의해 부분적으로 보상된다. 호흡 산증 또는 알칼리증은 소변 속의 HCO_3^- 보유 또는 배설의 증가에 의해 부분적으로 보상된다.

생산하는 능력을 통해 신장은 혈장 내 유리 HCO_3^-의 정상 농도를 유지한다. 이런 식으로 신장은 혈액의 산-염기 균형 조절에 폐와 함께 관여한다. 산-염기 균형에서 신장의 역할은 17.5절에 서술되어 있다.

혈액 pH가 7.35 미만으로 떨어진 상태를 **산증**(acidosis)이라고 하는데, 이는 pH가 7보다 더 작은 산성을 의미하는 것은 아니다. 예를 들어, 7.2의 혈액 pH는 심각한 산증을 나타내기 때문이다. 이와 유사하게, 혈액 pH가 7.45 이상으로 상승한 상태를 **알칼리증**(alkalosis)라고 한다. 이 산증과 알칼리증 모두 산-염기 균형의 호흡과 대사 성분으로 분류된다(표 16.10).

비정상적인 동맥 CO_2 수치를 생성하는 환기의 비정상적인 변화에 의해 주로 발생하는 산-염기 장애는 호흡 산증 또는 알칼리증으로 설명된다. **호흡 산증**(respiratory acidosis)은 저환기로 인해 발생하며, 이로 인해 혈장 CO_2 농도가 증가하여 H_2CO_3이 발생한다. 대조적으로, **호흡 알칼리증**(respiratory alkalosis)은 과도한 환기로 인해 발생한다. 주로 혈장 HCO_3^- 수치의 비정상적인 변화로 인해 발생하는 산-염기 장애를 "대사"라고 한다. **대사 산증**(metabolic acidosis)은 비휘발성 산, 주로 케톤체(조절되지 않는 당뇨병의 경우) 또는 젖산의 과도한 생성으로 인해 발생할 수 있다. 이들은 유리 HCO_3^- 이

온과 결합할 수 있는 H^+를 방출하여 유리 HCO_3^- 농도를 감소시킨다. 또는 대사 산증은 과도한 설사로 인한 HCO_3^- 소실로 인해 발생할 수 있으며, 이는 이자액에서 HCO_3^-를 제거한다(18장 18.5절). 이것은 비휘발성 산의 H^+와 결합할 수 있는 유리 HCO_3^-의 양을 감소시켜 산증을 유발한다. 대조적으로 **대사 알칼리증**(metabolic alkalosis)은 너무 많은 HCO_3^- (과도한 정맥주입으로 인함)나 부적절한 비휘발성 산(과도한 구토의 결과)으로 인해 발생할 수 있다. 과도한 구토는 일반적으로 장에서 혈액으로 흡수되는 위액의 산 손실을 통해 대사 알칼리증을 유발할 수 있다.

산-염기 균형의 **호흡 성분**(respiratory component)은 혈장 CO_2 농도로 나타내고 **대사 성분**(metabolic component)은 유리 HCO_3^- 농도로 나타낼 수 있기 때문에 산-염기 균형에 관한 연구를 쉽게 수행할 수 있다. HCO_3^-/CO_2의 적당한 비율이 있을 때 정상적인 동맥혈 pH를 얻는다. 실제로 주어진 수치에서 pH를 측정할 수 있고 HCO_3^-/CO_2 농도 비율이 20 : 1일 때 정상 pH를 얻는다. pH는 **헨더슨-하셀바흐 식**(Henderson-Hasselbalch equation)을 이용해 측정한다.

$$pH = 6.1 + \log \frac{[H_2CO_3]}{[0.03P_{CO_2}]}$$

여기서 P_{CO_2}는 농도에 비례하는 CO_2의 분압이다.

호흡 산증 또는 알칼리증은 CO_2 농도가 비정상적일 때 일어난다. 대사 산증과 알칼리증은 HCO_3^- 농도가 비정상적일 때 일어난다(표 16.11). 일반적으로 호흡 성분의 항상성을 유지하는 것은 폐의 역할이고, 산-염기 균형의 대사 성분의 항상성을 유지하는 것은 신장의 역할이다. 호흡 또는 대사 성분의 산-염기 장애는 다른 구성요소의 이차적 변화에 의해 부분적으로 보상된다. 가끔은 대사 산증의 일차 장애가 호흡 알칼리증의 이차 변화를 수반하는 경우도 있다. 일차 장애가 호흡기인 경우, 혈장 중탄산염의 보상적 변화가 며칠에 걸쳐 발생한다. 따라서 병원 당국은 일차 및 이차 산-염기 장애를 식별할 수 있어야 하지만, 이 분석은 이 논의의 범위를 벗어난다.

표 16.11 | 산증과 알칼리증의 대사와 호흡 성분의 분류

혈장 CO_2	혈장 HCO_3^-	상태	원인
정상	낮음	대사 산증	"비휘발성" 산(예: 젖산, 케톤체 및 다른 산)의 생산 증가 또는 설사에서 HCO_3^-의 상실
정상	높음	대사 알칼리증	위산의 구토, 저칼륨증, 스테로이드의 과다 투여
낮음	낮음	호흡 알칼리증	과다환기(과호흡증후군)
높음	높음	호흡 산증	저환기(저호흡)

표 16.12 | 폐 기능이 혈액 산-염기 균형에 미치는 효과

상태	pH	P_{CO_2}	환기	원인 또는 보상
정상	$7.35\sim7.45$	$39\sim41\,mmHg$	정상	적용 안 됨
호흡 산증	낮음	높음	저환기	산증의 원인
호흡 알칼리증	높음	낮음	과다환기	알칼리증의 원인
대사 산증	낮음	낮음	과다환기	산증에 대한 보상
대사 알칼리증	높음	높음	저환기	알칼리증에 대한 보상

환기와 산-염기 균형

산-염기 조절에서 혈액의 산-염기 균형은 **호흡 성분**과 **대사 성분**으로 나뉜다. 호흡 성분은 P_{CO_2}로 측정한 혈액의 CO_2 농도를 나타낸다. 그 이름이 의미하듯이 호흡 성분은 호흡계에 의해 조절된다. 대사 성분은 신장에 의해 조절되며 17장 17.5절에서 논의될 것이다.

환기는 정상적으로 대사율과 보조를 맞추도록 조절된다. 따라서 동맥혈 P_{CO_2}는 정상범위 내로 유지된다. 그러나 **저환기**(hypoventilation)에서 환기는 CO_2를 배출하고, 정상적인 P_{CO_2}를 유지하는데 실제로 충분하지 않다. 실제로 작동적 측면에서 비정상적으로 높은 동맥혈 P_{CO_2}로 정의할 수 있다. 이 상태에서 H_2CO_3 생산은 과도하게 높아 **호흡 산증**이 일어난다.

반대로 **과호흡증후군**(hyperventilation)에서 환기율은 CO_2 생산율보다 더 높다. 그 결과 동맥혈 P_{CO_2}가 감소함으로써 H_2CO_3는 정상시보다 더 생성된다. H_2CO_3의 고갈은 혈액 pH를 증가시켜 결국 **호흡 알칼리증**을 일으킨다. 과호흡증후군은 뇌척수액(CSF)의 pH를 또한 증가시키기 때문에 현기증을 일으킬 수 있다. 그다음 뇌척수액의 알칼리증은 대뇌 혈관수축을 유도하고 감소된 혈류는 현기증을 일으킨다.

산-염기 균형의 호흡 또는 대사 성분의 변화에 의해 생성되는 혈액 pH의 변화는 다른 성분의 변화에 의해 부분적으로 보상될 수 있다. 예를 들어, 대사 산증이 있는 사람은 과호흡을 한다. 그 이유는 대동맥과 경동맥 소체가 증가한 혈액 H^+ 농도(즉, pH 저하)에 의해 자극받기 때문이다. 과호흡증후군의 결과로 이차 호흡 알칼리증이 발생한다. 사람은 아직도 산증을 나타내지만 보상이 없는 경우처럼 심하지는 않다. 부분적으로 보상된 대사 산증이 있는 사람은 낮은 pH를 갖고 이는 과호흡증후군의 결과로 낮은 혈액 P_{CO_2}를 동반한다. 이와 유사하게 대사 알칼리증은 호흡 저하에 따른 H_2CO_3의 보유에 의해 부분적으로 보상된다(표 16.12).

16.9 운동과 높은 고도가 호흡 기능에 미치는 효과

동맥혈 가스와 pH는 증가된 신진대사에 보조를 맞추기 위해 환기가 증가하기 때문에 적당한 운동 중에 크게 변하지 않는다. 높은 고도에서는 적절한 양의 산소를 조직으로 운반하기 위해 환기조절과 혈액의 산소 전달 능력도 통제된다.

환기와 산소 운반의 변화가 운동 및 높은 고도에서의 적응 중에 나타난다. 이러한 변화는 운동 중에 나타나는 대사율의 상승과 높은 고도에서 나타나는 P_{O_2}의 감소를 보상해준다.

운동 중의 환기

사람이 운동을 시작하자마자 호흡은 더 깊고 더 빨라져 휴식 시보다 훨씬 많은 총 분시량을 생성한다. 특히 잘 훈련된 육상선수에서 운동 중인 근육에 의한 산소 소비와 이산화탄소 생성의 동시 증가와 절묘하게 일치한다. 그러므로 동맥혈의 P_{O_2}, P_{CO_2} 및 pH는 운동 중에 놀라울 정도로 일정한 수준을 유지한다(그림 16.41).

운동 중인 근육에 의한 CO_2 생성 증가 결과로 운동 중 환기가 증가한다고 생각해보자. 환기와 CO_2 생성이 동시에 증가하여 운동 중에 혈액 P_{CO_2}를 측정해보면 그 값은 휴식 시보다 유의하게 더 높지 않다. 따라서 운동 중 증가된 환기에 대한 기작은 매우 복잡하다.

운동 중 발생하는 환기 증가를 설명하는 데에는 **신경성**(neurogenic)과 **체액성**(humoral) 기작이 있다. 가능성 있는 신경성 기작은 다음과 같다. (1) 운동 중인 팔다리로부터의 감각신경 활동이 척수반사를 통하거나 뇌줄기 호흡중추를 경유하여 호흡근을 자극하거나, (2) 대뇌피질에서 나오는 정보가 뇌줄기중추를 자극하여 환기를 조절한다. 신경성 이론은 운동 초기에 발생하는 환기의 즉각적인 증가를 설명하는데 도움이 된다.

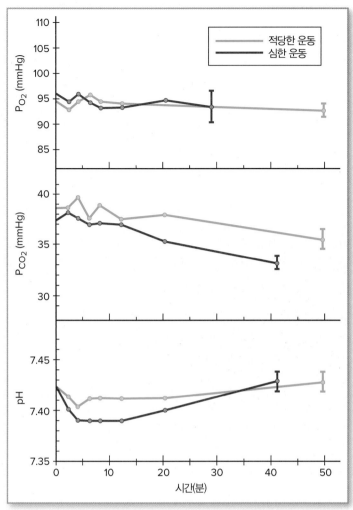

그림 16.41 운동이 동맥혈 가스와 pH에 미치는 효과. 적당한 그리고 심한 운동의 처음 몇 분 동안에는 이러한 측정값에 일관되거나 유의미한 변화가 없으며, 장기간 운동 중에는 P_{CO_2}만 변화(실제로 감소)한다는 점에 유의해야 한다.

빠르고 깊은 환기는 운동이 중단된 후에도 계속되는데, 이는 혈액의 체액성(화학적) 인자가 운동 중 환기를 자극할 수도 있음을 나타낸다. 운동 중인 사람의 혈액 표본에서 분석한 P_{O_2}, P_{CO_2}, 및 pH는 정상범위에 있기 때문에, 이 체액성 이론은 (1) 화학수용체 영역의 P_{CO_2} 및 pH는 채혈부위의 값과 다를 수도 있다는 것과 (2) 혈액 표본으로는 파악될 수 없는 값의 주기적 변화가 화학수용체를 자극할 수도 있다는 것을 나타내고 있다. 신경성과 체액성 기작은 모두 운동 중의 **과호흡**(hyperpnea) 또는 총 분시량의 증가에 포함된 것으로 밝혀졌다(과호흡은 혈액 P_{CO_2}가 과다환기에서 감소한다는 점에서 과도한 호흡과는 다르다).

젖산 역치와 지구력 훈련

운동 초기에 근육은 심폐계의 심혈관 조정시간으로 인해 적당량의 산소를 공급받지 못한다. 따라서 이 시간동안 근육은 혐기성으로 대사되고 횡격막의 산소부족으로 인한 "측면 봉합"이 발생할 수 있다. 수많은 심혈관 및 폐 조정이 이루어진 후, 근육이 필요로 하는 만큼의 충분한 산소를 공급하면 한숨을 쉬게 된다.

심한 운동을 계속하면 혐기성 호흡으로 인해 혈액의 젖산 값이 증가한다. 혈액의 젖산이 이렇게 증가하기 전에 발생되는 최대의 산소 소비율을 **젖산 역치**(lactate limitation)라고 한다. 젖산 역치는 보통 최대산소섭취량의 50~70%에 이르면 나타난다. 젖산의 상승은 근육의 호기적 한계에서 기인한다. 그것은 심폐계의 기능부전에서 기인하는 것이 아니라 실제로 동맥의 산화헤모글로빈 포화도는 97%로 유지되고, 근육에서 나오는 정맥혈에는 사용하지 않은 산소가 포함되어 있다.

젖산 역치는 지구력 훈련을 한 운동선수가 일반인보다 더 높다. 운동선수들은 심박출량이 많기 때문에 근육으로의 산소전달률이 높다. 지구력 훈련은 또한 미토콘드리아와 구연산 회로(Krebs cycle, 12장 12.4절) 효소의 골격근 함량을 증가시켜 근육이 동맥혈에 의해 전달되는 산소를 더 많이 활용할 수 있도록 한다. 운동과 지구력 훈련이 호흡 기능에 미치는 영향은 표 16.13에 요약되어 있다.

표 16.13 | 운동 중에 나타나는 호흡 기능의 변화

변수	변화	설명
환기	증가	적당한 운동 중에 환기는 증가된 대사율의 상승에 알맞게 맞춘다.
혈액가스	변화 없음	가볍고 적당한 운동 중에 혈액가스를 측정해보면 거의 변화가 없다. 이는 근육의 산소 소모량과 이산화탄소 생성량 증가에 대응하여 환기가 상승하기 때문이다.
근육으로의 산소 운반	증가	비록 총 산소 함량과 P_{O_2}는 운동 중에 상승하지 않지만, 운동 중인 근육으로의 혈류는 증가한다.
근육에 의한 산소 수출	증가	산소 소모의 증가는 조직의 P_{O_2}를 저하시키고, 산소에 대한 헤모글로빈의 친화력을 감소시킨다(온도 상승의 효과 때문). 그 결과 더 많은 산소가 조직으로 공급되어 정맥혈의 산화헤모글로빈 포화도는 휴식 시보다 더 낮다. 이 효과는 지구력을 필요로 하는 과격한 운동에서 상승한다.

표 16.14 | 다른 고도에서 조사한 혈액가스 측정값

고도(해발)	동맥혈 P_{O_2}(mmHg)	산화헤모글로빈 포화율	동맥혈 P_{CO_2}(mmHg)
해수면	90~95	97%	40
1,524 m (5,000 ft)	75~81	95%	32~33
2,286 m (7,500 ft)	69~74	92~93%	31~33
4,572 m (15,000 ft)	48~53	86%	25
6,096 m (20,000 ft)	37~45	76%	20
7,620 m (25,000 ft)	32~39	68%	13
8,848 m (29,029 ft)	26~33	58%	9.5~13.8

출처: P. H. Hackett et al., "High Altitude Medicine" in Management of Wilderness and Environmental Emergencies, 2e, Paul S. Auerbach and Edward C. Geehr, eds. Mosby-Yearbook, 1989.

높은 고도에 대한 순응

사람이 해수면에서 아주 높은 곳으로 이동하면, 높은 고도에서 나타나는 P_{O_2}의 감소를 보상하기 위해 호흡 기능에서 몇 가지의 폐 기능이 조정된다. 이 조정에는 환기 증가, 산소에 대한 헤모글로빈 친화력 증가 및 총 헤모글로빈 농도 증가가 포함되며 이러한 조정을 **순응(acclimatization)**이라고 한다. 안데스와 티베트의 원주민들은 순응 변화와 구별되는 고유 고도에 대한 유전적 적응을 가지고 있다는 증거도 있다.

표 16.14를 참조하면, 7,500 ft의 고도에서 동맥혈의 P_{O_2}가 69~74 mmHg(해수면에서 90~95 mmHg)임을 나타낸다. 이 표는 또한 이 고도에서 산화헤모글로빈 포화율이 해수면에서 약 97%에 비해 92~93% 사이임을 나타낸다. 따라서 헤모글로빈에 부착된 산소의 양과 혈액의 총 산소 함량이 감소한다. 또한, 산소가 산화헤모글로빈에서 해리된 후 산소가 세포로 전달될 수 있는 속도(혈장 유래 조직액에 의해)는 더 높은 고도에서 감소한다. 이는 혈장에 용해될 수 있는 최대 산소 농도가 P_{O_2}의 감소에 비례하여 감소되기 때문이다. 따라서 사람들은 낮은 고도인(5,000~6,000 ft)에서도 빠른 피로를 경험할 수 있다. 높은 고도에서 힘을 써서 생긴 피로는 호흡계의 보상에 의해 점차적으로 감소한다. 또한 격렬한 운동을 할 때 얻을 수 있는 최대산소소비량은 적응한 사람들에게도 고도에 따라 감소한다.

환기의 변화

해발 1,500 m (5000 ft)의 낮은 고도에서 출발하여 감소된 동맥 P_{O_2}는 경동맥 소체를 자극한다. 이를 **저산소 환기반응**(hypoxic ventilatory response)이라고 한다. 증가된 호흡은 과호흡이며, 이는 동맥 P_{CO_2} (표 16.14)를 낮추어 호흡 알칼리증을 유발한다. 그러면 호흡 알칼리증은 저산소 환기반응을 둔하게 만든다. 이 둔화는 먼저 말초 화학수용체에 대한 동맥 pH 증가의 효과를 통해 발생하고, 그 다음에는 CO_2가 뇌척수액(CSF)으로 확산되는 것을 감소시켜 중추 화학수용체의 자극을 감소시킨다. 최종적으로 저산소 환기반응으로 인해 환기가 여전히 높지만, 호흡 알칼리증이 없을 때 만큼 높지는 않다.

그러나 며칠 동안 신장은 중탄산염을 소변으로 배출하여 보상 대사 산증을 일으킨다(17장 17.5절). 이것은 혈액과 CSF의 pH를 정상으로 되돌리는 데 도움이 되어 저산소 환기반응이 더 큰 효과를 낼 수 있도록 한다. 또한 경동맥 소체는 저산소증에 대한 민감도가 점차 증가하여 환기가 증가한다. 결과적으로 높은 고도에서 며칠 후 총 분시량은 해수면보다 높은 약 2.5 L/min으로 안정화 된다. 또한 증가된 경동맥 소체 민감도는 교감신경계의 활동을 자극하여 휴식 시, 특히 운동 중 전신혈압 상승에 기여한다.

저산소 환기반응의 극단적인 예는 보조 산소의 공급 없이 에베레스트 산을 오르는 등산객에게서 측정되었다. 거의 28,000 ft (29,029 ft의 정상 부근)에서 평균 동맥 P_{O_2}는 24.6 mmHg이고 평균 동맥 P_{CO_2}는 13.3 mmHg에서 측정되었다. 이 P_{CO_2}는 정상 해수면 값(약 40 mmHg) 보다 현저히 낮아 과호흡을 나타낸다. 높은 고도에서의 과호흡은 일회호흡량을 증가시켜서 해부학적으로 죽은 공간부터 공기의 기여를 감소시키고 폐포로 들어가는 신선한 공기의 비율을 증가시킨다. 이것은 과다환기의 결여 상태보다 혈액의 산소화를 향상시킨다. 그러나 과다환기는 공기를 들이쉬는 것 이상으로 혈액 P_{O_2}를 증가시킬 수 없다. 예를 들어, 페루 안데스 산맥에서는 정상동맥 P_{O_2}가 약 100 mmHg(해수면)에서 45 mmHg로 감소한다. 따라서 헤모글로빈은 산소와의 결합이 불완전하여 97%(해수면)에서 81%로 감소한다.

저산소증은 폐혈관수축을 자극한다. 높은 고도에서 증가된 심박수와 함께 이것은 폐동맥압을 높인다. 산화질소(NO)는 고지대에 사는 사람들의 경우 혈관이완과 폐혈류의 증가를 촉진하는 폐에서 생산된다. 티베트인에 대한 한 연구에서는 고지대에서 저산소증에 대한 반응으로 저지대 사람들(한족)의 산화질소를 두 배로 생성하고 내쉬는 것으로 나타났다. 이것은 티베트인이 고지대에 있는 저지대 사람보다 폐동맥압이 더 낮은 이유를 부분적으로 설명할 수 있다. 낮은 폐동맥압은 우심실의 후부하를 감소시켜 티베트인이 순응된 저지대 사람들에 비해 높은 고도에서 운동하는 동안 더 높은 심박출량을 달성할 수 있도록 한다.

산소에 대한 헤모글로빈의 친화력

휴식 시에 해수면에서 정상 동맥혈은 조직에 자신의 산소의 약 22%

를 방출한다. 포화율은 동맥혈 97%에서 정맥혈의 75%로 감소한다. 높은 고도에서 산소 함량의 감소에 대한 부분적인 보상으로, 산소에 대한 헤모글로빈의 친화력이 감소하고, 그에 따라 많은 양의 산소가 조직에 방출된다. 이것은 적혈구의 낮은 산화헤모글로빈 함량이 2,3-DPG의 생성을 자극하여 결과적으로 산소에 대한 헤모글로빈의 친화력을 감소시킨다(그림 16.35 참조).

산소에 대한 헤모글로빈의 친화력을 감소시키는 2,3-DPG의 작용은 일반적으로 친화력을 증가시키는 호흡 알칼리증(과호흡에 의해 유발)의 작용보다 우세하다. 그러나 매우 높은 고도에서는 이야기가 복잡해진다. 한 연구에서 에베레스트 산 정상에 있는 사람의 매우 낮은 동맥혈 P_{O_2}(28 mmHg)는 강력한 과호흡을 자극했고, 그래서 동맥혈의 P_{CO_2}는 7.5 mmHg로 감소했다. 결과적으로 호흡 알칼리증(이 경우 동맥혈의 pH는 7.7보다 높다)은 증가된 2,3-DPG 농도의 길항 효과에도 불구하고 산화헤모글로빈 해리곡선을 좌측으로 이동시켰다(산소에 대한 헤모글로빈의 더 큰 친화도를 나타냄). 호흡 알칼리증으로 인한 산소에 대한 헤모글로빈의 증가된 친화력은 폐에서 산소와 함께 헤모글로빈의 산소결합을 증가시키기 때문에 높은 고도에서 유익하다.

헤모글로빈과 적혈구 생산의 증가

헤모글로빈 농도는 높은 고도에서 1~2일 내에 탈수 및 감소된 혈장량으로 인해 증가한다(고산에서 탈수는 건조한 상태에서 염분 및 물이 신장으로 배설되는 것이 증가하는 것으로 발생한다). 또한, 신장은 조직 저산소증에 반응하여 적혈구생성인자(13장 13.2절)를 분비한다. 몇주에 걸쳐 적혈구생성인자는 골수를 자극하여 헤모글로빈과 적혈구 생성을 증가시킨다.

예를 들어, 페루 안데스 산맥의 사람들은 총 헤모글로빈 농도가 100 mL당 15 g(해수면에서) 100 mL당 19.8 g으로 증가한다. 혈액의 산소 함량은 해수면에서 총 산소 함량이 20 mL O_2/100 mL인데 반해, 실제로는 22.4 mL/100 mL였다. 높은 고도에 대한 호흡계의 이러한 조정은 그림 16.42 및 표 16.15에 요약되어 있다.

높은 고도에서 적혈구 수 증가와 헤모글로빈 농도 증가는 순수한 이점만 주는 것은 아니다. **적혈구 증가증**(높은 적혈구 수)은 혈액 점도를 증가시켜 혈관 저항을 증가시킨다. 만성 고산병인 적혈구 증가증은 부종과 우심실 비대를 동반하여 심부전을 유발할 수 있는 폐고혈압을 일으킬 수 있다. 임산부에서 적혈구 증가증은 태아 사망률을 증가시킨다. 이와 관련하여 수천년간 매우 높은 고지에서 살아온 티베트 인이 같은 높은 고도에 오르는 다른 사람들보다 헤모글로빈과 적혈구 수치가 낮다는 점은 매우 흥미롭다.

"이상적인" 헤모글로빈 농도는 아마 혈액 18 g/dL에 가깝다. 수치가 21~23 g/dL에 도달하면 비정상적인 순환과 함께 만성 고산병 증상을 나타낸다. 흥미롭게도 태아는 혈액 산소 수치가 낮을 때 출생 전에 약 18 g/dL에 달하는 헤모글로빈 농도에 도달한다. 헤모글로빈 농도는 출생 후 첫 호흡과 함께 혈액 산소화가 증가할 때 급격히 떨어진다.

표 16.15 | 높은 고도에 순응하는 동안 일어나는 호흡 변화

변수	변화	설명
산소 분압	감소	총 대기압의 감소에 기인한다.
이산화탄소 분압	감소	낮은 동맥혈의 P_{O_2}에 반응한 과다 환기에 기인한다.
산화헤모글로빈 포화율	감소	폐 모세혈관의 더 낮은 P_{O_2}에 기인한다.
환기	증가	낮은 산소 분압에 기인한다.
총 헤모글로빈	증가	적혈구생성인자의 자극에 기인한다. 부분적으로 또는 완전히 감소한 분압을 보상하기 위해 산소 용량을 높인다.
산화헤모글로빈 친화력	감소	적혈구 내의 2,3-DPG 상승에 기인한다. 조직에 더 많은 양의 산소를 공급한다.

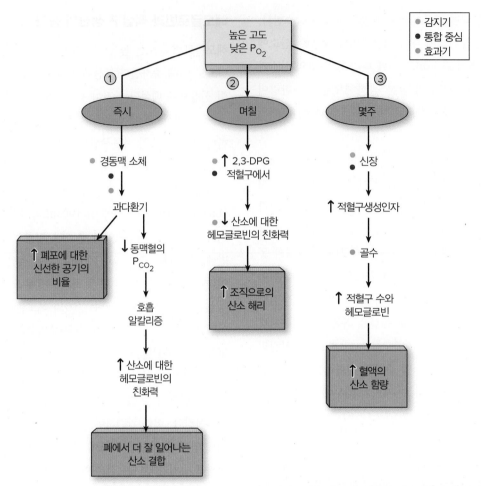

그림 16.42 높은 고도에 대한 호흡 적응. 그림에 원을 그려 표시한 숫자는 효과를 보는데 필요한 시간을 즉시부터 몇주가 걸리는 응답 순서를 나타낸다. 이러한 적응을 통해 사람들은 불가능해 보이는 더 높은 고도에서 살고, 일하고, 놀 수 있다.

임상연구 요약

피터는 기관지 확장을 유발하기 위해 알부테롤과 같은 단시간 작용하는 β₂-아드레날린 수용체 작용제를 포함하는 구조 흡입기(rescue inhaler)를 사용한다. 그는 또한 염증을 줄이기 위해 지속성 β₂-아드레날린 수용체 작용제와 당질코르티코이드의 결합 흡입기를 사용하기도 한다. 그의 천식은 그의 FEV_1를 낮추는 폐쇄성 폐질환이지만, 천식을 가지고 있지 않더라도 흡연이 그의 FEV_1를 낮추었을 것이다. 그는 칼에 찔린 상처로 인해 기흉을 얻었고, 구멍난 가슴의 흉막공간으로 공기가 유입되어 폐의 탄성 긴장이 허탈되었다. 의사가 흉막공간으로부터 공기를 빨아들일 때, 그의 흉강내압은 폐내압 아래로 다시 떨어져서 그의 폐가 확장될 수 있었다. 피터는 9,000 ft 높이의 산에 올라갔을 때 급성고산병을 앓았다. 왜냐하면 낮은 동맥 P_{O_2}가 뇌혈관 확장을 일으켰고 두통과 메스꺼움을 일으켰기 때문이다. 그럼에도 불구하고 그의 산화헤모글로빈 포화율은 그 고도에서도 정상이었다. 왜냐하면 산화헤모글로빈 해리곡선이 결합반응을 위한 P_{O_2} 범위에서 상대적으로 평평하였고, 그는 아직도 혈액에 충분한 산소를 공급할 수 있었기 때문이었다.

상호작용

    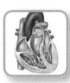

연결

피부계

- 코털과 점액은 먼지와 외부 이물질로부터의 호흡기관의 손상을 막는다.

골격계

- 폐는 갈비뼈에 의해 보호받고 갈비뼈의 골격은 호흡근의 동작에 있어서 지렛대 역할을 한다.
- 산소의 운반을 위해 필요로 하는 적혈구는 골수로부터 형성된다.
- 호흡계는 뼈를 포함하는 모든 기관으로 산소를 운반하고 이산화탄소를 제거한다.

근육계

- 골격근의 수축은 환기를 위해 필요로 한다.
- 근육은 운동 중 많은 양의 산소와 이산화탄소를 소비한다.

신경계

- 신경계는 호흡의 주기와 세기를 조절한다.
- 자율신경계는 혈류를 조절하고 그 후 가스교환을 위해 세포로 혈액을 전달한다.

내분비계

- 에피네프린은 세기관지를 확장시키고 기도 저항을 줄인다.
- 티록신과 에피네프린은 세포호흡 주기를 자극한다.

순환계

- 심장과 동맥계는 폐로부터 체세포로 산소를 공급하고 정맥은 체세포로부터 폐로 이산화탄소를 전달한다.
- 혈관은 조직과 폐에서의 세포호흡을 위한 기체교환을 가능하게 한다.

면역계

- 면역계는 호흡계의 손상을 일으키는 감염으로부터 세포를 보호한다.
- 폐포 대식세포와 기도내 섬모의 활동은 감염으로부터 폐를 보호하도록 돕는다.

비뇨기계

- 신장은 혈액의 전해질 균형과 혈액량을 조절한다.
- 신장은 폐와 함께 혈중 산도를 조절한다.

소화계

- 위장관은 폐와 다른 기관의 세포가 사용할 영양분을 제공한다.
- 호흡계는 포도당 형성을 위한 세포호흡을 위한 산소를 제공하고 다른 영양분을 소화계로부터 혈액으로 제공받는다.

생식계

- 폐는 생식기관의 세포호흡을 위한 산소를 제공하고 이산화탄소를 제거한다.
- 호흡과 세포호흡의 변화는 성적 흥분 동안에 일어난다.

요약

16.1 호흡계

A. 폐포는 기낭을 이루는 얇은 벽으로써 기체교환을 위한 넓은 표면적을 제공한다.
   1. 혈액 간의 기체교환을 하는 폐의 공간은 호흡구역이라고 알려져 있다.
   2. 호흡구역으로 공기를 전달하는 기관, 기관지 및 세기관지는 전도구역을 구성한다.

B. 흉강은 흉벽과 횡격막으로 구분된다.
   1. 흉강의 구조는 젖어 있는 얇은 흉막으로 이루어져 있다.
   2. 폐는 흉벽을 따라 늘어서 있는 벽쪽 가슴막에 맞서 있는 내장쪽 가슴막으로 둘러싸여 있다.
   3. 내장쪽 가슴막과 벽쪽 가슴막 사이의 잠재적 공간을 흉막내강이라고 부른다.

16.2 환기의 물리적 양상

A. 흉강내압과 폐포내압은 환기동안 변화한다.
   1. 흉강내압은 항상 폐포내압보다 낮다.
   2. 폐포내압은 들숨동안 대기압보다 낮고 날숨 동안 대기압보다 높아진다.
   3. 폐내 압력 변화는 보일의 법칙에 따르는 공기의 부피와 압력의 반비례 관계에 의한 폐부피의 변화에 의해 발생한다.

B. 환기의 작동은 폐의 물리적 특성에 의해 영향을 받는다.
   1. 폐늘임성 혹은 쉬운 확장은 경폐압의 변화에 따른 폐용적 변화를 나타낸다.
   2. 폐탄력성은 팽창 후 반동하는 경향을 나타냅니다.
   3. 폐포 속 액체의 표면장력은 팽창에 대항하는 안쪽으로 향하는 힘을 제공한다.

C. 첫 번째 고려사항에서 폐포 속 표면장력은 작은 폐포를 붕괴시키고 큰 폐포로 공기를 내보내어 허탈을 유발하는 압력을 제공하는 것으로 보인다.
   1. 위의 현상이 나타나는 이유는 라플라스의 법칙에 따라 큰 폐포보다 작은 폐포에서 더욱 큰 표면장력을 제공받아서 나타나는 압력 때문이다.
   2. 표면장력은 정상적인 경우 폐의 붕괴를 일으키지 않지만 폐표면 계면활성물질(인지질과 단백질 집합체)에 의해 표면장력이 충분히 감소하기 때문에 발생한다.

3. 유리막 질환에서 조산아의 경우 계면활성물질의 부족에 의해 폐가 붕괴된다.

16.3 호흡역학

A. 들숨과 날숨은 줄무늬근의 수축과 이완을 통해 이루어진다.
   1. 정상 날숨 동안 횡경막과 바깥늑간근(갈비사이근)이 수축해서 흉부의 부피가 증가하게 된다.
   2. 정상 들숨 동안에는 반대로 근육이 수축하고 폐와 흉부의 탄력성 반동은 흉부부피를 감소시킨다.
   3. 강제 들숨과 날숨은 호흡 보조근의 수축의 도움을 받는다.

B. 폐활량 측정법은 폐의 장애에 대한 진단을 돕는다.
   1. 폐섬유증과 같은 제한 이상의 경우 정상보다 폐활량 수치가 낮다.
   2. 천식과 기관지염과 같은 폐쇄이상의 경우 기도가 공기흐름에 제한을 주기 때문에 정상보다 낮은 강제날숨폐활량을 나타낸다.

C. 천식은 기관지 수축을 일으키는 기종에 의해 발생하고 만성 기관지염은 아주 흔한 경우로 만성 폐쇄성 폐질환을 유발시킨다.

16.4 폐의 기체교환

A. 달톤 법칙에 따르면 가스 혼합물의 전체 압력은 혼합물 속 각각의 공기가 독립적으로 가할 압력의 합과 동일하다.
   1. 건조한 공기혼합물 속의 부분적 공기 압력은 전체 압력에 해당 공기가혼합물 속에 포함된 비율(%)을 곱한 값과 동일하다.
   2. 해발고도에 따라 공기혼합물 전체 압력은 감소하기 때문에 혼합물을 구성하는 공기의 부분 압력 또한 감소한다.
   3. 습한 공기혼합물의 부분 압력을 구할 때에는 수증기의 압력을 고려해야 한다.

B. 헨리 법칙에 따르면, 액체에 용해될 수 있는 공기의 양은 액체와 접촉하는 기체의 부분압에 직접적으로 비례한다.
   1. 혈장에 용해된 산소와 이산화탄소의 농도는 이러한 가스와 반응하는 특수 전극에 의해 생성된 전류에 비례한다.
   2. 평범한 동맥혈은 P_{O_2}가 100 mmHg이며 이는 혈액에 용해된 산소의 농도가 100 mL당 0.3 mL인 것을 뜻한다. 적혈구에 포함된 산소(약 100 mL당 19.7 mL)는 P_{O_2} 측정에 영향을 미치지 않는다.

C. 동맥혈의 P_{O_2}와 P_{CO_2}의 측정은 폐의 기능에 대한 정보를 제공한다.

D. 정상적인 폐의 환기에 따르면 폐 속 혈류(관류)는 필히 적절해야만 하고 적절한 기체교환을 일으키기 위한 기류(환기)와 맞아떨어져야 한다.

E. 혈액 내 가스의 비정상적으로 높은 부분압은 산소독성, 질소 중독 그리고 감압병을 포함하는 다양한 질병을 유발한다.

16.5 호흡조절

A. 숨뇌에 있는 리듬중추는 호흡근을 직접적으로 조절한다.

　1. 흡기 신경세포와 호기 신경세포의 활동은 자율호흡 주기를 제공하기 위해 상호방식이 다양하다.

　2. 수질(골수)의 활성은 감각되먹임 정보뿐만 아니라 뇌교 속 지속흡입중추와 호흡조절중추에 의해 영향을 받는다.

　3. 의식적인 호흡은 피질척수로의 대뇌피질을 통한 직접적인 조절을 포함한다.

B. 호흡은 혈액의 P_{CO_2}, pH 그리고 P_{O_2}에 민감한 화학수용체에 의해 영향을 받는다.

　1. 혈액의 P_{CO_2}와 pH의 결과적 변화는 호흡조절에 있어서 혈액의 P_{O_2}보다 더 중요하다.

　2. 연수내의 중추 화학수용체는 뇌척수액의 pH의 결과적인 변동 때문에 혈중 이산화탄소 분압(blood P_{CO_2})의 변화에 민감하다.

　3. 대동맥 소체와 경동맥 소체 내의 말초 화학수용체는 간접적으로 혈중산도(blood pH)의 변화에 의해 혈중 이산화탄소 분압에 대해 민감하다.

C. 혈중 이산화탄소 분압의 감소는 혈중 산소 분압이 50 mmHg보다 낮을 경우 직접적으로 호흡을 자극한다. 또한, 산소 분압의 감소는 이산화탄소 분압과 pH에 더욱 민감하게 반응하는 화학수용체를 만들어서 간접적으로 호흡을 자극하기도 한다.

D. 1 L 혹은 그 이상의 일회호흡량 시 들숨은 폐속 신장수용체(헤링-브로이어 반사)에 의해 억제된다. 이와 비슷하게 날숨도 반사에 의해 억제된다.

16.6 헤모글로빈과 산소 운반

A. 헤모글로빈은 2개의 α및 2개의 β-폴리펩타이드 사슬과 각각 철의 중심원자를 포함하는 4개의 헴 그룹으로 구성된다.

　1. 철이 환원된 형태이고 산소에 부착되지 않은 경우의 헤모글로빈을 탈산화헤모글로빈 또는 환원 헤모글로빈이라고 하고, 산소와 결합하면 산화헤모글로빈이라고 한다.

　2. 철이 일산화탄소에 결합하면 일산화탄소헤모글로빈이라고 한다. 철이 산화되어 가스를 운반할 수 없을 때의 헤모글로빈을 메트헤모글로빈이라고 한다.

　3. 탈산화헤모글로빈은 폐의 산소와 결합하고(결합반응) 조직 모세혈관의 산소와의 결합을 끊는다(해리반응). 각 반응의 정도는 P_{O_2}와 산소에 대한 헤모글로빈의 친화력에 의해 결정된다.

B. P_{O_2}의 다른 값에서 산화헤모글로빈 포화율 그래프를 산화헤모글로빈 해리곡선이라고 한다.

　1. 휴식 시 동맥과 정맥의 산화헤모글로빈 포화도 차이는 산화헤모글로빈의 약 22%가 조직으로 산소를 내보낸다는 것을 의미한다.

　2. 운동하는 동안 정맥 내 P_{O_2}와 산화헤모글로빈 포화율이 감소하는 것은 높은 퍼센트의 산화헤모글로빈이 조직으로 산소를 내보냈음을 의미한다.

C. 혈액의 pH와 온도는 산소에 대한 헤모글로빈의 친화력, 따라서 결합 및 해리 정도에 영향을 미친다.

　1. pH가 떨어지면 산소에 대한 헤모글로빈의 친화력이 감소하고 pH가 높아지면 친화력이 증가한다. 이것을 보어 효과라고 한다.

　2. 온도가 상승하면 산소에 대한 헤모글로빈의 친화력이 감소한다.

　3. 친화력이 감소하면 산화헤모글로빈 해리곡선이 오른쪽으로 이동한다. 이것은 조직에 대한 산소의 더 큰 해리율을 나타낸다.

D. 산소에 대한 헤모글로빈의 친화력은 2,3-다이포스포글리세르산(2,3-DPG)이라는 적혈구의 유기분자에 의해 감소된다.

　1. 산화헤모글로빈은 2,3-DPG 생성을 억제하기 때문에 빈혈이나 낮은 PO2(높은 고도와 같이)로 인해 산화헤모글로빈이 감소하면 2,3-DPG 농도가 더 높아진다.

　2. 사람이 빈혈에 걸리면 2,3-DPG의 영향으로 더 많은 산화헤모글로빈이 산소를 보내기 때문에 낮아진 헤모글로빈 농도가 부분적으로 보상된다.

　3. 태아의 헤모글로빈은 2,3-DPG에 결합할 수 없어 산모의 헤모글로빈보다 산소에 대한 친화력이 높다. 이것은 태아에게 산소 전달을 촉진한다.

E. 헤모글로빈의 아미노산 구성에 유전된 결함은 겸상적혈구빈혈 및 지중해빈혈과 같은 질병의 원인이 된다.

F. 민무늬 근육에는 산소와 결합하여 낮은 P_{O_2} 값에서 근육세포 미토콘드리아로 전달할 수 있는 헤모글로빈과 관련된 색소인 미오글로빈이 포함되어 있다.

16.7 이산화탄소 운반

A. 적혈구에는 이산화탄소와 물을 사용하여 탄산을 형성하는 가역반응을 촉매하는 탄산탈수효소가 들어 있다.

  1. 이 반응은 조직 모세혈관의 높은 P_{O_2}에 의해 촉진되며, 결과적으로 조직에서 생성된 이산화탄소는 적혈구에서 탄산으로 전환된다.

  2. 그런 다음 탄산은 이온화되어 H^+와 HCO_3^-(중탄산염)를 형성한다.

  3. H^+의 대부분은 헤모글로빈에 의해 완충되지만 더 많은 중탄산염이 외부로 자유롭게 확산되기 때문에 Cl^-를 적혈구로 끌어들이는 전기적 기울기가 설정된다. 이것을 염소 이온 이동이라고 한다.

  4. 역염소 이온 이동은 폐에서 발생한다. 이 과정에서 낮은 P_{CO_2}는 탄산을 이산화탄소로 전환시켜 숨을 내쉬는데 유리하다.

B. 환기 과정은 이산화탄소와 탄산의 혈중 농도를 조절함으로써 혈액의 적절한 산-염기 균형을 유지하는데 도움이 된다.

  1. 정상적인 동맥혈 pH는 7.40이다. 7.35 미만의 pH를 산증이라고 한다. 7.45 이상의 pH를 알칼리증이라고 한다.

  2. 과호흡은 호흡 알칼리증을 유발하고, 저환기는 호흡 산증을 유발한다.

  3. 대사 산증은 과호흡을 자극하여 부분 보상으로 호흡 알칼리증을 유발할 수 있다.

16.8 혈액의 산-염기 균형

A. 동맥혈의 정상 pH는 7.40이며, 범위는 7.35~7.45이다.

  1. 탄산은 이산화탄소로부터 형성되며 혈액 pH에 기여한다. 날숨으로 제거될 수 있기 때문에 휘발성 산이라고 한다.

  2. 젖산 및 케톤체와 같은 비휘발성 산은 중탄산염으로 완충된다.

B. 혈액 pH는 이산화탄소와 중탄산염의 적절한 비율로 유지된다.

  1. 폐는 정확한 이산화탄소 농도를 유지한다. 부적절한 환기로 인한 이산화탄소의 증가는 호흡 산증을 유발한다.

  2. 신장은 유리 중탄산염 농도를 유지한다. 비정상적으로 낮은 혈장 중탄산염 농도는 대사 산증을 일으킨다.

C. 환기는 산-염기 균형의 호흡 성분을 조절한다.

  1. 저환기는 혈액 P_{CO_2}를 증가시켜 혈장 pH를 낮추고 호흡 산증을 유발한다.

  2. 과호흡은 혈액 P_{CO_2}를 감소시키고, 탄산의 형성을 감소시켜 혈장 pH를 증가시키고 호흡 알칼리증을 유발한다.

  3. 화학수용체의 작용으로 인해 호흡은 적절한 혈액 P_{CO_2}와 이에 따른 정상 혈액 pH를 유지하도록 조절된다.

16.9 운동과 높은 고도가 호흡기능에 미치는 효과

A. 운동하는 동안 동맥혈 P_{CO_2}가 정상으로 유지되도록 증가된 대사율과 일치하는 호흡 증가 또는 과호흡이 있다.

  1. 이 과호흡은 고유수용기 정보, 대뇌 입력 또는 동맥 P_{CO_2} 및 pH의 변화로 인해 발생할 수 있다.

  2. 격한 운동을 하는 동안 최대산소섭취량의 50~70%에서 무산소 역치에 도달할 수 있다. 이 시점에서 젖산은 근육에 의해 혈액으로 방출된다.

  3. 지구력 훈련은 근육이 산소를 효과적으로 활용하도록 하여 무산소 역치에 도달하기 전에 더 많은 양의 운동을 할 수 있다.

B. 높은 고도에 대한 순응은 감소된 동맥 P_{O_2}에도 불구하고 조직에 보다 효과적으로 산소를 전달하는 데 도움이 되는 변화를 포함한다.

  1. 과호흡은 낮은 P_{O_2}에 대한 반응으로 발생한다.

  2. 적혈구는 더 많은 2,3-DPG를 생성하여 산소에 대한 헤모글로빈의 친화력을 낮추고 해리 반응을 개선한다.

  3. 신장은 적혈구 생성을 증가시키기 위해 골수를 자극하는 적혈구생성인자 호르몬을 생성하여 주어진 P_{O_2} 값에서 혈액이 더 많은 산소를 운반할 수 있도록 한다.

문제

이해력 검증

1. 원인과 결과를 보여주는 흐름도를 사용하여 어떻게 횡격막의 수축이 날숨을 제공하는지 설명하시오.

2. 방사선 사진(X-ray)은 기흉이 있는 사람의 흉곽이 확장되고 갈비뼈가 더 멀리 떨어져 있음을 보여준다. 이것이 왜 그래야 하는지 설명하시오.

3. 혈중 이산화탄소의 증가가 어떻게 호흡을 자극하는지에 대해 순서도를 사용하여 설명하시오. 중추 화학수용체와 말초 화학수용체를 포함시켜서 설명하시오.

4. 케톤산증이 있는 사람이 과호흡을 하는 이유와 이것이 어떤 이점이 있는지 설명하고, 중탄산염이 함유된 정맥 주사액으로 이러한 과호흡을 멈출 수 있는 이유를 설명하시오.

5. (a) 빈혈, (b) 일산화탄소 중독 그리고 (c) 폐기능 저하를 발견하기 위해 사용되는 혈액 측정에는 무엇이 있는가?

6. 저환기 및 과다환기에 의해 혈액 P_{CO_2}, 중탄산염 및 pH 측정이 어떤 영향을 받는지 설명하시오.

7. 운동 중 일어나는 환기의 변화에 대해 설명하시오. 어떻게 이 변화가 제공되고 이러한 변화가 어떻게 동맥혈의 가스와 pH를 변화시키는가?

8. 2,3-DPG의 적혈구 함량 증가는 정맥혈의 P_{O_2}에 어떤 영향을 미치는가? 물음에 답하시오.

9. 어떤 사람이 해수면으로부터 높은 고도로 갔을 때 환기의 변화가 어떻게 일어나는지 설명하고 이러한 변화가 어떻게 발생하는지 설명하시오. 이러한 변화가 이롭거나 해로운 영향을 미치는 경우는 무엇인가?

10. 고지대에 순응하는 동안 조직에 산소를 운반하고 전달하는 혈액 능력의 생리학적 변화를 설명하고 이러한 반응에 필요한 시간 경과를 나타내시오.

11. 천식과 폐기종을 각각의 특징에 대해 비교하고 이것이 폐기능검사에서 어떤 영향을 끼치는지 설명하시오.

12. 정상 들숨과 강제 들숨, 정상 날숨과 강제적 날숨에 관련된 기작을 설명하시오. 각 경우는 어떤 근육과 관련되어 있는가?

13. 폐 표면활성물질에 대한 형성, 구성 그리고 기능에 대해 설명하시오. 활성물질이 없을 경우 어떤 일이 발생하는가? 이러한 경우 어떻게 치료를 해야하는가?

14. 천식과 만성 폐쇄성 폐질환(COPD)을 원인, 관련된 구조 및 과정, 치료 측면에서 비교 및 대조하시오.

15. 폐가 어떻게 호흡 성분을 담당하는지와 신장이 어떻게 산-염기 균형 역할을 하는 대사 성분으로서 역할을 하는지 설명하시오.

17 신장의 생리학

🔍 임상연구

로렌은 양극성 장애(조울증)로 리튬을 복용하였고, 서 있을 때 어지러움을 느꼈기 때문에 의사를 찾았다. 의사는 그녀가 탈수 상태라며 물 섭취를 늘릴 것을 권했다. 로렌은 또한 통풍에 프로베네시드를, 고혈압에 하이드로클로로티아자이드를 복용했다. 한 달 후 그녀는 근육 약화를 경험했으며 검사결과 eGFR이 정상인 것으로 나타났다. 그러나 혈액검사 결과는 그녀가 중등도의 저칼륨혈증을 앓는 것으로 나타났다. 소변은 포도당에 대해 음성 판정을 받았다. 의사는 그녀에게 하이드로클로로티아자이드 복용을 중단하고 대신 다른 이뇨제를 투여하도록 처방했다.

새로운 용어 및 개념에는 다음과 같은 것이 있다.
- 역류증폭과 역류교환
- 요붕증, 신장 재흡수 및 분비
- 사구체여과율, 신장 혈장 청소 및 이뇨제

17.1 신장의 구조와 기능

신장에는 작은 세뇨관이 많이 있는데 이 안의 액체는 모여서 수뇨관으로 내려 간다. 각 세뇨관은 사구체라고 하는 모세혈관층에서 혈액 여과액을 받는다. 여 과액은 세뇨관의 여러 영역을 통과하며 변형되어 소변이 된다.

신장의 주요 기능은 신체의 세포외액(혈장과 간질액) 환경의 조절이다. 이는 혈장의 변형된 여과액인 소변의 형성을 통해 이루어진다. 소변 형성 과정에서 신장은 다음을 조절한다.

1. 혈장의 양(혈압 조절에 크게 기여)
2. 혈장 내 폐기물 농도
3. 혈장 내 전해질(Na^+, K^+, HCO_3^- 및 기타 이온)의 농도
4. 혈장의 pH

이런 기능 외에도 신장은 골수에서 적혈구 생성을 자극하는 **에리스로포이에틴**(erythropoietin, 13장 13.2절)도 분비한다.

비뇨기계의 전체 구조

신장(kidneys)이 어떻게 소변을 생성하고 세포 외부의 환경을 조절하는지 이해하려면 신장 구조에 대한 지식이 필요하다. 한 쌍의 신장은 횡격막과 간 아래, 척추의 양쪽에 있다. 성인 신장 하나의 무게는 약 160 g이며 길이 약 11 cm, 너비 5~7 cm(주먹만 한 크기) 이다. 신장에서 만들어진 소변은 **신우**(renal pelvis, 콩팥 깔때기)로 알려진 강으로 배출된 다음 각 신장에서 긴 관으로 된 **수뇨관**(ureter)을 통해 **방광**(urinary bladder)으로 보내진다(그림 17.1).

신장의 단면은 두 개의 별개 영역을 보여준다(그림 17.2). 외부 **신피질**(renal cortex)은 많은 모세관 때문에 적갈색이며 외관이 과립 모양이다. 더 깊은 **신수질**(renal medulla)은 미세한 세뇨관과 혈관의 존재로 인해 외관상 줄무늬가 있다. 수질은 **신주**(renal column)로 분리된 8~15개의 원추형 **신추체**(renal pyramid)로 구성된다.

신장의 강은 여러 부분으로 나뉜다. 각 신추체는 **소신배**(minor calyx)라고 하는 작은 오목한 부분으로 돌출되어 있다. 여러 개의 작은 소신배가 합쳐져 **대신배**(major calyx)를 형성한다(그림 17.2). 그런 다음 대신배들이 합류하여 깔때기 모양의 신우를 형성한다. 신우는 대신배에서 소변을 수집하여 수뇨관과 방광으로 운반한다(그림 17.3).

수뇨관은 소화관에서 일어나는 것과 유사한 물결 모양의 수축인 **연동운동**(peristalsis)을 한다. 이는 신장결석이 수뇨관을 통과할 때

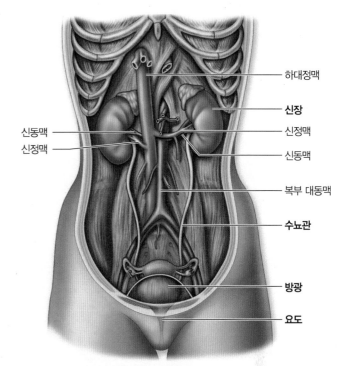

그림 17.1 비뇨기계의 기관. 여성의 비뇨기계를 보여주고 있다. 요도가 음경 통과한다는 점을 제외하고는 남성과 같다.

하대정맥
신장
신동맥
신정맥
신정맥
신동맥
복부 대동맥
수뇨관
방광
요도

심한 통증을 유발한다. 흥미롭게도 이런 연동운동의 박동기는 평활근을 포함하는 신배와 신우(그림 17.2 참조)에 있다. 신배와 신우는 또한 규칙적인 수축을 하는데, 이는 신장에서 소변을 배출하는 데 도움이 될 수 있다. 일부 과학자들은 이런 연동 수축이 세뇨관의 수송특성에 영향을 미치고, 따라서 소변 농도에 영향을 미칠 수 있다고

♥ 임상적용

신장결석(nephrolithiasis 또는 kidney stone)은 결정화된 미네랄 또는 폐기물을 포함하는 신장에 형성된 단단한 물체이다. 약 80%는 인산칼슘 또는 옥살산칼슘으로 구성된 **칼슘 결석**(calcium stone)이다. 스트루바이트 결석(struvite stone)은 특정 요로감염으로 인해 발생할 수 있는 마그네슘 인산암모늄의 결정체이다. 부적절한 배설을 유발하는 유전적 결함으로 인해 요산(퓨린의 최종 대사산물)이 너무 많으면 요산이 관절에 침전되어 **통풍**(gout)을 일으키고 세뇨관에 침전되어 **요산 결석**(uric acid stone)을 생성할 수 있다. 성분의 농도가 용해도를 초과할 때 결석이 형성되기 때문에 탈수된 사람이 결석을 형성하는 경향이 증가한다. 그러나 청량음료로 수분을 공급하는 것은 여러 가지 이유로 피해야 하는데 그중 하나가 신장결석 위험의 증가이다. 신배나 신우에 있는 큰 결석은 소변 흐름을 방해할 수 있고 수뇨관으로 들어가는 작은 결석(보통 5mm 미만)은 심한 통증을 유발할 수 있다. 신장결석을 통과시키는 데 도움이 되는 약물을 사용할 수 있지만, 결석이 통과하지 않으면 **쇄석술**(lithotripsy)이 필요할 수 있다. 쇄석기에서 생성된 에너지는 신체조직을 통해 이동하는 충격파를 생성하여 밀도가 높은 신장결석에 집중되고 이를 산산조각낸다. 이 비침습적 절차가 성공적이지 않으면 수술이 필요할 수 있다.

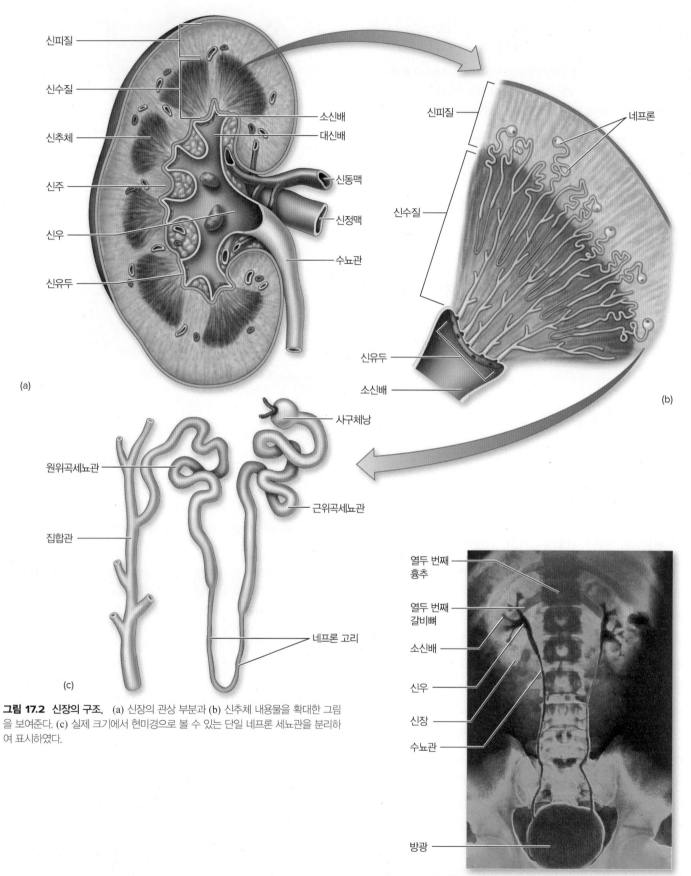

그림 17.2 신장의 구조. (a) 신장의 관상 부분과 (b) 신추체 내용물을 확대한 그림을 보여준다. (c) 실제 크기에서 현미경으로 볼 수 있는 단일 네프론 세뇨관을 분리하여 표시하였다.

그림 17.3 비뇨기계의 유사색상 방사선 사진. 이 사진에서는 회색 음영에 색상이 할당되었다. 신장, 신우, 수뇨관, 방광을 보여준다. ©SPL/Science Source

제안했다.

방광(urinary bladder)은 소변을 저장하는 주머니로, 그 안에 들어 있는 소변의 양에 따라 모양이 결정된다. 빈 방광은 피라미드형인데, 채워지면 달걀 모양이 되고 복강 방향인 위쪽으로 부풀어 오른다. 방광은 **요도**(urethra)를 따라 아래쪽으로 오줌을 내보낸다. 여성의 요도는 길이가 4 cm이고 소음순 사이의 공간으로 열린다(20장 그림 20.24 참조). 남성의 요도는 길이가 약 20 cm이고 음경 끝에서 열려 소변이나 정액을 배출할 수 있다.

배뇨 조절

방광에는 **배뇨근**(detrusor muscle)이라는 근육으로 이루어진 벽이 있다. 수많은 간극연접(전기적 시냅스, 7장 그림 7.21 참조)이 평활 근세포를 서로 연결하여 활동전위가 세포에서 세포로 퍼질 수 있도록 한다. 활동전위는 근육의 팽창에 대한 반응으로 자동으로 생성될 수 있지만, 배뇨근은 부교감신경세포에 의해 조밀하게 신경지배되며, 방광을 비우려면 신경자극이 필요하다. 방광 비움의 주요 자극은 부교감신경 축삭에서 방출되는 아세틸콜린(ACh)이며 배뇨근의 무스카린 ACh 수용체를 자극한다. 9장에서 논의한 바와 같이, 방광의 특정 무스카린 ACh 수용체를 차단하는 새로운 약물은 과민성 방광(배뇨근)을 치료하는 데 사용할 수 있다.

2개의 괄약근이 요도를 둘러싸고 있다. 평활근으로 구성된 상부 괄약근은 **내요도괄약근**(internal urethral sphincter)이라 하고, 수의근인 골격근으로 구성된 하부 괄약근은 **외요도괄약근**(external urethral sphincter)이라 한다. 이 괄약근은 **배뇨**(micturition) 과정에서 조절된다.

방광이 가득 차면 팽창으로 활성화된 방광의 감각신경세포가 척수의 S2~S4 분절에 있는 연합신경세포를 자극한다. 그런 다음 척수가 **보호반사**(guarding reflex)를 제어하여 배뇨근에 대한 부교감신경이 억제되는 반면, 외요도괄약근의 골격근은 체성운동신경세포에 의해 자극된다. 이는 방광이 의도하지 않게 비워지는 것을 방지한다. 방광이 충분히 늘어나면 감각신경세포 자극이 **배뇨반사**(voiding reflex)를 유발할 수 있다. 배뇨반사 동안 감각 정보는 척수를 통해 교뇌로 전달되며, 여기서 신경세포 집단이 **배뇨중추**(micturition center) 역할을 한다. 배뇨중추는 배뇨근에 대한 부교감신경을 활성화해 배뇨근을 율동적으로 수축시킨다. 이 시점에서는 긴박감을 느끼지만, 일반적으로 **음부신경**(pudendal nerve)의 체성운동신경세포에 의해 지배되는 외요도괄약근을 의도적으로 제어할 수 있다. 상위 뇌 영역이 배뇨반사를 억제하지 않는 한 특정 방광 용적에서 요실금

이 발생할 수 있다.

보호반사는 상위 뇌 영역이 교뇌의 배뇨중추를 억제하기 때문에 방광을 채우도록 한다. 전전두피질과 섬엽을 포함한 이런 상위 뇌 영역은 보호반사에서 배뇨반사로의 전환을 제어하여 사람이 배뇨를 자발적으로 제어할 수 있도록 한다. 배뇨 결정이 내려지면 뇌교의 배뇨중추는 방광 팽창을 감지하는 감각 정보에 의해 활성화된다. 그 결과 음부신경의 활동이 억제되어 외요도괄약근이 이완된다. 그러면 배뇨근에 대한 부교감신경이 활성화되어 방광이 수축하고 소변이 배출된다. 자발적으로 배뇨를 억제하는 능력은 일반적으로 2세에서 3세 사이에 발달한다.

🫀 임상적용

방광 조절 능력 상실로 배뇨가 조절되지 않는 **요실금**(urinary incontinence)에는 여러 가지 원인이 있다. **복압성 요실금**(stress urinary incontinence)은 재채기, 기침, 웃을 때와 같이 복압이 높아져 소변이 샐 때 나타난다. 이것은 여성에게서 출산이나 노화로 인해 골반저가 요도를 더 이상 적절하게 지지하지 못할 때 발생한다. 이는 요도를 지지하도록 물질을 삽입하는 **슬링 수술**(sling surgery)로 종종 치료한다. 남성의 경우 전립샘암 치료로 인해 요실금이 자주 발생한다. **절박성 요실금**(urgency incontinence)은 배뇨근의 수축이 통제되지 않아 큰 배뇨 충동과 다량의 소변 누출을 유발한다. 이 절박함은 **과민성 방광**(overactive bladder)을 가진 사람의 특징이며 일반적으로 잦은 배뇨 및 다른 증상도 경험한다. 요실금은 **요역동학검사**(urodynamic testing)로 진단할 수 있다. 검사에는 방광을 따뜻한 물로 채워 방광 압력과 순응도(배출 가능성)를 측정하는 **방광내압측정**(cystometric test)이 포함되며 피험자는 소변을 보고 싶은 충동이 나타날 때 말해야 한다.

신장의 현미경적 구조

네프론(nephron, 그림 17.2 참조)은 소변 형성을 담당하는 신장의 기능적 단위이다. 각 신장에는 백만 개 이상의 네프론이 있다. 네프론은 **세뇨관**(tubule)과 이와 연관된 작은 혈관으로 구성된다. 모세관 여과로 형성된 유체는 세뇨관으로 들어가고 이후 수송 과정에 의해 변형되며, 세뇨관을 떠나는 최종 액체는 소변이다.

신장혈관

동맥혈은 **신동맥**(renal artery)을 통해 신장으로 들어가며, 신동맥은 신주를 통해 신추체 사이를 통과하는 **엽간동맥**(interlobar artery, 그림 17.4)으로 나뉜다. **궁상동맥**(arcuate artery)은 피질과 수질의 경계에 있는 엽간동맥에서 분기한다. 다수의 **소엽간동맥**(interlobular artery)이 궁상동맥에서 피질로 방사되고 미세한 **구심성 소동맥**

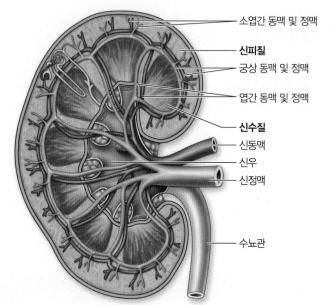

그림 17.4 신장의 주요 혈관. 신수질과 피질로 혈액을 운반하는 혈관과 신장으로부터 혈액을 운반하는 혈관이 예시되어 있다.

(afferent arteriol)으로 세분된다(그림 17.5). 구심성 소동맥은 혈액을 **사구체**(glomeruli)로 전달하는데, 사구체는 네프론 세뇨관으로 들어가는 혈액 여과액을 생성하는 모세혈관 네트워크이다. 사구체에

남아 있는 혈액은 **원심성 소동맥**(efferent arteriole)을 통해 나가며, 이 소동맥은 혈액을 또 다른 모세혈관 네트워크, 즉 세뇨관을 둘러싸고 있는 **세뇨관측모세혈관**(peritubular capillary)으로 전달한다.

이 혈관의 배열은 독특하다. 우리 신체에서 유일하게 모세혈관층(사구체)의 혈액이 세정맥이 아닌 소동맥으로 빠져나가서 뒤쪽에 있는 두 번째 모세혈관층(세뇨관측모세혈관)으로 전달되는 구조를 가진다. 세뇨관측모세혈관의 혈액은 신장 동맥과 평행한 정맥으로 배출된다. 이 정맥을 **소엽간정맥**(interlobular vein), **궁상정맥**(arcuate vein) 및 **엽간정맥**(interlobar vein)이라 한다. 엽간정맥은 신추체 사이로 내려와서 모이고, **단일 신정맥**(renal vein)으로 신장을 떠나서 하대정맥으로 비워진다.

네프론 세뇨관

네프론의 관 모양 부위는 **사구체낭**(glomerular capsule) 또는 **보우만낭**(Bowman's capsule), **근위곡세뇨관**(proximal convoluted tubule), **헨레의 네프론 고리 하행지**(descending limb of the nephron loop of Henle), **네프론 고리 상행지**(ascending limb of the nephron loop), **원위곡세뇨관**(distal convoluted tubule)으로 구성된다(그림 17.5).

사구체낭(glomerular capsule) 또는 **보우만낭**(Bowman's capsule)

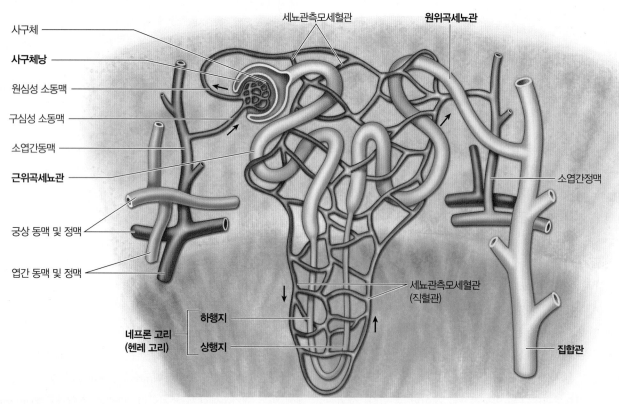

그림 17.5 네프론 세뇨관 및 관련 혈관. 이 단순화된 그림에서 사구체에서 원심성 소동맥, 세뇨관측모세혈관, 신정맥으로의 혈류가 화살표로 표시되어 있다. 네프론 세뇨관의 여러 영역에 대한 이름은 굵은 글씨로 표시하였다.

은 사구체를 둘러싸고 있다. 사구체낭과 사구체는 신장의 피질에 위치하며 함께 **신소체**(renal corpuscle)를 구성한다. 사구체낭은 사구체 모세혈관 주위의 내부 상피층과 외벽층을 포함한다. 이 두 층 사이의 공간은 세뇨관의 내강과 연결되며, 다음 절에서 논의할 사구체 여과액을 받는다.

사구체낭에 들어가는 여과액은 **근위곡세뇨관**(proximal convoluted tubule)의 내강으로 이동한다. 근위곡세뇨관의 벽은 수백만 개의 미세융모를 가진 입방상피세포 단일층으로 구성되는데, 이는 재흡수를 위한 표면적을 증가시킨다. 재흡수 과정에서 신체에 필요한 염분, 물 및 기타 분자는 세뇨관 내강에서 관을 구성하는 세포를 통해 주변 모세혈관으로 운반된다.

사구체, 사구체낭 및 세뇨관들은 신피질에 있다. 유체는 근위곡세뇨관에서 **네프론 고리**(nephron loop, **헨레 고리**)로 이동한다. 이 유체는 고리의 **하행지**(descending limb)에서 신수질로 운반되고 고리의 **상행지**(ascending limb)에서 피질로 돌아간다. 피질로 돌아가면 세뇨관이 다시 굽어져 **원위곡세뇨관**(distal convoluted tubule)이라고 한다. 원위곡세뇨관은 근위곡세뇨관보다 짧고 미세융모가 비교적 적다. 원위곡세뇨관은 집합관으로 이어진다. 수송 특성 때문에 네프론 고리, 원위곡세뇨관 및 집합관은 최종 소변 배출 조절에 참여하고 결과적으로 혈액량과 혈압의 항상성에 매우 중요하다.

네프론은 신장에서의 위치와 네프론 고리의 길이에 따라 두 가지 주요 유형으로 분류한다. 피질의 안쪽(1/3 위치)에서 시작되는 네프론을 수질 옆에 있어서 **수질옆네프론**(juxtamedullary nephron)이라

고 하는데, 피질의 바깥쪽(2/3 위치)에서 시작되는 수가 더 많은 **피질네프론**(cortical nephron)보다 긴 네프론 루프를 가지고 있다(그림 17.6). 수질옆네프론은 신장이 농축된 소변을 생성하는 데 중요한 역할을 한다.

집합관(collecting duct)은 여러 네프론의 원위곡세뇨관에서 유체를 받는다. 집합관이 신추체를 통과할 때 유체는 집합관을 통해 피질에서 신수질로 배출된다. 이제 소변이라고 하는 이 액체는 소신배로 전달된다. 그런 다음 소변은 신우를 통해 신장 밖의 수뇨관으로 배출된다.

❤ 임상적용

다낭신장병(polycystic kidney disease, PKD)은 수백에서 수천 개의 체액으로 가득 찬 낭종(물혹)에 의해 신장이 커지는 선천성 장애인데, 낭종은 네프론의 모든 부분에서 형성되어 결국 세뇨관에서 분리된다. **상염색체 우성 다낭성 신종**(autosomal dominant polycystic kidney disease, ADPKD)이 대부분을 차지하며 거의 1,000명 중 1명에게 영향을 미친다. 그 특성이 우성이기 때문에 부모 중 한 명에 유전자 이상이 있는 경우 아이가 질병에 걸릴 확률은 50%이다. 훨씬 덜 일반적으로, 다낭신장병은 상염색체 열성 형질로 유전될 수 있으며, 부모 둘 다 이 형질을 가지고 있는 경우 자녀가 질병에 걸릴 확률은 25%이다. ADPKD 85%의 원인 유전자는 16번 염색체에 위치하여 **폴리시스틴-1**(polycystin-1)이라는 단백질을 암호화하며, **폴리시스틴-2**(polycystin-2)를 암호화하는 4번 염색체의 유전자는 상염색체 열성 유전의 원인 유전자이다. 세뇨관 상피세포에 있는 폴리시스틴-1과 폴리시스틴-2는 **일차섬모**(primary cilium)의 감각기능에 중요한 복합체를 형성한다. 일차섬모는 세뇨관 내강으로 확장되어 기계적 센서 역할을 하는데, 여과액의 흐름이 섬모를 구부리고 Ca^{2+} 이온이 세포 안으로 이동하는 결과를 초래한다. 칼슘은 세포의 많은 기능을 조절하는 이차전달자로 작용하는데, 이런 기능들의 붕괴가 다낭신장병을 일으키는 것으로 생각된다. 현재 사용할 수 있는 치료법은 없으며 이 질병의 합병증에 대한 치료법만 있다.

17.2 사구체여과

사구체 모세혈관은 벽에 큰 구멍이 있고 사구체와 접촉하는 사구체낭 층에는 여과 틈새가 있다. 따라서 물과 물에 용해된 용질은 혈장으로부터 사구체낭 내부와 네프론 세뇨관으로 이동할 수 있다.

사구체 모세혈관의 내피세포에는 "창(fenestrae)"이라고 하는 큰 구멍(직경 200~500 Å)이 있다. 따라서 사구체 내피세포를 "창이 있는(fenestrated)" 세포라 한다. 이런 큰 구멍이 있어서 사구체 모세혈관은 골격근 모세혈관보다 혈장의 물과 용질에 대해 100~400배 더 투

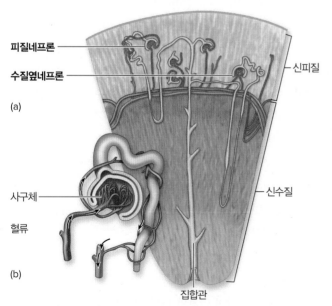

그림 17.6 신추체의 내용물. (a) 피질 및 수질옆네프론의 위치가 신추체 내에 표시되었다. (b) 네프론 혈관에서 혈류의 방향은 화살표로 표시되었다.

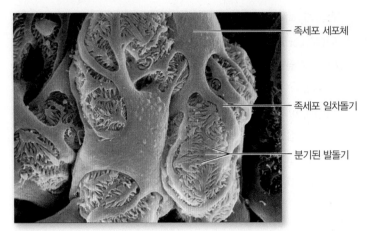

족세포 세포체
족세포 일차돌기
분기된 발돌기

그림 17.7 사구체 모세혈관과 사구체낭의 주사전자현미경 사진. 이 주사전자현미경 사진에서 볼 수 있듯이 사구체낭의 내부 층은 족세포로 구성된다. 족세포의 매우 미세한 확장 부위는 사구체 모세혈관 주위에서 서로 맞물리는 발돌기를 형성한다. 인접한 발돌기 사이의 공간은 "여과 틈새"를 형성한다(그림 17.8 참조). ©Professor P.M. Motta and M. Sastellucci/SPL/Science Source

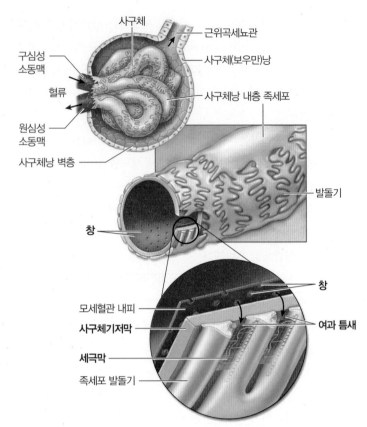

사구체
근위곡세뇨관
구심성 소동맥
사구체(보우만)낭
혈류
사구체낭 내층 족세포
원심성 소동맥
사구체낭 벽층
발돌기
창
창
여과 틈새
모세혈관 내피
사구체기저막
세극막
족세포 발돌기

그림 17.8 사구체와 사구체낭의 구조. 사구체 모세혈관과 사구체낭 내층 사이의 관계를 보여주는 그림이다. 여과된 분자는 모세혈관의 창을 빠져나와 여과 틈새를 통해 사구체낭의 공동으로 들어간다. 굵은 글자는 분자가 혈장에서 여과액으로 이동하는 것을 잠재적으로 제한하는 구조를 나타낸다. 혈장 단백질은 주로 세극막에 의해 여과액에서 제외된다.

과성이 크다. 사구체 모세혈관의 창은 크지만 적혈구, 백혈구 및 혈소판이 여과될 정도로 크지는 않다.

혈장의 액체가 사구체낭 내부로 들어가기 전에 선택 필터 역할을 하는 세 개의 층을 통과해야 한다. 따라서 사구체낭에 들어가는 유체를 **여과액**(filtrate)이라 한다. 이것은 소변이 되기 위해 네프론 세뇨관의 다른 부위를 통과할 때 변형될 유체이다.

첫 번째 잠재적 여과 장벽은 **모세혈관 창**(capillary fenestrae)이며, 이는 단백질이 통과할 수 있을 만큼 충분히 크지만 혈장 단백질에 대해 일부 장벽을 제공할 수 있도록 전하로 둘러싸여 있다. 두 번째 잠재적 장벽은 모세혈관 내피 바로 밖에 있는 콜라겐 IV와 프로테오글리칸(1장 1.3절)의 층인 **사구체기저막**(glomerular basement membrane)이다. 이것은 혈장 단백질에 일부 장벽을 제공할 수 있으며 실제로 콜라겐 IV의 유전적 결함은 유전성 사구체신염(**알포트증후군**)을 유발할 수 있다. 사구체기저막은 다른 혈관의 기저막보다 5배 이상 두꺼우며, 사구체낭 내강으로 흐르는 체액의 속도를 가장 많이 제한하는 구조이다.

그런 다음 여과액은 세 번째 잠재적 여과 장벽이 있는 사구체낭의 내부 층을 통과해야 한다. 이 층은 **족세포**(podocyt)로 구성되는데, 족세포는 구상 **세포체**를 가진 독특한 상피세포로 세포체에서 연장되는 **일차돌기**, 일차돌기에서 분기된 수천 개의 **발돌기**(foot process, 그림 17.7)로 구성된다. 족세포 돌기는 사구체기저막에 부착된 반면, 세포체는 사구체낭 내의 유체에 떠 있다. 인접한 족세포의 발돌기는 서로 맞물려 사구체 모세혈관의 기저막을 둘러싸고 있다. 인접한 발돌기 사이의 좁은 틈새(폭 30~50 nm)는 사구체 여과액의 분자가 사구체낭 내부로 들어가는 통로를 제공한다(그림 17.8). 그러나 띠접착

반 또는 접착대와 구성이 유사(6장 그림 6.22 참조)하여 서로 맞물리는 발돌기를 연결하는 **세극막**(slit diaphragm, 그림 17.9)은 마지막 잠재적 여과 장벽을 형성한다.

용해된 혈장 용질은 모두 세 잠재적 여과 장벽을 쉽게 통과하여 사구체낭 내부로 들어간다. 그러나 혈장 단백질은 크기가 크고 순 음전하 때문에 대부분 여과액에서 제외된다. 최근까지 대부분 과학자는 사구체기저막이 여과액에서 혈장 단백질을 제외하는 주요 필터라고 믿었다. 최근 연구에 따르면 세극막이 혈장 단백질이 여과액으로 통과하는 데 주요 장벽이라 한다. 이에 대한 증거는 세극막을 구성하는 단백질의 유전적 결함의 결과에 근거한다. 세극막의 결함으로 인해 단백질이 여과액으로 대량 누출되어 **단백뇨**(proteinuria, 소변의 단백질)가 발생한다.

실제로 소량의 알부민(주요 혈장 단백질)은 정상적으로 여과액에 들어가지만, 여과된 양의 1% 미만이 소변으로 배설된다. 이는 여과액으로 들어가는 소량의 알부민 대부분이 재흡수되거나 근위곡세뇨관의 세포를 통해 주변 혈액으로 운반되기 때문이다. 여과된 알부민

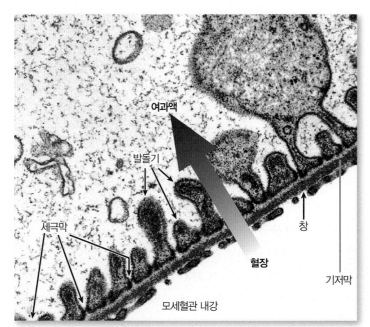

그림 17.9 여과 장벽의 전자현미경 사진. 이 전자현미경 사진은 사구체낭의 공동에서 모세관 내강을 분리하는 장벽을 보여준다. 그림 17.8과는 달리 이 사진에서는 사구체 모세혈관이 사구체낭 공동 아래에 표시된 것에 주의하자. ©SPL/Science Source

의 재흡수는 수용체매개 세포 내 섭취로 이루어진다(3장 그림 3.4 참조). 따라서 단백뇨는 이런 방식으로 재흡수될 수 있는 것보다 더 많은 단백질이 세극막 여과 장벽의 손상으로 인해 여과액으로 들어갈 때 발생한다.

사구체 한외여과액

사구체낭으로 들어가는 유체는 압력(혈액의 정수압)에 의해서 형성되기 때문에 **여과액**(filtrate) 또는 **한외여과액**(ultrafiltrate)이라 한다(그림 17.10). 이 과정은 스탈링(Starling) 힘에 반응하여 신체의 다른 모세혈관층에 의해 간질액이 형성되는 것과 유사하다(14장 그림 14.9 참조). 여과를 선호하는 힘은 사구체낭의 유체 정수압(여과 방향과 반대로 작용하는 힘)에 의해 감소된다. 또한, 세뇨관액의 단백질 농도(2~5 mg/100 mL 이하)는 혈장(6~8 g/100 mL)에 비해 낮아서, 혈장의 더 큰 교질삼투압은 여과된 물이 사구체 모세혈관으로 삼투에 의해 복귀하도록 촉진한다. 이런 반대되는 힘을 사구체 모세혈관의 정수압에서 빼면 약 10 mmHg의 **순수여과압**(net filtration pressure)이 얻어진다.

사구체 모세혈관은 투과성이 매우 높고 표면적이 넓어서 적당한 (높지 않은) 순수여과압으로도 엄청나게 많은 양의 여과액을 생성한다. **사구체여과율**(glomerular filtration rate, GFR)은 분당 두 신장에서 생성되는 여과액의 양이다. GFR은 여성의 경우 분당 평균

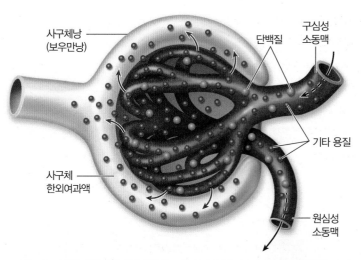

그림 17.10 사구체 한외여과액의 형성. 혈장 단백질(녹색 구체)은 일반적으로 여과되지 않지만, 더 작은 분자인 혈장 용질(보라색 구체)은 쉽게 사구체 한외여과액으로 들어간다. 빨간색 화살표는 여과를 나타낸다. 구심성 소동맥 혈장에 있는 대부분 용질 분자는 여과되지 않고 원심성 소동맥에 남는다.

115 mL, 남성의 경우 분당 125 mL이다. 이는 시간당 7.5 L 또는 하루에 180 L에 해당한다. 총 혈액량은 평균 약 5.5 L이며, 이는 총 혈액량이 40분마다 세뇨관으로 여과됨을 의미한다. 여과된 물의 대부분을 즉시 혈관계로 되돌려 보내야 함은 명백하다.

사구체여과율 조절

구심성 소동맥의 혈관 수축 또는 확장은 사구체로의 혈류 속도에 영향을 미치므로 사구체여과율에 영향을 준다. 구심성 소동맥의 직경 변화는 외인성 조절기작(교감신경지배로 생성됨)과 내인성 조절기작(신장 내 조절 또는 **신장 자동조절**이라고도 함) 모두에 의해 발생한다. 이런 체계는 신장이 노폐물을 제거하고 혈압을 조절할 수 있을 만큼 GFR이 충분하게 높지만, 과도한 수분 손실을 유발할 만큼 높지는 않도록 유지하는 데 필요하다.

교감신경 효과

투쟁-도피 반응 또는 운동 중에 발생하는 교감신경활동의 증가는 구심성 소동맥의 수축을 자극한다. 이것은 혈액량을 보존하고 혈액을 근육과 심장으로 돌리는 데 도움이 된다. 심혈관 쇼크 중에 교감신경 활동이 혈관 수축을 자극할 때도 비슷한 효과가 발생한다. 감소한 GFR과 그에 따라 감소하는 소변 생성률은 이런 상황에서 급격한 혈압 강하를 보상하는 데 도움이 된다(그림 17.11).

신장 자동조절

교감신경 조절을 실험적으로 제거하면 전신 혈압과 GFR 사이의 관

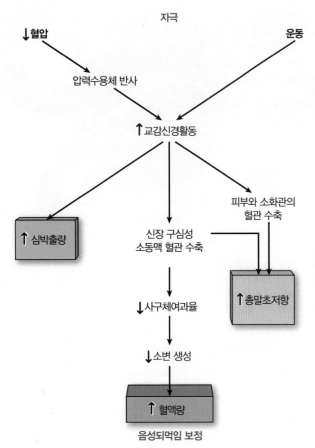

그림 17.11 교감신경 효과. 증가한 교감신경활동이 심혈관계와 신장 기능에 미치는 일반적인 효과가 설명되어 있다.

계를 관찰할 수 있다. 놀랍게도 평균 동맥혈압이 70~180 mmHg (정상은 100 mmHg) 범위 안에서 GFR은 비교적 일정하게 유지된다. 변동하는 혈압에 반응하여 상대적으로 일정한 GFR을 유지하는 신장의 능력을 **신장 자동조절**(renal autoregulation)이라 한다. 신장 자동조절에서 구심성 소동맥은 평균 동맥압이 70 mmHg로 떨어지면 확장되고 평균 동맥압이 정상 이상으로 상승하면 수축한다. 원심성 소동맥에서 발생할 수 있는 변화는 덜 중요한 것으로 여겨진다.

GFR에 대한 다양한 조절의 효과는 표 17.1에 요약되어 있다. 두 가지 일반적인 기전이 신장 자동조절을 담당한다. (1) 근육 기전, (2) 국소적으로 생성되는 혈관수축 또는 혈관이완 화학물질의 효과이다. 구심성 소동맥의 **근원성 혈관수축**(myogenic vasoconstriction)은

표 17.1 | 사구체여과율(GFR) 조절

조절	자극	구심성 소동맥	GFR
교감신경	압력수용기 반사 또는 상위 뇌중추에 의한 활성화	수축	감소
자동조절	혈압 감소	확장	변화 없음
자동조절	혈압 증가	수축	변화 없음

구심성 소동맥 혈관 평활근세포의 신장(늘어남)에 대한 반응으로 발생한다. 이 세포의 기계수용체는 혈관 수축을 자극하는 세포 내 Ca^{2+}을 증가시켜 반응한다. 이는 사구체의 섬세한 모세혈관을 압력 상승으로부터 보호하고 일정한 GFR을 유지하는 데 도움이 된다.

국지적으로 생성된 화학물질이 구심성 소동맥에 미치는 영향은 **세뇨관사구체되먹임**(tubuloglomerular feedback)이라는 과정의 일부이다. 세뇨관사구체되먹임의 감지기는 **치밀반**(macula densa)이라 불리는 전문화된 세포 집단으로, 상행지의 두꺼운 부위가 굽어지는 부분에 위치하며 피질의 구심성 및 원심성 소동맥과 접촉한다. 여기에서 치밀반은 **사구체옆장치**(juxtaglomerular apparatus, 그림 17.26 참조)로 알려진 더 큰 기능 단위의 일부이며 17.5절에서 설명한다.

원위세뇨관으로의 NaCl 및 H_2O 전달이 증가하면(동맥압이 증가하여 GFR이 증가할 때 발생함), 치밀반은 구심성 소동맥의 수축을 유발하는 화학적 신호를 방출한다. 이런 화학적 신호는 주로 치밀반에서 방출되는 ATP(주된 물질)와 방출된 ATP에서 세포 밖에서 유도된 아데노신이다. 이들은 구심성 소동맥 평활근세포의 ATP와 아데노신 수용체를 활성화하여 세포 안의 Ca^{2+}을 상승시킨다. 이들 세포에서 신장 수용체의 자극은 마찬가지로 세포 내 Ca^{2+} 수치를 증가시켜 세뇨관사구체되먹임과 근육성 신장 기작이 함께 작용하여 Ca^{2+} 수치를 높인다. 상승한 Ca^{2+}은 구심성 소동맥의 수축을 자극한다.

요약하면, 증가한 사구체 여과가 세뇨관의 원위부(원위곡세뇨관 뒤쪽 및 집합관 포함)를 통과하는 염분 및 물을 증가시키기 시작할 때, 세뇨관사구체되먹임 및 근원성 혈관수축 반응으로 구심성 소동맥의 혈관 수축이 발생한다. 이것은 신장 여과의 항상성을 유지하여 혈액량과 혈액 구성을 유지하기 위해 GFR을 자동조절하는 데 도움이 된다.

17.3 염분과 물의 재흡수

사구체 여과액에서 물의 재흡수는 삼투에 의해 발생하며, 이는 세뇨관 벽을 가로질러 Na^+ 및 Cl^-의 수송으로 인해 발생한다. 근위세뇨관은 여과된 염분과 물의 대부분을 재흡수하고 나머지 대부분은 ADH 자극하에 집합관 벽을 가로질러 재흡수된다.

매일 약 180 L의 사구체 한외여과액이 생성되지만, 신장은 일반적으로 24시간 동안 1~2 L의 소변만 배출한다. 따라서 여과액의 약 99%는 혈관계로 되돌아가고 1%는 소변으로 배설된다. 소변의 양은 신체

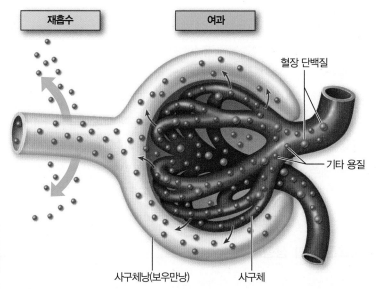

| 재흡수 | 여과 |

혈장 단백질

기타 용질

사구체낭(보우만낭)   사구체

그림 17.12 여과 및 재흡수. 혈장 내 물과 용해된 용질(보라색 구체)은 여과에 의해 사구체 한외여과액에 들어가지만 여과된 분자의 대부분은 재흡수된다. 재흡수라는 용어는 세뇨관 여과액에서 혈액으로 분자가 다시 이동하는 것을 의미한다.

의 필요에 따라 다르다. 수분이 충분한 사람이 1 L 이상의 물을 마시면 소변 생성이 분당 16 mL로 증가한다(24시간 동안 계속한다면 하루 23 L에 해당). 심한 탈수 상태에서 신체가 물을 보존해야 할 때 분당 0.3 mL(하루 400 mL)의 소변만 생성된다. 하루 400 mL의 소변은 신체에서 생성되는 대사 폐기물을 배설하는 데 필요한 최소량이다. 이것을 **필연수분손실**(obligatory water loss)이라고 한다. 이 양을 초과하는 물이 배설되면 소변량이 증가함에 따라 소변이 점점 희석된다.

신체의 수분 상태와 관계없이 대부분의 여과된 물은 혈액량과 혈압을 유지하기 위해 혈관계로 되돌아가야 한다. 여과된 분자가 세뇨관에서 혈액으로 되돌아오는 것을 **재흡수**(reabsorption)라 한다(그림 17.12). 하루에 생성되는 180 L의 사구체 여과액의 약 85%가 근위세뇨관과 네프론 고리의 하행각에 의해 일정하고 조절없는 방식으로 재흡수된다. 이 재흡수와 나머지 여과액의 조절된 재흡수는 모두 삼투에 의해 발생한다. 따라서 관 속의 여과액과 주변 모세혈관의 혈장 사이에 농도 기울기가 생성되어 물의 삼투를 촉진하여야 한다.

근위세뇨관에서의 재흡수

단백질을 제외한 모든 혈장 용질은 사구체 한외여과액에 자유롭게 들어갈 수 있으므로 여과액의 총용질농도(삼투몰농도)는 본질적으로 혈장의 농도와 같다. 이 총용질농도는 6장에서 설명한 대로 300 mOsm과 같다. 따라서 여과액은 혈장과 **등삼투**(isosmotic)라 한다(6장 6.2절). 삼투에 의한 재흡수는 세뇨관측모세혈관과 여과액

의 혈장 용질농도가 능동수송으로 변경되지 않는 한 발생할 수 없다. 이는 여과액에서 세뇨관 주위 혈액으로 Na^+의 능동수송으로 달성된다. Na^+ 외에도 근위세뇨관은 여과액에서 Cl^-, K^+, H^+, NH_4^+ 및 HCO_3^- 뿐만 아니라 물과 포도당을 재흡수한다.

능동수송과 수동수송

근위세뇨관의 벽을 구성하는 상피세포는 정단면(세뇨관의 내강에 가장 가까운 쪽) 쪽에서만 밀착연접으로 함께 연결된다(그림 17.24 참조). 각 세포에는 4개의 노출된 표면이 있다. 미세융모를 포함하는 내강을 향한 정단면(정점), 세뇨관측모세혈관을 향한 기저면, 인접한 상피세포 사이의 좁은 틈을 향하는 측면이다.

근위세뇨관으로 들어가는 유체인 사구체 한외여과액의 Na^+ 농도는 혈장과 같다. 그러나 세뇨관 상피세포의 세포질은 Na^+ 농도가 훨씬 낮다. 이 낮은 Na^+ 농도는 부분적으로는 Na^+에 대한 세포막의 낮은 투과성 때문이고 부분적으로는 Na^+/K^+ 펌프(6장 6.3절)에 의해 세포 밖으로 Na^+가 능동수송되기 때문이다. 근위세뇨관 세포에서 Na^+/K^+ 펌프는 세포막의 기저면과 측면 부위에는 있으나 정단면 부위에는 없다. 능동수송 펌프는 세뇨관 액에서 정단면 세포막을 가로질러 근위세뇨관의 상피세포로 Na^+의 확산을 촉진하는 농도 기울기를 생성한다. 그런 다음 Na^+는 Na^+/K^+ 펌프에 의해 주변 간질액으로 배출된다.

세뇨관 액에서 근위세뇨관을 둘러싸고 있는 간질액으로의 Na^+ 수송은 내강을 음극으로 하여 세뇨관 벽을 가로질러 전위차를 만든다. 이 전기적 기울기는 더 높은 Na^+ 농도의 간질액을 향한 Cl^-의 수동수송을 일으킨다. 근위세뇨관 초입에서 Cl^-의 재흡수는 주로 상피세포를 통과하는 세포관통수송 방식으로 이루어진다. 이런 Cl^-의 세포관통 재흡수는 Na^+의 재흡수와 일치하기에는 충분하지 않지만, 뒤쪽의 근위세뇨관을 구성하는 상피세포 사이의 밀착연접은 Cl^-에 투과적이다. 결과적으로 Cl^-는 세포측수송 방식으로 수동적 재흡수될 수 있다. 네프론 상피세포 사이의 밀착연접은 근위세뇨관에서 가장 많이 새고 여기에서의 세포측수송은 염분과 물의 수동적 재흡수에 크게 이바지한다.

이런 과정의 결과로 근위세뇨관을 둘러싼 간질액, 특히 상피세포 사이의 좁은 공간에 NaCl이 축적된다. 이것은 간질액의 삼투몰농도와 삼투압을 세뇨관 액보다 높게 하여 상피세포 세포막에 있는 아쿠아포린 통로를 통해 물의 재흡수를 유도하는 삼투압 기울기를 생성한다. 근위세뇨관에서 재흡수된 염분과 물은 수동적으로 세뇨관측모세혈관으로 이동할 수 있으며 이러한 방식으로 혈액으로 되돌아간다(그림 17.13).

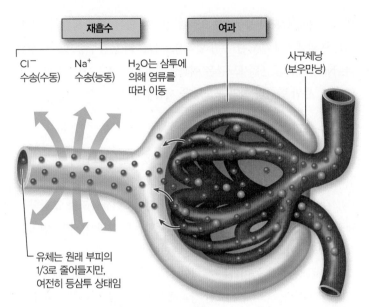

재흡수
여과

Cl⁻ 수송(수동)
Na⁺ 수송(능동)
H_2O는 삼투에 의해 염류를 따라 이동
사구체낭 (보우만낭)

유체는 원래 부피의 1/3로 줄어들지만, 여전히 등삼투 상태임

그림 17.13 근위세뇨관에서의 염분과 물 재흡수. Na^+는 여과액 밖으로 능동적으로 이동하고(그림 17.24 참조) Cl^-는 전기적 인력에 의해 수동적으로 따라온다. 물은 염분을 따라 삼투압에 의해 세뇨관 여과액에서 세뇨관측모세혈관으로 들어간다. 이 그림에서 보라색 구체는 재흡수된 모든 이온과 분자를 나타낸다.

근위세뇨관 재흡수의 중요성

원래 사구체 한외여과액의 약 65%에 해당하는 염분과 물이 근위세뇨관을 통해 재흡수되어 혈관계로 되돌아간다. 이에 따라 남아 있는 관내 액체의 부피는 감소하지만, 이 액체는 여전히 300 mOsm의 농도를 갖는 혈액과 등삼투 상태이다. 근위세뇨관의 세포막은 물이 자유롭게 투과하여 물과 염분이 비례적으로 제거되기 때문이다.

추가로 소량의 염분과 물(약 20%)은 네프론 고리의 하행지를 통해 재흡수되어 혈관계로 되돌아간다. 근위세뇨관에서 일어나는 재흡수는 사람의 수분 상태와 관계없이 지속해서 일어난다. 네프론 후반부(원위세뇨관 및 집합관)에서의 재흡수와는 달리 호르몬 조절 대상이 아니다. 따라서 여과된 염분 및 물의 약 85%는 네프론의 초기 영역(근위세뇨관 및 네프론 고리)에서 일정한 방식으로 재흡수된다. 이런 재흡수는 에너지 소비 측면에서 비용이 매우 많이 들며 휴식 시 신체가 소비하는 칼로리의 6%를 차지한다.

원래 사구체 한외여과액의 85%가 네프론의 초기 영역에서 재흡수되기 때문에 초기 여과액의 15%만이 남아서 원위세뇨관과 집합관으로 이동한다. 이것은 여전히 많은 양의 체액(15% × GFR(180 l/일) = 27 l/일)이며 신체의 수분 상태에 따라 다양한 정도로 재흡수되어야 한다. 재흡수 비율과 소변량의 "미세조정"은 네프론의 후반 부위에 대한 호르몬의 작용으로 이루어진다.

역류증폭계

물은 세뇨관 벽을 가로질러 능동수송될 수 없으며, 세뇨관 액과 주변 간질액이 서로 등장성이면 물의 삼투가 발생할 수 없다. 삼투압에 의해 물이 재흡수되기 위해서는 주변 간질액을 고장성으로 만들어야 한다. 신수질의 간질액 삼투압은 수질옆네프론에 의해 혈장보다 4배 이상 높아진다. 이는 부분적으로 네프론 고리의 기하학적 구조 때문인데, 네프론 고리는 급격히 구부러져 하행지와 상행지가 상호작용할 수 있을 만큼 매우 가깝다. 상행지가 상호작용에서 능동적 부위이기 때문에 그 속성을 하행지보다 먼저 설명한다.

네프론 고리 상행지

상행지는 고리의 끝부분에 가까운 **얇은 부위**(thin segment)와 신피질의 원위세뇨관으로 여과액을 운반하는 **두꺼운 부위**(thick segment)의 두 영역으로 나뉜다. **상행지 두꺼운 부위**(thick segment of the ascending limb)는 내강에서 주변 간질액으로 여과된 염(NaCl)의 20~25%를 능동적으로 밀어낸다(그림 17.14). 이 과정은 근위세뇨관에서 NaCl이 재흡수되는 방식과는 다른 **소듐-칼륨-염소 공동수송체**(Na^+-K^+-2Cl^- cotransporter)에 의해 수행된다. 상행지 두꺼운 부위의 세포에서 Na^+는 여과액에서 세포 안으로 전기화학적 기울기를 따라 낮은 쪽으로 수동적 이동을 하는데, 이는 같은 방향으로 K^+와 Cl^-의 이차능동수송에 동력을 공급한다. 이동은 Na^+:K^+:Cl^- = 1:1:2의 비율로 발생한다. 그런 다음 Na^+는 Na^+/K^+ 펌프에 의해 기저측막을 가로질러 간질액으로 활발히 수송된다. Cl^-는 전기적 인력 때문에 수동적으로 Na^+를 따라 이동하고, K^+는 수동적으로 여과액으로 다시 확산한다(그림 17.15).

상행지에서의 NaCl 수송 기전은 근위세뇨관과 다르지만 순 효과는 같아서 염(NaCl)이 간질액으로 배출된다. 그러나 근위세뇨관의 상피벽과 달리 네프론 고리의 상행지는 **물이 투과되지 않는다**. 즉, 물은 상행지 내강의 여과액에서 세뇨관을 둘러싸고 있는 간질액으로 NaCl을 따라갈 수 없다. 따라서 상행지의 여과액은 피질로 올라갈수록 점점 묽어지는 반면, 신수질의 네프론 고리를 둘러싸고 있는 간질액은 점점 더 농축된다. 따라서 피질의 원위세뇨관으로 들어가는 세뇨관 유체는 저장성(약 100 mOsm 농도)으로 만들어지는 반면, 수질의 간질액은 고장성으로 만들어진다.

네프론 고리 하행지

수질옆네프론 고리의 끝 주변 위치의 신수질 깊은 영역은 1,200 mOsm 농도에 도달한다. 이렇게 높은 농도에 도달하려면 상행지에서 배출된

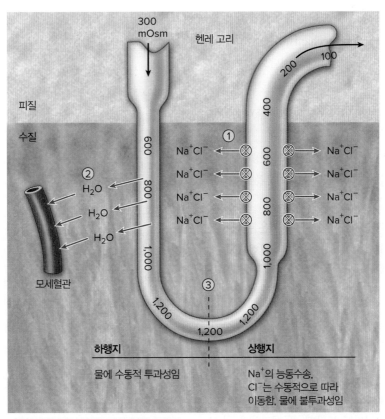

그림 17.14 역류증폭계. (1) 상행지의 두꺼운 부위에서 염화소듐이 배출되어 주변 간질액이 더 농축된다. 농도의 증폭은 (2) 하행지가 물에 대해 수동적 투과성을 갖는다는 사실에 기인하며, 이로 인해 주변 간질액 농도가 증가함에 따라 관 안의 유체 농도가 증가한다. (3) 수질의 가장 깊은 영역은 1,200 mOsm 농도에 도달한다.

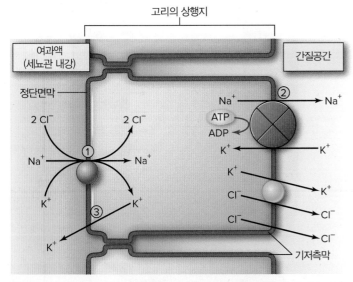

그림 17.15 상행지에서의 이온 수송. (1) 고리의 상행지 두꺼운 부위에서, Na^+와 K^+는 2개의 Cl^-와 함께 이차 능동공동수송을 통해 세뇨관 세포로 들어간다. (2) 그런 다음 Na^+는 간질액으로 능동수송되고 Cl^-는 수동적으로 따라간다. (3) K^+는 여과액으로 다시 확산되고 일부는 또한 간질액으로 들어간다. 순 효과는 상행지의 두꺼운 부위가 여과액에서 신수질의 간질액으로 NaCl을 배출한다는 것이다(그림 17.14 참조).

염분이 수질의 간질액에 축적되어야 한다. 이것은 하행지의 특성과 고리 주위의 혈관이 배출된 염분을 일반 순환으로 되돌려 보내지 않기 때문에 발생한다. 수질의 모세혈관은 간질액에 NaCl을 가두도록 독특하게 배열되어 있다.

하행지는 능동적으로 염분을 운반하지 않으며 염분의 수동적 확산에 불투과성이다. 그러나 물은 투과할 수 있다. 주변의 간질액은 하행지의 여과액에 대해 고장성이므로 삼투에 의해 하행지에서 물이 빠져나와 모세혈관으로 들어간다. 따라서 고리의 끝으로 이동함에 따라 세뇨관 내 유체의 농도는 증가하고 부피는 감소한다.

하행지에서의 이런 수동수송의 결과로 고리의 끝에서 "굽이를 도는" 유체는 주변 간질액과 같은 삼투몰농도(1,200 mOsm)를 갖는다. 따라서 하행지는 일반적인 등장액보다 염분 농도가 높은 유체를 상행지에 전달하게 된다. 상행지에 의한 염분 수송은 그에 따라 증가하여 간질액의 "염도"(NaCl 농도)가 증가한다(그림 17.14 참조).

역류증폭

상행지와 하행지의 역류(반대 방향으로의 흐름)와 서로의 근접성은 상호작용을 가능하게 한다. 하행지 안의 유체 농도는 주변 간질액 농도를 반영하고 상행지에서 염분의 능동적 배출에 의해 상승하기 때문에 **양성되먹임기작**(positive feedback mechanism)이 생성된다. 상행지에서 더 많은 염분을 내보낼수록 하행지에서 전달되는 액체의 농도가 더 높아진다. 간질액과 하행지 안의 유체 농도를 증폭하는 이 양성되먹임기작을 **역류증폭계**(countercurrent multiplier system)라 한다.

유체가 네프론 고리를 연속적인 단계로 통과한다고 상상해 보자. 흐름은 실제로 연속적이지만 이런 가상 단계를 통해 역류증폭기작을 상상할 수 있다. 하행지를 떠나 상행지에 도달하는 유체가 처음에는 등삼투농도(300 mOsm)라 가정해 보자. 상행지의 두꺼운 부위에서 능동수송을 통해 일부 NaCl을 배출한다. 이 NaCl은 **직혈관**(vasa recta)이라는 혈관에 의해 간질액에 갇히게 된다. 그리고 다음 단계가 진행된다.

1. 상행지의 두꺼운 부위에서 배출된 NaCl로 인해 간질액은 약간 고장액이 된다.

2. 약간 고장성인 간질액으로 인해 여과액이 신수질로 더 깊숙이 들어갈 때 일부 물이 삼투에 의해 하행지를 떠나 혈액으로 들어간다. 이것은 여과액이 상행지에 도달할 때 여과액을 다소 고장액으로 만든다.

3. 상행지로 들어가는 여과액의 NaCl 농도가 높아짐에 따라 이전보다 더 많은 NaCl을 배출할 수 있다. 왜냐하면, 더 많은 NaCl이 운반체에 의해 이동될 수 있기 때문이다. 간질액은 농도가 더욱 높아진다.

4. 앞의 단계 2보다 간질액이 더 농축되어 있기에 삼투로 하행지에서 더 많은 물이 빠져나와 상행지에 도달할 때 여과액이 훨씬 더 고장액이 된다.

5. 단계 3이 반복되지만 상행지에 전달되는 더 높은 NaCl 농도 때문에 더 크게 반복된다.

6. 이 단계는 내수질의 간질액이 최대 농도에 도달할 때까지 계속된다. 최댓값은 상행지 두꺼운 부위의 길이를 따라 작동하는 능동수송 펌프의 용량에 의해 결정된다.

역류증폭계는 무엇을 달성하는가? 가장 중요한 것은 신장 간질액의 농도를 피질의 300 mOsm에서 내수질의 1,200 mOsm으로 증가시킨다는 것이다. 신수질의 높은 고장성은 신수질을 통해 이동하여 소변 내용물을 신우로 비우는 집합관의 벽을 가로질러 수분 재흡수가 일어나는 원동력으로 작용하기 때문에 중요하다.

직혈관

역류증폭계가 효과적으로 작동하려면 상행지에서 배출되는 염류 대부분이 신수질의 간질액에 남아 있어야 하고 하행지를 떠나는 물 대부분은 혈액에 의해 제거되어야 한다. 이것은 네프론 고리와 평행하고(그림 17.18 참조) 신수질 안팎으로 혈액을 운반하는 주요 혈관인 **직혈관**(vasa recta)에 의해 수행된다. 이 혈관은 세포막에 **요소 수송체**(urea transporter, 촉진확산용)와 **아쿠아포린 단백질**(aquaporin protein, 물 통로)이 있다(6장 6.2절). 이 때문에 직혈관은 물, 요소 및 염화소듐을 자유롭게 투과할 수 있다. 그 결과, 하행 혈관은 물을 잃으면서 염분과 요소를 얻고, 상행 혈관은 물을 얻는 동안 염분과 요소를 잃는다(그림 17.16).

직혈관은 **역류교환**(countercurrent exchange)으로 알려진 기작을 통해 신수질의 고장성을 유지한다. 간질액에 고농도로 존재하는 염류 및 기타 용해된 용질(주로 요소)은 하행 직혈관으로 확산한다. 그러나 이 용질들은 상행 직혈관 밖으로 수동적으로 확산하여 나와 역류교환을 완료하기 위해 간질액으로 다시 확산한다. 이렇게 되는 이

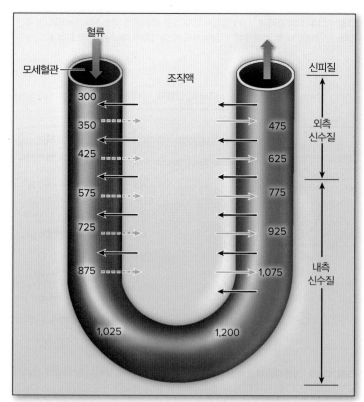

→ 염분과 요소의 확산
┅┅> 물의 삼투

그림 17.16 직혈관의 역류교환. 염분과 물이 먼저 혈관 안으로 확산한 다음, 혈관 밖으로 확산하여 신수질 간질액의 "염도"(고장성)를 유지하는 데 도움을 준다(숫자는 삼투몰농도를 나타낸다). 파란색 점선 화살표는 하행 혈관 밖으로의 물이 매우 조금 나가거나 나가는지 않나가는지 거의 모를 정도의 삼투를 나타낸다.

유는, 수질의 각 부위에서 용질의 농도가 간질액보다 상행 혈관에서 더 높고 하행 혈관보다 간질액에서 더 높기 때문이다. 따라서 용질은 재순환되어 수질 내에 갇힌다.

역류교환의 순 효과는 직혈관 안의 혈액이 신수질의 각 부위를 둘러싸고 있는 간질액과 삼투압 평형에 접근한다는 것이다. 직혈관은 등장 농도의 혈액을 피질에 전달하지만, 수질의 혈액은 주변 환경과 거의 같은 농도이다. 직혈관에서 역류교환이 더 효율적일 때 네프론 고리의 역류증폭이 수질의 농도 기울기를 더 효과적으로 유지할 수 있다. 예를 들어, 상행 직혈관의 혈류가 탈수 중에 느려지면 염분과 요소를 잃고 최대로 농축된 신수질 상태를 유지하는 시간이 길어진다. 이는 수분을 유지하면서 소변을 농축하는 신장의 능력을 향상하는 데 도움이 된다.

하행 직혈관에서 혈장 단백질의 교질삼투압은 물을 끌어들일 것으로 생각된다. 그러나 최근 증거에 따르면 일부 물은 실제로 하행 직혈관을 떠날 수 있으며, 아마도 간질액의 더 높은 $NaCl$ 농도에 의해 혈관 밖으로 빠져나갈 수 있다. 하행 직혈관에서 제거할 수 있는 물의 양은 상행 직혈관으로 들어가는 양보다 훨씬 적기 때문에 직혈관의 순 작용은 신수질의 간질액에서 물을 제거하는 것이다(그림 17.16).

요소의 효과

헨레 고리 상행지의 두꺼운 부위에서 물을 동반하지 않는 $NaCl$의 적극적 배출로 생성되는 역류증폭은 신수질의 삼투몰농도에 가장 크게 기여한다. 이것은 상행지의 두꺼운 부위가 있는 바깥쪽 수질에서 특히 그렇다. 그러나 수질의 가장 깊은 부위는 주로 $NaCl$을 적극적으로 배출하지 않는 상행지의 얇은 부위를 포함한다. 여기에서 **요소**(아미노산 대사의 폐기물, 5장 그림 5.16 참조)는 관련된 작동 원리가 아직 완전히 이해되지는 않았지만, 간질액의 농도에 크게 기여하는 것으로 생각된다.

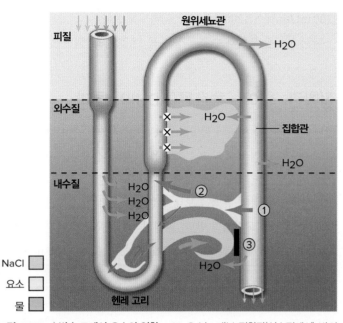

그림 17.17 소변 농도에서 요소의 역할. (1) 요소는 내부 집합관(신수질에서) 밖의 간질액으로 확산된다. (2) 그런 다음 네프론 고리의 상행지로 통과할 수 있으므로 신수질의 간질액에서 재순환된다. 신수질의 간질액에 있는 요소와 $NaCl$은 간질액을 매우 고장성으로 만들기 때문에 (3) 물은 삼투에 의해 집합관을 떠난다.

내수질에 있는 집합관 말단 부위는 특정 요소 통로를 가지고 있어 요소가 투과될 수 있다. 집합관의 이 부위에서 확산된 요소는 직혈관 및 네프론 고리 상행지 얇은 부위와의 역류교환으로 인해 간질액에 갇히게 된다(그림 17.17). 이런 구조는 요소를 재활용하여 내수질에 있는 간질액의 삼투몰농도를 증가시킬 수 있다.

$NaCl$의 농도는 주변 간질액보다 내수질의 상행지 얇은 부위 내에서 더 높을 수 있다. 이 상황은 $NaCl$이 얇은 부위에서 수동적으로 확산하여 Na^+와 Cl^-가 얇은 상행지를 둘러싸고 있는 간질액의 삼투몰농도를 증가시키도록 한다. 내수질의 농도 기울기에 대한 $NaCl$ 및 요소의 정확한 기여에 대해서는 아직 완전히 정립되지는 않았지만, 수질 전체에서 역류증폭은 신피질에서 내수질로 농도를 4배 증가

표 17.2 | 신장 세뇨관과 집합관의 부위별 수송 특성

네프론 부위	능동수송	수동수송		
		염분	물	요소
근위세뇨관	Na^+	Cl^-	있음	있음
신장 고리 하행지	없음	아마도	있음	없음
상행지 얇은 부위	없음	$NaCl$	없음	있음
상행지 두꺼운 부위	Na^+	Cl^-	없음	없음
원위세뇨관	Na^+	Cl^-	없음**	없음
집합관*	약간의 Na^+	없음	있음(ADH) 또는 조금(ADH 없을 때)	있음

*집합관의 물 투과성은 **ADH**의 존재 여부에 달려 있다.
**원위세뇨관의 마지막 부위는 물을 투과할 수 있다.

(300 mOsm에서 1200 mOsm으로)하도록 한다.

　다른 세뇨관 부위의 수송 특성은 표 17.2에 요약되어 있다.

집합관: 항이뇨호르몬(ADH)의 효과

상행지와 하행지 사이의 활발한 NaCl 수송과 역류증폭 그리고 집합관과 네프론 고리 사이의 요소 재활용의 결과, 간질액은 매우 고장성으로 만들어진다. 집합관은 소변의 내용물을 신배로 비우기 위해 이 고장성 환경을 통해 유액을 보내야 한다. 신수질의 집합관을 둘러싸고 있는 유액은 고장성인 반면, 피질의 집합관으로 전달되는 유액은 고리의 상행지에 의한 염분의 배출 때문에 저장성(50 mOsm~

100 mOsm)이다.

　신수질의 집합관은 주변을 둘러싸고 있는 높은 농도의 NaCl에 대해 불투과성이다. 그러나 집합관 벽은 물을 투과할 수 있다. 신수질 주변 간질액은 매우 고장성이기 때문에 삼투에 의해 집합관에서 물이 빠져나온다. 이 물은 모세혈관으로 들어가 일반 순환으로 운반되기 때문에 주변 간질액을 희석하지 않는다. 이런 방식으로 여과액에 남아 있는 대부분의 물은 혈관계로 되돌아간다(그림 17.18).

　집합관으로의 물 재흡수를 위한 힘을 제공하는 것은 역류증폭계에 의해 생성된 삼투 기울기이다. 이 삼투 기울기는 일반적으로 일정하지만, 집합관 벽을 가로지르는 삼투율은 물에 대한 투과성 조정에 따라 달라질 수 있다. 이 조정은 집합관 상피세포의 세포막에 있는

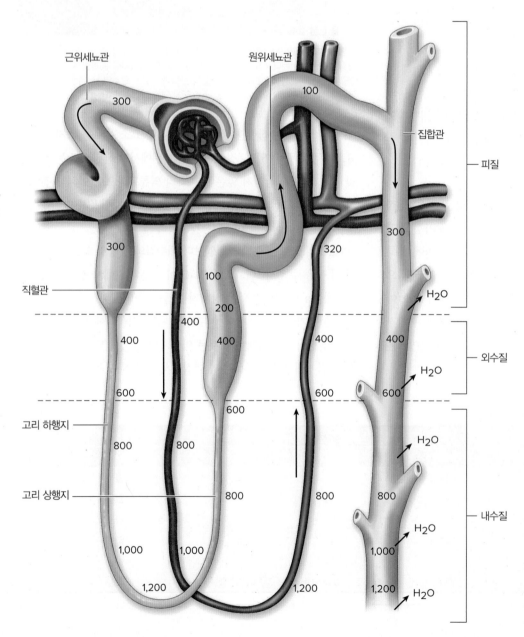

그림 17.18 신장 각 부위의 삼투몰농도. 네프론 고리의 역류증폭계와 직혈관의 역류교환은 고장성 신수질을 만드는 데 도움이 된다. 항이뇨호르몬(ADH)의 영향으로 집합관은 물을 더 잘 투과하고, 따라서 더 많은 물이 삼투에 의해 고장성 신수질과 세뇨관측모세혈관으로 빠져나간다(숫자는 삼투몰농도를 나타냄). 이는 신체가 수분을 보존하고 고장성 소변을 배출하도록 한다.

아쿠아포린(aquaporin, 물 통로)의 수를 조절하여 이루어진다.

뇌하수체후엽은 혈장 삼투몰농도가 1%만 증가해도 **항이뇨호르몬**(antidiuretic hormone, ADH)으로 작용하는 펩타이드 분자인 **아르기닌 바소프레신**(arginine vasopressin)을 분비한다. 아르기닌 바소프레신은 집합관의 수분 투과성을 증가시켜 물이 삼투에 의해 재흡수되도록 자극하여 염분과 수분 균형을 조절하는 데 도움이 된다. 이것이 항이뇨호르몬(ADH)의 주요 효과이다. 더 높은 농도에서 바소프레신은 두 가지 추가 효과를 가질 수 있다. (1) 상행지의 두꺼운 부위에서 Na^+와 Cl^-의 재흡수를 자극하고, (2) 내수질집합관의 요소수송체를 자극하여 요소가 간질액으로 들어가는 것을 촉진하여 수분 재흡수에 기여한다. 그러나 바소프레신의 주요 ADH 작용은 집합관의 수분 투과성을 증가시키는 것이기 때문에 이 절의 나머지 부분에서는 이 작용에 초점을 맞출 것이다.

ADH가 집합관세포의 막 수용체에 결합하면 이차전달자로서 cAMP의 생산을 자극한다(11장 11.2절). 이는 아쿠아포린을 가진 소포가 골지체에서 이동하여 세포막과 융합하도록 하는 일련의 과정을 시작하게 한다. 이 과정은 세포 외 배출과 유사하지만, 생성물의 분비 대신 ADH 자극에 대한 반응으로 세포막에 아쿠아포린을 추가한다.

따라서 ADH에 대한 반응으로 집합관은 물을 더 잘 투과한다. ADH가 더 이상 막 수용체에 결합할 수 없을 때, 아쿠아포린은 세포 내 섭취 과정에 의해 세포막에서 제거된다(그림 17.19). 세포 내 섭취는 세포 외 배출의 반대이다. 세포막은 다시 아쿠아포린 통로를 포함하는 소포를 재형성하기 위해 세포 안쪽으로 함입된다. ADH가 있고 없고에 대한 반응으로 세포 외 배출과 세포 내 섭취가 교대로 발생하면서 세포 안에서 아쿠아포린 통로가 재활용된다.

ADH가 없으면 소변 농도는 50 mOsm 정도로 낮고 소변 생산량은 시간당 750 mL(이대로 유지된다면 하루 18 L)이다. ADH 분비는 일반적으로 혈장 Na^+ 농도가 증가함에 따라 증가하여 집합관이 물을 더 잘 투과하여 더 많이 재흡수하도록 한다. 반대로 ADH가 줄어들면 더 많은 양의 묽은 소변을 배설하게 된다(그림 17.20).

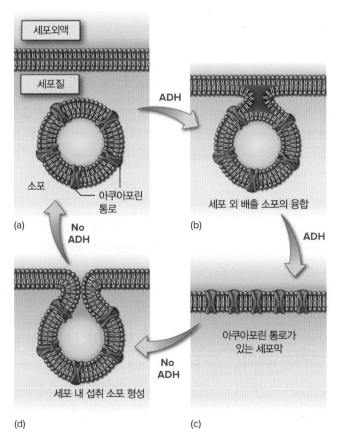

그림 17.19 아쿠아포린 통로에 대한 ADH 자극. (a) ADH가 없는 경우 아쿠아포린 통로는 집합관 상피세포 내의 소포막에 위치한다. (b) ADH는 소포와 세포막의 융합을 자극하고, (c) 아쿠아포린 통로를 세포막으로 삽입한다. (d) ADH가 없으면 세포막이 안쪽으로 조여져(세포 내 섭취) 다시 세포 내 소포를 형성하여 세포막에서 아쿠아포린 통로를 제거한다.

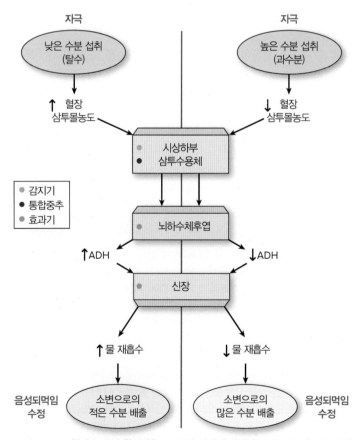

그림 17.20 혈장 농도의 항상성은 ADH에 의해 유지된다. 탈수 상태(그림 왼쪽)에서 ADH 분비가 증가하면 소변에서 수분 배출이 감소한다. 과수분 상태(그림 오른쪽)에서는 ADH 분비 감소를 통해 과잉 수분이 제거된다. 이런 변화는 음성되먹임 수정을 통해 혈장 삼투몰농도와 간접적으로 혈액량의 항상성을 유지한다.

표 17.3 | 항이뇨호르몬 분비와 작용

자극	수용체	ADH 분비	소변량에 대한 영향	혈액에 대한 영향
↑ 삼투몰농도(탈수)	시상하부 삼투수용체	증가	감소	수분 보존 증가, 혈액 삼투몰농도 감소
↓ 삼투몰농도	시상하부 삼투수용체	감소	증가	수분 손실, 혈액 삼투몰농도 증가
↑ 혈액량	좌심방 신장수용체	감소	증가	혈액량 감소
↓ 혈액량	좌심방 신장수용체	증가	감소	혈액량 증가

ADH(아르기닌 바소프레신)는 시상하부의 시삭상핵과 뇌실측핵에서 생성되고 뇌하수체후엽에서 방출된다. ADH의 생성과 분비는 3뇌실 벽(시상하부의 일부, 11장 11.3절)에 있는 삼투수용체 신경세포에 의해 자극되며, 이는 혈장 삼투몰농도가 정상 범위(280~295 mOsm)보다 높게 증가함에 따라 자극된다.

탈수 중에 혈장이 농축되면 ADH 분비가 증가하여 집합관의 물 투과성이 증가한다. 심한 탈수에서는 신체의 노폐물을 제거하는 데 필요한 최소한의 물만 배설된다. 이 최소량(하루 약 400 mL)을 **필연 수분손실**(obligatory water loss)이라 하는데, 소변이 집합관을 둘러싸고 있는 수질 간질액보다 더 농축될 수 없다는 사실 때문에 더 줄어들 수는 없다. 이런 조건에서 초기 사구체 한외여과액의 약 99.8%가 재흡수된다.

수분 상태가 정상인 사람은 하루에 약 1.5 L를 배출하는데, 사구체 한외여과액의 99.2%가 재흡수됨을 의미한다. 재흡수율의 작은 변화는 소변량의 큰 변화로 나타난다. 더 많은 물을 마시면 ADH 분비가 감소하고(그림 17.20 및 표 17.3), 그에 따라 더 많은 양의 소변이 배출된다. 그러나 ADH가 전혀 없더라도 일부 물은 집합관을 통해 여전히 재흡수된다는 점에 유의해야 한다.

❤️ 임상적용

요붕증(diabetes insipidus)은 **다뇨증**(polyuria, 하루에 3~10 L의 많은 양의 소변), 갈증 및 **다음증**(polydipsia, 많은 수분 섭취)이 특징이다. 소변은 묽은 상태로 삼투몰농도가 300 mOsm 미만의 저장성이다. 요붕증에는 두 가지 주요 유형이 있다. (1) ADH(아르기닌 바소프레신)의 부적절한 분비로 인한 **중추성 요붕증**(central diabetes insipidus), (2) 신장이 ADH에 반응하지 못하여 야기되는 **신장유래 요붕증**(nephrogenic diabetes insipidus)이다. 이 두 가지 유형은 혈장 아르기닌 바소프레신 측정과 **데스모프레신**(desmopressin)이라는 합성 ADH를 신장에 처리하여 구별할 수 있다. 신장유래 요붕증은 아쿠아포린 통로나 ADH 수용체의 유전적 결함으로 인해 발생할 수 있다. 더 일반적으로 약물 요법(양극성 장애 치료를 위해 제공된 리튬 및 특정 항생제) 또는 기타 원인에 대한 반응으로 이 질병이 발생한다. 중추성 요붕증이 있는 사람은 필요할 때 데스모프레신을 복용할 수 있으며, 신장유래 요붕증이 있는 사람은 탈수를 방지하기 위해 물을 많이 마셔야 한다.

17.4 신장 혈장 청소

혈액이 신장을 통과할 때 혈장의 일부 성분이 제거되어 소변으로 배설된다. 따라서 혈액은 소변 형성 과정에서 특정 용질을 "청소"한다. 이런 용질은 사구체 모세혈관을 통한 여과 또는 세뇨관 세포에서 여과액으로의 분비로 혈액에서 제거될 수 있다.

신장의 주요 기능 중 하나는 혈액에서 과잉 이온과 노폐물을 제거하는 것이다. 이런 물질의 혈액 내 청소는 소변으로의 배설을 통해 이루어진다. 신장 청소 때문에, 신장을 떠나는 혈액(신정맥) 내 이런 물질 농도는 신장으로 들어가는 혈액(신동맥)의 농도보다 낮다.

신장 청소에 영향을 미치는 수송 과정

신장 청소(renal clearance)는 소변으로 배설하여 혈장에서 분자를 제거하는 신장의 능력을 나타낸다. 혈장에 용해된 분자와 이온은 사구체 모세혈관을 통해 여과되어 사구체낭으로 들어갈 수 있다. 그런 다음 재흡수되지 않은 것들은 소변으로 제거된다. 즉, 혈액에서 "청소"될 것이다.

모세혈관을 통한 대량 수송의 일종인 여과 과정은 신장 청소를 촉진한다. 운반단백질에 의한 막 수송을 포함하는 재흡수 과정은 특정 분자와 이온을 여과액에서 혈액으로 이동시켜 혈액에서 이러한 분자의 신장 청소를 감소시킨다.

신장 청소에 영향을 미치는 또 다른 과정인 **분비**(secretion)라고 하는 막 수송 과정이 있다(그림 17.21). 수송 방향의 관점에서 분비는 재흡수의 반대이다. 분비된 분자와 이온은 세뇨관측모세혈관에서 간질액으로 이동하고, 세뇨관 상피세포의 기저외측막을 가로질러 세포질로 수송된 다음, 정단면막을 가로질러 네프론 세뇨관의 내강으로 수송된다. 따라서 여과되고 분비되는 분자는 분비되지 않는 분자보다 소변으로 더 빨리 제거된다(혈액에서 더 빨리 제거됨). 요약하면, 재흡수 과정은 신장 청소를 감소시키는 반면, 분비 과정은 신장 청소를 증가시킨다.

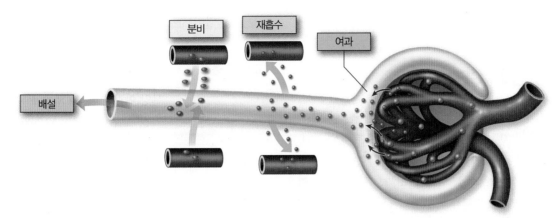

그림 17.21 분비는 재흡수의 역순이다. 분비라는 용어는 세뇨관측모세혈관에서 세뇨관 액으로 물질이 능동적으로 이동하는 것을 말한다. 이 이동은 재흡수에서 발생하는 방향과 반대이다. 실제 네프론에서는 대부분 재흡수와 분비가 근위세뇨관의 벽을 가로질러 발생하지만, 일부 중요한 수송 과정은 네프론 세뇨관의 후위에서 발생한다.

그림 17.21은 일정 기간 소변으로 배설되는 여과 물질의 양(배설률)이 분비 과정에서 증가하고 재흡수 과정에서 감소함을 보여준다. 이는 다음 방정식으로 표시된다.

$$배설율 = (여과율 + 분비율) - 재흡수율$$

혈장에 있는 물질이 여과되지만(사구체낭의 여과액으로 유입) 재흡수되지도 않고 분비되지도 않으면 배설률은 여과율과 같아야 한다. 이 사실은 **사구체여과율**(glomerular filtration rate, GFR)이라고 하는 신장에서 분당 여과되는 혈장의 양을 측정하는 데 사용된다. GFR의 측정은 신장의 건강을 평가하는 데 매우 중요하다. 예를 들어, GFR이 저하되는 정도는 만성신장질환의 단계를 결정하는 데 사용된다.

약물의 세뇨관 분비

일반적으로 **제노바이오틱스**(생체이물질)로 알려진 독소와 약물을 포함하여 신체에 이질적인 많은 분자가 사구체여과만으로 제거되는 것보다 더 빨리 소변에서 제거된다. 이는 어떤 방식으로든 이런 물질들을 신체에 이물질로 인식하는 막 운반체에 의해 분비된다는 것을 뜻한다. 막 운반체는 특이적인 데 비해 제노바이오틱스 분자는 무척 많다는 점을 고려할 때 어떻게 이것이 가능할까?

과학자들은 제노바이오틱스뿐만 아니라 다양한 내인성 대사산물 및 조절분자를 제거하는 다수의 **다중특이적 수송체**(multispecific transporter, 하나의 수송체가 여러 다른 분자를 수송할 수 있음)를 발견했다. 이 제거에 관여하는 수송단백질의 주요 부류는 **유기 음이온 수송체**(organic anion transporter, OAT) 계열이다. 이런 수송체는 스테로이드, 담즙산과 같은 일부 내인성 화합물과 여러 치료 및 남용 약물을 포함한 수많은 제노바이오틱스를 분비하는 소듐-독립적 수송을 매개한다. PAH(곧 논의됨), 페니실린 및 기타 항생제, 항

바이러스제, 비스테로이드성 항염증제(NSAID), 여러 독소 등을 포함한 비교적 작은 제노바이오틱스는 신장에서 발견되는 OAT 유형에 의해 제거된다. 이 수송체는 근위세뇨관의 기저외측막에 위치하며, 전달된 분자를 근위세뇨관의 여과액으로 분비한다. 더 큰 제노바이오틱스는 제노바이오틱스를 담즙으로 운반하는 간에서 생성된 OAT 유형에 의해 제거된다(18장 18.5절).

2형 당뇨병 치료에 사용되는 약물인 **메트포르민**(metformin)과 같은 특정 제노바이오틱스를 분비하는 **유기 양이온 수송체**(organic cation transporter, OCT)도 있다(19장 19.4절). 유전적 연구에 따르면 OCT는 사람마다 크게 달라서 약물 제거에서 개인차를 나타내게 하며, 약물에 대한 개인의 반응성의 차이를 유발할 수 있다.

이런 수송체는 각각 광범위한 분자에 대해 특이적인데, 이들을 **다중특이성**(polyspecific)으로 표현한다. 한 종류의 수송체의 특이성은 다른 수송체의 특이성과 겹치므로 네프론 세관을 가로질러 다양한 외인성(외부에서 발생) 및 내인성(내부에서 발생) 분자를 수송할 수 있다. 이를 통해 신장은 잠재적인 독성 분자를 혈액에서 신속하게 제거할 수 있다. 그러나 치료 약물의 세뇨관 분비는 이런 약물이 작용

을 방해할 수 있다.

이눌린의 신장 청소: GFR 측정

물질이 세뇨관에 의해 재흡수되거나 분비되지 않는 경우, 분당 소변으로 배설되는 양은 분당 사구체에서 여과되는 양과 같다. 그러나 우리 몸에서 만들어지는 물질 중 어느 정도 재흡수되거나 분비되지 않는 물질은 없다. 다행히도 아티초크, 달리아, 양파, 마늘과 같은 식물은 그런 화합물을 생산한다. 단당류 과당 중합체인 이 화합물은 **이눌린**(inulin)이다. 이눌린은 위에서 흡수되거나 네프론 세관에서 재흡수되지 않는다. 일단 혈액에 주입되면 이눌린은 사구체에서 여과되며 분당 이눌린 배설량은 분당 여과량과 정확히 일치한다(그림 17.22).

소변 내 이눌린 농도를 측정하고 소변 형성 속도를 결정하면 이눌린 배설 속도를 쉽게 계산할 수 있다.

$$\text{분당 배설량} = V \times U$$
$$\left(\frac{mg}{min}\right) \quad \left(\frac{mL}{min}\right)\left(\frac{mg}{mL}\right)$$

V = 소변 형성 속도
U = 소변 내 이눌린 농도

어떤 물질이 사구체에 의해 여과되는 양(mg/min)은 다음 방정식에 표시된 대로 분당 여과되는 혈장의 밀리리터(**사구체여과율**, GFR)에 혈장 내 해당 물질의 농도를 곱하여 계산할 수 있다.

$$\text{분당 여과량} = GFR \times P$$
$$\left(\frac{mg}{mL}\right) \quad \left(\frac{mL}{min}\right)\left(\frac{mg}{mL}\right)$$

P = 혈장 내 이눌린 농도

이눌린은 재흡수되거나 분비되지 않기 때문에 여과량은 배설량과 같다.

$$GFR \times P = V \times U$$
$$\text{(여과량)} \qquad \text{(배설량)}$$

앞의 방정식을 사구체여과율에 대해 풀 수 있다.

$$GFR_{(mL/min)} = \frac{V_{(mL/min)} \times U_{(mg/mL)}}{P_{(mg/mL)}}$$

예를 들어, 이눌린이 정맥에 주입되고 이눌린의 소변과 혈장 농도가 각각 30 mg/mL 및 0.5 mg/mL인 것으로 밝혀졌다고 가정한다. 소변 생성 속도가 분당 2 ml인 경우 GFR은 다음과 같이 계산할 수 있다.

$$GFR = \frac{2\,mL/min \times 30\,mg/mL}{0.5\,mg/mL} = 120\,mL/min$$

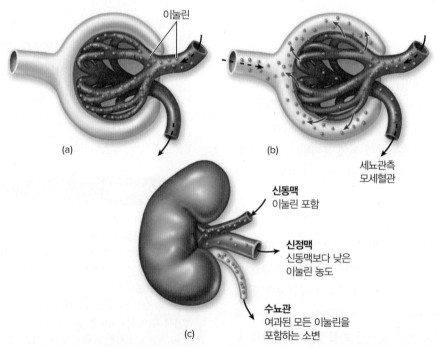

그림 17.22 이눌린의 신장 청소. (a) 이눌린은 사구체로 들어가는 혈액에 존재하며, (b) 이 혈액의 일부는 용해된 이눌린과 함께 여과된다. 여과된 이눌린은 모두 소변으로 들어가는 반면 여과된 물의 대부분은 혈관계로 되돌아간다(재흡수됨). (c) 따라서 여과된 이눌린이 배설을 위해 수뇨관으로 들어가므로, 신정맥에서 신장을 떠나는 혈액에는 신동맥에서 신장으로 들어간 혈액보다 더 적은 양의 이눌린이 포함된다. 이눌린은 여과되지만 재흡수되거나 분비되지 않기 때문에 이눌린 청소율은 사구체여과율(GFR)과 같다.

이 방정식은 소변에서 측정된 양의 이눌린을 배설하기 위해 1분마다 120 mL의 혈장을 여과해야 함을 나타낸다. 따라서 이 예에서 사구체여과율은 분당 120 mL이다.

 임상적용

크레아티닌(creatinine)은 근육에서 크레아틴으로부터 생성되어 혈장으로 방출되며, 크레아티닌 농도는 신장 기능을 평가하는 데 사용된다. 크레아티닌은 신장에서 여과된 후 재흡수되지는 않으나 세뇨관에서 약간 분비된다. 그래서 이눌린보다 약간 더 큰 신장 혈장 청소율을 보인다(따라서 실제 GFR보다 약간 더 큼). 크레아티닌의 혈장 농도는 사람의 나이, 성별 및 체중과 함께 **추정 GFR**(estimated GFR, eGFR)을 계산하는 방정식에 자주 사용된다. 또한, 크레아티닌에 대한 요소의 혈장 농도 비율(혈액요소질소검사를 BUN 검사라고 함)은 신장 건강에 대한 추가 정보를 제공한다.

신장 청소 측정

신장 혈장 청소(renal plasma clearance)는 어떤 물질이 소변으로 배설되어 1분 이내에 완전히 제거되는 혈장의 양이다. 신장 혈장 청소의 단위는 mL/min이다. 가장 간단한 예는 여과되지만 재흡수되거나 분비되지 않는 이눌린의 신장 혈장 청소이다. 이 경우 소변으로 들어가는 이눌린 양은 사구체여과액으로 들어가는 양과 같다. 이 때문에 이눌린의 신장 혈장 청소는 사구체여과율과 같다(이전의 예에서 GFR은 120 mL/min 제공). 그러나 이 부피의 여과된 혈장에는 각기 다른 정도로 재흡수될 수 있는 여러 용질도 포함되어 있다. 여과된 용질 일부가 재흡수되면 소변으로 배설되는 양은 여과된 혈장 120 mL에 포함된 양보다 적다. 따라서 **재흡수되는 물질의 신장 혈장 청소는 GFR보다 낮아야 한다**(표 17.4).

어떤 물질이 재흡수되지 않는다면 여과된 양이 모두 청소될 것이다. 또한 이 물질이 세뇨관 주위 혈액에서 세뇨관으로 능동수송에 의해 분비되는 경우 추가의 혈장량에서 해당 물질을 제거할 수 있다. 따라서 **여과되고 분비되는 물질의 신장 혈장 청소는 GFR보다 높다**(표 17.5). 재흡수 또는 분비 측면에서 다양한 물질에 대한 신장의 "취급"을 비교하기 위해 GFR을 결정하는 데 사용된 같은 공식을 사용하여 신장 혈장 청소를 계산한다.

$$신장\ 혈장\ 청소 = \frac{V \times U}{P}$$

V = 분당 소변량
U = 소변 내 물질 농도
P = 혈장 내 물질 농도

요소의 청소

요소는 청소 계산으로 신장이 분자를 처리하는 방식을 어떻게 나타낼 수 있는지에 대한 예로 사용될 수 있다. 요소는 간에서 혈액으로 방출되고 사구체낭으로 여과되는 아미노산 대사의 폐기물이다. 앞에서 설명한 신장 청소 공식과 이 보기값을 사용하여 요소 청소를 얻을 수 있다.

$$V = 2\ mL/min$$
$$U = 7.5\ mg/mL의\ 요소$$

표 17.4 | 신장 혈장 청소에 대한 여과, 재흡수 및 분비의 효과

용어	정의	신장 청소에 대한 영향
여과	물질이 사구체 한외여과액에 들어간다.	여과된 물질의 일부 또는 전부가 소변으로 들어가 혈액에서 "청소"될 수 있다.
재흡수	물질은 세뇨관 세포를 통해 여과액에서 혈액으로 운반된다.	재흡수는 물질이 청소되는 속도를 감소시킨다. 청소율은 GFR보다 낮다.
분비	물질은 세뇨관 주위 혈액에서 세뇨관 세포를 통해 여과액으로 운반된다.	물질이 네프론에 의해 분비될 때 신장 혈장 청소는 GFR보다 크다.

표 17.5 | 혈장 내 다른 여러 분자에 대한 신장의 "취급"

물질이 다음과 같다면:	예	신정맥 농도	신장 청소율
여과되지 않음	단백질	신동맥과 동일	0
여과, 재흡수 또는 분비되지 않음	이눌린	신동맥보다 적음	GFR과 동일(115~125 mL/min)
여과, 부분 재흡수	요소	신동맥보다 적음	GFR보다 적음
여과, 완전 재흡수	포도당	신동맥과 동일	0
여과와 분비	PAH	신동맥보다 적음, 0에 근접	GFR보다 큼, 최대 총혈장 유량만큼(~625 mL/min)
여과, 재흡수, 분비	K^+	가변적임	가변적임

$$P = 0.2\,\text{mg/mL의 요소}$$

$$\text{요소 청소} = \frac{(2\,\text{mL/min})(7.5\,\text{mg/mL})}{0.2\,\text{mg/mL}} = 75\,\text{mL/min}$$

이 예에서 요소 청소(75 mL/min)는 이눌린 청소(120 mL/min)보다 작다. 분당 120 mL의 혈장 여과액이 네프론으로 들어가지만 75 mL의 여과액에 포함된 요소량만 배설된다. 여기서 신장이 여과된 요소의 일부를 재흡수했음이 틀림없다는 결론을 내릴 수 있다. 요소는 아미노산 대사의 폐기물이지만 여과된 요소의 상당 부분(40%~60%)은 17.3절에 설명된 요소 통로를 통한 촉진확산에 의해 항상 재흡수된다. 요소는 집합관에서 상행지로 확산되어 신수질 간질액에서 재순환되어 고장성 형성에 기여한다(그림 17.18 참조).

PAH 청소: 신장 혈류 측정

사구체로 전달되는 모든 혈액이 사구체낭으로 여과되는 것은 아니다. 대부분의 사구체 혈액은 원심성 소동맥과 세뇨관측모세혈관을 통해 이동한다. 이 여과되지 않은 혈액 속의 이눌린과 요소는 배설되지 않고 대신 일반 순환으로 돌아간다. 따라서 혈액 속의 주어진 양의 이눌린이나 요소가 완전히 제거되려면 신장을 여러 번 통과해야 한다.

여과되지 않은 신장 혈액 속의 물질들이 제거되려면 세뇨관측모세혈관에서 능동수송에 의해 세뇨관으로 분비되어야 한다. 이런 식으로 신장으로 가는 모든 혈액은 잠재적으로 한 번의 통과로 분비된 물질을 제거할 수 있다. 혈액으로 주입될 수 있는 외인성 분자인 **파라-아미노히푸르산**(para-aminohippuric acid, PAH)이 이런 경우이다. 세뇨관측모세혈관으로 들어가는 모든 PAH는 유기 음이온 수송체(OAT) 계열의 수송체에 의해 근위세뇨관의 여과액으로 분비된다(그림 17.23). 이 때문에 PAH 청소(mL/min)를 사용하여 **총신혈류량**(total renal blood flow)를 측정할 수 있다. 정상적인 PAH 청소는 평균 625 mL/min인 것으로 밝혀졌다. 사구체여과율은 평균 약 120 mL/min이기 때문에 이는 신장 혈장 흐름의 약 120/625 또는 대략 20%만이 여과된다는 것을 나타낸다. 나머지 80%는 원심성 소동맥으로 전달된다.

포도당의 재흡수

혈액의 포도당과 아미노산은 사구체에서 세뇨관으로 쉽게 여과된다. 그러나 이런 분자는 정상 소변에 거의 존재하지 않으므로 완전히 재흡수됨을 의미한다. 재흡수는 근위세뇨관에서 이차능동수송에 의해 일어나며, 포도당과 Na^+(그림 17.24) 또는 아미노산과 Na^+를 공동수송하는 막 운반체에 의해 매개된다.

운반체매개수송은 **포화**(saturation) 속성을 보인다. 이는 운반되는 분자(예, 포도당)가 매우 높은 농도로 존재할 때 모든 운반체가 점유되고 운반 속도가 최댓값에 도달함을 의미한다. 이것은 **최대 이동치**(transport maximum, T_m)으로 알려져 있다. 혈장 포도당 농도가 정상 범위에 있으면 포도당 운반체가 포화되지 않고 여과된 포도당

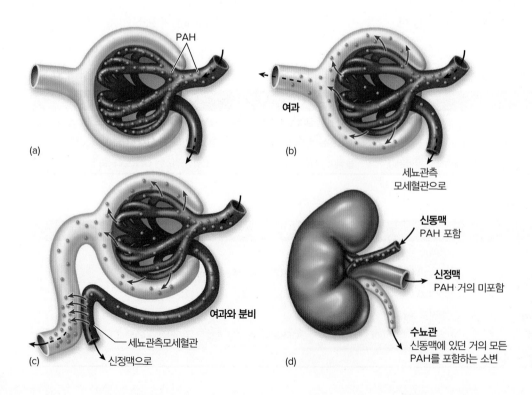

그림 17.23 PAH의 신장 청소. (a) 사구체 혈액 속의 일부 파라-아미노히푸르산(PAH)은, (b) 사구체낭으로 여과된다. (c) 여과되지 않은 혈액에 존재하는 PAH는 세뇨관측모세혈관에서 네프론으로 분비되어, (d) 신장을 떠나는 모든 혈액에는 PAH가 없다. 신정맥에는 PAH가 거의 포함되어 있지 않다. 따라서 PAH 청소는 총신혈류량과 같다.

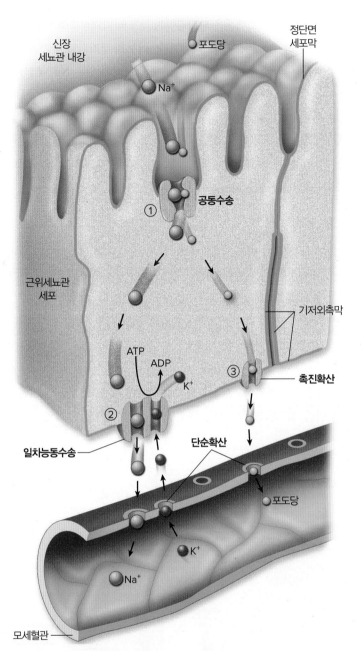

신장
세뇨관 내강

포도당

정단면
세포막

Na^+

공동수송

①

근위세뇨관
세포

기저외측막

ATP
ADP

K^+

③

촉진확산

일차능동수송

②

단순확산

포도당

K^+

Na^+

모세혈관

그림 17.24 근위세뇨관에서 포도당 재흡수 기전. 근위세뇨관 세포에서 포도당과 Na^+ 재흡수 기전을 보여준다. 이들은 세뇨관 세포의 정단면(여과액을 향함)에서 기저외측막(혈액을 향함)으로 이동한다. (1) 포도당과 Na^+가 세포질로 공동수송(이차능동수송)되고, (2) 기저외측막을 가로질러 Na^+/K^+ 펌프에 의한 Na^+의 일차능동수송이 있다. (3) 포도당은 촉진확산으로 세포 밖으로 운반되어 Na^+와 함께 혈액으로 재흡수된다.

이 완전히 재흡수될 수 있다. 그러나 혈장 포도당 농도가 매우 높으면 여과된 포도당이 운반체를 포화시킬 수 있다. 포도당 여과 속도가 운반체의 최대 수송량보다 크면 운반체는 포화 상태가 되고 과도한 포도당은 신장 세뇨관을 통해 이동하여 소변으로 "넘어간다".

포도당의 평균 T_m은 분당 375 mg이다. 이것은 포도당이 세뇨관으로 전달되는 정상적인 속도보다 훨씬 높다. 포도당 여과율은 혈장

포도당 농도에 사구체여과율(GFR)을 곱한 것과 같다. 공복 혈장 포도당 농도가 mL당 약 1 mg이고, GFR이 분당 약 125 mL임을 고려하면 포도당 여과율은 약 125 mg/분이다. 운반체는 분당 375 mg의 포도당이 여과될 때까지 포화되지 않으므로 일반적으로 운반체는 포화되지 않고 모든 포도당이 재흡수될 수 있다. 평균 최대 이동치에 도달하려면 혈장 포도당 농도가 3배가 되어야 한다.

당뇨

재흡수될 수 있는 것보다 더 많은 포도당이 세뇨관을 통과할 때 소변에서 포도당이 발견되는 것을 **당뇨**(glycosuria)라고 하는 상태이다. 이것은 혈장 포도당 농도가 100 mL당 180~200 mg에 도달할 때 발생한다. 이런 조건에서 포도당 전달 속도는 여전히 포도당에 대한 평균 T_m보다 낮으므로 일부 네프론은 평균보다 상당히 낮은 T_m 값을 갖는다는 결론을 내려야 한다.

신혈장역치(renal plasma threshold)는 해당 물질이 소변으로 배설되는 결과를 초래하는 어떤 물질의 최소 혈장 농도이다. 예를 들어, 포도당에 대한 신혈장역치는 100 mL당 180~200 mg이다. 혈장 포도당 농도는 일반적으로 이 역치값 미만으로 유지되기 때문에 포도당은 일반적으로 소변에 존재하지 않는다. 예를 들어, 공복 혈당은 100 mL당 약 100 mg이고 식후 혈장 포도당 농도는 일반적으로 100 mL당 150 mg을 초과하지 않는다. 소변 내 포도당의 출현(당뇨)은 혈장 포도당 농도가 비정상적으로 높고(**고혈당증**), 신혈장역치를 초과하는 경우에만 발생한다.

공복 고혈당은 인슐린의 부적절한 분비 또는 부적절한 작용으로 인해 발생한다. 이 고혈당으로 인해 당뇨가 발생하는 경우 이 질병을 **당뇨병**(diabetes mellitus)이라고 한다. 조절되지 않는 진성 당뇨병이 있는 사람은 포도당이 세뇨관에서 생성하는 삼투압의 결과로 배설되는 포도당이 물을 동반하기 때문에 많은 양의 소변을 배설한다. 이 상태는 부적절한 ADH 분비 또는 작용의 결과로 다량의 묽은 소변이 배설되는 요붕증(이전에 논의됨)과 혼동되어서는 안 된다.

17.5 전해질과 산-염기 균형의 신장 조절

신장은 Na^+, K^+, HCO_3^- 및 H^+의 혈중 농도를 조절하여 혈장 전해질의 항상성과 산-염기 균형을 유지하는 역할을 한다. Na^+의 신장 재흡수와 K^+ 및 H^+의 분비는 알도스테론에 의해 자극된다.

신장은 소듐(나트륨), 칼륨, 염화물, 중탄산염, 황산염 및 인산염과 같은 혈장 전해질 농도를 섭취량과 소변 배설을 일치시켜 조절한다. 예를 들어, 근위세뇨관의 벽을 가로지르는 황산염 및 인산염 이온의 재흡수는 혈장 농도의 주요 결정 요인이다. 부갑상샘호르몬(PTH)은 혈장 Ca^{2+}의 감소로 인해 분비가 자극되고 신장에 작용하여 인산염의 재흡수를 감소시킨다(19장 그림 19.22 참조). 혈장 Na^+의 조절은 혈액량과 혈압 조절에 중요하다. 심장과 골격근의 정상적인 기능을 위해서는 혈장 K^+의 조절이 필요하다.

⚛ 시스템 상호작용: Na^+/K^+ 균형에서 알도스테론의 역할

여과된 Na^+와 K^+의 약 90%는 여과액이 원위세뇨관에 도달하기 전에 네프론의 앞쪽 부위에서 재흡수된다. 이 재흡수는 일정한 속도로 일어나며 호르몬 조절의 영향을 받지 않는다. 소변 내 Na^+와 K^+의 최종 농도는 원위세뇨관 후위와 집합관의 피질 영역(신수질의 집합관 부분은 이 조절에 참여하지 않음)에서 일어나는 조절과정에 의해 몸의 필요에 따라 달라진다. Na^+의 신장 재흡수와 K^+ 분비는 부신 피질에서 분비되는 주요 무기질 코르티코이드인 **알도스테론**(aldosterone)에 의해 조절된다(11장 11.4절). 알도스테론은 안지오텐신 II(14장 그림 14.12 참조)에 반응하여 분비되는데, 혈중 Na^+가 낮고 혈액 부피가 작을 때 그리고 혈중 K^+ 증가에 반응하여 분비된다(곧 자세히 설명됨).

소듐 재흡수

여과된 소듐의 약 90%가 네프론의 앞쪽 영역에서 재흡수되지만, 원위세뇨관으로 전달되는 여과액에 남아 있는 양은 여전히 상당하다. 알도스테론이 없으면 남은 양의 80%가 세뇨관 벽을 통해 세뇨관 주변 혈액으로 재흡수된다. 이것은 여과된 양의 8% 정도이다. 따라서 알도스테론 없이 배설되는 소듐의 양은 여과된 양의 2%이다. 이 비율은 낮아 보이지만 실제량은 매일 소변으로 소듐 30 g이 배출되는 놀라운 양이다. 대조적으로 알도스테론이 최대로 분비되면 원위세뇨관으로 전달된 모든 Na^+가 재흡수된다. 이 경우 소변에는 Na^+가 전혀 포함되지 않는다. 신장에 대한 알도스테론의 작용은 혈장 Na^+ 농도 조절을 통해 혈액량과 혈압에 큰 영향을 미친다.

알도스테론은 **원위세뇨관 후위**(late distal convoluted tubule)에서 Na^+ 재흡수를 어느 정도 자극하지만, 알도스테론 작용의 주요 부위는 **피질집합관**(cortical collecting duct)에 있다. 신피질에 위치하는 집합관 초기 부위로, 신수질에 있는 집합관 말단 부위와는 다른 투과

성을 가진다. 알도스테론은 피질집합관 세포의 기저외측막에서 Na^+/K^+(ATPase) 펌프의 활성을 자극한다. 이것은 전기화학적 기울기를 증가시켜, 여과액과 마주하는 내강의 정단면막에 있는 **Na^+-Cl^- 공동수송체**(Na^+-Cl^- cotransporter)를 통해 여과액으로부터 Na^+가 수동수송될 수 있도록 한다. 내강에서 세포로의 Na^+ 확산은 내강에 음전하를 생성하여 전기적 중성을 보존하기 위한 Cl^-의 흡수를 유도한다. 원위세뇨관의 정단면막에 있는 Na^+-Cl^- 공동수송체는 **티아자이드 이뇨제**(thiazide diuretic)의 표적이다(그림 17.30 참조).

칼륨 분비

여과된 칼륨의 약 90%는 네프론의 초기 영역(주로 근위세뇨관에서)에서 재흡수된다. 칼륨이 소변에 있으려면 네프론 세뇨관의 뒷부분으로 분비되어야 한다. 칼륨 분비는 알도스테론에 민감한 네프론 부위, 즉 원위세뇨관 후위와 피질집합관에서 발생한다(그림 17.25).

식사 중 K^+ 함량은 혈장 내 K^+ 양보다 많을 수 있지만, 혈장 K^+ 수준은 식사 후에 정상 범위로 유지된다. 이는 원위세뇨관 후위와 피질집합관에서 여과액으로 K^+ 분비가 증가하여 과잉 K^+를 제거하기 때문이다. K^+가 많은 식사를 하면 일시적으로 혈액 K^+가 상승하여

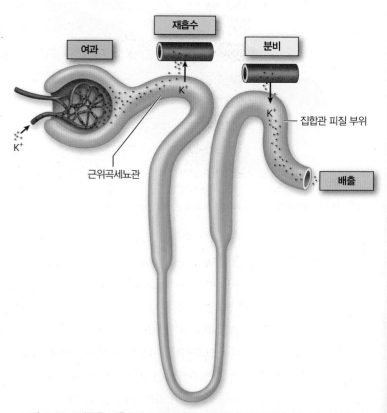

그림 17.25 칼륨은 재흡수되고 분비된다. 칼륨(K^+)은 근위세뇨관에서 거의 완전히 재흡수되지만, 알도스테론 자극을 받으면 집합관의 피질 부위로 분비된다. 소변의 모든 K^+는 여과보다는 분비에서 파생된다.

부신피질이 알도스테론을 분비하도록 자극한다. 알도스테론은 원위세뇨관 후위와 피질집합관을 자극하여 여과액으로 K^+의 분비를 증가시켜 과잉 K^+를 제거할 수 있다. 또한, K^+ 분비는 알도스테론과 독립적인 기전에 의해 증가하기도 하는데, 혈액 K^+의 상승은 직접적으로 더 많은 K^+ 통로가 원위세뇨관 후위 및 피질집합관의 정단면막으로 삽입되도록 한다. 반대로 혈장 K^+ 농도가 정상 이하로 떨어지면 세포 내 섭취에 의해 K^+ 통로가 제거되고, 알도스테론 분비가 감소하여 신장 K^+ 분비가 감소한다.

K^+의 분비는 Na^+/K^+ ATPase 펌프에 의해 기저외측막을 가로지른 K^+의 수송을 수반하며, 그다음에는 정단면막의 K^+ 통로를 통해 여과액으로 K^+가 확산된다. 정단면막을 가로지르는 이런 K^+의 확산은 Na^+의 재흡수에 의해 촉진되는데, 이는 K^+가 여과액으로 확산하도록 하는 전위차를 생성한다. Na^+ 재흡수가 증가하면 K^+ 분비가 증가하기 때문에 원위세뇨관에 도달하는 여과액의 Na^+ 함량이 증가하면 K^+ 분비가 증가한다. 동시에, 여과액에서 증가한 Na^+와 물은 사구체옆장치를 자극하여 레닌을 분비하고 레닌-안지오텐신-알도스테론계를 활성화할 수 있다(곧 설명됨). 증가한 알도스테론 분비는 또한 더 많은 Na^+ 재흡수와 K^+ 분비를 자극한다.

증가한 여과액 흐름으로 인한 원위세뇨관으로의 Na^+의 전달 증가가 K^+ 분비 증가를 자극할 수 있는 또 다른 가능한 기전이 있다. 원위세뇨관 세포에는 내강으로 돌출된 일차섬모(다낭신장병에 대한 임상적용 상자에서 논의됨, 17.1절 끝부분)가 포함되어 있다. 네프론의 원위세뇨관에서 증가한 유속으로 인해 일차섬모가 구부러지면 K^+ 통로가 활성화되고 여과액으로의 K^+ 분비가 증가할 수 있다.

이런 기전은 특정 이뇨제가 어떻게 저칼륨혈증을 유발할 수 있는지 설명하는 데 도움이 된다. 네프론 고리에서 Na^+ 수송을 억제하는 이뇨제(소변량을 증가시키는 약물, 17.6절)는 원위세뇨관으로의

Na$^+$ 전달을 증가시킨다. 예를 들어, 티아자이드 이뇨제는 앞서 설명한 대로 염화소듐 공동수송체를 억제한다. 원위세뇨관에서 이런 수송체의 억제는 뒤쪽에 있는 원위세뇨관 후위와 피질집합관으로 전달되는 Na^+와 물의 양을 증가시킨다. 증가한 소듐 및 액체의 흐름은 Na^+/K^+ 교환을 자극하여 Na^+ 재흡수(티아자이드의 이뇨 효과를 상쇄하기에 충분하지는 않음) 및 K^+ 분비를 촉진한다. 이로 인해 K^+의 과도한 손실이 발생할 수 있으며, 이로 인해 강력한 이뇨제를 복용하는 사람들은 칼륨 보충제를 섭취해야 할 수 있다.

알도스테론 분비 조절

알도스테론은 Na^+ 재흡수와 K^+ 분비를 촉진하기 때문에 음성되먹임에 기초하여 혈액에 Na^+가 낮거나 K^+ 농도가 높을 때 알도스테론 분비가 증가할 것으로 예측할 수 있다. 실제로 그렇다. 혈장 K^+ 농도의 증가는 부신피질의 알도스테론 분비세포를 탈분극시켜 알도스테론 분비를 직접 자극한다. 혈장 Na^+의 감소도 알도스테론 분비를 촉진하지만, 간접적으로 작용한다. 이는 감소한 혈장 Na^+가 혈액량의 감소를 동반하여 레닌-안지오텐신-알도스테론계를 활성화하기 때문이다(다음에 설명됨).

사구체옆장치

사구체옆장치(juxtaglomerular apparatus)는 각 네프론에서 구심성 소동맥이 네프론 고리의 두꺼운 상행지 마지막 부분과 접촉하는 부위이다(그림 17.26). 현미경으로 보면 이 작은 부위의 구심성 소동맥과 세뇨관이 다른 부위와 모양이 다르다. 구심성 소동맥 내의 **과립세포**(granular cell)는 효소 **레닌**(renin)을 혈액으로 분비한다. 사구체옆장치는 또한 곧 설명할 **치밀반**(macula densa)을 포함한다.

레닌은 **안지오텐시노겐**(angiotensinogen, 혈장 내 단백질)을 **안지오텐신 I**(angiotensin I, 10개 아미노산 폴리펩타이드)로 전환하는 것을 촉매한다. 안지오텐신 I은 안지오텐신 전환효소(angiotensin converting enzyme, ACE)에 의해 **안지오텐신 II**(angiotensin II, 8개 아미노산 폴리펩타이드)로 전환된다. 이 전환은 대부분의 ACE가 존재하는 폐 모세혈관을 혈액이 통과할 때 주로 일어난다. 사구체옆장치의 과립세포에서 혈장으로의 레닌 분비는 결과적으로 안지오텐신 II의 생성을 증가시킨다.

안지오텐신 II는 다른 효과(14장 14.2절) 외에도 부신피질을 자극하여 알도스테론 분비를 촉진한다. 따라서 사구체옆장치의 과립세포에서 레닌이 분비되면 **레닌-안지오텐신-알도스테론계**(renin-angiotensin-aldosterone system)가 시작된다(14장 그림 14.12 참조). 레

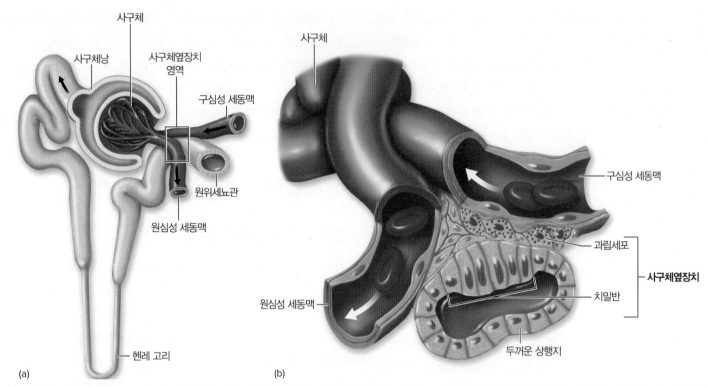

그림 17.26 **사구체옆장치.** (a) 사구체옆장치의 위치를 나타낸다. 이 구조는 구심성 소동맥이 고리의 두꺼운 상행지 마지막 부분과 접촉하는 부위를 포함한다. 이 영역의 구심성 소동맥은 레닌을 분비하는 과립세포를 포함하고, 과립세포와 접촉하는 세뇨관 세포는 (b)에서 볼 수 있는 치밀반이라고 하는 영역을 형성한다.

닌 분비 증가는 알도스테론 분비 증가를 유발하고, 이에 의해 피질집합관에서 혈액으로 Na^+의 재흡수를 촉진한다(그림 17.27).

몸을 순환하는 안지오텐신 II는 혈관을 수축시켜 전신 혈압을 높이고 알도스테론 분비를 자극하는 것으로 오랫동안 알려져 왔다. 추가로, 안지오텐신 II는 신장 내에서 생성되어 (1) 신장 세뇨관에서 소듐 수송체의 활성을 촉진하여 소듐 재흡수를 자극하고, (2) 구심성 및 원심성 소동맥의 혈관 수축을 자극하여 GFR 및 소듐 배설을 감소시킨다. 이런 신장에서의 효과는 안지오텐신 II에 의한 혈액량 및 혈압 상승에 기여한다.

레닌 분비 조절

불충분한 염분(NaCl) 섭취는 항상 혈액량 감소를 동반한다. 이는 감소한 혈장 농도(삼투몰농도)가 ADH 분비를 억제하기 때문이다. ADH 분비가 적으면 집합관을 통해 재흡수되는 물이 줄어들고 소변으로 더 많이 배출된다. 혈액량 감소 및 신장 혈류 감소로 인해 레닌 분비가 증가한다. 레닌 분비 증가는 구심성 소동맥에서 압력수용기로 기능하는 과립세포에 대한 혈압의 직접적인 영향에 부분적으로 기인한다. 레닌 분비는 또한 사구체옆장치의 과립세포에 있는 β_1-아드레날린 수용체에 대한 교감신경활성화에 의해 자극된다. 이것은 혈액량과 혈압이 떨어질 때 교감신경활동을 증가시키는 압력수용기

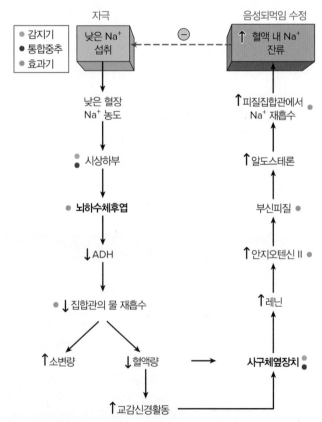

그림 17.27 **혈장 Na^+의 항상성.** 이것은 낮은 소듐(NaCl) 섭취가 신장에서 소듐 재흡수를 증가시키는 일련의 사건이다. 점선 화살표와 음수 기호는 음성되먹임 고리의 완료를 나타낸다.

반사 동안 발생한다(14장 14.6절).

레닌 분비 증가는 안지오텐신 II 생성 증가를 통해 알도스테론 분비를 자극하는 작용을 한다. 결과적으로, 소변으로 배출되는 소듐이 적어지고 혈액에 더 많이 남게 된다. 이 음성되먹임계는 그림 17.27에 설명되어 있다.

치밀반의 역할

상행지의 두꺼운 부분이 구심성 소동맥의 과립세포와 접촉하는 영역을 **치밀반**(macula densa)이라고 한다(그림 17.26 참조). 여과액에 NaCl과 H_2O가 증가하면 치밀반은 Na^+-K^+-$2Cl^-$ 공동수송체(그림 17.15 참조)를 통해 이를 감지하고 ATP를 방출한다. GFR의 자동조절에 대해 17.2절에서 설명한 대로 ATP(또는 이로부터 파생된 아데노신)는 구심성 소동맥이 수축하도록 자극한다. 구심성 소동맥의 수축은 GFR을 낮추고 NaCl과 H_2O의 흐름을 음성되먹임 방식으로 감소시켜 세뇨관-사구체 되먹임고리를 완성한다.

혈장 및 여과액에서 Na^+ 농도가 증가하면 치밀반도 과립세포에 신호를 보내 레닌 분비를 감소시킨다. 따라서 안지오텐신 II가 적게 생성되고 알도스테론이 적게 분비된다. 알도스테론 분비가 줄면 적은 양의 Na^+가 피질집합관을 통해 재흡수된다. 결과적으로 더 많은 Na^+(Cl^- 및 H_2O와 함께)가 소변으로 배설되어 혈액량의 항상성을 회복하는 데 도움이 된다. 레닌과 알도스테론 분비의 조절은 표 17.6에 요약되어 있다.

나트륨이뇨펩타이드

혈액량이 증가하면 소변에서 염분과 수분 배설이 증가한다. 이전에 설명한 것처럼 이것은 부분적으로 알도스테론 분비 억제 때문이다. 그러나 또한 염분 배설을 자극하는 호르몬인 나트륨이뇨호르몬(natriuretic hormone)의 분비 증가로 인해서도 발생한다. 이는 알도스테론과 반대되는 작용이다. 확인된 첫 번째 나트륨이뇨호르몬은 **심방성 나트륨이뇨인자**(atrial natriuretic factor)라고도 하는 **심방성**

나트륨이뇨펩타이드(atrial natriuretic peptide, ANP)라는 폴리펩타이드이다(14장 14.2절). 심방성 나트륨이뇨펩타이드는 심장의 심방에서 만들어지고, 혈액량 증가에 의한 심방 벽의 신장(팽창)에 대한 반응으로 분비된다. ANP에 대한 반응으로 신장은 사구체에 의해 혈액에서 여과된 염분과 물을 더 많이 배설하여 혈액량을 낮춘다. 따라서 심방성 나트륨이뇨펩타이드는 내인성 이뇨제로 기능한다.

Na^+, K^+, H^+의 관계

혈장 K^+ 농도는 혈장 H^+ 농도(pH)에 간접적으로 영향을 미친다. 혈장 pH의 변화도 혈액의 K^+ 농도에 영향을 미친다. 예를 들어, 세포 외 H^+ 농도가 증가하면 H^+의 일부가 세포로 이동하고 세포 내 K^+가 세포외액으로 확산한다. 따라서 H^+의 혈장 농도는 감소하는 반면 K^+는 증가하여 세포외액에서 이런 이온들의 적절한 비율을 재설정하는 데 도움이 된다. 네프론의 원위부위세포에서도 유사한 효과가 발생한다.

원위세뇨관 후위와 피질집합관의 세포에서 Na^+ 재흡수에 의해 생성된 음극 성질에 반응하여 양전하를 띤 이온(K^+ 및 H^+)이 분비된다(그림 17.28). 여과액에서 세포로 수송되는 K^+와 교환하여 여과액으로 H^+를 수송하는 정단면막 H^+/K^+ **펌프**도 있다. 이 펌프는 산증(혈장 pH 7.35 미만)에 의해 활성화되어 여과액으로 H^+가 분비되고 K^+가 재흡수된다. 따라서 산증은 혈액 K^+의 상승을 동반할 수 있다. 반대로 알칼리증(혈장 pH가 7.45 이상인 낮은 혈장 H^+)은 신장에서 여과액으로의 K^+ 분비를 증가시켜 소변으로 K^+ 배설을 증가시킨다. 반면에 고칼륨혈증이 주요 문제인 경우 K^+의 분비가 증가하고 H^+의 분비가 감소한다. 따라서 고칼륨혈증은 H^+의 혈중 농도 증가와 산증을 유발할 수 있다.

알도스테론은 H^+와 K^+ 모두의 분비를 촉진하기 때문에 비정상적으로 높은 알도스테론 분비(예, 일차성 고알도스테론혈증)는 대사성 알칼리증(H^+ 배설로 인한)과 일부 K^+ 손실을 유발한다. 그러나 이런 조건에서 H^+/K^+ 펌프를 자극하여 K^+ 재흡수를 촉진하는 알

표 17.6 | 레닌과 알도스테론 분비 조절

자극	레닌 분비에 대한 효과	안지오텐신 II 생산	알도스테론 분비	기전
↓ 혈액량	증가	증가	증가	낮은 혈액량은 신장 압력수용기를 자극, 과립세포는 레닌을 방출
↑ 혈액량	감소	감소	감소	증가된 혈액량은 압력수용기를 억제, 원위세뇨관에서 증가된 Na^+는 치밀반을 통해 작용하여 과립세포로부터 레닌의 방출을 억제
↑ K^+	없음	변화 없음	증가	부신피질의 직접적인 자극
↑ 교감신경활성	증가	증가	증가	α-아드레날린 효과는 구심성 소동맥의 수축을 자극, β-아드레날린 효과는 레닌 분비를 직접 자극

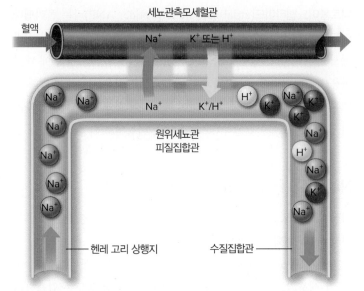

그림 17.28 Na⁺의 재흡수와 K⁺와 H⁺의 분비. 후기 원위세뇨관과 피질집합관에서는 Na⁺의 재흡수에 의해 생성된 전위차에 반응하여 K⁺와 H⁺가 분비된다. 따라서 높은 농도의 H⁺는 K⁺ 분비를 감소시킬 수 있으며 그 반대의 경우도 마찬가지이다.

도스테론의 능력에 의해 K⁺ 손실이 최소화될 수 있다. 반대로, 비정상적으로 낮은 알도스테론 분비(예, 애디슨병)는 대사성 산증을 동반한 고칼륨혈증을 유발할 수 있다.

⚛ 시스템 상호작용: 신장 산-염기 조절

신장은 소변으로 H⁺를 배출하고(대부분 완충된 형태로) 중탄산염을 재흡수하여 혈액 pH를 조절하는 데 도움을 준다. 신장은 일반적으로 여과된 중탄산염을 거의 모두 재흡수하고 H⁺를 배출하기 때문에 정상적인 소변은 중탄산염을 거의 포함하지 않고 pH 5~7 사이의 약간 산성이다. 소변의 산성화와 중탄산염의 재흡수와 관련된 기전은 그림 17.29에 요약되어 있다.

중탄산염의 재흡수와 H⁺의 분비

근위세뇨관 세포는 Na⁺/H⁺ 펌프를 사용하여 Na⁺와 교환하여 H⁺를 여과액으로 운반한다(그림 17.29). 이 교환은 Na⁺와 H⁺가 세포막의 정단면부분(세뇨관 내강을 향함)을 가로질러 반대방향으로 이동하기 때문에 "역수송" 공동수송이다(6장). 역수송 공동수송은 이차능동수송의 한 형태인데, 그 이유는 Na⁺가 세포의 기저외측 부분에서 일차능동수송 Na⁺/K⁺ 펌프에 의해 유지되는 농도 기울기로 아래로 확산하기 때문이다. 근위세뇨관에 의해 여과액으로 분비된 H⁺의 대부분은 중탄산염의 재흡수에 사용된다.

세뇨관 세포의 정단면 표면(내강을 향함)은 중탄산염에 대해 불투과성이다. 따라서 중탄산염의 재흡수는 간접적으로 발생해야 한다. 소변이 산성일 때 HCO₃⁻는 H⁺와 결합하여 탄산(H₂CO₃)을 형성한다. 여과액의 탄산은 **탄산탈수효소**(carbonic anhydrase)가 촉매하는 반응에서 CO₂와 H₂O로 전환된다. 이 효소는 여과액과 접촉하는 근위세뇨관에서 미세융모의 정단면 세포막에 위치한다. 여과액에서 일어나는 반응은 폐 모세혈관의 적혈구 내에서 일어나는 반응과 같다(16장 16.7절).

세뇨관 세포의 세포질 또한 탄산탈수효소를 가지고 있다. 여과액에서 CO₂ 농도가 증가함에 따라 CO₂는 세뇨관 세포로 확산된다. 세뇨관 세포의 세포질 내에서 탄산탈수효소는 CO₂와 H₂O가 탄산을 형성하는 반응을 촉매한다. 그런 다음 탄산은 세뇨관 세포 내에서 HCO₃⁻ 및 H⁺로 해리된다. 이것은 조직 모세혈관의 적혈구에서 일어나는 것과 같은 현상이다. 소듐 이온과 함께, 세뇨관 세포 내의 중탄산염 이온은 중탄산-소듐 공동수송체에 의해 기저외측막을 가로질러 이동하여 혈액으로 들어간다(그림 17.29).

정상 상태에서 근위세뇨관은 여과된 중탄산염의 80~90%를 재흡수한다. 근위세뇨관에서의 HCO₃⁻ 재흡수 과정은 여과액에 H⁺를 거의 남기지 않는다. 그런데도 소변은 일반적으로 혈장보다 산성이다. 이는 원위세뇨관이 일차능동수송 H⁺(ATPase) 펌프(그림 17.29)를 사용하여 여과액으로 H⁺를 분비하기 때문이며, 이는 주로 소변의 산성화를 담당하는 활동이다. 소변의 H⁺는 이전에 간단히 설명된 대로 대부분 암모늄 및 인산염 완충액에 의해 완충된다.

알칼리증이 있는 사람은 여과액에 더 적은 H⁺가 존재하므로 더 적은 HCO₃⁻가 재흡수된다. 그 결과 소변으로 배출되는 HCO₃⁻는 알칼리증을 보상하는 데 도움이 된다. 어떤 사람에게 산증이 있는 경우 여분의 산은 근위세뇨관 세포에서 생성되어 혈액으로 들어가는 새로운 중탄산염 이온에 의해 완충될 수 있다. 이 과정을 **중탄산염 생성**(bicarbonate generation)이라고 한다. 새로운 중탄산염은 주로 아미노산 **글루타민**의 대사에서 나오는데, 근위세뇨관 세포의 글루타민으로부터 형성될 수 있고 여과액과 혈액에서도 얻을 수 있다. 하나의 글루타민이 대사되면 두 개의 중탄산염 이온이 생성되는데, 이 이온은 새롭게 만들어지는 것이고 여과액에서 재흡수된 중탄산염보다 많다. 또한, 두 분자의 **암모니아**(ammonia, NH₃)가 생성되며, 이는 여과액에서 두 개의 **암모늄 이온**(ammonium ion, NH₄⁺)으로 전환된다. 새로운 중탄산염은 혈액에 들어가 비휘발성 산을 완충하는 데 도움이 된다. 암모니아는 요로 완충액으로 사용하기 위해 여과액에 들어간다. 신장에서 생성된 암모니아의 상당 부분은 신정맥과 일반

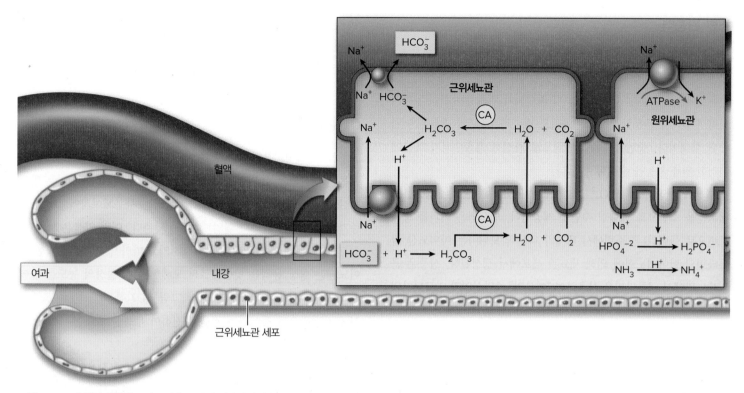

그림 17.29 소변의 산성화. 이 그림은 소변이 어떻게 산성화되고 중탄산염(HCO_3^- 상자에 있음)이 여과액에서 어떻게 재흡수되는지 요약하여 보여준다. 또한, 인산염 및 암모늄 완충액(CA = 탄산탈수효소)에 의한 소변 완충을 묘사한다. 삽입된 그림은 근위 및 원위세뇨관 세포를 확대하여 보여준다. 참고로, 근위세뇨관의 세포는 글루타민 대사에서 여분의 중탄산염과 암모늄 이온을 생성할 수도 있다(본문에는 설명되어 있지만, 이 그림에는 표시되지 않음).

순환계로 들어가며, 일반적으로 간에서 완전히 제거된다(18장).

이런 기전들에 의해, 환기의 변화로 인한 산-염기 균형 방해는 혈장 중탄산염 농도의 이차 변화에 의해 부분적으로 보상될 수 있다. 일차대사산증은 케톤체 또는 젖산의 과잉 생성으로 인해 발생할 수 있으며, 이는 혈장 중탄산염 농도를 감소시킨다. 증가한 혈장 중탄산염 수치로 인한 일차대사알칼리증은 산성 위액의 손실(구토 시) 또는 중탄산염 배설을 위한 신장 장애로 발생할 수 있다. 대사 구성요소의 이런 일차 장애는 16장 16.8절에 설명된 대로 호흡 구성요소의 이차 변화로 보상된다. 산-염기 균형의 호흡 및 대사 성분의 상호작용은 표 17.7에 요약되어 있다.

표 17.7 | 산-염기 균형장애의 범주

P_{CO_2} (mmHg)	중탄산염(mEq/L)*		
	21 미만	21~26	26 이상
45 이상	복합 대사 및 호흡산증	호흡산증	대사알칼리증 및 호흡산증
35~45	대사산증	정상	대사알칼리증
35 미만	대사산증과 호흡알칼리증	호흡알칼리증	복합 대사 및 호흡알칼리증

*mEq/L = milliequivalents per liter. 이것은 HCO_3^-의 밀리몰농도에 원자가($\times 1$)를 곱한 값.

소변 완충액

사람의 혈액 pH가 7.35 미만(산중)인 경우, 소변 pH는 거의 항상 5.5 미만으로 떨어진다. 그러나 네프론은 4.5보다 현저히 낮은 pH의 소변을 생성할 수 없다. 더 많은 H^+가 배설되기 위해서는 산이 완충되어야 한다. 사실 정상적인 소변에서도 배설되는 H^+의 대부분은 완충된 형태이다. 중탄산염은 일반적으로 완전히 재흡수되기 때문에 이러한 완충 기능을 수행할 수 없다.

대신 인산염(주로 HPO_4^{2-})과 암모니아(NH_3)의 완충 반응은 H^+ 대부분을 소변으로 배출할 수단을 제공한다. 인산염은 여과를 통해 소변으로 들어간다. 소변에서 냄새가 나는 암모니아는 아미노산 글루타민의 탈아미노화에 의해 세뇨관 세포에서 생성된다. 산중은 근위세뇨관에서 글루타민을 사용하여 "여분의" 중탄산염과 암모니아의 생성을 증가시킨다. 암모니아는 네프론 고리를 통해 이동하며, 세뇨관의 여러 부위들이 암모니아를 재흡수하거나 분비하는 방식 때문에, 신수질의 간질액에 농축된다. 이는 집합관으로 암모니아의 확산을 선호하는 기울기를 생성한다.

소변의 H^+에 대한 인산염 및 암모니아 완충액은 다음 식과 같다.

$$NH_3 + H^+ \rightarrow NH_4^+ \text{ (암모늄 이온)}$$
$$HPO_4^{2-} + H^+ \rightarrow H_2PO_4^-$$

17.6 이뇨제 및 신장 기능 검사

다양한 이뇨제는 각각 네프론 세뇨관의 특정 부위에 작용하여 간접적으로 물의 재흡수를 억제하여 혈액량을 낮추는 작용을 한다. 이뇨제가 어떻게 효과를 발휘하는지에 대한 지식은 네프론의 생리에 대한 이해를 높인다.

항상성을 유지하는 데 있어 신장 기능의 중요성과 소변을 쉽게 수집하여 혈장의 화학 성분을 반영하는 거울로 사용할 수 있다는 점은 신장 기능 및 소변 성분에 관한 임상연구를 특히 유용하게 만든다. 또한, 혈액량을 조절하는 신장의 능력과 혈압의 장기간 조절에서의 중요성은 고혈압의 임상관리에 활용된다.

이뇨제의 사용

고혈압, 울혈성심부전 또는 부종으로 인해 혈액량을 줄여야 하는 사람들은 배설되는 소변의 양을 증가시키는 **이뇨제**(diuretic)라는 약물을 복용한다. 이뇨제는 소변으로 배설되는 사구체여과액의 비율을 증가시켜 혈액량(따라서 혈압)을 직접 낮춘다. 이런 약물은 또한 간접 경로를 통해 조직액의 양을 감소시키고 따라서 부종을 완화한다. 이뇨제는 혈장 용적을 낮춤으로써 모세혈관 내 혈장의 농도를 높여서 교질삼투압을 증가시킨다(14장 그림 14.9 참조). 이것은 조직액이 모세혈관으로 들어가는 것을 촉진하여 부종을 줄이는 데 도움이 된다.

다양한 이뇨제가 다른 방식으로 신장 네프론에 작용한다(표 17.8, 그림 17.30). 일반적으로 사용되는 이뇨제는 화학적 구조 또는 작용 측면에 따라 **고리 이뇨제**(loop diuretics), **티아자이드**(thiazide), **탄산탈수효소 억제제**(carbonic anhydrase inhibitor), **삼투성 이뇨제**(osmotic diuretic) 또는 **칼륨보전 이뇨제**(potassium-sparing diuretic)로 분류된다.

푸로세미드와 같은 **고리 이뇨제**(loop diuretic)는 상행지의 두꺼운 부위에서 Na^+-K^+-$2Cl^-$ 공동수송체를 억제하여 염분과 물의 재흡수를 25%만큼 감소시키는 가장 강력한 이뇨제이다. **티아자이드 이뇨제**(thiazide diuretic, 예: 하이드로클로로티아자이드)는 원위세뇨관의 첫 번째 부위에 의한 염분 수송 억제를 통해 염분 및 수분 재흡수를 8%만큼 억제한다. **탄산탈수효소 억제제**(carbonic anhydrase inhibitor, 예: 아세타졸라마이드)는 훨씬 약한 이뇨제이다. 이들은 중탄산염이 재흡수될 때 발생하는 물 재흡수를 방지하기 위해 주로 근위세뇨관에서 작용한다. 주로 중탄산염의 소변 배설을 촉진하기

표 17.8 | 다른 종류 이뇨제의 작용

이뇨제의 범주	예	작용 기전	주요 작용 부위
고리 이뇨제	푸로세미드(furosemide)	소듐 수송을 억제	상행지 두꺼운 부분
티아자이드	하이드로클로로티아자이드(hydrochlorothiazide)	소듐 수송을 억제	상행지 끝부분과 원위세뇨관 첫부분
탄산탈수효소 억제제	아세타졸라마이드(acetazolamide)	중탄산염 재흡수 억제	근위세뇨관
삼투성 이뇨제	마니톨(mannitol)	삼투압 기울기 줄여 물의 삼투 재흡수 줄임	원위세뇨관 끝부분과 피질집합관
칼륨보전 이뇨제	스피로놀락톤(spironolactone)	알도스테론 작용 억제	원위세뇨관 끝부분과 피질집합관
	트리암테렌(triamterene)	Na^+ 재흡수 및 K^+ 분비 억제	원위세뇨관 끝부분과 피질집합관

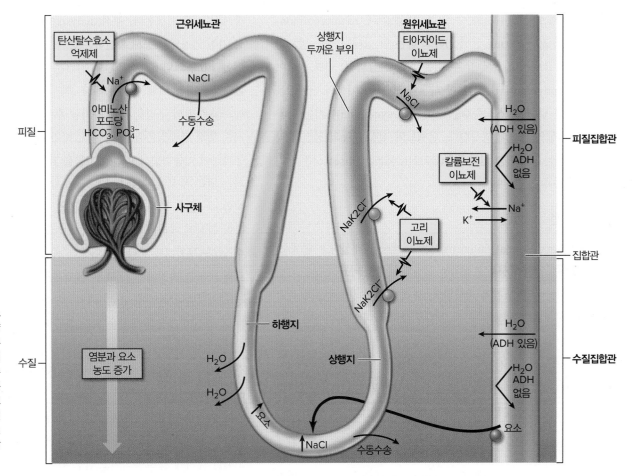

그림 17.30 임상 이뇨제의 작용 부위. 다양한 이뇨제가 다양한 부위의 네프론 세뇨관에 작용하여 물의 재흡수를 억제한다. 이런 작용의 결과, 물이 혈액으로 적게 재흡수되고 소변으로 더 많이 배출된다. 이것은 혈액량과 혈압을 낮춘다.

때문에 아세타졸라마이드는 급성고산병 치료에 사용된다.

여과액에 여분의 용질이 있으면 여과액의 삼투압이 증가하여 삼투에 의한 물의 재흡수가 감소한다. 따라서 여분의 용질은 **삼투성 이뇨제**(osmotic diuretic)로 작용한다. **마니톨**은 이런 목적을 위해 때때로 임상에 사용한다. 삼투성 이뇨는 여과액과 소변의 포도당 때문에 당뇨병에서도 발생할 수 있다. 일반적으로 소변에 존재하지 않는 여분의 용질 때문에 소변으로 과도한 양의 물을 배출하고, 조절되지 않는 당뇨병이 있는 사람에게 심각한 탈수를 유발할 수 있다.

모든 이뇨제는 피질집합관으로의 Na^+ 전달을 증가시키며, 이는 앞에서 설명한 바와 같이 K^+ 분비 증가를 직간접적으로 자극한다. 이로 인해 소변에서 K^+가 과도하게 제거되어 혈장 K^+ 농도를 위험한 수준인 **저칼륨혈증**(hypokalemia)이라고 하는 상태로 낮출 수 있다. 저칼륨혈증은 신경근 장애와 ECG 이상을 유발할 수 있다. 이뇨제를 복용하는 사람들은 일반적으로 저염식이(적은 양의 Na^+ 섭취)를 하며 K^+ 손실을 상쇄하기 위해 종종 식사에 염화칼륨(KCl)을 보충해야만 한다.

이런 이유로 **칼륨보전 이뇨제**(potassium-sparing diuretics)가 때

로 사용된다. **스피로놀락톤**은 피질집합관 세포에서 세포질 수용체 단백질에 대해 알도스테론과 경쟁하는 알도스테론 길항제이다. 따라서 이런 약물은 Na^+ 재흡수와 K^+ 분비에 대한 알도스테론 자극을 차단한다. **트리암테렌**은 Na^+ 재흡수와 K^+ 분비를 차단하기 위해 세뇨관에 더 직접적으로 작용하는 다른 유형의 칼륨보전 이뇨제이다. 스피로놀락톤 또는 트리암테렌과 하이드로클로로티아자이드의 조합(각각 알닥타자이드와 디아지드)은 때때로 고혈압의 이뇨제 치료를 위해 처방된다.

신장 기능 검사 및 신장 질환

신장 기능은 신장으로 가는 총혈류량을 측정하는 PAH 신장 혈장 청소 측정과 이눌린 청소에 의한 GFR 측정 등으로 검사할 수 있다. 혈장 크레아티닌 농도(17.4절의 "임상적용" 상자에서 논의됨)도 신장 기능의 지표를 제공한다. 이 검사는 사구체신염 및 신부전과 같은 신장 질환의 진단을 돕는다. **뇨 알부민 배설률**(urinary albumin excretion rate)도 일반적으로 수행되는 검사인데, 정상보다 약간 높은 혈

액 알부민 배설률을 감지할 수 있다. **미세알부민뇨**(microalbuminuria, 하루 30~300 mg 단백질)라고 하는 이 상태는 종종 당뇨병이나 고혈압으로 인해 발생할 수 있는 신장 손상의 첫 번째 징후이다. **단백뇨**(proteinuria)는 사람이 하루에 300 mg 이상의 단백질을 배뇨할 때를 말하고, **신장증후군**(nephrotic syndrome)에서는 하루에 3.5 g 이상의 배설이 발생한다. 단백뇨와 신장 기능의 점진적 악화를 초래하는 **당뇨병성 신장 질환**(diabetic kidney disease)은 말기 신장 질환의 주요 원인이다.

급성신부전

급성신부전(acute renal failure)에서는 노폐물을 배설하고 혈액량, pH 및 전해질의 항상성을 조절하는 신장의 능력이 비교적 짧은 기간(수 시간에서 수일)에 걸쳐 저하된다. 혈액 크레아티닌 농도가 증가하고 크레아티닌의 신장 혈장 청소가 감소한다. 이것은 아마도 죽상동맥경화증이나 세뇨관의 염증으로 인해 신장을 통한 혈류 감소 때문일 수 있다. 손상된 신장 기능은 허혈(혈류 감소)의 결과일 수 있지만, 페나세틴과 같은 비스테로이드성 항염증제(NSAID)를 포함한 특정 약물의 과도한 사용으로 인해 발생할 수도 있다.

사구체신염

사구체의 염증 또는 **사구체신염**(glomerulonephritis)은 **자가면역질환**(autoimmune disease)으로 여겨지는데, 이는 자신의 항원을 인지하는 항체 생성과 관련된 질병이다(15장 15.6절). 이 항체는 사구체 모세혈관의 기저막에 대해 생성되었을 수 있다. 그러나 더 일반적으로 연쇄상구균 감염에 반응하여 생성되는 것으로 보인다. 이 상태에서 일부 사구체는 파괴되고, 나머지 사구체는 혈장 단백질을 더 잘 투과한다. 단백질이 소변으로 누출되면 혈장 교질삼투압이 감소하여 부종이 발생할 수 있다.

신부전

네프론이 파괴되면 **신부전**(renal insufficiency)이 발생한다. 이것은 사구체신염, 신우 및 신장의 감염(**신우신염**), 신장 상실 또는 당뇨병이나 신장결석으로 인한 손상일 수 있다. 신부전은 고혈압(염분과 수분 배출 저하로 인하여 발생)과 **요독증**(uremia, 높은 혈장 요소 농도)을 유발할 수 있다. 요소를 배설하지 못하면 혈장 H^+ 농도 상승(산증)과 K^+ 농도 상승을 동반하는데, 이는 높은 농도의 요소보다 더 즉각적으로 사람에게 위험하다. 요독성 혼수상태는 이런 변화로 인해 생기는 것으로 보인다.

요독증이 있거나 요독증이 발생할 가능성이 있는 환자에게는 종

종 투석기를 사용한다. **투석**(dialysis)이라는 용어는 선택적 투과성을 가진 인공막을 통해 확산하는 능력을 기반으로 한 분자 분리를 의미한다(6장 그림 6.4 참조). 이 원리는 **혈액투석**(hemodialysis)을 위한 "인공 신장 기계"에 사용된다. 환자의 혈액에 있는 요소 및 기타 폐기물은 막의 구멍을 쉽게 통과할 수 있지만, 사구체 모세혈관에서처럼 혈장 단백질은 뒤에 남는다. 따라서 혈장은 혈액에서 투석액을 통과하여 이동하면서 이런 폐기물을 제거할 수 있다. 그러나 세뇨관과는 달리 투석막은 Na^+, K^+, 포도당 및 기타 필요한 분자를 재흡수할 수 없다. 따라서 이런 물질들을 투석액에 미리 포함하여 막을 통한 확산에 유리한 농도 기울기가 없게 하면 혈액에 유지되도록 할 수 있다. 투석액의 중탄산염 농도는 처음에는 혈액보다 높아 혈액으로의 확산을 촉진한다. 혈액투석은 일반적으로 한번 수행에 몇 시간 정도 걸리며 일주일에 세 번 수행한다.

더 최신의 기술은 투석을 위해 환자 자신의 복막(복강을 둘러싸고 있는 막)을 사용하는 것이다. 투석액을 복강 내로 주입하고 일정 시간이 지나 노폐물이 쌓이면 버린다. **지속적 외래 복막투석**(continuous ambulatory peritoneal dialysis, CAPD)이라 하는 이 절차는 외래 환자를 대상으로 환자 스스로 하루에 여러 번 시행할 수 있다. CAPD는 혈액투석보다 환자에게 더 편리하고 비용이 적게 들지만, 노폐물 제거에 덜 효율적이고 감염 위험성이 더 높다.

신부전으로 인한 많은 위험과 신체가 이 상태를 바로잡으려고 시도하는 데 직면하는 어려움은 항상성 유지에서 신장 기능의 중요성을 분명히 상기시켜 준다. 신체의 변화하는 요구에 따라 혈액량과 화학 성분을 조절하는 신장의 능력은 매우 복잡한 기능을 필요로 한다. 항상성은 대부분 심혈관 및 폐의 기능과 신장 기능의 조절로 유지된다.

 임상연구 **요약**

로렌은 양극성 장애 치료를 위해 복용한 리튬으로 인해 신장유래 요붕증이 발생한 것으로 보인다. 그녀는 요붕증으로 다량의 묽은 소변을 배출하여 탈수 상태가 되었다. 그녀가 리튬을 계속 복용하는 한 탈수를 방지하기 위해 더 많은 물을 마셔야 한다. 프로베네시드는 요산의 재흡수를 억제하여 통풍 치료제로서 로렌의 신장이 혈액에서 요산을 더 빨리 제거할 수 있도록 한다. 또한 프로베네시드는 OAT를 억제하여 일부 항생제의 분비를 줄여 배설을 늦추고 효과를 증가시킨다. 로렌의 혈장 크레아티닌 측정과 그녀의 나이, 성별 및 체중을 기반으로 추정 GFR이 계산되었고 정상으로 나타났다. 이는 그녀의 신장이 건강하다는 것을 보여준다. 그러나 그녀는 네프론 세뇨관으로 K^+ 분비를 촉진하는 하이드로클로로티아자이드를 복용한 결과 저칼륨혈증이 발생했다. 그녀는 고혈압 치료를 위해 이뇨제가 필요하므로 의사는 아마도 하이드로클로로티아자이드와 함께 K^+ 분비 또는 알도스테론 작용을 차단하는 칼륨보전 이뇨제를 처방했을 것이다.

상호작용

연결

피부계

- 피부에서 증발성 수분 손실은 체온 조절에 도움이 되지만 혈액량에 대한 영향은 신장에서 보전되어야 한다.
- 피부는 신장에서 활성화되는 비타민 D_3를 생성한다.
- 신장은 외피 및 기타 기관계의 건강에 필요한 혈액량, 혈압 및 혈액 구성의 항상성을 유지한다.

골격계

- 골반대는 비뇨기계의 일부 기관을 지지하고 보호한다.
- 뼈는 칼슘과 인산염을 저장하므로 신장과 협력하여 이런 이온의 혈중 농도를 조절한다.

근육계

- 요로의 근육은 소변의 저장과 배출을 돕는다.
- 신장 혈관의 평활근은 신장 혈류를 조절하여 사구체 여과율을 조절한다.

신경계

- 자율신경은 신장 혈류를 조절하여 사구체 여과 조절을 돕는다.
- 신경계는 배뇨에서 운동신경을 통한 조절을 제공한다.

내분비계

- 항이뇨호르몬은 세뇨관에서 물의 재흡수를 자극한다.
- 알도스테론은 신장에서 소듐 재흡수와 칼륨 분비를 자극한다.
- 나트륨이뇨호르몬은 신장의 소듐 배설을 자극한다.
- 신장은 에리스로포이에틴호르몬을 생성한다.
- 신장은 레닌을 분비하여 레닌-안지오텐신-알도스테론계를 활성화한다.

순환계

- 혈액은 비뇨기계를 포함한 모든 기관계에 산소와 영양소를 운반하고 노폐물을 제거한다.
- 심장은 신장 조절에 도움을 주는 심방성 나트륨이뇨펩타이드를 분비한다.
- 신장의 에리트로포이에틴은 적혈구 생성을 자극한다.
- 신장은 혈액을 여과하여 소변을 생성하는 동시에 혈액량, 혈액 구성 및 혈압을 조절한다.

면역계

- 면역계는 비뇨기계를 포함한 모든 기관계를 감염으로부터 보호한다.
- 림프관은 혈액과 간질액의 균형을 유지하는 데 도움을 준다.
- 소변의 산성도는 요로감염에 대한 비특이적 방어를 제공한다.

호흡계

- 폐는 비뇨기계를 포함한 모든 기관계에 산소를 공급하고 이산화탄소를 제거한다.
- 폐와 신장은 혈액 pH 조절에 협력한다.

소화계

- 위장관은 비뇨기계를 포함한 모든 조직에 영양분을 공급한다.
- 비뇨기계와 마찬가지로 소화계는 노폐물을 제거하는 데 도움을 준다.

생식계

- 남성의 요도는 음경을 통과하여 소변이나 정액을 배출할 수 있다.
- 신장은 생식기관의 기능에 필요한 혈액량과 혈압 조절에 참여한다.
- 산모의 비뇨기계는 태아의 대사성 노폐물을 제거한다.

요약

17.1 신장의 구조와 기능

A. 신장은 외부 피질과 내부 수질로 구분된다.
  1. 신수질은 신주로 분리된 신추체로 구성된다.
  2. 신추체는 신우로 배출되는 신배로 소변을 비운다. 소변은 거기서 수뇨관으로 흘러 방광으로 운반되어 저장된다.

B. 각 신장에는 네프론이라고 하는 백만 개 이상의 미세한 기능 단위가 있다. 네프론은 혈관 및 세뇨관으로 구성된다.
  1. 여과는 구심성 소동맥에서 혈액을 받는 사구체에서 일어난다.
  2. 사구체 혈액은 네프론 세뇨관을 둘러싸고 있는 세뇨관측모세혈관에 혈액을 전달하는 원심성 소동맥에 의해 배출된다.
  3. 사구체낭(보우만낭)과 근위 및 원위세뇨관은 피질에 있다.
  4. 헨레 고리는 신수질에 있다.
  5. 원위세뇨관에서 나온 여과액은 집합관으로 배출되며, 이 집합관은 신수질을 통과해 소변을 신배로 배출한다.

17.2 사구체여과

A. 사구체 혈장에서 온 여과액은 사구체 모세혈관의 기저막과 족세포(사구체낭의 내부 층을 구성하는 세포) 돌기의 틈(슬릿)을 통과해야 한다.
  1. 혈압의 영향으로 형성된 사구체 한외여과액은 단백질 농도가 낮다.
  2. 사구체여과율(GFR)은 매분 양쪽 신장에서 생성되는 여과액의 양이다. 115~125 mL/min 범위이다.

B. GFR은 구심성 소동맥의 수축 또는 확장에 의해 조절될 수 있다.
  1. 교감신경 지배는 구심성 소동맥의 수축을 유발한다.
  2. 내인성 기전은 신장 혈류 및 GFR의 속도를 자동조절하는 데 도움이 된다.

17.3 염분과 물의 재흡수

A. 여과된 염분과 물의 약 65%가 근위세뇨관을 통해 재흡수된다.
  1. 소듐은 능동적으로 수송되고, 염소는 전기적 인력에 의해 수동적으로 따르며, 물은 염분을 따라 근위세뇨관 밖으로 이동한다.
  2. 근위세뇨관의 염분 수송은 호르몬 조절을 받지 않는다.

B. 남아 있는 대부분의 물의 재흡수는 역류증폭계의 작용 결과로 발생한다.

  1. 소듐은 상행지에서 능동적으로 배출되고 이어서 염화물이 수동적으로 배출된다.
  2. 상행지는 물에 불투과성이므로 나머지 여과액은 저장성이 된다.
  3. 이런 염분 수송과 직혈관 내의 역류교환으로 신수질의 간질액은 고장성이 된다.
  4. 신수질의 고장성은 물과 아마도 염에 대해 수동적으로 투과할 수 있는 하행지를 포함하는 양성되먹임 기작에 의해 증가된다.

C. 집합관은 물은 투과하지만, 염분은 투과하지 않는다.
  1. 집합관이 고장성 신수질을 통과할 때 물은 삼투에 의해 떠나 주변 모세혈관으로 운반된다.
  2. 집합관의 물 투과성은 항이뇨호르몬(ADH)에 의해 자극된다.

17.4 신장 혈장 청소

A. 이눌린은 여과되지만 재흡수되거나 분비되지 않는다. 따라서 청소율은 사구체여과율과 같으며 GFR을 정확하게 측정하는 데 사용된다.

B. 여과된 요소 중 일부는 재흡수된다. 따라서 청소율은 사구체여과율보다 낮다.

C. 신장을 통과하는 혈액의 거의 모든 PAH는 여과 및 분비에 의해 제거되기 때문에 PAH 제거는 총신장혈류의 척도이다.

D. 일반적으로 여과된 포도당은 모두 재흡수된다. 당뇨는 고혈당의 결과로 포도당 수송 운반체가 포화될 때 발생한다.

17.5 전해질과 산-염기 균형의 신장 조절

A. 알도스테론은 원위세뇨관 후위와 피질집합관에서 소듐 재흡수와 칼륨 분비를 자극한다.

B. 알도스테론 분비는 혈액 칼륨의 증가에 의해 직접자극되고 혈액량의 감소에 의해 간접자극된다.
  1. 신장을 통한 감소한 혈류 및 혈압은 사구체옆장치에서 효소 레닌의 분비를 자극한다.
  2. 레닌은 안지오텐신 I의 형성을 촉매하고, 이는 이후 안지오텐신 II로 전환된다.
  3. 안지오텐신 II는 부신피질을 자극하여 알도스테론을 분비한다.

C. 알도스테론은 소듐과 교환하여 여과액으로 칼륨뿐만 아니라 H^+의 분비를 자극한다.

D. 네프론은 중탄산염을 걸러내고 산-염기 균형을 유지하는 데 필요한 양을 재흡수한다. 그러나 중탄산염의 재흡수는 간접적이다.

    1. 여과된 중탄산염은 H^+와 결합하여 여과액에서 탄산을 형성한다.

    2. 세뇨관의 미세융모막에 있는 탄산탈수효소는 탄산을 이산화탄소와 물로 전환시키는 촉매 작용을 한다.

    3. 이산화탄소는 재흡수되어 세뇨관 세포나 적혈구에서 탄산으로 전환되고, 탄산은 중탄산염과 H^+로 해리된다.

    4. 중탄산염을 재흡수하는 것 외에도 네프론은 암모늄 및 인산염 완충액으로 완충된 소변으로 배설되는 H^+를 걸러내고 분비한다.

17.6 이뇨제 및 신장 기능 검사

A. 이뇨제는 임상적으로 소변량을 증가시켜 혈액량과 혈압을 낮추기 위해 사용된다.

    1. 고리 이뇨제와 티아자이드는 각각 상행지와 원위세뇨관 초기 부위에서 Na^+ 능동수송을 억제한다.

    2. 삼투성 이뇨제는 여과액의 삼투압을 증가시키고 물의 삼투 재흡수를 억제하는 여과액의 추가 용질이다.

    3. 칼륨보전 이뇨제는 원위세뇨관에 작용하여 Na^+ 재흡수와 K^+ 분비를 억제한다.

B. 사구체신염에서는 혈장 단백질이 소변으로 누출될 수 있다.

C. 혈액투석 기술은 신부전 환자를 치료하는 데 사용된다.

문제

이해력 검증

1. 사구체 한외여과액이 어떻게 생성되고, 왜 단백질 농도가 낮은지 설명하시오.

2. 네프론 고리의 수송 특성을 설명하고, 역류증폭계에서 상행지와 하행지 사이의 상호 작용을 설명한다. 이 시스템의 기능적 의미는 무엇인가?

3. 직혈관에서 역류교환이 어떻게 일어나는지 설명하고, 이 기작의 기능적 중요성에 대해 논의하시오.

4. ADH 분비 증가가 어떻게 수분 재흡수 증가를 촉진하고, ADH 분비가 감소할 때 수분 재흡수가 어떻게 감소하는지 설명하시오.

5. 근위세뇨관의 상피벽 구조와 상피세포막의 Na^+/K^+ 펌프 분포가 근위세뇨관이 염분과 물을 재흡수하는 능력에 어떻게 기여하는지 설명하시오.

6. 티아자이드 이뇨제, 고리 이뇨제 및 삼투성 이뇨제가 어떻게 작용하는지 설명하시오.

7. 네프론에서 K^+ 분비가 일어나는 곳을 확인하고, 이 분비가 혈액 K^+ 수치의 항상성을 유지하기 위해 어떻게 조절되는지 설명하시오. 또한, 고리 이뇨제와 티아자이드 이뇨제가 어떻게 과도한 K^+ 분비와 저칼륨혈증을 유발할 수 있는지 설명하시오.

8. 어떤 이뇨제가 저칼륨혈증을 일으키지 않는가? 이런 약물은 어떻게 이뇨제로서 기능하면서도 혈액 K^+를 보존하는가?

9. 일반적으로 당뇨를 예방하는 기작을 설명하시오. 사람이 당뇨 없이 고혈당을 가질 수 있는가? 설명하시오.

10. 여과, 분비 및 재흡수가 물질의 신장 혈장 청소에 어떻게 영향을 미치는지 설명하시오. 이 정보를 사용하여 GFR을 측정하는 데 크레아티닌을 사용할 수 있는 방법을 설명하시오.

11. 사람이 과호흡하면 소변 중탄산염 배설은 어떻게 되는가? 이 반응이 어떻게 도움이 되는가?

12. 치밀반의 위치를 설명하고, 레닌 분비 조절과 세뇨관-사구체 되먹임에서의 역할을 설명하시오.

13. 신장에 대한 알도스테론의 작용이 혈압과 심장박동의 항상성을 유지하는 데 어떻게 중요한지 설명하시오.

14. 신장 기능이 혈액 pH의 항상성을 유지하는 데 있어 폐 환기의 변화를 바로잡는데 어떻게 도움이 되는지 설명하시오.

18 소화계

임상연구

조지는 비만이었고 속쓰림이 자주 발생하여 오메프라졸을 처방받았다. 체중을 줄이고 건강을 개선하기 위해 수직소매 위절제술을 받기 전에 실시한 내시경검사에서 바렛의 식도가 드러났다. 성공적인 비만 수술 후 1년, 그는 설사와 변비가 번갈아 나타나는 복통을 겪었지만 대장내시경검사에서 증상에 대한 구조적 이유를 찾지 못했다. 통증은 사라졌지만 몇 달 후 다른 복통이 시작되었고 눈이 노랗게 보였다. 초음파 검사에서 담석이 있는 것으로 나타났고 실험실 검사에서는 빌리루빈, 아밀라아제 및 리파아제의 혈장 수치가 상승한 것으로 나타났다. 조지는 이자염으로 입원해 치료를 받았고 이후 쓸개절제술을 받아 통증이 사라졌다.

새로운 용어 및 개념에는 다음과 같은 것이 있다.
- 바렛 식도, 위식도 역류 질환(GERD), 비만 수술 및 양성자 펌프 억제제
- 빌리루빈, 황달, 이자액 효소, 장내 미생물

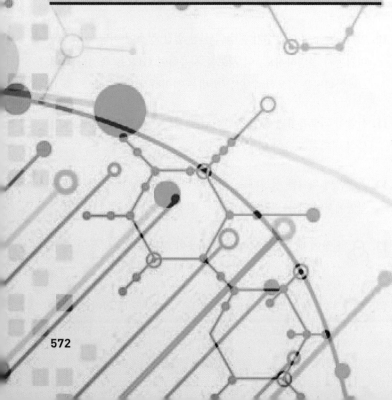

18.1 소화계 소개

소화관의 내강 내에서 큰 식품분자는 그들의 단량체(소단위체)로 가수분해된다. 이러한 단량체는 소장의 내층 또는 점막을 통과하여 흡수라고 하는 과정에서 혈액이나 림프로 들어간다. 소화 및 흡수는 소화관(위장관)의 전문화에 의해 도움을 받는다.

이산화탄소, 물, 암모니아와 같은 무기화합물을 사용하여 유기분자를 형성할 수 있는 식물과 달리 인간과 다른 동물은 음식에서 기본 유기분자를 얻어야 한다. 섭취한 음식분자 중 일부는 에너지(칼로리) 값(세포호흡 반응에 의해 얻어지고 ATP 생성에 사용됨)에 필요하고 나머지는 추가 조직을 만드는 데 사용된다.

섭취되는 대부분의 유기분자는 인간의 조직을 형성하는 분자와 유사하다. 이들은 일반적으로 소단위(단량체)로 구성된 큰 분자(고분자)이다. **소화관** 또는 **위장관(GI)**이라고도 하는 소화관 내에서 이러한 큰 분자가 단량체로 분해되는 것은 가수분해 반응을 통해 발생한다(그림 18.1). 이렇게 형성된 단량체는 흡수 과정에서 소장벽을 가로질러 혈액과 림프로 수송된다. **소화**(digestion) 및 **흡수**(absorption)는 소화계의 주요 기능이다.

음식의 구성은 신체조직의 구성과 유사하기 때문에 음식을 소화하는 효소는 사람 자신의 조직도 소화할 수 있다. 그러나 이것은 다양한 보호장치가 신체의 소화효소를 비활성화하고 세포의 세포질에서 멀리 떨어지게 하기 때문에 일반적으로 발생하지 않는다. 완전히 활성인 소화효소는 일반적으로 소화관의 내강(강)에 국한된다.

소화관의 내강은 양쪽 끝(입과 항문)이 열려 있으므로 환경과 연속적이다. 이런 의미에서 소화에 필요한 가혹한 조건은 신체 외부에서 발생한다. 식물 벽의 셀룰로오스와 같은 소화 불가능한 물질은 소화관의 상피 내벽을 통과하지 않고 한쪽 끝에서 다른 쪽 끝으로 전달된다. 흡수되지 않기 때문에 몸에 들어가지 않는다.

소화계의 기능은 다음과 같다.

1. **운동성**(motility): 여러 과정의 작용을 통해 소화관을 통한 음식의 이동을 나타낸다.
   a. **섭취**: 음식을 입으로 가져간다.
   b. **저작**: 음식을 씹고 타액과 섞는다.

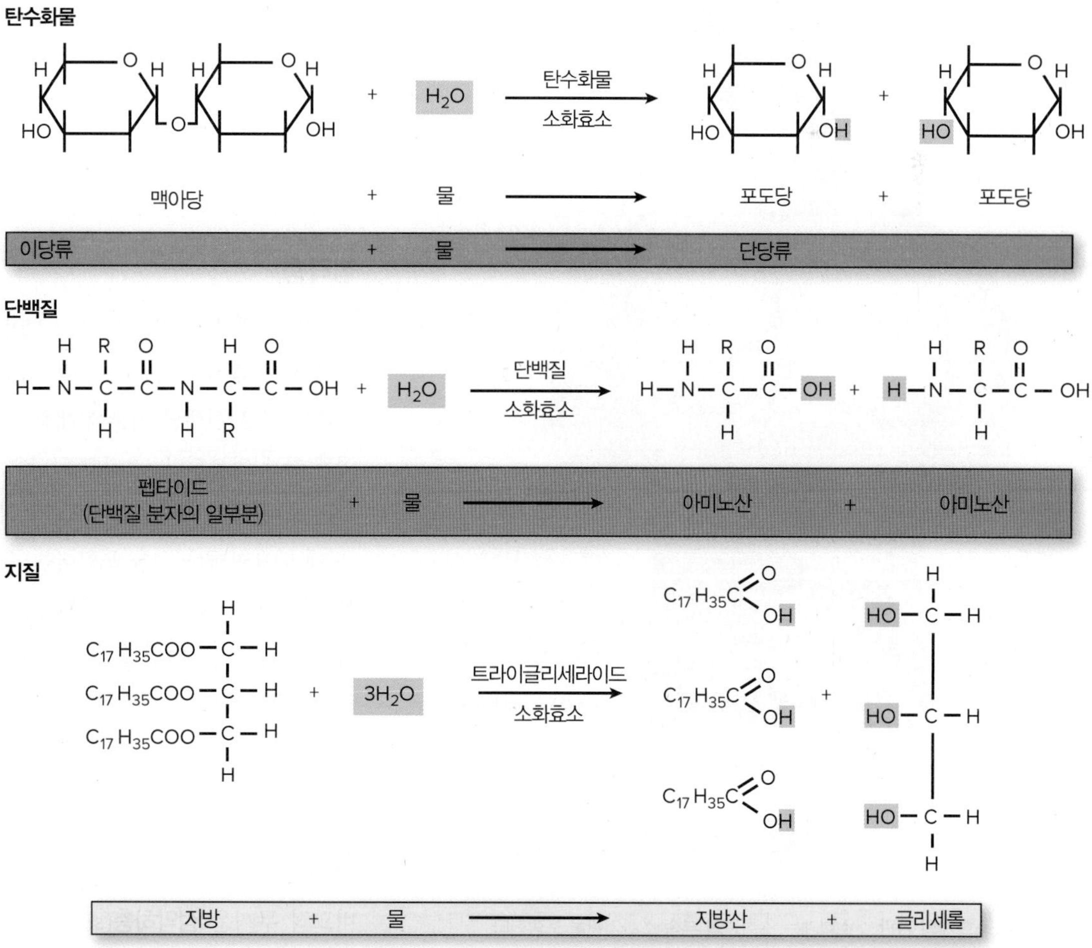

탄수화물

단백질

지질

그림 18.1 가수분해 반응을 통한 식품분자의 소화. 이러한 반응은 궁극적으로 각 식품 범주의 소단위 분자를 방출한다.

　　c. 연하: 음식을 삼킨다.

　　d. 연동 및 분할: 리드미컬하고 물결 모양의 수축(연동) 및 다른 세그먼트의 혼합 수축(분할)은 음식물을 소화관을 통해 이동한다.

2. **분비**(secretion): 여기에는 외분비 및 내분비 분비가 모두 포함된다.

　　a. 외분비 분비물: 물, 염산, 중탄산염 및 많은 소화효소가 소화관의 내강으로 분비된다. 예를 들어, 위에서만 하루에 2~3 L의 위액을 분비한다.

　　b. 내분비 분비물: 위와 소장은 소화를 조절하는 데 도움이 되는 여러 호르몬을 분비한다.

3. **소화**(digestion): 이것은 음식 분자가 흡수될 수 있는 더 작은 하위 단위로 분해되는 것을 말한다.

4. **흡수**(absorption): 이것은 소화된 최종 생성물이 혈액이나 림프로 들어가는 것을 의미한다.

5. **저장**(storage) **및 배설**(elimination): 이것은 소화되지 않는 식품 분자의 임시 저장 및 후속 제거를 나타낸다.

6. **면역 장벽**(immune barrier): 장을 둘러싸고 있는 단순한 원주상피는 세포 사이의 긴밀한 접합으로 병리학적 유기체와 독소의 침투에 대한 물리적 장벽을 제공한다. 또한 면역계의 세포는 상피 바로 아래에 위치한 결합 조직에 존재하여(그림 18.3 참조) 면역 반응을 촉진한다.

　　해부학적 및 기능적으로 소화계는 **관상 소화관**(alimentary tract) 또는 **위장관**(gastrointestinal tract, GI) **및 부속 소화기관**(occessory digestive organs)으로 나눌 수 있다. 소화관은 길이가 약 9 m (30 ft)이고 입에서 항문까지 뻗어 있다. 소화관은 흉강을 가로질러 횡격막 수준에서 복강으로 들어간다. 항문은 골반강의 아래쪽에 위치한다. 소화관의 기관은 **구강, 인두, 식도, 위, 소장 및 대장**을 포함한다(그림 18.2). 부속 소화기관에는 **치아, 혀, 침샘, 간, 쓸개 및 이자**가 포함된다. **내장**이라는 용어는 소화의 복부기관을 지칭하는 데 자주 사용되지만 흉부 및 복강의 모든 기관을 지칭할 수도 있다.

소화관의 세포층

식도에서 항문에 이르는 소화관(위장관)은 4개의 층 또는 **막**으로 구성된다. 각 층은 소화과정에서 특이한 기능을 하는 주요 조직을 가지며, 안에서부터 **점막층, 점막하층, 근육층**, 가장 바깥의 **장막**으로 구성된다(그림 18.3a).

점막층

소화관의 내강을 따라 늘어선 **점막층**(mucosa, 그림 18.3b)은 흡수성 및 주요 분비층이다. 단순한 원주상피로 구성되며, 여기서 인접한 세포는 주로 선택된 이온에 대한 작은 통로가 있는 단단한 접합부에 의해 함께 밀봉된다. 그리고 단단한 접합부 바로 아래 접합부를 부착하는 소대(6장 그림 6.22 참조)가 있다. 상피는 질병으로부터 보호하는 데 중요한 림프절을 포함하는 결합조직의 얇은 층인 **고유판**에 의해 지지된다. 고유판의 바깥쪽에는 **점막근층**이라고 하는 평활근의 얇은 층이 있다. 이것은 소화관의 특정 부분에 있는 수많은 작은 주름을 담당하는 근육층이다. 이러한 주름은 흡수 표면적을 크게 증가시킨다. 점막층의 특수화된 배상세포는 소화관의 대부분에 걸쳐 점액을 분비한다.

점막하층

비교적 두꺼운 **점막하층**(submucosa)은 점막으로 작용하며 혈관을

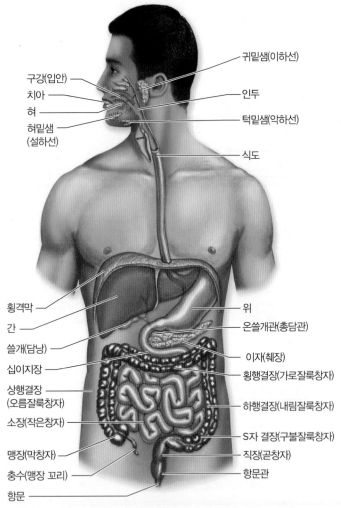

구강(입안)
치아
혀
혀밑샘
(설하선)

귀밑샘(이하선)
인두
턱밑샘(악하선)
식도

횡격막
간
쓸개(담낭)
십이지장
상행결장
(오름잘록창자)
소장(작은창자)
맹장(막창자)
충수(맹장 꼬리)
항문

위
온쓸개관(총담관)
이자(췌장)
횡행결장(가로잘록창자)
하행결장(내림잘록창자)
S자 결장(구불잘록창자)
직장(곧창자)
항문관

그림 18.2 소화계의 기관. 소화계는 소화관과 부속 소화기관을 포함한다.

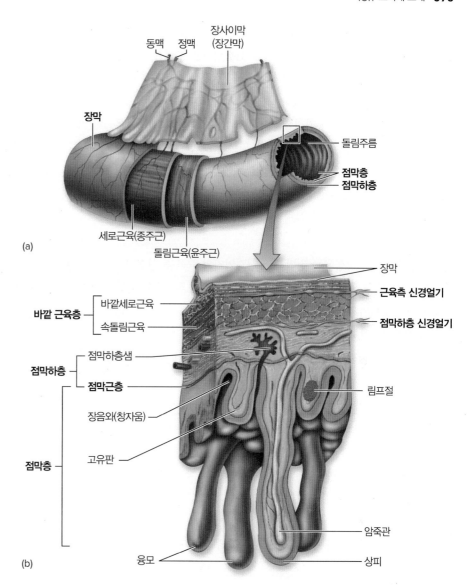

그림 18.3 소화관의 층. (a) 소장의 주요 층, 즉 여러 막의 그림이다. 삽입된 그림은 점막의 주름이 소장에서 융모라고 하는 돌기를 형성하는 방법을 보여준다. (b) 층과 땀샘을 보여주는 소장 단면의 그림이다.

포함하는 결합조직층이다. 점막하층에는 혈관 이외에 샘과 신경얼기(신경총)를 포함하며, 특히 **점막하층 신경얼기**(submucosal plexus)인 **마이너스 신경얼기**(Meissner's plexus)는 근점막층에 자율신경을 공급한다(그림 18.3b 참조).

근육층

소화관을 통해 일어나는 분절 수축과 꿈틀운동은 근육층에 의해 일어난다. **근육층**(muscularis)은 안쪽이 환형이고 바깥쪽이 종축의 층으로 된 민무늬근이다. 이 층의 수축으로 음식물을 움직이고 소화효소와 혼합시킨다. 두 근육층 사이에 위치한 **근육층 신경얼기**(myenteric plexus)는 소화관에 주요 신경을 공급하는데, 여기에 자율신경계의 교감신경 및 부교감신경으로부터 오는 신경섬유와 신경절이 포함된다.

장막

외부의 **장막**(serosa)은 소화관의 벽을 완성한다. 그것은 내장 복막으로 알려진 단순한 편평 상피층으로 덮인 유륜 조직으로 구성된다. **복막**(peritoneum)은 서로 연속적인 내장층과 정수리층을 모두 가지고 있다. **정수리 복막**은 복강을 형성한다.

🜃 시스템 상호작용: 소화관의 조절

소화관은 자율신경계의 교감신경 및 부교감신경에 의해 지배를 받는다. 9장에서 논의된 바와 같이, 일반적으로 부교감신경은 소화관의 운동과 분비를 자극한다. 미주신경은 식도, 위, 이자, 방광, 소장과 대장의 상부에 작용한다. 큰장의 하부(lower portion)는 영치뼈 부위

(천골 또는 천추, sacral region)의 척수신경에서 부교감신경의 지배를 받는다. 점막하층 신경얼기와 근육층 신경얼기는 부교감 신경절전 섬유가 소화관의 민무늬근을 지배하는 신경절후 신경세포와 시냅스를 이루는 장소이다. 자율운동 신경섬유 이외에 미주신경은 소화관에서 끝나는 내장감각 신경섬유를 가지고 있다. 이 신경세포들은 머리뼈의 목정맥구멍(경정맥공) 바로 밑에 위치한 **결절 신경절**(nodose ganglion)의 세포체에 구심성 정보를 운반하고 거기서부터 뇌줄기의 **고립로핵**(nucleus tractus solitarius, NTS)까지 운반한다. 그 다음 고립로핵은 이 감각정보를 시상하부와 다른 상위 뇌부위로 전달한다.

신경절후 교감신경섬유는 점막하층 신경얼기와 근육층 신경얼기를 지나 위장관을 신경지배한다. 교감신경의 효과는 꿈틀운동과 분비활동을 감소시키고 소화관을 따라 조임근 수축을 자극한다. 그러므로 부교감신경의 자극 효과와는 길항적이다.

소화관에는 **장신경세포**(enteric neuron)가 포함되는데, 이는 장벽(창자벽) 속에 세포체를 갖고 자율신경계의 일부가 아닌 **내인성 감각 신경세포**를 포함한다. 이 신경세포는 **장신경계**(enteric nervous system) 또는 **장뇌**(enteric brain)에 의한 소화관의 국소적 조절을 돕는다(18.6절 참조). 장신경계에 의한 조절은 점막이 분비하는 호르몬에 의한 호르몬 조절뿐만 아니라 소화관 내에서 국소적으로 작용하는 분자에 의한 주변분비 조절을 보완한다.

요약하면 소화계는 자율신경계와 내분비계에 의해 외부적인 조절을 받고 장신경계와 여러 주변분비 조절물질에 의해 내부적인 조절을 받는다.

18.2 입에서 위까지

식도의 연동(꿈틀) 수축은 음식물을 위로 보내는데, 이때 위는 수축에 의해 음식물과 섞이는 매우 산성의 위액을 분비한다. 미즙(암죽)이라고 부르는 혼합물에서 단백질은 펩신에 의해 부분적으로 소화된다.

저작(mastication)은 침샘에 의해 분비되는 침으로 음식을 섞는다. 점액과 여러 항균제뿐만 아니라 침은 녹말을 부분적으로 소화하는 침 아밀라아제(또는 프티알린)를 갖고 있다. **연하**(deglutition)는 수의적 활동으로 시작하는데, 후두가 열리면서 후두개는 호흡기 입구를 덮어 섭취한 음식물이 기도로 들어가는 것을 막는다. 삼키기는 입, 인두, 후두와 식도에서 25쌍의 근수축이 필요한데, 즉 **구강기**(oral phase), **인두기**(pharyngeal phase), **식도기**(esophageal phase)의 3단계로 되어 있다. 구강기는 자발적인 통제를 할 수 있는 반면에 인두기와 식도기는 비수의적이고 일단 시작하면 멈출 수 없다. 인두기는 체성운동신경세포에 의해 자극받는 인두, 후두와 입(혀와 설골상근)의 가로무늬근을 포함한다. 식도 아랫부위는 자율신경에 의해 자극받는 민무늬근을 갖고 있다. 삼키는 데 필요한 수축 양상은 **연하 중추**(swallowing center)로 작용하는 연수 내 신경세포들의 상호작용에 의해 이루어진다.

섭취한 음식이 일단 위로 들어오면 염산(HCl)과 단백질분해효소인 펩신(pepsin)에 의해 섞이고 휘저어진다. 따라서 혼합물은 위와 작은창자의 십이지장 사이 이음부(접합부)를 보호하는 위날문 조임근(유문괄약근)을 지나 위의 근수축에 의해 밀려 내려간다.

식도

식도(esophagus)는 인두와 위를 연결하는 위장관으로 길이 약 25 cm의 근육관이며 흉곽(가슴)의 종격(가슴세로칸) 내 기관(기도) 뒤쪽에 위치한다. 위에서 끝나기 전에 식도는 **식도구멍**(esophageal hiatus)에 의해 횡격막을 통과한다. 식도는 비각질화 중층편평상피로 덮여 있고 그 벽은 위치에 따라 골격근이나 민무늬근을 갖고 있다. 식도의 상부 1/3은 골격근, 중앙 1/3은 골격근과 민무늬근의 혼합, 하부 1/3은 민무늬근만을 갖고 있다.

삼킨 음식은 **연동운동**(peristalsis, 꿈틀운동)이라고 부르는 파상적 근수축에 의해 구강으로부터 항문으로 보내진다(그림 18.4). 소화관을 따라 음식물덩어리가 이동하는 것은 돌림근육이 음식물덩어리 뒤

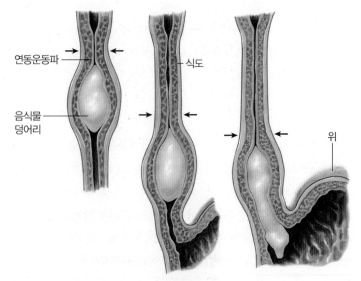

연동운동파

식도

음식물 덩어리

위

그림 18.4 식도의 연동. 음식덩어리의 연동 수축 및 이동이다.

에서는 수축하고 앞에서는 이완하기 때문에 일어난다. 그다음은 세로근육 수축에 의한 소화관의 단축(shortening)이 일어난다. 이 수축은 초당 2~4 cm 속도로 식도의 상부 끝에서 **위식도 접합부**(gastroesophageal junction)까지 진행된다.

식도의 말단부 관내강(lumen)은 식도벽의 돌림근육섬유가 두꺼워짐에 따라 약간 좁혀진다. 이 부분을 **하부식도 조임근**(lower esophageal sphincter)이라고 한다. 음식물이 위 안으로 들어간 후 이 부위의 근섬유 협착은 위의 내용물이 식도로 역류하는 것을 막는다. 이는 사람의 경우 진정한 조임근이 아니다. 따라서 사람은 진정한 위식도 조임근을 가진 설치류 같은 포유류와 달리 음식물을 역류시킬 수 있다. 흡입 중 역류를 촉진하는 압력 차이는 흉강에서보다 복강에서 더 크다. 음식물이 연동운동에 의해 위로 보내질 때까지 하부식도 조임근이 닫힌 상태에 있어야 한다. 만약 위의 산성 내용물이 식도로 상승하면 **속쓰림**이 일어난다.

♥ 임상적용

바렛 식도(Barrett esophagus)는 식도의 중층편평상피의 일부가 위에서 발견되는 것과 유사하게 독특한 원주상피로 대체될 때 발생한다. 이는 식도와 장의 줄기세포가 계속 분열하여 상피를 대체하기 때문에 가능한 일이다. 원주상피세포는 식도에 비정상적으로 존재하여 화생 조직을 구성한다. 이 상태는 GERD(가스 역류성 식도염)에 의한 식도 점막의 만성 손상으로 인해 발생한다. 바렛의 식도는 위험한 암인 **식도 샘암**(esphogeal adenocarcinoma)의 위험을 증가시킨다.

위

J자 모양의 **위**(stomach)는 위장관 중에서 가장 잘 확장되는 소화기로 위쪽은 식도, 아래쪽은 십이지장과 연결된다. 위의 기능은 음식물을 저장하고, 단백질 소화를 시작하고, 위산으로 세균을 죽이고, 음식물을 **미즙**(chyme)으로 만들어 소장에 보내는 것이다. 그러나 생명에 필수적인 유일한 위의 기능은 비타민 B_{12}의 장흡수와 악성빈혈(13.2절 참조)의 예방에 필요한 단백질인 내인성인자(내인인자, intrinsicfactor)를 생산하는 것이다.

삼킨 음식물은 식도에서 위의 **들문부**(cardiac region)에 전달된다(그림 18.5). 들문부를 통해 수평선을 그어보면, 위는 위쪽으로 **위저**(위바닥), 아래쪽으로 **위체**로 나뉘는데 이들은 함께 위의 약 2/3를 구성한다. 위의 말단(distal) 부분을 **날문부**(유문부)라고 한다. 날문부는 **날문방**(유문동)에서 시작하고 **위날문 조임근**에서 끝난다. 위 수축은 미즙을 위액과 잘 섞이게 할 뿐만 아니라 부분적으로 소화된 음

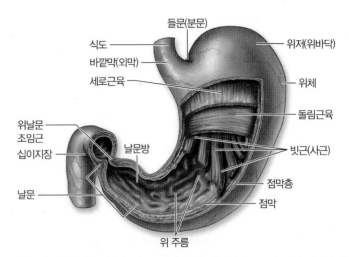

그림 18.5 위의 기본 영역과 구조. 위의 날문부에는 위날문 조임근뿐만 아니라 날문방(유문의 더 넓은 부분)이 포함된다.

식을 날문방으로부터 작은장의 첫 부분에 보낸다.

위의 내부 표면은 긴 **주름**으로 접혀 있다. 위 점막을 현미경으로 관찰해보면 마치 주름이 접힌 것처럼 보이며, 이 주름이 위 내강 쪽으로 열린 통로를 **위오목**(gastric pit)이라고 한다. 점막 속 깊이 주름을 덮는 세포들이 여러 생성물들을 위 속으로 분비한다. 이 세포들이 외분비(exocrine)의 **위샘**(gastric gland)을 형성한다(그림 18.6). 위샘은 상이한 생산물을 분비하는 여러 종류의 세포를 갖고 있다.

1. **점액 목세포**(mucous neck cell): 점액 분비
2. **벽세포**(parietal cell): HCl 분비
3. **으뜸세포**(chief cell) 또는 **효소원세포**(zymogenic cell): 단백질분해효소 펩신의 불활성화형인 펩시노겐 분비
4. **장크롬친화성세포**(enterochromaffin-like, ECL cell): 위장관의

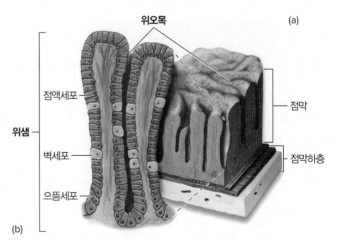

그림 18.6 점막의 위오목과 위샘. (a) 위오목은 위샘의 구멍이다. (b) 위샘은 여러 유형의 세포(점액세포, 으뜸세포 및 벽세포 포함)로 구성되며, 각각은 특정 분비물을 생성한다.

주변분비 조절물질로서 히스타민과 5-하이드록시트립타민으로서 세로토닌 분비

5. **G 세포**(G cell): 호르몬 가스트린을 혈액으로 분비

6. **D 세포**(D cell): 호르몬 소마토스타틴 분비

7. **P/D1 세포**(P/D1 cell): 호르몬 그렐린 분비

상기한 생성물들 이외에, 위 점막은 비타민 B_{12} 흡수에 필요한 **내인성인자**(intrinsic factor)를 분비한다. 비타민 B_{12}는 골수에서 적혈구 생산에 필요하다. 위는 최근 **그렐린**(ghrelin)이라는 호르몬을 분비하는 것으로 알려졌다. 이 새로운 호르몬 분비는 식사 전에 증가하고 식사 후 감소한다. 이는 위로부터 공복을 조절하는 뇌까지 신호로 작용한다(19.2절 참조). 다량의 물(2~3 L/day)과 함께 위세포의 외분비는 **위액**(gastric juice)으로 알려진 강한 산성 용액을 형성한다.

펩신과 HCl 분비

벽세포는 일차 능동수송에 의해 H^+ 또는 양성자(pH가 0.8 정도로 낮은)를 위내강으로 분비한다(ATPase가 운반체로 작용). **H^+/K^+ ATPase 펌프**(H^+/K^+ ATPase pump)로 알려진 이 운반체는 K^+를 반대 방향으로 수송하는 동안 1/100만 농도 기울기에 거슬러 H^+를 위내강으로 수송한다. K^+ **재순환 과정**에서 벽세포 내 K^+는 K^+ 통로를 통해 스며나와 위내강에서 K^+의 고갈을 방지한다(그림 18.7). 각

벽세포의 정단표면은 높은 표면적을 가진 수많은 미세융모를 가지고 있어 수많은 H^+/K^+ 펌프의 삽입을 허용한다.

벽세포의 기저외측막(기저측막)은 염소 이온 수송을 HCO_3^- 이동에 결합시킴으로써 전기화학 기울기에 역행하여 염소 이온을 받아들인다. HCO_3^-는 탄산의 해리(탄산탈수효소 촉매 작용에 의해)에 의해 벽세포 내에서 생산된다. 따라서 벽세포는 HCO_3^-를 혈액으로 분비하는 동안 Cl^-(촉진 확산에 의해)와 H^+를 위액으로 분비한다(그림 18.7 참조). 혈액으로 들어가는 대부분의 중탄산염은 십이지장으로 들어가는 알카리성 이자액에서 위장관으로 결국 되돌아가고 일부는 소변으로 여과된다.

벽세포에 의한 HCl 분비는 호르몬 가스트린, 주변분비 조절물질 히스타민과 신경전달물질 아세틸콜린을 포함하여 다양한 인자들에 의해 자극받는다. G 세포에 의해 분비되는 가스트린은 온몸 순환에 들어가고 벽세포 기저외측막상의 수용체에 결합함으로써 벽세포를 직접 자극할 수 있다. 그러나 더욱 중요한 것은 가스트린은 ECL을 자극하여 히스타민을 분비하고 히스타민은 벽세포에 의한 HCl 분비를 자극하기 위해 주변분비 조절물질로서 작용한다(그림 18.30 참조). 벽세포의 히스타민 자극은 히스타민수용체의 H_2 타입에 의해 중재되는데, 이것은 알레르기 반응(15장)에 연관된 히스타민수용체의 H_1 타입과 다르다.

비록 ECL 세포의 자극이 가장 중요한 효과로 추정되지만 미주신

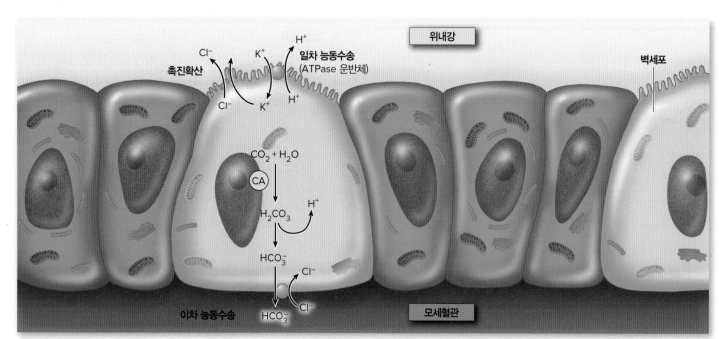

그림 18.7 벽세포에 의한 위산 분비. (내강을 향하는) 정단막은 ATP의 가수분해에 의해 구동되는 일차 능동수송 운반체를 사용하여 K^+와 교환하여 H^+를 분비한다. 혈액을 마주보는 기저외측막은 Cl^-와 교환하여 중탄산염(HCO_3^-)을 분비한다. Cl^-는 HCO_3^-의 세포 밖으로의 내리막 이동에 의해 구동되는 전기화학적 기울기에 대해 세포로 이동한다. 이 HCO_3^-는 탄산탈수효소(약칭 CA)의 작용에 의해 CO_2와 H_2O로부터 형성된 탄산(H_2CO_3)의 해리에 의해 생성된다. 그런 다음 막 통로를 통한 확산에 의해 막의 정점 부분을 떠난다. 따라서 벽세포는 HCO_3^-를 혈액으로 분비할 때 위내강으로 HCl을 분비한다.

경의 부교감신경은 벽세포와 ECL 세포를 모두 자극한다. 수면 중에 ECL 세포로부터 히스타민 분비는 벽세포로부터 HCl 분비를 자극한다(그림 18.30 참조). 이는 타가메트(Tagamet)와 잔탁(Zantac) 같은 H_2 히스타민수용체들을 차단하는 약들이 낮에 음식-자극 HCl 분비를 차단하는 것보다 밤에 더 효과적이기 때문이다.

벽세포로부터 분비되는 고농도의 HCl은 위액의 pH를 2 이하로 만든다. 이러한 강한 산성은 세 가지 기능을 한다.

1. 섭취한 단백질은 낮은 pH에서 변성된다. 3차 구조(2장)가 변경되어 더 소화가 잘 된다.

2. 산성 조건에서 약한 펩시노겐 효소는 부분적으로 서로를 소화한다. 이것은 작은 억제 단편이 제거됨에 따라 완전히 활성인 펩신 효소를 자유롭게 한다(그림 18.8).

3. 펩신은 산성 조건에서 더 활동적이다. 약 2.0의 최적 pH(4장)를 갖는다.

산성 조건에서 펩신이 활성화되면 완전히 활성화된 펩신은 섭취한 단백질에서 펩티드 결합의 가수분해를 촉매할 수 있다. 따라서 펩신과 HCl의 협력 활동은 위에서 음식단백질의 부분소화를 허용한다.

펩신의 강한 산과 단백질 소화작용은 위벽을 손상시킬 수 있다. 이러한 손상에 대한 첫 번째 방어선은 위 상피 표면에 부착(고착)된 안정적인 점액젤이다. **부착 점액층**(adherent layer of mucus)에는 알칼리성 중탄산염(HCO_3^-)이 들어 있다. 상피세포의 정점 원형질막에서 분비된다. 위가 내강으로 더 많은 산을 분비하고 점액으로 분비

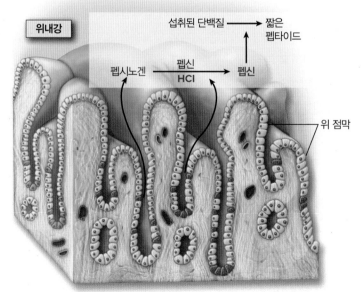

그림 18.8 펩신의 활성화. 위 점막은 비활성효소인 펩시노겐과 염산(HCl)을 분비한다. HCl이 있으면 활성효소인 펩신이 생성된다. 펩신은 단백질을 더 짧은 폴리펩타이드로 분해한다.

하기 위해 상피세포에서 사용할 수 있는 중탄산염도 더 많이 있다(그림 18.7 참조). 결과적으로 상피 표면의 pH는 일반적으로 중성에 가깝다.

위 점액의 부착층은 HCl과 펩신으로 인한 위장 손상의 주요 장벽이다. 손상을 일으키는 펩신의 능력에 대해서는 거의 관심을 기울이지 않았지만 상당한 위협이 될 수 있다는 증거가 있다. 실제로, 위식도 역류로 인한 식도 손상은 산보다 펩신에 더 많이 기인할 수 있다. 위에 부착된 점액층은 펩신이 정상적으로 상피세포에 도달하지 않도

록 확산을 늦춤으로써 펩신으로부터 위벽을 보호한다.

비록 알칼리성 점액이 산과 펩신으로 인한 손상에 대해 첫 방어선이지만 다른 중요한 보호기작들도 있다. 여기에 인접 상피세포들 사이에 밀착연접이 있어 산과 펩신이 상피 장벽을 지나 누출되어 밑에 깔린 조직들을 파괴하는 것을 보호한다. 또한, 빠른 속도의 상피세포 분열은 전체의 상피세포를 3일마다 교체하여 손상된 세포들을 신속히 교체한다.

위의 소화와 흡수

단백질은 펩신에 의해 위에서 부분적인 소화가 일어나지만, 탄수화물과 지방은 소화되지 않는다. 녹말의 소화는 입속의 침 아밀라아제에 의해 시작되고, 아밀라아제는 위에서 강산에 의해 불활성화된다. 음식분자의 완전한 소화는 미즙이 소장에 들어갈 때 나중에 일어난다. 따라서 부분적 위절제(위절제술) 또는 완전한 위절제를 한 사람도 음식물을 소화할 수 있고 흡수할 수 있다.

거의 대부분의 소화산물들은 소장벽을 통해 흡수되며, 위벽을 통해 흡수되는 물질로는 알코올과 아스피린이 있다. 상기한 두 물질의 흡수는 지질 용해성 때문이다. 아스피린과 비스테로이드 소염제(nonsteroidal anti-inflammatory drug, NSAID)를 과다복용하면 위벽의 출혈을 일으켜서 위궤양을 가진 사람은 복용을 피해야 한다.

위염과 소화 궤양

소화 궤양(peptic ulcer)이란 HCl에 의해 위나 십이지장 점막의 침식이 일어나는 것을 말한다. **졸린거-엘리슨증후군**(Zollinger-Ellison syndrome)의 경우, 십이지장궤양은 고농도의 가스트린에 반응하여 위산이 과다분비되기 때문에 일어난다. 보통 가스트린은 위에서 만들어지나 이 경우에는 십이지장이나 이자에 위치한 가스트린 분비 종양에 의해 분비된다. 이러한 현상은 흔하지 않은 경우이지만, 위산의 과다분비가 십이지장궤양을 일으킬 수 있다. 그러나 위궤양은 위산의 과다분비에 의한 것이 아니라 자가소화(self-digestion)에 의한 위 점막의 장벽을 감소시키는 기작 때문에 일어난다.

소화 궤양을 갖고 있는 사람은 **헬리코박터 파일로리**(Helicobacter pylori) 세균에 의해 감염되어 있고 이 세균은 전세계 성인의 약 50%정도의 위 속에 서식하고 있다. 정서적 스트레스 또는 양념이 많이 첨가된 음식이 아니라 헬리코박터 파일로리가 위와 십이지장에서 소화 궤양의 주요한 원인이라는 사실을 발견한 두 과학자는 2005년 노벨 생리의학상을 받았다. 이 발견으로 위궤양은 헬리코박터 파일로리의 감염을 억제하기 위해 2개의 다른 항생제(예로 **아목시실린, 클래리스로마이신**)와 결합한 양성자 펌프 억제제(예: K^+/H^+ 펌프를 억제하는 Prilosec)로 구성한 약물요법을 이용한다.

헬리코박터 파일로리(*H. pylori*) 감염을 근절하는 것은 아스피린과 이부프로펜(ibuprofen) 같은 비스테로이드 소염제(NSAID)에 의해 일어나지 않는 80% 이상의 궤양환자에서 십이지장궤양을 치료할 수 있다. NSAID는 프로스타글란딘 합성을 억제하기 때문에 위 점막에 손상을 입힐 수 있다. 왜냐하면, 프로스타글란딘은 점액과 HCO_3^- 생산을 자극하여 점막 장벽을 형성하기 때문이다. 이는 헬리코박터 파일로리에 대해 음성인 사람에서 소화 궤양의 대부분이 NSAID 사용에 의해 왜 일어나는지를 말해준다.

자가소화에 대한 위장벽이 파괴되면 산이 점막을 통해 점막하층으로 새어나 조직 손상을 직접 일으키고 염증을 일으킨다. 염증 중 비만세포로부터 방출되는 히스타민은 더 많은 산 분비(그림 18.30 참조)를 자극하여 점막을 더욱 손상시킬 수 있다. 이러한 과정을 통해 발생한 염증을 **급성위염**(acute gastritis)이라고 한다. 이것이 H_2 히스타민수용체(예: 타가메트, 잔탁)가 위염 치료에 사용되는 이유이다.

십이지장은 보통 상피세포 점액의 부착층에 의해 위산으로부터 보호받는다. 십이지장세포는 중탄산염을 부착 점액층으로 분비하기 때문에 표면 상피는 보통 중성 pH에 노출된다. 위산에 대한 또 다른 보호작용은 십이지장에 특유한 샘(gland)인 점막하층 속의 **브루너샘**(Brunner's gland)에 의해 분비되는 중탄산염을 통해 제공된다. 최종적으로 산성 미즙은 위에서 도착하자마자 십이지장으로 방출된 알칼리성 이자액 속의 중탄산염의 완충 작용에 의해 중화된다. 십이지장궤양은 위산의 과다분비와 십이지장 내 중탄산염의 불충분한 분비 때문에 일어난다. 실제로 십이지장궤양은 위내강의 산 분비에 대해 십이지장의 중탄산염 분비 감소에 의해 일어난다.

위염과 소화 궤양환자들은 커피와 알코올을 포함한 산 분비 자극 음식을 피하고 가끔 항산성제(예: Tums), H_2-히스타민수용체 차단제 또는 양성자 펌프 억제제(예: Prilosec) 등을 복용해야 한다. 만약 그 원인이 **헬리코박터 파일로리**의 과다활성에 의한 것이면 항생제를 사용해야 한다.

18.3 소장

소장(작은창자)의 점막은 주름을 이루며 관내강으로 돌출해 있는데, 이를 융모라고 한다. 뿐만 아니라 이 융모에 배열된 세포는 미세융모를 갖고 있는데, 이는 흡수 표면적을 증가시킨다. 또한 소장의 소화효소들이 미세융모 세포막 속에 파묻혀 있기 때문에 미세융모는 소화를 증진시킨다.

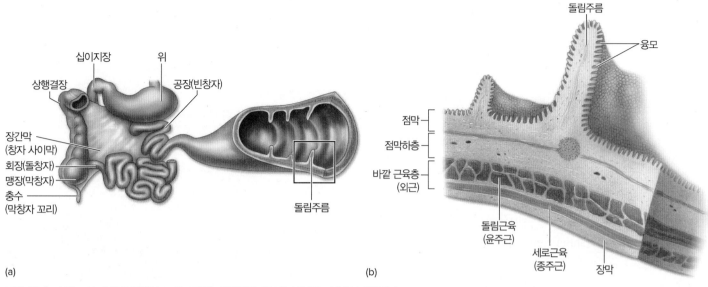

(a)
(b)

그림 18.9 소장. (a) 소장의 영역이고, (b) 조직층, 원형조직, 융모를 보여주는 장벽의 단면이다.

소장(small intestine, 작은창자)는 위의 위날문 조임근(유문괄약근)과 회맹판(돌막창자 판막) 사이에 있는 위장관의 한부분이다(그림 18.9). 소장은 위장관 중에서 가장 길고, 살아 있는 사람에서 그 길이는 약 3 m이지만, 사체에서는 근육의 이완으로 인해 이 길이의 약 2배가 된다. 위날문 조임근에서 처음 20~30 cm 부분을 **십이지장**(duodenum, 샘창자)이라고 한다. 그 다음 소장의 2/5가 **공장**(jejunum, 빈창자)이고 마지막 3/5이 **회장**(ileum, 돌창자)이다. 회장은 **회맹판**을 통해 대장으로 이어진다.

소화산물은 장(창자)점막의 상피를 통해 흡수된다. 탄수화물, 지질, 아미노산, Ca와 Fe는 십이지장과 공장에서 주로 흡수된다. 쓸개즙염, 비타민 B_{12}, 수분과 전해질은 돌장에서 주로 흡수된다. 흡수는 소장 점막의 광범위한 주름으로 흡수 표면적을 증가시켜 빠른 속도로 일어난다. 점막과 점막하층은 맨눈으로 확인할 수 있는 **돌림주름**(plicae circulares)을 형성한다. 표면적은 융모라고 하는 점막의 미세한 주름과 **미세융모**(microvilli)라고 하는 상피세포(전자현미경으로 관찰 가능)의 꼭대기쪽 원형질막의 주름에 의해 더 증가된다.

융모와 미세융모

각 **융모**(villus)는 장내강(창자내강)으로 뻗어 있는 손가락 모양의 점막 주름이다(그림 18.10). 융모는 원주상피세포 또는 **장 상피세포**(enterocytes)로 덮여 있고 점액을 분비하는 **배상세포**(술잔세포)가 있다. 각 융모의 결합조직 핵심을 형성하는 고유관(고유층)은 수많은 림프구, 모세혈관과 **중심 암죽관**(중앙 유미관)이라고 불리는 림프관

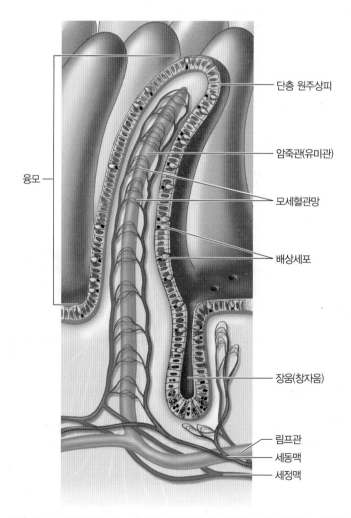

그림 18.10 장융모의 구조. 새로운 상피세포를 유사분열에 의해 생산하는 리버쿤 음와이다.

을 갖고 있다(그림 18.10 참조). 흡수된 단당류와 아미노산은 모세혈관으로 들어가고 지방은 중심 암죽관으로 들어간다.

융모 정상에 있는 상피세포들은 계속해서 떨어져 나가고 융모의 바닥(기저)으로부터 밀려나온 세포들에 의해 대체된다. 융모의 바닥에 있는 상피는 여러 부위에서 밑으로 함입되어 장(창자)내강 쪽으로 열린 좁은 주머니를 형성한다. 이 구조를 **장움**(intestinal crypt) 또는 **리버쿤 음와**(Lieberkühn crypt)라고 한다(그림 18.10 참조).

소장(대장은 아님)에서 장움의 바닥에 항균 **리소자임**(lysozyme)과 살균 펩타이드인 **디펜신**(defensin: 막 손상을 일으켜 세균을 죽임)을 분비하는 **파네트 세포**(Paneth cell)가 있다. 파네트 세포에 의해 분비된 **항균 펩타이드**(antimicrobial peptide)는 장 미생물상(미생물무리, micro-biota)의 조성에 영향을 주어 병원균으로부터 장을 보호하는 데 도움을 준다. 또한 장움의 바닥은 유사분열에 의해 자신을 증식하고 장 점막의 전문화된 세포들을 생산하는 **장줄기세포**(intestinal stem cell)를 갖고 있다.

유사분열은 장움에서 하루에 두 번 일어난다. 장움의 꼭대기에서 유사분열은 멈추고 세포는 분비세포(예: 파네트세포, 술잔세포와 내분비세포)와 장세포(장상피세포)로 분화한다. 새로 형성된 세포들은 장움으로부터 융모의 꼭대기까지 3일에 걸쳐 이동한다. 그 다음 융모의 꼭대기에 있는 세포들은 세포자살(세포자멸사)를 거쳐 관내강으로 확산된다. 이처럼 장상피는 5~7일마다 재생한다.

미세융모(microvilli)는 각 상피세포막의 꼭대기쪽 표면(정점표면)에서 일어나는 접힘(folding)에 의해 형성된다. 이 미세한 돌기들은

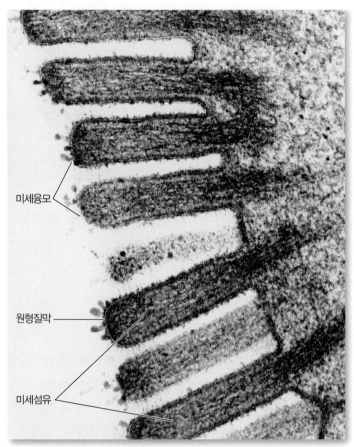

그림 18.11 미세융모의 전자현미경 사진. 미세융모는 소장에서 원주상피세포의 꼭대기쪽 표면에 위치한다. 미세융모는 흡수를 위해 표면적을 증가시키고 원형질막에 묻힌 솔가장자리효소를 갖고 있다. ©Dr. R. Dourmashkin/Science Source

전자현미경을 통해서만 보인다. 광학현미경에서 미세융모는 원주상피세포의 가장자리에 **솔가장자리**(brush border)를 만든다(그림 18.11).

장효소

미세융모의 세포막은 흡수를 위해 넓은 표면적을 제공할 뿐만 아니라 이당류, 다당류 및 기타 기질들을 분해하는 소화효소를 갖고 있다(표 18.1). 이 **솔가장자리효소**(brush border enzyme)는 내강으로 분비되지 않는 대신, 미즙에 활성부위를 노출시킴으로써 세포막에 붙어 있다(그림 18.12). 솔가장자리효소 중 하나인 **엔테로키나아제**(entero-kinase)는 단백질분해효소인 **트립신**의 활성에 필요하다. 활성화된 트립신은 다른 이자액효소들을 활성화한다(그림 18.29 참조).

장 수축과 운동

주요 수축 운동의 두 가지 형태인 **연동운동**(peristalsis)과 **분절운동**

표 18.1 | 소장에서 미세융모막에 부착한 솔가장자리효소의 특성

종류	효소	특성
이당분해효소	설탕분해효소	설탕을 포도당과 과당으로 분해, 결핍 시 위장관 장애
	말타아제	맥아당을 포도당으로 분해
	젖당분해효소	젖당을 포도당과 갈락토오스로 분해, 결핍 시 젖당불내성
펩타이드분해효소	아미노펩타이드분해효소	유리아미노산, 디펩타이드, 트라이펩타이드를 생산
	엔테로키나아제	트립신 활성화, 결핍 시 단백질 영양실조
인산분해효소	Ca^{2+}, Mg^{2+}-ATPase	Ca^{2+} 흡수에 필요, 효소 활성이 비타민 D에 의해 조절됨
	알칼리 인산분해효소	유기분자의 인산기 제거, 효소 활성이 비타민 D에 의해 조절됨

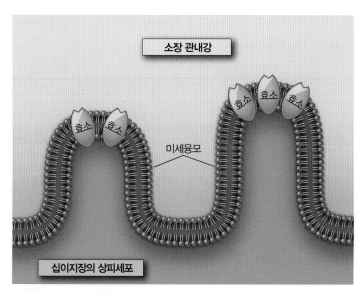

그림 18.12 솔가장자리효소의 위치. 솔가장자리효소(Enz)는 소장에서 미세융모의 원형질막에 묻혀 있다. 이 효소의 활성부위는 소장의 관내강 속 미즙을 마주하고 음식물의 분해를 돕는다.

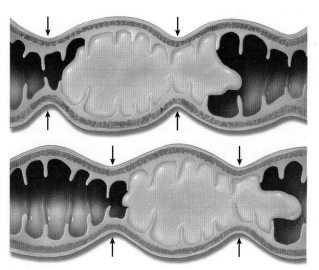

그림 18.13 소장의 분절운동. 소장의 수많은 분절이 동시에 수축함으로써 미즙은 소화효소 및 점액과 잘 혼합된다.

이 소장에서 일어난다. 꿈틀운동은 식도와 위보다 소장에서 더 약하다. 미즙의 덩어리에서 뻗침(신장)과 화학적 변화는 근육층 신경얼기에서 장(관)신경계의 연합신경세포에 의해 중개된다. 연합신경세포는 덩어리 뒤 흥분과 민무늬근 수축 덩어리 앞 억제와 근수축을 지시한다. 그럼에도 불구하고 영양소의 적당한 흡수에 알맞도록 장운동은 느리다.

소장의 주요 수축활동은 **분절운동**(segmentation movement)이다. 이 분절이라는 용어는 장내강의 근수축을 의미하는 것으로 다른 장 분절이 동시에 일어나는 것을 의미한다(그림 18.13). 분절운동은 미즙을 더 잘 섞이게 한다. 분절 수축은 소장의 먼쪽 끝부위보다 가까운 끝부위에서 더 자주 일어나서 압력 차이를 나타내고 소장을 통해 미즙이 앞쪽 방향으로 이동하도록 돕는다.

장 민무늬근의 수축은 심장박동과 약간 유사하게 내인성 심박조율기 활동에 반응하여 자동적으로 일어난다. 그러나 장 민무늬근에서 수축의 리듬은 **느린 파동**(slow wave, 그림 18.14)이라고 부르는

차등 탈분극에 의해 일어난다. 느린 파동은 자율신경 말단과 연관된 흔히 독특한 세포들에 의해 일어난다. 그러나 이 심박조율기세포들은 신경세포도 민무늬근도 아닌 조직학적으로 **카잘의 사이질세포**(interstitial cells of Cajal, ICC)로 밝혀졌다. 이 세포들은 근육층에서 세포의 약 5%를 구성하고 카잘의 다른 사이질세포들을 서로 결합하고 간극연접에 의해 민무늬근세포에 연결하는 긴 돌기들을 갖고 있다. 간극연접은 탈분극을 한 세포로부터 다른 세포로 전도함으로써 전체 근육이 단일단위(single unit) 또는 기능적 융합체(합포체)로 작용한다(그림 18.15).

느린 파동은 위와 장에서 카잘의 상호연결된 세포들 사이에 간극연접을 통해 퍼진다. 그러나 느린 파동은 몇 센티미터(cm) 정도의 짧은 거리만 퍼질 수 있기 때문에 다음 심박조율기에 의해 재생되어야 한다. 이는 장의 분절 수축을 일으킨다(그림 18.13 참조). 느린 파동의 생산과 결과로 생긴 수축은 장의 뒤쪽 끝보다 앞쪽 끝에서 더 빠르기 때문에 압력수두(壓力水頭)는 장 내용물을 위장관을 따라 밀어낸다.

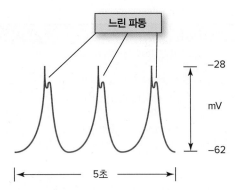

그림 18.14 장의 느린 파동. 느린 파동은 민무늬근세포가 아니라 카잘의 사이질세포(ICC)에 의해 생산되고 장벽(창자벽) 속에 전기적으로 연결된 카잘의 사이질세포망에 전도된다. 민무늬근세포는 활동전위를 생산하고 수축함으로써 탈분극에 반응한다. 느린 파동은 심장의 심박조율기 전압보다 더 느리게 일어난다.

카잘의 사이질세포에 의해 생산되고 전도된 느린 파동은 인접한 민무늬근세포를 탈분극하는 데 사용된다. 느린 파동 탈분극이 문턱값(역치)을 초과할 때 전압-개폐성 Ca^{2+} 통로를 개방함으로써 민무늬근세포의 활동전위를 일으킨다. 이는 느린-파동 탈분극의 꼭대기에 Ca^{2+} 활동전위를 생산한다(그림 8.14 참조). Ca^{2+}의 유입은 두 가지 효과를 나타낸다. (1) 활동전위의 상향 탈분극기를 일으킨다(재분극은 K^+의 외부 유출에 의해 일어난다). (2) 수축을 자극한다(그

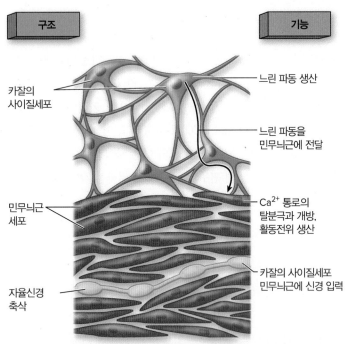

그림 18.15 근육 속에 일어나는 전기적 반응. 카잘의 사이질세포가 느린 파동을 일으키고 이는 장 수축을 조정한다. 느린 파동은 민무늬근세포로 전도되고 그곳에서 Ca^{2+} 통로가 열리도록 자극한다. 이는 활동전위를 일으키고 수축을 자극한다. 자율신경 축삭은 신경전달물질을 방출하고, 카잘의 사이질세포와 민무늬근세포의 전기적 활성을 변화시킨다.

림 12.36 참조). 수축은 Ca^{2+}-유도 Ca^{2+} 방출을 통해 근소포체로부터 추가적으로 방출된 Ca^{2+}에 의해 도움을 받는다.

자율신경은 주로 장신경계에 영향을 줌으로써 장의 자동 수축을 변화시키는데(그림 18.31 참조), 이는 카잘의 사이질세포를 자극 또는 억제한다. 부교감신경의 축삭에서 유래하는 아세틸콜린(acetylcholine, ACh)이 민무늬근세포의 무스카린 아세틸콜린(muscarinic ACh) 수용체를 자극할 때 느린 파동의 크기와 지속을 증가시킨다. 따라서 활동전위를 증가시키고 장의 수축과 운동을 촉진시킨다. 대조적으로 억제성 신경전달물질은 민무늬근막을 과분극(hyperpolarization)시켜 장활동을 감소시킨다.

18.4 대장

대장은 소장의 미즙에서 수분, 전해질, 비타민 등을 흡수한다. 대장은 직장과 항문관을 통해 노폐물을 내보낸다.

대장(large intestine, 큰창자) 또는 **결장**(colon, 잘룩창자)이라고 하는 돌막창자 판막(회맹판)에서 항문에 이르는 부분이다. 회장(돌창자)에서 온 미즙은 **맹장**(cecum)으로 전달된다. 노폐물은 **상행결장**(ascending colon), **횡행결장**(transverse colon), **하행결장**(descendingcolon), **S자결장**(sigmoid colon), **직장**(rectum), **항문관**(anal canal)을 차례로 통과한다(그림 18.16). 노폐물(대변)은 항문관의 바

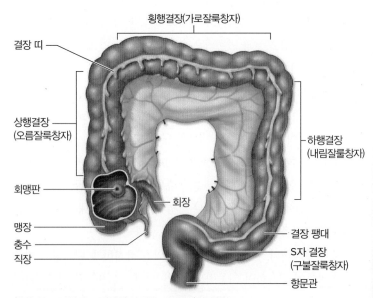

그림 18.16 대장. 대장의 다양한 부위를 보여준다.

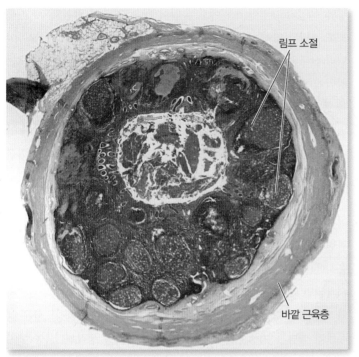

그림 18.17 사람의 충수의 광학현미경 사진. 충수의 단면도는 면역 반응에 작용하는 수많은 림프 소절을 보여주고 있다. ©Garry DeLong/Science Source

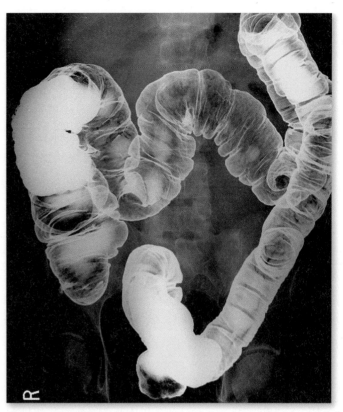

그림 18.18 대장의 방사선 사진. 바륨 관장제 투여 후 대장이 관찰된다. 결장 팽대가 명확하게 보인다. ©Medical Body Scans/Science Source

쪽쪽 열린 구멍인 **항문**을 통해 배설된다.

소장처럼 대장의 점막은 많은 분산된 림프구와 림프절을 갖고 있고 원주상피세포와 술잔세포로 덮여 있다. 비록 이 상피가 움(crypt)를 형성할지라도(그림 18.17) 대장 속에는 융모가 없다. 대장의 외부 표면은 바깥쪽으로 부풀어나와 **결장 팽대**(haustra)를 형성한다(그림 18.16, 18.18 참조). 이따금 결장 팽대의 외부 근육이 약해져서 벽이 더 길어진 주머니나 게실(곁주머니)을 형성한다. 이 결장 팽대의 염증을 **게실염**(곁주머니염)이라 한다. 대장은 거의 소화기능을 갖고 있지 않지만, 여러 비타민 B 복합체와 바타민 K 뿐 아니라 남아 있는 미즙으로부터 수분과 전해질을 흡수한다.

♥ 임상적용

맹장염(appendicitis)은 맹장에서 나오는 가늘고 끝이 막힌 맹장인 *vermiform*(벌레 모양의 라틴어) 충수의 염증이다. 맹장은 소화 기능을 하지 않지만 수많은 림프 결절(그림 18.17)을 포함하고 필요할 때 정상적인 장내 미생물(다음에 설명)을 보충하는 데 도움이 되는 공생 박테리아의 개체군을 수용할 수 있다. 맹장염은 일부 사람들에게 오른쪽 아래 복부 사분면의 통증, 메스꺼움 및 진단을 혼동시키는 기타 증상을 일으키는 의학적 응급 상황이다. 맹장 파열은 염증을 주변 복막으로 퍼뜨리며 순환성 쇼크 및 사망을 유발할 수 있는 복막염(peritonitis)이라고 하는 상태이다. 이것은 맹장을 외과적으로 제거하는 충수 절제술로 예방할 수 있다.

⚭ 시스템 상호작용:
장 미생물상

주로 세균인 미생물들의 수는 위와 소장의 가까운 부위에서 비교적 적다. 이 수는 멀리 있는 회장(돌창자)에서 증가하고 결장에서 가장 증가하는데 그 수는 10^{14}이다. 이 엄청난 수는 사람의 세포수보다 약 10배 더 많고, 사람세포보다 아마도 100배나 더 많은 유전자들을 가진 수천 개의 다른 종들을 나타낸다. 이 미생물들을 집합적으로 **장 미생물상**(intestinal microbiota 또는 microflora)이라고 부른다. 결장에 서식하는 장 미생물상의 대부분은 혐기성세균(무산소성 세균)들이다.

미생물상은 보통 **공생균**(commensal bacteria)으로 구성되는데, **공생**(편리공생)이란 한 종은 이득을 보고 다른 종은 이득 또는 손해도 보지 않는 관계를 말한다. 그러나 **공존**(상리공생)이란 양쪽이 서로 이득을 보는 관계를 말한다. 사람의 대장은 세균에게 풍부한 영양소와 호기성 조건을 제공하는 한편, 세균은 사람에게 다양한 이익을 제공한다.

산모에게서 온 미생물은 출산 중(질 경유 출산 중 산모의 질 또는 제왕절개 출산 중 산모의 피부로부터) 유아의 장에 유입되고 그 유입은 초기 유아기 중 계속된다. 과학자들은 이 초기 집락형성이 미생물상의 구성에 영향을 주는 것으로 믿고 있다. 이는 왜 장 미생물상의 구성이 개인들 사이에서 상당히 다르고 관련이 없는 사람들 사이보다 가족원들 사이에서 더 유사성이 많은지를 보여준다. 무균상태에서 기르고 공생균이 없는 생쥐 실험에 따르면 유아기 때 정상적인 장 미생물상을 갖는 것은 건강한 면역체계를 발달시키는 데 필요한 것으로 알려져 있다. 이는 농장에서 성장한 덕분으로 더 다양한 장 미생물상을 가진 어린이들이 알레르기를 일으킬 위험이 적은 이유를 잘 말해 준다. 과학자들은 장 미생물상을 조사함으로써 사람이 말랐는지 또는 비만인지를 정확하게 결정할 수 있다. 비만인 사람은 마른 사람보다 특정 그룹의 미생물의 상대적 풍부도가 다르고 그 다양성도 덜하다. 장 미생물상 없이 무균상태에서 사육한 다음, 비만생쥐의 장 미생물상에 의한 집락형성을 받는 생쥐는 마른 생쥐의 미생물상에 의해 집락형성을 받는 생쥐보다 지방을 훨씬 더 빨리 증가시켰다. 이 관찰과 사람에서 발견된 간접적 증거를 통해 장 미생물상의 특성이 비만, 당뇨와 대사증후군에 기여함을 알 수 있다(19장 참조).

우리는 음식물과 비타민 K와 결장에서 흡수된 B 비타민(예: 리보플라빈, 티아민, 비오틴, 판토테산과 엽산)을 제공하는 장 미생물상으로부터 비타민을 얻는다. 뿐만 아니라 결장의 공생균은 **식이성 섬유**(dietary fiber, 사람의 소화효소에 의해 단당류로 분해할 수 없는 다당류)를 소화하는 효소들을 갖고 있다. 식이성 섬유가 풍부한 전통적인 음식은 섬유가 낮고 고지방과 당도가 높은 전형적인 서양 음식보다 훨씬 더 다양한 장 미생물상 종(species)을 조성한다. 세균은 섬유로부터 얻은 당(sugar)을 **짧은 사슬 지방산**(short-chain fatty acid), 즉 **초산**(acetate), **프로피온산**(propionate)과 **부티르산**(butyrate) 등으로 발효시킨다.

이 짧은 사슬 지방산들은 결장 상피세포에 의해 에너지로 쓰이고 더 긴 사슬 지방산과 달리 문정맥 혈액으로 흡수된다. 장 미생물상에 의해 생산된 짧은 사슬 지방산들은 장 운동과 분비를 촉진하는 데 도움이 된다. 혈액으로 들어오는 짧은 사슬 지방산들은 말초기관들에 직간접으로 영향을 줄 수 있다. 예를 들어, 높은 섬유를 포함한 음식으로부터 온 짧은 사슬 지방산들은 뇌에 작용하여 이자섬으로부터 부교감신경 자극에 의한 인슐린 분비를 촉진한다. 이들은 또한 지방조직과 간에 작용하여 체중 감소를 촉진하고 알맞은 혈당량을 유지한다.

미생물군집화와 유아기

영아의 장에서 첫 번째 중요한 집락화는 분만 중에 발생한다. 질 분만 시 질관, 항문주위 및 산모의 피부에 존재하는 미생물이 영아의 장에 유입되고 영아 초기에도 유입이 계속된다. 그러나 제왕절개를 통해 분만된 영아는 병원 환경에서 흔히 볼 수 있는 박테리아뿐만 아니라 산모의 피부와 구강 박테리아에 의해 초기 점유화된다. 이 모든 영역에 서식하는 박테리아는 다양하며, 자연분만 또는 제왕절개분만을 통해 분만된 영아 사이에서 관찰되는 건강 결과의 차이에 대한 책임이 있을 수 있다. 일부 연구에 따르면 제왕절개를 통해 분만된 아기는 질 표본을 받아 유익한 질 박테리아를 섭취하거나 산모가 임신 중 및 임신 후에 프로바이오틱스를 보충해야 한다고 제안했다.

모유수유는 아기를 우유에 있는 공생 박테리아에 노출시킬 뿐만 아니라 엄마와의 피부 접촉에도 노출된다. 모유에 있는 미생물은 **장관련 림프조직(GALT)**의 발달을 자극하고 T 세포 성숙을 억제하여 음식에 대한 내성을 향상시키는 것으로 생각된다. 고체식(이유식)이 시작되면 대략 3세까지 점점 더 복잡한 식단으로 미생물상의 개체수와 다양성이 확장될 것이다. 식이요법과 더불어 초기 환경노출은 알레르기 예방과 미생물상의 다양성이 중요하다고 생각된다. 농촌 지역에 사는 어린이, 특히 농장에서 자란 어린이는 공기 매개 및 식품 알레르기 발병 위험이 낮을 뿐만 아니라 다양한 장 미생물상을 보인다. 나이가 많은 형제자매가 있는 아이들도 더 다양한 미생물상을 보인다. 종합하면 초기 식민지화 방법과 산후식이 및 환경요인 공유에서 왜 미생물상이 혈연이 아닌 사람들보다 가족구성원 간에 더 유사성을 나타내는지를 설명하는 데 도움이 된다.

미생물상과 대사 기능

미생물상은 비만으로 분류된 개인에서 상당히 다르다. 사실, 과학자들은 장내 미생물을 조사하여 사람의 체지방 수준을 정확하게 예측할 수 있다. 비만으로 분류되는 사람들은 일반적으로 비만으로 분류되지 않는 사람들보다 다양성이 적고 특정 미생물 그룹의 상대적인 풍부도가 다르다. 생쥐의 증거는 변화된 미생물상이 비만에 기여한다는 생각을 뒷받침한다. 생쥐를 무균(장내 미생물없이)으로 키운 다음, 비만 생쥐의 장내 미생물에 의해 식민지화되도록 허용한 생쥐가 마른 생쥐의 미생물에 의해 식민지화된 유사한 생쥐보다 더 빠르게 지방이 증가했다. 이러한 관찰과 인간에 대한 간접적인 증거는 장내 미생물의 특성이 비만과 아마도 당뇨병 및 대사증후군에 기여한다는 것을 시사한다(19장 19.4절). 예를 들어, 비만 수술을 받은 사람들은 종종 수술 후 이점에 기여할 수 있는 변경된 장내 미생물을 가진다. 미생물상이 체중에 정확히 어떻게 기여하는지는 잘 알려져 있지 않지만 지질 흡수, 식욕, 포만감 및 짧은 사슬 지방산에 의한 에너지 저장의 조절 때문일 수 있다. 비만인의 미생물상은 종종 지방조직 저장을 촉진하는 데 효과적인 박테리아 종이 더 많이 서식하며 섬유를 대사하여 짧은 사슬 지방산(SCFA)을 생성하는 박테리아 개체군이 부족하다.

미생물상과 면역 기능

장은 20 μm의 단순한 원통 상피에 의해 둘러싸여 있으며, 100조의 공생 박테리아 및 염증을 일으킬 수 있는 잠재적인 병원균에 대해 거대한 표면적(약 200 m²)을 나타낸다. 그것은 몇 가지 기작에 의해 루멘의 병원균으로부터 보호되며, 그 중 일부는 공생 박테리아의 영향을 받을 수 있다. 앞서 언급했듯이, 미생물상은 짧은 사슬 지방산을 생산하고 상피세포에 에너지를 공급한다.

미생물상은 또한 소장에 **점액**(점액에 고점도를 부여하기 위해 서로 결합하는 당단백질 분자) 및 항균 펩타이드의 망을 포함하는 배상세포에 의한 점액 생산을 자극함으로써 병원성 박테리아에 대한 건강을 유지하는 데 도움이 된다. 점액은 박테리아가 상피에 도달하는 능력을 감소시킨다. 장 미생물상은 또한 파이에르판, 음 패치, 격리된 림프 여포와 같은 **장 관련 림프조직(GALT)**의 적절한 발달을 자극하는 데 필요하다. 무균으로 사육되고 공생 세균이 결핍된 생쥐로부터의 증거는 유아기의 정상적인 장 미생물상이 건강한 면역계의 발달에 필요하다는 것을 시사한다. 이것은 장의 염증을 방지하고 음식으로부터 항원에 대한 내성을 향상시키는 데 도움이 될 수 있다. 장의 다른 면역 기작은 장움에 집중하여 이 영역의 줄기세포를 보호하는 파네트 세포로부터의 항균 펩타이드의 분비 및 고유층의 혈장세포에 의한 IgA 항체의 분비를 포함한다. IgA 항체는 장의 상피세포를 통해 내강으로 운반되며, 여기서 독소(콜레라 독소 등)를 중화시켜 병원균(**살모넬라균** 및 **이질균** 등)이 점막 장벽에 침입하는 능력을 저하시킨다. IgA를 분비하는 형질세포는 고유층, 장간막 림프절, 파이에르판(13장 그림 13.38 참조) 및 장벽의 고립된 림프 여포로부터 유래될 수 있다. 따라서 미생물상은 장내 정상적인 IgA 생산에 간접적으로 관여할 수 있다.

장 수지상세포는 T 림프구의 활성화에 필요한 항원-표지 세포이다. 그들은 고유층에 존재하지만 내강에서 상피에 도달하는 살아있는 박테리아를 삼킬 수 있는 원통형 상피세포 사이에 얇은 과정을 보낸다. 이렇게 활성화된 수지상세포는 T 세포에 박테리아 항원을 제시할 수 있고, 림프관을 통해 장간막 림프절로 이동할 수 있다. 그런 다음 조절 T 세포를 활성화시켜 공생 박테리아에 반응하여 염증을 억제하고, 세포독성 T 세포를 자극하여 병원성 박테리아와 싸울 수 있다(15장 15.3절). 이것은 우리의 면역세포가 공생의 "선인균"과 병원균을 어떻게 구별할 수 있는지 설명할 수 있다.

어린시절과 모성의 항생제 사용은 비만과 알레르기의 발병과 관련이 있다. 항생제를 삶의 어느 시점에서나 자주 사용하면 장의 공생 세균을 파괴할 수 있으며 병원균에 의한 콜로니 형성에 대한 내성을 제공한다. 이것은 **클로스트리듐 디피실리균**과 같은 기회성 감염에 걸릴 위험을 높인다. 클로스트리듐 디피실리균은 대변에서 입으로의 경로에서 포자를 통해 전염되는 혐기성, 그람 양성, 독소 생산 박테리아의 일종이며, 원내(원내 감염) 감염성 설사의 가장 흔한 원인이다. 항생제를 자주 사용하면 간에서 생성된 쓸개즙산을 "2차 쓸개즙산"(다음 절에서 설명)으로 대사하고 C. 디피실리균으로부터 보호될 수 있기 때문에, C. 디피실리균에 대한 환자의 민감도가 증가될 수 있다.

클로스트리듐 디피실리균은 일반적으로 정맥내 항생제의 투여로 잘 치료되지만, 재발할 수도 있고 생명을 위협할 수 있다. 또한, 감염의 치료에 사용되는 추가 항생제는 사람의 미생물상을 더욱 고갈시킨다. 대변 미생물상 이식으로 알려진 절차는 건강한 장 미생물상을 재확립하는 데 도움이 되며, 그 명백한 효능은 면역에 대한 장 미생물상의 중요성을 나타낸다. 이 절차에서는 건강한 기증자, 일반적으로 가정과 환경을 공유하는 가족의 배설물을 처리하고 감염된 개인에게 (결장 내시경, 관장 또는 비강 튜브를 사용하여) 투여한다. 클로스트리듐 디피실리균 감염이 재발한 환자의 장을 재콜로니화하는 데 사용할 수 있다.

다양한 조건에서 미생물상의 차이가 관찰될 수 있음은 분명하지만, 미생물상이 질병의 발병에 큰 영향을 미치는지 또는 결과적으로

💟 임상적용

염증성 장질환(inflammatory bowel disease, IBD)에는 크론병과 궤양성 대장염이 포함된다. 두 가지 상태 모두 복통, 피로 및 체중감소와 함께 장기간의 설사를 유발한다. IBD에서는 배상세포에 의한 점액 분비 감소, 장 투과성을 증가시키는 상피세포 사이의 밀착접합의 변화, 미생물군의 변화가 있다. 궤양성 대장염에서 변화는 일반적으로 직장에서 시작되어 장 점막의 침식과 궤양을 유발한다. 크론병은 회장과 결장의 어느 곳에서나 장의 4개 조직층 모두를 포함하는 섬유성 병변이 특징이다. IBD의 발병률은 미국에서 증가하고 있으며 식이 요인, 감염 및 항생제 남용에 의해 촉진될 수 있다. 이들은 변화된 박테리아 개체군에 대한 면역 반응을 유발하는 장내 미생물총의 변화를 일으킬 수 있다. 많은 유전자는 또한 IBD에 대한 증가된 감수성과 관련이 있다.

과민성 대장증후군(irritable bowel syndrome, IBS)은 IBS가 조직이나 생화학적 변화를 특징으로 하지 않고 위장관의 신경 조절에 영향을 미치는 복잡한 요인에 의해 유발된다는 점에서 염증성 장 질환과 다르다. 이것은 복통과 설사, 변비 또는 교대로 나타나는 불편함을 유발할 수 있다. 장내 미생물총의 변화, 장신경계와 미주신경의 구심성 섬유를 통한 뇌와의 결함 있는 상호작용은 IBS에 기여하는 것으로 여겨진다.

변화하는지를 이해하기 위해 향후 연구가 필요하다. 예를 들어, IBD 환자는 SCFA를 생산하는 미생물 집단이 감소하고 그에 상응하는 공생 박테리아 집단이 줄어들고 대장균과 같은 병원성 박테리아 집단이 많아지는 경우가 많다. 대변의 미생물 이식을 다른 조건에서 조사하거나 프로바이오틱스의 보급을 실시하는 연구는 결과가 상당히 다르고, 미생물상을 대상으로 한 치료는 장래 유망한 연구의 영역이 되고 있다.

장의 체액과 전해질 흡수

위장관은 음식과 음료로부터 하루에 약 1.5 L의 물을 공급받으며, 하루에 8~10 L의 수분을 내강으로 분비한다. 여기에 침샘, 위, 장, 이자, 간 및 쓸개으로부터의 역할도 포함된다. 소장은 서로 다른 수송 과정을 수반하는 물을 분비하고 흡수하지만 균형이 맞지 않는다. 소장은 하루에 약 1 L를 분비하지만, 대부분의 체액을 흡수한다. 그 결과, 하루에 약 2 L의 액체만이 대장으로 들어간다. 대장은 남은 부피의 약 90%를 흡수해 대변으로 배설될 액체가 200 mL 미만으로 남는다.

장에서 물의 흡수는 이온의 능동수송에 의해 생긴 삼투 기울기의 결과로 발생한다. 장점막의 상피세포는 신장세관(kidney tubule)의 상피세포와 매우 유사하며, 신장세관과 마찬가지로 기저막에 Na^+/K^+ 펌프를 포함한다. 신장세관과 유사한 점은 염분과 물의 재흡수를 자극하는 알도스테론이 회장 및 결장에서도 염분과 물의 재흡수를 자극

하는 것으로 보인다.

대장에서의 염분과 물의 운반은 대장이 물을 흡수하고 분비하는 능력으로 더 복잡해진다. 여기서 체액의 분비는 주로 세포 내 Cl^-를 형성하는 운반체의 작용에 의해 발생한다. Cl^-는 CFTR(낭성섬유증 막관통 전도 조절자, 6장)의 염화통로를 통해 장내강으로 확산되며, Na^+와 물로 이어진다. 이러한 방식으로 분비되는 염분과 물의 흡수량이 많은 것에는 적지만, 일부 질환에서는 이러한 균형이 변동될 수도 있다.

배변

전해액과 물이 흡수된 후 노폐물이 직장으로 이동하면서 직장내압 상승과 내부 항문 조임근 이완으로 이어진다. 감각신호가 뇌로 보내져 배변 충동을 일으킨다. 처음에는 배변을 막기 위해 항문조임근이 수축해 **배변반사**(defecation reflex)를 완성한다. 이때, 사람은 자발적으로 외부 항문조임근을 이완시켜 배변하는 것을 선택할 수도 있고, 지연시키는 것을 선택할 수도 있다. 만약 배변 충동이 거부된다면, 대변은 항문관 안으로 들어가는 것을 막고 직장에 남아서 아마도 S상 결장으로 돌아갈 것이다.

배변하는 동안 직장 근육의 세로층은 직장의 압력을 증가시키기 위해 수축하고, 내부 및 외부 항문조임근은 이완된다. 배설은 복부 및 골격근의 수축에 의해 이뤄지는데, 이는 복부 내 압력을 증가시킨다. 증가된 압력은 직장으로부터, 항문을 통해 밖으로 배설물을 밀어낸다.

🫀 임상적용

설사(diarrhea)는 대변에 과도한 수분이 배설되는 것이다. 가장 흔한 원인은 **바이러스성 위장염**(viral gastroenteritis)으로 장 염증과 내강으로의 과도한 체액 분비를 유발한다. *E. coli, V. cholerae* 및 *C. difficile* 균주와 같은 특정 박테리아는 장독소를 방출하여 **분비성 설사**(secretory diarrhea)를 일으킨다. 이것은 간접적으로 근단막에서 Cl^- 분비를 촉진하는 동시에 Na^+ 흡수를 억제하여 내강으로의 과도한 체액 분비를 유도한다. *Salmonella, Campylobacter* 및 *Shi-gella*를 포함한 다른 박테리아는 점막을 침범하여 **염증성 설사**(inflammatory diarrhea)를 일으킨다. 이것은 손상과 염증을 일으켜 단백질과 호중구가 풍부한 체액 및 일부 혈액의 손실을 유발하고 물 흡수 능력이 감소한다. 설사는 또한 일부 영양소를 소화할 수 없기 때문에 장 내용물의 삼투압 증가로 인해 발생할 수 있다. 이것은 유당(유당)을 섭취하는 **유당 불내증**(lactose intolerance)이 있는 사람과 글루텐을 섭취하는 체강 질환이 있는 사람(이전에 논의됨)에서 발생한다. IBD, 특히 궤양성 대장염이 있는 많은 사람들은 결장 점막 출혈의 결과로 염증성 설사로 고통받게 된다. 더 심한 경우에는 배변이 하루에도 여러 번, 심지어 밤에도 일어날 수 있다.

18.5 간, 쓸개, 이자

간은 혈액의 화학적 조성을 여러 방법으로 조절한다. 뿐만 아니라 간은 쓸개즙(담즙)을 생산하고 분비한다. 쓸개즙은 십이지장으로 방출되기 전에 쓸개(담낭) 속에 저장되고 농축된다. 이자(췌장)는 중탄산염(HCO_3^-)과 주요 소화효소를 포함하는 이자액(췌장액)을 외분비하여 이자관(췌관)을 통해 십이지장으로 보낸다.

간은 복강(배안)의 가로막 바로 아래에 위치한다. 가장 큰 내부 기관이고, 성인의 경우 약 1.3 kg이나 된다. 배 모양의 **쓸개**는 간우엽과

간네모엽(간방형엽) 사이의 간 아래 표면에 붙어 있다. 쓸개의 길이는 약 7~10 cm이다. 약 12~15 cm가 되는 **이자**는 후복벽을 따라 위바로 뒤에 위치한다.

간 구조

간은 가장 큰 내부기관이지만, 어떤 점에서 1, 2개의 세포 두께밖에 안 된다. 간은 **간세포**(hepatocyte)로 구성되고, 간세포는 **간세포판**(hepatic plate)을 형성한다. 이 간세포판들은 **동양혈관**(sinusoid)이라고 부르는 큰 모세혈관 공간에 의해 서로 떨어져 있다(그림 18.19).

간 동양혈관은 납작한 돌기와 **창**을 가진 내피세포들로 덮여 있다. 이 창 또는 개구부는 직경이 150~175 nm로서 동양혈관을 다공성으로 만든다. 신장과 이자(췌장)의 창 모세혈관과 달리 간 동양혈관의 창은 가로막(횡격막)과 기저막(바닥막)을 갖고 있지 않다. 이는 간 동양혈관을 다른 모세혈관들보다 훨씬 더 투과성이 있도록 만들어 지방과 콜레스테롤 같은 단백질결합 비극성 분자들과 함께 혈장 단백질을 통과시킨다. 동양혈관은 그물내피계(세망내피계 또는 단핵포식세포계로도 불림, 15.1절 참조)의 일부인 **쿠퍼세포**(Kupffer cell)를 갖고 있다. 기저막이 없는 창과 간의 판구조는 간세포와 혈액 내용물 사이에 밀착된 접촉을 형성한다.

간은 재생하는 놀라운 능력을 갖고 있다. 예를 들어, 설치류 간의 2/3를 외과적으로 제거하면 남아 있는 간은 일주일 내에 원래의 크기로 재생한다. 이 재생능력은 줄기세포와 같은 '전구세포'로 변하는 간세포의 유사분열(mitotic division)에 의한 것이다. 간은 원래 크기로 재생하면 더 이상 유사분열은 일어나지 않는다. 이와 동일한 재생 능력은 독소나 감염 때문에 간세포가 죽을 때도 나타난다. 그러나 알코올 또는 약물 오남용과 바이러스성 간염은 간조직에 손상을 입혀 **간섬유증**(liver fibrosis)을 일으키는데, 이는 콜라겐섬유와 세포 외기질을 축적시킨다. 이는 나중에 더욱 심각한 질환인 **간경화**(liver cirrhosis)로 진행될 수 있다.

간문맥계

장 내 모세혈관에 흡수된 소화산물은 체순환계로 직접 들어가는 대신에 간으로 전달된다. 위장관 내 모세혈관은 이 혈액을 간 속의 모세혈관으로 운반하는 **간문정맥**(hepatic portal vein)으로 내보낸다. **문맥계**(portal system)라는 용어는 이처럼 독특한 형태의 순환을 나타내는 것으로 '모세혈관 - 정맥 - 모세혈관 - 정맥'으로 순환한다. 장에서 정맥혈액을 받을 뿐만 아니라 간은 **간동맥**을 통해 동맥혈액을 받는다.

간문정맥은 장, 이자, 쓸개, 그물막(omentum)과 지라 등의 모세혈관을 비우고 약 75~80% 혈류를 간으로 보낸다. 간문정맥은 장으로부터오는 혈액을 포함하고 있기 때문에 영양소와 흡수한 다른 분자들을 간으로 보낸다. 간동맥은 간 혈류의 나머지 20~25%를 공급하지만, 이 동맥혈류는 간문정맥을 통해 혈류의 변화를 조정한다. 그

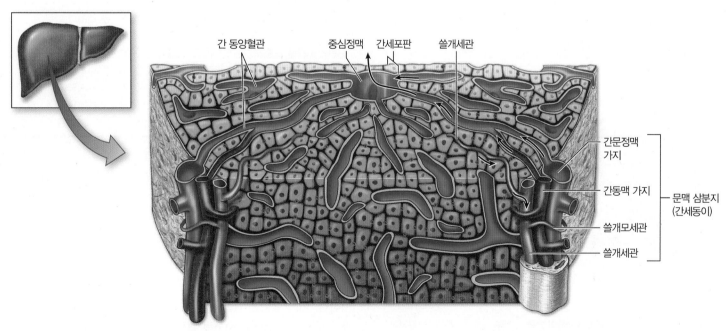

간 동양혈관   중심정맥   간세포판   쓸개세관

간문정맥 가지

간동맥 가지

쓸개모세관

쓸개세관

문맥 삼분지 (간세동이)

그림 18.19 간의 현미경적 구조. 혈액은 문맥 삼합에서 문맥과 간동맥 가지를 통해 문맥 소엽으로 들어가고, 동양혈관을 통과하고, 중심정맥을 통해 소엽을 떠난다. 중심정맥이 모여 간에서 정맥혈을 운반하는 간 정맥을 형성한다.

결과 전체의 간 혈류는 심장박출량의 약 25%에서 유지된다. 이처럼 비교적 일정한 간 혈류는 혈액으로부터 물질들을 제거하는 간의 능력, 즉 **간 청소**(hepatic clearance)를 유지하는 데 필요하다.

간소엽

간세포판은 **간소엽**(hepatic lobule) 또는 **문맥소엽**(portal lobule)이라고 하는 기능적 단위로 배열된다(그림 18.19, 18.20 참조). 각 간소엽의 중앙에는 **중심정맥**(central vein)이 있고 각 간소엽의 주위에는 간세포판 사이의 동양혈관으로 통하는 간문정맥과 간동맥의 가지들이 있다. 동맥혈액과 문정맥혈액은 간소엽 주위에서 중심정맥까지 동양혈관을 통해 흐르면서 섞이게 된다. 서로 다른 간소엽의 중심정맥들은 모여 간정맥을 형성하고, 이는 혈액을 간으로부터 하대정맥으로 운반한다.

쓸개즙은 간세포에 의해 생산되고 각 간세포판 사이에 위치한 **쓸개모세관**(bile canaliculi)으로 분비된다(그림 18.20 참조). 이 쓸개모세관은 **쓸개관**(담관)에 의해 각 간소엽의 주위에서 흘러나와 **간관**으로 흘러나간다. 혈액은 동양혈관으로 움직이고 쓸개즙은 간세포판 속에서 반대 방향으로 움직이기 때문에 혈액과 쓸개즙은 간소엽에서 섞이지 않는다.

장간 순환

쓸개즙 성분 외에도 간은 다양한 외인성 물질(약물)을 쓸개관으로 분비한다(표 18.2). 간은 특정 물질을 혈액에서 제거하여 장으로 배출한다. 쓸개즙으로 분비되어 혈액에서 제거된 물질은 대변으로 배설되는데 이는 소변의 배설을 통한 혈액의 신장 청소와 유사하다(17장 17.4절 참조).

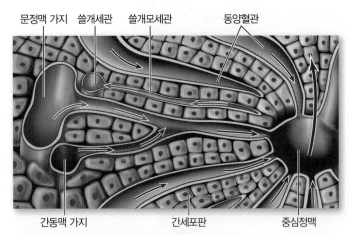

그림 18.20 간소엽에서 혈액과 쓸개즙의 흐름. 혈액은 동양혈관 속에서 문정맥으로부터 중심 정맥으로 흐른다. 쓸개즙은 간세포판 중앙에서 간소엽 주위의 쓸개세관으로 흐른다.

(그림 라벨: 문정맥 가지, 쓸개세관, 쓸개모세관, 동양혈관, 간동맥 가지, 간세포판, 중심정맥)

표 18.2 | 간에 의해 쓸개관으로 배설되는 물질

종류	물질	특징
내인성(생체 내)	쓸개즙염, 우로빌리노겐, 콜레스테롤	높은 퍼센트로 재흡수되어 장간 순환을 함
	레시틴	낮은 퍼센트로 재흡수되어 장간 순환을 함
	빌리루빈	장간 순환을 하지 않음
외인성(약물)	암피실린, 스트렙토마이신, 테트라사이클린	높은 퍼센트로 재흡수되어 장간 순환을 함
	셀파제(설폰아미드), 페니실린	낮은 퍼센트로 재흡수되어 장간 순환을 함

임상적용

간경변(cirrhosis)은 간문맥 소엽이 파괴되고 섬유성 반흔 조직과 정상적인 판상 구조가 없는 간세포의 "재생 결절"로 대체될 때 발생한다. 이 조직은 혈액에서 빌리루빈과 독성 분자를 적절히 제거하지 못하고 담즙소관으로 배출하여 황달과 뇌를 포함한 많은 기관에 악영향을 미친다(간성 뇌병증). 소관에서 담즙의 흐름이 방해를 받는 것처럼 동양혈관을 통한 혈액의 흐름도 방해를 받아 문맥 고혈압(문맥의 고압)을 유발한다. 이것은 다리의 부종, 복수(복부의 체액 축적), 확장된 정맥인 식도 정맥류 출혈을 포함하여 많은 결과를 초래한다. 간경변의 가장 흔한 원인은 B형 및 C형 간염 바이러스, 알코올 중독 및 비알코올성 지방간염이다.

만성 알코올 남용은 알코올성 간염과 알코올성 지방간 질환이라는 두 가지 다른 상태로 이어질 수 있다. **알코올성 간염**(alcoholic hepatitis)은 알코올 사용으로 인한 간의 만성 염증이다. **알코올성 지방간 질환**(alcoholic fatty liver disease)은 간에 트리글리세리드가 축적되는 것이다. 이것은 부분적으로 대부분의 알코올 산화가 간에서 일어나기 때문에 발생하며, 간에서 알코올 탈수소효소에 의해 아세트알데히드로 대사된다. 아세트알데히드는 아세테이트로 전환된 다음 지방산을 합성하는 데 사용되는 아세틸 CoA로 전환된다(5장 그림 5.18 참조). 간 대사의 다른 측면도 영향을 받는다. 또한 알코올은 간문맥을 통해 장에서 나오는 세균성 독소에 간을 노출시키는 방식으로 장을 손상시킨다. 간 질환, 암 및 사고로 인한 사망위험 증가를 통해 만성 알코올 남용은 현재 미국에서 예방 가능한 사망원인 4위이다. 또한 알코올로 인한 간 손상은 미국에서 간 이식을 시행하는 두 번째 주요 원인(C형 간염 바이러스 다음)이다.

비알코올성 지방간 질환(nonalcoholic fatty liver disease)은 당뇨병 전단계 및 제2형 당뇨병의 비만 및 인슐린 저항성과 관련이 있으며 포화 지방 및 과당이 많이 함유된 식단에 의해 촉진되는 것으로 보인다. 비알코올성 지방간염(NASH)으로 발전하지 않는 한 양성이며, 간경변, 암 및 심혈관 질환을 촉진할 수 있는 염증 상태이다.

그러나 쓸개즙과 함께 장으로 배출된 많은 물질들은 대변과 함께 제거되지 않는다. 일부는 소장을 통해 흡수되어 간문맥혈액으로 들어간다. 이 물질들은 간으로 다시 운반되고 그곳에서 간세포에 의해 쓸개관으로 분비된다. 이처럼 물질이 간과 장 사이에서 재순환하는 것을 **장간 순환**(enterohepatic circulation)이라고 한다(그림 18.21).

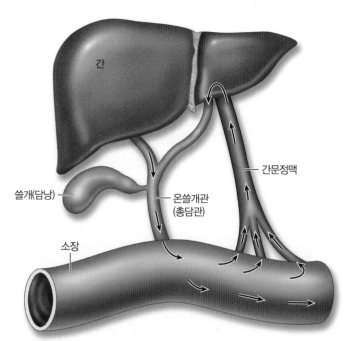

그림 18.21 장간 순환. 쓸개즙 속에 분비된 물질은 장 상피에 의해 흡수되고 간문정맥을 통해 간으로 재순환한다.

예를 들어, 장으로 방출된 쓸개즙염의 몇 그램(g)은 매일 6~7번 재순환하여, 대변으로 매일 배설되는 쓸개즙염은 약 0.5 g 밖에 안 된다.

간 기능

간은 다양한 효소 및 독특한 구조를 보유하고 또한 장으로부터 정맥 혈액을 받기 때문에 다른 어떤 기관보다 다양한 기능을 한다. 간의

표 18.3 | 간 기능의 주요 작용

기능	작용
혈액의 해독	쿠퍼세포에 의한 포식 작용 호르몬과 약물의 화학적 변화 요소, 요산과 어버이화합물보다 독성이 덜한 다른 분자의 생성 쓸개즙에서 분자의 배설
탄수화물 대사	포도당을 글리코겐과 지방으로 전환 간 글리코겐으로부터 포도당 생성과 포도당신생합성에 의한 포도당 생성(아미노산, 젖산)
지질 대사	트라이글리세라이드와 콜레스테롤 합성 쓸개즙으로 콜레스테롤 배설 지방산으로부터 케톤체 생성
단백질 합성	알부민 생성 혈장 운반단백질 생성 응고인자 생성
쓸개즙 분비	쓸개즙염 생성 쓸개즙 색소(빌리루빈)의 결합과 배설
분자의 저장	글리코겐 저장 미네랄(철, 아연, 마그네슘, 구리, 망간) 및 비타민 A와 D의 저장

주요한 기능은 표 18.3에 요약되어 있다.

쓸개즙의 생성과 분비

간은 하루에 약 250~1,500 mL의 쓸개즙을 생성하고 분비한다. 쓸개즙의 주요 성분으로는 **쓸개즙 색소**(빌리루빈), **쓸개즙염**(bile salt), **인지질**(주로 레시틴), **콜레스테롤**, **무기 이온** 등이 있다.

쓸개즙 색소(bile pigment) 또는 **빌리루빈**(bilirubin)은 헤모글로빈의 헴 유도체로 지라(비장), 간 및 골수에서 생성된다(그림 18.22). **유리 빌리루빈**(free bilirubin)은 물에 잘 녹지 않고, 대부분은 알부민 단백질에 결합된 형태로 혈액에서 운반된다. 이 단백질-결합 빌리루빈(protein-bound bilirubin)은 신장에서 여과되지 않아 소변으로 배

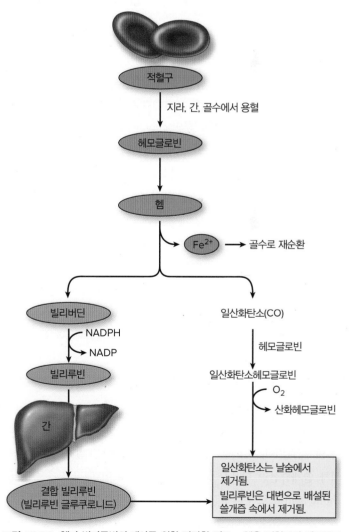

그림 18.22 헴과 빌리루빈의 대사를 위한 간단한 경로. 헴은 적혈구의 헤모글로빈으로부터 형성될 수 있다. 헴 그룹의 철은 헴이 빌리베르딘으로 전환될 때 골수로 다시 재활용된다. 빌리베르딘은 효소와 NAPDH를 환원제로 사용하여 빌리루빈으로 전환된다. 유리 빌리루빈은 간으로 운반되고, 그 중 많은 부분이 글루쿠론산과 결합되어 수용성이 된다.

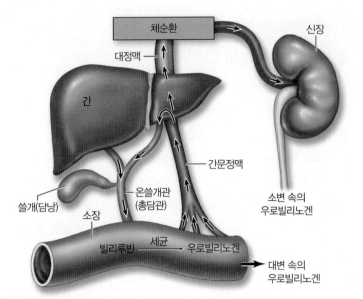

그림 18.23 우로빌리노겐의 장간 순환. 장내 세균이 쓸개즙 색소를 우로빌리노겐
으로 전환한다. 이 색소의 일부는 대변으로 배설되거나 장에 의해 흡수되어 간을 통해
재순환된다. 그리고 체순환에 들어간 색소는 신장에 의해 소변으로 여과된다.

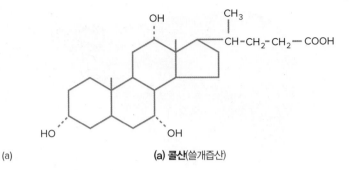

(a) 콜산(쓸개즙산)

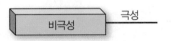

(b) 쓸개즙산 구조의 간략한 표현

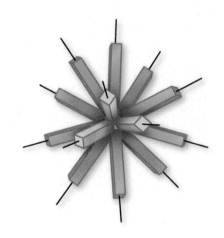

(c) **쓸개즙산의 미셀**

그림 18.24 쓸개즙산의 미셀 형성. (a) 쓸개즙산인 콜산의 구조, (b) 쓸개즙산의
구조를 간략하게 표현한 것으로 구조의 대부분은 비극성이고 일부분만 극성이다. (c)
물속의 쓸개즙산은 서로 응집하여 미셀을 형성한다. 비극성인 콜레스테롤과 레시틴
은 미셀로 들어갈 수 있다. 미셀의 쓸개즙산은 미즙에서 트라이글리세라이드를 유화
한다.

설될 수 없으며 간에 의해 쓸개즙으로 직접 배설될 수도 없다.

간은 혈액에서 약간의 유리 빌리루빈을 취하여 글루쿠론산과 결
합시킬 수 있다. 이 **결합 빌리루빈**(conjugated bilirubin)은 물에 잘
녹고 쓸개즙으로 분비될 수 있다. 일단 쓸개즙 속의 결합 빌리루빈은
장으로 들어가 세균에 의해 **우로빌리노겐**(urobilinogen)으로 전환된
다. 우로빌리노겐 유도체의 색깔 때문에 대변이 갈색이 된다. 그러
나 우로빌리노겐의 약 30~50%는 장에 의해 흡수되고 간문정맥으
로 들어간다. 간 동양혈관에 들어온 우로빌리노겐 중에서 약간은 쓸
개즙으로 분비되어 장간 순환을 통해 장으로 돌아오며, 나머지는 체
순환으로 들어간다(그림 18.23). 유리 빌리루빈과 달리 우로빌리노
겐은 알부민에 결합되어 있지 않는다. 따라서 우로빌리노겐은 신장
에 의해 소변으로 쉽게 여과되며, 그곳에서 그 유도체들은 황갈색을
나타낸다.

쓸개즙산(bile acid)은 2~4개의 극성기를 갖고 있는 콜레스테롤
유도체이다. 사람의 **일차 쓸개즙산**은 콜산(그림 18.24)과 케노디옥
시콜산(chenodeoxycholic acid)으로 글라이신이나 타우린과 결합하
여 **쓸개즙염**(bile salt)을 형성한다. 장 미생물상은 일차 쓸개즙산을
이차 쓸개즙산인 디옥시콜산(deoxycholic acid)과 리소콜산(litho-
cholic acid)으로 전환시킨다. 이 콜산들은 멀리 있는 돌장에서 흡수
되고 장간 순환을 한다. 체순환에 들어간 이차 쓸개즙산의 일부는 다
른 기관들의 특이수용체들과 결합하여 다양한 조절 작용을 한다.

장 상피세포의 혈장막은 쓸개즙염에 침투할 수 없으며 장 내강에
축적된다. 내강 내에서 쓸개즙염이 모여 **미셀**(micelle)이라고 하는

응집체를 이룬다(그림 18.24 참조). 비극성기는 미셀의 중앙부에 위
치하는 한편, 극성기는 미셀 주위의 물과 접촉한다(그림 2.23 참조).
소장 속의 레시틴, 콜레스테롤 및 기타 지질들은 이 미셀에 들어가고
쓸개즙염의 극성 및 비극성 성질로 인하여 지방은 미즙 속에서 유화
된다. **유화**는 쓸개즙산에 의해 큰 지방방울이 더 작은 지방방울의 미
세한 부유액으로 전환되는 반응으로서 지방에 더 큰 표면적을 제공
하여 리파아제에 의해 분해된다(그림 18.35 참조).

콜레스테롤로부터 간의 쓸개즙산 생성은 몸속 콜레스테롤 분해의
주요 경로이다. 하루 약 0.5 g의 콜레스테롤이 쓸개즙산으로 전환된

다. 이 이상은 필요하지 않은데, 그 이유는 십이지장에 방출된 쓸개즙산의 약 95%가 특정 운반체에 의해 회장(돌창자)에서 흡수되고 장간 순환을 하기 때문이다. 쓸개즙염은 하루에 6~10번 순환하며 약 0.5 g 만이 대변으로 배설된다.

 임상적용

황달(jaundice)은 혈중 빌리루빈(고빌리루빈혈증)의 수치 상승으로 인해 눈, 점막, 피부의 공막에 노란색으로 물드는 현상이다. 이 질환은 간 전, 간 또는 후유증으로 인해 발생할 수 있다. 전간질성 황달은 적혈구의 용혈 증가로 유리 빌리루빈이 증가하여 빌리루빈으로의 전환에 더 많은 헴기를 제공하는 것을 말한다. 이는 앞서 설명한 바와 같이 태아 적혈구의 빠른 회전으로 인해 신생아의 신생아 황달과 생리적 황달을 발생시킬 수 있다(16장 16.6절). 성인의 경우 말라리아와 겸상적혈구 빈혈 등의 질환으로 인한 용혈로 인해 발생할 수 있다. 간염과 간경변으로 인한 간성 황달은 유리 빌리루빈 또는 결합 빌리루빈을 증가시킬 수 있다. 간질환 후 황달 또는 폐색성 황달은 담즙의 배수가 막혀서 발생한다. 공액 빌리루빈은 배설될 수 없기 때문에 혈액에서 상승한다. 담석, 이자 질환 또는 담관의 협착으로 인해 폐색이 발생할 수 있다.

혈액의 해독

간의 내피세포(동양혈관을 덮고 있는), 쿠퍼세포와 수지상세포 등은 병원체 관련 분자 유형(pathogen-associated molecular pattern, PAMPS)을 인식하는 병원체 인식 수용체를 갖고 있어 혈액-매개 세균을 제거할 수 있도록 한다. 간은 또한 혈액에서 호르몬, 약물 및 기타 활성분자들을 (1) 쓸개즙으로 이물질들의 배설, (2) 동양혈관을 덮는 쿠퍼세포에 의한 포식세포작용, (3) 간세포 내에서 이 분자들의 화학적 변형 등을 통해 제거할 수 있다.

예를 들어, 암모니아는 간 속의 아미노산 탈아미노 반응과 장내 세균 작용에 의해 생성되는 매우 독성 있는 분자이다. 문정맥혈액의 암모니아 농도는 간정맥의 혈액 암모니아보다 4~50배 더 크기 때문에 간에 의해 암모니아가 제거되는 것이 분명하다. 간은 암모니아를 독성이 덜한 **요소**(urea) 분자로 전환시키는 데 필요한 효소를 갖고 있으며, 요소는 간에 의해 혈액으로 분비되고 신장에 의해 소변으로 배설된다(그림 5.16 참조). 이와 유사하게 간은 독성 포르피린(porphyrin)을 **빌리루빈**(bilirubin)으로, 독성 퓨린(purine)을 **요산**(uric acid)으로 전환시킨다. 여러 원인들로 인해 증가한 빌리루빈은 황달을 일으킬 수 있다. 신장과 장의 불충분한 배설로 인해 생긴 고농도의 혈액 요산은 통풍과 요산결석을 만들 수 있다(17.1절 참조).

스테로이드호르몬과 많은 약물들은 화학적 구조들의 변형에 의해 간을 통과하면서 불활성화된다. 간은 비극성 분자를 **수산화 반응**(hydroxylation)과 극성이 강한 황산염 및 글루쿠론산과의 **결합**(conjugation) 반응을 통해 극성 분자로 전환시키는 효소를 갖고 있다. 스테로이드호르몬과 약물의 극성 유도체들은 생물학적으로 활성이 덜하고 그 수용성이 증가하기 때문에 신장에 의해 소변으로 용이하게 배설된다.

스테로이드호르몬과 **생체이물**(예: 약물 발암물질, 살충제 등)의 결합은 결합 생성물이 음성(−)의 전하를 띠게 함과 동시에 수용성으로 만든다. 이처럼 화학적으로 변화된 이 결합 생성물은 다중특이 **유기 음이온 운반체**(organic anion transporter)를 통해 쓸개모세관으로 운반된다. 이 운반체는 유사분자들을 네프론관(17.4절 참조)으로 운반하는 동일한 형태로 밝혀졌다. 신장 분비와 쓸개즙으로의 분비를 통해 이 운반체는 잠재적으로 독성인 분자들을 제거하는 것을 돕는다.

스테로이드호르몬 같은 친지질 화합물과 약들의 간의 대사를 위해 필요한 사이토크롬 P450 효소의 생산은 핵수용체의 활성화에 의해 자극받는다. 핵수용체는 특정 분자 리간드와 결합한 다음 특정 유전자들을 활성화한다(그림 11.5 참조). 사이토크롬 P450 효소의 생산을 자극하는 특정 핵수용체를 **스테로이드와 생체이물 수용체**

 임상적용

사이토크롬 P450 효소(cytochrome P450 enzymes)는 스테로이드와 다른 내인성 생물학적 활성 분자의 분해를 촉매하는 헴 함유 효소 그룹이다. 또한 수천 개의 외부 환경 독소(폴리염화 바이페닐, 다이옥신 등)와 약물의 대사에 필요한 주요 효소 역할을 한다. 일부 약물은 특정 사이토크롬 P450 효소의 합성을 유도할 수 있으며, 다른 화합물은 이러한 효소를 억제할 수 있다. 이러한 자극과 억제 효과로 인해, 그리고 하나의 사이토크롬 P450 효소가 많은 다른 화합물을 대사하기 때문에, 하나의 독소나 약물이 다른 것의 대사에 영향을 미칠 수 있다. 예를 들어, 자몽 화합물은 일부 의약품(LipitorTM과 같은)이 신진대사가 더 느리게 이루어지며, 더 강력해지기 위해서 사이토크롬 P450 효소를 억제한다. 비슷한 방식으로, 사이토크롬 P450 효소는 대부분의 **약물 상호작용**(drug interactions)을 담당한다. 또 다른 예로, 사이토크롬 P450은 아세트아미노펜(타이레놀)의 대사를 담당하며, 정상 분해 경로가 포화되면 독성 물질이 축적된다. 타이레놀 독성은 미국에서 간이식이 필요한 간 기능 부전의 주요 원인이다. 간에서 사이토크롬 P450 효소에 대한 헴 그룹은 포르피린이라고 불리는 분자로부터 유래한다. 일반적으로 이러한 전환에 관여하는 4가지 효소 중 하나에 희귀한 유전적 결함으로 인해 간은 독성 수준의 포르피린을 축적하고 **간 포르피린**(hepatic porphyria)을 개발할 수 있다. 이는 햇빛에 의해 공격이 유발되는 정신질환과 광민성 등을 포함한 증상으로 이어질 수 있다. 조지 3세의 광기와 흡혈귀 전설의 기원은 포르피린증을 앓은 사람들의 것이라는 주장이 있다.

(steroid and xenobiotic receptor, SXR)라고 한다. SXR을 활성화하여 사이토크롬 P450 효소 생산을 유도하는 약은 간에서 여러 다른 약들의 대사를 증가시킨다. 이는 전형적으로 약과 약 사이의 상호작용의 관계를 보여주는 사례이다.

포도당, 트라이글리세라이드, 케톤제 분비

간은 몸의 요구에 따라 포도당을 혈액에서 제거하거나 첨가함으로써 혈당 농도를 조절한다(그림 5.10 참조). 고농도의 탄수화물 음식을 섭취한 후 간은 간문맥혈액으로부터 약간의 포도당을 제거하여 **글리코겐 합성**(glycogenesis)과 **지질 합성**(lipogenesis)의 과정을 통해 글리코겐과 트라이글리세라이드를 각각 만든다. 단식하는 동안 간은 포도당을 혈액으로 분비한다. 이 포도당은 **글리코겐 분해**(glyco-genolysis)라 하는 과정을 통해 저장된 글리코겐의 분해로부터 유도되며, **포도당신생**(gluconeogenesis)이라는 과정을 통해 비탄수화물(아미노산)로부터 포도당으로의 전환에 의해 생성된다. 또한 간은 **케톤체 생성**(ketogenesis)이라고 부르는 유리지방산을 케톤체로 전환시키는 효소를 갖고 있는데, 이 케톤체는 공복 시 혈액으로 다량 분비된다. 이 과정은 호르몬에 의해 조절되는데 19장에서 배우게 될 것이다(그림 19.6, 19.7 참조).

혈장 단백질 생성

혈장 알부민과 면역글로불린을 제외한 대부분의 혈장 글로불린은 간에 의해 생성되며, 알부민은 전체 혈장 단백질 중 약 70%를 차지하고 혈액 콜로이드 삼투압에 기여한다(14.2절 참조). 글로불린은 콜레스테롤과 트라이글리세라이드의 운반, 스테로이드와 갑상샘호르몬의 운반, 트립신 활성의 억제 및 혈액응고 등 매우 다양한 기능을 수행한다. 응고인자 I(피브리노겐), II(프로트롬빈) , III, V, VII, IX, XI, 안지오텐시노겐 등은 간에 의해 생성된다.

쓸개

쓸개(gallbladder)는 간의 아래쪽 표면에 부착된 주머니 모양의 기관이다. 이 기관은 쓸개관, 간세포관 및 **쓸개주머니관**(cystic duct)을 경유하여 간으로부터 배출된 쓸개즙을 저장하고 농축한다. 쓸개즙이 쓸개의 목 부위까지 차면 약 35~100 mL가 되며, 이때 쓸개는 작은 배(pear) 정도의 크기가 된다. 쓸개즙은 쓸개즙염, 빌리루빈, 콜레스테롤 및 기타 화합물을 포함하고 있는 황록색의 액체이다. 쓸개의 근육층이 수축하면 쓸개즙은 쓸개주머니관을 통해 **온쓸개관**(common bile duct, 총담관)으로 분출되며 이 온쓸개관은 쓸개즙을 십이지장으로 보낸다(그림 18.25).

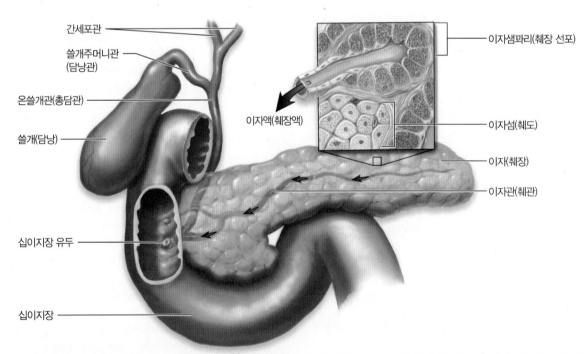

그림 18.25 이자액과 쓸개즙은 십이지장으로 분비. 이자관은 온쓸개관과 결합하여 분비물을 십이지장 유두를 통해 십이지장으로 보낸다. 십이지장의 쓸개즙과 이자액의 방출은 팽대부의 괄약근(오디의 괄약근)에 의해 제어된다.

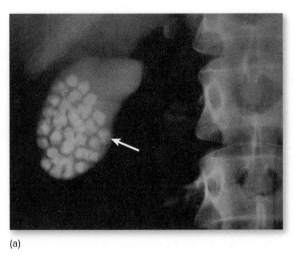
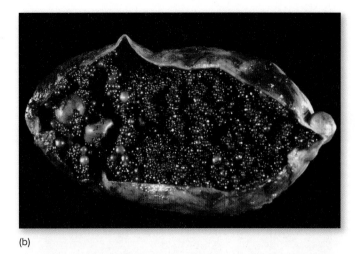

그림 18.26 담석. (a) 담석을 포함하고 있는 쓸개의 방사선 사진. (b) 쓸개 절제술(쓸개 절제술)로 절제된 쓸개와 담석 덩어리이다. (a) ⓒDr. Sheril Burton (b) ⓒCNRI/Science Source

쓸개즙은 간에서 계속 생산되고 간세포관과 온쓸개관을 통해 십이지장으로 흘려보낸다. 소장 속에 음식물이 없으면 온쓸개관 끝의 **팽대부의 괄약근(오디의 괄약근)**이 닫히고 쓸개즙은 쓸개주머니관으로 보내진 다음, 쓸개에 저장된다.

이자

이자(pancreas)는 외분비와 내분비 기능을 모두 갖고 있는 샘기관(glandular organ)이다(그림 18.27). 내분비 기능은 인슐린과 글루카곤을 분비하는 **랑게르한스섬**(Langerhans's island) 또는 **이자섬**(pancreatic islet)에 의해 수행된다(그림 18.27a 참조). 외분비샘으로서의 이자는 이자액을 이자관을 통해 십이지장으로 분비한다. 이자소엽에는 **샘꽈리**(pancreatic acini, 선포)라는 외분비 단위가 있다(그림 18.27b 참조). 각 샘꽈리는 관내강을 둘러싼 상피세포의 단층으로 구성되고 이자액은 관내강 속으로 분비된다.

이자액

이자액(pancreatic juice)은 물 HCO_3^-와 약 20개의 다양한 소화효소를 포함한다. 소화효소에는 (1) 녹말을 소화하는 **아밀라제**(amylase), (2) 단백질을 소화하는 **트립신**(trypsin), (3) 트라이글리세라이드를 소화하는 **리파아제**(lipase) 등이 포함되어 있다(표 18.4). 소장 속 음식물의 완전한 소화를 위해 이자효소와 솔가장자리효소(솔변연효소)의 작용이 필요하다.

이자선포(췌장선포)는 불활성의 효소들을 분비하는 한편, 세관(ductule)들을 덮는 세포들은 Cl^-를 흡수하고 HCO_3^-를 분비한다(그림 18.27b 참조). 그 결과 이자액은 140 mM HCO_3^-와 비교하여 약 20 mM Cl^-를 포함한다. 물은 HCO_3^-를 따라가고 세관은 하루에 1~2 L의 이자액 대부분을 분비한다. 세관세포에 의해 분비된 HCO_3^-의 대부분은 Na^+/HCO_3^- 공동수송 운반체를 사용하여 혈장으로부터 얻는다(그림 18.28). HCO_3^-는 또한 탄산탈수효소의 촉매 작용에 의해 CO_2와 H_2O로부터 합성되는 탄산(H_2CO_3)의 해리로부터 형성된다. 탄산의 해리로부터 형성된 HCO_3^-와 H^+는 각각 이자액과 혈액으로 분비된다(그림 18.28 참조).

세관세포로부터 이자 관내강으로의 HCO_3^- 분비는 반대 방향의 Cl^- 이동에 의해 이루어진다. 흥미롭게도 Cl^-의 촉진 확산을 위한

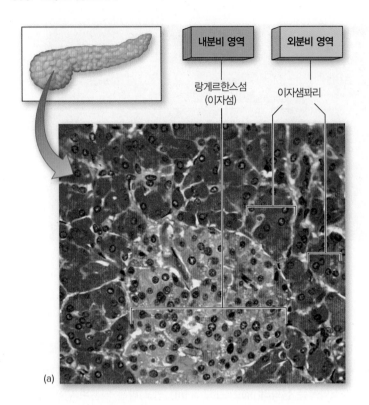

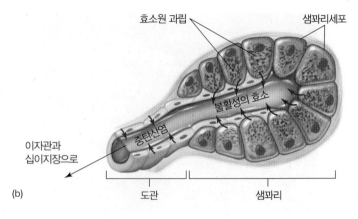

그림 18.27 이자는 외분비샘과 내분비샘이다. (a) 이자의 내분비 및 외분비 부분의 사진. (b) 외분비 이자 소낭을 묘사한 그림. 이 그림에서는 소낭 세포가 비활성 효소를 생산하여 자이모겐 과립에 저장하고 이자액으로 분비되며, 이 이자액에는 소관의 세포에서 분비되는 중탄산염도 포함되어 있다. (a) ©Ed Reschke

표 18.4 | 이자액 속에 포함된 효소

효소	효소원	활성물질	작용
트립신	트립시노겐	엔테로키나아제	내부 펩타이드 결합 절단
키모트립신	키모트립시노겐	트립신	내부 펩타이드 결합 절단
엘라스타아제	프로엘라스틴분해효소	트립신	내부 펩타이드 결합 절단
카르복시펩타이드분해효소	프로카르복시펩타이드분해효소	트립신	폴리펩타이드의 —COOH 말단으로부터 마지막 아미노산 절단
인지질분해효소	프로인리파아제	트립신	레시킨 같은 인지질로부터 지방산 절단
리파아제	없음	없음	글리세롤로부터 지방산 절단
아밀라아제	없음	없음	녹말을 맥아당 및 포도당 분자의 짧은 사슬로 소화
콜레스테롤에스테르분해효소	없음	없음	다른 분자와의 결합으로부터 콜레스테롤을 방출
리보핵산분해효소	없음	없음	RNA를 절단하여 짧은 사슬 형성
디옥시리보핵산분해효소	없음	없음	DNA를 절단하여 짧은 사슬 형성

통로인 낭성섬유층 막횡단조절자(cystic fibrosis transmembrane conductance regulator, CFTR)는 이자 관내강을 마주보는 막 위의 세관세포에 위치한다. 여기서 CFIR은 Cl⁻를 세관세포로부터 관내강으로 다시 확산시킨다(그림 18.28 참조). 이는 의학적으로 매우 중요한데, 그 이유는 낭성섬유증(CFTR 기능의 결함을 갖고 있는) 환자는 HCO_3^-를 이자액으로 분비하는 능력이 매우 취약하기 때문이다. 이는 이자 내 소화효소들의 축적을 증가시키고 활성화시켜 결국 이자의 파괴를 촉진한다.

대부분의 이자 효소는 불활성 분자 형태인 **효소원**(zymogen)으로 생산되어 이자 내에서 자가소화가 될 위험이 거의 없다. 트립신의 효소원인 트립시노겐은 소장 내에서 **엔테로키나아제**(enterokinase, EK)에 의해 활성화된다. 그 다음 트립신은 이자액의 다른 효소원을 활성화시킨다(그림 18.29).

따라서 트립신 활성은 다른 이자 효소들의 활성을 유발시킨다. 실제로 이자는 소량의 활성화된 트립신을 생산하지만, 이자액이 십이지장에 들어갈 때까지 다른 효소들은 활성화되지 않는다. 이는 이자액이 트립신과 결합하여 그 활성을 억제하는 **이자 트립신 억제제**(pancreatic trypsin inhibitor)라는 작은 단백질을 갖고 있기 때문이다.

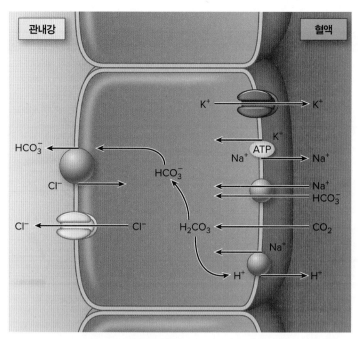

그림 18.28 이자액으로의 중탄산염 분비. 이자액으로의 중탄산염 분비. 이자관의 세포는 혈액에서 이산화탄소를 흡수하여 탄산(H_2CO_3)을 생성하는데 사용한다. 이것은 중탄산염(HCO_3^-)과 H^+로 해리된다. HCO_3^-는 Cl^-와 교환하는 운반체에 의해 덕트의 내강으로 분비된다. 그런 다음 Cl^-가 다른 CFTR 염화물 통로를 통해 내강으로 수동적으로 다시 누출된다(자세한 내용은 본문 참조).

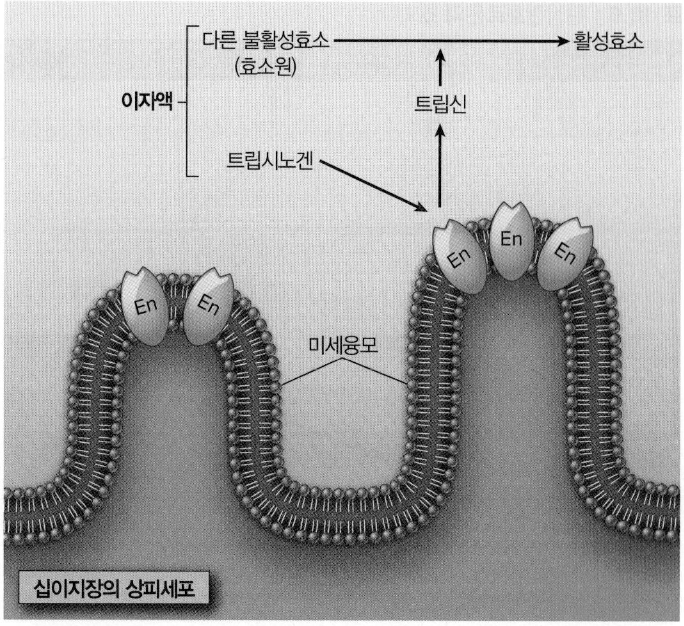

그림 18.29 이자액 효소의 활성화. 이자 단백질소화효소 트립신은 트립시노겐으로 알려진 비활성 형태로 분비된다. 이 비활성 효소(자이모겐)는 마이크로빌리의 혈장막에 위치한 솔가장자리효소인 엔테로키네이스(EN)에 의해 활성화된다. 활성 트립신은 차례로 이자의 즙에 있는 다른 자이모겐을 활성화시킨다.

❤ 임상적용

이자염(pancreatitis)은 급성 또는 만성적인 것으로 묘사될 수 있다. 급성 이자염은 보통 담석에 의해 발생하지만, 일부 약물에 대한 반응이나 알코올 중독에 의해 유발될 수 있다. 증상은 빠르게 나타나며, 대부분의 환자는 완전히 회복된다(심각하고 위험할 수 있다). 만성 이자염은 보통 만성적인 알코올 남용에 기인한다. 이자염의 두 가지 증상은 복통, 메스꺼움, 구토 등이 있으며, 진단은 복부 초음파를 통해 이루어진다. 급성 이자염의 원인일 수 있는 담석 이자염에서는 이자 효소가 이자에서 비정상적으로 활성화되어 조직을 손상시킬 수 있다. 혈액으로 누출되는 이자 효소는 일반적으로 비활성화된다. 예를 들어 트립신은 α_1-안티트립신과 α_2-매크로글로불린이라는 두 개의 혈장 단백질에 의해 불활성화된다. 혈장 내 이자 아밀레이스와 리파아제는 일반적으로 이자염 검사로 임상적으로 측정된다.

18.6 소화계의 조절

위는 음식물을 예상하여 위액의 분비를 시작하고 음식물이 도착하면 활성을 더 증가시킨다. 십이지장으로 미즙의 진입은 쓸개의 수축, 이자액의 분비와 위 활동의 억제를 촉진하는 호르몬의 분비를 자극한다.

신경과 내분비 통제 기작은 소화계의 활성을 변화시킨다. 음식물의 색깔, 냄새 또는 맛 등이 미주신경의 활성화를 통해 침과 위액 분비를 자극한다. 미주신경의 자극은 뇌에서 유래하고 조건반사이다(파블로프의 조건반사 실험). 미주신경은 소화계의 한 부분을 다른 부분을 이용해 반사 조절을 하는데, 이는 뇌를 필요로 하지 않는 짧은 반사이다.

위장관은 여러 호르몬 작용을 위한 내분비샘이자 표적기관이다. 맨 처음 발견된 호르몬은 위장관호르몬이었다. 1902년 영국의 두 생리학자인 윌리엄 베일리스(William Bayliss)와 어니스트 스탈링(Ernest Starling)은 십이지장이 화학적 조절물질을 생성한다는 것을 발견했다. 그들은 이 물질을 **세크레틴**(secretin)이라고 명명했고, 1905년 몸에 의해 생산되는 많은 미지의 화학조절물질 중 하나일 뿐이라고 발표했다. 그리고 그들은 이 새로운 조절물질을 **호르몬**(hormone)이라고 하였다. 그해 다른 연구자들에 의해 위방(stomach antrum)에서의 추출물이 위액 분비를 자극한다는 사실이 보고되었는데, 이 호르몬이 두 번째 발견된 **가스트린**(gastrin)이다.

그리고 1960년대 세크레틴, 가스트린, **콜레시스토키닌**(cholecystokinin, CCK) 구조가 밝혀졌다. 최근에는 소장에서 분비되는 **위억제펩타이드**(gastric inhibitory peptide, GIP) 호르몬이 밝혀졌다. 표 18.5는 이들 호르몬과 다른 위장관호르몬들의 효과를 요약한 것이다.

표 18.5 | 위장관호르몬의 효과

분비	호르몬	효과
위	가스트린	두정세포를 자극하여 HCl을 분비하고 주세포를 자극하여 펩시노겐을 분비한다.
	그렐린	식사와 식욕을 자극한다.
소장	세크레틴	이자와 간에서 물과 중탄산염 분비를 자극한다.
		이자에서 콜레시스토키닌의 작용을 강화한다.
	콜레시스토키닌(CCK)	담낭의 수축을 자극한다.
		이자액 효소 분비를 촉진한다.
		위 운동 및 분비를 억제한다.
		외분비 이자의 구조 유지
	위억제펩타이드 또는 포도당-의존 인슐린자극 펩타이드(GIP)	위 운동 및 분비를 억제한다.
		이자에서 인슐린 분비를 촉진한다.
	폴리펩타이드 YY(PYY)	배고픔과 음식 섭취를 줄인다.
	모틸린	위장과 소장의 수축과 운동성을 자극한다.
회장과 결장	글루카곤-유사 펩타이드-I(GLP-I)	위 운동 및 분비를 억제한다.
		이자에서 인슐린 분비를 촉진한다.
	구아닐린	장내 Cl^-의 분비를 자극하여 NaCl과 대변의 수분을 제거한다.

⊛ 시스템 상호작용:
위 기능 조절

위 운동과 분비는 어느 정도 자동화되어 있다. 예를 들어, 위날문 조임근을 통해 미즙을 밀어내는 수축 파동은 위의 만곡부(curvature) 내위 수축 조율세포에 의해 동시에 일어난다. 이와 유사하게 벽세포로부터의 HCl과 으뜸세포로부터의 펩시노겐 분비는 신경과 호르몬의 영향을 받지 않고 부분적으로 소화된 단백질에 의해 자극을 받는다. 이러한 작용은 위 점막에 있는 다른 세포들을 포함하는데, 즉 가스트린을 분비하는 G세포, 히스타민을 분비하는 장크롬친화성(enterochromaffin-like, ECL) 세포 및 소마토스타틴을 분비하는 D세포 등이다.

자율신경과 호르몬이 이 자동활동에 배가된다. 이러한 위 기능의 외인성 통제는 (1) **뇌상**, (2) **위상**, (3) **장상**으로 나뉜다(표 18.6).

뇌상

위 조절의 **뇌상**(cephalic phase)은 미주신경을 통한 뇌의 제어를 말한다. 여러 조건의 자극이 위액 분비를 자극한다. 인간에 있어 이 조건화는 종 소리에 반응하는 파블로프의 개 실험에서 나타나는 것보다 더 미묘하고 난해하다. 식욕을 돋우는 음식에 대해 이야기하는 것이 어떤 때는 실제로 음식 냄새를 맡는 것이나 보는 것보다 위액 분비에 더 강력한 자극이 될 수 있다.

미주신경의 활성화는 으뜸세포를 자극하여 펩시노겐을 분비하도록 한다. 미주신경에 의해 방출된 신경전달물질들은 또한 벽세포에 의한 HCl의 분비를 자극한다. HCl 분비의 이러한 신경자극은 ACh

표 18.6 | 위액 분비의 세 단계

조절 단계	설명
뇌상	1. 시각, 냄새, 맛 등이 뇌의 미주신경핵을 자극한다. 2. 미주신경이 으뜸세포를 자극하여 펩시노겐을 분비한다. 3. 미주신경은 히스타민을 분비하는 ECL 세포를 자극함으로써 위산 분비를 자극하고, 히스타민은 벽세포를 자극하여 HCl를 분비한다.
위상	1. 위의 확장이 미주신경을 자극한다. 미주신경은 산 분비를 자극한다. 2. 위내강의 아미노산과 펩타이드가 산 분비를 촉진한다. a. 벽세포의 직접적인 자극(보다 작은 효과) b. 가스트린 분비의 자극, 가스트린은 산 분비를 자극(주요 효과) 3. 위액 Ph가 2.5 이하로 떨어질 때 가스트린 분비가 억제된다.
장상	1. 위 비우기가 산 분비의 신경 억제한다. a. 미즙이 십이지장에 도착하면 확장을 일으키고 삼투압이 증가 b. 자극은 위 활동을 억제하는 신경반사를 활성화 2. 미즙의 지방에 반응하여 십이지장은 위 활동과 분비를 억제하는 장 가스트론 호르몬을 분비한다.

의 벽세포막 상의 무스카린수용체와의 결합을 통해 부분적으로 직접적일 수 있다. 그러나 산 분비의 신경자극에서 주요 기작은 간접적이다. 미주신경은 G 세포를 자극하여 혈액순환으로 들어가는 가스트린을 분비하는데, 이 가스트린은 ECL 세포를 자극하여 히스타민을 분비하는 호르몬으로 작용한다. 히스타민은 벽세포를 자극하여 HCl을 분비하도록 하는 측분비조절자로 작용한다(그림 18.30).

뇌상 단계는 식사 후 첫 30분간 지속되다가 서서히 사라진다.

위상

음식물이 위에 도착하면 **위상**(gastric phase)이 자극을 받는다. 위액

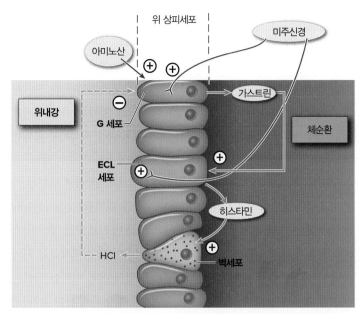

그림 18.30 위산 분비의 조절. 부분적으로 소화된 단백질의 위강 내 아미노산의 존재는 가스트린 분비를 자극한다. G 세포로부터의 가스트린 분비는 또한 미주신경 활동에 의해 자극된다. 분비된 가스트린은 ECL 세포에서 히스타민 방출을 자극하는 호르몬으로 작용한다. 히스타민은 다시 두정세포를 자극하여 HCl을 분비하는 파라크린 조절제 역할을 한다. HCl로 인한 pH의 감소는 가스트린 분비에 제동을 건다.

분비는 (1) 위의 확장(미즙의 양에 의해 결정됨), (2) 미즙의 화학적 성질 등에 의해 자극을 받는다.

비록 미즙 속에 있는 온전한 단백질은 거의 자극 효과를 가지고 있지 않지만, 단백질의 짧은 폴리펩타이드와 아미노산들, 특히 페닐알라닌과 트립토판 등으로의 부분소화는 으뜸세포를 자극하여 펩시노겐을 분비시키고 G 세포를 자극하여 가스트린을 분비시킨다. 가스트린은 으뜸세포에서 펩시노겐을 분비하도록 자극하고, 벽세포에서 HCl의 분비를 자극하지만, 벽세포에 미치는 영향은 주로 간접적이다. 가스트린은 ECL 세포로부터 히스타민 분비를 자극하고 그다음 히스타민은 벽세포로부터 HCl 분비를 자극한다(그림 18.30 참조). 그러므로 **양성되먹임 기작**이 형성된다. 더 많은 HCl과 펩시노겐이 분비될수록 더 많은 짧은 폴리펩타이드와 아미노산들이 흡수된 단백질로부터 방출된다. 이는 가스트린, HCl, 펩시노겐의 추가 분비를 자극한다. 그러나 미즙 속의 포도당은 위액분비에 영향이 없고 지방의 존재는 산 분비를 억제한다.

위상 중 HCl 분비는 **음성되먹임 기작**에 의해 조절된다. 위액의 pH가 감소하면 가스트린 분비도 감소한다. 즉, pH 2.5에서는 가스트린 분비가 감소하고 pH 1.0에서는 가스트린이 분비되지 않는다. 따라서 HCl 분비가 감소한다. 이러한 효과는 위 점막의 D 세포에 의해 분비되는 소마토스타틴에 의해 중재된다. 위액의 pH가 떨어지면

서 D 세포는 소마토스타틴을 분비한다. 이 소마토스타틴은 G 세포로부터의 가스트린 분비를 억제하기 위해 측분비조절자로 작용한다. 소마토스타틴은 산 분비를 억제하기 위해 벽세포에 직접 작용한다.

위 속의 단백질과 폴리펩타이드는 산을 중화시켜 위액 pH의 급속한 저하를 방지한다. 따라서 단백질이 없을 때보다 단백질이 있을 때 더 많은 산이 분비된다. 위 속으로 단백질이 도착하면 양성되먹임 기작과 산 분비의 음성되먹임 통제 억제에 의해 산 분비가 일어난다. 이러한 기작을 통해 분비된 산의 양이 흡수한 단백질 양과 거의 같아진다. 위가 배워지고 단백질 완충액이 빠져나가면서 pH는 감소하며, 가스트린과 HCl 분비도 따라서 억제된다.

장상

위 조절의 **장상**(intestinal phase)이란 미즙이 소장에 진입할 때 위활동이 억제되는 것을 말한다. 1886년 음식에 올리브기름을 첨가하면 위 비우기가 억제됨을 발견하였다. 1929년 지방이 위액 분비를 억제한다는 사실이 보고되었다. 위 조절의 억제성 장상(inhibitory intestinal phase)은 십이지장에서 유래하는 신경반사와 십이지장에 의해 분비되는 화학호르몬에 의한 것이다.

미즙이 십이지장에 도달하면 그 삼투몰랄 농도가 증가한다. 이 자극은 십이지장의 뻗음(신장)과 함께 미주신경의 감각신경세포를 활성화하고 위 운동과 분비를 억제시키는 신경반사를 일으킨다. 또한 미즙의 지방도 십이지장을 자극하여 위 기능을 억제하는 호르몬을 분비하도록 한다. 이러한 억제호르몬을 **엔테로가스트론**(enterogastrone)이라고 한다.

소장에 의해 분비되는 여러 호르몬들은 엔테로가스트론 효과를 갖고 있다. 이들 호르몬 중 하나인 **위억제 펩타이드**(gastric inhibitory peptide, GIP)는 십이지장에 의해 분비된다. 그러나 연구결과, GIP의 주요 작용은 실제 음식물 속의 포도당에 반응하여 이자액의 β 세포로부터 인슐린 분비를 자극하는 것으로 밝혀졌다. 이러한 작용 때문에 이 호르몬의 이름을 **포도당의존성 인슐린 분비자극펩타이드**(glucose-dependent insulinotropic peptide, GIP)로 바꿨다.

소장에 의해 분비되는 다른 폴리펩타이드호르몬 중에서 엔테로가스트론 효과를 내는 것으로 위, 장 및 뇌에 의해 생산되는 **소마토스타틴**(somatostatin), 미즙에 반응하여 십이지장에 의해 분비되는 **콜레시스토키닌**(cholecystokinin, CCK), 회장에 의해 분비되는 **글루카곤-유사 펩타이드-1**(glucagonlikepeptide-1, GLP-1) 등이 있다. 이 호르몬들은 일단 소장이 위로부터 미즙을 받으면 위 활동을 감소시켜 장이 음식물을 소화하고 흡수할 시간을 갖도록 한다.

인크레틴(incretin)은 이자섬으로부터 인슐린의 분비를 자극하여

혈장 포도당 농도를 낮추는 위장관호르몬이다. 이전에 서술한 것처럼 GIP가 작용하기 때문에 인크레틴이다. 나중에 GLP-1도 인크레틴으로 작용하고 영양소의 섭취에 반응하여 인슐린 분비를 자극하는 것으로 알려졌다.

시스템 상호작용: 장 기능 조절

장신경계

장신경계(enteric nervous system, ENS)의 신경세포와 신경교세포는 2개의 신경얼기(신경총)와 장 교세포에 의해 연결된 신경절로 구성된다. 근육층 신경얼기는 소화관의 전체 길이에 걸쳐 발견되고, 안쪽의 점막하층 신경얼기는 소장과 대장에서만 위치한다. 장신경계는 척수와 거의 같은 수, 즉 약 5억 개의 신경세포를 갖고 있고, 중추신경계와 유사한 다양성을 가진 신경전달물질들을 갖고 있다. 장신경계는 감각신경세포와 자율운동신경세포뿐만 아니라 연합신경세포를 갖고 있고, 장신경계의 신경교세포는 뇌의 성상세포를 닮았다.

장 신경얼기(intestinal plexus) 내의 일부 감각신경세포는 미주신경을 따라 이동하면서 감각정보를 중추신경계에 전달한다. 이러한 감각신경세포를 **외인성 구심**(extrinic afferent)이라 하고 자율신경계에 의한 조절에 관여한다. **내인성 구심**(intrinsic afferent)이라 하는 다른 감각신경세포는 점막하층 또는 근육층 신경얼기 내에 세포체를 가지며 장신경계의 연합신경세포와 시냅스를 이룬다. 약 1억 개의 내인성 구심은 장에서 50,000개의 외인성 구심보다 수가 훨씬 많은데, 이는 장 기능의 국소적 조절을 중요시하는 것이다.

예를 들어, 연동운동은 장신경계에 의해 조절된다. 미즙 음식물덩어리는 장 연합신경세포를 활성화하는 내인성 구심을 자극하고 이는 운동신경세포를 자극하게 된다. 이 운동신경세포는 흥분성과 억제성 신경전달물질을 방출하는 평활근세포와 카잘(Cajal)의 사이질세포(간질세포)를 모두 신경지배하는데, 카잘의 사이질세포는 흥분성 신경전달물질과 억제성 신경전달물질을 방출한다. 평활근 수축은 음식물덩어리 위의 신경전달물질인 아세틸콜린(ACh)과 물질 P(substance P)에 의해 자극받고 평활근 이완은 음식물덩어리 아래의 산화질소(NO), 혈관활성 장펩타이드(vasoactive intestinal peptide, VIP) 및 ATP에 의해 자극받는다(그림 18.31).

장의 측분비조절물질

장 점막의 장크롬친화성세포(ECL cell)는 압력 자극과 화학물질에 반응하여 **세로토닌**(serotonin) 또는 **5-하이드록시트립타민**(5-hydroxytryptamine)을 분비한다. 세로토닌은 흥분을 점막하층 신경얼기, 근육층 신경얼기 및 활성 있는 운동신경세포로 전도하는 내인성 구심을 자극한다. 근육층을 지배하는 운동신경세포는 수축을 자극하고, 장움을 지배하는 운동신경세포는 내강으로 염과 물을 분비하게 한다. 또한 ECL 세포는 십이지장과 위동 내 수축을 자극하는 **모틸린**(motilin)이라는 측분비조절물질을 생산한다.

구아닐린(guanylin)은 회장과 결장에 의해 생성된 최근 발견된 측분비조절물질이다. 구아닐린은 구아닐산 고리화효소(guanylate cyclase)를 활성화시켜 장 상피세포의 세포질 내 cGMP를 생산한다. cGMP를 이차 전달물질로 사용하여 구아닐린이 장 상피세포를 자극하면 Cl^-와 H_2O를 분비하고 Na^+ 흡수를 억제한다. 이러한 작용은 우리 몸에서 수분과 염이 빠져나와 대변으로 들어가게 한다. 그리고 관련된 폴리펩타이드인 **유로구아닐린**(uroguanylin)이 소변 속에서 발견되었다. 이 호르몬은 장에 의해 생성되어 신장에서의 염 배설을 자극한다.

장반사

여러 장반사(intestinal reflex)는 장신경계와 측분비조절물질에 의해 국소적으로 조절되고 신경과 호르몬 같은 외인성 작용(extrinsic action)에 의해 조절된다. 이 반사들의 종류는 다음과 같다.

1. **위-회장반사**(gastroileal reflex): 위 활성이 증가하면 회장의 운동성이 증가하고 회맹 괄약근을 통한 미즙의 이동이 증가한다.
2. **회장-위반사**(ileogastric reflex): 회장의 확장에 의한 위 운동 억제한다.
3. **장-장반사**(intestino-intestinal reflex): 장의 일부가 지나치게 확장되어 장의 다른 부분에 이완을 일으키는 것이다.

시스템 상호작용: 이자액과 쓸개즙 분비 조절

미즙이 십이지장에 도달하면 장상을 자극하고 동시에 이자액과 쓸개즙의 반사분비를 자극한다. 십이지장에 추가로 들어오는 미즙의 진입은 신경반사와 장 가스트론의 억제 효과에 의해 지연됨에 따라 십이지장 안에 이전에 들어온 미즙은 이자액효소와 쓸개즙의 도움으로 소화될 시간을 갖게 된다. 이자액과 쓸개즙의 분비는 십이지장 내에서 시작된 신경반사와 십이지장호르몬인 콜레시스토키닌(CCK)과 세크레틴 분비에 의해 촉진된다.

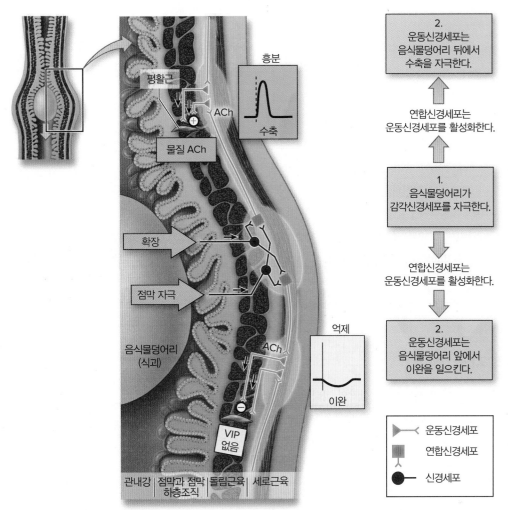

그림 18.31 장신경계가 연동운동을 통합조정한다. 연동운동은 장내 신경계를 포함하는 국소적 반사작용에 의해 생성된다. 장내 신경계는 운동신경세포, 연합신경세포, 감각신경세포로 구성되어 있다. 평활근 수축을 자극하는 신경전달물질은 ⊕로 표시되며, 평활근 이완을 생성하는 신경전달물질은 ⊖로 표시된다(NO = 일산화질소, VIP = 혈관활성 장펩타이드).

이자액 분비

샘꽈리세포(acinar cell, 선포세포)로부터 트립신, 리파아제와 아밀라아제 등을 포함한 이자효소들의 분비는 미주신경에 의해 방출된 아세틸콜린(ACh)과 십이지장에 의해 분비되는 호르몬 CCK에 의해 촉진된다. 그러나 샘꽈리세포를 직접적으로 자극하는 CCK의 능력은 의문시되어 왔는데, 이는 이자액효소분비에 대한 CCK의 자극 효과가 아마도 ACh의 미주신경 방출에 의해 조정되고 간접적임을 시사한다.

세크레틴과 CCK는 다른 자극에 반응해 십이지장으로부터 분비된다. CCK의 분비는 미즙의 단백질과 지방의 함량에 의해 자극을 받고, CCK는 이 분자들을 분해하는 이자액효소들의 분비를 자극한다. 부분적으로 소화된 단백질과 지방은 CCK 분비의 가장 강력한 자극물질이고, CCK 분비는 미즙이 십이지장으로부터 공장(빈창자)로 들어가면서 감소한다.

대조적으로 십이지장에 의한 세크레틴의 분비는 4.5 이하의 십이지장 pH 저하에 의해 자극을 받는데, 이는 위로부터 오는 산성 미즙에 의해 일어난다. 이 낮은 pH는 이자액으로부터 HCO_3^-가 도달할 때까지 짧은 시간에만 유지된다. 식사 후 산성 미즙이 십이지장에 도달할 때 세크레틴은 이자세관으로부터 HCO_3^-와 H_2O 분비를 자극한다. 세크레틴은 이 과정에서 cAMP를 이차 전달물질로 사용하고 cAMP는 Ca^{2+}를 이차 전달물질로 사용하는 ACh(신경절후 미주신경섬유에 의해 방출되는)에 의해 강화된다. 미즙에 들어가는 HCO_3^-는 십이지장 점막(층)을 보호하는 것을 돕고 이자액 소화효소들을 위해 적정 pH 환경을 제공한다.

쓸개즙 분비

식사 바로 전에 쓸개는 미주신경의 콜린작동성 섬유에 의한 자극으로 인해 수축을 시작하여 비운다. 간은 자극을 받아 간문정맥을 통해 장으로부터 간으로 되돌아오는 이차 쓸개즙산에 의해 더 많은 쓸개즙산을 분비한다(장간 순환, 그림 18.21 참조). 여기에 또한 내분비와 신경반사가 관여한다. 세크레틴은 간의 쓸개관세포들을 자극하여 HCO_3^-과 물을 쓸개즙(쓸개즙 부피를 증가시키는)으로 분비하고 콜레시스토키닌(CCK)은 이 효과를 강화한다. 식사 후 미즙이 십이지장으로 들어올 때 미즙 속의 지방은 CCK 분비를 자극한다. 그다음 CCK는 쓸개의 수축을 자극하여 더 많은 쓸개즙이 십이지장으로 들어가도록 하는데, 이는 지방을 유화하여 소화를 도와서 음성되먹임 고리를 완성한다. 또한 미즙이 십이지장에 도달하면 쓸개를 수축하고 배출하는 데 있어 CCK의 작용을 보완하는 신경반사가 일어난다.

위장관호르몬의 자극 효과

위날문(stomach pylorus)에 종양이 생기면 위 점막의 과다한 산 분비와 과다형성(hyperplasia)이 일어난다. 만약 위날문을 제거하면, 위액 분비가 감소하고 위 점막의 성장이 억제된다. 소화(성)궤양 (peptic ulcer) 환자는 미주신경 절단술(위에 신경자극을 주는 미주신경의 부분을 절단하는 수술)에 의해 때때로 치료를 받는다. 또한 미주신경 절단술은 위산 분비를 감소시키나 위 점막에 영향을 주지 않는다. 이는 위날문에 의해 분비되는 가스트린이 위 점막에 **자극 효과**를 나타냄을 의미한다. 따라서 위 점막 구조는 가스트린 효과에 달렸다.

같은 방법으로 이자의 외분비세포의 구조는 CCK의 자극 효과에 의존한다. 이는 위장관(GI)뿐만 아니라 이자가 굶주림 중에 왜 위축되는지를 잘 설명해준다. 신경반사는 소화를 조절할 수 있기 때문에 위장관의 주요 기능은 표적기관의 구조를 유지하는 것이다.

18.7 음식의 소화와 흡수

다당류와 폴리펩타이드는 소단위로 가수분해되고 이 소단위는 장융모의 상피세포에 들어가 모세혈관으로 분비된다. 지방은 쓸개즙염에 의해 유화되어 지방산과 모노글리세라이드로 가수분해된 장 상피세포로 흡수된다. 일단 세포 안으로 들어가면 트라이글리세라이드는 재합성되고 단백질과 결합하여 림프액으로 분비되는 입자를 만든다.

음식물의 칼로리(에너지)는 주로 탄수화물, 지질 및 단백질의 함량으로부터 온다. 보통 미국인의 식사를 보면 탄수화물은 전체 칼로리의 약 50%, 단백질은 16%를 차지하고, 나머지는 지방이다. 이 음식분자들은 긴 소단위 또는 단량체로 구성된 중합체이고 효소에 의한 가수분해 반응을 통해 유리단량체로 분해되어 흡수된다. 소화에 관련된 주요 효소의 기질과 특성이 표 18.7에 요약되어 있다.

탄수화물 소화와 흡수

대부분의 탄수화물은 긴 사슬의 포도당으로 구성된 다당류인 녹말로 섭취한다. 가장 흔히 섭취하는 탄수화물로는 자당(설탕, 포도당과 과당의 이당류)과 젖당(우유당, 포도당과 갈락토스의 이당류)이 있다.

표 18.7 | 주요 소화효소의 특성

효소	작용 부위	출처	기질	적정 pH	생성물(s)
침 아밀라아제	입	침	녹말	6.7	맥아당
펩신	위	위샘	단백질	1.6~2.4	더 짧은 폴리펩타이드
이자 아밀라아제	십이지장	이자액	녹말	6.7~7.0	맥아당, 말트리오스, 올리고당
트립신, 키모트립신, 카르복시펩타이드분해효소	소장	이자액	폴리펩타이드	8.0	아미노산, 다이펩타이드, 트라이펩타이드
이자 리파아제	소장	이자액	트라이글리세라이드	8.0	지방산과 모노글리세라이드
말타아제	소장	상피세포의 솔가장자리	맥아당	5.0~7.0	포도당
설탕분해효소	소장	상피세포의 솔가장자리	설탕	5.0~7.0	포도당 + 과당
젖당분해효소	소장	상피세포의 솔가장자리	젖당	5.8~6.2	포도당 + 갈락토스
아미노펩타이드분해효소	소장	상피세포의 솔가장자리	폴리펩타이드	8.0	아미노산, 다이펩타이드, 트라이펩타이드

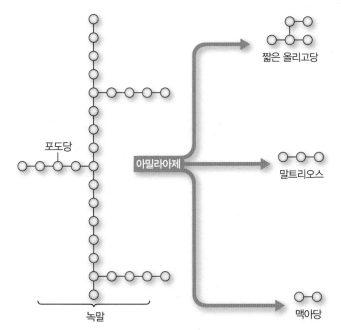

그림 18.32 이자 아밀라아제의 작용. 이자 아밀라아제는 녹말을 맥아당, 말트리오스와 짧은 올리고당으로 분해한다.

녹말의 소화는 입 안의 **침 아밀라아제**(salivary amylase)의 작용에서 시작한다. 침 아밀라아제의 소화작용은 삼킨 음식덩어리가 위에 들어간 후 얼마 후 멈추는데 그 이유는 이 효소가 위액의 낮은 pH에 의해 불활성화되기 때문이다.

녹말의 소화는 **이자 아밀라아제**(pancreatic amylase) 작용에 의해 주로 십이지장에서 일어난다. 이 효소는 직선 사슬의 녹말을 **맥아당**과 **말트리오스**로 분해한다. 그러나 이자 아밀라아제는 녹말의 분기점에 있는 포도당 분자 사이의 결합을 가수분해할 수 없다. 그 결과 **올리고당**이라는 짧은 가지 사슬의 포도당 분자들이 이당류인 맥아당 및 삼당류인 말트리오스와 함께 방출된다(그림 18.32).

맥아당, 말트리오스와 올리고당은 소장 내 상피세포의 미세융모상에 위치한 솔가장자리효소에 의해 단당류로 분해된다. 또한 솔가장자리효소는 자당과 젖당을 단당류로 분해한다. 이 단당류들은 이차 능동수송에 의해 상피세포막을 거쳐 이동하고 포도당은 2개의 Na$^+$와 공동 막운반체를 공유한다(그림 6.20 참조). 포도당은 기저외측막을 거쳐 융모의 사이질액과 모세혈관으로 GLUT 운반체를 통해 촉진 확산에 의해 이동한다. 이와 같이 흡수된 단당류는 간문정맥으로 들어가 간으로 간다.

포도당과 다른 영양소의 흡수를 동반하는 Na$^+$의 흡수는 Na$^+$ 수송에 의해 생긴 전압 차이에 의해 Cl$^-$의 이동을 동시에 일으킨다. H$_2$O는 상피세포 사이의 세포주위 경로를 통해 NaCl를 따라가서 포도당과 NaCl과 함께 혈액으로 흡수된다.

단백질 소화와 흡수

단백질의 소화는 펩신 작용에 의해 위에서 시작한다. 약간의 아미노산들은 위에서 방출되지만, 펩신 소화의 주요 생성물은 짧은 사슬의 폴리펩타이드이다. 펩신에 의한 소화는 더욱 동질적인 미즙을 만들지만 단백질의 완전한 소화에 필수적인 것은 아니다. 단백질 소화는 위 전체를 제거한 사람의 작은창자에서도 일어난다.

대부분의 단백질 소화는 십이지장과 공장(빈창자)에서 일어난다. 이자액효소인 **트립신**(trypsin), **키모트립신**(chymotrypsin) 및 **엘라스타아제**(elastase)는 폴리펩타이드 사슬 내부의 펩타이드 결합을 절단하기 때문에 이를 펩타이드 **엔도펩티다아제**(endopeptidase)라고 한다. 대조적으로 폴리펩타이드 사슬의 말단으로부터 아미노산을 제거하는 효소를 펩타이드 **엑소펩티다아제**(exopeptidase)라고 한다. 그 예로 이자액효소인 **카르복시펩타이드분해효소**(carboxypeptidase)는 폴리펩타이드 사슬의 −COOH 말단으로부터 아미노산을 제거하고 솔가장자리효소인 **아미노펩타이드분해효소**(arninopeptidase)는 −NH$_2$ 말단으로부터 아미노산을 제거한다.

이러한 효소 작용의 결과 폴리펩타이드 사슬은 유리아미노산, 다이펩타이드(dipeptide), 트라이펩타이드(tripeptide)로 소화된다. 유리아미노산은 다른 이차 능동수송체에 의해 솔가장자리막을 거쳐 흡수되고 이 운반체의 대부분은 아미노산들을 Na$^+$와 함께 공동 운반한다. 다이펩타이드와 트라이펩타이드는 단일 막수송체의 작용에 의해 상피세포로 들어간다. 이 수송체는 다이펩타이드와 트라이펩타이드를 세포질로 운반하기 위해 H$^+$ 기울기를 이용한다. 세포질 안에서 다이펩타이드와 트라이펩타이드는 유리아미노산으로 가수분해되어 혈액으로 분비된다(그림 18.33). 이와 같은 방식으로 흡수된 아미노산들은 간문맥에 의해 혈액을 거쳐 간으로 운반된다.

신생아는 상당량의 소화되지 않은 단백질을 흡수할 수 있다(이 때문에 신생아들은 엄마의 초유로부터 항체를 흡수할 수 있다). 그러나 성인의 경우 유리아미노산만이 문정맥으로 들어간다. 매우 항원성인 외래 음식단백질은 보통 혈액으로 들어가지 않는다. 그러나 흥미로운 예외로, 클로스트리디움 보툴리눔 세균에 의해 생산되는 보툴리눔중독증(botulism)을 일으키는 단백질 독소가 있다. 이러한 단백질 독소는 혈액으로 흡수될 때 소화에 대해 내성을 갖고 있어 온전하다.

지질 소화와 흡수

혀와 위 리파아제의 도움으로 입과 위에서 30%의 지방을 분해할 수

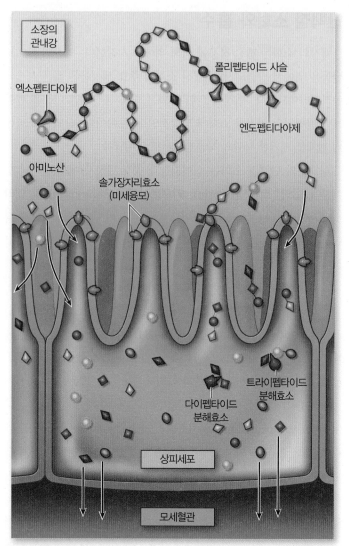

그림 18.33 단백질 소화와 흡수. 단백질의 폴리펩타이드 사슬은 이자액효소와 솔가장자리효소의 작용에 의해 유리아미노산, 다이펩타이드와 트라이펩타이드로 소화되고 이 생성물들은 십이지장 상피세포에 들어간다. 다이펩타이드와 트라이펩타이드는 상피세포에서 유리아미노산으로 가수분해되고, 생성물들은 간질액으로 분비된 다음, 모세혈관으로 들어간다. 결국 생성물들은 간문정맥으로 흘러들어간다.

있다. 그러나 지방 소화의 크기는 나이에 달려 있고 모든 연령대에서 대부분의 지방은 이자 리파아제에 의해 소장에서 소화된다. 십이지장으로 지질(주로 트라이글리세라이드나 지방)이 도착하면 쓸개즙 분비가 촉진된다. **유화**(emulsification) 과정에서 쓸개즙염 미셀은 십이지장으로 분비되고, 지방방울을 트라이글리세라이드의 **작은 유화방울**(emulsification droplet)로 분해한다. 유화는 화학적 소화가 아니다. 글리세롤과 지방산을 연결하는 결합은 유화에 의해 가수분해되지 않는다.

지질 소화

지질의 유화는 유화되지 않은 지방방울보다 더 작고 더 많은 유화방

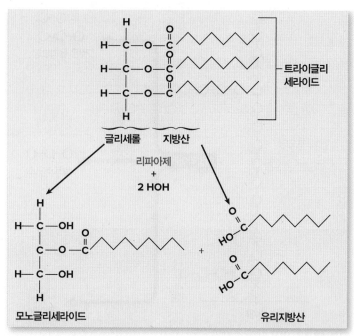

그림 18.34 트라이글리세라이드의 소화. 이자 리파아제는 지방을 유리지방산과 모노글리세라이드로 분해한다. 톱니 모양의 선은 지방산의 탄화수소 사슬이다.

울이 더 큰 표면적을 나타내기 때문에 소화를 돕는다. 지질 소화는 **이자 리파아제**(pancreatic lipase)의 효소 작용을 통해 물방울 표면에서 발생하며, 유화방울을 코팅하고 리파아제 효소를 "고정"하는 콜리파아제(이자에서도 분비됨)라는 단백질의 작용을 돕는다. 가수분해를 통해 리파아제는 각 트리글리세리드 분자에서 3가지 지방산 중 2가지를 제거하여 유리지방산과 모노글리세리드를 유리시킨다(그림 18.34). 포스포리파제 A는 마찬가지로 레시틴과 같은 인지질을 지방산과 리소레시틴(2개의 지방산을 제거한 후 레시틴 분자의 나머지 부분)으로 분해한다.

소화된 지질에서 파생된 유리지방산, 모노글리세리드 및 리소레시틴은 소화되지 않은 지질보다 극성이고, 쓸개즙에서 나온 쓸개즙염, 레시틴, 콜레스테롤 미셀로 빠르게 들어가 십이지장에서 혼합 미셀을 형성한다(그림 18.35). 그런 다음 혼합된 미셀은 흡수가 일어나는 장 상피의 솔가장자리로 이동한다.

지질 흡수

유리지방산, 모노글리세라이드와 리소레시틴은 미셀을 떠나 미세융모막을 통과해 장 상피세포로 들어간다. 장 미생물상에 의해 생성된 짧은 사슬 지방산은 문맥혈액으로 분비될 수 있지만(단당류와 아미노산이 흡수되는 방식), 긴 사슬 지방산은 그렇지 않다. 장 상피세포 내에서 사용되고 트리글리세리드를 재합성된다. 그리고 인지질 및 콜레스테롤과 함께 이러한 트리글리세리드가 상피세포 내부의 단백

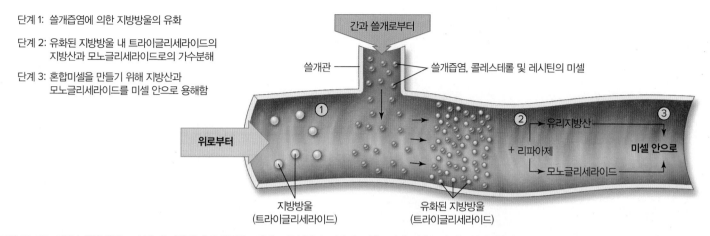

단계 1: 쓸개즙염에 의한 지방방울의 유화

단계 2: 유화된 지방방울 내 트라이글리세라이드의 지방산과 모노글리세라이드로의 가수분해

단계 3: 혼합미셀을 만들기 위해 지방산과 모노글리세라이드를 미셀 안으로 용해함

그림 18.35 지방소화와 유화. 소장 내 지방의 대사 운명은 3단계로 구성된다. 지방의 소화는 간에 의해 분비되는 쓸개즙염의 미셀과 관련되어 있고 유리지방산 모노글리세라이드를 방출한다.

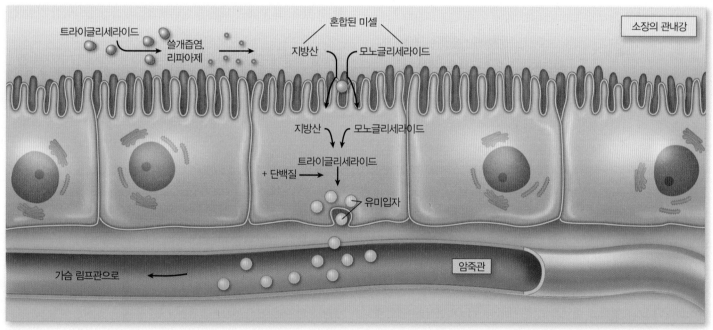

그림 18.36 소장에서 지방의 흡수. 소장 내 미셀에서 유래한 지방산과 모노글리세라이드는 상피세포에 의해 흡수되고 트라이글리세라이드로 전환된다. 이들은 단백질과 결합하여 유미입자를 형성하고 융모의 암죽관으로 들어간다. 이 림프관은 유미입자를 가슴 림프관(흉관)으로 운반하고 가슴 림프관은 유미입자를 왼쪽 빗장밑 정맥의 정맥피로 방출한다.

질과 결합하여 **유미입자**(chylomicrons)라고 하는 작은 입자를 형성한다. 이 작은 입자는 세포 외 유출 작용에 의해 분비되어 젖막 벽을 형성하는 내피세포 사이의 특수 접합부를 통해 젖막(융모 중앙에 있는 림프 모세관, 그림 18.36)으로 들어간다. 따라서 흡수된 지질은 림프계를 통과하여 결국 흉관을 통해 정맥혈로 들어간다(13장 13.8절). 결과적으로 기름진 식사 후 혈액의 유미입자는 맑은 혈장을 혼탁하게 만든다(그림 18.37).

혈액에서의 지질 수송

일단 유미입자가 혈액 안으로 들어오면 **ApoE**(지질단백질 입자의 단백질 성분은 그림 13.32에 서술됨)라고 하는 **아포지질단백질**(apolipoprotein)을 얻는다. 이는 유미입자가 근육과 지방조직의 모세관 내피세포의 원형질막 상에 위치한 ApoE 수용체 단백질과 결합하도록 해준다. 그 다음 유미입자의 트라이글리세라이드는 내피세포 원형질막에 결합된 **지질단백질 리파아제**(lipoprotein lipase)에 의해

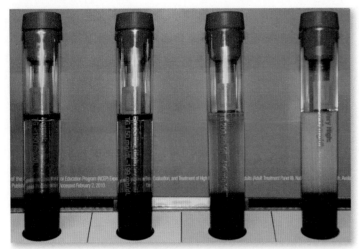

그림 18.37 유미입자에 의한 혈장의 혼탁도. 혈장의 혼탁은 유미입자와 다른 지질단백질처럼 단백질들에 결합된 트라이글리세라이드에 의해 일어난다. 4개의 실험관은 혈장 속에 지질단백질-결합 트라이글리세라이드의 농도를 증가시켰을 때 나타난 모의실험의 결과이다. 첫 번째 왼쪽 시험관은 트라이글리세라이드 농도가 150 mg/dL 이하인 투명하고 정상적인 혈장이다. 두 번째 시험관의 트라이글리세라이드 농도는 150~199 mg/dL, 세 번째 시험관의 트라이글리세라이드 농도는 200~499 mg/dL이고, 네 번째 시험관의 트라이글리세라이드 농도는 500 mg/dL 이상이다. ©Ellen Fox

LDL)로 전환되고 LDL은 콜레스테롤을 혈관과 다른 기관에 수송한다. 이는 죽상동맥경화증을 일으키는 데 기여한다(13.7절 참조). 과다한 양의 콜레스테롤은 이 기관들로부터 **고밀도 지질단백질**(high-density lipoprotein, HDL)에 부착된 간으로 되돌아간다.

HDL 입자는 혈관벽의 수용체와 결합하고 인지질과 유리콜레스테롤을 흡수한다. 효소는 유리콜레스테롤을 인지질에 결합시켜 콜레스테롤 에스테르(cholesterol ester)를 생산한다. 콜레스테롤 에스테르는 매우 소수성이기 때문에 HDL 입자의 중앙으로 이동하여 HDL 입자가 혈관의 세포들로부터 유리콜레스테롤을 계속해서 흡수하도록 한다. HDL 입자가 콜레스테롤로 완전히 채워진 다음, 혈관벽으로부터 떨어져 간으로 이동하여 콜레스테롤을 방출한다. HDL의 이러한 작용으로 인해 총 콜레스테롤(total cholesterol)에 대한 HDL-콜레스테롤의 높은 비율은 죽상동맥경화증에 대한 보호 기능을 발휘할 수 있다. 표 18.8은 다른 지질단백질들의 특성을 요약한 것이다.

소화된다. 이 가수분해는 조직세포에 들어갈 수 있는 유리지방산을 방출하는데, 이 유리지방산은 심장과 골격근에 의해 에너지로 사용될 수 있거나 지방조직에 저장될 수 있다. 식이성 지방의 대부분은 긴 사슬 지방산(12~20개의 탄소 길이)을 포함하고 긴 사슬 지방산은 단백질운반체에 의해 세포로 들어간다. 유미입자의 트라이글리세라이드가 제거된 후 콜레스테롤을 포함하는 **잔여물 입자**(remnant particle)는 방출되고 혈액으로 이동하여 간에 의해 흡수된다.

간에 의해 생산된 콜레스테롤과 트라이글리세라이드는 다른 아포지질단백질과 결합하여 **극저밀도 지질단백질**(very low-density lipoprotein, VLDL) 형태로 혈액으로 분비되고, VLDL은 트라이글리세라이드를 다른 기관으로 운반한다. 일단 트라이글리세라이드가 제거되면 VLDL 입자는 **저밀도 지질단백질**(low-density lipoprotein,

🔍 **임상연구** **요약**

조지의 속쓰림은 GERD-위 식도 역류 질환에 의해 야기되었다. 이러한 역류 현상은 주상상피세포가 층상 편평상피를 대체하고 그의 샘암 위험을 증가시킨 배럿의 식도를 유발했다. 오메프라졸은 H^+를 위액에 주입하는 두정세포의 능력을 감소시켜 H^+가 일으킬 수 있는 산성 손상을 감소시키는 양성자 펌프 억제제이다. 그의 수직 소매 위 절제술은 그가 빠르게 체중을 줄일 수 있도록 해주었고, 이것은 그의 위장과 아마도 그의 GERD에 대한 압력을 완화시킬 것이다. 그의 첫 번째 복통은 과민성 장 증후군에 의한 것일 수 있지만, 대장내시경검사에서 구조적 변화가 발견되지 않았기 때문에 염증성 장 질환에 의한 것으로 보이지 않는다. 그의 설사와 변비는 그의 장 운동량을 증가시키거나 감소시키는 신경 기능 장애에 의해 야기되었을 수 있다. 담석은 나중에 빌리루빈 수치와 복통을 증가시켰으며, 급성 이자염의 원인이 되었을 수도 있는데, 이는 그의 혈액에서 이자 효소인 아밀라아제와 리파아제의 수치 상승에 의해 밝혀졌다. 그의 담낭을 제거함으로써 이러한 문제들이 해결되었다.

표 18.8 | 혈장에서 발견되는 지질 운반단백질(지질단백질)

지질단백질	기원	목적지	주요 지질	기능
유미입자	장	많은 기관	트라이글리세라이드, 다른 지질	식이성 지질을 온몸으로 운반
극저밀도 지질단백질(VLDL)	간	많은 기관	트라이글리세라이드, 콜레스테롤	내인성 트라이글리세라이드를 온몸으로 운반
저밀도 지질단백질(LDL)	VLDL로부터 온 트라이글리세라이드를 혈관 내에서 제거	혈관, 간	콜레스테롤	내인성 콜레스테롤을 여러 기관에 운반
고밀도 지질단백질(HDL)	간과 장	간과 스테로이드호르몬-생성 샘조직	콜레스테롤	콜레스테롤 제거와 분해

상호작용

      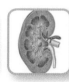

연결

피부계

- 피부는 비타민 D를 생산하는데, 이것은 간접적으로 Ca^{2+}의 장 흡수를 조절하는데 도움을 준다.
- 피부하부의 지방조직은 트라이글리세라이드를 저장한다.
- 소화기 계통은 모든 계통에 영양분을 공급합니다.

골격계

- 뼈의 세포외 기질은 인산칼슘을 저장한다.
- 소장은 뼈의 침착에 필요한 Ca^{2+}와 PO_4^{3-}을 흡수한다.

근육계

- 씹기, 삼키기, 연동운동, 분할을 위해서는 근육수축이 필요하다.
- 괄약근은 GI관을 따라 물질의 통과를 조절하는데 도움을 준다.
- 간은 골격근 운동으로 생성된 젖산을 제거한다.

신경계

- 자율신경은 소화기 조절에 도움을 준다.
- 장신경계는 장을 조절하는 중추신경계와 같은 기능을 한다.

내분비계

- 위에서 분비되는 가스트린은 위액의 분비를 조절하는데 도움을 준다.
- 소장에서 분비되는 여러 호르몬이 소화기 계통의 다른 측면을 조절한다.
- 장이 만들어내는 호르몬은 이자를 자극해 인슐린을 분비한다.
- 지방조직은 렙틴을 분비하는데, 이것은 배고픔을 조절하는데 도움을 준다.
- 간은 혈액에서 일부 호르몬을 제거하고 화학적으로 변화시켜 담즙에 배설한다.

면역계

- 면역체계는 소화기관을 포함한 모든 장기를 감염으로부터 보호한다.
- 림프관은 소장에서 정맥계로 흡수된 지방을 운반한다.
- 간은 특정 독소를 대사하여 담즙에 배설함으로써 면역체계를 돕는다.
- GI관 점막에는 질병으로부터 보호하는 림프절이 있다.
- GI관에 의해 분비되는 산과 효소는 미생물에 대한 비특이적 방어를 제공한다.

순환계

- 혈액은 흡수된 아미노산, 단당류 그리고 다른 분자들을 장에서 간으로 그리고 다른 기관으로 운반한다.
- 간문맥은 일부 흡수된 분자가 장간 순환을 갖도록 한다.

(우측 계속)

- 비타민 B_{12}(적혈구 생성에 필요한)의 장내 흡수는 위에서 분비되는 내인자를 필요로 한다.
- 철분은 장을 통해 흡수되어야 정상적인 헤모글로빈 생산 속도를 유지할 수 있다.
- 간은 응고 단백질, 혈장 알부민, 항체를 제외한 모든 혈장 단백질을 합성한다.

호흡계

- 폐는 소화기관을 포함한 모든 장기의 대사에 산소를 공급한다.
- 호흡기에서 공급되는 산소는 소화기 계통에 의해 체내에 유입된 음식 분자를 대사하는데 사용된다.

비뇨기계

- 신장은 소화기관을 포함한 모든 장기의 대사 노폐물을 제거한다.
- 신장은 비타민 D를 장에서 칼슘 흡수에 필요한 활성 형태로 전환시키는데 도움을 준다.

생식계

- 성 스테로이드, 특히 안드로겐은 신체의 연료 소비율을 자극한다.
- 임신기간에, 엄마의 GI관은 태반을 통과하는 영양분을 태아와 태아에게 공급하는 것을 돕는다.

요약

18.1 소화계 소개

A. 식품분자의 소화는 이들 분자의 소단위로의 가수분해를 포함한다.
  1. 음식 소화는 소화관의 루멘에서 일어나고 특정 효소에 의해 촉매된다.
  2. 소화 생성물은 장 점막에서 흡수되어 혈액과 림프액으로 들어간다.
B. 위장관의 층(튜닉)은 안쪽에서 바깥쪽으로 점막층, 점막하층, 근육층 및 장막이다.
  1. 점막층은 단층원통상피, 고유층이라고 불리는 결합조직의 층(점막근층)으로 불리는 평활근의 얇은 층으로 구성된다.
  2. 점막하층은 결합조직으로 구성되어 있다. 근육층은 평활근의 층으로 구성되어 있다. 장막은 내장 복막으로 덮인 결합조직이다.
  3. 점막하층은 점막하층 신경얼기를 포함하고, 근육층에는 자율신경의 근육층 신경얼기가 포함된다.

18.2 입에서 위까지

A. 연동 수축의 물결은 음식을 하부식도 조임근에서 위로 밀어 넣는다.
B. 위는 들문, 위저, 몸, 날문(유문)으로 구성되어 있다. 날문은 위날문 조임근으로 끝난다.
  1. 위의 내벽은 주름 또는 주름에 접혀진 점막 표면은 위샘으로 이어지는 위 소포를 형성한다.
  2. 위샘의 벽세포는 HCl을 분비한다. 으뜸세포는 펩시노겐을 분비한다.
  3. 위액의 산성 환경에서, 펩시노겐은 펩신으로 불리는 활성 단백질 소화효소로 전환된다.
  4. 단백질 소화는 위에서 일어나지만 위의 가장 중요한 기능은 장에서 비타민 B_{12}의 흡수에 필요한 내인성 인자의 분비이다.

18.3 소장

A. 소장은 십이지장, 공장, 회장으로 나뉜다. 온쓸개관과 이자관은 십이지장으로 배출된다.
B. 융모라고 불리는 점막의 손가락과 같은 연장부가 루멘에 돌출되어 있고, 융모의 기부에서 점막이 리버쿤 음와라고 불리는 가는 주머니를 형성하고 있다.
  1. 새로운 상피세포가 장움에 형성된다.
  2. 장 상피세포의 막은 미세융모를 형성하기 위해 접혀 있다. 점막의 솔가장자리는 표면적을 증가시킨다.
C. 솔가장자리효소라고 불리는 소화효소는 미세융모막에 있다.
D. 소장은 연동운동과 분절운동의 두 가지 주요 유형의 움직임을 나타낸다.

18.4 대장

A. 대장은 맹장, 결장, 직장, 항문관으로 나뉜다.
  1. 맹장은 맹장의 하부 안쪽 가장자리에 붙는다.
  2. 결장은 상행, 횡행, 하행, 및 S자 결장의 부분으로 구성된다.
  3. 결장의 벽에 있는 융기는 팽대라고 한다.
B. 장 미생물상의 공생균은 대장에서 가장 많으며 건강에 필요한 많은 생리학적으로 중요한 기능을 수행한다.
  1. 장 미생물상은 짧은 사슬 지방산뿐만 아니라 여러 비타민 B 군과 비타민 K를 생산한다.
  2. 장 미생물상의 공생균은 병원성 세균에 손상을 입히는 염증 반응으로부터 소화관을 보호하는 데 도움이 된다.
C. 결장은 물과 전해질을 흡수한다.
  1. 소화관에 들어가는 대부분의 물은 소장에서 흡수되지만 매일 1.5~2.0 L가 대장을 통과한다. 대장은 이 양의 약 90%를 흡수한다.
  2. Na^+는 능동적으로 흡수되고 물은 수동적으로 계속된다. 이것은 요세관에서 NaCl과 물의 재흡수와 유사하다.
D. 배변은 항문 괄약근이 이완되고 다른 근육의 수축이 직장 압력을 증가시킬 때 발생한다.

18.5 간, 쓸개, 이자

A. 가장 큰 내장인 간은 간문엽 또는 간소엽으로 불리는 기능 단위로 구성된다.
  1. 간문엽은 모세 동양혈관에 의해 분리된 간세포의 판으로 구성되어 있다.
  2. 혈액은 간동맥과 문맥이 비어있는 각 소엽 주변에서 유동을 통해 중심 정맥으로 흐른다.
  3. 쓸개즙은 세관의 간세포판을 쓸개관으로 흐른다.

4. 쓸개즙 중에 배설된 물질은 간문맥계의 혈액으로 간으로 돌아갈 수 있다. 이를 장간 순환이라고 한다.

5. 쓸개즙은 빌리루빈이라는 염료, 쓸개즙염, 콜레스테롤 및 기타 분자로 구성된다.

6. 간은 쓸개즙 내의 물질의 배설, 식용 작용 및 화학적 불활성화에 의해 혈액을 해독한다.

7. 간은 단백질, 포도당, 트리글리세라이드 및 케톤체의 혈장 농도를 변경한다.

B. 쓸개는 쓸개즙을 저장하고 농축한다. 쓸개와 온쓸개관을 통해 십이지장으로 쓸개즙을 방출한다.

C. 이자는 외분비샘과 내분비샘 모두이다.

1. 랑게르한스 섬으로 알려진 내분비 부분은 호르몬 인슐린과 글루카곤을 분비한다.

2. 이자의 외분비 선방은 다양한 소화효소와 중탄산염을 포함하는 이자액을 생산한다.

18.6 소화계의 조절

A. 위 기능의 조절은 세 단계로 발생한다.

1. 뇌상에서는 미주신경을 통해 작용하는 상위 뇌중추 활동이 위액 분비를 자극한다.

2. 위상에서 HCl과 펩신의 분비는 위 내용물과 위 점막에서 분비되는 호르몬 가스트린에 의해 제어된다.

3. 장상에서 위 활동은 신경반사와 십이지장에서 호르몬 분비에 의해 억제된다.

B. 장 기능은 적어도 부분적으로 장신경계에 의해 조절되는 짧은 국소반사에 의해 조절된다.

1. 장신경계에는 연합신경세포, 내인성 감각신경세포 및 자율신경운동신경세포가 포함된다.

2. 연동운동은 장신경계에 의해 조절되며, 장신경계는 미즙의 볼러스에 평활근 수축을 일으키고 미즙의 볼러스 하에서 이완을 일으킨다.

3. 짧은 반사에는 위-회장반사, 회장-위반사 및 장-장반사가 포함된다.

C. 호르몬의 세크레틴과 콜레시스토키닌(CCK)의 분비는 이자액과 쓸개즙의 분비를 조절한다.

1. 세크레틴의 분비는 십이지장으로의 산성 미즙액의 도착에 의해 자극된다.

2. CCK 분비는 십이지장에 도달하는 미즙액에서 지방의 존재에 의해 자극된다.

3. 쓸개의 수축은 신경반사와 십이지장에 의한 CCK의 분비에 반응하여 발생한다.

D. 위장 호르몬은 소화관과 부식 소화기를 유지하는 데 필요할 수 있다.

18.7 음식의 소화와 흡수

A. 전분의 소화는 침 아밀라아제의 작용에 의해 입안에서 시작된다.

1. 이자 아밀라아제는 전분을 이당류와 짧은 올리고당으로 소화한다.

2. 단당류로의 완전한 소화는 솔가장자리효소에 의해 달성된다.

B. 단백질 소화는 펩신의 작용에 의해 위에서 시작된다.

1. 이자액에는 단백질 소화효소인 트립신이나 키모트립신 등이 포함되어 있다.

2. 솔가장자리에는 단백질의 아미노산으로 소화를 완료하는 데 도움이 되는 소화효소가 포함되어 있다.

3. 단당과 같은 아미노산은 문맥으로 들어가는 모세혈관에 흡수되어 분비된다.

C. 지질은 쓸개즙염으로 유화된 후 소장에서 소화된다.

1. 유리지방산과 모노글리세라이드는 대부분 쓸개즙염에 의해 형성되는 미셀로 불리는 입자에 들어가, 이 형태 또는 유리분자로서 흡수된다.

2. 점막 상피세포 내로 들어가면, 이들 서브유닛은 트리글리세라이드를 재합성하는데 사용된다.

3. 상피세포의 트리글리세라이드는 단백질과 함께 유미입자를 형성하고 융모의 중앙 암죽관으로 분비된다.

4. 유미입자는 림프액에 의해 흉관으로 옮겨지고 거기에서 혈액으로 들어간다.

문제

이해력 검증

1. HCl과 펩신의 위액 분비가 머리, 위, 장의 각 단계에서 어떻게 조절되는지 설명하시오.

2. 이자 효소가 장 내강에서 어떻게 활성화되는지 설명하시오. 왜 이러한 기작이 필요한가?

3. 이자액 중에 중탄산염의 기능을 설명하시오. 십이지장의 소화성 궤양은 어떻게 발생하는가?

4. 위 점막을 자기소화로부터 보호하는 기작을 설명하시오. 위의 소화성 궤양 발병을 일으킬 수 있는 요인은 무엇인가?

5. 이자가 외분비샘과 내분비샘 모두로 간주되는 이유를 설명하시오. 이 정보를 전제로 이자관의 결속이 이자의 구조와 기능에 어떤 영향을 미치는지 예측한다.

6. (a) 결석이 있는 경우, (b) 적혈구 파괴율이 높은 경우, (c) 간 질환이 있는 경우에 황달이 어떻게 발생하는지를 설명한다. 황달의 광선 요법은 어떤 경우에 효과적인가? 설명하시오.

7. 지방 소화 및 흡수와 관련된 단계를 설명하시오.

8. 유미입자, 극저밀도 지질단백질, 저밀도 지질단백질 및 고밀도 지질단백질을 구별하시오.

9. 장의 벽에 존재하는 다양한 신경세포를 확인하고 이러한 신경세포가 "짧은 반사"에 어떻게 관여하는지 설명하시오. 장신경계가 "장관 뇌"라고 불리는 이유는 무엇인가?

10. 간을 통한 혈류의 경과를 추적하고 혈액 해독의 관점에서 이 패턴의 중요성에 대해 토론하시오. 이 해독에 관여하는 효소와 반응을 설명하시오.

11. 위염과 위 식도 역류증을 치료하기 위해 복용하는 약물에는 양성자 펌프 억제제, H_2 히스타민 수용체 차단제 및 완충액이 포함된다. 각 유형의 약물을 예를 들어 그들이 어떻게 도움이 되는지 설명하시오.

12. 십이지장에 미즙액의 도착으로 인한 위, 간, 쓸개, 이자를 제어하는 반사에 대해 설명하시오.

13. 장 미생물상, 그 장소 그리고 그들이 줄 수 있는 이익에 대해 설명하시오.

19 물질대사 조절

 임상연구

65세인 마티는 의사에게 그의 건선(psoriasis) 치료 크림에 무슨 성분이 들어 있는지 물었는데, 의사는 비타민 D 유도체라고 대답하였다. 또한 마티는 보충제로 비타민 D 캡슐도 복용한다고 말하니까 의사는 "좋다"라고 응답하였다. 의사는 비타민 D 복용이 건선 치료와 뼈의 손실을 예방하는데 도움을 준 것이라고 말했다. 그리고 의사는 심각한 어조로 다음과 같이 말했다. "전에 말한 것처럼 체중을 줄여야 합니다. 체질량지수(BMI)가 34이고 공복 혈당 수준이 120 mg/dL이면 당뇨병, 심혈관 질환과 다른 질병들을 일으킬 위험이 있습니다. 만약 그런 병에 걸리면 평생 다른 약물들을 먹어야 합니다."

새로운 용어 및 개념에는 다음과 같은 것이 있다.
- 비타민 D 작용, 골다공증, 골연화증
- BMI, 대사증후군, 당뇨병, 인슐린 저항성

개요

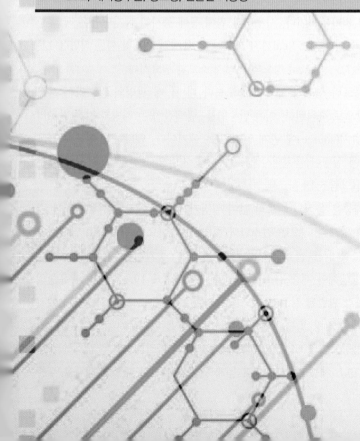

19.1 영양 필요량

몸의 에너지 필요량은 몸의 지방, 탄수화물 및 단백질의 분해를 막기 위해 섭취하는 음식의 칼로리 값으로 충족되어야 한다. 비타민과 무기물은 직접적으로 에너지를 제공하지는 않지만 다양한 효소 반응에 필요하다.

살아 있는 조직은 지속적인 에너지 소모로 유지된다. 이 에너지는 ATP에서 직접적으로 얻고, 포도당, 지방산, 케톤체(ketone body), 아미노산 및 다른 분자들의 세포호흡을 통해서 간접적으로 얻어진다. 이 분자들은 궁극적으로 음식에서 얻지만, 몸속에 저장된 글리코겐, 지방 및 단백질에서도 얻을 수 있다.

음식의 에너지 값(energy value)은 보통 **킬로칼로리**(kilocalorie, 또는 대문자 "C"로 표시)로 측정된다. 1 kcal는 1,000 cal이고 1 cal는 1 mL의 물을 14.5℃에서 15.5℃로 올리는 데 필요한 열량으로 정의된다. 일정한 양의 음식을 시험관(*in vitro*)에서 연소했을 때 열로 방출되는 에너지의 양은 호기성 세포호흡(aerobic cell respiration) 과정을 통해 방출된 에너지의 양과 같다. 탄수화물이나 단백질은 1 g 당 4 kcal, 지방은 1 g 당 9 kcal의 에너지를 방출한다. 이 에너지가 세포호흡에 의해 방출될 때 일부는 ATP의 고에너지 결합으로 전달되고 일부는 열로 손실된다.

물질대사율과 칼로리 필요량

물질대사율(metabolic rate)은 몸 전체에서 발생한 열량이나 1분 동안 소모되는 산소의 양으로 측정할 수 있다. 이 대사율은 다양한 요인에 의해 영향을 받는다(그림 19.5 참조). 예를 들어, 신체활동과 음식물 섭취에 의해 증가된다. 음식물의 흡수와 동반되는 물질대사율 증가는 식사 후 6시간 이상 지속될 수 있다.

또한, 체온은 물질대사율을 결정하는 중요한 요인이 되는데, 그 이유는 두 가지이다. (1) 온도 자체가 화학 반응속도에 영향을 미친다. (2) 시상하부(hypothalamus)는 체온 변화의 감지기(sensor)로 작용하는 온도-민감세포(temperature-sensitive cell)와 **온도 제어 중추**(temperature control center)가 있다. 체온이 "설정점(set point)"을 벗어나면 시상하부의 제어 영역은 적절한 생리적 반응을 지시하여 일정한 체온을 유지하게 한다(1장). 따라서 체온의 변화는 총 물질대사율에 영향을 미치는 생리적 반응을 동반한다.

기초대사율(basal metabolic rate, BMR)은 적정 온도와 음식 섭취 후 12~14시간 안정상태에서 산소 소모율로 측정한 사람의 물질대사율을 말한다. 이 기초대사율은 주로 사람의 나이, 성과 체표면적에 의해 결정되지만 갑상샘호르몬의 분비 수준에 의해 크게 영향을 받는다. 따라서 갑상샘과다증(갑상샘기능항진증, hyperthyroidism)인 사람은 비정상적으로 높은 기초대사율을, 갑상샘저하증(갑상샘기능저하증, hypothyroidism)인 사람은 낮은 기초대사율을 가진다. 최근 연구에 따르면, 기초대사율이 유전의 영향을 받는 것으로 알려졌는데 비만 경향이 높은 사람은 유전적으로 결정된 낮은 기초대사율을 갖을 수 있다.

그러나 일반적으로 에너지 필요량의 개인차는 주로 신체활동의 차이 때문이다. 하루 에너지 소모량은 1,300~5,000 kcal/day이다. 힘든 육체노동에는 종사하지 않지만 여가시간에 활동적인 사람들의 평균 하루에너지 필요량은 남자의 경우 2,500 kcal이고, 여자의 경우 1,800 kcal이다. 사무직과 판매 등에 종사하는 사람들은 작업 중 1분 동안 최대 5 kcal까지 소모한다. 육체적으로 더 힘든 직업은 1분 동안 7.5~10 kcal 정도의 에너지 소모가 필요하다.

칼로리 섭취가 에너지 소모보다 더 클 때 과잉의 칼로리는 주로 지방으로 축적된다. 이는 탄수화물, 단백질 또는 지방과 같은 칼로리의 출처(source)에 관계 없이 맞는 얘기이다. 왜냐하면 이 분자들은 5장에 설명한 물질대사 경로에 의해 지방으로 전환될 수 있기 때문이다(그림 5.18 참조).

체중은 음식의 칼로리 값이 일정기간 동안 세포호흡에 필요한 칼로리 양보다 적으면 감소한다. 따라서 식이요법 단독으로 달성하거나 물질대사율을 증가시켜 칼로리 소모를 증가시키는 운동 프로그램과 병행해야 체중 감소를 달성할 수 있다. 표 19.1은 다양한 유형의 운동과 관련된 칼로리 소모를 요약한 것이다. 그러나 최근 연구에서는 체중 감량 또는 체중 증가가 왜 그렇게 어려운지를 보여준다. 평소 체중보다 10% 낮게 체중을 유지할 때 물질대사율은 감소하는 한편, 평소 체중보다 10% 더 높게 체중을 유지할 때 물질대사율은 증

임상적용

저체온증(hypothermia)은 체온이 35℃ 아래로 떨어질 때 일어난다. 이는 처음에 보상성 떨림(compensatory shivering)과 맥박과 혈압을 상승시키는 교감신경반응을 유도하지만, 저체온증이 더 심각해지면 떨림이 멈춘다. 그런 다음 그 사람은 졸리고 쇠약해지며, 만약 대책을 취하지 않으면 결국 의식을 잃고 사망한다. 그러나 **저체온 순환정지**(hypothermic circulatory arrest) 기술에서는 체온을 의도적으로 15~20℃로 떨어뜨린다. 저체온 순환정지 기술은 심장과 대동맥 수술을 위해 의학적으로 유도하는데, 그 이유는 중추신경계의 물질대사율을 크게 감소시켜 수술하는 동안 순환을 멈추게 하기 위함이다.

표 19.1 | 여러 가지 유형의 활동에서 소모된 에너지(kcal/min)

활동	체중(파운드)			
	105~115	127~137	160~170	182~192
자전거 타기				
10 mph	5.41	6.16	7.33	7.91
움직이지 않을 때, 10 mph	5.50	6.25	7.41	8.16
미용체조	3.91	4.50	7.33	7.91
댄스				
에어로빅 댄스	5.83	6.58	7.83	8.58
스퀘어 댄스	5.50	6.25	7.41	8.00
정원사 일, 땅파기, 잡초 뽑기	5.08	5.75	6.83	7.50
조깅				
5.5 mph	8.58	9.75	11.50	12.66
6.5 mph	8.90	10.20	12.00	13.20
8.0 mph	10.40	11.90	14.10	15.50
9.0 mph	12.00	13.80	16.20	17.80
보트 젓는 연습 기계				
편하게	3.91	4.50	5.25	5.83
활기 넘치게	8.58	9.75	11.50	12.66
스키				
활강 스키	7.75	8.83	10.41	11.50
크로스 컨트리, 5 mph	9.16	10.41	12.25	13.33
크로스 컨트리, 9 mph	13.08	14.83	17.58	19.33
수영, 크롤				
1분 동안 20야드	3.91	4.50	5.25	5.83
1분 동안 400야드	7.83	8.91	10.50	11.58
1분 동안 550야드	11.00	12.50	14.75	16.25
걷기				
2 mph	2.40	2.80	3.30	3.60
3 mph	3.90	4.50	6.30	6.80
4 mph	4.50	5.20	6.10	6.80

*mph: miles per hour, mile = 1.609 km, yard = 0.914m

가한다. 우리 몸은 음식물 섭취를 조절할 뿐만 아니라 에너지 소모를 변화시켜 체중을 유지하려는 경향이 있다.

동화 필요량

음식은 몸에 에너지를 제공할 뿐만 아니라 몸의 세포 내에서 지속적으로 생합성반응을 위한 원료물질들을 공급해주는데, 이를 **동화 작용**(anabolism)이라고 한다. 동화 반응에는 DNA, RNA, 단백질, 글리코겐, 트라이글리세라이드 및 기타 중합체를 합성하는 반응이 포함된다. 이러한 동화 반응은 가수분해되어 구성요소인 단량체 분자들을 대체하기 위해 지속적으로 일어나야 한다. 이러한 가수분해 반응은 궁극적으로 단량체(monomer)를 CO_2와 H_2O로 분해시키는 세포호흡과 함께 일괄적으로 **이화 작용**(catabolism)이라고 한다.

호르몬 분비의 변화를 통한 운동과 단식(fasting)은 저장된 글리코겐, 지방 및 단백질의 이화 작용을 증가시킨다. 이 분자들은 운동도 단식도 하지 않은 사람에서도 일정 속도로 분해된다. 이렇게 형성된

표 19.2 | 비타민과 무기물의 권장량[1]

구분	나이(년) 또는 상태	체중[2] (kg)	체중[2] (lb)	신장[2] (cm)	신장[2] (in.)	단백질 (g)	지용성 비타민 비타민 A (µg RE)[3]	지용성 비타민 비타민 D (µg)[4]	지용성 비타민 비타민 E (mg α-TE)[5]	지용성 비타민 비타민 K (µg)
유아	0.0~0.05	6	13	60	24	13	375	7.5	3	5
	0.5~1	9	20	71	28	14	375	10	4	10
아동	1~3	13	29	90	35	16	400	10	6	15
	4~6	20	44	112	44	24	500	10	7	20
	7~10	28	62	132	52	28	700	10	7	30
남자	11~14	45	99	157	62	45	1,000	10	10	45
	15~18	66	145	176	69	59	1,000	10	10	65
	19~24	72	160	177	70	58	1,000	10	10	70
	25~50	79	174	176	70	63	1,000	5	10	80
	51+	77	170	173	68	63	1,000	5	10	80
여자	11~14	46	101	157	62	45	800	10	8	45
	15~18	55	120	163	64	44	800	10	8	55
	19~24	58	128	164	65	46	800	10	8	60
	25~50	63	138	163	64	50	800	5	8	65
	51+	65	143	160	63	50	800	5	8	65
임신부						60	800	10	10	65
수유기	첫 번째 6개월					65	1,300	10	12	65
	두 번째 6개월					62	1,200	10	11	65

[1] 여기에 제시된 권장량(매일 평균 섭취로 표시된)은 일반적 환경 아래에서 미국에 사는 정상인 사이의 개별적 편차를 제공한다.
[2] 참조한 성인의 체중과 신장은 미국 인구의 실제 중간값이다.
[3] 레티놀 등가물(retinol equivalents, RE). 1 RE = 1 µg 레티놀(retinol) 또는 6 µg β-카로틴.
[4] 10 µg 콜레카시페롤(cholecalciferol) = 비타민 D의 400 IU.
[5] α-토코페롤 등가물(α-tocopherol equivalents). 1 mg d-α-토코페롤 = 1 α-TE.
출처: Recommended Dietary Allowances, 10e. Washington, D.C.: National Academy of Sciences, 1989.

일부 단량체인 아미노산, 포도당 및 지방산은 곧 몸의 단백질, 글리코겐, 지방을 재합성하는 데 사용된다. 그러나 저장된 글리코겐에서 유래한 약간의 포도당이나 저장된 트라이글리세라이드에서 유래한 지방산은 세포호흡 과정에서 에너지를 제공하는 데 사용된다. 이러한 이유로 체내 단백질, 글리코겐, 지방의 함량이 지속적으로 감소하는 것을 방지하기 위해 음식에서 새로운 단량체들을 얻어야 한다.

특정 분자의 **회전율**(turnover rate)은 그 분자의 분해되고 재합성되는 속도이다. 예를 들어, 단백질의 1일 평균 회전율은 150 g/day이지만, 인체 단백질의 이화 작용에서 유래하는 많은 아미노산들이 단백질합성에 재사용될 수 있기 때문에 사람은 음식에서 하루에 약 35 g 단백질만이 필요하다. 이는 평균 수치이고 체격, 성별, 연령, 유전 및 신체활동의 개인 차이에 따라 달라진다. 지방의 1일 평균 회전율은 약 100 g/day이지만, 지방은 과다한 탄수화물로부터 생산될 수

있기 때문에 지용성 비타민이나 필수 지방산을 제외한 지방의 식이 요구량은 매우 적다.

회전율을 충족시키기 위해 필요한 최소한의 식이 단백질과 지방은 필수 아미노산과 지방산이 충분한 양으로 공급될 때만 적합하다. 체내에서 합성되지 않고 음식을 통해 섭취해야 하는 이러한 분자를 **필수**(essential)라고 한다. 9가지의 **필수 아미노산**(essential amino acid)은 리신(라이신), 트립토판, 페닐알라닌, 트레오닌, 발린, 메티오닌, 류신, 아이소류신(이소류신)과 히스티딘이다. **필수 지방산**(essential fatty acid)은 리놀레산과 알파-리놀렌산이다.

탄소 사이에 이중결합을 하는 불포화 지방산(unsaturated fatty acid)은 첫 번째 이중결합의 위치가 특징이다. 옥수수 기름에서 발견되는 리놀레산은 18개의 탄소와 2개의 이중결합을 갖는데, 첫 번째 이중결합이 —CH₃기 말단에서 6번째 탄소에 있기 때문에 n-6 또는

수용성 비타민							무기물						
비타민 C (mg)	티아민 (mg)	리보플라빈 (mg)	니아신 (mg NE)[6]	비타민 B$_6$ (mg)	엽산 (μg)	비타민B$_{12}$ (μg)	칼슘 (mg)	인 (mg)	마그네슘 (mg)	철 (mg)	아연 (mg)	요오드 (μg)	셀레늄 (μg)
30	0.3	0.4	5	0.3	25	0.3	400	300	40	6	5	40	10
35	0.4	0.5	6	0.6	35	0.5	600	500	60	10	5	50	15
40	0.7	0.8	9	1.0	50	0.7	800	800	80	10	10	70	20
45	0.9	1.1	12	1.1	75	1.0	800	800	120	10	10	90	20
45	1.0	1.2	13	1.4	100	1.4	800	800	170	10	10	120	30
50	1.3	1.5	17	1.7	150	2.0	1,200	1,200	270	12	15	150	40
60	1.5	1.8	20	2.0	200	2.0	1,200	1,200	400	12	15	150	50
60	1.5	1.7	19	2.0	200	2.0	1,200	1,200	350	10	15	150	70
60	1.5	1.7	19	2.0	200	2.0	800	800	350	10	15	150	70
60	1.2	1.4	15	2.0	200	2.0	800	800	350	10	15	150	70
50	1.1	1.3	15	1.4	150	2.0	1,200	1,200	280	15	12	150	45
60	1.1	1.3	15	1.5	180	2.0	1,200	1,200	300	15	12	150	50
60	1.1	1.3	15	1.6	180	2.0	1,200	1,200	280	15	12	150	55
60	1.1	1.3	15	1.6	180	2.0	800	800	280	15	12	150	55
60	1.0	1.2	13	1.6	180	2.0	800	800	280	10	12	150	55
70	1.5	1.6	17	2.2	400	2.2	1,200	1,200	300	30	15	175	65
95	1.6	1.8	20	2.1	280	2.6	1,200	1,200	355	15	19	200	75
90	1.6	1.7	20	2.1	260	2.6	1,200	1,200	340	15	16	200	75

[6] 니아신 1당량은 1 mg의 니아신 또는 60 mg의 트립토판과 같다.

오메가-6 지방산으로 명명된다. 또한 알파-리놀렌산(alpha-linolenic acid)도 18개의 탄소를 갖고 있지만 3개의 이중결합을 갖고 있다. 건강을 위해 더 중요한 것은, 첫 번째 이중결합이 −CH$_3$기 말단에서 세 번째 탄소에 있다는 것이다. 세 번째 탄소에 첫 번째 이중결합을 가진 지방산을 **오메가-3(또는 n-3) 지방산**이라 한다. 포유류는 n-6 또는 n-3 위치에서 이중결합을 삽입하는 데 필요한 효소가 없기 때문에 음식물을 통해 리놀레산과 알파-리놀렌산을 섭취해야 한다.

🛡 생활양식 적용

오메가-3 지방산(omega-3 fatty acid)은 심혈관 건강을 증진하는 것으로 알려져 있다. 18개의 탄소를 가진 알파-리놀렌산은 콩기름, 유채씨유, 호두 및 많은 엽채류와 같은 식품에서 얻을 수 있다. **EPA**(eicosapentae-noic acid, 20개의 탄소를 가짐)와 DHA(docosahexaenoic acid, 22개의 탄소를 가짐)는 연어, 고등어, 송어 및 청어와 같은 냉수어에서 발견된다. 오메가-3 지방산은 혈전(thrombus) 형성, 동맥경화증과 심실 부정맥(ventricular arrhythmia)을 억제할 수 있다. 이 때문에 미국심장학회(American Heart Association)는 일주일에 적어도 두 번의 생선 식사를 권장하고 있다.

비타민과 무기물

비타민은 물질대사 반응에서 조효소(coenzyme) 역할을 하거나 다른 특정한 기능을 갖는 작은 유기분자이다. 비타민은 체내에서 합성되지 않거나 충분하지 않은 미량으로 생산되기 때문에 반드시 음식을 통해 섭취해야 한다. 비타민 D는 피부에서 제한된 양으로 합성되고, 비타민 B와 K는 장내 세균(intestinal bacteria)에 의해 합성된다. 비타민에는 **지용성 비타민**(fat-soluble vitamin)과 **수용성 비타민**(water-soluble vitamin) 두 가지 부류가 있다. 지용성 비타민에는 비타민 A, D, E, K가 있고, 수용성 비타민에는 티아민(B$_1$), 리보플라빈(B$_2$), 니아신(B$_3$), 피리독신(B$_6$), 판토텐산, 비오틴, 엽산, 비타민 B$_{12}$, 비타민 C(아스코르브산)가 있다(표 19.2).

수용성 비타민

수용성 비타민의 유도체들은 탄수화물, 지질 및 단백질의 대사에서 조효소로 작용한다. 예를 들어, **티아민**(thiamine)은 피루브산을 아세틸 조효소 A(acetyl CoA)로 전환시키는 효소의 활성에 필요하다. **리**

표 19.3 | 주요 비타민의 종류와 특성

비타민	출처	기능	결핍증
A	노란 채소와 과일	시각 색소 성분, 상피막 강화	야맹증, 건조한 피부
B₁(티아민)	간, 곡물	탈탄산효소(decarboxylase) 반응의 조인자	각기병, 신경염
B₂(리보플라빈)	간, 우유	플라보단백질의 구성(조효소 FAD 등)	설염, 입술증(cheilosis)
B₆(피리독신)	간, 옥수수, 밀, 효모	탈탄산효소와 아미노기 전달효소의 조효소	경련
B₁₂(시아노코발아민)	간, 고기, 달걀, 우유	아미노산 물질대사의 조효소와 적혈구 생성	악성 빈혈
비오틴	난황, 간, 토마토	지방산 합성	피부염, 장염
C	귤, 푸른 잎채소	콜라겐 합성	괴혈병
D	물고기, 간	Ca^{2+}와 P 흡수	구루병, 골연화증
E	우유, 달걀, 고기, 푸른 잎채소	항산화제	근위축증(비유전성)
엽산	푸른 잎채소	탄소 1개 전이	빈혈, 만성 흡수 불량증
K	푸른 잎채소	혈액 응고	출혈, 혈액응고 능력의 상실
니아신	간, 고기, 효모	조효소 NAD^+와 $NADP^+$ 구성	펠라그라
판토텐산	간, 달걀, 효모	조효소 A 구성	피부염, 장염, 부신 부족

보플라빈(riboflavin)과 **니아신**(niacin)은 조효소 FAD와 NAD^+ 생성에 각각 필요하다. FAD와 NAD^+는 세포호흡 과정에서 수소를 전달하는 조효소의 역할을 한다(그림 4.17 참조). **피리독신**(pyridoxine)은 아미노산 대사에 관여하는 효소의 조인자(cofactor)이다(표 19.3).

자유라디칼(free radical)은 짝을 이루지 않은 전자를 운반하는 매우 반응성이 높은 분자이다. 자유라디칼은 다른 분자에서 전자를 제거하여 다른 분자를 산화시켜 조직을 손상시킬 수 있다. **비타민 C**(수용성 비타민)와 비타민 E(지용성 비타민)는 자유라디칼을 불활성화시키는 **항산화제**(antioxidant)로 작용한다. 이 비타민들은 자유라디칼에 의해 일어나는 질병에 대해 보호작용을 한다.

🩺 임상적용

비타민 B₁(티아민) 결핍[vitamin B₁(thiamine) deficiency]은 알코올 중독이나 영양 흡수를 방해하는 크론병(Crohn's disease) 또는 거식증(anorexia) 등을 앓고 있지 않는 한, 각기병(beriberi)을 일으킬 수 있는 개발도상국을 제외하고는 보기 드물다. 알코올 중독자에서 티아민 결핍의 심각한 결과는 **베르니케-코르사코프증후군**(Wernicke-Korsakoff syndrome) 또는 **부종뇌**(wet brain)이다. 이는 **베르니케 뇌병**(Wernicke's encephalopathy)의 뇌 손상으로 흔히 기억장애와 정신장애를 포함하는 코르사코프증후군과 결합된다.

지용성 비타민

비타민 E(vitamin E)는 중요한 항산화제 기능뿐만 아니라 면역계에 작용하여 염증유발 사이토카인(pro-inflammatory cytokine)의 방출을 차단하여 염증으로 인한 손상을 감소시킨다. 일부 지용성 비타민은 고도로 전문화된 기능을 갖는다. 예를 들어, **비타민 K**(vitamin K)는 프로트롬빈(prothrombin) 생성과 응고인자 VII, IX, X의 작용에 필요하다. 또한 비타민 A와 D도 고유한 기능을 갖는데 이 두 비타민은 작용기전이 중복된다.

비타민 A(vitamin A)는 **레티놀**(retinol, 비타민 A의 수송형), **레티날**(retinal) 및 **레티노산**(retinoic acid)을 포함하는 여러 분자를 총칭하는 용어이다. 이 분자들은 궁극적으로 당근, 잎이 많은 채소 및 달걀 노란자와 같은 음식 속에 존재하는 β-카로틴(β-carotene)에서 유래한다. β-카로틴은 장 내 효소에 의해 두 분자의 레티날로 전환된다. 대부분의 레티날은 레티놀로 환원되지만 일부는 레티노산으로 산화된다. 레티노산은 핵수용체단백질(그림 11.7 참조)과 결합하여 비타민 A의 효과를 직접 나타내고 배아 발달(embryonic development)을 조절한다. 비타민 A 결핍은 정상적인 배아 발달을 방해하지만 임신 중 과도한 비타민 A는 선천성 기형(birth defect)을 유발할 수 있다. 또한 레티노산은 상피막 구조와 기능을 조절하고 조절 T 림프구의 유도를 포함하는 면역계에 다양한 영향을 미친다(15.3절 참조). 이러한 작용은 여드름과 다른 피부 상태의 치료에서 레티노이드의 효과를 설명할 수 있다.

비타민 D(vitamin D)는 자외선에 의해 피부에서 생성되지만 일반적으로 몸에 필요한 만큼 충분한 양으로 생성되지 않는다. 그렇기 때문에 추가로 비타민 D를 함유한 음식을 섭취해야 하며, 체내에서 생성될 수 있음에도 불구하고 비타민으로 분류되는 것이다. 피부에서 분비되거나 음식으로 섭취되는 비타민 D는 원래 불활성화형이기 때문에 간과 신장 내 효소에 의해 활성화형(active form: 1,25-**다이하이드록시비타민 D₃**, 그림 19.21 참조)으로 전환되어야 한다. 활성화형 비타민 D만이 Ca^{2+}의 장 흡수를 촉진함으로써 Ca^{2+}의 균형을 조절한다.

1,25-다이하이드록시비타민 D_3의 핵수용체단백질은 활성화 형태의 레티노산(9-*cis* retinoic acid)에 결합하는 RXR수용체(retinoic acid X receptor)와 이량체를 형성하지 않으면 유전자를 활성화할 수 없다. 이는 갑상샘호르몬(삼요드티로닌인 경우) 수용체가 그 표적 유전자들을 활성화하기 위해 RXR수용체와 이량체를 형성해야 하는 방식과 유사하다(그림 11.7 참조). 수용체들의 이와 같은 중복은 갑상샘호르몬, 비타민 A와 비타민 D의 작용들 사이에 '혼선(crosstalk)'을 일으킬 수 있다. 이 때문에 티록신(thyroxine), 비타민 A와 비타민 D가 중복된 기능을 하고 3가지 모두가 유전자 발현을 조절하고 조직의 분화(특성화)를 촉진하는 것은 놀라운 일이 아니다. 비록 비타민 D는 암 진행, 자가면역질환 및 기타 다른 상태를 예방할 수 있는 작용을 하지만 활성 형태의 비타민 D의 주요 기능은 장 내 Ca^{2+}과 인산염 흡수를 자극하여 골격계의 무기질화를 촉진하는 것이다(19.6절 참조).

무기물(원소)

무기물(원소)은 특정 효소의 조인자와 다른 중요한 여러 기능에 필요하다. 비교적 많은 양의 흡수가 매일 필요한 무기물로 소듐(Na), 칼륨(K), 마그네슘(Mg), 칼슘(Ca), 인(P) 및 염소(Cl)가 있다(표 19.2 참조). 그 밖에 **미량원소**(trace element, 희귀원소)로는 철(Fe), 아연(Zn), 망간(Mn), 불소(Fl), 구리(Cu), 몰리브덴(Mo), 크롬(Cr), 셀레늄(Se)이 있다. 이 미량원소들은 무기물보다 훨씬 작은 양으로 매일 섭취해야 한다(표 19.2 참조).

> **♥ 임상적용**
>
> 건선(psoriasis)은 염증과 각질세포(케라틴세포)의 과도한 증식의 특징을 나타내는 유전 피부병이다. 특히 T 세포의 면역 반응은 건선의 발병에 가장 중요한 역할을 한다. 피부에 국소적으로 바르거나 경구 보충제로 먹는 비타민 D와 내인성 비타민 D 생성을 자극하는 자외선 B(파장 280~320 nm)는 비타민 D가 세포 분화를 촉진하고 세포증식을 억제하며 염증을 감소시키기 때문에 흔히 사용하는 건선 치료법이다. 이는 유전자 발현을 수정하고 조절 T 세포의 형성을 유도함으로써 이루어질 수 있다(15.3절 참조). 고칼슘혈증(hypercalcemia)은 장의 인산칼슘(calcium phosphate) 흡수를 자극하기 때문에 나타나며 이는 너무 많은 경구 비타민 D의 복용에 의한 부작용이다.

자유라디칼과 항산화제

원자의 전자들은 궤도상에 위치하고 각 궤도에는 최대 2개의 전자를 가질 수 있다. 궤도상에 짝을 이루지 않는 전자(unpaired electron)를 갖고 있는 분자를 **자유라디칼**(free radical)이라고 한다. 자유라디칼은 체내에서 반응성이 매우 높아 다른 원자들을 산화(전자를 제거)시키거나 환원(전자를 주기)시킨다. 주요한 자유라디칼은 만약 짝을 이루지 않은 전자가 있는 산소를 갖고 있으면 이를 **활성산소종**(reactive oxygen species, ROS)이라고 하며, 또는 짝을 이루지 않은 전자가 있는 질소를 갖고 있으면 이를 **활성질소종**(reactive nitrogen species)이라고 한다. 미토콘드리아는 호기성 세포호흡의 부산물로서 전자전달 사슬에 의해 생산된 활성산소종의 주요 공급원이다(5.2절 참조). 비록 대부분의 전자들이 전자전달계의 세 번째 펌프에 도달하지만(그림 5.9 참조), 약 1~3%의 전자들은 O_2와 조기에 반응하여 초과산화물 라디칼(superoxide radical)을 형성한다.

짝을 이루지 않은 전자는 점 위첨자(dot superscript)로 기호화한다. 활성산소종에는 **초과산화물 라디칼**(superoxide radical, $O_2^{\bullet}$)과 **하이드록실 라디칼**(hydroxyl radical, $HO^{\bullet}$)이 있으며, 활성질소종에는 **산화질소 라디칼**(nitric oxide radical, $NO^{\bullet}$)이 있다. 이 자유라디칼들은 체내 많은 세포들에서 생산되어 중요한 생리적 기능을 수행한다. 예를 들어, 호중성 백혈구(neutrophil)와 대식세포(macrophage)와 같은 포식세포(또는 식세포)에서 생산되는 초과산화물 라디칼과 산화질소 라디칼은 이 세포들이 세균을 죽이는 것을 돕는다. 포식세포의 초과산화물 라디칼은 비선택적 항생제(nonselective antibiotic)로 호중성 백혈구뿐 아니라 감염 세균을 죽이고 주변 조직세포들도 손상시킬 수 있는데, 이는 초과산화물 라디칼들이 염증 반응을 일으키기 때문이다. 더욱이 초과산화물 라디칼은 섬유아세포(fibroblast)의 세포증식(유사분열)을 촉진하기 때문에 흉터조직(scar tissue)이 형성될 수 있다. 이와 유사하게 초과산화물 라디칼은 클론생산(clone production) 과정에서 림프구 증식을 자극하는 것으로 나타났다(15장). 또한 산화질소 라디칼은 생리적 작용으로 혈관 민무늬근(vascular smooth muscle)의 이완을 촉진하여 혈관확장(14장)을 일으키기 때문에 더 많은 혈액이 염증 부위로 흘러갈 수 있다. 따라서 자유라디칼은 체내에서 유용한 생리적 역할을 한다(그림 19.1).

그러나 자유라디칼의 과도한 생성은 지질, 단백질과 DNA를 손상하여 **산화 스트레스**(oxidative stress)를 일으킬 수 있다. 산화 스트레스는 광범위한 악영향을 미칠 수 있는데(그림 19.1), 즉 세포자살 촉진, 노화, 노화와 관련된 퇴행성 질환(degenerative disease), 악성 종양의 성장 촉진과 모든 염증 질환(예: 사구체 신염, 관절염, 홍반

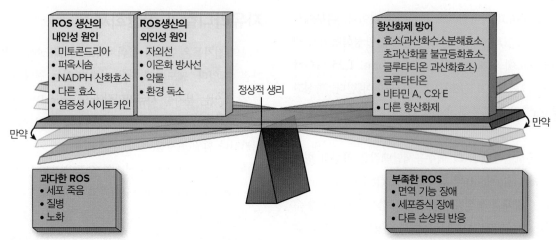

그림 19.1 활성산소종(ROS) 생성과 방어. 정상적 생리 상태는 활성산소종(짝을 이루지 않은 전자가 있는 산소를 포함하는 종)이 균형상태로 유지되도록 한다.

성 루푸스)에 기여한다. 또한 산화 스트레스는 허혈심장병(ischemic heart disease), 뇌졸중, 고혈압, 다발경화증, 알츠하이머병과 파킨슨병 등을 포함한 다양한 신경계 질환에 관여하는 것으로 알려졌다. 산화 스트레스와 연관된 광범위한 질환들은 호기성 세포호흡을 겪는 모든 세포의 미토콘드리아에서 초과산화물 라디칼이 광범위하게 생성되기 때문에 일어난다.

우리의 몸은 효소적(enzymatic)이든 비효소적(nonenzymatic)이든 간에 여러 방법을 통해 산화 스트레스로부터 자신을 보호한다. 산화제(oxidant)의 과다 축적을 방지하는 세포 내 효소에는 **초과산화물 불균등화효소**(superoxide dismutase, SOD), **과산화수소분해효소**(catalase)와 **글루타티온 과산화효소**(glutathione peroxidase)가 있다. 초과산화물 불균등화효소(SOD)는 두 분자의 초과산화물 라디칼이 **과산화수소**(H_2O_2)와 산소분자(O_2)를 형성하는 반응을 촉매한다. H_2O_2는 자유라디칼이 아니지만 반응성 높은 하이드록실 라디칼(HO·)을 생산하기 때문에 활성산소종으로 간주된다. H_2O_2의 제거는 과산화수소분해효소의 촉매 작용에 의해 이루어지는데, 이 반응에서 두 분자의 H_2O_2가 반응하여 H_2O와 O_2를 형성한다. 또한 글루타티온 과산화효소는 H_2O_2가 NADPH + H^+와 반응하여 NADP와 H_2O를 형성하는 반응을 촉매한다.

또한 우리의 몸은 비효소적 방법을 통해 산화 스트레스로부터 자신을 보호한다(그림 19.1). 비효소적 방법에 의한 가장 중요한 보호 기작 중 하나는 **글루타티온**(glutathione)이라는 트라이펩타이드(tripeptide)의 작용이다. 환원된 상태(reduced state)일 때 글루타티온은 특정 자유라디칼과 반응하여 피해가 없도록 만든다. 따라서 글루타티온은 주요한 세포 **항산화제**(antioxidant)라고 한다. 세포의 액체상(aqueous phase)에서 **아스코르브산**(ascorbic acid, 비타민 C)

과 지질상(lipid phase)에서 **α-토코페롤**(α-tocopherol, 비타민 E의 주요 형태)은 자유라디칼로부터 짝을 이루지 않은 전자들과 반응하여 항산화 기능을 돕는다. 주로 과일과 채소에 존재하는 많은 다른 분자들은 항산화제 성질을 갖는 것으로 알려졌으며 항산화제의 작용과 잠재적인 건강상의 유용성에 대한 연구는 현재 진행 중이다.

건강을 위해 일정 수준의 활성산소종(ROS)은 필요하지만, 정상 수준보다 더 많은 양의 항산화제는 역설적으로 건강에 부정적인 영향을 준다. 예를 들어, 활성산소종은 종양의 시작과 진행을 촉진한다고 알려졌지만, 최근 연구에서는 항산화제 보조식품을 복용하는 많은 사람들에서 역설적으로 암발병률이 증가한다고 보고되었다. 이에 대한 가능한 설명은 활성산소종이 면역계를 도와 전이된 세포(metastasized cell)를 죽이는 데 도움이 되므로 항산화제 보조식품이 더 많은 전이된 세포들을 생존하도록 한다는 것이다.

19.2 에너지 대사의 조절

혈장에는 순환하는 포도당, 지방산, 아미노산 및 신체 조직에서 사용할 수 있는 기타 분자들이 포함되어 있다. 식사 후 글리코겐과 지방 같은 에너지 저장물질의 합성과 식사 사이에 이 저장물질의 이용은 호르몬 작용에 의해 조절된다.

세포호흡에 의해 에너지로 산화될 수 있는 분자는 글리코겐, 지방 또는 단백질 같은 **에너지 저장물질**(energy reserve)에서 유래한다. 글리코겐과 지방은 1차적으로 에너지 저장물질로 작용하지만, 단백질

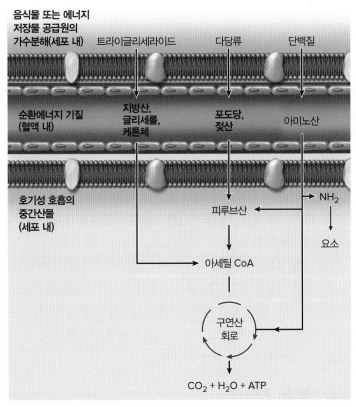

그림 19.2 체내 에너지 회로의 흐름. 위와 아래에 표시된 분자들은 세포 내에서 발견되는 분자이고, 그림 중앙에 있는 분자들은 혈액을 순환하는 분자들이다.

은 2차적으로 긴급상황에서 작용한다. 체단백질(body protein)은 에너지 생산을 위해 아미노산을 제공할 수 있지만, 근육 수축, 구조적 강도, 효소 활성 등에 필요한 단백질들의 분해를 통해서만 오직 아미노산을 제공할 수 있다. 또는 세포호흡에 사용되는 분자는 소장을 통해 흡수되는 소화산물(digestion product)에서 유래될 수 있다. 포도당, 지방산, 아미노산과 다른 분자들은 세포호흡에 사용하기 위해서 혈액을 통해 세포로 운반되기 때문에 **순환에너지 기질**(circulating energy substrate)이라고 한다(그림 19.2).

세포 효소 함량의 차이로 인해 다른 기관들은 서로 **선호 에너지원**(preferred energy source)이 다르다(5.3절 참조). 예를 들어, 뇌는 에너지원으로서 혈액 포도당(blood glucose)이 거의 절대적으로 필요하다. 혈장 포도당 농도가 50 mg/100 mL 이하로 떨어지면 뇌가 '굶주리게(starve)'되어 심각한 사태가 발생할 수 있다. 대조적으로 안정상태의 골격근은 지방산을 선호 에너지원으로 사용한다. 유사하게 케톤체(ketone body: 지방산에서 유래), 젖산 및 아미노산은 다양한 기관들에서 에너지원으로 사용될 수 있다. 일반적으로 혈장은 몸의 에너지 요구를 충족시키기 위해 이러한 순환에너지 기질의 적절한 농도를 유지한다.

물질대사(metabolism)를 서술할 때 글리코겐과 지방 같은 에너지 저장물질 형성(글리코겐 합성, 지방산 합성)과 다른 에너지 기질들의 생산(글리코겐 분해, 지방 분해, 포도당신생합성, 케톤체 생성)에 관련된 용어들은 매우 유용하다. 이 용어들과 과정들을 5장에서 소개하였고 표 5.1에 요약하였다. 그리고 물질대사의 호르몬 조절은 이 장의 여러 절에 서술되어 있다.

지방조직의 조절 기능

몸은 특정 체중과 지방조직의 양을 '방어(defend)'하는 음성되먹임회로(negative feedback loop)를 갖고 있기 때문에 체중 감량 또는 증가가 용이하지 않다. 이러한 조절시스템(regulatory system)을 **지방조절장치**(adipostat)라 한다. 사람은 지방조직의 설정값을 유지하는 데 필요한 양보다 더 많이 먹으면 물질대사율은 증가하고 공복감은 감소한다. 체중의 항상성(homeostasis)은 음성되먹임회로를 통해 유지된다. 음식과 호르몬에 의해 작용하는 공복감과 물질대사는 지방세포에 영향을 미치므로 음성되먹임 관점에서 보면 지방세포가 공복감과 물질대사에 영향을 미친다는 것은 당연하다.

백색지방조직(white adipose tissue 또는 *white fat*)은 몸에서 에너지 저장의 주요 장소이다. **백색지방세포**(white adipocyte)에서 트라이글리세라이드는 각 세포 내 하나의 큰 방울로 저장된다. 트라이글리세라이드는 풍부할 때 형성되고 단식(fasting) 중에는 지질분해효소(lipase)에 의해 유리 지방산과 글리세롤로 가수분해(지질분해과정)되어 방출된다. 지방의 합성과 분해는 지방세포에 작용하는 호르몬에 의해 조절되기 때문에 지방세포는 전통적으로 단순한 지방의 수동적 저장고로만 여겨졌다. 그러나 최근 연구에 따르면, 지방세포 자체는 공복감과 물질대사 조절에 중추적인 역할을 하는 호르몬을 분비한다.

지방조직의 발생

일부 지방세포는 배아 발달 중에 나타나지만 그 수는 출생 후 크게 증가한다. 이 증가된 수는 지방세포의 유사분열과 섬유아세포(fibroblast)에서 유래한 지방전구세포(preadipocyte)가 지방세포로 전환되기 때문이다. 이러한 분화(특성화)는 특히 순환 포화지방산의 높은 수치 증가에 의해 촉진된다. 이는 음성되먹임회로의 좋은 실례를 보여주는 것으로, 순환 지방산의 증가는 궁극적으로 지방산을 저장된 지방으로 전환하는 과정을 촉진시키는 것이다.

지방세포의 분화는 갑상샘호르몬, 비타민 A와 비타민 D의 수용체들과 같은 그룹의 핵수용체단백질인 **PPARγ**작용이 필요하다.

PPARγ은 퍼옥시솜 증식물질 활성수용체(peroxisome **p**roliferator **a**ctivated **r**eceptor)의 약어이며, γ(gamma)는 PPARγ의 아형(sub-type)이다. 갑상샘수용체(thyroid receptor)가 자신의 특정 리간드(ligand)에 결합했을 때 활성화되는 것처럼, PPARγ는 프로스타글란딘의 일종인 자신의 리간드에 결합할 때 활성화된다. 이 리간드가 PPARγ 수용체에 결합하면 지방전구세포(preadipocyte)를 성숙한 지방세포(adipocyte)로 발달하는 것을 자극하여 지방세포분화(adipogenesis)을 촉진한다. PPARγ 핵수용체단백질(PPARγ nuclear receptor protein)은 지방세포의 형성에서 "주요한 스위치" 역할을 하는 전사인자(transcription factor)이다. 지방세포의 수는 아동기에 증가하지만, 성인기에는 새로운 지방세포의 형성이 제한되고 대부분 정상적인 교체로 손실된 세포를 대체하는 역할을 한다.

그러나 성인에서도 PPARγ의 활성화는 새로운 지방세포의 형성을 자극하는데, 이는 주로 **피하지방조직**(subcutaneous adipose tissue)에서 주로 발생하며, 이 새로운 지방세포는 인슐린에 대한 몸의 민감도를 증가시켜 대사질환을 예방한다. 그러나 성인에게 새로운 지방세포들을 형성하는 능력은 제한되어, 존재하던 지방세포에 계속 축적되는 지방은 장간막(mesenteries)과 대망(greater omentum)의 **내장지방**(visceral fat)에서 대부분의 지방세포를 비대(hypertrophy)하게 만들고, 심장, 간, 골격근과 다른 기관에서는 **이소성 지방**(ectopic fat)을 증가시킨다. 내장 지방과 이소성 지방의 축적과 관련된 지방세포 비대는 염증과 당뇨와 대사질환들에 기여하는 전염증사이토카인(pro-inflammatory cytokines)과 유리 지방산의 방출을 촉진한다.

지방조직의 내분비 기능

지방조직은 공복(hunger), 물질대사(metabolism)와 인슐린 민감도(insulin sensitivity)를 조절하는 **아디포카인**(adipokine)이라는 조절 분자들을 분비한다. 이 아디포카인들은 지방조직의 자가분비 및 측분비 조절제 역할을 하며 내분비 방식으로 혈액으로 분비되어 골격근, 간, 뇌를 포함한 먼 표적기관까지 작용하는 호르몬으로도 작용한다.

비만의 경우 비대해진 지방세포는 대식세포로 전환될 수 있는 단핵구(monocyte)를 끌어당기는 아디포카인을 분비한다. 그 결과 비만한 사람의 지방조직 내 대식세포의 함량은 50%로 증가된다. 대식세포에서 분비되는 **종양괴사인자**(tumor necrosis factor-alpha, TNFα)는 인슐린에 반응하여 혈액으로부터 포도당을 제거하는 골격근의 능력을 감소시켜 **인슐린 저항성**(insulin resistance)을 유발한다. 지방조직(또한 골격근에도 작용하여 인슐린 저항성을 촉진하는)으로부터 유리 지방산의 방출뿐만 아니라 TNFα의 분비는 비만과 제2형 당뇨병에서 증가한다.

비만 시 증가하는 것으로 알려진 아디포카인에는 **렙틴**(leptin), **레시스틴**(resistin)과 **레티놀-결합단백질 4**(retinol-binding protein 4)가 있다. 또한 이 호르몬들은 비만과 제2형 당뇨병에서 골격근과 다른 조직들의 인슐린 민감도를 감소시킨다. 대조적으로 비만과 제2형 당뇨병에서 감소하는 또 다른 지방세포 호르몬인 **아디포넥틴**(adiponectin)도 존재한다. 이 아디포넥틴은 근육세포에서 포도당 이용과 지방산 산화를 촉진하여 인슐린에 민감하게 반응하는 항당뇨 효과(antidiabetic effect)를 나타낸다. 또한 아디포넥틴은 염증을 유발하는 렙틴, 레시스틴과 레티놀-결합단백질 4와는 대조적으로 염증을 억제한다. 그 결과 아디포넥틴은 인슐린 저항성과 대사증후군에 대해 보호작용을 한다.

지방세포 호르몬 **렙틴**은 저장된 지방 함량에 비례하여 분비되며 시상하부에 작용하여 공복과 음식 섭취를 조절하는 중요한 기능을 한다. 달리 말하면, 렙틴은 지방조직에서 뇌까지 하나의 신호로 작용하여, 특정 수준의 지방 저장을 몸이 유지하는 데 도움을 준다. 이 기능은 다음 절에서 상세히 서술될 것이다.

낮은 지방증: 기아

기아(starvation)와 영양실조(malnutrition)는 세계적으로 면역능력을 감퇴시키는 주원인들이다. 따라서 기아와 영양실조에 걸린 사람들은 감염에 훨씬 더 민감하다. 이와 관련하여 렙틴 수용체(leptin receptor)가 체액성과 세포-매개 면역 반응을 돕는 보조 T 림프구의 표면상에서 확인되었다는 것이 흥미롭다(그림 15.17, 15.18 참조).

기아 상태에서는 지방조직에 저장된 트라이글리세라이드의 지방분해가 일어난다. 이는 지방조직의 성장호르몬 분비의 증가, 교감신경자극의 증가와 함께 인슐린 분비의 감소에 의해 일어난다. 기아 상태인 사람의 지방증(adiposity) 감소는 렙틴 분비의 감소를 동반한

❤ 임상적용

신경성 식욕부진(anorexia nervosa)과 **신경성 폭식증**(bulimia mervosa)은 자신의 체중과 체형에 집착하는 젊은 여자와 남성에게서 가장 흔히 영향을 미치는 섭식장애이다. 식욕부진(anoreaxia)은 지나치게 날씬해지려는 강박관념에 의해 야기되는 잠재적으로 치명적 상태이다. 심장 박동수와 혈압이 심각하게 낮으며 에스트로겐의 분비 감소와 무월경, 우울증이 나타날 수 있다. 식욕부진은 기아(starvation)에서 보이는 신경내분비 변화가 나타난다. 예를 들어, 뼈감소증(osteopenia)과 골다공증(osteoporosis), 건조한 피부(dry skin), 빈혈(anemia), 저체온증(hypothermia)과 추위에 못 견딤(intolerance to cold)의 증상이 있다. 폭식증(bulimia)의 경우 통제되지 않은 폭식을 한 후 자신의 체중 증가를 피하기 위해 음식을 토하거나 설사약을 복용하거나 과도한 운동을 한다.

다. 이는 면역 반응을 촉진하는 보조 T 림프구(helper T lymphocyte)의 능력을 감소시켜 적어도 부분적으로 굶고 있는 사람의 면역력을 떨어뜨릴 수 있다.

식욕을 조절하는 렙틴 작용의 표적(target)인 시상하부는 또한 생식계의 조절에도 관여한다(20.2절 참조). 렙틴은 사춘기의 시작과 월경주기(menstrual cycle)를 조절하는 것으로 알려졌다. 너무 마른 사춘기 소녀들은 보통 나이보다 더 늦게 사춘기에 들어가고 너무 마른 여자들은 무월경(amenorrhea)을 경험할 수도 있다. 따라서 적당한 양의 지방조직은 면역계와 생식계의 적절한 기능을 위해 필요하다.

비만

비만(obesity)의 경우 지방조직에 만성염증이 일어나고 대식세포, 중성구, 림프구들이 침윤된다. 이는 비만이 부분적으로 심혈관 질환, 당뇨병, 담낭 질환, 폐쇄성 수면 무호흡증 및 결장직장암, 자궁내막암 및 유방암을 포함한 여러 악성종양을 일으키게 하는 위험인자임을 의미한다. 이와 관련하여 체내 지방의 분포가 매우 중요하다. 백색지방조직은 **내장지방**(visceral fat, 장간막과 대망막의 지방)과 **피하지방**(subcutaneous fat)으로 나뉜다. 지방의 분포가 **허리-엉덩이 비율**(waist-to-hip ratio)이 높거나 '배 모양(pear shape)'이 아니라 '사과 모양(apple shape)'일 때, 심혈관 질환이 발생할 위험이 매우 크다. 사과 모양인 내장지방의 큰 지방세포는 피하지방의 작은 지방세포보다 인슐린에 대해 덜 민감하므로 당뇨병의 위험이 높다.

지방세포의 수는 아동기와 청소년기를 거쳐 증가하지만, 최근 연구에 의하면 지방세포의 수는 일반적으로 성인기를 거쳐 일정하게 유지된다. 소아 비만은 지방세포의 수와 크기가 증가하여 발생하지만, 대부분의 성인 비만은 기존의 지방세포 크기가 증가하여 발생한다. 체중이 감소할 때 지방세포는 더 작아지지만 그 수는 일정하다. 이러한 이유로 소아 비만은 미래 건강에 특히 중요한 영향을 미친다. 체중 감량은 칼로리 제한 식단과 규칙적인 운동 프로그램으로 달성할 수 있다. 낮거나 적당한 세기의 운동을 오래 지속하면 체중 감소가 촉진되는데, 그 이유는 골격근이 지방산을 주요 에너지원으로 사용하기 때문이다(그림 12.22 참조). 그러나 일단 체중이 감소하면 배고픔의 증가와 신체의 에너지 소모가 감소하기 때문에 종종 다시 회복된다.

비만은 종종 **체질량 지수**(body mass index, BMI)를 사용해 진단할 수 있다. 측정 방법은 다음과 같다.

$$\text{BMI} = \frac{w}{h^2}$$

여기서

$$w = \text{무게(kg)}$$
$$h = \text{키(m)}$$

비만은 BMI 측정을 사용하여 다른 방식으로 보건기관에 의해 정의되었다. 비만을 진단하는 능력은 의학적으로 중요할지라도, 우리는 BMI 분류가 많은 사람들에게 부정확하게 만드는 심각한 결함이 있음을 기억해야 한다. 그럼에도 불구하고 세계보건기구(World Health Organization, WHO)는 BMI가 30 이상인 사람들을 비만질환에 대한 고위험군으로 분류한다. 미국 국립보건원(National Institute of Health, NIH)이 정한 표준에 따르면, 건강한 사람의 체중은 19~25 사이의 BMI로 표시된다. BMI가 25.0~29.9이면 '과체중'이고, 30 이상이면 '비만'이다. 그러나 최근 연구에 따르면, BMI가 22.5~24.9 범위인 남성과 22.0~23.4 범위의 여성에서 모든 원인으로 인한 사망률이 가장 낮았다. 미국인의 30%와 유럽인의 10~20%는 BMI가 $30\,\text{kg/m}^2$ 이상인 비만으로 분류된다. 비만은 제2형 당뇨병, 고혈압과 심혈관 질환과 밀접하게 연관되어 있다. 현재 소아 비만의 유병률은 11~17% 정도로 증가하는 추세이고, 그 결과 소아 제2형 당뇨병 환자도 증가하고 있다.

> ### ♥ 임상적용
>
> **대사증후군**(metabolic syndrome)은 흔히 비만과 연관된 여러 증상들을 나타낸다. 특히 내장지방을 포함하는 비만은 인슐린 저항성, 포도당 내성 장애와 제2형 당뇨병을 촉진한다. 이 증상들은 종종 고혈압과 이상지질혈증(dyslipidemia)과 관련되어 있다. 이상지질혈증은 증가된 혈액 트라이글리세라이드, 낮은 수준의 HDL 콜레스테롤(13.7절 참조)과 높은 수준의 LDL 입자로 구성된 '동맥경화성 지질 3요소(atherogenic lipid triad)'를 말한다. 이러한 상태들은 죽상동맥경화증을 촉진함으로써 심혈관 질환의 위험을 증가시킨다. 또한 신장병(만성콩팥병)이 생길 위험도 높다. 대사증후군은 위에 언급한 상태들 중 2개가 복부비만과 결합할 때 일어난다. 대사증후군은 심장병과 뇌졸중에 걸릴 위험을 3배 증가시키고 대사증후군의 발병률은 비만과 제2형 당뇨병의 유병율 증가와 함께 증가한다(19.4절 참조).

공복과 물질대사율 조절

이상적으로 적절한 비타민, 무기물, 필수 아미노산과 칼로리를 제공하는 음식의 종류와 양을 섭취해야 한다. 적절한 칼로리 섭취는 에너지 비축량(주로 지방과 글리코겐)을 유지하고 건강에 최적인 체중을 유지한다.

공복은 소장에서 분비된 **모틸린**(motilin) 호르몬에 의해 주로 일어나는 위의 강한 수축으로 나타날 수 있으나, 공복과 섭식 조절은 보통 더 복잡하고 시상하부 영역에 따라 조정된다. 시상하부 복내측 영역(ventromedial hypothalamus area)의 손상(또는 파괴)은 실험동물에서 **이상식욕항진**(hyperphagia, 과식증) 또는 비만을 일으킨다. 이와 대조적으로 시상하부 외측 영역(lateral hypothalamic area)의 손상은 **이상식욕부진**(hypophagia, 저식증)과 체중 감소를 일으킨다.

섭식 조절에 관여하는 뇌의 신경전달물질들이 조사중이며 많은 것이 알려졌다. 대표적인 신경전달물질로 엔도르핀(endorphin, 예: 날록손은 오피오이드수용체를 차단하여 쥐의 과식을 억제), 노르에피네프린(norepinephrine, 쥐 뇌에 노르에피네프린을 주사하면 과식을 일으킴), 세로토닌(serotonin, 쥐 뇌 속에 세로토닌을 주사하면 과식을 억제함) 등이 있다. 이 연구결과들은 인간의 체중 감량 약물 설계에 적용할 수 있다. 그러나 뇌의 세로토닌 수치를 높여 배고픔을 줄이는 기존 약물들은 심각한 부작용으로 시장에서 퇴출되었다. 최근에 미국 식품의약국(Food and Drug Administration, FDA)은 두 가지 새로운 약물을 승인하였다. 하나는 세로토닌 수용체를 선택적으로 자극하는 것이고 다른 하나는 식욕을 감소시키기 위해 아드레날린 수용체를 자극하는 교감신경 유사 약물을 함유하고 있다.

시상하부의 궁상핵

정중융기의 투과성 혈관 근처의 시상하부에 위치한 **궁상핵**(arcuate nucleus)은 인슐린, 렙틴과 그렐린 같은 공복감에 관여하는 혈액-매개 조절물질에 반응하는 수용체를 지닌 신경세포가 있다. 궁상핵으로부터 오는 신경세포는 시상하부와 다른 뇌 구역의 **뇌실측핵**(paraventricular nucleus)으로 이어진 돌출부를 통해 공복감을 조절하는데, 그곳에서 공복감과 포만감에 연관된 특이 신경전달물질을 방출한다. 궁상핵에 의해 조절되는 뇌실측핵은 섭식 행동과 체중 조절에서 특히 중요하다.

궁상핵은 공복감을 조절하는 신경전달물질을 기반으로 2개 그룹의 신경세포들을 가지고 있다. 이 그룹 중 하나는 **프로오피오멜라노코르틴**(pro-opiomelanocortin, POMC) 신경세포이고 다른 하나는 **신경펩타이드 Y/아구티유전자관련단백질**(neuropeptide Y/agouti generelated peptide, NPY/AgRP) 신경세포이다. POMC 신경세포는 식욕억제 신경세포로서 공복감을 억제하고 **멜라닌세포-자극호르몬**(melanocyte-stimulating hormone, MSH)으로 전환되는 큰 폴리펩타이드를 분비한다. MSH는 시상하부에서 **멜라노코르틴수용체**(melanocortin receptor)에 결합함으로써 식욕을 감소시키는 작용을 한다. MSH는 또한 척수의 신경절전 교감신경세포에서 멜라노코르틴수용체를 활성화하여 갈색지방조직의 자극을 통해 에너지 소모를 촉진한다.

NPY/AgRP 신경세포는 NPY와 AgRP 신경전달물질을 방출한다. NPY와 AgRP는 식욕을 유발하여 공복감을 촉진한다. NPY는 공복감을 직접적으로 자극한다. AgRP는 멜라노코르틴수용체의 활성화를 억제하여 간접적으로 공복감을 자극하여 MSH의 식욕억제 작용을 방지한다.

식사 후 혈액에 순환 에너지원들이 높은 수준이 되면(그림 19.2 참조), POMC 신경세포가 활성화되어 뇌실측핵에서 MSH를 방출하여 식욕을 억제하고 물질대사에너지 소모를 증가시킨다. 동시에 식욕을 증가시키는 NPY/AgRP 신경세포는 억제된다. 반대로 식사 시간 사이에 순환 에너지원들의 수준이 감소하면 POMC 신경세포들은 억제되고 NPY/AgRP 신경세포들은 활성화되어 식욕이 증가된다(그림 19.3).

이러한 시상하부 신경세포의 활성화와 신경전달물질의 방출은 다른 뇌 영역에서 오는 신호(심리적 요인, 음식의 냄새와 맛이 공복감에 영향을 미치기 때문)와 몸으로부터 오는 신호에 의해 조절되어야 한다. 특히, 공복감과 식욕은 소화관과 지방조직으로부터 오는 신호에 반응한다. 그림 19.4에서 볼 수 있듯이, 공복감은 그렐린(ghrelin) 호르몬에 의해 촉진되고 PYY, CCK, 인슐린과 렙틴 호르몬에 의해 억제된다.

위장관의 호르몬 신호

위와 소장에서 온 신호는 식사를 토대로 공복감과 **포만감**(satiety, 포만감은 식욕을 감퇴시킴)을 조절한다. 이 신호는 소화관의 다른 부위들을 표적화함으로써 소화 기능을 조절하는 것으로 이전에 알려진 여러 폴리펩타이드호르몬의 분비에 의해 수행된다. 또한, 나중에 이 신호는 시상하부의 궁상핵을 표적으로 하여 식욕을 조절하는 것으로 나타났다. 이들 중에 폴리펩타이드인 **그렐린, 콜레시스토키닌, 폴리펩타이드 YY(PYY)** 및 GLP-1들이 있다.

그렐린(ghrelin)은 위에서 분비되는 중요한 공복감 신호이다. 위가 비어 있을 때 식사 사이에 그렐린 분비가 증가하고 궁상핵에서 작용하여 NPY/AgRP 신경세포의 활성을 촉진하여 공복감을 자극한다. 식사 중에 위가 차면 그렐린의 분비는 급격히 감소하여 공복감은 감소된다. 그러나 한 연구에서는 체중을 감량한 식이요법자(dieter)에서는 그렐린 수치가 증가하는 것으로 나타났다. 이것은 대부분의 식이요법자들이 체중 감량을 유지하는 데 어려움을 겪고 있다는 일반적인 관찰에 기여할 수 있으며 그렐린이 체중의 장기적인 조절에 영향을 미칠 수 있음을 시사한다.

섭식을 조절하는 또 다른 호르몬은 소장 호르몬(intestinal hormone)인 **콜레시스토키닌**(cholecystokinin, CCK)이다. CCK 분비는 식사 중과 식사 직후에 증가하여 공복감을 억제한다(포만감 촉진). 따라서 CCK는 그렐린에 대해 길항작용을 하여 식사 직후 식욕을 감소시키는 것을 돕는다.

소장 말단의 **장내분비세포**(enteroendocrine cell, 호르몬을 분비하는 장내에 존재하는 세포)는 **폴리펩타이드 YY**(polypeptide YY, PYY)와 **글루카곤-유사펩타이드-1**(glucagon-like peptide-1, GLP-1)를 분비한다. 이 호르몬들은 식사 후에 분비되며, 시상하부에 작용해 공복감을 억제한다. PYY가 결핍된 녹아웃 생쥐(knockout mouse)는 과식하고 비만하며, 이는 외인성 PYY를 처리함으로써 원상태로 돌아간다. 식사를 토대로 음식 섭취를 조절하는 거 외에도 이러한 호르몬은 장기적인 체중 조절과도 관련이 있다. 실제로 GLP-1 수용체의 장기 작용제(long-term agonist)로 작용하는 약물이 비만 치료제로 승인되었다.

렙틴과 인슐린

렙틴(leptin)은 백색지방조직에서 분비되는 167개 아미노산으로 된 폴리펩타이드 호르몬인 포만인자(satiety factor)로 공복감을 조절하는 시상하부의 궁상핵에 있는 공복감을 조절하는 신경세포에 작용한다. 렙틴은 소화관의 호르몬들보다 더 장기 공복감 조절에 관여한다. 렙틴은 소화관의 호르몬들처럼 식사마다 음식 섭취를 조절하기보다 보통 수준의 체내 지방 저장을 유지하는데 도움이 된다. 렙틴은 식욕 억제(포만감 촉진) 외에도 뇌에서 작용하여 교감신경계의 백색지방조직 신경분포 활동을 증가시켜 지방 분해를 자극한다. 또한 교감신경계의 중추 활성화를 통해 작용하는 렙틴은 신체의 물질대사율과 칼로리 소모를 증가시킨다.

렙틴 분비는 저장된 지방의 양에 비례하여 증가하고 시상하부의 궁상핵에 작용하여 식욕을 억제한다. 렙틴은 NPY와 AgRP를 방출하는 식욕유발 신경세포를 간접적으로 억제하는 동시에 MSH를 방출하는 식욕억제 POMC 신경세포를 간접적으로 자극함으로써 식욕을 억제한다(그림 19.3 참조). 이는 포만호르몬(CCK, GLP-1과 PYY)에 대한 뇌의 반응을 향상시켜 더 적은 양의 음식을 먹도록 한다. 놀랍게도 대부분의 비만인은 렙틴 수치가 높으며 렙틴이 렙틴 수용체를 자극할 수 있는 것으로 보인다. 그럼에도 불구하고, 비만에서 알 수 없는 이유로 높은 렙틴 수치는 음식 섭취를 제한하고 더 건강하게 체중을 유지하게 하는 그렐린의 공복촉진 효과를 길항작용하는데 충분하지 않다.

인슐린(insulin)은 이자섬의 β세포에 의해 분비되고 오랫동안 포만인자로 의심되었다. β세포는 마른 사람보다 비만인에서 더 많은 인슐린을 분비하는데, 저장된 지방이 증가하면서 혈당의 항상성을

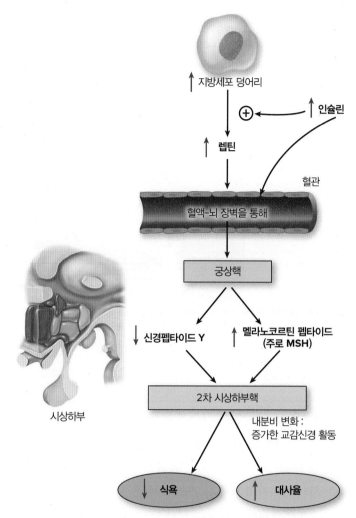

그림 19.3 렙틴의 작용. 렙틴은 혈액-뇌 장벽을 거쳐 시상하부 궁상핵의 신경세포에 의해 방출된 신경전달물질에 영향을 준다. 결과적으로 이는 식욕을 감소시키고 물질대사율을 증가시키는 다른 시상하부핵에 영향을 준다. 또한 그림은 인슐린이 지방세포를 자극하여 렙틴을 분비시키고 렙틴과 유사하게 혈액-뇌 장벽을 거쳐 작용하는 것을 보여준다.

유지하기 위해 더 많은 인슐린이 필요하기 때문이다. 렙틴 분비처럼 인슐린 수치는 지방증(adiposity)의 증가에 따라 증가하기 때문에 인슐린은 렙틴처럼 식욕을 억제할 수 있다. 렙틴과 마찬가지로 인슐린은 농도 기울기에 비례하여 혈액-뇌장벽을 통과하여 시상하부로 들어갈 수 있다. 또한 렙틴처럼 인슐린은 NPY의 방출을 억제하여 식욕을 감소시킨다(그림 19.3 참조). 비록 렙틴과 인슐린은 체지방의 음성되먹임 조절에서 함께 작용하지만 렙틴이 더 중요한 효과를 발휘하는 것으로 알려져 있다.

요약하면 렙틴과 인슐린은 공복과 체중을 장기적으로 조절하는 반면, 위장관의 여러 호르몬들은 식사와 관련된 단기적으로 공복을 조절하는 감각 신호를 제공한다(그림 19.4 참조).

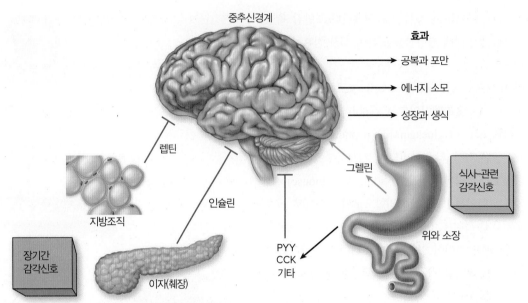

그림 19.4 섭식과 에너지 소모를 조절하는 호르몬 신호. 그렐린(녹색 화살표)은 공복을 자극하는 유일한 호르몬이다. 다른 호르몬들(빨간색 선들)은 식욕을 억제한다. 중추신경계(CNS)는 이 감각정보를 다른 정보(냄새, 맛, 심리적 요인)와 통합하여 에너지 소모, 성장과 생식뿐만 아니라 공복감과 포만감을 조절한다.

칼로리 소모

우리 몸의 칼로리 소모는 세 가지 구성 성분으로 되어 있다(그림 19.5).

1. **기초대사율**(basal metabolic rate, BMR): 기초대사율은 약 28°C에서 12시간 식사하지 않고 안정된 상태로 쉬고 있는 사람의 에너지 소모이다. 기초대사율은 성인의 평균 총 칼로리 소모의 약 60%에 해당한다.

2. **적응 열발생**(adaptive thermogenesis): 적응 열발생은 (a) 주변 온도의 변화와 (b) 음식의 소화 및 흡수에 반응하여 소모되는 열에너지(heat energy)이다. 적응 열발생은 총 칼로리 소모의 약 10%를 차지하며 추위와 식이요법에 따라 변할 수 있다.

3. **신체활동**(physical activity): 신체활동은 골격근의 물질대사율과 에너지 소모를 증가시킨다. 신체활동의 유형과 강도에 따라 신체활동의 총칼로리 소모에 대한 기여도는 매우 다양하다(표 19.1 참조).

적응 열발생에서 추운환경은 피부혈관 수축과 떨림을 유발하여 골격근의 물질대사율과 열생산을 증가시킨다. 골격근은 총 체중의 약 40%를 차지하기 때문에 떨림에 의해 증가하는 골격근의 물질대사는 체온에 엄청난 영향을 미친다.

떨림이 없는 상태에서 열이 발생하는 것을 **비떨림 열발생**(nonshivering thermogenesis)이라고 부른다. 비록 골격근과 다른 조직들도 일부 역할을 하지만 비떨림 열발생은 **갈색지방조직**(brown adipose tissue, brown fat)의 주요 기능이다. 갈색지방세포는 많은 작은 지방방울(백색지방세포에서 있는 하나의 큰 지방방울과 달리)과 갈색을 나타내는 수많은 미토콘드리아를 갖고 있다. 갈색지방조직은 몸 부피에 비해 표면적의 비율이 높아 열을 빨리 잃을 수 있고 떨림으로

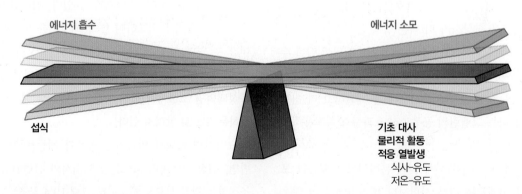

그림 19.5 체중의 항상성은 칼로리 균형에 달려 있다. 에너지는 식사를 통해 체내로 흡수되고, 에너지는 기초대사(기초대사율 또는 BMR), 운동과 적응 열발생에 소모된다. 적응 열발생에는 식사(음식의 소화와 흡수)에 의해 소모된 칼로리와 추위로 인한 대사열생산이 있다.

인한 열발생을 위한 골격근이 부족한 영유아에서 풍부하다. 한때 성인에는 존재하지 않는 것으로 생각되었지만 갈색지방이 양전자 방출 단층촬영(PET scan)에 의해 주로 목의 쇄골상 부위(supraclavicular region, 영유아와 다른 위치)에 위치하는 것으로 밝혀졌다. 이는 종양처럼 갈색지방이 물질대사적으로 매우 활성화되어 방사성으로 표지된 포도당(^{18}F-fluorodeoxyglucose)을 흡수할 수 있기 때문이다.

갈색지방조직에서 비떨림 열발생은 미토콘드리아에 있는 **짝풀림 단백질1**(uncoupling protein 1, UCP1)의 존재 때문이다. 이 단백질은 미토콘드리아 내막에 통로를 제공하여 전기화학적 기울기를 따라 H^+를 미토콘드리아의 막사이 공간으로부터 기질로 이동시킨다. 그 결과 산화적 인산화(그림 5.11 참조)에서 ATP를 합성하는 ATP 합성효소의 능력이 감소한다. ATP는 호기성 호흡(5장)에 억제 효과가 있으므로 ATP 형성의 감소는 갈색지방조직의 물질대사를 증가시켜 열생산량을 증가시킨다.

최근 임상연구에 따르면 갈색지방조직은 빠른 물질대사를 위해 혈액으로부터 다량의 포도당을 받아 공급하는데, 이는 제2형 당뇨병(19.4절 참조)에 대해 보호하는 작용을 한다. 갈색지방조직은 남자보다 여자에서 더 많이 존재하고 갈색지방조직의 활성은 BMI가 높거나 과체중 또는 비만인보다 마른 사람에서 더 높다. 이러한 연구결과는 갈색지방조직의 양이 적으면 비만이 되기 쉽고, 반면에 갈색지방조직이 활성화되면 체중 감소가 촉진될 수 있다.

베이지색지방세포(beige adipocyte)는 저온 노출이 백색지방조직 내의 베이지세포 전구세포(beige cell precursor cell)의 교감신경자극을 증가시킬 때 발생한다. 사람이 추위에 노출되면 베이지색지방세포의 β_3-아드레날린수용체가 교감신경으로부터 온 노르에피네프린에 의해 자극을 받아 UCP1의 생산을 증가시킨다. 그 결과 갈색지방세포와 베이지색지방세포는 세포호흡을 ATP 합성으로부터 분리시키는 UCP1의 작용에 의해 열생산과 칼로리 소모를 증가시킨다.

또한, 식단은 **음식의 열생산 효과**(thermic effect of food)라고 불리는 적응 열발생의 중요한 조절자이다. 기아(starvation)는 물질대사율을 40% 정도만큼 감소시키고 섭식은 성인의 경우 열생산 증가와 함께 물질대사율을 약 25~40% 정도 증가시킨다. 이러한 식사로 인한 열발생에는 음식의 소화 및 흡수에 필요한 에너지와 교감신경에 의한 물질대사 촉진이 포함된다. 또한 위산 분비를 억제하고 이자의 중탄산염 분비를 촉진하는 십이지장호르몬 세크레틴(secretin, 1902년 처음 발견)은 갈색지방조직을 직접적으로 자극하여 식사 후 열발생을 증가시키는 것으로 최근에 밝혀졌다.

시상하부의 **시각교차압구역**(preoptic area)은 감각정보를 통합하고 중심 체온의 항상성을 유지하기 위해 체온조절 반응을 지시하는

뇌영역으로 주로 교감신경부신계(sympathoadrenal system)의 활성화를 통해 이루어진다. 골격근과 갈색 및 베이지색지방세포의 교감신경분포는 순환하는 에피네프린과 함께 이들 조직들의 물질대사를 증가시킨다. 갑상샘자극호르몬-방출호르몬(thyrotropin-releasing hormone, TRH; 뇌하수체전엽으로부터 TSH 분비를 자극, 그림 11.6 참조)을 통해 뇌에 의해 조절되는 티록신 분비도 적응 열발생에 필요하다. 비록 적응 열발생을 위해 티록신 분비가 필요하지만 추위나 음식에 반응하여 티록신 수치가 증가하지 않아 갑상샘호르몬의 역할이 주로 허용적(permissive)임을 시사한다. 그러나 기아 상태에서는 티록신 수치가 감소하므로 이는 기아 상태에 물질대사율을 늦출 수 있음을 암시한다.

기아 상태에서 지방조직은 렙틴 분비를 감소시키고, 이 감소는 기아 상태 동안 발생하는 TRH 분비 감소에 필요하다. 따라서 렙틴의 감소는 티록신 분비 감소의 원인이 된다. 또한 기아 상태에서 렙틴을 감소시키면 갈색지방조직과 베이지색지방세포의 교감신경자극을 감소시킨다. 이 두 가지 기작을 통해 기아 상태에서 일어나는 렙틴 감소는 물질대사율을 늦춘다. 이 효과는 기아 상태에서 에너지를 보존하는 데 도움을 준다. 반대로 렙틴 수치가 높은 반대 반응은 물질대사율을 높이는데 도움이 되고 지방조직의 성장을 억제한다(그림 19.3 참조).

물질대사의 호르몬 조절

장으로부터 에너지 운반체(energy carrier)의 흡수는 지속적이지 않다. 각 식사 후 4시간 동안 높은 수준으로 증가하는 것을 **흡수상태**(absorptive state)라고 하고, 각 흡수상태가 끝난 후 식사 사이에는 거의 흡수가 일어나지 않는 **흡수 후 상태**(postabsorptive state) 또는 **단식상태**(fasting state)라고 한다. 이러한 변동에도 불구하고 포도당과 다른 에너지 기질의 혈장 농도는 흡수 기간 후에도 높게 유지되지도 않고, 또한 단식 시 특정 농도 이하로 떨어지지 않는다. 장에서 소화 생성물의 흡수 중 에너지 기질은 혈액에서 제거되어 단식 시에 이용할 수 있는 에너지원으로 저장된다(그림 19.6). 이는 항상 조직의 물질대사를 유지하기 위해 에너지 기질의 적절한 혈장 농도를 보장한다.

에너지 기질의 축적이나 이용 그리고 한 에너지 기질로부터 다른 에너지 기질로의 전환율은 호르몬에 의해 조절된다. 동화 작용과 이화 작용 사이의 균형은 인슐린, 글루카곤, 성장호르몬, 티록신 및 기타 호르몬의 길항적 효과에 의해 결정된다(그림 19.6). 예를 들어, 장기간의 단식 기간에는 글루카곤 분비가 증가하고 인슐린 분비가 감

표 19.4 | 물질대사의 내분비 조절

호르몬	혈액 포도당	탄수화물 대사	단백질 대사	지질 대사
인슐린	감소	↑글리코겐 합성 증가 ↓글리코겐 분해 감소 ↓포도당신생합성 감소	↑단백질합성 증가	↑지방합성 증가 ↓지방 분해 감소 ↓케톤체 생성 감소
글루카곤	증가	↓글리코겐 합성 증가 ↑글리코겐 분해 증가 ↑포도당신생합성 증가	직접적인 효과 없음	↑지방 분해 증가 ↑케톤체 생성 증가
성장호르몬	증가	↑글리코겐 분해 증가 ↑포도당신생합성 증가 ↓포도당 이용 감소	↑단백질합성 증가	↓지방합성 감소 ↑지방 분해 증가 ↑케톤체 생성 증가
글루코코르티코이드 (하이드로코르티손)	증가	↑글리코겐 합성 증가 ↑포도당신생합성 증가	↓단백질합성 감소	↓지방합성 감소 ↑지방 분해 증가 ↑케톤체 생성 증가
에피네프린	증가	↓글리코겐 합성 감소 ↑글리코겐 분해 증가 ↑포도당신생합성 증가	직접적인 효과 없음	↑지방 분해 증가 ↑케톤체 생성 증가
갑상샘호르몬	효과 없음	↑포도당 이용 증가	↑단백질합성 증가	직접적인 효과 없음

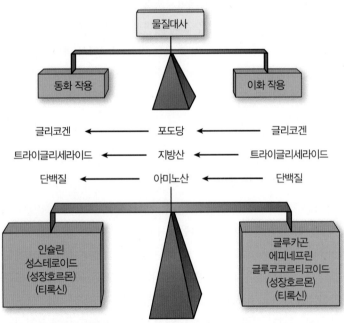

그림 19.6 물질대사 균형의 조절. 물질대사 균형은 다양한 호르몬의 공동 작용에 의해 동화 작용(에너지 저장물질의 합성)이나 이화 작용(에너지 저장물질의 이용) 쪽으로 기울어질 수 있다. 성장호르몬과 티록신은 동화 작용과 이화 작용의 효과를 모두 가지고 있으므로 이 호르몬들은 균형의 양쪽에 괄호 안에 표시된다.

소한다(19.3절 참조). 또한 감소된 티록신 분비(대사 속도를 늦추는 것), 증가된 성장호르몬 분비(지방조직으로부터 지방산을 방출시키는 것), 증가된 ACTH와 코르티솔 분비(순환하는 에너지 기질의 방출도 촉진함), 감소된 성스테로이드 분비(임신의 가능성을 감소시키는 것)가 있다. 이 호르몬들의 특이적인 대사 효과는 표 19.4에 요약되어 있으며, 그 작용중 일부는 그림 19.7에 설명되어 있다.

19.3 이자섬에 의한 에너지 조절

인슐린 분비는 혈장 포도당 농도의 증가에 의해 자극되고 인슐린은 글리코겐과 지방의 합성을 촉진하면서 혈액 포도당 수치를 감소시킨다. 혈장 포도당 농도의 감소에 의해 글루카곤 분비가 자극되고, 글루카곤은 간에서 글리코겐 분해를 촉진하여 혈액 포도당 수치를 증가시킨다.

이자 외분비조직인 선방(acini)의 '바다' 속에 흩어져 있는 호르몬 분비세포의 섬은 약 100만 개이다(그림 18.27 참조). **이자섬**(pancratic islet) 또는 **랑게르한스섬**(islet of Langerhans)에는 서로 다른 호르몬들을 분비하는 3개의 독특한 세포 유형이 있다. 가장 많은 세포는 **인슐린**(insulin) 호르몬을 분비하는 **β 세포**(beta cell)로 각 섬(islet)의 약 60% 정도를 차지한다. **α 세포**(alpha cell)는 각 섬의 약 25% 정도를 차지하고 **글루카곤**(glucagon) 호르몬을 분비한다. 가장 수가 적은 **δ 세포**(delta cell)는 **소마토스타틴**(somatostatin)을 생산하며, 그 구성성분은 시상하부와 장에 의해 생성되는 소마토스타틴과 동일하다.

인슐린은 혈장 포도당 농도의 항상성을 유지하는 주요 호르몬이며, 글루카곤은 중요한 지원 역할을 한다. 이 항상성은 뇌가 혈장 포도당을 주요 에너지원으로 사용하고, 실제로 사람이 쉬고 있을 때 혈액 포도당의 약 60%를 사용하기 때문에 필요하다. 혈장 포도당 농도는 골격근 포도당 대사가 10배 증가할 수 있는 운동 중에도 비교적 일정하게 유지된다. 이는 이자섬 호르몬이 저장된 글리코겐과 비탄수화물로부터 포도당을 생산할 수 있는 간의 능력을 조절하고 이를 혈액으로 분비하여 운동 근육이 혈액에서 가져온 포도당을 보충하기

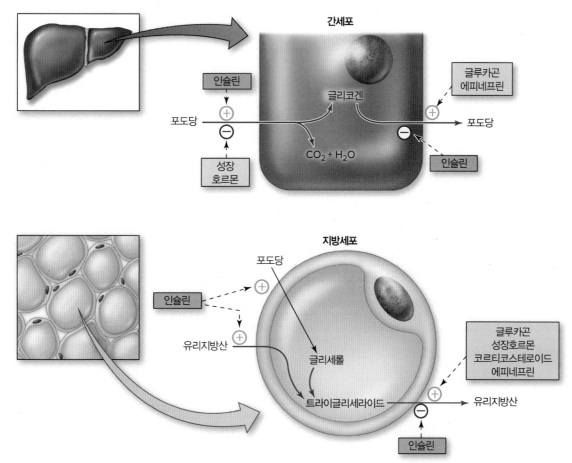

그림 19.7 물질대사 조절에서 호르몬의 상호작용. 서로 다른 호르몬들이 공동으로 작용하거나 길항적인 효과를 나타낸다($\oplus$ = 촉진효과, $\ominus$ = 억제효과).

때문에 가능하다.

인슐린과 글루카곤 분비의 조절

인슐린과 글루카곤의 분비는 포도당의 혈장 농도에 의해 주로 조절되고 아미노산의 혈장 농도에 의해서는 약간 조절된다. 이 농도들은 음식물이 흡수되는 동안(흡수상태) 증가하고 단식 시(흡수 후 상태) 감소한다. 그 결과 인슐린과 글루카곤의 분비는 이러한 상태들에서 변화하고 혈장 포도당 농도의 항상성을 유지하는 데 도움이 된다(그림 11.31 참조).

인슐린 작용의 표적은 주로 골격근, 심장근, 지방조직과 간의 세포들이다. 이들 세포에서 포도당의 GLUT4 운반체단백질을 포함하는 세포 내 소포는 인슐린에 의해 자극을 받아 원형질막과 융합되어 GLUT4 운반체는 세포 표면에 존재하게 된다(그림 11.30 참조). 이는 포도당을 촉진 확산을 통해 표적세포 안으로 들어가도록 한다. 그 결과 인슐린은 글리코겐과 지방의 에너지 저장 분자의 생산을 촉진한다. 이 두 가지 작용으로 인해 혈장 포도당 농도는 감소한다. 또한

인슐린은 지방 분해를 억제하고, 지방합성효소들의 생산을 유도하며 근육 단백질들의 분해를 억제한다. 따라서 인슐린은 혈액 포도당 농도를 조절하여 동화 작용을 촉진한다.

인슐린과 글루카곤 분비를 조절하는 기작과 이 호르몬들의 작용은 일반적으로 식사 후 혈장 포도당 농도가 100 mL당 170 mg 이상으로 증가하거나 식사 사이에는 100 mL당 50 mg 이하로 감소하는 것을 방지한다. 이 조절은 비정상적으로 높은 혈액 포도당 농도가 특정 조직을 손상시킬 수 있고(당뇨병에서 발생하는 것처럼), 비정상적으로 낮은 혈액 포도당 농도가 뇌 손상을 유발할 수 있기 때문에 중요하다. 이는 포도당이 혈장에서 더 높은 포도당 농도에 의해 유도되는 촉진 확산을 통해 신경세포로 들어가기 때문에 발생할 수 있다. 낮은 혈장 포도당 농도가 이 확산 기울기를 낮추기 때문에 뇌는 물질대사에 요구되는 충분한 포도당을 얻을 수 없다. 이는 쇠약, 현기증, 성격 변화 그리고 궁극적으로 혼수상태와 사망을 초래할 수 있다.

포도당과 아미노산의 효과

공복 혈장 포도당 농도는 65~105 mg/dL 범위이다. 음식물이 흡수

되는 시간 동안 혈장 포도당 농도는 보통 140~150 mg/dL 사이 수준으로 증가한다. 혈장 포도당 수준이 낮을 때 β 세포 원형질막에서 특정 **ATP-관문 K⁺ 통로**(ATP-gated K⁺ channel)는 열린다. 이는 세포질 K⁺의 유출을 허용하고 막의 과분극을 유지시킨다. 혈장 포도당의 증가는 GULT1 운반체를 통한 촉진 확산에 의해 β 세포로 더 많은 포도당이 들어가게 한다. β 세포로 수송된 포도당은 호기성 호흡을 거쳐 ATP를 증가시켜 원형질막의 ATP-관문 K⁺ 통로를 닫게하여 문턱 값에 도달하고 활동전위를 일으킬 수 있는 탈분극을 일으킨다. 활동전위의 최고점에서 원형질막의 Ca^{2+} 통로는 열리고 이때 세포로 들어가는 Ca^{2+}은 인슐린의 세포 외 배출을 자극한다(그림 19.8).

따라서 혈장 포도당의 증가는 β 세포에서 인슐린 분비를 증가시키고 동시에 α 세포에서 글루카곤의 분비를 억제한다. 인슐린은 혈장

포도당의 세포 흡수를 자극하여 혈장 포도당 농도를 낮추고 글루카곤은 간에서 글리코겐 분해를 자극하여 혈장 포도당을 길항적으로 증가시키기 때문에 인슐린과 글루카곤 분비의 변화들은 탄수화물 음식물을 흡수하는 동안 항상성을 유지하는 데 도움을 준다.

흡수 후 상태(공복)에서는 혈장 포도당 농도가 감소하며, 이로 인해 β 세포의 인슐린 분비가 줄어든다. 그러나 α 세포에서는 혈장 포도당과 세포 내 ATP 수치가 낮아져 ATP-관문 K⁺ 통로의 닫힘을 야기하고 이는 Ca^{2+}의 유입과 글루카곤 호르몬의 분비를 유도한다. 흡수 후 상태에서 감소된 인슐린은 혈장 포도당이 근육, 간 및 지방 조직의 세포들로 들어가는 것을 막는다. 이는 공복 시 혈액 포도당의 감소를 억제함으로써 항상성을 유지한다. 반면에 흡수 후 상태에서 글루카곤 분비가 증가하면 간의 글리코겐 분해가 자극되어 간에서 포도당이 방출되어 혈액 포도당 농도의 항상성을 유지한다.

경구 포도당 부하검사(oral glucose tolerance test, OGTT)는 β 세포의 인슐린 분비 능력과 인슐린의 혈액 포도당을 낮추는 능력을 측정하는 것이다(그림 19.12 참조). 이 검사에서는 혈장 포도당 측정을 위해 금식한 후 포도당 용액을 마신 사람에서 2시간 동안 30분마다 혈액을 채취한다. 정상인에서는 포도당 용액 섭취 후 증가된 혈액 포도당은 2시간 이내에 정상 수준으로 회복된다. 대조적으로 당뇨병 환자의 혈장 포도당 농도는 경구 포도당 주입 2시간 후에 200 mg/dL 이상으로 유지된다.

인슐린 분비는 또한 음식물의 단백질로부터 유래하는 특정 아미노산들에 의해 자극받는다. 따라서 고단백질 음식은 인슐린 분비를 촉진한다. 만약 음식물이 단백질은 많고 탄수화물이 적으면, 글루카곤 분비도 촉진된다. 증가된 글루카곤 분비는 혈액 포도당을 높이는 반면, 증가된 인슐린은 조직의 세포들로의 아미노산 유입을 촉진한다.

자율신경과 소마토스타틴의 효과

이자섬(랑게르한스섬)은 부교감신경과 교감신경의 지배를 모두 받는다. 부교감신경에 의해 위장관, 이자는 식사 중에 활성화되어 β 세포의 인슐린 분비를 촉진한다. 대조적으로 카테콜아민(catecholamine, 노르에피네프린과 에피네프린)의 방출과 함께 교감부신계의 활성화는 β 세포의 인슐린 분비를 억제하고 α 세포의 글루카곤 분비를 촉진한다. 카테콜아민과 글루카곤의 대사적 효과는 싸움-도망 반응 동안 간의 포도당 분비로 인한 **스트레스 고혈당증**(stress hyperglyce-mia)를 유발한다.

α 세포와 β 세포의 분비는 또한 측분비 조절자인 **소마토스타틴**(somatostatin)에 의해 영향을 받는다. 이자섬의 δ 세포에 의해 분비되는 소마토스타틴은 β 세포에 작용하여 인슐린 분비를 감소시킨다.

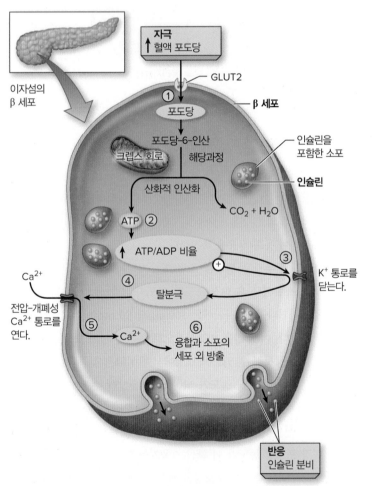

그림 19.8 인슐린 분비의 조절. ① 혈액 포도당의 증가는 더 많은 포도당이 이자섬의 β 세포로 들어가도록 한다. ② ATP의 생산을 증가시키고, ③ K⁺통로를 닫아 K⁺ 이온이 세포를 떠날 수 없게 만든다. 이는 또한 ④ 탈분극을 일으키고, ⑤ 전압-개폐성 Ca^{2+} 통로를 열어 Ca^{2+}이 세포질로 들어오도록 한다. ⑥ Ca^{2+}은 인슐린을 포함하는 세포 내 소포를 원형질막과 융합하도록 촉진하고 세포 외 배출에 의해 인슐린을 분비하도록 한다.

이는 음성되먹임회로의 일부로 (1)혈액 포도당의 증가는 인슐린과 **유로코르틴**(urocortin 3)이라고 불리는 측분비 조절자를 분비하는 β 세포를 촉진한다. (2) 소마토스타틴을 분비하는 δ 세포를 자극한다. 시간 지연 후, (3) 소마토스타틴은 β 세포에 대해 작용하여 인슐린의 분비를 낮춘다. 이는 위험한 저혈당을 유발할 수 있는 과도한 인슐린 분비를 예방하는 데 도움이 된다.

장호르몬의 효과

놀랍게도 인슐린 분비는 포도당을 정맥 주사로 주입할 때보다 경구로 섭취했을 때 더 빠르게 증가한다. 이는 포도당을 경구로 섭취하면 포도당이 흡수되기 전에 장(intestine)에서 인슐린 분비를 자극하는 호르몬을 분비하기 때문이다. 따라서 인슐린 분비는 혈액 포도당의 상승을 예상하여 증가하기 시작한다. 인슐린 분비의 강력한 자극제인 두 가지 장호르몬은 회장(ileum)에서 분비되는 **글루카곤-유사 펩타이드**(glucagon-like peptide 1, GLP-1)와 십이지장에서 분비되는 **포도당-의존성 인슐린분비자극 폴리펩타이드**(glucose-dependent insulinotropic polypeptide, GIP)이다. 포도당 흡수를 예상하여 인슐린 분비를 자극하는 이 두 가지 장호르몬들을 **인크레틴**(incretin)이라고 한다(18.6절 참조).

인슐린과 글루카곤: 흡수 상태

인슐린에 의한 혈장 포도당의 감소는 어떤 의미에서 이 호르몬의 주요 작용의 부작용이다. 인슐린은 몸의 동화 작용을 촉진하는 주요 호르몬이다. 음식 소화산물이 혈액으로 흡수되는 동안 인슐린은 혈장 포도당의 세포 흡수를 촉진하고 간과 근육의 글리코겐과 지방세포의 트라이글리세라이드의 에너지 저장분자로의 합성을 촉진한다(그림 11.31 참조). 골격근은 인슐린 작용의 주요 표적이며 인슐린 자극에 의한 혈장 포도당의 흡수를 대부분 담당한다. 인슐린은 또한 아미노산의 세포 흡수와 단백질로의 합성을 촉진한다. 인슐린의 또 다른 중요한 기능은 백색지방조직의 지방 분해를 강력하게 억제하여 유리지방산의 혈장 수치를 감소시키는 것이다. 따라서 거대 에너지 저장분자들의 저장은 증가하는 반면 포도당, 지방산 및 아미노산의 혈장 농도는 감소한다.

비만하지 않은 70 kg 체중인 남자는 약 10 kg(약 82,500 kcal)의 저장된 지방을 갖고 있다. 250 g의 지방은 1일 동안 필요한 에너지를 공급할 수 있기 때문에 이 저장에너지는 약 40일 동안 에너지를 공급하기에 충분하다. 글리코겐은 에너지 저장원으로 덜 효율적이며 몸에 저장되는 양은 적다. 간에는 약 100 g (400 kcal)의 글리코겐,

골격근에는 375∼400 g (1,500 kcal)의 글리코겐이 저장된다. 인슐린은 간과 근육으로의 포도당의 세포 흡수와 포도당의 포도당 6-인산(glucose 6-phosphate)으로의 전환을 촉진한다. 간과 근육에서 포도당 6-인산은 글리코겐의 전구체로 사용되는 포도당 1-인산(glucose 1-phosphate)으로 전환될 수 있다. 일단 글리코겐의 저장이 충족되면 과도한 칼로리의 지속적인 흡수는 글리코겐보다는 지방이 합성된다.

혈액 포도당 수치가 상승하는 흡수상태 중 발생하는 고농도의 인슐린 분비는 간에서 더 많은 포도당을 혈액으로 분비하는 것을 억제한다. 인슐린은 일부 간접적인 영향을 미친다. 예를 들어, 인슐린은 지방조직의 지방 분해를 억제하여 간에서 사용할 수 있는 글리세롤과 아세틸CoA의 양을 낮춘다. 또한, 인슐린은 뇌에 작용하여 간의 미주신경자극으로 포도당을 분비하는 것을 억제한다. 흡수 후 상태에서는 대조적으로 낮아진 인슐린 분비는 지방조직의 지방 분해를 증가시키고 미주신경활성을 높여 간이 더 많은 포도당을 생성하고 혈액으로 분비하게 한다.

인슐린과 글루카곤: 흡수 후 상태

혈장 포도당 농도는 간에서 포도당이 분비 때문에 공복 또는 흡수 후 상태 동안 놀랍게도 일정하게 유지된다. 이 포도당은 글루카곤의 높은 분비와 인슐린의 낮은 분비에 의해 촉진되는 글리코겐 분해와 포도당신생합성 과정에서 유래된다.

글루카곤은 간의 **글리코겐 분해**(glycogenolysis)를 촉진하고 인슐린은 반대로 억제한다. 따라서 공복시 글루카곤 분비가 높고 인슐린 분비가 낮을 때 간의 글리코겐을 추가적인 혈액 포도당의 공급원으로 사용한다. 이는 결과적으로 **포도당 6-인산분해효소**(glucose 6-phosphatase)의 작용에 의해 포도당 6-인산(glucose 6-phosphate)으로부터 포도당을 만든다(그림 5.5 참조). 간 조직만이 이 효소를 가지고 있으므로, 간 조직만이 저장된 글리코겐을 추가적인 혈액 포도당의 공급원으로 사용할 수 있다. 간에는 약 100 g의 글리코겐이 저장되어 있는 반면 골격근은 저장된 글리코겐이 약 400 g이다. 그러나 근육에는 포도당 6-인산분해효소가 없기 때문에 저장된 글리코겐은 자신만을 위해 사용할 수 있다.

간 속에 저장된 100 g의 글리코겐이 혈액의 유일한 포도당 공급원이라면 장기간의 단식이나 운동 중에 오랫동안 혈액 포도당 수준을 일정하게 유지할 수 없다. 그러나 단식 중 낮은 수준의 인슐린 분비는 글루카곤 분비 증가와 함께 비탄수화물 분자로부터 포도당을 형성하는 **포도당신생**(gluconeogenesis)을 촉진한다. 낮은 인슐린은 골

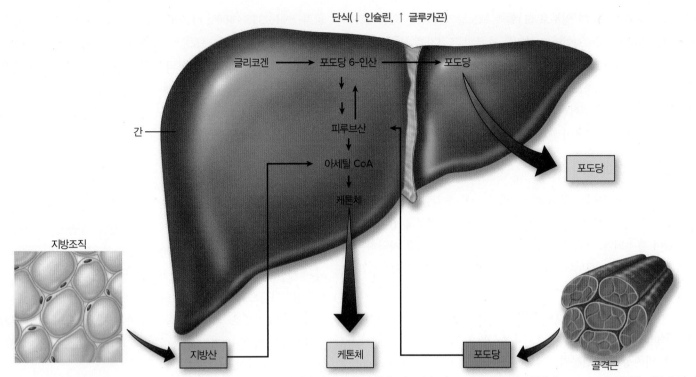

단식(↓ 인슐린, ↑ 글루카곤)

그림 19.9 단식 중 이화 작용. 단식 중 글루카곤 분비의 증가와 인슐린 분비의 감소는 이화 작용을 일으킨다. 이 호르몬들의 변화는 혈액 속으로 포도당, 지방산, 케톤체 및 아미노산의 방출을 촉진한다. 간은 간의 글리코겐 분해와 포도당신생합성을 통해 아미노산에서 유래한 포도당을 분비한다.

격근에서 아미노산의 방출을 일으키는 반면, 글루카곤과 코르티솔(cortisol)은 간에서 아미노산을 피루브산으로, 피루브산을 포도당으로 전환시키는 효소의 생산을 자극한다. 장기간 단식과 운동을 하는 동안 근육의 아미노산을 사용하는 간의 포도당신생은 혈액 포도당의 유일한 공급원이 될 수 있다.

단식 중 간에서 분비되는 포도당은 낮은 혈액 포도당 농도를 보완하고 뇌에 필요한 포도당을 제공하는 데 도움이 된다. 그러나 단식 중에는 인슐린 분비가 낮아 골격근이 혈액 포도당을 에너지원으로 사용할 수 없다. 대신 심장, 간, 신장뿐만 아니라 골격근은 유리지방산을 주요 에너지원으로 사용함으로써 뇌의 포도당 요구량을 덜어준다.

유리지방산(free fatty acid)은 글루카곤의 작용에 의해 이용이 가능하게 된다. 낮은 인슐린 농도에서 글루카곤은 지방세포에서 **호르몬민감성 지질 분해효소(hormone-sensitive lipase)**를 활성화한다. 이 효소는 저장된 트라이글리세라이드의 가수분해와 유리지방산과 글리세롤의 혈액 내 방출을 촉매한다. 또한 글루카곤은 이 지방산의 일부를 혈액으로 분비되는 케톤체로 전환시키는 간 효소를 활성화한다(그림 19.9). 몸의 여러 기관은 케톤체와 지방산을 호기성 호흡에서 아세틸 CoA의 공급원으로 사용할 수 있다.

지질 분해(lipolysis)와 **케톤체 생성(ketogenesis)**의 촉진을 통해 단식 중 높은 글루카곤 수치와 낮은 인슐린 수치는 근육, 간과 다른

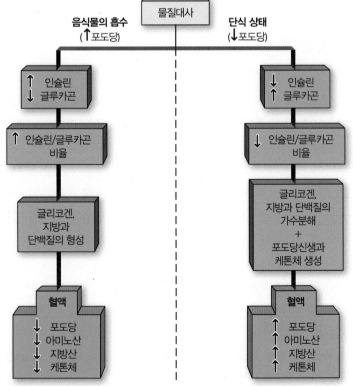

그림 19.10 섭식과 단식이 물질대사에 미치는 효과. 물질대사 균형은 섭식(식사 흡수)에 의한 동화 작용 쪽으로, 단식에 의한 이화 작용 쪽으로 기울어진다. 이는 인슐린과 글루카곤 분비 사이의 역비례관계 때문에 일어나는데, 음식을 흡수하는 동안 인슐린 분비가 증가하고 글루카곤 분비가 감소하는 반면, 단식 중에는 반대 현상이 발생한다.

기관에 필요한 순환에너지 기질을 제공한다. 간의 글리코겐 분해와 포도당신생합성을 통한 이 호르몬의 변화는 뇌의 물질대사를 유지하기 위해 적당한 수준의 혈당을 제공하는데 도움이 된다. 유리지방산과 케톤체는 근육과 다른 기관들을 위한 에너지 기질로 역할을 함으로써 뇌에서 사용될 혈액 포도당을 절약한다. 유리지방산은 또한 근육에서 해당 효소(glycolytic enzyme)의 활성을 감소시켜 근육이 혈액 포도당을 에너지로 활용하는 능력을 방해하여 뇌에서 더 많은 포도당을 사용할 수 있게 한다(그림 19.10). 이러한 변화는 간에서 글리코겐 분해와 포도당신생합성에 의해 제공되는 혈액 포도당과 함께 단식과 운동하는 동안 몸의 물질대사를 유지한다.

표 19.5 | 제1형과 제2형 당뇨병의 비교

특성	제1형	제2형
발병 나이	20세 이하	40세 이상
증상의 발생	빠름	느림
당뇨환자의 비율	약 5%	약 95%
케톤산증의 발생	흔함	드묾
비만과의 연관성	드묾	흔함
이자섬의 β 세포(발병 시)	파괴됨	파괴되지 않음
인슐린 분비	감소	정상 또는 증가
섬세포에 대한 자가항체	있음	없음
MHC 항원과의 연관성*	있음	불분명
치료	인슐린 주사	식이요법과 운동, 인슐린 민감도의 구강 자극기

*15장의 15.3절에서 논의함.

19.4 당뇨병과 저혈당증

인슐린의 부적절한 분비 또는 작용은 당뇨병의 특징적인 대사 장애를 일으킨다. 제1형 당뇨병 환자는 인슐린 주사가 필요하고, 제2형 당뇨병 환자는 보통 다른 방법으로 이 상태를 조절할 수 있다. 반응성 저혈당증 환자는 과량의 인슐린을 분비한다.

만성 고혈당 또는 고혈당증은 **당뇨병**(diabetes mellitus)의 특징이다. 이 병명은 혈액 포도당 농도가 너무 높을 때 포도당이 소변 속으로 흘러나간다는 데서 유래하였다(mellitus는 라틴어로 '달콤한'). 일반적 용어 'diabetes'는 잦은 배뇨를 나타내는 'siphon(빨아들임)'이라는 뜻의 그리스어에서 유래하였다. 당뇨병의 고혈당증은 이자섬의 β 세포에 의한 인슐린의 부족한 분비 또는 분비된 인슐린이 혈액으로부터 포도당의 세포 흡수를 자극하지 못하기 때문에 발생한다. 요약하면 당뇨병은 인슐린의 불충분한 분비 또는 작용에 의해 발생한다. 또한 글루카곤의 분비가 증가하는데, 이는 높은 혈장 포도당 농도가 글루카곤의 분비를 억제하게 하는 인슐린의 능력이 떨어졌기 때문이다. 연구에 의하면 간에서 글리코겐 분해의 촉진을 통해 글루카곤은 당뇨병 환자의 고혈당증에 크게 기여한다.

당뇨병에는 2가지 유형인 제1형과 제2형이 있다. **제1형 당뇨병**(type 1 diabetes)은 **인슐린-의존성 당뇨병**(insulin-dependent diabetes mellitus, IDDM)으로 β 세포가 점진적으로 파괴되어 인슐린을 거의 또는 전혀 분비하지 못한다. 이 제1형 당뇨병은 당뇨병 인구의 5~10%를 차지하고 이에 해당하는 환자들은 혈액 포도당 수치를 모니터링하고 정확한 양의 인슐린을 스스로 피하주사해야 한다. 그러나 일부 제1형 당뇨병 환자는 피하 캐뉼라를 통해 인슐린을 전달하는 마이크로컴퓨터 제어 인슐린 펌프에 정보를 보내는 이식형 포도당 모니터를 사용한다. 그러나 이러한 시스템에는 하루에 여러 번 혈당 모니터를 보정해야 하는 등의 단점이 있다. 과학자들은 포도당을 감지하고 정확한 양의 인슐린을 방출함으로써 반응할 수 있는 미세바늘이 있는 피부 패치를 개발하려고 시도하고 있다.

제2형 당뇨병(type 2 diabetes)은 **비인슐린 의존성 당뇨병**(non-insulin-depenedent diabetes mellitus, NIDDM)으로 당뇨병 환자의 대부분을 차지한다. 제1형 당뇨병은 한때 **소아형 당뇨병**(juvenile-onset diabetes)으로 알려졌는데, 그 이유는 보통 20세 이하에서 진단되었기 때문이다. 또한 제2형 당뇨병은 **성인형 당뇨병**(maturity-onset diabetes)이라고도 불렸는데 보통 40세 이상에서 진단되었기 때문이다. 그러나 소아 비만의 증가로 인해 소아에서 제2형 당뇨병의 발병률이 늘어나고 있지만 이러한 용어는 더 이상 선호되지 않는다. 두 가지 당뇨병 유형은 표 19.5에 비교되어 있다(제1형과 제2형 당뇨병의 초기 단계만 비교하였고, 중증 제2형 당뇨병 환자 일부는 고혈당증을 조절하기 위해 인슐린 주사가 필요할 수도 있다).

당뇨병은 신부전(kidney failure)과 사지절단(limb amputation)의 주요 원인이고 실명을 유발하는 원인 중 두 번째이다. 더욱이 제2형 당뇨병은 높은 농도의 혈액 트라이글리세라이드와 낮은 농도의 HDL 콜레스테롤이 있는 **대사증후군**(metabolic syndrome)과 연관되기 때문에 동맥경화증에 걸릴 위험이 높다. 따라서 당뇨병은 심장병과 뇌졸중의 중요한 원인이 된다.

제1형 당뇨병

제1형 당뇨병은 자가면역질환(15.6절 참조)이며, 다른 자가면역질환과 마찬가지로 이 병의 감수성은 6번 염색체상의 주요 조직적합성복합체(major histocompatability complex, MHC) 유전자와 관련되어 있다. 제1형 당뇨병의 발병 위험은 이 질병을 앓고 있는 부모의 형제자매들 중 약 6%이고 일란성 쌍둥이 사이에서는 약 65%로 증가한다. 제1형 당뇨병의 발병률이 유전적으로 설명할 수 있는 것보다 빠르게 증가하고 있기 때문에 유전적으로 영향을 받기 쉬운 사람들에게서 환경적 요인은 촉발적 역할을 하는 것으로 보인다. 바이러스는 이자섬의 β 세포의 자가면역 공격을 일으킬 수 있는 환경적 요인 중에서 가장 중요하다.

비록 자가항체는 질병 초기에 나타나 진단을 돕지만 보조와 독성 T 세포같은 자가반응 T 림프구는 인슐린-분비 β 세포를 점진적으로 파괴하는 데 중요한 역할을 한다. 과학자들은 줄기세포를 환자에게 이식할 수 있는 인슐린-분비 β 세포로 전환하는데 성공하였다. 그러나 줄기세포가 환자로부터 유래하더라도(iPS 세포, 20.6절 참조), 과학자들이 이러한 세포를 보호하는 방법을 발견할 수 없다면 제1형 당뇨병 환자의 면역체계는 새로운 β 세포를 공격할 것이다.

인슐린-분비 β 세포가 제거되면 고혈당증이 발생하고 소변에 포도당이 나타난다. 당뇨증으로 인해 증가된 소변 삼투압은 수분 배설을 증가시켜 잦은 배뇨를 유발한다. 인슐린이 없으면 포도당은 지방세포에 들어갈 수 없기 때문에 지방 합성률은 지방 분해율보다 느려지고 다량의 유리지방산이 지방세포에서 방출된다. 이러한 현상들은 잦은 배뇨와 체중 감소가 종종 당뇨병 발병을 알 수 있는 이유로 설명된다.

조절되지 않는 제1형 당뇨병 환자의 경우, 지방세포에서 방출된 다량의 지방산은 간에서 케톤체로 전환된다. 이는 혈액에서 케톤체 농도의 상승(**케톤증**)을 유발할 수 있으며, 만약 중탄산염(bicarbonate)이 중화되면 **케톤산증**을 유발한다. 이 시간 동안 소변으로 배설되는 포도당과 과량의 케톤체는 삼투성 이뇨제(osmotic diuretic, 19.6절 참조)로 작용하여 소변으로 다량의 수분 배설을 유발한다. 이는 심각한 탈수를 유발하고, 케톤산증과 전해질 균형 장애와 함께 혼수상태 및 사망으로 이어질 수 있다(그림 19.11).

인슐린 결핍 이외에도 제1형 당뇨병 환자는 이자섬의 α 세포에서 다량의 글루카곤이 비정상적으로 분비된다. 글루카곤은 간의 글리코겐 분해를 촉진하여 혈액 포도당 농도를 높인다. 또한 글루카곤은 간에서 지방산을 케톤체로 전환시키는 효소의 생성을 촉진한다. 당뇨병의 모든 증상은 높은 글루카곤 분비뿐만 아니라 인슐린 결핍으로

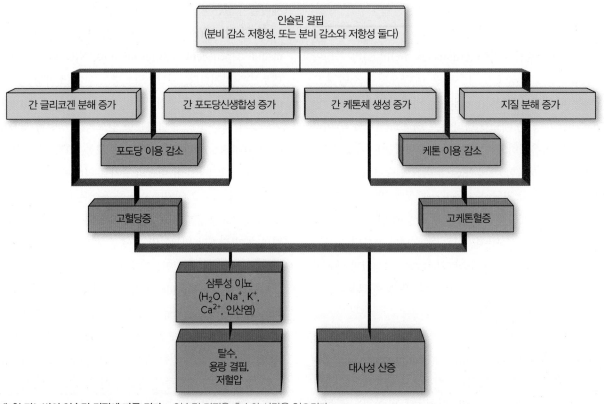

그림 19.11   제1형 당뇨병의 인슐린 결핍에 따른 결과.   인슐린 결핍은 혼수와 사망을 일으킨다.

발생할 수 있다. 인슐린 결핍은 고혈당증과 다량의 지방산이 혈액으로 방출되는 주요 원인일 수 있다. 높은 글루카곤 분비는 고혈당증을 유발하고 케톤산증의 발병에 크게 기여한다.

제2형 당뇨병

인슐린 또는 모든 호르몬에 의해 생성되는 효과는 혈액 내 해당 호르몬의 농도와 주어진 양의 호르몬에 대한 표적조직(target tissue)의 민감도에 따라 달라진다. 예로 인슐린에 대한 조직 반응성은 정상 상태에서 다양하다. 운동은 인슐린 민감도(insulin sensitivity)를 증가시키고 비만은 표적조직의 인슐린 민감도를 감소시킨다. 따라서 당뇨병에 걸리지 않은 비만인의 이자섬은 혈액 포도당 농도를 정상 범위로 유지하기 위해 고농도의 인슐린을 분비해야 한다. 반대로 건강한 체중을 유지하고 규칙적으로 운동을 하는 당뇨병에 걸리지 않은 사람은 적절한 혈액 포도당 농도를 유지하기 위해 더 적은 양의 인슐린이 필요하다.

인슐린 저항성(insulin resistance)은 인슐린에 대한 표적조직의 민감도가 감소하는 것을 의미한다. 그러나 이자섬이 충분한 인슐린을 분비하는 한 감소된 인슐린 민감도를 극복하고 정상적인 혈장 포도당 수준을 유지할 수 있다. **제2형 당뇨병** 환자의 경우 β 세포의 수와 인슐린 분비 능력이 감소하여 인슐린 저항성을 극복하지 못한다. 이는 제2형 당뇨병이 β 세포 기능의 결함과 표적조직의 인슐린 저항성을 포함하는 것을 의미한다. 유전적 요소가 강한 면이 있는데, 즉 제2형 당뇨병이 있는 일란성 쌍둥이의 일치율은 70%이다. 또한 부모 모두가 제2형 당뇨병 환자이면 제2형 당뇨병에 걸릴 위험은 거의 70%이다.

비만은 당뇨병에 대한 이러한 유전적 경향의 발현을 증가시킨다. 만약 비만이 큰 그물막 안에 지방세포(내장지방)를 가진 '사과 모양'을 하고 있다면 특히 그렇다. 내장 비만과 이소성 지방(ectopic fat: 피하 지방세포와는 대조적으로 골격근과 간에 저장되는 지방)의 축적은 인슐린 저항성, 제2형 당뇨병과 대사증후군과 연관되어 있다 (19.2절 참조). 인슐린 저항성은 이소성 지방의 지방산과 다이아실글리세롤 그리고 지방세포에서 방출된 아디포카인에 의해 촉진된다. 또한 인슐린 저항성을 촉진하는 근육, 큰 그물막 및 간 조직 내의 과도한 지방에 의해 생성되는 만성의 낮은 등급의 염증이 있다. 그 결과 이 기관들 내의 대식세포들은 인슐린 저항성을 촉진하는 염증유발 사이토카인을 방출한다.

제2형 당뇨병에서 인슐린 저항성은 간의 글리코겐 분해와 포도당신생합성을 억제하는 인슐린의 능력을 감소시켜 이러한 과정들이 간에서 혈액으로 분비되는 포도당을 생성할 수 있게 한다. 또한, 이자섬에서 α 세포의 인슐린 저항성은 높은 혈액 포도당이 간의 글리코겐 분해와 포도당신생합성을 촉진하는 호르몬인 글루카곤의 분비를 억제하는 것을 방지한다. 따라서 제2형 당뇨병의 고혈당증은 (1) 간에서 혈액으로 분비할 포도당을 생성하는 간의 글리코겐 분해 및 포도당신생합성의 증가, (2) 인슐린 저항성으로 인해 인슐린의 표적 기관(골격근, 간과 지방조직)으로의 혈장 포도당 흡수의 감소에 의한 결과이다.

미국 당뇨병학회에 따르면, 당뇨병 전단계인 사람들은 반복 가능한 공복 혈장 포도당의 수치가 100~125 mg/dL인 것으로 최근 정의하였고 **내당능 장애**(impaired glucose tolerance)을 가진다. 이러한 내당능 장애는 인슐린 저항성 상태를 나타내는 더 높은 수준의 인슐린 분비를 동반한다(그림 19.12). 반복 가능한 공복 혈장 포도당 수치가 126 mg/dL 이상 또는 무작위의 공복 측정치가 200 mg/dL 이상인 사람은 당뇨병이 있음을 의미한다.

비만인 사람들은 인슐린 저항성을 보상하기 위해 이자섬에서 β 세포의 양이 증가하는 것으로 보인다. 또한 임신 중 산모의 자연적인 인슐린 저항성(임신 당뇨병을 일으킬 수 있음, 11.6절 참조)과 태아의 포도당에 대한 필요를 보상하기 위해 β 세포가 증가한다. 당뇨병에 걸리게 되는 사람들은 이러한 조건에서 β 세포의 기능상실에 대한 유전적 감수성을 가지며, β 세포의 비정상적인 기능과 세포자살은 결국 인슐린 저항성을 보상하기 위한 인슐린 분비의 불능으로 이어진다.

당뇨병 환자의 90~95%는 제2형 당뇨병이다. 제2형 당뇨병의 발병률은 신체활동 감소와 함께 비만의 증가로 인해 지난 30년간 3배 증가하였다. 실제 BMI(body mass index)가 30인 사람들은 BMI가 25 이하인 사람들보다 제2형 당뇨병에 걸릴 위험이 5배 더 높다. 비만은 인슐린 민감도를 감소시키기 때문에 유전적으로 인슐린 저항성이 있는 사람이 체중이 많이 증가하면 제2형 당뇨병이 발병할 수 있다. 또한, 인슐린 저항성은 간의 VLDL 분비 증가와 대사증후군과 관련된 기타 변화(19.2절 참고)를 촉진하여 심혈관 및 기타 질병의 위험을 증가시킨다.

내장 지방세포의 수축을 동반하는 체중 감소는 인슐린 저항성을 감소시킨다. 또한 섬유질이 풍부한 음식물은 인슐린 저항성을 감소시키는 데 도움이 된다. 식이성 섬유질에는 **불용성 섬유질**(셀룰로오스와 리그닌)과 **수용성 섬유질**(과당 또는 갈락토오스의 올리고당)이 있다. 감소된 인슐린 저항성은 장내 미생물(microbiota)에 의한 수용성 섬유질이 짧은 사슬 지방산(아세트산, 프로피온산과 부틸산,

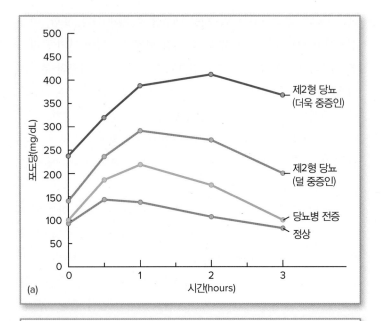

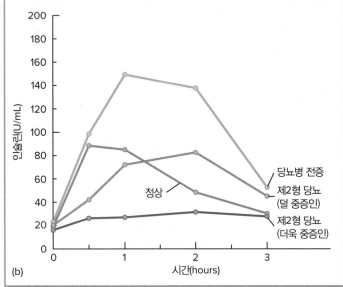

그림 19.12 당뇨병 전증과 제2형 당뇨병의 경구 포도당 내성. 포도당 용액 섭취 후 (a) 혈액 포도당 농도와 (b) 인슐린 수치를 나타내는 경구 포도당 부하 검사이다. 수치들은 정상인, 당뇨병 전증 및 제2형 당뇨병 환자에 대해 표시되었다. 인슐린 저항성을 나타내는 당뇨병 전증 환자들은 가끔 단식 시 고혈당증이 없이도 포도당 내성 장애를 나타낸다.

18.4절 참조)으로 발효되어 인슐린 민감도에 유익한 방식으로 물질대사에 영향을 미치기 때문에 발생하는 것으로 믿어진다. 한 연구에서 운동과 함께 체중 감소와 식이성 섬유질의 섭취 증가는 4년 후 당뇨병에 걸릴 위험을 58% 감소시키는 것으로 나타났다.

운동은 두 가지 측면에서 유익하다. 첫째, 칼로리 소모를 증가시켜 체중 감량에 도움이 되고 지방세포의 크기를 줄여서 더 민감하게 만든다. 두 번째, 운동은 인슐린에 대한 골격근 섬유의 민감도를 향상시킨다. 이는 부분적으로 인슐린과 관계없이 운동 중 근육수축이

포도당을 골격근 섬유로 수송하는 촉진 확산에 필요한 GLUT4 운반체의 양을 원형질막에서 증가시키기 때문이다. 또한 운동은 인슐린의 능력을 향상시켜 골격근의 포도당 흡수와 이용을 다른 방식으로 자극하여 골격근이 혈액에서 포도당을 더 잘 제거할 수 있도록 한다.

제2형 당뇨병에서 고혈당증이 발생하기 몇년 전, 비만과 연관된 인슐린 저항성은 이자섬에서 β 세포의 수를 보상적으로 증가시킬 수 있다. 이는 인슐린 분비를 증가시키지만, 증가된 인슐린에도 불구하고 내당능 장애가 있을 수 있다. 인슐린 저항성은 고혈압과 이상지질혈증(dyslipidemia)과 연관될 수 있다(19.2절). 비만의 대사증후군은 염증으로 인해 일어날 수 있으며, 지방조직에서 대식세포의 수는 **C-반응단백질**(C-reactive protein) 같은 혈액의 염증 마커처럼 비만에 비례하여 증가한다. 비만에서 지방조직(지방세포와 대식세포 포함)은 종양괴사인자 α(tumor neciosis factor alpha, TNFα), 인터루킨-1 (interleukin-1)과 레지스틴(resistin)을 포함한 여러 염증유발 아디포카인(pro-inflammatory adipokine)을 분비하여 표적조직(지방조직, 간과 근육)의 인슐린 민감도를 감소시킨다. 대조적으로 마른 사람의 지방조직은 항염증 아디포카인(anti-inflammatory adipokine)인 아디포넥틴(adiponectin)을 분비하여 인슐린 민감도를 높이고 대사증후군을 예방한다.

제2형 당뇨병 환자는 보통 케톤산증(ketoacidosis)이 발병하지 않는다. 그러나 고혈당 자체가 장기적으로 위험할 수 있다. 미국에서

💟 임상적용

메트포르민(metformin, *Glucophage*)은 제2형 당뇨병 치료에 가장 널리 쓰이는 약이고 당화 헤모글로빈 수치를 효과적으로 감소시킨다. 메트포르민은 간의 포도당신생합성을 주로 억제하고 포도당을 생산하고 분비하는 간의 능력을 감소시킴으로써 혈액 포도당을 낮춘다. 또 다른 항당뇨약(antidiabetic drug)은 이자섬 β 세포의 ATP-관문 K$^+$통로를 닫는 술포닐요소(sulfonylurea)이다. 이 약은 K$^+$통로를 탈분극화하고 인슐린 분비를 자극하는 원형질막의 전압-관문 Ca^{2+}통로를 연다. 새로운 종류의 약은 **Na$^+$-짝진 포도당 수송체 유형 2**(sodium-coupled glucose transporter type 2, SGLT2)을 억제한다. 이 SGLT2 억제제(SGLT2 inhibitor)는 근위 세뇨관에 의해 여과된 포도당의 신장 재흡수를 감소시켜 소변의 포도당 배설을 증가시킴으로써 혈액 포도당을 낮춘다.

지방조직, 간과 근육 내 염증 경로는 인슐린 저항성에 기여한다. **티아졸리디네디온**(thiazolidinedione) 약에 속하는 피오글리타존(pioglitazone)과 로시글리타존(rosiglitazone)은 임상용으로 부작용이 있지만 표적세포의 인슐린 저항성을 감소시키는 작용을 한다. 티아졸리디네디온은 지방세포와 대식세포에서 PPARγ 핵수용체를 활성화함으로써 표적조직의 인슐린 민감도를 증가시킨다. 이는 대식세포로부터 염증유발 사이토카인의 분비와 인슐린 저항성을 감소시키는 지방세포로부터의 아디포카인의 분비를 바꿀 수 있다.

당뇨병은 실명, 신부전 및 하지 절단의 주요 원인이다. 당뇨병 환자는 괴저(gangrene)와 동맥경화증의 위험을 증가시키는 순환기 문제가 있다. 눈의 망막과 수정체, 혈관의 손상 원인은 아직 잘 알려지지 않았지만 높은 혈액 포도당에 장기간 노출되어 다양한 기작을 통해 조직이 손상되는 것으로 보인다.

당화(glycated) 또는 **당화 헤모글로빈**(glycosylated hemoglobin)은 비효소적 반응을 통해 포도당에 결합되는 **헤모글로빈**이다. 포도당은 적혈구 수명 동안 헤모글로빈에 붙어 있는 상태로 남아 있어서, **당화 헤모글로빈 검사**(glycated hemoglobin test 또는 hemoglobin A1c test)는 약 3개월 동안의 평균 혈액 포도당 수치를 측정하는 것으로 밤새 금식이 필요 없다. 당화 헤모글로빈 수치가 약 5%이면 정상이며, 반면 5.7~6.4%는 당뇨병 전단계(prediabetes)임을 나타낸다. 6.5% 이상의 A1c 수치는 당뇨병이고, 만약 당화 헤모글로빈 수치가 7% 이하로 유지되면, 당뇨병 관리가 양호한 것으로 간주된다.

저혈당증

제1형 당뇨병 환자는 고혈당증과 케톤산증을 예방하기 위해 인슐린 주사를 맞는다. 만약 부적절한 인슐린이 주입되면 케톤산증과 전해질 불균형 및 탈수가 발생하여 혼수상태에 빠질수 있다. 그러나 인슐린의 과다투여(**인슐린 쇼크**)는 비정상적으로 낮은 혈액 포도당 수치인 저혈당증(hypoglycemia)을 만들고 혼수상태를 유발할 수 있다. 당뇨병 혼수상태와 저혈당 혼수상태의 신체적 징후와 증상은 충분히 달라서 이 두 가지 유형을 구별할 수 있다.

저혈당증의 덜 심각한 증상은 보통 탄수화물 섭취 후 랑게르한스섬에서 인슐린이 과다 분비되어 일어난다. 혈액 포도당 상승에 대한 β 세포의 과잉 반응으로 발생하는 **반응성 저혈당증**(reactive hypoglycemia)은 유전적으로 제2형 당뇨병에 걸리기 쉬운 성인에게서 가장 흔히 볼 수 있다. 따라서 반응성 저혈당증 환자는 탄수화물 섭취를 제한하고 하루 세 끼 식사보다는 소량의 식사를 자주 먹어야 한다.

반응성 저혈당증의 증상으로는 떨림, 공복감, 쇠약함, 흐린 시력 및 정신착란이 있다. 그러나 이 증상이 약간 보인다고 해서 반드시 반응성 저혈당증을 나타내는 것은 아니며 주어진 혈액 포도당 수치가 항상 이러한 증상을 유발하는 것도 아니다. 반응성 저혈당증의 진단은 논란이 되고 있지만 허용된 기준은 사람이 저혈당 증상을 경험할 때 혈액 포도당 농도가 70 mg/dL 이하이고 탄수화물 식사 후 혈당 증가에 의해 이 증상들이 완화되는 것이다. 예를 들어, 경구 포도당 부하검사에서 반응성 저혈당은 포도당 용액 섭취 후 생성된 초기 혈액 포도당의 증가가 과도한 인슐린 분비를 유발하여 5시간 이내에

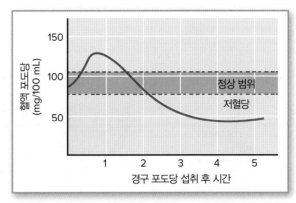

그림 19.13 반응성 저혈당. 반응성 저혈당이 있는 사람에 대한 경구 포도당 부하 검사이다. 혈액 포도당 농도가 과다한 인슐린 분비로 인해 포도당 섭취 5시간 이내에 정상 범위 이하로 떨어진다. 이는 위험할 수 있기 때문에 포도당 내성 검사는 반응성 저혈당 진단에 더 이상 사용되지 않는다.

혈액 포도당 수치가 정상 이하로 떨어질 때 나타난다(그림 19.13). 이 검사는 저혈당 증상을 유발할 수 있는 위험 때문에 더 이상 사용하지 않는다.

19.5 부신호르몬, 티록신, 성장호르몬에 의한 물질대사 조절

에피네프린, 코르티솔, 티록신 및 성장호르몬은 탄수화물과 지질의 이화 작용을 자극한다. 티록신과 성장호르몬은 단백질합성과 신체 성장 및 중추신경계의 적절한 발달을 촉진한다.

인슐린의 동화 작용 효과는 글루카곤과 다양한 다른 호르몬들의 길항 작용에 의해 영향을 받는다. 부신, 갑상샘 및 뇌하수체전엽의 호르몬들은 탄수화물과 지질 대사에 대한 인슐린의 작용에 길항 작용을 한다. 그러나 인슐린, 티록신 및 성장호르몬의 작용은 단백질합성을 자극하는 데 있어 협동적으로 작용한다.

부신호르몬

부신(adrenal gland)은 서로 다른 호르몬을 분비하고 서로 다른 제어 시스템에 의해 조절되는 별도의 샘으로 기능하는 두 부분으로 구성되어 있다(11.4절 참조). **부신수질**(adrenal medulla)은 교감신경자극에 대한 반응으로 카테콜아민 호르몬인 에피네프린과 노르에피네

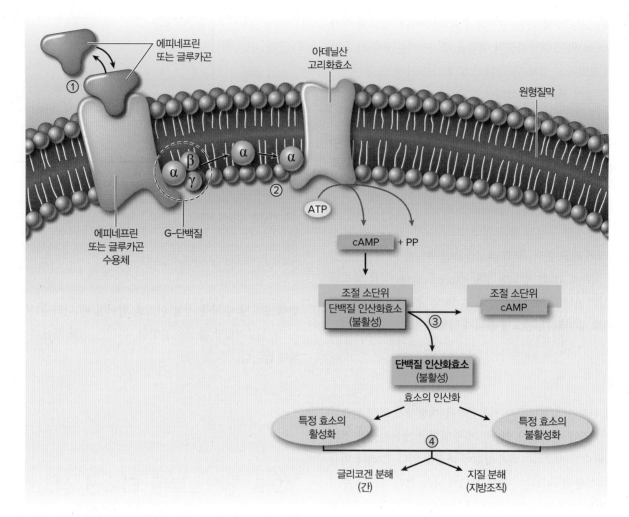

그림 19.14 에피네프린과 글루카곤이 물질대사에 미치는 효과. ① 호르몬은 수용체에 결합하여 G-단백질 복합체를 분리시킨다. ② 알파(α) 소단위는 막을 통해 확산하여 아데닐산 고리화효소를 활성화하며, 이 아데닐산 고리화효소는 ATP로부터 이차 신호전달자인 cAMP의 합성을 촉매한다. ③ cAMP는 단백질 인산화효소의 조절 소단위에 결합하여 조절 소단위를 제거함으로써 이 효소를 활성화시킨다. ④ 단백질 인산화효소에 의한 다른 단백질의 활성화와 불활성화는 간에서 글리코겐 분해와 지방조직에서 지질 분해를 촉진한다.

프린을 분비한다. **부신피질**(adrenal cortex)은 코르티코스테로이드 호르몬인 **미네랄로코르티코이드**(mineralocorticoid, 무기질대사부신피질호르몬)와 **글루코코르티코이드**(glucocorticoid, 당류코르티코이드)를 분비한다. 알도스테론과 같은 미네랄로코르티코이드는 신장에 작용하여 Na^+과 K^+ 균형을 조절하고(19.5절 참조), 하이드로코르티손(hydrocortisone) 코르티솔(cortisol)과 같은 글루코코르티코이드는 물질대사 조절에 참여한다.

카테콜아민의 물질대사 효과

에피네프린과 노르에피네프린과 같은 카테콜아민(catecholamine)의 물질대사 효과는 글루카곤과 유사하다. 이들은 지방조직에서 지질 분해와 지방산 방출뿐만 아니라 간에서 글리코겐 분해와 포도당 방출을 촉진한다. 단식상태에서 저혈당으로 인해 이자섬의 α 세포에서

분비된 글루카곤에 의해 이러한 효과가 나타난다. 싸움-회피 반응(fight-or-fight reaction) 동안 교감부신계에서 분비된 카테콜아민은 이러한 효과를 생성하여 격렬한 신체활동에 대한 보상으로 순환에너지 기질을 제공한다. 글루카곤과 에피네프린은 둘다 cAMP에 의해 매개되는 유사한 작용 기작을 갖는다(그림 19.14).

노르에피네프린의 방출을 통해 작용하는 교감신경은 갈색지방조직에서 **β₃-아드레날린수용체**(β₃-adrenergic receptor)를 자극한다(사람의 백색지방조직에는 β₃-아드레날린수용체가 보통 몇 개 있지만 다른 조직들에는 없다). 갈색지방조직은 전자전달을 ATP 생산에서 분리시키는 **짝풀림 단백질**(uncoupling protein)을 갖는다. 그 결과 갈색지방조직은 에피네프린에 의해 촉진되는 매우 높은 에너지 소모율을 가진다.

글루코코르티코이드의 물질대사 효과

하이드로코르티손(코르티솔)과 다른 글루코코르티코이드는 ACTH 자극에 반응하여 부신피질에서 분비된다. 뇌하수체전엽에서 ACTH 분비는 스트레스에 대한 전신적응증후군의 일부로 발생한다(11.4절 참고). 장기간의 단식이나 장기간의 운동은 확실히 스트레스 요인이 되기 때문에 ACTH는 자극되어 글루코코르티코이드를 분비한다. 장기간의 단식이나 운동 동안 증가된 글루코코르티코이드 분비는 이자섬에서 글루카곤의 분비 증가와 인슐린의 분비 감소를 일으킨다.

글루카곤처럼 하이드로코르티손은 지질 분해와 케톤체 합성을 촉진하고 또한 이는 포도당신생합성을 촉진하는 간 효소 합성을 자극한다. 비록 하이드로코르티손은 간에서 효소(단백질) 합성을 자극하지만 근육에서는 단백질 분해를 촉진한다. 근육 단백질의 분해는 아미노산의 혈중 농도를 증가시켜 간에 의한 포도당신생합성에 필요한 기질을 제공한다. 하이드로코르티손에 반응하여 아미노산, 포도당, 지방산 및 케톤체와 같은 에너지 기질이 혈액으로 방출되면(그림 19.15) 장기간의 단식이나 운동상태를 보상하는데 도움이 된다.

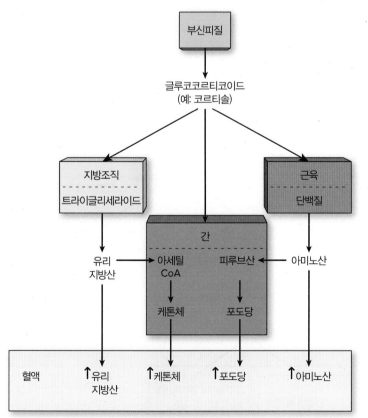

그림 19.15 글루코코르티코이드의 물질대사 효과. 글루코코르티코이드의 이화 작용은 포도당과 다른 에너지-운반체 분자의 혈액 농도를 증가시킨다.

티록신

갑상샘 여포(thyroid follicle)는 뇌하수체전엽에서 분비되는 갑상샘자극호르몬(TSH)의 자극에 반응하여 **사요오드티로닌**(tetraiodothyronine, T_4)이라고도 하는 **티록신**(thyroxine)을 분비한다. 또한 갑상샘은 갑상샘자극호르몬의 자극에 반응하여 소량의 **삼요오드티로닌**(triiodothyronine, T_3)을 분비한다. 몸의 거의 모든 기관은 티록신 작용의 표적이 된다. 그러나 티록신 자체는 표적세포 안에서 활성 형태의 호르몬이 아니다. 티록신은 활성화되기 위해 표적 세포 안에서 우선 삼요오드티로닌(T_3)으로 전환되어야 하는 프리호르몬(prehormone)이다(그림 11.6 참조). 삼요오드티로닌(T_3)으로의 전환을 통해 작용하는 티록신은 (1) 세포호흡률을 조절하고, (2) 특히 유아기에 적절한 성장과 발달에 기여한다.

티록신은 삼요오드티로닌(T_3)으로 전환을 거쳐 몸의 거의 모든 세포의 호흡률을 촉진하는데, 이 효과는 세포 ATP 농도의 감소로 인한 것으로 믿는다. 이는 골격근에서 Na^+/K^+ (ATPase) 펌프와 Ca^{2+} SERCA 펌프의 활성 증가와 산화적 인산화를 덜 효율적으로 만드는 미토콘드리아 내막을 통한 양성자 누출로 인해 일어난다. ATP는 세포호흡의 최종산물 억제(end-product inhibition, 4.2절 참조)를 일으키고 ATP 농도가 감소하면 세포호흡률이 증가한다.

세포호흡 동안 방출되는 에너지의 대부분은 열로 빠져나가고 짝풀림 단백질은 열로 빠져나가는 음식에너지의 비율을 증가시킨다. 티록신이 짝풀림 단백질의 생성과 세포호흡률을 자극하기 때문에 티록신 작용은 물질대사열(metabolic heat)의 생성을 증가시킨다. 티록신의 열생성 효과는 추위 적응에 필요하다. 최근 연구에 따르면, 티록신은 교감신경자극에 반응해 열을 생산하는 갈색지방조직의 능력에 허용 효과를 보인다는 것이다. 이 허용 효과를 통해 티록신은 기초대사율뿐만 아니라 적응 열발생에 기여한다.

기초대사율(BMR)은 두 가지 구성요소를 갖는데, 하나는 티록신 작용과 무관한 것이고 다른 하나는 티록신에 의해 조절되는 것이다. 이러한 방식으로 티록신은 기초대사율을 '설정'하는 역할을 한다. 따라서 기초대사율은 갑상샘 기능의 지표로 사용될 수 있다. 실제로, 혈액 내 사요오드티로닌(T_4)과 삼요오드티로닌(T_3)의 직접적인 화학적 측정이 개발되기 전에 갑상샘 상태를 평가하기 위해 기초대사율 측정을 임상적으로 사용하였다. 갑상샘기능저하(hypothyroid)인 사람은 정상보다 기초 산소 소모량이 약 30% 더 낮은 반면에, 갑상샘기능항진(hyperthyroid)인 사람은 정상보다 최대 50% 더 높은 기초 산소 소모량을 가질 수 있다.

정상적인 수준의 티록신 분비는 소아의 중추신경계의 성장과 적절한 발달에 필요하다. 이는 소아에서 갑상샘저하증이 크레이틴병(cretinism)을 유발하는 이유이다. 성인에서 갑상샘저하증과 갑상샘과다증의 증상은 표 11.8에 비교되어 있다. 정상적인 수준의 티록신 분비는 동화 작용과 이화 작용의 균형을 유지하는 데 필요하다. 아직 그 이유가 완전히 밝혀지지 않았지만, 갑상샘저하증과 갑상샘항진증은 단백질 분해와 근육 소모를 유발한다.

성장호르몬

뇌하수체전엽은 다른 어떤 호르몬들보다 **소마토트로핀**(somatotropin)이라고 하는 **성장호르몬**(growth hormone)을 다량 분비한다. 이 호르몬은 이름이 뜻하는 것처럼 소아와 청소년의 성장을 촉진한다. 특히 단식과 스트레스 상태에서 성인의 경우 지속적 성장호르몬의 과다 분비는 성장기가 끝난 후에도 이 호르몬이 중요한 물질대사 효과를 가질 수 있음을 암시한다.

성장호르몬 분비의 조절

성장호르몬의 분비는 시상하부에서 생성되고 시상하부-뇌하수체 문맥계(hypothalamo-hypophyseal portal system)로 분비되는 소마토스타틴에 의해 억제된다(11.3절 참조). 또한, 성장호르몬-방출호르몬(GHRH)은 성장호르몬 분비를 촉진한다. 따라서 성장호르몬은 그 분비가 시상하부의 방출 및 억제 호르몬에 의해 통제된다는 점에서 뇌하수체전엽 호르몬 중에서 가장 독특하다. 성장호르몬은 파동으로 분비되며, 하루에 분비되는 성장호르몬의 85% 이상은 밤에 발생한다. 성장호르몬 분비는 수면 중에는 증가하고 깨어있는 주간의 활동 중에는 감소하는 '일주기 리듬(circadian rhythm)' 현상을 보인다.

성장호르몬 분비는 혈장 아미노산 농도의 증가와 혈장 포도당 농도의 감소에 의해 촉진된다. 이는 고단백질 식사를 하는 중 아미노산이 흡수될 때 일어난다. 또한 혈장 포도당 농도가 낮고 혈장 아미노산 농도가 근육 단백질 분해로 증가되는 지속적인 단식상태일 때 성장호르몬 분비는 증가한다.

인슐린-유사 성장인자

많은 조직에서 생산되는 **인슐린-유사 성장인자**(insulin-like growth factor, IGF)는 프로인슐린(proinsulin)과 그 구조가 유사한 폴리펩타이드이다(그림 3.23 참조). 이 인자는 인슐린과 유사한 작용을 하고 성장호르몬 작용의 일부를 매개하는 역할도 한다. **소마토메딘**(somatomedin)이라는 용어는 성장호르몬인 소마토트로핀의 작용을 매개하기 때문에 종종 IGF-1과 IGF-2를 나타내는 데 사용된다. 간은 성장호르몬 자극에 반응하여 IGF-1을 생산하고 분비하고, 이 분비된 IGF-1은 그 자체로 호르몬으로 작용하여 혈액을 타고 표적조직으로 이동한다. IGF-1의 주요 표적은 연골로 세포분열과 성장을 촉진한다. 또한 IGF-1은 자가분비 조절물질로 작용하는데(11장), 연골세포(chondrocyte) 자체가 성장호르몬 자극에 반응하여 IGF-1을 생성하기 때문이다. 호르몬과 자기분비 조절물질로 작용하는 IGF-1의 성장-촉진 작용은 연골에 성장호르몬의 효과를 직접 매개한다. 이러한 작용은 더욱 인슐린-유사 작용을 갖는 IGF-2에 의해 지지를 받는다. 지방조직에서 지방 분해를 촉진하고 포도당 이용을 감소시키는 성장호르몬의 작용은 소마토메딘에 의해 매개되지 않는다(그림 19.16).

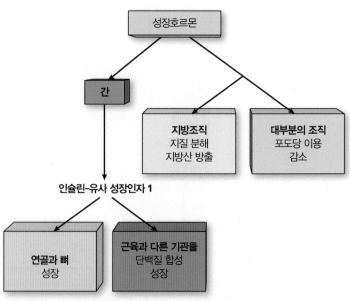

그림 19.16 성장호르몬의 물질대사 효과. 성장호르몬의 성장 또는 동화 효과는 인슐린-유사 성장인자1(IGF-1)의 자극을 통해 간접적으로 중재된다.

물질대사에 미치는 성장호르몬의 효과

단식과 단백질 식단의 흡수 중에 성장호르몬 분비가 증가한다는 사실은 이 호르몬 작용의 복잡한 특성을 반영한다. 성장호르몬은 동화 작용과 이화 작용 효과를 모두 나타내며 단백질합성(동화 작용)을 촉진하는 점이 인슐린 작용과 유사하다. 그리고 단식기간(흡수 후 상태) 동안 지방의 이화 작용과 지방조직에서 지방산 방출을 촉진한다. 성장호르몬에 의해 유도된 혈장 지방산 농도의 증가는 많은 기관에서 해당과정(glycolysis)의 비율을 감소시킨다. 아마도 성장호르몬의 직접적인 작용과 함께 지방산에 의한 해당과정의 억제는 조직에 의한 포도당 이용을 감소시킨다. 따라서 성장호르몬은 혈액 포도당 농도를 높이는 작용을 하기 때문에 '당뇨병 유발(diabetogenic)' 효과가 있다.

특히 성장기에 고단백질 식사 후 혈액에서 제거된 아미노산들은 몸의 많은 기관에서 단백질을 합성하는 데 쓰인다. 한편, 성장호르몬은 포도당과 지방산의 혈장 농도 증가를 촉진하여 대체 에너지원을 제공한다(그림 19.16 참조). 성장호르몬의 동화 작용 효과는 뼈 길이와 많은 연조직의 질량 증가가 일어나는 성장기에 특히 중요하다. IGF-1의 감소와 함께 20세 이후에는 성장호르몬 분비의 감소가 일어난다. 이는 노화 동안 지방조직의 증가와 근육양의 감소에 기여한다.

신체 성장에 미치는 성장호르몬의 효과

골격 성장에 미치는 성장호르몬의 촉진 효과는 소아와 청소년의 긴 뼈(장골)에 존재하는 연골의 뼈끝판(골단판)의 유사분열 촉진에 의한 것이다. 이러한 작용은 연골세포의 분열과 더 많은 연골기질(cartilage matrix)의 분비를 촉진하는 소마토메딘(IGF-1과 IGF-2)에 의해 매개된다. 성장하는 연골의 일부가 뼈(bone)로 전환되어 뼈의 길이가 자랄 수 있도록 만든다. 이러한 골격 성장은 비록 성장호르몬 분비가 성인기 내내 지속되더라도 사춘기 동안 급성장한 후 뼈끝판이 뼈로 전환될 때 멈추게 된다.

소아기에 성장호르몬의 과다 분비는 **거인증**(gigantism)을 일으킨다. 이 아이들은 키가 약 2.44 m(8피트)까지 자랄 수 있으며 동시에 정상적인 신체 비율을 유지한다. 그러나 뼈끝판이 봉합된 후 일어나는 과도한 성장호르몬 분비는 키를 증가시키지 못한다. 성인의 경우 성장호르몬의 과다 분비는 턱이 길어지고 얼굴, 손, 발가락의 뼈를 변형시킨다. 소위 **말단비대증**(acromegaly)은 연조직의 성장과 거친 피부를 만든다(그림 19.17). 근육량을 늘리기 위해 성장호르몬 보충제를 복용하는 운동선수들은 말단비대증과 유사한 신체변화를 경험할 수 있다.

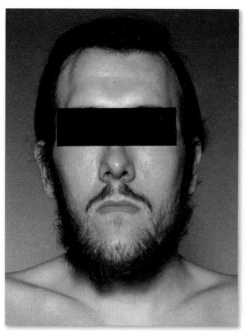

그림 19.17 말단비대증을 가진 남자. 이 남자의 얼굴 뼈는 성장호르몬의 과다 분비로 인해 두꺼워졌다. ©John Radcliffe Hospital/Science Source

왜소증(dwarfism)은 성인의 키가 1.47 m(4피트 10인치) 이하인 경우이며 이는 성장기 동안에 성장호르몬의 분비가 충분하지 않아 나타난다. **라론 왜소증**(Laron dwarfism)은 성장호르몬 수용체를 암호화하는 유전자의 돌연변이로 인해 표적세포가 성장호르몬에 대해 무감각해지는 변이형(variant)이다. 그러나 왜소증의 대부분은 **섬유모세포 성장인자 수용체3**(fibroblast growth factor receptor 3, FGFR3)를 암호화하는 유전자의 돌연변이로 인해 상염색체 우성형질로 유전되는 **연골형성부전증**(achondroplasia)에 의해 일어난다. FGFR3의 결함은 연골속뼈발생(endochondral ossification: 연골을 뼈로 대체)에 의해 자라는 뼈의 성장부위 내에서 연골세포의 기능과 세포분열을 손상시킨다.

♥ 임상적용

재조합 사람 성장호르몬(recombinant human growth hormone)은 뇌하수체 왜소증의 의학적 치료에서 시체의 뇌하수체에서 유래한 성장호르몬(이전에는 제한적으로 제공되었던)을 대체하였다. 2003년 FDA는 아이의 신장이 상위 1% 이하이면 특발성 왜소신장(idiopathic short stature)을 가진 아이들의 치료를 위해 재조합 사람 성장호르몬의 사용을 승인하였다. 이 치료는 성장기 중 1주에 한 번 주사를 맞아야 하고 성인이 되었을 때 신장은 3.0~7.31 cm 정도 더 큰 것으로 나타났다. 비록 건강에 대한 즉각적인 위험은 낮지만, 나중에 심각한 병에 걸릴 가능성이 높다. 이 때문에 의학 과학자들은 사람 성장호르몬은 특발성 왜소신장의 치료를 위해 보수적으로 사용할 것을 권장하고 있다.

19.6 Ca²⁺과 PO₄³⁻ 균형의 조절

정상적인 혈액 Ca²⁺ 농도는 근육 수축과 적절한 막 투과성을 유지하는 데 매우 중요하다. 부갑상샘호르몬(PTH)은 뼈에서 인산칼슘 결정의 흡수와 인산염(PO_4^{3-})의 신장 배설을 촉진함으로써 혈액 Ca²⁺ 농도를 증가시킨다. 1,25-다이하이드록시비타민 D_3는 Ca²⁺과 인산염의 장 흡수를 촉진한다.

혈장의 Ca²⁺과 인산염(PO_4^{3-}) 농도는 뼈 형성과 흡수, Ca²⁺과 PO_4^{3-}의 장 흡수, 이 이온들의 소변 배출에 의해 영향을 받는다. 이 과정은 부갑상샘호르몬, 1,25-다이하이드록시비타민 D_3 및 칼시토닌(calcitonin) 등에 의해 조절된다(표 19.6).

뼈 침착과 뼈 흡수

골격은 몸을 지지하는 것뿐만 아니라 **수산화인회석**(hydroxyapatite)은 $Ca_{10}(PO_4)_6(OH)_2$ 결정형태로 Ca²⁺과 PO_4^{3-}를 대량으로 저장하

는 역할을 한다. 이 수산화인회석 결정의 인산칼슘은 뼈형성세포인 조골세포 또는 **골모세포**(osteoblast)의 작용에 의해 혈액으로부터 얻어진다. 골모세포는 주로 콜라겐 단백질로 구성된 유기기질(organic matrix)을 분비하는데, 이는 수산화인회석의 침착으로 단단해진다. 이 과정을 **뼈 침착**(bone deposition)이라고 한다. **파골세포**(osteoclast)의 작용에 의해 생성되는 수산화인회석의 용해인 **뼈 흡수**(bone resorption)는 뼈의 Ca²⁺과 PO_4^{3-}를 혈액으로 방출한다(그림 19.18a).

파골세포는 대식세포-유사세포로 이들의 발달을 위해 **대식세포-집락 자극인자**(macrophage-colony stimulating factor, M-CSF)에 의한 자극이 필요하다. M-CSF 자극 아래 파골세포 전구세포는 RANK로 알려진 수용체단백질을 생산한다. 이 세포들은 골모세포에 의해 분비된 **RANK 리간드**(RANK ligand, RANKL)에 의해 자극을 받아 파골세포로 발달한다. M-CSF와 RANKL에 대한 RNAK 결합은 둘다 파골세포의 생성에 필수적이다. 또한, 골모세포는 RANKL에 대한 '유인 수용체'로 작용하는 **오스테오프로테게린**(파골세포 형성 억제인자)을 분비하며 RANKL가 RANK에 결합하고 파골세포의 발

표 19.6 | Ca²⁺과 PO₄³⁻ 균형의 내분비 조절

호르몬	장에 대한 효과	신장에 대한 효과	뼈에 대한 효과	관련 질환
부갑상샘호르몬(PTH)	직접적인 효과 없음	Ca²⁺ 재흡수 촉진, PO_4^{3-} 재흡수 억제	흡수 촉진	과다 PTH에 의한 낭종 섬유성 골염
1,25-다이하이드록시비타민 D_3	Ca²⁺과 PO_4^{3-} 흡수 촉진	Ca²⁺과 PO_4^{3-} 흡수 촉진	흡수 촉진	1,25-다이하이드록시비타민 D_3 결핍에 의한 골연화증(성인)과 구루병(어린이)
칼시토닌	없음	Ca²⁺과 PO_4^{3-} 흡수 억제	침착 촉진	없음

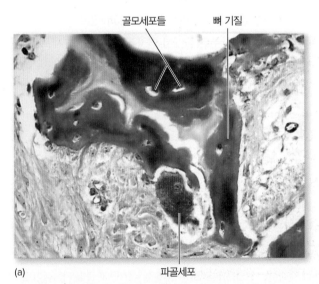
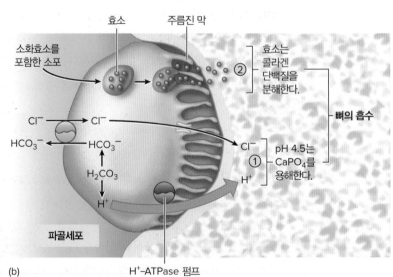

그림 19.18 파골세포에 의한 뼈의 흡수. (a) 골모세포, 파골세포 및 뼈 기질을 보여주는 현미경 사진이고, (b) 뼈의 흡수 기작을 나타내는 그림이다. ① 뼈가 파골세포에 의한 산 분비(acid secretion)로 뼈 기질에서 인산칼슘(CaPO₄)이 용해되어 먼저 광물이 제거된다. ② 그 다음 기질의 유기성분(주로 콜라겐)은 파골세포에서 분비된 카텝신 K(cathepsin K: 뼈의 재형성과 흡수에 관여하는 시스테인 단백질분해효소) 효소에 의해 분해된다. (a) ©McGraw-Hill Education/Al Telser, photographer

달을 촉진하는 능력을 방해한다. 형성된 파골세포는 25일 이내에 세포자살에 의해 죽게된다.

뼈 흡수는 파골세포가 뼈 기질에 결합하여 '주름진 막(ruffled membrane, 그림 19.18b)'을 형성할 때 시작한다. 뼈 기질은 무기성분(인산칼슘 결정)과 유기성분(콜라겐과 다른 단백질)을 모두 포함하고 있기 때문에 파골세포는 인산칼슘을 용해하고 뼈 기질의 단백질을 소화시키는 생성물을 분비해야 한다. 인산칼슘의 용해는 주름진 막 속의 H^+-ATPase 펌프에 의한 H^+ 수송에 의해 이루어지는데, 그 결과 파골세포에 인접한 뼈 기질을 약 pH 4.5로 산성화시킨다. Cl^-는 Cl^- 통로를 통해 H^+를 따라 뼈 기질 안으로 들어가 전기적 중성(electrical neutrality)을 유지한다. H^+는 탄산에서 유래하고 Cl^-는 파골세포의 반대쪽에 위치한 능동수송 Cl^-/HCO_3^- 펌프에 의해 얻어진다(그림 19.18b).

뼈 기질의 단백질 성분은 파골세포에서 방출되는 카텝신 K(cathepsin K) 효소에 의해 주로 소화된다. 그런 다음 파골세포는 뼈 기질의 다른 부위로 이동하여 뼈 흡수과정을 다시 시작하거나 제거된다. 흥미롭게도 폐경기 여성의 골다공증 치료를 위해 투여되는 에스트로겐이 부분적으로 파골세포의 세포자살을 자극한다.

뼈의 형성과 흡수는 골모세포와 파골세포의 상대적인 활성에 의해 결정되는 속도로 지속적으로 발생한다. 생후 첫 20년 동안의 몸 성장은 뼈의 형성이 뼈 흡수보다 더 빠른 속도로 진행하기 때문에 일어난다. 골모세포와 파골세포의 지속적인 활성은 뼈가 평생동안 재형성되도록 한다. 예를 들어, 치아(tooth)의 위치는 치열교정기(braces)에 의해 변경될 수 있는데, 그 이유는 압력을 받는 쪽에서 뼈 흡수를 유발하고 치조와(alveolar socket)의 반대쪽에서 뼈 형성을 일으키기 때문이다. 최대 뼈의 질량은 30대에 발생하고 그 후 감소하기 시작한다. 50~60세가 되면 뼈의 흡수율이 뼈의 침착률을 종종 초과한다.

뼈의 형성과 흡수 속도의 변화에도 불구하고 칼슘(Ca^{2+})과 인산염의 혈장 농도는 이 이온들의 장 흡수 및 소변 배설의 호르몬 조절에 의해 유지된다. 이 호르몬 조절 기작은 혈장 Ca^{2+}은 인산염 농도를 좁은 범위 내로 유지하는 데 매우 효과적이다. 예를 들어, 혈장 Ca^{2+}은 정상적으로 약 2.5 mM 또는 5 mEq/L(밀리당량 mEq는 이온의 원자가로 곱한 mmole이다. 이 경우 ×2)에 유지된다.

정상적인 혈장 Ca^{2+} 농도의 유지는 Ca^{2+}이 몸에 미치는 다양한 효과 때문에 매우 중요하다. 예를 들어, Ca^{2+}은 혈액 응고와 다양한 세포 신호전달 기능에 필요하다. 이 세포 신호전달 기능의 Ca^{2+} 역할에는 호르몬 작용의 이차 신호전달자(11장), 활동전위에 대해 축삭으로부터 신경전달물질 방출을 위한 신호(7장), 전기적 흥분으로 인한 근육 수축을 위한 자극(12장) 등이 포함된다.

Ca^{2+}은 또한 적절한 막 투과성을 유지하는 데도 필요하다. 비정상적으로 낮은 혈장 Ca^{2+} 농도는 Na^+과 다른 이온들에 대해 원형질막의 투과성을 증가시킨다. 따라서 저칼슘혈증(hypocalcemia)은 신경과 근육의 흥분성을 증가시켜 근육경련(강직)을 일으킬 수 있다.

뼈와 달리 관절에서 뼈를 덮는 관절연골은 재생능력이 거의 없다. 뼈의 수많은 골모세포와 파골세포, 골막(periosteum)과 골수의 풍부한 줄기세포와 대조적으로 연골은 세포도 적고 영양소를 공급하는 혈관도 거의 없다. 이들은 활액(synovial fluid)에 의해서만 관절연골에 공급되기 때문에 결과적으로 부상이나 연령 관련 변화로 인한 연골 손상은 잘 낫지 않는다.

⚠ 생활양식 적용

미세중력(microgravity)은 골격계를 포함한 대부분의 신체의 시스템에 영향을 준다. 지구상에서 건강한 사람의 경우 골모세포에 의한 뼈의 침착은 파골세포에 의한 뼈 흡수의 균형을 유지하지만, 우주에서 우주비행사의 경우 이 균형은 파골세포에 의한 뼈의 흡수에 유리하게 바뀐다. 이것은 골격에 체중 스트레스가 없기 때문에 일어나며 골다공증과 유사한 뼈 질량 손실이 유발된다. 인산칼슘이 용해되면서 뼈가 약해지고 골절되기 쉬워진다. 즉, 뼈의 손실은 불과 며칠 후 시작되고 우주비행사가 우주에 몇 달 체류할 때 최대 20%까지 일어날 수 있다. 뼈에서 혈액으로의 칼슘의 이동은 신장결석의 위험을 증가시킨다. 운동과 좋은 영양 섭취는 도움이 되지만, 우주에서 장기간 체류 시 뼈와 근육 질량의 손실 문제가 발생할 수 있다.

뼈의 호르몬 조절
부갑상샘호르몬과 칼시토닌

혈장 Ca^{2+}농도가 떨어지기 시작할 때마다 부갑상샘(parathyroid gland)은 자극받아 혈액 Ca^{2+}를 정상 수준으로 증가시키는 **부갑상샘호르몬**(parathyroid hormone, PTH)의 분비를 증가시킨다. 갑상샘을 수술로 제거하는 동안 우연히 발생될 수 있는 부갑상샘의 제거는 저칼슘혈증(hypocalcemia)을 일으킬 수 있다. 저칼슘혈증(낮은 혈장 Ca^{2+} 농도)은 불충분한 부갑상샘호르몬 분비 또는 호르몬수용체의 활성화, 불충분한 비타민 D와 불충분한 Mg^{2+}(PTH 분비 및 작용에 필요) 등을 포함한 많은 잠재적 원인들이 있는 일반적인 임상상태이다. 저칼슘혈중은 근육 단일수축(muscle twitching), 경련(spasm), 심각한 강직(tetany), 심장 이상과 다른 증상 등을 일으킨다.

부갑상샘호르몬은 다음과 같은 세 가지 기작을 통해 혈액 Ca^{2+} 농

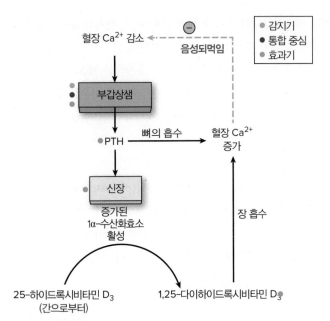

그림 19.19 부갑상샘호르몬(PTH) 분비의 음성되먹임 조절. 혈장 Ca^{2+}의 감소는 직접적으로 부갑상샘호르몬의 분비 자극한다. 1,25-다이하이드록시비타민 D_3의 생산도 Ca^{2+} 수치가 낮을 때 증가한다. 왜냐하면 부갑상샘호르몬이 신장에서 1,25-다이하이드록시비타민 D_3의 형성과 최종 수산화(hydroxylation) 반응 단계를 자극하기 때문이다.

도를 증가시킨다(그림 19.19).

1. PTH는 골모세포를 자극하여 RANKL을 분비하고, 이는 차례로, 파골세포 전구세포의 RNAK 수용체에 결합하여 파골세포가 되도록 촉진한다. 그런 다음 파골세포는 뼈를 재흡수하여 Ca^{2+}과 PO_4^{3-}를 혈액으로 첨가한다. 이는 PTH가 혈액 Ca^{2+}을 수치를 높이는 PTH의 주요 기작이다.

2. PTH는 신장을 자극하여 Ca^{2+}을 재흡수하지만, PO_4^{3-}의 신장 재흡수를 감소시킨다. 이는 뼛속에 인산칼슘 결정(calcium phosphate crystal)의 침착을 촉진하지 않고 혈액 Ca^{2+} 수준을 증가시킨다.

3. PTH는 신장을 자극하여 25-하이드록시비타민 D_3(25-hydroxyvitamin D_3)를 활성 호르몬인 1,25-다이하이드록시비타민 D_3(1,25-dihydroxyvitamin D_3, 그림 19.21 참조)로 전환하는 1α-수산화효소(1α-hydroxylase)를 생산한다. 이 활성형태의 비타민 D는 Ca^{2+}과 PO_4^{3-}의 흡수를 촉진한다.

1960년대 실험에 따르면, 개에서 혈액의 고농도 Ca^{2+}은 갑상샘에서 분비되는 **칼시토닌**(calcitonin) 호르몬에 의해 감소될 수 있다. 이 칼시토닌은 갑상샘의 소포곁세포(parafollicular cell, 갑상샘여포곁세포)에서 분비되어 파골세포의 활성을 억제하여 혈장 Ca^{2+} 농도를 낮추는 작용을 한다. 11.5절에서 논의된 것처럼 이 효과는 정상적인

사람의 생리에서 큰 의의는 없다. 그러나 골다공증에 의한 척추뼈의 긴장골절을 가진 사람에서 뼈의 흡수를 억제하는 것은 약리학적으로 유용하다.

에스트로겐과 테스토스테론

골격계의 조절에 필요한 또 다른 호르몬은 **에스트로겐**(estrogen)이다. 남자와 여자 모두 에스트로겐은 골단판(연골성장판)이 봉합(뼈가 됨)하는 데 필요하다. 이 에스트로겐은 여자의 경우 순환을 통해 난소에서 유래하지만 남자의 경우는 순환하는 **테스토스테론**(testosterone)으로부터 골단판 내에서 형성된다. 11장에서 서술된 것처럼 에스트라디올(estradiol)은 테스토스테론에서 합성된다(그림 11.2 참조). 테스토스테론은 직접적으로 그리고 에스트로겐으로의 전환을 통해 뼈질량을 촉진한다. 남자는 뼛속에서 순환하는 안드로겐(androgen)으로부터 유래한 에스트로겐을 형성할 수 있는 반면, 여성의 경우 폐경기에 난소에서 에스트로겐 분비가 감소하기 때문에 남성은 폐경 후 여성(postmenopausal woman)보다 골다공증에 덜 걸린다. 아로마타제(방향화효소: 테스토스테론을 에스트라디올로 전환하는 효소)의 유전적 결핍이 있는 남자는 골다공증의 특징인 뼈질량이 감소한다.

에스트로겐과 안드로겐은 주로 파골세포의 세포자살을 자극하여 뼈의 재흡수를 감소시켜 뼈의 무기질화를 촉진한다. 또한 골모세포에 의해 분비되는 오스테오프로테게린(파골세포 형성 억제인자)가 촉진되어, 파골세포의 형성이 감소된다(오스테오프로테게린이 RNAK의 파골세포 형성 촉진능력을 차단함). 두 종류의 성 스테로이드는 골모세포에 대해 세포자살을 감소시켜 뼈 침착을 촉진하는 반대 효과를 가진다.

다른 호르몬들의 효과

갑상샘과다증을 갖고 있는 사람은 골다공증에 걸릴 확률이 더 높다. 골모세포와 뼈세포(골세포) 모두 삼요오드티로닌(T_3 : 티록신으로부터 유래, 그림 11.6, 11.7 참조)의 수용체를 갖고 있기 때문에, **갑상샘호르몬**(thyroid hormone)이 뼈 대사(bone metabolism)에 관여하는 것으로 알려졌다. 갑상샘저하증은 골모세포와 파골세포의 활성 감소와 관련되어 뼈 재형성을 늦춘다.

글루코코르티코이드 호르몬(사람의 경우 주로 **코르티솔**)은 뼈의 흡수를 증가시키고 침착을 감소시킨다. 그 결과 쿠싱증후군(Cushing's syndrome: 부신종양이 과다한 양의 글루코코르티코이드를 분비)이 있는 사람과 장기간 코르티손과 그 유사체를 포함하여 외인성 글루코코르티코이드의 치료를 받은 사람들은 골다공증이 발생할 수

있다. **성장호르몬**(growth hormone)은 간과 연골세포에 의해 **소마토메딘 IGF-1**(somatomedin IGF-1)의 생산을 촉진함으로써 뼈 성장을 간접적으로 조절한다. 이를 통해 성장호르몬은 뼈 성장을 촉진하고 골밀도를 증가시킨다.

인슐린은 골모세포의 오스테오프로테게린(osteoprotegerin)을 생산하는 것을 억제한다. 오스테오프로테게린은 RANKL(receptor activator of nuclear factor kappa-β ligand)와 결합하여 RANKL에 의한 RANK 활성화와 파골세포 발생의 자극을 차단한다. 인슐린은 오스테오프로테게린을 억제함으로써 파골세포의 수를 증가시킨다. 활성화된 파골세포에 의해 생성된 산성 환경은 **오스테오칼신**(osteocalcin)으로 알려진 뼈 호르몬을 활성화한다. 활성화된 오스테오칼신이 혈액으로 방출되면 이자섬의 β 세포가 자극되어 인슐린을 분비한다. 따라서 인슐린은 활성화된 오스테오칼신의 분비를 촉진하고 이 활성화된 오스테오칼신은 인슐린의 분비를 촉진한다. 이는 이전에 알려지지 않은 양성되먹임 기작을 나타내고 에너지 대사와 뼈의 조절을 연결해 준다.

오스테오칼신은 에너지 대사에서 역할뿐만 아니라 정소의 라이디히 세포(Leydig cell)을 자극해 테스토스테론를 분비함이 밝혀졌다(그림 20.12 참조). 또한 최근 연구에 따르면, 급성스트레스 반응에 의해 혈액 내 오스테오칼신의 수치가 증가되었다(11.4절 참조). 이는 오스테오칼신이 신경절후 부교감신경의 활성을 억제함으로써 교감신경의 스트레스 반응효과를 도울 수 있음을 의미한다.

 임상적용

가장 흔한 뼈 질환인 **골다공증**(osteoporosis)은 뼈의 질량과 밀도(그림 19.20)를 감소시키고 골절의 위험성을 증가시키는 무기기질과 유기기질의 손실을 일으킨다. 골다공증은 같은 나이에 남성보다 폐경기 여성에게 약 10배 더 많이 나타나는데, 이는 폐경기 에스트로겐 분비의 감소가 유발되기 때문이다. 에스트로겐의 감소는 파골세포의 활성을 증가시키고 뼈 침착보다 뼈의 흡수를 촉진한다. 이 점에서 **에스트로겐 대체요법**(estrogen replacement therapy)은 폐경 후 여성에서 효과적이다. 55세 이상의 남성에서 테스토스테론의 방향화로 인해 뼈에 형성된 에스트로겐의 감소는 또한 남성에서 일어날 수 있는 골다공증에 기여하고 다른 약들과 함께 테스토스테론의 대체는 때때로 뼈 손실을 완화하는 데 사용된다.

비스포스포네이트(bisphosphonate, 상품명 *Fosamax*와 *Boniva*)는 골다공증 치료에 흔히 사용하는 약으로서 수산화인회석 무기물에 결합하여 파골세포의 주름진 막 가장자리가 뼈에 결합하는 능력을 방해한다. 또한 비스포스포네이트는 파골세포의 세포자살을 촉진하고 위에서 언급한 두 가지 작용을 통해 뼈의 흡수를 감소시킨다. **데노수맙**(denosumab)은 RANKL 억제제로 작용하여 RANKL이 RNAK에 결합하는 것을 방지하고 파골세포 발달을 자극하는 사람의 단클론 항체이다. 선택적 에스트로겐 수용체 조절제(SERM, 11.2절 참조)인 **로록시펜**(roloxiftene, *Evista*)은 에스트로겐이 다른 기관들에 미치는 효과들을 최소화하면서 뼈의 에스트로겐 지지를 제공하는 데 사용한다. **테리파라타이드**(teriparatide, *Forteo*)는 뼈의 질량을 증가시키기 위해 사용하는 부갑상샘호르몬 유도체이다. 또 다른 호르몬 요법은 주사 또는 비강 분무로 연어에서 추출한 **칼시토닌**(calcitonin)을 사용하는 것이다.

1,25-다이하이드록시비타민 D₃

소장의 십이지장(duodenum)과 공장(jejunum)은 음식 속의 Ca²⁺를 장 상피세포를 거쳐 능동수송에 의해 흡수할 수 있다. 능동수송은 식

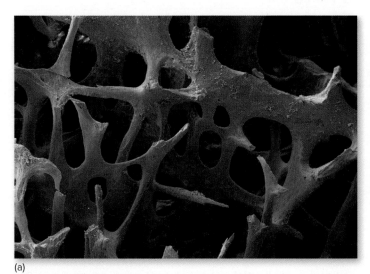 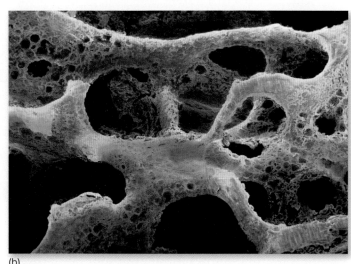

(a)   (b)

그림 19.20 뼈의 주사현미경 사진. 정상인의 뼈(a)와 골다공증이 있는 사람의 뼈(b)를 비교할 수 있으며, 이는 골다공증에서 발생하는 뼈 기질의 손실을 보여준다. (a) ©Ted Kinsman/Science Source, (b) ©Professor Pietro M. Motta/Science Source

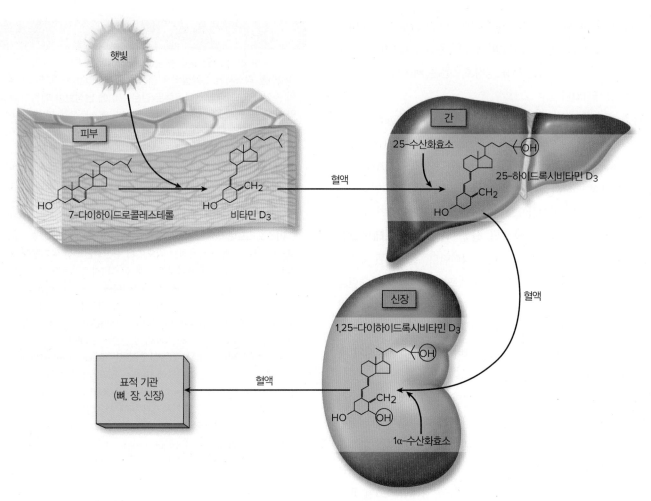

그림 19.21 **1,25-다이하이드록시비타민 D₃의 생산.** 이 호르몬은 간에서 형성된 비활성 전구체 25-하이드록시비타민 D₃로부터 신장에서 생산된다. 25-하이드록시비타민 D₃는 피부에 의해 생성되는 비타민 D₃에서 유래된다.

이성 Ca^{2+}이 낮고 농도 기울기가 수동 수송을 방지할 때 필요하다. 이 세포 횡단 능동수송은 **1,25-다이하이드록시비타민 D₃**(1,25-dihydroxyvitamin D₃)로 알려진 비타민 D에 의해 자극받는다.

1,25-다이하이드록시비타민 D₃의 생성은 피부에서 시작하고, 그곳에서 비타민 D₃는 햇빛의 자외선 B에 의해 7-다이하이드로콜레스테롤(7-dehydrocholesterol)에서 생성된다. 적도 지역의 사람들은 햇빛 노출로 충분한 양의 비타민 D₃를 피부에서 만든다. 그러나 북반구 또는 남반구 위도에 사는 사람들은 겨울 햇빛 노출의 부족으로 인해 충분한 비타민 D₃를 만들지 못한다. 이런 경우 음식을 통해 섭취해야 되기 때문에 비타민이라고 불린다. 피부에서 생산되는 비타민 D는 사람에게 필요한 비타민 D의 대부분을 제공하는 반면, 영양가를 강화한 우유, 달걀과 생선을 포함하여 음식물로부터 흡수하는 비타민 D는 비타민 D 보충제 없이 전체요구량의 10~20% 만을 제공한다. 비타민 D₃가 피부로부터 혈액으로 분비되든 또는 장에서 흡수된 후 혈액으로 들어가든 비타민 D₃는 **프리호르몬**(prehormone)

으로 작용한다. 생물학적으로 활성화되려면 화학적인 변화가 있어야 한다(11.1절 참조).

간에 있는 효소는 25번 탄소에 −OH기를 첨가하여 비타민 D₃를 25-하이드록시비타민 D₃으로 전환시킨다. 그러나 활성화되기 위해서는 1번 탄소에 또 다른 −OH기가 첨가되어야 한다. 1번 탄소의 수산화 반응은 신장의 효소에 의해 일어나는데, 이는 분자를 1,25-다이하이드록시비타민 D₃로 전환시킨다(그림 19.21). 신장에서 이 효소의 활성은 부갑상샘호르몬에 의해 촉진된다(그림 19.19 참조). 따라서 저농도의 혈액 Ca^{2+}에 의해 자극된 부갑상샘호르몬의 분비 증가는 1,25-다이하이드록시비타민 D₃의 생성 증가를 동반한다.

호르몬 1,25-다이하이드록시비타민 D₃는 두 가지 기작을 통해 혈장의 Ca^{2+}와 인산염 농도를 증가시키는 데 도움을 준다. 이 호르몬은 주로 십이지장의 상피세포로 들어가서 세포의 정단면과 기저면을 가로질러 Ca^{2+}를 세포외액으로 능동수송하는 데 필요한 단백질의 유전적 전사를 자극한다. 이 작용은 PTH의 분비와 1,25-다이하이드록시비타민 D_3의 형성을 촉진하는 조건인 Ca^{2+}의 혈장 농도가 낮을 때 Ca^{2+}의 장 흡수를 위해 필요하다. 또한 1,25-다이하이드록시비타민 D_3는 인산염의 장 흡수를 촉진하지만 그 기전은 잘 모른다.

1,25-다이하이드록시비타민 D_3가 혈액 Ca^{2+}을 증가시키는 2차 기작은 신장에 미치는 작용을 통해 이루어진다. 신장은 혈액 Ca^{2+}을 여과하고 여과된 Ca^{2+}의 약 65%는 근위 세뇨관(proximal tubule)에서 수동적으로 재흡수된다. Ca^{2+}의 능동적 재흡수는 말단 세뇨관(distal tubule)에서 일어나고 그곳에서 1,25-다이하이드록시비타민 D_3와 PTH에 의해 촉진된다. 장과 신장에서 이러한 작용을 통해 1,25-다이하이드록시비타민 D_3의 일반적 효과는 뼈 침착을 위한 Ca^{2+}과 인산염을 제공하는 것이다.

먹는 음식 속에 Ca^{2+}이 결핍되고 장으로부터 흡수될 수 없을 때 1,25-다이하이드록시비타민 D_3는 뼈 석회화에 반대 작용을 한다. 1,25-다이하이드록시비타민 D_3는 골모세포에 있는 수용체에 결합하여 RANKL의 생산과 분비를 자극한다. 그 다음 RANKL는 파골세포 전구세포의 수용체(RANK)에 결합하여 더 많은 파골세포 생성을 자극하여 Ca^{2+}을 혈액으로 방출하는 뼈 흡수를 촉진한다. 이 작용은 뼈의 무기물 침착의 대가를 치르면서도 혈장 Ca^{2+} 농도의 항상성을 유지하는 데 도움을 준다.

1,25-다이하이드록시비타민 D_3는 또한 피부, 유방, 결장, 전립샘과 일부 면역계 세포들에 의해 자가분비/측분비 조절물질(autocrine/paracrine regulator)로도 형성된다. 이 조절물질들은 간에서 25-하이드록시비타민 D_3를 활성물질로 전환시키고 이 물질은 조직 또는 기관 내에 남게 된다. 1,25-다이하이드록시비타민 D_3는 이러한 조직 및 기관 내에서 자가분비 또는 측분비 조절물질로서 세포분화를 촉진하고 세포증식을 억제함으로써 암을 예방하고 감염을 방어하는 면역

계의 기능을 돕는다.

Ca²⁺와 PO₄³⁻균형의 음성되먹임 조절

부갑상샘호르몬(PTH) 분비는 혈장 Ca^{2+} 농도에 의해 조절되고 그 분비는 낮은 Ca^{2+} 농도에 의해 촉진되며 높은 Ca^{2+} 농도에 의해 억제된다. PTH은 1,25-다이하이드록시비타민 D_3 합성의 마지막 수산화 반응 단계를 촉진하기 때문에 PTH 증가는 1,25-다이하이드록시비타민 D_3 생산을 증가시킨다. 따라서 낮은 혈액 Ca^{2+} 농도는 증가된 PTH와 1,25-다이하이드록시비타민 D_3의 효과로 수정될 수 있다 (그림 19.22).

인산염 수치는 정상으로 유지되는 동안 혈장 Ca^{2+} 수치는 떨어질 수 있다. 이 경우 PTH의 증가된 분비와 그로 인한 1,25-다이하이드록시비타민 D_3의 생산이 정상적인 Ca^{2+} 수치를 회복하기 위해 작용하면서 인산염 수치를 비정상적으로 높일 수 있다. 이는 PTH에 의해 신장에서 인산염 재흡수가 억제되어 더 많은 인산염이 소변으로 배설됨으로써 방지된다(그림 19.22 참조). 근위세뇨관(proximal tubule)의 관내강 쪽을 향하는 세포의 원형질막의 소듐-인산염 공동운반체(sodium-phosphate cotransporter)들을 억제함으로써 PTH

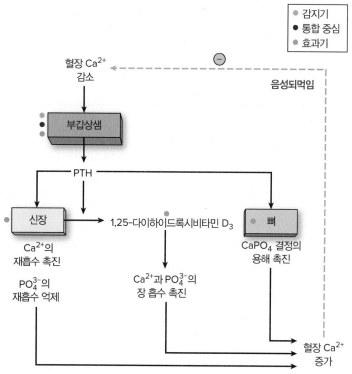

그림 19.22 혈장 Ca²⁺ 농도의 항상성. 음성되먹임 회로는 정상수준 이상으로 혈액 PO_4^{3-} 농도를 동시에 증가시키지 않고 낮은 혈장 Ca^{2+} 농도를 정상수준의 농도로 회복시킨다.

🩺 임상적용

골연화증(osteomalacia)은 뼈 기질에 인산칼슘의 침착이 충분하지 않아 뼈가 부드러워지는 것이다. 어린아이들에서 골연화증은 **구루병**(ricket)이라 부른다. 구루병은 보통 비타민 D 결핍에 의한 것으로 장에서 Ca^{2+}과 인산염의 불충분한 흡수를 일으킨다. 이는 음식으로부터 비타민 D의 부족한 섭취와 함께 피부에서 비타민 D의 생산이 부족하여 생긴다. 크론병(Crohn's disease)과 만성 소화장애증(celiac disease)은 장에서 비타민 D의 불충분한 섭취를 일으키고 암과 간 질환을 포함한 다른 질환들은 다른 기작에 의해 골연화증을 일으킬 수 있다. 부갑상샘종에 의해 과다한 부갑상샘호르몬들을 생산하는 **부갑상샘항진증**(hyperparathyroidism)은 **낭종섬유성 골염**(osteitis fibrosa cystica)이라 부르는 골연화를 일으킨다. 이 질환은 뼈에서 Ca^{2+}를 과도하게 동원하여 고칼슘혈증(hypercalcemia)과 신장결석(콩팥돌)을 형성하는 특징이 있다.

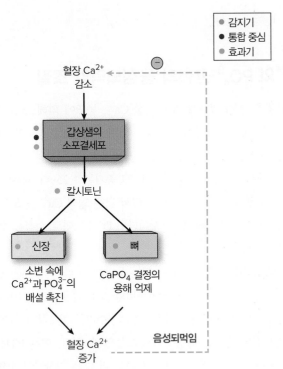

● 감지기
● 통합 중심
● 효과기

혈장 Ca^{2+}
감소

갑상샘의
소포곁세포

칼시토닌

신장

뼈

소변 속에
Ca^{2+}과 PO_4^{3-}의
배설 촉진

$CaPO_4$ 결정의
용해 억제

혈장 Ca^{2+}
증가

음성되먹임

그림 19.23 칼시토닌의 음성되먹임 조절. 칼시토닌의 작용은 부갑상샘호르몬 (PTH) 작용과는 길항적이다.

는 혈액 인산염 농도를 과도하게 증가시키지 않고 혈액 Ca^{2+} 농도를 증가시킬 수 있다.

칼시토닌 분비는 혈장의 고농도 Ca^{2+}에 의해 자극을 받아 (1) 파

골세포의 활성을 억제하여 뼈 흡수를 감소시키고, (2) 신장에서 Ca^{2+}와 PO_4^{3-}의 재흡수 억제하여 이들의 소변 배설을 촉진함으로써 Ca^{2+} 농도를 낮춘다(그림 19.23). 이전에 언급했듯이, 이 기작은 사람의 경우 생리적으로 중요하지 않지만, 골다공증과 뼈의 **파제트병** (Paget's disease)에서 과도한 파골세포의 활성을 치료하기 위해 고용량의 칼시토닌을 사용하는 것에는 의학적 의미가 있다.

🔍 **임상연구   요약**

비타민 D는 유전적으로 취약한 사람에서 건선을 일으키는 피부 염증을 감소시키기 때문에 마티는 건선을 치료하기 위해 비타민 D 유도체를 포함하는 크림을 사용한다. 또한 비타민 D는 Ca^{2+}과 인산염(PO_4^{3-})의 장 흡수를 자극해 이 무기물들의 혈액 수준을 높이기 때문에 수산화인석 결정으로 뼈 기질에 침착된다. 비타민 D의 결핍은 뼈의 불충분한 무기물화로 인해 뼈 연화 또는 골연화증을 유발할 수 있다. 마티의 체질량지수(BMI)는 34로 비만을 나타내며 그의 공복 혈장 포도당 수준이 120 mg/dL이면 포도당 내성 장애 또는 제2형 당뇨병 이전에 일어나는 인슐린 저항성 상태를 나타낸다. 만약 그가 이러한 유형의 당뇨병이 발병하고 복부비만이 유지되면 그는 고혈압과 대사증후군인 이상지질혈증(dyslipidemia)에 걸릴 수 있다. 이는 심혈관 질환, 암과 다른 문제들을 일으킬 위험이 크게 증가한다. 만약 그가 당뇨병이 발병하면 그는 인슐린 저항성을 감소시키고 인슐린 분비를 개선하여 혈장 포도당 농도를 낮추는 메트포르민(metformin)을 복용해야 한다.

요약

19.1 영양 필요량

A. 음식물은 에너지를 위해 세포호흡에 사용되는 분자를 제공한다.

1. 대사율은 신체활동, 온도와 식사에 의해 영향을 받는다. 기초대사율은 그러한 영향이 표준화되고 최소화될 때의 산소 소비율로 측정한다.

2. 음식물에서 제공되는 에너지와 몸이 소비하는 에너지는 킬로칼로리 단위로 측정한다.

3. 칼로리 흡수가 에너지 소모보다 더 클 때 과도한 양의 칼로리는 주로 지방으로 저장된다.

B. 비타민과 무기질은 주로 조인자와 조효소로 작용한다.

1. 비타민은 지용성(A, D, E, K)과 수용성으로 나뉜다.

2. 많은 수용성 비타민들은 세포호흡에 관여하는 효소 활동에 필요하다.

3. 지용성 비타민 A와 D는 특정 기능을 가지지만, 유사한 작용 기전을 공유하여 핵수용체를 활성화하고 유전자 발현을 조절한다.

19.2 에너지 대사의 조절

A. 조직은 포도당, 지방산, 케톤체, 젖산, 아미노산과 다른 분자들을 세포호흡의 에너지원으로 사용한다.

1. 기관마다 선호하는 에너지원이 다르다.

2. 순환하는 에너지 기질은 음식이나 몸의 글리코겐, 지방 및 단백질의 에너지 공급원에서 얻을 수 있다.

B. 섭식 행동의 일부는 시상하부에 의해 조절된다.

1. 시상하부의 복내측 부위의 병변은 과식을 유발하는 반면, 외측 시상하부의 병변은 과식을 유발한다.

2. 신경전달물질인 엔도르핀, 노르에피네프린, 세로토닌, 콜레시스토키닌과 NPY 등도 섭식 행동에 관여한다.

C. 지방세포는 호르몬 작용의 표적이고 그 자체가 내분비 작용을 한다.

1. 소아에서 순환하는 포화지방산은 새로운 지방세포의 세포분열과 분화를 촉진한다. 이 활성은 PPARγ로 알려진 핵수용체와 지방산 및 프로스타글란딘 리간드의 결합으로 나타난다.

2. 지방세포는 음식 섭취와 대사를 조절하는 렙틴과 인슐린에 대한 골격근의 민감도를 조절하는 데 도움이 되는 TNFα를 분비한다.

D. 몸의 에너지 균형 조절은 다양한 호르몬의 동화 작용과 이화 작용에 의해 조절된다.

19.3 이자섬에 의한 에너지 조절

A. 혈장 포도당 농도의 증가는 인슐린을 촉진하고 글루카곤 분비를 억제한다.

1. 아미노산은 인슐린과 글루카곤의 분비를 촉진한다.

2. 인슐린 분비는 또한 이자섬의 부교감신경분포와 GIP와 같은 장호르몬의 작용에 의해 촉진된다.

B. 음식을 장에서 흡수하는 동안 인슐린은 골격근과 다른 조직들로 혈액 포도당의 흡수를 촉진한다.

1. 인슐린은 혈액 포도당 농도를 낮추고 글리코겐, 지방 및 단백질의 에너지 보유량을 증가시킨다.

2. 골격근은 인슐린 자극에 반응하여 혈액 포도당을 제거하는 주요 기관이다.

C. 단식 상태에서 인슐린 분비는 감소하고 글루카곤 분비는 증가한다.

1. 글루카곤은 간에서 글리코겐 분해, 포도당신생합성, 지질 분해 및 케톤체 생성을 촉진한다.

2. 이런 효과는 뇌에 적절한 수준의 혈액 포도당을 유지하고 다른 기관에 대체 에너지원을 제공하는데 도움을 준다.

19.4 당뇨병과 저혈당증

A. 당뇨병과 반응성 저혈당은 랑게르한스섬의 장애를 나타낸다.

1. 제1형 당뇨병은 베타세포가 파괴될 때 발생하는데 인슐린이 부족하고 글루카곤이 과도하게 분비되면 이 질병의 증상이 나타난다.

2. 제2형 당뇨병은 인슐린에 대한 상대적인 조직 무감각 및 부적절한 인슐린 분비로 나타나며 비만에 의해 더 악화되고 운동에 의해 개선된다.

3. 반응성 저혈당은 혈액 포도당 농도의 증가에 대한 반응으로 이자섬이 과도한 인슐린을 분비할 때 나타난다.

19.5 부신호르몬, 티록신, 성장호르몬에 의한 물질대사 조절

A. 에너지 대사 조절에 관련된 부신호르몬은 부신수질의 에피네프린과 부신피질의 글루코코르티코이드(주로 하이드로코르티손)이다.

1. 에피네프린의 효과는 글루카곤의 효과와 유사한데 에피네프린은 글리코겐 분해와 지질 분해를 촉진하고 갈색지방조직의 대사를 증가시킨다.

2. 글루코코르티코이드는 간에서 근육단백질의 분해와 아미노산의 포도당 전환을 촉진한다.

B. 티록신은 몸의 거의 모든 세포에서 세포호흡 속도를 촉진시킨다.

1. 티록신은 휴식 상태에서 몸이 에너지와 산소를 소모하는 비율인 기초대사율(BMR)을 설정한다.

2. 티록신은 또한 단백질합성을 촉진하며 적절한 몸의 성장과 발달(특히 중추신경계)에 필요하다.

C. 성장호르몬의 분비는 시상하부에서 방출과 억제호르몬에 의해 조절된다.

1. 성장호르몬의 분비는 단백질 식사와 단식 시에 발생하는 포도당 감소에 의해 촉진된다.

2. 성장호르몬은 지질의 이화 작용을 자극하고 포도당 이용을 억제한다.

3. 성장호르몬은 또한 단백질합성을 촉진하여 몸의 성장을 촉진한다.

4. 어린 시절의 뼈 성장 촉진을 포함한 성장호르몬의 동화 작용 효과는 인슐린 유사 성장인자 또는 소마토메딘이라고 하는 폴리펩타이드를 통해 간접적으로 생성된다.

19.6 Ca^{2+}과 PO_4^{3-} 균형의 조절

A. 뼈는 수산화인회석(hdyroxyapaptite) 결정체 형태로 Ca^{2+}과 PO_4^{3+}를 갖는데, 이는 혈액을 위한 Ca^{2+}과 PO_4^{3+}의 공급원으로 작용한다.

1. 뼈 형성과 흡수는 각각 골모세포와 파골세포의 작용으로 이루어진다.

2. 혈장 Ca^{2+}과 PO_4^{3+} 농도는 장 흡수와 소변 배출에 의해 영향을 받는다.

B. 부갑상샘호르몬(PTH)은 뼈 흡수와 신장에서 Ca^{2+} 재흡수를 촉진한다.

   1. 혈중 Ca^{2+} 농도가 떨어지면 부갑상샘호르몬의 분비가 촉진된다.

   2. 부갑상샘호르몬은 또한 신장에서 PO_4^{3+}의 재흡수를 억제하여 더 많은 PO_4^{3+}이 소변으로 배설되게 한다.

C. 1,25-다이하이드록시비타민 D_3는 간과 신장에서 수산화 반응에 의해 비타민 D에서 유래된다.

   1. 마지막 수산화 단계는 부갑상샘호르몬에 의해 촉진된다.

   2. 1,25-다이하이드록시비타민 D_3는 Ca^{2+}과 PO_4^{3+}의 장 흡수, 뼈의 재흡수, 신장의 PO_4^{3+} 재흡수를 촉진한다.

D. 1,25-다이하이드록시비타민 D_3 증가와 함께 부갑상샘호르몬 증가는 Ca^{2+}과 PO_4^{3+}의 적정 수준을 유지한다.

E. 칼시토닌은 갑상샘의 부여포세포에서 분비된다.

   1. 혈중 Ca^{2+}농도 증가는 칼시토닌 분비를 촉진한다.

   2. 칼시토닌은 뼈 흡수 억제와 Ca^{2+}과 PO_4^{3+}의 소변 배설을 촉진하여 혈액 Ca^{2+}농도를 낮춘다.

문제

이해력 검증

1. 단식의 대사효과와 조절되지 않는 제1형 당뇨병의 상태를 비교하고 이들 조건에서 호르몬 유사성을 설명하시오.

2. 글루코코르티코이드는 근육에서 단백질 분해를 자극하지만 간에서 단백질합성을 촉진한다. 이렇게 다양한 효과의 중요성을 설명하시오.

3. 티록신이 세포호흡에 미치는 영향과 갑상샘기능저하증이 있는 사람은 왜 살이 찌는 경향이 있고 추위에 약한지를 설명하시오.

4. 티록신과 성장호르몬의 대사 효과를 비교하여 설명하시오.

5. 왜 비타민 D는 비타민과 프리호르몬으로 간주되며 골다공증 환자가 조절된 양의 비타민 D를 섭취하면 도움이 되는 이유를 설명하시오.

6. 인슐린 저항성의 용어를 정의하고 인슐린 저항성, 비만, 운동 및 인슐린 비의존성 당뇨병 사이의 관계를 설명하시오.

7. 소마토메틴의 화학적 성질과 기원 그리고 이 성장인자의 생리학적 중요성을 설명하시오.

8. 인슐린 분비와 글루카곤 분비가 (a) 단식, (b) 고탄수화물-저단백질 식사, (c) 고단백질-고탄수화물 식사에 의해 어떤 영향을 받는지 설명하시오. 또한, 이러한 조건에서 인슐린과 글루카곤 분비의 변화가 어떻게 항상성을 유지하는지 설명하시오.

9. 식이 칼슘 또는 비타민 D의 부적절한 섭취가 어떻게 뼈 흡수를 유발할 수 있는 것과 칼슘과 비타민 D의 적절한 섭취가 골 침착을 촉진할 수 있는 인과관계를 설명하시오.

10. 거대증, 말단비대증, 뇌하수체 왜소증, 라론 왜소증 및 콰시오코르의 상태를 설명하고 이러한 상태가 성장호르몬 및 IGF-1의 혈중 농도와 어떤 관련이 있는지 설명하시오.

11. 위장관에서 분비되는 호르몬이 배고픔과 포만감을 조절하는데 어떻게 도움이 되는지 설명하시오. 또한 배고픔과 신진대사를 조절하는 지방조직의 역할을 설명하시오.

12. PPARγ 수용체에 결합하는 약물이 제2형 당뇨병 치료에 어떻게 도움이 되는지 설명하시오.

20 생식

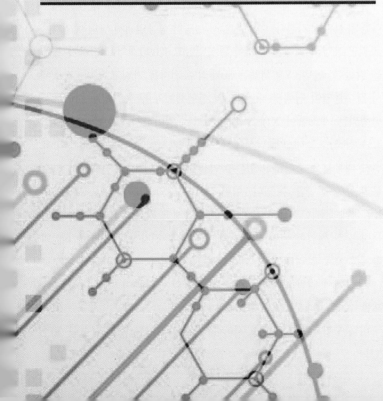

🔍 임상연구

린다는 자궁내막증을 진단받았고, 일련의 주사제와 피임약을 처방받았다. 그녀의 증상은 몇 달 동안 계속 악화된 상태를 유지하여, 그 치료를 중단하고 임신을 결심했다. 하지만 그녀는 임신이 잘 안 되었고 지속적으로 고통스러운 월경을 경험했다. 그녀는 몸의 털이 자라고 있음에도 불구하고 머리털이 얇아지고 있다는 것을 알아차렸다. 자궁섬유증이 의심되어 그녀는 산부인과에 가서 초음파 검사를 받았다. 의사는 섬유증이 있을 수 있지만, 그녀의 증상은 다낭성 난소증후군에 의한 것일 가능성이 높다고 말했다. 의사는 영양사와 상담하고 운동 프로그램을 시작하라고 충고했다. 1년 후, 린다는 임신검사결과가 양성으로 나왔을 때 매우 기뻐했다.

새로운 용어 및 개념에는 다음과 같은 것이 있다.
- GnRH의 박동성 분비 및 월경주기 중에 호르몬 변화
- 월경주기 동안 자궁내막과 난소의 변화
- hCG 및 임신검사

20.1 유성생식

와이(Y) 염색체 상의 특정 유전자가 배아 생식소를 정소로 발생하도록 유도한다. 배아 정소는 테스토스테론을 분비하고 분비되는 이 호르몬은 남성 부생식 기관의 발생과 외부생식기의 발생을 유도한다. 암컷 배아에서는 정소가 없음으로 암컷의 부생식기가 발생할 수 있게 된다.

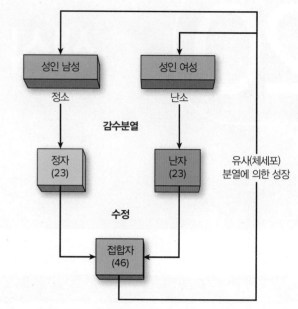

그림 20.1 사람의 생애. 괄호에 있는 수는 반수체 세트(23개의 염색체) 또는 이배체 상태(46개의 염색체)를 나타낸다.

암탉은 다른 알을 만들기 위한 알의 전략이다. 근대적인 용어로 표현하면, 유전자는 이기적이다. 이러한 관점에 따르면 유전자는 좋은 기능을 갖는 암탉(또는 다른 생물체)을 만들기 위해 존재하는 것이 아니다. 오히려 생명체의 존재와 기능으로 유전자가 한 종의 개개의 유한성을 넘어 존재할 수 있다. 이러한 보다 냉소적인 관점을 받아들이건 받아들이지 않건 간에, 생식이 생명체의 핵심적 기능인 것은 확실하다.

생명체 내의 믿기 힘들 정도의 복잡한 구조와 기능은 우연에 의해 다음 세대에서 생성되는 것이 아니다. 한 세대에서 다음 세대로 청사진(유전 암호)을 전달하는 기작이 있어야만 한다. 유성생식은 두 개체에서 유래한 유전자가 무작위로 결합하고 새로운 세대를 만듦으로 개체군 내의 다양성을 더 키우는 장점을 가진다. 유전적 구조의 다양성은 개체군 내 일부 구성원이 진화의 시간 속에서 환경변화에 생존율을 더 높게 가질 수 있게 한다.

유성생식에서, **생식세포**(germ cell) 또는 **배우자**(gametes, 정자와 난자)는 **생식소**(정소와 난소)에서 **감수분열**을 통하여 형성된다(3장 그림 3.30 참조). 이 유형의 세포분열 동안, 사람 세포 내 정상적인 염색체수(46개)는 반이 되고, 각 배우자는 23개의 염색체를 받는다. **수정**(fertilization)을 통한 정자세포와 난자의 융합으로 **접합자**(zygote) 또는 수정난은 46개라는 원래의 염색체 수를 회복한다. 접합자의 다음 세대 성체 구성원으로의 성장은 3장에서 설명하고 있듯이 체세포분열을 통하여 일어난다. 접합자 각각이 사춘기에 다다르면, 성숙한 정자 또는 난자가 생식소 내에서 감수분열로 형성됨으로 생애주기가 계속될 수 있게 된다(그림 20.1).

성 결정
상염색체와 성염색체

각 접합자는 모체로부터 23개의 염색체와 부체로부터 23개의 염색체를 물려 받는다. 이는 서로 다른 46개의 염색체를 생성하는 것이 아니라 23쌍의 **상동염색체**를 생성한다. 성염색체를 제외한 것은 상동염색

체 쌍을 구성하며 유사한 유전자(눈색, 키 크기 등등을 암호화 하는 것처럼)를 함유하고 있다. 이러한 염색체의 상동 쌍은 사진으로 남길 수 있고 번호를 부여할 수 있다. 46개의 염색체를 함유하고 있는 각각의 세포(**이배체**)는 1번에 2개의 염색체, 2번에 2개의 염색체처럼 22번 염색체까지 각각 2개의 염색체를 가진다. 처음 22쌍의 염색체는 **상염색체**(autosomal chromosomes)로 불린다(3장 그림 3.29 참조)

23번의 염색체 쌍은 **성염색체**(sex chromosomes)이다(그림 20.2). 여성에서는 두 개의 X염색체가 있는 반면, 남성에서는 한 개의 X염색체와 한 개의 Y염색체를 가진다. X와 Y는 서로 다르게 생겼고 서로 다른 유전자를 가진다. 이것은 앞서 설명한 상동염색체 쌍의 예외이다.

최근 X염색체 서열 분석이 완성되었고 1,090개의 유전자가 있음을 밝혔다. 반면, Y염색체는 80개의 유전자를 가지고 있다. 정소에서 감수분열이 진행될 때, 여성의 상염색체와 두 X염색체 사이에서 진행되는 재조합이 X와 Y 사이에서는 일어나지 않는다(3장 그림 3.31 참조). 그 대신에 남성에서는 X와 Y 사이에 상동인 54개의 유전자 대부분을 포함하고 있는 X염색체의 끝부분이 Y염색체와 감수분열 동안 접합할 수 있다. 이런 끝부분 이외의 부분은 오직 남성의 X염색체에 제한적으로 존재한다. 놀랍게도 많은 **X 연관 유전자**는 특정 병의 원인이 된다. 113개의 X 연관 유전자상의 돌연변이에 의한 질환으로 알려진 것이 현재까지 168개이다. 이 질환들이 여성보다 남성에서 일반적인데는 쌍을 이루지 않는 부분이 열성 상태로 존재할 수 없기 때문이다.

비록 Y염색체가 현미경 시야에서 눈에 뛰지는 않으나(그림 20.2

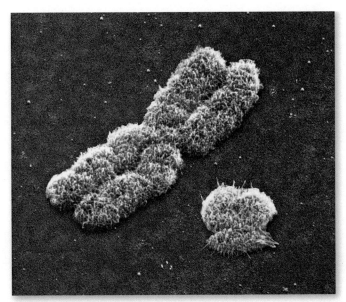

그림 20.2 사람의 X와 Y염색체. 일만배로 확대한 것인데, 이 이미지는 X와 Y염색체가 그 크기와 모양에서 엄청나게 다름을 잘 보여주고 있다. 비록 Y염색체의 모습이 단순하고 작은 크기일지라도, 최근의 연구는 놀랄 정도로 복잡하고 정밀함을 밝혀내고 있다. Andrew Syred/Science Source

참조), 과학자들은 이 DNA 염기서열을 결정하였고, 2천3백만 개 이상의 염기서열을 가진 진정염색질임을 발견하였다(진정염색질은 풀어져 있고 활동형의 DNA, 3장 3.3절). Y염색체의 DNA는 X염색체 상의 대응 부위와 거의 동일한 X-전치 염기서열(이는 Y염색체가 X염색체에서 진화된 것으로 추정됨), 퇴화된 부위, 정소 특이 유전자를 포함하고 있다. 대부분의 정소 특이 유전자는(정자형성 세포에서 발현됨) 엄청난 앞뒤역순상동서열 부분(회문) 내에 위치하는 것으로 알려져 있다. **앞뒤역순상동서열** 부분은 양쪽 방향에서 읽을 때 동일한 DNA염기 부분임을 의미한다. 밝혀진 8개의 앞뒤역순상동서열 부분은 상당히 길어서, 한 개가 2백9십만 염기쌍에 다다른다. 이들 앞뒤역순상동서열 부분은 Y염색체가 유전자 변환을 할 수 있게 하여 앞뒤역순상동서열 부분의 한 부분이 이상이 있으면 바른 부분에 의해 정정될 수 있다. 이것은 상동염색체 간에 정상적으로 일어나는 교차(3장 그림 3.31 참조)를 대신하는 기능이 있어 이들 중요 유전자가 유전적 변이가 진행되지 않도록 하고 진화시간에 걸쳐 보존되도록 돕는다.

이배체세포(46개의 염색체를 가짐)가 감수분열을 할 때, 그 딸세포는 단지 각 염색체의 상동염색체쌍으로부터 각각 하나의 염색체를 받는다. 따라서 생식세포는 **반수체**(이배체 부모세포 내 염색체수의 반을 가짐)라 불린다. 예를 들면, 각 정자는 5번 상동염색체 쌍을 모체 또는 부체에서 (교차의 효과로 변형됨) 유래한 것인가에 의존적이지 않고 무작위적으로 한 개만을 받는다. 즉 정자에 주어지는 것은 완전히 무작위적으로 주어진다. 이 또한 성염색체에서도 비슷하기

때문에 생성되는 정자의 절반은 X염색체를 나머지 절반은 Y염색체를 함유한다.

여성의 난소 내 난자는 정자와 유사하게 모체 또는 부체 염색체에서 무작위로 받는다. 여성의 체세포는 두 개의 X 염색체를 가지고 있기 때문에 모든 난자는 정상적으로 한 개의 X 염색체를 함유한다. 모든 난자가 한 개의 X염색체를 함유하고 있느냐에 따라 어떤 정자가 X를 함유하고 있고 어떤 정자가 Y를 함유하고 있느냐에 따라 수정하는 정자에 의존적으로 배우자의 염색체 성이 결정된다. 만약 Y를 가진 정자가 난자에 수정하면 그 접합자는 XY이고 남성이 될 것이고, 만약 X를 가진 정자가 난자에 수정하면 그 접합자는 XX이고 여성이 된다.

여성의 각 이배체세포는 두 개의 X 염색체를 물려받으나, **X염색체 불활성화**(X chromosome inactivation)로 한 개는 불활성이고 다른 한 개는 완전 활성이다. X염색체의 불활성화는 결과적으로 두 X 염색체에 쌍으로 있는 한 유전자의 한 대립유전자만이 발현되게 된다. 이는 선천적 장애가 X 연관 유전자와 관련되어 있는가에 대한 이유가 된다. 불활성화되는 X염색체가 모나 부로부터 물려받은 것인가는 무작위적이어서 여성의 세포는 활성 X염색체가 양 부모로부터 받은 것들의 모자이크 형상이다. 불활성화된 X염색체는 이질염색질이 덩어리를 형성하고 있어 볼세포에서 검은 점으로 보일 수 있고 **바 소체**(Barr body)로 불리며, 일부 중성 백혈구 핵에서는 북채소체(drumstick appendage)으로 불린다(그림 20.3). 현미경을 이용하여 용이하게 개인의 염색체 성을 검사할 수 있다. 실제로, 여성 개인에 따라서는 불활성화 X 염색체 내 약 15%의 유전자가 불활성화를 벗어나고 약 10%는 부분적으로 불활성화되어 있다.

대립형질과 유전체 각인

접합자와 접합자의 유사(체세포)분열로 형성된 모든 세포는 2세트의 상염색체를 가지고 있어 각 유전자는 이들 염색체 상에서 두 개의 **대립형질**(alleles)를 가진다. 대부분의 경우, 유전자의 두 대립형질은 발현된다. 그러나 현재 밝혀진 약 200개의 유전자에 있어서는 두 부모의 대립형질이 다르게 발현한다. 대부분의 경우 모의 대립형질 또는 부의 대립형질 둘중의 하나가 발현하지 않는다. 즉 유전자에 따라서 단지 부 또는 모의 대립형질이 기능을 할 수 있다.

한 대립형질이 발현하지 않음은 염색질 상의 후성적 변화로 진행된다(3장 3.5절). 이는 염색질 내 히스톤단백질의 아세틸화와 DNA의 시토신 염기의 메틸화에 의한 염색질의 구조적 변화이다. 이러한 변화는 **후성적**이라 불리는데 그 이유는 DNA 염기서열이 변하는 것이 아니라 분열로 생성된 딸세포에게 그 구조적 특징이 전달되기 때

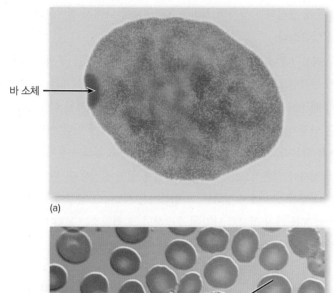

(a)

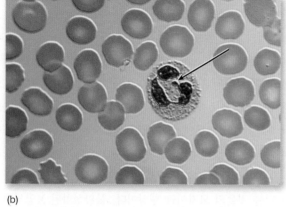

(b)

그림 20.3 바 소체. 여성의 볼세포 핵(a)은 바 소체(화살표)를 가지고 있다. 이것은 불활성인 한 개의 X염색체에 의해 형성된 것이다. 남자의 볼세포에서 얻은 핵에는 바 소체가 없는데 이는 한 개의 X염색체만을 가지고 있고 활성인 상태이기 때문이다. 여자의 일부 중성구(b)는 북채소체(화살표)를 가지는데 이는 남성의 호중구에서는 발견되지 않는다. (a) ©Chris Bjornberg/Science Source, (b) ©Michael Abbey/Science Source

문이다.

수정후 바로, 접합자의 염색체 내 유전자를 발현하지 않게 하는 많은 후성적 변화가 제거된다. 이로 전에 발현이 억제되었던 유전자가 발현되게 되고, 접합자는 신체의 모든 세포를 만들 수 있게 된다 (다능성이 됨, 20.6절). 그러나 특정 유전자는 **유전체 각인**(genomic imprinting)이라 불리는 작용에 의해 후성적 변화로부터 보호받는다. 모계의 각인화된 유전자의 경우, 모 대립형질이 발현억제되는 반면에 부 대립형질이 발현된다. 부계의 각인화된 유전자의 경우는 그 반대이다. 다른 유전자들은 접합자가 발생하면서 차후에 후성적 변화를 경험하게 되고 결과적으로 성인이 된다. 거의 모든 후성적 변화는 다시 생식소 내 정자와 난자 형성을 위한 줄기세포가 형성될 때 지워진다. 그러나 일부 후성적 변화는 생식세포에 남아 있을 수 있는데 이러한 논란의 여지가 있는 사실을 지지하는 결과, 즉 부모가 독성물질 또는 영양분 스트레스 상태에 노출된 부모는 후성적 변화를 겪게 되고 이는 다음 세대에 전달될 수 있다는 증거가 있다.

정소와 난소의 형성

남자와 여자의 생식소는 임신 후 최초 40여일 동안에는 모양이 유사하다. 이 시기에, **원시생식세포**(정자나 난자로 후에 될 것)가 난황낭에서 발달 중인 배아의 생식소로 이동한다. 이 단계에서, 배아의 생식소원기 구조는 **정소**(testes) 또는 **난소**(ovaries) 무엇으로도 될 수 있는 가능성을 가지고 있다. 정소로 전환되도록 촉진하는 가설적 물질은(그림 20.4) **정소−결정인자**(testis-determining factor, TDF)로 불린다.

비록 오랜시간 동안 남자의 성이 Y염색체에 의하여 결정된다고 인식되어 왔으나, 최근에서야 관련된 유전자가 어디에 있는가가 밝혀졌다. 여자에게 있어서, X 염색체 유전자의 활용을 통하여 난소로 발달하기 위하여 Y염색체가 없어야 한다. 그러나 희소하게 있는 XX 유전형의 남자 아기에서, 과학자들은 정자가 만들어지는 감수분열 과정에서 일어난 오류로 부 유래의 X염색체가 Y염색체의 한 부분을 함유하고 있음을 발견하였다. 또한, 희소하게 있는 XY유전형의 여자 아기에서, XX 남자의 X염색체로 오류로 끼어들어간 Y염색체 부분과 동일한 부분이 Y염색체에서 없어진 것을 발견하였다.

이러한 관찰과 다른 여러 관찰들을 통하여, 정소−결정인자가 Y염색체의 단완에 위치하고 있음이 알려지게 되었다. 이 유전자는 **Y염**

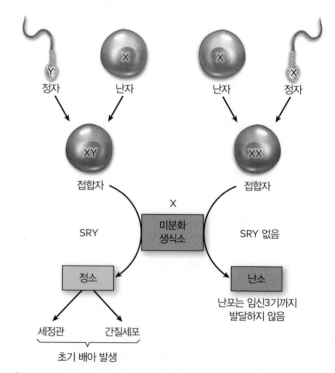

그림 20.4 염색체의 성과 배아의 생식소 발생. 초기의 배아는 정소 또는 난소로 분화할 수 있는 미분화 상태의 생식소를 가지고 있다. SRY(Y의 성 결정부위 악어)는 Y염색체 상에 있는 유전자로 정소의 발달에 필요하다. SRY가 없으면 난소가 발생한다.

색체의 성-결정부위(sex-determining region Y, SRY)로 명명되었고, 204개의 아미노산으로 구성된 단백질을 암호화하는 DNA결합 단백질로 발견되었다. 그러나 다른 Y-특이 유전자들도 정소의 적절한 발생과 정자형성에 요구되는 것으로 예측되고 있다.

정소에서 정자를 생성하는 구조는 **세정관**(seminiferous tubules) 으로 배아발생 초기인 임신 43일에서 50일 사이에 형성된다. 세정관은 주로 2개의 세포 유형, 즉 생식세포와 비생식세포를 포함하고 있다. **생식세포**(germinal cell)는 감수분열과 특수화과정을 거쳐 최종적으로 정자가 된다. 비생식세포는 **세르톨리세포**(Sertoli cell) 또는 **영양세포**(nurse cell) 또는 **지지세포**(sustentacular cell)로 불리기도 한다. 세르톨리세포는 약 42일에 관찰된다. 약 65일째에, **라이디히세포**(Leydig cells)는 배아 정소에서 관찰된다. 라이디히세포는 세정관을 둘러싼 **간질조직**에 모여 있다. 라이디히세포는 정소의 내분비 조직을 구성하고 있어 **간질내분비세포**(interstitial endocrine cell)로도 불린다. 정소의 빠른 발생과는 대조적으로, 난소의 기능단위인 **난포**(ovarian follicle)는 임신 2분기까지 관찰되지 않는다(약 105일).

배아 정소에서 초기에 관찰되는 간질내분비세포(라이디히세포)는 많은 양의 **남성호르몬**(androgen)을 분비한다. 이들 세포에서 분비되는 주된 남성호르몬은 **테스토스테론**(testosterone)이다. 테스토스테론 분비는 임신 8주 후에 시작하여 12~14주에 최고치에 이르고 이후 감소하기 시작하여 임신 2분기말(약 21주)에 매우 낮은 수준이 된다. 남성의 배아발생 동안에 분비되는 테스토스테론은 배아 구조가 남성화됨에 있어서 매우 중요하다. 테스토스테론 수치는 신생아에서 생후 3개월까지 다시 증가하고 이후 감소하여 7달에서 12달에 이르서는 거의 검출되지 않는다. 12달에서 청소년기까지 성호르몬의 수준은 남녀 모두 동일하다.

정소는 발달하면서, 복강 내에서 이동하며 점차 **음낭**으로 내려간다. 정소하강은 종종 출생 직후까지 완전히 진행되지 않을 수 있고 이는 라이디히세포에서 호르몬의 분비를 촉진한다(일차적인 것은 테스토스테론). 음낭의 온도는 정상체온보다 약 3℃ 낮은 온도(약 35℃)를 유지한다. 이렇게 낮은 온도는 정자형성에 필요하다. 이러한 사실은 정자형성이 **잠복고환**이라 불리는 정소의 하강이 진행되지 않은 정소에서는 일어나지 않음에서 잘 알 수 있다. 잠복고환은 태어나는 신생아 전체에서 2~9% 빈도로 일어나고, 이는 아기가 사춘기에 다다랐을 때 외과적 수술로 교정하면 정자형성이 정상적으로 진행된다.

부생식기관과 외부생식기관의 발생

정소와 난소에 더하여, 다양한 내부 **부생식기관**(accessory sex organs)이 생식 기능을 수행하기 위해 필요로 한다. 대부분의 부생식기관은 배아 시기의 두 관에서 유래한다. 남자 부생식기관은 **볼프관**(Wolffian duct) 또는 **중신관**(mesonephric duct)에서 유래하고, 여자 부생식기관은 **뮐러관**(müllerian ducts) 또는 **측중신관**(paramesonephric duct)에서 유래한다(그림 20.5). 흥미롭게도, 이 두 개의

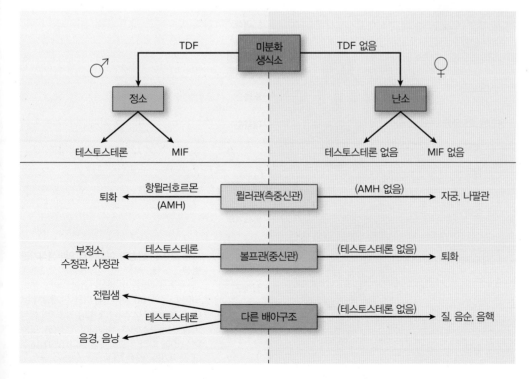

그림 20.5 배아의 성 발생 조절. 정소와 난소의 발생은 정소-결정인자(TDF)의 유무에 의해 조절된다. 정소에서 테스토스테론과 항뮐러관호르몬이 분비되면, 남성의 외부생식기관과 부생식기관이 발생한다. 이들 분비물이 없는 경우, 여성 구조체들이 발생한다.

관 시스템은 임신 20~50일 사이의 남성과 여성 배아 모두에 존재하기 때문에, 양쪽 성의 배아 모두는 남성 또는 여성 부생식기관을 형성할 수 있는 능력을 가진다.

실험적으로 남성 배아에서 정소를 제거하면(거세) 볼프관은 퇴화하고 뮐러관이 **여성 부생식수관**으로 발달한다. 즉 **자궁**(uterus)과 **나팔관**(fallopian tubes) 또는 **수란관**(uterine tube)으로 발생한다. 따라서 정소의 부재와 이로부터의 호르몬 분비의 부재는 관련 유전 프로그램에 따라 여성의 부생식기관을 발생하도록 한다.

남성 배아에서, 세정관 내 세르톨리세포는 **항뮐러관호르몬**(anti-Müllerian hormone, AMH) 또는 **뮐러관억제인자**라 불리는 호르몬 물질을 분비한다. 이 폴리펩타이드호르몬은 임신 약 60일에 뮐러관의 퇴화가 시작되는 원인이 된다(그림 20.5). 배아 정소의 간질내분비세포에 의한 테스토스테론의 분비는 볼프관이 남자의 **부생식기관**으로 발생하고 성장하는 원인이 된다. 즉 **부정소**(epididymis), **수정관**(ductus deferens 또는 vas deferemes), **정낭**(seminal vesicle), **사정관**(ejaculatory duct)으로 분화한다.

남성과 여성의 **외부생식기**(external genitalia)는 발생 처음 6주 동안에는 동일하여 **요생식동, 생식기결절, 요도주름,** 한 쌍의 **음순음낭부품구조체**를 공동사용한다. 정소에서 분비되는 물질은 이들 구조체를 **음경**(penis), 음경내 **요도스펀지, 전립샘**(prostate), **음낭**(scrotum)으로 형성하여 남성화한다. 정소에서 분비되는 물질이 없는 상황에서는 남성에서 음경을 형성하는 생식기결절이 여자에서는 **음핵**(clitoris)이 된다. 따라서 음경과 음핵은 **상동구조체**이다. 이와 유사하게, 음순음낭부품구조체는 남성에서는 음낭을 형성하고 여성에서는 **대음순**(labia majora)을 형성하여 이들 구조도 역시 상동구조체이다(그림 20.6).

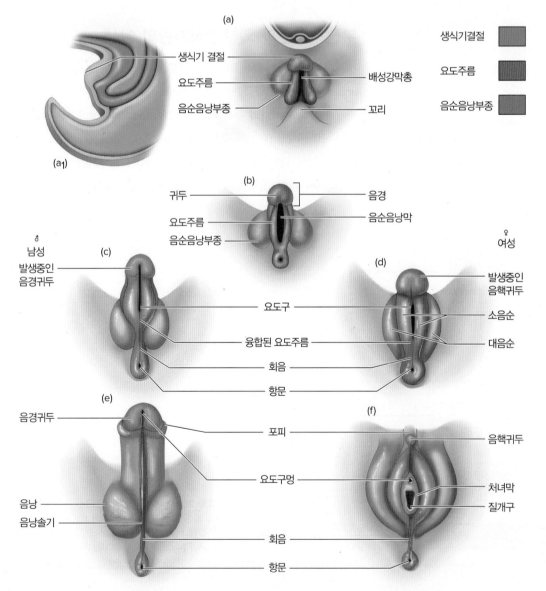

그림 20.6 남성과 여성에서 외부생식기관 발생. (a [a₁, 시상단면 상]) 6주에, 요도주름과 음순음낭부종이 생식기결절로부터 분화되어 나온다. (b) 8주차에, 다른 단계에서 눈에 띄게 음경이 나타난다. 12주가 되면, 생식기가 상동구조에서 유래하여 남성(c) 또는 여성(d)에 따라 뚜렷이 구분된다. (e, f) 16주에 생식기가 형성된다.

표 20.1 | 생식계 발생의 시간표

수정 후 시간			발생변화	
날짜	3개월간	미분화	남성	여성
19	제1	생식세포가 난황낭으로부터 이동		
25~30		볼프관 발생의 시작		
44~48		뮐러관 발생의 시작		
50~52		비뇨생식굴과 결절 발생		
53~60			세관과 세르톨리세포 등장	
			뮐러관 퇴행의 시작	
60~75			라이디히세포가 등장하고 테스토스테론 생산의 시작	질 형성의 시작
			볼프관 성장	볼프관 퇴행의 시작
105	제2			난포 발생의 시작
120				자궁 형성
160~260	제3		정소가 음낭으로 하강	질 형성의 완성
			외부생식기의 성장	

출처: Annual Review of Physiology. Volume 40, p. 279. Annual Reviews, Inc., 1978.

배아 구조체의 남성화는 배아 정소에서 분비되는 테스토스테론에 의해 일어난다. 그러나 테스토스테론 그 자체가 표적기관 모두에서 작용하는 것은 아니다. 일단 특정 표적세포 내부로 들어가면, 테스토스테론이 **5α-환원효소**에 의해 작용호르몬으로 알려져 있는 **다이하이드로테스토스테론**(dihydrotestosterone, DHT)으로 전환된다(그림 20.7). DHT는 정소, 요도스펀지, 음낭, 전립샘의 발생과 유지에 필요하다. 여러 증거들로부터 테스토스테론 그 자체가 볼프관에

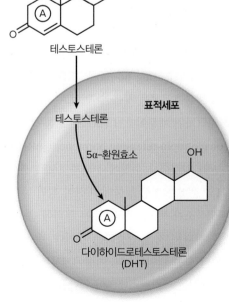

그림 20.7 DHT의 형성. 정소의 간질내분비(라이디히)세포에서 분비되는 테스토스테론이 표적세포에서 다이하이드로테스토스테론(DHT)으로 전환된다. 이 반응은 스테로이드의 첫 번째 고리에 수소를 더하는 과정이다(이중탄소결합이 제거됨).

서 유래한 것(부정소, 수정관, 사정관, 정낭)의 발생을 직접적으로 자극한다.

요약하면, 유전적으로 성은 Y염색체를 가지거나 X염색체를 가지는 어떤 정자가 난자에 수정하는냐에 따라 결정된다. Y염색체의 유무는 배아의 생식소가 정소가 될 것인지 또는 난소가 될 것인지를 결정한다. 결국, 정소의 유무는 부생식기관과 외부생식기관이 남성이 될 것인지 또는 여성이 될 것인지를 결정한다(표 20.1). 성 결정에서 이러한 조절 유형은 남성과 여성 배아 모두가 모체의 난소와 태반에서 분비되는 에스트로겐의 농도가 높은 환경에서 발생한다는 측면에서 타당성이 있다. 만약 난소에서 분비되는 분비물에 의해 성이 결정된다면, 모든 배아는 여성일 것이다.

배아 성적 발생의 이상

자웅동체증(harmaphroditism)은 난소조직과 정소조직이 몸안에 동시에 존재하는 상태이다. 자웅동체의 약 34%는 한 쪽에 난소, 다른 쪽에 정소를 가진다. 약 20%는 양쪽 모두가 난정소(일부는 정소, 일부는 난소)를 가진다. 나머지 46%는 한쪽에 난정소를 다른 쪽에 난소 또는 정소를 가지고 있다. 자웅동체증은 극히 드문 경우로 일어나는데, 이는 일부 배아세포가 SRY 유전자가 포함된 Y염색체의 단안을 받아올 때 일어난다. SRY 부위가 없을 때는 일어나지 않는다. 비록 그 빈도가 낮지만 자웅동체증보다 일반적인 성 결정의 이상은 정소 또는 난소 한 종류만 가지고 두 개를 동시에 가지지 않는 경우로

부생식기관과 외부생식기관이 불완전하게 발생하거나 성염색체에 부합하지 않는 것이다. 이러한 사람을 **위자웅동체**(pseudohermaphrodites)라 한다.

여성 위자웅동체의 가장 일반적인 원인은 **선천성 부신과다형성**(congenital adrenal hyperplasia)이다. 열성 형질로 유전되는 이 질환은 부신피질에서 남성호르몬의 과한 분비가 그 원인이 된다. 피질이 뮐러관억제인자 분비를 하지 않기 때문에 이 질환을 가진 여성은 뮐러관에서 유래한 기관(자궁과 수란관)을 가질 수 있지만, 이와 더불어 볼프관에서 유래하는 기관을 가지고 부분적으로 남성화된 외부생식기를 가질 수 있다.

남성 위자웅동체의 흥미로운 한 원인은 **고환성여성화증후군**이다. 이러한 조직의 사람은 정상적인 기능을 하는 고환을 가지나 테스토스테론 수용체가 없다. 따라서 대량의 테스토스테론이 분비되지만 배아조직은 이 호르몬에 반응할 수 없다. 따라서 여성의 생식기관이 발달하나 자궁경부쪽의 질 끝이 막혀 있다(뮐러관억제인자가 분비되어 자궁과 수란관이 발달하지 않음). 이와 같은 맥락으로 볼프관이 테스토스테론 수용체를 가지고 있지 않아 남성의 부생식기관이 발달하지 않는다. 고환성여성화증후군을 가진 이는 비정상적으로 많은 양의 테스토스테론이 간과 지방조직에서 에스트로겐으로 전환됨에 따라 월경을 하지 않으나(물론 임신을 절대 할 수 없음) 잘 발달한 가슴을 가진 여성으로 발달한다.

정상적인 기능을 갖는 정소와 정상 테스토스테론 수용체를 가지고 있는 일부 남성 위자웅동체인 경우, 유전적으로 5α-환원효소를 생성하는 능력이 결핍되어 있다. **5α-환원효소 결핍증**을 가진 이는 정상적인 부정소, 수정관, 정낭, 사정관을 가진다. 왜냐하면 이 구조물들의 발생은 테스토스테론에 직접적인 자극을 받기 때문이다. 그러나 외부생식기는 거의 발달하지 않고 더 여성처럼 보인다. 왜냐하면 5α-환원효소가 없으면 남성의 외부생식기 발생에 필요한 DHT가 생성되지 않기 때문이다.

20.2 생식의 내분비 조절

정소와 난소의 기능은 뇌하수체전엽에서 분비되는 생식소자극호르몬에 의해 조절된다. 생식소자극호르몬은 생식소에서 각 성에 부합한 성스테로이드호르몬 분비를 자극하고, 이후 차례로 스테로이드호르몬은 생식소자극호르몬의 분비를 억제한다.

임신 1분기(임신 첫 3개월) 동안 배아의 정소는 활발한 내분비샘으로 남성 배아의 외부생식기관과 부생식기관의 남성화를 위하여 필요한 많은 양의 테스토스테론을 분비한다. 반면에, 난소는 임신 3분기까지 성숙하지 않는다. 임신 2분기 동안에 남성 태아에서 테스토스테론의 분비는 감소함으로써, 결과적으로 출생시에 양성의 배아 모두는 상대적으로 불활성화된 상태이다.

사춘기 이전에는 **성스테로이드호르몬**인 남성호르몬과 에스트로겐의 혈중 농도가 남성과 여성 모두 공히 낮다. 이는 생식소의 호르몬 합성 능력의 결함에 의한 것이 아니고 충분한 자극이 없음에 기인한다. **사춘기** 동안에, 생식소는 뇌하수체전엽의 **생식소자극호르몬**(gonadotropic hormones)에 의한 자극 증가의 결과로 증가한 양의 성스테로이드호르몬을 분비한다.

시상하부, 뇌하수체, 생식소 간의 상호작용

뇌하수체전엽은 2개의 생식소자극호르몬, 즉 **난포자극호르몬**(follicle-stimulating hormone, FSH)과 **황체형성호르몬**(luteinizing hormone, LH)을 분비한다. 비록 이들 두 호르몬이 여성에서의 작용에 따라 이름이 부여되었으나, 남성의 전립샘에서도 동일 호르몬이 분비된다. 남성에서 LH는 종종 **간질세포자극호르몬**(interstitial cell-stimulating hormone, ICSH)이라 불리기도 한다. 그러나 ICSH가 여성의 LH와 동일하기 때문에, 남성과 여성에서 공히 LH라 한다. 양 성에서의 생식소자극호르몬은 생식소에서 다음과 같은 3가지의 일차적 효과를 낸다. (1) **정자형성** 또는 **난자형성**의 자극, (2) 생식소 호르몬의 분비 자극, (3) 생식소의 구조 유지(뇌하수체가 제거되면 생식소가 위축됨)이다.

뇌하수체전엽에서 LH와 FSH의 분비는 시상하부에서 생성되고 시상하부-뇌하수체 문맥인 정맥으로 분비되는 호르몬에 의해 자극된다. 이 방출호르몬은 종종 **황체형성호르몬-방출호르몬**(luteinizing hormone-releasing hormone, LHRH)이라 불린다. 이유는 독립된 FSH 방출호르몬을 찾을 수 없었고, LHRH가 FSH와 LH 분비를 모두 자극하기 때문이다. LHRH는 보통 **생식소자극호르몬-방출호르몬**(gonadotropin-releasing hormone, GnRH)을 언급한다.

만약 암컷이나 수컷에서 외과적으로 생식소를 제거하면, FSH와 LH의 분비가 정상 동물에 비하여 훨씬 높은 수준으로 많아진다. 이는 생식소가 생식소자극호르몬 분비에 음성되먹임이 있는 생성물 분비를 한다는 것을 입증하는 것이다. 음성되먹임은 성스테로이드가 주된 역할을 담당하는데 여성에게서는 에스트로겐과 프로제스테론, 남성에서는 테스토스테론이 역할을 한다. 이들 스테로이드의 생합성

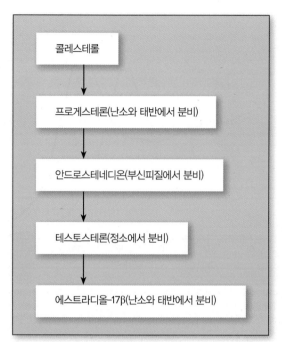

그림 20.8 **단순화한 스테로이드호르몬 합성 경로.** 혈액으로 분비되는 성호르몬의 공급자를 표시하였다.

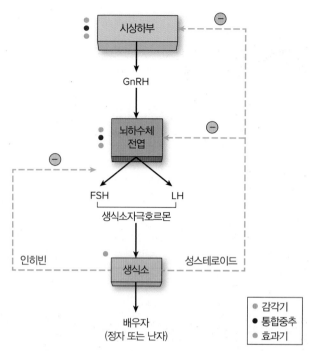

그림 20.9 **시상하부, 뇌하수체전엽, 생식소 간의 상호작용.** 생식소에서 분비되는 성스테로이드는 GnRH의 분비와 생식소자극호르몬 분비에 음성되먹임 효과를 가진다. 또한 생식소는 FSH 분비를 음성되먹임 조절하는 기능이 있는 인히빈이라 불리는 폴리펩타이드호르몬을 분비한다.

경로는 그림 20.8에 도식하였다.

스테로이드호르몬의 음성되먹임 효과는 두가지 기작에 의해 일어난다. (1) 시상하부에서 GnRH의 분비 억제, (2) 뇌하수체에 주어진 GnRH 양에 대한 적절한 반응 억제이다. 스테로이드호르몬에 더하여, 정소와 난소는 **인히빈**(inhibin)이라 불리는 폴리펩타이드 호르몬을 분비한다. 인히빈은 남성에서는 세정관의 세르톨리세포에서 분비되고 여성에게서는 난포의 과립세포에서 분비된다. 이 호르몬은 뇌하수체전엽에서 LH의 분비를 억제하는 등의 영향은 없고 FSH의 분비를 억제한다.

그림 20.9는 생식소 조절과정을 도해한 것이다. 비록 시상하부-뇌하수체-생식소의 상호작용이 남성과 여성에서 유사하지만, 이들 사이에는 중요한 차이가 있다. 성인 남성에서 생식소자극호르몬과 성스테로이드의 분비는 어느 정도 일정하다. 이와는 달리, 성인 여성에서의 생식소자극호르몬과 성스테로이드의 분비는 주기적인 변화를 보인다(월경주기 동안). 또한 여성주기의 한 단계, 즉 배란 바로 전에 에스트로겐은 LH 분비에 양성되먹임 효과를 가진다.

연구결과 시상하부로부터 GnRH의 분비는 지속적이기보다는 **박동적**으로 진행되며 이와 유사하게 뇌하수체전엽에서 FSH와 LH 분비도 **박동성 분비**(pulsatile secretion)를 자극한다(11장 그림 11.1). 분비의 진동 빈도와 진폭(얼마나 많은 호르몬이 진동당 분비되는가)은 호르몬에 대한 표적샘(target gland)의 반응에 영향을 미친다. 예를 들면, 여성에서 GnRH 진동 빈도가 느리면 FSH 분비가 자극되

고, 반면에 GnRH의 진동 빈도가 더 빠르면 LH 분비가 되는 것으로 제안되어 왔다.

GnRH 방출 신경세포는 자발적으로 분비 진동을 생성할 수 있는 능력을 가지고 있다. 그러나 적절한 기능을 위해서는 이 신경세포가 수많은 신경전달물질과 신경교세포전달물질로부터의 조절 입력을 받아야만 한다. 필수적인 흥분성 입력 중의 하나는 뉴로펩타이드전달물질계인 **키스펩틴**(klisspeptins)을 분비하는 시상하부의 다른 부위에 있는 신경세포에 의해 준비된다. GnRH 신경세포 상에 키스펩틴 수용체가 돌연변이로 불활성화된 경우, GnRN 분비가 급격하게 감소하고 생식소기능저하증의 원인이 된다. 또한 키스펩틴은 발생하는 동안 뇌에 영향을 주어 여성의 주기적인 GnRH 분비 유형을 수립한다. 남성 태아의 정소에서 합성 분비되는 남성호르몬은 키스펩틴 생성을 억제하여 비주기적 남성 GnRH 분비 유형을 생성한다.

사춘기의 시작

FSH와 LH의 분비는 출생시 증가하고 출생후 처음 6개월 간에는 상대적으로 높게 유지되나 이후 사춘기가 시작될 때까지 매우 낮은 수준으로 감소한 상태로 유지된다. 사춘기는 LH의 분비증가로 촉발된다. LH의 분비는 박동성을 가지는데 LH 분비의 진동 빈도와 크기는

사춘기때 증가한다(분비는 낮시간대에 비해 밤시간에 훨씬 많다).

쥐나 양과 같은 동물에서, 사춘기 이전의 낮은 LH 분비량은 생식소호르몬의 음성되먹임에 대한 시상하부의 높은 민감도에 의한다. 사춘기때 LH 분비량의 증가는 음성되먹임 효과에 대한 시상하부의 민감도가 감소하기 때문이다. 억제가 감소함에 따라 GnRH의 분비가 증가하고, 이는 LH(그리고 FSH) 분비 증가의 원인이 된다. 그러나 이것이 사람을 포함한 영장류에서는 원인이 되지 않는 듯하다.

사람에게서는, GnRH 분비 증가는 생식소호르몬에 비의존적으로 일어난다. 사람의 사춘기는 LH의 진동적 분비를 자극하는 GnRH의 분비 증가가 가능하도록 하는 시상하부의 변화 결과다. 원숭이 대상의 연구에서 밝혀진 바에 의하면, 사춘기가 시작되기 전에 GnRH의 분비는 신경전달물질 GABA를 방출하는 신경에 의해 억제된다. 반면에 사춘기에는 이러한 억제가 감소되어 있다. 연구에서는 키스펩틴에 의한 GnRH 신경세포의 자극이 사춘기 촉발에 필요함을 제안하고 있다. 시상하부에서의 이러한 변화와 다른 변화를 통하여, 뇌하수체전엽에서 증가한 LH(그리고 FSH) 분비는 사춘기의 원인이 되는 다른 내분비 변화를 일으킨다.

사춘기때 증가된 LH의 진동률에 의해 생식소는 증가한 양의 성스테로이드호로몬을 분비한다. 정소에서 테스토스테론의 증가와 난소에서 **에스트라디올-17β**(estradiol-17β, 여성호르몬 또는 **에스트로겐**의 주된 것)의 증가로 양쪽 성에서의 특징적 신체변화가 생성된다. 이러한 **이차성징**(secondary sex characteristics, 표 20.2와 20.3)은 사춘기 때 일어나는 호르몬 변화의 신체적 변화 징후이다.

예를 들면, 여아에서의 에스트라디올의 분비 증가는 뼈의 성장판 성장을 자극하여 키 크기 급등의 원인이 된다. 이것은 사춘기의 첫 신호이다. 또한 에스트라디올은 유방의 발달을 자극하며, 사춘기 시작후 좀 지나 평균 나이 11~13세에 **초경**(menarche), 즉 최초 월경

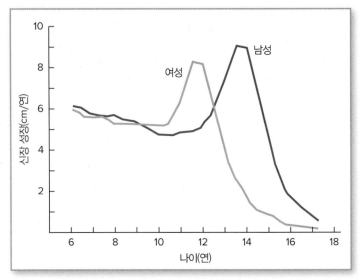

그림 20.10 성과 나이에 따른 성장. 사춘기 동안의 성장급등은 여성이 남성보다 이른 나이에 일어난다.

액 흐름의 진행을 자극한다. 남아에서의 테스토스테론 분비 증가는 음경과 정소의 성장 원인이 되고, 또한 남성의 대부분의 다른 이차성징의 발달을 촉진한다. 테스토스테론은 또한 남아의 신체 성장(성장판에서 테스토스테론을 에스트로겐으로 전환하여 수행)을 자극하나, 키 크기 급등은 여아에서보다 늦게 일어난다(그림 20.10). 남아는 테스토스테론의 자극에 의한 동화작용 촉진의 결과로 근육량의 35% 이상을 사춘기때 확보하게 된다.

사춘기 키 크기 급등은 생식소 스테로이드호르몬의 분비 증가가 뇌하수체에서의 성장호르몬 분비를 자극하는 효과에 의한 것이다. 또한 생식소호르몬이 파골세포와 조골세포(모골세포)의 활성에 영향을 미침에 의한다. 에스트로겐과 남성호르몬 둘다 사춘기때 골(뼈)의 양 증가를 자극하나 그 정도가 남성과 여성에서 다양한 차이가 있다. 테스토스테론은 골막에 새로운 골성분을 직접 더하도록 자극하여 골

표 20.2 | 이차성징 발생과 여성의 사춘기 동안에 일어나는 다른 변화

특징	최초 특징이 나타나는 나이	호르몬 자극
젖가슴이 나타남	8~13세	에스트로겐, 프로제스테론, 성장호르몬, 티록신, 인슐린, 코르티솔
음부 털	8~14세	부신성 남성호르몬
초경	10~16세	에스트로겐과 프로제스테론
겨드랑이 털	음부 털이 나타난지약 2년 후	부신성 남성호르몬
에크린 땀샘과 피지샘, 여드름(막힌 피지샘에서 형성)	겨드랑이 털이 자라는 시기와 거의 비슷	부신성 남성호르몬

표 20.3 | 이차성징 발생과 남성의 사춘기 동안에 일어나는 다른 변화

특징	최초 특징이 나타나는 나이	호르몬 자극
정소가 커짐	10~14세	테스토스테론, FSH, 성장호르몬
음부와 겨드랑이 털	10~15세	부신성 남성호르몬
신체 성장	11~16세	테스토스테론, 성장호르몬
음경의 성장	11~15세	테스토스테론
후두의 성장(낮은 목소리)	음경이 성장할 때	테스토스테론
안면 털	음경 털이 나기 시작한지 약 2년 후	테스토스테론
에크린 땀샘과 피지샘, 여드름(막힌 피지샘에서 형성)	안면과 겨드랑이 털이 자라는 시기와 거의 동일	테스토스테론

의 두께를 두껍게 한다. 직접적이고 간접적인 테스토스테론의 효과는 여성에 비하여 남성의 뼈가 두껍고 길게 하여 나이가 듦에 따라 여성보다 남성에서 골밀도가 천천히 감소하는 이유가 된다.

흥미롭게도, 남아와 여아의 치골과 겨드랑이 털의 자람은 사춘기 때 부신피질에서 분비되는 남성호르몬의 증가에 의해 일차적으로 자극된다. 뇌하수체-부신 축의 성숙은 뇌하수체-생식소 축에 의한 사춘기 변화와 구분된다.

월경의 시작은 일정 수준의 체지방을 필요로 하는데, 여러 증거상 백색지방조직에서 호르몬인 **렙틴**의 분비가 있어야 하기 때문이다(19장 19.2절). 렙틴 분비는 지방세포의 증가와 함께 증가하고, 렙틴은 시상하부신경세포에 의한 GnRH 생성 자극과 뇌하수체전엽에서의 LH 분비 자극을 통하여 사춘기 시작을 촉진한다. 사춘기가 시작되는 나이는 체지방량과 관련되어 있고 어린아이의 신체활동량 수준과 관련되어 있다. 초경의 평균 나이는 매우 활발한 신체활동을 하는 여아(15살)가 그렇지 않은 일반 여아(12.6살)에 비하여 늦다. 인생 후반부에, 매우 마르고 신체활동이 많은 여성의 경우는 불규칙한 월경 주기와 **무월경**(월경이 끝남) 증상을 가질 수 있다. 이것 역시 체지방의 양과 관련되어 있을 수 있다. 그러나 운동이 스트레스에 의한 GnRH와 생식소자극호르몬 분비 억제와는 독립적으로 작용한다는 증거가 있다. 무월경은 감정 스트레스와 정신적 스트레스에 반응하여 일어날 수 있다.

송과샘

인간의 생리학에서 **송과샘**(pineal gland)의 역할은 잘 밝혀져 있지 않다. 송과체는 뇌의 심부에 위치한 샘으로 아미노산 트립토판의 유도체로 호르몬인 **멜라토닌**(melatonin)을 분비한다(11장 그림 11.32 참조)

일부 척부동물의 송과샘은 환경 내의 빛을 직접적으로 감지하는 광수용체를 가진다. 포유동물의 송과샘에는 광수용체가 존재하지 않으나, 멜라토닌의 분비는 밤에는 증가하고 낮에는 감소한다. 포유동물에서 빛이 멜라토닌 분비를 억제하는 효과는 간접적인 것이다. 송과샘 분비는 상경부신경절에 기인하는 신경절후 교감신경세포에 의해 자극받는다. 결국 이들 신경세포의 활성은 망막을 때리는 빛에 의해 활성화되는 신경로에 의해 억제된다. 송과샘의 생리는 11장에서 논의하였다(그림 11.33 참조).

멜라토닌이 계절번식을 하는 포유류에서 뇌하수체-생식소 축에 영향을 준다는 실험적 증거는 풍부하다. 그러나 사람의 생리에서 멜라토닌의 조절 역할은 명확히 정립되어 있지 않다.

사람의 성반응

남녀에서 보통 4단계로 유사하게 나뉘어진다. 즉 흥분기, 흥분지속기(고원기), 절정기, 흥분해소기이다. **흥분기**(excitation phase, arousal)는 근 긴장(증가된 근 긴장)과 신체조직의 부풀음인 생식기 충혈(생식기관이 혈액에 의한 충혈)이 특징이다. 이는 남성보다는 여성에서 강하게 나타나지만, 결과적으로 남녀에서 유두가 발기한다. 음핵이 부풀고(음경의 발기와 유사함), 소음순이 2배 이상 부풀어 오른다. 질의 국부적 부풀음은 질액의 분비를 유도하여 질의 윤활을 생성한다. 생식기 충혈은 자궁이 눈에 띄게 부풀어지는 원인이 된다. 또한 수유를 하지 않는 여성의 유방도 부풀어진다.

흥분지속기(plateau phase) 동안에, 음핵이 부분적으로 소음순 뒤쪽으로 숨겨지는 이유는 음순에 혈액의 지속적 공급 확대에 의한 것이다. 유사하게 발기한 유두가 **유륜**(젖꼭지 둘레에 착색되어 있는 부분)의 지속적 부풀음으로 부분적으로 가려지게 된다. 질의 외부쪽으로 1/3 부위의 확연한 충혈에 의한 확대는 사람의 성반응 연구에 있어서 선구적 연구인 마스터스와 존슨(Masters and Johnson) 부부가 오르가슴대(orgasmic platform)라고 불렀다.

절정기(orgasm)는 단지 몇초간 지속되는데, 자궁과 질의 절정대가 몇 번 반복적으로 수축한다. 이것은 남성에서 사정이 진행될 때의 수축과 유사하다. 절정기 이후 **흥분해소기**(resolution phase)가 뒤따르는데 신체가 흥분전 상태로 되돌아간다. 여성에서는 아니고 남성에서는 절정기에 이어 **불응기**(refractory period)로 바로 들어가는데, 이 시기에 발기는 할 수 있으나 사정은 할 수 없다. 상대적으로 여성은 불응기가 없기 때문에 여러번 절정기를 가질 수 있다.

20.3 남성 생식계

정소의 간질내분비세포(라이디히세포)는 테스토스테론을 분비하는데 이 테스토스테론은 남성 부생식기관을 자극하여 남성 이차성징의 발달을 촉진하고 정자형성에 필요하다. LH는 라이디히세포를 자극하는 반면에 FSH는 세정관의 세르톨리세포를 자극한다.

정소는 정자형성이 진행되는 세정관과 테스토스테론을 분비하는 **간질내분비세포**(interstitial endocrine) 또는 **라이디히세포**(Leydig cells)

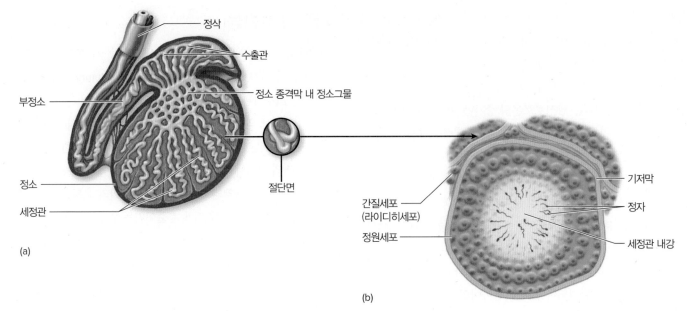

(a)

(b)

그림 20.11 세정관. (a) 정소의 시상단면. (b) 세정관의 횡단면. 기저막에 이웃한 정원세포가 있는 생식상피를 보여준다.

를 포함하는 간질조직의 두 부분으로 구성되어 있다(그림 20.11). 세정관은 성인 정소 무게의 약 90%를 차지한다. 간질조직은 결합조직의 얇은 망으로 세정관과 관 사이의 공간을 채우고 있다. 간질조직 내 가장 많이 차지하고 있는 세포는 라이디히세포이나 간질조직은 정자에 호르몬을 수송하는 혈관과 림프모세관이 많이 포함하고 있다.

남아에서는, 뇌하수체-생식소 축이 앞서 설명하였듯이 배아 시기에 일시적으로 활동하나 약 11살이 되기 전까지는 억제된다. 11살될 즈음에 FSH 분비가 증가하고 세정관을 자극함으로 정소의 부피가 증가한다. FSH의 세포수용체 단백질이 세정관에 독점적으로 위치하는데 **세르톨리세포**(Sertoli cells)에 제한되어 있다. LH 수용체 단백질은 간질의 라이디히세포에 독점적으로 위치한다. 라이디히세포에서 테스토스테론의 분비는 LH에 의해 자극되며 FSH에 의해서는 자극되지 않는다. 세정관 내 정자형성은 FSH에 의해 자극된다. 그러나 라이디히세포와 세르톨리세포의 조절에서 이 부분에 대하여 오해가 있을 수 있는데 이는 이 둘 간에는 복잡한 방법으로 상호작용하기 때문이다(그림 20.14).

생식소자극호르몬의 분비 조절

수컷동물에서의 거세는 즉각적인 FSH와 LH 분비의 증가를 가져온다. 이러한 현상은 정소에 의한 호르몬 분비가 생식소자극호르몬의 음성되먹임 조절이 있음을 잘 설명한다. 만약 테스토스테론을 거세한 동물에 주사하면, LH의 분비가 거세 전의 수준으로 되돌아온다. 이는 LH가 라이디히세포에서 테스토스테론의 분비를 자극하고 테

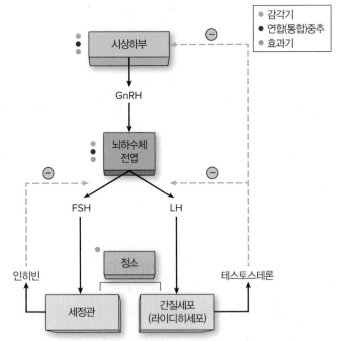

그림 20.12 뇌하수체전엽과 정소. 세정관은 FSH 작용 표적이다. 간질내분비(라이디히)세포는 LH 작용 표적이다. 라이디히세포에서 분비된 테스토스테론은 LH 분비를 억제한다. 세정관에서 분비된 인히빈은 FSH 분비를 억제한다.

스토스테론은 뇌하수체전엽에서 LH의 분비를 억제하는 음성되먹임의 고전적 예이다(그림 20.12).

그러나 LH 분비를 억제할 정도로 충분한 테스토스테론의 양은 거세 후 증가하는 FSH의 분비를 억제하는 데는 충분하지 않다. 세정관에서 생성되는 수용성(따라서 스테로이드라기보다는 펩타이드)산물이 FSH 분비를 특이적으로 억제한다. 세정관의 세르톨리세포에서

일차적으로 생성되는 이 호르몬은 **인히빈**(inhibin)이라 불린다(또한 인히빈은 난소의 과립세포에서 생성되어 호르몬으로 작용하고 난소의 측분비 조절자로 기능을 한다).

테스토스테론 유도체

테스토스테론은 앞에서 설명하였듯이 표적기관세포에서 5α-환원효소에 의해 다이하이드로테스토스테론(DHT)으로 전환될 수 있다. 즉, DHT은 다른 효소에 의해 다른 5α-환원 남성호르몬인 3α-디올(3α-diol)과 3β-디올(3β-diol)로 변할 수 있다(그림 20.13). 예를 들면, 전립샘과 피부세포에서 5α--환원효소가 작용하여 생성된 DHT는 이들 기관에서 남성호르몬 자극의 주가 된다.

다른 한편, 테스토스테론은 뇌에서 에스트라디올-17β로 전환된다. 비록 에스트라디올이 여성스테로이드로 조절 기능을 가지나, 에스트라디올은 정상적인 남성 생리에서 작용하는 화합물이다. 에스타리디올은 정소에서 **아로마타아제**(aromatase)라 불리는 효소에 의해 형성된다. 이 반응은 **방향족화**라 하는데 이 용어는 방향 탄소고리가 있음에 기인한다(2장 2.1절 참조).

포유류에서 수컷과 암컷 뇌 사이에 일정 차이가 있는 이러한 차이는 태아 정소에서 분비되는 테스토스테론에 의해 태아 발생시기에 형성된다. 모체의 난소에서 분비되는 에스트로겐은 숫태아 또는 암태아에서 생성되는 스테로이드결합단백질인 **α-페토프로테인**(alpha fetoprotein)에 결합하고 이로 모체 유래 에스트로겐이 뇌로 들어가

는 것을 방지한다. 그러나 숫태아 정소에서 분비되는 테스토스테론은 뇌로 들어갈 수 있고 아로마타아제에 의해 에스트라디올로 전환된다(그림 20.13). 이 전환은 테스토스테론이 뇌를 남성화하는데 필요하다. 에스트라디올은 보통 여성호르몬으로 인식되지만, 테스토스테론에서 유래한 에스타디올은 적어도 수컷 설치류에서 보이는 성행위, 영토권, 공격성을 생성하는 뇌의 남성화를 일으킨다.

성인 남성의 뇌신경세포에서 테스토스테론으로부터 유래한 에스타라디올은 테스토스테론이 LH 분비에 있어서의 음성되먹임 효과에도 참여를 한다. 정소 또한 소량의 에스트라디올을 생성하는데, 미성숙한 남성의 세르톨리세포와 성숙한 남성의 라이디히세포와 생식세포에 있는 아로마타아제 효소에 의한다. 비록 에스트라디올의 수용체가 정소와 부정소에 있더라도(짧게 논함), 정소 생식에 있어서 에스트라디올의 특이 기능은 논쟁이 지속되고 있다. 그러나 유전적으로 아로마타아제 결함이 있는 대부분의 남성은 골밀도가 낮은 상태이고 연골성장판을 가지며 큰 키를 가진다. 이러한 증상은 남자의 골격 조골세포 내에서 테스토스테론에서 유래한 에스트라디올이 그 중심적 역할을 함을 잘 입증하는 것이다.

테스토스테론 분비와 나이

테스토스테론과 인히빈의 음성되먹임 효과는 남성에서 생식소자극호르몬의 일정하게 상대적인 양을 유지(즉 비주기성)할 수 있도록 돕고, 결과적으로 정소에서 일정한 수준의 남성호르몬이 분비된다. 이는 여성에서 생식소자극호르몬과 난소 스테로이드가 주기적으로 분비하는 것과는 상대적인 것이다. 여성은 폐경기 동안에 성스테로이드의 분비가 급격히 중단되는 것을 경험한다. 이와는 반대로, 남성에서의 남성호르몬 분비는 점진적으로 감소하며 그 폭은 개인에 따라 매우 다양하다. 정소 기능에서 나이에 관련된 변화의 원인은 현재 잘 밝혀져 있지 않다. 테스토스테론 분비의 감소는 생식소자극호르몬 분비 감소에 의한 것은 아닌데, 실질적으로 혈중 생식소자극호르몬 수준은 테스토스테론 수준이 감소하는 시기에 증가하기 때문이다(음성되먹임이 줄어들기 때문임). 이러한 테스토스테론의 감소가 라이디히세포가 LH 자극에 반응하는 것이 무뎌지기 때문으로 제안되고 있다.

테스토스테론 수준의 감소는 20세 이후에 남성에게서 서서히 감소하여, 일반적으로 생식소기능저하 상태(혈중 테스토스테론 수준이 320 ng/dL 미만으로 정의)는 약 70세에 이르러 나타난다. 나이 이외의 혈중 테스토스테론 양 감소의 원인으로는 신체활동 부족, 비만, 약물 남용을 들 수 있다. 낮은 테스토스테론 수준은 근육과 골밀도의 감소와 연계되어 있고 성욕 저하와 관련되어 있다.

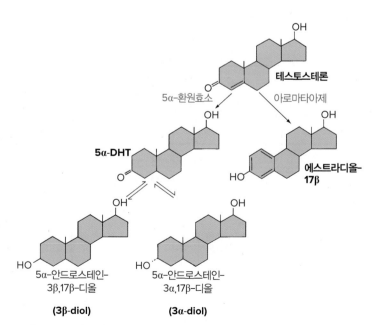

그림 20.13 테스토스테론 파생물. 정소의 간질내분비(라이디히)세포에서 분비된 테스토스테론은 뇌와 다른 다른 표적기관에서 활성 대사체로 전환될 수 있다. 이들 활성 대사체에는 DHT와 다른 5α-환원 남성호르몬과 에스트로겐 등이 있다.

표 20.4 | 남성에서 남성호르몬의 작용

부문	작용
성 결정	볼프관의 부정소, 수정관, 정낭, 사정관으로의 발생과 성장
	비뇨생식동이 전립샘으로 발생
	남성의 외부생식기 발생(음경과 음낭)
정자형성	사춘기 때: 감수분열의 완결과 정세포의 조기성숙
	사춘기 이후: 정자형성 유지
이차성징	부생식기관의 성장과 유지
	음경의 성장
	얼굴과 겨드랑이털 성장
	신체의 성장
동화 효과	단백질 합성과 근육 성장
	뼈의 성장
	다른 기관(후두 포함) 성장
	적혈구형성

정소의 내분비기능

테스토스테론은 단연코 성인 정소에서 분비되는 주된 남성호르몬이다. 이 호르몬과 대사체(5α-환원 남성호르몬)는 남성의 사춘기와 관련된 신체변화의 시작과 유지에 직결되어 있다. 때때로 남성호르몬을 **동화 스테로이드**(anabolic steroids)라 부르는 이유는 근육과 다른 구조체(표 20.4)의 성장을 이끄는 **동화 작용**(합성 작용, 19장 19.1절)을 자극하기 때문이다. 사춘기 동안에 증가된 테스토스테론 분비는 정낭과 전립샘을 일차적으로 하여 부생식기관의 성장에도 필요하다. 거세를 통하여 남성호르몬을 제거하면 이들 기관은 위축된다.

남성호르몬은 후두의 성장을 촉진하고(목소리가 저음이 되는 원인), 헤모글로빈 합성을 촉진하고(남성이 여성에 비하여 상대적으로 높은 헤모글로빈 수준을 가짐), 골 성장을 촉진한다. 그러나 골 성장에서 남성호르몬의 효과는 자기제어방식인데, 이는 골 성장이 결국 성장판 닫힘과 골의 더 이상 성장을 방지하기 위해 성장판 내 연골을 골로 치환하는 것이기 때문이다.

비록 남성호르몬이 정소의 주된 내분비 산물이지만 세르톨리세포, 라이디히세포, 발생 중인 정세포가 에스트라디올을 분비한다는 증거가 있다. 게다가 에스트라디올 수용체가 세르톨리세포와 라이디히세포에서 발견될 뿐만이 아니라 남성 생식관(수출관과 부정소)과 부생식기관(전립샘과 정낭) 내강을 감싸는 세포에 분포한다. 또한 에스트로겐수용체는 사람을 포함한 많은 종에서 발생중인 정세포(정모세포와 정세포)에 분포한다. 이는 정자형성에서 에스트로겐의 기능이 있음을 의미한다. 또한 에스트로겐수용체 유전자가 없는 유전자 제거 생쥐는 불임이다(3장). 게다가, 선천적으로 아로마타아제(남성호르몬을 에스트로겐으로 전환하는 효소, 그림 20.13)가 결핍된 남성 또한 불임이다.

발생 중인 정자세포는 에스트로겐을 생성하기 위한 아로마타아제를 함유하고 있어(그림 20.13), 이 호르몬을 통하여 그 환경을 조절한다는 가능성을 알 수 있다. 정소망과 수출관을 통하여 지나가는 성숙된 정자도 에스트라디올을 생성할 수 있다. 이러한 능력은 부정소 꼬리에 도달하면 상실된다. 수출관에는 에스트로겐수용체가 많기 때문에, 내강 내 정자에 의해 전달된 에스트로겐은 용액의 재흡수와 같은 수출관의 기능을 조절하는 것을 돕는다.

측분비 조절자로 국부적으로 생성된 에스트라디올은 이전에는 남성호르몬에 의한 것으로 이야기되었던 남성에서의 수많은 효과와 관련되어 있다. 예를 들면, 앞에서 설명했듯이 뇌에서의 음성되먹임 조절 관련 테스토스테론이 에스트라디올로 전환되는 것은 중요하다. 또한 에스트로겐은 연골 성장판의 닫힘과 연관된 것 같다. 이는 에스트로겐을 생성할 능력이 부족한 남성 또는 에스트로겐수용체가 결핍된 남성은(유전적 결핍에 의한 것으로 최근에 밝혀짐) 성장판이 계속 남아 있어 지속적인 성장을 한다는 사실이 밝혀지면서 제기되었다.

정소의 두 구획은 서로 측분비를 이용하여 상호작용한다(그림 20.14). 측분비조절은 기관 내 조직 간에 일어나는 화학적 조절을 의미한다(11장 11.7절). 예를 들면, 라이디히세포 유래 테스토스테론은 세정관에서 정자형성에 필요한 다른 활성형 남성호르몬으로 대사된다. 세정관 역시 라이디히세포 기능에 영향을 미치는 측분비 조절자를 분비한다.

FSH에 반응한 세르톨리세포에서 분비된 인히빈은 라히디히세포의 LH에 대한 반응을 용이하게 하여 분비하는 테스토스테론의 양이

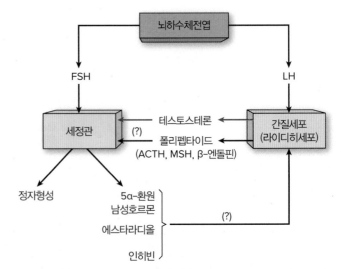

그림 20.14 정소의 구 구역 간의 상호작용. 간질내분비(라이디히)세포에 의해 분비된 테스토스테론은 세정관에서 정자형성을 자극한다. 또한 라이디히세포는 ACTH, MSH, β-엔돌핀을 분비한다. 세정관에 의한 인히빈의 분비는 라이디히세포의 LH 자극에 대한 민감도에 영향을 미친다.

증가한다. 게다가, 라이디히세포는 뇌하수체와 뇌와 관련된 ACTH, MSH, β-엔돌핀 등의 폴리펩타이드계를 생성할 수 있다. 실험 결과 ACTH와 MSH는 세르톨리세포 기능을 자극하는 반면에, β-엔돌핀은 세르톨리 기능을 억제할 수 있다는 것이 증명되었다. 이들 정소의 두 부분 간에 용이성 높은 측분비 상호작용의 생리학적 중요성은 아직 잘 밝혀져 있지 않다.

정자형성

초기 배아 발생 시기에 난황낭으로부터 이동하여 정소로 이동하는 생식세포는 **정원세포**(spermatogonia)라 불리는 정자형성 줄기세포가 된다. 줄기세포인 정원세포는 세정관의 외부테두리 기적막 바로 다음 부분에 위치하여 간질조직 내 혈관에 가장 근접할 수 있는 위치에 있게 된다. 정원세포는 이배체세포(46개의 염색체를 가짐)로 **감수분열** 과정을 통하여 성숙한 반수체 배우자가 된다. 감수분열 단계는 3장의 그림 3.30에 요약하였다.

감수분열은 2회에 걸친 핵분열을 진행한다(그림 3.30 참조). 이 과정의 첫 번째 부분에서, 복제된 DNA 상동염색체는 두 딸세포로 나뉘어 간다. 따라서 각 딸세포는 각 상동염색체 쌍 중 하나만을 함유하게 됨으로, 처음 감수분열의 결과 23개의 염색체를 함유하게 되고 반수체이다. 그러나 이 단계에서 23개의 염색체 각각은 두 가닥의 동일한 DNA(**염색분체**)를 함유하고 있다. 두 번째 감수분열 동안, 이들 염색분체는 딸세포로 나뉘어 가게 된다. 한 이배체 정모세포는 4개의 반수체 세포를 생성한다(그림 20.15).

실제로, 약 1,000에서 2,000개의 줄기세포가 난황낭에서 배아 정소로 이동한다. 성체시기 전체를 통하여 수백만 개의 정자를 생성하기 위해서, 이들 정원세포는 체세포분열을 통하여 각각 증식해야 하고 그 딸세포가 **일차 정모세포**(primary spermatocyte)로 되어 감수분열을 수행한다(그림 20.15). 이렇게 하여, 정자형성은 정원세포 수의 감소없이 지속적으로 일어날 수 있게 된다. 남성의 세정관은 정상적으로 매일 적어도 3억 개의 정자를 생산한다.

이배체 일차 정모세포가 일차 감수분열을 완성하면(말기 I), 두 개의 반수체 딸세포가 생성되고 이는 **이차 정모세포**(secondary spermatocytes)라 불린다. 이차 감수분열 말에, 두 이차 정모세포 각각은 2개의 반수체 **정세포**(spermatid)를 생성한다. 따라서 한 개의 일차 정모세포는 4개의 정세포를 생성한다.

정자형성의 순차적 진행은 세정관 벽의 세포배열상에 잘 나타난다. 정원세포와 일차 정모세포는 세정관의 바깥쪽에 위치하는 반면, 정세포와 성숙한 정자는 세정관 내강쪽에 위치한다.

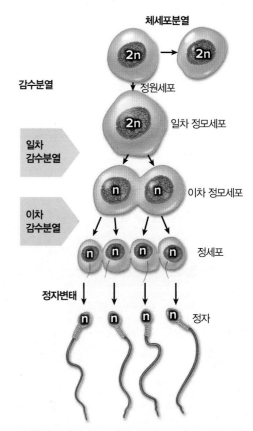

그림 20.15 정자형성. 정원세포는 체세포분열로 재생하고 감수분열을 약속한 딸세포를 생성한다. 감수분열을 약속한 세포는 일차 정모세포라 한다. 일차 감수분열로 형성된 딸세포는 이차 정모세포라 불린다. 이차 정모세포가 이차 감수분열을 완수하여 정세포를 형성한다. 1개의 일차 정모세포의 감수분열로 형성된 4개의 정세포는 서로 연결되어 있다는 것에 주의를 기울여야 한다. 각 정세포는 성숙한 정자를 형성한다(2n = 이배체, 1n = 반수체).

이차 감수분열이 끝날 즈음에, 한 개의 일차 정모세포의 감수분열로 생성된 4개의 정세포는 각 분열이 끝났어도 세포질이 서로 완전히 떨어지지 않아 서로 연결되어 있다. 서로 연결된 정세포의 **정자변태**(spermiogenesis)라 불리는 과정을 통하여 성숙한 **정자**(spermatozoa, 단수는 spermatozoon)가 되면서 세르톨리세포가 관여하여 떨어진다.

정자변태 동안에 DNA 상의 히스톤단백질이 **프로타민**이라 불리는 단백질로 치환된다. 프로타민은 정자에 특이적으로 염색질의 엄청난 응축을 유도한다. 이러한 염색질의 정자 특유 구조는 정자변태 동안 정자 핵 모양의 변화를 이끈다. 염색질의 응축과 핵 모양의 변화에 이어 편모의 발생, 세르톨리세포에 의한 생식세포 세포질의 제거, **첨체**(소화효소가 축적된 모자와 같은 구조, 그림 2.18 참조)의 출현이 일어난다. 정자변태 끝자락에, 정자는 세정관의 강으로 풀려난다. 하나의 세정관 내에서 주어진 매 시간에 10% 미만의 정자가 풀려나고, 나머지 다른 부분에서도 정자형성이 진행되고 끝나면 정자가 지속적으로 세정관 강 내로 풀려난다. 이는 정자형성의 서로 다른 단계가 세정관을 따라 규칙적으로 반복되기 때문이다.

세르톨리세포

비생식세포인 세르톨리세포는 기저막 상에 있고 각 세정관의 표면 주변에 밀착연접으로 세르톨리세포 간에 서로 연결되어 있다. 이렇게 **혈액–정소 장벽**(blood-testis barrier)을 구성한다. 이로 혈액에서

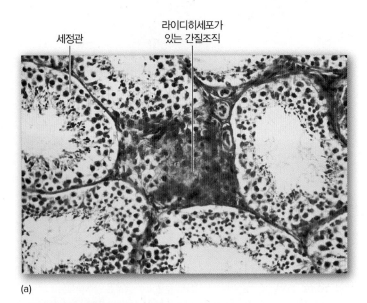

(a)

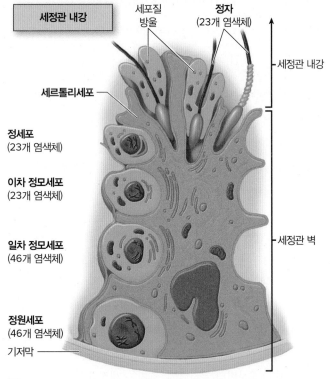

(b)

그림 20.16 세정관의 현미경사진과 모식도. (a) 세정관의 횡단면이고 간질조직으로 둘러싸인 것을 잘 보여준다. (b) 정자형성 단계가 세정관의 생식상피 상에 표시되어 있다. 세르톨리세포와 발달 중인 정자 사이의 관계를 볼 수 있다. (a) ©Biophoto Associates/Science Source

유래하는 분자는 생식세포로 들어가기 전에 세르톨리세포의 세포막을 통과해야만 한다. 유사하게, 이 장벽은 발생하는 정자 내 항원으로 면역계가 인식하는 것을 막아 자가면역으로 인한 정자의 파괴를 막는다.

세르톨리세포의 세포질은 기저막쪽에서 세정관의 내강쪽으로 넓게 분포한다. 세르톨리세포의 모양은 매우 복잡한데 이는 발생하고 있는 생식세포를 컵-모양으로 돌출시켜 감싸고 있기 때문이다. 예를 들면, 정원세포는 이웃한 두 세르톨리세포 사이의 기저막에 근접하게 위치한다. 다른 발생중인 정모세포와 정세포는 세르톨리세포의 세포질에 둘러싸여 있다(그림 20.16b). 세르톨리세포 사이에 발생하는 생식세포가 없는 곳은, 밀착연접이 형성되고 깨지고 재형성하면서 발생하는 정자가 내강쪽으로 이동한 곳이다.

이와 함께 세르톨리세포는 또 다른 지작으로 세정관을 하나의 면역적 특별격리장소로 만드는데 도움을 준다. 15장에서 설명하였듯이, 세르톨리세포는 **FAS 리간드**(FAS ligand)를 생성하는데 이 FAS 리간드는 T 림프구의 표면상에 있는 FAS 수용체에 결합한다. 이는 T 림프구의 세포예정사(세포자살)를 추친하고 면역공격으로부터 발생하는 정자에 대한 공격을 방어하는 것을 돕는다. 정소의 생식세포를 면역공격으로부터 보호하는 것은 T 림프구수용체와 상호작용하는 MHC 클래스-1 분자 또는 MHC 클래스-2 분자가 일반적으로 결여됨에 의한다(15장 그림 15.14 참조).

정자변태 과정에서(정세포가 정자로 전환), 대부분의 정세포 세포질은 제거된다. 이는 정세포 세포질의 잔여체를 세르톨리세포에 의한 식세포 작용으로 일어난다(그림 20.17). 잔여체의 식 작용은 조절물질을 생식세포에서 세르톨리세포로 이전하는 계기가 된다. 즉 세르톨리세포는 생식세포가 필요로 하는 분자를 준비한다. 예를 들어, 감수분열 동안에 생식세포의 X염색체는 불활성화 상태인 것으로 알려져 있고, 이 염색체는 꼭 필요한 많은 분자를 함유하고 있어서, 이

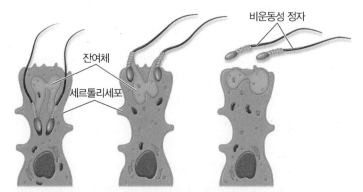

그림 2.17 정세포가 정자로의 변태 과정. 정세포가 정자로 발달할 때, 대부분의 세포질이 잔여체로 떨어져 나가고 둘러싸고 있는 세르톨리세포 세포질로 섭취된다.

들 분자가 이 기간동안에 세르톨리세포에 의해 준비되는 것으로 생각되고 있다.

세르톨리세포는 **남성호르몬-결합단백질**(androgen-binding protein, ABP)이라 불리는 단백질을 세정관의 내강으로 분비한다. 이 단백질의 이름이 암시하듯이, 이 단백질은 테스토스테론과 결합하여 세정관 내에 농축하여 농도를 높인다. ABP의 생성은 FSH에 의해 자극받고, FSH 수용체는 세르톨리세포에만 위치한다. 따라서 FSH의 모든 효과는 세르톨리세포를 매개해야만 한다. 이 효과는 ABP 생성, FSH 유도에 의한 정자형성 자극, 정소 내 세르톨리세포와 라이디히세포 간의 측분비 상호작용을 포함한다.

정자변태가 마무리될 때, 정자는 세정관의 내강으로 들어간다. 정자(그림 20.18)는 DNA를 함유한 핵과 이 위를 덮고 있는 **첨체**로 알려진 모자(20.6절 그림 20.38 참조)로 구성된 **머리**와 편모 꼬리를 포함한다. 편모는 **축삭**(axoneme)이라 부르는 특이한 9+2 미세소관 구조를 가진다. 축삭은 편모 전체에 걸쳐 있고 이는 축삭을 감싸는 미토콘드리아와 섬유성 수초로 둘러싸인 **중편**(midpiece)과, 축삭이 섬유성 수초로만 둘러싸인 **주편**(principal piece), 축삭만 있는 **말편**(end piece)으로 구분할 수 있다. 세정관 내 정자는 운동능력이 없다. 운동능력은 정소에서 나간 후 부정소에서 얻어 편모운동을 할 수 있게 된다.

정자형성의 호르몬 조절

일차 정모세포의 형성과 일차 감수분열 초기 전기 I로 진입은 배아 발생동안에 시작되나, 정자형성은 테스토스테론의 분비가 증가하는 사춘기가 될 때까지 억제된다. 테스토스테론은 감수분열을 완료함과 정세포 성숙의 초기 단계에 필요하다. 이 효과는 테스토스테론에 의해 직접적으로 생성되는 것이 아니라 세정관 내에서 테스토스테론에서 유래한 분자(앞에서 언급했듯이 5α-환원 남성호르몬과 에스트로겐)에 의한다. 또한 정소는 매우 다양한 측분비 조절자(형질전환 성장인자, 인슐린-유사 성장인자-1, 인히빈 등)를 생성하여 정자형성 조절을 돕는다.

LH 자극 하에서 간질내분비세포(라이디히세포)에 의해 분비되는 테스토스테론은 세정관의 정자형성에서 측분비조절자로 작용한다. 테스토스테론은 사춘기에 정자형성을 시작할 수 있고, 성인 정소에서 정자형성을 유지할 수 있다. 앞에서 언급했듯이, 정소에서 생성된 에스트로겐도 아직 그 역할이 잘 이해되지는 않았으나 정자형성에 필요로 한다.

놀랍게도, FSH는 정자형성에서 절대적으로 필요한 것이 아니라는 것이 FSH 수용체 돌연변이 또는 기능상실인 남성에게서 밝혀졌다. LH 자극에 의한 테스토스테론 분비는 정자형성을 촉진하는 반

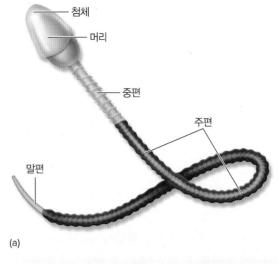

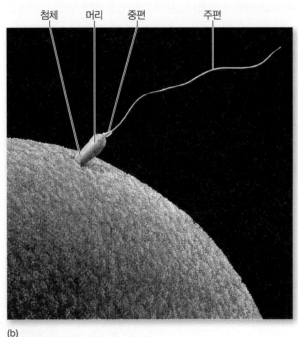

그림 2.18 사람의 정자. (a) 모식도, (b) 난자와 접하고 있는 정자의 주사전자형미경 사진을 볼수 있다. (b) ©F. Leroy/SPL/Science Source

면 FSH는 그 효과를 증가시킬 뿐이다. 앞에서 언급했듯이, FSH 수용체는 세르톨리세포에 위치하고 있어서 FSH는 세르톨리세포가 남성호르몬-결합단백질과 인히빈을 생성하도록 자극한다. 갓난 사내아이는 성체시기의 약 10%에 해당하는 세르톨리세포를 가지는데, 사춘기에 접어들면서 성인에게서 발견되는 수로 증가한다. FSH는 테스토스테론과 함께 작용하여 세르톨리세포의 증식을 촉진하다. FSH가 없는 경우에도 정자형성이 진행되나 사춘기 시작 한참 후에 일어난다.

이와 유사하게, 성인 정소에서 정자형성의 유지는 테스토스테론만이 필요하다. 그러나 FSH는 가장 왕성한 정자 생성에 필요시되어

아마도 적합한 생식이 됨에 필요한 것으로 인식되고 있다. 따라서 FSH를 차단하는 가설적인 남성피임제는 임신 확률을 줄일 수는 있으나 막지는 못한다. FSH의 지원을 받는 테스토스테론의 정자형성 향상은 세르톨리세포에 의한 측분비조절자의 분비에 의한 것으로 받아들여지고 있다.

남성 부생식기관

세정관 양끝은 **정소망**(rete testis)으로 불리는 관망에 연결되어 있다 (그림 20.11 참조). 정자와 세정관 분비물은 정소의 이 부분, 즉 정소망으로 이동하고 **수출관**을 통하여 **부정소**(epididymis, 복수형은 epididymides)로 이동한다. 부정소는 매우 빽빽하게 꼬여있는 구조체로 쭉 펴면 약 5미터(16피트) 길이의 관이 특이 유형으로 꼬여 있다. 정자는 부정소 머리로 들어가고 꼬리로 이동하여 단일 관인 **수정관**(ductus deferens 또는 vas deferens)으로 넘어간다.

부정소 두부로 들어간 정자는 운동능력이 없다. 이는 중탄산염의 재흡수와 ATPase 펌프에 의한 수소이온의 능동적 분비에 의한 부정소관액과 수정관액의 pH가 낮은 것이 한 원인이 된다. 부정소를 통과하는 동안, 정자는 성숙과정을 거치게 되어 pH와 온도의 변화에

보다 튼튼하게 만들어진다. pH는 사정동안에 염기성 전립샘액에 의해 중화됨으로 여성의 생식수관에서 일정시간을 지내면 정자는 온전한 운동을 하고 난자를 수정할 수 있는 능력을 갖게 된다. 반면, 세정관에서 획득한 정자는 난자를 수정할 수 없다. 부정소는 정자 성숙 장소로 역할을 하고 사정 전에 정자를 저장하는 저장소로 역할을 한다.

수정관은 부정소로부터 정낭이 있는 골반강으로 정자를 수송한다. 이후 **정낭**(seminal vesicles)은 분비물을 분비하여 관에 더한다. 이 지점에서 수정관은 **사정관**(ejaculatory duct)이 된다. 그러나 사정관은 약 2 cm로 짧고 바로 **전립샘**(prostate)으로 들어가 전립샘의 요도(urethra)에 바로 접목된다. 전립샘은 전립샘의 요도에 있는 수많은 벽공을 통하여 분비물을 더함으로 **정액**으로 알려진 액체를 형성한다(그림 20.19).

정낭과 전립샘은 남성호르몬-의존 부생식기관으로, 만약 거세를 통하여 테스토스테론을 없애면 이들 기관은 위축된다. 정낭은 정자의 에너지원으로 사용되는 과당을 함유하는 액체를 분비한다. 이 분비되는 용액은 정액 부피의 약 60%를 차지한다. 전립샘에서 분비되는 용액은 구연산(시트르산), 칼슘, **베시쿨라제**(vesculase)로 불리는 효소를 포함한다. 베시쿨라제는 정액이 사정된 후 정낭에서 분비된 단백질에 작용하여 정액을 응고시킨다. 후에 **피브리노라이신**

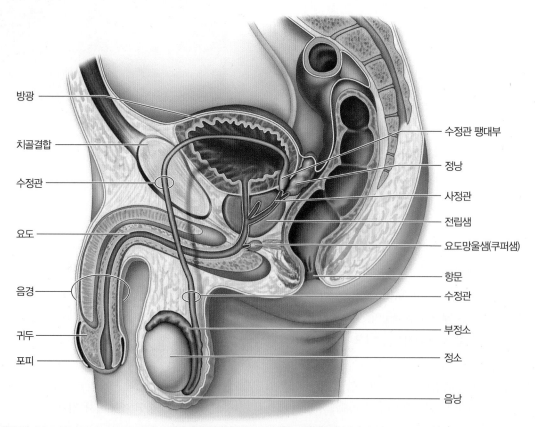

방광
치골결합
수정관
요도
음경
귀두
포피

수정관 팽대부
정낭
사정관
전립샘
요도망울샘(쿠퍼샘)
항문
수정관
부정소
정소
음낭

그림 20.19 남성 생식계 기관. 보여주고 있는 남성기관은 시상면상이다.

(fibrinolysin)의 가수분해 작용으로 응고된 정액을 다시 액화시킴으로 정자가 자유롭게 된다.

발기, 배출, 사정

음경 크기와 굵기의 증가가 수반되는 **발기**(erection)는 음경의 발기조직 내로 혈액이 흘러들어간 결과로 이루어진다. 이 발기조직은 음경의 등쪽면에 위치한 2쌍의 구조체인 **음경 해면체**와 배쪽면에 위치한 쌍을 이루지 않은 한 개의 **요도 해면체**이다(그림 20.20). 요도는 해면체 사이에 위치한다. 발기조직은 음경 끝쪽까지 뻗어 있는 것은 아니나 음경의 종축으로 뻗어 있다.

발기는 부교감신경의 축삭말단에서 음경 해면체로 분비하는 산화질소(NO)에 의해 생성된다. 추가적인 NO는 음경 해면체의 내상피세포에서 분비되는 것과 음경의 동맥의 내상피세포에서 분비되는 것이다. NO는 평활근세포로 들어가서 구아닐산고리화효소(guanylate cyclase)의 아단위체 내 헴철(heme Fe^{2+})에 결합한다. 이로 이 효소가 활성화되어 GTP를 고리형 GMP(cGMP)로 전환하고 원형질막 내 Ca^{2+} 통로를 닫는다(그림 20.21). 세포 내 Ca^{2+} 감소는 결과적으로 음경 해면체의 평활근이 이완되고 얇은 혈관이 확장되는 원인에 따라 음경 해면체에 혈액으로 가득차게 된다. 음경 해면체 내 혈압이 증가함에 따라서 음경이 부풀어 오르고 정맥유출이 막히게 되어 발기가 유지됨을 돕는다.

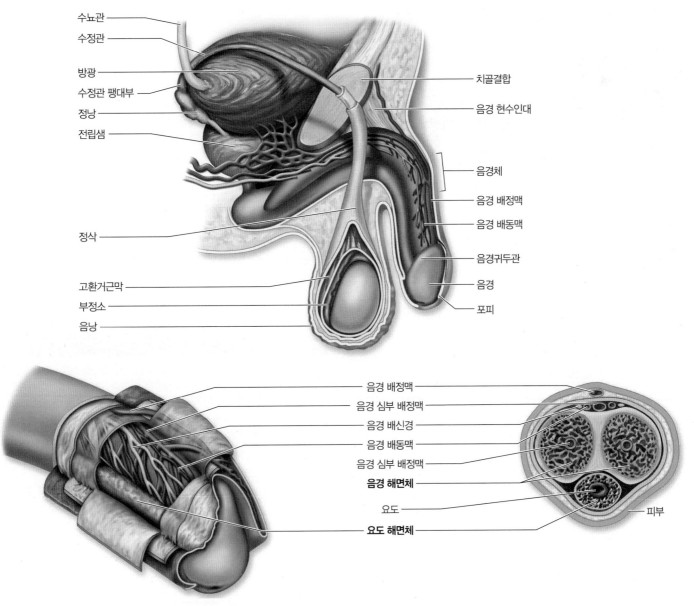

그림 20.20 음경의 구조. 발기조직의 부착, 혈관과 신경 공급, 배열로 종단면상과 횡단면상이다.

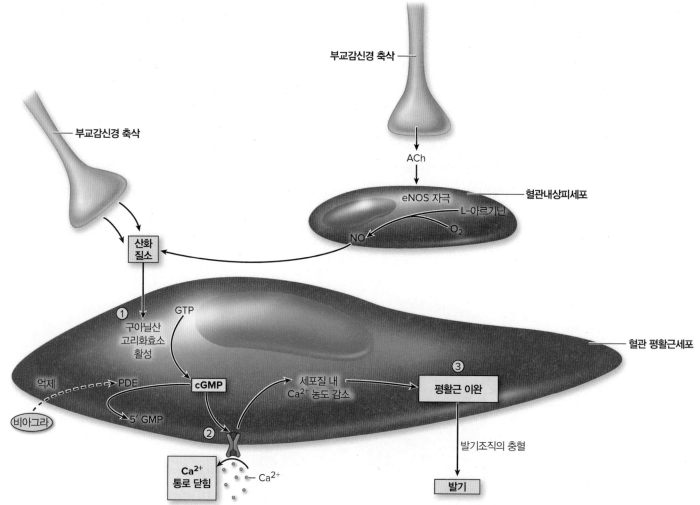

그림 20.21 음경 발기에서 산화질소의 역할. 산화질소는 음경 내 부교감신경 축삭에서 분비되며, 또한 음경 혈관 내상피에서 측분비조절자로 생성된다. (1) 산화질소는 고리형GMP(cGMP)를 생성하는 구아닐산고리화효소를 활성화한다. (2) cGMP는 혈관 평활근세포 원형질막 Ca²⁺ 통로를 닫히게 한다. (3) 이로 평활근세포이 이완하여 음경 내 혈관확장과 발기조직이 충혈한다. 비아그라와 유사한 약은 cGMP를 깨는 촉매효소인 포스포디에스터라아제(PDE)의 억제제로 cGMP의 발기 능력 촉진 가능성을 증가시킨다.

배출(emission)이라는 용어는 정액이 요도로 이동하는 것을 말하고, **사정**(ejaculation)은 정액을 음경의 요도로부터 강제적으로 방출하는 것을 의미한다. 배출과 사정은 교감신경에 의해 자극받는다. 이는 세관계의 연동수축, 정낭과 전립샘의 수축, 음경의 기저부 근육의 수축 원인이다. 따라서 남성의 성 기능은 부교감신경계와 교감신경계의 상승작용을 필요로 한다(발기와 사정, 각각에 해당함).

발기는 중추신경계의 두 부분, 즉 뇌의 시상하부와 척수의 천골부분에 의해 조절된다. 대뇌피질에서 기인한 의식적 성적 사고는 시상하부를 통하여 천골부분을 조절하도록 작용한다. 이로 부교감신경의 혈관 확장과 음경의 발기를 촉진하는 작용이 증가된다. 그러나 의식적 성적 사고는 발기에 필요하지 않다. 이는 음경의 감각 자극이 직접적으로 척수의 천골부분에 작용할 수 있고 이것이 발기의 원인이 되기 때문이다.

🫀 임상적용

발기부전(erectile dysfunction)은 성교하기에 충분한 발기와 유지를 할 수 없는 증상이다. 이는 심장병, 전립샘 비대증, 죽상경화증, 대사증후군, 우울증과 스트레스와 같은 정신적 문제와 같은 생리적 문제에 의한 것이다. 발기는 산화질소(NO)를 필요로 하는데 앞에서 설명하였듯이 산화질소가 평활근 내 구아닐산고리화효소를 활성화하여 cGMP의 양을 증가시킨다(그림 20.21). **실테나필**(Sildenafil, 비아그라)과 **타달라필**(Tadalafil, 시알리스)은 cGMP를 분해하는 포스포디에스터라아제(phosphodiesterase, PDE) 효소를 억제한다. 음경의 포스포디에스터라아제 중 가장 많은 PDE-5 동종효소를 특이적으로 억제하고, 증가한 cGMP는 발기를 촉진한다. 이 약은 시스템 수준의 혈압에는 영향이 없으나 국소적인 혈관 확장을 일으켜 두통, 홍조, 코막힘과 같은 부작용이 생길 수 있다.

남자의 생식력

매 사정시 정액의 대략적인 양은 1.5 mL에서 5 mL이다. 이 액의 대부분(45%에서 80%)은 정낭에서 생성되고 15%에서 30%는 전립샘에서 생성된다. 사정액의 1 mL에 보통 6천만에서 1억5천만 개의 정자가 들어 있다. 정상적인 사람의 정액량은 표 20.5에 요약하여 두었다.

정자 수가 mL당 약 2천만 개 미만인 경우는 **희소정자증**(oligospermia)이라 하고 생식력 감소와 관련되어 있다. 사정된 전체 정자의 수가 4천만 개 미만인 경우는 임상적으로 유의하게 남성 불임이다. 희소정자증은 아마도 사우나나 열관에서 전달된 열, 다양한 의약품, 납과 비소중독, 불법마약(마리화나, 코카인, 동화스테로이드 등)을 포함한 다양한 원인에 의해 발병한다. 이 증상은 일시적이거나 영구적일 수도 있다.

콘돔(condoms)을 사용하는 것은 남성 피임에서 가장 널리 사용되는 가역적 방법이다. 여성의 피임약(20.5절)과 유사하게 호르몬을 이용한 남성 피임은 FSH와 LH를 억제하기 위하여 남성호르몬을 이용하는 것이고 가끔 프로제스테론을 이용하기도 한다. 비록 이 방법이 정자형성을 불임 수준으로 감소시키지만 그 부작용 때문에 보편화되는 것은 어렵다. 남성의 가역적 피임방법에 대한 연구는 계속 진행되고 있다. 예를 들면, 생쥐를 이용한 최근 연구에서 **칼시뉴린**(칼슘을 매개로 활성화되는 조절 분자)이 부정소에서 정자가 운동할 수 있도록 함에 필요한 정자 특이적인 것으로 밝혀졌다. 칼시뉴린을 억제하면, 정자가 난자를 수정시킬 수 없다. 가역적 방법의 남성 피임제의 개발에서 다른 가능성은 약이 아니라 **바살젤**로 알려진 젤 유형제로 이것을 수정관에 주입하면 플러그를 형성하여 정자 이동을 막는다. 이 젤은 이후 녹여 낼 수 있어 가역적인 피임이 된다.

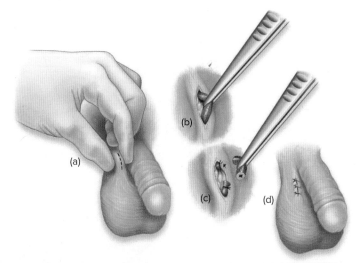

그림 20.22 정관절제술. 이 외과적 과정에서 수정관의 일부가 음낭 절개를 통하여 제거된다.

가장 흔하게 사용되는 남성 피임법 중의 하나는 **정관절제술**(vasectomy)이라 불리는 수술적 방법이다(그림 20.22). 이 과정에서, 각각의 수정관을 자르고 묶는데, 어떤 경우에서는 관이나 유사 기구를 삽입하기도 한다. 정관절제술은 정자 수송을 억제하나 간질내분비세포인 라이디히세포에서 테스토스테론의 분비를 직접적으로 영향을 주지 않는다. 정자형성은 계속되나 정자가 정소에서 빠져나오지 못하게 된다. 결과적으로 정자는 세정관, 부정소, 수정관에 형성된 움에 싸인다. 이 움은 염증이 진행되는 곳으로 정자는 식세포 작용으로 제거되고 면역계에 의해 파괴된다. 이로 정관수술을 한 사람의 약 70%에서 항정자항체가 발병한다. 이들 항체는 정자에 자가면역적 해를 끼치는 원인이 되지는 않으나 정관수술의 가역성과 생식력을 회복하는 가능성을 현저히 감소시킨다.

표 20.5 | 정자 분석

특징	참고값
사정량	1.5~5.0 mL
정자 수	40~250백만/mL
정자 활동성	
움직이는 정자 비율:	
사정후 1시간	70% 이상
사정후 3시간	60% 이상
백혈구 수	0~2,000/mL
pH	7.2~7.8
과당 농도	150~600 mg/100 mL

출처: Modified from Glasser, L., "Seminal Fluid and Subfertility," *Diagnostic Medicine*, July/August 1981, p. 28. Other sources provide slightly different ranges.

20.4 여성 생식계

몇몇 난포가 난소주기 동안에 성숙하고, 난포 속이 있는 난자는 이차 감수분열의 중기로 진척한다. 배란 때, 보통 한 개의 이차 난모세포가 난소에서 방출된다. 그리고 빈 난포는 황체가 되나 비생식주기 끝의 경우에는 퇴화한다.

크기와 모양이 큰 아몬드와 유사한 두 개의 난소(그림 20.23)가 골반대에서 시작하는 인대에 매달려 있다. **수란관**(uterine tubes 또는

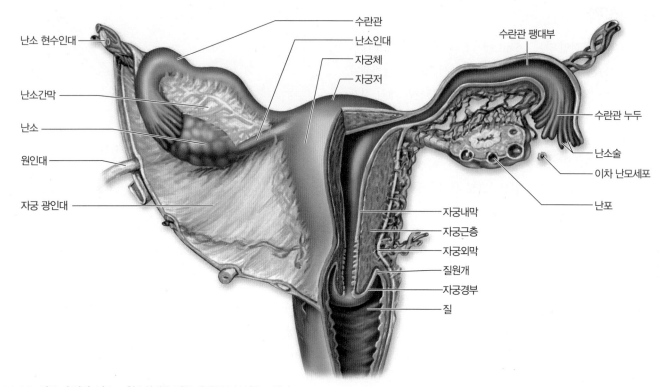

그림 20.23 자궁, 수란관, 난소. 현수인대를 뒤쪽 배경으로 보여주고 있다.

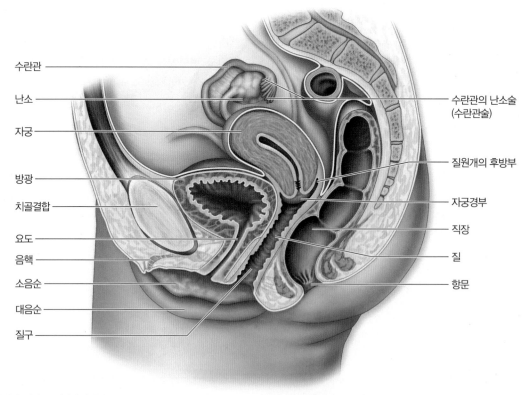

그림 20.24 여성 생식계 기관. 시상단면이다.

fallopian tubes)의 술 모양으로 확장된 구조물이 난소의 일부를 덮고 있다. **배란**이라 불리는 과정으로 난소에서 방출되는 난자는 수란관의 수란관 상피세포에 발달한 섬모의 운동으로 수란관 내로 끌어당겨진다. 각 수란관의 내강은 인대 골반강 내에 자리잡고 있는 서양배 모양의 근육기관이 **자궁**(uterus)에 연결되어 있다.

자궁은 3개의 층으로 구성된 구조물이다. 즉 가장 바깥쪽의 결합조직인 **자궁외막**(perimetrium), 중간에 위치한 평활근층인 **자궁근층**(myometrium), 가장 안쪽의 **자궁내막**(endometrium)으로 구성되어 있다. 자궁내막은 단층의 비케라틴 원주형상피와 기질세포로 구성되어 있으며 생식주기에 따라 일부가 상피로 전이된다. 내막은 기저층과 기능층으로 나눌 수 있다. 에스트로겐과 프로제스테론 자극에 의해 주기적으로 성장하여 두꺼워지는 기능층은 월경시 떨어져 나간다.

자궁은 좁아져 다층의 비케라틴 상피로 둘러싼 **자궁경부**(crevix)를 형성하는데 관 모양의 **질**(vagina)로 열린다. 자궁과 질 사이의 유일한 물리적 장벽은 **자궁경부 점액** 마개다. 질, 자궁, 수란관 구조는 여성의 부생식기관을 구성한다(그림 20.24). 남성의 부생식기관처럼, 여성 생식수관은 생식소스테로이드호르몬에 영향을 받는다. 다음 절에 소개된 난소 분비의 주기적 변화는 생식수관계 상피의 주기적 변화 원인이 된다.

질구는 요도구 바로 뒤쪽에 위치한다. 두 개구는 횡주름인 안쪽의 **소음순**(labia minora)과 바깥쪽의 **대음순**(labia majora)으로 덮여져 있다(그림 20.25). 발기조직으로 구성된 작은 구조물인 **음핵**(clitoris)은 소음순의 앞쪽 경계 부분에 위치해 있다.

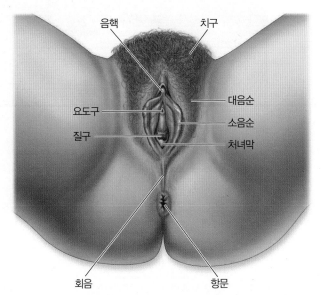

그림 20.25 여성 외부생식기. 여성의 대음순과 음핵은 남성의 음낭과 음경과 각각 상동이다.

난소주기

초기 배아 발생시기에 난소로 이동해온 생식세포는 증식하여 **임신** 약 5개월에 이르러서는 난원세포의 수가 6백만에서 7백만 개에 이른다. 각각은 평평한 세포가 단층으로 둘러싼 **원시난포**(primordial follicle)라 불리는 구형체를 형성한다. 대부분의 난원세포는 출생전에 세포사멸 과정을 거쳐 없어진다(3장 3.5절). 남아있는 난원세포는 임신말기로 가면서 감수분열을 시작하는데 이때 이를 **일차 난모세포**(primary oocyte)라 한다. 남성의 정자형성처럼 난자형성은 일차 난모세포는 이배체 상태를 유지하고, 정자형성과는 달리 일차 감수분열 전기 I에 머물러 있다.

갓 태어난 여아의 난소에는 약 2백만 개의 일차 난모세포가 있다. 각각의 일차 난모세포는 그들의 원시난포 내에 위치하고 있다. 여아가 사춘기에 다다랐을 때 일차 난모세포와 난포의 수가 4십만 개로 감소된다. 이들 일차 난모세포 중 약 400개만이 여성의 생식기간에 배란되고 나머지는 자멸사한다. 난자형성은 폐경기(월경이 끝나는 시기)때 완전히 멈춘다.

대부분의 원시난포는 사춘기 이후 약간 커지고, 난포세포는 구형으로 변한다. 이 난포는 **일차난포**(primary ovarian follicle)라 하며, 일차 감수분열 전기 I에 머물고 있는 일차 난모세포를 가지고 있다(그림 20.26a). 사람의 경우 일차 난모세포와 난포는 출생 후 새로 만들어지는 것이 없어 태어난 때 이미 가질 수 있는 최대를 가지고 있는 것이고, 상실이 있다하더라도 이를 보충할 수 없는 것 같다. 흥미롭게도, 여성의 난소 내 일차난포는 **항뮐러관호르몬**(AMH)을 분비한다. 항뮐러관호르몬은 앞에서 설명하였듯이(20.1절) 남성배아정소에서 분비되는 것으로 뮐러관 퇴화의 원인이 된다. 성인 여성의 일차난포에 의해 혈관으로 분비되는 AMH는 때때로 체외수정 전에 배란에 사용될 수 있는 난소의 난포 저장정도를 예측하는데 사용된다.

미성숙 일차난포는 단지 한 층의 난포상피세포로 구성되어 있다. FSH 자극에 반응하여, 이들 난자와 난포의 일부가 커지고, 난포세포가 분열하여 난자를 둘러싸는 다층의 **과립세포**(granulosa cell)층을 형성한다. 난포 발달 단계의 구분은 과립세포층의 수에 따라 일차 난포와 이차 난포로 구분하기도 하고 또는 동그란 형의 과립세포가 한 층에서 다층에 이르기까지를 묶어서 일차난포로 부르기도 한다. 이 책에서는 이를 묶어 일차난포라 하고 설명하려고 한다. 모든 과립세포는 이웃한 과립세포 간에 간극연접을 형성하고 난자와도 간극연접을 형성한다. 간극연접을 통하여 과립세포 내 cGMP가 일차난모세포로 이동하여 감수분열을 억제함으로 일차 난모세포가 일차 감수분열 전기 I에 머물게 한다.

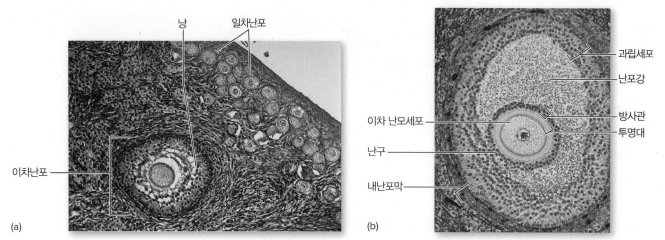

그림 20.26 난소의 현미경 사진. (a) 일차난포와 이차난포(3차난포로도 정의됨) 그리고 (b) 그라피언난포(성숙난포)를 이 단면에서 볼 수 있다. ©Ed Reschke

일부 일차난포는 계속 자라도록 자극되어 액체로 찬 여러개의 공간, 즉 작은 강이 형성되는데 이 단계의 난포는 3차난포(tertiary follicle) 또는 **이차난포**(secondary follicle)로 알려져 있고 이 장에서는 이차난포로 규정하였다(그림 20.26a). 이 난포 중의 하나는 계속 자라고 이 과정에서 소포가 하나로 합쳐지게 되는 데 이를 **난포강**(antrum)이라 한다. 이 단계의 난포는 **성숙난포**(mature follicle) 또는 **그라피언난포**(graafian follicle)로 알려져 있다(그림 20.26b).

황체형성호르몬(LH)은 외쪽 과립세포에 있는 LH 수용체를 자극하여 cGMP의 생성을 낮추며, 이후 배란의 원인으로 작용한다. 즉 과립세포와 난자가 서로 간극연접으로 연결되어 있어서, 난소 내 cGMP가 감소하게 된다. 감수분열이 cGMP에 의해 억제되어 있었으나 cGMP가 낮아짐에 의해 난자는 일차 감수분열을 재개하게 된다. 그러나 이것은 온전한 두 개의 세포를 형성하지 못하는데, 그 이유는 단지 한 개의 **이차 난모세포**(secondary oocyte)가 모든 세포질을 가지기 때문이다. 일차 감수분열 재개로 세포가 나뉘어질 때 다른 한 세포는 작은 **극체**(그림 20.27)를 형성하고, 극체는 이후 쪼개져 사라진다. 이러한 세포질의 불균등분열은 난자가 수정이 일어나고 생존할 수 있는 배아가 되기에 충분히 클 것을 보장한다. 이차 난모세포는 이차 감수분열로 들어가지만 다시 이차 감수분열 중기 II에 멈추게 된다. 이차 감수분열은 난자가 배란되고 수정되어야만 완성된다.

중기 II에 멈춘 이차 난모세포는 그라피언난포 내에 있다. 이 난포의 일부 과립세포는 난자를 지원하는 **난구**(cumulus oophorus)라 불리는 과립세포더미를 형성한다. 다른 과립세포는 난자 주변에 **방사관**(corona radiata)이라 불리는 고리 구조를 형성한다. 난자와 방사관 사이는 단백질과 다당류로 구성된 얇은 젤과 유사한 층인 **투명대**

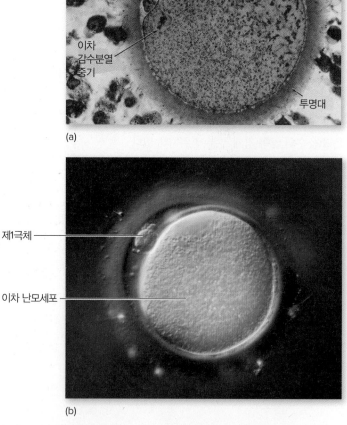

그림 20.27 제1극체를 가지고 있는 이차 난모세포. 제1극체는 일차 감수분열로 형성되는데 전자형미경으로 관찰한 모습(a)과 위상차현미경으로 관찰한 모습(b)이다. 제1극체는 퇴화되고 만약에 이차 난모세포(a로 표지됨)가 수정하지 않으면 중기 II 다음으로 진행하지 못한다. 수정후 이차 난모세포는 감수분열을 재개하여 제2극체를 형성하는데 제2극체도 역시 퇴화한다. (a) ©Don W. Fawcett/Science Source, (b) ©M. I. Walker/Science Source

(zona pellucia)가 있다(그림 20.26b). 방사관과 투명대는 배란된 후에도 난자 주변에 계속 있으며 수정에서 특정 역할을 수행한다.

난포는 뇌하수체전엽에서 분비되는 FSH 영향 아래서 자라고 발달한다. 난포의 **내난포막**(therca interna) 세포는(그림 20.26b 참조) 남성의 정소에서 라이디히세포가 LH에 반응하는 것과 유사하게 LH에 반응하여 테스토스테론을 생성한다. 여성에서, 난포막에 의해 생성된 테스토스테론은 테스토스테론을 에스트라디올로 전환하는 효소를 가지는 난포의 과립세포로 확산한다. FSH는 과립세포 내 효소 아로마타아제의 양을 증가시키는데, FSH 자극하에서 난포가 성장하는 과정을 따라 난소는 증가한 양의 에스타라디올을 혈액으로 분비한다.

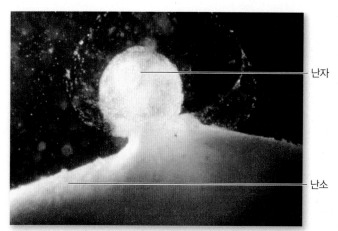

그림 20.29 사람 난소에서의 배란. 배란된 난자를 둘러싼 과립세포와 용액의 구름을 유심히 보자. ©Claude Edelmann/Science Source

배란

보통 월경 시작 첫날 이후 10일에서 14일까지 단지 한 개의 난포가 계속 자라 완전히 성숙한 그라피언난포(그림 20.28)가 된다. 이 주기 동안 다른 이차난포는 퇴행하여 폐쇄(난포 파열 실패라는 '열림없다'는 의미의 용어)된다. 난포폐쇄 또는 퇴화는 호르몬과 측분비인자의 상호복합적 작용의 결과에 의한 세포사멸의 한 형태이다. 생식소자극호르몬(FSH와 LH), 다양한 측분비 조절인자, 에스트로겐은 난포가 폐쇄되는 것을 방지하는 활동을 한다. 대조적으로 남성호르몬과 FAS리간드를 포함한 측분비 조절자(3장 3.5절)는 난포의 폐쇄를 촉진한다.

폐쇄로부터 보호받은 난포는 그라피언난포로 발달하여 난소 표면

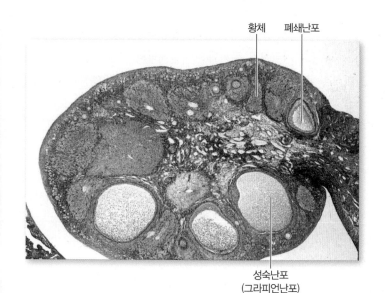

그림 20.28 여러 발달단계의 난포를 포함한 난소. 이 소의 난소는 완전히 성숙한 그라피언난포, 발달을 시작하였으나 멈춘 폐쇄난포, 전 주기에서 형성된 황체에서 유래한 백체를 볼 수 있다. ©Victor P. Eroshenko

에 불룩 튀어나올 정도로 크게 된다. 적절한 호르몬 자극에 의해, 이 난포는 물집이 터지는 것처럼 파열되어 **배란**(ovulation) 과정에서 수란관 내로 난자를 압출시킨다(그림 20.29).

방출된 세포는 투명대와 방사관으로 둘러싸인 이차 난모세포다. 만약 수정이 일어나지 않으면 배란된 이차 난모세포는 이틀 정도 안에 퇴화된다. 만약 정자가 방사관과 투명대를 통과하여 이차 난모세포의 세포질 내로 들어가면, 난자는 이차 감수분열을 완성한다. 이 과정에서 세포질은 다시 균등하게 나뉘어지질 않고, 대부분은 접합자(수정난)에 남아 있고 제1극체처럼 퇴화하는 제2극체를 남긴다(그림 20.30).

배란 후 난소에서는 변화가 계속된다. 빈 난포는 뇌하수체전엽에서 유래하는 황체형성호르몬의 영향을 받아서 구조적 생화학적 변화를 거쳐 **황체**(corpus luteum)가 된다. 에스트라디올만을 분비하는 난포와는 달리, 황체는 2개의 성스테로이드호르몬인 에스트라디올과 프로제스테론을 분비한다. 비수정 주기가 끝날 무렵, 황체는 퇴화하여 기능이 없는 백체가 된다. 난소 내 이러한 주기적 변화를 그림 20.31에 요약하였다.

시상하부-뇌하수체-난소 축

시상하부-뇌하수체-난소 축(hypothalamic-pituitary-ovarian axis)이라는 용어는 시상하부, 뇌하수체전엽, 난소의 상호작용을 나타낸 것이다. 뇌하수체전엽은 두 개의 생식소자극호르몬, 즉 난포자극호르몬(FSH)과 황체형성호르몬(LH)를 분비하고 이 두 호르몬은 주기적으로 난소의 기능적 구조적 변화를 촉진한다. 이 두 생식소자극호르몬에 대하여 앞에서 설명하였듯이 시상하부의 단일 방출호르몬인

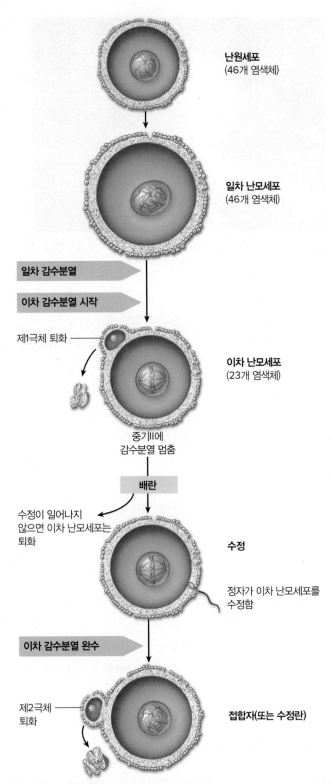

난원세포
(46개 염색체)

일차 난모세포
(46개 염색체)

일차 감수분열

이차 감수분열 시작

제1극체 퇴화

이차 난모세포
(23개 염색체)

중기 III에
감수분열 멈춤

배란

수정이 일어나지
않으면 이차 난모세포는
퇴화

수정

정자가 이차 난모세포를
수정함

이차 감수분열 완수

제2극체
퇴화

접합자(또는 수정란)

그림 20.30 난자형성. 감수분열 동안 각 일차 난모세포는 한 개의 반수체 이차 난모세포와 하나의 극체를 형성한다. 이 배우자가 수정되면, 제2극체를 형성하고 배우자의 핵은 전자의 핵과 융합하여 접합자가 된다.

생식소자극호르몬-방출호르몬(GnRH)에 의해 조절되고, GnRH 분비는 난소에서 분비되는 호르몬의 되먹임 효과에 의해 조절된다. 난

소의 스테로이드호르몬은 에스트라디올이 있는데, 에스트라디올은 여성 난소주기를 거치면서 주기적인 농도 변화가 있는 유형으로 분비된다. 프로제스테론은 배란 후 황체가 형성되면 분비된다. 이들 난소 스테로이드와 함께 시상하부와 뇌하수체 호르몬 분비와의 상호작용을 20.5절에서 설명한다.

난소에서 분비되는 에스트라디올이 여성의 부생식기관에 미치는 영향과 특히 자궁내막과 여성 이차성징에 미치는 영향 외에도, 에스트라디올은 더 광의적 효과를 가진다. 예를 들면, 여성의 경우 에스트라디올은 혈관의 내상피세포에서 일산화질소의 생성량을 증가시켜 혈관 확장(혈압이 낮아지게 함)을 하게 한다. 또한 에스트라디올은 HDL 콜레스테롤을 늘리고, 폐경기 이전 여성에서 죽상동맥경화증과 심혈관 질환의 발병 위험을 감소시키는 효과(예를 들면, 혈관 평활근과 혈소판 기능)를 갖는다. 폐경기와 함께 에스트라디올의 양적 감소에 따라 여성의 심혈관계 질환의 발병 위험이 높아진다.

20.5 월경주기

뇌하수체전엽에서의 생식소자극호르몬 분비의 주기적 변화는 달주기 동안 난소 변화의 원인이 된다. 난소주기는 월경주기 동안 자궁내막의 변화 원인이 되는 에스트라디올과 프로제스테론 분비의 주기적 변화에 의한다.

사람, 꼬리없는 원숭이, 구대륙 원숭이(긴꼬리원숭이과 원숭이)는 약 한달 간격을 가지고 반복적으로 진행되는 난소 활동이 있다. 이를 **월경주기**(menstrual cycle)라 부른다. **월경**이라는 용어는 난소 스테로이드호르몬의 자극으로 두꺼워진 자궁내막의 기능층이 주기적으로 떨어짐을 나타내는데 사용된다. 영장류에서(신대륙원숭이 이외의 영장류) 자궁내막의 이러한 떨어짐은 출혈로 나타난다. 다른 포유동물에서는 자궁내막이 떨어져 나갈 때 출혈이 없어 월경주기라 부르지 않는다.

월경주기를 가지는 사람이나 다른 영장류에서 성교는 주기 내 어느 시기나 가능하다. 반면에 비영장류 포유동물의 경우에 있어서는 그 주기 내에서 배란 전후의 짧은 시간대에서만 성교가 가능하다. 따라서 이 동물들은 **발정주기**를 가진다라고 한다. 일부 발정주기를 가지는 동물(개나 고양이와 같은 것)에서 일어나는 출혈은 교미하기 바로 직전에 일어난다. 이러한 출혈은 높은 에스트로겐 분비의 결과이고 자궁내막의 떨어짐과는 관계없다. 반면 월경주기 동안의 출혈은 에스트로겐과 프로제스테론의 분비 감소에 의한다.

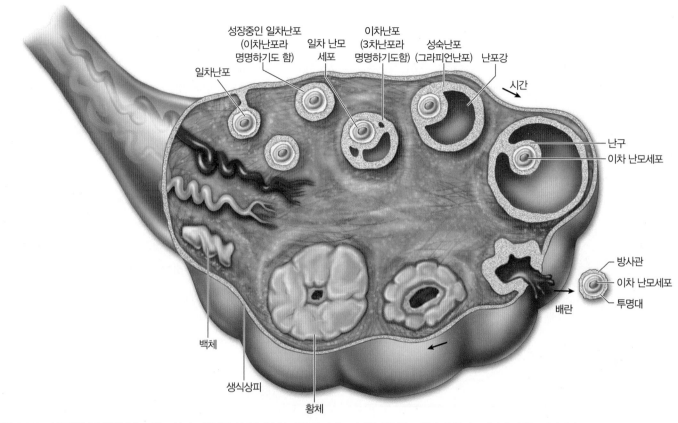

일차난포 / 성장중인 일차난포 (이차난포라 명명하기도 함) / 일차 난모세포 / 이차난포 (3차난포라 명명하기도함) / 성숙난포 (그라피언난포) / 난포강 / 시간 / 난구 / 이차 난모세포 / 방사관 / 이차 난모세포 / 투명대 / 배란 / 백체 / 생식상피 / 황체

그림 20.31 난자와 난포 발달단계. 이 모식도는 월경주기 동안에 난소에서 일어나는 단계를 설명하고 있다. 화살표는 시간의 변화를 나타낸다.

월경주기 단계: 난소 내 주기적 변화

월경주기 기간은 전형적으로 약 28일이다. 이것이 주기이기 때문에, 시작 또는 끝이 없고 변화는 점진적으로 진행된다. 그러나 월경 첫날을 주기의 1일로 부르는 것이 다양한 면에서 편리하다. 왜냐하면 월경혈이 흘러내리는 것이 가장 뚜렷하게 일어난 변화이기 때문이다. 또한 주기를 난소와 내막에서 일어나는 변화를 바탕으로 단계로 나누는 것이 편리하다. 난소는 월경 첫날에서부터 배란이 되는 날까지 **난포기**(follicular phase)이다. 배란 이후, 난소는 월경 첫날 이전까지 **황체기**(luteal phase)이다. 자궁내막의 주기별 변화는 월경기, 증식기, 분비기로 구분된다. 이는 관련한 분야에서 자세히 다룰 것이다. 주의할 사항은 다루는 내용이 평균을 기준으로 하는 것이라는 것과, 각각의 주기가 서로 다를 수 있다는 점이다.

난포기

월경은 평균 주기의 1~4일 또는 1~5일 지속된다. 이 시간동안, 난소 스테로이드호르몬의 분비는 가장 낮은 상태이고, 난소는 원시난포와 일차난포를 가지고 있다. 난소의 **난포기**(follicular phase)는 주기의 1일에서 13일까지 지속된다. 그러나 이 기간은 매우 다양하여,

서로 다른 난포기의 다양한 길이의 차이가 월경주기의 길이가 다양한 원인이 된다. 난포기 동안, 과립세포층이 다층인 일차난포가 성장하고 발달하여 난포강이 있는 난포가 된다. 난포기가 끝나갈 무렵, 한 난소에서 한 개의 난포가 성숙 단계에 이르러 그라피언난포가 된다. 난포가 자라면서, 과립세포는 증가한 양의 **에스트라디올**(estardiol, 일차적인 에스트로겐)을 분비하고, 배란 직전 2일 전인 주기 약 12일째에 혈중 농도가 최고치에 이른다.

난포의 성장과 에스트라디올의 분비는 뇌하수체전엽에서 분비되는 FSH에 자극받고 의존적이다. 난포기 초기에 분비되는 FSH의 양은 월경주기에 따라 다를 수 있으나 난포기 후반에 분비되는 양보다 약간 많을 것으로 인식되고 있다(그림 20.32). FSH는 과립세포에 FSH 수용체의 생성을 자극하고 난포가 주어진 양의 FSH에 높은 민감도를 가지게 된다. 이렇게 증가한 민감도는 에스트로겐에 의해 증가되는데, 에스트로겐은 과립세포 내 새로운 FSH 수용체의 생성을 자극한다. 결과적으로, FSH의 난포에 대한 자극과 에스트라디올의 분비에 대한 효과는 난포기 동안 FSH 수준을 높이지 않음에도 증가하게 된다. 난포기가 끝나갈 시점으로 점점 가면서, FSH와 에스트라디올은 그라피언난포 내 LH 수용체의 생성도 자극한다. 이를 통

하여 주기상의 다음에 올 중요 사건을 준비한다.

난포기 동안 과립세포에서 에스트라디올 분비의 빠른 증가는 시상하부에서 GnRH 진동 빈도를 증가하도록 작용한다. 또한 에스트라디올은 GnRH에 대한 뇌하수체 반응 능력을 증가시켜 LH 분비를 증가시킨다. 에스트라디올에 의한 뇌하수체에 대한 자극의 결과, **양성되먹임**(positive feedback)의 효과로 난포기 후반에 LH 분비 증가가 되면서 **LH 급증**(LH surge)이 일어난다(그림 20.32).

LH 급증은 배란 전 약 24시간에 진행되고 최고점은 배란 전 16시간에 일어난다. 이 급증은 배란 시발로 활동한다. GnRH가 뇌하수체

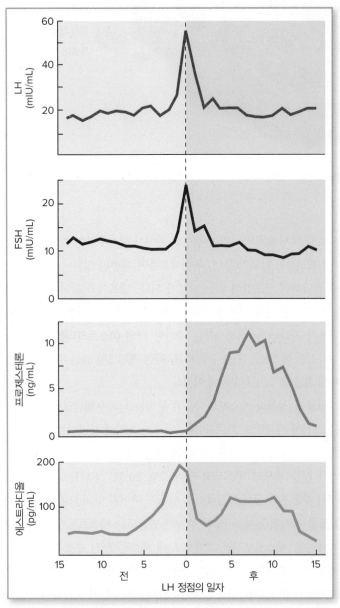

그림 20.32 월경주기 동안의 호르몬 변화. 각 샘플값은 월경주기의 LH, FSH, 프로제스테론, 에스트라디올을 나타낸다. 주기 중간의 LH 정점은 기준일로 사용된다 (IU = 국제 단위).

전엽에서 FSH와 LH의 분비를 자극하기 때문에, 동시적으로 상대적으로는 적은 FSH 분비의 급증이 있다. 일부 연구자들은 이러한 주기 중간에서 FSH의 정점이 다음달의 월경주기에 필요한 새로운 난포의 발달을 자극하는 작용이 있는 것으로 믿고 있다.

배란

FSH의 자극하에서, 그라피언난포는 난소 표면에 얇은 벽을 가지는 수포(blister)가 만들어지도록 성장하여 커진다. 난포의 성장은 에스트라디올 분비의 빠른 증가로 성취된다. 에스트라디올의 빠른 증가는 주기 약 13일에 LH 급증을 시발한다. 결과적으로, LH 분비의 급증은 그라피언난포의 벽이 약 14일에 파열되는 원인이 된다(그림 20.33 꼭대기). 배란과정에서 이차 감수분열 중기 II에 머물고 있던 이차 난모세포는 난소에서 방출되고 섬모에 의해 수란관으로 빨려들어간다. 배란된 난자는 투명대와 방사관으로 계속 둘러싸여 있고 자궁으로의 여행을 시작한다.

따라서 배란은 FSH와 LH가 순차적으로 난포에 영향을 준 결과로 일어난다. 어떤 면에서 에스트라디올의 LH 분비에 대한 양성되먹임 효과를 통하여, 난포는 자신의 배란 시간을 설정한다. 이는 배란이 LH 급증에 의해 시발되고 LH 급증은 난포가 성장하는 동안의 에스트라디올 분비 증가에 의해 시발되기 때문이다. 이런 식으로, 정상적인 그라피언난포는 적정 크기와 성숙에 이르기 전까지 배란하지 않는다.

황체기

배란 이후, 비어 있는 난포는 LH 자극으로 새로운 구조물인 황체가 된다(그림 20.34). 구조에서의 이러한 변화는 기능의 변화와 함께 진행된다. 발달하는 난포는 에스트라디올만을 분비하는 반면, 황체는 에스트라디올과 **프로제스테론**(progesterone)을 분비한다. 혈중 프로제스테론 수준은 배란 전에는 무시할 만하나 **황체기**(luteal phase)에 빠르게 증가하여 배란 후 약 1주일 후에 정점수준에 이른다(그림 20.32와 20.33 참조).

황체기에 높은 프로제스테론 수준과 에스트라디올의 조합은 FSH와 LH 분비에 억제 또는 **음성되먹임**(negative feedback) 효과를 가진다. 황체는 황체기에 인히빈을 생성한다는 증거가 있는데, 이로 FSH의 분비 억제에 관여할 것으로 예측된다. 이는 새로운 난포의 발달을 지연시키고 이로써 정상적으로 동일 주기에 더 이상의 배란이 없다. 이러한 방식으로, 동일 주기 내의 연속되는 날에 여러번에 걸친 배란(임신 가능성)이 방지된다.

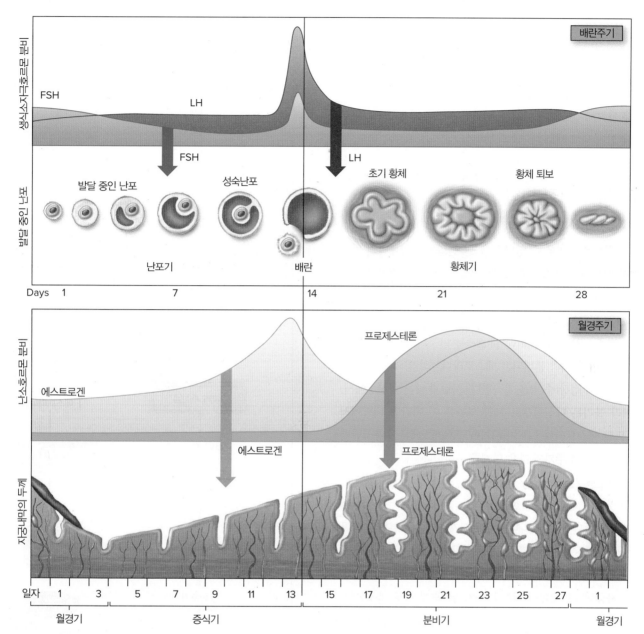

그림 20.33 배란주기와 월경주기. 하향 화살표는 호르몬의 효과를 나타낸 것이다.

그러나 새로운 난포가 다음 주기 준비를 위하여 주기 끝자락으로 갈 때 발달하기 시작한다. 이는 아마도 황체기 말로 가까워질 때 인히빈의 생성이 감소하기 때문일 것이다. 또한 황체기 말에는 에스트로겐과 프로게스테론의 수치도 황체의 퇴화와 기능 단절에 따라 떨어진다(주기 약 22일에 시작됨). 복잡성이 상대적으로 덜한 포유동물의 경우에, 황체 기능의 감소는 자궁에서 분비되는 **루테오라이신**(luteolysin)이라 불리는 호르몬에 의한다. 사람에서 루테오라이신은 프로스타글란딘 $F_{2\alpha}$(FGF$_{2\alpha}$, 그림 2.25와 그림 11.34 참조)로 추정되나 사람에서의 황체 퇴화기작은 아직 완전히 이해된 상태는 아니다. 황체용해(황체의 와해)은 높은 수준의 LH에 의해 방지될 수 있으나

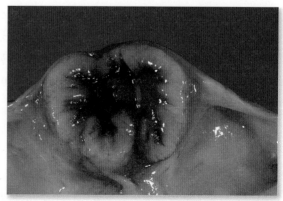

그림 20.34 사람 난소 내 황체. 이 구조는 배란후 빈 그라피언난포를 형성한다.
©Martin M. Rotker/Science Source

황체기에 LH 수치는 난소 스테로이드에 의한 음성되먹임 억제로 낮은 상태를 유지된다. 따라서 에스트라디올과 프로제스테론의 분비를 통한 황체의 작용은 그 자신의 종말을 가져오는 원인이 된다.

황체의 기능이 감소하면서 주기의 28일에 에스트로겐과 프로제스테론은 매우 낮은 수준으로 떨어진다. **이러한 난소 스테로이드의 철수는 월경의 원인이 되고 새로운 난포의 발달이 시작되도록 촉진한다.**

자궁내막의 주기적 변화

난소기능을 중심의 여성주기에 대한 설명과 함께, 주기는 자궁내막의 변화를 중심으로 설명할 수 있다. 이러한 변화는 자궁내막의 발달이 난소에서 분비되는 에스트라디올과 프로제스테론의 주기적 변화에 의해 주도되기 때문이다. 자궁내막의 변화에 기반하여 (1) **증식기**, (2) **분비기**, (3) **월경기**(그림 20.33 아래) 3단계로 구분할 수 있다.

자궁내막의 **증식기**(proliferative phase)는 난소의 난포기에 일어난다. 발달 중인 난포에서 분비되는 에스트라디올의 양의 증가는 자궁내막의 기능층의 성장(증식)을 자극한다. 사람과 다른 영장류에서, **나선동맥**이라 불리는 나선형태로 꼬인 혈관은 이 기간에 내막에서 발달한다. 또한 에스트라디올은 이 시기에 프로제스테론 수용체단백질의 생성을 촉진하여 주기의 다음 단계를 준비한다.

자궁내막의 **분비기**(secretory phase)는 난소가 황체기일 때 일어난다. 이 단계의 황체에서 증가한 프로제스테론의 분비는 자궁샘이 발달하도록 자극한다. 에스트라디올과 프로제스테론의 복합된 작용 결과 자궁내막은 두꺼워지고, 혈관 형성이 많아지고, 해면체 모양으로 되며, 자궁샘은 배란 이후 단계까지 글리코겐으로 꽉차게 된다. 이 시점에, 자궁내막은 2 mm(월경 마지막 날 후에 바로 측정)에서 12~13 mm로 두꺼워진다. 따라서 자궁내막은 수정이 일어난 배아를 수용하고 영양분을 공급할 준비를 잘하게 된다.

월경기(menstrual phase)는 황체기 후반부에 난소호르몬 분비가 급락한 결과로 일어난다. 월경기에 세포괴사와 자궁내막의 기능층 붕괴는 일반적으로 나선동맥의 수축 결과로 여겨진다. 나선동맥은 월경시 하혈에 관련되어 있고 이러한 혈관의 발달이 없는 동물에서는 내막이 떨어질 때 출혈이 없다. 월경주기의 단계는 그림 20.35와 표 20.6에 요약하였다.

난소 분비의 주기적 변화는 여성 생식수관 내 다른 주기적 변화의 원인이 된다. 예를 들면, 높은 수준의 에스트라디올 분비는 질상피의 각질화(위쪽 세포가 죽고 케라틴으로 채워짐)의 원인이 된다. 또한 높은 수준의 에스트라디올은 정자가 쉽게 뚫고 나갈 수 있는 얇고 묽은 자궁경부 점액을 생성하는 원인이 된다. 황체기에, 높은 수준의

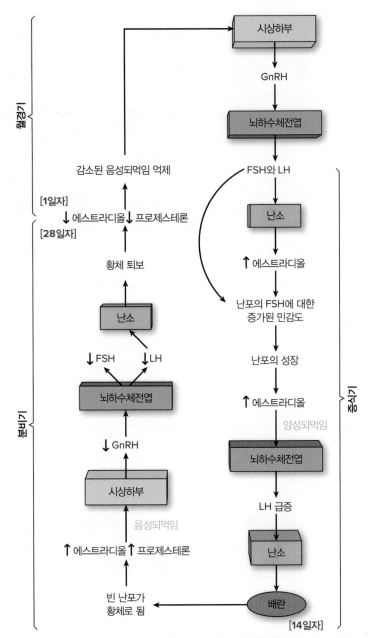

그림 20.35 난소주기의 내분비 조절. 순차적으로 진행되는 사건을 월경주기에 내막의 상태와 관련된 단계를 함께 보여주고 있다.

프로제스테론은 자궁경부 점액을 두껍게 하고 배란이 일어난 후에 된 상태의 끈적임이 높은 상태가 된다.

페로몬, 스트레스, 체지방의 영향

GnRH가 뇌하수체전엽을 자극하여 FSH와 LH를 분비하고, 시상하부의 GnRH 분비 신경세포는 생식계의 주조절자로 인식된다. 그러나 GnRH의 분비는 난소호르몬의 되먹임 효과와 상위 뇌센터에서 오는 신호에 의해 조절된다. 후각계에서 GnRH 신경세포에 정보를 제공하

표 20.6 | 월경주기 단계

기		호르몬 변화		조직 변화	
난소	자궁내막	뇌하수체	난소	난소	자궁내막
난포기 (1일~4일)	월경기	FSH, LH 분비 낮음	에스트라디올과 프로제스테론이 낮은 농도로 존재	일차난포 성장	자궁의 2/3가 출혈과 함께 떨어짐
난포기 (5일~13일)	증식기	초기 난포기에는 FSH 분비량이 LH에 비하여 약간 높음	에스트라디올의 분비량 증가 (FSH의 난포 자극에 의함)	난포 성장; 그라피언난포가 발달(FSH 자극에 의함)	체세포분열을 통하여 내막이 두꺼워짐, 나선형 동맥의 발달 (에스트라디올의 자극에 의함)
배란기 (14일)	증식기	에스트라디올의 양성되먹임으로 LH 급증이 자극됨(그리고 FSH 분비량 증가)	에스트라디올의 분비량이 떨어짐	그라피언난포가 파열하고 제이차 난모세포가 수란관으로 빨려 들어감	변화 없음
황체기 (15일~28일)	분비기	LH와 FSH 감소(스테로이드의 음성되먹임에 의함)	프로제스테론과 에스트로겐 분비가 증가했다가 떨어짐	황체의 발달(LH 자극에 의함), 황체의 퇴화	내막 내 샘의 발달(프로제스테론의 자극에 의함)

기 때문에, 페로몬은 룸메이트의 월경주기가 동기화되는 원인이 될 수 있다(**기숙사 효과**, 11장 11.3절). 최근 증거는 사람에게서 페로몬의 효과는 비점막내 후각 신경세포 자극에 의한 것임을 밝혔다.

8장에서 논했듯이, 뇌의 변연계는 감정과 관련된 부분을 포함한다. 변연계로부터 시상하부의 GnRH 신경세포로 축삭이 뻗어 있다. 이 신경경로를 통하여, GnRH의 분비와 FSH와 LH의 분비는 스트레스와 감정에 영향을 받을 수 있다. 이것을 숙고한다면, 스트레스가 월경의 중단이나 **월경불순**(amenorrhea)의 원인이 될 수 있다는 것은 놀랄 일이 아니다.

매우 마른 여성 운동선수 중 많은 이에서 초경이 늦게 시작되고, 체지방이 적은 여성은 불규칙적인 월경주기 또는 월경불순을 겪을 수 있다. **시상하부성 월경불순**(hypothalamic amenorrhea)은 시상하부에서 GnRH의 분비가 불충분하고 이로 FSH와 LH를 통한 난소의 자극이 불충분함에 의한 월경의 중단이다. 시상하부성 월경불순은 마른 운동선수와 만성스트레스를 겪는 여성에서 자주 보고된다. 극도의 신체활동은 GnRH 분비를 억제할 수 있고, 운동 감소 프로그램은 엄격한 운동 훈련에 의한 월경불순을 해결할 수 있다. 지방세포에서 분비되는 렙틴은 배고픔과 물질대사를 조절하나(19장), 이 역시 시상하부의 GnRH 분비 신경세포에 간접적으로 영향을 줄 수 있다. 이 때문에 충분한 양의 지방조직과 렙틴 분비가 배란과 생식에 필요시되며, 부족한 지방세포는 기능적 월경불순을 생성할 수 있다.

피임방법

피임약과 피임기구

1960년에 처음 시판된 **경구피임약**(oral contraceptives)은 현재 미국 내에서 천만 명의 여성이 세계적으로는 1억 명의 여성이 사용하고 있다. 이 피임약은 합성 에스트로겐을 합성 프로제스테론과 조합한 알약으로 월경기의 마지막 날부터 3주간 매일 복용한다. 이는 즉각적인 혈중 난소 스테로이드(알약에서 유래한 것) 수치를 증가시키는데 수준은 정상 월경주기 기간에 유지된다. 생식소자극호르몬 분비의 **음성되먹인 억제** 결과로 배란이 일어나지 않는다. 주기 전체는 **가짜 황체기**로, 높은 수준의 프로제스테론과 에스트로겐 그리고 낮은 수준의 생식소자극호르몬 상태를 유지한다.

피임약이 난소 스테로이드호르몬을 함유하고 있기 때문에, 정상적인 주기에 일어나듯이 자궁내막이 증식하고 분비한다. 내막의 비정상적 증식을 방지하기 위하여, 여성은 3주 후에 약 먹는 것을 중단해야 한다(4주차에 가약을 먹음). 이는 에스트로겐과 프로제스테론의 수준을 떨어트려 월경이 일어나게 한다.

초창기에 출시된 버전의 경구피임약의 부작용은 에스트로겐의 함유량 감소와 새 세대 프로제스틴(프로제스테론 유사제)을 통하여 줄여왔다. 새로운 피임약은 매우 효과적이고 자궁내막암이나 난소암 발병 위험을 낮추고 골다공증 감소 등을 포함한 많은 긍정적인 부차적 효과를 가지고 있다. 그러나 난소 스테로이드가 유방조직을 자극할 수 있어 경구피임약을 사용하면 유방암과 자궁경부암 발병율을 높일 수 있다.

피임용 **질 고리**(vaginal ring)와 **패치**는 피임 스테로이드를 점액막 또는 피부를 통하여 각각 전달하기 때문에 매일 복용할 필요가 없다(복용한 모든 약은 다른 기관으로 가기 전에 간문맥을 통하여 간으로 우선 운반된다, 18장 18.5절). 복용을 통하지 않은 방식의 투약은 더 낮은 양의 호르몬을 3주 이상 투약할 수 있다. 추가적으로, **자궁 내 피임기구**(IUD)와 **피하 호르몬 이식**과 같은 **장기간 작용하는 가역적 피임법**(LARC)이 있다. 3년에서 10년 이상 사용(기구에 따라 다름)할 수 있게 승인된 LARC 기구는 대부분의 여성에게 안전하고, 피임약보다 실패할 확률이 훨씬 낮다. 피하 호르몬이식은 배란을 억제하고 자궁경부 점액을 두껍게 하는 프로제스틴을 함유하고 있다.

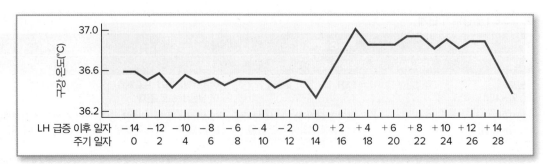

그림 20.36 월경주기에 기초체온의 변화.
이러한 변화는 가족계획에서 주기 피임법으로 사용된다.

일부 IUD는 피하 이식과 유사하게 작용하게 하는 호르몬을 함유하고 있다. 다른 유형의 IUD는 정자에 독성을 가지는 구리이온을 방출하는 구리를 함유하기도 한다. 따라서 IUD는 수정을 방지하나 착상한 배아를 파괴하지는 않는다.

주기 피임법

배란 6일 전에 성관계를 갖지 않으면 임신 가능성이 거의 0% 가깝게 되고 배란 후 하루 이후에 성관계를 가지면 매우 낮은 비율로 임신이 될 수 있는 것으로 연구결과 밝혀졌다. 배란 전 하루에서 이틀 전에 성관계는 거의 임신이 되는 결과를 가져온다. 이때 배란 전 어느 날에 성관계를 가졌는가는 성비 차이를 가져오지 않았다.

난소 호르몬 분비의 주기적 변화는 기초체온의 주기적 변화의 원인이 된다. 가족계획에서 **주기 피임법**(rhythm method)은 여성 자신이 배란이 언제 일어날지를 알아내기 위해서 구강에서의 기초체온을 측정해야 한다. LH 급증이 있는 날, 에스트라디올의 분비가 감소하기 시작하고 기초체온이 약간 떨어진다. LH 급증 후 하루 지나서 프로제스테론 분비 결과로 기초체온이 급격히 올라가고 높은 상태가 해당 주기의 황체기 내내 유지된다(그림 20.36). 이 방법을 이용하여 월주기 내 배란하는 날을 정확히 결정할 수 있어 임신을 원하는 경우에도 매우 유용하다. 배란일을 알아내는 다른 방법으로는 자궁경부 점액을 이용하는 것으로 배란이 진행될 즈음에 끈적끈적하고 투명한 날계란의 흰자처럼 된다.

그러나 배란이 진행되는 날은 많은 여성에서 매우 다양하다. 이러한 이유로 주기 피임법은 다음 월경주기의 배란일을 예측할 수 없을 뿐만 아니라 불확실하다. 피임약이 가족계획에 있어서 통계적으로 보다 효과적인 수단이다.

폐경

여성은 가질 수 있는 최대의 난포를 가지고 태어나며, 이들 난포는 태어난 후 폐쇄를 거치면서 폐경에 이르러 다 소모된다. **폐경**(meno-pause)이라는 용어는 평균 연령 51세에 일어나는 월경의 끝남을 의미한다. 폐경 전 5년에서 10년 기간을 **폐경전기**라 하는데 이 시기에는 월경주기가 불규칙적이고 에스트라디올의 분비가 폐경에 이르러 없어질 때까지 주기와 주기간에 큰 변동을 거듭한다. 비록 폐경 전 35세 이후 나이의 여성이라도 배란이 계속 일어나지만, 연령이 늘어날수록 임신이 될 가능성은 줄어든다. 뇌하수체가 아닌 난소 내 변화에 의해 에스트라디올이 감소한다. 뇌하수체의 FSH와 LH의 분비는 감소한 에스트라디올과 인히빈에 의한 음성되먹임의 부족으로 증가한다.

폐경 후 여성의 혈중 에스트로겐은 지방조직 내 간충직세포에서 생성되는 약한 에스트로겐성의 **에스트론** 뿐이다. 에스트론은 부신피질에서 분비되는 **안드로스테네디온**과 **디하이드로에피안드로스테론** (DHEA)과 같은 약한 남성호르몬에서 형성된다. 지방조직이 유일한 에스트로겐의 소스이기 때문에, 체지방이 많은 폐경 후 여성은 높은 수준의 에스트로겐을 가지고 있고 골다공증으로 가는 경향이 적다.

폐경에서 많은 증상의 가장 큰 이유는 난소에서 에스트라디올의 회수, 즉 에스트라디올 생성이 없음이다. 관련된 증후군으로는 혈관운동장애와 비뇨생식계 위축이다. 혈관운동장애는 폐경의 전신열감을 생성하여 중앙 체온 떨어짐과 다량의 땀 흘림이 열감을 느낀 후 뒤따른다. 또한 죽상경화성 심혈관 질환 위험의 증가와 골다공증의 진행 증가가 있다.

20.6 수정, 임신, 출산

일단 수정이 일어나면, 이차 난모세포는 감수분열을 완전히 완료한다. 이후 유사(체세포)분열을 통하여 포배라 불리는 초기 배아 구조를 형성한다. 포배의 세포는 항체를 유지하여 월경을 방지하는 사람 융모막성 생식소자극호르몬을 분비한다. 출생은 옥시토신의 자극을 받은 자궁의 강한 수축에 의존한다.

정자는 부정소에 저장되어 있으며, 부정소에서 수정능력이 없는 상태로의 완전한 발달이 진행된다. 이는 세포질 pH가 6.5 미만인 약산성 상태로 유지되는 것이 주된 이유이다. 성교 행위 동안, 남성은 평균 3억 개의 정자를 여성의 질로 사정한다. 이러한 어마어마한 수가 필요한 이유는 치사율이 높기 때문으로, 단지 100여개만의 정자가 생존하여 수란관에 들어간다. 여성의 생식수관을 이동하는 도안 약 10%의 정자가 난자에 수정할 수 있는 능력을 얻는데, 이를 **수정능력획득**(capacitation)이라고 한다.

수정능력획득은 여성 생식수관에서 여러 시간을 필요로 하고, 정자에서 pH, Ca^{2+} 농도, cAMP의 증가 등과 같은 수많은 화학적 변화가 수반된다. 정자의 헤엄치는 능력은 정자가 알카리성 여성 생식수관으로 들어가기 전까지 세포질의 낮은 pH에 의해 억제되어 있게 된다(예를 들면, 자궁경부 점액은 pH9이다). 이 염도는 수소이온을 정자로부터 분출(Na^+/H^+ 펌프)하여 정자 세포질의 pH를 높이고, 높아진 pH는 편모 내 다이네인을 활성시킨다. 다이네인단백질은 편모에 있는 ATPase 분자 모터(3장 3.2절)로 비트를 생성하여 정자가 헤엄치게 한다.

프로게스테론의 작용으로, 편모의 움직임이 난자 근처에 다다랐을 때 최고 속도가 된다. 프로게스테론은 배란된 난자의 난포액에 함유되어 있고 추가적으로 난자를 둘러싼 과립세포에서 공급된다. 프로게스테론은 빠른 비유전적 기작(11장 11.2절)으로 정자 편모의 주요 부분에 위치한 Ca^{2+}통로를 활성화한다(그림 20.18 참조). 정자의 양이온통로로 **켓츠퍼**(cationic channel of sperm, CatSper)로 알려진 이 통로의 열림은 프로게스테론과 정자의 알칼리화(pH 증가) 모두를 필요로 한다. 정자 내 Ca^{2+}의 증가는 결과적으로 **과활성**(hyperactivation)을 생성한다. 편모는 비트 운동의 증폭, 비대칭성, 격렬함을 특징으로 한 더 강력한 헤엄침을 생성한다. 수정능력을 획득한 정자는 **화학주성**(특정 화학물질쪽으로 끌림)과 **온도주성**(수란관 상의 온도가 높은 쪽으로 끌림)으로 수란관을 따라 난자가 있는 쪽으로 움직이도록 안내된다.

여성은 매달 한 개의 이차 난모세포가 배란하여 생식 가능 기간 동안에 약 450여개의 난자가 배란된다. 매 배란때마다 이차 감수분열의 중기에 머물러 있는 이차 난모세포가 방출된다. 앞에서 설명하였듯이, 이차 난모세포는 투명대(단백질과 다당류로 구성된 얇은 투명층)와 과립세포 방사관으로 둘러싸인 상태로 수란관으로 들어간다(그림 20.37).

수정

수정은 정상적으로 수란관에서 일어나고 정자가 투명대의 당단백질 내 특정 탄수화물에 결합할 때 시작한다. 이 과정에서 정자는 난자를 둘러싸고 있는 방사관의 과립세포에서 분비되는 프로게스테론에 노출된다. 프로게스테론은 재빠르게 정자 머리 내 켓츠퍼 통로(앞에서 논함)를 활성화하여 Ca^{2+} 유입을 촉진하여 정자를 과활성시키게 된다. 또한 Ca^{2+}의 유입은 다음에 논할 첨체 반응에 필요하다.

각 정자는 **첨체**(acrosome)로 알려진 핵 위쪽에 효소로 가득찬 한 개의 큰 낭을 가진다(그림 20.38). 투명대와 정자의 결합은 Ca^{2+}의 유입을 시발하여 **첨체반응**(acrosome reaction)을 시작하게 한다. 이는 첨체막과 정자의 원형질막 간의 점진적인 융합이 진행됨으로 구멍이 형성되고 이곳으로 첨체 효소가 세포 외 배출로 방출되는 것이다. 단백질분해효소와 히알루로니다아제(세포 외 기질을 구성하는 히알루론산을 분해함)를 포함한 효소는 정자가 투명대를 통과하여 난자로 들어가는 통로를 만들 수 있게 한다.

정자가 난자와 융합할 때, 정자는 포스포리파아제 C를 방출한다. 포스포리파아제 C는 난막에 작용하여 이차전달자인 이노시톨 3인산(inositol triphosphate)을 생성하고(11장 11.2절), 소포체를 자극하여 Ca^{2+}를 방출하게 한다. 이러한 세포질 내 Ca^{2+}의 증가는 정자가 들어간 곳에서 시작하여 그 반대쪽으로 퍼져나가 Ca^{2+} **파**(C^{2+} wave)를 만들어낸다. 이차 난모세포는 매우 크기(직경이 약 0.1 mm) 때문에 Ca^{2+} 파가 시작점에서 끝날점까지 가는데 약 2초가 소모된다.

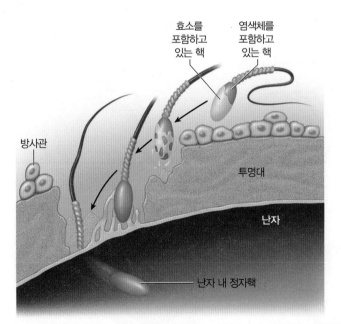

그림 20.37 수정 과정. 정자의 머리가 이차 난모세포(난자)의 젤라틴성 투명대를 만날 때, 첨체낭은 터지고 정자는 첨체에서 방출되는 효소의 작용으로 투명대를 용해하면서 자신을 이동시키는데 필요한 길을 만든다. 정자의 원형질막과 난자의 원형질막이 접촉할 때까지 지속되어 정자의 핵이 난자의 세포질 내로 이동한다.

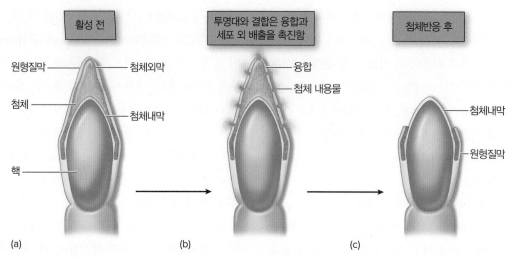

| 활성 전 | 투명대와 결합은 융합과
세포 외 배출을 촉진함 | 첨체반응 후 |

그림 20.38 첨체반응. (a) 활성화 전의 정자핵 위쪽에 위치한 효소를 포함하고 있는 큰 낭이다. (b) 정자가 난자를 둘러싸고 있는 투명대 상의 특정 단백질에 결합한 후, 첨체 내 내용물을 세포 외 배출로 방출하는 통로를 형성하는 여러 곳에서의 첨체막과 원형질막이 융합한다. (c) 이 과정이 다 끝날 때, 첨체내막은 정자의 원형질말과 연속되게 된다.

Ca^{2+} 파는 수정난을 활성화시켜 수많은 구조적 대사적 변화를 가져 온다. 예를 들면, 피질과립의 세포 외 배출 원인이 되는 사건을 시작 하게 한다. 피질과립은 난자 주변의 변화를 유발하는 화학물을 포함 하고 있어 다른 정자가 이미 수정된 난자에는 수정할 수 없게 한다. 따라서 **다수정**(polyspermy, 한 난자에 여러 정자가 수정함)이 방지 되고 단지 한 개의 정자만이 난자를 수정할 수 있게 된다.

이차 난모세포가 배란 시 난자에서 방출될 때 그 세포주기가 중기 II에 멈추어 있다는 것을 기억하자. 수정된 난자의 Ca^{2+} 파는 이 멈춘 단계를 지나 계속 세포주기가 진행될 수 있도록 하는 단백질을 활성 화한다. 결과적으로, 이차 난모세포는 이차 감수분열을 완전히 마칠

수 있게 자극받는다(그림 20.39). 일차 감수분열처럼, 분열결과 한 세포가 모든 세포질을 가지고(성숙 난자), 다른 하나는 극체가 된다. 제2극체는 제1극체와 같이 궁극에 가서는 해체되어 없어진다.

수정 후 12시간 내에, 난자의 핵막이 없어지고 난자 내 반수의 염 색체(23)가 정자에서 유래한 반수의 염색체(23)와 합쳐진다. 수정난 또는 **접합자**(zygote)는 이배수의 염색체(46)를 함유하게 된다(그림 20.39). **일란성 쌍생아**는 한 접합자가 쪼개져 두 개의 배아가 되고, **이란성 쌍생아**는 두 개의 배란된 난자가 서로 다른 정자들이 수정한 두 개의 접합자에서 형성된다.

정자는 접합자에서 부계 염색체 세트를 준비하는 것 이상의 기여

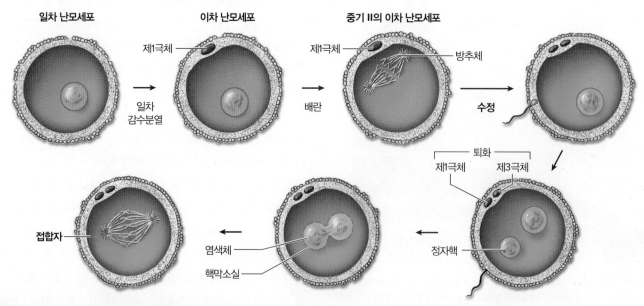

그림 20.39 수정 후 난자 내 변화. 중기 II에 멈추어 있는 이차 난모세포가 배란시 방출된다. 이 상태에서 수정되면, 이차 감수분열을 완수하고(보여주고 있지 않음) 제2극체 를 생성한다. 두 생식세포의 염색체는 접합자 내에서 합쳐진다.

가 있음을 알아야 한다. 난자가 아닌 정자가 체세포분열동안 복제된 염색체를 나누는 방추체(3장 3.5절)로 미세소관을 배치하는데 필요한 중심체를 제공한다. 또한 정자의 중편은 미토콘드리아를 난자로 가져온다. 난자는 100,000 미토콘드리아 DNA가 있고 정자는 약 100개를 가지고 있다. 이들 DNA를 가지고 있는 부계 미토콘드리아는 자가포식현상으로 재빠르게 제거된다(3장 3.2절). 결과적으로, 대부분의 사람에서 미토콘드리아 DNA는 엄마 난자에서만 물려 받는다.

배란되었으나 수정되지 않은 이차 난모세포는 이차 감수분열을 완전히 수행하지 못하고 배란후 12시간에서 24시간 사이에 붕괴된다. 따라서 만약 성교가 배란 후 하루 지나 진행될 경우에는 수정이 일어날 수 없다. 반면, 정자는 여성 생식수관계에서 5일 이상 생존할 수 있

다. 따라서 배란 전 5일 이내에 성교가 있으면 수정이 일어날 수 있다.

난할과 포배 형성

출생 전 사람의 발생은 배아 단계와 태아 단계로 나누어볼 수 있다. **배아**(embryo)라는 용어는 접합자에서 수정 후 8주까지의 단계에 해당한다. **태아**(fetus)라는 용어는 8주에서 출생까지의 기간에 해당하는 것이다.

수정 후 약 30~36시간에 배우자는 **난할**(cleavage)이라 불리는 체세포분열을 통하여 더 작은 2개의 세포, 즉 할구로 나뉜다. 이후 난할 속도가 가속화된다. 2차 난할은 수정 후 약 40시간 후에 일어나고 이로 4세포가 생성된다. 3차 난할은 수정 후 약 50~60시간에 일어나고 8개의 할구로 구성된 구형의 8-세포기 배아가 되고 이후 **상실배**(morula)가 된다. 이 초기 배아는 배란 후 3일되는 날에 자궁으로 들어간다(그림 20.41). 4-8-세포기로의 난할은 난자의 세포질 내에 축적되었던 RNA와 단백질에 의존적이나 이후에는 배아 유전자 발현산물 분자에 의존한다.

계속되는 난할로 수정 후 4일에 32개에서 64개의 할구로 구성된 상실배가 생성된다. 이 배아는 다음 2일 동안 자궁벽에 부착하지 않은 상태로 있는데 이때 포배강을 갖는 **포배**(blastocyst)가 된다(그림 20.42). 포배는 두 부분으로 구성된다. (1) 태아가 될 **내세포괴**(inner cell mass)와 (2) 태반의 일부가 되는 배아를 둘러싸는 장막인 **융모막**(chorion)이다. 장막을 구성하는 세포는 **영양배엽세포**(tropblast cells)라 불린다.

수정이 일어난지 6일째에, 포배는 내세포괴가 내막에 향하게 하여 자궁벽에 부착한다. 영양배엽세포는 포배가 두꺼운 자궁내막으로 침투할 수 있도록 효소를 생성한다. 이것은 **착상**(implantation 또는

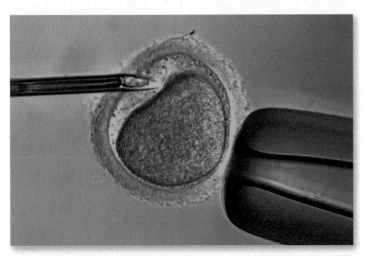

그림 20.40 체외수정. 체외에서 사람 난자 내로 한 개의 정자를 주사하기 위한 바늘의 사용한다. ©Rawlins PhD/CMSP/Getty Images

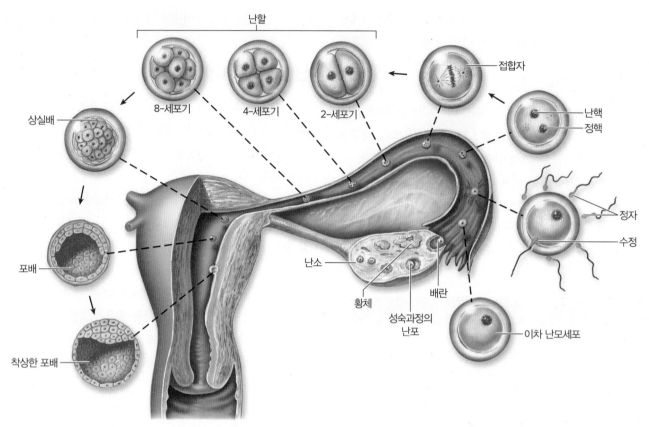

그림 20.41 수정, 난할 그리고 포배의 형성. 난소주기, 수정, 수정 후 1주일 내에 진행되는 사건을 나타낸 모식도이다. 포배의 착상은 5일에서 7일 사이에 시작되고 일반적으로 10일 내에 완성된다.

nidation) 과정의 시작이며, 7일에서 10일 내에 포배는 완전히 자궁 내막에 묻히게 된다(그림 20.43). 임신 실패의 약 75%가 착상 실패에 의한 것이어서 임신으로 인식되지 않는다.

배아줄기세포와 클로닝

접합자와 8-세포기까지의 초기 난할단계의 배아만이 자궁 착상까지 포함한 개체의 모든 것을 만들 수 있는 능력인 **전능성**(totipotent)을 가진다. 그러나 성체 체세포의 핵은 이차 난모세포의 세포질로의 이식을 통하여 전능성을 가지도록 재프로그램화 할 수 있다. 이러한 **체세포핵이식**을 통한 성체(**생식적 클로닝**이라 불림)의 클로닝이 가능하고, 실제로 양, 소, 고양이 등의 여러 동물에서 성공하였다. 체세포핵이식은 사람에서의 연구는 잘 진행되지 않아 왔으나 과학자들은 핵을 제거한 사람의 난자와 태아나 아이 피부세포로부터 이배체핵을 이용한 배아줄기세포 생산에 성공하였다고 최근에 발표하였다. 가능

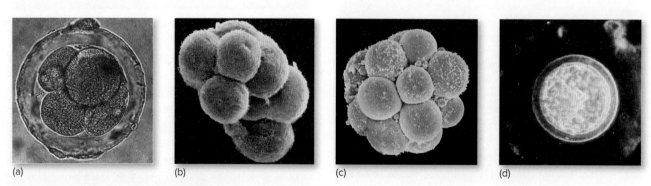

그림 20.42 발생 중인 사람의 착상 전 배아의 주사현미경 사진. 체외에서 수정된 사람 난자가 4-세포기가 된 것(a)이다. 계속되는 난할로 16-세포기 배아(b), 상실배(c), 포배 (d)이다. (a) ©Petit Format/Science Source, (b) ©SPL/Science Source, (c) ©Dr. Yorgos Nikas/Science Source, (d) ©Biophoto

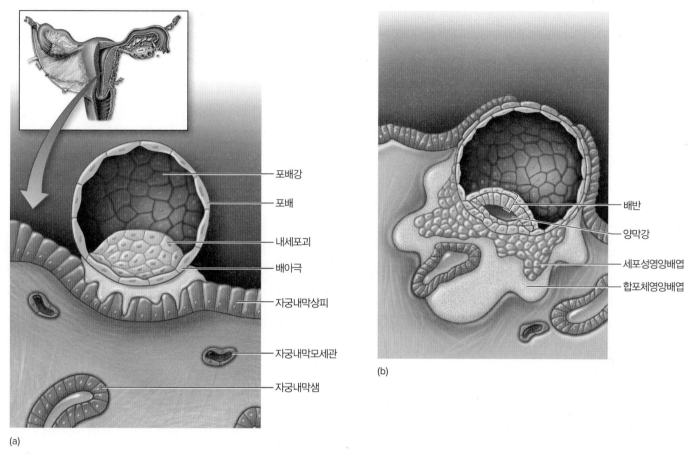

그림 20.43 포배의 착상. (a) 약 6일째에 자궁내막에 부착한 포배를 보여주는 모식도이다. (b) 9일 또는 10일 때 포배의 착상 모습이다.

한 기술을 이용하여 사람을 클로닝하는 것은 건강한 어린이를 생산할 가능성이 낮다는 것을 포함하여 다양한 이유로 과학자를 비롯한 많은 사람들이 광범위하게 비난해왔다.

2012년 노벨 생리의학상 부분을 1962년에 핵을 제거한 난자가 개구리 장세포를 이식후 정상적인 성체 개구리로 발생할 가능성이 있음을 밝힌 존 고든(John Gordon)이 수상하였다. 체세포핵이식의 성공은 (1) 유전자는 발생하는 동안에 손실되지 않는다는 것, (2) 체세포핵의 분화과정에서 겪은 효과가 난자의 세포질 내에서 거꾸로 될 수 있다는 것을 설명한다. 후자의 효과는 정상적인 수정에도 해당되는 것이다. 부모 신체를 구성하는 다른 세포와 마찬가지로 정자와 난자의 세포 나이는 수정이 일어날 때 재설정되어 배아의 세포 시계가 가기 시작한다.

생식적 클로닝은 병을 치료하기 위하여 체세포핵이식을 통해 줄기세포주를 만드는 **치료 클로닝**(therapeutic cloning)과 다르다. **체외**에서 포배 시기가 되면, 내세포괴를 분해하여 배양한다. 이 세포는 **배아줄기세포**(embryonic stem cell, ES cell)로 **다능성**(pluripotent)이다. 다능성 줄기세포는 자기자신을 갱신할 수 있고, 성체를 구성하

는 모든 유형의 세포를 만들 수 있는 세 개의 **배아 배엽층**(embryonic germ layers)인 **외배엽, 중배엽, 내배엽**(그림 20.45a 참조)을 형성할 수 있다.

외배엽은 표피와 신경조직을 생기게 한다. 중배엽은 결합조직과 근육조직을 생기게 한다. 내배엽은 폐, 장, 장유래 기관의 상피를 생기게 한다. 그러나 전능성이 있는 접합자와는 달리, 다능성인 배아줄기세포는 태반형성에 관여하는 배아외막(영양배엽층, 짧게 논의함)은 형성할 수 없어 생식적 클로닝에는 사용할 수 없다.

많은 사람들은 이렇게 만들어지는 배아줄기세포가 파킨슨병 치료를 위한 도파민 방출 신경세포, 척수 손상을 치료할 수 있는 신경세포, 1형 당뇨병 치료를 위한 이자(췌장)의 인슐린 분비 베타세포 그리고 현재로는 치료가 불가한 여러 병을 치료할 수 있는 여러 유형의 세포로 유도할 수 있다는 희망을 가지고 있다. 만약 이러한 치료용 세포를 환자 자기자신의 체세포핵을 이용한 핵치환을 통해 만든 배아줄기세포에서 유래한 경우에는 면역거부가 없을 것이다.

배아줄기세포와는 대조적으로, **성체줄기세포**(adult stem cells)는 성체 내 자기재생과 특화된 세포로 분화를 유도할 수 있도록 보호된

특정 위치에서 발견된다. 예를 들면, 신경줄기세포는 해마(8장 8.15 참조)와 뇌의 뇌실하부대에 위치하고 있다. 상피줄기세포는 장의 움 (18장 그림 18.10 참조)과 모낭융기에 위치한다(1장 그림 1.23 참조). 조혈줄기세포는 골수에 위치한다(13장 그림 13.4 참조).

성체줄기세포는 **복능성(multipotent)**을 가진다고 묘사되고 있는데 그 이유는 다능성 줄기세포가 모든 유형의 세포로 분화할 수 있는 것과는 달리 제한된 수의 분화된 유형의 세포로 될 수 있기 때문이다. 예를 들면, 신경줄기세포는 신경세포와 교세포를 생기게 하고, 조혈줄기세포는 혈액을 구성하는 혈액세포로 분화한다. 일반적으로, 성체줄기세포는 그 기원 기관의 특정 세포로 분화하지 다른 배엽 유래 유형으로 뛰어넘어 분화하지 않는 것으로 받아들여지고 있다. 성체줄기세포는 골수조직에서 근육조직으로 변화(이 둘은 다 중배엽에서 유래함)처럼, 배엽 제한 내에서 일정 유연성을 가지고 있다. 예들 들면, 골수에서 유래한 줄기세포는 심근세포로 분화할 수 있어 심근경색 치료, 골격근으로 분화할 수 있어 근이영양증 치료에 도움이 될 수 있다. 또한 성체에는 정원줄기세포처럼 자기재생과 단지 한 개의 세포 유형으로 생성되는 **단능성 줄기세포(unipotent stem cells)**가 일부 있다.

2012년 노벨 생리의학상은 시나야 야마나카가 2006년에 발표한 선구적 연구 내용으로 선정되었다. 야마나카와 그의 동료는 성인 섬유아세포가 4개의 사람 전사인자의 유전자를 암호화하는 레트로바이러스(HIV와 유사, 15장 15.3절 참조)로 세포의 DNA 내로 끼어넣어 다능성 줄기세포로 변할 수 있음을 밝혔다. 3장 3.3절에서 논했듯이, 전사인자는 특정 유전자의 전사를 조절하는 단백질이다. 4개의 전사인자는 세포를 **유도다능 줄기세포(induced pluripotent stem cells, iPS)**로 재프로그램시켰다.

이 중요한 발견은 꽤 많은 실험을 생성하여 왔다. 왜냐하면, iPSCs 는 (1) 여러 질환 유래 세포를 이용하여 많은 세포주를 만들어 질병 기작에 대한 연구를 할 수 있고, (2) 질병에 여러 다른 의약품의 작용에 대한 연구, (3) 유전적으로 차이가 있는 다른 사람의 세포로 처방된 약품의 독성과 효과에 대한 실험, (4) 병 치료에 사용될 수 있는 줄기세포의 생성 등에 사용될 수 있다. 이 책을 저술할 즈음에, iPSCs 는 임상적으로 노화에 따른 시력감퇴, 파킨슨병, 척수 손상, 심장병, 1형당뇨를 치료하기 위한 시도가 있었다. 시력감퇴와 관련된 첫 번째 치료시도는 환자 세포를 가지고 iPSCs를 개발하는데 1년이 소모되었으며 현재 과학자들은 서로 다른 환자와 면역학적으로 호환될 수 있는 건강한 기증자로부터 iPSCs를 개발하고 있다.

재생의학(regeneratire medicine) 분야는 줄기세포를 이용하여 발생 중인 태아를 치료하는 것을 포함한다. 환자의 핵을 핵이 제거된 미수정 난자의 세포질 내로 넣어서 만든(체세포핵이식으로 앞에서 논함) 배아줄기세포가 숙주의 면역계에 관용적인 조직으로 발생할 수 있다. 이와 유사하게, 환자의 섬유아세포에서 유해한 iPSCs는 면역적으로 거부반응이 없는 분화된 조직을 만들어 낼 수 있다. 그러나 유도다능 줄기세포는 바이러스에 의해 4개의 전자인자가 DNA상으로 삽입되는 부위가 매우 많다는 점에서 배아줄기세포와 다르다. 이러한 유전적 혼란은 종양형성과 암의 원인이 될 수 있다.

이와 관련하여 과학자들은 파킨슨병 환자 유래 iPSCs에서 넣은 4개의 유전자를 제거한 iPSCs를 만들고 도파민 생성 신경세포가 되도록 유도하였다. 이러한 신경세포는 산발형 파틴슨병(가장 일반적 형태)을 연구하는 데 이용될 수 있고, 향후 치료의 기초를 다짐에 이용될 수 있다. 이렇게 숙주 염색체 내로 끼어들어간 전사인자를 남기지 않고 iPSCs를 만드는 다른 기술도 개발되었다. 최근에 입증된 루게릭병(12장)을 앓고 있는 환장의 섬유아세포에서 유도된 iPSCs가 운동신경세포로 분화할 수 있다는 것과 함께, 이러한 보고들은 재생의학에서 iPSCs가 치료적 장점을 가지고 있다는 희망을 주고 있다.

요약하면, 유전적으로 환자와 동일한 줄기세포를 만드는 방법에는 2가지가 있다. 한 가지는 환자의 분화된 세포(섬유아세포와 같은 것)에서 핵을 취하여 핵이 제거된 난자의 세포질 내로 이식하는 체세포핵치환술이다. 새롭게 형성된 배수체 이차 난모세포는 포배로 발생하도록 자극되고 이후 포배에서 다능성 배아줄기세포를 만들 수 있다. 다른 기술은 환자의 분화된 세포를 전사인자 혼합액을 이용하여 iPSCs로 만드는 것이다. 그러나 과학자들은 환자에서 유래한 이들 두 유형의 다능성 줄기세포의 DNA 메틸화 정도(이로 후성적 조절)가 일부 다름을 밝혔다. 또한 체세포핵이식을 통하여 생성된 포배와 자연수정을 통하여 형성된 포배에서 유래한 배아줄기세포 간에도 DNA 메틸화 정도가 서로 일정 다름을 밝혔다. 이것이 의학적으로 유의하건 그렇지 않건 간에, 이 역시 다능성 줄기세포가 종양세포처럼 증식할 수 있다는 걱정거리임에는 틀림없다. 이로 이들 기술이 안전성을 가지고 재생의학에 사용될 수 있기 전에 더 많은 연구결과가 발표되어야 함을 알 수 있다.

다능성 줄기세포와 관련된 문제를 극복하기 위한 노력의 일환으로, 과학자들은 **전환분화(transdifferentiation)**라 불리는, 분화된 성체 세포를 직접 다른 세포로 전환하기 위한 노력을 경주하여 왔다. 여러 그룹에서 섬유아세포를 도파민 신경세포, 글루타민 분비 신경세포, 심근세포 등으로 다양한 성공 효율로 분화시켜 보고해왔다. 그러나 환자 특이 다능성 줄기세포를 만드는 방법과 마찬가지로, 더 전환분화가 안전하게 재생의학에 사용되기 위해서는 많은 연구가 요구된다.

포배의 착상과 태반의 형성

만약 수정이 일어나지 않으면, 황체는 배란 후 약 10일에 스테로이드 분비가 감소하기 시작한다. 황체가 죽으면서 난소 스테로이드호르몬이 중단됨은 전형적인 주기의 28일에 내막이 벗겨나가(월경)는 원인이 된다. 수정과 착상이 일어나면, 이러한 사건은 임신을 유지하기 위하여 확실하게 방지되어야 한다.

융모막성 생식소자극호르몬

포배는 간접적으로 월경을 방지하는 호르몬을 분비하여 내막의 탈락으로 제거됨을 막는다. 6일 이전에라도, 착상이 일어나면 융모의 영양배엽세포는 **융모막성 생식소자극호르몬**(chorionic gonadotropin, CG)을 분비한다. 이 호르몬은 그 효과가 LH와 동일하여 hCG(h는 human의 h)가 없으면 퇴화하는 시점에도 계속 그 구조와 기능을 유지할 수 있게 한다. 따라서 에스트라디올과 프로제스테론의 분비는 계속 유지되고 정상적으로 월경은 방지된다.

hCG 분비는 임신 10주에 감소한다(그림 20.44). 실제로, 이 호르몬은 처음 5주에서 6주에 사용되는데 그 이유는 태반 자체가 능동적인 스테로이드호르몬 분비샘이 되기 때문이다. 임신 5~6주에 어머니의 황체는 퇴화하기 시작하나(hCG는 계속 됨), 이 시점에 태반은 자궁내막을 유지하고 월경을 방지하기에 충분한 양의 스테로이드를 분비한다.

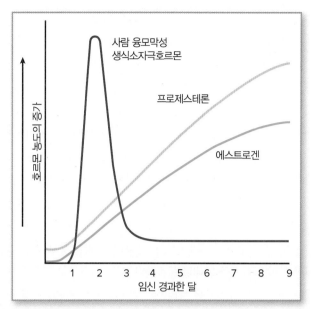

그림 20.44 사람 융모막성 생식소자극호르몬(hCG)의 분비. 이 호르몬은 임신 1기 동안에 영양배엽세포에서 분비되고 모체의 황체를 처음 5½주 동안 유지한다. 이 시간 이후에, 태반이 주된 성호르몬생성샘이 되어 증가한 양의 임신기간 내내 에스트로겐과 프로제스테론을 분비한다.

융모막

7일에서 12일 사이에 포배는 완전히 자궁내막에 묻히게 되고, 융모는 안쪽의 **세포성영양배엽층**과 바깥쪽의 **합포체영양배엽층**으로 된 두 개의 세포층의 구조가 된다(그림 20.43b). 한편, 내세포괴(태아가

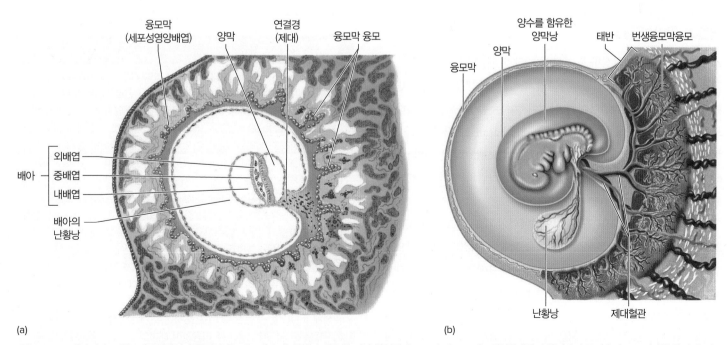

그림 20.45 배아외막. 합포체영양배엽이 형성된 후, 자궁내막 내 혈액이 가득찬 강이 형성된다. (a) 이 강으로 세포성영양배엽이 확장하며 들어온다. (b) 이러한 확장체 또는 융모는 엄청나게 가지치기하여 번생융모를 생성한다. 발생 중인 배아는 양막이라 불리는 막에 둘러싸이게 된다.

될 것) 역시 두 개의 세포층을 형성한다. **외배엽**(ectoderm, 신경계와 피부를 형성함)과 **일차내배엽**(primitive endoderm)을 형성한다. 제3 배엽인 **중배엽**(mesoderm)은 이 시기에는 아직 출현하지 않은 상태이다. 이 단계의 배아는 두 층 두 개의 원반으로 **양막강**에 의해 융모막의 세포성영양배엽과 구분되어 있다.

합포체영양배엽이 내막을 뚫고 들어갈 때, 모체조직 내 혈액이 차 있는 수많은 강을 형성하는 단백질분해효소를 분비한다. 세포성영양배엽은 돌출부 또는 융모를 형성하여(그림 20.45) 정맥혈의 웅덩이로 뻗어 **번생융모막**(chorion frondosum, frond는 잎)이라 불리는 잎 모양의 구조를 생성한다. 이것은 자궁벽을 향하는 융모막 쪽에서만 일어난다. 배아 구조가 자라면서, 다른 쪽 융모막은 융모를 상실하여 밋밋한 모양으로 자궁강 내로 돌출한다.

융모막이 부계 유전자를 물려받은 배아에서 유래하고 모체에게는 외래 단백질을 생성하는 것이기 때문에, 과학자들은 모체의 면역계가 배아조직을 공격하지 않는 것에 대하여 오랫동안 관심을 기울여 왔다. 비록 관련된 기작에 대한 이해가 매우 부분적으로 되었으나 태반은 면역적으로 특권을 가지는 구역(20.3절에서 논의한 정소처럼 면역공격으로부터 보호받음)이다. 답의 하나로는 T_{reg} 세포(조절 T세포, 15장 15.3절)의 말초 생성으로 이 세포는 태아의 부계항원에 특이적이다. 흥미롭게도, 임신한 자궁은 독특한 유형의 자연살생세포(NK세포, 15장 15.5절)를 함유하는데 이 세포는 자궁의 나선형동맥의 리모델링을 돕는다. 이는 태반에 혈액의 적절한 관류에 필요하다. 만약 혈액 관류가 적절하지 않으면 자간전증이 발병한다.

태반과 양막의 형성

포배가 자궁내막에 착상하고 융모가 발달할 때, 자궁내막세포는 변화를 겪는다. 세포성장과 글루카곤의 축적을 포함하는 이러한 변화는 종합적으로 **탈락막반응**이라 불린다. 이는 번생융모막과 접하는 모체조직이기 때문에 **기저탈락막**(decidua basalis)이라 불린다. 이 두 구조 번생융모막(태아조직)과 기저탈락막(모체조직)은 **태반**(placenta)으로 알려진 기능적 단위를 형성한다. 사람의 태반은 한 개의 원반 모양이다.

융모막 융모를 구성하는 세포성영양배엽의 세포는(그림 20.43b와 20.45a 참조) 자궁내막의 나선형동맥을 파고 들어간다. 결과적으로 임신2기 말엽에 나선형동맥은 세포성영양배엽에 의해 확장된 관으로 개조된다. 이로 혈관저항이 낮아지게 되어 더 많은 모체의 혈액인 태반으로 흐르게 된다.

원반 모양의 사람 태반은 외부 표면이 미끈한 부분으로 연속되며 이 부분은 자궁강으로 돌출한다. 융모막 바로 아래는 양막으로 배아

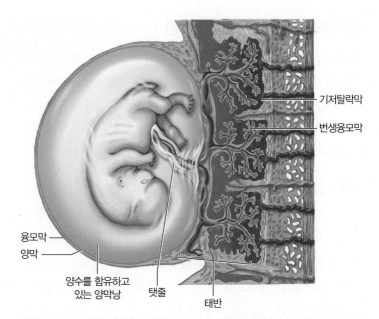

기저탈락막
번생융모막
융모막
양막
양수를 함유하고 있는 양막낭
태줄
태반

그림 20.46 양막낭과 태반. 제대의 동맥과 정맥을 이용하여 번생융모막과 이로부터 배아의 혈액이 수송된다. 융모막 융모 사이에 있는 모체조직은 기저탈락막으로 알려져 있다. 융모막 융모와 함께 이 조직은 기능성 태반을 만든다. 융모막과 양막 사이의 공간은 양막낭이 커지면서 없어지고 태아는 액체가 가득찬 양막낭 내에 놓이게 된다.

전체를 감싸도록 자란다(그림 20.46). 이러한 이유로 배아는 태줄과 함께 액체로 가득한 **양막낭**(amniotic sac) 안에 놓이게 된다.

양수는 등장성 분비로 시작하여 형성된다. 후에 부피가 증가하고 태아에서 유래한 오줌으로 그 농도가 높아진다. 또한 양수는 태아, 태반, 양막에서 떨어져 나온 세포를 포함하고 있다. 이 모든 세포가

🫀 임상적용

양수천자(amniocentesis, 그림 20.47)는 양막낭에서 태아의 세포를 포함하고 있는 소량의 양수를 뽑아내는 것이다. 이 진료행위는 보통 임신 14주에서 20주 사이에 태아가 유전적 이유로 유산 위험이 있을 때 수행한다. 양수천자로 확보한 샘플은 염색체를 현미경으로 관찰하여 분석하고(핵형분석이라고 불리는 기술), 염색체 마이크로어레이라 불리는 기술을 이용하여 DNA의 생화학적 분석하는 데 이용된다. 이들 기술을 이용하여 다운증후군(21번째 염색체가 3개)이나 터너증후군(성염색체가 한 개의 X염색체만을 가짐)과 같은 염색체수 이상을 알 수 있다. 또한 겸상적혈구증, 타이-삭스병, 낭포성섬유증, 근육퇴행위축과 같은 특정 유전적 이상을 검출할 수 있다. 양수천자에 비하여 많은 수의 태아 세포를 얻을 수 있는 융모막융모표본채취는 임신 10에서 12주에 진행할 수 있다.

모혈액 혈장은 모의 DNA와 일부 태반 세포가 죽어 그 DNA가 모의 혈액으로 방출된 태아의 DNA를 함유하고 있다. 따라서 태아에 비침습적으로 현재는 모 혈액의 DNA분석으로 태아의 성을 감별할 수 있다(Y염색체의 SRY을 포함한 DNA를 통하여, 20.1절). 최근에 계속적으로 과학자들은 모 혈장내 DNA를 이용하여 태아의 더 많은 유전체를 찾을 수 있다고 보고하고 있다.

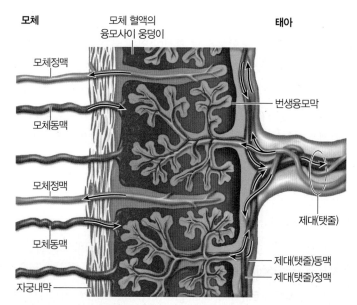

그림 20.48 태반 내 혈액의 순환. 모혈이 융모막 융모 사이의 공간으로 흘러 들어갔다 나간다. 태아의 혈액은 융모내에 뻗어 있는 제대동맥(파란색) 가지로 흘러 들어오고 제대정맥 가지로 흘러 나간다. 제대정맥은 산화된 혈액(붉은 색)을 함유하고 있다.

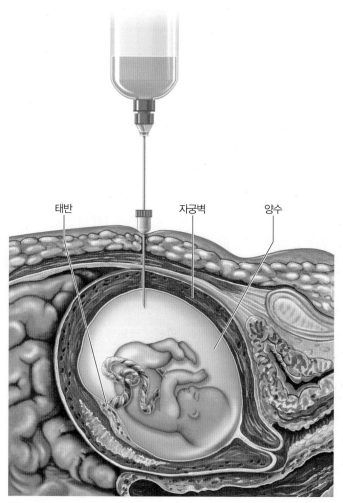

그림 20.47 양수천자. 이 과정에서, 부유하는 세포를 포함한 양수가 분석을 위해 추출된다. 이를 이용하여 다양한 유전병을 진단한다.

태반을 통한 분자의 교환

충분한 혈액을 태반으로 공급하여 충분한 산소와 영양분을 태아에 공급하기 위하여, 어머니의 순환계에서는 중요한 변화가 진행된다. 어머니의 혈액양이 40%가량 증가하고, 말초혈액저항이 소동맥혈관 확장으로 현저히 감소한다. 어머니의 혈액은 태반 기저부에 있는 융모막 융모 사이의 강으로 수송되고 빠져나간다. 두 개의 제대동맥이 태아혈액을 융모막 융모 내 혈관으로 보내고 한 개의 제대동맥이 융모로부터 액을 태아로 보낸다(그림 20.48). 그림 20.48에 표시하였듯이, 제대정맥은 태반의 모체혈로부터 산소를 얻기 때문에 산소가 풍부한 혈액임을 나타내기 위해 붉은 색으로 칠하였다. 태반의 구조 때문에 단 두 개의 세포층에 의해 모혈과 태아혈이 섞이지 않고 떨어져 있다. 이렇게 하여 태반에서는 모혈과 태아혈이 매우 근접하게 되나 절대 섞이지 않는다.

태반은 모혈과 태아혈 사이에 가스와 다른 분자의 교환장소로 활용된다. 산소는 모체에서 태아로 확산되고 이산화탄소는 반대 방향으로 확산된다. 영양분자와 노폐물은 산소와 이산화탄소와 같은 방향으로 각각 모혈과 태아혈 사이를 이동한다. 어쨌든 태반은 태아와 바깥 세상을 연결하는 유일한 것이다.

그러나 태반은 모혈과 태아혈 사이의 교환을 위한 단순히 수동적 도관이 아니다. 태반은 모혈에서 공급되는 모든 포도당과 산소의 약 2/3를 사용하는 매우 대사율이 높은 조직이다. 사실, 단백질합성율

동일한 수정란에서 유래하기 때문에, 유전적 구성이 동일하다.

양수천자가 시행되면, 보통 임신 약 16주에 시행한다. 이 시기에 양막낭은 175에서 225 mL의 용액을 함유하고 있다. 다운증후군(21번째 염색체가 2개가 아니라 3개인 특징을 가짐)과 같은 유전질환은 양수천자 샘플을 이용하여 염색체 검사를 통하여 진단할 수 있다. 미엘린수초가 결함이 있는 효소로 인하여 퇴화하는 타이-삭스병(Tay-Sach's disease)은 생화학적 기술로 진단할 수 있다.

유전적 분석으로 예측할 수 없는 주된 구조적 비정상은 **초음파**를 통하여 감지할 수 있다. 음파 진동은 태아와 양수 사이의 경계면과 같이 다른 밀도를 가지는 조직면에서 반사되고 이 성질을 이용하여 상을 만든다. 이 기술은 매우 민감하기 때문에 청진기를 이용하여 심장 소리를 듣기 몇주 전에 이미 태아의 심장 뜀을 알아 볼 수 있다.

은 태반이 간보다 더 높다. 간처럼 태반은 호르몬 전환에 필요한 그리고 외부에서 유래한 약물을 덜 활성이 있는 분자로 전환하는데 필요한 매우 다양한 효소를 생성한다. 이로, 모혈 내 위험성이 있는 분자가 태아에 해를 끼치는 것을 종종 방지한다. 그러나 알콜은 태반을 가로질러 전달될 수 있어 **태아의 알콜증후군**의 원인이 된다. 이와 유사하게, 코카인, 대마초, 필로폰과 같은 마약은 태반을 가로질러 전달되어 태아에 해를 끼칠 수 있다.

태반의 내분비기능

태반은 스테로이드호르몬과 단백질호르몬을 모두 분비하다. 단백질호르몬에는 **융모막성 생식소자극호르몬**(chorionic gonadotropin, hCG), **태반성장호르몬**(placental growth hormone, PGH)으로도 알려져 있는 **이형성 성장호르몬**(growth hormone-variant, hGH-V), **태반 락토겐**(placental lactogen, hPL)으로도 알려져 있는 **융모막성 소마토마모트로핀**(chorionic somatomammotropin, hCS)이 있다. 이들은 일부 뇌하수체전엽 호르몬과 유사하게 작용한다(표 20.7). 융모막성생식소자극호르몬은 LH 유사 작용을 가지고 있고(앞에서 묘사하였음), hGH-V는 성장호르몬과 같은 일을 하고 모체의 GH를 대신하는데 임신 약 21주에서 25주에 분비를 멈춘다. 단백질 합성, 포도당신생, 지질분해 자극을 통하여, 태반은 태아에 줄 영양분을 준비하는 것을 돕는다. hCS의 성장호르몬 유사 효과는 이러한 작용을 지원한다. hCS가 구조적으로 프로락틴과 유사하나 젖분비를 자극하

표 20.7 | 태반에서 분비되는 호르몬

호르몬	작용
뇌하수체 유래 호르몬 유사물	
융모막성 생식소자극호르몬 (hCG)	LH와 유사, 임신 처음 5$\frac{1}{2}$주 동안 모체의 활체를 유지, 배아의 면역거부를 억제하는데 관여, TSH 유사 활동을 가짐
융모막성 소마토마모트로핀 (hCS)	태반 락토겐(hPL)이라 불리기도 함, 성장호르몬 유사 효과를 가져 태반성장호르몬(PGH) 또는 이형성성장호르몬(hGH-V)의 작용을 보충함
이형성 성장호르몬(hGH-V)	태반성장호르몬(PGH)이라 불리기도 함, 동화, 지질 분해, 포도당신생, 태아가 포도당을 사용할 수 있도록 아껴쓰게 함을 촉진
성스테로이드	
프로제스테론	임신동안 자궁내막을 유지하게 도움, 생식소자극호르몬 분비 억제를 도움, 젖샘 내 폐포조직의 발생을 촉진함
에스트로겐	임신동안 자궁내막의 유지를 도움, 생식소자극호르몬 분비 억제를 도움, 프로락틴 분비를 억제함, 옥시토신에 대한 자궁의 민감성을 촉진함, 젖샘의 관 발생을 자극함.

는 효과가 있는지는 아직 규명되지 않았다.

태반의 뇌하수체-유사 호르몬

임신 처음 5$\frac{1}{2}$주 동안 황체의 유지에 있어서 융모막성 생식소자극호르몬의 중요성은 앞에서 논의하였다. 또한 hCG가 착상하는 배아의 면역적 거부를 방지하는 것을 어느 정도 도울 수 있다는 증거들이 있다.

융모막성 소마토마모트로핀은 모체의 뇌하수체 성장호르몬과 함께 활동하여 임신 여성에서 당뇨-유사 효과가 만들어진다. 이 두 호르몬은 (1) 지질 분해와 혈중 지방산 농도를 높이고, (2) 모체조직이 포도당을 적게 사용하게 하여 혈당을 높이고, (3) 다뇨증(많은 양의 오줌 배설)으로 탈수 정도를 높여 목마르게 함을 촉진한다. 모에서 이러한 당뇨-유사 효과는 뇌처럼 포도당을 일차 에너지원으로 사용하는 태반과 태아에 충분한 양의 포도당을 공급할 수 있게 하는 것을 돕는다. 한편, 모의 이자섬(췌도)의 베타세포는 임신동안 증식하여 증가한 양의 인슐린을 공급하여, **임신성 당뇨**의 발병(11장 11.6절)이 정상적으로 방지된다.

태반의 스테로이드호르몬

임신 처음 5$\frac{1}{2}$주 후, 즉 황체가 퇴화될 때, 태반은 주된 성스테로이드호르몬샘이 된다. 태반 분비의 결과로 혈중 에스트로겐의 농도는 임신시작 시기의 농도에 비하여 100배 이상의 수준으로 증가한다. 또한 태반은 어마마마한 양의 프로제스테론을 분비하여 임신시작시기의 100:1의 에스트로겐/프로제스테론 비가 만삭 즈음에 1:1에 근접한다. 프로제스테론은 근층의 평활근을 이완시켜 임신동안 근 수축을 감소시킨다.

그러나 태반은 불완전한 내분비샘이다. 왜냐하면 모체와 태아에서 전구체의 공급없이는 에스트로겐과 프로제스테론을 생성할 수 없기 때문이다. 예를 들면, 태반은 아세테이트를 이용하여 콜레스테롤을 생성할 수 없어 모체의 순환계에서 콜레스테롤을 공급받아야만 한다. 콜레스테롤은 27개의 탄소를 가지고 있는 스테로이드의 하나로 태반 내 효소에 의해 프로제스테론과 같은 21개의 탄소를 가지는 스테로이드로 전환된다. 그러나 태반은 프로제스테론을 남성호르몬(19개의 탄소를 가지고 있음)으로 전환시키는데 필요한 효소가 부족하다. 이러한 이유로, 태아(일차적으로 태아의 부신피질)에서 생성된 남성호르몬이 태반에서 18개의 탄소를 가지는 에스트로겐으로 전환되는데 필요하다(그림 20.49). 따라서 태아와 태반은 스테로이드호르몬의 생성에서 함께 기능을 하여 이를 **태아-태반단위**(fetal-placental unit)라고 부른다.

예를 들면, 태아의 부신피질이 약한 남성호르몬인 **안드로스테네**

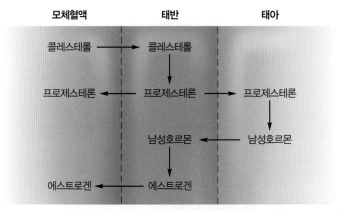

그림 20.49 배아와 태반 사이의 스테로이드 호르몬 생성을 위한 상호작용. 태반에서의 프로제스테론과 에스트로겐의 분비는 모혈로부터의 콜레스테롤 공급을 필요로 한다. 프로제스테론을 남성호르몬으로 전환하는데 태아의 효소가 필요하기 때문에 태반은 에스트로겐(일차적으로 에스크리올)으로 전환할 수 있다.

디온을 분비하고, 태반에서는 이를 약한 에스트로겐의 하나인 **에스트리올**(estriol)로 전환된다. 에스트리올의 생성은 임신동안 10배 이상 증가하여 임신3분기 때 모체의 오줌 내 에스트로겐의 약 90%를 차지한다. 대부분의 에스트리올이 태반 유래이기 때문에(모의 조직에서 온 것이 아님), 오줌 내 에스트리올을 측정하여 태반의 건강을 임상적으로 측정하는데 사용될 수 있다.

산통과 출산

자궁의 강력한 수축은 **산통**(labor)으로 불리는 순차적으로 단계를 통해 태아를 몸밖으로 내보내는데 필요하다. 이러한 자궁의 수축은 두 대리물인 (1) 시상하부에서 생성되고 뇌하수체후엽에서 분비되는 **옥시토신**(oxytocin), (2) 자궁에서 생성되어 측분비 기능을 가지는 환형지방산류인 **프로스타글란딘**(prostaglandins)에 의해 자극되는 것으로 알려져 있다. 관련된 프로스타글란딘은 PGF2α와 PGF2이다. 산통은 옥신토신 주사나 좌약형태로 질 내에 프로스타글란딘을 주입하여 잘 유도할 수 있다.

비록 산통이 옥시토신과 프로스타글린딘에 의해 자극된다고 알려져 있으나 산통의 시작에 직접적 인자가 완전히 밝혀진 것은 아니다. 모든 포유류에 있어서, 산통은 태아 부신피질의 활동에 의해 시작된다. 영장류를 제외한 다른 포유동물에서, 태아의 시상하부-뇌하수체전엽-부신피질 축은 산통 시간을 설정한다. 태아 부신피잘에서 분비되는 코르티코스테로이드는 태반을 자극하여 프로제스테론을 에스트로겐으로 전환하도록 자극하고, 이는 프로제스테론의 양적 감소 원인이 된다. 이것은 매우 중요한데, 그 이유는 프로제스테론이 근육층의 활동을 억제하고 에스트로겐은 근육층이 수축할 수 있는 능력

을 자극하기 때문이다. 그러나 사람과 다른 영장류에서의 산통 시작은 더 복잡하다. 왜냐하면 사람의 태반은 프로제스테론을 에스트로겐으로 전환할 수 없어 프로제스테론 수준이 떨어지지 않기 때문이다(그림 20.49). 그러나 사람에서 산통의 시작은 프로제스테론의 자궁 이완 능력의 감소를 필요로 하기 때문에 아마도 프로제스테론수용체 신호전달의 간섭이 있을 것으로 예측된다. 이는 에스트로겐의 수준을 높게 할 수 있음으로 근육층의 옥시토신수용체 생성을 유도하게 되고 산통이 시작될 수 있게 하는 다른 변화들(짧게 설명됨)을 만들어 낸다.

단지 영장류에서만이, 태반이 **부신피질자극호르몬-방출호르몬**(corticotropin-releasing hormone, CRH)을 생성한다. 게다가 임신 동안 CRH 분비량의 증가가 빠르게 증가되는 것은 사람과 유인원이 유일하다. 현재 대부분의 과학자들은 태반에서의 CRH 분비 증가율이 출산이 일어나는 시기를 결정하는데 가장 중요하다고 믿고 있다. CRH는 뇌하수체전엽에서 ACTH 분비를 촉진하고, ACTH는 태아와 모체 모두의 부신피질에서 코르티솔의 분비를 촉진한다. 코르티솔은 양성되먹임 양상으로 태반에서 보다 많은 CRH를 분비하도록 자극한다(그림 20.50). 태아 부신피질에서 분비된 코르티솔은 태아의 폐 성숙과 태아가 태어난 후 그 기능을 수행함에 필요한 폐계면활성제 생성을 촉진한다(16장 16.2절).

태아의 부신에는 수질이 없으나 피질 그 자체가 두 부분으로 구성되어 있다. 바깥쪽 부분은 성체의 부신피질이 하는 코르티솔 분비를 한다. 안쪽 부분은 **태아 부신대**라 불리는데 **디하이드로에피안드로스테론 황산염**(dehydroepiandrosterone sulfate, DHEAS)이라 불리는 남성호르몬을 분비한다. 태반의 CRH에 반응하여 ACTH 분비가 증가한 시점에, ACTH는 태아 부신피질에서 코르티솔과 DEHEA의 분비를 자극한다. DHEAS는 태아의 부신피질에서 태반으로 가고, 그 곳에서 에스트로겐(일차적인 것은 에스트리올)으로 전환된다. 태반에서 유래한 에스트리올은 모체의 자궁으로 향하는 혈관을 따라 이동하여 근육층의 옥시토신과 프로스타글라닌에 대한 민감도를 높인다(그림 20.50). 이는 에스트리올이 근육층에서 (1) 더 많은 옥시토신 수용체, (2) 더 많은 프로스타글린딘 $F_{2\alpha}$ 수용체, (3) 근육세포간 더 많은 간극연접 생성을 촉진하기 때문이다. 산통이 있는 동안, 옥시토신과 프로스타글란딘 $F_{2\alpha}$는 근 수축에 필요한 원형질막 상의 Ca^{2+} 통로가 열리도록 자극하고 간극연접은 자궁 수축을 조직화하고 동기화하는 것을 돕는다.

돼지, 쥐, 기니피그와 같은 동물의 출산은 **릴랙신**(relaxin)이라 불리는 호르몬의 도움을 받는데, 릴랙신은 치골결합 부분이 연해지게

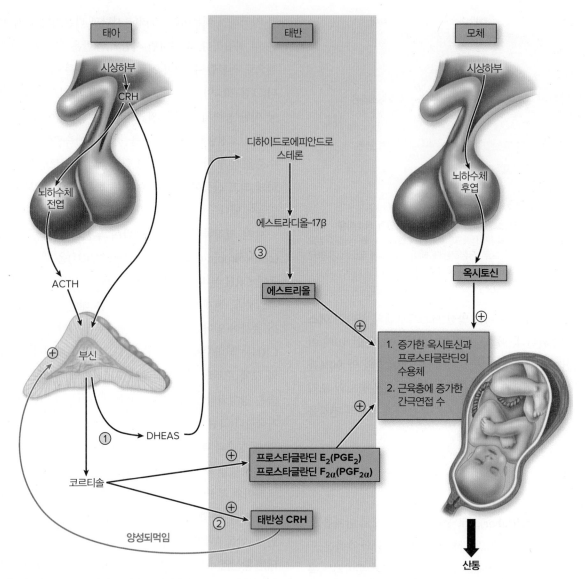

그림 20.50 사람의 산통. (1) 태아의 부신이 부신피질자극호르몬-방출호르몬(CRH)과 부신피질자극호르몬(ACTH)에 의한 자극으로 디하이드로에피안드로스테론 황(DHEAS)와 코르티솔을 분비한다. (2) 반대로, 코르티솔은 태반의 CRH를 자극하여 양성되먹임 회로를 생성한다. (3) DHEAS는 태반에서 에스트리올로 변환되고 프로스타글란딘과 옥시코신과 함께 자궁근육층을 자극하여 산통을 하도록 변화시킨다. +는 이 과정에서 매우 중요한 작용을 강조하기 위한 표시이다.

하고 자궁경부가 이완되도록 한다. 그러나 사람의 경우에 있어서는, 비록 이 호르몬이 힘줄과 인대에 작용하여 요대의 이완시키는 능력을 어느 정도 할 수 있으나 출산에 필요하지 않은 듯하다. 더 중요한 것은, 사람 난소에서 프로제스테론과 함께 분비되는 릴랙신은 임신1기의 탈락막반응(자궁내막에 기저탈락막 형성)에 필요시된다는 것이다. 또한 릴랙신은 기저탈락막으로의 혈관 성장을 촉진하여 성장하는 배아에 영양분을 공급하는 것을 돕는다.

출산 이후, 옥시토신은 근육층의 근긴장도를 유지하는데 필요하며, 자궁동맥으로부터의 출혈을 줄이는데 필요하다. 또한 옥시토신은 출산 이후 자궁수복(크기가 작아짐)을 촉진하는 역할을 한다. 자궁의 무게는 만기임신 때 약 1 kg (2.2 lb)인데 출산 6주 후에는 약 60 g (2 oz)이다.

수유

각 젖샘은 지방조직으로 구획된 일곱 개에서 열 개의 **엽**으로 구성되어 있다. 지방조직의 양은 유방의 크기와 모양에 관여하나 아기를 돌보는 능력과는 무관하다. 유방조영상에서 유반의 밀도를 결정하는 젖샘조직과 섬유조직의 양은 다양하다. 각 엽은 수유하는 여성에서 젖 분비를 하는 **선포**로 구성된 **소엽**으로 나뉘어져 있다(그림 20.51).

모여 있는 샘꽈리는 일련의 **이차세관**으로 젖을 분비한다. 이들 세관은 모여져 일련의 **젖샘관**(mammary ducts)을 형성하고 다시 이들

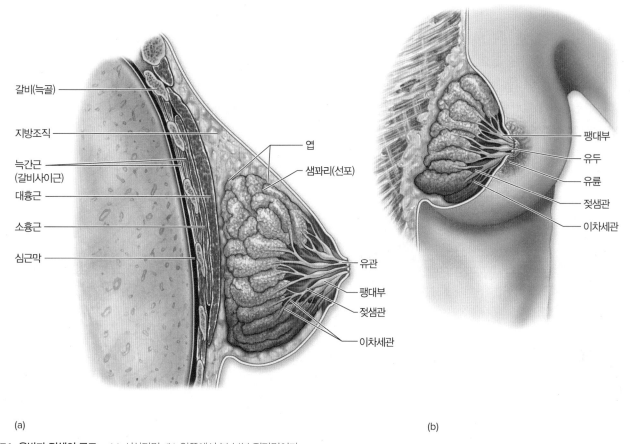

(a)

(b)

그림 20.51 유방과 젖샘의 구조. (a) 시상단면. (b) 앞쪽에서 본 부분 절단면이다.

이 모여져 **유관**(lactiferous duct)을 형성하여 유두 끝부분으로 젖을 이송한다. 각 유관의 내강은 유두 표면 바로 아래부분에서 팽대해 있는데 이 부분을 **유관동**(lactiferous sinus)이라 하고 수유기에 분비될 젖을 모아둔다. 세관을 겉대는 상피와 포를 형성하는 상피는 아기에게 수유하는 동안 물과 영양분을 분비한다. 또한 젖샘에는 관계로 젖을 나가게 하는 동역을 제공하는 수축할 수 있는 특수한 **근상피세포**가 있다.

젖샘은 에스트로겐, 프로제스테론, 프로락틴과 같은 다양한 호르몬의 상호작용으로 임신 초기에 분비기관이 된다. 출산 후의 젖분비는 이들 생식호르몬이 물질대사를 조절하는 인슐린, 코르티솔, 갑상샘호르몬과 함께 작용해야 한다(그림 20.52). 뇌하수체전엽에서 분비되는 **프로락틴**(prolactin)은 출산 후 젖생성 촉진에서 특히 중요하다. 그러나 일단 수유가 확실히 자리잡히면, 유아의 젖 빨아먹음이 젖생성을 촉진하는데 작용한다.

프로락틴 분비는 도파민으로 밝혀진 **프로락틴분비억제호르몬**(prolactin-inhibiting hormone, PIH)에 의해 조절되는데, 이는 시상하부에서 시상하부-뇌하수체 문맥계의 혈관으로 방출된다. PIH의 분비는 에스트로겐에 의해 억제되기 때문에 에스트로겐(일차적으로

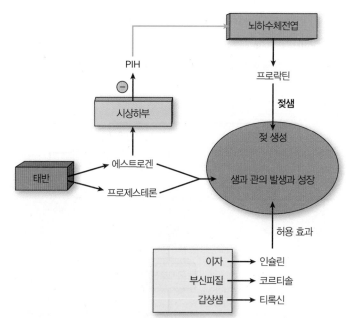

그림 20.52 젖샘 발생과 수유의 호르몬 조절. 프로락틴 분비는 임신동안 증가하는데 이는 에스트로겐이 PIH의 방출을 억제하기 때문이다. 그러나 프로제스테론과 에스트로겐은 그들의 수준이 떨어져 분만할 때까지 젖 생성이 활성화되는 것을 방지한다.

에스트리올)의 수준이 높은 상태로 있는 임신 1기 말에 20 ng/mL에서 40 ng/mL로 있다가 임신말기에 100~400 ng/mL로 증가한다. 이러한 농도의 증가는 임신 동안 젖샘에서 소량으로 젖생성이 되도록 자극한다. 그러나 임신 동안 높은 수준의 프로제스테론과 에스트로겐이 출산하기 전까지 프로락틴이 젖샘을 자극하는 것을 억제한다. 출산하면 이들의 수준이 떨어져 프로락틴은 자극을 할 수 있게 된다. 일부 여성에서는 임신 동안 초유(항체가 풍부한 최초 젖, 짧게 논의됨) 분비를 한다.

출산 후, **후산**으로 태반이 배출된 후, 감소된 수준의 프로제스테론과 에스트로겐은 프로락틴이 젖생성을 자극하도록 한다. 수유를 원치 않는 경우나 다른 이유로 프로락틴의 분비 억제가 필요한 여성에게 처방하는 약은 **브로모크립틴**(bromocriptine)이다. 이 약은 도파민 수용체에 결합하여 프로락틴분비-억제호르몬으로 도파민의 활동을 촉진한다.

아기를 돌보는 행동은 **신경내분비반사**를 통한 프로락틴 분비 수준을 높게 유지하도록 돕는다(그림 20.53). 젖을 빨아먹음에 의한 자극으로 활상화된 유방 내 감각신경의 말단은 시상하부에 신호를 보내 PIH의 분리를 억제한다. 따라서 젖을 빨아먹음은 결과적으로 샘꽈리에서 유관으로 젖 분비를 촉진하는 높은 수준의 프로락틴의 반사분비를 가져온다. 그러나 아기가 젖을 얻기 위해서는 다른 호르몬의 작용이 필요하다.

젖을 빨아먹음에 의한 자극은 또한 뇌하수체후엽에서 **옥시토신**(oxytocin)의 반사 분비를 가져온다. 이 호르몬은 시상하부에서 생성되어 뇌하수체후엽에 저장된다. 이 호르몬의 방출은 **젖배출반사**(milk-ejection reflex) 또는 젖배출(milk letdown)을 일으킨다. 젖배출반사는 옥시토신이 자궁근육의 수축을 촉진하듯이 유관을 둘러싼 근상피세포의 수축을 촉진하기 때문에 일어난다.

젖배출은 시각이나 청각에 반응하여 형성된 조건반사로 될 수 있다. 예를 들면, 아기의 울음소리는 옥시토신의 분비와 이를 통한 젖배출반사를 이끌어 낼 수 있다. 다른 한편, 아드레날린 작용 효과인 싸움-또는-도망 반응은 아기엄마가 젖을 먹이고 있는 동안 화난 상태일 때 작용하여 이 반사를 억제한다. 이 경우 아기엄마는 젖을 생산하기는 하나 흐르지 않게 된다.

젖은 카제인과 락트알부민과 같은 단백질, 지질, 탄수화물(일차적으로는 젖당), 여러 종류의 비타민 B, 비타민 A, D, E를 포함한 많은 영양분, 칼슘, 철, 아연, 셀레늄 등의 많은 전해질을 함유하고 있다. 또한, 면역글로불린 A (IgA), 다양한 호르몬, 성장인자, 케모카인을 포함한 생물학적 활성 분자를 함유하고 있다. 연구를 통하여 모유수유를 한 아기가 여러 심각한 병의 위험으로부터 안전함이 밝혀졌고, 이러한 이유로 미국소아과학회는 처음 6개월 동안 모유수유를 적극 권장하고 있다. 그러나 많은 어머니들이 불충분한 젖 생성량을 보이거나 질적으로 불충분하여 6개월 이전에 모유수유와 함께 분유를 주고 있다.

모유수유는 어머니가 유아에게 주는 면역력 보충이다. 태아가 **자궁에 있을 때,** 면역글로빈 G (IgG, 15장) 항체가 태반에서 모혈에서 태아혈로 이동해간다. 이 항체는 출생 후 1/3년에서 1년에 걸쳐 아기를 수동면역으로 지켜준다. 또한 수유를 받는 아기는 많은 양의 IgA 항체를 **초유**(colostrum)를 통해 받는다. 초유는 이후의 젖과는 색과 구성에 있어서 다르다. 또한 초유는 사이토카인, 림프구 그리고 아기의 능동면역 발생을 촉진하는 여러 구성물을 함유하고 있다. 아기가 자신의 항체를 생성하는 능력은 출생 후 몇 달 동안에는 잘 발달되지 않아서(그림 20.54), 모유에 포함된 어머니의 항체에 의해 준비되는 수동면역이 아기를 다양한 감염과 알레르기로부터 보호하는데 중요하다.

GnRH 분비 반사억제를 통해 작용하는 수유는 모체의 뇌하수체 전엽에서 생식소자극호르몬의 분비를 억제할 수 있어 배란을 억제한다. 따라서 모유수유는 출산 간격을 두게 돕는 자연피임 기작이다. 이러한 기작은 제한된 열량을 섭취하는 여성에서 그리고 낮밤가리지 않고 자주 아기에서 모유수유를 하는 어머니에서 매우 효과적이다. 따라서 산업화가 덜 된 국가의 전통적 사회에서 모유수유는 효과적인 피임이다. 모유수유는 풍부한 영양을 섭취한 여성이나 상대적으로 띄엄띄엄 모유수유를 하는 어머니에서는 피임 효과가 상대적으로 훨씬 낮다.

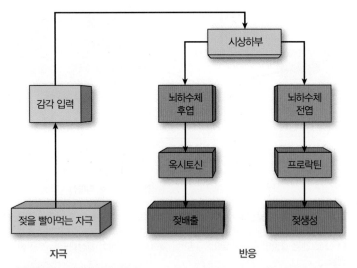

그림 20.53 젖생성과 젖배출반사. 수유는 다음과 같이 두 단계로 일어난다. 젖생성(프로락틴에 의해 자극됨)과 젖배출(옥시토신에 의해 자극됨). 젖을 빨아먹음 자극은 옥시토신과 프로락틴의 분비를 증가시키는 신경내분비반사를 시발시킨다.

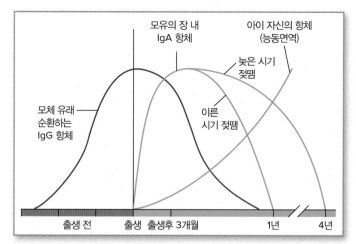

그림 20.54 모의 항체는 아이를 보호함. 순환하는 IgG 항체는 태반을 가로질러 태아에게 가고, 이는 출생 후 3개월에서 일년 동안 아기를 보호한다. 이 수동면역은 태아의 장에서 흡수한 모유에서 유래한 IgA항체를 공급함으로 더 보충된다. 이러한 보호는 젖땜 후에까지 유지된다. 유아는 생후 몇 달까지 자신의 항체를 충분히 생성할 수 있는 능력이 없음에 주의를 기울이도록 하자. Adapted from R. M. Zinkernagel, "Advances in immunology: Maternal antibodies, childhood infections, and autoimmune diseases." New England Journal of Medicine, 345:18, pp. 1331-1335. 2001 Massachusetts Medical Society.

결론

생리학 교과서를 임신과 출산을 주제로 하여 끝맺는 것이 이상하게 보일 수도 있다. 다음과 같은 것이 이유가 될 것이다. 이 주제는 복잡하여 이를 이해하기 위해서는 앞부분에서 다룬 내용을 기본으로 필요로 한다. 또한, 새로운 생명의 시작을 끝맺음으로 하는 것이 적절할 것 같다. 비록 연구자들의 성과가 엄청난 양의 지식을 쌓아왔어서 생리학 연구는 아직 초반이며 빨리 성장하고 있다. 이 입문교재가 학생들의 당면한 실무적 필요를 현재 적용되고 있는 것을 이해하는 자료로 제공하고, 일생을 걸친 연구의 좋은 토대로 활용되기를 바란다.

임상연구 요약

린다는 간헐적이 아닌 지속적으로 뇌하수체전엽에서 GnRH 수용체를 자극하는 GnRH 작용제 주사를 맞았다. 이는 이 수용체를 둔감하게 하여 뇌하수체 전엽에서의 FSH와 LH 분비를 감소시켜 난소에서의 에스트로겐과 프로제스테론 분비를 감소시켰다. 그녀는 이를 보상하는 차원에서 에스트로겐과 프로제스테론을 함유한 피임약을 복용하였다. 아마도 그녀는 일반적인 자궁섬유종을 가지고 있을 수 있으나 관찰되는 증상, 즉 월경통 증상, 머리털이 가늘어짐, 다른 신체 부위에 털이 자람 등을 통하여 보았을 때는 다낭성증후군에 더 가깝다. 이러한 진단을 확진하기 위해서는 초음파로 난소낭의 여부를 봐야 한다. 주치의는 린다에게 체중을 줄이고 운동하기를 권유하였는데 이는 다낭성난소증후군이 있는 여성은 2형 당뇨와 대사증후군이 발병할 가능성이 높기 때문이다. 배아의 영양배엽에서 분비되는 hCG의 베타 아단위의 항체를 이용한 hCG 검출을 통하여 임신이 되었음을 검사하였다.

상호작용

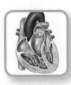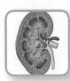

연결

피부계

- 피부는 성흥분제로 역할을 하고 신체를 병원체로부터 보호하는 것을 돕는다.
- 성호르몬은 체모의 분포, 피하지방의 축적, 이차성징에 영향을 미친다.

골격계

- 골반강은 일부 생식기관을 지지하고 보호한다.
- 성호르몬은 성장과 상태 유지를 자극한다.

근육계

- 평활근의 수축은 배우자인 정자와 난자의 이동을 돕는다.
- 자궁근육층의 수축은 산통과 출산을 돕는다.
- 정소거근(고환거근)은 정소의 적정한 온도가 유지함을 돕는다.
- 테스토스테론은 근육양 증가를 자극한다.

신경계

- 자율신경은 남성 생식계에 분포하고 발기와 사정을 자극한다.
- 자율신경은 사람의 성반응 양상을 촉진한다.
- 중추신경계, 뇌하수체의 활성은 생식의 다른 양상을 조직화한다.
- 뇌의 변연계는 성욕과 관련되어 있다.

- 생식소성호르몬은 뇌의 활동에 영향을 미친다.

내분비계

- 뇌하수체전엽은 생식소의 활성을 조절한다.
- 정소에서 분비되는 테스토스테론은 남성의 생식계의 구조와 기능을 유지한다.
- 난소에서 분비되는 에스트라디올과 프로제스테론은 자궁의 내막을 포함한 여성의 부생식기관을 조절한다.
- 태반에서 분비되는 호르몬은 임신을 유지하는데 필요하다.
- 프로락틴과 옥시토신은 젖생성과 젖배출반사에 필요하다.

순환계

- 순환계는 산소와 영양소를 생식기관에 수송한다.
- 태아의 순환은 태아가 태반에서 산소와 영양소를 얻을 수 있도록 한다.
- 난소에서 분비되는 에스트로겐은 혈액 내 HDL-콜레스테롤 운반체의 양을 높여 이식편죽경화증 발병 위험을 낮춘다.

면역계

- 면역계는 생식계를 포함한 신체를 감염으로부터 보호한다.

- 혈액-정소장벽은 정소 내 정자를 면역계가 공격하는 것을 방지한다.
- 태반은 면역적으로 특권을 가진 곳이다. 모의 면역계에 의한 거부반응에 대한 보호가 있다.

호흡계

- 폐는 신체의 생식계를 포함한 모든 계에 산소를 공급하고 이산화탄소를 제거함에 참여한다.
- 태아의 적혈구세포는 높은 산소 친화력을 가지는 헤모글로빈 에프(F)를 함유한다.

배설계

- 신장은 혈액의 양, pH, 전해질 균형을 조절하고 노폐물을 제거한다.
- 남성의 요도는 오줌뿐만이 아니라 정액도 수송한다.

소화계

- 위장관은 신체의 생식계 내의 기관을 포함한 모든 기관을 위하여 영양소를 준비한다.
- 모체의 위장관에서 확보한 영양소는 태반을 가로질러 배아와 태아에 전달된다.

요약

20.1 유성생식

A. X염색체를 가지는 정자는 난자와 수정하여 XX 접합자를 생성한다. Y염색체를 가지는 정자는 난자와 수정하여 XY 접합자를 생성한다.

   1. XY 유전형을 가지고 있는 배아는 정소를 발생시키고 Y염색체가 없는 배아는 난소를 생성한다.

   2. 남성 배아의 정소는 테스토스테론과 뮐러관억제인자를 분비한다. 뮐러관억제인자는 여성 부생식기관의 퇴화 원인이 된다. 또한 테스토스테론은 남성 부생식기관의 형성을 촉진한다.

B. 남성 부생식기관은 부정소, 수정관, (저)정낭, 전립샘, 사정관이다.

   1. 여성 부생식기관은 자궁, 수란관이다. 테스토스테론과 뮐러관억제인자가 없을 때 발생한다.

   2. 테스토스테론은 남성의 외부생식의 형성을 간접적으로(다이하이드로테스토스테론으로 전환되어 작용) 촉진한다. 여성의 외부생식기는 테스토스테론이 없을 때 형성된다.

C. 수많은 배아의 성 발생 이상은 발생 과정의 정성적인 생리 법주에서 이해될 수 있다

20.2 생식의 내분비 조절

A. 생식소는 뇌하수체전엽의 두 호르몬 난포자극호르몬(FSH)와 황체형성호르몬(LH)에 의해 자극받는다.

   1. FSH와 LH의 분비는 시상하부에서 분비되는 생식소자극호르몬-방출호르몬(GnRH)에 의해 자극받는다.

   2. 또한 FSH와 LH의 분비는 생식소스테로이드호르몬과 인히빈 펩타이드호르몬에 의한 음성되먹임을 통한 생식소의 조절하에 있다.

B. 사춘기때 FSH와 LH 분비의 증가는 뇌의 성숙 변화와 시상하부와 뇌하수체의 성스테로이드호르몬에 대한 음성되먹임 민감도의 감소에 의한다.

C. 송과샘은 멜라토닌을 분비한다. 이 호르몬은 포유류 일부에서는 생식소 기능을 억제하는 효과를 가지나 사람의 경우에 있어서는 현재로는 불확실하다.

D. 사람의 성반응은 4단계로 구분할 수 있다. 성흥분기, 절정기, 흥분지속기, 흥분해소기이다. 양성 모두가 유사한 유형을 따른다.

20.3 남성의 생식계

A. 남성에서, 뇌하수체에서 분비하는 LH는 정소의 음성되먹임에 의해 조절되는 반면, FSH의 분비는 정소의 인히빈 분비로 조절된다.

   1. 음성되먹임의 정소에 대한 효과는 테스토스테론이 5α-환원 남성호르몬과 에스트라디올로 전환됨에 의하여 실질적으로 생성된다.

   2. 테스토스테론의 분비량은 주기적이라기보다는 비교적 일정하고 나이가 들어 감에 따라 급격히 감소하지도 않는다.

B. 테스토스테론은 성장판이 닫히기 전에 연조직과 뼈의 성장을 촉진하다.

   1. 테스토스테론은 LH의 자극을 받은 간질내분비(또는 라이디히)세포에서 분비된다.

   2. LH 수용체 단백질은 간질조직에 위치한다. FSH 수용체 단백질은 세정관 안의 세르톨리세포에 위치한다.

   3. 정소에서 간질을 구성하는 라이디히세포와 세정관의 세르톨리세포 구획은 두 구획이 서로 상호작용할 수 있도록 하는 자가조절 분자를 분비한다.

C. 세정관 내 이배체 정원세포는 감수분열을 거쳐 반수체 정자를 생산한다.

   1. 감수분열의 결과로 4개의 정세포가 형성된다. 정세포는 정자변태라 불리는 성숙 과정을 거쳐 정자가 된다.

   2. 세정관 내 세르톨리세포는 정자형성에 필요하다.

   3. 사춘기때, 테스토스테론은 감수분열을 완성하는데 필요하고, FSH는 정자변태에 필요하다.

D. 세정관 내 정자는 부정소로 수송되고 부정소에서 수정관으로 간다. 전립샘과 정낭은 정액에 용액을 더한다.

E. 음경 발기는 부교감신경에 의해 유도된 혈관확장에 의해 생성된다. 사정은 남성 부생식기관의 연공 수축을 교감신경이 자극함으로 생성된다.

20.4 여성의 생식계

A. 난소 내 원시난포는 일차감수분열의 전기 I에 머물러 있는 일차 난모세포를 포함하고 있다. 그 수는 태어날 때 최고이고 이후 감소한다.

   1. 매주기마다 소수의 난자가 일차 감수분열을 완수하도록 자극을 받으며 이로 이차 난모세포가 된다.

2. 일차 감수분열이 완전히 진행되었을 때 이차 난모세포는 유일하게 온전한 세포로 형성된다. 이 분열로 형성된 나머지는 작은 극체로 해체된다.

B. 이차 난모세포 중 하나가 매우 크게 성장하여 그라피언난포가 되고 배란한다.

1. 배란에 의존하여 이차 난모세포는 난소로부터 방출된다. 이는 수정이 될 때까지 이차 감수분열을 완전히 하지 않는다.

2. 배란 후, 빈 난포는 하나의 새로운 내분비샘인 황체가 된다.

3. 난포는 에스트라디올을 분비하나, 황체는 에스트라디올과 프로제스테론을 분비한다.

C. 시상하부는 주기적 양상을 가지고 GnRH를 분비하여 주기적인 생식소자극호르몬 분비를 하게 한다. 이는 표적샘의 둔감화와 하향조절을 방지하는데 필요하다.

20.5 월경주기

A. 월경주기에서 난포기에 난포는 뇌하수체전엽에서 분비되는 FSH에 자극받는다.

1. FSH 자극하에서, 난포는 성장하고 성숙하고 증가 양상으로 에스트라디올을 분비한다.

2. 약 13일에, 빠르게 높아진 에스트라디올의 분비는 뇌하수체전엽에서 LH 분비의 급증을 촉진한다. 이는 양성되먹임을 의미한다.

3. LH 급증은 약 14일에 배란을 자극한다.

4. 배란후, 빈 난포는 LH의 자극에 의해 황체가 된다. 이 지점에서 난포는 황체기에 접어든다.

5. 프로제스테론과 에스트라디올 분비는 황체기 초반에 증가하고 FSH와 LH 분비에 음성되먹임으로 작용한다.

6. LH의 지속적 자극이 없으면, 황체는 황체기말에 퇴화하고 이로 에스트라디올과 프로제스테론 분비가 감소한다. 이러한 감소는 월경을 일으키고 새 주기의 시작 원인이 된다.

B. 난포기에 증가하는 에스트라디올의 농도는 자궁내막의 증식기를 생성한다. 황체기 동안의 프로제스테론 분비는 자궁내막의 분비기를 생성한다.

C. 경구피임약은 보통 에스트로겐과 프로제스테론을 섞어 만드는데, FSH와 LH 분비에 음성되먹임 조절이 있게 된다.

20.6 수정, 임신, 출산

A. 정자는 첨체반응을 하고 이로 방사관과 투명대를 통과할 수 있게 된다.

1. 수정에 의해, 이차 난모세포는 감수분열을 완수하고 제2극체를 생성한다. 제2극체는 퇴화한다.

2. 이배체 접합자는 난할을 통하여 상실배가 되고 이후 포배가 된다. 포배의 자궁내막에의 착상은 수정 후 5일과 7일 사이에 시작된다.

B. 포배의 영양배엽세포는 사람융모막성 생식소자극호르몬(hCG)을 분비하는데 LH와 같은 기능을 가져 임신 처음 10주 동안 모체의 황체를 유지시킨다.

1. 영양배엽세포는 태반에서 태아가 기여하는 것을 준비한다. 또한 태아와 접한 자궁내막조직이 관여하여 형성된다.

2. 산소, 영양소, 물이 태아혈액과 모혈액 상의 확산을 통하여 교환된다.

C. 태반은 융모막성 소마토마모트로핀(hCS), hCG, 스테로이드 호르몬을 분비한다.

1. hCS의 작용은 프로락틴과 성장호르몬의 것과 유사하다. hCG의 작용은 LH와 TSH과 유사하다.

2. 태반에서 분비되는 주된 스테로이드호르몬은 에스트리올이다. 태반과 태아의 샘은 스테로이드호르몬 생성에서 서로 협조한다.

D. 산통에서 자궁의 수축은 뇌하수체후엽의 옥시토신과 자궁에서 생성된 프로스타글란딘에 의해 촉진된다.

1. 남성호르몬(일차적으로 DHEAS)는 태아의 부신피질에서 분비되어 태반에서 에스트로겐으로 전환된다.

2. 태반에서 분비된 에스트로겐은 옥시토신 합성을 유도하고, 자궁의 옥시토신에 대한 민감도를 향상시키고 자궁에서 프로스타글란딘의 합성을 촉진한다.

E. 임신동안의 높은 수준의 에스토로겐은 다른 호르몬과 협동적으로 작용하여 젖샘의 성장과 발달을 촉진한다.

1. 프로락틴(그리고 hCS의 프로락틴 유사 효과)은 젖 단백질의 생성을 자극할 수 있다. 프로락틴 작용은 임신동안 태반에서 분비되는 높은 수준의 프로제스테론과 에스트로겐에 의해 억제된다.

2. 분만 후, 프로제스테론과 에스트로겐의 수치가 떨어지면, 프로락틴은 젖생성을 자극한다.

3. 젖배출반사는 신경내분비반사의 하나이다. 젖을 빨아먹음에 의한 자극은 옥시토신의 반사분비 원인이 된다. 이것은 유관의 수축을 자극해서 유두로부터 젖이 배출되게 한다.

문제

이해력 검증

1. 테스토스테론의 전환 생성물을 식별하고 뇌, 전립샘 및 세정관에서 이들의 기능을 설명하시오.

2. 왜 정소가 두 개의 구획으로 구성되었는지 설명하시오. 두 구획 간에 일어날 수 있는 상호작용을 설명하시오.

3. 정소의 세르톨리세포의 역할에 대하여 설명하시오.

4. 정자형성 단계를 설명하고 호르몬 조절을 설명하시오.

5. 배란을 조절하고 적합한 시간에 배란이 일어나는 원인으로 호르몬의 상호작용을 설명하시오.

6. 월경 하혈과 개의 발정주기에 일어나는 하혈을 호르몬 조절기작과 난소주기 측면에서 비교하시오.

7. 피임약은 뇌가 임신한 것으로 인식하도록 속인다. 생리학적 기작의 개념에서 일반화된 설명을 해석하시오.

8. 월경이 정상적으로 일어나지 않을 때, 어떤 상황에서 월경이 일어나지 않는가를 설명하시오.

9. 어머니가 자식을 보살핌에 있어 수유를 하는 행동에 관하여 제안되는 기작을 설명하시오. 아기의 울음소리에 젖배출 반사가 어떤 기작에 의하여 일어나는지 설명하시오.

10. 어떤 난자 형성 단계에서 수정이 일어나고 어떤 단계에서 수정이 일어나지 않는가를 설명하시오. 왜 극체가 형성되는가?

11. 태반에서 분비되는 호르몬을 설명하시오. 왜 태반이 불완전한 내분비샘으로 여겨지는지도 설명하시오.

12. 폐경 때 일어나는 내분비 변화를 설명하고, 이러한 변화의 결과를 논하시오.

13. 남성의 부생식기관과 외부생식기관이 생성되는 과정을 설명하시오. 테스토스테론 수용체가 XY 배아에 없다면 어떤 일이 벌어지고, XY 배아에서 5α-환원효소가 결핍된다면 무슨 일이 일어나는지 설명하시오.

14. 양과 사람에서 분만이 시작되는 시간에 대한 기작을 설명하시오.

용어해설

ㄱ

가수분해 화합물과 물 사이의 화학반응으로서 물 분자가 분해된다.

가스트린 염산과 펩신의 분비를 자극하는 위에 의해 분비되는 호르몬이다.

가슴샘 목의 갑상샘 아래에서 흉강으로 뻗어 있다. T 림프구를 처리하고 면역계를 조절하는 호르몬들을 분비한다.

갈색지방조직 성인보다 열 손실률이 크고 근육량이 적은 신생아의 열발생에 중요한 역할을 하는 부위이다.

감각신경세포 자극을 감각수용체로부터 CNS로 전달한다.

감수분열 두 번의 연속된 분열로 이루어지고, 생식소(정소와 난소)에서 배우자(정자와 난자)를 생산할 때 일어난다.

갑상샘자극호르몬 갑상샘이 티록신(사요오드티로닌)과 삼요오드티로닌을 생성하고 분비하도록 자극한다.

거인증 소아기에 성장호르몬의 과다 분비로 비정상적인 몸의 성장이 일어난다.

경폐압 흉막내강의 공기 결핍은 폐내압보다 더 낮은 아대기압 흉강내압을 초래한다. 이로 발생한 폐내압과 흉강내압 사이의 압력 차이이다.

고리형 AMP 세포외액에서 세포로 들어가는 이온이거나, 극성 조절분자가 원형질막의 수용체에 결합하는 반응으로 세포질 내에서 생성되는 중요한 2차 전달물질 중 하나이다.

고막 중이에서 외이를 분리하는 막으로 음파를 중이 이소골의 진동으로 변환시킨다.

고밀도 지질단백질 원심분리 동안 시험관의 아래로 빠르게 이동하는 지질과 단백질의 복합체이다. 동맥벽에서 콜레스테롤을 운반하여 죽상동맥경화증을 예방한다.

고압산소요법 환자가 2~3대기압에서 100% 산소를 호흡하여 헤모글로빈에 의해 운반된 산소 양을 증가시키지 않는다.

고유수용체 근방추, 골지 건기관, 관절 수용체가 포함된다. 이들은 신체 위치 감각을 제공하고, 골격 운동을 미세하게 조절할 수 있다.

고장성 혈장보다 용질 농도가 더 높고 삼투압이 더 큰 용액을 가리킨다.

고칼륨혈증 정상 범위인 $3.5 \sim 5.0$ mEq/L보다 높은 혈장 K^+ 농도로 정의된다.

골격근 펌프 정맥 혈류에 대한 골격근의 마사지 작용 효과를 설명하는데 사용된다.

골다공증 가장 흔한 뼈 질환으로 뼈의 질량과 밀도를 감소시키고 골절의 위험성을 증가시키는 무기기질과 유기기질의 손실을 일으킨다. 같은 나이에 남성보다 폐경기 여성에게 약 10배 더 많이 나타나는데, 이는 폐경기 에스트로겐 분비의 감소가 유발되기 때문이다.

골지체 골지낭이라는 납작한 주머니를 여러 장 쌓아놓은 무더기로 되어 있다.

과립백혈구 세포질에 과립이 있는 백혈구를 말한다.

과민증 알레르기항원에 대한 반응으로 히스타민 및 기타 주세포 분자가 광범위하게 방출되어 전신 및 생명을 위협하는 영향을 일으킬 때 발생한다.

과분극 자극으로 인해 세포 내부가 휴지 막전위보다 더 음성이 된다면, 휴지 막전위보다 아래쪽으로 내려가는 변화이다. 세포를 떠나는 양전하 또는 세포로 들어가는 음전하로 인해 발생할 수 있다.

과호흡 운동할 때 총 분시호흡량이 증가하는 것이다. 혈액의 이산화탄소가 과다환기에서 감소한다는 점에서 과도한 호흡과는 다르다.

관문 많은 이온 통로는 통로를 열거나 닫을 수 있는 구조를 가지고 있다. 특별한 생리학적 자극은 닫힌 통로를 열 수 있다. 신경 및 근육 자극의 생성과정에서, Na^+ 및 K^+에 대한 각각의 이온 통로는 막 전압의 변화에 따라 열리고 닫힌다.

광수용체 빛에 대해 전기적으로 반응하고 눈의 망막에 있는 간상체와 원추체를 말한다.

괴사 병리적으로 혈액공급을 못 받는 세포는 팽창하여 세포막이 찢기고 터지는데 이런 세포사멸을 말한다.

교감자율신경부신계 부신수질은 교감신경계의 대량 활성화의 일부로 자극되기 때문에, 교감신경부와 부신은 종종 함께 작용한다.

교질삼투압 혈장의 콜로이드 삼투압은 간질액의 콜로이드 삼투압보다 훨씬 크다. 이 두 삼투압의 차이를 말한다.

구루병 보통 비타민 D 결핍에 의한 것으로 장에서 Ca^{2+}과 인산염의 불충분한 흡수를 일으킨다. 이는 음식으로부터 비타민 D의 부족한 섭취와 함께 피부에서 비타민 D의 생산이 부족하여 생긴다.

그레이브스병 자가면역질환의 하나로 자가항체가 갑상샘여포세포의 TSH 수용체에 결합한다. 이는 갑상샘이 커지는 원인이 되고 과도한 양의 갑상샘호르몬이 분비되는 원인이 된다. 대부분의 환자는 안와의 해부학적 변화로 눈이 불룩해지는 그레이브스 안병증을 가진다.

그렐린 식사 전에 증가하고 식사 후 감소한다. 이는 위로부터 공복을 조절하는 뇌까지 신호로 작용한다.

근방추 중심이 넓고 끝으로 갈수록 가늘어지기 때문에 길이 감지기의 기능을 한다. 손의 근육처럼 가장 정밀한 제어가 필요한 근육은 밀도가 가장 높다. 사람에서는 고유수용성 감각 정보를 제공한다.

근소포체 변형된 소포체로, 근육세포 내의 각 근원섬유를 둘러싸는 상호연결된 주머니와 관으로 구성된다.

근원섬유 대략 직경이 1 μm이고 근섬유의 한쪽 끝에서 다른 쪽 끝으로 평행하게 늘어서 있다. 너무 조밀하게 채워져 있어 미토콘드리아 및 세포내막과 같은 다른 소기관은 인접한 근원섬유 사이에 남아 있는 좁은 세포질 공간에 위치한다.

근절 Z 선에서 Z 선까지 기본 소단위를 말한다.

근필라멘트 각 근원섬유는 훨씬 더 작은 굵은 필라멘트와 가는 필라멘트를 담고 있다.

글루카곤 이자 랑게르한스섬의 알파세포에서 분비되는 폴리펩타이드 호르몬으로 글리코겐 분해를 촉진하여 혈당치를 상승시킨다.

글루타티온 비효소적 방법에 의한 보호 기작으로 트라이펩타이드의 작용이다.

글리코겐 분해 글리코겐이 포도당 6-인산으로 전환되는 것을 말한다.

글리코겐 합성 포도당으로부터 글리코겐을 형성하는 것을 말한다.

글리코겐 동물성 녹말이라고도 불리고, 녹말과 유사하지만 훨씬 많이 분지되어 있다.

기계수용체 수용체 원형질막의 기계적 변형에 의해 자극되는 수용체이다. 예를 들어, 피부와 내이 속에 있는 유모세포의 촉각수용체 및 압력수용체이다.

기관 근육, 신경, 상피, 결합의 일차 조직을 해부학적 및 기능적 단위로 집단화하는 것을 말한다.

기저핵 대뇌의 백질 안쪽에 위치하며 신경세포의 세포체가 다량 구성된 회백질로 표현되는 영역이다.

기질 반응물 분자는 활성부위에 들어맞는 특정 모양을 가지고 있다. 효소는 특정 모양의 열쇠(기질)만 맞는 자물통으로 생각할 수 있다.

기체교환 공기와 폐 속의 혈액 사이 그리고 혈액과 몸의 다른 조직 사이에서 일어난다.

기초대사율 적정 온도와 음식 섭취 후 12~14시간 안정상태에서 산소 소모율로 측정한 사람의 물질대사율을 말한다.

기흉 공기가 흉막내강에 들어갈 때 일어나는데, 이는 흉강내압을 증가시켜서 흉벽에 대해 폐를 유지하는 압력 차이가 없어진다. 그 다음 폐는 탄성 반동으로 쪼그라들게 된다. 자발적인 기흉은 병 또는 외상없이 일어날 수 있다.

ㄴ

난소 난자를 생산하고 여성호르몬을 분비하는 여성의 생식소이다.

난시 각막 또는 수정체의 비대칭이 심한 경우, 바퀴의 바큇살처럼 중심에서 뻗어 나가는 선들의 원을 보면 선의 이미지가 360도 전체에서 선명하게 보이지 않는다.

난포자극호르몬 여성에서 난포의 성장을 촉진하고 남성의 정소에서 정자의 생성을 촉진한다.

난포 중앙이 빈 구조로 갑상샘과 난소의 기능적 단위이다.

내독소 내인성 발열원을 방출하는 세균의 독소이다.

내림프 유체로 채워진 관 구조이다.

내부수용체 내부 자극에 반응하는 수용체로, 많은 장기에서 발견되며 기계수용체와 화학수용체를 포함한다.

내분비샘 혈액으로 호르몬이라 불리는 생물학적 활성분자를 분비한다.

네른스트 방정식 농도를 아는 특정 이온의 이론적 평형전위를 계산할 수 있는 방정식이다.

노르에피네프린 신경절후 교감신경 종말에서 신경전달물질로, 부신수질에서 호르몬으로 방출되는 카테콜아민이다.

녹아웃생쥐 돌연변이 세포가 주사된 생쥐의 배아에서 발생한 불활성화된 특수 표적 유전자를 가진 생쥐의 종류이다.

뇌량 대뇌반구를 연결시키는 신경섬유의 거대한 횡로이다.

뇌파도 대뇌피질의 세포체 및 수상돌기에서 생성되는 시냅스전위, 더 깊은 축삭에서 생성되는 활동전위, 신경교세포에서 생성되는 전위까지 합산하여 세포 외 매체 전류에 영향을 준다. 이 전류를 기록한 것이며 두피에 배치된 전극을 통해 측정할 수 있다.

뇌하수체 시상하부 바로 아래에 위치한다.

뇌하수체전엽 원위부로 알려져 있는 둥근 부분이고 주로 내분비샘 부위이다.

뇌하수체후엽 간뇌의 하향성장으로부터 배아적으로 유도되며 전체 뇌하수체는 줄기를 통해 간뇌와 계속 연결된다.

뉴클레오타이드 핵산의 소단위체로써, 탈수합성반응을 통해 긴 폴리뉴클레오타이드 사슬을 형성한다.

능동수송 저농도 영역에서 고농도 영역으로 막을 가로지르는 분자 및 이온의 순 이동이다.

니아신 조효소 FAD와 NAD^+ 생성에 각각 필요한 비타민이다.

ㄷ

다뇨증 주어진 기간에 대량의 소변이 배설된다.

다능성 자기자신을 갱신할 수 있고, 성체를 구성하는 모든 유형의 세포를 만들 수 있다.

다당류 수많은 단당류들이 서로 연결된 것이다.

다이하이드로테스토스테론 정소, 요도스펀지, 음낭, 전립샘의 발생과 유지에 필요하다.

단당류 탄수화물의 기본 단위이다.

단백뇨 사람이 하루에 300 mg 이상의 단백질을 배뇨할 때를 말한다.

단백질체 유전체로부터 생산되는 모든 단백질들을 지칭한다.

단백질 큰 폴리펩타이드이다.

단핵구 가장 큰 백혈구이며 일반적으로 말굽 모양의 핵을 가지고 있다.

단핵식세포계 혈액의 단핵구 및 대식세포 및 결합조직의 수지상세포를 포함한다.

달톤 법칙 공기와 같은 기체 혼합물의 총 압력은 혼합물 중에 포함된 각 기체의 개별적 압력을 합한 것과 같다.

달팽이관 두개골의 조밀한 측두골 안에 달팽이 껍데기 모양의 기관이 둘러싸여 있다. 전정기관과 함께 내이를 구성한다.

당뇨병 고혈당으로 인해 당뇨가 발생하는 경우의 질병이다.

대뇌 편측화 한 반구나 다른 반구에서 기능의 전문화를 말한다.

대사 산증 비휘발성 산, 주로 케톤체 또는 젖산의 과도한 생성으로 인해 발생할 수 있다.

대사 알칼리증 과도한 정맥주입이나 부적절한 비휘발성 산(과도한 구토의 결과)으로 인해 발생할 수 있다.

대사증후군 흔히 비만과 연관된 여러 증상들을 나타낸다.

도약 전도 활동전위는 랑비에 결절에서만 발생하며 결절에서 결절로 도약하는 것처럼 보인다.

도움 T 림프구 CD4라는 표면 분자에 의해 실험실에서 식별된다.

도파민성 신경세포 도파민을 신경전달물질로 사용하는 신경세포이다.

도파민 중추신경계의 신경전달물질로 노르에피네프린의 전구물질이다.

동방결절 상대 정맥이 열리는 곳 근처의 우심방에 위치하며 심장의 일차 심박조율기 역할을 한다.

동양혈관 비교적 지름이 큰 모세혈관 공간이다. 간 동양혈관은 납작한 돌기와 창을 가진 내피세포들로 덮여 있다.

동원 신경계가 자극 강도를 반영할 수 있는 또 다른 메커니즘이다.

동정맥문합 모세혈관상을 우회하는 동맥과 정맥 사이의 연결이다.

동화 스테로이드 동화 작용 효과를 나타내는 스테로이드이다.

동화 작용 몸의 세포 내에서 지속적으로 생합성반응을 위한 원료물질들을 공급해주는 것을 말한다.

등장성 수축 근육의 수축 강도가 각 부하에서 일정할 때를 말한다.

ㄹ

라이디히세포 세정관을 둘러싼 간질조직에 모여

있다. 정소의 내분비조직을 구성한다.

라플라스의 법칙 생성된 압력은 표면장력에 직접적으로 비례하며, 폐포의 반지름에 반비례한다.

랑비에 결절 각 슈반세포는 약 1 mm의 축삭만 감싸고 인접한 슈반세포 사이에 노출된 축삭의 틈을 남긴다.

레닌 안지오텐시노겐을 안지오텐신 I으로 전환하는 효소이다.

렙틴 지방조직에서 분비되는 호르몬으로 식욕을 감소시키는 포만인자로 작용한다.

로돕신 색소 분자의 화학적 변화를 일으킬 때 활성화하는 수천 개의 보라색 색소 분자이다.

리간드 더 큰 단백질 분자(수용체)에 결합하여 복합체를 형성하는 더 작은 분자(신경전달물질)를 의미한다.

리듬중추 들숨과 날숨의 패턴을 제어한다.

리보플라빈 조효소 FAD와 NAD$^+$ 생성에 각각 필요하다.

리소좀 세포의 소화효소가 세포질로부터 분리되어 농축되는 막성 세포소기관이다.

릴랙신 치골결합 부분이 연해지게 하고 자궁경부가 이완되도록 한다.

림포카인 종종 림프구의 사이토카인을 지칭하는데 사용된다.

림프계 혈액 여과액으로 형성된 간질액을 다시 혈액으로 운반하고, 소장에서 혈액으로 흡수된 지방을 운반한다.

림프구 병원체에 대한 면역학적 방어를 제공하는 데 도움이 된다.

림프기관 배 중심을 포함하며 림프구 생산 부위이다.

림프 림프 모세혈관에 들어간 액체를 말한다.

ㅁ

막전위 이온이 원형질막을 가로지르는 전위차를 말한다.

말단비대증 연조직의 성장과 거친 피부를 만든다. 성인의 경우 성장호르몬의 과다 분비는 턱이 길어지고 얼굴, 손, 발가락의 뼈를 변형시킨다.

말단소체 염색체 말단부위이다.

말초신경계 뇌신경과 척수신경을 포함한다.

망막 막대세포와 원뿔세포를 포함하는 신경층이다.

망상활성계 감각정보에 대한 대뇌피질의 각성을 향상시킨다. 활성은 각성을 촉진하고, 억제는 수면을 촉진한다.

메이에르병 병이 진행됨에 따라 영구화될 수 있는 이명과 청력 상실은 어지럼을 동반한다.

메트헤모글로빈 산화철을 가지고 있으며, 산소와 결합하는데 필요한 전자가 결핍되어 있어 산소 운반에 관여할 수 없다.

멜라토닌 일일주기의 주요 조절자이다.

면역측정 응집 입자는 다양한 항원을 분석하는 데 사용한다. 예로 혈액형 검사와 현대의 임신검사가 있다.

몰랄농도 1몰랄은 1몰의 용질이 1 kg의 물에 용해된 농도이다.

무과립백혈구 세포질에 과립이 없어 보이는 백혈구이다.

무도병 손을 쥐어짜는 듯한 동작인 경련성 운동이 대표적 증상이다.

무스카린성 ACh 수용체 신경절후 부교감신경에 의해 자극되는 아세틸콜린수용체이다.

문맥계 독특한 형태의 순환을 나타내는 것으로 '모세혈관-정맥-모세혈관-정맥'으로 순환한다.

미세융모 세포막의 작은 손가락 같은 돌기이다. 흡수를 위해 표면적을 증가시키고 원형질막에 묻힌 솔가장자리효소를 갖고 있다.

미셀 분자의 집합에 의해 형성된 콜로이드 입자이다.

미오글로빈 글로빈 단백질과 헴 색소로 구성된 분자로 1개의 소단위로 구성된 단량체이다.

미오신 액틴 단백질과 함께 근수축을 일으킨다.

미주신경 연수의 핵에서 신경절전 섬유로 신체의 주요 부교감신경 분포를 제공한다.

미즙 위로부터 십이지장으로 통과하는 소화된 음식과 소화액의 혼합물이다.

미토콘드리아 호기성 호흡을 통해 대부분의 ATP를 생산하는 세포소기관이다.

ㅂ

바소프레신 항이뇨호르몬의 다른 이름이고 뇌하수체후엽에서 분비된다.

반고리관 서로 거의 직각으로 세 개의 평면에서 돌출되어 있다. 반규관이라고 하는 막미로의 내부 확장을 포괄하고 있으며 각 관의 기저부에는 막팽대부라고 하는 커다란 팽창이 있다.

반사궁 중추신경계로부터 운반된 운동 정보와 연합신경을 포함하여 자극에 대해 불수의적 반응을 보이기 위한 신경경로이다.

반월판 폐동맥과 대동맥의 기시점에 있다. 심실 수축 중에 열리고 혈액이 폐순환 및 전신순환으로 들어갈 수 있다.

발생기전위 감각종말에서 자극에 의해 생성되는 활동전위이다.

발열원 열을 유발하기 위해 유발하는 화학물질을 지칭한다.

방실결절 방실판막의 아래쪽 부분에 위치한다.

방실판막 우심방과 우심실 사이에 위치한 방실판막에는 3개의 판막이 있어 삼첨판이라고 한다. 좌심방과 좌심실 사이의 방실판막은 일반적으로 두 개의 판을 가지고 있으며 승모판 또는 이첨판이라고 한다. 혈액이 심방에서 심실로 흐르게 하지만 일반적으로 혈액이 심방으로 역류하는 것을 방지한다.

방추사 각 염색체의 중심절에 있는 동원체라는 단백질 구조물에 부착되어 있다.

방출호르몬 시상하부의 신경세포에서 분비되어 뇌하수체전엽으로 운반된 후 특이 호르몬의 분비를 자극하는 호르몬이다.

배란 이차 난모세포가 난소에서 배출되는 것이다.

배아 배엽층 배아의 낭배형성에 의해 형성되는 3개의 배엽층이다.

배우자 정자와 난자를 지칭한다.

백질 대뇌피질의 안쪽 부위를 이루고 척수에서는 바깥쪽 부위를 이룬다.

백혈구 핵과 미토콘드리아가 포함되어 있으며 아메바 형태로 이동할 수 있다.

벽세포 HCl 분비한다.

변연계 뇌줄기 주위에 고리형태를 나타내는 전뇌 신경세포체와 신경돌기 그룹으로 구성된다.

병원체 인식 수용체 병원체 관련 분자 유형을 인식하는 수용체단백질이다.

보어 효과 pH가 낮아지면 친화력이 감소하고 pH가 높아지면 친화력이 증가한다.

보일 법칙 주어진 기체의 양에 대한 압력은 부피와 반비례한다.

보조인자 특정 효소의 활성에 필요한 이온과 작은 유기분자를 말한다.

보체계 선천성 면역 반응과 적응 면역 반응을 통합하는데 도움이 된다. 항체가 항원이라고 하는 분자 표적에 결합할 때 활성화되는 혈장 및 기타 체액의 단백질로 구성된다.

부갑상샘호르몬 부갑상샘에서 분비되는 유일한 호르몬이다. 뼈, 신장, 장에 작용하여 혈중 칼슘 농도 증가를 촉진한다.

부교감신경부 신경분포가 되어있는 기관 옆 또는 안에 있는 신경절에서 시냅스를 형성한다.

부신수질 교감신경자극에 대한 반응으로 카테콜아민 호르몬인 에피네프린과 노르에피네프린을 분비한다.

부신피질 코르티코스테로이드 호르몬인 미네랄로코르티코이드와 글루코코르티코이드를 분비한다.

부종 간질액이 과도하게 축적되는 것을 말한다.

브래디키닌 혈관 확장을 자극하는 폴리펩타이드이다.

빈혈 비정상적으로 낮은 적혈구 수를 의미한다.

빌리루빈 헤모글로빈의 헴 유도체로 지라(비장), 간 및 골수에서 생성된다.

뼈 침착 골모세포가 콜라겐 단백질로 구성된 유기 기질을 분비하여 수산화인회석의 침착으로 단단해지는 과정을 말한다.

ㅅ

사구체신염 자신의 항원을 인지하는 항체 생성과 관련된 질병이다.

사구체여과율 분당 두 신장에서 생성되는 여과액의 양이다.

사요오드티로닌 요오드 원자 4개를 포함하는 호르몬이다.

사이클린 세포주기를 촉진하는 단백질이다.

사이토카인 면역계 내 서로 다른 세포를 조절하는 측분비 조절분자이다.

사이토크롬 P450 효소 스테로이드와 다른 내인성 생물학적 활성 분자의 분해를 촉매하는 헴 함유 효소 그룹이다.

산증 혈액 pH가 7.35 미만으로 떨어진 상태를 말한다.

산화 스트레스 자유라디칼의 과다한 생산에 의해 몸안의 지질, 단백질과 DNA에 손상이 일어나는 것이다.

산화적 인산화 ADP의 인산화와 전자전달계의 짝지음을 통한 ATP의 생성을 말한다.

산화제 전자를 받아들이는 원자/분자를 지칭한다.

산화질소 신경전달물질로 확인된 최초의 기체이다. 많은 기관의 세포에서 아미노산 L-아르기닌으로부터 NO 합성효소에 의해 생성된다.

산화헤모글로빈 포화도 총 헤모글로빈에 대한 산화헤모글로빈의 백분율이다.

산화헤모글로빈 정상적인 헴이 환원형 철을 포함하고, 전자를 공유하여 산소와 결합한다.

삼요오드티로닌 한 개의 MIT와 한 개의 DIT가 결합한다.

삼투 막을 가로지르는 물(용매)의 순확산이다.

삼투몰랄농도 1.0 *m* 포도당과 1.0 *m* 과당을 합친 용액의 총 몰랄농도는 2.0 osmol/L(2.0 Osm)가 된다.

삼투압 삼투를 막는 데 필요한 압력을 말한다.

상동염색체 구조적으로 동일한 다른 염색체와 짝으로 쌍을 이루는 것을 말한다.

샘뇌하수체 뇌하수체전엽으로 호르몬을 분비하는데 시상하부에 의해 분비되는 호르몬에 의해 통제된다.

서술적 기억 말로 표현할 수 있는 기억으로 의미적 기억과 단편적 기억으로 나뉜다.

설사 대변에 과도한 수분이 배설되는 것이다.

성염색체 23번의 염색체 쌍이다. 여성에서는 두 개의 X염색체가 있는 반면, 남성에서는 한 개의 X염색체와 한 개의 Y염색체를 가진다.

성장호르몬 소아와 청소년의 성장을 촉진한다.

세뇨관사구체되먹임 사구체여과율이 감소하게 되는 반사조절 기작이다.

세동 서로 다른 심근세포 그룹의 수축이 서로 다른 시간에 발생하므로 심방의 조화로운 펌핑 작용이 불가능하다.

세로토닌 뇌간의 정중선을 따라 위치하며 봉선핵을 가진 신경세포에 의해 신경전달물질로 사용된다.

세르톨리세포 세정관 내의 지지세포로 정자세포를 감싸 정자세포가 정자로 바뀌게 한다.

세크레틴 십이지장에서 생성하는 화학적 조절물질이다.

세포 내 구획 전체 체수분의 약 67%를 가지는 인체의 부분이다.

세포 내 섭취 커서 세포막을 통과할 수 없는 분자를 흡수하는 것을 말한다.

세포 외 구획 전체 체수분의 나머지 33%를 가지는 인체의 부분이다.

세포 외 기질 현미경 상에서는 무정형으로 보이지만, 실제로는 원형질막의 외부 표면을 덮고 있는 탄수화물뿐만 아니라 콜라겐과 엘라스틴의 세포 외 단백질섬유에 화학적으로 연결된 분자들의 고도로 기능적이고 복잡한 구성체이다.

세포골격 미세섬유와 미세소관의 격자배열 구조이다.

세포소기관 특수한 임무를 수행하는 세포 내의 구조로 미토콘드리아, 골지체, 소포체, 핵 및 리소솜(라이소솜) 등이 있다.

세포자멸사 세포가 팽창하지 않고 쪼그라들면서 세포막은 거품처럼 울퉁불퉁해지고 핵응축이 일어나며 사멸한다.

세포질 핵 내의 물질을 제외한 세포 내 물질을 지칭한다.

소뇌 핵이 있는 외부 회색 피질과 내부 백질로 된 두 개의 반구로 구성된다.

소마토메딘 성장호르몬의 자극에 반응하여 간에서 성성되는 폴리펩타이드 호르몬이다.

소마토스타틴 시상하부에서 분비되고, 성장호르몬 분비를 억제한다.

소수성 분자 물에 녹지 않고 물 분자들로부터 분리되는 분자를 말한다.

소포체 조면소포체와 활면소포체, 두 종류가 있다. 조면소포체는 표면에 리보솜이 붙어 있는 반면 활면소포체에는 없다. 활면소포체는 여러 종류의 세포에서 다양한 기능을 한다.

소화 궤양 HCl에 의해 위나 십이지장 점막의 침식이 일어나는 것을 말한다.

솔가장자리효소 미세융모의 세포막에 존재하며, 이당류, 다당류 및 기타 기질들을 분해하는 소화효소이다.

송과샘 간뇌의 제3뇌실의 천정에 위치하며, 뇌를 감싸는 뇌척수막에 감싸여져 있다.

수정 정자와 난자의 융합하는 과정을 말한다.

수축기 심실의 수축을 말한다.

슈반세포 말초신경계 지지세포의 하나로 말초 신경섬유들의 수초를 구성하며, 말초 신경섬유가 표적세포로 재생하게 한다.

스탈링 힘 모세혈관을 경계로 액체 분포에 영향을 미치는 힘이다.

스테로이드 비극성이며 물에서 녹지 않고, 기본적으로 같은 구조로 되어 있는데 3개의 6탄소 고리가 하나의 5탄소 고리와 연결되어 있다.

시교차상핵 약 24시간 간격으로 진동하여 전기 작용을 하는 "시계 세포" 기능을 하는 약 20,000개의 신경세포를 가지고 있다.

시냅스 가소성 시냅스의 기능적 및 구조적 변화의 결과로 시냅스가 변화하는 능력이다.

시냅스 신경세포와 두 번째 세포 사이의 기능적 연결이다.

시냅스전 억제 시냅스전 신경세포의 신경전달물질

방출을 억제한다.

시냅스후 억제 시냅스후 신경세포의 활성을 억제한다.

시상상부 간뇌의 등쪽 부분으로 뇌척수액이 형성되는 제3뇌실 위쪽의 맥락막총을 가지고 있다. 하루 주기리듬 조절을 돕는 송과샘도 가지고 있다.

시상하부 간뇌의 가장 하부, 즉 시상 아래에 위치하며 제3뇌실 외측 벽의 일부와 바닥을 형성한다.

시상하부-뇌하수체 문맥계 시상하부와 뇌하수체전엽을 연결하는 혈관이다.

시상하부-뇌하수체로 시상하부에서 생성되는 항이뇨호르몬과 옥시토신호르몬은 뇌하수체후엽으로 연결하는 신경섬유로이다.

신경 CNS 외부에 위치하는 축삭의 다발이며, 인체의 특정 영역과 연접되어 있다.

신경뇌하수체 항이뇨호르몬과 옥시토신 등의 호르몬이 분비된다.

신경세포 신경계의 기본적인 구조 및 기능의 단위로서, 물리적 및 화학적 자극에 반응하고 전기화학적 자극을 전도하며 화학조절물질을 방출한다.

신경전달물질 시냅스전 말단에서 방출되며, 시냅스후 세포의 막전위에 영향을 준다.

신경절 PNS 및 CNS의 신경세포 세포체 다발이다.

신경초 슈반세포의 살아있는 연속적인 외피를 말한다.

심방성 나트륨이뇨펩타이드 심장의 심방에서 생성된다. 알도스테론에 길항적이며 혈액량이 증가하면 오줌의 Na^+ 및 수분 배출을 촉진한다.

심인성 쇼크 조직 관류를 유지하기에 심박출량이 부족한 심부전으로 인해 발생한다.

심장주기 심장의 수축과 이완이 반복되는 패턴이다.

심전도 심장에서 생성된 전위차는 신체 표면으로 전도되어 피부에 부착된 표면 전극에 의해 기록된다.

쓸개즙염 사람의 일차 쓸개즙산은 콜산과 케노디옥시콜산으로 글라이신이나 타우린과 결합하여 생성된다.

ㅇ

아데노신3인산 아데노신2인산과 무기인산기를 결합하여 형성한다.

아디포넥틴 비만과 제2형 당뇨병에서 감소하는 또 다른 지방세포 호르몬이다.

아디포카인 지방조직은 공복, 물질대사와 인슐린

민감도를 조절하는 조절분자이다.

아르기닌 바소프레신 혈액량을 조절하는 주요 호르몬 중 하나이다.

아메바운동 세포질의 일부를 뻗어 위족을 만들고, 이를 당겨 세포가 세포 외 기질을 따라 이동하게 된다.

아미노기 전이 아미노기가 한 아미노산으로부터 다른 아미노산으로 이동하여 또 다른 아미노산을 만드는 반응을 말한다.

아밀라아제 녹말을 소화하는 효소이다.

아세틸 CoA 미토콘드리아에 있는 탄소 3개 길이의 피루브산은 효소에 의해 이산화탄소가 제거되어 탄소 2개 길이의 유기산인 아세트산으로 되는 화합물이다.

아쿠아포린 원형질막에 존재하는 단백질이며, 물 통로로 작용한다.

아트로핀 무스카린 ACh 수용체 특이적 길항제이며, 신경절후 부교감신경 축삭의 효과에 대한 길항제이다.

안티코돈 mRNA의 코돈과 상보적인 3개의 뉴클레오타이드이다.

알도스테론 잠재력이 큰 미네랄로코르티코이드이다. 미네랄로코르티코이드는 사구대에서 생성되고 신장에서 Na^+과 물을 보존하게 하고 K^+을 오줌으로 배설하도록 자극한다.

알부민 혈장단백질의 대부분을 차지하며 크기가 가장 작다.

알칼리증 혈액 pH가 7.45 이상으로 상승한 상태를 말한다.

암순응 빛에 대한 민감도가 낮아지고 시력이 떨어지는 현상이 나타나면, 광수용체 민감도의 점진적인 증가가 생기는 현상이다.

암전류 빛 자극이 없을 때 외분절에서 내분절로 발생하는 Na^+의 작은 흐름을 말한다.

압력수용기 지속적으로 활성화되어 감각신경세포에서 활동전위를 주기적으로 생성하는 신장수용체이다.

양성되먹임 효과기를 자극한 변화를 증폭시키는 현상이 발생한다.

양성자 양전하를 띤 입자이다.

양수천자 양막낭에서 태아의 세포를 포함하고 있는 소량의 양수를 뽑아내는 것이다.

양친매성 인지질과 담즙산처럼 부분적으로 극성과 비극성을 함께 띠고 있는 분자이다.

에스트라디올 난소에서 분비되는 주요한 여성 스

테로이드 호르몬이다.

에피네프린 교감신경 자극에 반응하여 부신수질에 의해 분비되는 카테콜아민 호르몬이다.

역류교환 염분과 물이 먼저 혈관 안으로 확산한 다음, 혈관 밖으로 확산하여 신수질 간질액의 고장성를 유지하는 데 도움을 준다.

역류증폭계 간질액과 하행지 안의 유체 농도를 증폭하는 양성되먹임 기작을 말한다.

염색분체 DNA와 단백질로 구성된 세포핵 속의 사상체 구조이다.

염색질 핵 DNA가 단백질과 결합한 실모양의 물질이다.

염소 이온 이동 혈액의 조직 모세혈관 통과 시에 나타나는 음이온의 교환이다.

옥시토신 여성의 자궁 민무늬근 수축을 자극하고 유즙 분비를 촉진한다.

옵소닌화 포식작용을 자극하는 항체의 능력을 말한다.

왜소증 성인의 키가 1.47 m 이하인 경우이며 이는 성장기 동안에 성장호르몬의 분비가 충분하지 않아 나타난다.

외분비샘 상피막 세포에서 유래한다. 이 세포의 분비물은 관을 통해 상피막 외부(신체 표면)로 전달된다.

운동단위 각 운동신경세포와 이 신경세포가 지배하는 모든 근섬유를 포함한다.

운동신경세포 자극을 CNS로부터 효과기 기관으로 전달한다.

원형질막 세포 내 모든 소기관의 막과 마찬가지로 주로 인지질과 단백질로 구성된다.

월경주기 약 한달 간격을 가지고 반복적으로 진행되는 난소 활동이다.

위액 위에서 분비되는 강한 산성 용액이다.

위-회장반사 위 활성이 증가하면 회장의 운동성이 증가하고 회맹 괄약근을 통한 미즙의 이동이 증가한다

유전체 특정 개체 또는 특정 종의 모든 유전자들을 지칭한다.

으뜸세포 단백질분해효소 펩신의 불활성화형인 펩시노겐을 분비한다.

음성되먹임 회로 항상성 상태를 유지해주는 반응 기작이다.

응집 항체가 적혈구에 부착되어 다리를 형성하거나 세포가 함께 뭉치는 반응을 말한다.

이자섬 이자의 내분비 부분으로 랑게르한스섬으로

도 불린다.

인슐린 혈당을 낮추는 작용을 하는 유일한 호르몬이다.

일회박출량 수축기에서 심실의 수축은 포함된 혈액의 약 2/3(박출률)을 구출한다.

입체이성질체 동일한 원자들이 동일한 순서로 연결되어 있으나 3차원 공간적으로는 원자들이 서로 다르게 배열되어 있는 분자들이다.

ㅈ

자가분비 조절자 분비하는 세포와 동일한 세포나 동일 유형의 세포에 작용하는 조절자를 말한다.

자가포식현상 세포 내 분자나 세포소기관도 액포에 둘러싸여 리소좀에 의해 분해되는 현상이다.

자연살생세포 세포에 있는 MHC 클래스-1 분자와 상호작용하는 수용체를 가지고 있어 사람의 자기항원에 대한 내성을 부여하고 자가면역 공격을 예방한다.

장-장반사 장의 일부가 지나치게 확장되어 장의 다른 부분에 이완을 일으키는 것이다.

장크롬친화성세포 위장관의 주변분비 조절물질로서 히스타민과 5-하이드록시트립타민으로서 세로토닌 분비한다.

재분극 휴지 막전위로 되돌아가는 변화를 말한다.

재흡수 여과액에서 다시 혈액으로 분자가 이동하는 것을 말한다.

저밀도 지질단백질 간에서 생성되고 콜레스테롤, 트라이글리세라이드, 유리지방산 및 인지질로 구성된 작은 단백질 코팅 방울인 극저밀도 지질단백질에서 파생된다.

저산소구동 경동맥 소체에 대한 혈중 산소의 직접적인 효과에 기인한다.

저체온증 체온이 35℃ 아래로 떨어질 때 일어난다.

저칼륨혈증 심장 부정맥과 근육 약화를 유발한다.

적응 열발생 주변 온도의 변화와 음식의 소화 및 흡수에 반응하여 소모되는 열에너지이다.

적혈구 증가증 비정상적으로 높은 적혈구 수를 나타낸다.

적혈구 산소를 운반하는 기능을 가진 편평한 양면 오목한 원반 모양이다.

전압-조절 통로 축삭 막에 존재하는 이온 통로를 말한다.

전위차 전하의 차이를 말한다.

종양유전자 암 발생과 관련된 유전자이다. 세포분열과 세포자멸사를 정상적으로 통제하는 단백질의 유전자가 변형된 것이다.

죽상동맥경화증 가장 흔한 형태의 동맥경화증이며 심장병과 뇌졸중에 기여한다.

중심체 중앙에는 서로 직각으로 배열된 중심소체가 있다.

중추신경계 감각신경세포로부터 정보를 받아들이고 근육과 분비샘에 분포하여 활성화시키는 운동신경세포의 활성을 지시하는 곳이다.

ㅊ

체성감각 피부수용체와 고유수용체를 포함한다.

체성운동신경세포 골격근의 반사 및 수의 통제를 담당한다.

촉매 반응 속도를 증가시키고, 반응의 끝에 자신은 변화하지 않으며, 반응의 성질이나 최종 결과를 변화시키지 않는 화학물질이다.

최종산물 억제 물질대사 경로의 분기점에서 효소의 활성을 조절하는 과정이다.

추체로 뇌에서 시작되는 하강섬유로를 말한다.

축삭 개시절 세포체로부터 유수 축삭의 첫 번째 수초까지 해당하는 무수초 부위를 말한다.

친지질성호르몬 원형질막을 통과할 수 없는 극성 호르몬과는 달리, 친지질성 호르몬은 표적세포 내로 들어갈 수 있다. 스테로이드호르몬과 갑상샘호르몬이 포함된다.

ㅋ

칼모듈린 NMDA 수용체를 통해 진입하는 Ca^{2+}의 간접 메신저 역할에 중요한 조절 단백질이다.

칼슘방출 통로 칼슘이 막 통로를 통한 수동확산에 의해 근소포체에서 방출된다.

칼시토닌 갑상샘의 여포곁세포에서 분비되고 뼈의 인산칼슘 결정의 용해를 촉진하는 파골세포의 활동을 억제한다.

케톤산증 케톤체가 많아서 혈액 pH를 떨어뜨릴 경우를 말한다.

케톤체 생성 유리지방산을 케톤체로 전환시키는 효소이다.

코로트코프의 소리 동맥이 수축기에서 열리면 커프 압력에 의하여 수축된 혈관을 지나는 혈액의 난류가 만드는 소리이다.

코르티코스테로이드 부신피질에서 분비되는 스테로이드호르몬이다.

콜레시스토키닌 쓸개의 수축을 자극하고 이자액의 분비를 촉진하는 호르몬으로 십이지장에서 분비된다.

쿠싱 증후군 부신피질의 종양이나 뇌하수체전엽의 ACTH-분비 결과, 부신 스테로이드 호르몬의 과다분비로 나타나는 증후군이다.

크레아티닌 크레아티닌은 재흡수되지 않고 약간만 분비되기 때문에 크레아티닌의 신장 혈장 청소율은 사구체여과율의 측정으로 흔히 사용된다.

크레아틴 포스포키나아제 세포질에 위치하며 포스포크레아틴으로부터 ATP 생산을 촉매한다.

크레틴병 갑상샘 분비 저하로 일어나는 질환으로 신체적 발육과 정신적 발달이 정상이 아닌 질환이다.

클론선택설 특정 림프구를 자극하여 유전적으로 동일한 세포(클론)의 대규모 집단이 생성될 때까지 많은 세포분열을 야기한다.

ㅌ

탄력성 팽창된 후에 처음의 크기로 되돌아가려는 성질을 의미한다.

탈분극 적절한 자극으로 인해 양전하가 세포로 흐르면, 오실로스코프의 선이 위로 올라간다.

탈산화헤모글로빈 산화헤모글로빈이 조직에 산소를 방출하기 위해 해리할 때 헴 속의 철은 여전히 환원형인 채로 남아 있는 것을 말한다.

테스토스테론 남성의 경우 골격계의 조절에 필요한 호르몬이다.

통각수용체 조직 손상을 동반하는 자극에 반응하여 탈극성화하는 수용체이다.

트라이글리세라이드 지방과 기름을 포함하는 지질의 한 부류이다.

트랜스듀신 1백개 이상의 조절 G-단백질이다.

트로포미오신 G-액틴 단량체로 만들어진 줄 사이의 홈 안에 있는 단백질이다.

티틴 길이가 1 μm에 이르는 인체에서 가장 큰 단백질이다.

ㅍ

파네트 세포 소장에서 장움의 바닥에 항균 리소자임과 살균 펩타이드인 디펜신을 분비한다.

파킨슨병 알츠하이머병 다음으로 흔한 신경퇴행성

질환이다.

편심수축 수축에도 불구하고 길어지는 근육을 말한다.

평균 동맥압 관의 시작(대동맥)과 끝(우심방과 대정맥의 접합부) 사이의 평균 압력을 말한다.

폐경 월경의 끝남을 의미한다.

폐순환 심장(우심실)에서 폐를 거쳐 다시 심장(좌심방)으로 가는 혈액의 경로이다.

포식세포작용 세포의 포식으로 백혈구와 같은 일부 세포들이 세균 등의 큰 입자를 삼켜 식포로 만들고 소화시키는 능력을 말한다.

폴리펩타이드 수많은 아미노산들이 연결되어 아미노산 사슬을 형성하는 것을 말한다.

표면장력 팽창에 저항하기 위해 작용하는 힘으로는 탄력성 저항과 폐포 내 액체에 의해 발휘된다.

표적기관 특정 호르몬에 반응하는 특정 기관을 부른다.

푸아죄유의 법칙 혈관을 통한 혈류의 비율은 혈관 양끝 간의 압력 차이에 비례하고 혈액의 점도, 혈관 지름의 4제곱에 반비례한다.

프로락틴 생식소자극호르몬에 의한 남성생식계의 조절을 보조하는 역할을 하고 신장에 작용하여 물과 전해질 균형조절에 관여한다.

프로스타글란딘 고리형 탄화수소기를 가지는 지방산이다.

프로호르몬 폴리펩타이드 호르몬의 전구물질로 호르몬보다 분자 크기가 더 크고 활성은 적다.

프리호르몬 내분비샘에서 분비된 호르몬의 불활성형으로, 표적세포에서 활성형으로 전환된다.

ㅎ

하위운동신경세포 골격근 수축을 자극하기 위해 뇌간 및 척수에 세포체가 있고 신경 내에서 이동하는 축삭이 있는 체성운동신경세포이다.

합텐 많은 작은 유기분자는 그 자체로는 항원이 아니지만 단백질에 결합하면 항원이 될 수 있다.

항상성 외부환경의 변화에도 불구하고 내부환경이 거의 일정하다는 성질이다.

항원 결정 부위 서로 다른 항체의 생성을 자극하고 다른 항체와 결합하는 분자 영역이다.

항원 특정 항체 또는 기타 특정 면역 반응의 생성을 자극하고 해당 항체와 특이적으로 결합하는 분자이다.

항체 면역된 동물의 혈청에 면역을 담당하는 화학

물질이다.

허혈성 부적절한 혈류로 인해 조직에 산소 공급이 부족할 때를 말한다.

헤링–브로이어 반사 폐 신장에 대한 반응으로 신장 수용체의 활성화는 기도에 신경을 공급하는 미주신경의 감각세포를 자극한다.

헤모글로빈 혈액을 붉은색으로 만드는 분자이다.

헤파린 트롬빈과 결합하고 비활성화하는 혈장단백질인 항트롬빈 III를 활성화한다.

헨리 법칙 혈액과 폐포 공기처럼 가스와 액체가 평형 상태에 있을 때, 액체에 용해된 가스량은 물리적 상수인 액체의 가스 용해도, 가스가 온수보다 냉수에 더 잘 용해되는 액체의 온도, 가스의 분압에 의존한다.

혈압계 수은을 포함하거나 수은 기구를 기준으로 측정값이 보정되는 용수철 장착 장치이다.

혈액–뇌 장벽 다른 기관들과 달리 뇌는 비특이적 여과 과정을 통해 혈장으로부터 물질들을 얻을 수 없는 대신, 뇌 모세혈관 내의 물질들은 세포 내 섭취 및 세포 외 배출 뿐만 아니라 확산 및 능동수송에 의해 내피세포를 통해 이동해야 한다.

혈액–정소 장벽 정자형성세포에서 항원을 혈액의 면역계로부터 분리시키는 장벽으로서 정세관 주위의 세르톨리세포에 의해 형성된다.

형질세포 초당 약 2,000개의 항체 단백질을 생산하는 단백질 공장이다.

호기성 세포호흡 산소가 관여하기 때문에 포도당 또는 지방산이 이산화탄소와 물로 전환되는 대사 경로를 말한다.

호흡 산증 저환기로 인해 발생한다.

호흡 알칼리증 과도한 환기로 인해 발생한다.

호흡곤란 환기가 정상이더라도 나타날 수 있고 또한 운동 중처럼 총 분시량이 매우 높더라도 나타나지 않을 수 있다.

환원 헤모글로빈 탈산화헤모글로빈이라고도 한다.

환원제 전자를 다른 원자/분자에 제공하는 원자/분자를 말한다.

황체 2개의 성스테로이드호르몬인 에스트라디올과 프로게스테론을 분비한다.

황체형성호르몬 여성에서 황체형성호르몬은 난소를 자극하여 배란된 난포를 황체라 불리는 내분비 구조물로 전환시킨다. 남성에서는 종종 간질세포자극호르몬이라 불린다.

흥분–수축 짝이룸 세포막의 탈분극에 반응하여 T관을 따라 활동전위가 전도될 때 전압-개폐성

칼슘 통로가 구조적(모양) 변화를 겪는 과정을 말한다.

희돌기교세포 CNS의 축삭 주위에 수초를 형성한다.

히스타민 많은 알레르기 증상을 일으키는 분자이다.

기타

1,25-다이하이드록시비타민 이 호르몬은 간에서 형성된 비활성 전구체 25-하이드록시비타민 D_3로부터 신장에서 생산된다.

2,3-다이포스포글리세르산 해당경로의 특정 지점에서 "부반응(side reaction)"이 일어나 적혈구에만 있는 유일한 산물이다.

ABO 체계 적혈구 표면에 존재하는 항원의 관점에서, 사람은 A형(A 항원만 있음), B형(B 항원만 있음), AB형(A 및 B 항원 모두 있음) 또는 O형(A 또는 B 항원 없음)이다. 각 사람의 혈액형(A, B, AB 또는 O)은 적혈구 표면에 존재하는 항원을 나타내며, 이는 이러한 항원을 코딩하는 유전자(9번 염색체에 위치)의 산물이다.

B 세포 T 림프구가 아닌 대부분의 림프구를 뜻한다. B 림프구라고도 한다.

CRISPR-Cas9 유전자를 침묵시키는 실험적 기법인 RNA 간섭으로 세균이 바이러스의 공격을 방어하기 위해 바이러스 DNA를 자르는 면역기작으로부터 유래했다.

CRISPR 어떤 표적유전자의 양쪽에 있는 세균의 독특한 DNA 서열이다.

miRNA RNA는 핵에서 세포질로 보내지고 다이서 효소에 의해 잘려 이중가닥이 된다. 두 가닥 중 하나는 22개 뉴클레오타이드 길이이다.

mRNA 특정 단백질합성에 필요한 유전암호를 갖고 있다.

T 세포 세포-매개 면역을 제공하는 림프구의 한 형태로 세포독성 T 세포, 조절 T 세포, 억제 T 세포의 3개의 아집단이 있다.

찾아보기

ㅈ